KANSKI

Oftalmologia Clínica

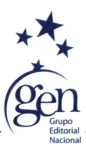

O GEN | Grupo Editorial Nacional – maior plataforma editorial brasileira no segmento científico, técnico e profissional – publica conteúdos nas áreas de ciências da saúde, exatas, humanas, jurídicas e sociais aplicadas, além de prover serviços direcionados à educação continuada e à preparação para concursos.

As editoras que integram o GEN, das mais respeitadas no mercado editorial, construíram catálogos inigualáveis, com obras decisivas para a formação acadêmica e o aperfeiçoamento de várias gerações de profissionais e estudantes, tendo se tornado sinônimo de qualidade e seriedade.

A missão do GEN e dos núcleos de conteúdo que o compõem é prover a melhor informação científica e distribuí-la de maneira flexível e conveniente, a preços justos, gerando benefícios e servindo a autores, docentes, livreiros, funcionários, colaboradores e acionistas.

Nosso comportamento ético incondicional e nossa responsabilidade social e ambiental são reforçados pela natureza educacional de nossa atividade e dão sustentabilidade ao crescimento contínuo e à rentabilidade do grupo.

KANSKI
Oftalmologia Clínica

John F. Salmon
MD, FRCS, FRCOphth
Consultant Ophthalmic Surgeon
Oxford Eye Hospital
Oxford
United Kingdom

Revisão Técnica
Guilherme Havir Bufarah
Médico e Oftalmologista. Fellowship em Clínica e Cirurgia de Retina e Vítreo. Preceptor da Residência Médica no Departamento de Oftalmologia e Ciências Visuais da Escola Paulista de Medicina, Hospital São Paulo, Universidade Federal de São Paulo (EPM/Unifesp).

Franklin Kuraoka Oda
Médico e Oftalmologista. Fellowship em Cirurgia Clínica de Retina e Vítreo no Departamento de Oftalmologia e Ciências Visuais da Escola Paulista de Medicina, Hospital São Paulo, Universidade Federal de São Paulo (EPM/Unifesp).

Tradução
Luiz Euclydes Trindade Frazão Filho

Nona edição

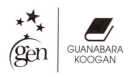

- O autor deste livro e a editora empenharam seus melhores esforços para assegurar que as informações e os procedimentos apresentados no texto estejam em acordo com os padrões aceitos à época da publicação. Entretanto, tendo em conta a evolução das ciências, as atualizações legislativas, as mudanças regulamentares governamentais e o constante fluxo de novas informações sobre os temas que constam do livro, recomendamos enfaticamente que os leitores consultem sempre outras fontes fidedignas, de modo a se certificarem de que as informações contidas no texto estão corretas e de que não houve alterações nas recomendações ou na legislação regulamentadora.
- Data do fechamento do livro: 28/09/2022
- O autor e a editora se empenharam para citar adequadamente e dar o devido crédito a todos os detentores de direitos autorais de qualquer material utilizado neste livro, dispondo-se a possíveis acertos posteriores caso, inadvertida e involuntariamente, a identificação de algum deles tenha sido omitida.
- **Atendimento ao cliente:** (11) 5080-0751 | faleconosco@grupogen.com.br
- Traduzido de:
  KANSKI'S CLINICAL OPHTHALMOLOGY: A SYSTEMATIC APPROACH, NINTH EDITION
  Copyright © 2020, Elsevier Limited. All rights reserved.
  Previous edition: First edition 1984; Second edition 1989; Third edition 1994; Fourth edition 1999; Fifth edition 2003; Sixth edition 2007; Seventh edition 2011; Eighth edition 2016; Ninth edition 2020.
  The right of John F. Salmon to be identified as author of this work has been asserted by him in accordance with the Copyright, Designs and Patents Act 1988.
  O direito de John F. Salmon de ser identificado como autor deste trabalho foi afirmado por ele de acordo com o Copyright, Designs and Patents Act 1988.
  This edition of *Kanski's Clinical Ophthalmology: A Systematic Approach, 9th Edition*, by John F. Salmon, is published by arrangement with Elsevier Inc.
  ISBN: 978-0-7020-7711-1
  Esta edição de *Kanski's Clinical Ophthalmology: A Systematic Approach*, 9ª edição, de John F. Salmon, é publicada por acordo com a Elsevier Inc.
- Direitos exclusivos para a língua portuguesa
  Copyright © 2023 by
  GEN | GRUPO EDITORIAL NACIONAL S.A.
  Publicado pelo selo Editora Guanabara Koogan Ltda.
  Travessa do Ouvidor, 11
  Rio de Janeiro – RJ – CEP 20040-040
  www.grupogen.com.br
- Reservados todos os direitos. É proibida a duplicação ou reprodução deste volume, no todo ou em parte, em quaisquer formas ou por quaisquer meios (eletrônico, mecânico, gravação, fotocópia, distribuição pela Internet ou outros), sem permissão, por escrito, do GEN | GRUPO EDITORIAL NACIONAL PARTICIPAÇÕES S/A.
- Adaptação de capa: Bruno Gomes
- Editoração eletrônica: Cambacica Projetos Editoriais

Nota

Este livro foi produzido pelo GEN | Grupo Editorial Nacional, sob sua exclusiva responsabilidade. Profissionais da área da Saúde devem fundamentar-se em sua própria experiência e em seu conhecimento para avaliar quaisquer informações, métodos, substâncias ou experimentos descritos nesta publicação antes de empregá-los. O rápido avanço nas Ciências da Saúde requer que diagnósticos e posologias de fármacos, em especial, sejam confirmados em outras fontes confiáveis. Para todos os efeitos legais, a Elsevier, os autores, os editores ou colaboradores relacionados a esta obra não podem ser responsabilizados por qualquer dano ou prejuízo causado a pessoas físicas ou jurídicas em decorrência de produtos, recomendações, instruções ou aplicações de métodos, procedimentos ou ideias contidos neste livro.

- Ficha catalográfica

CIP-BRASIL. CATALOGAÇÃO NA PUBLICAÇÃO
SINDICATO NACIONAL DOS EDITORES DE LIVROS, RJ

S168k

Salmon, John F.
    Kanski oftalmologia clínica : uma abordagem sistemática / John F. Salmon ; tradução Luiz Frazão ; revisão técnica Guilherme Havir Bufarah, Franklin Kuraoka Oda. - 9. ed. - Rio de Janeiro : GEN | Grupo Editorial Nacional S.A. Publicado pelo selo Editora Guanabara Koogan Ltda., 2023.

    912 p. ; 28 cm.

    Tradução de: Kanski's clinical ophthalmology : a systematic approach
    Inclui índice
    ISBN 978-85-9515-941-9

    1. Oftalmologia. 2. Olhos - Doenças - Diagnóstico. I. Frazão, Luiz. II. Bufarah, Guilherme Havir. III. Oda, Franklin Kuraoka. IV. Título.

22-78827   CDD: 617.7
                             CDU: 617.7

Meri Gleice Rodrigues de Souza - Bibliotecária - CRB-7/6439

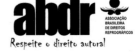

*Este livro é dedicado à minha esposa, Susie;
aos meus filhos, Mark e Nicola; e à minha irmã,
Margaret, a primeira pessoa a despertar meu
interesse pela oftalmologia.*

In memoriam

Jack J. Kanski
MD, MS, FRCS, FRCOphth, Médico Especialista em Cirurgia Oftálmica (1939-2019)

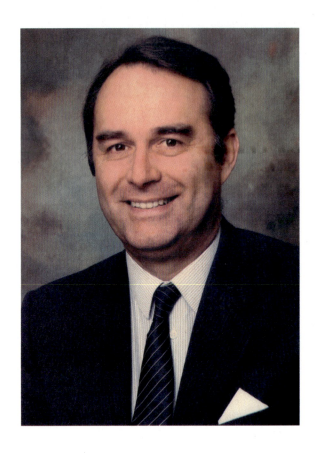

Jack J. Kanski escreveu mais de 30 obras; entretanto, é mais conhecido pela autoria de *Oftalmologia Clínica*, publicado pela primeira vez em 1984. Desde então, estudantes de oftalmologia e optometria de todo o mundo utilizam o livro, que, justificadamente, tornou-se um clássico, devido ao formato altamente organizado, ao texto sucinto, mas abrangente, e às magníficas fotografias clínicas. O conhecimento enciclopédico do autor no campo da oftalmologia, bem como a meticulosa atenção aos detalhes e a singular capacidade de "separar o joio do trigo" farão imensa falta; contudo, seu legado permanecerá vivo na mente daqueles que se beneficiaram de seus ensinamentos.

Prefácio à 9ª edição

Ao apresentar esta nova edição de *Kanski Oftalmologia Clínica*, lembrei-me de uma passagem de *Alice no País das Maravilhas*, de Lewis Carroll: "De que vale um livro", pensava Alice, "sem fotos ou diálogos?" Repleta de belas ilustrações e considerável volume de informações, esta nona edição visa oferecer uma base útil e abrangente para a prática da oftalmologia clínica. Foi um privilégio trabalhar neste livro notável, pelo que sou grato a Jack J. Kanski e à equipe da Elsevier.

O desafio consistiu em abranger todo o campo da oftalmologia a fim de atender a um público global sem depender de subespecialistas para a elaboração de cada capítulo. Para tal, mantive a peculiar abordagem de Jack J. Kanski, apresentando conhecimentos clínicos essenciais de maneira sistemática e sucinta. Brad Bowling exerceu significativa influência nas duas edições anteriores, e a sua acurácia e meticulosa atenção aos detalhes foram de extrema utilidade. Retornei ao formato utilizado na sexta edição, começando com um capítulo sobre técnicas de exame. As pesquisas especiais permaneceram nos capítulos em que se mostraram mais pertinentes.

Todo o conteúdo foi atualizado, com a inclusão das mais recentes abordagens diagnósticas e terapêuticas baseadas em evidências, como genética, imunoterapia e técnicas de imageamento. Novas ilustrações e melhores exemplos sobre diversas condições foram acrescentados, reutilizando-se a ideia de Jack J. Kanski de incluir *Dicas* importantes. Acrescentei informações práticas suficientes para auxiliar os treinandos a gerenciar condições oftálmicas comuns na prática clínica e bastantes detalhes sobre situações raras, a fim de lhes possibilitar uma boa preparação para seus exames sem a necessidade de recorrer à internet.

Tive a sorte de poder contar com a ajuda de colegas de épocas atuais e passadas, aos quais desejo expressar meus agradecimentos. Os fotógrafos e a equipe de pesquisas do Oxford Eye Hospital nos prestaram imenso apoio. Jack J. Kanski generosamente me deu a sua enorme coleção de imagens. Meus amigos da África do Sul, Tony Murray (estrabismo) e Trevor Carmichael (córnea), ajudaram com o texto e as imagens de patologias dificilmente encontradas em países desenvolvidos. Recebi muitas fotos de Jonathan Norris e Elizabeth Insull (oculoplastia), Darius Hildebrand e Manoj Parulekar (pediatria), Peter Issa e Christine Kiire (retina médica), Bertil Damato (oncologia ocular), Martin Leyland (cirurgia de córnea), C. K. Patel (cirurgia vitreorretiniana), Patsy Terry (ultrassom) e Pieter Pretorius (neurorradiologia). Mitch Ménage forneceu boas fotos de condições comuns. Aude Ambresin e Carl Herbort (Suíça) concederam imagens da retina obtidas com instrumentos de última geração. Mantive muitas das fotos excepcionais que Chris Barry e Simon Cheng (Austrália) forneceram para a produção da oitava edição. Vários colegas de todo o Reino Unido e de outros países contribuíram gentilmente com exemplos distintos de condições raras, cujos créditos se encontram nos capítulos, indicados nas legendas das respectivas imagens. Outras pessoas ajudaram substancialmente nas edições anteriores deste livro, como Terry Tarrant, o artista que produziu as meticulosas pinturas oculares. Desejo agradecer também a Kim Benson, Sharon Kash, Kayla Wolfe, Julie Taylor, Anne Collett e à equipe de produção da Elsevier.

Esta nova edição não teria sido produzida em tempo hábil sem o auxílio da minha assistente, Carolyn Bouter. A resiliência, a habilidade e a diligência dela tornaram-se evidentes no decorrer dos 6 meses em que trabalhou comigo. Tive a sorte também de trabalhar com Jonathan Brett, um fotógrafo e artista de porte mundial, cuja genialidade está presente nas centenas de imagens contidas nesta edição. Minha esposa, Susie, mostrou-se extremamente solidária durante todo este projeto e, com a sua natureza alegre e prestativa, tornou esta tarefa uma experiência agradável e prazerosa.

John F. Salmon
2019

Academia de Medicina
GUANABARA KOOGAN
www.academiademedicina.com.br

Atualize-se com o melhor conteúdo da área.

Conheça a **Academia de Medicina Guanabara Koogan**, portal online, que oferece conteúdo científico exclusivo, elaborado pelo GEN | Grupo Editorial Nacional, com a colaboração de renomados médicos do Brasil.

O portal conta com material diversificado, incluindo artigos, *podcasts*, vídeos e aulas, gravadas e ao vivo (*webinar*), tudo pensado com o objetivo de contribuir para a atualização profissional de médicos nas suas respectivas áreas de atuação.

Sumário

1 Técnicas de Exame **1**
Introdução 2
Testes psicofísicos 2
Perimetria 9
Biomicroscopia do segmento anterior
  com lâmpada de fenda 18
Exame de fundo de olho 20
Tonometria 25
Gonioscopia 29
Espessura central da córnea 35

2 Pálpebras **37**
Introdução 38
Lesões não neoplásicas 39
Tumores epidérmicos benignos 43
Lesões pigmentadas benignas 43
Tumores anexiais benignos 45
Tumores benignos diversos 46
Tumores malignos 48
Distúrbios ciliares 60
Distúrbios alérgicos 62
Inflamação de natureza autoimune 64
Infecções bacterianas 65
Infecções virais 65
Blefarite 66
Ptose 72
Ectrópio 78
Entrópio 80
Alterações adquiridas diversas 83
Cirurgia cosmética palpebral e periocular........ 87
Malformações congênitas 90

3 Sistema de Drenagem Lacrimal **95**
Introdução 96
Obstrução adquirida 100
Obstrução congênita 104
Canaliculite crônica 105
Dacriocistite 105

4 Órbita **109**
Introdução 110
Doença ocular tireoidiana 113
Infecções 119
Doença inflamatória não infecciosa 121
Anormalidades vasculares não neoplásicas 125
Lesões císticas 126
Tumores vasculares 129
Tumores da glândula lacrimal 134
Tumores neurais 136

Linfoma 140
Rabdomiossarcoma 141
Tumores metastáticos 142
Cavidade anoftálmica 143
Craniossinostoses 146

5 Olho Seco **149**
Introdução 150
Síndrome de Sjögren 152
Aspectos clínicos 152
Investigação 153
Tratamento 156

6 Conjuntiva **161**
Introdução 162
Conjuntivite bacteriana 164
Conjuntivite viral 171
Conjuntivite alérgica 174
Conjuntivite na doença bolhosa mucocutânea 181
Distúrbios diversos da conjuntiva 187
Degenerações 190
Hemorragia subconjuntival 193

7 Córnea **195**
Introdução 196
Ceratite bacteriana 201
Ceratite fúngica 208
Ceratite pelo herpes-vírus simples 210
Herpes-zóster oftálmico 215
Ceratite intersticial 221
Ceratite por protozoário 222
Ceratite helmíntica 225
Doença corneana mediada por
  hipersensibilidade bacteriana 225
Rosácea 227
Ulceração/afinamento corneano periférico 229
Ceratopatia neurotrófica 232
Ceratopatia de exposição.................................. 233
Ceratopatias diversas 234
Ectasia corneana 238
Distrofia corneana 241
Degeneração corneana 251
Ceratopatia metabólica 255
Lentes de contato 257
Anormalidades congênitas da córnea e do globo ocular..259

8 Cirurgia da Córnea e Refrativa **263**
Ceratoplastia 264
Ceratopróteses 271
Procedimentos refrativos.................................. 271

9 Episclera e Esclera 277
Anatomia 278
Episclerite 278
Esclerite imunomediada 279
Porfiria 286
Esclerite infecciosa 286
Descoloração escleral 287
Esclera azul 287
Condições diversas 287

10 Cristalino 293
Catarata adquirida 294
Conduta na catarata relacionada
 com a idade 297
Catarata congênita 320
Ectopia lentis 323
Anormalidades no formato do cristalino.....324

11 Glaucoma...329
Introdução 330
Hipertensão ocular.....................................331
Visão geral do glaucoma............................333
Glaucoma primário de ângulo aberto 333
Glaucoma de pressão normal 351
Glaucoma primário de ângulo fechado 354
Classificação do glaucoma secundário 361
Pseudoesfoliação 361
Síndrome de dispersão pigmentar e
 glaucoma pigmentar 363
Glaucoma neovascular 366
Glaucoma inflamatório 369
Glaucoma induzido por esteroides 371
Glaucoma relacionado com o cristalino 372
Glaucoma traumático 373
"Glaucoma" de células fantasmas 375
Síndrome iridocorneana endotelial 375
Glaucoma associado a tumores
 intraoculares 376
Glaucoma secundário à intrusão epitelial
 (*epithelial ingrowth*)...............................377
Iridosquise...378
Glaucoma congênito primário 378
Disgenesia iridocorneana 382
Glaucoma nas facomatoses 385
Tratamento clínico do glaucoma.................385
Tratamento a *laser* para glaucoma 390
Trabeculectomia...395
Cirurgia de glaucoma não invasiva 402
Cirurgia de glaucoma minimamente invasiva 402
Shunts de drenagem.................................403

12 Uveíte 407
Classificação 408
Aspectos clínicos 408
Investigação 411

Tratamento 415
Terapia imunomodulatória para uveíte
 não infecciosa 417
Uveíte nas espondiloartropatias 419
Síndrome uveítica de Fuchs 420
Uveíte na artrite idiopática juvenil 421
Uveíte nas doenças intestinais 424
Uveíte nas doenças renais 426
Uveíte intermediária...................................426
Síndrome de vogt-koyanagiharada 428
Oftalmia simpática 431
Uveíte induzida pelo cristalino 431
Sarcoidose 433
Doença de Behçet......................................436
Uveíte parasitária 439
Uveíte viral 449
Uveíte fúngica 456
Uveíte bacteriana 459
Coriorretinopatias idiopáticas diversas 466

13 Doenças Vasculares Retinianas..................477
Circulação retiniana 478
Retinopatia diabética 478
Retinopatia não diabética 495
Doença venosa oclusiva da retina 496
Doença arterial oclusiva da retina 506
Síndrome ocular isquêmica.........................512
Doença ocular hipertensiva 513
Retinopatia falciforme 514
Retinopatia talassêmica..............................517
Retinopatia da prematuridade.....................519
Macroaneurisma arterial retiniano 520
Telangiectasia retiniana primária 522
Doença de Eales..525
Retinopatia por radiação 526
Retinopatia de Purtscher 526
Retinopatia de valsalva 530
Lipemia retiniana 530
Retinopatia nos distúrbios do sangue 530

14 Distúrbios Maculares Adquiridos.................535
Introdução 536
Avaliação clínica de doença macular 537
Investigação de doença macular 537
Degeneração macular relacionada com a idade.............549
Proliferação retiniana angiomatosa 568
Vasculopatia polipoidal da coroide 569
Coriorretinopatia hemorrágica exsudativa periférica 570
Neovascularização idiopática da coroide 570
Distúrbios da interface vitreomacular 570
Coriorretinopatia serosa central 576
Telangiectasia macular idiopática...............578
Edema macular cistoide 581
Edema macular microcístico 583
Miopia degenerativa 583

Estrias angioides..584
Dobras da coroide 588
Maculopatia hipotônica...588
Retinopatia solar 589
Escavação focal da coroide.....................................589
Mácula cupuliforme 589
Dispositivos de auxílio para baixa visão........................589

15 Distrofias Hereditárias do Fundo de Olho 593
Introdução 594
Investigação 594
Distrofias generalizadas dos fotorreceptores....................597
Distrofias maculares 610
Distrofias generalizadas da coroide 616
Vitreorretinopatias hereditárias 618
Albinismo 626
Mácula em cereja 627

16 Descolamento de Retina.............................629
Introdução 630
Lesões periféricas predisponentes a
descolamento de retina 633
Descolamento posterior do vítreo 637
Rupturas retinianas 641
Descolamento de retina regmatogênico 644
Descolamento de retina tracional.............................653
Descolamento de retina exsudativo 656
Vitrectomia via *pars plana* 657

17 Opacidades Vítreas...................................665
Introdução 666
Moscas volantes 666
Hemorragia vítrea 666
Hialose asteroide 666
Sínquise cintilante 666
Amiloidose 669
Cisto vítreo..669
Vasculatura fetal persistente 669

18 Estrabismo 671
Introdução 672
Ambliopia 681
Avaliação clínica 682
Pseudoestrabismo 699
Heteroforia 699
Anormalidades de vergência 700
Esotropia 701
Exotropia 706
Distúrbios congênitos de denervação craniana 708
Deficiência monocular de elevação 710
Síndrome de Brown...710
Padrões alfabéticos 711
Cirurgia...712
Complicações da cirurgia de estrabismo 715
Quimiodenervação com toxina botulínica 715

19 Neuro-Oftalmologia 717
Neuroimagem 718
Nervo óptico 723
Pupilas 750
Quiasma 757
Vias retroquiasmáticas 762
Nervos oculomotores 765
Distúrbios supranucleares da
motilidade ocular 775
Nistagmo 779
Miopatias oculares..784
Síndrome de Miller Fisher 787
Neurofibromatose 787
Enxaqueca 790
Neuralgias 792
Espasmo facial 793
Distúrbios do ritmo circadiano 794
Neuro-oftalmologia do
voo espacial...795

20 Tumores Oculares 797
Tumores epibulbares benignos 798
Tumores epibulbares malignos
e pré-malignos 801
Tumores da íris 806
Cistos da íris 810
Tumores do corpo ciliar 812
Tumores da coroide 815
Tumores neurais da retina 827
Tumores vasculares da retina 836
Linfoma intraocular primário 841
Tumores do epitélio pigmentado
da retina 842
Síndromes paraneoplásicas.....................................846

21 Efeitos Colaterais Oftálmicos da Medicação Sistêmica 849
Pálpebras 850
Córnea..850
Efusão uveal 850
Cristalino 851
Uveíte 852
Retina 852
Nervo óptico 857
Córtex visual 858

22 Trauma 859
Trauma da pálpebra 860
Trauma orbitário..862
Trauma do globo ocular...866
Lesões químicas 879
Queimaduras térmicas...883

Indice Alfabético 885

Capítulo 1

Técnicas de Exame

INTRODUÇÃO, 2

TESTES PSICOFÍSICOS, 2

Acuidade visual, 2
Acuidade visual para perto, 3
Sensibilidade ao contraste, 4
Tela de Amsler, 5
Teste comparativo de luminosidade, 5
Teste de fotoestresse, 6
Teste de visão cromática, 6
Teste com lente positiva, 9

PERIMETRIA, 9

Definições, 9
Algoritmos de teste, 11
Padrões de teste, 11
Análise, 14
Modalidades de exame de campo
  visual de alta sensibilidade, 17

Fontes de erro, 17
Microperimetria, 18

**BIOMICROSCOPIA DO
SEGMENTO ANTERIOR
COM LÂMPADA DE FENDA, 18**

Iluminação direta, 18
Difusão escleral |
  "Campo negro", 20
Retroiluminação, 20
Reflexo especular, 20

EXAME DE FUNDO DE OLHO, 20

Oftalmoscopia direta, 20
Biomicroscopia com lâmpada
  de fenda, 22
Exame dos três espelhos
  de Goldmann, 22
Oftalmoscopia binocular indireta, 24

Desenho do fundo de olho, 25

TONOMETRIA, 25

Tonometria de Goldmann, 25
Outros tipos de tonometria, 29
Analisador de resposta ocular
  e histerese da córnea, 29

GONIOSCOPIA, 29

Introdução, 29
Gonioscopia indireta, 30
Gonioscopia direta, 33
Identificação de estruturas
  angulares, 33
Achados patológicos, 35

**ESPESSURA CENTRAL
DA CÓRNEA, 35**

INTRODUÇÃO

Pacientes com doenças oculares devem obrigatoriamente submeter-se a exames acurados de medição da visão e dos olhos realizados com o auxílio de técnicas especializadas. Avaliações especiais devem ser utilizadas como complementação dos achados do exame clínico. Testes eletrofísicos, angiofluoresceinografia e tomografia de coerência óptica serão abordados nos capítulos seguintes.

TESTES PSICOFÍSICOS

Acuidade visual

Acuidade visual de Snellen

A acuidade visual (AV) a distância está diretamente relacionada com o ângulo mínimo de separação (subtendido no ponto nodal do olho) entre dois objetos que permita que esses objetos sejam percebidos como elementos distintos. Na prática, o teste normalmente é realizado com o auxílio de uma tabela de Snellen, que contém letras pretas ou símbolos (optotipos) de diversos tamanhos desenhados em um quadro de fundo branco (Figura 1.1) e deve ser lida a partir de uma distância padrão. Em geral, mede-se a AV para longe utilizando incialmente a correção refrativa do paciente, em geral seus óculos ou suas lentes de contato. Para fins de integralidade, pode-se registrar também a acuidade visual desassistida ou sem correção. Deve-se examinar primeiro o olho que apresenta a pior condição de visão, mantendo-se o outro ocluído. É importante que se estimule o paciente a ler cada letra possível nos optotipos utilizados no teste.

- **AV monocular normal**: equivale a 6/6 (notação métrica: 20/20 na notação "inglesa") no teste de Snellen. Em geral, a AV normal corrigida em adultos jovens é superior a 6/6
- **Melhor AV corrigida** (MAVC): denota o nível obtido com a correção refrativa ideal
- **AV com orifício estenopeico (pinhole)**: orifício que consiste em oclusor opaco perfurado com um ou mais orifícios de aproximadamente 1 mm de diâmetro (Figura 1.2) compensa o efeito de erros de refração. Entretanto, a acuidade com orifício estenopeico em paciente com doença macular e opacidades na face posterior do cristalino pode ser pior do que a correção por meio de óculos. Se a AV for inferior ao equivalente a 6/6 na tabela de Snellen, deve-se repetir o teste com um orifício estenopeico
- **AV binocular**: normalmente superior à melhor AV monocular de cada olho, pelo menos no caso em que ambos os olhos apresentem níveis de visão aproximadamente iguais.

Acuidade visual muito baixa

- **Contagem de dedos (CD)**: demonstra que o paciente é capaz de dizer quantos dedos o examinador está mostrando a determinada distância (Figura 1.3), normalmente 1 m
- **Movimentos da mão (MM)**: capacidade de o paciente distinguir se a mão do examinador está se movimentando ao ser posicionada à sua frente
- **Percepção da luz (PL)**: o paciente é capaz de perceber apenas a presença de luz (p. ex., lanterna), mas nenhuma forma ou movimento. É necessário ocluir cuidadosamente o outro olho. Caso a baixa visão seja atribuída exclusivamente à densa opacidade dos meios oculares, como catarata, por exemplo, o paciente deve ser capaz de detectar prontamente a direção a partir da qual a luz está sendo projetada (Figura 1.4).

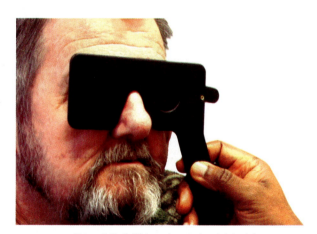

Figura 1.2 Orifício estenopeico (pinhole).

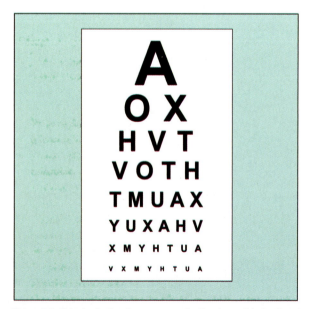

Figura 1.1 Tabela de Snellen para avaliação da acuidade visual.

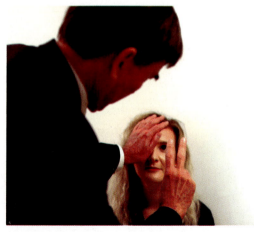

Figura 1.3 Teste de "contagem de dedos" para avaliação da acuidade visual.

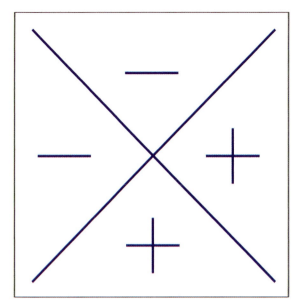

Figura 1.4 Notação para projeção do teste de percepção da presença de luz (olho direito); o paciente não consegue detectar a luz direcionada a partir dos quadrantes superior e temporal.

Acuidade visual medida pela logMAR

As tabelas logMAR corrigem muitas deficiências da tabela de Snellen (Tabela 1.1). Constituem o método padrão para a medida da AV nas pesquisas e, cada vez mais, na prática clínica.

- LogMAR é um acrônimo para logaritmo na base 10 do ângulo mínimo de resolução (MAR) e se refere à capacidade de resolução dos elementos de um optotipo. Portanto, se uma letra na linha equivalente a 6/6 (20/20) abrange 5' de um arco e cada perna da letra tem uma largura angular de 1', é necessário um MAR de 1' de resolução. Para a linha 6/12 (20/40), o MAR é 2'; e, para a linha 6/60 (20/200), 10'
- A pontuação logMAR é simplesmente o logaritmo na base 10 do MAR. Como o log do MAR de valor 1' é 0, a acuidade 6/6 é equivalente a logMAR 0. O log do MAR de 6/60 de valor 10' é 1, portanto 6/60 equivale a logMAR 1. O log do MAR de 6/12 de valor 2' é 0,301, fornecendo uma pontuação logMAR de 0,3. Acuidades superiores a 6/6 têm valor negativo
- Uma vez que o tamanho das letras muda 0,1 unidade de logMAR por linha e há cinco letras em cada linha, cada letra receberá uma pontuação de 0,02. A pontuação final, portanto, levará em consideração todas as letras lidas corretamente e o teste deve prosseguir até que metade das letras de uma linha tenham sido lidas incorretamente.

Tabelas logMAR

- Tabela de Bailey-Lovie (Figura 1.5)
  - Para uso a 6 metros de distância
  - Cada linha da tabela abrange cinco letras e o espaçamento entre cada uma delas e cada linha está relacionado com a largura e a altura das letras. Os sinais das letras são retangulares, e não quadrados, como na tabela do EDTRS (ver a seguir). Uma letra de 6/6 tem 5' de altura e 4' de largura
  - A distância entre duas letras adjacentes na mesma linha é igual à largura de uma letra da mesma linha, e a distância entre duas linhas adjacentes é a mesma que a altura de uma letra da linha mais baixa
  - Os valores da AV de Snellen e da AV de logMAR estão relacionados à direita e à esquerda das linhas, respectivamente
- A tabela do estudo do tratamento precoce da retinopatia diabética (**ETDRS**, *Early Treatment Diabetic Retinopathy Study*) é calibrada para 4 m. Utiliza linhas equilibradas que contêm optotipos de Sloan, desenvolvidas para conferir legibilidade equivalente entre letras individuais e linhas. As letras do ETDRS são quadradas, baseadas em uma grade de 5 × 5, ou seja, 5' × 5' para as letras equivalentes a 6/6 à distância de 6 m
- Existem tabelas criadas em computador que exibem as diversas formas de tabela de teste na tela do monitor, inclusive outros meios de avaliação, como a sensibilidade ao contraste (ver a seguir).

Tabela 1.1 Comparação entre os testes de acuidade visual de Snellen e logMAR.

Snellen	LogMAR
Menor tempo de teste	Maior tempo de teste
O número maior de letras nas linhas inferiores produz um efeito de "aglomeração" (*crowding*)	O número igual de letras nas diferentes linhas controla o efeito de "aglomeração" (*crowding*)
O número menor de letras grandes reduz a acurácia nos níveis mais baixos de AV	O número igual de letras nas linhas de baixa e alta acuidade aumenta a acurácia nos níveis mais baixos de AV
Grau de legibilidade variável entre letras individuais	Grau de legibilidade similar entre as letras
Ausência de equilíbrio entre as linhas para uma legibilidade consistente	Linhas equilibradas para uma legibilidade consistente
Distância de teste de 6 m: é necessária uma faixa de teste mais longa (ou um espelho)	Distância de teste de 4 m em muitas tabelas: é necessária uma faixa de teste menor (não há necessidade de espelho)
Espaçamento não sistemático entre letras e linhas	Espaçamento entre letras e linhas ajustado para otimizar a interação do contorno
Níveis mais baixos de acurácia e consistência; portanto, relativamente inadequada para pesquisa	Níveis mais elevados de acurácia e consistência; portanto, adequada para pesquisa
Sistema de pontuação simples	Pontuação mais complexa
Fácil utilização	Menos acessível para o usuário

AV, acuidade visual.

DICA Tabelas de logMAR são mais utilizadas em ensaios clínicos por serem o método mais exato de medida da AV.

Acuidade visual para perto

O teste de visão para perto pode ser um indicador sensível da presença de doença macular. Podem ser usados diferentes tipos de tabelas

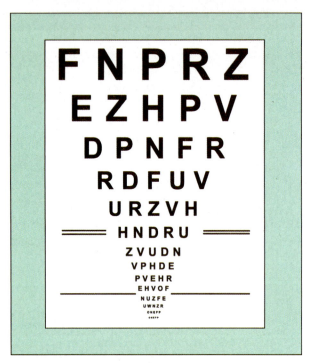

Figura 1.5 Tabela de Bailey-Lovie.

de visão para perto (incluindo as versões logMAR e ETDRS) ou um livro de símbolos para teste. Segura-se o livro ou a tabela a uma distância confortável para leitura, medindo e anotando os resultados. O paciente pode utilizar qualquer instrumento de correção de distância necessário, junto com o meio de correção da presbiopia, se for o caso (normalmente os próprios óculos de leitura). O menor símbolo legível é registrado para cada olho individualmente e, em seguida, utilizando-se ambos os olhos juntos (Figura 1.6).

Sensibilidade ao contraste

- **Princípios**: a sensibilidade ao contraste é uma medida da capacidade do sistema visual de distinguir um objeto contra seu plano de fundo. O alvo deve ser suficientemente grande para ser visto, devendo apresentar também um contraste alto o bastante com o fundo. Uma letra cinza-claro não será tão bem visualizada contra um fundo branco quanto uma letra preta. A sensibilidade ao contraste representa um aspecto da função visual diferente do que foi examinado pelos testes de resolução espacial descritos anteriormente, que utilizam optotipos de alto contraste
  - Muitas condições reduzem tanto a sensibilidade ao contraste como a AV, porém, sob algumas circunstâncias (p. ex., ambliopia, neuropatia óptica, alguns tipos de catarata e aberrações de maior gravidade), a função visual medida pela sensibilidade ao contraste pode ser reduzida, enquanto a AV é preservada
  - Portanto, se pacientes com boa AV queixam-se de sintomas visuais (normalmente evidentes sob iluminação baixa), o teste de sensibilidade ao contraste pode ser uma maneira útil de demonstrar objetivamente a existência de um déficit funcional. Apesar de suas vantagens, esse teste não teve ampla adoção na prática clínica
- A tabela de letras para teste de sensibilidade ao contraste de **Pelli-Robson** é visualizada a 1 m de distância e consiste em linhas de letras de tamanho igual (frequência espacial de 1 ciclo por grau), mas com diminuição de contraste de 0,15 unidades logarítmicas para cada grupo de três letras (Figura 1.7). O paciente lê as linhas de letras de cima para baixo até alcançar a linha mais baixa em que ele consiga ler um grupo de três letras
- *As* **grades senoidais** (**onda senoidal**) exigem que o paciente visualize uma sequência de grades de contraste cada vez mais baixo
- O **teste de sensibilidade ao contraste de Spaeth Richman** (SPARCS) é realizado em um microcomputador com acesso à internet, podendo ser acessado on-line. Cada paciente recebe um número de identificação e instruções sobre como realizar o teste, que tem duração de 5 a 10 minutos para cada olho, e mede tanto a sensibilidade central ao contraste como a sensibilidade periférica. Por ser realizado com grades, o teste pode ser aplicado a pacientes que não sabem ler.

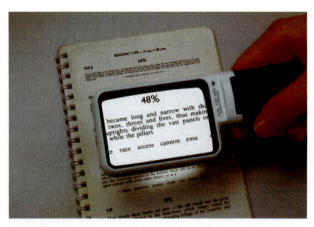

Figura 1.6 Acuidade visual para perto com o auxílio de uma lupa.

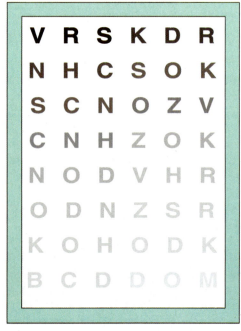

Figura 1.7 Tabela de letras para teste de sensibilidade ao contraste de Pelli-Robson.

Tela de Amsler

A tela (ou grade) de Amsler avalia os 20° do campo visual centralizado na fixação (Figura 1.8). O método é útil principalmente para a triagem e o monitoramento de doença macular, mas também demonstra defeitos do campo visual central originados em outras regiões. Paciente com risco substancial de neovascularização da coroide (NVC) deve receber uma tela de Amsler para uso regular em casa.

DICA A tela de Amsler é um método simples e de fácil monitoramento do campo visual central e, normalmente, demonstra anormalidades em pacientes com doença macular.

Gráficos

Existem sete gráficos, cada um formado por um quadrado externo de 10 cm (Figuras 1.9 e 1.10).
- O gráfico 1 consiste em uma grade branca sobre um fundo preto, com a grade externa contendo 400 quadrados menores de 5 mm. Quando visto a cerca de 33 cm de distância, cada pequeno quadrado subtende um ângulo de 1°
- O gráfico 2 é semelhante ao gráfico 1, mas contém linhas diagonais que auxiliam a fixação para pacientes com um escotoma central
- O gráfico 3 é idêntico ao gráfico 1, mas exibe quadrados vermelhos. O constraste de vermelho sobre preto ajuda a estimular os cones foveais com comprimento de onda longo. É utilizado para detectar escotomas sutis e dessaturação de cores que podem ocorrer em maculopatias tóxicas, neuropatias ópticas e lesões quiasmáticas
- O gráfico 4 consiste somente em pontos aleatórios, e é utilizado principalmente para fins de distinção entre escotomas e metamorfopsia, visto não haver nenhuma forma sujeita a distorções
- O gráfico 5 é composto de linhas horizontais e tem por finalidade detectar a presença de metamorfopsia ao longo de meridianos específicos. É utilizado especificamente na avaliação de pacientes com dificuldade para ler

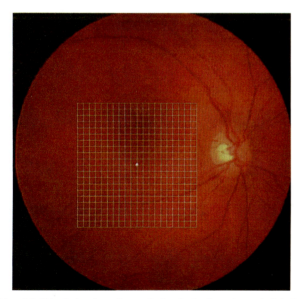

Figura 1.8 Tela de Amsler sobreposta à mácula. O ponto central de fixação da grade não coincide com o centro anatômico da fóvea nesta imagem. (*Cortesia de A. Franklin.*)

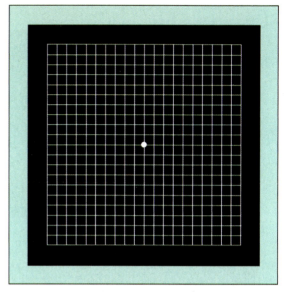

Figura 1.9 Gráfico da tela de Amsler. (*Cortesia de A. Franklin.*)

- O gráfico 6 é semelhante ao gráfico 5, mas tem fundo branco e as linhas centrais estão mais próximas umas das outras, o que permite uma avaliação mais detalhada
- O gráfico 7 contém uma fina grade central, na qual cada quadrado subtende um ângulo de meio grau, e é mais sensível.

Técnica
- As pupilas não devem ser dilatadas, e para evitar um efeito de fotoestresse, os olhos ainda não devem ser examinados com a lâmpada de fenda. Deve-se utilizar uma correção refrativa da presbiopia, se for o caso. O gráfico é mantido bem iluminado, segurando-o a uma distância confortável para a leitura – o ideal é por volta de 33 cm
- Cobre-se um dos olhos
- Pede-se ao paciente que olhe diretamente para o ponto central com o olho que está descoberto, que continue olhando para esse ponto e que relate qualquer distorção ou ondulação das linhas da grade
- Pede-se ao paciente que mantenha o olhar fixo no ponto central, pergunta-se se existem áreas borradas ou pontos em branco em algum ponto da grade. Pacientes com doença macular geralmente relatam que as linhas aparecem onduladas, enquanto aqueles com neuropatia óptica tendem a observar que faltam algumas das linhas ou que algumas aparecem esmaecidas, mas não distorcidas
- Pergunta-se ao paciente se ele consegue visualizar os quatro cantos e os quatro lados do quadrado – a falta de um canto ou de uma borda deve levantar a possibilidade de outras causas que não de doença macular, como defeitos glaucomatosos do campo visual ou retinite pigmentosa.

Pode-se fornecer ao paciente uma folha de controle e uma caneta e pedir-lhe que desenhe quaisquer anormalidades (Figura 1.11).

Teste comparativo de luminosidade

Trata-se de um exame da função do nervo óptico, que geralmente se apresenta normal nos estágios inicial e moderado da doença retiniana. O teste é realizado da seguinte maneira:

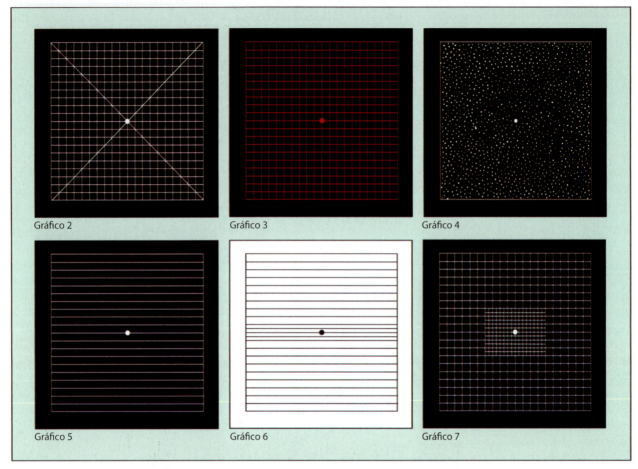

Figura 1.10 Telas de Amsler 2 a 7. (*Cortesia de A. Franklin.*)

- Projeta-se uma luz a partir de um oftalmoscópio indireto, primeiramente no olho normal, e depois no olho com suspeita de doença
- Pergunta-se ao paciente se a luz apresenta luminosidade simétrica em ambos os olhos
- Na presença de neuropatia óptica, o paciente relatará que a luminosidade é menor no olho afetado
- Pede-se ao paciente que atribua um valor pertinente de 1 a 5 à luminosidade no olho doente, em comparação com o olho normal.

Teste de fotoestresse

- **Princípios:** o teste de fotoestresse é um teste macroscópico de adaptação ao escuro no qual os pigmentos visuais são descoloridos pela luz, causando um estado temporário de insensibilidade retiniana percebida pelo paciente como um escotoma. A recuperação da visão depende da capacidade dos fotorreceptores de ressintetizar o pigmento visual. O teste pode ser útil para a detecção de maculopatia quando a oftalmoscopia é equívoca, como no caso de edema macular cistoide leve ou de retinopatia serosa central, podendo também diferenciar a perda visual causada por doença macular daquela causada por lesão do nervo óptico
- **Técnicas**
  ○ Determina-se a AV para a melhor distância corrigida
  ○ O paciente fixa o olhar na luz de uma lanterna ou de um oftalmoscópio indireto posicionado a cerca de 3 cm de seu rosto por aproximadamente 10 segundos (Figura 1.12 A)
  ○ O tempo de recuperação do fotoestresse (TRF) é o tempo necessário para a leitura de três letras da linha do pré-teste de acuidade visual, normalmente entre 15 e 30 segundos (Figura 1.12 B)
  ○ O teste é realizado no outro olho, presumivelmente normal, e os resultados são comparados
  ○ O TRF é prolongado em relação ao olho normal na presença de doença macular (às vezes 50 segundos ou mais), mas não de neuropatia óptica.

Teste de visão cromática

Introdução

A avaliação da visão cromática é útil na avaliação de doenças do nervo óptico e para determinar a presença de um defeito congênito anômalo da visão de cores. A discromatopsia pode se desenvolver no caso de distrofias retinianas antes do comprometimento de outros parâmetros visuais. A visão cromática depende de três populações de cones retinianos, cada um com uma sensibilidade máxima específica: azul (tritano) a 414 a 424 nm, verde (deuterano) a 522 a 539 nm e vermelho (protano) 549 a 570 nm. A percepção normal de cores exige que todas essas cores primárias correspondam àquelas

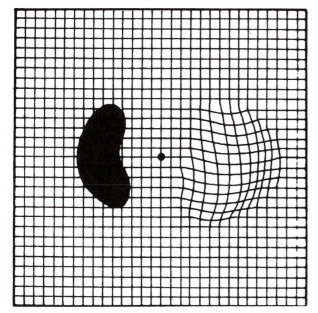

Figura 1.11 Folha de controle estilizada de Amsler mostra linhas onduladas, indicativas de metamorfopsia, e um denso escotoma.

contidas no espectro. O pigmento de qualquer cone pode apresentar deficiências (p. ex., protanomalia – deficiência em relação à cor vermelha) ou ausência total (p. ex., protanopia – dificuldade para distinguir a cor vermelha). Os tricromatas exibem os três tipos de cones (embora não necessariamente em perfeito funcionamento), apesar de a ausência de um ou dois tipos de cones tornar o indivíduo dicromata ou monocromata, respectivamente. A maioria das pessoas com defeitos congênitos de visão cromática é tricromata anômala e utiliza proporções anormais das três cores primárias para encontrar correspondência no espectro de luz. Aquelas com deficiência em relação às cores vermelha e verde, causada por anomalia dos cones sensíveis ao vermelho, são protanômalas; aquelas com anomalia em relação aos cones sensíveis ao verde são deuteranômalas; e aquelas com deficiência nas cores azul e verde, causada por anomalia dos cones sensíveis ao azul, são tritanômalas. A doença macular adquirida tende a produzir defeitos no espectro azul-amarelo; e as lesões do nervo óptico, defeitos no espectro vermelho-verde.

Testes de visão cromática

- **O teste de Ishihara** tem por finalidade fazer a triagem de defeitos congênitos protanos e deuteranos. Trata-se de um teste simples, amplamente disponível e utilizado com frequência na triagem de déficits da visão cromática em relação às cores vermelha e verde. O teste, que pode ser utilizado para a avaliação da função do nervo óptico, consiste em uma placa de teste seguida por 16 placas, cada uma com uma matriz de pontos dispostos de maneira a mostrar uma forma central ou um número a ser identificado pelo paciente (Figura 1.13 A). Uma pessoa com deficiência da visão cromática conseguirá identificar somente algumas das figuras. A incapacidade de identificar a placa de teste (desde que a AV seja suficiente) indica perda visual inorgânica
- **O teste da City University** consiste em 10 placas, cada uma contendo uma cor central e quatro cores periféricas (Figura 1.13 B), das quais o paciente deve escolher a correspondência mais próxima
- **O teste de Hardy-Rand-Rittler** é semelhante ao de Ishihara, mas é capaz de detectar todos os três defeitos congênitos de visão cromática (Figura 1.13 C)
- **O teste de 100 tonalidades de Farnsworth-Munsell** é um teste sensível, porém mais demorado, tanto para defeitos de visão cromática congênitos como adquiridos. Apesar do nome, consiste em 85 amostras de cores de diferentes tonalidades em quatro caixas (Figura 1.13 D). Pede-se ao paciente que reorganize as amostras dispostas aleatoriamente em ordem de progressão de cor,

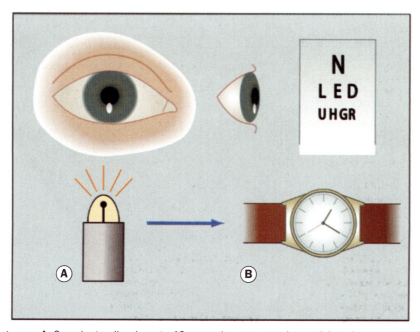

Figura 1.12 Teste de fotoestresse. **A.** O paciente olha durante 10 segundos para uma luz posicionada a cerca de 3 cm de distância do olho. **B.** O tempo de recuperação do fotoestresse é o tempo necessário para a leitura de quaisquer três letras da linha de acuidade pré-teste, que normalmente é de 15 a 30 segundos.

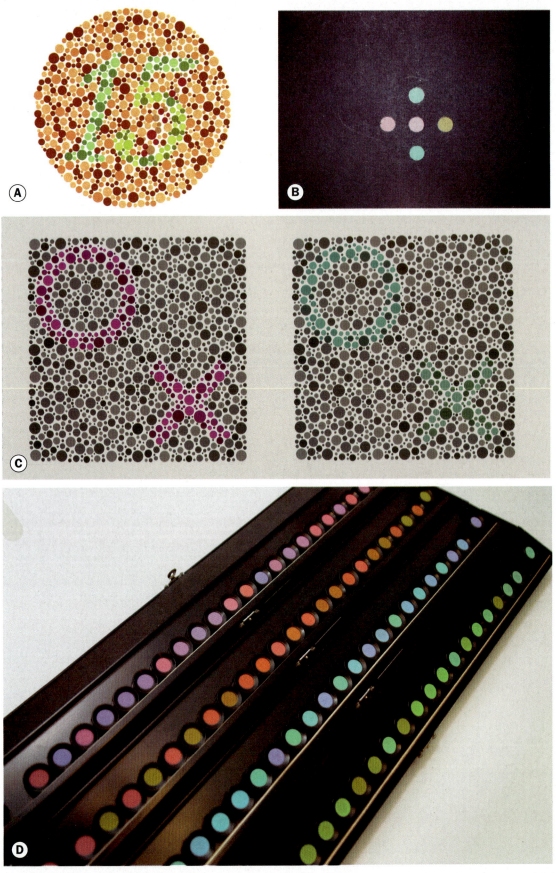

Figura 1.13 Testes de visão cromática. **A.** Ishihara. **B.** City University. **C.** Hardy-Rand-Rittler. **D.** Teste de 100 tonalidades de Farnsworth-Munsell.

registrando-se os achados em um gráfico circular. Cada uma das três formas de dicromatismo caracteriza-se por falhas em determinado meridiano do gráfico (Figura 1.14).

Teste com lente positiva

Um salto hipermetrópico ("*shift* hipermetrópico") temporário pode ocorrer em algumas condições devido a uma elevação da retina sensorial – o exemplo clássico é a coriorretinopatia serosa central (CSC). Uma lente de +1,00 dioptria pode demonstrar o fenômeno.

PERIMETRIA
Definições

- **O campo visual** pode ser representado como uma estrutura tridimensional semelhante a um mapa de curvas de nível, em que há uma "ilha" de sensibilidade crescente (Figura 1.15 A). Os limites externos estendem-se até aproximadamente 50° superior, 60° nasal, 70° inferior e 90° temporal. A AV é mais alta no topo da "ilha" (*i. e.*, na fóvea) e declina progressivamente em direção à periferia, com um declive nasal mais acentuado do que o temporal. A área de baixa sensibilidade correspondente ao ponto cego está localizada entre 10° e 20° em posição temporal, ligeiramente abaixo da horizontal
- **Isóptera** é uma linha de pontos de conexão de igual sensibilidade que, em plotagem bidimensional de isópteras, compreende uma área dentro da qual um estímulo de certa intensidade é visível. Quando o campo é representado em forma de ilha, as isópteras lembram as linhas de contorno de um mapa (Figura 1.15 B)
- **Escotoma** é uma região do campo visual com visão reduzida ("escotoma relativo") ou com perda total da visão ("escotoma absoluto"), circundada por outra região em que a visão está preservada
- **Luminância** é a intensidade ou o "brilho" de um estímulo luminoso medido em apostilbs (asb). Um estímulo de maior intensidade tem um maior valor de asb, o qual se relaciona inversamente com a sensibilidade
- Utiliza-se um **logaritmo**, e não uma escala linear, para medir a intensidade do estímulo e a sensibilidade do olho, de modo que, para cada unidade logarítmica, a intensidade muda por um fator de 10. Com uma escala logarítmica, atribui-se maior importância ao extremo inferior da faixa de intensidade. O olho normal apresenta uma variação de sensibilidade muito grande, e a avaliação do extremo inferior da escala é de fundamental importância para que se possa detectar o dano inicial. Com uma escala linear, o extremo inferior seria reduzido a uma porção muito pequena do eixo de um gráfico. O sistema visual em si funciona de modo mais próximo a uma escala logarítmica, de modo que esse método corresponde mais precisamente ao aspecto fisiológico
- **Decibéis**: a perimetria clínica não utiliza unidades logarítmicas simples, mas "decibéis" (dB), em que 10 dB = 1 unidade logarítmica. Decibéis não são unidades verdadeiras de luminância, mas uma representação, e variam entre os equipamentos de campimetria. A perimetria normalmente se concentra na sensibilidade do olho, em vez de na intensidade do estímulo.

Portanto, a leitura dos decibéis aumenta à medida que a sensibilidade da retina aumenta; o que, obviamente, corresponde à redução da

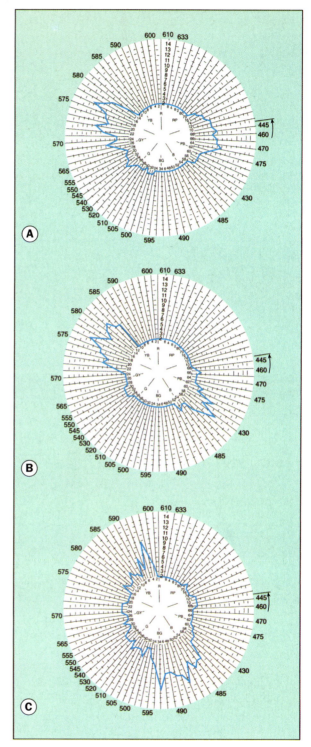

Figura 1.14 Resultados do teste de Farnsworth-Munsell de deficiências da visão cromática de protano (**A**), deuterano (**B**) e tritano (**C**).

intensidade do estímulo percebido, tornando a avaliação dos campos visuais mais intuitiva, uma vez que um número maior corresponde a uma maior sensibilidade da retina. Se a sensibilidade de um local testado fosse de 20 dB (= 2 unidades logarítmicas), um ponto com sensibilidade de 30 dB seria o mais sensível. O ponto cego tem sensibilidade de 0 dB. Se, em determinado aparelho, a leitura de um estímulo de 1.000 asb fornecer um valor 10 dB, um estímulo de 100 asb fornecerá 20 dB.

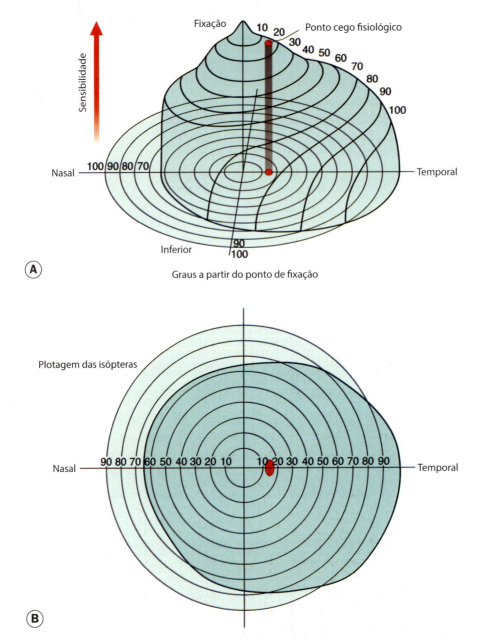

Figura 1.15 A. "Ilha" de visão. **B.** Plotagem das isópteras.

- A **sensibilidade diferencial à luz** representa o grau em que a luminância de certo alvo deve exceder a luminância do plano de fundo para ser percebida. O campo visual é, portanto, uma representação tridimensional da sensibilidade diferencial à luz em diferentes pontos
- O **limiar** em determinado ponto do campo visual é a intensidade com que o paciente é capaz de detectar um estímulo. É definido como "a luminância de determinado estímulo em um ponto fixo em que é possível visualizá-lo em 50% das vezes". Na prática, normalmente se fala da *sensibilidade* do olho em dado ponto do campo visual, e não da intensidade do estímulo. A sensibilidade limite é mais alta na fóvea e diminui progressivamente em direção à periferia. Após os 20 anos de idade, a sensibilidade diminui cerca de 1 dB a cada 10 anos
- **Luminância de fundo**: a sensibilidade retiniana em qualquer ponto varia de acordo com a luminância do plano de fundo. Os fotorreceptores do tipo bastonete são mais sensíveis na penumbra do que os cones, de modo que, devido à sua preponderância na retina periférica, em níveis de iluminação mais baixos (escotópicos), a retina periférica torna-se proporcionalmente mais sensível do que a retina central. A "ilha" de visão se aplaina, com uma cratera central, e não um pico na fóvea, devido à alta concentração de cones, que apresentam baixa sensibilidade em condições escotópicas. Algumas doenças fornecem resultados significativamente diferentes para o campo visual em níveis diversos de luminância de fundo (p. ex., na presença de retinite pigmentosa, o campo visual é normalmente muito pior com uma baixa luminância de fundo). Deve-se notar que são necessários cerca de 5 minutos para a adaptação do escuro para a luz solar e 20 a 30 minutos da luz solar para o escuro. O HFA (ver a seguir) utiliza um nível fotópico (preferencialmente cones) de luminância de fundo a 31,5 asb

- **Perimetria estática**: método de avaliação do campo visual, normalmente automatizado, no qual o local de um estímulo permanece fixo, e a intensidade aumenta até que seja visualizada pelo paciente (quando o limiar é alcançado – Figura 1.16 A) ou diminui até não ser mais detectada
- A **perimetria cinética (dinâmica)** é hoje muito menos comum do que a perimetria estática. Um estímulo de intensidade constante é deslocado de uma região não visível para uma região visível (Figura 1.16 B) a uma velocidade padronizada até que seja percebido, e o ponto de percepção é registrado em gráfico. Os pontos de diferentes meridianos são unidos para plotar uma isóptera àquela intensidade de estímulo. Estímulos de diferentes intensidades são utilizados para produzir um mapa de contornos do campo visual. A perimetria cinética pode ser realizada por meio de um perímetro manual (Goldmann) ou automatizado, se o segundo for equipado com um software adequado
- A **perimetria manual** envolve a apresentação de um estímulo pelo examinador, com registro manual da resposta. Antigamente, esse era o método-padrão de exame do campo visual, mas hoje já foi amplamente suplantado pelos métodos automatizados. O método ainda é utilizado, especialmente em pacientes com limitações cognitivas que não conseguem interagir de maneira adequada com um sistema automatizado, e em testes dinâmicos do campo visual periférico
- **Perimetria automatizada padrão** (**SAP**, *standard automated perimetry*) é o método de rotina utilizado na maioria das situações clínicas. Os perímetros automatizados mais utilizados incluem Humphrey Field Analyser (HFA), Octopus, Medmont, Henson e Dicon (Figuras 1.17 e 1.18), os quais utilizam predominantemente testes estáticos, embora algumas máquinas estejam equipadas com o software próprio para a realização de avaliações dinâmicas.

DICA Os resultados relativos ao campo visual devem sempre ser utilizados em conjunto com os achados clínicos.

Algoritmos de teste

Limiar

A perimetria limiar é utilizada para a avaliação detalhada da "ilha" de visão mediante a plotagem do limite de luminância em diversos pontos do campo visual e a comparação com os resultados com valores "normais" equivalentes. Uma estratégia automatizada em geral adotada consiste em apresentar um estímulo de intensidade maior do que o esperado. Caso o estímulo seja visualizado, a intensidade diminui gradualmente (p. ex., 4 dB) até que não seja mais possível visualizá-lo ("método das escadas"). Em seguida, aumenta-se novamente o estímulo (p. ex., saltos de 2 dB) até que seja visualizado mais uma vez (Figura 1.19). Se o estímulo não for visualizado em um primeiro momento, aumenta-se gradualmente sua intensidade de modo a permitir a visualização. Essencialmente, cruza-se o limiar em determinada direção com grandes incrementos, e depois novamente para ajuste fino do resultado com incrementos menores. O teste do limiar é normalmente utilizado para fins de monitoramento de glaucoma.

Supralimiar

A perimetria supralimiar envolve testes com estímulos de luminância acima dos limites normais esperados para uma população correlacionada por faixa etária, de modo a avaliar se esses estímulos são detectados. Em outras palavras, são testes destinados a verificar se o paciente é capaz de enxergar estímulos que seriam visualizados por uma pessoa normal da mesma idade. Esse método permite que os testes sejam realizados rapidamente para indicar se a função se apresenta macroscopicamente normal ou não e, em geral, é reservado para fins de triagem.

Algoritmos rápidos

Nos últimos anos, criaram-se estratégias com tempos menores de teste, proporcionando eficiência com pouco ou nenhum prejuízo da acurácia dos testes. O HFA oferece o SITA (do inglês, *Swedish Interactive Thresholding Algorithm*), que utiliza um banco de dados de campos visuais normais e glaucomatosos para estimar os valores-limite, e leva em consideração as respostas obtidas durante o teste para chegar a estimativas ajustadas no decorrer de todo o procedimento. No início do teste, obtêm-se os valores dos limiares totais para quatro pontos. Estão disponíveis as versões SITA-Padrão e SITA-Fast (Figura 1.20). O perímetro Octopus utiliza a G-TOP (do inglês, *Glaucoma Tendency Oriented Perimetry*), que estima os limiares com base nas informações coletadas em uma avaliação mais detalhada dos pontos adjacentes. A estratégia TOP apresenta cada estímulo apenas uma vez em cada ponto, em lugar de 4 a 6 vezes por ponto com uma técnica padronizada.

Padrões de teste

- **Glaucoma**
  - Importância da região central: a maioria dos defeitos importantes no glaucoma ocorre na região central – dentro de um raio de 30° do ponto de fixação –, razão pela qual essa é normalmente a região mais testada

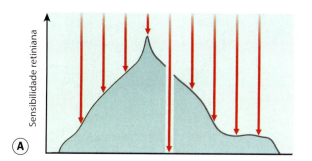
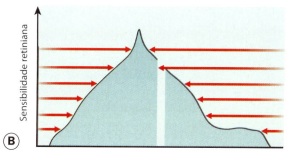

Figura 1.16 Princípios de perimetria. **A.** Estática – a intensidade do estímulo (*setas vermelhas mais curtas*) em um único ponto aumenta até que seja percebida – as regiões de menor sensibilidade percebem somente estímulos de maior intensidade (*setas vermelhas mais longas*). **B.** Cinética – o estímulo de intensidade constante é deslocado de uma região em que não é visualizado até que seja percebido.

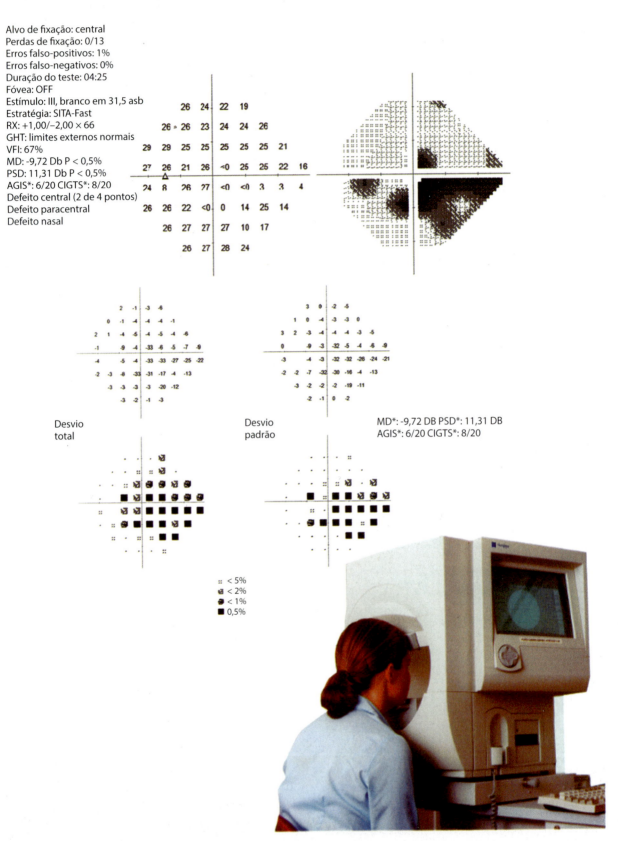

Figura 1.17 Perímetro de Humphrey e registro impresso.

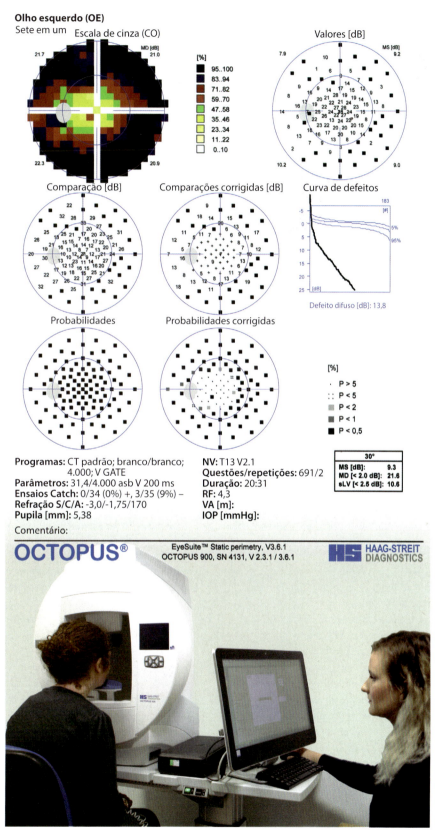

Figura 1.18 Perímetro Octopus e registro impresso.

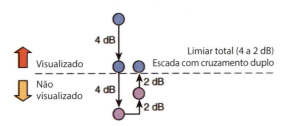

Figura 1.19 Determinação do limiar.

- 24-2 é um padrão rotineiramente utilizado, determinado pela presença de glaucoma, em que "24" denota a extensão em graus na qual o campo visual é testado no lado temporal (até 30° no lado nasal). O número após o hífen (2) descreve o padrão dos pontos testados; 30-2 é uma alternativa
- Emprega-se 10-2 para avaliar uma região central com 10° de raio. O padrão de 10-2 facilita um monitoramento mais detalhado da extensão da lesão, especialmente no caso de glaucoma avançado, em que ocorre a fixação "dividida"
• **Campo visual periférico**: os padrões que incluem pontos centrais e periféricos (p. ex., FF-120) normalmente se limitam à avaliação de defeitos neurológicos
• **Exame do campo visual binocular** (p. ex., estratégia de Esterman): em muitas jurisdições, é utilizado para avaliar a elegibilidade para dirigir.

Análise

A SAP fornece ao médico uma série de informações clinicamente relevantes por via eletrônica, no monitor do computador, ou por meio de registro impresso. O nome e a idade do paciente são confirmados e se verifica se foi utilizada qualquer compensação de erros refrativos. Informações gerais devem ser revistas, como o tipo de algoritmo executado, o tempo consumido para o teste e a ordem em que os olhos foram testados.

Índices de confiabilidade

Os índices de confiabilidade (ver Figura 1.20, canto superior esquerdo) refletem até que ponto os resultados do paciente são confiáveis. Se significativamente não confiáveis, não há razão para prosseguir com a avaliação do registro impresso do campo visual. Com as estratégias SITA, os falso-negativos ou falso-positivos superiores a cerca de 15% devem ser considerados significativos, do mesmo modo com as estratégias de limiar total, as perdas de fixação superiores a 20% e os falso-positivos ou negativos acima de 33%. Em pacientes regularmente incapazes de alcançar um bom índice de confiabilidade, talvez convenha mudar para uma estratégia supralimiar ou para a perimetria cinética.

• **Perdas de fixação**: indicam a estabilidade do olhar durante o exame. Os métodos de avaliação incluem a apresentação de estímulos ao ponto cego, para confirmar a ausência de registro de resposta, e o uso de um "monitor do olhar"
• **Falso-positivos**: normalmente, são avaliados pela dissociação de um estímulo do som que o acompanha. Se o som isoladamente for apresentado e o paciente ainda responder, registra-se um falso-positivo. Com uma alta pontuação de falso-positivos, o registro impresso em escala de cinza apresenta-se anormalmente esmaecido (Figura 1.21). No teste SITA, os falso-positivos são estimados com base no tempo de resposta
• **Falso-negativos**: são registrados mediante a apresentação de um estímulo muito mais intenso do que o limiar em ponto em que o limiar já tenha sido determinado. Se o paciente não conseguir responder, registra-se um falso-negativo. Uma alta pontuação de falso-negativos indica desatenção, cansaço ou simulação de sintomas, mas, às vezes, pode ser indício de doença grave, e não de baixa confiabilidade. O registro impresso em escala de cinza tende a apresentar a forma de um trevo de folhas (Figura 1.22).

DICA Se os índices de confiabilidade forem baixos, recomenda-se cuidado ao interpretar os resultados de um exame de campo visual.

Valores de sensibilidade

• **Mostrador numérico** (ver Figura 1.20, mostrador superior esquerdo): fornece o limiar medido ou estimado (dependendo da estratégia) em dB de cada ponto. Em uma estratégia de limiar total, na qual o limiar é reverificado como procedimento de rotina ou em razão de um resultado inesperado (> 5 dB), o segundo resultado é indicado entre parênteses ao lado do primeiro
• **Escala de cinza**: representa o mostrador numérico em forma gráfica (ver Figura 1.20, mostrador superior direito) e é a modalidade de exibição mais simples de se interpretar. A sensibilidade decrescente é representada por tons mais escuros – o ponto cego fisiológico é uma região mais escura no campo temporal, tipicamente logo abaixo do eixo horizontal. Cada alteração no tom da escala de cinza equivale a uma alteração de 5 dB na sensibilidade naquele ponto
• **Desvio total** (ver Figura 1.20, mostrador da esquerda no centro): mostra a diferença entre um limiar obtido por meio de teste em determinado ponto e a sensibilidade normal naquele ponto para a população geral, corrigida pela idade. Valores negativos indicam sensibilidade abaixo do normal; valores positivos, sensibilidade acima do normal
• **Desvio padrão** (ver Figura 1.20, no centro à direita): deriva dos valores de desvio total ajustados para qualquer redução generalizada da sensibilidade do campo visual total (p. ex., opacidade do cristalino) e demonstra defeitos localizados
• **Plotagens dos valores de probabilidade** dos desvios total e padrão (ver Figura 1.20, mostradores inferiores esquerdo e direito): consistem em uma representação do percentual (< 5% a < 0,5%) da população normal na qual o defeito medido em cada ponto seria esperado. Os símbolos mais escuros traduzem maior probabilidade da existência de um defeito significativo.

Valores resumidos

Os valores resumidos ("índices globais" no HFA – ver Figura 1.20, linha do meio à direita) caracterizam informações estatísticas condensadas, as quais levam em conta dados normais correlacionados pela idade. Esses valores são utilizados principalmente para monitorar a progressão da lesão glaucomatosa, e não para a emissão de um diagnóstico inicial.

• **Índice de função visual** (VFI, *visual field index*): no HFA, é uma medida da função visual geral do paciente expressa em valores percentuais, com valor normal de 100% ajustado de acordo com a idade

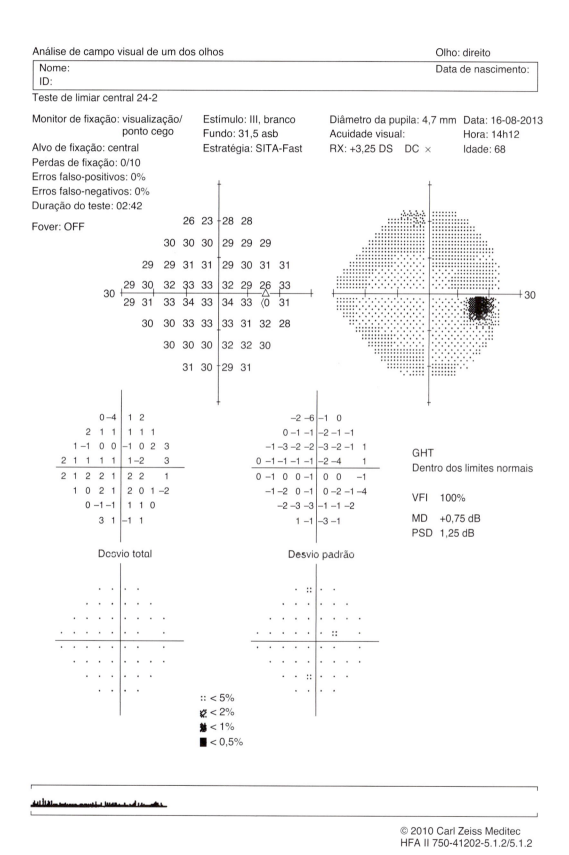

Figura 1.20 Perímetro Humphrey – registro impresso do SITA-Fast (ver texto). (*Copyright 2010 Carl Zeiss Meditec.*)

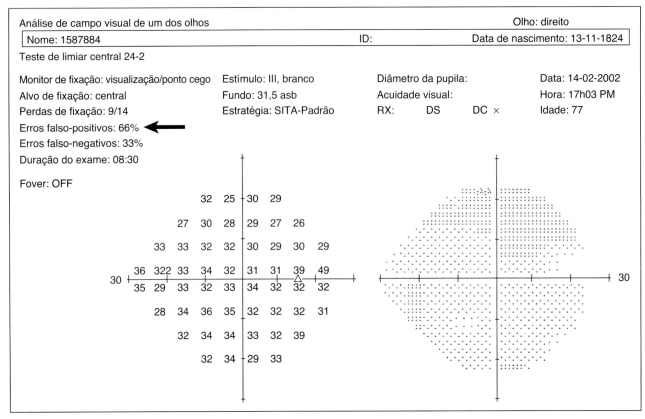

Figura 1.21 Alta pontuação falso-positiva (*seta*) com exibição de escala de cinza anormalmente esmaecida.

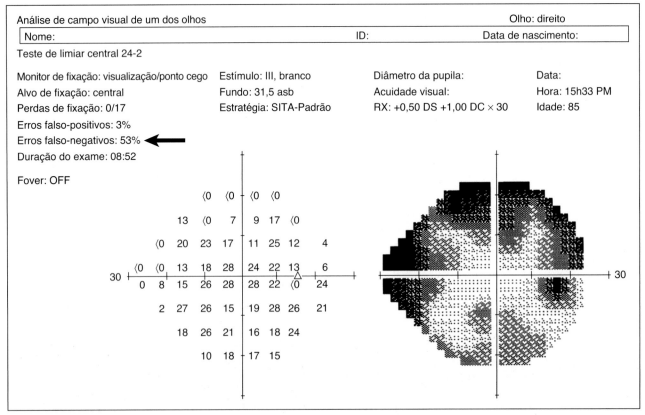

Figura 1.22 Alta pontuação falso-negativa (*seta*) com exibição de escala de cinza em forma de trevo de folhas.

- **Desvio médio** (**MD**, *mean deviation*): no HFA (**defeito médio** no perímetro Octopus), fornece um indicador da sensibilidade geral do campo visual e deriva da média dos valores do desvio total
- **Desvio padrão** (**PSD**, *pattern standard deviation*): medida da perda focal ou da variabilidade dentro do campo visual. Considera qualquer depressão generalizada na "ilha" de visão. Um PSD aumentado, portanto, constitui um indicador mais específico de lesão glaucomatosa do que o MD
- **Variância de perda** (**LV**, *loss variance*): medida resumida no perímetro Octopus, semelhante ao PSD
- **Valores de probabilidade**: os valores resumidos anormais são seguidos por um valor de probabilidade, representando a probabilidade percentual de ocorrência de um valor anormal desse nível em um paciente normal. Quanto menor o valor *P*, maior a probabilidade de um resultado anormal
- **Teste de hemicampo para glaucoma** (**GHT**, *glaucoma hemifield test*): compara regiões equivalentes nos hemicampos superior e inferior e as correlaciona somente à presença de glaucoma.

Análise computadorizada de campos seriados

A análise computadorizada de campos visuais seriados para verificação da progressão da doença é amplamente utilizada. Uma desvantagem é que é necessário analisar vários campos confiáveis para que a análise seja eficaz. A qualidade do software disponível tem melhorado gradativamente, com programas integrados, como a GPA (do inglês, *Guided Progression Analysis*) no HFA e várias opções de análise de tendências no Octopus.

Modalidades de exame de campo visual de alta sensibilidade

A SAP tende a detectar lesões do campo visual somente depois que se configura uma perda substancial de células ganglionares. As tentativas de detectar alterações em um estágio precoce incluem a adoção de estímulos que têm como alvo tipos específicos de células ganglionares.
- **Perimetria automatizada de ondas curtas** (**SWAP**, *short-wave automated perimetry*): usa um estímulo azul sobre um fundo amarelo. A sensibilidade à luz azul (mediada por fotorreceptores de cones azuis) é adversamente afetada em um estágio relativamente precoce do glaucoma. A SWAP é mais sensível a defeitos glaucomatosos em estágio inicial, mas ainda não é amplamente adotada porque a catarata diminui a sensibilidade à luz azul (a catarata nuclear age como um filtro amarelo) e os pacientes, em geral, não gostam do exame demorado. Disponível nos modelos mais novos de HFA
- **Teste de dupla frequência** (**FDT**, *frequency-doubling test*): os axônios de grande diâmetro das células ganglionares (magnocelulares) parecem ser preferencialmente perdidos no glaucoma em estágio inicial. A ilusão de dupla frequência é produzida quando uma grade sinusoidal de baixa frequência espacial sofre uma tremulação (*flicker*) de contrafase de alta frequência temporal (> 15 Hz). A rápida alternância em que as barras de luz escurecem e clareiam produz a ilusão de a grade ter dobrado de frequência; acredita-se que as células ganglionares magnocelulares medeiem as vias utilizadas. Estão disponíveis versões de testes perimétricos de triagem (Figura 1.23) e ampliados (campímetro Humphrey Matrix). O segundo tipo é adequado para a avaliação detalhada e o monitoramento de glaucoma.

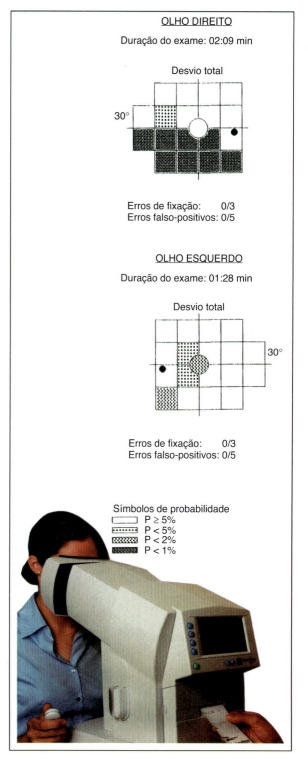

Figura 1.23 Perimetria de dupla frequência para triagem com monitor.

Fontes de erro

- **Técnico inexperiente ou inábil**: embora menos importante com a SAP do que com a perimetria manual, a configuração correta do teste, explicando o procedimento ao paciente e tranquilizando-o, bem como monitorando o desempenho, são ações fundamentais para a acurácia do exame de campo visual

- **Dados incorretos sobre o paciente**: a data de nascimento do paciente deve ser inserida corretamente para facilitar a correlação adequada com o banco de dados normativo
- **Baixo desempenho do paciente**
- **Erro refrativo não corrigido**: pode causar redução significativa da sensibilidade. Se o paciente com hipermetropia que normalmente usa lentes de contato for testado de óculos, haverá um efeito de aumento de quaisquer escotomas em comparação com as lentes de contato. A maioria das perimetrias é realizada com um estímulo a distância de leitura, de modo que, no caso de pacientes présbitas, faz-se necessária uma correção para perto
- **Artefato produzido pela armação dos óculos**: a armação dos óculos pode causar escotomas se forem utilizadas lentes com abertura pequena ou se incorretamente ajustadas (Figura 1.24). Lentes de armação de prova com abertura estreita são inadequadas para perimetria
- **Miose diminui a sensibilidade**: a miose diminui a sensibilidade no campo periférico e aumenta a variabilidade no campo central, tanto em olhos normais como em olhos glaucomatosos. Pupilas com menos de 3 mm de diâmetro devem, portanto, ser dilatadas antes da perimetria. É preciso usar um mesmo midriático para testes seriados
- **Opacidade média** (em geral, catarata) pode ter um efeito profundo, exagerado pela miose
- **Ptose**: ainda que branda, pode suprimir o campo visual superior. Efeitos semelhantes resultam de dermatocálase, cílios proeminentes e olhos fundos
- **Adaptação retiniana inadequada**: capaz de levar a erros se a perimetria for realizada logo após a oftalmoscopia.

DICA Perimetria é um exame subjetivo e nem sempre confiável.

Microperimetria

- Microperimetria é um exame do campo visual que mede a sensibilidade da retina e o comportamento de fixação de pacientes com doença macular e glaucoma focal que envolvam o campo visual central. Permite uma correlação exata entre a patologia que envolve a mácula e a anormalidade funcional correspondente. É mais sensível do que a SAP para a detecção de anormalidades sutis da função visual
- Perímetro MAIA é um instrumento de mesa (Figura 1.25). Normalmente, o teste é realizado depois de 20 minutos de adaptação em condições mesópicas. O rastreamento do fundo de olho se faz com um oftalmoscópio de varredura a *laser* (SLO, *laser ophthalmoscope*), com iluminação por diodo superluminescente e comprimento de onda central de 850 nm
- Projetam-se estímulos Goldmann tamanho 3 sobre os 9° centrais do fundo de olho, utilizando uma técnica de limiar de escada de 4-2, com cada estímulo aplicado por 200 ms contra um quadro branco. Com o uso desse instrumento, a sensibilidade normal da retina é de 18 dB
- Os resultados são impressos, junto com os índices de confiabilidade (perda de fixação), as probabilidades e os valores da sensibilidade retiniana, os quais são codificados por cores. A

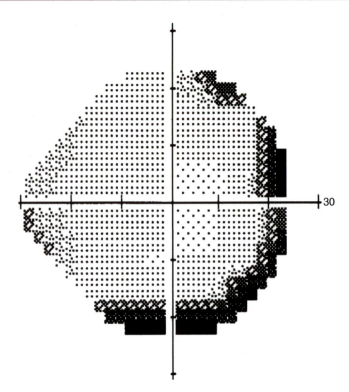

Figura 1.24 Exibição em escala de cinza de artefato produzido pela armação dos óculos.

microperimetria é particularmente útil para a avaliação do efeito de intervenções terapêuticas existentes e futuras sobre mácula, podendo ser útil também em pacientes com glaucoma em estágio inicial, especialmente quando há alterações sutis próximo à fixação (Figura 1.26).

BIOMICROSCOPIA DO SEGMENTO ANTERIOR COM LÂMPADA DE FENDA

O exame com lâmpada de fenda da córnea e do segmento anterior tem por finalidade determinar a posição, a profundidade e o tamanho de qualquer anormalidade (Figura 1.27).

Iluminação direta

Utiliza-se iluminação direta com luz difusa para detectar anormalidades macroscópicas:
- Um fino feixe da lâmpada de fenda direcionado em ângulo oblíquo é usado para visualizar uma seção transversal da córnea
- Estreitando-se ainda mais o feixe de luz, no sentido de obter um corte óptico, desloca-se o feixe pela córnea, permitindo determinar a profundidade de uma lesão
- É possível ajustar a altura do feixe coaxial para medir as dimensões horizontal e vertical de uma lesão ou de um defeito epitelial associado
- O uso de um filtro verde (*red-free*) faz com que os objetos vermelhos apareçam em preto, aumentando, desse modo, o contraste durante a observação de estruturas vasculares. Normalmente, utiliza-se um filtro azul-cobalto em conjunto com a fluoresceína.

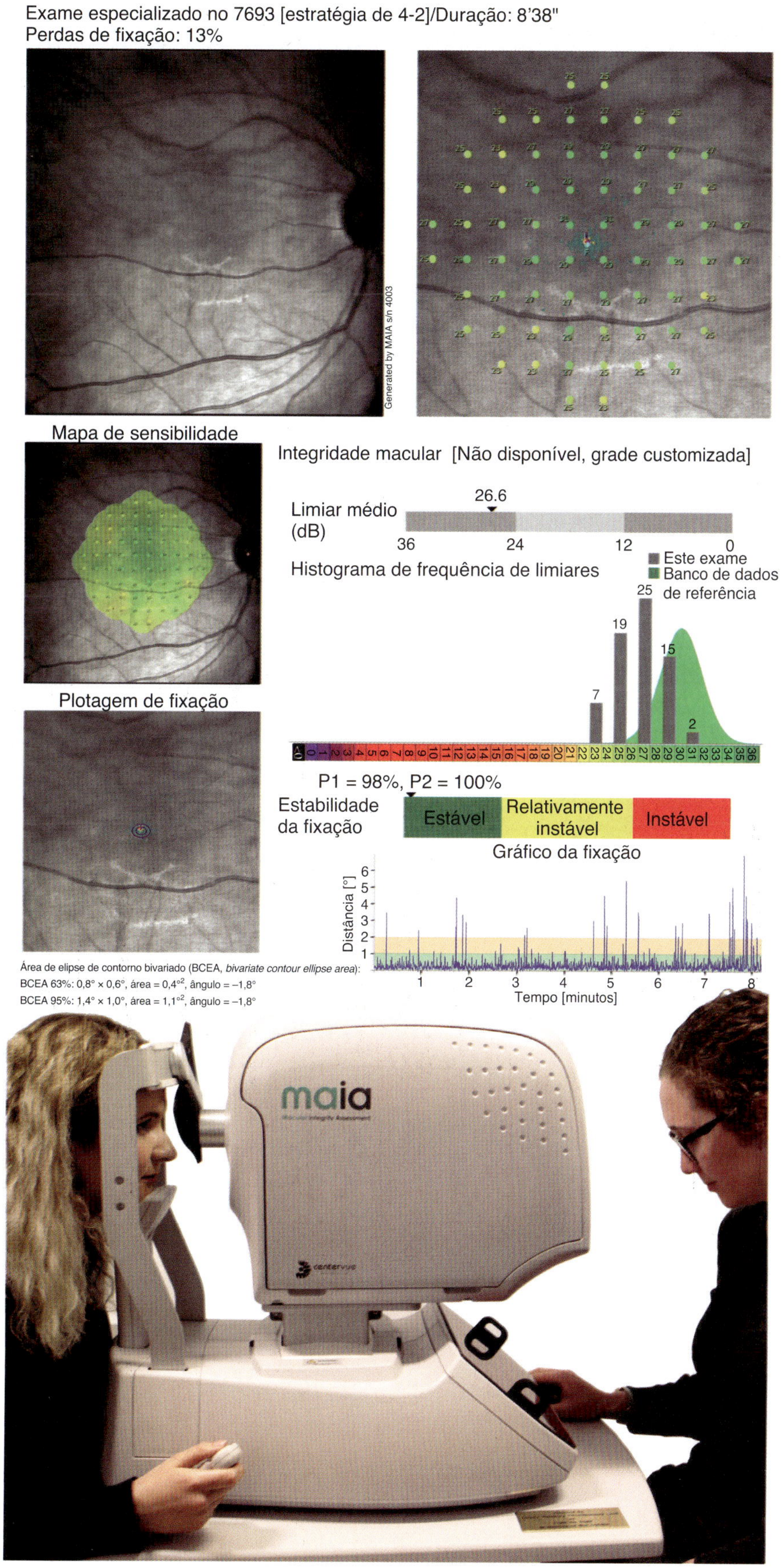

Figura 1.25 Perimetria MAIA e registro impresso.

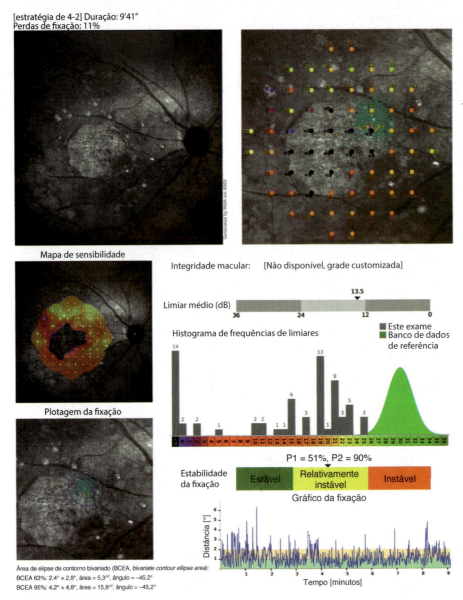

Figura 1.26 Microperimetria anormal em paciente com atrofia geográfica da mácula.

Difusão escleral ("campo negro")

Difusão escleral, ou campo negro, é uma técnica que envolve a descentralização do feixe da lâmpada de fenda em sentido lateral, de modo que a luz incide sobre o limbo com o microscópio focado na região central. A luz é transmitida na região da córnea por reflexo interno total. Uma lesão do estroma corneano será iluminada pela difusão da luz para a frente. Essa técnica é especialmente útil para detectar presença de opacidade estromal sutil (*haze*) ou de infiltração celular ou lipídica.

Retroiluminação

A retroiluminação utiliza a luz refletida da íris ou do fundo de olho após a dilatação da pupila para iluminar a córnea. Isso permite a detecção de alterações epiteliais e endoteliais sutis, como cistos epiteliais, precipitados ceráticos e pequenos vasos sanguíneos.

Reflexo especular

O reflexo especular mostra anormalidades endoteliais, como densidade celular reduzida e córnea *guttata*. A córnea pseudoguttata provavelmente representa a presença de edema reversível das células endoteliais e células inflamatórias abaixo da camada endotelial.

EXAME DE FUNDO DE OLHO

Oftalmoscopia direta

- O exame direto das estruturas do fundo de olho com auxílio de um oftalmoscópio pode revelar a presença da doença ocular propriamente dita ou uma anormalidade indicativa de patologia em alguma outra parte do corpo (p. ex., diabetes, hipertensão arterial sistêmica, pressão intracraniana elevada). A grande vantagem da oftalmoscopia direta é a possibilidade de ser realizada à

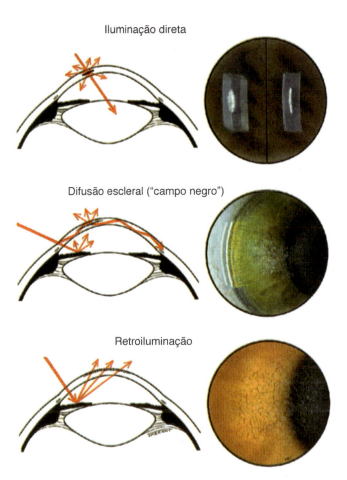

Figura 1.27 Técnica da biomicroscopia do segmento anterior com lâmpada de fenda.

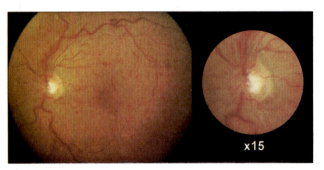

Figura 1.28 Imagem magnificada obtida com um oftalmoscópio direto.

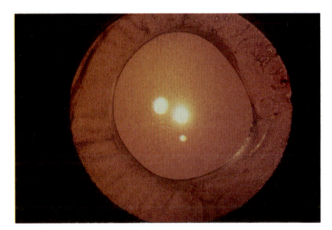

Figura 1.29 Reflexo vermelho mostrando o espessamento da cápsula anterior.

beira do leito. A imagem obtida é significativamente magnificada (15 vezes o normal) (Figura 1.28)
- É possível utilizar o oftalmoscópio direto para examinar o reflexo "vermelho" com o uso da retroiluminação. Examinando-se o fundo de olho com uma lente de +15,00 posicionada a uma distância de 15 a 20 cm, as opacidades no cristalino e no vítreo podem ser detectadas (Figura 1.29)
- Pode-se usar o feixe de luz para (a) iluminar a córnea, permitindo a detecção de um corpo estranho; (b) verificar a presença de irregularidades pupilares; e (c) determinar os reflexos à luz. Alguns oftalmoscópios incorporam um filtro azul-cobalto, o que permite a visualização de abrasões e ulcerações da córnea após a instilação da fluoresceína.

DICA O oftalmoscópio direto pode ser usado à beira do leito, fornecendo uma visão magnificada do fundo de olho, porém não há estereopsia e o campo de visão é pequeno.

Técnica

- É preferível dilatar a pupila se não houver contraindicação. Entretanto, também é eficaz obter uma boa visão através de uma pupila não dilatada escurecendo-se a sala de exame e pedindo-se ao paciente que olhe para longe
- Ao examinar o olho direito, o médico deve ficar em pé do lado direito do paciente, segurando o oftalmoscópio com a mão direita. Ao examinar o olho esquerdo, o médico deve ficar em pé do lado esquerdo, segurando o oftalmoscópio com a mão esquerda, usando o olho esquerdo (Figura 1.30)
- Deve-se selecionar o "O" no botão iluminado da lente do oftalmoscópio
- Para evitar o reflexo da córnea, utiliza-se o pequeno orifício, direcionando-se o feixe de luz para a borda da pupila, e não de modo a atravessar o centro. O filtro polarizador linear pode ser útil
- A mão livre do examinador deve ficar apoiada na testa do paciente
- Aproxima-se lentamente do paciente em uma posição ligeiramente angular, pelo lado temporal
- Direciona-se o feixe de luz para a pupila de modo a visualizar o disco óptico a uma distância de aproximadamente 3,5 cm do olho. Se o disco não estiver bem focado, as lentes do oftalmoscópio devem ser giradas na direção do orifício utilizando o dedo indicador até que o disco esteja claramente visível
- Em pacientes hipermétropes, emprega-se uma lente positiva (verde); e em pacientes míopes, uma lente negativa (vermelha)
- Examina-se o disco para verificar a clareza do contorno, a cor, a elevação e a condição dos vasos. É preciso verificar a pulsação venosa espontânea e seguir os vasos o mais longe possível em direção à periferia da retina
- Para localizar a mácula, focar a luz no disco, deslocando-a em sentido temporal, o equivalente ao diâmetro de dois discos aproximadamente. Alternativamente, peça que o paciente olhe para a luz

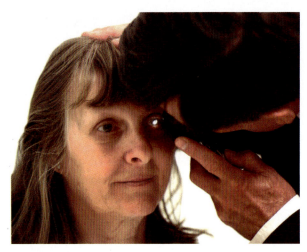

Figura 1.30 Técnica da oftalmoscopia direta (ver texto).

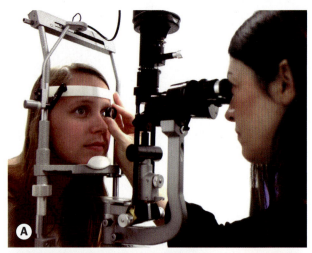
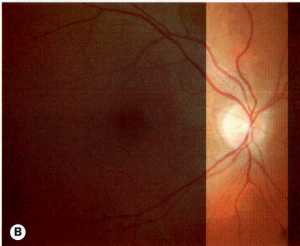

Figura 1.31 A. Biomicroscopia indireta com lâmpada de fenda. **B.** Visão do fundo de olho.

- Pode-se examinar a periferia da retina pedindo ao paciente que olhe para cima, para baixo e para os lados.

Biomicroscopia com lâmpada de fenda

Existem diversas lentes diagnósticas de não contato para uso com a lâmpada de fenda. Lentes de contato não devem ser usadas se houver suspeita de lesão penetrante ou na presença de trauma de córnea, hifema ou infecção corneana.
- Lentes de não contato
  ○ 60 D: lente de alta magnificação otimizada para visualização do polo posterior a uma distância de trabalho de 13 mm. Ao estimar o diâmetro do disco óptico, usar um fator de correção de ×0,88 a 1,0 para a lente Volk e ×1,0 para a lente Nikon
  ○ 90 D: lente com amplo campo de visão, baixa magnificação e distância de trabalho mais curta (7 mm). Por ser usada com pupilas menores, o fator de correção é de ×1,3 (Figura 1.31 A e B)
  ○ 78 D: propriedades intermediárias; ideal para exame geral. O fator de correção é de ×1,1
  ○ Diversas: existem várias outras lentes com qualidades como campo de visão muito amplo e capacidade para pupilas extremamente pequenas.

Técnica

A oftalmoscopia indireta emprega uma lente convexa de alto grau destinada a obter um amplo campo de visão do fundo de olho. A imagem é verticalmente invertida e lateralmente revertida. A técnica consiste no seguinte:
- O feixe da lâmpada de fenda é ajustado para uma largura de aproximadamente ¼ do seu diâmetro total
- A iluminação é ajustada em um ângulo coaxial de acordo com o sistema de visualização da lâmpada de fenda
- A ampliação e a intensidade da luz são ajustadas para os níveis mais baixos
- O feixe de luz deve estar centralizado para atravessar diretamente a pupila do paciente
- A lente deve estar posicionada na frente da córnea, sem impedimento dos cílios, de modo que o feixe de luz atravesse seu centro
- Examina-se o fundo de olho movimentando o *joystick* e o mecanismo de ajuste vertical da lâmpada de fenda, mantendo a lente parada
- Aumenta-se a ampliação para exibir mais detalhes
- Para visualizar a periferia da retina, o paciente será instruído a direcionar o olhar de acordo com o que for necessário.

Exame dos três espelhos de Goldmann

- **A lente de três espelhos de Goldmann** consiste em quatro partes: a lente central e os três espelhos posicionados em diferentes ângulos. Como a curvatura da superfície de contato da lente é maior do que a da córnea, é necessário aplicar uma substância viscoelástica com o mesmo índice de refração que a córnea para fechar o espaço entre esta e a lente. É importante estar familiarizado com cada parte da lente da seguinte maneira (Figura 1.32):
  ○ A parte central proporciona uma visão direta de 30° do polo posterior
  ○ O espelho equatorial (o maior e de formato retangular) possibilita a visualização a partir de 30° até o equador
  ○ O espelho periférico (de tamanho intermediário e formato quadrado) possibilita a visualização entre o equador e a *ora serrata*

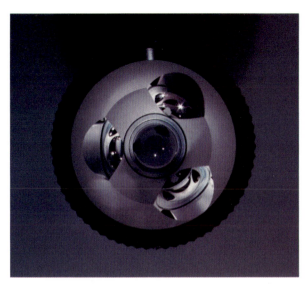

Figura 1.32 Lente de três espelhos de Goldmann.

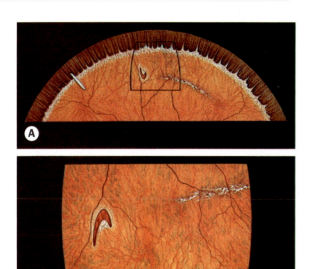

Figura 1.33 A. Ruptura em ferradura à esquerda da posição de 12 horas e uma ilha de degeneração em treliça (*lattice*) à direita da posição de 12 horas. **B.** As mesmas lesões visualizadas com a lente de três espelhos na posição de 6 horas.

- ○ O espelho de gonioscopia (o menor, com formato de cúpula) pode ser utilizado para visualização da extrema periferia da retina e da *pars plana*
- ○ Observa-se, portanto, que, quanto menor o espelho, mais periférica é a visualização
- Posicionamento do espelho:
  - ○ O espelho será posicionado opostamente à região do fundo de olho a ser examinada. Para exame da posição de 12 horas, posiciona-se o espelho às 6 horas
  - ○ Na visualização do meridiano vertical, a imagem é invertida, mas não lateralmente reversa, ao contrário da oftalmoscopia indireta. As lesões localizadas à esquerda da posição de 12 horas na retina, portanto, também aparecerão no lado esquerdo do espelho (Figura 1.33)
  - ○ Na visualização do meridiano horizontal, a imagem é lateralmente reversa
- Técnica
  - ○ Dilatam-se as pupilas
  - ○ Afrouxa-se o parafuso da lâmpada de fenda (Figura 1.34 A) para permitir a inclinação da coluna de iluminação (Figura 1.34 B)
  - ○ Instila-se colírio anestésico
  - ○ Insere-se a substância viscoelástica (metilcelulose de alta viscosidade ou equivalente) no recipiente da lente de contato, no máximo até a metade
  - ○ O paciente deve olhar para cima. Insere-se a borda inferior da lente no fórnice inferior (Figura 1.35 A), pressionando-a rapidamente contra a córnea, de modo a reter a substância viscoelástica (Figura 1.35 B)
  - ○ Deve-se sempre inclinar a coluna de iluminação, exceto para a visualização da posição de 12 horas no fundo de olho (i. e., com o espelho na posição de 6 horas)
  - ○ Para a visualização dos meridianos horizontais (i. e., posições de 3 e 9 horas no fundo de olho), a coluna deve permanecer no centro
  - ○ Para visualizar os meridianos verticais (i. e., posições de 6 e 12 horas), pode-se posicionar a coluna à esquerda ou à direita do centro
  - ○ Para visualizar os meridianos oblíquos (i. e., posições de 1h30 e 7h30), mantém-se a coluna à direita do centro, e vice-versa, ao visualizar as posições de 10h30 e 4h30 (Figura 1.36)
  - ○ Ao visualizar diferentes posições da periferia da retina, gira-se o eixo do feixe de modo a formar sempre ângulos retos com o espelho
  - ○ Para ver todo o fundo de olho, gira-se a lente para 360°, utilizando, primeiramente, o espelho equatorial e, em seguida, os espelhos periféricos
  - ○ Para obter uma visão mais periférica da retina, inclina-se a lente para o lado oposto, pedindo-se ao paciente que movimente os olhos para o mesmo lado. Por exemplo, para uma visão mais periférica da posição de 12 horas (com os espelhos na posição de 6 horas), inclinar a lente para baixo e pedir ao paciente que olhe para cima
  - ○ A cavidade vítrea é examinada com a lente central, empregando-se tanto um feixe horizontal como um feixe vertical da lâmpada de fenda
  - ○ Examina-se o polo posterior
- **A indentação escleral** na lâmpada de fenda pode ser realizada com o auxílio de uma lente de três espelhos com um adaptador especial (funil de Eisner) ou uma lente de contato específica para visualização da *ora serrata* que combina um espelho angular semelhante a uma lente de gonioscopia com um adaptador embutido para facilitar a depressão escleral (p. ex., Goldmann 904® – Figura 1.37)
- Lentes de contato *diversas* dividem-se principalmente naquelas que possibilitam alta magnificação para uma visualização ideal do polo posterior e aquelas que oferecem ampla visualização do campo visual, permitindo que a visualização se estenda até a *ora serrata* em condições ideais. Existem versões para pupila pequena, e muitas lentes oferecem um flange com a finalidade de melhorar a estabilidade da retenção e a posição da lente no olho.

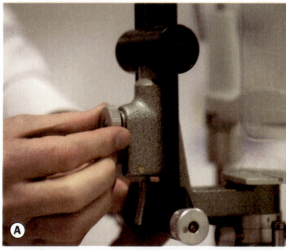

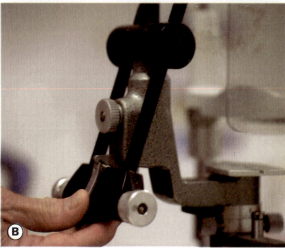

Figura 1.34 Preparação da lâmpada de fenda para o exame do fundo de olho. **A.** Afrouxamento do parafuso. **B.** Inclinação da coluna de iluminação.

Oftalmoscopia binocular indireta

O termo oftalmoscopia binocular indireta (OBI) é, por convenção, usado para designar a técnica que utiliza uma fonte de luz adaptada à cabeça do médico, embora, em sentido restrito, aplique-se também à oftalmoscopia indireta com lâmpada de fenda. A OBI permite a visualização da retina através de um maior grau de opacidade de meios do que a biomicroscopia com lâmpada de fenda, e facilita a indentação escleral. A luz é transmitida do instrumento adaptado à cabeça do médico para o fundo de olho por meio de uma lente condensadora posicionada no ponto focal do olho, fornecendo uma imagem invertida e lateralmente reversa que é observada por um sistema de visão estereoscópica (Figura 1.38 A).

- Existem **lentes** de diversos graus e diâmetros para OBI (Figura 1.38 B). Uma lente de grau mais baixo oferece maior magnificação, mas um campo de visão menor. A magnificação pode ser calculada dividindo-se 60 pelo poder dióptrico (grau) da lente de exame (p. ex., uma lente de 20 D teria uma magnificação de 3). Filtros amarelos podem melhorar o conforto do paciente
    ○ A lente de 20 D (magnificação de ×3; campo de visão de aproximadamente 45°) é a mais usada para exame geral do fundo de olho

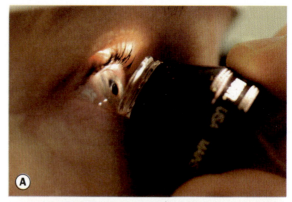

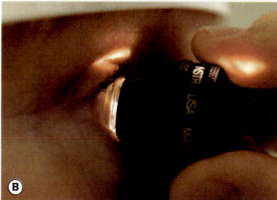

Figura 1.35 Inserção da lente de contato (**A**) no fórnice inferior com o paciente olhando para cima, e posicionada para exame do polo posterior (**B**).

- ○ A lente de 28 D (magnificação de ×2,27 com fonte de luz adaptada à cabeça do médico; campo de visão de 53°) oferece menor distância de trabalho e é útil para o exame de pacientes com pupilas pequenas
- ○ A lente de 40 D (magnificação de ×1,5; campo de visão de 65°) é usada principalmente para examinar crianças pequenas. Permite obter-se rapidamente uma ampla varredura do fundo de olho e pode ser utilizada na lâmpada de fenda para proporcionar uma magnificação muito alta
- ○ A lente panretiniana 2.2 combina uma magnificação semelhante à da lente de 20 D com o campo de visão da lente de 28 D, podendo ser usada para pupilas pequenas
- ○ Existem lentes de ultramagnificação para exame da mácula e do disco óptico (p. ex., Macula Plus® 5.5)
- Técnica
    ○ O paciente deve estar posicionado em decúbito dorsal em uma cama ou cadeira reclinável, e não sentado em posição ereta (Figura 1.39)
    ○ As pupilas devem estar dilatadas. A redução da iluminação do ambiente em geral ajuda, uma vez que melhora o contraste e permite que se use uma luz de menor intensidade
    ○ As oculares devem ser ajustadas na distância interpupilar correta, e o feixe deve ser alinhado de modo a ficar posicionado no centro da moldura de visualização
    ○ Instrui-se o paciente a manter ambos os olhos abertos durante todo o tempo. Se necessário, separam-se delicadamente as pálpebras do paciente com os dedos

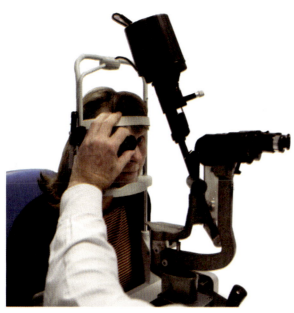

Figura 1.36 A coluna de iluminação é inclinada e posicionada à direita do centro para visualização do meridiano oblíquo nas posições de 1h30 e 7h30.

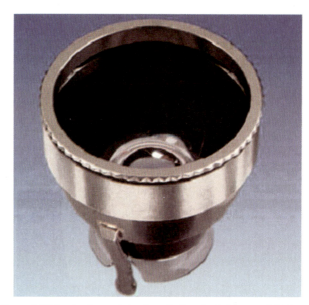

Figura 1.37 Lente de contato diagnóstica de Goldmann 904® com adaptador de indentação.

- ○ Segura-se a lente com uma das mãos com a superfície plana voltada para o paciente
- ○ A periferia do fundo de olho deve ser examinada primeiro, de modo a permitir a adaptação do paciente à luz. O paciente deve movimentar os olhos de modo a encontrar as posições ideais para o exame, como por exemplo, olhar para o lado oposto ao examinador para facilitar o exame da periferia da retina
- ○ Para exame de crianças pequenas (p. ex., retinopatia da prematuridade – ver também o Capítulo 13), pode-se utilizar um espéculo para manter as pálpebras separadas, com um instrumento como um gancho de estrabismo para orientar a posição do olho
- Indentação escleral
  - ○ A indentação (depressão) escleral tem por principal função melhorar a visualização da porção anterior da retina até o equador, além de permitir a avaliação cinética (Figura 1.40)
  - ○ Deve-se tentar a indentação somente depois de dominar a técnica básica de OBI, uma vez que a estratégia requer uma coordenação prática entre a posição relativa do indentador e o instrumento de visualização, bem como o cuidado de evitar o desconforto do paciente. Por exemplo, para visualizar a *ora serrata* na posição de 12 horas, o paciente olha para baixo e o indentador escleral (alguns médicos preferem um aplicador com ponta de algodão) é aplicado à face externa da pálpebra superior, na margem da placa tarsal (Figura 1.41 A)
  - ○ Com o indentador posicionado, o paciente olha para cima. Ao mesmo tempo, avança-se o indentador até a região anterior da órbita paralelamente ao globo ocular, enquanto os olhos do examinador ficam alinhados com a lente condensadora e o indentador (Figura 1.41 B)
  - ○ É feita leve pressão de modo a criar uma proeminência. Após a visualização adequada, desloca-se delicadamente o indentador para uma parte adjacente do fundo de olho
  - ○ Deve-se manter o indentador em posição tangencial ao globo ocular durante todo o tempo, visto que a indentação perpendicular provocará dor e, até mesmo, risco de perfuração se a esclera for muito fina
  - ○ Para a visualização das posições de 3 e 9 horas, às vezes se faz necessária a indentação diretamente na esclera, facilitada pela aplicação de anestésico tópico. A indentação pode ser realizada também na lâmpada de fenda, utilizando-se algumas lentes de contato para exame do fundo de olho.

Desenho do fundo de olho

Quando disponível, o imageamento fotográfico de campo amplo pode ser um excelente recurso de auxílio para o registro das características de um DR, mas a documentação das informações geralmente assume a forma de uma ilustração desenhada manualmente, de preferência com código de cores (Figura 1.42). Na eventual presença de um descolamento de retina, os limites do DR são mapeados com base no nervo óptico, estendendo-se para a periferia. A retina descolada é desenhada em azul, e a retina normal, em vermelho. A trajetória dos vasos retinianos (normalmente veias) é indicada em azul. As rupturas retinianas são desenhadas em vermelho com contorno azul; a parte plana de uma ruptura retiniana também é desenhada em azul. O adelgaçamento da retina pode ser representado por um sombreamento vermelho com contorno azul; e a degeneração em treliça (*lattice*), por um sombreamento azul com contorno azul. O pigmento retiniano é indicado em preto; o exsudato, em amarelo; e as opacidades vítreas, em verde.

TONOMETRIA

Tonometria de Goldmann

Princípios

A tonometria de aplanação de Goldmann é baseada no princípio de Imbert-Fick, de acordo com o qual, para uma esfera ideal, seca, de

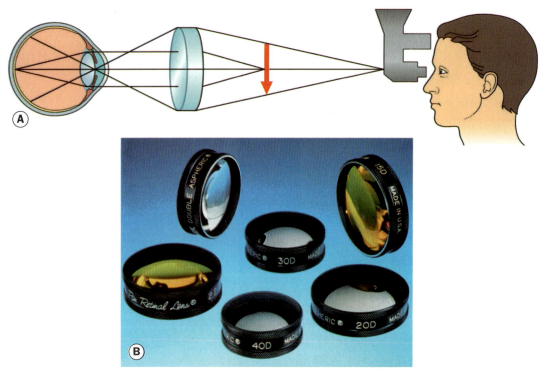

Figura 1.38 A. Princípios da oftalmoscopia indireta. **B.** Lentes condensadoras.

paredes finas, a pressão no interior da esfera (P) deve ser igual à força necessária para aplanar sua superfície (F), dividida pela área de aplanação (A) (*i. e.*, $P = F/A$). A pressão intraocular (PIO) é proporcional à pressão aplicada ao globo ocular (na prática, a córnea) e à espessura da parede do globo ocular (*i. e.*, a espessura da córnea, que é variável). O olho humano, no entanto, não é uma esfera ideal – a córnea

é rígida e resiste à aplanação. A atração capilar do menisco lacrimal, entretanto, tende a puxar o tonômetro em direção à córnea. A rigidez corneana e a atração capilar cancelam-se mutuamente quando a área de aplanação exibe um diâmetro de 3,06 mm, como na tonometria de Goldmann (Figura 1.43 A). O tonômetro de Goldmann é preciso e de força variável, que consiste em um prisma duplo (Figura 1.43 B). O prisma do tonômetro precisa ser desinfetado entre os atendimentos e substituído regularmente de acordo com as instruções do fabricante. Hipoclorito de sódio a 2% (alvejante diluído) proporciona uma desinfecção eficaz contra o adenovírus e o herpes-vírus simples. Contudo, com o tempo, desinfetantes podem provocar dilatação e rachadura na ponta do tonômetro, o que leva à entrada de desinfetante por esse local, resultando em abrasão da córnea quando da aplicação do instrumento. Setenta por cento dos desinfetantes à base de álcool isopropílico não oferecem proteção contra infecções virais. Prismas e tampas de tonômetro descartáveis foram criados para eliminar as preocupações com infecções causadas por prismas reutilizáveis.

Técnica

- Aplica-se um anestésico tópico (normalmente, proximetacaína a 0,5%) e uma pequena quantidade de fluoresceína no saco conjuntival
- O paciente é posicionado na lâmpada de fenda, encostando firmemente a testa contra o apoio e instruído a olhar para a frente (em geral, para a orelha oposta do examinador) e respirar normalmente
- Com o filtro azul de cobalto posicionado e a iluminação de intensidade máxima projetada obliquamente (aproximadamente 60°) no prisma, centraliza-se o prisma em frente ao ápice da córnea
- Posiciona-se o botão seletor em 1 (*i. e.*, 10 mmHg)
- Avança-se o prisma até tocar levemente o ápice da córnea (Figura 1.44 A)

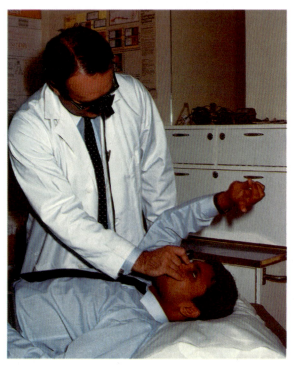

Figura 1.39 Posição do paciente durante a oftalmoscopia indireta.

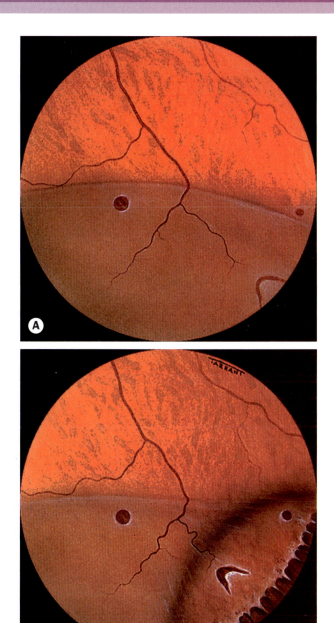

Figura 1.40 Aspecto das rupturas retinianas na retina descolada. **A.** Sem indentação escleral. **B.** Com indentação.

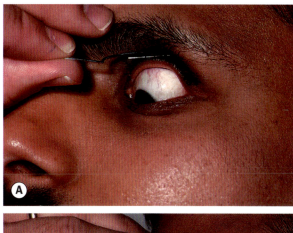
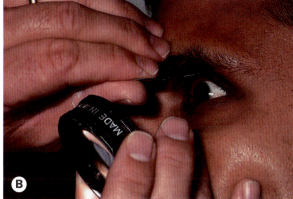

Figura 1.41 Técnica da indentação escleral. **A.** Inserção do indentador. **B.** Indentação.

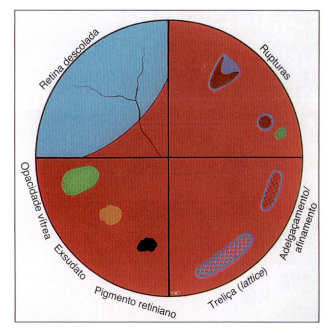

Figura 1.42 Código de cores para ilustração da retina.

- A visualização passa para a ocular da lâmpada de fenda
- Observa-se um padrão de duas miras verdes semicirculares, uma acima e outra abaixo da linha horizontal média, que representam o filme lacrimal tingido pela fluoresceína em contato com as partes superior e inferior externas do prisma. A espessura das miras deve corresponder a cerca de 10% do diâmetro de seu arco total (Figura 1.44 B). É preciso ter o cuidado de centralizar as miras horizontal e verticalmente, de modo a observar-se dois semicírculos centralizados
- Gira-se o botão seletor do tonômetro para variar a força aplicada. As margens internas dos semicírculos devem ficar alinhadas quando se aplana uma área circular com 3,06 mm de diâmetro
- A leitura indicada no seletor, multiplicada por 10, fornece a PIO em milímetros de mercúrio (mmHg).

DICA A inadvertida pressão dos dedos do examinador sobre o globo ocular durante a tonometria de aplanação ou o movimento de compressão das pálpebras por parte do paciente pode resultar em leituras artificialmente elevadas da PIO.

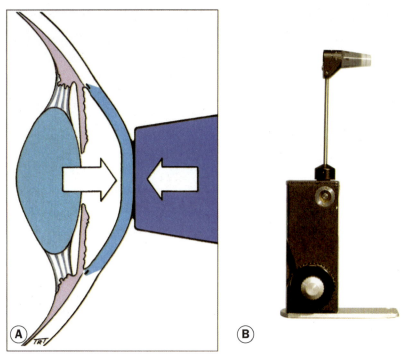

Figura 1.43 Tonometria de Goldmann. **A.** Princípios físicos. **B.** Tonômetro.

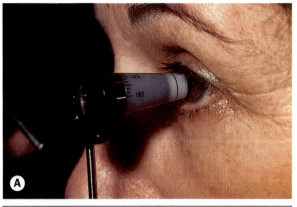

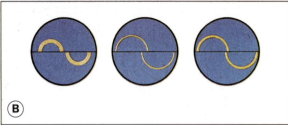

Figura 1.44 Tonometria de aplanação. **A.** Contato entre o prisma do tonômetro e a córnea. **B.** Semicírculos tingidos com fluoresceína – o diagrama da direita mostra a correspondência correta entre as extremidades dos semicírculos com o uso de miras de espessura adequada.

Fontes de erros

- **Padrão inadequado de fluoresceína**: fluoresceína em excesso resultará em miras demasiadamente grossas e, por consequência, em uma superestimativa da PIO. Em quantidade insuficiente, por outro lado, resultará em semicírculos finos demais e na consequente subestimativa da PIO (ver Figura 1.44 B, esquerda e centro)

- **A pressão sobre o globo ocular** exercida pelos dedos do examinador, a compressão das pálpebras por parte do paciente ou as limitações dos músculos extraoculares (p. ex., miopatia de tireoide) podem resultar em leituras artificialmente elevadas

- **Espessura central da córnea (ECC)**: os cálculos da PIO pela tonometria de aplanação de Goldmann (TAG) supõem que a ECC seja de 520 µm, com uma variação normal mínima. Se a córnea for mais fina, a leitura da PIO provavelmente será subestimada; e se a córnea for mais grossa, a PIO será superestimada. Pessoas com hipertensão ocular tendem a ter córneas mais grossas do que a média, enquanto aquelas com glaucoma de pressão normal (GPN) tendem a ter córneas mais finas. Após procedimentos de cirurgia refrativa, a córnea apresenta-se mais fina e estruturalmente alterada, resultando em uma PIO subestimada. Alguns métodos de medição da PIO (p. ex., TDC – ver adiante) são capazes de reduzir o efeito de variáveis estruturais possivelmente confusas. Outros fatores mecânicos da córnea também são importantes, mas pouco definidos

- **Edema de córnea**: pode resultar na redução artificial da PIO, presumivelmente em razão de um amolecimento decorrente do edema; o aumento associado da ECC parece estar mais do que compensado

- **Astigmatismo**: se significativo, demonstra miras distorcidas, além de levar a erros mecanicamente induzidos. Se maior que 3 dioptrias, a leitura média de duas pode ser feita girando-se o prisma 90° para a segunda, ou, de preferência, girando-se o prisma de modo que a linha vermelha do tonômetro esteja alinhada com a prescrição do eixo negativo

- **Calibragem incorreta**: calibragem incorreta do tonômetro resulta em leitura falsa. Deve-se, portanto, verificá-la antes de cada consulta clínica utilizando-se a barra de calibragem fornecida pelo fabricante (Figura 1.45)

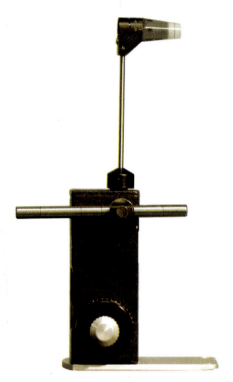

Figura 1.45 Barra de calibragem do tonômetro em posição.

- **Pressão de pulso ampla**: é normal haver uma pequena oscilação da PIO coincidente com o ritmo da perfusão ocular. Se essa "pressão de pulso" for substancial, o ponto médio ou o nível mais alto observado pode ser tomado como medida
- **Leituras repetidas em curto espaço de tempo**: em geral, estarão associadas a uma ligeira queda da PIO devido ao efeito de massagem no olho
- **Outros fatores** que podem elevar a PIO incluem colarinhos apertados e o ato de prender a respiração, ambos obstrutivos da PIO.

DICA Com o uso constante, o tonômetro de Goldmann perde a acurácia, razão pela qual recomenda-se verificar regularmente possíveis erros de calibragem.

Outros tipos de tonometria

- **Pneumotonometria** (Figura 1.46 A): baseia-se no princípio da aplanação, mas a parte central da córnea é aplanada por um jato de ar, não por um prisma. O tempo necessário para aplanar suficientemente a córnea está diretamente relacionado com o nível da PIO. Não há contato com o olho do paciente e não são necessários anestésicos tópicos, daí ser especialmente útil para triagens na comunidade. O jato de ar repentino pode assustar o paciente. A acurácia melhora se forem tomadas pelos menos três leituras em média
- **Tonometria de aplanação com tonômetro portátil** (Perkins): utiliza um prisma de Goldmann combinado a uma fonte de luz portátil (Figura 1.46 B). Por ser portátil, pode ser usado em pacientes acamados ou anestesiados
- **Tonometria dinâmica de contorno (TDC)** (p. ex., PASCAL®): utiliza um sensor de estado sólido e uma superfície que se encaixa no contorno da córnea com o objetivo de medir a PIO de maneira relativamente independente dos fatores mecânicos da córnea, como a rigidez, por exemplo. O instrumento é adaptado a uma lâmpada de fenda de forma semelhante ao tonômetro de Goldmann, e a PIO é exibida em um monitor digital. Estudos que compararam as leituras da TDC e da TAG com a PIO manométrica intracameral parecem confirmar que a TDC fornece uma medida mais fisiológica
- A **tonometria eletrônica de indentação/aplanação** (p. ex., Tono-Pen® – Figura 1.46 C) usa um tonômetro de contato eletrônico portátil (uma versão modificada do tonômetro mais antigo Mackay-Mag). A ponta da sonda contém um transdutor que mede a força aplicada. Além da portabilidade, sua principal vantagem é a facilidade de medir a PIO com razoável acurácia em olhos com córneas distorcidas ou edematosas, e através de uma lente de contato gelatinosa
- **Tonometria de rebote** (p. ex., iCare® – Figura 1.46 D): consiste em uma bola de plástico de 1,8 mm conectada a um fio. A desaceleração da sonda ao entrar em contato com a córnea é proporcional à PIO. Não é necessário anestésico. O instrumento pode ser utilizado para automonitoramento – existe uma versão personalizada – e para triagens na comunidade
- **Tonometria de indentação** (**impressão**) (p. ex., Schiotz): consiste em um dispositivo portátil raramente utilizado que mede a extensão da indentação da córnea por meio de um êmbolo de peso conhecido
- **Tonômetros implantáveis**: estão ainda em desenvolvimento e, se um dispositivo clinicamente viável vier se concretizar, facilitará a medição acurada da PIO durante 24 horas por toda a vida.

Analisador de resposta ocular e histerese da córnea

O analisador de resposta ocular (p. ex., Reichert®) utiliza a tecnologia do jato de ar para registrar duas medidas de aplanação: um enquanto a córnea é empurrada para dentro e outro quando a córnea retorna à posição normal. A média dessas duas medidas da PIO fornece uma medida correspondente à aplanação de Goldmann. A diferença entre as medidas da PIO é denominada histerese da córnea (Figura 1.47). A histerese da córnea não é uma medida da rigidez corneana, mas de como o tecido corneano absorve e dissipa energia durante a deformação e o retorno à condição normal. A histerese da córnea parece fornecer uma medida da PIO menos afetada por fatores como cirurgia refrativa a *laser* anteriormente realizada, por exemplo, além de oferecer informações sobre pacientes com glaucoma que apresentam maior probabilidade de progressão da doença (pacientes com baixa histerese têm maior risco de progressão do glaucoma), podendo servir como um biomarcador destinado a auxiliar a detecção de casos de glaucoma. Existe também uma forte relação entre a histerese da córnea e a magnitude de redução da PIO com a terapia via prostaglandina tópica.

GONIOSCOPIA
Introdução
Visão geral

- **Gonioscopia** é um método de avaliação do ângulo da câmara anterior (CA) e pode ser utilizado com fins terapêuticos para procedimentos como trabeculoplastia e goniotomia a *laser*

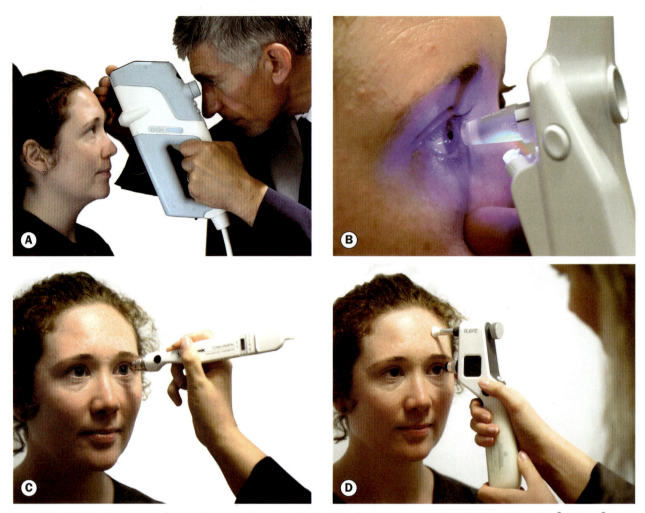

Figura 1.46 Tonômetros portáteis. **A.** Pneumotonômetro de Keeler. **B.** Tonômetro de aplanação de Perkins. **C.** Tono-Pen®. **D.** iCare®.

- **Outros meios** de avaliação angular, como a tomografia de coerência óptica (OCT, *optical coherence tomography*) do segmento anterior e a biomicroscopia ultrassônica (UBM, *ultrasound biomicroscopy*) de alta frequência, oferecem vantagens em alguns aspectos da análise angular, mas o parecer clínico atual sugere que essas técnicas devem complementar, e não substituir, a avaliação gonioscópica (ver Capítulo 11).

DICA A gonioscopia é uma técnica indispensável que permite que o ângulo de filtragem seja examinado em pacientes com hipertensão ocular ou glaucoma.

Princípios ópticos

O ângulo da câmara anterior não tem como ser visualizado diretamente através da córnea intacta porque a luz proveniente das estruturas angulares sofre "reflexão interna total" na superfície anterior do filme lacrimal pré-corneano (Figura 1.48, parte superior). Ao se deslocar de um meio com índice de refração mais alto para outro com índice de refração mais baixo (como da córnea para o ar), a luz é refletida na interface entre os dois, a menos que o ângulo de incidência seja menor do que determinado "ângulo crítico" dependente de sua diferença de índice de refração (46° para a interface filme lacrimal-ar). O fenômeno é utilizado na transmissão de sinais por fibra óptica e garante que a luz seja retida no interior de um cabo. Como o índice de refração de uma goniolente é semelhante ao da córnea, a reflexão interna total é eliminada com a substituição da interface filme lacrimal-ar pela interface filme lacrimal-goniolente (Figura 1.48, parte inferior). Os raios de luz podem, portanto, ser visualizados ao sair da lente de contato, direta ou indiretamente (ver a seguir).

Desinfecção

É imprescindível limpar as lentes entre os atendimentos para remover qualquer material particulado e, depois, esterilizá-las. Uma sugestão é que se embeba a lente em solução hipoclorídrica a 2% por, pelo menos, 5 minutos, enxaguando-a bem com solução salina estéril, antes de secá-la com ar.

Gonioscopia indireta

As goniolentes indiretas usam um espelho para refletir os raios do ângulo, que saem da goniolente em um ângulo muito menor do que o crítico. As lentes produzem uma imagem em espelho do ângulo oposto e somente podem ser usadas em conjunto com uma lâmpada de fenda.

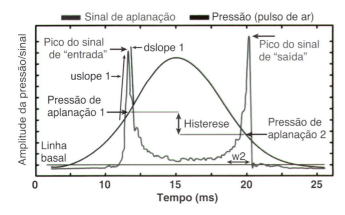

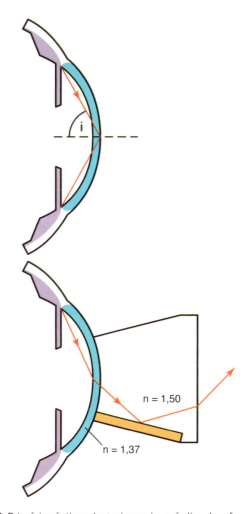

Figura 1.48 Princípios ópticos da gonioscopia. *n*, índice de refração; *i*, ângulo de incidência.

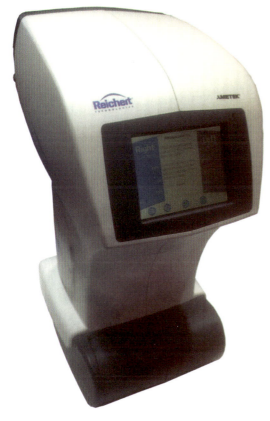

Figura 1.47 Histerese da córnea medida pelo analisador de resposta ocular. É definida como a diferença entre a pressão em que a córnea se retrai durante a aplanação com jato de ar e a pressão em que retorna à condição normal.

Gonioscopia sem indentação

- **Goniolentes**
  - A clássica lente de Goldmann consiste em três espelhos, um dos quais específico para gonioscopia. Algumas goniolentes contam com um (Figura 1.49), dois ou quatro espelhos
  - Entre as lentes com estrutura básica semelhante, porém com modificações, estão a Magna View, a de trabeculoplastia de Ritch e a de visualização direta de Khaw
  - Pelo fato de a curvatura da superfície de contato da lente ser mais íngreme do que à da córnea, é necessária uma substância viscoelástica de índice refrativo semelhante ao da córnea para fazer o acoplamento entre a córnea e a lente

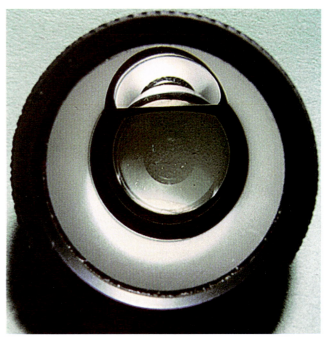

Figura 1.49 Goniolentes de Goldmann com um espelho.

DICA A gonioscopia deve ser realizada em uma sala com iluminação ambiente fraca, uma vez que o tamanho da pupila influencia o grau de fechamento angular.

- **Técnica**
  - É essencial que o exame seja realizado em uma sala com iluminação ambiente baixa
  - O tamanho e a intensidade do feixe da lâmpada de fenda devem ser reduzidos para o mínimo absoluto compatível com uma visualização adequada. Não se deve direcionar o feixe através da pupila
  - O paciente permanece sentado diante da lâmpada de fenda e é avisado de que a lente tocará seu olho, mas, normalmente, sem causar desconforto. A testa deve ficar encostada no suporte, e os dois olhos devem permanecer abertos
  - Instila-se uma gota de anestésico tópico
  - Coloca-se uma ou duas gotas de viscoelástico (p. ex., hipromelose a 0,3%) na superfície de contato da lente
  - Pede-se que o paciente olhe para cima e insere-se rapidamente a lente para evitar perda do viscoelástico. O paciente, então, deve olhar para a frente
  - A gonioscopia indireta oferece uma visão invertida da porção do ângulo oposta ao espelho
  - Terminado o exame inicial e anotados os achados, aumenta-se o nível de iluminação para ajudar a definir as estruturas do ângulo
  - Quando a visão do ângulo é obscurecida por uma íris convexa, é possível ver "por cima da colina", pedindo-se ao paciente que olhe na direção do espelho. É permitido apenas um pequeno movimento; do contrário, as estruturas ficarão distorcidas e um ângulo fechado poderá parecer aberto
  - Uma pressão excessiva com uma lente de não indentação estreita a aparência do ângulo (ao contrário do efeito da pressão durante a gonioscopia de indentação – ver a seguir). A pressão excessiva também causa dobras na córnea que comprometem a nitidez da visualização
  - Em alguns olhos, a sucção provocada pela lente na córnea pode abrir artificialmente o ângulo. Deve-se ter o cuidado de evitar pressão retrógrada e anterógrada sobre a lente, evitando, desse modo, distorções inadvertidas.

DICA A gonioscopia de indentação é uma técnica útil para determinar o grau de sinéquias anteriores periféricas em paciente com fechamento angular aposicional.

Gonioscopia de indentação: dinâmica, compressão

- **As goniolentes** incluem Zeiss (Figura 1.50 A e B), Posner e Sussman (sem cabo), todas com gonioprismas de quatro espelhos
  - A superfície de contato das lentes apresenta uma curvatura mais plana do que a da córnea, eliminando a necessidade de viscoelástico
  - Lentes não estabilizam o globo ocular e não são adequadas para trabeculoplastia a *laser*
  - Lentes são úteis para a gonioscopia de indentação

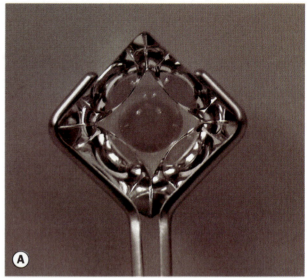

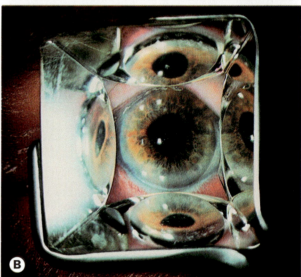

Figura 1.50 A. Goniolente Zeiss. **B.** Visualização com lâmpada de fenda posicionada na córnea.

- **Técnica**
  - Os primeiros estágios são os mesmos que os da gonioscopia sem indentação, apresentados anteriormente
  - Executa-se a indentação pressionando a lente de maneira delicada posteriormente contra a córnea; isso força a passagem do humor aquoso para o ângulo, empurrando a periferia da íris em sentido posterior
  - Se o ângulo for fechado somente por aposição entre a íris e a córnea, este será forçado a abrir, permitindo a visualização do recesso angular (Figura 1.51 A e B)
  - Se o ângulo for fechado por aderências entre a periferia da íris e a córnea – sinéquias anteriores periféricas (SAP) –, permanecerá fechado
  - A gonioscopia dinâmica pode ser uma técnica de valor inestimável para ajudar a definir as estruturas em ângulos de difícil avaliação, como para se estabelecer a distinção entre uma extensa ou dupla linha de Schwalbe altamente pigmentada e a malha trabecular pigmentada.

Capítulo 1 • Técnicas de Exame 33

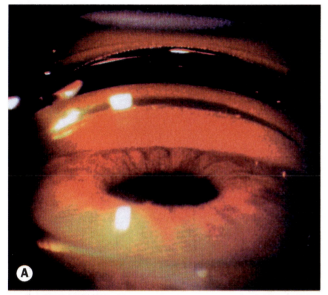

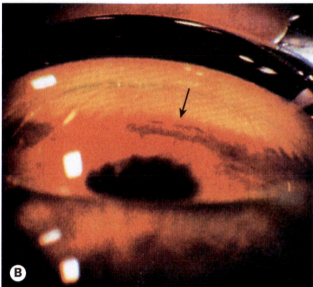

Figura 1.51 Gonioscopia de indentação em fechamento angular aposicional. **A.** Fechamento angular total antes da indentação. **B.** Durante a indentação, todo o ângulo torna-se visível (*seta*) – as pregas na córnea são frequentes. (*Cortesia de W Alward, de* Color Atlas of Gonioscopy, *Wolfe 1994.*)

Gonioscopia direta

Goniolentes diretas funcionam mediante a construção da superfície de visualização da lente em uma configuração em formato de cúpula ou de plano inclinado, de modo que os raios de luz emitidos atinjam a interface entre a lente de contato e o ar em um ângulo mais íngreme do que o crítico e se transmitam ao observador. Essa abordagem é denominada "direta" porque os raios de luz do ângulo são visualizados diretamente, sem reflexo no interior da lente. Essa técnica dispensa o uso da lâmpada de fenda e é realizada com o paciente em decúbito dorsal, normalmente sob anestesia geral durante a avaliação e o tratamento cirúrgico de glaucoma infantil.
- Entre as **goniolentes diretas** estão Koeppe (Figura 1.52 A e B), Medical Workshop, Barkan e Swan-Jacob (Figura 1.52 C)

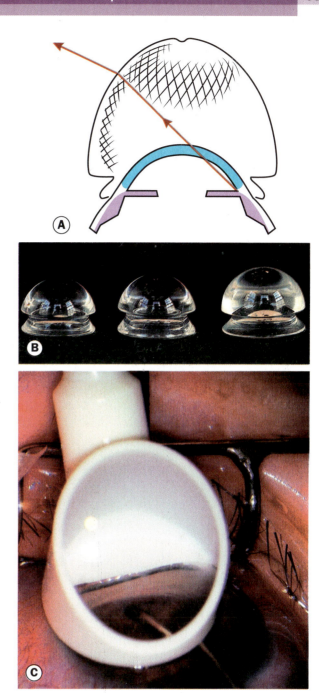

Figura 1.52 Goniolentes. **A.** Representação diagramática do mecanismo da gonioscopia direta. **B.** Koeppe. **C.** Swan-Jacob.

- **Técnica**
  ○ A gonioscopia é realizada com o paciente em posição de decúbito dorsal (o que pode aprofundar o ângulo) e com um microscópio cirúrgico ou portátil ou lupas de aumento
  ○ A técnica não pode ser utilizada com uma lâmpada de fenda de mesa, de modo que a claridade, a iluminação e a magnificação variável não se comparam às das lentes indiretas.

Identificação de estruturas angulares

A identificação precisa de estruturas angulares (Figura 1.53 A e B) nem sempre é simples, mesmo para o médico experiente.

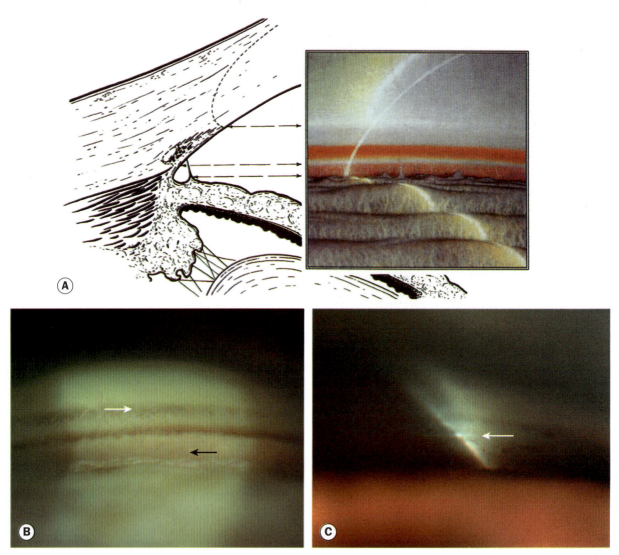

Figura 1.53 Estruturas angulares normais. **A.** Representação esquemática – a inserção colorida mostra a cunha da córnea. **B.** Goniofotografia – a *seta branca* indica uma larga linha de Schwalbe, abaixo da qual encontram-se a malha não pigmentada, a malha pigmentada, o esporão escleral e o corpo ciliar (*seta preta*) – o corpo ciliar apresenta-se ligeiramente pigmentado. **C.** Cunha da córnea na gonioscopia (*seta* indicando a linha de Schwalbe). (*Cortesia de W Alward, de* Color Atlas of Gonioscopy, *Wolfe 1994 – Figura A; R Taylor – Figura C.*)

- **Linha de Schwalbe**: é a estrutura mais anterior, de aspecto esbranquiçado ou chegando até a uma pigmentação variável. Do ponto de vista anatômico, demarca a terminação periférica da membrana de Descemet e o limite anterior do trabeculado. É praticamente imperceptível em pacientes mais jovens. Por outro lado, pode haver depósitos de pigmentos na linha de Schwalbe ou no plano anterior a essa estrutura – linha de Sampaolesi –, especialmente em ângulos altamente pigmentados (p. ex., síndrome de pseudoesfoliação). A linha de Schwalbe pode ter uma configuração de linha dupla, quando o componente posterior pode ser confundido com a malha pigmentada (ver Capítulo 11)
- **Cunha da córnea**: é útil para localizar uma linha de Schwalbe imperceptível. Utilizando-se um feixe estreito da lâmpada de fenda, é possível identificar dois reflexos corneanos lineares, um na superfície interna e outro na superfície externa da córnea. O reflexo externo aparecerá arqueado ao longo da interface corneoescleral – porque a esclera é opaca – até encontrar o reflexo interno no ápice da cunha corneana, que coincide com a linha de Schwalbe (Figura 1.53 C)
- **Trabeculado**: estende-se da linha de Schwalbe até o esporão escleral, e tem uma largura média de 600 μm. Em pessoas mais jovens, tem aparência de vidro esmerilado translúcido. A parte anterior não funcional está em posição adjacente à linha de Schwalbe e exibe uma coloração esbranquiçada. A parte pigmentada posterior funcional situa-se em posição adjacente ao esporão escleral, de aparência azul-acinzentada translúcida nos jovens. A pigmentação trabecular é rara antes da puberdade, mas em olhos mais velhos envolve o trabeculado posterior até graus variados, mais acentuado inferiormente. A pigmentação trabecular irregular em um ângulo estreito suspeito aumenta a possibilidade de contato intermitente com a íris
- O **canal de Schlemm**: pode ser identificado em um ângulo não pigmentado como uma linha ligeiramente mais escura no fundo do trabeculado posterior. Às vezes, pode-se observar a presença de sangue no canal, seja de natureza fisiológica (por vezes, em razão de pressão excessiva exercida por uma goniolente sobre as veias episclerais), ou na presença de pressão intraocular baixa ou de pressão venosa episcleral alta

- O **esporão escleral** é a projeção mais anterior da esclera e o ponto de ligação do músculo longitudinal do corpo ciliar. Gonioscopicamente, está situado na posição imediatamente posterior ao trabeculado e apresenta-se como uma faixa esbranquiçada estreita que se torna amarelada com a idade
- O **corpo ciliar** aparece logo atrás do esporão escleral como uma faixa rosada, marrom opaca ou cinza-ardósia. A largura depende da posição da inserção da íris, tendendo a ser mais estreito em olhos com hipermetropia e mais largo em olhos com miopia. O recesso angular representa a imersão posterior da íris em seu ponto de inserção no corpo ciliar. Pode não ser visível em alguns olhos no caso de inserção iriana fisiológica anterior, embora se deva excluir a hipótese de estreitamento angular patológico fixo decorrente de SAP – aderências entre a íris e as estruturas angulares
- **Processos irianos** são pequenas extensões, normalmente tênues, da superfície anterior da íris que se inserem ao nível do esporão escleral e cobrem o corpo ciliar em proporções variáveis (Figura 1.54). Presentes em cerca de um terço dos olhos normais, são mais proeminentes na infância e em olhos castanhos. Os processos não devem ser confundidos com SAP, que normalmente se estendem em sentido mais anterior e são maiores
- **Vasos sanguíneos**: vasos distribuídos em um padrão radial na base do recesso angular são geralmente observados em olhos normais. Vasos sanguíneos patológicos correm aleatoriamente em várias direções. Como princípio geral, qualquer vaso sanguíneo que cruze o esporão escleral em direção à malha trabecular é anormal. É possível observar também vasos com maior circunferência.

Achados patológicos

- SAP
  - Glaucoma primário de ângulo fechado
  - Uveíte anterior
  - Síndrome iridocorneana endotelial (ICE, *Iridocorneal endothelial*)
- Neovascularização
  - Glaucoma neovascular
  - Ciclite heterocrômica de Fuchs
  - Uveíte anterior crônica
- Hiperpigmentação
  - Variante fisiológica
  - Síndrome de dispersão pigmentar
  - Dispersão de pigmento do pseudofácico
  - Síndrome pseudoesfoliativa
  - Trauma ocular contuso
  - Uveíte anterior
  - Após glaucoma agudo de ângulo fechado
  - Após iridotomia por *laser* YAG
  - Melanoma ou nevo iriano ou angular
  - Cistos do epitélio pigmentar da íris
  - Nevo de Ota

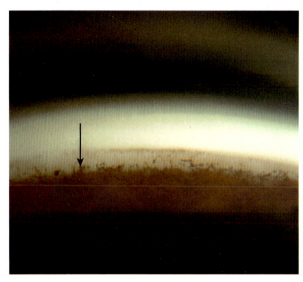

Figura 1.54 Gonioscopia mostrando processos irianos (*seta*).

- Trauma
  - Recessão angular
  - Diálise trabecular
  - Ciclodiálise
  - Corpos estranhos
- Sangue no canal de Schlemm
  - Variante fisiológica
  - Fístula carotideocavernosa e *shunt* dural
  - Síndrome de Sturge-Weber
  - Obstrução da veia cava superior.

ESPESSURA CENTRAL DA CÓRNEA

Pode ser medida com um paquímetro ou por Orbscan (ver Figura 11.5, no Capítulo 11). A distribuição normal é de 540± 30 μm (desvio padrão médio de ± 1). A espessura central da córnea influencia as leituras da TAG. Olhos com a córnea fina têm uma PIO real mais alta do que a PIO medida. Por outro lado, olhos com a córnea espessa têm uma PIO real mais baixa do que a PIO medida. Não existe um algoritmo validado e útil para essas duas medidas. Pacientes com glaucoma de pressão normal (GPN) tendem a apresentar córneas de pequena espessura central. Trata-se de um valor importante para se determinar o risco de conversão para glaucoma em pessoas com PIO alta (ver Capítulo 11), além de ser um indicador simples e prático da função endotelial da córnea.

DICA Deve-se medir a espessura central da córnea (ECC) em indivíduos com hipertensão ocular, visto que ajuda a determinar o risco de conversão para glaucoma.

Pálpebras

Capítulo 2

INTRODUÇÃO, 38
Anatomia, 38
Terminologia, 39
Considerações gerais, 39

LESÕES NÃO NEOPLÁSICAS, 39
Calázio (cisto de meibomius), 39
Outros cistos da pálpebra, 41
Xantelasma, 41

TUMORES EPIDÉRMICOS BENIGNOS, 43
Papiloma de células escamosas, 43
Queratose seborreica, 43
Queratose actínica, 43

LESÕES PIGMENTADAS BENIGNAS, 43
Sarda, 43
Nevo melanocítico congênito, 43
Nevo melanocítico adquirido, 45

TUMORES ANEXIAIS BENIGNOS, 45
Siringoma, 45
Pilomatricoma, 45

TUMORES BENIGNOS DIVERSOS, 46
Hemangioma capilar, 46
Mancha "vinho do Porto", 47
Granuloma piogênico, 48
Neurofibroma, 48

TUMORES MALIGNOS, 48
Condições predisponentes raras, 48
Carcinoma basocelular, 50
Carcinoma de células escamosas, 50
Ceratoacantoma, 51
Carcinoma de glândula sebácea, 51
Lentigo maligno e melanoma, 54
Carcinoma de células de Merkel, 56
Sarcoma de Kaposi, 56
Tratamento de tumores malignos, 56

DISTÚRBIOS CILIARES, 60

Cílios mal direcionados, 60
Ptose ciliar, 61
Tricomegalia, 62
Madarose, 62
Poliose, 62

DISTÚRBIOS ALÉRGICOS, 62
Edema alérgico agudo, 62
Dermatite de contato, 62
Dermatite atópica, 64

INFLAMAÇÃO DE NATUREZA AUTOIMUNE, 64
Dermatomiosite, 64
Terapia sistêmica de anticorpos monoclonais, 64

INFECÇÕES BACTERIANAS, 65
Hordéolo externo, 65
Impetigo, 65
Erisipela, 65
Fasceíte necrosante, 65

INFECÇÕES VIRAIS, 65
Molusco contagioso, 65
Herpes-zóster oftálmico, 65
Herpes simples, 66

BLEFARITE, 66
Blefarite crônica, 66
Ftiríase palpebral, 70
Infestação palpebral por carrapatos, 71
Blefarite angular, 71
Blefaroceratoconjuntivite infantil, 71

PTOSE, 72
Classificação, 72
Avaliação clínica, 72
Ptose congênita simples, 74
Síndrome de Marcus Gunn, 75
Síndromes de mau direcionamento do III nervo, 76
Ptose involucional, 76
Ptose mecânica, 76

Cirurgia, 76

ECTRÓPIO, 78
Ectrópio involucional, 78
Ectrópio cicatricial, 78
Ectrópio paralítico/ paralisia do nervo facial, 80
Ectrópio mecânico, 80

ENTRÓPIO, 80
Entrópio involucional, 80
Entrópio cicatricial, 83

ALTERAÇÕES ADQUIRIDAS DIVERSAS, 83
Varizes, 83
Dermatocálaze, 83
Síndrome da pálpebra frouxa, 83
Blefarocálaze, 84
Síndrome da imbricação palpebral, 85
Retração da pálpebra superior, 85
Retração da pálpebra inferior, 85

CIRURGIA COSMÉTICA PALPEBRAL E PERIOCULAR, 87
Alterações involucionais, 87
Técnicas não cirúrgicas, 88
Técnicas cirúrgicas, 88

MALFORMAÇÕES CONGÊNITAS, 90
Pregas epicânticas, 90
Telecanto, 90
Síndrome de blefarofimose, ptose e epicanto inverso, 90
Epibléfaro, 90
Entrópio congênito, 91
Coloboma, 91
Criptoftalmia, 92
Euribléfaro, 92
Microbléfaro, 92
Abléfaro, 92
Eversão congênita das pálpebras superiores, 93
Anquilobléfaro filiforme *adnatum*, 93

INTRODUÇÃO

Anatomia

A pele (Figura 2.1 A) consiste em epiderme, derme e estruturas correlatas (anexos).

Epiderme

A epiderme consiste em quatro camadas de células produtoras de queratina (queratinócitos), além de conter melanócitos, células de Langerhans e células de Merkel. As camadas da epiderme ao redor dos olhos encontram-se descritas a seguir. As células migram superficialmente, sofrendo um processo de maturação e diferenciação através das sucessivas camadas.

- **Camada de queratina** (estrato córneo ou camada córnea): consiste em células achatadas destituídas de núcleo
- **Camada de células granulares** (estrato granuloso): normalmente, consiste em uma ou duas camadas de células achatadas que contêm grânulos de querato-hialina
- **Camada de células espinhosas** (estrato espinhoso): exibe aproximadamente cinco células de profundidade. As células são poligonais em seção transversal com citoplasma eosinofílico abundante. Suas bordas livres são unidas por desmossomos que lhes conferem aparência espinhosa (junções celulares)
- **Camada basocelular** (estrato basal): consiste em uma única fileira de células proliferativas colunares que contêm melanina derivada dos melanócitos adjacentes.

Derme

A derme é muito mais espessa do que a epiderme. É composta de tecido conjuntivo e contém vasos sanguíneos, linfáticos e fibras nervosas, além de fibroblastos, macrófagos e mastócitos. As extensões dérmicas que se projetam da derme para a epiderme (papilas) interdigitam-se com as projeções epidérmicas que se projetam para baixo (cristas da rede). Na pálpebra, a derme está situada no músculo orbicular. Os anexos localizam-se em uma camada profunda da derme ou nas placas tarsais.

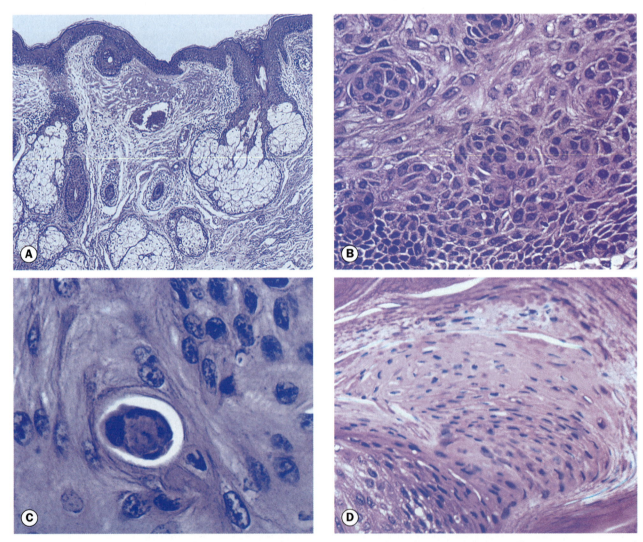

Figura 2.1 Pele palpebral. **A.** A pele normal é formada por epitélio estratificado queratinizado que recobre a superfície; elementos pilossebáceos evidentes na derme e alguns vasos sanguíneos e glândulas sudoríparas também são visíveis. **B.** Displasia com perda de polaridade celular. **C.** Disqueratose – uma célula epitelial não superficial produtora de queratina. **D.** Paraqueratose – retenção de núcleos celulares na camada superficial de queratina. (*Cortesia de J Harry – figura A; J Harry e G Misson, de* Clinical Ophthalmic Pathology, *Butterworth-Heinemann, 2001 – figuras B-D.*)

- **Glândulas sebáceas**: localizam-se na carúncula e nos pelos das sobrancelhas. Glândulas sebáceas minúsculas estão associadas a pelos finos (velo) que recobrem a pele da região periocular
- **Glândulas de meibomius**: glândulas sebáceas modificadas encontradas nas placas tarsais. Essas glândulas se esvaziam por meio de uma única fileira de 20 a 30 orifícios localizados em cada pálpebra. Uma glândula consiste em um canal central com múltiplos ácinos, cujas células sintetizam os lipídios (*meibum*) que formam a camada externa do filme lacrimal
- **Glândulas de Zeis**: glândulas sebáceas modificadas associadas aos folículos pilosos dos cílios
- **Glândulas de Moll**: glândulas sudoríparas apócrinas modificadas que se abrem para o folículo ciliar ou diretamente para a borda anterior da pálpebra, entre os cílios. São mais numerosas na pálpebra inferior
- **Glândulas sudoríparas écrinas**: encontram-se distribuídas por toda a pele palpebral, não se limitando à borda da pálpebra, ao contrário das glândulas de Moll
- **Unidades pilossebáceas**: consistem nos folículos pilosos e suas glândulas sebáceas (ver Figura 2.1 A).

Terminologia

Clínica

- **Mácula**: área localizada de mudança de cor sem infiltração, depressão ou elevação, com menos de 1 cm de diâmetro
- **Pápula**: elevação sólida com menos de 1 cm de diâmetro
- **Vesícula**: lesão circunscrita que contém líquido seroso (menos de 0,5 cm de largura)
- **Bolha**: lesão grande (maior que 0,5 cm) preenchida com líquido seroso
- **Pústula**: elevação preenchida com pus com menos de 1 cm de diâmetro
- **Crosta**: exsudato solidificado seroso ou purulento
- **Nódulo**: área sólida palpável medindo mais de 1 cm
- **Cisto**: nódulo formado por uma cavidade revestida por tecido epitelial cheia de líquido ou material semissólido
- **Placa**: elevação sólida da pele com mais de 1 cm de diâmetro
- **Escama**: fragmentos de camada de queratina que se soltam facilmente
- **Papiloma**: projeção neoplásica benigna da pele ou membrana mucosa em forma de verruga ou papila
- **Úlcera**: área circunscrita de perda epitelial. Na pele, estende-se através da epiderme e invade a derme.

Histologia

- **Tumor**: termo estritamente designativo para um intumescimento, embora seja geralmente utilizado para denotar um neoplasma
- **Neoplasia**: crescimento tecidual anormal, benigno (localizado, não invasivo e não espalhado) ou maligno (crescimento progressivo com potencial metastático)
- **Atipia**: refere-se a uma aparência anormal das células individuais (p. ex., figuras mitóticas anormais)
- **Displasia**: alteração do tamanho, da morfologia e da organização dos componentes celulares de um tecido. Ocorre uma alteração das camadas teciduais normalmente estruturadas e reconhecidas (p. ex., perda de polaridade celular; ver Figura 2.1 B)

- **Carcinoma *in situ*** (carcinoma intraepidérmico, doença de Bowen): apresenta alterações displásicas em toda a espessura da epiderme
- **Hiperqueratose**: aumento da espessura da camada de queratina que se apresenta clinicamente como uma escamação. Pode ser uma característica de tumores epiteliais benignos ou malignos
- **Acantose**: espessamento da camada de células espinhosas
- **Disqueratose**: queratinização em outros locais que não a superfície epitelial (ver Figura 2.1 C)
- **Paraqueratose**: retenção de núcleos na camada de queratina (ver Figura 2.1 D).

Consideração gerais

- **Classificação**: epidérmica, anexial ou dérmica
- **Diagnóstico**: as características clínicas das lesões benignas são uma tendência de ausência de endurecimento e ulceração; coloração uniforme; crescimento limitado; contorno regular; e preservação das estruturas normais da borda palpebral. Biopsia pode ser necessária em caso de aparência suspeita
  - Biopsia incisional envolve a remoção de uma porção da lesão para análise histopatológica
  - Biopsia excisional é realizada em pequenos tumores e satisfaz tanto os objetivos diagnósticos como os de tratamento
- **Opções de tratamento**:
  - Excisão de toda a lesão e de uma pequena porção circundante do tecido normal
  - Marsupialização envolve a remoção da parte superior de um cisto, permitindo a drenagem de seu conteúdo e subsequente epitelização
  - Ablação com *laser* ou crioterapia.

LESÕES NÃO NEOPLÁSICAS

Calázio (cisto de meibomius)

Patogênese

Calázio é uma lesão inflamatória granulomatosa crônica estéril (lipogranuloma) das glândulas de meibomius, ou ocasionalmente das glândulas de Zeis, causada pela retenção de secreções sebáceas. Histopatologia indica um quadro inflamatório lipogranulomatoso crônico com depósitos de gordura extracelular circundados por células epitelioides carregadas de lipídios, células gigantes multinucleadas e linfócitos (Figura 2.2 A). Presença de blefarite geralmente é comum; rosácea pode estar associada a calázios múltiplos e recorrentes. Bortezomibe, um inibidor do proteassoma utilizado no tratamento de mieloma múltiplo, predispõe à formação de calázios no espaço de 3 meses após o início do tratamento. Calázios recorrentes devem ser biopsiados para excluir a hipótese de mascaramento de malignidade.

Diagnóstico

- **Sintomas**
  - Subagudos/crônicos: nódulo arredondado e indolor com crescimento gradual (Figura 2.2 B)
  - Agudos: inflamação estéril ou infecção bacteriana com celulite localizada. Uma glândula de meibomius secundariamente infectada é conhecida como hordéolo interno (Figura 2.2 C)

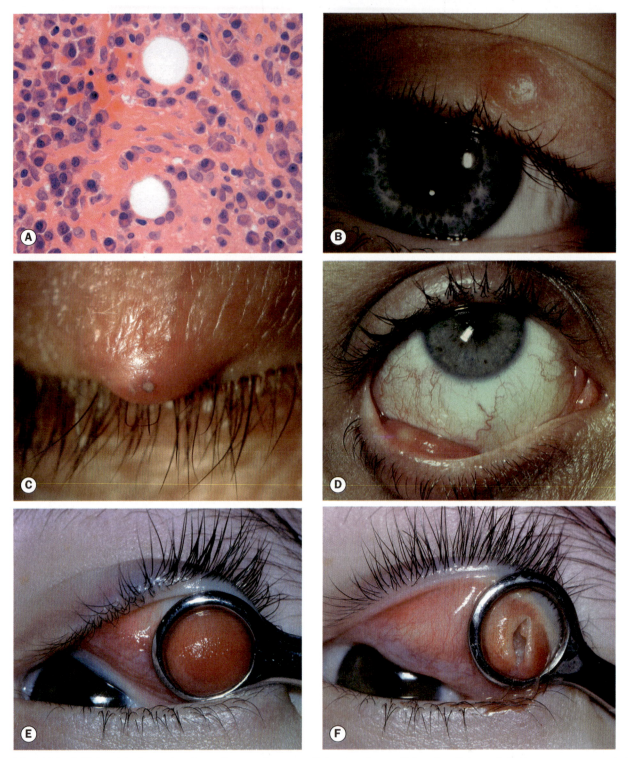

Figura 2.2 Calázio. **A.** Histopatologia mostrando um lipogranuloma; as células grandes e pálidas são células epitelioides, e o espaço vazio bem demarcado corresponde à gordura dissolvida durante o processamento. **B.** Calázio não inflamado. **C.** Calázio marginal com infecção bacteriana sobreposta. **D.** Calázio conjuntival. **E.** Visão conjuntival de um calázio com grampo-pinça colocado. **F.** Após a curetagem. (*Cortesia de J Harry e G Misson, de* Clinical Ophthalmic Pathology, *Butterworth-Heinemann, 2001 – figura A.*)

- **Sinais**
  - Presença de nódulo na placa tarsal, às vezes com inflamação (ver Figura 2.2 D)
  - Secreções grossas e volumosas possivelmente visíveis no orifício da glândula envolvida
  - Possível associação com granuloma conjuntival
  - Presença de uma lesão na margem anterior da pálpebra pode estar relacionada com a existência de um calázio típico mais profundo na pálpebra ou ser decorrente do envolvimento isolado de uma glândula de Zeis.

Tratamento

- **Antibióticos orais**: para tratar infecções bacterianas significativas, mas não para inflamação estéril
- **Conservador**: pelo menos um terço se resolve espontaneamente, de modo que é recomendável observar, especialmente se a lesão estiver demonstrando sinais de melhora
- **Compressa quente**: aplicada várias vezes ao dia, pode resolver, especialmente no caso de lesões em estágio inicial
- **Expressão**: compressão entre dois aplicadores com ponta de algodão, às vezes, é eficaz para a expressão do conteúdo de uma lesão recente próxima da margem palpebral
- **Injeção de esteroides**: relatos indicam que, aplicada diretamente na lesão ou na região lesionada, pode produzir resultados semelhantes à incisão e à curetagem (ver a seguir). Preferível para o tratamento de lesões marginais ou lesões próximas de estruturas como o ponto lacrimal, devido ao risco de lesão cirúrgica
  - Os regimes relatados consistem na aplicação de uma suspensão aquosa de acetonida de triancinolona diluída com lidocaína a uma concentração de 5 mg/mℓ e 0,1 a 0,2 mℓ de 40 mg/mℓ, injetada com agulha de calibre 27 a 30
  - A taxa de sucesso após uma aplicação é de cerca de 80%. Uma segunda injeção pode ser aplicada de 1 a 2 semanas mais tarde
  - A despigmentação local da pele e a atrofia do tecido adiposo são complicações incomuns, com menos tendência a ocorrer com o uso de uma abordagem conjuntival
  - Oclusão vascular da retina já foi descrita como complicação rara
- **Cirurgia**
  - Após a infiltração da anestesia local, everte-se a pálpebra com uma pinça especial (ver Figura 2.2 E), o cisto é incisado verticalmente através da placa tarsal e seu conteúdo é curetado (ver Figura 2.2 F)
  - A excisão limitada do material inflamatório sólido (encaminhado para análise histopatológica) com tesouras delicadas pode ser útil em alguns casos, especialmente se não houver focos de secreções
  - Não se deve utilizar nenhum tipo de sutura
  - Após a curetagem, administra-se antibiótico tópico 3 vezes/dia durante 5 dias
- **Lesões marginais**: podem ser tratadas com injeção de esteroides, curetagem de um calázio mais profundo associado, raspagem ou incisão e curetagem por meio de uma incisão horizontal na superfície conjuntival ou, verticalmente, através da linha cinzenta
- **Profilaxia**
  - Tratamento de blefarite (p. ex., regime de higiene diária das pálpebras)
  - Administração de tetracilina sistêmica pode ser necessária como profilaxia em pacientes com calázios recorrentes, especialmente se associados à acne rosácea.

Outros cistos da pálpebra

- **Cisto de Zeis**: cisto pequeno e opaco na margem anterior da pálpebra, originário de glândulas sebáceas obstruídas associadas ao folículo piloso do cílio (Figura 2.3 A)
- **Cisto de Moll** (hidrocistoma apócrino): pequeno cisto de retenção das glândulas apócrinas da margem palpebral. Apresenta-se como uma lesão cheia de líquido, translúcida, arredondada e endurecida na margem anterior da pálpebra (Figura 2.3 B)
- **Cisto sebáceo (pilar)**: causado por folículo polissebáceo bloqueado, contém secreções sebáceas; o orifício glandular geralmente é visível (Figura 2.3 C). Raramente encontrado na pálpebra, embora possa eventualmente ocorrer no canto interno do olho
- **Comedões**: tampões de queratina e sebo no orifício dilatado dos folículos pilosos que geralmente acometem pacientes com acne vulgar. Podem ser abertos (cravos pretos) e conter um tampão escurecido de material oxidado (Figura 2.3 D) ou fechados (cravos brancos)
- **Mília**: cistos causados pela oclusão de unidades pilossebáceas, resultando na retenção de queratina. São minúsculas pápulas superficiais brancas e arredondadas que tendem a surgir em grupos (Figura 2.3 E)
- **Cisto de inclusão epidérmica**: geralmente, é causado pela implantação de epiderme na derme após a ocorrência de trauma ou cirurgia. Consiste em uma lesão redonda, firme, de lenta evolução, superficial ou subcutânea, contendo queratina (Figura 2.3 F)
- **Cisto epidermoide**: é incomum, normalmente com origem no desenvolvimento fetal, e ocorre junto das linhas de fechamento embrionárias. Assemelha-se a um cisto de inclusão epidérmica
- **Cisto dermoide**: geralmente é subcutâneo ou mais profundo e normalmente está ligado ao periósteo na extremidade lateral da sobrancelha (Figura 2.3 G). É causado por pele sequestrada durante o desenvolvimento embrionário
- **Hidrocistoma écrino**: é menos comum, mas com aparência semelhante a um cisto de Moll, exceto por normalmente estar localizado ao longo das porções medial ou lateral da pálpebra e estar próximo à própria margem palpebral, mas sem a envolver (Figura 2.3 H).

Xantelasma

Introdução

Xantelasma é uma condição comum que normalmente afeta pessoas de meia-idade e idosas. Trata-se de um subtipo de xantoma. A hiperlipidemia é uma condição presente em cerca de um terço dos pacientes, nos quais pode haver presença também de halo corneano. Ao contrário do calázio, a gordura nos xantelasmas é principalmente de natureza intracelular, com histiócitos carregados de lipídios (células espumosas) na derme (Figura 2.4 A).

Diagnóstico

Xantelasmas são placas subcutâneas amareladas, normalmente nas porções mediais das pálpebras (ver Figura 2.4 B), em geral bilaterais e múltiplos (ver Figura 2.4 C).

Tratamento

Principalmente para fins estéticos. Há recorrência em até 50% dos casos e é mais comum em pacientes com hipercolesterolemia.

- **Excisão simples**: tipicamente realizada nos casos em que há presença de um excesso adequado de pele
- **Microdissecção**: lesões maiores podem ser levantadas em um retalho (*flap*) de pele, os depósitos de gordura são dissecados da pele subjacente com auxílio de um microscópico cirúrgico e uso de micropinças, e a pele é substituída

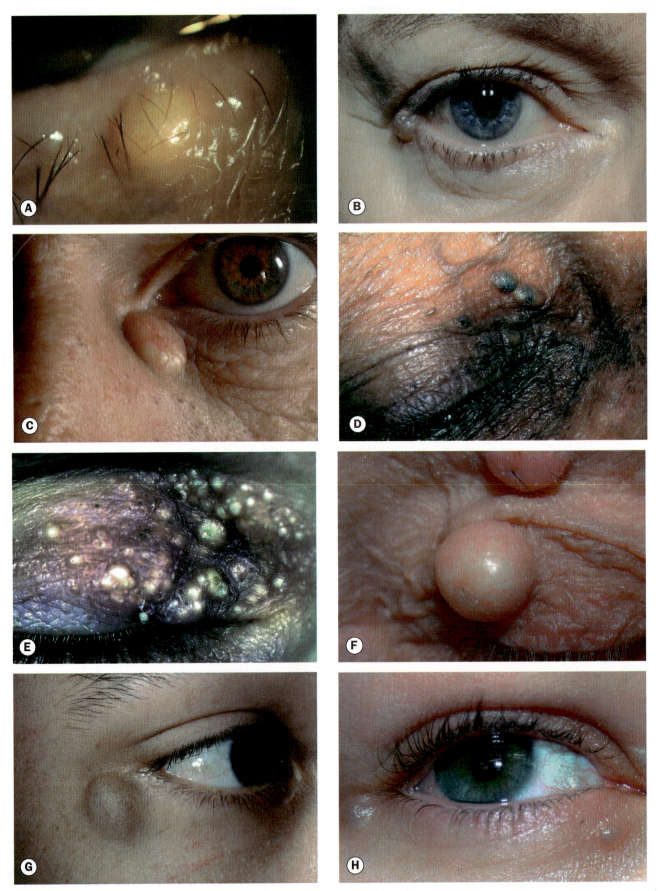

Figura 2.3 Cistos palpebrais. **A.** Cisto de Zeis. **B.** Cisto de Moll. **C.** Cisto sebáceo. **D.** Comedões – cravos pretos. **E.** Mília. **F.** Cisto de inclusão epidérmica. **G.** Cisto dermoide. **H.** Hidrocistomas écrinos. (*Cortesia de A Pearson – Figuras D e H.*)

epitélio escamoso irregular acantótico e hiperceratótico (Figura 2.5 A). O papiloma de células escamosas é um tumor epitelial benigno muito comum com diversas aparências clínicas, como lesões de base estreita (pediculadas ou "acrocórdons" – Figura 2.5 B), rosadas de base alargada (sésseis – Figura 2.5 C) e lesões hiperceratóticas espiculares esbranquiçadas (filiformes) semelhantes a um chifre (corno) cutâneo (Figura 2.5 D). A incidência aumenta com a idade. Alguns casos são resultantes de infecção por papilomavírus humano. O tratamento normalmente envolve uma excisão simples, mas existem outras opções, como a crioterapia e a ablação química ou a *laser*.

Queratose seborreica

A histopatologia mostra a expansão do epitélio escamoso da epiderme pela proliferação de células basais, às vezes com chifres (cornos) preenchidos com queratina ou inclusões císticas (Figura 2.6 A). A queratose seborreica (papiloma de células basais) é uma lesão de lenta evolução e extremamente comum encontrada no rosto, no tronco e nos membros (extremidades) de pessoas idosas, a qual se apresenta como uma placa distinta de coloração marrom-clara ou marrom-escura com uma superfície verrucosa, friável e gordurosa, como se estivesse aderida à pele (Figura 2.6 B). Em geral, são numerosas. O diagnóstico diferencial inclui carcinoma basocelular pigmentado, nevo e melanoma. O tratamento envolve procedimentos como biopsia por raspagem (eventualmente, excisão simples), eletrodissecção com curetagem, ablação a *laser*, crioterapia com nitrogênio líquido e *peeling* químico.

Queratose actínica

A histopatologia mostra a epiderme irregular displásica com hiperqueratose, paraqueratose e formação de corno cutâneo (Figura 2.7 A). A queratose actínica (solar, senil) é uma lesão comum de lenta evolução que raramente se desenvolve nas pálpebras. Em geral, afeta pessoas idosas de pele clara em áreas da pele danificadas pelo sol, como testa e costas das mãos, e apresenta-se como uma placa hiperceratótica com margens distintas e superfície escamosa que pode apresentar fissuras (Figura 2.7 B). Ocasionalmente, a lesão é nodular ou verrucosa, podendo dar origem a um chifre (corno) cutâneo. Tem potencial, embora baixo, de transformar-se em carcinoma de células escamosa. O tratamento envolve biopsia seguida por excisão ou crioterapia.

LESÕES PIGMENTADAS BENIGNAS
Sarda

Sarda (efélide) é uma pequena (geralmente 1 a 5 mm) mácula marrom decorrente do aumento de melanina na camada basal da epiderme, normalmente na pele exposta ao sol (Figura 2.8). O número de sardas varia de acordo com o nível de exposição ao sol, podendo, às vezes, regredir completamente. Análise histopatológica mostra hiperpigmentação da camada basal da epiderme, com uma população de melanócitos normal.

Nevo melanocítico congênito

Nevos congênitos são incomuns e, do ponto de vista histológico, lembram seus equivalentes adquiridos (ver a seguir). Normalmente, esses nevos são pequenos e de cor uniforme. Entre as raras variantes estão

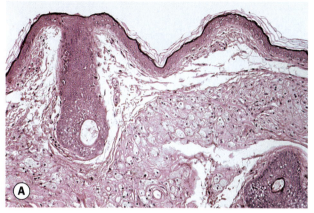
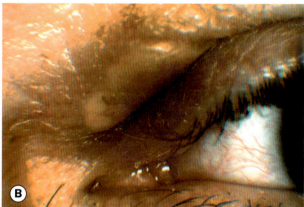
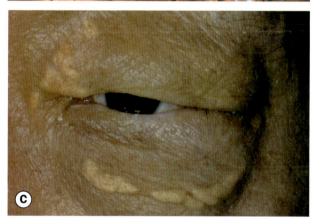

Figura 2.4 Xantelasma. **A.** Histopatologia mostrando histiócitos espumosos na derme. **B.** Grande lesão isolada. **C.** Múltiplas lesões bilaterais menores. (*Cortesia de J Harry – Figura A.*)

- **Outros métodos**: é possível obter bons resultados com *peeling* químico com ácido bicloroacético ou tricloroacético. A ablação a *laser* e a crioterapia têm vantagens, mas provavelmente com maior predisposição à formação de cicatrizes, incluindo alterações pigmentares.

TUMORES EPIDÉRMICOS BENIGNOS
Papiloma de células escamosas

A histopatologia de todos os tipos clínicos é semelhante, mostrando projeções digitiformes de tecido conjuntivo fibrovascular recoberto por

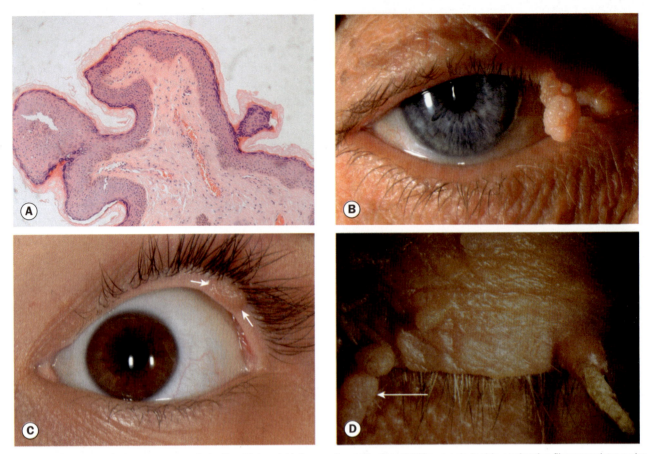

Figura 2.5 Papiloma de células escamosas. **A.** Análise histopatológica mostra projeções digitiformes de tecido conjuntivo fibrovascular recoberto por epitélio escamoso irregular acantótico e hiperceratótico. **B.** "Acrocórdons" pediculados. **C.** Lesão séssil (*setas pequenas*). **D.** Lesão filiforme hiperceratótica (*seta longa*) e chifre (corno) cutâneo. (*Cortesia de J Harry – Figura. A.*)

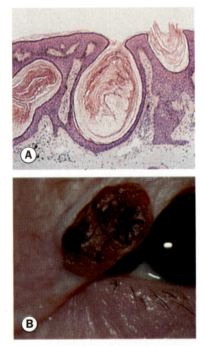

Figura 2.6 Papiloma de células basais. **A.** Histopatologia mostrando uma expansão sobrelevada da epiderme com proliferação basocelular – com presença de cistos córneos e cistos pseudocórneos. **B.** Típica aparência de "aderência". (*Cortesia de J Harry – Figura A; A Pearson – Figura B.*)

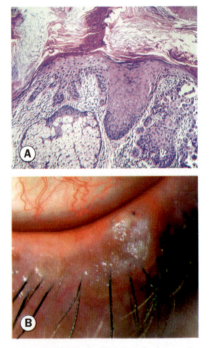

Figura 2.7 Queratose actínica. **A.** Histopatologia mostrando epiderme irregular displásica com hiperqueratose, paraqueratose e formação cutânea córnea. **B.** Aparência clínica. (*Cortesia de J Harry e G Misson, de Clinical Ophthalmic Pathology, Butterworth-Heinemann 2001 – Figura A; M Jager – Figura B.*)

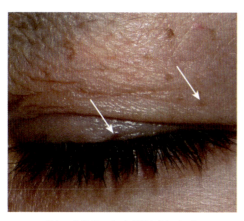

Figura 2.8 Sarda (efélide) (setas).

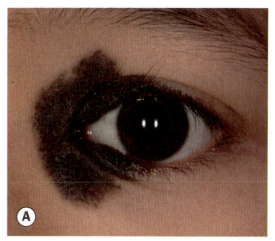

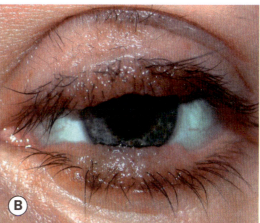

Figura 2.9 Nevo melanocítico congênito. **A.** Nevo dividido. **B.** Nevo dividido com pelos. (*Cortesia de A Pearson – Figura B.*)

um nevo dividido ou "em beijo" que envolve as pálpebras superior e inferior (Figura 2.9 A), podendo eventualmente conter abundância de pelos (Figura 2.9 B), e uma lesão muito grande cobrindo uma extensa área do corpo ("nevo piloso gigante"). Lesões grandes têm o potencial de se transformar em malignidade (em até 15% dos casos). O tratamento, se necessário, envolve uma excisão cirúrgica completa.

Nevo melanocítico adquirido

Diagnóstico

A aparência clínica de um nevo e o seu potencial de se transformar em malignidade são determinados pela localização histológica na pele.
- **Nevo juncional**: ocorre em jovens e apresenta-se como uma mácula ou placa uniformemente marrom (Figura 2.10 A). Células névicas estão localizadas na junção da epiderme com a derme e apresentam baixo potencial de transformação em malignidade (Figura 2.10 B)
- **Nevo composto**: verifica-se na meia-idade como uma lesão papular em relevo. A tonalidade do pigmento varia de castanho-claro a marrom-escuro, mas tende a ser relativamente uniforme em toda a sua extensão (Figura 2.10 C). As células névicas estendem-se da epiderme para a derme (Figura 2.10 D). Apresenta baixo potencial maligno em relação ao componente juncional
- **Nevo intradérmico**: o mais comum, normalmente ocorre em pacientes mais velhos. É uma lesão papilomatosa, com pouca ou nenhuma pigmentação (Figura 2.10 E). Do ponto de vista histológico, as células névicas limitam-se à derme e não apresentam nenhum potencial para malignidade (Figura 2.10 F)
- **Variantes do nevo**: incluem o nevo de células em balão, o nevo halo, o nevo de Spitz (melanomas juvenis) e o nevo displásico (pintas atípicas). A presença de múltiplos nevos displásicos configuram a síndrome do nevo displásico (síndrome do nevo atípico [AMS, *atypical mole syndrome*]). Indivíduos com AMS apresentam maior risco de desenvolver nevos conjuntivais e uveais e melanomas cutâneos, conjuntivais e uveais.

Tratamento

O tratamento é indicado por motivos estéticos ou se o nevo apresentar características incomuns que gerem preocupação com a hipótese de malignidade. Na maioria dos casos, deve-se realizar a excisão com, pelo menos, uma margem de 3 mm se houver suspeita de melanoma.

TUMORES ANEXIAIS BENIGNOS

Siringoma

Siringomas são proliferações benignas originárias das glândulas sudoríparas écrinas. Caracterizam-se por pequenas pápulas, geralmente múltiplas e bilaterais (Figura 2.11).

Pilomatricoma

O pilomatricoma (pilomatrixoma, epitelioma calcificante de Malherbe) deriva das células da matriz germinativa do bulbo capilar e é a proliferação de folículos pilosos mais comumente observada pelos oftalmologistas. Afeta crianças e adultos jovens e é mais comum nas mulheres. Histopatologia indica a presença de ilhas epiteliais irregulares que apresentam células basofílicas viáveis na periferia e células "sombra" degeneradas no centro (Figura 2.12 A). Clinicamente, apresenta-se como um nódulo dérmico arroxeado e móvel que pode ter consistência dura decorrente de calcificação (Figura 2.12 B). A presença de calcificação é frequente e, em geral, há uma reação de células gigantes de corpo estranho. Transformação maligna é rara, e a lesão normalmente é removida cirurgicamente. Outros distúrbios menos comuns da proliferação de folículos pilosos são o tricofoliculoma, o tricoepitelioma e o triquilemoma.

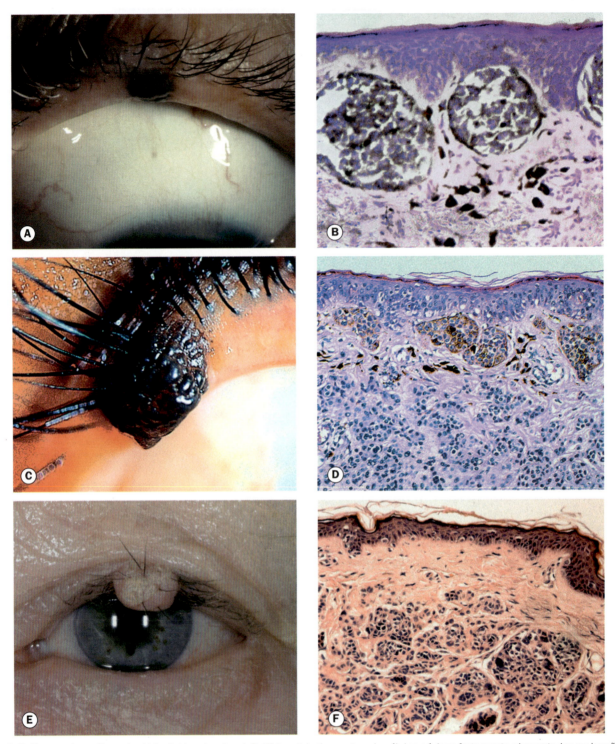

Figura 2.10 Nevo melanocítico adquirido. **A.** Nevo juncional. **B.** Histopatologia mostrando células névicas fortemente pigmentadas na junção epidérmica/dérmica. **C.** Nevo composto. **D.** Histopatologia mostrando células névicas tanto na junção epidérmica/dérmica como na derme. **E.** Nevo intradérmico apresentando pouca pigmentação e cílios excêntricos. **F.** Histopatologia mostrando células névicas na derme, separadas da epiderme por uma zona clara. (*Cortesia de J Harry – Figuras B, D e F.*)

TUMORES BENIGNOS DIVERSOS

Hemangioma capilar

Hemangioma capilar (nevo morango) é um dos tumores mais comuns na primeira infância. Trata-se de uma condição 3 vezes mais comum em meninas do que em meninos. Histopatologia mostra proliferação de canais vasculares de tamanhos variáveis na derme e no tecido subcutâneo (Figura 2.13 A). Esse tipo de lesão se apresenta logo após o nascimento como uma lesão vermelho-clara unilateral em relevo (Figura 2.13 B), normalmente na pálpebra superior. Uma lesão mais profunda apresenta coloração arroxeada (Figura 2.13 C; ver também Figura 4.34, no

Capítulo 4). A lesão empalidece quando pressionada, podendo inchar quando a criança chora. A presença de ptose é frequente, com possível extensão orbital (ver Capítulo 4). Ocasionalmente, a lesão pode envolver a pele da face e alguns pacientes apresentam nevos do tipo morango em outras partes do corpo. É importante estar ciente de que existe uma relação entre lesões cutâneas múltiplas e hemangiomas viscerais, devendo-se considerar uma avaliação sistêmica nos casos pertinentes. O tratamento encontra-se descrito no Capítulo 4.

DICA O hemangioma capilar pode ser facilmente tratado de maneira bem-sucedida com a aplicação regular de um betabloqueador tópico à lesão afetada.

Mancha "vinho do Porto"

Introdução

Mancha "vinho do Porto" (nevo flâmeo) é uma malformação congênita dos vasos sanguíneos da camada superficial da derme que consiste histopatologicamente em espaços de calibre variável separados por finos septos fibrosos (Figura 2.14 A). Cerca de 10% estão associados a envolvimento ocular ou do sistema nervoso central (SNC), como a síndrome de Sturge-Weber (ver a seguir) e outras síndromes definidas.

Diagnóstico

A mancha "vinho do Porto" se manifesta clinicamente como uma placa de tecido mole rosada e bem demarcada que não empalidece quando pressionada, frequentemente localizada no rosto. Em geral, é unilateral e tende a alinhar-se à região da pele suprida por uma ou mais divisões do nervo trigêmeo (ver Figura 2.14 B e C). Com a idade, ocorre o escurecimento para o vermelho ou o roxo, geralmente associado à hipertrofia dos tecidos moles (ver Figura 2.14 D a F). Pode ocorrer sangramento das lobulações focais subjacentes (granulomas piogênicos; ver a seguir).

Tratamento

O tratamento com *laser* (p. ex., *laser* de corante pulsado) é eficaz para a redução da descoloração da pele, especialmente se realizado logo no início. Preparos tópicos, como imiquimode e rapamicina, isoladamente ou com *laser* como adjuvante, aparentam ser promissores. Citorredução (*debulking*) de tecidos moles é utilizada em um pequeno número de casos. Rastreamento de glaucoma deve começar na primeira infância. A investigação sistêmica é considerada em alguns pacientes, particularmente aqueles com alguma lesão da região lombar.

Síndrome de Sturge-Weber

A síndrome de Sturge-Weber (angiomatose encefalotrigeminal) é uma facomatose congênita esporádica.
- **Mancha "vinho do Porto"**: estende-se pela área correspondente à distribuição de um ou mais ramos do nervo trigêmeo
- **Hemangioma leptomeníngeo**: envolve a região parietal ou occipital ipsilateral, podendo causar convulsões contralaterais focais ou generalizadas, hemiparesia ou hemianopsia
- **Características oculares**: podem incluir glaucoma ipsilateral, hemangioma episcleral, heterocromia da íris e hemangioma difuso da coroide (ver Capítulo 20).

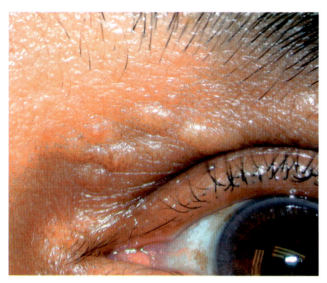

Figura 2.11 Siringomas. (*Cortesia de A Pearson.*)

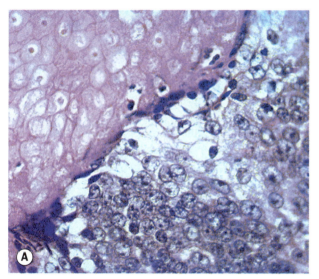
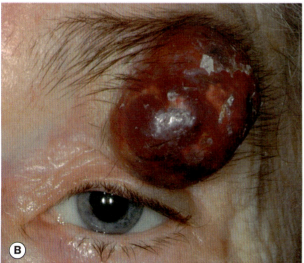

Figura 2.12 Pilomatricoma. **A.** Histopatologia mostrando a presença de células basofílicas viáveis à direita e de células "sombra" à esquerda. **B.** Aparência clínica. (*Cortesia de J Harry e G Misson, de* Clinical Ophthalmic Pathology, *Butterworth-Heinemann 2001 – Figura A.*)

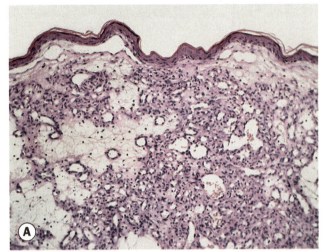
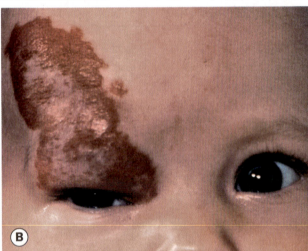
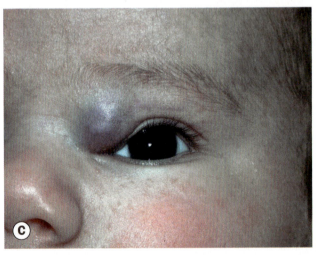

Figura 2.13 Hemangioma capilar. **A.** Histopatologia mostrando canais vasculares de tamanhos variáveis na derme e no tecido subcutâneo. **B.** Hemangioma de tamanho médio. **C.** Ptose mecânica decorrente de uma grande lesão. (*Cortesia de J Harry – Figura A.*)

Granuloma piogênico

Granuloma piogênico é uma rápida proliferação da vascularização do tecido de granulação normalmente precedida por cirurgia, trauma ou infecção, embora alguns casos sejam de natureza idiopática. Clinicamente, surge uma lesão vascular polipoidal de granulação, dolorosa e de rápida evolução (Figura 2.15), que pode sangrar após um trauma relativamente trivial. Lesões cutâneas devem ser excisadas.

Neurofibroma

Neurofibromas cutâneos são tumores benignos dos nervos, normalmente nodulares ou pediculados, que podem ser encontrados em qualquer local da pele. Um neurofibroma isolado é comum em indivíduos normais, mas se houver presença de lesões múltiplas, deve-se excluir a hipótese de neurofibromatose (ver Capítulo 19). Neurofibromas plexiformes normalmente se apresentam na infância como uma manifestação de neurofibromatose do tipo 1 com uma deformidade característica em forma de "S" da pálpebra superior (Figura 2.16). O tratamento de lesões solitárias envolve uma excisão simples, mas a remoção das lesões plexiformes mais difusas pode ser difícil.

TUMORES MALIGNOS

O tratamento de tumores malignos da pálpebra encontra-se descrito no final desta seção.

Condições predisponentes raras

Pacientes jovens que sofrem de uma das seguintes condições podem desenvolver malignidades da pálpebra.

- **Xerodema pigmentoso**: caracteriza-se por lesões da pele decorrentes da exposição à luz solar, resultando em anormalidades cutâneas progressivas (Figura 2.17 A). Mais de 90% apresentam envolvimento ocular ou periocular e 65% sofrem de fotofobia. Trata-se de uma condição herdada de modo autossômico recessivo (AR). Pacientes afetados têm uma aparência facial semelhante à de um pássaro e significativa propensão a desenvolver carcinoma basocelular (CBC), carcinoma de células escamosas (CEC) e melanoma, que geralmente são lesões múltiplas. Existem relatos também de malignidades da conjuntiva
- **Síndrome de Gorlin-Goltz** (síndrome do carcinoma nevoide de células basais): distúrbio autossômico dominante (AD) raro caracterizado por extensas deformidades congênitas do olho, da face, dos ossos e do SNC. Muitos pacientes desenvolvem múltiplos pequenos CBC durante a segunda década de vida (Figura 2.17 B) e apresentam também predisposição a meduloblastoma, carcinoma de mama e linfoma de Hodgkin
- **Síndrome de Muir-Torre**: rara condição AD predisponente a malignidades cutâneas e internas. Entre os tumores cutâneos estão o CBC, o carcinoma de glândula sebácea e o ceratoacantoma. Carcinomas colorretais e geniturinários são os tumores sistêmicos mais comuns
- **Síndrome de Bazex**: pode ser usada para descrever duas condições distintas: a síndrome de Bazex-Dupré-Christol, condição dominante ligada ao cromossomo X caracterizada por múltiplos CBCs, em geral faciais e que incluem as pálpebras, associada a alterações cutâneas que envolvem indentações foliculares sem pelos nas superfícies extensoras (atrofoderma folicular), hipoidrose e hipotricose; e acroqueratose paraneoplásica de Bazex, na qual as lesões eczematosas e psoriasiformes são associadas a uma malignidade subjacente do sistema respiratório superior ou do sistema digestório

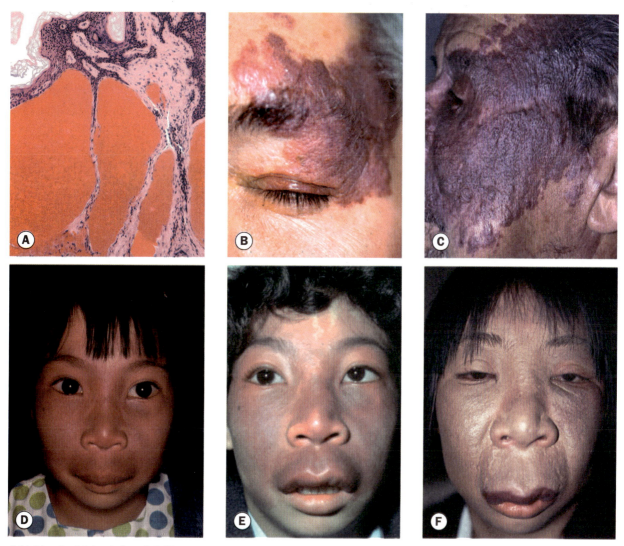

Figura 2.14 Mancha "vinho do Porto". **A.** Histopatologia mostrando espaços amplamente dilatados e preenchidos com sangue separados por septos fibrosos. **B.** e **C.** Aparência clínica. **D** a **F.** Progressão da mancha "vinho do Porto" com o passar do tempo, associada à hipertrofia dos tecidos moles subjacentes. (*Cortesia de L Horton – Figura A.*)

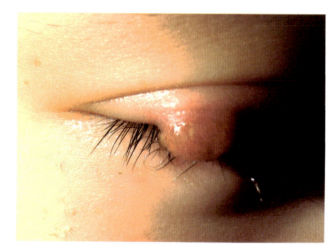

Figura 2.15 Granuloma piogênico.

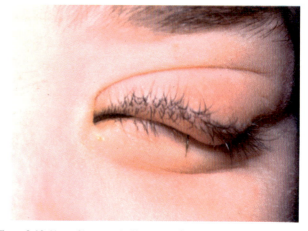

Figura 2.16 Neurofibroma plexiforme – pálpebra superior em forma de "S". (*Cortesia de J Harry.*)

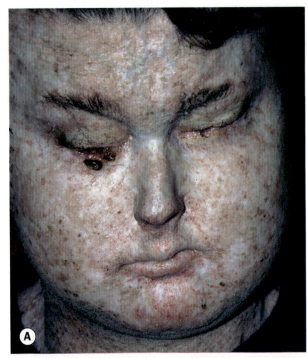

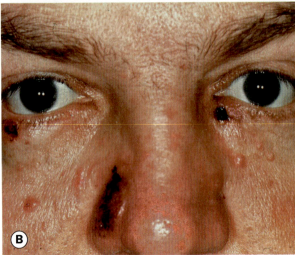

Figura 2.17 Predisposições a malignidades palpebrais. **A.** Xeroderma pigmentoso. **B.** Síndrome de Gorlin-Goltz. (*Cortesia de J Krachmer, M Mannis e E Holland, de* Cornea, Mosby 2005 – Figura B.)

- **Outras predisposições**: imunossupressão, retinoblastoma anteriormente existente e albinismo.

Carcinoma basocelular

Introdução

CBC é a malignidade humana mais comum e normalmente afeta pessoas mais velhas. Os fatores de risco mais importantes são pele clara, incapacidade de bronzeamento da pele e exposição crônica à luz solar. Noventa por cento dos casos ocorrem na cabeça e no pescoço, dos quais 10% envolvem a pálpebra. O CBC é, sem comparação, o tumor de pálpebra maligno mais comum, respondendo por 90% dos casos. Em geral, origina-se na pálpebra inferior, atingindo em seguida, com relativa frequência, o canto medial, a pálpebra superior

e o canto lateral. O tumor cresce de maneira lenta e é localmente invasivo, mas não metastático. Tumores localizados próximos ao canto medial são mais propensos a invadir a órbita e os seios paranasais, são mais difíceis de tratar do que aqueles originários de outros locais e apresentam maior risco de recorrência. Tumores que recidivam após o tratamento incompleto tendem a ser mais agressivos.

Histopatologia

O tumor origina-se das células que compõem a camada basal da epiderme. As células se proliferam de maneira descendente (Figura 2.18 A) e caracteristicamente apresentam-se em paliçada na periferia de um lóbulo de células tumorais (Figura 2.18 B). A diferenciação escamosa com a produção de queratina resulta em um tipo hiperceratótico de CBC. Pode haver também diferenciação sebácea e adenoide, enquanto o crescimento de feixes alongados e ilhotas de células incrustadas em um estroma denso e fibroso resulta em um tipo de tumor esclerosante (mórfico).

Aspectos clínicos

O CBC palpebral enquadra-se em um dos seguintes padrões morfológicos:

- **CBC nodular**: nódulo perolado, firme e brilhante com pequenos vasos sanguíneos dilatados subjacentes. Inicialmente, o crescimento é lento e o tumor pode levar de 1 a 2 anos até atingir um diâmetro de 0,5 cm (Figura 2.19 A e B)
- **CBC nódulo-ulcerativo** (**úlcera roedora**): apresenta ulceração central com bordas elevadas e peroladas e vasos sanguíneos dilatados e irregulares (telangiectasia) em suas margens laterais (Figura 2.19 C). Com o tempo, pode destruir uma grande porção da pálpebra (Figura 2.19 D)
- **CBC esclerosante** (**mórfico**): é menos comum e pode ser difícil de diagnosticar, já que se infiltra lateralmente por baixo da epiderme com uma placa endurecida (Figura 2.19 E e F). Pode ser impossível delinear clinicamente as margens do tumor e a lesão tende a ser muito mais extensa à palpação do que à inspeção. Em um exame superficial, o carcinoma basocelular esclerosante pode simular uma área localizada de blefarite crônica
- **Outros tipos normalmente não encontrados na pálpebra**: císticos, adenoide, pigmentados e superficiais múltiplos.

DICA CBC esclerosante pode simular uma área localizada de blefarite crônica unilateral.

Carcinoma de células escamosas

Introdução

CEC é um tumor muito menos comum, mas normalmente mais agressivo do que o CBC, com metástase para os linfonodos regionais em cerca de 20% dos casos. Histopatologia mostra alterações displásicas em toda a espessura da epiderme (Figura 2.20 A). Observação atenta dos linfonodos regionais é, portanto, um aspecto importante da conduta inicial. O tumor pode também apresentar extensão perineural para a cavidade intracraniana através da órbita. O CEC representa de 5 a 10% dos tumores malignos da pálpebra e pode surgir primariamente ou a partir de uma queratose actínica ou de um carcinoma *in situ* (doença de Bowen, carcinoma intraepidérmico; Figura 2.20 B). Indivíduos

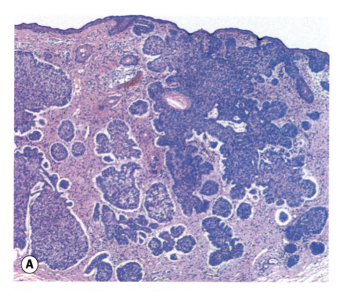

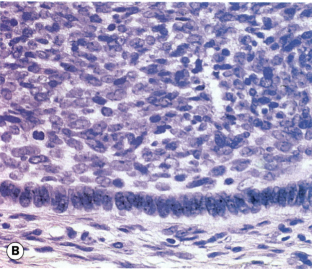

Figura 2.18 Histopatologia do carcinoma basocelular. **A.** Histopatologia mostrando a proliferação descendente de lóbulos de células basofílicas (roxas). **B.** Paliçada de células na periferia de um lóbulo com tumor. (*Cortesia de J Harry.*)

Manifestações clínicas

As manifestações clínicas são variáveis e não há características patognomônicas. O tumor pode ser clinicamente indistinguível de um CBC, mas, em geral, não apresenta vascularização superficial, o crescimento é mais rápido e a presença de hiperqueratose é mais comum.

- **CEC nodular:** caracteriza-se por um nódulo hiperceratótico capaz de desenvolver crostas, erosões e fissuras (ver Figura 2.21 B)
- **CEC ulcerativo:** apresenta uma base vermelha com bordas bem-definidas, endurecidas e evertidas, mas, normalmente, sem a presença de margens peroladas e telangiectasias (ver Figura 2.21 C)
- **Corno cutâneo:** com CEC subjacente invasivo (ver Figura 2.21 D).

DICA Lesões ostensivamente benignas como ceratoacantoma e corno cutâneo podem revelar evidências histológicas de CEC nos níveis mais profundos do corte histopatológico.

Ceratoacantoma

Introdução

O ceratoacantoma é um tumor raro que cresce rapidamente, mas subsequentemente regride, e normalmente acomete pessoas de pele clara com histórico de exposição crônica ao sol. Terapia imunossupressora também é fator predisponente. Ocorrência de invasão e metástase também é rara. Exame histopatológico revela epiderme irregular espessada cercada por epitélio escamoso acantótico. A transição da área envolvida espessada para a epiderme normal é conhecida como formação em ombro (Figura 2.22 A), podendo-se observar uma cratera preenchida por queratina.

Diagnóstico

Desenvolve-se uma lesão hiperceratótica rosada em forma de cúpula, geralmente na pálpebra inferior (ver Figura 2.22 B), podendo duplicar ou triplicar de tamanho em questão de semanas (ver Figura 2.22 C). O crescimento então cessa por um período de 2 a 3 meses, após o qual ocorre a involução espontânea, quando uma cratera preenchida por queratina pode se desenvolver (ver Figura 2.22 D). A involução completa pode levar até 1 ano e normalmente deixa uma cicatriz não estética.

Tratamento

O tratamento envolve excisão cirúrgica completa com uma margem de, pelo menos, 3 mm ou utilizando-se a cirurgia de Mohs. Às vezes utiliza-se radioterapia, crioterapia ou quimioterapia local.

Carcinoma de glândula sebácea

Introdução

Carcinoma de glândula sebácea (CGS) é um tumor muito raro e de crescimento lento que geralmente afeta idosos, com predisposição para mulheres. Em geral, origina-se das glândulas de meibomius, embora, eventualmente, possa surgir das glândulas de Zeis ou de outro local. Histopatologia demonstra presença de lóbulos de células com citoplasma vacuolizado pálido e espumoso com conteúdo lipídico e grandes núcleos hipercromáticos (Figura 2.23 A). A extensão

---

imunocomprometidos, como aqueles com síndrome da imunodeficiência adquirida (AIDS) ou após transplantes renais, apresentam maior risco, assim como aqueles com síndrome predisponente, como xeroderma pigmentoso. Esse tumor tem predileção pela pálpebra inferior e pela margem palpebral. Acomete com mais frequência pessoas idosas de pele clara e com histórico de exposição crônica ao sol. Às vezes, o diagnóstico de CEC é difícil porque determinadas lesões benignas, como ceratoacantoma e corno cutâneo, podem revelar evidência histológica de CEC invasivo nos níveis mais profundos do corte histopatológico.

Histopatologia

O tumor surge a partir da camada de células escamosas da epiderme e é composto por grupos de tamanho variável de células epiteliais atípicas com núcleos proeminentes e citoplasma eosinofílico abundante na derme (Figura 2.21 A). Os tumores bem diferenciados podem exibir caracteristicamente "pérolas" de queratina e pontes intercelulares (desmossomos).

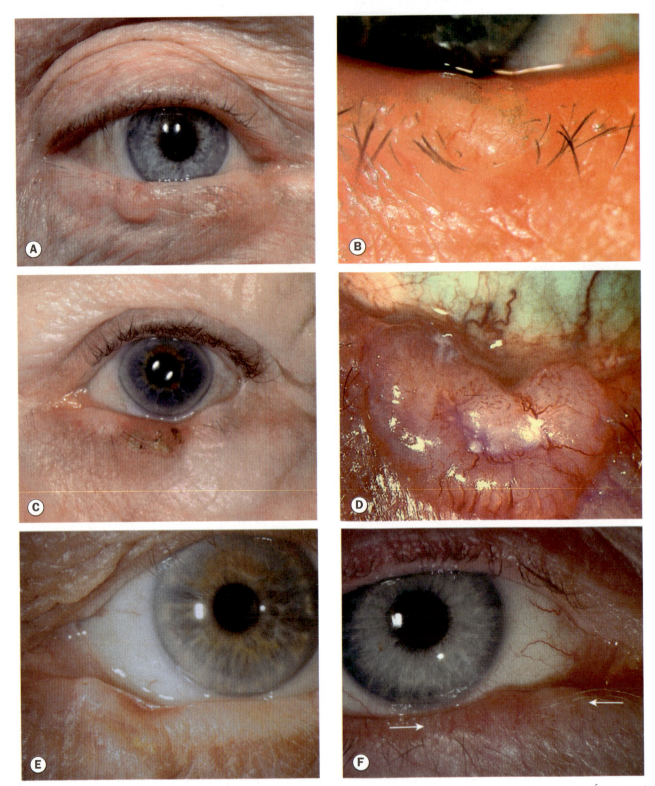

Figura 2.19 Aparência clínica do carcinoma basocelular. **A.** Pequeno tumor da margem palpebral. **B.** Tumor nodular maior. **C.** Úlcera roedora. **D.** Úlcera roedora grande. **E.** Tumor esclerosante. **F.** Extenso tumor esclerosante (as *setas* mostram a extensão da lesão).

pagetoide refere-se à invasão de um tumor no epitélio e não é uma ocorrência incomum. Em geral, a mortalidade é de 5 a 10%. Entre as características prognósticas adversas estão o envolvimento da pálpebra superior, tamanho tumoral de 10 mm ou mais e sintomas com duração de mais de 6 meses.

Manifestações clínicas

Ao contrário do CBC e CEC, o CGS ocorre com mais frequência na pálpebra superior, onde as glândulas de meibomius são mais numerosas. Pode haver envolvimento simultâneo das pálpebras inferior e superior em um dos lados (5%).

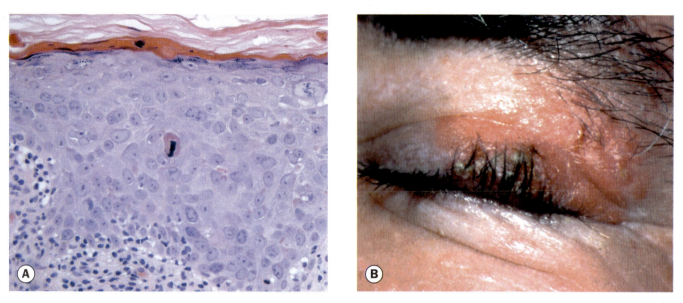

Figura 2.20 Carcinoma *in situ*. **A.** Histopatologia mostrando alterações displásicas em toda a espessura da epiderme. **B.** Carcinoma *in situ*. (*Cortesia de H Frank.*)

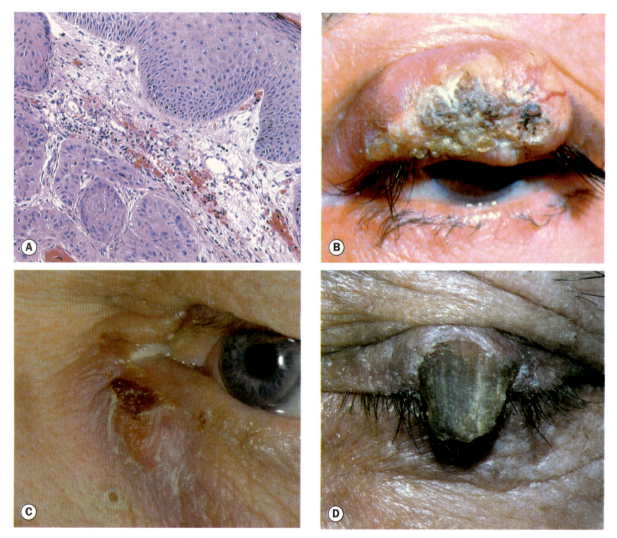

Figura 2.21 Carcinoma de células escamosas. **A.** Histopatologia mostrando o epitélio escamoso acantótico e ilhotas eosinofílicas (*rosadas*) de epitélio escamoso displásico na derme. **B.** Tumor nodular com queratose superficial. **C.** Tumor ulcerativo. **D.** Corno cutâneo. (*Cortesia de L Horton – Figura A; A Singh, de* Clinical Ophthalmic Oncology, *Saunders 2007 – Figura B.*)

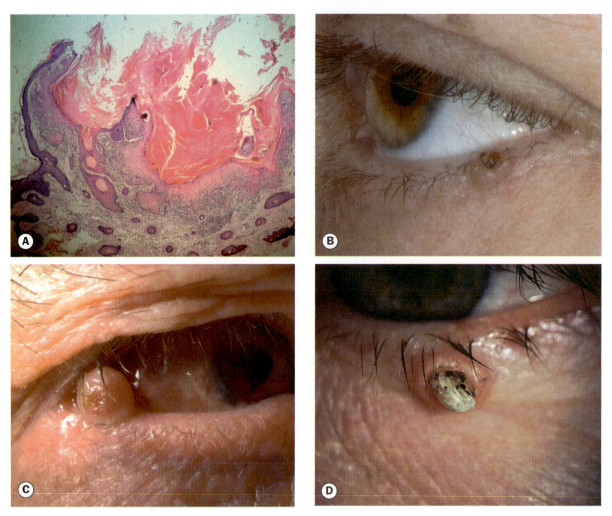

Figura 2.22 Ceratoacantoma. **A.** Histopatologia mostrando epiderme eosinofílica irregularmente espessada com uma depressão central preenchida por queratina e formação em ombro bem-definida. **B.** Pequeno nódulo na margem palpebral. **C.** Nódulo hiperceratótico. **D.** Cratera preenchida por queratina durante a involução.

- Material amarelado no interior do tumor é altamente sugestivo de CGS
- **CGS nodular**: apresenta-se como um nódulo discreto, duro, em geral na placa tarsal superior (ver Figura 2.23 B), podendo exibir uma descoloração amarelada devido à presença de lipídios. Pode ser confundido com calázio
- **Extensão do CGS**: infiltra-se para a derme e causa um espessamento difuso da margem palpebral (ver Figura 2.23 C), geralmente com distorção e perda de cílios, podendo ser confundida com blefarite.

DICA CGS pode ser confundido com inflamação localizada crônica ou recorrente das glândulas de meibomius.

Lentigo maligno e melanoma

Introdução

O melanoma raramente se desenvolve nas pálpebras, mas é potencialmente letal. Embora a pigmentação seja uma característica dos melanomas de pele, metade dos melanomas palpebrais é não pigmentada, o que pode dificultar o diagnóstico. Manifestação recente de uma lesão pigmentada, alteração de uma lesão pigmentada existente, bordas irregulares, forma assimétrica, mudanças de cor ou presença de múltiplas cores e diâmetro superior de 6 mm constituem características sugestivas de melanoma.

Lentigo maligno

Lentigo maligno (melanoma *in situ*, melanoma intraepidérmico, sarda de Hutchinson) é uma condição incomum que se desenvolve na pele danificada pelo sol em pessoas idosas. É possível ocorrer alterações malignas com infiltração da derme. Histopatologia mostra a proliferação intraepidérmica de melanócitos fusiformes atípicos substituindo a camada basal da epiderme (Figura 2.24 A). Clinicamente, o lentigo maligno apresenta-se como uma mácula pigmentada de borda irregular que se expande lentamente (Figura 2.24 B). O tratamento em geral se faz por excisão. Espessamento nodular e áreas de pigmentação irregular são condições altamente sugestivas de transformação maligna (Figura 2.24 C).

Melanoma

Histopatologia mostra grandes melanócitos atípicos invadindo a derme (Figura 2.25 A). O melanoma metastático superficial caracteriza-se por

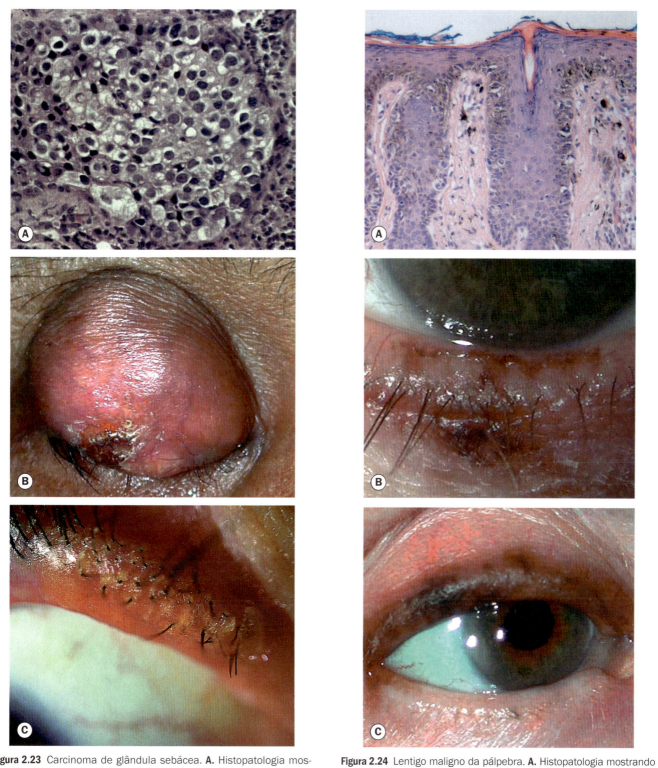

Figura 2.23 Carcinoma de glândula sebácea. **A.** Histopatologia mostrando células com grandes núcleos hipercromáticos e citoplasma vacuolizado. **B.** Tumor nodular. **C.** Tumor metastático. (*Cortesia de A Garner – Figura A.*)

Figura 2.24 Lentigo maligno da pálpebra. **A.** Histopatologia mostrando proliferação de células de melanoma nas camadas basais da epiderme. **B.** Lentigo maligno em estágio inicial. **C.** Melanoma originário de lentigo maligno. (*Cortesia de L Horton – Figura A; S Delva – Figura C.*)

uma placa de contorno irregular e pigmentação variável (Figura 2.25 B). O melanoma nodular se apresenta tipicamente como um nódulo de coloração azulada a preta circundado por pele normal (Figura 2.25 C). O tratamento normalmente se faz por excisão ampla, podendo incluir remoção de linfonodos locais. Detecção precoce remete a um bom prognóstico, e excisão cirúrgica geralmente é de natureza curativa, mas as perspectivas de longa sobrevivência para pacientes com doença metastática são baixas. Radioterapia e quimioterapia são recursos de eficácia limitada, mas novas abordagens que utilizam imunoterapia têm se mostrado consideravelmente promissoras.

Carcinoma de células de Merkel

Células de Merkel são um tipo de receptor sensorial encarregado de detectar o toque leve. Carcinoma de células de Merkel é um tumor altamente maligno que cresce rapidamente e, em geral, afeta pessoas idosas. Sua raridade pode dificultar o diagnóstico e retardar o tratamento, e 50% dos pacientes apresentam disseminação metastática. Histopatologia mostra uma camada de células de Merkel (Figura 2.26 A). Observa-se um nódulo violáceo bem demarcado com a pele subjacente intacta, normalmente envolvendo a pálpebra superior (Figura 2.26 B). O tratamento se faz por excisão, em geral associado à terapia adjuvante.

Sarcoma de Kaposi

Sarcoma de Kaposi é um tumor vascular que normalmente afeta indivíduos com AIDS. Muitos pacientes apresentam doença sistêmica em estado avançado, embora, em alguns casos, o tumor possa ser a única manifestação clínica da infecção pelo vírus da imunodeficiência humana (HIV). Histopatologia mostra a proliferação de células fusiformes, canais vasculares e células inflamatórias na derme (Figura 2.27 A). Clinicamente, desenvolve-se uma lesão de coloração vermelho-arroxeada a marrom (Figura 2.27 B), que pode ser confundida com hematoma ou nevo. O tratamento se faz por radioterapia ou excisão e por um controle eficiente da AIDS.

Tratamento de tumores malignos

Biopsia

A biopsia pode ser *incisional*, com o uso de uma lâmina ou um *punch* para biopsia, na qual somente parte da lesão é removida para diagnóstico histológico, ou *excisional*, em que toda a lesão é removida. A segunda modalidade pode consistir na excisão tangencial com o auxílio de uma lâmina para a remoção de tumores epiteliais pouco profundos, como papilomas e queratose seborreica, ou na excisão de espessura total da pele para tumores não limitados à epiderme.

Excisão cirúrgica

Excisão cirúrgica visa à remoção de todo o tumor com preservação da maior porção de tecido normal possível. Tumores menores podem ser removidos por meio de biopsia excisional, fechando-se diretamente o defeito enquanto se aguarda a confirmação histológica da remoção completa. A maioria dos CBC pequenos pode ser curada por excisão do tumor juntamente com uma margem de 2 a 4 mm de tecido clinicamente normal. É necessária uma excisão cirúrgica mais radical para um CBC grande e tumores agressivos, como CEC, CGS e melanoma. Pode ser que não seja possível fechar todos os defeitos na ocasião da remoção inicial, mas é necessário garantir a remoção completa do tumor antes de realizar qualquer procedimento de reconstrução. Existem várias opções para a coordenação do diagnóstico histopatológico e da remoção do tumor com a excisão.

- **Espécime convencional parafinizado**: o rápido processamento reduz o intervalo para a confirmação da remoção histológica, mas ainda exige que se efetue a reconstrução como um procedimento separado. É possível obter uma confirmação mais rápida utilizando-se corte congelado ou cirurgia micrográfica (ver a seguir), podendo-se então efetuar a reconstrução no mesmo dia

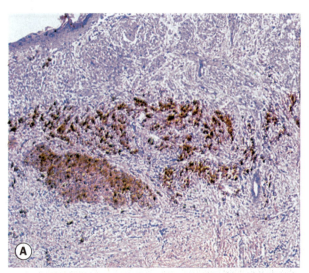
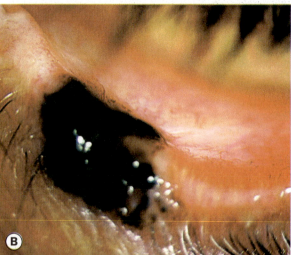
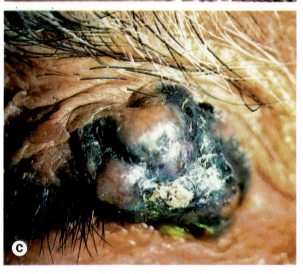

Figura 2.25 Melanoma. **A.** Histopatologia mostrando células de melanoma na derme. **B.** Melanoma superficial metastático. **C.** Melanoma nodular. (*Cortesia de J Harry – Figura A.*)

- **Corte congelado padrão**: envolve exame histológico das bordas do espécime excisado na ocasião da cirurgia para garantir que estão livres de tumor. Se não forem detectadas células

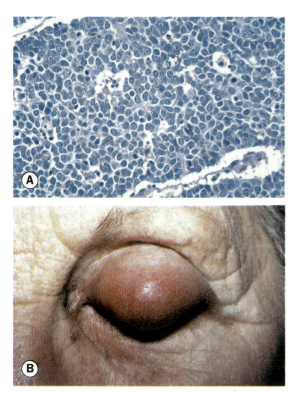

Figura 2.26 Carcinoma de células de Merkel. **A.** Histopatologia mostrando uma camada de células de Merkel. **B.** Aparência clínica. (*Cortesia de J Harry e G Misson, de* Clinical Ophthalmic Pathology, Butterworth-Heinemann 2001 – *Figura A.*)

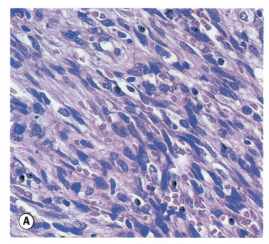

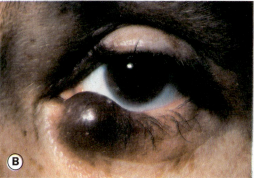

Figura 2.27 Sarcoma de Kaposi. **A.** Histopatologia mostrando proliferação de células predominantemente fusiformes; canais vasculares evidentes. **B.** Aparência clínica. (*Cortesia de J Harry – Figura A.*)

tumorais, a pálpebra é reconstruída no mesmo dia. Entretanto, na presença de tumor residual, realiza-se uma nova excisão na respectiva borda do sítio cirúrgico até que não se detecte mais a presença de tumor

- **Cirurgia micrográfica de Mohs**: envolve a excisão do tumor em camadas; os espécimes normalmente são examinados congelados. O processamento de cada camada permite que se obtenha um mapa das bordas do tumor. Retira-se mais tecido de qualquer área em que ainda haja presença de tumor até que se obtenha a remoção completa. Embora morosa, essa técnica maximiza as chances de excisão total do tumor, minimizando, ao mesmo tempo, o sacrifício do tecido normal. Trata-se de uma técnica especialmente útil para tumores que crescem de maneira difusa e exibem bordas indefinidas com extensão digitiformes, como CBC esclerosante, CEC, tumores recorrentes e aqueles que envolvem os cantos medial e lateral. Os contornos irregulares em torno das pálpebras e a extensão de tumores para a gordura orbital podem dificultar a interpretação.

Reconstrução

A técnica de reconstrução depende da extensão de tecido removido. É importante reconstruir as lamelas anterior e posterior com tecido semelhante. É possível fechar diretamente os defeitos da lamela anterior ou com retalho ou enxerto de pele local. As opções de reparo de defeitos de espessura total encontram-se apresentadas a seguir.

- **Defeitos pequenos**: normalmente, defeitos que envolvam menos de um terço da pálpebra podem ser fechados diretamente, desde que o tecido circundante seja suficientemente elástico para permitir a aproximação das bordas cortadas (Figura 2.28). Se necessário, pode-se efetuar uma cantólise lateral para maior mobilização
- **Defeitos de tamanho moderado**: defeitos que envolvam até a metade da pálpebra podem necessitar da inserção de um retalho (p. ex., semicircular de Tenzel) para o fechamento (Figura 2.29)
- **Defeitos grandes**: defeitos que envolvam mais da metade da pálpebra podem ser fechados com o emprego de uma das seguintes técnicas:
  ○ Reconstrução da lamela posterior pode envolver a inserção de enxerto tarsal livre da pálpebra superior, de membrana mucosa bucal ou de enxerto de palato duro, ou ainda de um retalho tarsoconjuntival de Hughes extraído da pálpebra superior, que permanece conectado por 4 a 6 semanas antes da transecção (Figura 2.30 A a F)
  ○ Reconstrução da lamela anterior pode envolver o avanço da pele, um retalho de pele local ou um enxerto livre de pele (Figura 2.30 D). Deve-se alertar o paciente para o fato de que é improvável que a pele enxertada apresente uma conformação perfeita. Pelo menos uma lamela reconstruída requer o próprio suprimento sanguíneo para maximizar a viabilidade de um componente de enxerto livre.

Laissez-faire

Nem sempre é necessária a reconstrução total do defeito criado pela remoção de um tumor. Na abordagem *laissez-faire*, aproximam-se as

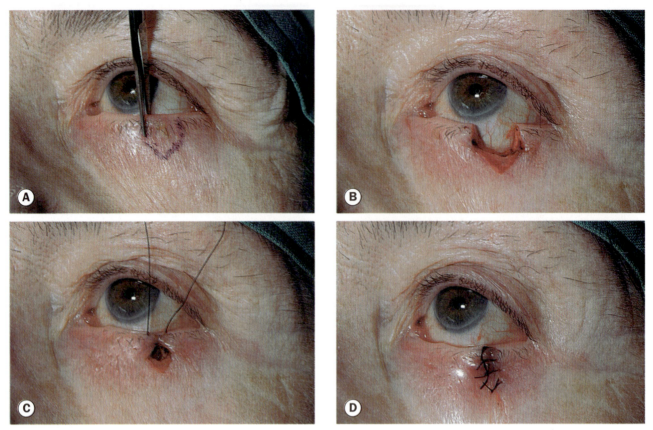

Figura 2.28 Fechamento direto. **A.** Aparência pré-operatória de um carcinoma basocelular, mostrando a marcação da pálpebra. **B.** Primeiro corte em ângulos retos em relação à borda palpebral. **C.** Excisão pentagonal e primeira sutura na borda posterior da pálpebra. **D.** Fechamento da placa tarsal com sutura da borda palpebral *in situ*. (*Cortesia de AG Tyers e JRO Collin, de* Colour Atlas of Ophthalmic Plastic Surgery, *Butterworth-Heinemann 2001.*)

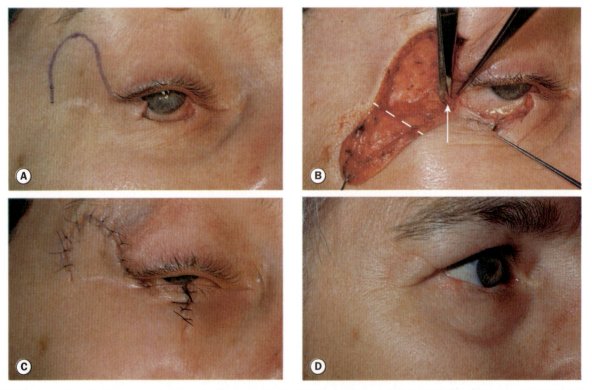

Figura 2.29 Retalho de Tenzel. **A.** Marcas de incisão e excisão do tumor. **B.** Retalho rebatido profundamente no músculo orbicular e corte da extremidade inferior do tendão do canto lateral (*seta*). **C.** Borda do retalho fixada à extremidade oposta do tendão do canto lateral; defeito palpebral e retalho fechado. **D.** Seis meses após a cirurgia. (*Cortesia de AG Tyers e JRO Collin, de* Colour Atlas of Ophthalmic Plastic Surgery, *Butterworth-Heinemann 2001.*)

Capítulo 2 • Pálpebras 59

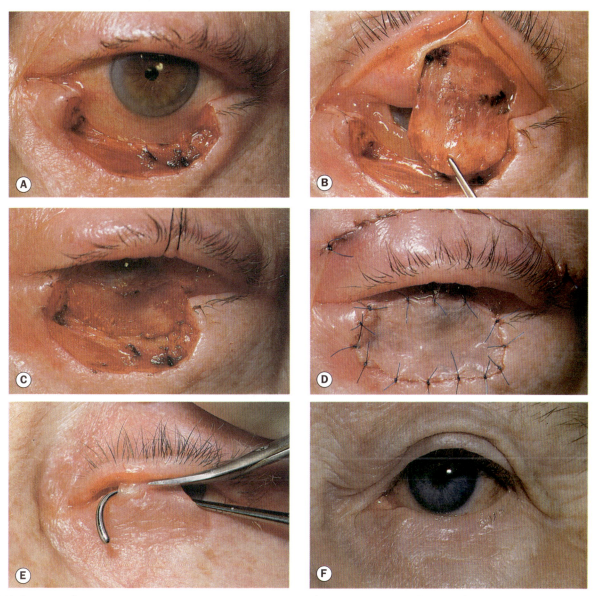

Figura 2.30 Reconstrução da lamela posterior com retalho de Hughes da pálpebra superior. **A.** Defeito da pálpebra inferior. **B.** Retalho tarsoconjuntival cortado e virado para dentro do defeito. Músculo de Müller separado da borda tarsal superior. **C.** Retalho tarsoconjuntival suturado ao defeito. **D.** Reconstrução da lamela anterior com enxerto de pele de espessura total da pálpebra superior. **E.** Divisão do pedículo conjuntival. **F.** Três meses após a cirurgia. (*Cortesia de AG Tyers e JRO Collin, de* Colour Atlas of Ophthalmic Plastic Surgery, *Butterworth-Heinemann 2001.*)

bordas da ferida o máximo possível, permitindo a granulação e a cicatrização do defeito por segunda intenção. Muitas vezes, com o tempo, até mesmo defeitos grandes podem apresentar um resultado satisfatório.

Radioterapia

A taxa de recorrência após a irradiação por si só é mais alta do que após a cirurgia, e a radioterapia não permite a confirmação histológica da erradicação tumoral. O tratamento cirúrgico das recorrências após a radioterapia é difícil em virtude das baixas propriedades de cicatrização do tecido irradiado.

- **Indicações**
  - Pacientes inaptos à cirurgia ou que recusem o procedimento cirúrgico
  - Tumores altamente radiossensíveis, como sarcoma de Kaposi
  - Terapia adjuvante em alguns casos
  - Tratamento paliativo
- **Contraindicações relativas**
  - Lesões do canto medial em razão da alta probabilidade de lesionar o canal lacrimal
  - Tumores da pálpebra superior – queratinização da conjuntiva é comum e difícil de conduzir
  - Tumores agressivos, como o CGS, são relativamente radiorresistentes, mas o tratamento com altas doses pode ser eficaz
- **Complicações**: muitas complicações podem ser minimizadas com a proteção adequada
  - Danos à pele e madarose (perda de cílios)
  - Estenose do ducto nasolacrimal após irradiação na área do canto medial
  - Queratinização da conjuntiva, olho seco, ceratopatia e catarata
  - Retinopatia e neuropatia óptica.

Crioterapia

A crioterapia pode ser considerada no caso de CBCs superficiais pequenos, podendo ser um útil recurso adjuvante à cirurgia em alguns pacientes. As complicações incluem ocorrências como despigmentação da pele, madarose e crescimento excessivo da conjuntiva.

DISTÚRBIOS CILIARES

Cílios mal direcionados

Introdução

As raízes dos cílios estão localizadas na superfície anterior da placa tarsal. Os cílios passam entre a parte principal do músculo orbicular dos olhos e sua parte mais superficial (músculo de Riolan), saindo da pele na borda anterior da pálpebra e curvando-se ao se afastarem do globo ocular. É especialmente importante que se esteja familiarizado com a aparência anatômica normal da borda palpebral para que possa identificar a causa do mau posicionamento dos cílios. No sentido anterior para posterior:

- **Cílios**
- **Linha cinzenta**: por definição, constitui a borda entre as lamelas anterior (cílios, pele e músculo orbicular) e posterior (placa tarsal e conjuntiva)
- **Orifícios das glândulas de meibomius**: localizam-se na posição imediatamente anterior à junção mucocutânea. A borda da placa tarsal se aprofunda até os orifícios glandulares; glândulas propriamente ditas correm verticalmente no interior da placa
- **Junção mucocutânea**: é onde o epitélio queratinizado e a pele se fundem com a membrana mucosa da conjuntiva
- **Conjuntiva**: reveste a borda posterior da pálpebra.

Aspectos clínicos

O trauma do epitélio corneano pode causar erosões epiteliais ponteadas, com irritação ocular muitas vezes agravada pelo piscar dos olhos. Nos casos graves, é possível ocorrer ulceração da córnea e formação de *pannus*. Achados clínicos variam de acordo com a causa.

- **Triquíase**: denota alteração na direção de crescimento dos folículos pilosos individuais (Figura 2.31 A e B), e não uma inversão mais extensa da pálpebra ou da borda palpebral. Os folículos encontram-se em locais anatomicamente normais. Essa condição geralmente é atribuída a um processo inflamatório, como blefarite crônica ou herpes-zóster oftálmico, podendo ser causada também por lesão ou cirurgia, como incisão e curetagem de calázio (Figura 2.31 C)
- **Entrópio marginal**: cada vez mais reconhecido como causa muito comum de mau direcionamento dos cílios, é condição decorrente do sutil encurtamento cicatricial da lamela posterior que dobra um segmento da borda palpebral para dentro, em direção ao olho. A junção mucocutânea migra em sentido anterior e a borda posterior da pálpebra torna-se arredondada, e não fisiologicamente quadrada. Normalmente, vários cílios alinhados são envolvidos
- **Distiquíase congênita**: condição rara que ocorre quando uma célula epitelial germinativa primordial destinada a diferenciar-se em uma glândula de meibomius desenvolve-se e se transforma em uma unidade pilossebácea completa. Essa condição geralmente é herdada de maneira AD com alta penetrância, mas com expressividade variável. A maioria dos pacientes também manifesta

linfedema primário das pernas (síndrome de linfedema-distiquíase). Observa-se o surgimento de uma segunda fileira parcial ou completa de cílios nos orifícios ou ligeiramente por trás dos orifícios das glândulas de meibomius. Cílios aberrantes tendem a ser mais finos e mais curtos do que cílios normais e geralmente direcionados em sentido posterior. Esses cílios normalmente são bem tolerados durante a primeira infância, podendo ser assintomáticos até aproximadamente os 5 anos de idade

- **Distiquíase adquirida**: causada por metaplasia das glândulas de meibomius para folículos pilosos, de modo que um número variável de cílios cresce a partir dos orifícios das glândulas de meibomius. A causa mais importante é intensa inflamação da conjuntiva (p. ex., lesão química, síndrome de Stevens-Johnson, penfigoide cicatricial ocular). Ao contrário da distiquíase congênita, os cílios tendem a apresentar-se despigmentados e atrofiados (Figura 2.31 D) e normalmente são sintomáticos
- **Epibléfaro**: ver adiante
- **Entrópio**: ao contrário do entrópio marginal, a inversão profunda de uma extensão substancial da pálpebra é prontamente identificada (ver adiante).

Tratamento

- **Epilação**: epilação com fórceps é simples e eficaz, mas a recorrência no espaço de algumas semanas é essencialmente invariável. Pode ser utilizada como medida temporária ou no paciente que recusa ou é incapaz de tolerar a cirurgia
- **Eletrólise ou eletrocauterização (hifrecação)**: técnicas eletrocirúrgicas bastante semelhantes em que, sob anestesia local, passa-se um fio fino pelo folículo piloso para ablacionar o cílio. Em geral, esse procedimento é útil para um número limitado de cílios, mas pode haver formação de cicatriz. Muitas vezes, são necessários múltiplos tratamentos para que se obtenha um resultado satisfatório
- **Ablação a *laser***: é útil também para o tratamento de um número limitado de cílios aberrantes e é realizado utilizando-se um diâmetro da superfície de ablação (área do pulso) de 50 μm, duração de 0,1 a 0,2 segundo e potência de 800 a 1.000 mW. Mira-se na base do cílio, efetuando os disparos de modo a criar uma cratera que acompanha o eixo do folículo (Figura 2.32). O sucesso é amplamente comparável àquele alcançado com a eletrocirurgia
- **Cirurgia**
  - Executa-se a fratura do tarso (tarsotomia transversa) no caso de entrópio marginal. Após aplicar uma sutura de tração com fio de 4.0, faz-se uma incisão horizontal na placa tarsal através da conjuntiva – pelo menos até a metade da placa – ao longo da superfície afetada da pálpebra, com extensão de 2 a 3 mm para qualquer dos dois lados da região envolvida. Dependendo da extensão do envolvimento palpebral, passam-se duas ou três suturas duplas com fios absorvíveis pela borda superior da porção inferior da placa tarsal, saindo no plano imediatamente anterior aos cílios e deixando a borda palpebral ligeiramente evertida (Figura 2.33). As suturas são deixadas *in situ* após a cirurgia. O uso de uma lente de contato terapêutica por um curto período se faz necessário para evitar a abrasão da córnea
  - Pode-se utilizar uma ressecção pentagonal de toda a espessura da pálpebra no caso de um grupo localizado de cílios aberrantes, normalmente após um trauma, ou de entrópio marginal localizado

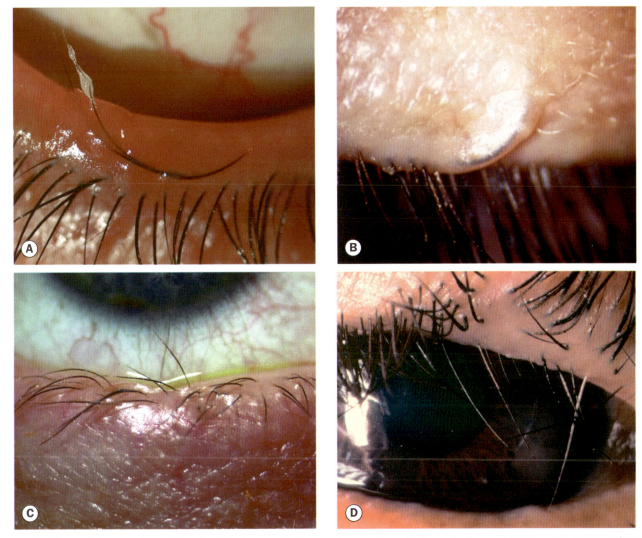

Figura 2.31 Cílios mal direcionados. **A.** Cílio triquiático isolado. **B.** Cílio virado para dentro. **C.** Grupo de cílios mal direcionados em decorrência de inflamação crônica da pálpebra. **D.** Distiquíase adquirida. (*Cortesia de R Bates – Figura D.*)

- ○ Outras opções incluem a divisão palpebral (ver a seguir) com excisão folicular e cirurgia de rotação da lamela anterior
- **Crioterapia**: aplicada externamente à pele logo abaixo da base dos cílios anormais ou – especialmente no caso de distiquíase – à face interna da lamela anterior da pálpebra após a divisão da margem palpebral na linha cinzenta (Figura 2.34 A e B), pode ser utilizada para vários cílios. Um ciclo duplo de congelamento-descongelamento a -20ºC é aplicado sob anestesia local (com epinefrina), usando-se como proteção um protetor ocular de plástico. Normalmente não é necessário suturar a margem palpebral após o procedimento de divisão limitada. O método é eficaz, mas apresenta alta taxa de efeitos adversos locais e é realizado com menos frequência hoje do que em anos passados.

Ptose ciliar

Ptose ciliar é o abaixamento acentuado dos cílios da pálpebra superior (Figura 2.35 A). A condição pode ser de natureza idiopática ou estar associada à síndrome da pálpebra frouxa, dermatocálaze com queda da lamela anterior ou paralisia facial de longa duração.

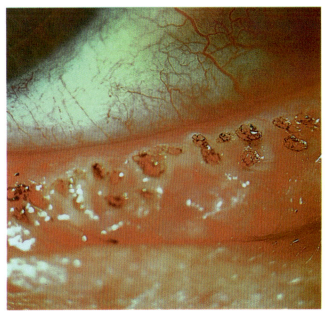

Figura 2.32 Aparência após ablação a *laser* de vários cílios.

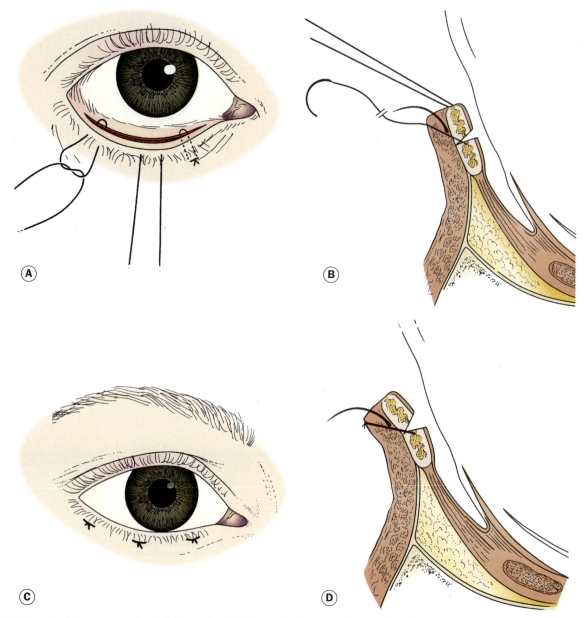

Figura 2.33 Fratura tarsal para reparo de entrópio marginal. **A** e **B.** Inserção de suturas de eversão após a colocação das suturas de tração e a incisão horizontal da placa tarsal. **C** e **D.** Suturas de eversão inseridas. (*Cortesia de JA Nerad, de* Techniques in Ophthalmic Plastic Surgery, *Saunders 2010.*)

Tricomegalia

Tricomegalia é o crescimento excessivo dos cílios (ver Figura 2.35 B). As principais causas encontram-se descritas na Tabela 2.1.

Madarose

Madarose é o termo usado para designar a perda de cílios (ver Figura 2.35 C). As principais causas encontram-se descritas na Tabela 2.2.

Poliose

Poliose é um embranquecimento localizado e prematuro de cabelos e pelos, podendo envolver cílios e sobrancelhas (ver Figura 2.35 D). As principais causas estão descritas na Tabela 2.3.

DISTÚRBIOS ALÉRGICOS

Edema alérgico agudo

Normalmente, o edema alérgico agudo é causado pela exposição ao pólen ou por picadas de insetos e manifesta-se com o início repentino de edema periocular mole bilateral (Figura 2.36 A), em geral acompanhado por inchaço da conjuntiva (quemose; ver Capítulo 6). Frequentemente, não há necessidade de tratamento, mas, às vezes, é necessária a administração de anti-histamínicos sistêmicos.

Dermatite de contato

Dermatite de contato é uma resposta inflamatória que normalmente sucede à exposição a algum tipo de medicamento, como, por exemplo,

Capítulo 2 • Pálpebras 63

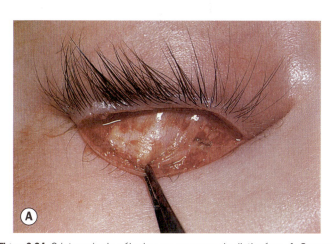
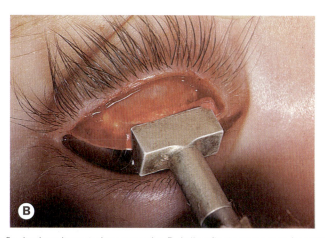

Figura 2.34 Crioterapia da pálpebra na presença de distiquíase. **A.** Separação das lamelas anterior e posterior. **B.** Aplicação da criossonda à lamela posterior. (*Cortesia de AG Tyers e JRO Collin, de* Colour Atlas of Ophthalmic Plastic Surgery, *Butterworth-Heinemann 2001.*)

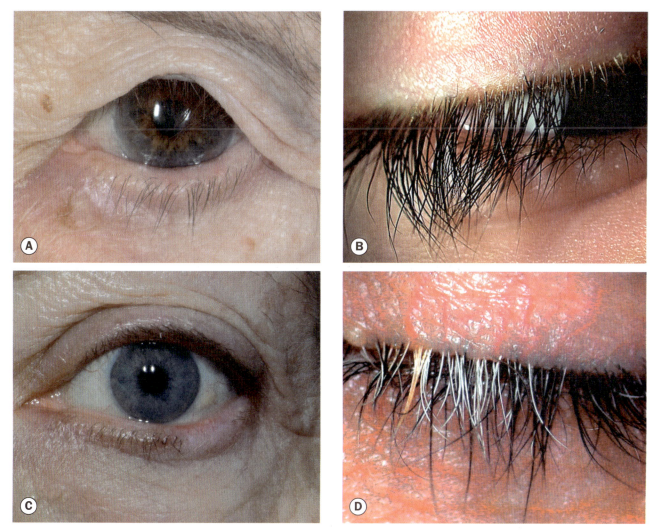

Figura 2.35 Distúrbios ciliares diversos. **A.** Ptose ciliar. **B.** Tricomegalia. **C.** Madarose. **D.** Poliose.

Tabela 2.1 Causas de tricomegalia.

Fármaco-induzida – análogos da prostaglandina tópica, fenitoína e ciclosporina
Desnutrição
AIDS
Porfiria
Hipotireoidismo
Hereditariedade
Congênita: síndromes de Oliver-McFarlane, Cornelia de Lange, Goldstein-Hutt, Hermansky-Pudlak

AIDS, síndrome da imunodeficiência adquirida.

Tabela 2.2 Causas de madarose.

1. Local
Doença crônica da borda anterior da pálpebra
Tumores palpebrais invasivos
Queimaduras
Radioterapia ou crioterapia de tumores palpebrais
2. Distúrbios da pele
Alopecia generalizada
Psoríase
3. Doenças sistêmicas
Mixedema
Lúpus eritematoso sistêmico
Sífilis adquirida
Hanseníase (hanseníase) lepromatosa
4. Após a remoção
Procedimentos para correção da triquíase
Tricotilomania – transtorno psiquiátrico do impulso de arrancar os cabelos ou pelos do próprio corpo

Tabela 2.3 Causas de poliose.

1. Oculares
Blefarite anterior crônica
Oftalmite simpática
Uveíte idiopática
2. Sistêmicas
Síndrome de Vogt-Koyanagi-Harada
Síndrome de Waardenburg
Vitiligo
Síndrome de Marfan
Esclerose tuberosa

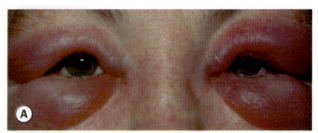
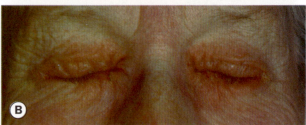
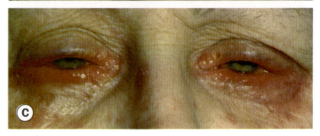

Figura 2.36 Alergias. **A.** Edema alérgico agudo. **B.** Dermatite de contato. **C.** Dermatite atópica. (*Courtesy S Tuft – Figura C.*)

colírios, cosméticos ou metais. Uma substância irritativa também pode causar uma dermatite tóxica não alérgica. O indivíduo adquire sensibilidade na primeira exposição e desenvolve uma reação imune nas exposições seguintes. A reação mediadora é a hipersensibilidade do tipo IV (tipo tardio ou retardado). Os sinais envolvem descamação, fissuras angulares, edema e rigidez da pele das pálpebras (ver Figura 2.36 B). Pode haver presença de quemose, vermelhidão e conjuntivite papilar. O envolvimento da córnea normalmente se limita a erosões epiteliais ponteadas. O tratamento consiste basicamente em evitar a exposição a alergênios, desde que possa ser identificada. Aplicação de compressas frias proporciona alívio dos sintomas. Uso de esteroides tópicos e anti-histamínicos orais é permitido, mas raramente necessário.

Dermatite atópica

Dermatite atópica (eczema) é uma condição idiopática muito comum que normalmente acomete indivíduos que também sofrem de asma e febre do feno. O envolvimento palpebral é infrequente; porém, quando presente, é invariavelmente associado à dermatite generalizada. Espessamento e formação de crosta e fissuras nas pálpebras (ver Figura 2.36 C) são típicos; blefarite estafilocócica e ceratoconjuntivite vernal ou atópica também estão comumente presentes. Blefarite herpética e ceratoconjuntivite são mais comuns e mais graves em pacientes com atopia (eczema herpético). O tratamento das condições da pálpebra se faz com emolientes para hidratar a pele e o uso criterioso de esteroide leve tópico, como hidrocortisona a 1%. Algumas correlações oculares incomuns incluem ceratocone, catarata e descolamento de retina (ver Capítulo 6).

INFLAMAÇÃO DE NATUREZA AUTOIMUNE

Dermatomiosite

Dermatomiosite é um distúrbio inflamatório crônico dos músculos que pode se apresentar em forma aguda ou crônica, com enfraquecimento muscular e erupção cutânea. Em crianças, cerca da metade dos pacientes desenvolve inchaço palpebral e erupção heliotrópica (Figura 2.37). Em adultos, pode estar associada a câncer de ovário, mama ou pulmão como resposta autoimune. A condição é tratada com esteroides sistêmicos ou medicamentos imunossupressores (metotrexato, azatioprina).

Terapia sistêmica com anticorpos monoclonais

Ver Capítulo 21.

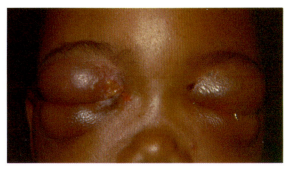

Figura 2.37 Criança com edema palpebral agudo decorrente de dermatomiosite.

INFECÇÕES BACTERIANAS

Hordéolo externo

Um hordéolo externo (terçol) é um abscesso estafilocócico agudo de um folículo piloso e sua respectiva glândula de Zeis que constitui ocorrência comum em crianças e adultos jovens. Um terçol se manifesta como um edema sensível na borda palpebral, projetando-se anteriormente através da pele, normalmente com um cílio em seu ápice (Figura 2.38 A). Pode haver presença de lesões múltiplas e, eventualmente, um abscesso pode envolver toda a borda da pálpebra. O tratamento envolve administração de antibióticos tópicos (ocasionalmente orais), aplicação de compressas quentes e epilação do cílio envolvido.

Impetigo

Impetigo é uma infecção cutânea superficial causada por *Staphylococcus aureus* ou *Streptococcus pyogenes* que normalmente afeta crianças. Em geral, o envolvimento das pálpebras é associado à infecção da face. Máculas eritematosas dolorosas desenvolvem-se rapidamente, transformando-se em bolhas com parede muita fina, que formam crostas melicéricas ao se romperem (ver Figura 2.38 B). Pode haver febre, mal-estar e linfadenopatia local. O tratamento se faz com antibióticos tópicos e, às vezes, orais (resistentes às betalactamases) e medidas preventivas para reduzir a transmissão, dado o alto potencial de contágio da condição. Trata-se de uma condição especialmente perigosa para neonatos, com os quais o contato deve ser evitado.

Erisipela

Erisipela (fogo de Santo Antônio) é uma infecção dérmica e linfática superficial, aguda, incomum e potencialmente grave causada pelo *S. pyogenes*. Diabetes, obesidade e abuso de álcool são fatores predisponentes. A condição envolve o desenvolvimento de uma placa eritematosa inflamada (ver Figura 2.38 C). Uma borda elevada bem-definida distingue a erisipela de outras formas de celulite. Complicações como infecção metastática são raras. O tratamento consiste na administração de antibióticos orais, mas a recorrência é comum.

Fasceíte necrosante

Fasceíte necrosante é uma infecção rara, mas normalmente muito grave, que envolve o tecido subcutâneo mole e a pele, associada à necrose rapidamente progressiva. Essa condição é causada por *S. pyogenes* e, às vezes, por *S. aureus*. Locais envolvidos com mais frequência são membros, tronco e períneo, bem como em feridas pós-operatórias. A menos que se institua um tratamento precoce agressivo, na forma de desbridamento cirúrgico e altas doses de antibióticos intravenosos, pode ocorrer o óbito. À vermelhidão e ao edema, ocorre formação de grandes bolhas e descoloração enegrecida da pele em decorrência da necrose (ver Figura 2.38 D).

INFECÇÕES VIRAIS

Molusco contagioso

Introdução

O molusco contagioso é uma infecção cutânea causada por um poxvírus específico com genoma DNA de fita dupla que normalmente afeta crianças saudáveis, com pico de incidência entre os 2 e 4 anos de idade. A transmissão ocorre por contato e, subsequentemente, por autoinoculação. Lesões múltiplas e, eventualmente, confluentes podem desenvolver-se em pacientes imunocomprometidos. A histopatologia mostra depressão central e lóbulos de epiderme hiperplásica com corpos de inclusão intracitoplasmáticos (Henderson-Patterson) que deslocam os remanescentes nucleares para a borda da célula. Os corpúsculos são pequenos e eosinofílicos quando próximos à superfície, e grandes e basofílicos em um nível mais profundo (Figura 2.39 A).

Diagnóstico

Observa-se o desenvolvimento de nódulos múltiplos ou solitários de aspecto pálido, ceroso e umbilicado (ver Figura 2.39 B). Material pastoso e esbranquiçado formado por células degeneradas infectadas pode ser extraído da lesão. Lesões da borda palpebral (ver Figura 2.39 C) são capazes de disseminar vírus para o filme lacrimal e dar origem à conjuntivite folicular crônica ipsilateral secundária. A menos que se examine cuidadosamente a borda palpebral, a lesão causativa do molusco pode passar despercebida.

Tratamento

A resolução espontânea normalmente ocorre em alguns meses, de modo que talvez não seja necessário tratamento, especialmente em crianças, salvo no caso de complicações, como uma conjuntivite secundária significativa, tornem-se problemáticas. As opções consistem em procedimentos como excisão tangencial, curetagem, cauterização, ablação química, crioterapia e *laser* de corante pulsado.

DICA Em pacientes com conjuntivite folicular crônica que não respondam a antibióticos tópicos, deve-se investigar a presença de molusco contagioso com envolvimento da margem palpebral.

Herpes-zóster oftálmico

Herpes-zóster oftálmico (HZO; Figura 2.40) é uma infecção geralmente unilateral comum causada pelo vírus varicela-zóster. Essa condição encontra-se detalhada no Capítulo 7.

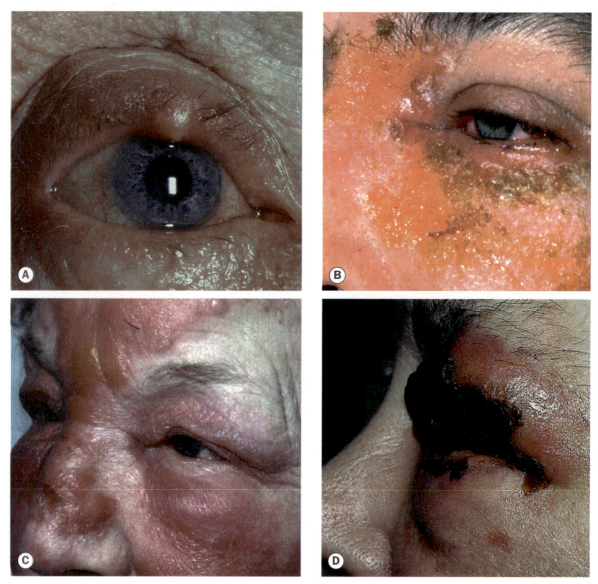

Figura 2.38 Infecções bacterianas. **A.** Hordéolo externo (terçol). **B.** Impetigo. **C.** Erisipela. **D.** Fasceíte necrosante.

Herpes simples

Introdução

A erupção cutânea causada pelo herpes simples é resultante de infecção primária ou reativação do herpes-vírus simples até então adormecido no gânglio trigeminal. À manifestação de sintomas prodrômicos, como formigamento no rosto e na pálpebra com duração de aproximadamente 24 horas, segue-se o desenvolvimento de vesículas cutâneas palpebrais e perioculares (Figura 2.41 A) que se rompem em 48 horas. Embora normalmente limitadas a um único dermátomo e com lesões individuais de aparência geralmente semelhante, a distribuição da erupção cutânea causada pelo herpes simples contrasta com o envolvimento unilateral bem-definido do HZO (ver Figura 2.40). Em geral, há ocorrência de conjuntivite papilar associada, secreção e edema palpebral. Podem-se desenvolver úlceras dendríticas da córnea, especialmente em pacientes atópicos, nos quais o envolvimento cutâneo tem possibilidade de ser extenso e muito grave (eczema herpético; Figura 2.41 B).

Tratamento

Em muitos pacientes, a inflamação cede gradativamente sem tratamento em cerca de 1 semana. Se for necessário tratamento, pode-se utilizar um agente antiviral tópico (aciclovir pomada 5 vezes/dia durante 5 dias) ou oral (aciclovir oral, fanciclovir ou valaciclovir). Administração de antibióticos (p. ex., amoxicilina + clavulanato, eritromicina) também pode ser necessária para pacientes com infecção bacteriana secundária, o que é particularmente comum no eczema herpético.

BLEFARITE

Blefarite crônica

Introdução

Blefarite crônica (blefarite marginal crônica) é uma causa comum de desconforto e irritação oculares. A pequena correlação entre sintomas e sinais, a etiologia incerta e os mecanismos do processo patológico combinam-se para dificultar o tratamento. Tem o potencial de

Capítulo 2 • Pálpebras 67

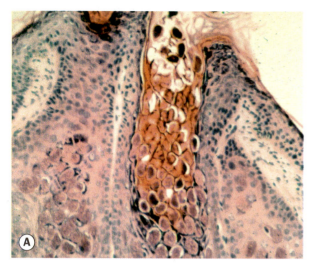

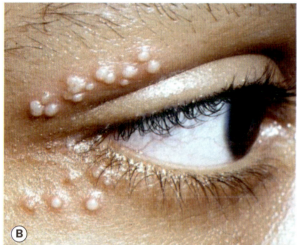

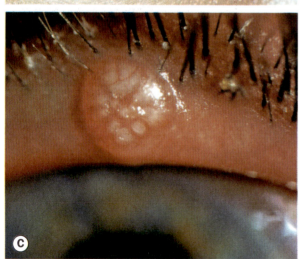

Figura 2.39 Molusco contagioso. **A.** Histopatologia mostrando lóbulos de epiderme hiperplásica e uma depressão contendo corpos de inclusão intracitoplasmáticos. **B.** Múltiplos nódulos de molusco. **C.** Nódulo na margem palpebral. (*Cortesia de A Garner – Figura A; N Rogers – Figura B.*)

se subdividir nas formas anterior e posterior, embora exista considerável sobreposição, em geral com presença de ambos os tipos (blefarite mista).

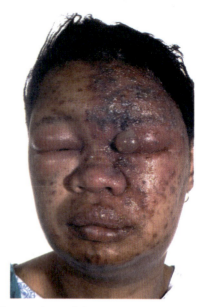

Figura 2.40 Herpes-zóster oftálmico. Exantema crostoso maculopapular esquerdo com edema periocular; o lado direito mostra inchaço passivo. (*Courtesy T Carmichael.*)

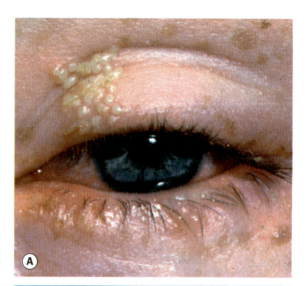

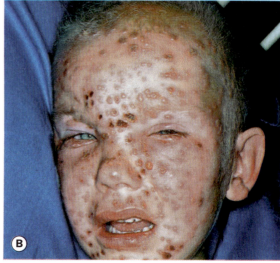

Figura 2.41 Herpes simples. **A.** Vesículas. **B.** Eczema herpético.

- A blefarite anterior afeta a área ao redor da base dos cílios, podendo ser estafilocócica ou seborreica. Às vezes, é considerada mais relacionada com elementos infectivos crônicos e, portanto, mais passível de tratamento e remissão do que a forma posterior. Um fator etiológico na blefarite estafilocócica pode ser uma resposta anormal mediada por célula aos componentes da parede celular do *S. aureus*, capaz, também, de ser responsável pelos olhos vermelhos e infiltrados corneanos periféricos observados em alguns pacientes. A condição é mais comum e mais acentuada em pacientes com dermatite atópica. Blefarite seborreica está fortemente relacionada com a dermatite seborreica generalizada que envolve caracteristicamente o couro cabeludo, os sulcos nasolabiais, a pele por trás das orelhas e o esterno
- Blefarite posterior é causada por disfunção das glândulas de meibomius e alterações nas secreções dessas glândulas. Lipase bacteriana pode resultar na formação de ácidos graxos livres, o que aumenta o ponto de fusão do meibum e impede sua saída das glândulas, contribuindo para a irritação da superfície ocular e possivelmente permitindo o crescimento de *S. aureus*. A perda dos fosfolipídios do filme lacrimal que agem como surfactantes resulta no aumento da evaporação lacrimal e osmolaridade, e na instabilidade do filme lacrimal. Em geral, a blefarite posterior é considerada uma condição inflamatória crônica e mais persistente do que a blefarite anterior; existe uma associação com acne rosácea
- Uma reação extremamente comum ao ácaro *Demodex*, encontrado nos folículos pilosos e nas glândulas sebáceas, bem como em outros microrganismos, pode desempenhar um papel causativo em alguns pacientes – *Demodex folliculorum longus*, na blefarite anterior; e *Demodex folliculorum brevis*, na blefarite posterior – embora o ácaro possa ser encontrado normalmente em um grande número de pacientes idosos que, em sua maioria, não desenvolvem blefarite sintomática. Já foi sugerido que circunstâncias como excesso populacional ou hipersensibilidade (talvez a um bacilo transportado simbioticamente pelo *Demodex*) podem levar à manifestação de sintomas. Esses ácaros constituem causa importante da doença animal conhecida como sarna.

Características das diferentes formas de blefarite estão descritas na Tabela 2.4.

Diagnóstico

O envolvimento normalmente é bilateral e simétrico, sem nenhuma alteração visual.

- **Sintomas**: são causados pela alteração da função normal da superfície ocular e pela redução da estabilidade lacrimal e são semelhantes em todas as formas de blefarite, embora a ocorrência de ardência possa ser mais comum na blefarite posterior. Em razão da baixa correlação entre a gravidade dos sintomas e os sinais, pode ser difícil avaliar objetivamente o benefício do tratamento. Queimação, sensação de areia no olho, fotofobia branda e formação de crostas e vermelhidão das bordas palpebrais com remissões e exacerbações são característicos. Os sintomas normalmente pioram pela manhã, embora possam aumentar durante o dia em pacientes com olho seco. É possível que as lentes de contato não sejam bem toleradas
- **Sinais – blefarite estafilocócica**
  - Presença de descamação e crostas duras principalmente na base dos cílios e associadas a colaretes, que são acúmulos cilíndricos em torno da base dos cílios (Figura 2.42 A)
  - Conjuntivite papilar branda e hiperemia conjuntival crônica são comuns
  - Casos de longa duração podem desenvolver cicatrização e espessamento da borda palpebral, madarose, triquíase e poliose
  - Instabilidade do filme lacrimal e síndrome do olho seco são comuns
  - Ceratoconjuntivite atópica em pacientes com dermatite atópica pode estar presente
- **Sinais – blefarite seborreica**
  - Bordas palpebrais anteriores hiperemiadas e gordurosas com escamas moles e cílios grudados entre si (Figura 2.42 B)
- **Sinais – blefarite posterior** (doença das glândulas de meibomius)
  - Secreção excessiva e anormal das glândulas de meibomius que provoca o tamponamento dos orifícios glandulares com glóbulos de gordura (Figura 2.43 A)

Tabela 2.4 Resumo das características da blefarite crônica.

	Característica	Blefarite anterior		Blefarite posterior
		Estafilocócica	Seborreica	
Cílios	Depósito	Duro	Mole	
	Perda	++	+	
	Distorção ou triquíase	++	+	
Borda palpebral	Ulceração	+		
	Espessamento	+		++
Cisto	Hordéolo	++		
	Meibomiana			++
Conjuntiva	Flictênula	+		
Filme lacrimal	Formação de espuma			++
	Olho seco	+	+	++
Córnea	Erosões ponteadas	+	+	++
	Vascularização	+	+	++
	Infiltrados	+	+	++
Doença de pele geralmente associada		Dermatite atópica	Dermatite seborreica	Acne rosácea

Capítulo 2 • Pálpebras 69

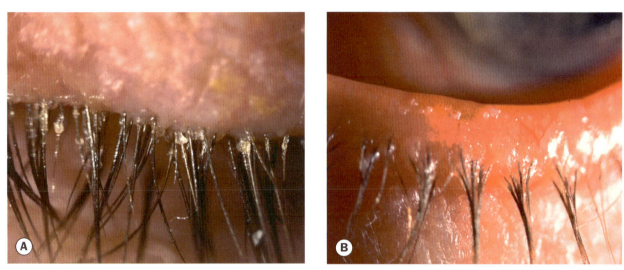

Figura 2.42 Blefarite anterior crônica. **A.** Escamas e crostas com formação de colaretes. **B.** Blefarite seborreica com margem palpebral gordurosa e cílios grudados.

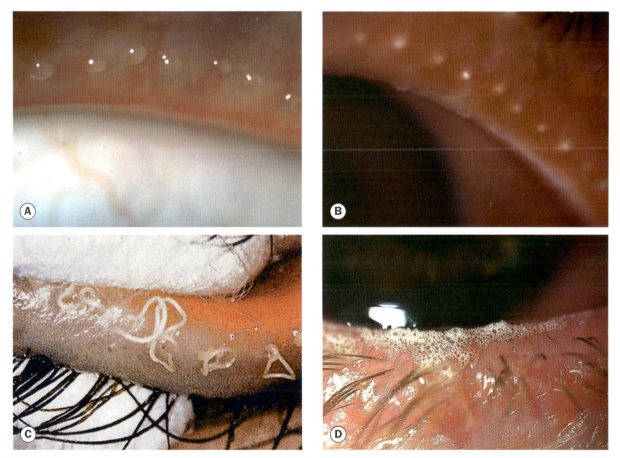

Figura 2.43 Blefarite posterior crônica. **A.** Tamponamento dos orifícios das glândulas de meibomius por glóbulos de gordura. **B.** Orifícios das glândulas de meibomius obstruídos. **C.** Expressão de material com aspecto de pasta de dente. **D.** Espuma na margem da pálpebra. (*Cortesia de J Silbert*, de Anterior Segment Complications of Contact Lens Wear, *Butterworth-Heinemann 1999 – Figura C.*)

- Ingurgitamento, retração ou obstrução dos orifícios das glândulas de meibomius (Figura 2.43 B)
- Hiperemia e telangiectasia da borda posterior da pálpebra
- A pressão na borda palpebral resulta na expulsão do líquido meibomiano, que pode ser turvo ou ter aspecto de pasta de dente (Figura 2.43 C). Nos casos graves, as secreções se tornam tão espessas a ponto de impossibilitar a expulsão
- Transiluminação da pálpebra pode demonstrar perda de tecido glandular e dilatação cística dos ductos das glândulas de meibomius

- O filme lacrimal é gorduroso, espumoso e geralmente instável, podendo haver acúmulo de espuma nas bordas das pálpebras (Figura 2.43 D) ou nos cantos internos
- **Infestação por *Demodex***: pode levar a uma descamação com aspecto de caspa cilíndrica (colaretes) ao redor da base dos cílios, embora nem sempre isso ocorra. Os ácaros podem ser observados sob ampliação de 16× com lâmpada de fenda, primeiro, abrindo-se caminho manualmente ao redor da base do cílio, e depois girando-se o cílio ou movimentando-o de um lado para o outro por 5 a 10 segundos com uma pinça fina. Se um ou mais ácaros (0,2 a 0,4 mm de comprimento) não aparecerem, deve-se epilar delicadamente o cílio. Pode-se realizar uma microscopia de varredura com lâmina dos ácaros ou dos cílios se necessário
- **Alterações secundárias**: incluem conjuntivite papilar, erosões ponteadas do epitélio da região inferior da córnea, cicatriz e vascularização corneanas, incluindo degeneração nodular de Salzmann e alterações do tipo epiteliopatia progressiva em ondas, formação de hordéolo, ceratite marginal e, ocasionalmente, ceratite bacteriana (especialmente em usuários de lente de contato) e doença flictenular.

Tratamento

Há poucas evidências que apoiem um protocolo específico de tratamento para a blefarite. Os pacientes devem ser avisados de que uma cura permanente é improvável, mas o controle dos sintomas é possível. O tratamento das blefarites anterior e posterior é semelhante para os dois tipos, especialmente por se tratar quase sempre de condições coexistentes, mas alguns tratamentos são relativamente específicos para cada tipo.

- **Higiene palpebral**: pode ser realizada 1 a 2 vezes/dia inicialmente, embora a aderência ao tratamento e a técnica sejam altamente variáveis
    - Deve-se aplicar uma compressa morna por alguns minutos para amolecer as crostas na base dos cílios
    - A limpeza das pálpebras para remoção mecânica das crostas e outros resíduos das margens palpebrais se faz com bastonetes de algodão (ou toalha de rosto limpa) embebidos em uma solução morna de xampu infantil ou bicarbonato de sódio
    - Existem gazes comercialmente produzidas, impregnadas de sabão/álcool e altamente eficazes, para a higienização das pálpebras, mas devem ser utilizadas com cautela para não induzir irritação mecânica
    - Na presença de doença substancial das glândulas de meibomius, pode-se extrair o meibum acumulado rolando o dedo anteriormente sobre a pálpebra
    - A ação putativa da higiene palpebral contra o *Demodex* se faz por prevenção da reprodução
    - A higiene das pálpebras pode ser realizada com menos frequência quando a condição estiver sob controle
- **Antibióticos**
    - Ácido fusídico sódico de uso tópico, eritromicina, bacitracina, azitromicina ou cloranfenicol são medicamentos utilizados para tratar a foliculite aguda presente na blefarite anterior e ocasionalmente usados por período prolongado. Após a higiene palpebral, aplica-se a pomada, friccionando-a na borda anterior da pálpebra com um bastonete de algodão ou com o dedo limpo

- O regime de tratamento com antibióticos orais consiste na administração de doxiciclina (50 a 100 mg 2 vezes/dia durante 1 semana, e depois, diariamente por 6 a 24 semanas), outras tetraciclinas, ou azitromicina (500 mg/dia em 3 ciclos de 3 dias com intervalos de 1 semana). Acredita-se que os antibióticos reduzem a colonização bacteriana, podendo também exercer outros efeitos, como diminuição da produção de lipase estafilocócica com tetraciclinas – que podem ser mais eficazes no tratamento da blefarite posterior –, e azitromicina, no caso da blefarite anterior. Tetraciclinas não devem ser utilizadas em crianças com menos de 12 anos e em mulheres grávidas ou que estejam amamentando, uma vez que essas substâncias se depositam nos ossos e dentes em desenvolvimento. Os pacientes devem também estar cientes da possibilidade do aumento da sensibilidade ao sol. A eritromicina de 250 mg administrada 1 ou 2 vezes/dia é uma alternativa
- **Suplementos herbais e à base de óleo de peixe**: já demonstraram benefícios substanciais em alguns casos
- **Esteroide tópico**: formulações de baixa potência, como a fluorometolona a 0,1% ou o loteprednol 4 vezes/dia durante 1 semana são eficazes em pacientes com inflamação aguda substancial, especialmente conjuntivite papilar; ocasionalmente, utiliza-se formulações com potência mais alta
- **Substitutos lacrimais**: substitutos lacrimais e outros tratamentos para olho seco normalmente são úteis para as condições associadas de insuficiência e instabilidade lacrimal
- **Óleo de árvore-do-chá**: sugerido como tratamento com base na sua provável atividade contra a infestação por *Demodex*. Veículo ideal e regime de administração não foram definidos, mas a higiene de pálpebras, sobrancelhas e pele periocular 1 vez/dia com esfoliantes a 50% e aplicação de pomada a 5% foi descrita. Permetrina tópica e ivermectina tópica (creme a 1%) ou oral (2 doses de 200 µg/kg com intervalo de 1 semana entre doses) também já foram utilizadas por alguns médicos. Higienização em alta temperatura das roupas de cama, uso de xampu de árvore-do-chá e sabonete facial e tratamento do parceiro do paciente podem ajudar a reduzir as recorrências
- **Novas terapias**: incluem administração de ciclosporina tópica, aplicação de luz pulsada e uso de dispositivos específicos para sondar, aquecer e/ou espremer as glândulas de meibomius (p. ex., Lipiflow®) no caso de blefarite posterior
- **Complicações**: são tratadas de maneira específica.

Ftiríase palpebral

O piolho-caranguejo *Phthirus pubis* é adaptado para viver nos pelos pubianos, mas também é encontrado com frequência em outras áreas do corpo cobertas por pelos, como tórax, axilas e pálpebras (ftiríase palpebral). Os sintomas consistem em irritação crônica e prurido das pálpebras, mas os piolhos são frequentemente descobertos incidentalmente. Ocorrência de conjuntivite é incomum. Os piolhos são facilmente visíveis agarrados aos cílios (Figura 2.44 A); têm seis patas, e não oito, como os carrapatos (ver a seguir). As lêndeas e suas cascas vazias têm o aspecto de pérolas ovais, amarronzadas e opalescentes, que aderem à base dos cílios (Figura 2.44 A). O tratamento consiste na remoção mecânica dos piolhos e respectivos cílios com uma pinça fina (Figura 2.44 B). Se necessário, pode-se aplicar óxido de mercúrio

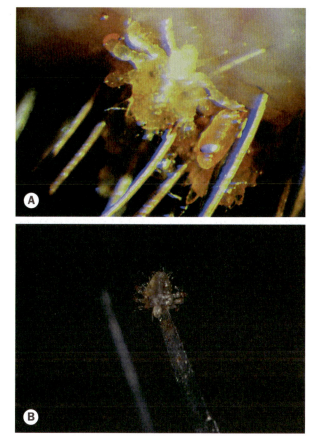

Figura 2.44 Ftiríase palpebral. **A.** Piolho agarrado aos cílios com lêndeas. **B.** Após a remoção. (*Cortesia de D Smit – Figura B.*)

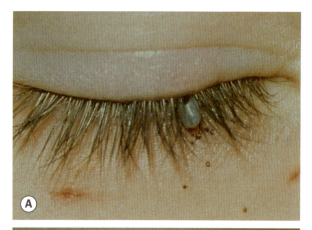

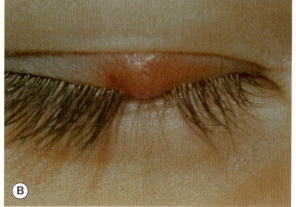

Figura 2.45 A. Carrapato africano na margem palpebral. **B.** Duas semanas após a remoção. (*Cortesia de ADN Murray.*)

amarelo tópico a 1% ou gelatina de petróleo (vaselina) aos cílios e às pálpebras 2 vezes/dia durante 10 dias. A remoção dos piolhos do paciente, dos membros da família, das vestes e das roupas de cama é importante para evitar recidivas.

Infestação palpebral por carrapatos

Carrapatos podem agarrar-se à pálpebra e devem ser removidos o mais cedo possível, a fim de minimizar o risco de contração de zoonoses transmitidas por carrapatos, como doença de Lyme, febre das Montanhas Rochosas, febre africana da picada do carrapato (Figura 2.45 A e B) ou tularemia. Se o carrapato estiver agarrado a certa distância do olho, de modo a permitir uma pulverização segura, deve-se pulverizar o carrapato 2 vezes em intervalos de 1 minuto com um repelente de insetos contendo piretrina ou piretroide. Alternativamente, pode-se aplicar um creme à base de permetrina. O efeito tóxico dessas substâncias impede a injeção de saliva pelo carrapato, que, depois de 24 horas, deve cair ou pode ser removido com uma pinça de ponta fina sob iluminação com lâmpada de fenda (os porta-agulhas de ponta romba são uma alternativa no caso de crianças pequenas que precisam ser contidas). É fundamental que o carrapato seja removido o mais próximo possível da pele, de modo a permitir a remoção da cabeça e da boca intactas, e, em seguida, seja colocado em um recipiente hermeticamente fechado para permitir a identificação, se necessário. Nas áreas em que a doença de Lyme seja endêmica, algumas autoridades sugerem uma rotina de antibioticoprofilaxia com doxiciclina após uma picada confirmada de *Ixodes scapularis*. Os pacientes devem ser aconselhados a buscar assistência médica urgente diante da manifestação de sintomas suspeitos, especialmente de eritema migratório, nas primeiras semanas subsequentes. Acredita-se que, para que haja transmissão de doença de Lyme, o carrapato deve permanecer agarrado à pele por, pelo menos, 36 horas. A febre africana da picada do carrapato é uma infecção por Rickettsia relativamente comum na África Subsaariana. A manifestação dos sintomas ocorre no espaço de 4 a 10 dias após a picada.

Blefarite angular

Infecção normalmente causada por *Moraxella lacunata* ou *S. aureus*, embora outras bactérias, e raramente o herpes simples, também tenham sido implicadas. A pele apresenta-se eritematosa, descamativa, macerada e fissurada nos cantos lateral e/ou medial de um ou de ambos os olhos (Figura 2.46). Presença de assaduras na pele palpebral decorrentes de extravasamento lacrimal, especialmente no canto lateral, pode causar um quadro clínico semelhante e também predispor à infecção. Pode ocorrer a associação de conjuntivite papilar ou folicular. O tratamento envolve uso de cloranfenicol tópico, bacitracina ou eritromicina.

Blefaroceratoconjuntivite infantil

Blefaroceratoconjuntivite infantil é uma condição mal definida que tende a ser mais grave em populações asiáticas e do Oriente Médio.

A manifestação se dá normalmente por volta dos 6 anos de idade, com recorrentes episódios de blefarite anterior ou posterior eventualmente associada a hordéolos e calázios recorrentes. O ato constante de esfregar os olhos e a fotofobia podem levar a um diagnóstico errôneo de doença ocular alérgica. Hiperemia difusa, presença de flictenas bulbares e hiperplasia folicular ou papilar são algumas das alterações na conjuntiva.

A córnea apresenta alterações como ceratopatia ponteada superficial, ceratite marginal, vascularização periférica e *haze* (opacidade) subepitelial axial. O tratamento consiste na higiene palpebral e na aplicação de pomadas antibióticas tópicas antes de dormir. Pode-se utilizar também uma baixa dosagem de esteroides tópicos (prednisolona a 0,1% ou fluorometolona a 0,1%) e xarope de eritromicina, 125 mg/dia durante 4 a 6 semanas

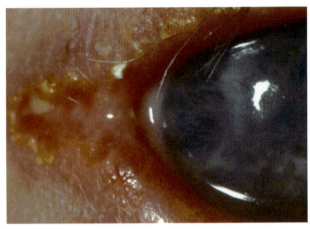

Figura 2.46 Blefarite angular. (*Cortesia de S Tuft.*)

PTOSE

Classificação

Ptose é a posição anormalmente baixa da pálpebra superior, a qual pode ser de natureza congênita ou adquirida.

- **Ptose neurogênica**: causada por defeito inervacional, como paralisia do III nervo e síndrome de Horner (ver Capítulo 19; Figura 2.47 A)
- **Ptose miogênica**: causada por uma miopatia do próprio músculo levantador da pálpebra, ou por comprometimento na transmissão de impulsos ao nível da junção neuromuscular (neuromiopática). Ptose miogênica adquirida ocorre na presença de miastenia gravis, distrofia miotônica e oftalmoplegia externa progressiva (ver Capítulo 19; Figura 2.47 B)
- **Ptose aponeurótica ou involucional**: causada por defeito na aponeurose do músculo levantador da pálpebra (Figura 2.47 C)
- **Ptose mecânica**: causada pelo efeito gravitacional de uma massa ou por cicatriz (Figura 2.47 D).

Avaliação clínica

Geral

A idade de manifestação da ptose e a duração normalmente distingue os casos de condição congênita daqueles de condição adquirida. Se o histórico for ambíguo, fotografias antigas podem ajudar. É importante também indagar sobre sintomas de possível doença sistêmica de base, como diplopia associada, variabilidade da ptose durante o dia e cansaço excessivo.

Pseudoptose

Uma falsa impressão de ptose pode ser causada pelos seguintes fatores:
- **Falta de sustentação das pálpebras pelo globo ocular**: pode ser atribuída a um déficit de volume orbital associado à prótese ocular (Figura 2.48 A), microftalmia, *phthisis bulbi* ou enoftalmia
- **Retração da pálpebra contralateral**: detectada pela comparação dos níveis das pálpebras superiores, lembrando que a margem da pálpebra superior normalmente cobre 2 mm da parte superior da córnea (Figura 2.48 B)
- **Hipotropia ipsilatera**: causa pseudoptose porque a pálpebra superior acompanha o movimento do globo ocular para baixo (Figura 2.48 C). A condição desaparece quando o olho hipotrópico assume a fixação ao se cobrir o olho normal

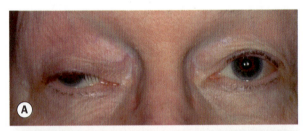
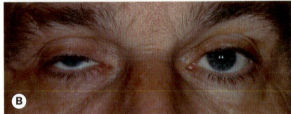
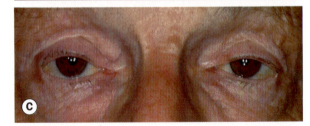
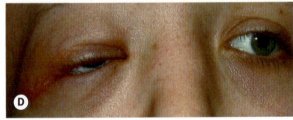

Figura 2.47 Causas de ptose. **A.** Neurogênica (paralisia do III nervo). **B.** Miogênica. **C.** Aponeurótica. **D.** Mecânica (neurofibroma).

- **Ptose do supercílio**: decorrente do excesso de pele no supercílio, ou de paralisia do VII nervo, é diagnosticada elevando-se manualmente o supercílio (Figura 2.48 D)
- **Dermatocálaze**: o excesso de pele nas pálpebras superiores (Figura 2.49) se confunde com ptose, mas pode também causar ptose mecânica.

Capítulo 2 • Pálpebras 73

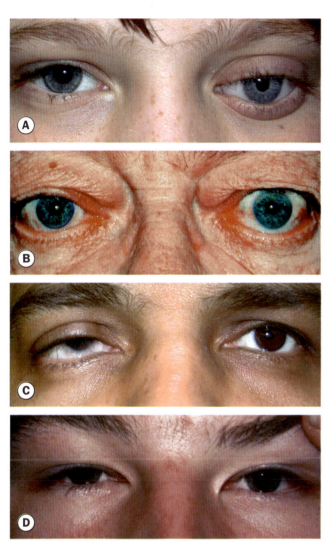

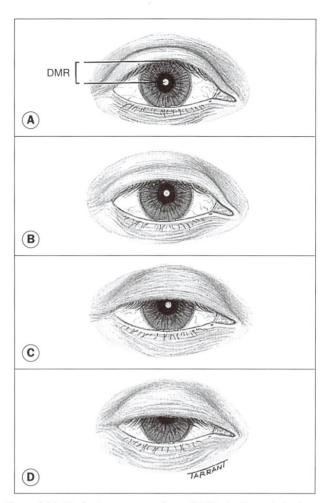

Figura 2.50 Distância margem-reflexo (DMR). **A.** Normal. **B.** Ptose branda. **C.** Ptose moderada. **D.** Ptose grave.

Figura 2.48 Causas de pseudoptose. **A.** Olho artificial à esquerda. **B.** Retração palpebral contralateral. **C.** Hipotropia ipsilateral que desaparece ao se cobrir o olho normal esquerdo. **D.** Ptose bilateral de supercílio. (*Cortesia de S Webber – Figura D.*)

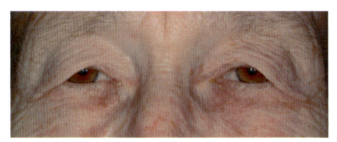

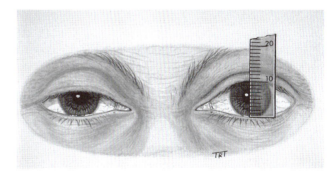

Figura 2.51 Medida da altura da fenda palpebral.

Figura 2.49 Dermatocálaze acentuada e ptose do supercílio.

Medidas

- **Distância margem-reflexo**: distância entre a margem da pálpebra superior e o reflexo corneano de uma lanterna segurada pelo examinador, para a qual o paciente olha diretamente (Figura 2.50). A medida normal é de 4 a 5 mm
- **Altura da fenda palpebral**: distância entre as margens das pálpebras superior e inferior, medida no plano da pupila (Figura 2.51).

A margem da pálpebra superior normalmente está a cerca de 2 mm abaixo do limbo superior, e a da pálpebra inferior, a 1 mm acima do limbo inferior. Essa medida é menor em homens (7 a 10 mm) do que em mulheres (8 a 12 mm). A ptose unilateral pode ser quantificada pela comparação com o lado contralateral. A ptose pode ser graduada como branda (até 2 mm), moderada (3 mm) e grave (4 mm ou mais)

- **Função do músculo levantador da pálpebra** (excursão da pálpebra superior): é medida firmando-se o polegar contra a fronte do paciente para anular a ação do músculo frontal, com o paciente

olhando para baixo (Figura 2.52 A). O paciente, então, olha para cima o máximo possível e a amplitude da excursão é medida com uma régua (Figura 2.52 B). A função do músculo levantador da pálpebra é graduada como normal (15 mm ou mais), boa (12 a 14 mm), regular (5 a 11 mm) e insatisfatória (4 mm ou menos)
- **Prega da pálpebra superior**: distância vertical entre a margem palpebral e a prega palpebral no olhar para baixo. Nas mulheres, mede cerca de 10 mm, e nos homens, 8 mm. Ausência da prega em pacientes com ptose congênita constitui evidência de deficiência da função do músculo levantador da pálpebra, enquanto uma prega alta sugere a existência de defeito aponeurótico (normalmente involucional). A prega palpebral é também usada como guia para a incisão inicial em alguns procedimentos cirúrgicos
- **Exposição pré-tarsal**: distância entre a margem palpebral e a dobra de pele com os olhos em posição primária.

Sinais associados
- **Pupilas** devem ser examinadas para que se exclua a hipótese de síndrome de Horner e uma sutil paralisia do III nervo envolvendo a pupila – o segundo caso, é uma manifestação clínica aguda improvável (ver Capítulo 19)

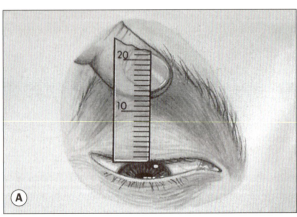

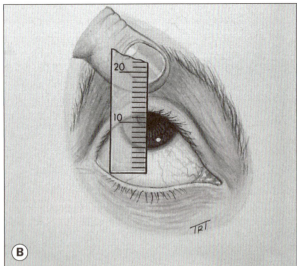

Figura 2.52 Medida da função do músculo levantador da pálpebra. **A.** Firma-se o polegar contra a fronte para anular a ação do músculo frontal e pede-se ao paciente que olhe para baixo. **B.** Em seguida, o paciente olha o máximo possível para cima e a amplitude da excursão é medida com uma régua.

- **Aumento da inervação** pode ser enviado para o músculo levantador na presença de uma ptose unilateral, especialmente durante o movimento de olhar para cima. O estímulo aumentado associado ao músculo levantador normal contralateral resultará na retração da pálpebra. O examinador deve, então, elevar manualmente a pálpebra com ptose e observar a possível queda da pálpebra oposta. Se isso ocorrer, o paciente deve ser alertado para o fato de que uma correção cirúrgica poderá induzir ao caimento da pálpebra oposta
- **Fatigabilidade** é testada pedindo-se ao paciente que olhe para cima sem piscar por 30 a 60 segundos. Queda progressiva de uma ou de ambas as pálpebras, ou incapacidade de manter a supraversão, sugere presença de miastenia gravis (ver Capítulo 19). A ptose miastênica pode apresentar uma abertura excessiva da pálpebra superior na mudança da infraversão para a posição primária (sinal involuntário de Cogan) e um "salto" no olhar lateral
- **Defeitos de motilidade ocular**, particularmente do músculo reto superior, devem ser avaliados em pacientes com ptose congênita. A correção de uma hipotropia ipsilateral pode melhorar o grau de ptose. Devem-se identificar quaisquer déficits compatíveis com uma paresia sutil ou parcial do III nervo
- **Síndrome de Marcus Gunn** ("mastigar-piscar"): identifica-se pedindo ao paciente que mastigue e movimente a mandíbula de um lado para o outro (ver a seguir)
- **Fenômeno de Bell** é testado segurando-se manualmente as pálpebras de modo a mantê-las abertas, pede-se ao paciente que tente fechar os olhos e observa-se a rotação do globo ocular para cima e para fora (ver Figura 2.66 A, mais adiante). Fenômeno de Bell de baixa intensidade apresenta risco variável de ceratopatia de exposição pós-operatória, especialmente após grandes ressecções ou procedimentos de suspensão
- O **filme lacrimal** deve ser inspecionado – um volume pequeno ou instável pode ser agravado pela cirurgia de ptose e, na medida do possível, deve ser tratado antes da cirurgia.

Ptose congênita simples

Diagnóstico
Ptose congênita é provavelmente resultante de falha de migração ou desenvolvimento neuronal com consequentes sequelas musculares. Uma minoria de pacientes tem histórico familiar.
- **Sinais**
  - Ptose unilateral ou bilateral de gravidade variável (Figura 2.53 A e B)
  - Ausência de prega na pálpebra superior e função insatisfatória do músculo levantador da pálpebra (Figura 2.53 C a F)
  - Na infraversão, a pálpebra ptótica permanece mais alta do que o normal em razão do relaxamento insuficiente do músculo levantador, diferentemente da ptose adquirida, na qual a pálpebra afetada mantém-se no mesmo nível ou em um nível mais baixo do que a pálpebra normal na infraversão
  - Após correção cirúrgica, o atraso palpebral na infraversão pode piorar
- **Associações**
  - O enfraquecimento do músculo reto superior pode ser decorrente de sua estreita relação embriológica com o músculo levantador
  - Elevação compensatória do queixo nos casos bilaterais graves

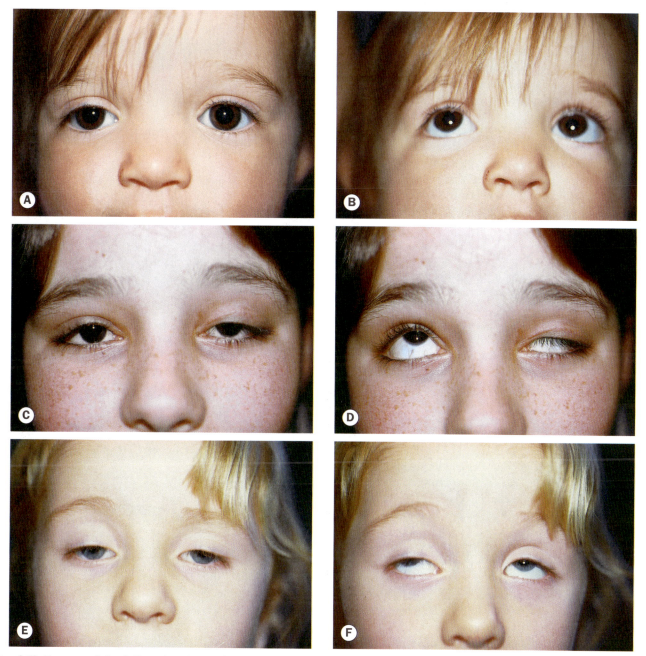

Figura 2.53 Ptose congênita. **A.** Ptose branda da pálpebra direita. **B.** Boa função do músculo levantador da pálpebra. **C.** Ptose grave com ausência de prega cutânea. **D.** Função insatisfatória do músculo levantador da pálpebra. **E.** Ptose bilateral grave. **F.** Função insatisfatória do músculo levantador da pálpebra.

- Erros de refração são comuns e, com mais frequência do que a própria ptose, responsáveis pela ocorrência de ambliopia.

Tratamento

O tratamento deve ser realizado enquanto a criança está na fase pré-escolar, quando se pode obter maior acurácia nas medidas, mas pode ser considerado mais cedo nos casos graves, a fim de evitar a ambliopia. Normalmente, é necessário que se faça a ressecção do músculo levantador da pálpebra (ver a seguir).

DICA Fenômeno de Bell de baixa intensidade pode resultar em ceratopatia de exposição após cirurgia de ptose.

Síndrome de Marcus Gunn

Introdução

Cerca de 5% dos casos de ptose congênita estão associados ao fenômeno de "mastigar-piscar" de Marcus Gunn. A maioria é unilateral. Embora a etiologia exata não seja clara, já foi sugerido haver um mau direcionamento de um ramo da divisão mandibular do V nervo craniano para o músculo levantador da pálpebra.

Diagnóstico

- **Sinais**
  - Retração da pálpebra ptótica concomitantemente com a estimulação dos músculos pterigoides ipsilaterais por mastigação,

sucção, abertura da boca (Figura 2.54) ou movimento contralateral da mandíbula
- Estímulos menos comuns para o piscar são protrusão da mandíbula e atos de sorrir, engolir e cerrar os dentes
- A síndrome não melhora com o passar dos anos, embora alguns pacientes aprendam a disfarçá-la.

Tratamento

Cirurgia deve ser levada em consideração se ptose ou movimento "mastigar-piscar" representar um problema funcional ou estético significativo
- **Casos brandos**: casos de função razoável de 5 mm ou mais do músculo levantador da pálpebra e pouco movimento sincinético podem ser tratados com avanço unilateral do músculo levantador
- **Casos moderados**: pode-se executar a desinserção unilateral do músculo levantador para tratar o componente sincinético do piscar com a suspensão ao frontal ipsilateral, de modo que a elevação palpebral se faça exclusivamente pela elevação do músculo frontal
- **Cirurgia bilateral**: desinserção bilateral do músculo levantador da pálpebra com suspensão frontal bilateral pode ser realizada a fim de produzir resultado simétrico.

Síndromes de mau direcionamento do III nervo

Síndromes de mau direcionamento do III nervo podem ser congênitas, mas decorrem com mais frequência após paralisia do III nervo. Movimentos bizarros da pálpebra superior acompanham diversos movimentos dos olhos (Figura 2.55). Há possibilidade de ocorrência de ptose após regeneração aberrante do nervo facial. O tratamento se faz pela desinserção do músculo levantador e suspensão ao frontal.

Ptose involucional

Ptose involucional (aponeurótica) é uma condição relacionada à idade causada por deiscência, desinserção ou estiramento da aponeurose do músculo levantador da pálpebra, restringindo a transmissão de força de um músculo levantador normal para a pálpebra superior. Em decorrência de fadiga do músculo de Müller, a condição geralmente piora ao final do dia, podendo eventualmente ser confundida com ptose miastênica. Existe uma ptose variável, normalmente bilateral, com uma prega alta da pálpebra superior e boa função do músculo levantador. Em casos graves, a prega da pálpebra superior pode estar ausente, a pálpebra acima da placa tarsal é muito fina e o sulco superior é profundo (Figura 2.56). Opções de tratamento incluem ressecção do músculo levantador, avanço com reinserção ou reparo do músculo levantador por via anterior.

> **DICA** Ptose involucional pode ser confundida com miastenia gravis ocular por piorar ao final do dia.

Ptose mecânica

Ptose mecânica é resultante da mobilidade prejudicada da pálpebra superior, podendo ser causada por dermatocálaze, tumores grandes

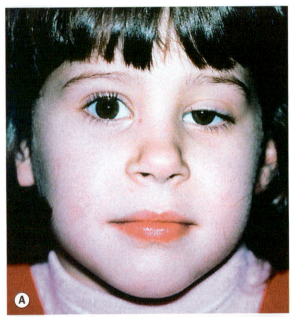
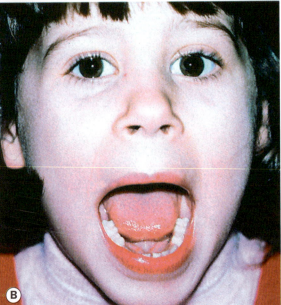

Figura 2.54 Síndrome de Marcus Gunn ("mastigar-piscar"). **A.** Ptose moderada da pálpebra esquerda. **B.** Retração da pálpebra ao abrir a boca.

(como um neurofibroma), tecido cicatricial denso, edema grave e lesões da porção anterior da órbita.

Cirurgia

Anatomia

- **Aponeurose do músculo levantador da pálpebra** funde-se ao septo orbitário cerca de 4 mm acima da borda superior da placa tarsal (Figura 2.57). Suas fibras posteriores inserem-se no terço inferior da superfície anterior da placa tarsal. Os cornos medial e lateral são expansões que agem como ligamentos de freio Cirurgicamente, é possível abordar a aponeurose através da pele ou da conjuntiva
- **Pálpebras dos asiáticos**: a principal diferença na aparência da pálpebra superior é a presença de uma prega cutânea baixa ou ausente

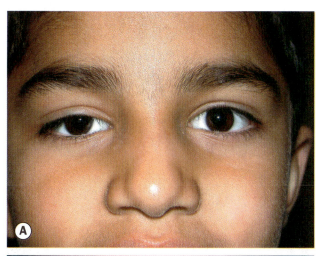

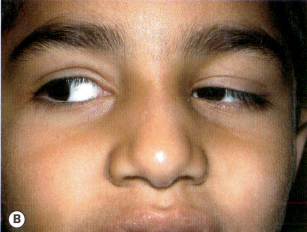

Figura 2.55 Redirecionamento do III nervo. **A.** Ptose moderada da pálpebra direita. **B.** Retração da pálpebra direita à dextroversão. (*Cortesia de A Pearson.*)

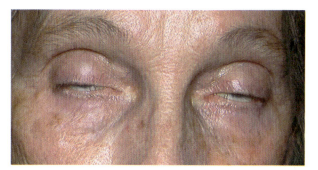

Figura 2.56 Ptose involucional bilateral grave com ausência de pregas cutâneas e sulcos profundos.

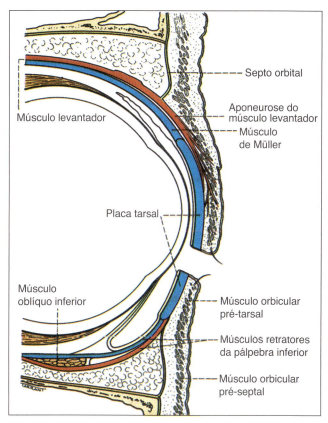

Figura 2.57 Anatomia da pálpebra.

em cerca de 50% dos asiáticos devido à baixa inserção da aponeurose do músculo levantador, próximo aos cílios. A inserção do septo na aponeurose também é mais baixa. Presença de uma prega no canto medial pode causar ptose dos cílios (Figura 2.58)
- **Músculo de Müller** está inserido na borda superior da placa tarsal e pode ser abordado por via transconjuntival
- **Aponeurose tarsal inferior** consiste na expansão capsulopalpebral do músculo reto inferior e é análoga à aponeurose do músculo levantador da pálpebra
- **Músculo tarsal inferior** é análogo ao músculo de Müller.

Conjuntivo-müllerectomia

Envolve a excisão do músculo de Müller e da conjuntiva subjacente (Figura 2.59 A) com refixação das bordas ressecadas (Figura 2.59 B). A elevação máxima alcançável é de 2 a 3 mm, daí o procedimento ser utilizado em casos de ptose branda com boa função do músculo levantador (pelo menos 10 mm), o que inclui a maioria dos casos de síndrome de Horner e ptose congênita branda.

Avanço do músculo levantador (ressecção)

Nessa técnica, o complexo do músculo levantador é encurtado por meio de abordagem anterior – pele (Figura 2.60) – ou posterior – conjuntiva.

O procedimento é indicado no caso de ptose de qualquer causa, desde que a função residual do músculo levantador seja de, pelo menos, 5 mm. A extensão da ressecção é determinada pela gravidade da ptose e o grau de função do músculo levantador. A previsibilidade da correção da altura é a mesma, seja utilizando abordagem anterior ou posterior. Entretanto, a vantagem de uma abordagem posterior é a previsibilidade do contorno palpebral.

Suspensão ao frontal

A suspensão ao frontal é utilizada para a correção de ptose grave (> 4 mm) com uma função muito baixa do músculo levantador (< 4 mm) por diversas causas. Entre as indicações mais comuns estão a presença de ptose associada à paralisia do III nervo, síndrome de blefarofimose e após resultado insatisfatório de uma

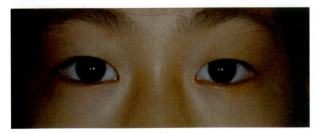

Figura 2.58 Aparência da pálpebra em uma criança asiática.

ressecção prévia do músculo levantador. A placa tarsal é suspensa do músculo frontal com um implante suspensor produzido com fáscia lata autóloga (Figura 2.61) ou material não absorvível, como polipropileno ou silicone.

ECTRÓPIO

Ectrópio involucional

Introdução

O ectrópio involucional (senil) afeta a pálpebra inferior de pacientes idosos. A condição causa epífora (extravasamento lacrimal), podendo exacerbar a doença ocular superficial. A aparência avermelhada da conjuntiva exposta não é estética e, em casos de longa duração, a conjuntiva pode tornar-se cronicamente inflamada, espessada e queratinizada (Figura 2.62). Os fatores etiológicos incluem:

- **Flacidez horizontal da pálpebra** pode ser demonstrada puxando-se a porção central da pálpebra a 8 mm ou mais do globo ocular, com dificuldade para retornar à sua posição normal de repouso sem o paciente ter que piscar
- **Flacidez do tendão cantal lateral** caracteriza-se por uma aparência arredondada do canto lateral e pela capacidade de puxar a pálpebra inferior medialmente mais de 2 mm
- **Flacidez do tendão cantal medial** é demonstrada puxando-se a pálpebra inferior lateralmente e observando-se a posição do ponto lacrimal inferior. Se a pálpebra estiver normal, o ponto lacrimal não deverá se deslocar mais de 1 a 2 mm. Se a flacidez for branda, o ponto alcançará o limbo e, se for grave, o ponto poderá alcançar a pupila.

Tratamento

O método de reparo depende da causa subjacente e da localização predominante do ectrópio.

- **Ectrópio generalizado** é tratado com o reparo da flacidez horizontal da pálpebra, o que é possível com um procedimento de aplicação de faixa de retalho tarsal lateral (*lateral tarsal strip*) em que o tendão cantal mais baixo é encurtado e refixado à margem orbital lateral (Figura 2.63). Esse procedimento é particularmente útil se o canto lateral se apresentar arredondado e flácido, com extravasamento lacrimal associado. A excisão de um pentágono conjuntival (Figura 2.64) é uma alternativa a ser considerada para a excisão de uma área de cílios mau direcionados ou de conjuntiva queratinizada
- **Ectrópio medial,** se brando pode ser tratado com uma excisão tarsoconjuntival em diamante (fuso medial), geralmente combinada a uma técnica de aplicação de faixa de retalho tarsal ou de suporte cantal lateral (ver "Tratamento"), ou com uma excisão pentagonal, dada a frequente coexistência de significativa flacidez horizontal

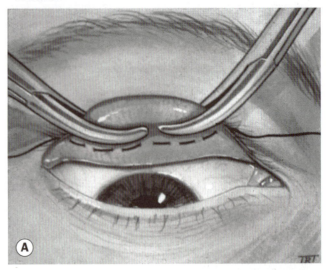

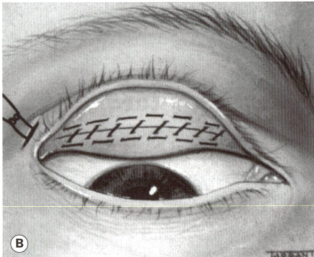

Figura 2.59 Conjuntivo-müllerectomia. **A.** Clampeamento da conjuntiva e do músculo de Müller. **B.** Aparência após excisão e sutura.

- **Flacidez do tendão cantão medial**, se marcante, requer a estabilização antes do encurtamento horizontal para evitar a tração excessiva do ponto lacrimal lateralmente
- **Ectrópio do ponto lacrimal sem um envolvimento mais extenso da pálpebra** encontra-se descrito no Capítulo 3.

Ectrópio cicatricial

O ectrópio cicatricial é causado por cicatriz ou contratura da pele e dos tecidos subjacentes, afastando a pálpebra do globo ocular (Figura 2.65). Se a pele for empurrada sobre a margem orbital com o dedo, o ectrópio será atenuado. Dependendo da causa, ambas as pálpebras podem ser envolvidas, e o defeito pode ser local (p. ex., trauma) ou geral (p. ex., queimaduras, dermatite, ictiose). Casos brandos e localizados são tratados por excisão do tecido cicatricial combinada a um procedimento que alongue verticalmente a pele deficiente, como uma zetaplastia. Casos generalizados e graves necessitam de transposição de retalhos ou enxertos de pele livre. Fontes de enxertos de pele incluem pálpebras superiores e regiões retroauricular, pré-auricular e supraclavicular.

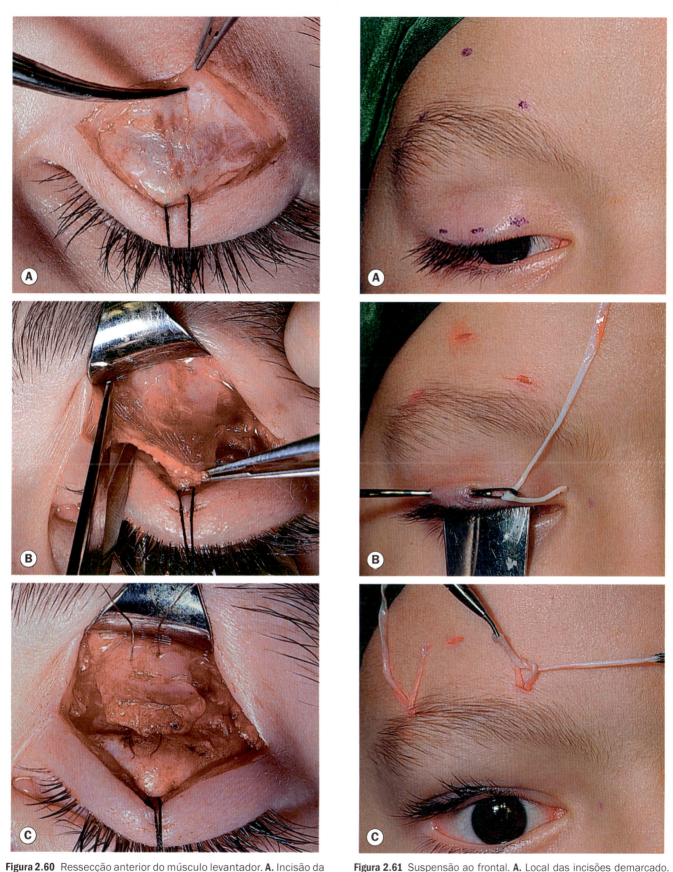

Figura 2.60 Ressecção anterior do músculo levantador. **A.** Incisão da pele. **B.** Dissecção e ressecção da aponeurose do músculo levantador. **C.** Refixação do músculo levantador à placa tarsal. (*Cortesia de AG Tyers e JRO Collin, de* Colour Atlas of Ophthalmic Plastic Surgery, *Butterworth-Heinemann 2001.*)

Figura 2.61 Suspensão ao frontal. **A.** Local das incisões demarcado. **B.** Colocação das faixas de *fáscia lata*. **C.** Apertando e amarrando as faixas. (*Cortesia de AG Tyers e JRO Collin, de* Colour Atlas of Ophthalmic Plastic Surgery, *Butterworth-Heinemann 2001.*)

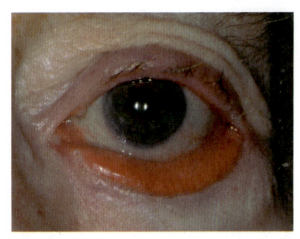

Figura 2.62 Ectrópio involucional grave de longa duração com queratinização da conjuntiva marginal. (*Cortesia de C Barry.*)

Ectrópio paralítico/paralisia do nervo facial

Introdução

Ectrópio paralítico é causado por paralisia ipsilateral do nervo facial (Figura 2.66 A), e está associado à retração das pálpebras superiores e inferiores e ptose do supercílio; esta última pode simular diminuição da fenda palpebral.

Possíveis complicações incluem ceratopatia de exposição causada por lagoftalmia e epífora causada pelo mau posicionamento do ponto lacrimal inferior, falência do mecanismo de bomba lacrimal e aumento da produção de lágrima resultante da exposição corneana.

Tratamento

- **Temporário**: podem-se instituir medidas de proteção da córnea antes da recuperação espontânea da função do nervo facial
  - Lubrificação com lágrimas artificiais de alta viscosidade durante o dia com instilação de pomada e fechamento das pálpebras durante o sono são medidas adequadas nos casos brandos
  - Injeção de toxina botulínica no músculo levantador para induzir uma ptose temporária
  - Tarsorrafia temporária pode ser um procedimento necessário, particularmente em pacientes com fenômeno de Bell deficiente, quando a córnea permanece exposta no momento em que o paciente tente piscar. Faces laterais das pálpebras superior e inferior são suturadas uma à outra
- **Tratamento definitivo**: deve ser considerado quando há dano irreversível do nervo facial, como pode ocorrer após a remoção de um neuroma do acústico ou se não houver melhora da paralisia de Bell no intervalo de 6 a 12 meses
  - Cantoplastia medial pode ser realizada se o tendão cantal medial estiver intacto. Pálpebras são suturadas uma à outra, medialmente aos pontos lacrimais (Figura 2.67 A), de modo que os pontos fiquem invertidos e a fissura entre o canto interno e os pontos seja encurtada
  - É possível utilizar um suporte do canto lateral ou uma faixa de retalho tarsal para corrigir o ectrópio residual e elevar o canto lateral (Figura 2.67 B)
  - Rebaixamento da pálpebra superior por desinserção do músculo levantador
  - Em pacientes com lagoftalmia, podem-se implantar pesos de ouro ou platina na pálpebra superior. Pesos de platina são preferíveis por serem menos volumosos do que os de ouro, oferecem melhor contorno palpebral e apresentarem menor probabilidade de cirurgia revisional a longo prazo (ver Figura 2.66 B)
  - Pequena tarsorrafia lateral normalmente é aceitável do ponto de vista estético.

Ectrópio mecânico

Ectrópio mecânico é causado por tumores localizados na margem ou próximo à margem palpebral e que evertem mecanicamente a pálpebra. O tratamento consiste em remover a causa, se possível, e corrigir a flacidez horizontal da pálpebra, quando significativa.

ENTRÓPIO

Entrópio involucional

Introdução

Entrópio involucional (senil) afeta principalmente a pálpebra inferior. O constante atrito dos cílios com a córnea no entrópio de longa duração (pseudotriquíase; Figura 2.68 A) pode causar irritação, erosões ponteadas do epitélio corneano e, em casos graves, formação de pannus e ulceração. Os fatores etiológicos incluem:

- **Flacidez horizontal da pálpebra**: causada pelo estiramento dos tendões cantais e da placa tarsal
- **Instabilidade vertical da pálpebra**: causada por atenuação, deiscência ou desinserção dos retratores da pálpebra inferior. O enfraquecimento desses músculos é reconhecido na excursão reduzida da pálpebra inferior na infraversão
- **Cavalgamento do orbicular pré-septal sobre o pré-tarsal**: durante o fechamento da pálpebra, tende a mover a borda inferior da placa tarsal anteriormente, para longe do globo ocular, e a borda superior em direção ao globo ocular, virando, desse modo, a pálpebra para dentro (Figura 2.68 B)
- **Flacidez do septo orbital** com prolapso da gordura orbital para o interior da pálpebra inferior.

Tratamento

A proteção temporária deve durar o menor tempo possível e o tratamento se faz com lubrificantes, fita adesiva, lentes de contato terapêuticas e denervação química do orbicular com injeção de toxina botulínica. O tratamento cirúrgico visa à correção dos seguintes problemas subjacentes:

- **Cavalgamento e desinserção**
  - Suturas transversas de eversão previnem o cavalgamento do músculo orbicular pré-septal e a inserção é rápida e fácil (Figura 2.69), permitindo uma correção que normalmente dura meses e pode ser utilizada em circunstâncias em que um procedimento mais complexo provavelmente não seria tolerado (p. ex., paciente confuso)
  - Técnica de Wies permite uma correção duradoura. O procedimento consiste na separação de toda a espessura horizontal da pálpebra e a inserção de suturas eversoras (Figura 2.70). A cicatriz cria uma barreira entre os orbiculares pré-septal e pré-tarsal, e a sutura eversora transfere, com relativa eficácia,

Capítulo 2 • Pálpebras 81

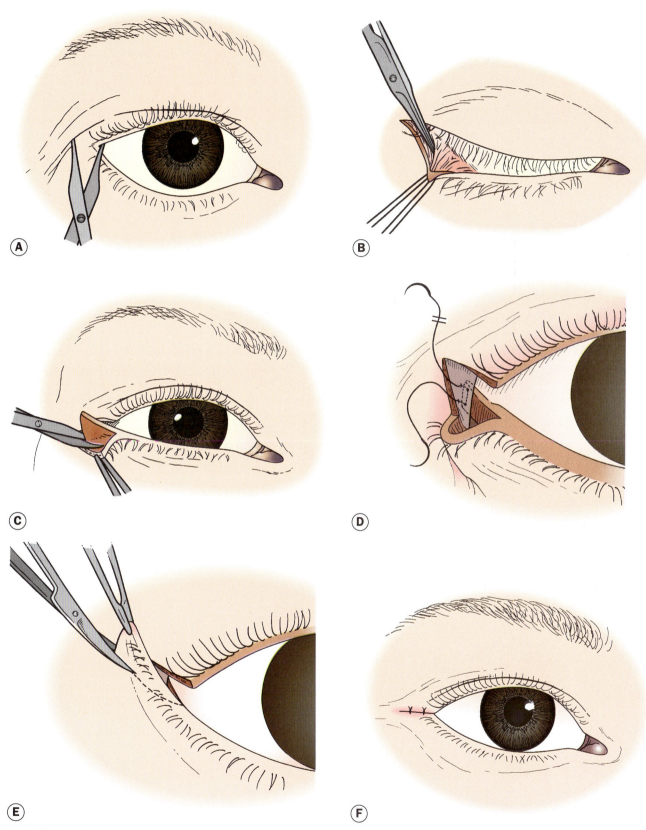

Figura 2.63 Procedimento de reparo com faixa de retalho tarsal lateral. **A.** Cantotomia lateral. **B.** Cantólise – a extremidade do tendão cantal lateral é separada da rima orbital inferior. **C.** Lamelas das pálpebras superior e inferior divididas, e uma "faixa" de tendão/da face lateral da placa tarsal é dissecada. **D.** Faixa de retalho encurtada e reafixada à face interna do periósteo da rima orbital com fio de sutura 4.0 absorvível. **E.** Excesso de margem palpebral aparado. **F.** Incisão da pele (cantotomia) fechada. (*Cortesia de JA Nerad, de* Techniques in Ophthalmic Plastic Surgery, *Saunders 2010.*)

82 Kanski Oftalmologia Clínica

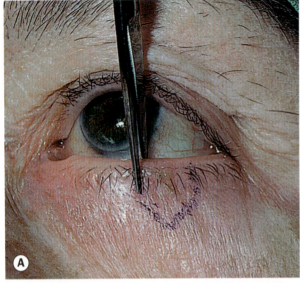
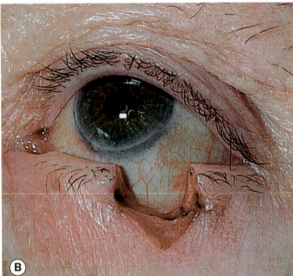
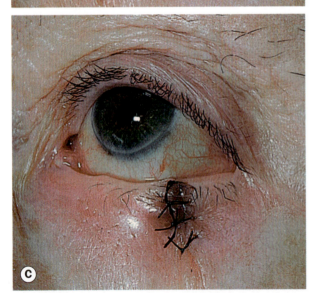

Figura 2.64 Encurtamento horizontal da pálpebra para a correção de ectrópio. **A.** Demarcação. **B.** Excisão de um pentágono. **C.** Fechamento. (*Cortesia de AG Tyers e JRO Collin, de* Colour Atlas of Ophthalmic Plastic Surgery, *Butterworth-Heinemann 2001.*)

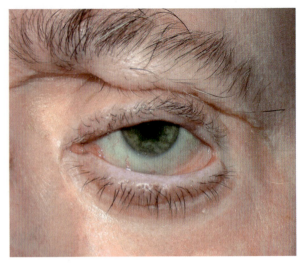

Figura 2.65 Ectrópio cicatricial. *(Cortesia de A Pearson.)*

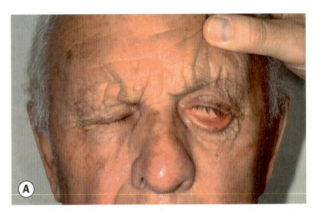
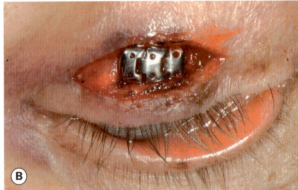

Figura 2.66 A. Paralisia facial esquerda e ectrópio paralítico grave mostrando deficiência de função do músculo frontal. **B.** Peso de platina usado para corrigir lagoftalmia no mesmo paciente. (*Cortesia de JH Norris.*)

a tração dos retratores da pálpebra inferior da placa tarsal para a pele e o músculo orbicular

○ A reinserção dos retratores da pálpebra inferior (Figura 2.71) envolve exposição direta e avanço dos retratores, em contrapartida à abordagem menos precisa utilizada no procedimento de Wies. Incisão da pele subciliar e seu reparo também criam uma barreira ao cavalgamento do músculo orbicular préseptal. O procedimento pode ser realizado como tratamento primário, mas geralmente é reservado para casos de recorrência

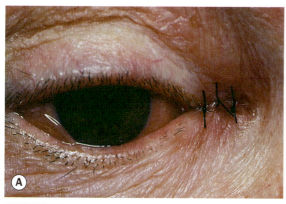
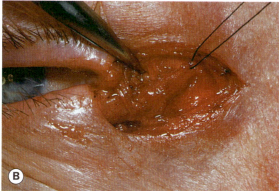

Figura 2.67 Tratamento permanente de ectrópio paralítico. **A.** Cantoplastia medial. **B.** Suporte cantal lateral – tendão cantal remodelado a partir da pálpebra inferior é inserido através de um orifício no tendão da pálpebra superior. (*Cortesia de AG Tyers e JRO Collin, de* Colour Atlas of Ophthalmic Plastic Surgery, *Butterworth-Heinemann 2001.*)

○ **Flacidez horizontal da pálpebra** costuma ser uma condição presente e pode ser corrigida com um suporte cantal lateral (faixa de retalho tarsal; ver Figura 2.63) ou, com menos frequência, com uma excisão pentagonal em cunha de espessura total (ver Figura 2.64). A sutura serve também para reter a pálpebra em aposição contra o globo ocular, prevenindo a sobrecorreção.

Entrópio cicatricial

A cicatrização da conjuntiva tarsal é capaz de tracionar a margem da pálpebra superior ou inferior em direção ao globo ocular. As causas incluem conjuntivite cicatricial, tracoma, trauma e queimaduras químicas. As medidas temporárias são semelhantes àquelas descritas para o entrópio involucional. O tratamento cirúrgico definitivo de casos brandos se faz por fratura tarsal (tarsotomia transversa) com rotação anterior da margem palpebral, como para o entrópio marginal da pálpebra inferior. O tratamento de casos graves é difícil e visa à substituição da conjuntiva deficiente ou queratinizada e da do tarso cicatrizado e retraído por enxertos compostos.

ALTERAÇÕES ADQUIRIDAS DIVERSAS

Varizes

Varizes das pálpebras são lesões comuns capazes de serem confundidas com nevo ou hemangioma. Em geral, são lesões isoladas, mas podem estar associadas ao comprometimento orbital (ver Capítulo 4). Apresentam-se como lesões subcutâneas compressíveis (exceto se trombosadas) vermelho-escuras ou púrpuras (Figura 2.72 A), que em alguns casos tornam-se aparentes somente com a manobra de Valsalva (Figura 2.72 B e C). Dos pontos de vista clínico e histológico, são semelhantes a um linfangioma. Pode-se executar uma excisão simples por motivos diagnósticos ou estéticos, devendo-se ter em mente durante a cirurgia a possibilidade de comunicação orbital.

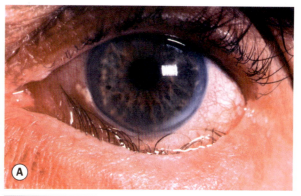
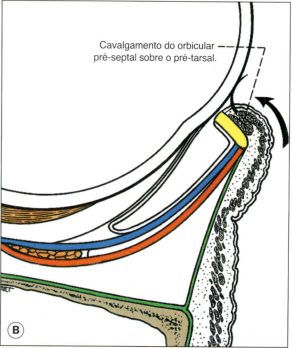

Figura 2.68 A. Entrópio involucional e pseudotriquíase. **B.** Cavalgamento do orbicular pré-septal sobre o pré-tarsal.

Dermatocálaze

Descrita na seção sobre pseudoptose (apresentada anteriormente) e blefaroplastia da pálpebra superior (apresentada a seguir).

Síndrome da pálpebra frouxa

Introdução

Síndrome da pálpebra frouxa (ou síndrome da frouxidão palpebral) é uma condição unilateral ou bilateral incomum, em geral subestimada

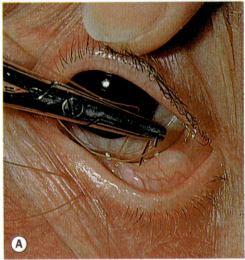
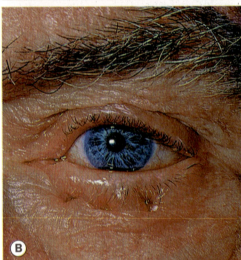
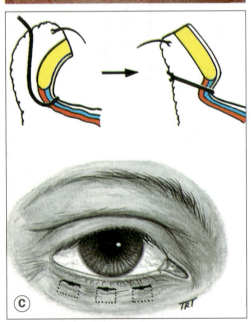

Figura 2.69 Suturas de eversão palpebral para correção de entrópio. **A.** Três suturas duplas são inseridas como mostra a figura. **B.** As suturas são amarradas. **C.** Desenho esquemático. (*Cortesia de AG Tyers e JRO Collin, de Colour Atlas of Ophthalmic Plastic Surgery, Butterworth-Heinemann 2001.*)

como causa de sintomas persistentes da superfície ocular. Em geral, a síndrome afeta homens de meia-idade, obesos, que dormem com uma ou ambas as pálpebras contra o travesseiro, o que resulta na eversão da pálpebra, afastando-a do globo ocular. A consequente exposição noturna e o mau contato da pálpebra com o globo ocular, geralmente exacerbados por outras anormalidades da superfície ocular, como olho seco e blefarite, resultam em ceratoconjuntivite crônica. A apneia obstrutiva do sono (SAOS) está intimamente relacionada com morbidades significativas, inclusive doença cardiopulmonar e distúrbio mental sutil, mas irreversível.

Diagnóstico

- **A pálpebra superior** é extremamente flácida, quase sempre com substancial excesso de pele solta (redundância cutânea palpebral) (Figura 2.73 A). A placa tarsal apresenta uma consistência borrachuda (Figura 2.73 B) e a pálpebra se everte facilmente (Figura 2.73 C), dobrando-se e afastando-se do olho
- **Conjuntivite papilar** da conjuntiva tarsal superior pode ser intensa (Figura 2.73 D)
- **Ceratopatia**: possível presença de ceratopatia ponteada, ceratite filamentar e vascularização superficial superior
- **Outros achados** possíveis incluem ptose ciliar, prolapso da glândula lacrimal, ectrópio e ptose aponeurótica. Pacientes com síndrome da pálpebra frouxa e apneia obstrutiva do sono apresentam maior risco de desenvolver glaucoma
- A **investigação de apneia obstrutiva do sono** deve ser considerada na maioria dos casos de síndrome da pálpebra frouxa se o paciente relatar ronco substancial e/ou sonolência excessiva durante o dia.

Tratamento

- O tratamento de apneia obstrutiva do sono associada pode ser benéfico, e pacientes com sobrepeso devem ser incentivados a perder peso
- Casos brandos podem responder à lubrificação combinada ao uso de protetores oculares noturnos ou oclusão das pálpebras
- Casos moderados e graves requerem encurtamento horizontal da pálpebra para estabilizar a pálpebra e a superfície ocular, evitando lagoftalmia noturna. Faz-se uma excisão pentagonal de 10 mm ou mais a partir da junção entre o terço lateral e os dois terços mediais da pálpebra superior.

Blefarocálaze

Blefarocálaze é uma condição incomum caracterizada por episódios recorrentes de edema indolor e não depressível das pálpebras superiores que quase sempre se resolve espontaneamente depois de alguns dias. Em geral, manifesta-se por volta da puberdade e, com o tempo, os episódios vão se tornando menos frequentes. A pele palpebral torna-se esticada e atrófica, assumindo caracteristicamente a aparência de papel de cigarro amassado. Os casos graves podem causar estiramento dos tendões cantais e aponeurose do músculo levantador da pálpebra, resultando em ptose (Figura 2.74) e possível prolapso da glândula lacrimal. Forma hipertrófica com herniação da gordura orbital e forma atrófica com absorção da gordura orbital já foram descritas. O diagnóstico diferencial inclui condições igualmente episódicas, particularmente urticária medicamentosa e angioedema.

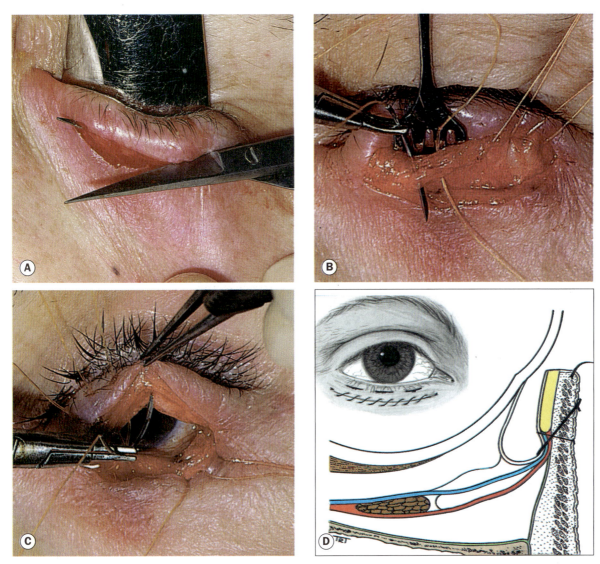

Figura 2.70 Procedimento de Wies para correção de entrópio. **A.** Incisão de espessura total. **B.** Passagem das suturas através da conjuntiva e dos retratores da pálpebra inferior. **C.** As suturas são inseridas anteriormente à placa tarsal, saindo inferiormente aos cílios. **D.** Desenho esquemático. (Cortesia de AG Tyers e JRO Collin, de Colour Atlas of Ophthalmic Plastic Surgery, Butterworth-Heinemann 2001 – Figuras A a C.)

O tratamento consiste em blefaroplastia para a pele em excesso da pálpebra superior e correção da ptose.

Síndrome da imbricação palpebral

Síndrome da imbricação palpebral é um distúrbio incomum e frequentemente não diagnosticado em que a pálpebra superior se sobrepõe à inferior durante o fechamento, de modo que os cílios inferiores irritam a conjuntiva marginal tarsal superior.

A condição pode ser unilateral ou bilateral e o principal sintoma é a irritação ocular. Pode ser adquirida, geralmente associada à síndrome da pálpebra frouxa ou, muito raramente, de natureza congênita, podendo, às vezes, decorrer de cirurgia de reparo da pálpebra inferior com faixa de retalho tarsal. Sinais associados à doença incluem conjuntivite papilar da conjuntiva tarsal superior e coloração das margens palpebrais superiores com rosa Bengala. O tratamento definitivo consiste na ressecção pentagonal da pálpebra superior e/ou encurtamento do tendão cantal lateral.

Retração da pálpebra superior

Suspeita-se de retração da pálpebra superior quando a margem palpebral superior está no nível ou acima do limbo superior (Figura 2.75 A). As causas encontram-se descritas na Tabela 2.5 e os exemplos selecionados estão apresentados na Figura 2.76. Quando não existe perda ou tensão da pele da pálpebra superior, a retração é corrigida pela liberação cirúrgica dos músculos retratores da pálpebra, normalmente por meio de abordagem transconjuntival superior. A retração branda pode ser tratada com o recuo do músculo de Müller (Figura 2.75 B). Na retração de grau moderado a grave, talvez seja necessário o recuo da aponeurose do músculo levantador da pálpebra.

Retração da pálpebra inferior

A exposição inferior da esclera pode ser de natureza fisiológica em pacientes com olhos grandes e órbitas rasas, mas geralmente é involucional ou decorrente de algumas das condições apresentadas na

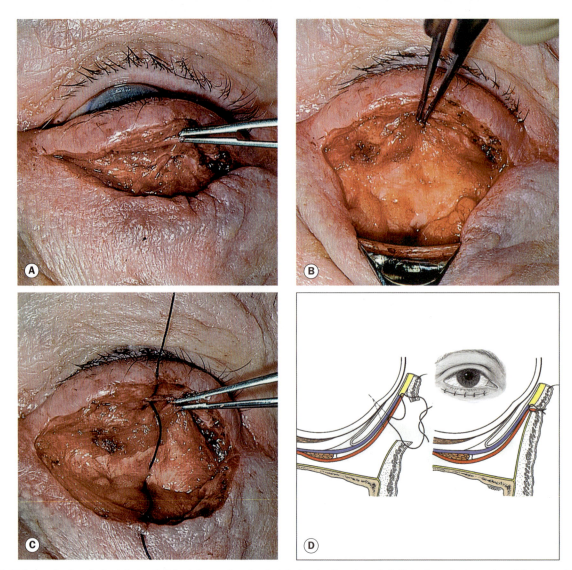

Figura 2.71 Reinserção do retrator inferior. **A.** A incisão expõe a borda inferior da placa tarsal. **B.** Rebatimento do septo orbital e da placa de gordura expondo os retratores da pálpebra inferior. **C.** Sutura dos retratores por plicatura. **D.** Desenho esquemático. (*Cortesia de AG Tyers e JRO Collin, de Colour Atlas of Ophthalmic Plastic Surgery, Butterworth-Heinemann 2001.*)

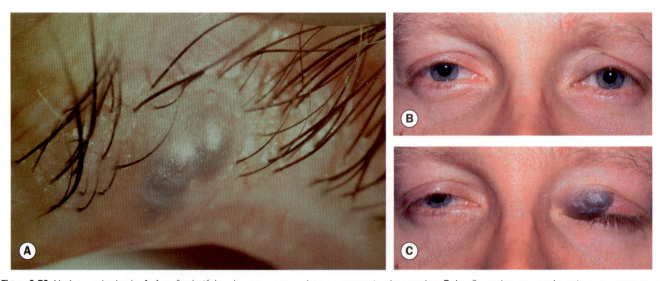

Figura 2.72 Varizes palpebrais. **A.** Aparência típica de pequenas varizes comumente observadas. **B.** Lesão maior, provavelmente com comprometimento orbital, antes da manobra de Valsalva. **C.** Durante a manobra de Valsalva. (*Cortesia de G Rose – Figuras B e C.*)

Capítulo 2 • Pálpebras 87

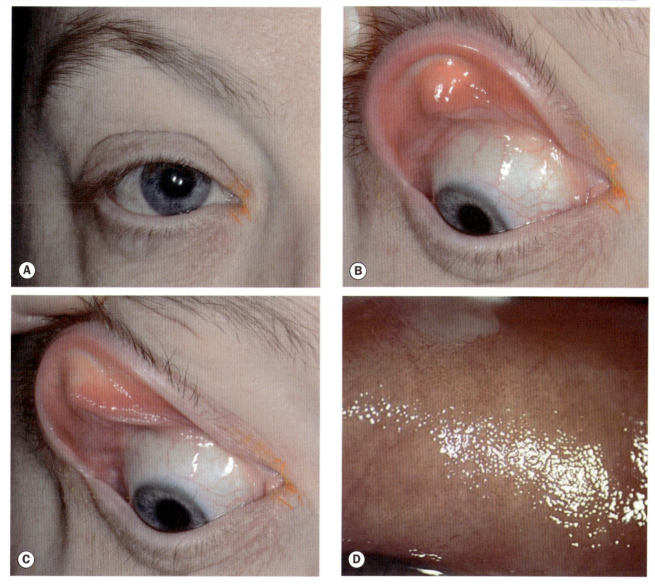

Figura 2.73 Síndrome da pálpebra frouxa. **A.** Pele em excesso da pálpebra superior. **B.** Placas tarsais frouxas e borrachudas. **C.** Pálpebra facilmente evertida. **D.** Conjuntivite papilar da conjuntiva tarsal superior.

Tabela 2.5. Há chance de decorrer de blefaroplastia da pálpebra inferior, quando a massagem palpebral agressiva com movimentos ascendentes por 2 ou 3 meses pode ter efeito curativo nos casos mais brandos. Em outros casos, cirurgia com faixa de retalho tarsal pode elevar ligeiramente a pálpebra, mas quando é preciso efetuar uma elevação moderada, provavelmente é necessário o recuo dos músculos retratores da pálpebra inferior com um espaçador de lamela posterior. Existem procedimentos mais agressivos para os casos graves.

CIRURGIA COSMÉTICA PALPEBRAL E PERIOCULAR

Alterações involucionais

As alterações involucionais (relacionadas com a idade) em torno dos olhos podem gerar preocupações de natureza funcional e estética que necessitem de tratamento.

- A redução da elasticidade e espessura da pele resulta em pele flácida e enrugada
- Enfraquecimento do septo orbital pode causar prolapso da gordura orbital
- É possível o adelgaçamento e a distensão dos tendões cantais, da aponeurose do músculo levantador e dos músculos retratores da pálpebra inferior causarem flacidez palpebral e ptose
- A atrofia dos coxins de gordura orbitais e das sobrancelhas é capaz de provocar enoftalmia e decaimento das sobrancelhas
- O enfraquecimento do músculo frontal e da aponeurose epicraniana pode causar queda das sobrancelhas e aumentar a flacidez da pele da pálpebra superior
- Adelgaçamento e distensão do suporte do terço médio da face ocasionam decaimento com formação de uma depressão conhecida como "caminho da lágrima", e exacerbação das alterações da pálpebra inferior
- Adelgaçamento e reabsorção do osso periorbital exacerbam a aparência do excesso de tecidos subjacentes.

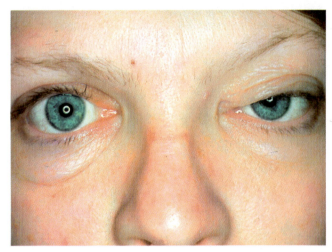

Figura 2.74 Blefarocálaze – ptose aponeurótica à esquerda e adelgaçamento da pele da pálpebra superior.

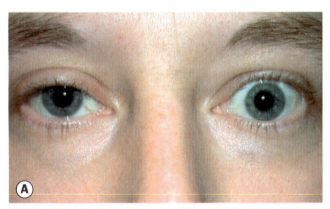
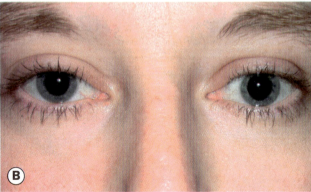

Figura 2.75 A. Retração da pálpebra esquerda na presença de doença ocular tireoideana. **B.** Após recuo do músculo de Müller. (*Cortesia de A Pearson.*)

Técnicas não cirúrgicas

Injeção de toxina botulínica nos músculos perioculares

A injeção de toxina botulínica pode ser utilizada para reduzir o enrugamento (especialmente os "pés de galinha") no canto lateral e das linhas de franzimento da glabela, e "erguimento das sobrancelhas" pela redução da ação dos depressores das sobrancelhas. Complicações englobam ptose temporária, lagoftalmia, ectrópio e diplopia.

Tabela 2.5 Causas de retração palpebral.

1. Doença ocular tireoideana (Figura 2.76 A)
2. Neurogênicas
   - Ptose unilateral contralateral (Figura 2.76 B)
   - Ação do músculo levantador sem resistência devido à paralisia facial
   - Mau direcionamento do III nervo
   - Síndrome de Marcus Gunn
   - Sinal de Collier (síndrome de Parinaud ou síndrome do mesencéfalo dorsal; ver Figura 19.84 D, no Capítulo 19)
   - Hidrocefalia infantil (sinal do sol poente; Figura 2.76 C)
   - Parkinsonismo (Figura 2.76 D)
   - Colírios de agentes simpatomiméticos
3. Mecânicas
   - Sobrecorreção cirúrgica de ptose
   - Cicatrização da pele da pálpebra superior
4. Congênitas
   - Isoladas
   - Síndrome de retração de Duane
   - Síndrome de Down
   - Reflexo transitório dos "olhos saltados" em neonatos normais
5. Diversas
   - Globo ocular saliente (pseudorretração palpebral)
   - Doença hepática grave (sinal de Summerskill)
   - Idiopáticas

Preenchedores de tecido

Usados para corrigir rugas de envelhecimento e, com menos frequência, defeitos por outras causas, como trauma, por exemplo. Complicações envolvem reações de hipersensibilidade.

- **Ácido hialurônico**: preenchedor de tecido usado com mais frequência para o preenchimento temporário de sulcos e reposição de volume. É injetado profundamente no músculo orbicular, e os efeitos geralmente têm duração de 3 a 12 meses, dependendo do agente utilizado
- **Gordura autóloga**: proporciona reposição mais permanente
- **Outros**: incluem colágeno, microesferas de hidroxiapatita de cálcio e preenchedores sintéticos.

Rejuvenescimento da pele (resurfacing)

A remoção das camadas superficiais da pele por *peeling* químico ou *laser* pode ocasionar redução das rugas, aumento da uniformidade da pigmentação, remoção de manchas e melhora da textura pela geração de nova epiderme e aumento da produção de colágeno na derme.

Técnicas cirúrgicas

Blefaroplastia da pálpebra superior

Alterações involucionais da pálpebra superior caracterizam-se pelo excesso de pele na pálpebra superior (dermatocálaze) que dá origem a bolsas palpebrais com pregas indistintas e pseudoptose ou ptose mecânica, podendo causar sensação de peso em torno dos olhos, dor nas sobrancelhas e, nos casos mais avançados, obstrução do campo visual superior (Figura 2.77 A). A blefaroplastia da pálpebra superior (Figura 2.77 B) é eficaz para a remoção do excesso de pele, podendo ser combinada à redução dos coxins de gordura orbital superior. Deve-se ter o cuidado, antes da cirurgia, de verificar se há presença de ptose palpebral ou superciliar e ressecamento da superfície ocular. Complicações englobam remoção do excesso de

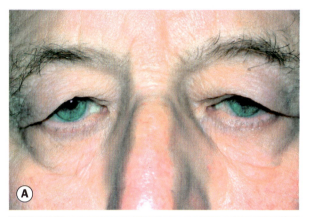

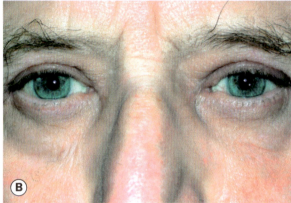

Figura 2.77 A. Dermatocálaze grave causando redução do campo visual superior. **B.** Aparência após a cirurgia. (*Cortesia de A Pearson.*)

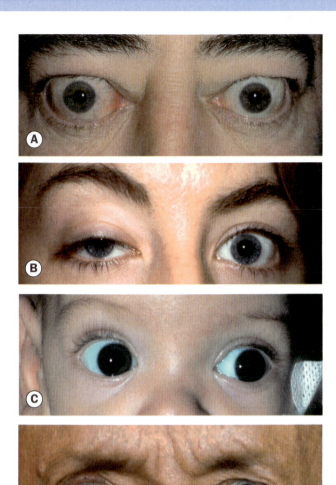

Figura 2.76 Causas de retração palpebral. **A.** Doença ocular tireoideana. **B.** Ptose miastênica unilateral com retração da pálpebra contralateral. **C.** Sinal do "sol poente" na hidrocefalia infantil. **D.** Doença de Parkinson. (*Cortesia de R Bates – Figura C.*)

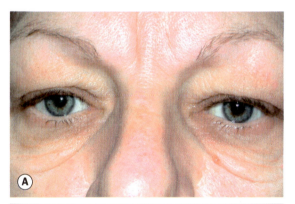

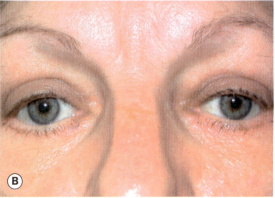

Figura 2.78 A. Dermatocálaze branda e excesso de pele na pálpebra inferior. **B.** Aparência após a blefaroplastia das pálpebras superior e inferior. (*Cortesia de A Pearson.*)

pele resultante em lagoftalmia e ressecamento da córnea, e remoção do excesso de gordura orbital que resulta em sulco antiestético na pálpebra superior.

Blefaroplastia da pálpebra inferior

Alterações involucionais da pálpebra inferior caracterizam-se pelo excesso de pele e/ou prolapso da gordura orbital (Figura 2.78 A), podendo ser corrigidas com blefaroplastia (Figura 2.78 B).

- **Abordagem por via anterior**: quando há excesso de pele, utiliza-se uma abordagem anterior para erguer um retalho cutâneo/muscular que possa ser levantado e reposicionado na pálpebra, removendo-se o excesso. Ao mesmo tempo, os coxins de gordura orbital inferior podem ser reduzidos com uma pequena incisão através do septo
- **Abordagem por via posterior**: a melhor maneira de reduzir o abaulamento dos coxins de gordura da pálpebra inferior sem flacidez palpebral ou excesso de pele é por meio de uma abordagem transconjuntival posterior. As complicações incluem retração da pálpebra inferior, anormalidades do contorno palpebral (particularmente caimento lateral) e ectrópio.

Correção da ptose de supercílio

A ptose de supercílio geralmente acompanha a dermatocálaze (Figura 2.79 A), com chance de paralisia do nervo facial ou trauma localizado. A elevação das sobrancelhas deve preceder ou, ocasionalmente, ser combinada com a blefaroplastia da pálpebra superior.

- **Elevação direta das sobrancelhas**: faz-se uma incisão acima da sobrancelha e retira-se uma elipse de pele (Figura 2.79 B)
- **Elevação das sobrancelhas por via endoscópica**: pequenas incisões na linha capilar permitem a elevação dos tecidos de toda a fronte por via endoscópica e liberação do periósteo da sobrancelha, de modo a permitir a elevação das sobrancelhas através de suturas apoiadas nas âncoras fixadas ao osso frontal na linha do cabelo.

MALFORMAÇÕES CONGÊNITAS

Pregas epicânticas

Pregas epicânticas são dobras verticais bilaterais de pele que se estendem a partir das pálpebras superiores e inferiores em direção aos cantos mediais, podendo originar pseudoesotropia. As pregas podem envolver as pálpebras superiores ou inferiores ou ambas. As pregas das pálpebras inferiores que se estendem para cima até a área cantal medial (epicanto inverso; Figura 2.80), são associadas à síndrome de blefarofimose. O tratamento se faz pela técnica de V-Y-plastia ou zetaplastia.

Telecanto

Telecanto é uma condição incomum que pode ocorrer isoladamente ou em associação à síndrome de blefarofimose e algumas síndromes sistêmicas. Consiste no aumento da distância entre os cantos mediais como resultado de tendões cantais mediais anormalmente longos (Figura 2.81). Não deve ser confundido com o hipertelorismo, no qual há uma ampla separação óssea das órbitas. O tratamento consiste em encurtamento e refixação dos tendões cantais mediais à crista lacrimal anterior, ou na inserção de uma sutura transnasal.

Síndrome de blefarofimose, ptose e epicanto inverso

Síndrome de blefarofimose, ptose e epicanto inverso (BPES, *blepharophimosis, ptosis and epicanthus inversus syndrome*) é um complexo de malformações palpebrais que consiste em ptose simétrica moderada ou grave com baixa função do músculo levantador da pálpebra, telecanto e epicanto inverso (ver Figura 2.80) que se manifesta com pequenas fissuras palpebrais (Figura 2.82). A presença de outras pequenas anormalidades faciais também é comum. A herança normalmente é do tipo AD. Tanto a BPES do tipo I (com insuficiência ovariana prematura) como do tipo II (sem insuficiência ovariana prematura) são causadas por mutações no gene *FOXL2* no cromossomo 3. O tratamento envolve inicialmente a correção do epicanto e do telecanto, seguida, mais tarde, de suspensão bilateral ao músculo frontal. É importante também tratar a ambliopia, presente em cerca de 50% dos casos.

Epibléfaro

Epibléfaro consiste em uma dobra horizontal extra de pele que se estende pela margem palpebral anterior e é muito comum em

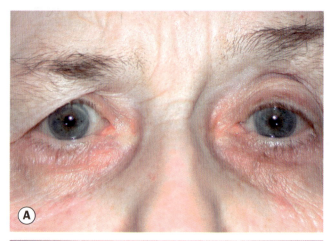

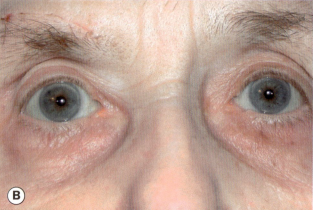

Figura 2.79 A. Ptose de supercílio à esquerda e dermatocálaze. **B.** Após a elevação direta do supercílio. (*Cortesia de A Pearson.*)

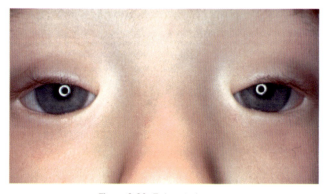

Figura 2.80 Epicanto inverso.

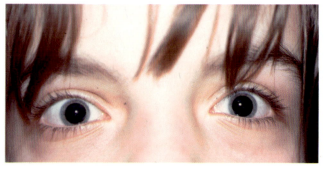

Figura 2.81 Telecanto.

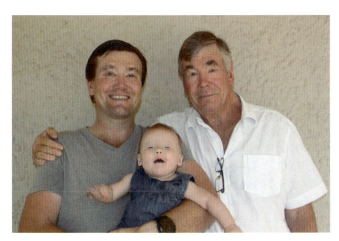

Figura 2.82 Blefarofimose de herança dominante. O avô e o pai da criança submeteram-se a procedimentos cirúrgicos para corrigir o defeito.

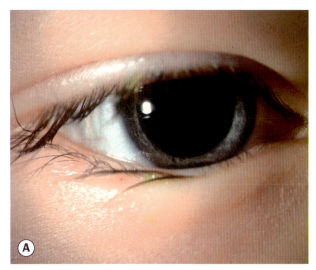
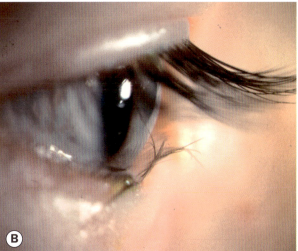
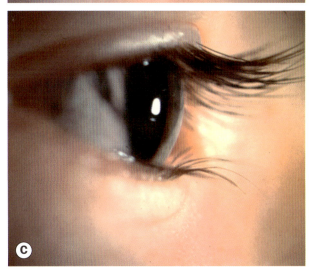

indivíduos de origem oriental. Os cílios são direcionados verticalmente, principalmente na porção medial da pálpebra (Figura 2.83 A e B). Quando a dobra de pele é puxada para baixo, os cílios voltam-se para fora e a localização normal da pálpebra se torna aparente (Figura 2.83 C). O epibléfaro não deve ser confundido com o muito menos comum entrópio congênito (ver a seguir). Tratamento não é necessário na maioria dos indivíduos de raça branca, uma vez que a condição costuma se resolver espontaneamente com a idade. Casos persistentes, no entanto, podem ser tratados por meio cirúrgico.

Entrópio congênito

O entrópio da pálpebra superior é normalmente uma decorrência dos efeitos mecânicos da microftalmia, que causa graus variáveis de inversão da pálpebra superior. O entrópio da pálpebra inferior (Figura 2.84) é geralmente causado pelo mau desenvolvimento da aponeurose dos músculos retratores da pálpebra inferior. O tratamento envolve a excisão de uma faixa de pele e músculo e a fixação da prega de pele à placa tarsal (procedimento de Hotz).

Coloboma

Coloboma congênito é um defeito incomum, unilateral ou bilateral, de espessura parcial ou total, da pálpebra. Ocorre quando o desenvolvimento é incompleto, seja devido à falha de migração do ectoderma da pálpebra para se fundir às pregas palpebrais ou à ação de forças mecânicas, como as bandas amnióticas. O coloboma, bem como uma série de outras associações, pode estar presente em outras partes do olho. O tratamento de defeitos pequenos envolve o fechamento primário, enquanto os defeitos grandes requerem reparo com enxertos de pele e retalhos de rotação.

- **Coloboma da pálpebra superior**: ocorre na junção dos terços médio e interno (Figura 2.85 A). Condições como criptoftalmia (ver a seguir), anormalidades faciais e síndrome de Goldenhar são associações relativamente significativas
- **Coloboma da pálpebra inferior**: ocorre na junção dos terços médio e externo (Figura 2.85 B) e está frequentemente associado a condições sistêmicas

Figura 2.83 A. Epibléfaro. **B.** Cílios apontados para cima. **C.** Posição normal dos cílios após a correção manual.

- **Síndrome de Treacher Collins** (disostose mandibulofacial): condição geneticamente heterogênea caracterizada pela malformação de derivados do 1º e 2º arcos branquiais, principalmente anormalidades da mandíbula e das orelhas. Coloboma

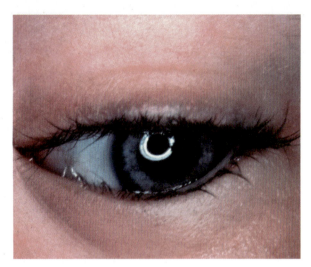

Figura 2.84 Entrópio congênito da pálpebra inferior.

da pálpebra inferior é uma característica. Outras anormalidades oculares também descritas incluem fendas palpebrais inclinadas, catarata, microftalmia e atresia das vias lacrimais (Figura 2.85 C).

Criptoftalmia

Criptoftalmia é uma anomalia congênita rara em que que há ausência das pálpebras, substituídas por uma camada contínua de pele.
- **Criptoftalmia completa**: o olho microftálmico (Figura 2.86 A) é coberto por uma camada fundida de pele sem nenhuma separação entre as pálpebras
- **Criptoftalmia incompleta**: caracteriza-se por pálpebras rudimentares e microftalmia (Figura 2.86 B)
- **Síndrome de Fraser**: condição herdada de modo dominante na qual a criptoftalmia é um achado comum. Outras características incluem sindactilia, anormalidades urogenitais e craniofaciais.

Euribléfaro

Euribléfaro é o aumento horizontal da fissura palpebral com mau posicionamento do canto lateral e ectrópio lateral (Figura 2.87) associados, capaz de resultar em lagoftalmia e ceratopatia de exposição.

Microbléfaro

O microbléfaro caracteriza-se por pálpebras pequenas e é frequentemente associado à anoftalmia (Figura 2.88).

Abléfaro

O abléfaro consiste na deficiência das lamelas palpebrais anteriores (Figura 2.89 A). O tratamento envolve a reconstrução com enxerto

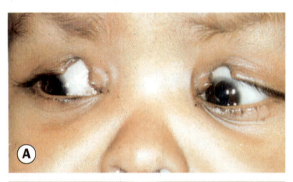
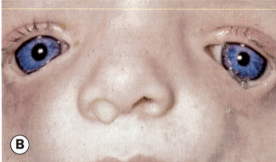
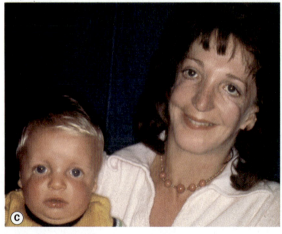

Figura 2.85 A. Colobomas das pálpebras superiores. **B.** Colobomas das pálpebras inferiores na síndrome de Treacher Collins. **C.** Síndrome de Treacher Collins. (*Cortesia de U Raina – Figura A.*)

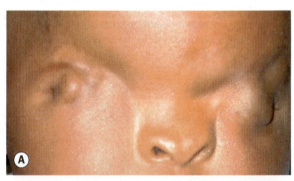
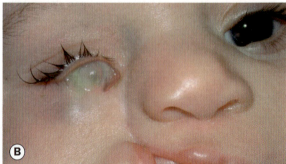

Figura 2.86 Criptoftalmia. **A.** Completa. **B.** Incompleta. (*Cortesia de D Meyers – Figura A.*)

Capítulo 2 • Pálpebras 93

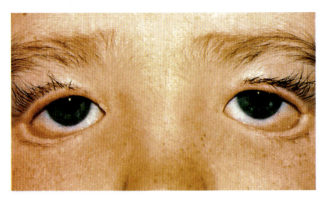

Figura 2.87 Euribléfaro. (*Cortesia de D Taylor e C Hoyt, de* Pediatric Ophthalmology and Strabismus, *Elsevier 2005.*)

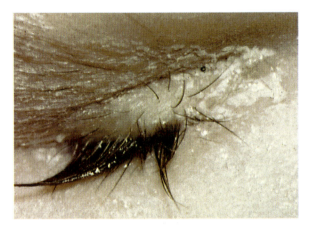

Figura 2.88 Microbléfaro associado à anoftalmia.

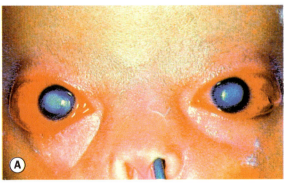

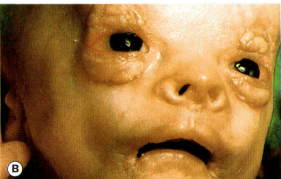

Figura 2.89 A. Abléfaro. **B.** Após a reconstrução – observa-se a boca aumentada em forma de boca de peixe. (*Cortesia de D Taylor e C Hoyt, de* Pediatric Ophthalmology and Strabismus, *Elsevier 2005 – Figura A; H Mroczkowska – Figura B.*)

de pele. A síndrome de abléfaro-macrostomia caracteriza-se pela boca aumentada em forma de boca de peixe (Figura 2.89 B) e anormalidades nas orelhas, na pele e nos órgãos genitais.

Eversão congênita das pálpebras superiores

A eversão congênita das pálpebras superiores é uma condição rara observada com mais frequência em neonatos de origem afro-caribenha, na síndrome de Down e na ictiose congênita (doença dermatológica do colódio; Figura 2.90). Trata-se de uma condição caracteristicamente bilateral e simétrica que pode desparecer espontaneamente com tratamento conservador ou necessitar de cirurgia.

Anquibléfaro filiforme *adnatum*

No anquibléfaro filiforme *adnatum* as pálpebras superior e inferior são unidas por finas traves (Figuras 2.91). A maioria dos casos é esporádica e o tratamento consiste na transecção com tesouras, normalmente sem necessidade de anestesia.

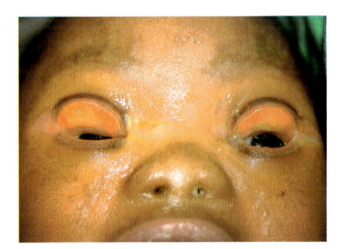

Figura 2.90 Eversão congênita da pálpebra superior em um paciente com ictiose. (*Cortesia de D Meyer.*)

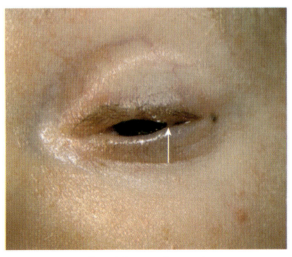

Figura 2.91 Anquibléfaro filiforme *adnatum* (a *seta* mostra a aderência). (*Cortesia de M Parulekar.*)

Capítulo 3

Sistema de Drenagem Lacrimal

INTRODUÇÃO, 96
Anatomia, 96
Fisiologia, 96
Causas de lacrimejamento, 96
Avaliação, 96

OBSTRUÇÃO ADQUIRIDA, 100
Conjuntivocálase, 100

Estenose primária do
ponto lacrimal, 101
Estenose secundária do
ponto lacrimal, 102
Obstrução canalicular, 102
Obstrução do ducto nasolacrimal, 103
Dacriolitíase, 103

OBSTRUÇÃO CONGÊNITA, 104
Obstrução do ducto nasolacrimal, 104
Dacriocele congênita, 105

CANALICULITE CRÔNICA, 105

DACRIOCISTITE, 105
Dacriocistite aguda, 105
Dacriocistite crônica, 107

INTRODUÇÃO

Anatomia

O sistema de drenagem lacrimal consiste nas seguintes estruturas (Figura 3.1):

- Os **pontos lacrimais** estão localizados na borda posterior da margem palpebral, na junção dos cinco sextos laterais ciliados (parte ciliar) e o sexto medial não ciliado (parte lacrimal). Em geral, são ligeiramente voltados para o plano posterior, podendo ser inspecionados mediante a eversão da face medial das pálpebras. O tratamento do lacrimejamento causado por estenose ou mal posicionamento do ponto lacrimal é relativamente simples
- Os **canalículos** correm verticalmente por cerca de 2 mm a partir da margem da pálpebra (ampolas), depois curvam-se medialmente e correm horizontalmente por cerca de 8 mm até alcançar o saco lacrimal. Os canalículos superior e inferior normalmente (> 90%) unem-se para formar o canalículo comum, que se abre para a parede lateral do saco lacrimal. É raro que cada canalículo se abra separadamente para o saco. Uma pequena dobra de mucosa (válvula de Rosenmüller) recobre a junção entre o canalículo comum e o saco lacrimal (o ponto lacrimal interno) e evita o refluxo de lágrimas para os canalículos. O tratamento da obstrução canalicular pode ser complexo
- O **saco lacrimal** tem 10 a 12 mm de comprimento e está localizado na fossa lacrimal, entre as cristas lacrimais anterior e posterior. O osso lacrimal e o processo frontal da maxila separam o saco lacrimal do meato médio da cavidade nasal. Em uma dacriocistorrinostomia (DCR), cria-se uma anastomose entre o saco e a mucosa nasal para promover um desvio (*bypass*) da obstrução do ducto nasolacrimal
- O **ducto nasolacrimal** tem 12 a 18 mm de comprimento e é a continuação inferior do saco lacrimal. Em seu trajeto descendente, forma uma leve angulação de orientação lateral e posterior, abrindo-se no meato nasal inferior, lateralmente e abaixo da concha inferior. A abertura do ducto é parcialmente recoberta por uma dobra de mucosa (válvula de Hasner).

Fisiologia

As lágrimas secretadas pelas glândulas lacrimais principais e acessórias atravessam a superfície ocular. Uma quantidade variável do componente aquoso do filme lacrimal se perde por evaporação, presumindo-se que o restante das lágrimas drena substancialmente das seguintes maneiras (Figura 3.2):

- Lágrimas "correm" pelas margens superior e inferior da pálpebra (Figura 3.2 A), acumulando-se no lago lacrimal medialmente ao ponto lacrimal inferior antes de entrar nos canalículos superior e inferior por uma combinação de capilaridade e sucção
- A cada piscadela, o músculo orbicular pré-tarsal comprime as ampolas; encurta e comprime os canalículos horizontais; e fecha e move os pontos lacrimais medialmente, resistindo ao refluxo. Simultaneamente, a contração da parte lacrimal do músculo orbicular do olho produz uma pressão positiva que força as lágrimas a descer pelo ducto nasolacrimal e entrar no nariz, mediado por fibras de tecido conjuntivo dispostas helicoidalmente em torno do saco lacrimal (Figura 3.2 B)

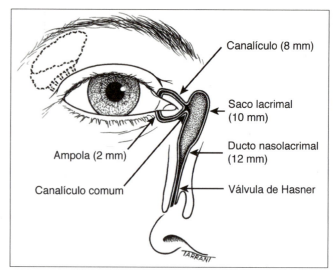

Figura 3.1 Anatomia do sistema de drenagem lacrimal.

- Quando os olhos se abrem, os canalículos e o saco se expandem, criando pressão negativa que puxa as lágrimas dos canalículos para o interior do saco (Figura 3.2 C).

Causas de lacrimejamento

Epífora é o extravasamento de lágrimas na margem palpebral. Existem dois mecanismos:

- **Hipersecreção**: decorrente de doença do segmento anterior, como olho seco ("lacrimejamento paradoxal") ou inflamação. Nesses casos, o lacrimejamento é associado a sintomas da causa subjacente e normalmente requer tratamento médico

> **DICA** É comum o lacrimejamento ser causado pela hipersecreção reflexa de lágrimas em decorrência do ressecamento da superfície ocular.

- **Defeito de drenagem**: resultante de comprometimento do sistema de drenagem lacrimal, pode ser causado por:
  - Mau posicionamento (p. ex., ectrópio) dos pontos lacrimais
  - Obstrução em qualquer ponto do sistema de drenagem, da região do ponto lacrimal à válvula de Hasner
  - Falência da bomba lacrimal, o que pode ocorrer em decorrência de flacidez da pálpebra inferior ou enfraquecimento do músculo orbicular (p. ex., paralisia do nervo facial).

Avaliação

Histórico

Para ajudar a excluir a hipótese de hipersecreção, deve-se investigar se existe desconforto e vermelhidão nos olhos. O defeito de drenagem tende a ser exacerbado por ambientes frios e ventosos, e a ser menos evidente em ambientes quentes e secos. A queixa de extravasamento de lágrimas que escorrem pelas bochechas é um provável indicador da existência de um defeito de drenagem, e não de hipersecreção.

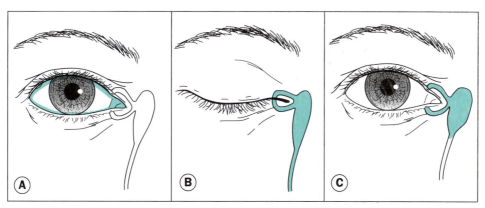

Figura 3.2 Fisiologia do sistema de drenagem lacrimal. **A.** As lágrimas "correm" pelas margens palpebrais, acumulando-se no lago lacrimal. **B.** A contração do músculo orbicular do olho a cada piscadela força a descida das lágrimas pelo ducto nasolacrimal. **C.** Quando os olhos se abrem, o canalículo e o saco lacrimal se expandem, criando uma pressão negativa que puxa as lágrimas do canalículo para o saco.

Exame externo

As anormalidades dos pontos lacrimais constituem a causa mais comum de defeito de drenagem lacrimal

- **Os pontos lacrimais e as pálpebras** devem ser examinados com o auxílio de uma lâmpada de fenda. É fundamental que o exame dos pontos lacrimais seja realizado antes da canulação para irrigação diagnóstica, a qual provoca dilatação temporária da abertura dos pontos lacrimais e mascara a presença de estenose
    - Em geral, há clara presença de extravasamento lacrimal da região do canto medial ou, com menos frequência, do canto lateral
    - A presença de secreção mucopurulenta visível é mais provável de ocorrer no caso de obstrução do ducto nasolacrimal do que de um bloqueio mais proximal
    - A estenose dos pontos lacrimais (Figura 3.3 A) é uma condição bastante comum presente em cerca da metade da população geral. Mais da metade dos pacientes com estenose evidente é assintomática; em muitos casos, é atribuída à insuficiência na produção de lágrimas ou ao aumento da evaporação
    - A presença de ectrópio, limitado à região dos pontos lacrimais ou envolvendo a pálpebra mais ampla, é quase sempre associada à estenose secundária (Figura 3.3 B)
    - A obstrução dos pontos lacrimais, normalmente parcial, causada por uma dobra de conjuntiva redundante (conjuntivocálase; Figura 3.3 C) é comum, mas subdiagnosticada
    - Ocasionalmente, um cílio pode alojar-se na ampola (Figura 3.3 D)
    - Uma carúncula grande pode afastar o ponto lacrimal do globo ocular (Figura 3.3 E)
    - Na presença de flacidez palpebral substancial, os pontos lacrimais podem, em casos raros, sobrepor-se um ao outro
    - O abaulamento do ponto lacrimal (Figura 3.3 F) é característico de canaliculite
    - Em geral, a pele palpebral se apresenta moderadamente escamosa e eritematosa na epífora crônica
    - A síndrome de centurion caracteriza-se pelo mau posicionamento anterior da porção medial da pálpebra, com deslocamento dos pontos lacrimais para fora do lago lacrimal em razão de uma proeminência na ponte nasal
    - Em crianças pequenas, a causa mais comum é a estenose do ponto lacrimal. Às vezes o glaucoma congênito se apresenta dessa maneira

DICA Uma criança com glaucoma congênito pode manifestar lacrimejamento.

- O **saco lacrimal** deve ser palpado. O refluxo de material mucopurulento do ponto lacrimal sob compressão é indicativo de mucocele (saco lacrimal dilatado preenchido por muco – mucocele) com sistema canalicular patente, mas com uma obstrução na extremidade inferior do saco lacrimal ou em posição distal a esse local. Na dacriocistite aguda, a palpação é dolorosa e deve ser evitada. Raramente a palpação do saco lacrimal revela a presença de cálculo ou tumor.

Teste do desaparecimento da fluoresceína

Deve-se examinar o menisco lacrimal de ambos os olhos com a lâmpada de fenda antes de qualquer manipulação das pálpebras ou instilação de medicação tópica. Muitos pacientes com lacrimejamento não apresentam extravasamento óbvio de lágrimas, mas apenas um menisco espesso (menisco lacrimal na margem palpebral) com 0,6 mm ou mais de altura (Figura 3.4), comparado à altura normal de 0,2 a 0,4 mm. O teste do desaparecimento da fluoresceína é realizado com instilação de colírio de fluoresceína a 1 ou 2% em ambos os fórnices conjuntivais. Normalmente, após 5 a 10 minutos, pouca ou nenhuma quantidade de corante permanece no local. A retenção prolongada indica drenagem lacrimal inadequada. Deve-se distinguir essa condição do "teste de depuração de fluoresceína" usado para avaliar o *turnover* da lágrima no olho seco, no qual o corante retido é medido no menisco lacrimal 15 minutos após a instilação de 5 µℓ de fluoresceína.

Irrigação lacrimal

Deve-se realizar a irrigação lacrimal somente depois de confirmar a patência dos pontos lacrimais. Se ausentes ou estenosados, é possível que seja necessário realizar um procedimento de aumento cirúrgico do ponto lacrimal antes de se confirmar a patência dos canalículos ou do ducto nasolacrimal. Esse procedimento é contraindicado no caso de infecção aguda.

- Aplica-se anestésico local no saco conjuntival
- Utiliza-se um dilatador de ponto lacrimal para aumentar o orifício do ponto (Figura 3.5 A), entrando verticalmente e depois inclinando horizontalmente o instrumento, exercendo-se, ao mesmo tempo, tensão lateral sobre a pálpebra (Figura 3.5 B e C)

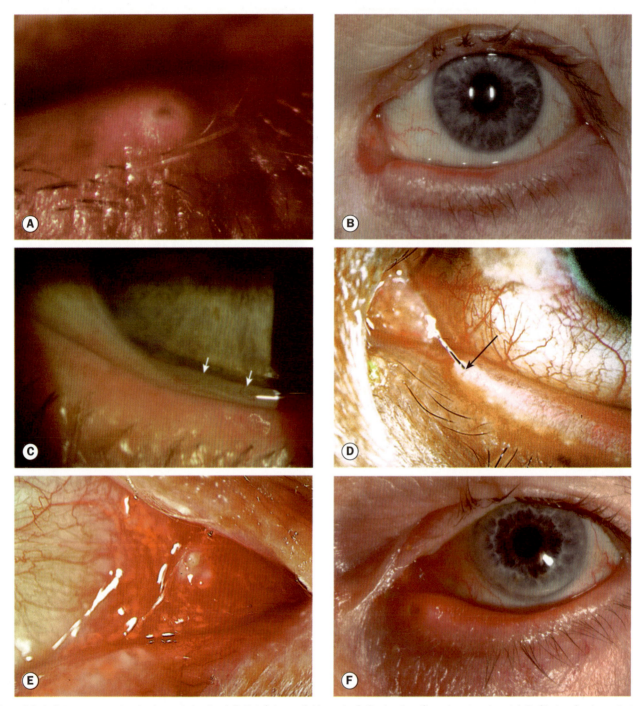

Figura 3.3 A. Estenose acentuada do ponto lacrimal. **B.** Ectrópio medial brando. **C.** Conjuntivocálase (*pontas de seta*). **D.** Obstrução do ponto lacrimal por um cílio (*seta*). **E.** Carúncula grande. **F.** Ponto lacrimal abaulado.

- Insere-se no ponto lacrimal inferior uma cânula lacrimal curva, calibre 26-27, de ponta romba adaptada a uma seringa com 3 ml de solução salina e, esticando-se delicadamente a pálpebra em sentido lateral, avança-se alguns milímetros, seguindo o contorno do canalículo (Figura 3.5 D)
- Ocorre uma **parada brusca** (*hard stop*) quando a cânula entra no saco lacrimal, parando na parede medial do saco, por meio da qual se pode sentir o rígido osso lacrimal (Figura 3.6 A). Esse procedimento exclui a hipótese de obstrução completa do sistema canalicular. Tenta-se, então, uma delicada irrigação com solução salina. Se a solução chegar ao nariz e à garganta, e o paciente sentir o gosto, configura-se a existência de um sistema lacrimal patente, embora ainda possa haver estenose. Alternativamente, os sintomas podem ser decorrentes de um defeito sutil na bomba lacrimal. O fato de a solução não alcançar a garganta é sinal de obstrução total do ducto nasolacrimal. Nesse caso, o saco lacrimal se distenderá levemente durante a irrigação e haverá refluxo, normalmente através dos pontos lacrimais superior e inferior. O material regurgitado pode ser translúcido, mucoide ou mucopurulento, dependendo do conteúdo do saco lacrimal

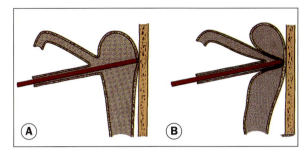

Figura 3.6 Possíveis resultados da sondagem. **A.** Parada brusca (*hard stop*). **B.** Parada suave (*soft stop*).

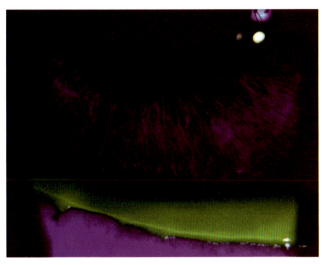

Figura 3.4 Menisco lacrimal espesso corado com fluoresceína.

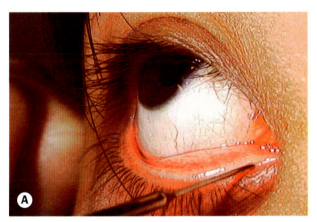

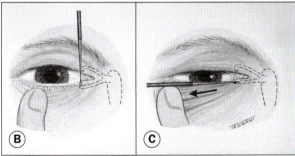

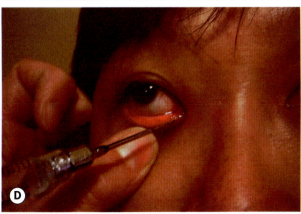

Figura 3.5 A. Dilatação do ponto lacrimal inferior. **B** e **C.** Técnica de dilatação. **D.** Irrigação. *(Cortesia de K Nischal – Figuras A e D.)*

- Há uma **parada suave** (*soft stop*) se a cânula parar na junção, ou proximalmente à junção, entre o canalículo comum e o saco lacrimal. Nesse caso, então, a cânula não penetra no saco – tem-se a sensação de um material esponjoso quando a cânula pressiona o tecido mole do canalículo comum e a parede lateral contra a parede medial do saco e do osso lacrimal que está por trás (ver Figura 3.6 B). Como um canalículo corrugado pela oclusão da ponta da cânula pressionada contra a parede canalicular também pode dar essa impressão, convém recuar ligeiramente a ponta, aumentando a tensão lateral sobre a pálpebra e repetindo delicadamente a tentativa de avançar a sonda. No caso de obstrução do canalículo inferior, a ocorrência de uma parada suave é associada a refluxo da solução salina através do ponto lacrimal inferior. O refluxo através do ponto lacrimal superior indica patência dos canalículos superior e inferior, mas obstrução do canalículo comum.

Teste do corante de Jones

O teste do corante é indicado somente para pacientes com suspeita de obstrução parcial do sistema de drenagem. Há presença de epífora, mas nenhuma anormalidade dos pontos lacrimais, e o paciente sente o gosto da solução salina na garganta durante a irrigação.

- O **teste primário** (Figura 3.7 A) diferencia a obstrução parcial das vias lacrimais e a falência da bomba lacrimal da hipersecreção primária de lágrimas. Instila-se um colírio de fluoresceína a 2% no saco conjuntival de apenas um olho. Depois de aproximadamente 5 minutos, insere-se na abertura do ducto nasolacrimal, por baixo da concha nasal (ou corneto) inferior, um bastonete com ponta de algodão umedecido com anestésico. Os resultados são interpretados da seguinte maneira:
  ◦ Positivo: a fluoresceína recuperada do nariz indica patência do sistema de drenagem. O lacrimejamento se deve à hipersecreção primária e não há necessidade de outros testes
  ◦ Negativo: a ausência de corante recuperado do nariz indica uma obstrução parcial (local desconhecido) ou falência do mecanismo da bomba lacrimal. Nesse caso, o teste secundário do corante é realizado imediatamente. A incidência de falso-negativos é alta – ou seja, o corante geralmente não é recuperado, mesmo na presença de um sistema de drenagem funcionalmente patente. Modificações envolvendo a observação direta da orofaringe com o uso de luz azul cobalto por até uma hora podem reduzir a taxa de falso-negativos a quase zero
- O **teste secundário** (**irrigação**) (Figura 3.7 B) identifica a falência da bomba lacrimal ou o provável local da obstrução parcial com base no fato de a fluoresceína tópica instilada para o teste primário

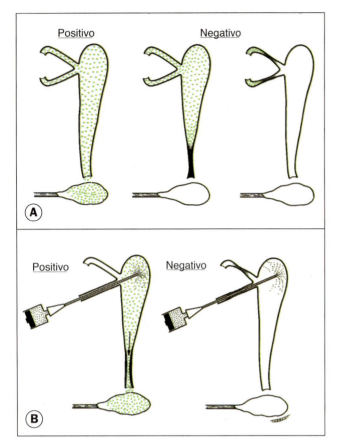

Figura 3.7 Teste de Jones. **A.** Primário. **B.** Secundário.

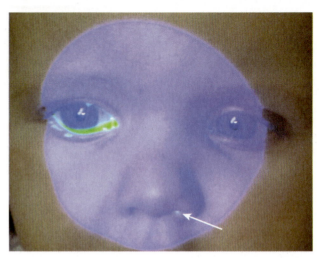

Figura 3.8 Teste de drenagem mostra a presença de fluoresceína a 2% somente na narina esquerda (*seta*), confirmando a patência do ducto nasolacrimal nesse lado. *(Cortesia de D Hildebrand.)*

ter adentrado ou não o saco lacrimal. O anestésico tópico é instilado e qualquer resíduo de fluoresceína é eliminado do fórnice conjuntival. O sistema de drenagem é, então, irrigado com um bastonete de algodão por baixo da concha (ou corneto) inferior

- Positivo: a solução salina corada pela fluoresceína e recuperada do nariz indica que a fluoresceína penetrou no saco lacrimal, confirmando, portanto, a patência funcional das vias lacrimais superiores. Conclui-se, nesse caso, que seja obstrução parcial do ducto nasolacrimal distal ao saco lacrimal (Figura 3.8)
- Negativo: a solução salina não corada recuperada do nariz indica que a fluoresceína não penetrou no saco lacrimal, o que subentende disfunção das vias lacrimais superiores (ponto lacrimal e canalículo), possivelmente em decorrência de oclusão física parcial e/ou falência da bomba lacrimal.

Dacriocistografia com contraste

A dacriocistografia (DCG) (Figura 3.9) envolve a injeção de um meio de contraste radiopaco (óleo etiodizado) nos canalículos seguida pela captura de imagens ampliadas. A técnica é indicada para confirmação do local preciso da obstrução da drenagem lacrimal de modo a orientar a cirurgia e o diagnóstico de divertículos, fístulas e defeitos de enchimento (p. ex., cálculos, tumores), e não deve ser realizada na presença de infecção aguda. A DCG é desnecessária se o local da obstrução for óbvio (p. ex., mucocele regurgitante). Uma dacriocistografia normal na presença de epífora subjetiva e objetiva sugere falência da bomba lacrimal, embora isso seja mais bem demonstrado por irrigação simples.

Cintilografia lacrimal nuclear

A cintilografia (Figura 3.10) avalia a drenagem lacrimal em condições mais fisiológicas do que a DCG, marcando as lágrimas com uma substância radioativa e controlando seu progresso. Embora não possibilite a mesma visualização anatômica detalhada que a DCG, pode ser utilizada para identificar o local de um bloqueio parcial ou funcional (p. ex., demonstrando a ausência de entrada significativa de lágrima nos canalículos, localizando o sítio de obstrução fisiológica das pálpebras etc.), para confirmação da obstrução funcional ou, às vezes, da presença de drenagem normal, para a qual a cirurgia não é indicada.

DICA A cintilografia permite a avaliação da drenagem lacrimal sob condições fisiológicas, podendo ser útil para a identificação do local de um bloqueio parcial ou funcional.

Tomografia computadorizada e ressonância magnética

A tomografia computadorizada (TC) e a ressonância magnética (RM) são ocasionalmente empregadas na avaliação de obstrução lacrimal, como, por exemplo, na investigação de sinusite paranasal ou de suspeita de patologia do saco lacrimal.

Exame nasal interno

A avaliação da cavidade nasal, especialmente com endoscopia, pode ser de valor inestimável para a detecção de obstruções como pólipos nasais ou desvio de septo.

OBSTRUÇÃO ADQUIRIDA
Conjuntivocálase

A conjuntivocálase caracteriza-se por uma ou mais dobras de conjuntiva redundante prolapsada sobre a margem da pálpebra inferior (ver Figura 3.3 C), podendo exacerbar os sintomas de olho seco e frequentemente contribuir para epífora, da qual pode ser uma causa

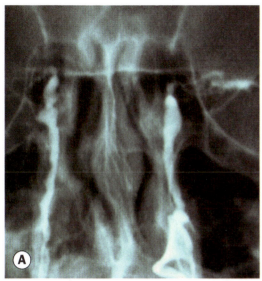
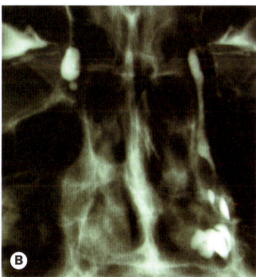
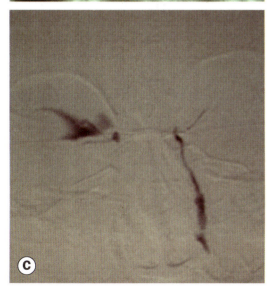

Figura 3.9 Dacriocistografia (DCG). **A.** DCG convencional sem subtração mostrando o enchimento normal em ambos os lados. **B.** Enchimento normal à esquerda e obstrução na junção do saco lacrimal com o ducto nasolacrimal à direita. **C.** DCG com subtração digital mostrando achados semelhantes aos de (**B**). *(Cortesia de A Pearson.)*

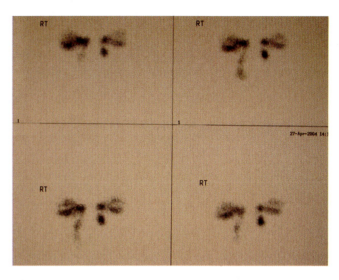

Figura 3.10 Cintilografia nuclear lacrimal demonstrando a passagem do traçador pelo sistema lacrimal do lado direito, mas com drenagem obstruída no ducto nasolacrimal esquerdo. *(Cortesia de A Pearson.)*

pouco reconhecida. Pode se tratar predominantemente de um processo involucional que envolve a perda de aderência da conjuntiva à cápsula de Tenon e à episclera subjacentes, podendo ser uma condição análoga às anomalias conjuntivais resultantes em ceratoconjuntivite límbica superior (ver Capítulo 6). É provável que a inflamação crônica de baixo grau da superfície ocular (p. ex., olho seco, blefarite) tenha alguma participação. Se grave, pode ocorrer a exposição de uma dobra redundante (Figura 3.11).

- Isoladamente, **observação ou lubrificantes** podem ser adequados em casos brandos
- **Esteroides tópicos** ou outros anti-inflamatórios
- **Opções cirúrgicas** incluem a fixação da conjuntiva bulbar à esclera com três suturas absorvíveis (p. ex., fio de poliglactina 6.0) inseridas a 6 a 8 mm do limbo ou excisão em forma de crescente da porção excedente da conjuntiva bulbar, com um limite anterior de 6 mm do limbo. Procedimentos como a inserção de sutura para unir as bordas do retalho excisado ou a substituição da membrana amniótica já foram descritos.

Estenose primária do ponto lacrimal

A estenose primária (ver Figura 3.3 A) ocorre na ausência de eversão do ponto lacrimal. As causas mais comuns são blefarite crônica e estenose idiopática. Outras causas incluem infecção palpebral por herpes simples e herpes-zóster; radioterapia local; conjuntivite cicatrizante; tratamento tópico crônico de glaucoma; medicamentos citotóxicos sistêmicos, como 5-fluoruracila; e raras condições sistêmicas, como porfiria cutânea tardia.

- Pode-se tentar a **dilatação** do ponto lacrimal isoladamente, mas é raro que se produza benefício duradouro
- Normalmente, é necessária a **puntoplastia**. Diversas técnicas já foram descritas, inclusive o aumento com um, dois (Figura 3.12) ou três cortes para remoção da parede posterior da ampola e procedimentos que utilizam *punch* mecânico, *laser* ou microcirurgia, podendo-se utilizar um *stent* temporário.

Estenose secundária do ponto lacrimal

Estenose secundária ocorre depois que a eversão do ponto lacrimal resulta em falência crônica da entrada de lágrimas e a puntoplastia normalmente é realizada em conjunto com a correção da eversão.

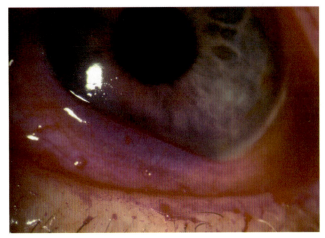

Figura 3.11 Conjuntivocálase. Dobra substancial exposta com corante rosa Bengala na conjuntiva e na córnea. *(Cortesia de S Tuft.)*

- **Cautério retropunctal** (**Ziegler**) pode ser realizado para a eversão pura do ponto lacrimal. Aplicam-se queimaduras à conjuntiva palpebral cerca de 5 mm abaixo do ponto lacrimal. O subsequente encolhimento do tecido deve inverter o ponto lacrimal
- **Conjuntivoplastia medial** pode ser utilizada para correção do ectrópio medial de uma área maior da pálpebra se não houver flacidez horizontal substancial. Um pedaço da conjuntiva tarsal é excisado com um corte em forma de diamante, com cerca de 4 mm de altura por 8 mm de largura, em sentido paralelo e inferolateral ao canalículo e ao ponto lacrimal, seguido pela união das margens superior e inferior da ferida com suturas (Figura 3.13). A incorporação dos músculos retratores da pálpebra inferior nas suturas auxilia no reposicionamento
- Normalmente com uma faixa tarsal, o **estreitamento da pálpebra inferior** é utilizado para corrigir a flacidez da pálpebra inferior, podendo ser combinada à conjuntivoplastia medial quando houver presença significativa de um componente de ectrópio medial.

Obstrução canalicular

As causas incluem fatores congênitos, trauma, infecção por herpes simples, medicamentos e irradiação. Dacriocistite crônica pode provocar a formação de uma membrana no canalículo comum. Nos últimos anos, a abordagem cirúrgica inicial tem demonstrado tendência a tentar preservar a anatomia fisiológica.

- A **obstrução parcial** do canalículo comum ou dos canalículos individuais, ou de qualquer local do sistema de drenagem lacrimal, pode ser tratada com a intubação simples de um ou de ambos os canalículos com *stents* de silicone, que são deixados *in situ* pelo prazo de 6 semanas a 6 meses (Figura 3.14)
- **Obstrução total dos canalículos individuais**
  - Trepanação canalicular usando um minitrépano específico (Sisler), seguida de intubação. A trepanação também já foi descrita como realizada com um cateter intravenoso com uma agulha introdutora retraída usada como *stent* que depois é avançada para vencer a obstrução. A canaliculoplastia com balão e as técnicas endoscópicas com uso de *laser* são alternativas

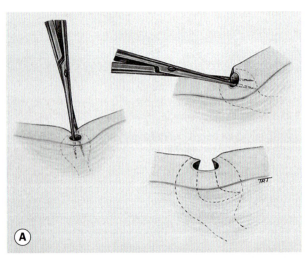

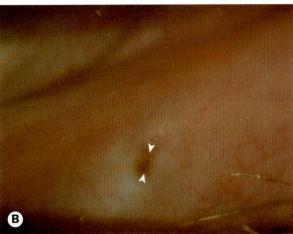

Figura 3.12 Puntoplastia com dois cortes. **A.** Técnica. **B.** Aparência pós-operatória (*pontas de seta*).

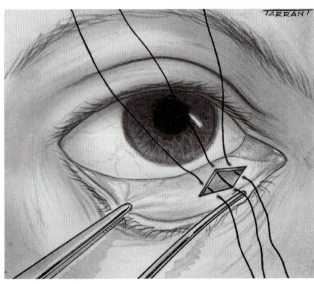

Figura 3.13 Conjuntivoplastia medial.

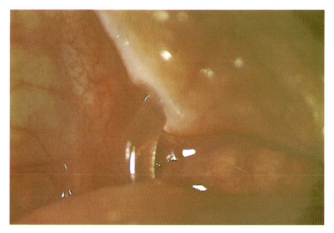

Figura 3.14 *Stent* lacrimal de silicone *in situ*.

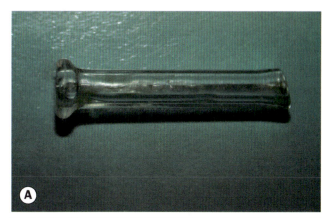

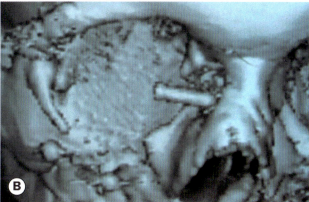

Figura 3.15 A. Tubo de Lester Jones. **B.** Reconstrução 3D do tubo *in situ* por tomografia computadorizada.

disponíveis. Essas opções menos invasivas podem apresentar taxas de sucesso mais baixas do que uma cirurgia mais agressiva
- Com 6 a 8 mm de canalículo patente normal entre o ponto lacrimal e a obstrução, pode-se realizar a anastomose da parte patente do canalículo com o saco lacrimal, com intubação
- Quando a obstrução for grave ou a anastomose dos canalículos normofuncionantes ao saco lacrimal não for possível, a cirurgia convencional consiste na conjuntivodacriocistorrinostomia e na inserção de um tubo de vidro temperado (Lester Jones) (Figura 3.15). Essa técnica pode ser utilizada também quando o sistema lacrimal está intacto, mas não funcionante em virtude da falência da bomba fisiológica (p. ex., paralisia do nervo facial). A cirurgia é realizada como para uma DCR por abordagem externa (ver a seguir), mas a carúncula é excisada, criando-se um caminho para o tubo entre o lago lacrimal e o saco lacrimal. O nível de satisfação do paciente é variável.

Obstrução do ducto nasolacrimal

- **Causas**
    - Estenose idiopática – sem comparação, a mais comum
    - Trauma naso-orbital, incluindo cirurgias nasal e sinusal
    - Doença granulomatosa, como granulomatose com poliangiite (doença de Wegener) e sarcoidose
    - Infiltração por tumores nasofaríngeos
- **Tratamento**
    - DCR convencional (abordagem por via externa) é indicada para obstrução distal à abertura medial do canalículo comum e consiste na anastomose do saco lacrimal à mucosa do meato nasal médio. O procedimento normalmente é realizado sob anestesia geral hipotensiva. Realiza-se uma incisão cutânea vertical de 10 mm medialmente ao canto interno; o tendão cantal medial e o saco lacrimal são expostos e refletidos; e após a remoção do osso interposto, o saco é incisado e fixado a uma abertura criada na mucosa nasal (Figura 3.16). A taxa de sucesso é de mais de 90%, mas as causas de falência incluem tamanho e posição inadequados do óstio; obstrução canalicular comum não reconhecida; cicatrização; e "síndrome do sifão", na qual a abertura cirúrgica no osso lacrimal é demasiadamente pequena e alta. As complicações incluem cicatrizes cutâneas, lesão das estruturas cantais mediais, hemorragia, infecção e rinorreia de líquido cefalorraquidiano se o espaço subaracnóideo for inadvertidamente invadido
    - A DCR endoscópica abrange varias técnicas. Um tubo de luz pode ser introduzido no saco lacrimal através do sistema canalicular para orientar uma abordagem endoscópica pelo interior do nariz, ou um procedimento microendoscópico transcanalicular pode ser realizado utilizando-se furadeira ou *laser* para estabelecer a comunicação com a cavidade nasal. As vantagens sobre a DCR convencional são alterações sistêmicas mais brandas, com uma perda mínima de sangue, e um menor risco de vazamento de líquido cefalorraquidiano; o fato de se evitar uma incisão cutânea; e, em geral, menor tempo de cirurgia. As desvantagens geralmente são uma taxa de sucesso ligeiramente mais baixa e as dificuldades de visualização, o que significa que, eventualmente, são necessários alguns procedimentos adicionais
    - Outros procedimentos, em geral reservados para obstrução parcial do ducto nasolacrimal, incluem sondagem e intubação, inserção de *stent* e dacriocistoplastia com balão.

Dacriolitíase

Dacriólitos (cálculos lacrimais) podem ocorrer em qualquer parte do sistema lacrimal e são mais comuns nos homens. Embora a patogênese não seja clara, já foi sugerido que a estagnação lacrimal decorrente de

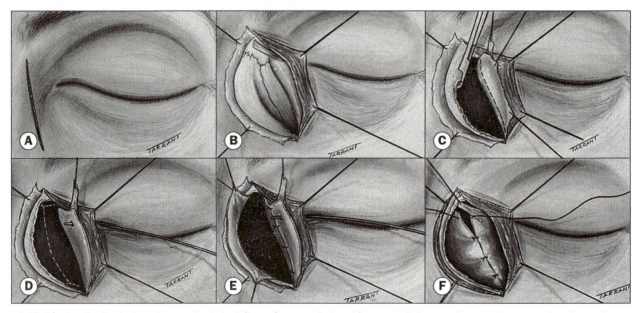

Figura 3.16 Técnica de dacriocistorrinostomia. **A.** Incisão cutânea vertical, a 10 mm medialmente do canto interno, evitando a veia angular. **B.** A crista lacrimal anterior é exposta e o periósteo é dividido da espinha na crista lacrimal anterior até o fundo do saco e refletido para a frente. O saco é refletido lateralmente a partir da fossa lacrimal. **C.** A crista lacrimal anterior e o osso da fossa lacrimal são removidos. **D.** O saco lacrimal é incisado em "H" para criar duas abas. Faz-se uma incisão vertical na mucosa nasal para criar abas anteriores e posteriores. **E.** As abas posteriores são suturadas. **F.** As abas anteriores são suturadas.

obstrução inflamatória pode precipitar a formação de cálculos, o que tende a estar associado à metaplasia escamosa do epitélio do saco lacrimal. A condição normalmente se manifesta no final da idade adulta. Os sintomas podem incluir epífora intermitente, crises recorrentes de dacriocistite aguda e distensão do saco lacrimal.

O saco lacrimal se apresenta distendido e relativamente firme, mas não está inflamado e dolorido como na dacriocistite aguda.

Pode haver presença ou não de refluxo mucoso quando se pressiona o local. O tratamento consiste na DCR.

OBSTRUÇÃO CONGÊNITA

Obstrução do ducto nasolacrimal

A extremidade inferior do ducto nasolacrimal, na região da válvula de Hasner, é a última porção do sistema de drenagem lacrimal a canalizar, com patência completa geralmente ocorrendo logo após o nascimento. A epífora afeta pelo menos 20% dos neonatos, mas com resolução espontânea em aproximadamente 85% dos casos no primeiro ano.

- **Sinais**
  - Epífora (Figura 3.17) e emaranhamento dos cílios podem ser constantes ou intermitentes, particularmente notáveis quando a criança apresenta uma infecção do sistema respiratório superior. A conjuntivite bacteriana sobreposta pode ser tratada com antibióticos tópicos de amplo espectro
  - Leve pressão sobre o saco lacrimal pode causar refluxo mucopurulento
  - A dacriocistite aguda é muito rara
  - A função visual normal deve ser confirmada na medida do possível, devendo-se realizar um exame do segmento anterior com avaliação do reflexo vermelho

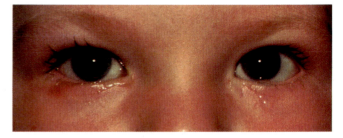

Figura 3.17 Criança com lacrimejamento.

  - O teste do desaparecimento da fluoresceína (já mencionado) é altamente específico nesse contexto. Somente uma fina linha de corante, no máximo, deve permanecer por 5 a 10 minutos sob inspeção com luz azul em uma sala escura
- O **diagnóstico diferencial** inclui outras causas congênitas de lacrimejamento, como atresia do ponto lacrimal, glaucoma congênito, conjuntivite crônica (p. ex., clamídia), ceratite e uveíte
- **Tratamento**
  - Massagem do saco lacrimal já foi sugerida como um meio de romper uma obstrução membranosa por pressão hidrostática. Coloca-se inicialmente o dedo indicador sobre o canalículo comum para bloquear o refluxo, deslizando-o, em seguida, sobre o saco lacrimal, massageando com movimentos descendentes. Não há como determinar a probabilidade de sucesso e o regime ideal de tratamento
  - Sondagem: a inserção de um arame fino através do sistema canalicular e do ducto nasolacrimal (Figura 3.18) para romper a membrana obstrutiva na válvula de Hasner é normalmente o tratamento definitivo, podendo ser precedido e seguido por irrigação para confirmar o local de obstrução e a subsequente patência, respectivamente. É possível repetir a sondagem no

caso de insucesso do primeiro procedimento. A orientação endoscópica nasal pode aumentar as chances de sucesso e deve ser considerada ao menos para procedimentos repetidos. Se os sintomas forem de leves a moderados, a sondagem poderá ser adiada até a idade de 12 a 18 ou, até mesmo, 24 meses, e é realizada sob anestesia geral. No caso de sintomas mais acentuados, a sondagem precoce pode ser adequada e, em crianças pequenas, é ocasionalmente realizada sob anestesia tópica em ambiente ambulatorial. Pode haver o risco de indução de estenose canalicular em razão do trauma causado pela sonda – uma ocorrência relativamente comum. Deve-se notar que existem poucas evidências de diferença no resultado produzido pela intervenção depois de 24 meses, em contrapartida à ausência de intervenção. O insucesso da sondagem pode resultar de anatomia anormal, o que, em geral, pode ser reconhecido pela dificuldade em passar a sonda e a subsequente não patência do sistema de drenagem durante a irrigação

○ As opções após o insucesso da sondagem são intubação com tubo de silicone (com ou sem dilatação do ducto nasolacrimal com balão), procedimentos endoscópicos e DCR.

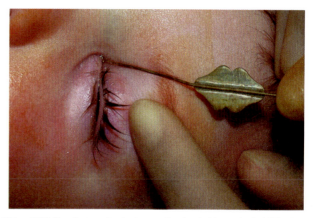

Figura 3.18 Sondagem do ducto nasolacrimal. *(Cortesia de K Nischal.)*

Dacriocele congênita

Dacriocele congênita (amniontocele) é um acúmulo de líquido amniótico ou muco no saco lacrimal causado por uma válvula de Hasner imperfurada. Manifesta-se no período perinatal com tumefação cística azulada no canto medial ou abaixo deste (Figura 3.19), acompanhada por epífora. Se houver um componente intranasal grande, pode causar desconforto respiratório. Dacriocele congênita não deve ser confundida com encefalocele, caracterizada por edema pulsátil acima do tendão do canto medial. Em geral, resolve-se somente com tratamento conservador, mas se essa opção falhar, a sondagem normalmente é o procedimento adequado.

DICA A dacriocele congênita não deve ser confundida com uma encefalocele, caracterizada por um edema pulsátil acima do ligamento do canto medial.

CANALICULITE CRÔNICA

Canaliculite crônica é uma condição incomum, causada com frequência por *Actinomyces israelii*, uma bactéria anaeróbia gram-positiva (Figura 3.20 A). Ocasionalmente, pode resultar em cicatrização e obstrução canalicular. Apresenta-se com epífora unilateral associada à conjuntivite mucopurulenta crônica refratária ao tratamento convencional. Observam-se vermelhidão pericanalicular e edema, bem como descarga mucopurulenta ao pressionar o canalículo (Figura 3.20 B). Um ponto lacrimal "abaulado" (ver Figura 3.3 F) pode ser uma pista diagnóstica em casos brandos. Ao contrário da dacriocistite, não há envolvimento do saco lacrimal. Concreções (grânulos sulfúricos) são produtos metabólicos da *Actinomyces* e de outras bactérias que utilizam sulfeto de hidrogênio, e normalmente são extraídas após compressão canalicular ou após caniculotomia (Figura 3.20 C). Pode-se tentar inicialmente um antibiótico tópico, como fluoroquinolona, 4 vezes/dia, por 10 dias; porém, raramente promove a cura, a menos que combinado a uma caniculotomia (uma incisão linear no lado

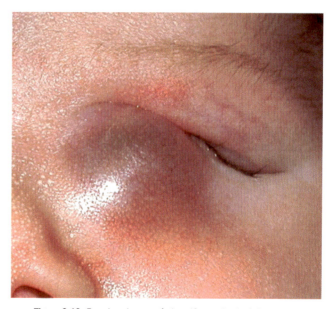

Figura 3.19 Dacriocele congênita. *(Cortesia de A Pearson.)*

conjuntival do canalículo) e à curetagem das concreções. A síndrome do fórnice gigante (ver Capítulo 6), a dacriolitíase e o divertículo lacrimal podem apresentar um quadro clínico semelhante. O herpes simples é uma causa clássica de canaliculite aguda, e não crônica.

DICA Deve-se suspeitar de canaliculite crônica em pacientes com conjuntivite mucopurulenta unilateral refratária ao tratamento convencional.

DACRIOCISTITE

A infecção do saco lacrimal normalmente decorre de obstrução do ducto nasolacrimal, podendo ser aguda ou crônica, e é mais frequente a origem estafilocócica ou estreptocócica.

Dacriocistite aguda

Apresenta-se com a manifestação de dor subaguda na área do canto medial, associada à epífora. Desenvolve-se um edema muito sensível, tenso e vermelho no canto medial (Figura 3.21 A), geralmente progredindo para a formação de abscesso (Figura 3.21 B). Pode haver associação com celulite pré-septal.

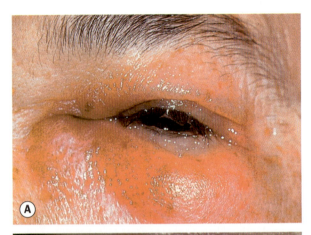

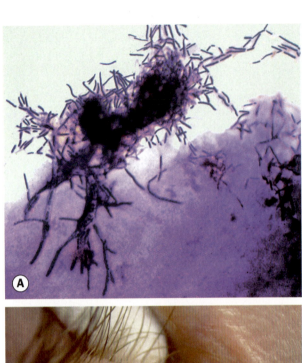

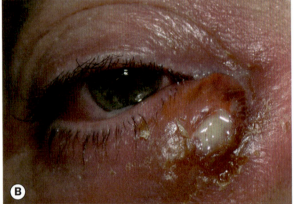

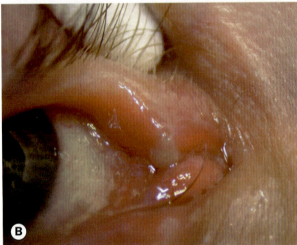

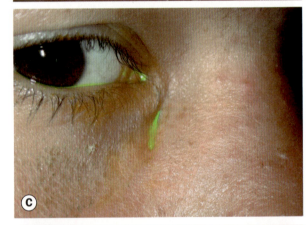

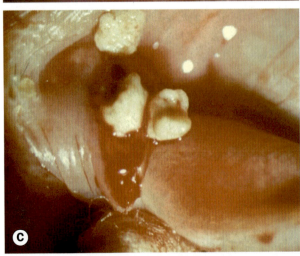

Figura 3.20 Canaliculite crônica. **A.** Coloração de Gram de *Actinomyces israelii*. **B.** Descarga mucopurulenta quando se pressiona um canalículo superior inflamado. **C.** Concreções sulfúricas liberadas pela canaliculotomia. *(Cortesia de J Harry – Figura A; S Tuft – Figura C.)*

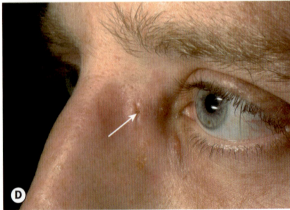

Figura 3.21 A. Dacriocistite aguda. **B.** Abscesso lacrimal e celulite pré-septal. **C.** Fístula lacrimal com fluoresceína. **D.** Fístula lacrimal cicatrizada (seta).

- **Tratamento**
  - O tratamento inicial consiste na aplicação de compressas mornas e antibióticos orais, como flucloxacilina ou associação de amoxicilina e clavulanato. A irrigação e a sondagem não devem ser realizadas
  - Incisão e drenagem podem ser consideradas se houver presença de pontos de pus e abscesso prestes a drenar espontaneamente. Entretanto, nesse caso, há risco de fístula pele-saco lacrimal persistente (Figura 3.21 C)
  - A DCR comumente é necessária depois que a infecção aguda tiver sido controlada, capaz de reduzir o risco de infecção recorrente e resultar no fechamento de uma fístula (Figura 3.21 D).

Dacriocistite crônica

Manifesta-se com epífora crônica, possivelmente associada a uma conjuntivite unilateral crônica ou recorrente. Normalmente, evidencia-se uma mucocele com um edema indolor no canto interno (Figura 3.22 A), mas mesmo na ausência de edema óbvio, ainda é comum ocorrer refluxo canalicular mucopurulento ao se pressionar o saco lacrimal (Figura 3.22 B). O tratamento é feito com DCR.

DICA Para reduzir o risco de endoftalmite, deve-se adiar a cirurgia intraocular se houver quaisquer sinais de infecção do sistema de drenagem lacrimal.

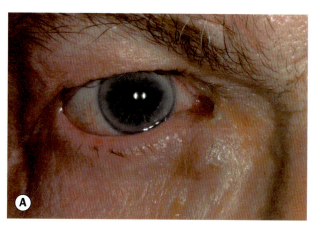
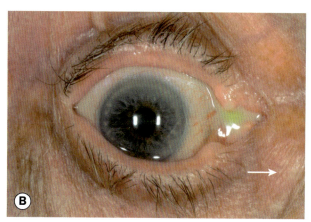

Figura 3.22 **A.** Mucocele. **B.** Expulsão de material mucopurulento mediante pressão aplicada ao saco lacrimal (seta).

Órbita

Capítulo 4

INTRODUÇÃO, 110
Anatomia, 110
Manifestações clínicas, 110
Investigação, 113

DOENÇA OCULAR TIREOIDIANA, 113
Introdução, 113
Manifestações clínicas, 115
Investigação, 117
Tratamento, 118

INFECÇÕES, 119
Celulite pré-septal, 119
Celulite orbitária bacteriana, 120
Mucormicose rino-orbitária, 121

DOENÇA INFLAMATÓRIA NÃO INFECCIOSA, 121
Doença inflamatória idiopática da órbita, 121
Miosite orbitária, 123
Dacrioadenite aguda, 124

Síndrome de Tolosa-Hunt, 124
Granulomatose com poliangiite, 124

ANORMALIDADES VASCULARES NÃO NEOPLÁSICAS, 125
Trombose do seio cavernoso, 125
Fístula carótido-cavernosa, 125

LESÕES CÍSTICAS, 126
Dacriopo, 126
Cisto dermoide, 127
Mucocele sinusal, 129
Encefalocele, 129

TUMORES VASCULARES, 129
Varizes, 129
Linfangioma, 130
Hemangioma capilar, 130
Hemangioma cavernoso, 133

TUMORES DA GLÂNDULA LACRIMAL, 134
Adenoma pleomórfico de glândula lacrimal, 134

Carcinoma da glândula lacrimal, 135

TUMORES NEURAIS, 136
Glioma do nervo óptico, 136
Meningioma da bainha do nervo óptico, 137
Neurofibroma plexiforme, 138
Neurofibroma isolado, 140

LINFOMA, 140

RABDOMIOSSARCOMA, 141

TUMORES METASTÁTICOS, 142
Tumores metastáticos em adultos, 142
Tumores metastáticos na infância, 142
Invasão da órbita a partir de estruturas adjacentes, 143

CAVIDADE ANOFTÁLMICA, 143
Procedimentos cirúrgicos, 143
Recuperação, 144

CRANIOSSINOSTOSES, 146

INTRODUÇÃO

Anatomia

A órbita é uma cavidade em formato de pera, cujo pedículo é o canal óptico (Figura 4.1).

- O **teto** (parte superior) é formado por dois ossos: a asa menor do osso esfenoide e a placa orbital do osso frontal. Está localizado subjacente à fossa craniana anterior ao seio frontal. Um defeito no teto da cavidade orbitária pode causar proptose pulsátil devido à transmissão da pulsação do líquido cefalorraquidiano para a órbita
- A **parede lateral** também consiste em dois ossos: a asa maior dos ossos esfenoide e zigomático. A metade anterior do globo ocular é vulnerável a traumas laterais, visto que se projeta além da margem lateral da órbita
- O **assoalho** consiste em três ossos: zigomático, maxilar e palatino. A porção posteromedial do osso maxilar é relativamente fraca, podendo sofrer fratura em *blow out* (ver Capítulo 22). O assoalho da órbita forma o teto do seio maxilar, de modo que um carcinoma de seio maxilar que invadir a órbita pode deslocar o globo ocular para cima
- A **parede medial** consiste em quatro ossos: maxilar, lacrimal, etmoide e esfenoide. A lâmina papirácea, que forma parte da parede medial, tem a espessura de uma folha de papel e é perfurada por vários forames para passagem dos nervos e vasos sanguíneos. A celulite orbitária, portanto, geralmente resulta de sinusite etmoidal
- A **fissura orbital superior** é uma fenda que liga o crânio à órbita, entre as asas maior e menor do osso esfenoide, e é atravessada por várias estruturas importantes (Figura 4.2)
    ◦ A porção superior contém os nervos lacrimal, frontal e troclear, e a veia oftálmica superior
    ◦ A porção inferior contém as divisões superior e inferior do nervo oculomotor, dos nervos abducente e nasociliar, e as fibras simpáticas do plexo cavernoso
    ◦ A inflamação da fissura orbital superior e do ápice (síndrome de Tolosa-Hunt) pode, portanto, resultar em diversos sinais, entre os quais, oftalmoplegia e obstrução do efluxo venoso
- A **fissura orbital inferior** está localizada entre a asa maior do esfenoide e a maxila, conectando a órbita às fossas pterigopalatina e infratemporal. Através dela, passam o nervo maxilar, o nervo zigomático e os ramos do gânglio pterigopalatino, bem como a veia oftálmica inferior
- **Suprimento sensorial** do olho e da órbita: ver Figura 4.3.

Manifestações clínicas

Sintomas

Os sintomas de doença orbitária incluem edema da pálpebra e da conjuntiva, vermelhidão, lacrimejamento, dor (às vezes, com o movimento ou exacerbada pelo movimento dos olhos), aumento da proeminência ocular, deslocamento ou impressão de olhos afundados, visão dupla, embaçamento e, eventualmente, sensação de pulsação ou sopro audível.

Envolvimento do tecido mole

Observa-se possível presença de edema palpebral ou periocular, descoloração da pele, ptose, quemose (edema da conjuntiva, podendo envolver a plica e a carúncula) e injeção epibulbar (Figura 4.4). Causas incluem doença ocular tireoidiana (DOT), doenças inflamatórias da órbita e obstrução à drenagem venosa.

Proptose

Proptose (Figura 4.5) é uma protrusão anormal de um órgão, mas o termo é geralmente usado para se referir ao globo ocular; exoftalmia refere-se especificamente ao globo ocular. A proptose pode ser causada por lesões retrobulbares ou, com menos frequência, por uma órbita rasa. A porção intraorbitária do nervo óptico é mais longa (25 mm) do que a distância entre a parte posterior do globo ocular e o canal óptico (18 mm). Isso permite um deslocamento significativo do globo ocular para a frente (proptose) sem um estiramento excessivo do nervo.

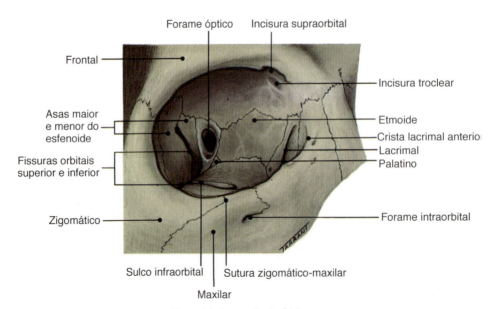

Figura 4.1 Anatomia da órbita.

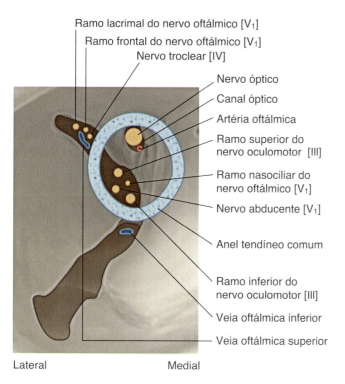

Figura 4.2 Inervação da órbita e do globo ocular.

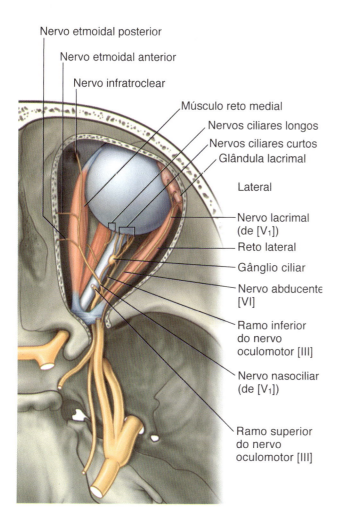

Figura 4.3 Suprimento nervoso sensorial da órbita.

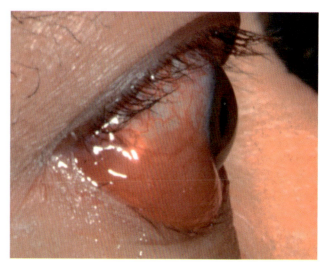

Figura 4.4 Quemose e injeção na presença de doença orbitária.

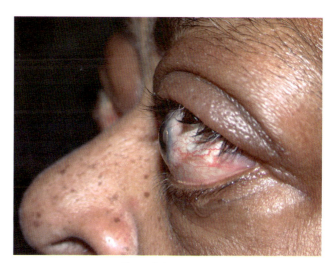

Figura 4.5 Proptose.

- **Proptose assimétrica**: é prontamente detectada quando se olha para o paciente de cima e por trás (Figura 4.6 A)
- A **direção da proptose** pode indicar a provável patologia. Por exemplo, lesões expansivas do cone muscular, como hemangioma cavernoso ou tumores do nervo óptico, causam proptose axial; enquanto lesões extraconais normalmente dão origem à proptose combinada à distopia (ver a seguir)
- **Distopia**: subentende o deslocamento do globo ocular no plano coronal, normalmente em razão de uma massa orbitária extraconal, como um tumor da glândula lacrimal (Figura 4.6 B). O deslocamento horizontal é medido com base na linha média (nariz) para o centro da pupila, enquanto a distopia vertical é lida em uma escala vertical perpendicular a uma régua horizontal posicionada sobre a ponte do nariz. O olho medido deve estar direcionado fixamente para um ponto à frente; se necessário, pode-se facilitar esse procedimento ocluindo o outro olho
- A **gravidade da proptose** pode ser medida com uma régua de plástico apoiada sobre a margem lateral da órbita, ou com o exoftalmômetro de Luedde™, utilizando-se um princípio semelhante. Em geral, emprega-se um exoftalmômetro (p. ex., de Hertel), usando

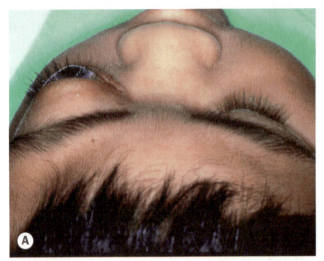
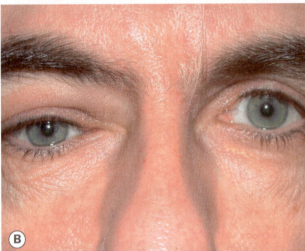
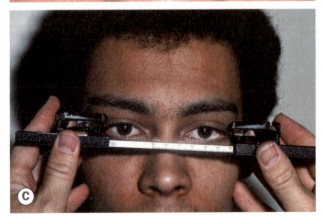

Figura 4.6 Sinais gerais de doença orbitária. **A.** Proptose do olho esquerdo visualizada de cima. **B.** Distopia inferior da órbita direita. **C.** Proptose medida com um exoftalmômetro.

- **Pseudoproptose** (falsa impressão de proptose) pode ser atribuída à assimetria facial, ao aumento do globo ocular (p. ex., alta miopia ou buftalmia), à retração palpebral ou à enoftalmia contralateral.

Enoftalmia

Enoftalmia subentende a recessão do globo ocular no interior da órbita. As causas consistem em anomalias congênitas e traumáticas da parede orbitária, atrofia do conteúdo orbitário (p. ex., radioterapia, esclerodema, ato crônico de cutucar o olho em neonatos cegos – sinal "oculodigital") ou esclerose (p. ex., carcinoma esquirroso metastático, doença inflamatória esclerosante da órbita). Pseudoenoftalmia pode ser causada por um olho pequeno ou atrofiado (microftalmia ou atrofia do globo ocular), por ptose, ou por proptose contralateral ou pseudoproptose.

Oftalmoplegia

Defeitos na motilidade ocular são muito comuns nas doenças orbitárias. As causas incluem massa orbitária, miopatia restritiva (p. ex., DOT [Figura 4.7], miosite orbitária, retração de músculos ou tecidos após fratura da parede orbitária), envolvimento do nervo oculomotor associado a lesões no seio cavernoso, nas fissuras orbitais ou na porção posterior da órbita (p. ex., fístula carótido-cavernosa, síndrome de Tolosa-Hunt, tumores malignos da glândula lacrimal). Os seguintes testes podem ser utilizados para diferenciar um defeito de motilidade restritivo de um defeito de motilidade neurológico:

- **Teste de ducção forçada**: sob anestesia tópica, segura-se com uma pinça a inserção do músculo no olho envolvido, girando-se o globo ocular na direção da motilidade reduzida. A limitação do movimento do globo ocular indica a existência de problema restritivo; não há resistência na lesão neurológica
- **Teste da pressão intraocular (PIO) diferencial**: envolve menos desconforto do que a ducção forçada, e um resultado objetivo, e não subjetivo. Mede-se a PIO na posição primária do olhar e depois com o paciente tentando olhar na direção da motilidade limitada. Um aumento de 6 mmHg ou mais denota transmissão de resistência da restrição muscular para o olho (sinal de Braley)
- **Movimentos oculares sacádicos**: nas lesões neurológicas, apresentam velocidade reduzida, enquanto os defeitos restritivos manifestam velocidade sacádica normal com parada brusca do movimento ocular.

Propriedades dinâmicas

- O **aumento da pressão venosa** por posição dependente da cabeça, da manobra de Valsalva ou da compressão da veia jugular. Pode induzir ou exacerbar a proptose em pacientes com anomalias venosas da órbita ou neonatos com hemangioma capilar da órbita
- **Pulsação**: causada por uma comunicação arteriovenosa ou por um defeito no teto da órbita. Na primeira hipótese, a pulsação pode estar associada a um sopro, dependendo do tamanho da comunicação. Na segunda, a pulsação se transmite do cérebro para o líquido cefalorraquidiano, e não há nenhum sopro associado. A pulsação leve é mais bem detectada com o auxílio da lâmpada de fenda, em particular por tonometria de aplanação
- **Sopro**: sinal encontrado na presença de uma fístula carótido-cavernosa maior. Ouve-se melhor com a campânula do estetoscópio e é diminuído ou abolido pela compressão suave da artéria carótida ipsilateral no pescoço.

a visualização dos ápices corneanos para determinar o grau de protrusão ocular com uma escala (ver Figura 4.6 C). As medidas podem ser obtidas tanto em estado relaxado como com a manobra de Valsalva. Leituras acima de 20 mm são indicativas de proptose, e uma diferença de 2 a 3 mm ou mais entre os dois olhos é suspeita, independentemente dos valores absolutos. Dimensões das fendas palpebrais e qualquer lagoftalmia também devem ser observadas

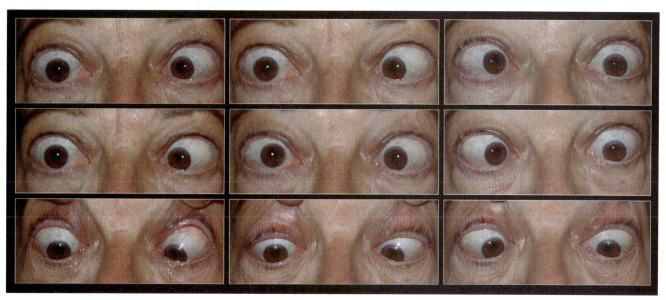

Figura 4.7 Miopatia restritiva e retração palpebral bilateral, e proptose na presença de doença ocular tireoidiana – nove posições de olhar. (*Cortesia de C Barry.*)

Alterações do fundo de olho

- **Edema do disco óptico**: pode ser a característica inicial de neuropatia óptica compressiva (Figura 4.8 A)
- **Atrofia óptica** (Figura 4.8 B): pode ser precedida por edema e é uma característica da neuropatia óptica compressiva. DOT e tumores do nervo óptico são algumas das causas importantes
- **Vasos colaterais (*shunts*) optociliares**: consistem em capilares peripapilares preexistentes dilatados que desviam o sangue da circulação venosa central da retina para a circulação coroidal peripapilar quando há obstrução dos canais normais de drenagem. Na oftalmoscopia, os vasos aparecem como canais grandes e tortuosos, mais frequentemente com localização temporal, que desaparecem na margem do disco (Figura 4.8 C). Os colaterais podem estar associados a qualquer tumor da órbita ou do nervo óptico que comprima o nervo óptico orbital e prejudique o fluxo sanguíneo da veia central da retina. O tumor mais comum associado a *shunts* é o meningioma da bainha do nervo óptico, podendo ocorrer também com glioma do nervo óptico, oclusão da veia central da retina, hipertensão intracraniana idiopática e glaucoma
- **Dobras da coroide** (Figura 4.8 D): são tratadas em detalhes no Capítulo 14. Podem ocorrer em diversos tipos de lesões orbitárias. Embora as dobras da coroide tendam a ser mais comuns com proptoses de maior extensão e tumores localizados anteriormente, em alguns casos, sua presença pode preceder o início de uma proptose.

Investigação

- **Tomografia computadorizada (TC)**: útil para demonstrar estruturas ósseas e a localização e o tamanho de lesões expansivas. TC é válida especialmente em pacientes com trauma orbitário por sua capacidade de detectar pequenas fraturas, corpos estranhos, sangue, herniação de músculos extraoculares e enfisema (ver Capítulo 22), mas não é capaz de distinguir diferentes massas patológicas de tecidos moles radiologicamente isodensas. A confirmação da existência de abscesso orbitário na presença de celulite constitui uma indicação relativamente comum
- **Ressonância magnética (RM)**: capaz de demonstrar lesões do ápice orbitário e tumores orbitários com extensão intracraniana, a RM é útil para se obter imagens de doença inflamatória da órbita. As pequenas sequências de *scans* inversão-recuperação ponderadas em T1 (STIR) são valiosas para a avaliação de atividade inflamatória na DOT (ver Capítulo 19)
- **Raios X simples**: pouco usados, a não ser para diagnóstico inicial de lesão óptica traumática
- **Ultrassonografia**: pode fornecer informações úteis, especialmente com aparelho de alta qualidade de imagem e um operador experiente, mas não é eficiente para obter uma boa imagem do ápice orbitário
- **Biopsia com agulha fina**: eventualmente realizada, em especial, no caso de suspeita de doença neoplásica. Ocorrências de hemorragia e penetração ocular são alguns dos possíveis problemas.

DICA O tumor mais comum associado à presença de vasos colaterais (*shunts*) opticociliares no disco óptico é o meningioma da bainha do nervo óptico.

DOENÇA OCULAR TIREOIDIANA

Introdução

DOT, também conhecida como orbitopatia associada à tireoide e oftalmopatia de Graves, é um distúrbio muito comum da órbita e causa mais comum de proptose bilateral e unilateral em adultos.

Tireotoxicose

Tireotoxicose (hipertireoidismo) é uma condição que envolve a secreção excessiva de hormônios tireoidianos. A doença de Graves, a forma

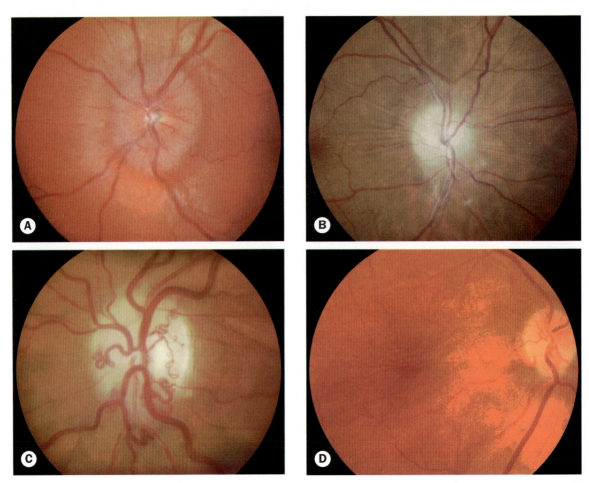

Figura 4.8 Alterações do fundo de olho na presença de doença orbitária. **A.** Edema do disco óptico. **B.** Atrofia óptica com dobras da coroide. **C.** Vasos optociliares na presença de atrofia óptica. **D.** Dobras da coroide.

mais comum de hipertireoidismo, é um distúrbio autoimune no qual anticorpos IgG se ligam aos receptores do hormônio estimulante da tireoide (TSH) na glândula tireoide e estimulam a secreção dos hormônios da tireoide. É mais comum em mulheres e pode estar associada a outros distúrbios autoimunes. Manifesta-se geralmente na quarta ou quinta década de vida com sintomas como perda de peso, apesar do bom apetite, aumento da frequência de evacuações, sudorese, intolerância ao calor, nervosismo, irritabilidade, palpitações, fraqueza e fadiga. Pode haver aumento da glândula tireoide (Figura 4.9 A), tremores, eritema palmar e pele quente e suada. Acropatia tireoidiana é um fenômeno semelhante ao hipocratismo (ou baqueteamento) digital (Figura 4.9 B) e ocorre em 1% dos casos; mixedema pré-tibial (1 a 5%) é o espessamento e endurecimento da pele da tíbia. Manifestações cardíacas podem incluir taquicardia sinusal e outras arritmias, podendo haver também associação de outros distúrbios autoimunes. Em geral, a função da tireoide é testada inicialmente em nível de TSH. Se esse nível for baixo, ou normal, mas, ainda assim, com suspeita de doença tireoidiana, pode-se realizar uma série de investigações complementares. Opções de tratamento incluem carbimazol, propiltiouracila, propranolol, ablação da tireoide com iodo radioativo e tireoidectomia parcial.

Fatores de risco para oftalmopatia

No paciente com doença de Graves, o principal fator de risco clínico para o desenvolvimento de DOT é o tabagismo. Quanto maior a quantidade de cigarros fumados por dia, maior o risco, e parar de fumar parece reduzir o risco. Mulheres são 5 vezes mais propensas à doença do que os homens, e isso reflete, em grande parte, a maior incidência de doença de Graves entre mulheres. O iodo radioativo usado no tratamento do hipertireoidismo pode agravar a DOT. Essa condição pode ocorrer também, embora com menos frequência, em pacientes com eutireoidismo e hipotireoidismo (inclusive com hipertireoidismo tratado), podendo, às vezes, representar a manifestação de doença tireoidiana.

Patogênese da oftalmopatia

A oftalmopatia tireoidiana envolve uma reação autoimune órgão-específica em que um anticorpo reage contra células da glândula tireoide e fibroblastos orbitais, provocando inflamação de músculos extraoculares, tecidos intersticiais, gordura orbitária e glândulas lacrimais caracterizadas por infiltrado de células pleomórficas, associado ao aumento de secreção de glicosaminoglicanos e à absorção osmótica de água. Há um aumento do volume do conteúdo orbitário, particularmente dos músculos, que podem aumentar em até oito vezes seu tamanho normal. Existe chance de elevação secundária da pressão intraorbitária, podendo comprimir o nervo óptico. A degeneração subsequente das fibras musculares causa fibrose, que exerce um efeito de retração sobre o músculo envolvido, resultando em miopatia restritiva e diplopia.

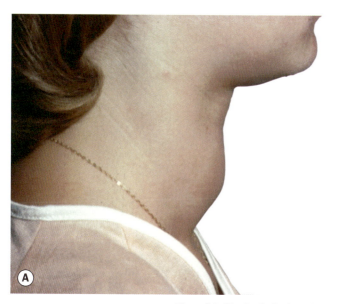
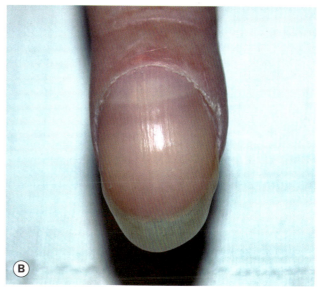

Figura 4.9 Sinais sistêmicos de tireotoxicose. **A.** Bócio. **B.** Acropatia.

Manifestações clínicas

Introdução

DOT normalmente evolui para um estágio congestivo (inflamatório) em que os olhos se apresentam vermelhos e doloridos, tendendo à remissão no intervalo de 1 a 3 anos, e apenas cerca de 10% dos pacientes desenvolvem problemas oculares graves a longo prazo. Segue-se um estágio fibrótico em que os olhos podem estar claros, embora com a possível presença de um defeito de motilidade indolor. As manifestações clínicas em geral podem ser classificadas em: (i) envolvimento de tecidos moles, (ii) retração palpebral, (iii) proptose, (IV) neuropatia óptica e (v) miopatia restritiva. Uma classificação frequentemente usada para a gravidade da DOT foi emitida pelo European Group on Graves Orbitopathy (EUGOGO): 1) ameaça à visão em razão de neuropatia óptica ou colapso da córnea; 2) moderado-grave, com envolvimento moderado ou grave dos tecidos moles, retração palpebral de 2 mm ou mais, diplopia e proptose de 3 mm ou mais; 3) branda, com apenas um pequeno impacto na vida diária.

Envolvimento dos tecidos moles

- **Sintomas**: sensação de areia nos olhos, olhos vermelhos, lacrimejamento, fotofobia, pálpebras edemaciadas e desconforto retrobulbar
- **Sinais**
  - Hiperemia epibulbar: sinal sensível de atividade inflamatória. Uma hiperemia intensa localizada pode delinear as inserções dos retos horizontais (Figura 4.10 A)
  - Edema periorbitário é causado por edema e infiltração por trás do septo orbitário; pode estar associado à quemose e ao prolapso de gordura retrosseptal para as pálpebras (Figura 4.10 B)
  - Insuficiência lacrimal e instabilidade são sinais comuns
  - Sinais corneanos são exacerbados pela retração palpebral (ver a seguir) e podem incluir erosões epiteliais ponteadas, ceratoconjuntivite límbica superior (Figura 4.10 C; ver Capítulo 7) e, ocasionalmente, ceratite bacteriana, adelgaçamento e cicatriz.

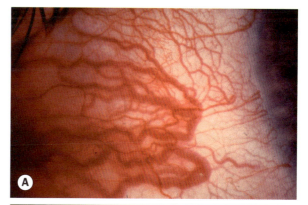
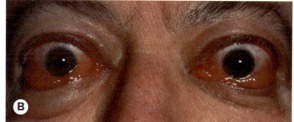
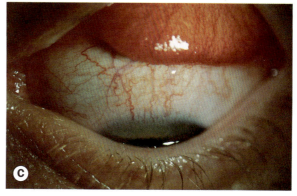

Figura 4.10 Envolvimento dos tecidos moles na doença ocular tireoidiana. **A.** Hiperemia epibulbar sobrejacente a um músculo reto horizontal. **B.** Edema periorbitário, quemose e prolapso de gordura para o interior das pálpebras. **C.** Ceratoconjuntivite límbica superior.

Retração palpebral

A retração das pálpebras superiores e inferiores ocorre em cerca de 50% dos pacientes com doença de Graves. Supõe-se que a hiperatividade do músculo de Müller ocorra por superestimulação simpática decorrente de altos níveis de hormônios tireoidianos. A contratura fibrótica dos músculos levantador da pálpebra e reto inferior associada à aderência aos tecidos orbitais sobrejacentes é outro provável mecanismo, junto com a hiperatividade secundária em resposta à hipo ou hipertropia produzida pela fibrose.

- **Sintomas**: os pacientes podem queixar-se de uma aparência de olhos fixos ou saltados, dificuldade para fechar os olhos e sintomas da superfície ocular
- **Sinais**
  - A margem da pálpebra superior normalmente fica a 2 mm abaixo do limbo (Figura 4.11 A, olho direito). Suspeita-se de retração palpebral quando a margem está no nível ou acima do limbo superior, permitindo a visualização da esclera (exposição escleral; *scleral show* – Figura 4.11 A, olho esquerdo)
  - A margem da pálpebra inferior normalmente fica no nível do limbo inferior. Há suspeita de retração quando a esclera é visualizada abaixo do limbo. Retração palpebral pode ocorrer isoladamente ou associada a proptose, o que exacerba sua gravidade
  - O sinal de Dalrymple é a retração palpebral no olhar primário (Figura 4.11 B)
  - O sinal de Kocher descreve uma aparência de olhos fixos e espantados, particularmente acentuada sob fixação atenta (Figura 4.11 C)
  - Sinal de von Graefe significa retardo na descida da pálpebra superior ao olhar para baixo (retardo palpebral [*lid lag*]; Figura 4.11 D).

Proptose

- **Sintomas**: são semelhantes aos da retração palpebral
- **Sinais**: a proptose é axial; unilateral ou bilateral; simétrica (Figura 4.12 A) ou assimétrica (Figura 4.12 B); e geralmente permanente. Proptose grave pode comprometer o fechamento da pálpebra e, com retração palpebral e disfunção lacrimal, pode resultar em ceratopatia de exposição, ulceração da córnea e infecção (Figura 4.12 C).

Miopatia restritiva

Entre 30 e 50% dos pacientes com DOT desenvolvem oftalmoplegia, que pode ser permanente. A motilidade ocular é restringida inicialmente por edema inflamatório e, mais tarde, por fibrose.

- **Sintomas**: visão dupla e, em geral, desconforto em algumas posições do olhar
- **Sinais**, em ordem aproximada de frequência:
  - Defeito de elevação (Figura 4.13 A) causado por contratura fibrótica do músculo reto inferior, que pode simular paralisia do músculo reto superior e é o déficit de motilidade mais comum
  - Defeito de abdução decorrente de fibrose do músculo reto medial, que pode simular paralisia do VI nervo
  - Defeito de depressão (Figura 4.13 B e C) decorrente de fibrose do músculo reto superior
  - Defeito de adução causado por fibrose do músculo reto lateral.

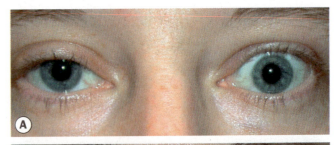
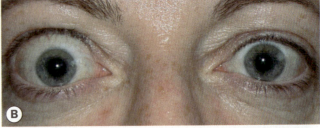
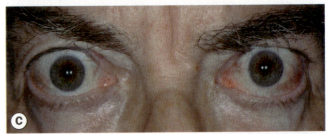
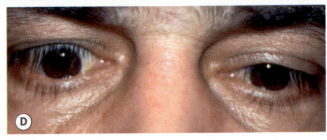

Figura 4.11 Sinais palpebrais na doença ocular tireoidiana. **A.** Retração leve da pálpebra esquerda. **B.** Retração assimétrica bilateral moderada das pálpebras – sinal de Dalrymple. **C.** Retração bilateral grave das pálpebras – sinal de Kocher. **D.** Retardo no abaixamento da pálpebra direita à infraversão – sinal de von Graefe.

Neuropatia óptica

A neuropatia óptica é uma complicação grave relativamente comum (até 6% de ocorrência) causada pela compressão do nervo óptico ou do seu suprimento sanguíneo no ápice orbitário pelos músculos retos congestionados e dilatados (Figura 4.14) e pelo tecido orbitário edemaciado. Essa compressão, que pode ocorrer na ausência de proptose significativa, é capaz de levar a um grave comprometimento visual se não se instituir o tratamento adequado a tempo.

DICA Na doença ocular tireoidiana, a compressão do nervo óptico decorrente de dilatação e congestionamento dos músculos retos acontece na ausência de proptose.

- **Sintomas**: comprometimento da visão central ocorre em conjunto com outros sintomas da DOT. Para detectar o envolvimento precoce, o paciente deve ser aconselhado a monitorar a

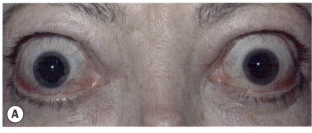
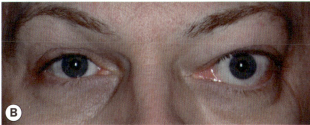
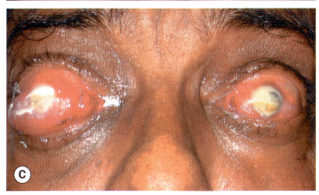

Figura 4.12 Proptose na doença ocular tireoidiana. **A.** Simétrica. **B.** Assimétrica. **C.** Ceratite bacteriana decorrente de exposição grave. (*Cortesia de S Kumar Puri – Figura C.*)

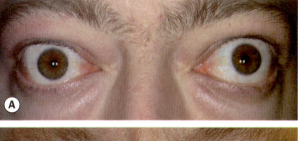
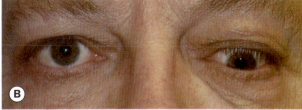
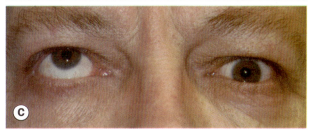

Figura 4.13 Miopatia tireoidiana restritiva. **A.** Defeito de elevação principalmente do olho direito. **B.** Depressão reduzida do olho direito decorrente de fibrose do músculo reto superior direito. **C.** Defeito de elevação do olho esquerdo no mesmo paciente mostrado em (**B**).

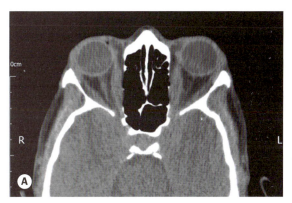
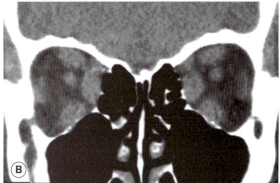

Figura 4.14 Tomografia computadorizada (TC) mostrando a dilatação muscular na doença ocular tireoidiana. **A.** Corte axial exibindo a dilatação fusiforme do músculo reto medial. **B.** Corte coronal com o envolvimento simétrico dos músculos retos medial, superior e inferior, bem como do músculo oblíquo superior.

própria função visual, ocluindo alternadamente cada olho, lendo textos com letras pequenas e avaliando a intensidade das cores, por exemplo, em uma tela de TV
- **Sinais**: deve-se manter um alto índice de suspeição em relação à neuropatia óptica, e é importante não atribuir erroneamente uma perda visual desproporcional à doença secundária
  ○ Acuidade visual (AV) normalmente é reduzida, mas não de modo invariável
  ○ Dessaturação das cores é uma característica sensível
  ○ Possibilidade de redução da percepção da intensidade de luz
  ○ Um defeito pupilar aferente relativo, se presente, deve ser motivo de maior preocupação
  ○ Os defeitos do campo visual podem ser centrais ou paracentrais, às vezes associados a defeitos dos feixes de fibras nervosas. Esses achados, combinados a uma PIO elevada, podem ser confundidos com glaucoma primário de ângulo aberto
  ○ O disco óptico pode apresentar-se normal, edemaciado ou, raramente, atrófico.

Investigação

Não são necessários outros tipos de investigação além de exames de sangue para verificação de doença tireoidiana se o diagnóstico for clinicamente evidente, mas a exclusão de outras condições, às vezes, é indicada. Exame do campo visual é realizado se houver suspeita de comprometimento do nervo óptico, podendo ser conduzido como parte de uma avaliação basal, ainda que, aparentemente, não haja comprometimento da visão. Exames de imagem como RM, TC e ultrassonografia das órbitas são indicados em algumas circunstâncias, como para ajudar a confirmar um diagnóstico equivocado pela identificação do padrão típico de envolvimento do músculo extraocular na doença ocular tireoidiana, que consiste na dilatação do ventre muscular com preservação dos tendões. Exame de imagem é utilizado também na avaliação da compressão do nervo óptico antes da cirurgia da parede orbitária. Exames de potencial visual evocado são eventualmente utilizados no caso de neuropatia óptica.

Tratamento

O tratamento pode ser classificado em tratamento de doença leve (maioria dos pacientes) e doença aguda moderada a grave, e tratamento de complicações pós-inflamatórias. A primeira medida a ser tomada em todos os casos é o abandono do tabagismo. A disfunção da tireoide também deve ser cuidada. Se o tratamento com radioiodo (iodo radioativo) for administrado a pacientes com DOT preexistente, deve-se administrar concomitantemente ciclo curto de esteroides orais.

- **Doença leve**
  - Lubrificantes para ceratoconjuntivite límbica superior, exposição corneana e secura ocular
  - Agentes anti-inflamatórios tópicos (esteroides, medicamentos anti-inflamatórios não esteroidais [AINEs], ciclosporina) são defendidos por alguns especialistas
  - Elevação da cabeça com três travesseiros durante o sono para reduzir o edema periorbitário
  - Fechamento das pálpebras com fita adesiva durante o sono pode aliviar a ceratopatia de exposição branda
- **Doença moderada-grave**
  - Escore de atividade clínica: EUGOGO sugere que se calcule uma "pontuação de atividade clínica" para ajudar na determinação de um limiar para o uso de imunossupressores, atribuindo-se um ponto para cada característica presente na seguinte lista e considerando o tratamento para uma pontuação de 3 ou mais em uma escala de 7 pontos:
    1. Dor orbitária espontânea.
    2. Dor orbitária evocada pelo olhar.
    3. Edema palpebral considerado decorrente de DOT aguda (fase inflamatória).
    4. Eritema palpebral.
    5. Vermelhidão conjuntival considerada decorrente de DOT aguda (fase inflamatória).
    6. Quemose.
    7. Inflamação da carúncula ou da plica.

Durante a revisão subsequente, atribui-se um ponto para um aumento de 2 mm ou mais da proptose, uma redução de 8° ou mais na excursão uniocular em qualquer direção, ou uma redução de uma linha no teste de acuidade de Snellen.

  - Esteroides sistêmicos são o sustentáculo do tratamento da doença moderada a grave. Pode-se administrar inicialmente prednisolona oral na dosagem de 60 a 80 mg/dia, depois reduzindo gradativamente, dependendo da resposta. Metilprednisolona

intravenosa é geralmente reservada para neuropatia óptica compressiva aguda (ver a seguir), mas a tolerabilidade é melhor, e os resultados podem ser superiores, em comparação com o tratamento oral. Um regime de menor intensidade na ausência de doença aguda que represente ameaça à visão consiste na administração de 0,5 g 1 vez/semana por 6 semanas, seguidas por 0,25 g 1 vez/semana por 6 semanas. Normalmente, observa-se uma redução do desconforto, da quemose e do edema periorbitário no intervalo de 24 horas, com uma resposta máxima em 2 a 8 semanas. O ideal é que a terapia com esteroides orais seja interrompida após vários meses, mas é possível que sejam necessárias doses baixas de manutenção a longo prazo

  - Injeções de esteroides orbitais são ocasionalmente utilizadas em determinados casos para minimizar efeitos colaterais sistêmicos, mas em geral são consideravelmente menos eficazes do que o tratamento sistêmico
  - Radioterapia fracionada de baixa dosagem pode ser utilizada além dos esteroides ou quando estes são contraindicados ou ineficazes, mas, devido ao efeito retardado, não é utilizada como único tratamento na compressão aguda do nervo óptico. Normalmente, evidencia-se uma resposta positiva no intervalo de 6 semanas, com melhora máxima em até 4 meses; em cerca de 40% dos casos, não há resposta. Efeitos adversos incluem catarata, retinopatia por radiação, neuropatia óptica e maior risco de câncer local. O limiar para seu uso deve ser mais elevado no caso de pacientes mais jovens e pacientes diabéticos; no segundo caso, em razão de um possível aumento do risco de retinopatia
  - Terapia combinada com irradiação, azatioprina e prednisolona de baixa dosagem pode ser mais eficaz do que com esteroides ou radioterapia isoladamente

---

DICA Imunossupressão na fase inflamatória aguda da DOT é importante para reduzir inflamação aguda e evitar complicações a longo prazo.

  - Neuropatia óptica, e, com menos frequência, exposição corneana intratável requerem tratamento agressivo. Metilprednisolona intravenosa pulsada é utilizada com frequência em regimes de 0,5 a 1 g durante 3 dias consecutivos com conversão para o tratamento oral (p. ex., 40 mg/dia de prednisolona) ou 0,5 a 1 g em dias alternados, de 3 a 6 vezes, mantendo-se a dose máxima abaixo de 8 g para reduzir o risco de comprometimento hepático, seguida da prednisolona oral. Deve-se fazer o monitoramento adequado, inclusive com testes de função hepática, bem como um tratamento gástrico de proteção e uma profilaxia para a prevenção de osteoporose, se necessário. Descompressão da parede orbitária (ver a seguir) e/ou descompressão do ápice orbitário podem ser levadas em consideração se os esteroides forem ineficazes (20% dos que receberam tratamento intravenoso) ou contraindicados. É possível realizar também a radioterapia orbitária, que, em geral, é utilizada somente como terapia adjunta a outras modalidades
  - Vários medicamentos que visam a aspectos específicos da resposta imune na DOT estão sendo pesquisados, sobretudo o tratamento com anticorpos monoclonais como rituximabe e

teprotumumabe. Teprotumumabe é um inibidor do receptor do fator de crescimento insulina-símile do tipo 1, e é eficaz para a redução da proptose e a pontuação de atividade clínica em pacientes com DOT
- **Complicações pós-inflamatórias**: a cirurgia da pálpebra deve ser realizada somente após outros procedimentos necessários que envolvam a órbita e, em seguida, estrabismo, uma vez que a descompressão orbitária pode ter impacto tanto na motilidade ocular como na posição da pálpebra, e a cirurgia do músculo extraocular pode afetar a posição da pálpebra

DICA A descompressão cirúrgica da órbita deve ser considerada quando há presença de neuropatia óptica compressiva com ameaça à visão no caso de DOT.

○ Proptose: após a remissão da inflamação ativa, o paciente pode ficar com proptose significativa dos pontos de vista estético e funcional, cujo tratamento é essencialmente cirúrgico. A descompressão cirúrgica aumenta o volume da órbita mediante a remoção das paredes ósseas, podendo ser combinada à remoção de gordura orbitária. A maioria das cirurgias é feita por abordagem externa, embora o acesso à parede medial e à parte medial do teto da órbita seja possível por endoscopia. A descompressão de uma única parede (lateral profunda) é eficaz (redução de aproximadamente 4 a 5 mm na proptose) e pode reduzir o risco de diplopia pós-operatória. A descompressão de duas paredes (balanceada medial e lateral; Figura 4.15) produz mais efeito, mas com risco significativo de indução de diplopia. A descompressão de três paredes inclui o assoalho da órbita com redução de 6 a 10 mm da proptose, mas pode resultar em hipoglobo e oferecer maior risco de lesão do nervo infraorbital e diplopia. Proptose muito grave pode exigir também remoção de parte do teto da órbita (descompressão de quatro paredes)
○ Miopatia restritiva: a cirurgia é necessária na maioria dos casos com presença de diplopia persistente nas posições primária ou de leitura do olhar, desde que o estágio inflamatório tenha cedido e o ângulo de desvio esteja estável há pelo menos 6 a 12 meses. Até que esses critérios sejam atendidos, a diplopia pode ser aliviada, se possível, com prismas ou, às vezes, com toxina botulínica. O tratamento cirúrgico tem por objetivo alcançar a visão binocular nas posições primária e de leitura. Miopatia restritiva geralmente impede a binocularidade em todas as posições do olhar, embora, com o tempo, o campo de visão binocular única possa aumentar em decorrência de uma maior vergência fusional. O recuo dos músculos retos inferior e/ou medial é a cirurgia mais indicada (um músculo reto nunca é ressecado – seccionado –, apenas recuado na presença de DOT), geralmente utilizando suturas ajustáveis (ver Capítulo 18). Ajusta-se a sutura mais tarde no mesmo dia ou no primeiro dia de pós-operatório, para que se obtenha o alinhamento ideal, e o paciente é incentivado a, subsequentemente, treinar para alcançar a visão única com o auxílio de um alvo que lhe permita acesso regular, como a tela da televisão
○ Retração palpebral: retração palpebral leve em geral melhora espontaneamente, de modo que não requer tratamento.

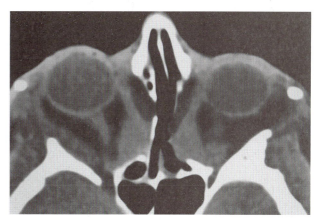

Figura 4.15 Tomografia computadorizada (TC) axial após descompressão bilateral das paredes lateral e medial. (*Cortesia de A Pearson.*)

O controle do hipertireoidismo também pode ser benéfico. Injeção de toxina botulínica na aponeurose do músculo levantador da pálpebra e no músculo de Müller pode ser utilizada como medida temporária em pacientes que aguardam a correção definitiva. Müllerotomia (desinserção do músculo de Müller) é eficaz para retração palpebral branda, mas os casos mais graves podem também exigir recuo/desinserção da aponeurose do músculo levantador e do ligamento suspensor do fórnice conjuntival superior. Pode-se utilizar o recuo dos músculos retratores da pálpebra, com ou sem enxerto de palato duro, quando a retração da pálpebra inferior for de 2 mm ou mais (ver também Capítulo 2).

INFECÇÕES
Celulite pré-septal
Introdução
Celulite pré-septal é uma infecção dos tecidos subcutâneos localizados anteriormente ao septo orbitário. Trata-se de uma condição bem mais comum do que a celulite orbitária e, embora considerada menos séria, pode estar associada a graves complicações, como formação de abscessos, meningite e trombose do seio cavernoso. Às vezes, pode ocorrer uma rápida evolução para celulite orbitária. Normalmente, os organismos responsáveis são o *Staphylococcus aureus* e o *Streptococcus pyogenes*, com causas que incluem trauma, como laceração ou picadas de inseto; disseminação por infecção ocular ou periocular localizada, como hordéolo agudo; dacriocistite; conjuntivite ou sinusite; e disseminação hematogênica por infecção distante, como do sistema respiratório superior ou da orelha média.

Diagnóstico
A condição se manifesta com uma pálpebra edemaciada, geralmente firme, sensível e hiperemiada, que pode ser muito grave (Figura 4.16 A). Entretanto, ao contrário da celulite orbitária, não há presença de proptose e quemose, e a AV, as reações pupilares e a motilidade ocular não são comprometidas. O paciente deve apresentar febre. Exames de imagem como RM ou TC (Figura 4.16 B) não são indicados, exceto em caso de suspeita de celulite orbitária ou abscesso palpebral, ou se não houver resposta à terapia.

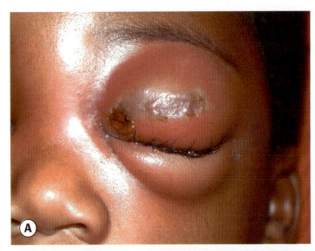

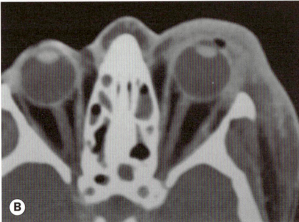

Figura 4.16 Celulite pré-septal. **A.** Celulite pré-septal à esquerda resultante de abrasão da pálpebra infectada. **B.** Tomografia computadorizada (TC) axial mostrando opacificação na posição anterior ao septo orbitário.

Tratamento

O tratamento se faz com antibióticos orais, como amoxicilina/clavulanato 250 a 500 mg/125 mg 2 a 3 vezes/dia ou 875/125 mg 2 vezes/dia, dependendo da gravidade. A infecção grave pode exigir administração de antibióticos intravenosos. Deve-se verificar o estado de imunidade antitetânica do paciente nos casos de condição precedida de trauma.

> **DICA** Na celulite pré-septal, a acuidade visual, as respostas pupilares e a motilidade ocular não são comprometidas, e não há presença de proptose.

Celulite orbitária bacteriana

Introdução

Celulite orbitária bacteriana é uma infecção grave dos tecidos moles posteriores ao septo orbitário e que pode implicar ameaça para a visão e a vida. Acomete pessoas em qualquer idade, mas é mais comum em crianças. *Streptococcus pneumoniae, Staphylococcus aureus, Streptococcus pyogenes* e *Haemophilus influenzae* são organismos causadores comuns, com infecção normalmente originária dos seios paranasais (especialmente do osso etmoide).

A infecção pode também disseminar-se de uma celulite pré-septal, dacriocistite, infecção dental ou da pele do terço médio da face, sendo secundária a trauma, inclusive qualquer tipo de cirurgia ocular. Pode provocar disseminação sanguínea decorrente de infecção em outro local do corpo.

Manifestações clínicas

- **Sintomas**: consistem no rápido início de dor exacerbada pelo movimento ocular, edema ocular, mal-estar e, com frequência, comprometimento visual e visão dupla. Em geral, existe histórico recente de sintomas nasais, sinusais ou respiratórios
- **Sinais**
  - Febre, em geral acentuada
  - AV pode ser reduzida, e a visão cromática, prejudicada, suscitando a possibilidade de compressão do nervo óptico. A presença de um defeito pupilar aferente relativo em um olho anteriormente normal torna essa hipótese quase certa
  - Pálpebras sensíveis, firmes, eritematosas e quentes, com edema periocular e conjuntival (quemose), injeção conjuntival e, às vezes, hemorragia subconjuntival. Os sinais normalmente são unilaterais, embora o edema possa se espalhar para as pálpebras contralaterais
  - Proptose é comum depois que a infecção se instala, mas geralmente é ocultada pelo edema palpebral. Pode ser de natureza não axial (distopia), especialmente na presença de abscesso
  - Oftalmoplegia dolorosa (Figura 4.17 A)
  - Possível presença de dobras de coroide e edema do disco óptico ao exame do fundo de olho
- **Diagnóstico diferencial**: as principais alternativas diagnósticas estão listadas na Tabela 4.1
- **Complicações**
  - Complicações oculares incluem neuropatia óptica, ceratopatia de exposição, PIO elevada, endoftalmite e oclusão da artéria ou veia central da retina
  - Abscesso subperiosteal, geralmente localizado ao longo da parede medial da órbita
  - Complicações intracranianas, que são incomuns (3 a 4%), mas extremamente graves, incluem meningite, abscesso cerebral e trombose do seio cavernoso.

Investigação

As investigações podem incluir:

- Verificação da condição de imunidade antitetânica em casos de trauma
- Contagem de leucócitos
- Hemoculturas
- Cultura de secreção nasal
- TC de alta resolução da órbita, dos seios paranasais e do cérebro (ver Figura 4.17 B) é fundamental para a confirmação do diagnóstico e exclusão da hipótese de abscesso subperiosteal ou intracraniano. Às vezes, realiza-se também uma RM
- Punção lombar no caso de desenvolvimento de sinais meníngeos ou cerebrais.

Tratamento

- **Internação hospitalar**: é obrigatória, com avaliação otorrinolaringológica urgente e reavaliação oftalmológica frequente. Deve-se

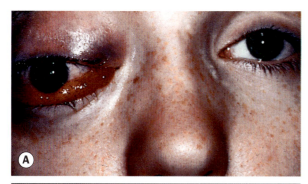
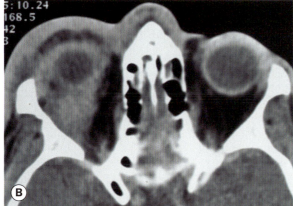

Figura 4.17 A. Celulite orbitária à direita com oftalmoplegia. **B.** Tomografia computadorizada (TC) axial mostrando opacificação pré-septal e orbitária.

buscar orientação de especialista em pediatria no manejo do tratamento de crianças, adotando-se um baixo limiar para consulta a especialista em infectologia
- **Delineamento** da extensão do eritema na pele: um marcador cirúrgico pode ajudar a avaliar a evolução
- **Antibióticos**: administrados por via intravenosa, com o medicamento específico dependendo das resistências locais. Ceftazidima é uma opção clássica, suplementado pelo metronidazol oral para a cobertura contra bacilos anaeróbios. Antibióticos intravenosos devem continuar sendo administrados até que o paciente se apresente apirético por 4 dias, seguidos por 1 a 3 semanas de tratamento por via oral
- **Monitoramento da função do nervo óptico**: inicialmente realizado pelo menos a cada 4 horas, testando-se AV, visão cromática, percepção da intensidade da luz e reações pupilares. A deterioração deve ensejar a hipótese de intervenção cirúrgica
- **Cirurgia**: considerar drenagem de um abscesso orbitário em estágio inicial, devendo-se cogitar drenagem de seios paranasais infectados se não houver resposta aos antibióticos ou no caso de doença muito grave dos seios paranasais. No caso de quadro clínico atípico, é possível realizar a biopsia do tecido inflamatório. A compressão grave do nervo óptico pode justificar cantotomia/cantólise de emergência (ver Capítulo 22).

DICA Como a celulite orbitária geralmente ocorre em consequência de uma infecção dos seios paranasais, a investigação radiológica urgente dos seios paranasais é obrigatória.

Mucormicose rino-orbital

Introdução

Mucormicose é uma infeção rara, agressiva e quase sempre fatal causada por fungos da família Mucoraceae. Normalmente, afeta pacientes com cetoacidose diabética ou imunossupressão, e é extremamente rara em pacientes imunocompetentes. A infecção é contraída pela inalação de esporos, que dão origem a uma infecção do trato respiratório superior. Em seguida, espalha-se para os seios paranasais contíguos e, em seguida, para a órbita e o cérebro. A invasão dos vasos sanguíneos pelas hifas resulta em vasculite oclusiva com infarto dos tecidos orbitais.

Diagnóstico

- **Sintomas**: início gradual de edema facial e periorbital, diplopia e perda visual
- **Sinais**: semelhantes aos da celulite orbitária bacteriana, mas tendem a ser menos agudos e ter evolução mais lenta. O infarto sobreposto à necrose séptica é responsável pela clássica escara negra que pode se desenvolver no palato, nas conchas (cornetos), no septo nasal, na pele e nas pálpebras (Figura 4.18)
- **Complicações**: incluem oclusão vascular da retina, paralisias múltiplas dos nervos cranianos e oclusão cerebrovascular
- **Diagnóstico diferencial**: relacionado na Tabela 4.1
- **Investigação**: é muito parecida com a da celulite orbitária bacteriana.

Tratamento

- Deve-se efetuar a correção do defeito metabólico subjacente, se possível
- Tratamento antifúngico intravenoso
- Compressas diárias e irrigação das áreas envolvidas com agente antifúngico
- Excisão ampla de tecidos desvitalizados e necróticos. A exenteração pode ser necessária nos casos que não respondam ao tratamento, a fim de reduzir o risco de morte
- Oxigenoterapia hiperbárica adjuvante pode ser útil.

DOENÇA INFLAMATÓRIA NÃO INFECCIOSA

Doença inflamatória idiopática da órbita

A doença inflamatória idiopática da órbita (IOID, *idiopathic orbital inflammatory disease*), também chamada inflamação não específica da órbita ou pseudotumor orbitário, é um distúrbio incomum caracterizado por infiltração orbitária expansiva não neoplásica e não infecciosa com características inflamatórias. O processo pode preferencialmente envolver quaisquer ou todos os tecidos moles da órbita. Análise histopatológica revela infiltrado inflamatório de células pleomórficas seguido por fibrose reativa. A doença unilateral é comum em adultos, embora em crianças possa ocorrer envolvimento bilateral. A extensão intracraniana é rara. O envolvimento simultâneo da órbita e dos seios paranasais também é raro e pode ser uma entidade distinta.

Diagnóstico

- **Sintomas**: normalmente, consiste em vermelhidão ocular e periocular aguda ou subaguda, edema e dor (Figura 4.19 A). Sintomas sistêmicos são comuns em crianças

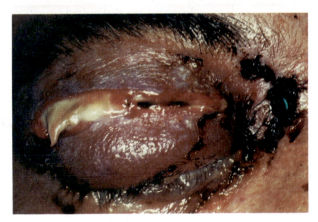

Figura 4.18 Necrose da pálpebra na mucormicose rino-orbital.

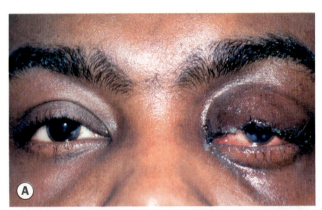
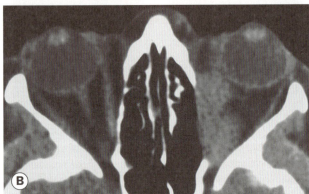
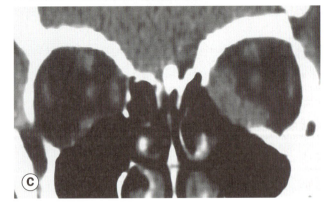

Figura 4.19 A. Doença inflamatória idiopática da órbita à esquerda. **B.** Tomografia computadorizada (TC) em corte axial mostrando uma opacificação mal definida da órbita. **C.** Vista coronal. (*Cortesia de R Bates – Figura A; A Pearson – Figuras B e C.*)

Tabela 4.1 Diagnóstico diferencial de inflamação aguda da órbita.

Infecção
- Celulite orbitária bacteriana
- Infecção fúngica da órbita
- Dacriocistite
- Dacrioadenite infecciosa.

Lesões vasculares
- Hemorragia orbitária aguda
- Trombose do seio cavernoso
- Fístula carótido-cavernosa.

Neoplasia
- Retinoblastoma de evolução rápida
- Tumor da glândula lacrimal
- Outro tipo de neoplasia (p. ex., lesão metastática com inflamação, linfoma, macroglobulinemia de Waldenström)
- Rabdomiossarcoma, leucemia, linfangioma ou neuroblastoma em crianças.

Doença endócrina
- Doença ocular tireoidiana (DOT) de início rápido.

Inflamação não neoplásica
- Inflamação não neoplásica
- Doença inflamatória orbital idiopática
- Síndrome de Tolosa-Hunt
- Miosite orbitária
- Conjuntivite alérgica aguda com edema palpebral
- Herpes-zóster oftálmico
- Erupção cutânea do herpes simples
- Sarcoidose
- Vasculites: granulomatose com poliangiite, poliarterite nodosa
- Esclerite, incluindo esclerite posterior
- Ruptura de cisto dermoide.

- **Sinais**
  - Febre em até 50% das crianças, mas rara em adultos
  - Proptose congestiva
  - Possível ocorrência de oftalmoplegia de leve a grave
  - Manifestações de disfunção do nervo óptico, especialmente se a inflamação envolver a porção posterior da órbita. Pode haver edema do disco óptico
  - Dobras de coroide, se presentes, podem estar associadas à visão reduzida, mas deve-se sempre suspeitar de neuropatia óptica
- **Evolução**: a história natural do processo inflamatório é muito variável
  - Remissão espontânea depois de algumas semanas sem sequelas
  - Episódios intermitentes de atividade, normalmente com consequente remissão
  - Inflamação prolongada grave que acaba resultando em fibrose progressiva dos tecidos orbitais e em "órbita congelada" caracterizada por oftalmoplegia, a qual pode estar associada a ptose e comprometimento visual causado por envolvimento do nervo óptico
- **Investigação**
  - TC mostra opacificação mal definida da órbita e perda de definição do conteúdo (Figura 4.19 B e C)
  - A biopsia geralmente é necessária nos casos persistentes para confirmar o diagnóstico e, particularmente, para descartar a presença de neoplasia e condições inflamatórias sistêmicas

○ Pode-se considerar uma ampla variedade de outras investigações que ajudem na exclusão de diagnósticos alternativos, particularmente infecção, linfoma e distúrbios infiltrativos não neoplásicos, como sarcoidose e granulomatose de Wegener.

Tratamento

- **Observação**: no caso de doença relativamente branda, para evitar remissão espontânea
- **AINEs** (p. ex., ibuprofeno): em geral, são eficazes e podem ser experimentados no caso de doença branda antes da terapia com esteroides. Considera-se coprescrição de um inibidor da bomba de prótons
- **Esteroides sistêmicos**: devem ser administrados somente após a confirmação do diagnóstico, visto que podem mascarar outras patologias, como infecção e granulomatose de Wegener. Administra-se inicialmente prednisolona oral em dosagem e 1 a 1,5 mg/kg/dia, depois reduzindo gradativamente e interrompendo por várias semanas, dependendo da resposta clínica. É possível que seja necessário continuar o tratamento em caso de recidiva
- **Injeção de esteroides de depósito na órbita**: útil em alguns casos
- **Radioterapia**: considerada se não houver melhora depois de 2 semanas de terapia adequada com esteroides. Mesmo o tratamento com baixa dosagem (p. ex., 10 Gy$_3$) pode produzir remissão, embora doses totais mais altas possam ser necessárias
- **Outras opções**: normalmente como tratamentos suplementares ou nos casos de resistência, incluem medicamentos citotóxicos (p. ex., metotrexato, azatioprina), inibidores da calcineurina (p. ex., ciclosporina, tracolimo) e bloqueadores biológicos
- **Ressecção cirúrgica**: ressecção cirúrgica de um foco inflamatório pode ser cogitada em casos altamente resistentes.

Miosite orbitária

Introdução

Miosite orbitária é uma inflamação idiopática não específica de um ou mais músculos extraoculares considerada um subtipo de IOID. A histologia mostra um infiltrado crônico de células inflamatórias associado às fibras musculares (Figura 4.20 A).

Diagnóstico

- **Sintomas**: dor aguda exacerbada pelo movimento do olho e por diplopia. O começo normalmente se dá no início da idade adulta
- **Sinais** são geralmente mais sutis que na IOID
  ○ Edema palpebral, ptose e quemose
  ○ Dor e diplopia associadas ao movimento ocular
  ○ Injeção vascular sobre o músculo envolvido (ver Figura 4.20 B)
  ○ Nos casos crônicos, há possibilidade de ocorrer fibrose do músculo afetado, com miopatia restritiva permanente
- **Evolução**
  ○ Envolvimento agudo não recidivante que se resolve espontaneamente dentro de 6 semanas
  ○ Doença crônica caracterizada por um único episódio que persiste por mais de 2 meses (geralmente anos) ou crises recorrentes
- **Investigação**: consiste basicamente em RM ou TC, que mostram o alargamento dos músculos afetados (ver Figura 4.20 C), com ou sem envolvimento dos tendões de inserção. Contrasta com

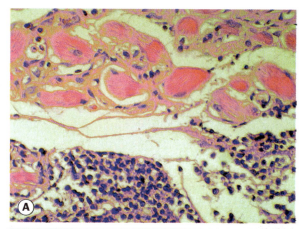
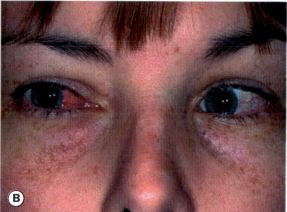
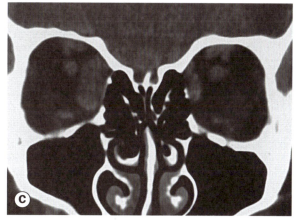

Figura 4.20 Miosite orbitária. **A.** Histologia exibindo um infiltrado inflamatório crônico de células em relação às fibras musculares. **B.** Injeção vascular sobre a inserção do músculo reto medial direito. **C.** Tomografia computadorizada (TC) coronal mostrando o alargamento do músculo reto medial direito. (*Cortesia de J Harry e G Misson, de* Clinical Ophthalmic Pathology, *Butterworth-Heinemann 2001 – Figura A; J Nerad, K Carter e M Alford, de "Oculoplastic and Reconstructive Surgery", em* Rapid Diagnosis in Ophthalmology, *Mosby 2008 – Figuras B e C.*)

a dilatação muscular relacionada com DOT, na qual o tendão é sempre preservado. Em alguns casos, podem ser necessárias investigações adicionais.

Tratamento

O tratamento tem por objetivo aliviar o desconforto e a disfunção, encurtando o curso e evitando recorrências. AINEs podem ser adequados no caso de doença branda, mas esteroides sistêmicos quase sempre são necessários e normalmente produzem uma melhora radical, embora haja recorrência em 50% dos casos. A radioterapia também é eficaz, em especial, para limitar a recorrência.

Dacrioadenite aguda

A dacrioadenite aguda pode ser de natureza idiopática ou atribuída à infecção viral (p. ex., caxumba, Epstein-Barr, citomegalovírus) ou, raramente, bacteriana; em geral, há envolvimento da glândula lacrimal na IOID. Condições crônicas, como sarcoidose, síndrome de Sjögren, doença tireoidiana e algumas infecções crônicas, normalmente se instalam de maneira menos aguda, e o envolvimento pode ser bilateral. A doença aguda se apresenta com a rápida manifestação de desconforto na região da glândula. A secreção lacrimal pode estar diminuída ou aumentada, podendo haver secreção associada. O edema da porção lateral da pálpebra sobrejacente ao lobo palpebral resulta em uma ptose característica em forma de "S" e a dilatação do lobo orbital é capaz de produzir uma leve distopia para baixo e para dentro (Figura 4.21 A), bem como, ocasionalmente, proptose e outros sinais de doença da órbita. A glândula lacrimal apresenta-se amolecida à palpação e, evertendo a pálpebra superior, pode-se observar a injeção conjuntival sobrejacente ao lobo palpebral (Figura 4.21 B). Pode haver presença de quemose e aumento localizado dos linfonodos (p. ex., pré-auricular). A TC mostra aumento da glândula e envolvimento dos tecidos adjacentes (Figura 4.21 C) sem erosão óssea; o segundo sugere presença de tumor. A biopsia, às vezes, é indicada, em especial para excluir a hipótese de tumor. O tratamento varia de acordo com a causa, mas, em muitos casos, não é necessário.

Síndrome de Tolosa-Hunt

A síndrome de Tolosa-Hunt é uma condição idiopática rara causada por inflamação granulomatosa inespecífica do seio cavernoso, da fissura orbital superior e/ou do ápice orbitário. A apresentação consiste em dor periorbitária ou hemicraniana ipsilateral e diplopia decorrente de paresia oculomotora, com envolvimento pupilar e palpebral em muitos casos. Proptose, se presente, normalmente é branda. A perda sensorial ao longo da distribuição da 1ª e 2ª divisões do nervo trigêmeo é comum. O paciente pode apresentar febre. O diagnóstico é feito com exame de imagem combinado a outros tipos de investigação para descartar causas identificáveis, inclusive neoplasia. O tratamento consiste na administração de esteroides sistêmicos e outros imunossupressores, conforme necessário; a evolução caracteriza-se por remissões e recidivas.

Granulomatose com poliangiite

Granulomatose com poliangiite, anteriormente chamada granulomatose de Wegener (ver Capítulo 9), é um distúrbio granulomatoso multissistêmico idiopático que pode envolver a órbita, quase sempre bilateralmente, em geral por disseminação contígua a partir dos seios paranasais ou da nasofaringe. Envolvimento orbitário primário é menos comum. Essa condição deve ser considerada em qualquer paciente com inflamação orbital bilateral, particularmente se associada a patologia sinusal. O anticorpo antineutrofílico

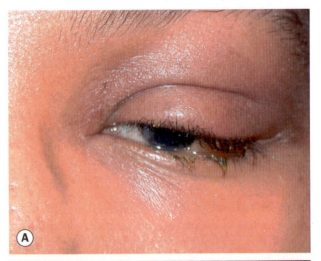
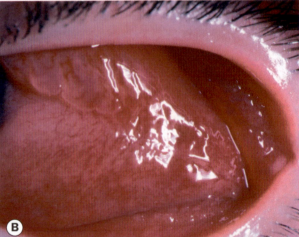
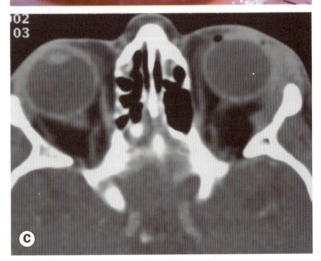

Figura 4.21 Dacrioadenite aguda à esquerda. **A.** Edema na face lateral da pálpebra e uma ptose em forma de "S". **B.** Injeção da porção palpebral da glândula lacrimal e da conjuntiva adjacente. **C.** Tomografia computadorizada (TC) axial mostrando aumento da glândula e a opacificação dos tecidos adjacentes. (*Cortesia de R Bates – Figura B; A Pearson – Figura C.*)

citoplasmático (variante cANCA) é um útil teste sorológico. Outras manifestações oculares incluem esclerite, ceratite ulcerativa periférica, inflamação intraocular e oclusões vasculares da retina.

O tratamento com ciclofosfamida e esteroides normalmente é eficaz. Nos casos resistentes, ciclosporina, azatioprina, globulina antitimócito ou plasmaférese podem ser úteis. A descompressão cirúrgica pode ser necessária no caso de envolvimento orbital grave.

ANORMALIDADES VASCULARES NÃO NEOPLÁSICAS

Trombose do seio cavernoso

Refere-se à formação de coágulo no interior do seio cavernoso, muitas vezes resultante de infecção, como sinusite, celulite orbitária ou pré-septal ou otite. Apresenta elevada taxa de mortalidade, sendo 20% se tratada e até 100% em casos não tratados. Caracteriza-se por rápida instalação, podendo incluir sintomas como cefaleia intensa, mal-estar, náuseas e vômitos, proptose unilateral ou, geralmente, bilateral, quemose, congestão das veias da face, da conjuntiva e da retina, visão reduzida e sinais resultantes do comprometimento da função do III ao VI nervos cranianos, que atravessam o seio cavernoso. O diagnóstico é feito com exame de imagem, especialmente RM e venografia por RM. Faz-se também uma investigação sistêmica para verificar infecção, inclusive com punção lombar. O tratamento consiste em administração de antibióticos intravenosos e, ocasionalmente, drenagem cirúrgica.

Fístula carótido-cavernosa

Introdução

Uma fístula carótido-cavernosa consiste no desenvolvimento de uma fístula arteriovenosa entre a artéria carótida e o seio cavernoso venoso (ver Figura 19.65, no Capítulo 19) com elevação da pressão venosa no seio e nas estruturas que drenam para o local. Ocorrem manifestações oculares em razão da estase venosa e arterial em torno do olho e da órbita, da elevação da pressão venosa episcleral e de uma redução no fluxo sanguíneo das artérias para os nervos cranianos no interior do seio cavernoso. As fístulas carótido-cavernosas são classificadas em "diretas" e "indiretas".

- Fístulas diretas são *shunts* de alto fluxo em que o sangue da artéria carótida passa diretamente para o seio cavernoso através de um defeito na parede da porção intracavernosa da artéria carótida interna em consequência de trauma (75%), incluindo cirurgia, ruptura espontânea de um aneurisma do segmento intracavernoso da carótida ou uma artéria aterosclerótica, esta geralmente em mulheres hipertensas de meia-idade; fístulas espontâneas normalmente têm fluxo menor
- Em uma fístula indireta ("*shunt* dural"), a porção intracavernosa da artéria carótida interna permanece intacta. O sangue arterial flui através dos ramos meníngeos das artérias carótidas externa ou interna indiretamente para o seio cavernoso, e as manifestações clínicas são mais sutis do que em uma fístula direta, de tal modo que a condição pode passar despercebida. A ruptura espontânea de uma artéria aterosclerótica ou de uma malformação congênita é a causa mais comum e pode ser precipitada por pequenos traumas ou esforço, podendo haver relação com distúrbios vasculares do tecido conjuntivo e do colágeno.

Diagnóstico

- **Sintomas diretos**: a manifestação pode acontecer dias ou semanas após uma lesão na cabeça com uma clássica tríade de proptose pulsátil, quemose conjuntival e zumbido (sopro) na cabeça
- **Sintomas indiretos**: a manifestação gradual de vermelhidão em um ou ambos os olhos é uma característica causada por ingurgitamento vascular da conjuntiva
- **Sinais diretos**
  - Perda visual imediata possivelmente em decorrência de lesão ocular ou do nervo óptico ocorrida no momento do traumatismo craniano
  - Pode ocorrer perda visual tardia em consequência de ceratopatia de exposição, glaucoma secundário, oclusão da veia central da retina, isquemia do segmento anterior ou neuropatia óptica isquêmica
  - Os sinais normalmente são ipsilaterais à fístula, mas podem ser bilaterais ou até mesmo contralaterais em razão das conexões da linha média entre os dois seios cavernosos
  - Acentuada dilatação vascular epibulbar (Figura 4.22 A)
  - Quemose, em geral hemorrágica, particularmente nos estágios iniciais (Figura 4.22 B)
  - Proptose pulsátil associada a sopro e frêmito, os quais podem ser eliminados comprimindo-se a carótida ipsilateral no pescoço
  - Aumento da PIO em razão da pressão venosa episcleral elevada, de congestão orbitária e, às vezes, de glaucoma de ângulo fechado
  - Isquemia do segmento anterior, caracterizada por edema do epitélio da córnea, células aquosas e *flare*; nos casos graves, atrofia da íris, catarata e *rubeosis iridis*
  - Ptose decorrente de envolvimento do III nervo
  - Oftalmoplegia (60 a 70%) devido à lesão do nervo oculomotor provocado por trauma inicial e aneurisma intracavernoso ou da própria fístula. O VI nervo craniano é afetado com mais frequência em virtude de sua mobilidade no interior do seio cavernoso. O III e o IV nervos, situados na parede lateral do seio, são menos envolvidos. O ingurgitamento e o edema dos músculos extraoculares também podem contribuir para os defeitos de motilidade ocular
  - O exame de fundo de olho pode demonstrar edema do disco óptico, dilatação venosa e hemorragias intrarretinianas resultantes de estase e comprometimento do fluxo sanguíneo da retina. Hemorragia vítrea é rara
- **Sinais indiretos**
  - Dilatação vascular epibulbar mais branda do que com a fístula direta (Figura 4.22 C)
  - Pulsação ocular exagerada prontamente detectada na tonometria de aplanação com lâmpada de fenda
  - A presença de vasos epibulbares em forma de "saca-rolha" (Figura 4.22 D) é um sutil e comum sinal tardio. Esses vasos não são patognomônicos e podem ser encontrados em olhos normais
  - PIO elevada, geralmente bilateral, porém maior no lado da fístula
  - Proptose e sopro suaves, se presentes
  - Oftalmoplegia causada por paralisia do VI nervo ou edema dos músculos extraoculares nos casos mais evidentes

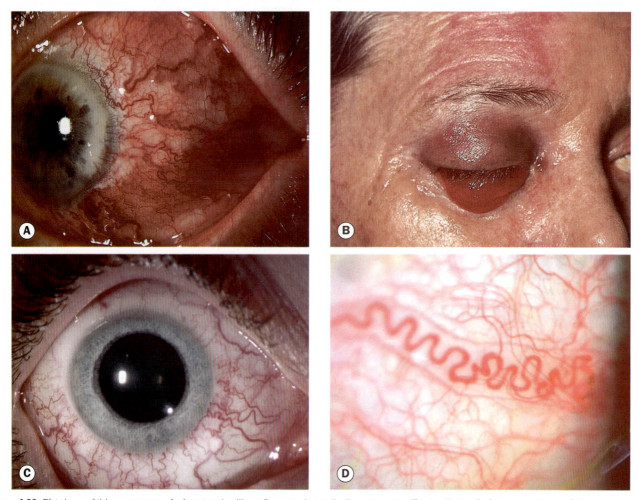

Figura 4.22 Fístula carótido-cavernosa. **A.** Acentuada dilatação vascular epibulbar em uma fístula direta. **B.** Quemose hemorrágica em uma fístula direta aguda. **C.** Leve dilatação vascular epibulbar em uma fístula indireta. **D.** Vaso conjuntival em forma de saca-rolha. (*Cortesia de S Chen – Figura A; C Barry – Figuras C e D.*)

- ○ O fundo de olho pode apresentar-se normal ou manifestar dilatação venosa moderada, com tortuosidade tardia, como ocorre com os vasos conjuntivais em forma de saca-rolha; não se trata de condição patognomônica (ver Capítulo 13)
- **Investigação**: TC e RM mostram proeminência da veia oftálmica superior (Figura 4.23 A) e aumento difuso dos músculos extraoculares (Figura 4.23 B), embora esses sejam visíveis somente no caso da fístula direta. Imagens da órbita com Doppler podem exibir padrões de fluxo anormal, particularmente na veia orbital superior. O diagnóstico definitivo envolve possivelmente uma angiografia seletiva por subtração digital, especialmente no caso de fístulas durais brandas, embora a angiografia por TC e RM possam ser úteis

Tratamento

Complicações oculares podem exigir medidas específicas além do tratamento da fístula propriamente dita. Recomenda-se ouvir a opinião de neurologista se em estágio inicial, mesmo que as manifestações sejam brandas, visto que alguns padrões de fístula (p. ex., drenagem venosa cortical) implicam um alto risco de derrame.
- **Direta:** a maioria das fístulas carótido-cavernosas não representa risco de morte; o órgão sujeito a risco importante é o olho. A cirurgia é indicada se não ocorrer fechamento espontâneo. Devido ao fluxo sanguíneo mais elevado, é muito menos provável que uma fístula pós-traumática se feche espontaneamente do que uma fístula espontânea. O tratamento provavelmente consiste em um procedimento por abordagem transarterial para reparo da artéria (p. ex., mola [Figura 4.24] e outros) ou oclusão do seio envolvido (p. ex., mola, balão e outros). Eventualmente, o reparo arterial requer uma craniotomia
- **Indireta:** se necessário, o tratamento consiste na oclusão transvenosa do seio envolvido. Às vezes, há ocorrência de fechamento espontâneo ou trombose oclusiva (até 50% dos casos). Existem relatos de que a compressão intermitente da carótida sob a supervisão de um especialista aumenta a probabilidade de isso acontecer.

LESÕES CÍSTICAS

Dacriopo

Dacriopo é um cisto geralmente bilateral da glândula lacrimal que se acredita desenvolver-se a partir de um ducto dilatado obstruído. Uma lesão cística arredondada se projeta para o interior do fórnice superior a partir do lobo palpebral da glândula (Figura 4.25),

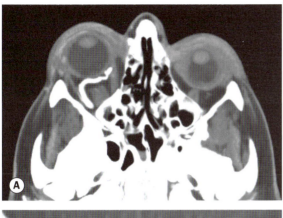
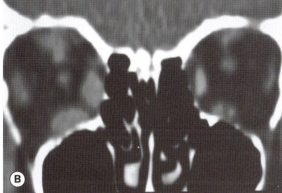

Figura 4.23 Tomografia computadorizada (TC) na fístula carótido-cavernosa direita. **A.** Imagem axial de TC mostrando a dilatação da veia oftálmica superior direita. **B.** Vista coronal exibindo a dilatação dos músculos extraoculares à direita.

podendo apresentar inflamação. Deve-se sempre considerar a possibilidade de tumor maligno. O tratamento consiste em excisão ou marsupialização do tumor, com análise histológica.

Cisto dermoide

Introdução

Cisto dermoide da órbita é um coristoma (uma massa de tecido histologicamente normal em uma localização anormal) derivado do deslocamento do ectoderma para uma localização subcutânea ao longo das linhas de fechamento das fissuras embrionárias. Cistos dermoides são revestidos por epitélio escamoso estratificado queratinizado (como a pele), têm parede fibrosa e contêm apêndices dérmicos, como glândulas sudoríparas, glândulas sebáceas e folículos pilosos; esses cistos não contêm estruturas anexiais. Cistos dermoides podem ser "superficiais" ou "profundos", localizados anterior ou posteriormente ao septo orbitário, respectivamente. Dermoides epibulbar e dermolipomas são lesões relacionadas (ver Capítulo 20).

Diagnóstico

Cisto dermoide é um dos tumores encontrados com mais frequência em crianças.
- **Sintomas**
  - O cisto dermoide superficial da órbita apresenta-se na infância como um nódulo indolor, com frequência localizado na parte superotemporal e, ocasionalmente, superonasal da órbita

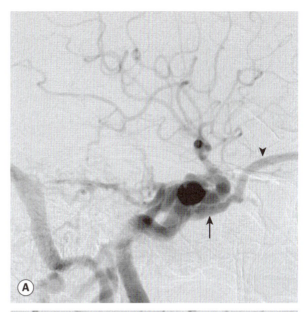
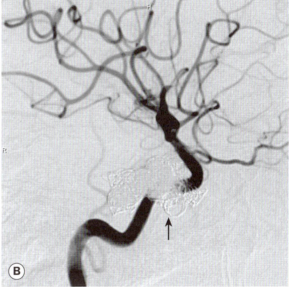

Figura 4.24 Embolização por mola de uma fístula carótido-cavernosa direita. **A.** Cateterismo na etapa inicial de acesso arterial mostrando o preenchimento do seio cavernoso (*seta*) e da veia oftálmica superior (*ponta de seta*). **B.** Após a deposição das molas no seio cavernoso – a fístula é fechada e não há fluxo retrógrado na veia oftálmica superior. (*Cortesia de J Trobe, de* "Neuro-ophthalmology", em Rapid Diagnosis in Ophthalmology, *Mosby 2008.*)

- O cisto dermoide profundo apresenta-se na adolescência ou na vida adulta com uma protrusão ocular gradualmente crescente, ou de forma aguda com a órbita inflamada em decorrência de ruptura
- **Sinais**
  - Superficial: massa arredondada e não dolorosa à palpação, de consistência firme, com 1 a 2 cm de diâmetro (Figura 4.26 A), móvel sob a pele, mas normalmente presa ao periósteo adjacente. As margens posteriores são facilmente palpáveis, denotando ausência de uma origem mais profunda ou extensão
  - Profundo: proptose, distopia ou lesão expansiva com margens posteriores indistintas (Figura 4.26 B)

- **Investigação**
  - Superficial: exames de imagem mostram uma lesão cística heterogênea bem circunscrita (Figura 4.27 A)
  - Profunda: exames de imagem, mais uma vez, mostram uma lesão bem circunscrita (Figura 4.27 B). Alguns cistos dermoides profundos, associados a defeitos ósseos, podem estender-se para a fossa inferotemporal ou de forma intracraniana.

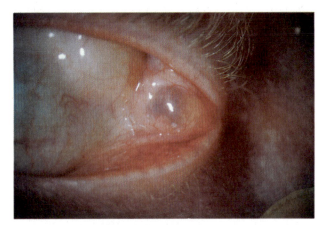

Figura 4.25 Dacriopo.

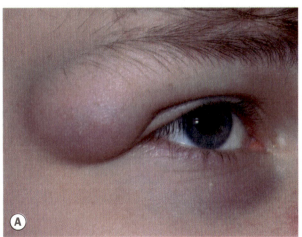

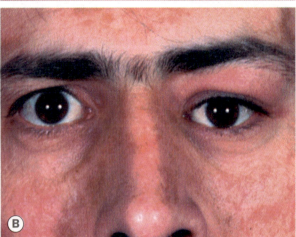

Figura 4.26 Cistos dermoides orbitais. **A.** Cisto superficial no olho direito. **B.** Cisto profundo no olho esquerdo causando distopia leve. (*Cortesia de A Pearson – Figura B.*)

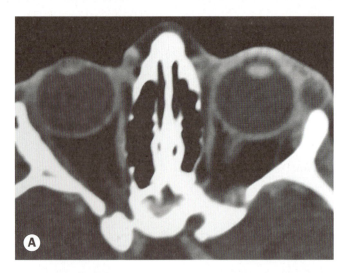

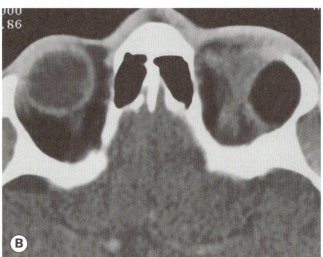

Figura 4.27 Cistos dermoides orbitais – exame de imagem. **A.** Corte axial de tomografia computadorizada (TC) mostrando uma lesão superficial heterogênea bem circunscrita. **B.** Cisto dermoide profundo – TC mostrando uma lesão cística bem circunscrita e a remodelação óssea. (*Cortesia de K Nischal – Figura A; A Pearson – Figura B.*)

DICA Ao remover um cisto dermoide orbitário, deve-se ter o cuidado de não romper a parede do cisto, o que pode causar inflamação granulomatosa no tecido circundante.

Tratamento

Pequenas lesões podem ser observadas, tendo-se em mente a possibilidade de ruptura, particularmente em decorrência de trauma. A inflamação pode ser tratada com esteroides orais.

- **Cisto dermoide superficial**: o tratamento se faz por excisão *in toto* (Figura 4.28), devendo-se ter o cuidado de não romper a lesão, uma vez que o vazamento da queratina para o tecido circundante normalmente resulta em inflamação granulomatosa grave
- **Cisto dermoide profundo**: excisão *in toto* é aconselhável porque os cistos dermoides se dilatam e podem vazar para os tecidos adjacentes, induzindo inflamação geralmente seguida por fibrose. Se excisados de maneira incompleta, os dermoides podem recidivar com inflamação persistente de baixo grau.

Mucocele sinusal

Uma mucocele se desenvolve quando a drenagem das secreções normais dos seios paranasais é obstruída em razão de infecção, alergia, trauma, tumor ou estreitamento congênito. Uma lenta expansão cística, devido ao acúmulo de secreções mucoides e resíduos epiteliais, desenvolve-se e corrói gradativamente as paredes ósseas dos seios paranasais, causando certos sintomas ao invadir os tecidos circundantes. A invasão da órbita ocorre normalmente por uma mucocele frontal ou etmoidal, mas raramente daquelas originárias do seio maxilar. A manifestação ocorre na vida adulta com proptose, ou distopia (Figura 4.29 A), diplopia ou epífora. Dor é incomum, a menos que se desenvolva uma infecção secundária (mucopiocele). A TC mostra uma massa de tecido mole com adelgaçamento ou erosão das paredes ósseas dos seios paranasais (Figura 4.29 B). O tratamento envolve uma excisão completa.

Encefalocele

Uma encefalocele é formada em razão de herniação do conteúdo intracraniano por um defeito congênito da base do crânio, podendo localizar-se na parte anterior ou posterior da cabeça. Uma meningocele contém somente a dura-máter, enquanto uma meningoencefalocele contém também tecido cerebral. A manifestação ocorre normalmente na infância. Encefaloceles da porção anterior da órbita envolvem a parte superomedial da órbita e deslocam o globo ocular para a frente e lateralmente (Figura 4.30 A), enquanto as encefaloceles posteriores da órbita (com frequência associadas a neurofibromatose do tipo I) deslocam o globo ocular para a frente e para baixo (Figura 4.30 B). O deslocamento aumenta com o esforço ou o choro, podendo ser reduzida por pressão manual. Proptose pulsátil talvez ocorra em virtude da comunicação com o espaço subaracnoide, mas, como a comunicação não é vascular, não há frêmito nem sopro. A TC mostra o defeito ósseo responsável pela herniação (Figura 4.30 C). O diagnóstico diferencial de encefalocele anterior inclui outras causas de edema do canto medial, como cisto dermoide e amniontocele, enquanto o de encefalocele posterior inclui outras lesões da órbita que se apresentam no início da vida, como hemangioma capilar, xantogranuloma juvenil, teratoma e microftalmia com cisto.

TUMORES VASCULARES

Varizes

Introdução

Varizes primárias da órbita (malformações combinadas venolinfáticas da órbita – ver também o próximo tópico) consistem em um plexo de vasos distensíveis de baixo fluxo e paredes finas, semelhantes a veias e (nem sempre) intrínsecos à circulação normal. Essas varizes provavelmente são hamartomatosas (hamartoma – crescimento excessivo de tecidos maduros normalmente presentes na área envolvida). Associações incluem varizes das pálpebras (Figura 4.31 A; ver também Figura 2.72, no Capítulo 2) e da conjuntiva (Figura 4.31 B). Manifestam-se a qualquer momento, desde o início da infância à meia-idade, podendo aparecer ocasionalmente mais tarde em decorrência de lesão vascular local de alto fluxo ou trauma.

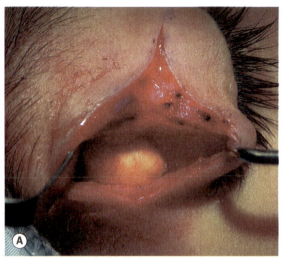

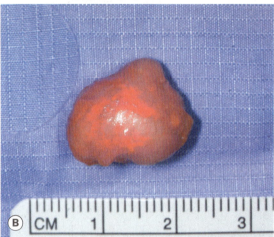

Figura 4.28 Cisto dermoide superficial da órbita. **A.** Aparência na cirurgia. **B.** Espécime excisado. (*Cortesia de JH Norris.*)

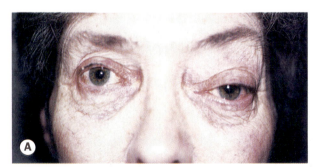

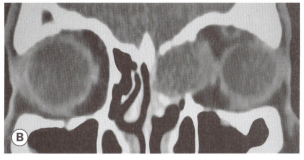

Figura 4.29 A. Mucocele do seio etmoidal esquerdo causando distopia. **B.** Tomografia computadorizada (TC) coronal mostrando envolvimento orbitário e indentação do músculo reto medial.

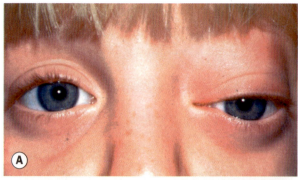
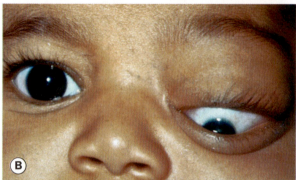
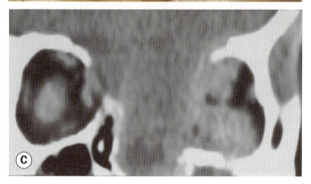

Figura 4.30 Encefalocele. **A.** Encefalocele superomedial anterior causando proptose e distopia para baixo e para fora. **B.** Encefalocele posterior causando proptose e distopia inferior. **C.** Tomografia computadorizada (TC) coronal de encefalocele posterior mostrando um grande defeito ósseo. (*Cortesia de A Pearson – Figura C.*)

Diagnóstico

A maioria dos casos é unilateral e localiza-se na região nasal superior. Existem relatos de proptose intermitente não pulsátil sem sopro. Se houver uma livre comunicação com a circulação normal, pode ocorrer proptose reversível causada ou acentuada pela elevação da pressão venosa provocada por tosse, esforço, manobra de Valsalva (ver Figura 4.31 C e D), posição da cabeça baixa ou compressão externa das veias jugulares. Exame de imagem (p. ex., RM, venografia por ressonância magnética [VRM], TC, ultrassonografia e venografia) mostra uma massa lobulada com realce variável ao contraste, podendo exibir flebólitos (ver Figura 4.31 E) e, às vezes, expansão orbital (principalmente em crianças) ou um defeito da parede orbitária associado. Complicações incluem hemorragia orbitária aguda, trombose (dor, proptose, diminuição da visão) e compressão do nervo óptico. Pacientes com lesões de longa data podem desenvolver atrofia da gordura circundante, causando enoftalmia com um sulco palpebral superior mais profundo (ver Figura 4.31 F).

Tratamento

Na maior parte dos casos, lesões pequenas não requerem tratamento. Excisão cirúrgica é um procedimento tecnicamente complexo e, em geral, incompleto porque as lesões são friáveis e sangram com facilidade. Pode apresentar complicações causadas por hemorragia orbitária grave e comprometimento vascular do nervo óptico. Técnicas especializadas, como embolização e cirurgia com *laser* de dióxido de carbono, podem ser recursos auxiliares úteis. Trombose recorrente, dor, proptose grave e compressão do nervo óptico são algumas indicações.

Linfangioma

Introdução

Linfangioma é um tumor vascular hamartomatoso raro que, com o tempo, tende a dilatar-se e infiltrar-se difusamente. Alguns especialistas acreditam que seja uma variante de anomalia do desenvolvimento venoso da órbita (varizes) dentro de um único espectro, para o qual foi sugerido o termo "malformação combinada venolinfática da órbita". Embora normalmente isolado da circulação principal, pode ocorrer sangramento para o lúmen com subsequente formação de "cistos de chocolate" preenchidos por sangue que regridem espontaneamente com o tempo. A manifestação normalmente ocorre no início da infância. O diagnóstico diferencial se faz principalmente com anormalidades venosas da órbita e hemangiomas, com possível presença de malformações vasculares intracranianas por associação.

Diagnóstico

Lesões anteriores normalmente se manifestam como várias massas moles azuladas no quadrante nasal superior (Figura 4.32). Lesões posteriores podem causar proptose lentamente progressiva, ou, de início, permanecem latentes e, mais tarde, manifestam-se com o súbito aparecimento de proptose dolorosa (Figura 4.33) decorrente de hemorragia espontânea possivelmente associada à compressão do nervo óptico. Pode haver envolvimento das pálpebras, da conjuntiva e da orofaringe, bem como presença de lesões intracranianas.

Tratamento

Em muitos casos, o prognóstico visual é bom sem tratamento. Excisão cirúrgica é difícil porque as lesões não são encapsuladas, friáveis, sangram facilmente e, em geral, infiltram os tecidos normais da órbita, podendo ser necessárias repetidas excisões subtotais. Cistos de chocolate persistentes, que representam ameaça para a visão, podem ser drenados ou parcialmente removidos por vaporização controlada com o uso de um *laser* de dióxido de carbono.

Hemangioma capilar

Introdução

Hemangioma capilar é o tumor mais comum da órbita e da região periorbitária na infância. As meninas são mais afetadas do que os meninos (3:1). Apresenta-se como uma pequena lesão isolada de importância clínica mínima, ou como uma grande massa desfigurante que pode causar comprometimento visual e complicações sistêmicas. Um tumor estabelecido é composto por pequenos canais vasculares anastomosados sem um verdadeiro encapsulamento (ver Figura 2.13 A). Trata-se de um hamartoma – um crescimento

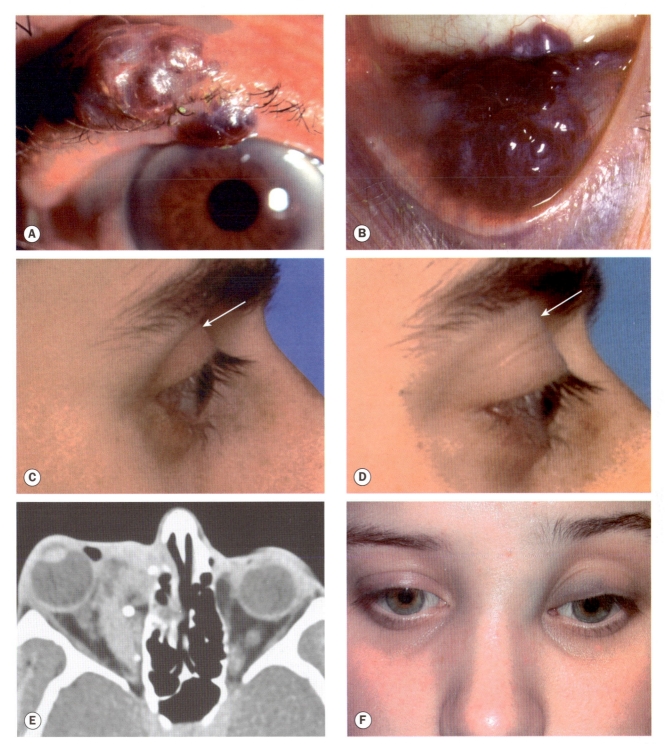

Figura 4.31 A. Varizes palpebrais substanciais. **B.** Varizes conjuntivais. **C.** Varizes orbitárias antes da manobra de Valsalva. **D.** Varizes orbitárias com a manobra de Valsalva mostrando o movimento o olho para a frente e o preenchimento do sulco palpebral superior (*seta*). **E.** Tomografia computadorizada (TC) axial exibindo opacificação medial e presença de flebólitos. **F.** Atrofia de gordura no olho esquerdo, resultando em enoftalmia e sulco palpebral superior profundo. (*Cortesia de G Rose – Figuras C e D; A Pearson – Figuras E e F.*)

desorganizado de tecidos maduros normalmente presentes na área envolvida – atribuído à proliferação de células endoteliais. Lesões grandes ou múltiplas podem estar associadas ao envolvimento visceral, possivelmente levando a sérias complicações, como trombocitopenia (síndrome de Kasabach-Merritt, com até 50% de mortalidade) e insuficiência cardíaca de alto débito, devendo-se considerar uma investigação sistêmica. A incidência de hemangioma infantil na populaçao está em torno de 5% e uma pequena proporção desse contingente, especialmente se houver presença de um grande hemangioma facial, terá síndrome PHACE (PHACES), que abrange uma série de possíveis manifestações sistêmicas, inclusive envolvimento ocular.

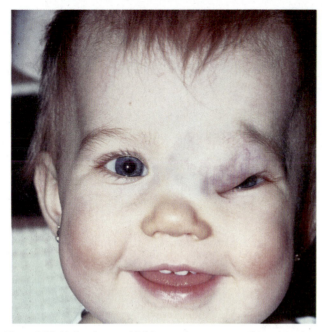

Figura 4.32 Linfangioma orbitário anterior com uma típica descoloração azulada.

Diagnóstico

- **Sintomas**: os pais normalmente percebem a lesão, em geral nos primeiros meses de vida. Cerca de 30% estão presentes ao nascer
- **Sinais**: deve-se sempre descartar a hipótese de extenso envolvimento orbitário subjacente em uma lesão aparentemente superficial
    - Lesão cutânea superficial ("nevo morango") de cor vermelho-vivo (Figura 4.34 A; ver também Figura 2.13 B)
    - Tumores pré-septais (mais profundos) apresentam uma coloração azul-escura ou arroxeada através da pele sobreposta (Figura 4.34) e, em geral, localizam-se superiormente
    - Um tumor grande pode dilatar-se e mudar de cor durante o choro ou o esforço, passando a um azul profundo, mas pulsação e sopro estão ausentes
    - Tumores orbitais profundos causam proptose unilateral sem descoloração da pele
    - O envolvimento hemangiomatoso da conjuntiva tarsal ou do fórnice conjuntival é comum (Figura 4.34 B)
    - Presença de hemangiomas adicionais nas pálpebras (ver Capítulo 2) ou em outros locais é comum
- **Investigação**: exame de imagem é realizado não apenas para lesões muito pequenas, principalmente para descartar doença orbitária mais extensa. A ultrassonografia mostra refletividade interna média e, na RM ou na TC, a lesão aparece como uma massa de tecido mole na porção anterior da órbita ou como uma massa extraconal com extensões posteriores digitiformes (Figura 4.35). A cavidade orbitária pode demonstrar dilatação, mas não há erosão óssea.

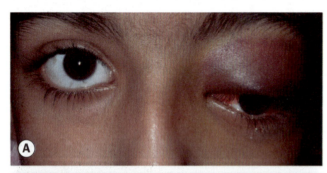

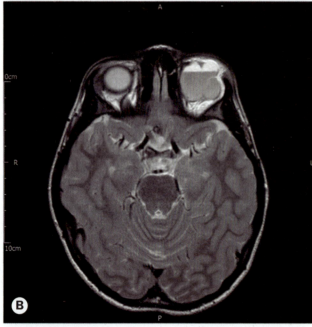

Figura 4.33 A. Proptose à esquerda decorrente de sangramento de linfangioma posterior. **B.** Ressonância magnética (RM) axial mostrando proptose e linfangioma retrobulbar.

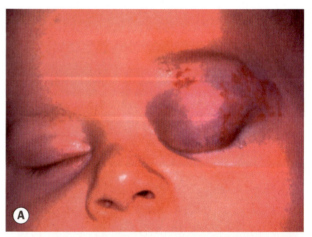

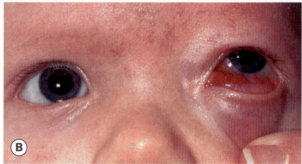

Figura 4.34 Hemangioma capilar. **A.** Grande tumor pré-septal causando ptose e descoloração cutânea arroxeada, havendo um componente superficial ("nevo morango"). **B.** Envolvimento do fórnice conjuntival. (*Cortesia de K Nischal – Figura B.*)

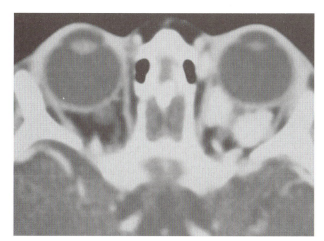

Figura 4.35 Exames de imagem de hemangioma capilar. Tomografia computadorizada (TC) axial com contraste mostrando uma massa homogênea de tecido mole orbital intraconal. (*Cortesia de A Pearson.*)

Tratamento

A evolução natural caracteriza-se por um rápido crescimento (Figura 4.36 A e B) durante 3 a 6 meses após o diagnóstico, passando por uma fase mais lenta de resolução natural em que 30% das lesões desaparecem até os 3 anos de idade, e cerca de 75%, até os 7 anos. O tratamento é indicado principalmente para ambliopia decorrente de astigmatismo induzido, anisometropia, oclusão ou estrabismo, e com menos frequência, por questão estética, compressão do nervo óptico ou ceratopatia de exposição.

- **Betabloqueadores**: atualmente, o propranolol oral é amplamente utilizado. A prescrição e o monitoramento, em geral, devem ser realizados por um pediatra. Formulações tópicas com timolol são igualmente eficazes, com excelentes resultados a longo prazo e sem efeitos colaterais sistêmicos (Figura 4.36 C e D)
- **Esteroides**
    - A injeção de triancinolona acetonida (1 a 2 ml total de 40 mg/mℓ ao longo de vários sítios de injeção) ou betametasona (4 mg/mℓ) em um tumor cutâneo ou pré-septal geralmente é eficaz em lesões iniciais. Em geral, a regressão começa em 2 semanas; porém, se necessário, pode ser administrada uma segunda ou terceira injeção depois de aproximadamente 2 meses. É aconselhável não injetar profundamente na órbita pelo risco de oclusão da artéria central da retina em razão da introdução retrógrada da suspensão. Outras complicações incluem despigmentação da pele e necrose, atrofia da gordura e efeitos sistêmicos, como supressão adrenal
    - Esteroides tópicos de alta potência (p. ex., propionato de clobetasol creme) são, por vezes, adequados, mas demoram para fazer efeito
    - É possível utilizar esteroides sistêmicos administrados diariamente por várias semanas se houver um componente orbitário grande ou for necessário um medicamento com início de ação rápida
- Pode-se empregar *laser* para o fechamento de vasos sanguíneos em lesões cutâneas superficiais com menos de 2 mm de espessura
- A **interferona alfa-2a e a vincristina** são usados para algumas lesões esteroide-resistentes que representem ameaça para a visão

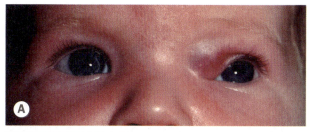
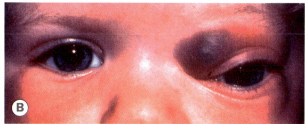
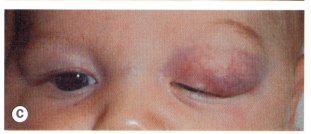
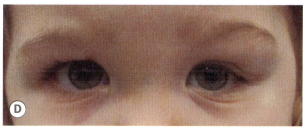

Figura 4.36 Crescimento de hemangioma capilar. **A.** À época da apresentação. **B.** Vários meses depois. **C.** À época da apresentação. **D.** Seis meses após o tratamento com betabloqueador tópico. (*Cortesia de D Hildebrand – Figuras C e D.*)

- A **ressecção local** com bisturi elétrico ou *laser* de dióxido de carbono é capaz de reduzir o volume de um tumor circunscrito localizado anteriormente; no entanto, costuma ser reservada para o estágio avançado inativo, a menos que se trate de um tumor resistente que represente ameaça à visão e à vida.

Hemangioma cavernoso

Introdução

Hemangioma cavernoso acomete adultos de meia-idade, com preponderância no sexo feminino de 70%. O crescimento pode ser acelerado pela gravidez. É o tumor orbitário mais comum em adultos e provavelmente se trata de uma malformação vascular, e não de uma lesão neoplásica. Embora possa se desenvolver em qualquer local da órbita, o hemangioma cavernoso ocorre com frequência na parte lateral do cone muscular, logo atrás do globo ocular, e se comporta como uma malformação arteriovenosa de baixo fluxo. A histologia mostra canais vasculares de tamanho variável revestidos por endotélio e separados por septos fibrosos (Figura 4.37 A).

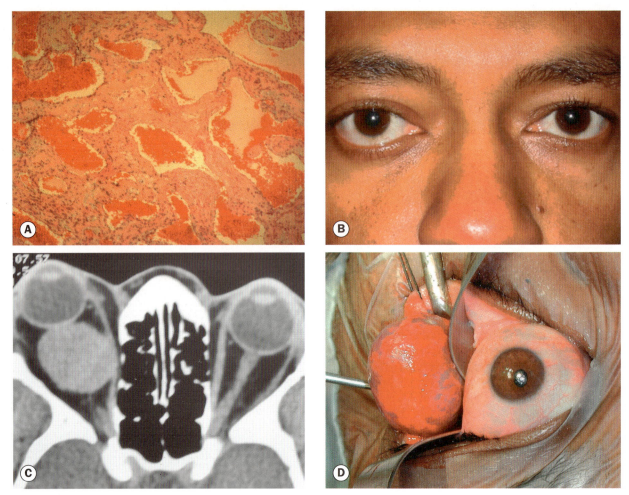

Figura 4.37 Hemangioma cavernoso. **A.** Histologia mostrando canais vasculares congestionados, de tamanho variável e revestidos por endotélio, separados por septos fibrosos. **B.** Proptose axial à direita. **C.** Tomografia computadorizada (TC) axial mostrando uma lesão retrobulbar oval bem circunscrita e proptose. **D.** O tumor é encapsulado e relativamente fácil de ser removido. (*Cortesia de A Pearson – Figuras B, C e D.*)

Diagnóstico

- **Sintomas**: proptose unilateral lentamente progressiva; casos bilaterais são muito raros
- **Sinais**
  ○ Proptose axial (ver Figura 4.37 B), que pode estar associada a edema do disco óptico e dobras da coroide
  ○ Lesão no ápice orbitário pode comprimir o nervo óptico sem causar proptose. Possibilidade de ocorrer embaçamento transitório da visão evocado pelo olhar
  ○ Comprometimento da excursão dos músculos extraoculares
- **Investigação**: TC (ver Figura 4.37 C) e RM mostram uma lesão oval bem circunscrita, normalmente no cone muscular. Há apenas captação lenta de contraste. Ultrassonografia também é útil.

Tratamento

Muitos hemangiomas do seio cavernoso são detectados por acaso em exames de imagem realizados por outras razões e, geralmente, a observação por si só é suficiente. Por aumentarem gradualmente, as lesões sintomáticas requerem excisão cirúrgica na maioria dos casos. O hemangioma cavernoso, ao contrário de seu equivalente capilar, normalmente é bem encapsulado e relativamente fácil de ser removido (ver Figura 4.37 D).

TUMORES DA GLÂNDULA LACRIMAL

Adenoma pleomórfico de glândula lacrimal

Introdução

Originário de ductos e elementos secretores, incluindo células mioepiteliais, o adenoma pleomórfico (tumor benigno de células mistas) é o tumor epitelial mais comum da glândula lacrimal. Na histopatologia, a camada interna das células forma o tecido glandular que pode estar associado à diferenciação escamosa e à produção de queratina (Figura 4.38 A). As células externas sofrem alterações metaplásicas que levam à formação de tecido mixoide. Jovens e adultos de meia-idade constituem o grupo predominantemente afetado.

Diagnóstico

- **Sintomas**: proptose lentamente progressiva e indolor ou edema na pálpebra superolateral, normalmente com mais de 1 ano de duração. Fotografias antigas podem revelar anormalidade muitos anos antes da manifestação
- **Sinais**
  ○ O tumor do lobo orbital apresenta-se como uma massa macia, firme e indolor à palpação na fossa da glândula lacrimal com

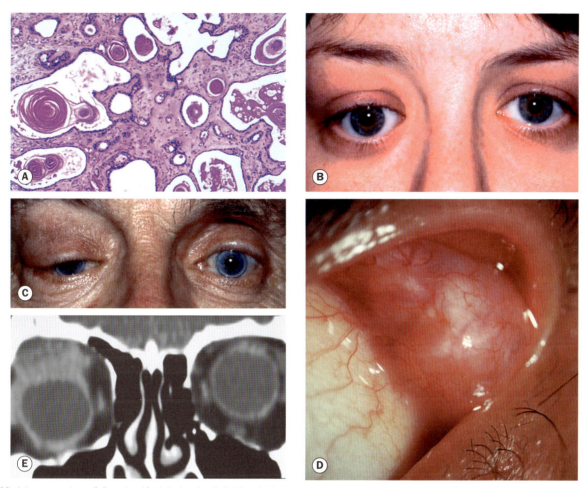

Figura 4.38 Adenoma pleomórfico da glândula lacrimal. **A.** Histologia mostrando o tecido glandular e a diferenciação escamosa com formação de queratina. **B.** Distopia inferonasal resultante de um tumor originário do lobo orbital. **C.** Edema palpebral sem distopia. **D.** Eversão da pálpebra superior revela o tumor. **E.** Tomografia computadorizada (TC) coronal mostrando uma lesão do lobo orbital. (*Cortesia de J Harry e G Misson, de Clinical Ophthalmic Pathology, Butterworth-Heinemann 2001 – Figura A; A Pearson – Figuras B e E.*)

distopia inferonasal (ver Figura 4.38 B). Extensão posterior pode causar proptose, oftalmoplegia e dobras de coroide
- ◦ Tumor do lobo palpebral é menos comum e tende a crescer em sentido anterior, causando edema da pálpebra superior sem distopia (ver Figura 4.38 C), podendo ser visível à inspeção (ver Figura 4.38 D)
- **Investigação**: TC mostra uma massa arredondada ou oval, com um contorno suave e indentação, mas sem destruição da fossa da glândula lacrimal (ver Figura 4.38 E). A lesão pode indentar o globo ocular e podem ser observadas calcificações.

Tratamento

O tratamento envolve excisão cirúrgica. Se o diagnóstico for fortemente suspeitado, convém evitar uma biopsia prévia de modo a prevenir a disseminação tumoral no tecido orbitário adjacente, embora isso nem sempre seja possível no contexto da incerteza diagnóstica. Tumores do lobo palpebral normalmente são ressecados, junto com uma margem de tecido normal, por meio de orbitotomia anterior (transeptal). Aqueles da porção orbitária são excisados por orbitotomia lateral:
1. O músculo temporal é incisado (Figura 4.39 A).
2. Perfura-se o osso subjacente para, em seguida, colocar os arames (Figura 4.39 B).
3. Remove-se a parede orbital lateral e excisa-se o tumor, incluindo a margem do tecido adjacente e da periórbita (Figura 4.39 C).
4. Efetua-se o reparo da parede orbital lateral (Figura 4.39 D) e do músculo temporal.

O prognóstico é excelente, desde que a excisão seja completa e sem ruptura da cápsula. Excisão incompleta ou biopsia incisional preliminar pode resultar na disseminação tumoral para tecidos adjacentes, com recidiva e, eventualmente, transformação maligna.

Carcinoma da glândula lacrimal

Carcinoma da glândula lacrimal é um tumor raro com alta morbidade e mortalidade. Em ordem de frequência, os principais tipos histológicos são carcinoma adenoide cístico (50%), adenocarcinoma pleomórfico, carcinoma mucoepidermoide e carcinoma de células escamosas. A histopatologia mostra ninhos de células basaloides com numerosas mitoses (Figura 4.40 A). O pico de incidência ocorre em adultos de meia-idade.

Diagnóstico

- **Sintomas**: um tumor maligno de células mistas apresenta-se em três contextos clínicos principais

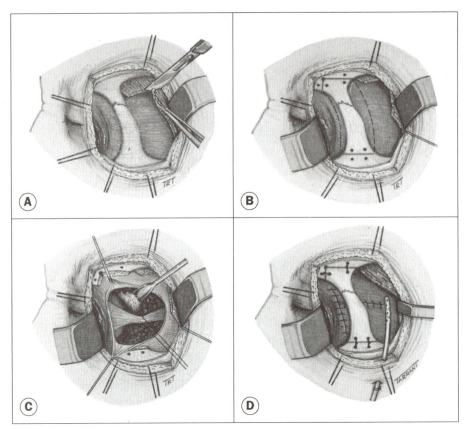

Figura 4.39 Orbitotomia lateral. **A.** Incisão do músculo temporal. **B.** Perfuração do osso subjacente para, então, colocar os arames. **C.** Remoção da parede orbital lateral e do tumor. **D.** Reparo da parede orbital lateral.

- Após a excisão incompleta ou parcial de um adenoma pleomórfico benigno, seguida por uma ou mais recidivas ao longo de vários anos, com eventual transformação maligna
- Como uma proptose de longa data ou edema da pálpebra superior que, repentinamente, começa a aumentar
- Sem histórico prévio de adenoma pleomórfico, como uma massa na glândula lacrimal que cresce rapidamente, em geral com vários meses de duração
- Histórico mais breve do que a de um tumor benigno
- Dor geralmente é uma manifestação de malignidade, mas pode também ocorrer com lesões inflamatórias

• **Sinais**
- Presença de massa na topografia da glândula lacrimal, causando distopia inferonasal
- A extensão posterior, com envolvimento da fissura orbital superior, pode dar origem a edema periorbitário, congestão epibulbar e oftalmoplegia (Figura 4.40 B)
- Hipoestesia na região suprida pelo nervo lacrimal
- Edema do disco óptico e dobras de coroide

• **Investigação**
- A TC mostra uma lesão globular com bordas serrilhadas irregulares, geralmente com erosão contígua ou invasão óssea (Figura 4.40 C). Observa-se calcificação tumoral
- A biopsia é necessária para estabelecer o diagnóstico histológico. O tratamento subsequente depende da extensão da invasão tumoral de estruturas adjacentes, de acordo com o que se observa nos exames de imagem
- Avaliação neurológica é obrigatória, uma vez que o carcinoma adenoide cístico apresenta disseminação perineural e pode se estender para o seio cavernoso.

Tratamento

O tratamento envolve excisão do tumor e dos tecidos adjacentes. Tumores extensos podem exigir uma exenteração orbital ou ressecção hemifacial, mas o prognóstico de sobrevida é frequentemente baixo. Radioterapia combinada à ressecção local pode prolongar a sobrevida e reduzir a dor. Quimioterapia intra-arterial adjuvante e/ou braquiterapia podem ser empregadas em alguns casos.

TUMORES NEURAIS

Glioma do nervo óptico

Introdução

O glioma do nervo óptico é um astrocitoma pilocítico de crescimento lento que normalmente afeta crianças (média de idade de 6,5 anos). A histopatologia mostra astrócitos pilocíticos fusiformes (semelhantes a pelos) e filamentos gliais (Figura 4.41 A). O prognóstico é imprevisível: alguns têm uma evolução indolente com pouco crescimento, enquanto outros podem estender-se de forma intracraniana e ameaçar a vida. Cerca de 30% dos pacientes têm neurofibromatose do tipo 1 (NF_1) associada (ver Capítulo 19); nesses casos, o prognóstico é melhor. O glioma maligno (glioblastoma) é raro, apresenta um prognóstico muito baixo e em geral ocorre em adultos do sexo masculino.

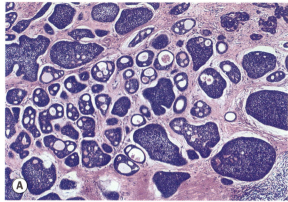
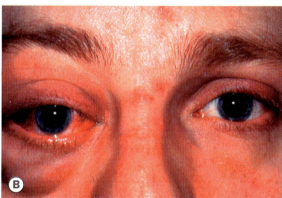
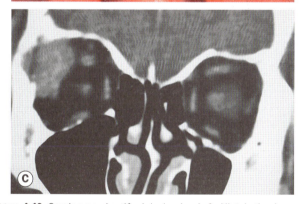

Figura 4.40 Carcinoma da glândula lacrimal. **A.** Histologia do carcinoma adenoide cístico exibindo ninhos de células basaloides com áreas sólidas e cribriformes. **B.** Distopia, proptose, edema periorbitário e congestão epibulbar decorrentes de extensão envolvendo a fissura orbital superior. **C.** Tomografia computadorizada (TC) coronal mostrando erosão contígua do osso e calcificação tumoral localizada. (*Cortesia de J Harry e G Misson, de* Clinical Ophthalmic Pathology, *Butterworth-Heinemann 2001 – Figura A; A Pearson – Figura C.*)

Diagnóstico

- **Sintomas**
  - Perda visual lentamente progressiva seguida por proptose, embora essa sequência possa ocasionalmente se inverter
  - Possibilidade de perda aguda da visão decorrente de hemorragia intratumoral, mas é incomum
- **Sinais**
  - Proptose frequentemente não axial, com distopia temporal ou inferior (ver Figura 4.41 B)
  - A cabeça do nervo óptico, inicialmente edemaciada, torna-se subsequentemente atrófica (ver Figura 4.41 C)
  - Observa-se ocasionalmente a presença de vasos colaterais opticociliares (ver Figura 4.8 C) e outros sinais do fundo de olho, como oclusão da veia central da retina, por exemplo
  - Pode ocorrer disseminação intracraniana para o quiasma e o hipotálamo
- **Investigação**
  - A RM exibe o tumor de modo eficaz, podendo mostrar a extensão intracraniana, se presente (Figura 4.41 D)
  - Em pacientes com NF_1 associada, TC mostra um alargamento fusiforme do nervo óptico com uma margem bem definida produzida pela bainha dural intacta. Em pacientes sem NF_1, o nervo é mais irregular e mostra áreas de baixa densidade.

Tratamento

Como o tumor é intrínseco ao nervo óptico, a ressecção significa que haverá perda total da visão no olho operado.

- **Observação**: recomenda-se em pacientes com astrocitoma pilocítico típico revelado pelo exame de imagem, no qual o tumor esteja limitado à órbita, especialmente se houver boa visão e nenhum comprometimento estético significativo. RMs seriadas são importantes se essa opção for escolhida. Existem relatos de regressão espontânea, normalmente na NF_1, mas é muito rara
- **Excisão cirúrgica** com preservação do globo ocular é indicada para pacientes com tumores grandes ou em crescimento, nos quais a ressecção completa do tumor pode ser realizada, especialmente no caso de baixa visão e proptose significativa. Um dos principais objetivos é evitar o envolvimento quiasmático, podendo ser necessária uma abordagem intracraniana para que se obtenha uma ressecção adequada
- **Radioterapia** pode ser combinada à quimioterapia para tratamento de tumores com extensão que impeça uma excisão cirúrgica completa.

Meningioma da bainha do nervo óptico

Introdução

Meningioma da bainha do nervo óptico é um tumor benigno originário das células meningoteliais das vilosidades aracnoides que circundam a porção intraorbitária, ou, com menos frequência, a porção intracanalicular do nervo óptico. Em alguns casos, o tumor simplesmente circunda o nervo óptico, enquanto em outros invade o nervo, crescendo ao longo dos septos piais fibrovasculares. Entretanto, cerca de dois terços dos meningiomas que afetam o nervo óptico resultam da extensao de lesões intracranianas primárias. Meningiomas primários da bainha do nervo óptico são menos comuns do que os gliomas do nervo óptico e, assim como acontece com outros meningiomas, normalmente afetam mulheres de meia-idade. Do ponto de vista histopatológico, distinguem-se os tipos meningotelial (lóbulos irregulares de células meningoteliais separadas por cordões fibrovasculares; Figura 4.42 A) e psamomatosos (corpos psamomatosos entre células meningoteliais proliferativas; Figura 4.42 B). O prognóstico de sobrevida é bom em adultos, embora o tumor possa ser mais agressivo em crianças, nas quais a ocorrência é de 25%. Esse tipo de tumor é mais comum na neurofibromatose do tipo II (NF_2).

DICA No meningioma da bainha do nervo óptico, o início da perda visual ocorre antes do aparecimento da proptose.

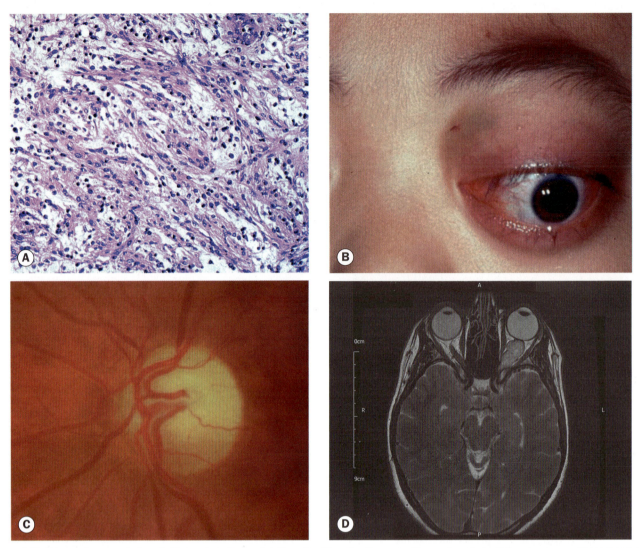

Figura 4.41 Glioma do nervo óptico. **A.** Histopatologia – astrócitos pilocíticos fusiformes e filamentos gliais. **B.** Proptose com distopia inferior. **C.** Atrofia do disco óptico. **D.** Ressonância magnética (RM) axial mostrando dilatação fusiforme do nervo óptico. (*Cortesia de J Harry – Figura A; K Nischal – Figura B.*)

Diagnóstico

- **Sintomas:** normalmente consistem em comprometimento visual gradual em um dos olhos. Podem ocorrer obscurecimentos transitórios
- **Sinais:** a clássica tríade (Hoyt-Spencer) consiste em perda visual progressiva, atrofia óptica e vasos colaterais (*shunts*) opticociliares, embora a ocorrência simultânea dos três sinais em um único indivíduo seja incomum. A sequência usual de envolvimento é o oposto daquela observada em tumores que se desenvolvem fora da bainha dural:
  ○ Disfunção do nervo óptico e edema crônico do disco óptico seguidos por atrofia
  ○ Vasos colaterais opticociliares (30%) que regridem com o aparecimento da atrofia óptica
  ○ Defeitos de motilidade restritivos, particularmente na supraversão (Figura 4.42 C)
  ○ Proptose (Figura 4.42 D)
- **Investigação**
  ○ A TC mostra espessamento e calcificação do nervo óptico (Figura 4.42 F)
  ○ A RM é o exame de escolha (Figura 4.42 E)
  ○ Ultrassonografia (especialmente coronal) pode ser útil.

Tratamento

O tratamento pode não ser indicado para um paciente de meia-idade com lesão de crescimento lento, mas a excisão é necessária para tumores agressivos, especialmente no caso de olho cego ou se houver risco de extensão intracraniana. Tentativas de cirurgia com preservação do nervo óptico geralmente falham, mas considera-se cada caso. Radioterapia estereotática fracionada pode ser apropriada como abordagem de preservação da visão ou como tratamento adjuvante após a cirurgia.

Neurofibroma plexiforme

Neurofibroma plexiforme é o mais comum dos tumores neurais periféricos da órbita e ocorre quase exclusivamente em associação à NF$_1$. Manifesta-se no início da infância com edema periorbitário. Tipicamente, o envolvimento das pálpebras causa ptose mecânica com

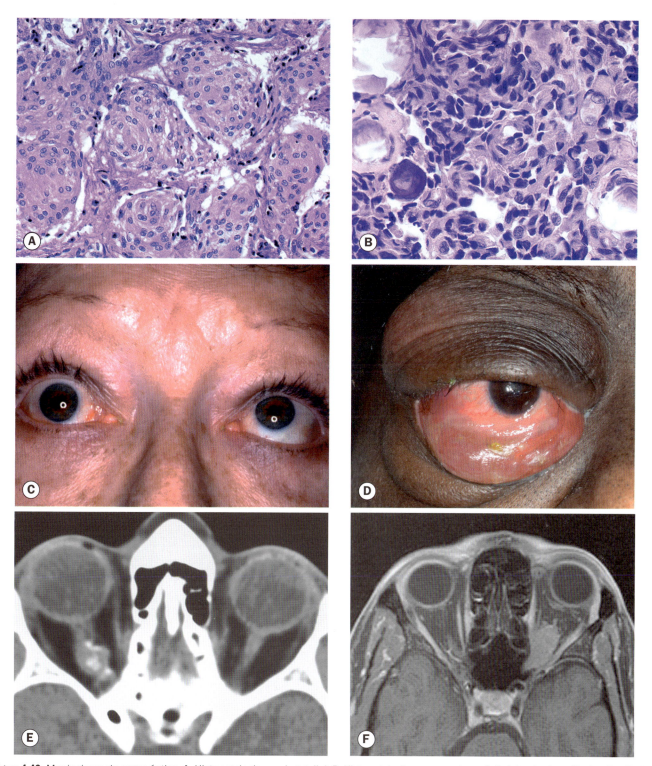

Figura 4.42 Meningioma do nervo óptico. **A.** Histopatologia meningotelial. **B.** Histopatologia psamomatosa. **C.** Defeito de elevação do olho direito. **D.** Proptose. **E.** Tomografia computadorizada (TC) axial de um pequeno tumor demonstra calcificação. **F.** Ressonância magnética (RM) mostrando lesão associada ao nervo óptico do olho esquerdo. (*Cortesia de J Harry e G Misson, de* Clinical Ophthalmic Pathology, *Butterworth-Heinemann 2001 – Figuras A e B; A Pearson – Figura E.*)

uma deformidade característica em forma de "S" (ver Figura 2.16, no Capítulo 2), mas pode acontecer envolvimento difuso da órbita com hipertrofia desfigurante dos tecidos perioculares. Diz-se que, à palpação, os tecidos envolvidos parecem um "saco de minhocas". Talvez ocorra transformação maligna, e deve ser suspeitada se houver mudanças rápidas; a radioterapia pode promover essa transformação. O tratamento geralmente é insatisfatório e a remoção cirúrgica completa é extremamente difícil. Deve-se evitar cirurgia da órbita quando possível, dada a complexa relação entre o tumor e as estruturas importantes.

Neurofibroma isolado

O neurofibroma isolado (localizado) é menos comum do que o neurofibroma plexiforme; cerca de 10% dos pacientes apresentam NF$_1$. A manifestação ocorre na terceira ou quarta década com proptose insidiosa ligeiramente dolorosa, em geral não associada a comprometimento visual ou disfunção da motilidade ocular. A excisão geralmente é simples porque o tumor é bem circunscrito e relativamente avascular.

LINFOMA

Introdução

Linfomas dos anexos oculares constituem aproximadamente 8% de todos os linfomas extranodais. A maioria dos linfomas orbitais é não Hodgkin e muitos deles (80%) têm origem nas células B (Figura 4.43 A). Os pacientes afetados normalmente são indivíduos mais velhos. A condição pode ser primária, envolvendo apenas uma ou ambas as órbitas; ou secundária, se houver um ou mais focos idênticos em outras partes do corpo. Uma proporção substancial de lesões aparentemente primárias desenvolverá a doença em outro local dentro de alguns anos. A evolução é variável e relativamente imprevisível. Em alguns pacientes, características histológicas levantam suspeita de malignidade; no entanto, a lesão desaparece espontaneamente ou com tratamento com esteroides. Por outro lado, ao que parece ser uma hiperplasia linfoide reativa pode seguir-se o desenvolvimento de linfoma. Pequenas lesões e aquelas que envolvem apenas a conjuntiva têm o melhor prognóstico. Linfomas conjuntivais e intraoculares estão apresentados no Capítulo 20.

Diagnóstico

Aparecimento caracteristicamente insidioso.

- **Sintomas**: a ausência de sintomas é comum, mas pode ocorrer desconforto, visão dupla, abaulamento ocular ou massa visível
- **Sinais**
  ○ Qualquer parte da órbita pode ser afetada (Figura 4.43 B). As lesões localizadas anteriormente podem ser palpadas e geralmente apresentam consistência borrachuda (Figura 4.43 C)
  ○ Eventualmente, o linfoma pode limitar-se à conjuntiva ou às glândulas lacrimais, preservando a órbita
  ○ Linfonodos locais devem ser palpados, mas a avaliação sistêmica por um especialista é necessária
- **Investigação**
  ○ Exame de imagem da órbita, normalmente com RM (Figura 4.43 D)

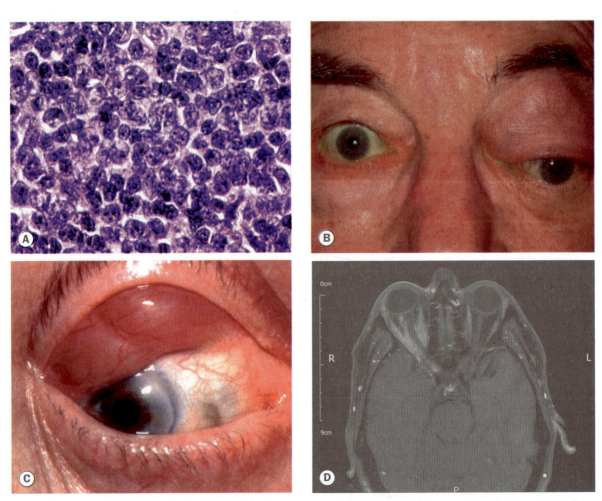

Figura 4.43 Linfoma da órbita. **A.** Histologia mostrando células linfoides neoplásicas. **B.** Envolvimento da órbita superior, causando proptose e distopia inferior. **C.** Lesão anterior. **D.** Ressonância magnética (RM) axial ponderada em T1 com saturação de gordura e contraste de gadolínio mostrando um tumor circundando a bainha do nervo óptico do olho direito e estendendo-se até o ápice orbitário. (*Cortesia de J Harry e G Misson, de* Clinical Ophthalmic Pathology, *Butterworth-Heinemann 2001 – Figura A; A Pearson – Figura B.*)

- Em geral, a biopsia é realizada para definir o diagnóstico
- Investigação sistêmica para determinar a extensão da doença.

Tratamento

Radioterapia é utilizada para lesões localizadas, e quimioterapia, para doença disseminada e alguns subtipos. A imunoterapia (p. ex., rituximabe) é uma modalidade mais nova que pode assumir um papel dominante no futuro. Ocasionalmente, é possível ressecar uma lesão orbitária bem definida.

RABDOMIOSSARCOMA

Introdução

Rabdomiossarcoma (RMS) é o sarcoma de tecido mole mais comum da infância: 40% desenvolvem-se na cabeça e no pescoço. É a malignidade orbitária primária mais comum em crianças, mas ainda é uma condição rara. Aproximadamente 90% dos casos ocorrem em crianças com menos de 16 anos, e a média de idade de apresentação é aos 7 anos. O tumor origina-se de células mesenquimais indiferenciadas com o potencial de diferenciar-se em um músculo estriado. Identificaram-se diversas predisposições genéticas, inclusive variantes do gene RB_1, responsável pelo retinoblastoma. Reconhecem-se quatro subtipos:

- **Embrionário**: constitui a maioria (85%) das lesões orbitais. As células podem demonstrar características microscópicas sutis da diferenciação em músculo estriado. Normalmente, tem um bom prognóstico
- **Alveolar**: o principal responsável pelo restante dos RMS orbitais. Um número menor de células demonstram diferenciação em músculo esquelético, em comparação ao subtipo embrionário; além disso, o prognóstico é pior. Translocações cromossômicas específicas são características na análise citogenética do material biopsiado
- **RMS botrioide** (4%) e **pleomórfico** são muito menos comuns na orbita.

DICA RMS pode simular uma infecção orbitária em crianças.

Diagnóstico

- **Sintomas**: proptose unilateral rapidamente progressiva é comum e pode simular uma condição inflamatória, como celulite orbitária
- **Sinais**
  - O tumor geralmente é superonasal ou superior, mas é capaz de surgir em qualquer local da órbita, inclusive inferiormente (Figura 4.44 B e C), podendo originar-se também em outros tecidos, como na conjuntiva e na úvea
  - A pele sobrejacente apresenta edema e vermelhidão, mas não é quente (ver Figura 4.41 B)
  - A presença frequente de diplopia, mas dor é menos comum
- **Investigação**
  - RM mostra uma massa mal definida (ver Figura 4.41 D)
  - TC mostra uma massa mal definida de densidade homogênea, geralmente com destruição óssea adjacente
  - Realiza-se uma biopsia incisional para confirmar o diagnóstico e determinar o subtipo histopatológico e as características citogenéticas

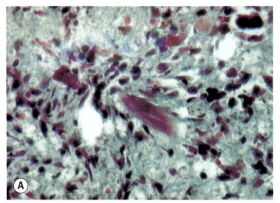
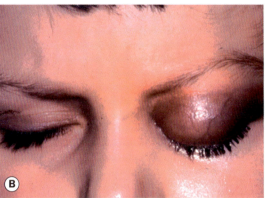
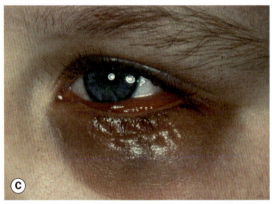
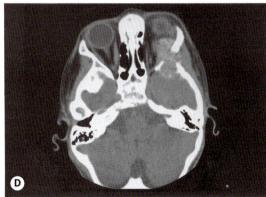

Figura 4.44 Rabdomiossarcoma. **A.** Histologia mostrando um tumor diferenciado em que o rabdomioblasto no centro do campo apresenta estrias cruzadas (corante tricrômico de Masson). **B.** Lesão localizada na região superior. **C.** Lesão localizada na região anteroinferior. **D.** Tomografia computadorizada (TC) mostrando destruição óssea e disseminação intracraniana. (*Cortesia de J Harry e G Misson, de Clinical Ophthalmic Pathology, Butterworth-Heinemann 2001 – Figura A; M Szreter – Figura B; S Chen – Figura D.*)

○ Deve-se conduzir uma investigação sistêmica para a verificação de metástase, na qual o pulmão e o osso são os locais mais comuns.

Tratamento

Diretrizes geralmente usadas para o estadiamento e o respectivo protocolo de tratamento foram elaboradas pelo Intergroup Rhabdomyosarcoma Study Group (IRSG). O tratamento consiste em uma combinação de radioterapia, quimioterapia e, eventualmente, citorredução cirúrgica. O prognóstico para pacientes com doença limitada à órbita é bom.

TUMORES METASTÁTICOS

Tumores metastáticos em adultos

Introdução

Metástases orbitais são uma causa infrequente de proptose e muito menos comuns do que metástases para coroide. Se a órbita for o local da manifestação inicial do tumor, o oftalmologista pode ser o primeiro especialista a tratar o paciente. Em ordem aproximada de frequência, os locais primários mais comuns são: mama (até 70%), brônquio, próstata, pele (melanoma), trato gastrintestinal e rim.

Diagnóstico

- **Sinais**: associados a diversos tumores que podem disseminar-se para a órbita, podendo apresentar-se de várias formas
  ○ Distopia e proptose (Figura 4.45 A) são as manifestações mais comuns
  ○ Infiltração dos tecidos orbitários caracterizada por ptose, diplopia, pele periorbitária enrijecida e endurecida e órbita firme, com resistência à retropulsão manual do globo ocular
  ○ Enoftalmia com tumores esquirrosos
  ○ Inflamação crônica
  ○ Essencialmente com envolvimento dos nervos cranianos (II ao VI) e somente proptose branda com lesões no ápice orbitário
- **Investigação**
  ○ Exames de imagem: TC (Figura 4.45 B) e RM normalmente demonstram massa não encapsulada
  ○ Biopsia com agulha fina é útil para fins de confirmação histológica. Se falhar, pode ser necessária a biopsia aberta
  ○ Deve-se investigar a existência de uma condição primária se o paciente não tiver história prévia de câncer.

Tratamento

O tratamento tem por objetivo preservar a visão e aliviar a dor, uma vez que a maioria dos pacientes morre dentro de 1 ano (média de 4 meses). Radioterapia é o pilar do tratamento local, mas a terapia sistêmica também pode ser benéfica. Ocasionalmente, faz-se a excisão cirúrgica do foco. A exenteração orbital somente pode ser realizada se outras modalidades não conseguirem controlar sintomas intoleráveis.

Tumores metastáticos na infância

Neuroblastoma

Neuroblastoma é uma das condições malignas mais comuns na infância. Origina-se do tecido do sistema nervoso simpático derivado

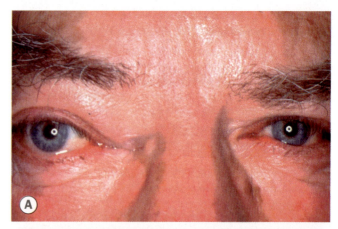

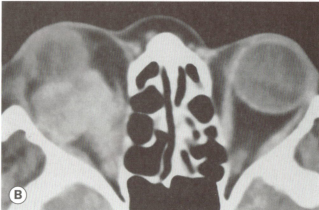

Figura 4.45 Carcinoma renal metastático. **A.** Proptose. **B.** Tomografia computadorizada (TC) axial mostrando uma massa retrobulbar não encapsulada. (*Cortesia de A Pearson – Figura B.*)

da crista neural, geralmente no abdome (Figura 4.46 A). A manifestação, em geral, ocorre no início da infância. Em quase metade dos casos, o tumor já se apresenta disseminado por ocasião do diagnóstico, quando o prognóstico é muito ruim. Metástases orbitais podem ser bilaterais e normalmente se apresentam com a manifestação abrupta de proptose acompanhada pela presença de uma massa na região superior da órbita e equimose palpebral (Figura 4.46 B).

Sarcoma mieloide

Sarcoma mieloide (sarcoma granulocítico) é um tumor sólido composto por células malignas de origem mieloide. Por apesentar uma coloração esverdeada característica, o tumor era antigamente conhecido como cloroma. Pode apresentar-se como manifestação de leucemia mieloide estabelecida ou preceder à doença. O envolvimento orbitário normalmente começa por volta dos 7 anos de idade com a rápida manifestação de proptose, às vezes bilateral, e possivelmente associada a equimose e edema palpebral. Quando o envolvimento orbitário precede a leucemia sistêmica, o diagnóstico pode ser difícil.

Histiocitose das células de Langerhans

A histiocitose das células de Langerhans constitui um grupo raro de distúrbios decorrentes da proliferação clonal de histiócitos. Sua apresentação varia de doença localizada, normalmente com destruição óssea (granuloma eosinofílico), a envolvimento ósseo multifocal e doença sistêmica fulminante. O envolvimento dos tecidos

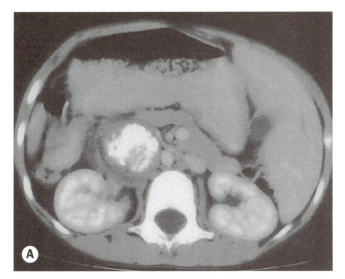

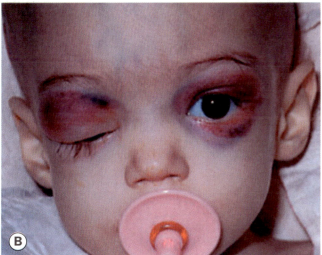

Figura 4.46 Neuroblastoma. **A.** TC axial mostrando um tumor adjacente ao rim. **B.** Metástases orbitais bilaterais. (*Cortesia de B Zitelli e H Davis, de* Atlas of Pediatric Physical Diagnosis, *Mosby 2002.*)

moles é menos comum, podendo ocorrer, no entanto, lesões cutâneas e viscerais. O envolvimento orbitário consiste em lesões osteolíticas unilaterais ou bilaterais e no envolvimento dos tecidos moles, normalmente no quadrante superotemporal (Figura 4.47). Pacientes com lesões solitárias tendem a exibir uma evolução mais benigna e responder bem ao tratamento com curetagem local e injeção intralesional de esteroides ou radioterapia. A doença sistêmica apresenta um prognóstico menos favorável.

Invasão da órbita a partir de estruturas adjacentes

Tumores dos seios paranasais

Tumores malignos dos seios paranasais, embora raros, são capazes de invadir a órbita e apresentar um baixo prognóstico se não diagnosticados precocemente. É importante, portanto, que se tenha conhecimento de suas manifestações otorrinolaringológicas e oftálmicas.
- **Carcinoma dos seios maxilares**: é incomparavelmente o tumor sinusal mais comum a invadir a órbita (Figura 4.48)

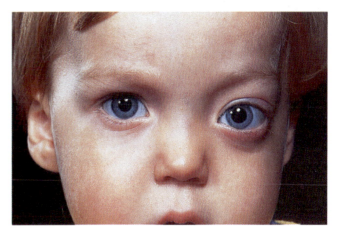

Figura 4.47 Histiocitose de células de Langerhans. (*Cortesia de D Taylor.*)

  ○ Manifestações otorrinolaringológicas incluem dor e edema faciais, epistaxe e secreção nasal
  ○ Manifestações oftálmicas incluem distopia superior, diplopia e epífora
- **Carcinoma etmoidal**: pode causar distopia lateral
- **Carcinoma nasofaríngeo**: pode disseminar-se para a órbita através da fissura orbital inferior; proptose é um achado tardio.

Invasão óssea
- **Meningioma intracraniano**: originário da crista esfenoidal, pode invadir a órbita por disseminação direta e causar proptose (ver Figura 19.59, no Capítulo 19) Ocasionalmente, tumores originários do tubérculo da sela turca ou do sulco olfatório podem invadir a órbita pela fissura orbital superior ou do canal óptico
- **Displasia fibrosa**: distúrbio em que se desenvolve um tecido fibroso, em vez de osso normal, resultando em um efeito de massa e enfraquecimento (Figura 4.49 A), normalmente na infância ou no início da idade adulta. Na região orbitária, pode causar assimetria facial, proptose, distopia (Figura 4.49 B) e perda visual. A maior parte das doenças da órbita é da forma monostótica. Doenças poliostóticas estão associadas a distúrbios endócrinos e pigmentação cutânea (síndrome de McCune-Albright – 10% dos casos)

Invasão orbitária por tumores palpebrais, conjuntivais e intraoculares
- Invasão orbitária pode ocorrer por malignidades da pálpebra, como carcinoma basocelular, carcinoma espinocelular ou carcinoma de glândulas sebáceas, por tumores conjuntivais (p. ex., melanoma; Figura 4.50 A) e por tumores intraoculares, como melanoma de coroide ou retinoblastoma (Figura 4.50 B).

CAVIDADE ANOFTÁLMICA
Procedimentos cirúrgicos

A remoção de um olho ou do conteúdo da órbita pode ser indicada no caso de malignidade intraocular ou orbitária ou de olho cego doloroso e inestético. Existem diferentes técnicas cirúrgicas e de reabilitação disponíveis.

Enucleação

Enucleação (remoção do globo ocular) é indicada nas seguintes circunstâncias:

- **Malignidades intraoculares primárias**: quando outras modalidades de tratamento não são adequadas. O tumor é deixado intacto no olho para exame histopatológico
- **Após trauma grave**: quando o risco de oftalmite simpática supera qualquer perspectiva de recuperação visual (ver Capítulo 22)
- **Olhos cegos dolorosos ou inestéticos**: podem ser tratados também por enucleação, embora a evisceração geralmente seja considerada o procedimento de escolha.

Evisceração

A evisceração consiste na remoção de todo o conteúdo do globo ocular, enquanto a esclera e os músculos extraoculares permanecem intactos. Em geral, remove-se a córnea (Figura 4.51) para permitir acesso ao conteúdo ocular. Conservação da esclera e ausência de disrupção dos músculos extraoculares permitem uma motilidade melhor do que aquela obtida com a enucleação. Evisceração fornece material desorganizado e incompleto para histologia e não deve ser realizada no caso de suspeita de malignidade intraocular.

Exenteração

Exenteração envolve remoção do globo ocular junto com os tecidos moles da órbita (Figura 4.52 A e B). Indicações incluem:

- **Malignidade orbitária**: seja primária ou quando um tumor invade a órbita a partir das pálpebras, da conjuntiva, do globo ocular ou dos anexos, quando outras formas de tratamento têm pouca chance de sucesso. Tumores localizados na região anterior podem permitir a relativa preservação do tecido orbitário posterior, enquanto tumores localizados na região posterior podem permitir a preservação da pele palpebral para alinhar com a cavidade (Figura 4.52 C). Após a exenteração, é possível colocar uma prótese, que pode ser fixada à pele circundante com fita adesiva, adaptada a um par de óculos especial (Figura 4.53) ou fixadas com ímãs osteointegrados, implantados nos ossos da borda orbitária. A cavidade pode ser revestida com pele ou enxerto de pele de espessura parcial, ou deixado para cicatrizar por segunda intenção
- **Doenças não malignas**: como mucormicose orbitária, por exemplo, constituem indicação rara.

Recuperação

Concha protética

A concha protética é uma prótese ocular usada para cobrir um olho atrofiado ou inestético. Pode restaurar o volume e geralmente proporciona uma boa aparência estética, com razoável motilidade em decorrência dos movimentos transmitidos pelo globo ocular.

Implantes orbitais

Enucleação ou evisceração resulta na redução do volume do conteúdo orbitário. Um olho protético grande sem implante orbitário subjacente não oferece solução satisfatória em razão da distensão da pálpebra inferior sob o próprio peso e da baixa motilidade. Normalmente, insere-se um implante durante a cirurgia na qual o olho é removido, embora seja possível colocar o implante secundário depois ou trocar um implante anteriormente inserido. O material dos implantes pode ser sólido ("não integrado"; p. ex., silicone, acrílico) ou poroso ("integrado"; p. ex., polietileno, hidroxiapatita).

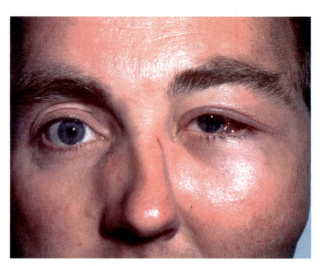

Figura 4.48 Carcinoma avançado do seio maxilar mostrando edema facial e distopia superior.

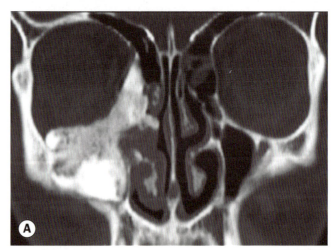

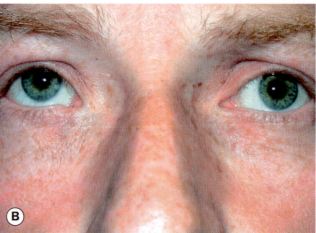

Figura 4.49 Displasia fibrosa da órbita. **A.** Tomografia computadorizada (TC) coronal mostrando o envolvimento do assoalho e da parede medial da órbita direita. **B.** Distopia superior do olho direito. (*Cortesia de A Pearson.*)

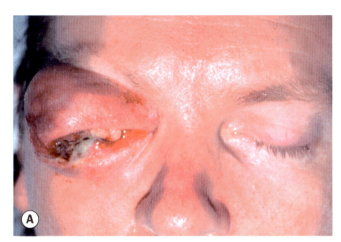
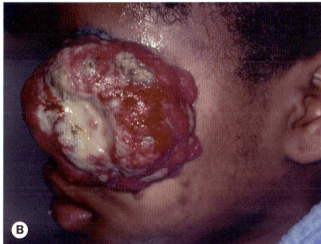

Figura 4.50 A. Invasão orbitária por melanoma conjuntival. **B.** Invasão orbitária por retinoblastoma.

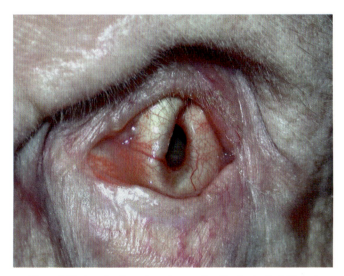

Figura 4.51 Aparência após evisceração. (*Cortesia de S Chen.*)

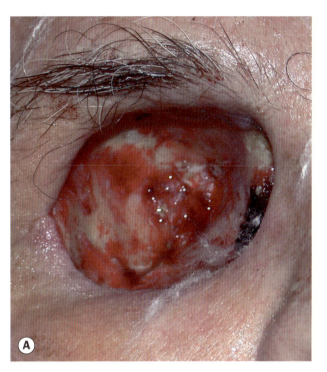
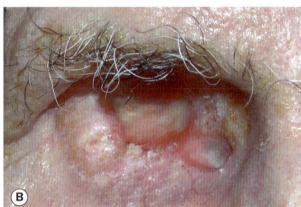
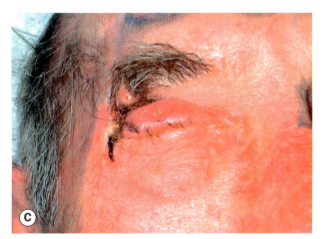

Figura 4.52 Exenteração. **A.** Dois dias de pós-operatório, incluindo remoção da pálpebra. **B.** Paciente da imagem (**A**) 6 meses depois. **C.** Com preservação das pálpebras. (*Cortesia de S Chen – Figuras A e B; A Pearson – Figura C.*)

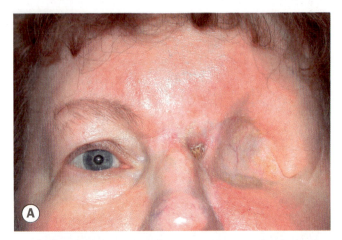

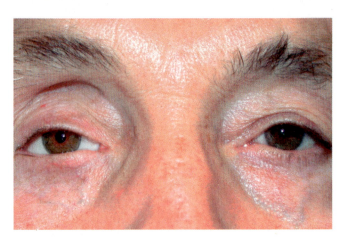

Figura 4.54 Síndrome da cavidade pós-enucleação à direita.

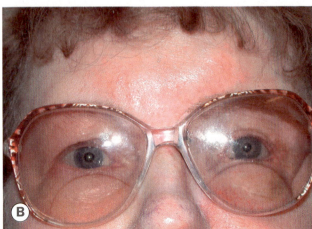

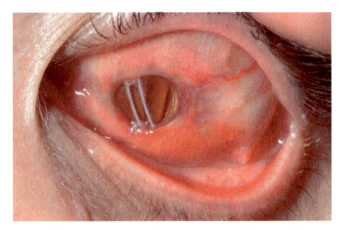

Figura 4.53 A. Exenteração cicatrizada. **B.** Prótese adaptada aos óculos. (*Cortesia de A Pearson.*)

Figura 4.55 Extrusão do implante orbitário.

A invaginação de tecido fibrovascular para o segundo facilita a motilidade de uma prótese sobrejacente. Pode-se também inserir uma cavilha nos implantes porosos para melhorar a motilidade posteriormente, embora a cavilha deva ser recoberta *in situ* pelo tecido da cavidade e não possa ser fixada diretamente na prótese sobrejacente. A motilidade dos implantes sem cavilha normalmente também é boa, sobretudo se for utilizada a esclera doadora ou uma tela, e os músculos extraoculares forem fixados à superfície

- **Síndrome da cavidade pós-enucleação** (PESS, *post-enucleation socket syndrome*): é causada pela falha na correção do déficit volumétrico. Caracteriza-se pela presença de um sulco profundo na pálpebra superior, ptose, enoftalmia (Figura 4.54) e rotação retrógrada da parte superior da prótese
- **Extrusão** (Figura 4.55): é uma preocupação significativa em relação a todos os implantes. A cuidadosa colocação de um implante, com profundidade suficiente e bem recoberto com tecido vascularizado, é mais importante do que a escolha do material do implante.

Prótese ocular

Após enucleação ou evisceração, coloca-se um conformador (Figura 4.56) feito de silicone ou material acrílico para sustentar os fórnices conjuntivais, o qual deve permanecer no local até que se preencha a cavidade com um olho artificial (Figura 4.57). Normalmente, os moldes de impressão iniciais da cavidade podem ser feitos por volta de 6 a 8 semanas após a cirurgia, colocando-se um olho artificial temporário enquanto se aguarda a confecção de uma prótese moldada que se encaixe na cavidade individual e se assemelhe ao olho contralateral (Figura. 4.58).

CRANIOSSINOSTOSES

Craniossinostoses representam um grupo de condições congênitas raras em que o crânio apresenta uma forma anormal resultante do fechamento prematuro das suturas cranianas.

- **Síndrome de Crouzon**: o crânio apresenta um diâmetro anteroposterior pequeno, com hipoplasia do terço médio da face, originando mandíbula mais baixa e projetada para a frente (Figura 4.59 A). Proptose decorrente de órbitas rasas e hipertelorismo (ampla separação entre as duas órbitas) são as características oculares mais evidentes (Figura 4.59 B). Complicações que ameaçam a visão incluem ceratopatia de exposição e atrofia óptica, mecanismos como papiledema crônico e hipoperfusão cerebral decorrente da apneia do sono. Podem ocorrer estrabismo (exotropia com padrão em "V"; Figura 4.59 B), ametropia e ambliopia; outras associações oculares já foram relatadas. A herança normalmente é autossômica dominante (AD); as variantes alélicas do gene *FGFR$_2$* são as responsáveis

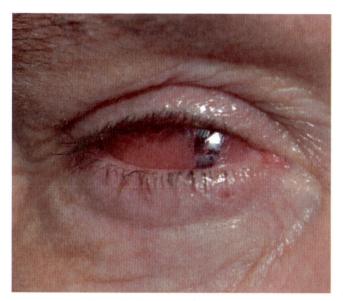

Figura 4.56 Conformador posicionado.

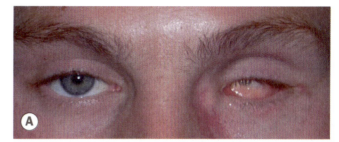

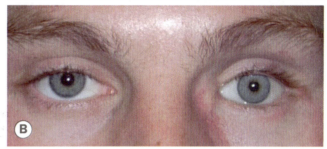

Figura 4.58 Olho protético. **A.** Cavidade vazia. **B.** Prótese correspondente posicionada. (*Cortesia de S Chen.*)

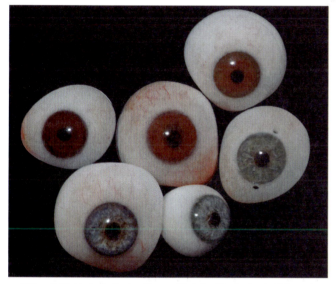

Figura 4.57 Variedade de olhos artificiais. (*Cortesia de C Barry.*)

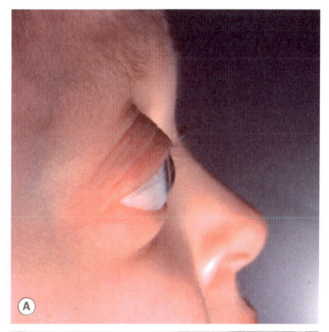

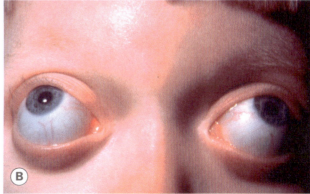

Figura 4.59 Síndrome de Crouzon. **A.** Proptose, hipoplasia do terço médio da face e prognatismo mandibular. **B.** Proptose e hipertelorismo – observa-se também exotropia com padrão em "V".

- **Síndrome de Apert**: é a mais grave das craniossinostoses. Condições como oxicefalia (crânio cônico), hipoplasia do terço médio da face com nariz com formato de "bico de papagaio" e orelhas com baixa implantação (Figura 4.60 A), sindactilia (Figura 4.60 B) e atraso de crescimento e desenvolvimento (30%) podem estar presentes. Órbitas rasas, proptose e hipertelorismo geralmente são menos pronunciados do que na síndrome de Crouzon, mas ocorrem as mesmas complicações que ameaçam a visão. A herança pode ser AD, mas, na maioria dos casos, a condição é esporádica e está associada à idade parental avançada. Assim como na síndrome de Crouzon, essas ocorrências em geral são resultantes de mutações no gene $FGFR_2$.
- **Síndrome de Pfeiffer**: apresenta hipoplasia do terço médio da face e fissuras palpebrais inclinadas para baixo. Características oculares semelhantes às da síndrome de Apert. Herança AD com heterogeneidade genética (Figura 4.61).

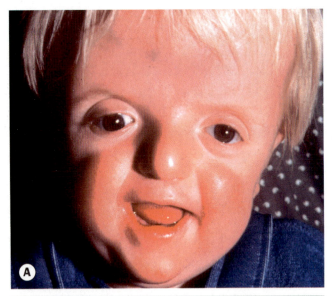

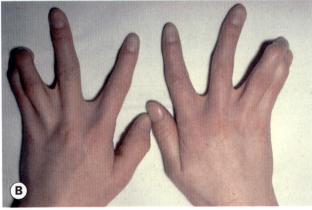

Figura 4.60 Síndrome de Apert. **A.** Órbitas ligeiramente rasas, hipoplasia do terço médio da face e nariz com formato de "bico de papagaio". **B.** Sindactilia.

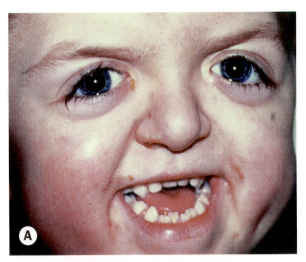

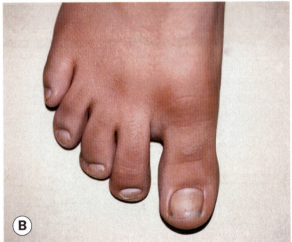

Figura 4.61 Síndrome de Pfeiffer. **A.** Hipoplasia do terço médio da face e fissuras palpebrais inclinadas para baixo. **B.** Dedão dos pés grandes e largos. (*Cortesia de K Nischal.*)

Capítulo

Olho Seco

5

INTRODUÇÃO, 150
Definições, 150
Fisiologia, 150
Classificação, 151

SÍNDROME DE SJÖGREN, 152

ASPECTOS CLÍNICOS, 152

INVESTIGAÇÃO, 153

TRATAMENTO, 156
Estratégia, 156
Substitutos lacrimais, 157

Oclusão do ponto lacrimal, 158
Agentes anti-inflamatórios, 158
Lentes de contato, 159
Otimização da umidade
do ambiente, 159
Opções diversas, 159

INTRODUÇÃO

Definições

O olho seco ocorre quando há volume ou função lacrimal inadequados, resultando em filme lacrimal instável e doença da superfície ocular. Trata-se de uma condição bastante comum, especialmente em mulheres na pós-menopausa e em idosos.

- A **doença do olho seco** é uma doença multifatorial da superfície ocular e do filme lacrimal acompanhada por aumento da osmolaridade do filme lacrimal e inflamação da superfície ocular
- A **ceratoconjuntivite seca** (CCS) refere-se a qualquer olho com algum grau de secura
- A **xeroftalmia** descreve o olho seco associado à deficiência de vitamina A
- A **xerose** refere-se à secura ocular extrema ou à queratinização que ocorre em olhos com cicatrização conjuntival grave
- A **síndrome de Sjögren** é uma doença inflamatória autoimune, na qual o olho seco é uma característica.

Fisiologia

Componentes do filme lacrimal

O filme lacrimal exibe três camadas (Figura 5.1):
- Camada **lipídica**: secretada pelas glândulas de meibomius
- Camada **aquosa**: secretada pelas glândulas lacrimais
- Camada **mucosa**: secretada principalmente pelas células caliciformes da conjuntiva.

Os componentes são complexos, com cerca de 100 proteínas distintas identificadas.

Distribuição do filme lacrimal

O filme lacrimal distribui-se mecanicamente sobre a superfície ocular por meio do mecanismo de piscar, controlado neurologicamente. Três fatores são necessários para uma distribuição eficaz do filme lacrimal:
- Reflexo de piscar normal
- Contato entre a superfície ocular externa e as pálpebras
- Epitélio corneano normal.

Camada lipídica

- **Composição**
  - A camada lipídica externa é composta por uma fase polar, que contém fosfolipídios adjacentes às fases aquosa e de mucina; e uma fase não polar, que contém ésteres de cera, ésteres de colesterol e triglicerídeos
  - Lipídios polares são ligados às lipocalinas na camada aquosa, pequenas proteínas secretadas capazes de ligar-se às moléculas hidrofóbicas e também contribuir para a viscosidade da lágrima
  - O movimento da pálpebra durante o piscar é importante para a liberação de lipídios das glândulas. A espessura da camada pode aumentar com o piscar forçado e, por outro lado, diminuir com o piscar infrequente
- **Funções**
  - Evitar a evaporação da camada aquosa e manter a espessura do filme lacrimal
  - Agir como um surfactante e permitir a distribuição uniforme do filme lacrimal
  - A deficiência resulta em olho seco evaporativo.

Camada aquosa

- **Secreção**
  - As glândulas lacrimais principais produzem cerca de 95% do componente aquoso das lágrimas, e as glândulas lacrimais acessórias de Krause e Wolfring produzem o restante
  - A secreção de lágrimas exibe um componente basal (em repouso) e um componente reflexo muito maior; este último ocorre em resposta à estimulação sensorial da córnea e da conjuntiva, ruptura do filme lacrimal e inflamação ocular, e é mediado pelo 5º nervo craniano. É reduzido por anestésicos tópicos durante o sono, podendo aumentar 500% em resposta a lesões
- **Composição**
  - Água, eletrólitos, mucinas e proteínas dissolvidas

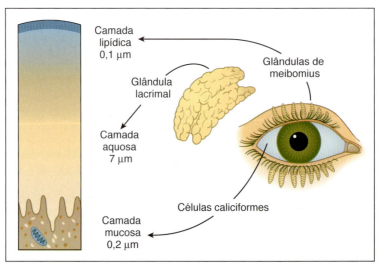

Figura 5.1 As três camadas do filme lacrimal.

- Fatores do crescimento originários da glândula lacrimal, cuja produção aumenta em resposta a lesões
- Citocinas interleucinas pró-inflamatórias que se acumulam durante o sono quando a produção de lágrima é reduzida

- **Funções**
  - Fornecer oxigênio atmosférico ao epitélio corneano
  - Atividade antibacteriana atribuída a proteínas como IgA, lisozima e lactoferrina
  - Eliminar resíduos e estímulos nocivos, e facilitar o transporte de leucócitos após a ocorrência de lesões
  - Melhorar opticamente a superfície da córnea mediante a eliminação de pequenas irregularidades.

Camada mucosa

- **Composição**
  - Mucinas são glicoproteínas com alto peso molecular que podem ser do tipo transmembranar ou secretórias
  - Mucinas secretórias são classificadas, ainda, como formadoras de gel ou solúveis, que são produzidas principalmente pelas células caliciformes da conjuntiva, mas também pelas glândulas lacrimais
  - Células epiteliais superficiais da córnea e da conjuntiva produzem mucinas transmembranares que formam seu glicocálice (revestimento extracelular)
  - A coloração do epitélio doente com rosa Bengala indica ausência das camadas mucosas transmembranares e formadoras de gel, bem como que a superfície celular está exposta. Eventuais lesões às células epiteliais impedem a aderência normal do filme lacrimal

- **Funções**
  - Função umectante mediante a conversão do epitélio corneano de uma superfície hidrofóbica para uma superfície hidrofílica
  - Lubrificação
  - A deficiência da camada mucosa pode ser uma característica tanto do estado de deficiência aquosa como do estado evaporativo. A perda de células caliciformes ocorre na presença de conjuntivite cicatrizante, deficiência de vitamina A, queimaduras químicas e toxicidade medicamentosa.

Regulação dos componentes do filme lacrimal

- **Hormonal**
  - Andrógenios são os principais hormônios responsáveis pela regulação da produção de lipídios
  - Receptores de estrogênio e progesterona da conjuntiva e das glândulas lacrimais são essenciais para a função normal desses tecidos
- **Neural**, por meio das fibras adjacentes às glândulas lacrimais e das células caliciformes que estimulam as secreções aquosa e mucosa.

Mecanismo da doença

Os quatro principais mecanismos inter-relacionados considerados responsáveis pelas manifestações de olho seco são **instabilidade lacrimal**, **hiperosmolaridade lacrimal**, **inflamação** e **lesões à superfície ocular**. A inflamação da conjuntiva e das glândulas acessórias, bem como da superfície ocular, está presente em 80% dos pacientes com CCS, podendo ser tanto uma causa como uma consequência do olho seco, ampliando e perpetuando a doença. A presença de inflamação constitui a base lógica para a adoção de medidas antiinflamatórias, como a terapia com esteroides. Existe uma forte relação entre a síndrome do olho seco e os níveis sistêmicos reduzidos de sulfato de androsterona sistêmico e sulfato de epiandrosterona.

Classificação

A classificação do olho seco normalmente empregada é a do International Dry Eye Workshop (DEWS) de 2007, com uma divisão básica entre os tipos de déficit aquoso e evaporativo. A maioria das pessoas apresenta considerável sobreposição entre os mecanismos, e é importante que se esteja ciente da provável presença de múltiplos fatores contribuintes durante a avaliação do paciente.

Deficiência da camada aquosa

- Olho seco com **síndrome de Sjögren** (primária ou secundária)
- Olho seco sem **síndrome de Sjögren**
  - Deficiência lacrimal: primária (p. ex., relacionada com idade, alacrimia congênita, disautonomia familiar) ou secundária (p. ex., infiltração inflamatória ou neoplásica da glândula lacrimal, síndrome da imunodeficiência adquirida – AIDS, doença do enxerto contra hospedeiro, ablação de glândula lacrimal ou nervos)
  - Obstrução dos ductos da glândula lacrimal (p. ex., tracoma, penfigoide cicatricial, lesão química, síndrome de Stevens-Johnson)
  - Hipossecreção reflexa: sensorial (p. ex., uso de lente de contato, diabetes, cirurgia refrativa, ceratite neurotrófica) ou bloqueio motor (p. ex., lesão do VII nervo craniano, medicamentos sistêmicos).

Evaporativo

- **Intrínseco**
  - Deficiência das glândulas de meibomius (p. ex., blefarite posterior, rosácea)
  - Distúrbios de abertura palpebral (p. ex., exposição excessiva da esclera, retração palpebral, proptose, paralisia do nervo facial)
  - Baixa frequência do piscar (p. ex., doença de Parkinson, uso prolongado do monitor do computador, leitura, assistir à televisão)
  - Ação medicamentosa (p. ex., anti-histamínicos, betabloqueadores, antiespasmódicos, diuréticos)
- **Extrínseco**
  - Deficiência de vitamina A
  - Medicamentos tópicos, incluindo o efeito dos conservantes
  - Uso de lente de contato
  - Doença da superfície ocular, como conjuntivite alérgica.

DICA Quer o paciente tenha deficiência aquosa primária ou olho seco evaporativo, o resultado é inflamação da superfície ocular e desconforto.

Efeito dos fatores ambientais

Além da classificação básica, a DEWS alerta para o efeito do ambiente sobre o tipo de olho seco que o paciente apresenta. Esses efeitos podem ser tanto orgânicos – idade, condição hormonal e padrões de comportamento – como ambientais (externos) – como exacerbação dos fatores evaporativos em uma atmosfera com baixa umidade relativa do ar.

SÍNDROME DE SJÖGREN

A síndrome de Sjögren (SS) é um distúrbio autoimune caracterizado por inflamação linfocítica e destruição das glândulas lacrimais e salivares (Figura 5.2 A), além de outros órgãos exócrinos. A tríade clínica clássica consiste em olhos secos, boca seca (Figura 5.2 B) e aumento da glândula parótida (Figura 5.2 C), mas outras características também são comuns e podem afetar todos os sistemas orgânicos. A doença é classificada como primária quando existe isoladamente e como secundária quando associada a outra doença, geralmente artrite reumatoide ou lúpus eritematoso sistêmico. A SS primária afeta com maior frequência mulheres do que homens. Embora na prática clínica o diagnóstico possa ser feito com base em critérios menos rigorosos, os do American College of Rheumatology (ACR) especificam o seguinte para pacientes com quadro clínico sugestivo de SS:

- Positividade para anticorpos anti-SSA ou anti-SSB, ou fator reumatoide positivo em conjunto com anticorpos antinucleares significativamente positivos
- Coloração da superfície ocular acima de certo grau
- Determinado grau de sialadenite linfocítica focal revelado na biopsia de glândula salivar (Figura 5.2 A).

Os amplamente utilizados, porém, mais antigos, critérios do American-European Consensus Group são mais extensos e incluem mais achados clínicos, mas fornecem resultados compatíveis com os critérios do ACR.

As opções de tratamento para SS incluem uma série de tratamentos sintomáticos para olho seco, como será mostrado a seguir; boca seca e outras manifestações; estimulantes salivares (p. ex., pilocarpina oral); e, em alguns casos, imunossupressão e bloqueadores biológicos, como rituximabe.

ASPECTOS CLÍNICOS

Sintomas

Os sintomas oculares mais comuns são sensação de secura, aspereza e queimação que caracteristicamente pioram no decorrer do dia. Secreção filamentosa, embaçamento transitório da visão, vermelhidão e formação de crosta nas pálpebras também são sintomas comuns. A falta de lágrimas ao choro ou lágrimas reflexas é incomum. Os sintomas de CCS em geral são exacerbados durante a exposição a condições com alto nível de evaporação lacrimal (p. ex., ar-condicionado, vento e calefação central) ou a um tempo prolongado de leitura ou uso de monitor de vídeo, quando a frequência do piscar é reduzida.

DICA Os sintomas associados à ceratoconjuntivite seca são exacerbados pela exposição a vento, ar-condicionado e calefação central.

Sinais
- **Blefarite posterior (seborreica)** com disfunção das glândulas de meibomius. Em geral, está presente (Figura 5.3)

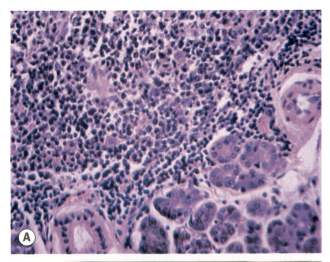
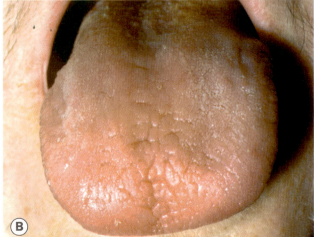
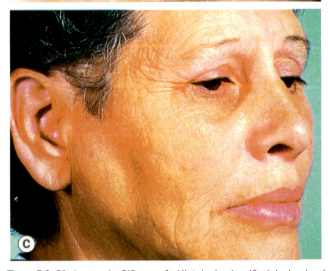

Figura 5.2 Síndrome de Sjögren. **A.** Histologia da glândula lacrimal mostrando infiltração linfocítica. **B.** Língua seca fissurada. **C.** Aumento da glândula parótida. *(Cortesia de MA Mir, Atlas of Clinical Diagnosis, Saunders 2003 – Figura C.)*

- **Conjuntiva**
  - Hiperemia
  - Coloração com corante rosa Bengala (Figura 5.4 A) e lisamina verde (Figura 5.4 B)

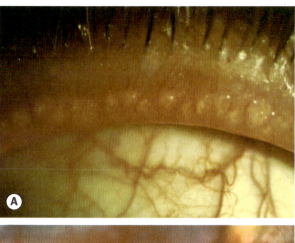
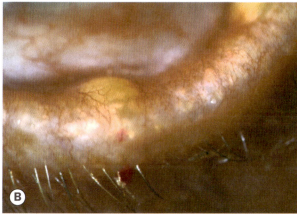

Figura 5.3 Blefarite posterior no olho seco. **A.** Glóbulos de óleo nos orifícios das glândulas de meibomius. **B.** Glândula de meibomius inflamada.

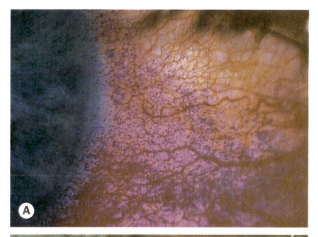
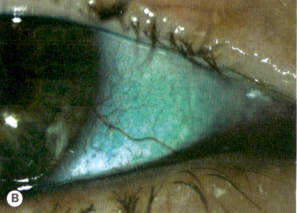

Figura 5.4 Coloração conjuntival no olho seco. **A.** Rosa Bengala. **B.** Lisamina verde.

- ○ Queratinização
- ○ A conjuntivocálase é resposta comum e fator de exacerbação para a irritação crônica do olho seco, de modo que o círculo vicioso se mantém. Ocorre com frequência na presença de outras doenças da superfície ocular (ver Capítulo 6)
- **Filme lacrimal**
  - ○ No olho normal, à medida que o filme lacrimal se rompe, a camada de mucina é contaminada com lipídios, mas estes são removidos pela lágrima
  - ○ No olho seco, a mucina contaminada por lipídios acumula-se no filme lacrimal como partículas e resíduos que se movem a cada piscadela (Figura 5.5 A)
  - ○ O menisco lacrimal da margem palpebral é uma medida bruta do volume aquoso no filme lacrimal. No olho normal, o menisco tem 0,2 a 0,4 mm de espessura, mas no olho seco apresenta-se mais fino (menos de 0,25 mm) ou ausente (Figura 5.5 B)
- **Córnea**
  - ○ Erosões epiteliais ponteadas que coram bem com a fluoresceína (Figura 5.6 A)
  - ○ Os filamentos consistem em fios de muco e detritos, como células epiteliais descamadas, e normalmente encontram-se ligados por uma das extremidades à superfície da córnea (Figura 5.6 B). Filamentos coram bem com rosa Bengala, mas não tanto com a fluoresceína (Figura 5.6 C)

- ○ O olho seco grave pode apresentar placas mucosas com componentes semelhantes. Essas placas consistem em lesões semitransparentes de tamanho variável, esbranquiçadas ou acinzentadas, normalmente com discreto relevo (Figura 5.6 D)
- Complicações podem ameaçar a visão e incluem ruptura epitelial, *melting* (Figura 5.7 A), perfuração (Figura 5.7 B) e, ocasionalmente, ceratite bacteriana (Figura 5.7 C).

DICA O paciente com síndrome do olho seco sintomático apresenta-se com ceratite ponteada superficial que pode ser observada clinicamente com corante de fluoresceína.

INVESTIGAÇÃO

A investigação tem por objetivo confirmar e quantificar um diagnóstico clínico de olho seco. Embora os sintomas de determinado paciente não mudem, os sinais objetivos podem oscilar. A correlação entre sintomas e testes é baixa. Entretanto, a confiabilidade dos testes melhora à medida que a gravidade do olho seco aumenta. Os testes medem os seguintes parâmetros:

- Estabilidade do filme lacrimal relacionada com seu tempo de ruptura (BUT, do inglês *break-up time*)
- Produção de lágrima (Schirmer, depuração da fluoresceína e osmolaridade lacrimal)

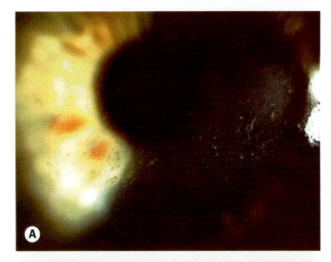

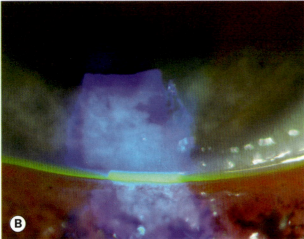

Figura 5.5 Anormalidades do filme lacrimal no olho seco. **A.** Detritos mucosos. **B.** Menisco lacrimal marginal fino.

- Doença da superfície ocular (manchas na córnea e citologia de impressão).

Não existe nenhum teste clínico que permita a confirmação definitiva do diagnóstico de olho seco evaporativo. Trata-se, portanto, de um diagnóstico presuntivo com base na presença de achados clínicos associados. Sugere-se que os testes sejam realizados na ordem a seguir, uma vez que as tiras de papel-filtro de Schirmer podem lesionar a superfície ocular e tingir com os corantes.

DICA Existe uma baixa correlação entre sintomas e testes clínicos em pacientes com síndrome do olho seco. Entretanto, a confiabilidade dos testes melhora à medida que a gravidade da condição aumenta.

Tempo de ruptura do filme lacrimal

O BUT do filme lacrimal é anormal na deficiência aquosa do filme lacrimal e nos distúrbios das glândulas de meibomius. O tempo é medido da seguinte maneira:

- Instila-se no fórnice inferior fluoresceína a 2% ou uma tira impregnada de fluoresceína umedecida com solução salina sem conservantes

- Pede-se ao paciente que pisque várias vezes
- Examina-se o filme lacrimal na lâmpada de fenda com feixe amplo, utilizando o filtro azul cobalto. Após um intervalo, manchas ou linhas pretas aparecem no filme tingido pela fluoresceína (Figura 5.8 A), indicando a formação de áreas secas
- O BUT é o intervalo entre a última piscada e o aparecimento do primeiro ponto seco distribuído aleatoriamente. Um tempo de ruptura inferior a 10 segundos é suspeito.

O desenvolvimento de pontos secos sempre no mesmo local pode indicar a presença de anormalidade localizada da superfície corneana (p. ex., doença da membrana basal do epitélio), e não de instabilidade intrínseca do filme lacrimal.

Teste de Schirmer

O teste de Schirmer é uma avaliação útil da produção lacrimal aquosa. Consiste em medir a quantidade de umedecimento de um papel-filtro especial (Whatman n° 41) com 5 mm de largura por 35 mm de comprimento. Pode ser executado com ou sem anestesia tópica. Teoricamente, quando realizado com anestésico (Schirmer 2), avalia a secreção basal e, sem anestésico (Schirmer 1), mede a secreção basal máxima somada à reflexa. Na prática, no entanto, a anestesia tópica não consegue abolir todos os estímulos sensoriais e psicológicos para a secreção reflexa. O teste é realizado da seguinte maneira:

- Seca-se delicadamente o excesso de lágrimas. Se aplicada anestesia tópica, remove-se o excesso do fórnice inferior com papel-filtro
- Dobra-se o papel-filtro a 5 mm de uma extremidade, inserindo-o na junção entre o terço médio e o terço lateral da pálpebra inferior, com cuidado para não tocar na córnea ou nos cílios (Figura 5.8 B)
- Pede-se ao paciente que mantenha os olhos suavemente fechados
- Depois de 5 minutos, remove-se o papel-filtro e mede-se a quantidade de umidade presente na dobra
- Menos de 10 mm de umedecimento após 5 minutos sem anestesia ou menos de 6 mm com anestesia são quantidades consideradas anormais.

Os resultados podem variar; por isso, não se deve usar um teste de Schirmer isolado como o único critério para o diagnóstico de olho seco, mas testes repetidamente anormais são altamente indicativos.

Corantes da superfície ocular

- A **fluoresceína** cora o epitélio da córnea e da conjuntiva (Figura 5.6 A) onde houver lesão suficiente para permitir que o corante penetre nos tecidos
- **Rosa Bengala** é um corante com afinidade por células epiteliais mortas ou desvitalizadas que tenham perdido ou tenham uma camada mucosa alterada (Figura 5.8 C). Filamentos e placas corneanos (Figura 5.6 B e D) também são revelados com mais clareza pelo corante, e o uso de um filtro livre de vermelho (*red-free*) pode ajudar na visualização. É possível empregar uma solução de rosa Bengala a 1% ou uma tira impregnada umedecida. O corante pode causar ardência intensa, talvez se prolongando por até um dia, especialmente em pacientes com CCS grave. Para minimizar a irritação, deve-se usar uma gota muito pequena, imediatamente precedida por uma gota de anestésico tópico, e o excesso deve ser lavado com solução salina

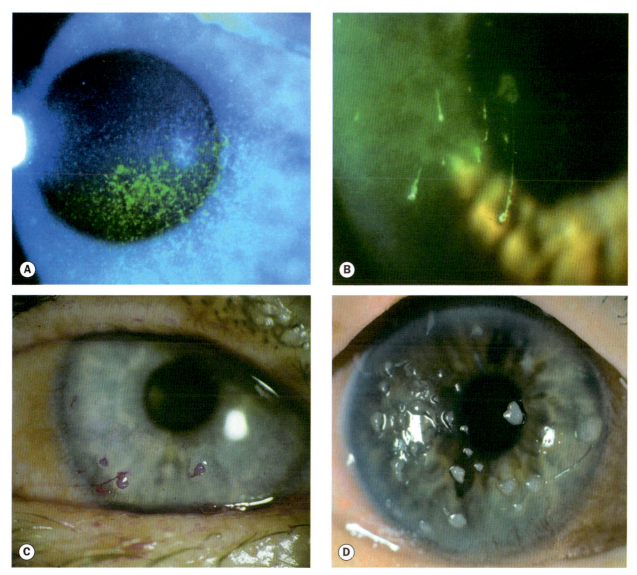

Figura 5.6 Sinais corneanos no olho seco. **A.** Erosões ponteadas tingidas com fluoresceína. **B.** Filamentos corneanos. **C.** Formação de placa mucosa branda (corante rosa Bengala) e grave (**D**). (Cortesia de S Tuft – Figura B; R Bates – Figura D.)

- A **lisamina verde** cora de maneira semelhante à rosa Bengala, mas causa menos irritação e, por isso, deve ser a escolhida (ver Figura 5.4 B)
- O padrão da coloração pode auxiliar no diagnóstico:
  - Coloração interpalpebral da córnea e da conjuntiva (ver Figura 5.4) é comum na deficiência aquosa do filme lacrimal
  - Coloração conjuntival superior pode indicar ceratoconjuntivite límbica superior
  - Coloração corneana e conjuntival inferior geralmente ocorre em pacientes com blefarite ou exposição (Figura 5.8 D).

DICA Na síndrome do olho seco, a solução de lisamina verde é preferível à rosa Bengala a 1%, uma vez que cora de maneira semelhante, porém causa menos irritação.

Outras investigações

Os seguintes testes raramente são realizados na prática clínica:

- **Teste de depuração (*clearance*) de fluoresceína** e índice de função lacrimal: podem ser avaliados instilando-se 5 µℓ de fluoresceína na superfície ocular e medindo-se o corante residual em uma tira de Schirmer colocada na margem lateral inferior da pálpebra em intervalos predeterminados. Observa-se, então, o retardo na depuração em todos os estados do olho seco

DICA A medida da osmolaridade do filme lacrimal é uma ferramenta útil quando utilizada para confirmar o diagnóstico e a resposta ao tratamento na síndrome do olho seco.

- **Osmolaridade do filme lacrimal:** as técnicas de medição disponíveis têm se mostrado um meio de diagnóstico acurado. O valor do limiar que distingue um olho saudável de outro com síndrome do olho seco varia de 305 mOsm/ℓ a 316 mOsm/ℓ, dependendo do grau de instabilidade do filme lacrimal. Um limiar amplamente aceito é de 308 mOsm/ℓ e o valor de 316 mOsm/ℓ é usado para distinguir um olho seco de intensidade leve de um olho seco de intensidade moderada/grave. É possível que a osmolaridade da lágrima não tenha correlação com os sintomas oculares, mas certamente tem correlação com um tratamento eficaz quando avaliado a longo prazo

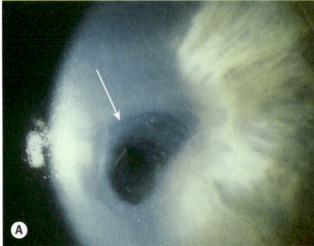
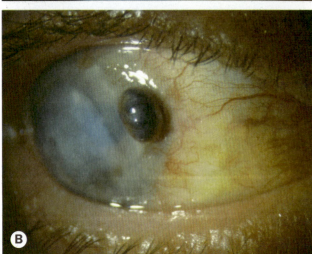
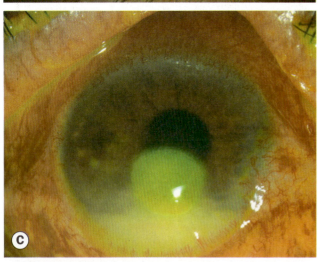

Figura 5.7 Complicações corneanas graves do olho seco. **A.** *Melting* (*seta*). **B.** Perfuração com tamponamento iriano. **C.** Infecção bacteriana. (*Cortesia de S Tuft – Figura B; T Carmichael – Figura C.*)

- Medida dos **componentes da lágrima**: amostras de lágrima são analisadas para verificação da presença de marcadores considerados elevados (p. ex., metaloproteinase-9 de matriz) ou reduzidos (p. ex., lactoferrina) no olho seco
- **Teste do fenol vermelho**: utiliza um filamento impregnado com um corante sensível ao pH. A extremidade do filamento é colocada sobre a pálpebra, medindo-se a extensão umedecida (o corante muda do amarelo ao vermelho em contato com as lágrimas) depois de 15 segundos. Um valor de 6 mm é anormal. Esse teste é comparável ao teste de Schirmer, mas leva menos tempo para ser realizado
- **Meniscometria lacrimal**: é a técnica de quantificação da altura e, consequentemente, do volume do menisco da pálpebra inferior
- **Citologia de impressão**: capaz de determinar o número de células caliciformes.

TRATAMENTO
Estratégia

Em geral, os processos causais subjacentes ao olho seco são irreversíveis; portanto, a abordagem é estruturada em torno do controle dos sintomas e da prevenção de lesões da superfície. A DEWS produziu diretrizes com base nas anteriores da International Taskforce Guidelines for Dry Eye, nas quais as opções de tratamento sugeridas dependem do nível de gravidade da doença, graduada de 1 a 4. As diretrizes da DEWS são aplicáveis também em uma abordagem gradual, prosseguindo para o nível seguinte se as medidas anteriores foram inadequadas.

Nível 1

- **Educação e modificações ambientais/dietéticas**
    - Estabelecimento de expectativas realistas e ênfase na importância da adesão ao tratamento
    - Revisão do estilo de vida, incluindo a importância do piscar enquanto se lê, assiste à televisão ou usa o computador (a tela deve estar posicionada abaixo do nível do olho para minimizar a abertura palpebral), e o uso correto de lentes de contato
    - Revisão das condições ambientais (p. ex., a elevação do nível de umidade é possível em alguns ambientes)
    - Adoção de dispositivos de auxílio à instilação de colírios (comercializados ou improvisados, como um objeto para segurar frascos plásticos) para pacientes com preensão reduzida (p. ex., artrite reumatoide)
    - Alertar o paciente de que a cirurgia refrativa a *laser* pode exacerbar o olho seco
- **Revisão da medicação sistêmica** para excluir efeitos contribuintes e eliminar agentes lesivos. Interromper o uso de medicamentos tópicos tóxicos/com conservantes se possível
- **Substitutos lacrimais artificiais, incluindo géis e pomadas** (ver a seguir). Algumas autoridades defendem que o uso de colírios com conservantes deve ser enquadrado no nível 1 e classificam os colírios sem conservantes como medida de nível 2. Agentes mucolíticos podem ser especificamente indicados para alguns pacientes
- **Tratamento das pálpebras** com medidas básicas, como compressas mornas e higiene da pálpebra no caso de blefarite. A cirurgia reparadora da pálpebra (p. ex., entrópio, ectrópio, flacidez

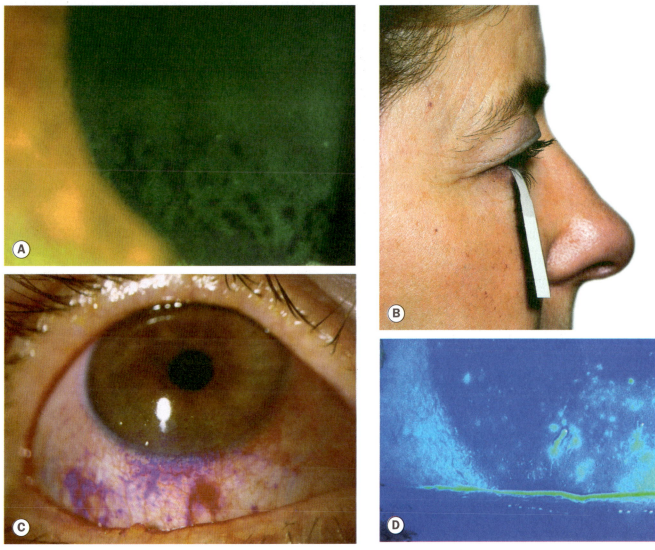

Figura 5.8 Testes diagnósticos no olho seco. Tempo de ruptura do filme lacrimal – numerosos pontos secos são evidenciados em um filme lacrimal corado com fluoresceína (**A**). Teste de Schirmer (**B**). Coloração da córnea e da conjuntiva com rosa Bengala (**C**) e com fluoresceína (**D**).

palpebral excessiva ou exposição escleral) pode ser considerada como uma medida inicial. A lagoftalmia noturna pode ser tratada fechando-se as pálpebras com fita adesiva para dormir, usando-se óculos de natação durante o sono, ou, em casos extremos, com tarsorrafia lateral.

Nível 2
- **Substitutos lacrimais sem conservantes** são classificados por algumas autoridades como tratamento de nível 2
- **Agentes anti-inflamatórios**, como esteroides tópicos, ácidos graxos ômega via oral e outros agentes (ciclosporina tópica)
- **Tetraciclinas** (para meibomite, rosácea)
- **Tampões para oclusão dos pontos lacrimais**
- **Secretagogos** (p. ex., pilocarpina, cevimelina, rebamipide)
- **Óculos com câmara úmida e óculos com proteção lateral**.

Nível 3
- **Colírios de soro**: soro autólogo ou do cordão umbilical
- **Lentes de contato**

- **Oclusão permanente dos pontos lacrimais**.

Nível 4
- **Agentes anti-inflamatórios sistêmicos**
- **Cirurgia**
  - Cirurgia de pálpebra, como tarsorrafia
  - Autotransplante de glândula salivar
  - Transplante de membrana mucosa ou membrana amniótica para complicações da córnea.

Substitutos lacrimais

Substitutos lacrimais têm uma formulação relativamente simples que não se compara aos complexos componentes e a estrutura do filme lacrimal normal. A administração desses agentes também é periódica, e não contínua. Quase todos têm como base a reposição da fase aquosa do filme lacrimal. Não existem substitutos mucosos e a parafina é apenas uma aproximação da ação dos lipídios lacrimais. A frequência ideal de instilação varia de acordo com o agente e a gravidade do caso.

- **Colírios e géis**: existe grande variedade de formulações disponíveis. Nenhum agente ou categoria de formulação em particular demonstrou superioridade, e cada paciente geralmente tem preferência por determinados agentes sem embasamento racional claro
  - Derivados da celulose (p. ex., hipromelose, metilcelulose) são adequados para casos brandos
  - Géis de carbômero aderem à superfície ocular e, por isso, são mais duradouros, mas alguns pacientes se sentem incomodados pela visão ligeiramente embaçada
  - Outros agentes incluem álcool polivinílico (PVA) – que aumenta a persistência do filme lacrimal e é útil no caso de deficiência de mucina –, hialuronato de sódio, povidona, glicerina, propilenoglicol, polissorbato e outros
  - O diquafosol é um agente mais novo que funciona como um secretagogo tópico
- **Pomadas** que contêm óleo mineral à base de petróleo (parafina) podem ser usadas ao dormir para suplementar a instilação de colírios ou géis durante o dia; o uso diurno é proscrito em razão de embaçamento visual acentuado. Alguns profissionais não prescrevem esses agentes para uso a longo prazo
- *Sprays* palpebrais são aplicados com o olho fechado e normalmente contêm um agente lipossômico que pode estabilizar o filme lacrimal e reduzir a evaporação
- **Colírios de lágrima artificial** aplicados 1 ou 2 vezes/dia oferecem um tratamento de duração prolongada e são preferidos por alguns pacientes
- **Agentes mucolíticos**: colírios de acetilcisteína a 5% são úteis para pacientes com filamentos corneanos e placas mucosas, que são dissolvidos pela acetilcisteína. Esses agentes podem causar ardência ao ser instilados. A acetilcisteína é malcheirosa e tem validade limitada. O desbridamento manual dos filamentos também pode ser útil
- **Conservantes** podem ser uma potente fonte de toxicidade, especialmente após a oclusão do ponto lacrimal. Hoje existem vários colírios que não contêm conservantes, inclusive alguns produtos multidose, os quais devem ter preferência sobre as fórmulas com conservantes em qualquer doença moderada ou grave, ou com regime de instilação maior que 3 ou 4 vezes/dia. Se possível, as fórmulas sem conservantes devem ser utilizadas também para pacientes com olho seco quando for necessário outro medicamento de uso tópico, como, por exemplo, no tratamento de glaucoma. Conservantes mais novos, como Polyquad® e Purite® parecem apresentar níveis mais baixos de toxicidade para a superfície ocular do que agentes mais antigos, como o cloreto de benzalcônio
- **Tratamento com hemoderivados**: tem sido usado para doenças graves da superfície ocular, como doença do olho seco relacionada com a doença do enxerto contra hospedeiro, a síndrome de Sjögren, os defeitos epiteliais persistentes do olho seco pós-LASIK e as erosões recorrentes (ver a seguir).

DICA O uso excessivo de colírios lubrificantes que contêm conservantes pode resultar em toxicidade corneana.

Oclusão dos pontos lacrimais

A oclusão dos pontos lacrimais reduz a drenagem e, consequentemente, preserva as lágrimas naturais, prolongando o efeito das lágrimas artificiais. Isso é de grande valia em pacientes com CCS moderada ou grave que não respondem à frequente instilação de agentes tópicos.

- Oclusão **temporária** obtém-se inserindo tampões de colágeno nos canalículos. Esses tampões se dissolvem depois de algumas semanas. O principal objetivo, nesse caso, é certificar-se de que não ocorra epífora após uma oclusão permanente
  - Inicialmente, os pontos lacrimais inferiores são ocluídos e o paciente é reavaliado após 1 ou 2 semanas
  - Se o paciente estiver assintomático e sem epífora, os tampões podem ser removidos, e os canalículos inferiores podem ser permanentemente ocluídos (ver a seguir)
  - Na CCS grave, tanto os canalículos inferiores como superiores podem ser tamponados
- Oclusão **reversível** prolongada é possível com tampões de silicone (Figura 5.9) ou de colágeno de longa duração (2 a 6 meses)
  - Os problemas incluem extrusão, formação de granuloma e migração distal
  - Tampões que adentram a porção horizontal do canalículo não podem ser visualizados e, embora normalmente possam ser expulsos com irrigação de solução salina, se causarem epífora, esse procedimento nem sempre é possível e talvez seja necessária a remoção cirúrgica
- Oclusão **permanente** deve ser realizada somente em pacientes com olho seco grave que tenham apresentado uma resposta positiva e sem epífora aos tampões temporários. Deve ser evitada em pacientes, especialmente se jovens, que apresentem patologia reversível. Não devem ser ocluídos todos os quatro pontos lacrimais ao mesmo tempo
  - Oclusão permanente é realizada após a dilatação dos pontos lacrimais mediante a coagulação do canalículo proximal com cautério. Após a oclusão bem-sucedida, é importante observar se há sinais de recanalização
  - A cauterização parece ser menos eficaz do que a coagulação térmica cirúrgica.

DICA A oclusão dos pontos lacrimais com um tampão de silicone pode ser uma opção terapêutica útil em pacientes com ceratoconjuntivite seca moderada ou grave.

Agentes anti-inflamatórios

- **Esteroides tópicos**: em geral, as formulações de baixa intensidade, como a fluorometolona, são eficazes como tratamento suplementar de exacerbações agudas. Os riscos do tratamento mais longo devem ser ponderados em relação aos possíveis benefícios em cada caso
- **Suplementos de ácidos graxos ômega** (p. ex., óleo de peixe com ômega-3, óleo de linhaça): podem ter um efeito radical sobre os sintomas, possivelmente facilitando a redução da medicação tópica
- **Tetraciclinas orais**: utilizadas por um período prolongado, geralmente 3 meses em dosagem relativamente baixa, podem controlar a blefarite associada, especialmente a meibomite, e reduzir os níveis lacrimais de mediadores inflamatórios. A doxiciclina pode ser preferível à minociclina em razão do seu perfil de efeitos adversos

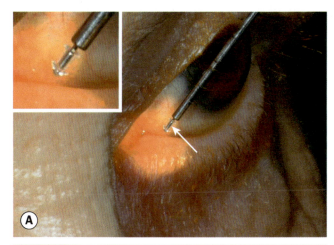
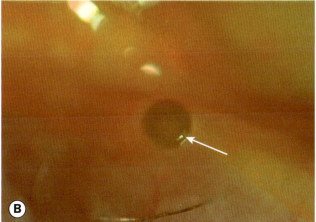

Figura 5.9 A. Inserção de um tampão de silicone (seta). **B.** Tampão posicionado (seta).

- **Ciclosporina tópica** (normalmente a 0,05%): reduz a inflamação do tecido lacrimal mediada pelas células T, resultando no aumento do número de células caliciformes e na reversão da metaplasia escamosa da conjuntiva.

Lentes de contato

Embora o uso de lentes de contato possa exacerbar o olho seco, particularmente em razão de efeitos inflamatórios, sensoriais e evaporativos, os sintomas podem ser superados pela ação de reservatório do líquido retido por trás da lente. Além disso, lentes de contato são eficazes para o alívio dos sintomas resultantes de alterações secundárias da córnea. Entretanto, os pacientes devem ser alertados para o maior risco de ceratite bacteriana.

Vários fabricantes desenvolveram lentes de contato especificamente projetadas para reduzir o desconforto do olho seco durante seu uso. Os materiais empregados (silicone hidrogel) retêm a umidade por 12 a 16 horas e são descartáveis a cada uso diário. As lentes de contato esclerais oclusivas gás-permeáveis oferecem um reservatório de solução salina sobre a córnea e são ocasionalmente utilizadas em pacientes com condições como olho extremamente seco e sujeito a exposição. As lentes de borracha de silicone, usadas no passado, não são mais disponibilizadas.

Otimização da umidade ambiental

- **Redução da temperatura ambiente** para minimizar a evaporação das lágrimas
- **Umidificadores de ambiente** podem ser uma opção, mas geralmente decepcionante, uma vez que muitos aparelhos não são capazes de elevar satisfatoriamente a umidade relativa de um ambiente de tamanho médio. É possível obter o aumento temporário da umidade local com o uso de óculos com câmara úmida ou óculos com proteção lateral, os quais, no entanto, podem não ter boa aceitação por motivos estéticos.

Opções diversas

- **Injeção de toxina botulínica** no músculo orbicular é capaz de auxiliar no controle do blefaroespasmo, que, em geral, ocorre nos casos de olho seco grave. Injetadas no canto medial, podem também reduzir a drenagem lacrimal, presumivelmente pela limitação do movimento da pálpebra
- **Agonistas colinérgicos orais** (p. ex., pilocarpina – 5 mg, 4 vezes/dia – e cevimelina) podem reduzir os sintomas de olho seco e boca seca em pacientes com síndrome de Sjögren. Os efeitos adversos, como visão embaçada e sudorese, por exemplo, possivelmente são menos acentuados com a cevimelina
- **Transplante de glândula submandibular** para olho extremamente seco. Requer cirurgia extensa, podendo produzir níveis excessivos de muco no filme lacrimal
- **Colírios de soro/sangue autólogo**: o soro autólogo ou do cordão umbilical (20 a 100%), o componente sanguíneo restante após a coagulação, produziu melhoras subjetivas e objetivas em estudos realizados em pacientes com olho seco, podendo auxiliar na cicatrização de defeitos epiteliais persistentes. Entretanto, a produção e o armazenamento desse material envolvem desafios práticos. O sangue autólogo colhido a partir de uma picada na ponta do dedo, por outro lado, é um procedimento de baixo custo, prontamente acessível, e implica um tratamento prático aparentemente seguro e eficaz.

Capítulo 6

Conjuntiva

INTRODUÇÃO, 162
Anatomia, 162
Histologia, 162
Aspectos clínicos da inflamação
da conjuntiva, 162

CONJUNTIVITE BACTERIANA, 164
Conjuntivite bacteriana aguda, 164
Síndrome do fórnice gigante, 166
Conjuntivite por clamídia do adulto, 166
Tracoma, 167
Conjuntivite neonatal, 170

CONJUNTIVITE VIRAL, 171

CONJUNTIVITE ALÉRGICA, 174
Conjuntivite alérgica aguda, 174
Conjuntivite alérgica sazonal
e perene, 174

Ceratoconjuntivite vernal, 175
Ceratoconjuntivite atópica, 175
Tratamento de ceratoconjuntivite vernal
e ceratoconjuntivite atópica, 177
Conjuntivite eosinofílica
não alérgica, 180
Blefaroconjuntivite alérgica
de contato, 180
Conjuntivite papilar gigante
induzida mecanicamente, 180

CONJUNTIVITE NA DOENÇA BOLHOSA MUCOCUTÂNEA, 181
Penfigoide de membrana mucosa, 181
Síndrome de Stevens-Johnson/
necrólise epidérmica tóxica |
síndrome de Lyell, 184
Doença do enxerto contra
hospedeiro, 187

DISTÚRBIOS DIVERSOS DA CONJUNTIVA, 187
Ceratoconjuntivite límbica superior, 187
Conjuntivite lenhosa, 188
Síndrome oculoglandular
de Parinaud, 189
Conjuntivite factícia, 190

DEGENERAÇÕES, 190
Pinguécula, 190
Pterígio, 191
Concreções, 192
Conjuntivocálase, 192
Cisto de retenção
(inclusão epitelial primária), 192

HEMORRAGIA SUBCONJUNTIVAL, 193

INTRODUÇÃO

Anatomia

A conjuntiva é uma membrana mucosa transparente que reveste a superfície interna das pálpebras e a superfície anterior do globo ocular, terminando no limbo corneoescleral. É ricamente vascularizada, irrigada pelas artérias ciliares anteriores e palpebrais. Existe uma rede linfática densa que drena para os linfonodos pré-auriculares e submandibulares correspondendo à das pálpebras. A conjuntiva exerce uma função protetora essencial, mediando tanto a imunidade passiva como a ativa. Do ponto de vista anatômico, divide-se da seguinte maneira:

- **Conjuntiva palpebral**: começa na junção mucocutânea das margens palpebrais e está firmemente aderida às placas tarsais posteriores. Os vasos sanguíneos tarsais são orientados verticalmente
- **Conjuntiva do fórnice**: frouxa e redundante
- **Conjuntiva bulbar**: recobre a porção anterior da esclera e é contínua com o epitélio corneano no limbo. As cristas radiais no limbo formam as paliçadas de Vogt, o provável reservatório de células-tronco da córnea. O estroma está frouxamente aderido à cápsula de Tenon subjacente, à exceção do limbo, onde as duas camadas se fundem. A plica semilunar (prega semilunar) está presente na região nasal, e, medialmente a ela, há um nódulo "carnudo" (carúncula) formado por tecido cutâneo modificado.

Histologia

- **Epitélio**: não queratinizado e com cerca de cinco camadas de profundidade (Figura 6.1). As células basais cuboides evoluem para células poliédricas achatadas, sendo subsequentemente descamadas da superfície. Células caliciformes secretoras de muco estão localizadas no epitélio e são mais densas na região inferonasal e nos fórnices
- **Estroma** (substância própria): consiste em tecido conjuntivo frouxo ricamente vascularizado. As glândulas lacrimais acessórias de Krause e Wolfring estão localizadas em uma camada profunda do estroma, sendo suas secreções componentes essenciais do filme lacrimal
- **Tecido linfoide associado à conjuntiva** (CALT, *conjunctiva-associated lymphoid tissue*): é fundamental para a ativação e regulação das respostas imunológicas da superfície ocular. Consiste em linfócitos nas camadas epiteliais, linfáticos e vasos sanguíneos associados, com um componente estromal de linfócitos e células plasmáticas, incluindo agregados foliculares.

Aspectos clínicos da inflamação da conjuntiva

Sintomas

Sintomas inespecíficos incluem lacrimejamento, sensação de areia no olho, ardência e queimação. Prurido é a marca registrada das doenças alérgicas, embora possa ocorrer também, em menor proporção, na blefarite e em pacientes com síndrome do olho seco. A acuidade visual (AV) normalmente não é afetada. Dor significativa, fotofobia ou acentuada sensação de corpo estranho sugerem haver envolvimento da córnea.

Secreção

- A secreção **aquosa** é composta por exsudato seroso e lágrimas; ocorre na conjuntivite viral aguda e alérgica aguda
- A secreção **mucoide** é típica de conjuntivite alérgica crônica e olho seco
- A secreção **mucopurulenta** normalmente ocorre na presença de conjuntivite por clamídia ou infecção bacteriana aguda
- A secreção **moderadamente purulenta** ocorre na conjuntivite bacteriana aguda
- Secreção **purulenta grave** é sugestiva de infecção gonocócica.

Reação conjuntival

- **Hiperemia**: difusa, com uma coloração vermelho-viva e mais intensa distante do limbo, é comum no caso de infecção bacteriana (Figura 6.2 A). Deve-se distinguir essa "injeção conjuntival" da injeção ciliar da iridociclite (ver Capítulo 12)
- **Hemorragias**: podem ocorrer na conjuntivite viral, quando são múltiplas, pequenas e discretas ("petequiais"), e na conjuntivite bacteriana grave, quando são maiores e difusas (Figura 6.2 B)
- **Quemose** (edema conjuntival): observado como um edema translúcido (Figura 6.2 C), que pode se projetar através das pálpebras. Quemose aguda normalmente indica uma resposta de hipersensibilidade (p. ex., pólen), mas pode ocorrer também na conjuntivite infecciosa grave. Quemose subaguda ou crônica tem diversas causas:
  - Locais; por exemplo, doença ocular tireoidiana, conjuntivite alérgica crônica, cirurgia ocular ou da pálpebra, trauma
  - Maior permeabilidade vascular sistêmica; por exemplo, condições alérgicas, infecções, inclusive meningite, vasculite
  - Pressão venosa elevada; por exemplo, síndrome da veia cava superior, insuficiência cardíaca do lado direito
  - Pressão oncótica do plasma reduzida; por exemplo, síndrome nefrótica
- **Membranas**
  - Pseudomembranas (Figura 6.2 D) consistem em exsudato coagulado aderente ao epitélio inflamado da conjuntiva. Podem ser "descascadas", deixando o epitélio subjacente intacto
  - Membranas verdadeiras envolvem as camadas superficiais do epitélio conjuntival, de modo que a tentativa de remoção

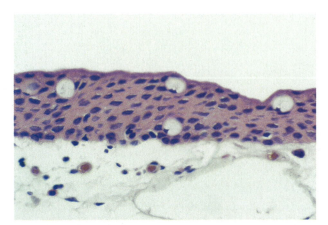

Figura 6.1 Histologia da conjuntiva. (*Cortesia de J Harry.*)

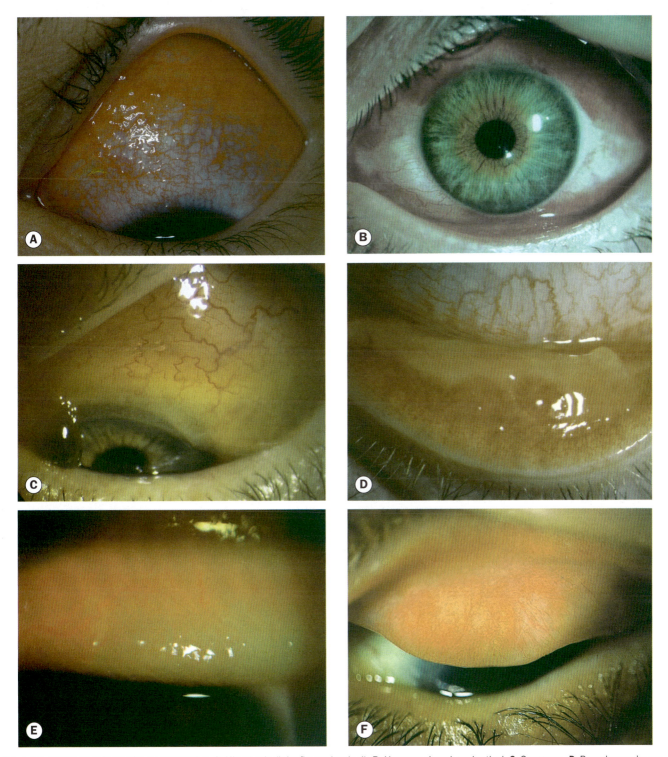

Figura 6.2 Sinais de inflamação da conjuntiva. **A.** Hiperemia (injeção conjuntival). **B.** Hemorragia subconjuntival. **C.** Quemose. **D.** Pseudomembrana. **E.** Infiltração. **F.** Formação de cicatriz. (*Cortesia de P Saine – Figura A.*)

resulta na sua ruptura. A distinção entre uma membrana verdadeira e uma pseudomembrana raramente é útil, e ambas podem deixar cicatrizes depois que desaparecem
- As causas incluem conjuntivite adenoviral grave, conjuntivite gonocócica e algumas outras infecções bacterianas (*Streptococcus* spp., *Corynebacterium diphtheriae*), conjuntivite lenhosa e síndrome de Stevens-Johnson

- **Infiltração**: representa o recrutamento celular para o local da inflamação crônica e, normalmente, acompanha uma resposta papilar. É reconhecida pela perda de detalhe dos vasos conjuntivais tarsais normais, especialmente na pálpebra superior (ver Figura 6.2 E)
- **Cicatrização subconjuntival** (formação de cicatriz): pode ocorrer no tracoma e em outras formas graves de conjuntivite (ver Figura 6.2 F). A formação de cicatriz grave está associada à perda de

células caliciformes e glândulas lacrimais acessórias, e pode levar a entrópio cicatricial
- **Folículos**
  - Sinais: lesões múltiplas, discretas e ligeiramente elevadas, semelhantes a grãos de arroz translúcidos, mais proeminentes nos fórnices (Figura 6.3 A). Os vasos sanguíneos passam ao redor ou sobre as lesões, e não em seu interior
  - A histologia mostra um centro germinativo linfoide subepitelial com linfócitos imaturos centrais e células maduras periféricas (Figura 6.3 B)
  - As causas incluem conjuntivite viral e por clamídia, síndrome oculoglandular de Parinaud e hipersensibilidade a medicamentos tópicos. A presença de pequenos folículos é normal na infância (foliculose), assim como os folículos presentes nos fórnices e na margem da placa tarsal superior, em adultos
- **Papilas**: podem se desenvolver somente na conjuntiva palpebral e na conjuntiva bulbar do limbo, onde estão aderidas à camada fibrosa mais profunda
  - Sinais: em contraste com os folículos, há presença de um núcleo vascular. As micropapilas formam um padrão semelhante a um mosaico de pontos vermelhos elevados, resultantes do canal vascular central. As macropapilas (< 1 mm; Figura 6.3 C) e as papilas gigantes (> 1 mm) se desenvolvem com inflamação prolongada. Pode haver presença de infiltrado ou coloração apical com fluoresceína, ou de muco quando há atividade acentuada. Papilas limbares têm aparência gelatinosa
  - A histologia mostra pregas de epitélio conjuntival hiperplásico com um núcleo fibrovascular e infiltração estromal subepitelial com células inflamatórias (Figura 6.3 D). Possíveis alterações tardias incluem hialinização estromal superficial, cicatrização e formação de criptas contendo células caliciformes
  - As causas incluem conjuntivite bacteriana, conjuntivite alérgica, blefarite crônica, uso de lente de contato, ceratoconjuntivite límbica superior e síndrome da pálpebra frouxa.

Linfadenopatia

A causa mais comum de linfadenopatia associada à conjuntivite é a infecção viral, podendo ocorrer também na conjuntivite por clamídia, conjuntivite bacteriana grave (especialmente gonocócica) e síndrome oculoglandular de Parinaud. Normalmente, a cadeia linfonodal pré-auricular é afetada.

DICA A conjuntivite viral tende a ocorrer de maneira epidêmica e, em geral, causa linfadenopatia pré-auricular.

CONJUNTIVITE BACTERIANA

Conjuntivite bacteriana aguda

Conjuntivite bacteriana aguda é uma condição comum e normalmente autolimitada, causada pelo contato direto com secreções infectadas. Os agentes mais comumente isolados são *Streptococcus pneumoniae*,

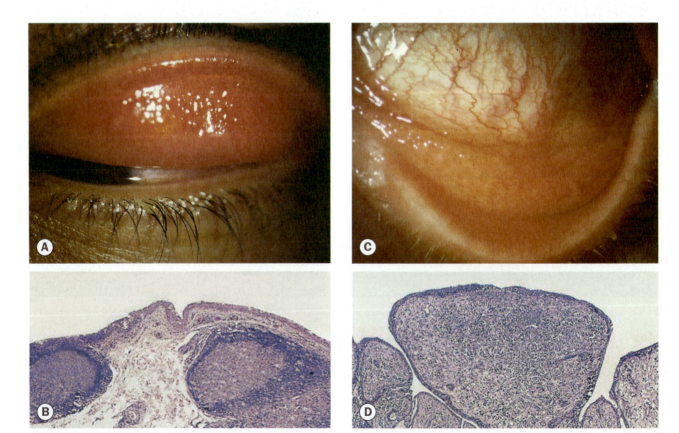

Figura 6.3 A. Folículos conjuntivais. **B.** Histologia de um folículo mostrando dois centros germinativos subepiteliais com linfócitos imaturos centrais e células maduras periféricas. **C.** Macropapilas conjuntivais. **D.** Histologia de uma papila mostrando dobras de epitélio conjuntival hiperplásico com um núcleo fibrovascular e infiltração estromal subepitelial com células inflamatórias. (*Cortesia de J Harry – Figuras B e D.*)

Staphylococcus aureus, *Haemophilus influenzae* e *Moraxella catarrhalis*. Uma minoria de casos graves é causada pelo organismo sexualmente transmissível *Neisseria gonorrhoeae*, que pode prontamente invadir o epitélio corneano intacto. A conjuntivite meningocócica (*Neisseria meningitidis*) é rara e normalmente afeta crianças.

Diagnóstico

- **Sintomas**
  - Início agudo de vermelhidão, sensação de areia, queimação e secreção
  - O envolvimento normalmente é bilateral, embora um olho possa ser afetado 1 a 2 dias antes do outro
  - Ao acordar, as pálpebras geralmente estão "grudadas", e pode ser difícil abri-las
  - Sintomas sistêmicos podem ocorrer em pacientes com conjuntivite grave associada a *gonococcus*, *meningococcus*, *Chlamydia* e *H. influenzae*. Em crianças, é preciso ter em mente a possibilidade de progressão para envolvimento sistêmico
- **Sinais**: são variáveis e dependem da gravidade da infecção
  - Visão geralmente normal
  - Edema e eritema palpebrais (Figura 6.4 A) podem ocorrer na infecção grave, particularmente gonocócica
  - Injeção conjuntival, como anteriormente descrito (Figura 6.4 B; ver também Figura 6.2 A)
  - A secreção pode inicialmente ser aquosa, mimetizando conjuntivite viral, porém, rapidamente torna-se mucopurulenta (Figura 6.4 C)
  - Secreção purulenta hiperaguda (Figura 6.4 D) pode significar conjuntivite gonocócica ou meningocócica
  - Erosões superficiais ponteadas do epitélio corneano são comuns
  - É possível ocorrer ulceração corneana periférica nas infecções gonocócica e meningocócica, podendo progredir rapidamente para perfuração
  - Em geral, não há presença de linfadenopatia, exceto nos casos de infecção gonocócica ou meningocócica grave
- **Investigações**: não são realizadas rotineiramente, mas podem ser indicadas nas seguintes situações:
  - Nos casos graves, esfregaços (*swabs*) e raspados conjuntivais binoculares devem ser enviados com urgência à coloração de Gram para exclusão da hipótese de infecção gonocócica e meningocócica (diplococos intracelulares gram-negativos com formato de rim)
  - Cultura em meio enriquecido, como ágar chocolate ou Thayer-Martin para *N. gonorrhoeae*

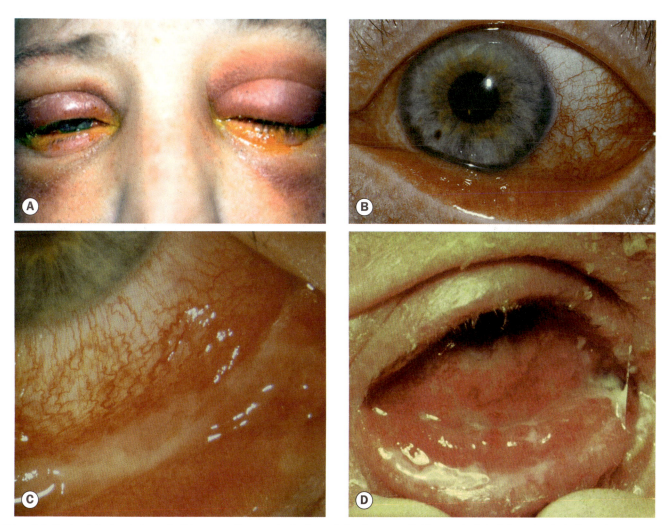

Figura 6.4 Conjuntivite bacteriana. **A.** Edema e eritema palpebrais na infecção grave. **B.** Hiperemia (injeção) conjuntival difusa do tarso e do fórnice. **C.** Secreção mucopurulenta. **D.** Secreção purulenta profusa causada por *gonococcus*.

- A reação em cadeia da polimerase (PCR, *polymerase chain reaction*) pode ser necessária para casos menos graves que não respondam ao tratamento, especialmente para descartar a possibilidade de clamídia e infecção viral.

DICA Uma secreção ocular purulenta hiperaguda pode ser sinal de conjuntivite gonocócica ou meningocócica. Deve-se levar um espécime para microscopia, cultura e sensibilidade (MCS) a fim de se prescrever um antibiótico sistêmico adequado.

Tratamento

Cerca de 60% dos casos têm resolução dentro de 5 dias sem tratamento.

- **Antibióticos tópicos**: normalmente, 4 vezes/dia durante até 1 semana; porém, às vezes, de maneira mais intensiva, antibióticos tópicos são frequentemente administrados para acelerar a recuperação e prevenir reinfecção e transmissão. Não existem evidências de que qualquer antibiótico em particular seja mais efetivo. Pomadas e géis proporcionam uma concentração mais elevada por períodos mais longos do que colírios, mas devem ser evitados durante o dia por causa da visão embaçada. Os seguintes antibióticos encontram-se disponíveis:
  - Cloranfenicol, aminoglicosídeos (gentamicina, neomicina, tobramicina), quinolonas (ciprofloxacino, ofloxacino, levofloxacino, lomefloxacino, gatifloxacino, moxifloxacino, besifloxacina), macrolídeos (eritromicina, azitromicina), polimixina B, ácido fusídico e bacitracina
  - Alguns profissionais, particularmente nos EUA, acreditam que o cloranfenicol não deve ser utilizado para tratamento de rotina devido à possível ligação com anemia aplásica
  - As conjuntivites gonocócica e meningocócica devem ser tratadas com quinolona, gentamicina, cloranfenicol ou bacitracina a cada 1 a 2 horas e também com terapia sistêmica (ver a seguir)
- **Antibióticos sistêmicos** são necessários nas seguintes circunstâncias:
  - A infecção gonocócica normalmente é tratada com uma cefalosporina de terceira geração, como ceftriaxona; quinolonas e alguns macrolídeos são alternativas. É essencial buscar a opinião de um microbiologista e/ou especialista geniturinário
  - A infecção por *H. influenzae*, particularmente em crianças, é tratada com amoxicilina com clavulanato via oral. Há um risco de 25% de desenvolvimento de otite e outros problemas sistêmicos
  - Conjuntivite meningocócica, também particularmente em crianças, nas quais a profilaxia sistêmica precoce pode salvar vidas, uma vez que sem tratamento até 30% podem desenvolver doença sistêmica. Opiniões de um pediatra e um infectologista devem ser ouvidas, mas, em caso de dúvida, o tratamento com benzilpenicilina intramuscular, ceftriaxona ou cefotaxima ou ciprofloxacino oral não deve ser adiado
  - Celulite pré-septal ou orbital (ver Capítulo 4)
- **Esteroides tópicos**: podem reduzir a cicatrização nas conjuntivites membranosa e pseudomembranosa
- **Irrigação**: em casos hiperpurulentos, pode ser útil para remover a secreção excessiva

- **Uso de lente de contato**: deve ser suspenso até pelo menos 48 horas após a completa resolução dos sintomas. Não devem ser usadas durante o tratamento com antibiótico tópico
- **Risco de transmissão**: reduz-se com a lavagem das mãos e evitando-se compartilhar toalhas
- **Reavaliação**: é desnecessária na maioria dos casos leves/moderados em adultos, embora os pacientes devam ser alertados para buscar uma nova avaliação em caso de piora
- **Notificação obrigatória às autoridades de saúde pública**: pode ser uma exigência local para algumas causas.

Síndrome do fórnice gigante

A síndrome do fórnice gigante é uma entidade incomum que causa conjuntivite pseudomembranosa purulenta crônica e recorrente. Acredita-se que deriva de resíduos retidos em um fórnice superior volumoso, atuando como foco de colonização bacteriana persistente (normalmente *S. aureus*) em um paciente idoso com desinserção do músculo levantador da pálpebra. Grandes agregados proteicos podem ser visualizados no fórnice superior, embora a eversão dupla com um retrator possa ser necessária para que sejam identificados. Vascularização corneana secundária e obstrução lacrimal são ocorrências comuns. Em geral, é uma condição unilateral. O tratamento envolve limpeza repetida do fórnice com uma haste flexível com ponta de algodão, além de antibióticos tópicos e sistêmicos; um regime intensivo de esteroide tópico pode ser útil. A reconstrução cirúrgica do fórnice pode ser necessária nos casos persistentes.

Conjuntivite por clamídia do adulto

Patogênese

A *Chlamydia trachomatis* (Figura 6.5) é uma espécie de Chlamydiae, um filo de bactérias que não consegue se replicar extracelularmente e, por isso, depende das células-hospedeiras. Existem em duas formas principais: um "corpo elementar" extracelular, robusto e infeccioso; e um "corpo reticular" frágil, que se replica intracelularmente. A conjuntivite por clamídia do adulto (inclusão) é uma infecção oculogenital normalmente causada pelos sorotipos (variantes sorológicas) D-K da *C. trachomatis*, e afeta 5 a 20% dos adultos jovens sexualmente ativos nos países ocidentais. A transmissão ocorre por autoinoculação de secreções genitais, embora a disseminação de olho para olho provavelmente responda por cerca de 10% dos casos. O período de incubação é de aproximadamente 1 semana.

Infecção urogenital

- **Nos homens**: infecção por clamídia é a causa mais comum de uretrite não gonocócica (NGU, *non-gonococcal urethritis*), também denominada uretrite inespecífica (NSU, *non-specifi curethritis*). Observa-se que o segundo termo é eventualmente usado também para designar a uretrite em que tenha sido descartada infecção por gonococos ou clamídia. Uretrite por clamídia é geralmente assintomática em homens. A *C. trachomatis* também pode causar epididimite e atuar como um gatilho para síndrome de Reiter
- **Nas mulheres**: uretrite por clamídia normalmente causa disúria e secreção, podendo progredir para doença inflamatória pélvica

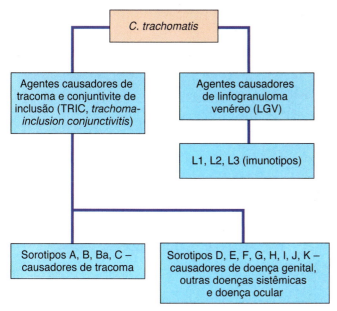

Figura 6.5 Classificação de *Chlamydia trachomatis*.

(DIP) com risco de infertilidade. Aproximadamente 5 a 10% das mulheres com DIP desenvolvem peri-hepatite (síndrome de Fitz-Hugh-Curtis).

Diagnóstico

- **Sintomas**: consistem em início subagudo de vermelhidão uni ou bilateral, lacrimejamento e secreção. A conjuntivite não tratada torna-se crônica e, embora autolimitada, pode persistir por vários meses. É importante interrogar sobre a exposição sexual se houver suspeita de conjuntivite por clamídia
- **Sinais**
  - Secreção aquosa ou mucopurulenta
  - Linfadenopatia pré-auricular dolorosa
  - Folículos grandes geralmente mais proeminentes no fórnice inferior (Figura 6.6 A), podendo envolver também a conjuntiva tarsal superior (Figura 6.6 B)
  - Presença de ceratite superficial ponteada é comum
  - Infiltrados corneanos subepiteliais perilímbicos (Figura 6.6 C) podem aparecer após 2 a 3 semanas
  - Casos crônicos apresentam folículos menos proeminentes; em geral, desenvolvem papilas
  - Cicatrização conjuntival leve e *pannus* corneano superior (Figura 6.6 D) não são incomuns
- **Investigações**: obtêm-se raspados da conjuntiva tarsal utilizando uma espátula ou o lado rombo de uma lâmina de bisturi
  - Exames de amplificação de ácidos nucleicos, como PCR, provavelmente serão a investigação de escolha no futuro, mas a validação nas amostras oculares é limitada atualmente
  - Coloração por Giemsa para corpos intracitoplasmáticos basofílicos é realizada com a aplicação dos raspados a uma lâmina de vidro
  - Imunofluorescência direta detecta corpos elementares livres com aproximadamente 90% de sensibilidade e especificidade
  - Imunoensaio enzimático para detecção direta de antígenos também é útil
  - Cultura celular de McCoy é altamente específica
  - Podem ser colhidos esfregaços (*swabs*) para cultura bacteriana, e sorologia pode ser útil em casos selecionados.

Tratamento

O tratamento empírico pode ser realizado se o quadro clínico for convincente enquanto os resultados da investigação permanecem pendentes.

- **Encaminhamento para especialista em doenças geniturinárias** é imperativo nos casos confirmados, especialmente para a exclusão de outras infecções sexualmente transmissíveis, rastreamento de contatos e detecção de gravidez
- A terapia **sistêmica** envolve um dos seguintes regimes:
  - Azitromicina 1 g repetida após 1 semana é geralmente o tratamento de escolha, apesar de uma segunda ou terceira dose serem necessárias em até 30% dos casos. Algumas diretrizes defendem uma única dose de 1 g
  - Doxiciclina 100 mg, 2 vezes/dia durante 10 dias (tetraciclinas são relativamente contraindicadas na gravidez/amamentação e para crianças com menos de 12 anos)
  - Eritromicina, amoxicilina e ciprofloxacino são alternativas
- Antibióticos **tópicos**, como eritromicina ou tetraciclina em pomada, são eventualmente utilizados para o alívio rápido dos sintomas oculares, mas são insuficientes isoladamente
- **Redução do risco de transmissão** envolve abstinência sexual até a conclusão do tratamento (1 semana após a azitromicina), bem como outras precauções, como para qualquer conjuntivite infecciosa
- **Repetição do teste** nos casos de infecção persistente deve ser feito de 6 a 12 semanas após o tratamento.

É importante estar ciente de que os sintomas geralmente levam semanas para ceder e de que os folículos e infiltrados corneanos podem levar meses para se resolver em razão de uma resposta de hipersensibilidade prolongada ao antígeno da clamídia.

> **DICA** Em paciente com conjuntivite por clamídia do adulto, devem-se excluir outras infecções sexualmente transmissíveis.

Tracoma

Patogênese

Principal causa de cegueira irreversível evitável do mundo, o tracoma está relacionado com ambientes de pobreza, superpopulação e más condições de higiene, e sua morbidade é consequência do estabelecimento de ciclos de reinfecção dentro das comunidades. Enquanto um episódio isolado de conjuntivite tracomatosa possa ser relativamente inofensivo, a infecção recorrente desencadeia uma resposta imune crônica que consiste em uma reação de hipersensibilidade tardia mediada por células (Tipo IV) à presença do antígeno da clamídia, e pode resultar na perda da visão. O contato prévio com o organismo confere imunidade parcial a curto prazo, mas também leva a uma maior reação inflamatória em caso de reinfecção. A vacinação tem um efeito semelhante ao da infecção primária na sensibilização do indivíduo e, portanto, é inútil. O grupo de puericultura é o principal reservatório para reinfecção e as crianças são particularmente vulneráveis. A mosca é um importante vetor, mas pode haver transmissão direta a partir de secreções oculares ou nasais. O tracoma

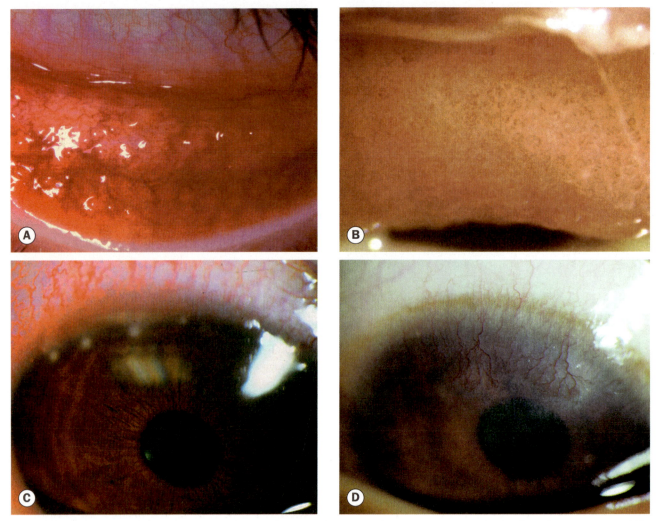

Figura 6.6 Conjuntivite por clamídia do adulto. **A.** Grandes folículos no fórnice. **B.** Folículos tarsais superiores. **C.** Infiltrados corneanos periféricos. **D.** *Pannus* superior.

está associado principalmente à infecção pelos sorotipos A, B, Ba e C da *Chlamydia trachomatis*, mas os sorotipos D-K, convencionalmente associados à conjuntivite de inclusão do adulto e outras espécies da família Chlamydiaceae, como a *Chlamydophila psittaci* e a *Chlamydophila pneumoniae*, também já foram implicados.

Diagnóstico

As características do tracoma dividem-se em um estágio inflamatório "ativo" e um estágio "cicatricial" crônico, com considerável sobreposição. Utiliza-se um sistema de gradação da Organização Mundial da Saúde (OMS) (Tabela 6.1).

- **Tracoma ativo** é mais comum em crianças em idade pré-escolar e caracteriza-se por:
  ○ Conjuntivite mista folicular/papilar (Figura 6.7 A) associada a uma secreção mucopurulenta. Em crianças com menos de 2 anos, pode haver predominância do componente papilar
  ○ Ceratite epitelial superior e formação de *pannus* (Figura 6.7 B)
- **Tracoma cicatricial** é prevalente na meia-idade
  ○ Cicatrizes conjuntivais lineares ou estreladas (Figura 6.7 C) nos casos brandos, ou grandes cicatrizes confluentes (linha de Arlt; Figura 6.7 D) na doença grave
  ○ Embora toda a conjuntiva seja envolvida, os efeitos são mais proeminentes na placa tarsal superior
  ○ Folículos do limbo superior podem formar, após a resolução, uma fileira de depressões rasas (fossetas de Herbert; Figura 6.7 E)
  ○ Triquíase, distiquíase, vascularização corneana e entrópio cicatricial (Figura 6.7 F)

Tabela 6.1 Gradação do tracoma pela OMS.

TF = inflamação tracomatosa (*folicular*): 5 ou mais folículos (> 0,5 mm) na placa tarsal superior
TI = inflamação tracomatosa (*intensa*): envolvimento difuso da conjuntiva tarsal, obscurecendo 50% ou mais dos vasos tarsais profundos normais; presença de papilas
TS = cicatriz conjuntival tracomatosa: bandas tarsais fibrosas brancas facilmente visíveis
TT = triquíase tracomatosa: pelo menos um cílio tocando o globo ocular
CO = opacidade corneana suficiente para borrar os detalhes de, pelo menos, parte da margem pupilar

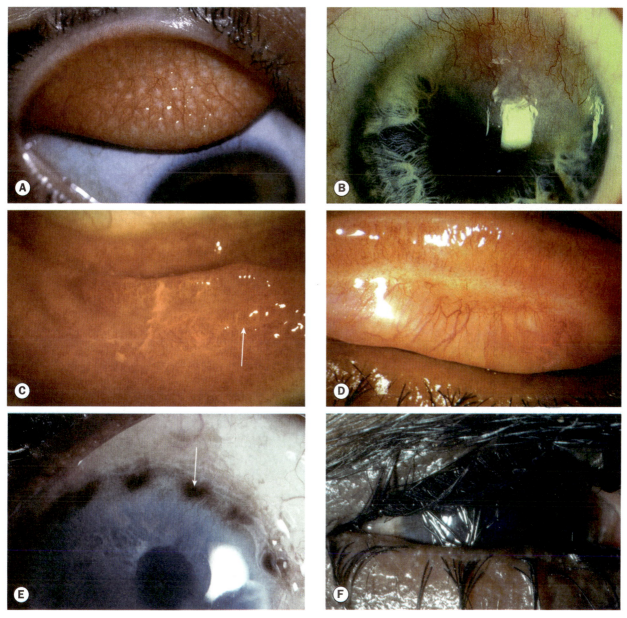

Figura 6.7 Tracoma. **A.** Típicos folículos subtarsais brancos. **B.** *Pannus* acentuado. **C.** Cicatriz conjuntival estrelada (*seta*). **D.** Linha de Arlt e folículos conjuntivais. **E.** Fosseta de Herbert (*seta*). **F.** Entrópio cicatricial. (*Cortesia de C Barry – Figuras A, B, D-F.*)

- Opacificação grave da córnea
- Olho seco causado pela destruição das células caliciformes e dos pequenos ductos da glândula lacrimal
- Raramente se conduzem **investigações** nas áreas afetadas, visto que, na maioria dos casos, o diagnóstico pode ser feito com base nos aspectos clínicos. Existem diversas técnicas de campo (p. ex., imunoensaio enzimático com vareta de medição) disponíveis e outras investigações são semelhantes àquelas realizadas no caso de conjuntivite de inclusão do adulto.

Conduta

A estratégia SAFE de abordagem do tracoma, apoiada pela OMS e por outras agências, engloba a cirurgia de triquíase (*Surgery*), administração de *A*ntibióticos para doença ativa, higiene *F*acial e melhorias ambientais (*E*nvironment).

- **Antibióticos**: devem ser administrados àqueles pacientes afetados e a todos os familiares. Um único curso de antibióticos nem sempre é eficaz em eliminar a infecção em um indivíduo, e as comunidades podem precisar receber tratamento anual para suprimir a infecção
  - Dose única de azitromicina (20 mg/kg até 1 g) é o tratamento de escolha
  - Eritromicina de 500 mg, 2 vezes/dia durante 14 dias; ou doxiciclina de 100 mg, 2vezes ao dia por 10 dias (tetraciclinas são relativamente contraindicadas na gravidez/amamentação e para crianças menores de 12 anos)
  - Pomada tópica de tetraciclina a 1% é menos eficaz do que o tratamento oral
- **Limpeza facial**: medida preventiva fundamental
- **Melhorias ambientais**: o acesso à água e saneamento adequados, bem como o controle de moscas, é importante

- **Cirurgia**: visa ao alívio do entrópio e da triquíase e à manutenção do fechamento total da pálpebra, principalmente com rotação tarsal bilamelar.

DICA Tetraciclinas sistêmicas não devem ser usadas na gravidez e em crianças com menos de 12 anos devido ao risco de provocar manchas nos dentes.

Conjuntivite neonatal

Conjuntivite neonatal (*ophthalmia neonatorum*) é definida como uma inflamação da conjuntiva que se desenvolve no primeiro mês de vida. É a infecção mais comum em neonatos, com ocorrência de até 10%. Identifica-se como uma entidade específica distinta da conjuntivite em crianças mais velhas pela sua natureza potencialmente grave (complicações oculares e sistêmicas) e, em geral, por ser resultante de infecção transmitida pela mãe à criança durante o parto.

Causas
- **Organismos adquiridos durante o parto natural**: *C. trachomatis*, *N. gonorrhoeae* (hoje rara nos países mais ricos, mas anteriormente responsável por 25% dos casos de cegueira na infância) e herpes-vírus simples (normalmente HSV-2). Desse modo, portanto, não é incomum a conjuntivite estar associada a complicações oculares e sistêmicas graves. A *C. trachomatis* é a causa mais comum em casos que envolvem inflamação conjuntival de moderada a grave
- **Estafilococos normalmente são responsáveis por conjuntivite leve**: outras causas bacterianas incluem estreptococos, *H. influenzae* e diversos organismos gram-negativos
- **Formulações tópicas**: utilizadas como profilaxia contra infecção (ver a seguir), podem causar irritação conjuntival (conjuntivite química)
- **Obstrução nasolacrimal congênita**: apesar da baixa produção de lágrima nos neonatos, um leve e persistente lacrimejamento com conjuntivite bacteriana branda recorrente pode ser causado por ducto lacrimal obstruído.

Diagnóstico
- **Tempo de início**
  - Irritação química: nos primeiros dias
  - Gonocócica: na primeira semana
  - Estafilococos e outras bactérias: ao final da primeira semana
  - Herpes-vírus simples (HSV): 1 a 2 semanas
  - *Chlamydia*: 1 a 3 semanas
- **História**
  - Instilação de formulação química profilática
  - Sintomas parentais de infecção sexualmente transmissível (IST)
  - Conjuntivite recente em contatos próximos
  - Manifestações de doença sistêmica em crianças: pneumonite, rinite e otite na infecção por clamídia, vesículas cutâneas e achados de encefalite no HSV. Infecção gonocócica disseminada é relativamente rara
  - Lacrimejamento persistente prévio sem inflamação pode indicar presença de um ducto nasolacrimal ainda impérvio
- **Sinais**
  - O olho pode apresentar-se levemente pegajoso na infecção gonocócica ou na canalização tardia do ducto nasolacrimal (refluxo mucopurulento quando se pressiona o saco lacrimal)
  - A secreção é caracteristicamente aquosa nas infecções química e por HSV; mucopurulenta na infecção por clamídia; purulenta (Figura 6.8) na infecção bacteriana; e hiperpurulenta na conjuntivite gonocócica
  - Na infecção gonocócica, ocorre edema palpebral grave. Pode ser difícil distinguir conjuntivite grave de infecção pré-septal ou orbital. Sinais de dacriocistite devem ser excluídos
  - Há possibilidade de ocorrer vesículas palpebrais e perioculares na infecção por HSV, auxiliando fundamentalmente no diagnóstico precoce e no tratamento
  - O exame da córnea é imperativo e de particular importância se houver suspeita de infecção gonocócica, visto que ulceração com rápida progressão é uma ocorrência comum. Uso de lanterna de bolso, inserção de um espéculo palpebral e colírio de fluoresceína podem ser úteis. O último pode facilitar a identificação de uma lesão epitelial dendrítica ou geográfica que esteja presente na infecção por HSV (em contraste com a epiteliopatia ponteada observada em crianças mais velhas com conjuntivite herpética primária)
  - Pseudomembranas não são incomuns na conjuntivite por clamídia
  - Glaucoma congênito pode mascarar-se como conjuntivite neonatal e deve sempre ser levado em consideração, especialmente em casos monoculares
- **Investigações**: realizadas de acordo com o quadro clínico:
  - Devem-se obter os resultados de quaisquer exames pré-natais de ISTs dos progenitores
  - São obtidos raspados conjuntivais para amplificação de ácido nucleico (PCR), em particular para *Chlamydia* e HSV
  - Raspados conjuntivais separados são aplicados a uma lâmina de vidro para coloração de Gram ou Giemsa. Células gigantes multinucleadas podem estar presentes na coloração de Gram na infecção por HSV

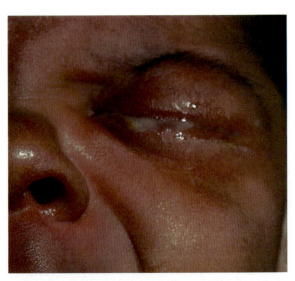

Figura 6.8 Edema palpebral e secreção purulenta na conjuntivite neonatal.

Capítulo 6 • Conjuntiva

- Esfregaços conjuntivais são colhidos com um *swab* de alginato de cálcio ou uma haste flexível com ponta de algodão estéril para cultura bacteriana padrão e ágar chocolate ou Thayer-Martin (para *N. gonorrhoeae*)
- Células epiteliais infectadas por HSV podem apresentar inclusões intranucleares eosinofílicas no esfregaço de Papanicolau
- Raspados conjuntivais ou líquido das vesículas cutâneas podem ser encaminhados para cultura viral de HSV
- As amostras devem ser obtidas antes da instilação da fluoresceína se o teste de imunofluorescência for cogitado.

Tratamento

- **Profilaxia:** realizada rotineiramente, mas não existe um protocolo padronizado
  - Uma única instilação de solução de iodopovidona a 2,5% é efetiva contra patógenos comuns
  - Pomada de eritromicina a 0,5% ou tetraciclina a 1%
  - Solução de nitrato de prata a 1% aglutina os gonococos e ainda é utilizada em regiões em que a infecção gonocócica é comum. Deve ser administrada em conjunto com única dose intramuscular de benzilpenicilina, quando houver infecção materna
- **Conjuntivite química:** não requer tratamento além de lágrimas artificiais
- **Conjuntivite leve:** olho levemente grudento é extremamente comum em neonatos. Em geral, não há necessidade de investigação e regime de baixa intensidade com antibióticos tópicos de amplo espectro, como pomadas de cloranfenicol, eritromicina ou ácido fusídico é adequado na maioria dos casos. Investigação adicional e tratamento são necessários se a condição não ceder
- **Casos moderados a graves:** devem ser investigados como descrito anteriormente. Microscopia com coloração de Gram por si só é altamente sensível e, em geral, fornece um diagnóstico funcional
  - Se o diagnóstico for incerto, mas a infecção por clamídia for uma possibilidade razoável, pode-se iniciar um regime empírico de eritromicina oral após coleta das amostras
  - Se houver evidência de bactérias na coloração de Gram, deve-se utilizar um antibiótico tópico de amplo espectro (p. ex., cloranfenicol, eritromicina ou bacitracina para organismos gram-positivos, neomicina, ofloxacino ou gentamicina para gram negativos) até que o resultado do teste de sensibilidade esteja disponível. Deve-se considerar um tratamento sistêmico adicional nos casos mais graves
- **Conjuntivite grave:** ou quando há suspeita de doença sistêmica, requer internação hospitalar. Devem ser coletadas amostras para diversas investigações, entre as quais, microscopia urgente e início de um regime de antibiótico tópico de amplo espectro, como eritromicina. O risco ocular normalmente é mais agudo na infecção gonocócica, de modo que o tratamento tópico empírico deve ter cobertura para essa condição, devendo-se, na maioria dos casos, considerar o tratamento sistêmico, com ceftriaxona parenteral, por exemplo
- **Infecção por clamídia:** tratada com eritromicina oral por 2 semanas. É possível que seja necessário um período mais longo ou suplementar. Pode-se utilizar complementarmente uma pomada de eritromicina ou tetraciclina, mas são provavelmente desnecessárias

- **Conjuntivite gonocócica:** tratada de maneira sistêmica com uma cefalosporina de terceira geração e, em geral, com tratamento tópico suplementar. O tratamento concomitante para *Chlamydia* é prudente. Deve-se considerar a irrigação com solução salina para remover a secreção excessiva
- **Infecção por herpes simples:** sempre ser considerada uma condição sistêmica. É tratada com alta dosagem de aciclovir intravenoso sob os cuidados de um pediatra. Diagnóstico e tratamento precoces da encefalite (a PCR do líquido cefalorraquidiano é positiva em 95% dos casos) podem salvar vidas ou evitar séria incapacidade neurológica. Pode-se utilizar complementarmente o aciclovir tópico
- **Aconselhamento microbiológico:** deve-se buscar a opinião de um microbiologista nos casos graves, especialmente em relação às sensibilidades locais a antibióticos
- **Pediatra:** o envolvimento de um pediatra é imperativo na presença de doença sistêmica
- **Encaminhamento para especialista em doenças geniturinárias:** para a mãe e seus parceiros sexuais, é importante quando uma IST é diagnosticada. O neonato deve ser rastreado à procura de outras ISTs
- **Notificação:** em caso de conjuntivite neonatal, notificar as autoridades de saúde pública é uma exigência legal em muitos países.

CONJUNTIVITE VIRAL

Introdução

Conjuntivite viral é uma infecção ocular externa comum, na qual o adenovírus (um vírus de DNA de fita dupla não envelopado) é o agente causador mais frequente (90%). Pode ser esporádico ou ocorrer em epidemias, em ambientes como local de trabalho (inclusive hospitais), escolas e piscinas. A disseminação dessa infecção altamente contagiosa é facilitada pela capacidade de sobrevivência das partículas virais sobre superfícies secas por várias semanas e pelo fato de que a liberação viral pode ocorrer vários dias antes do surgimento de manifestações clínicas. A transmissão geralmente se dá pelo contato com secreções respiratórias ou oculares, inclusive por meio de fômites, como toalhas contaminadas.

DICA A conjuntivite viral é altamente contagiosa, razão pela qual se recomenda muita cautela para evitar a transmissão da doença.

Manifestação

O espectro da conjuntivite viral varia de doença subclínica leve à inflamação grave com morbidade significativa. Em geral, há histórico de um contato próximo com conjuntivite aguda.

- **Conjuntivite folicular aguda inespecífica:** forma clínica mais comum de conjuntivite viral e normalmente atribuída a infecção adenoviral de diversas variantes sorológicas. Ocorre lacrimejamento unilateral, vermelhidão, irritação e/ou prurido e fotofobia leve, com o olho contralateral geralmente afetado 1 a 2 dias depois, em geral, de modo menos grave. A condição normalmente é mais branda do que as outras formas clínicas de conjuntivite adenoviral. Os pacientes podem apresentar também sintomas sistêmicos (normalmente leves), como dor de garganta ou resfriado comum

- **Febre faringoconjuntival (FFC):** causada principalmente pelos sorotipos 3, 4 e 7 do adenovírus. Dissemina-se por gotículas dentro de famílias com infecção do trato respiratório superior. Em cerca de 30% dos casos, há desenvolvimento de ceratite, mas raramente grave. Os sintomas são essencialmente os mesmos descritos anteriormente, embora a dor de garganta normalmente seja proeminente
- **Ceratoconjuntivite epidêmica (CCE):** causada principalmente pelos sorotipos 8, 19 e 37 do adenovírus, é a infecção adenoviral ocular mais grave. A ceratite, que pode ser acentuada, desenvolve-se em cerca de 80% dos casos. Fotofobia pode ser igualmente proeminente
- **Conjuntivite hemorrágica aguda:** em geral, ocorre nas áreas tropicais e normalmente é causada por enterovírus e vírus Coxsackie, embora outros microrganismos possam estar igualmente presentes. Tem início rápido e se resolve em 1 a 2 semanas. Hemorragia conjuntival geralmente á acentuada
- **Conjuntivite adenoviral crônica/recidivante:** apresenta um quadro clínico folicular/papilar crônico inespecífico e pode persistir por anos, mas é rara e autolimitada
- **Herpes-vírus simples (HSV):** pode causar conjuntivite folicular, especialmente na infecção primária. Em geral, é unilateral e quase sempre se apresenta associado com vesículas cutâneas
- **Infecções virais sistêmicas:** como aquelas comuns na infância, como varicela, sarampo e caxumba, podem apresentar conjuntivite folicular associada. A infecção secundária pelo vírus da varicela-zóster geralmente causa conjuntivite como parte do herpes-zóster oftálmico. Conjuntivite decorrente de infecção pelo HIV também é uma condição conhecida
- **Molusco contagioso:** infecção cutânea causada por um poxvírus humano-específico de DNA de fita dupla que normalmente afeta crianças saudáveis, com um pico de incidência entre 2 e 4 anos de idade. A transmissão ocorre pelo contato, com subsequente autoinoculação. Pode haver associação de uma conjuntivite folicular crônica e a condição é atribuída ao desprendimento de partículas virais a partir de uma lesão cutânea. Deve-se examinar cuidadosamente a linha dos cílios em pacientes com conjuntivite crônica de modo a não negligenciar uma lesão por molusco.

Sinais

- **Edema palpebral:** varia de mínimo a acentuado
- **Linfadenopatia:** é comum, pré-auricular e dolorosa
- Hiperemia e folículos **conjuntivais** (Figura 6.9 A): normalmente, são proeminentes. É possível observar também as papilas, particularmente na conjuntiva tarsal superior
- **Inflamação grave:** pode estar associada a hemorragias conjuntivais (normalmente petequial na infecção adenoviral), quemose, membranas (raras) e pseudomembranas (Figura 6.9 B), ocasionalmente com formação de cicatriz conjuntival após a resolução (Figura 6.9 C)
- **Ceratite** (adenoviral):
  ○ Microcistos epiteliais (que não coram) são comuns em um estágio inicial
  ○ Possível desenvolvimento de ceratite epitelial ponteada (que cora) no período de 7 a 10 dias após o início dos sintomas, a qual, em geral, se resolve dentro de 2 semanas

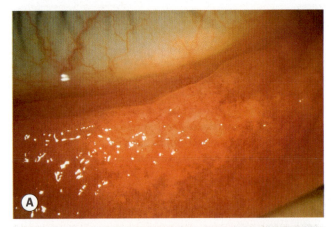
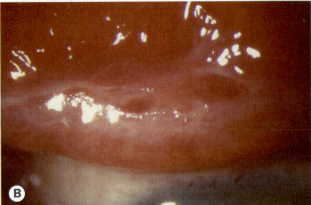
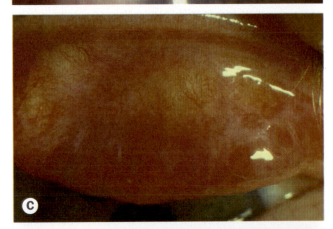
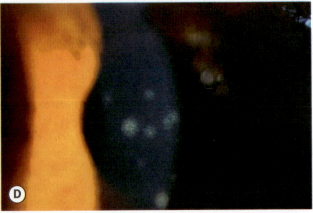

Figura 6.9 Ceratoconjuntivite adenoviral. **A.** Conjuntivite folicular. **B.** Pseudomembrana. **C.** Cicatriz residual. **D.** Infiltrados subepiteliais. (*Cortesia de S Tuft – Figuras B e C.*)

- Infiltrados estromais anteriores/subepiteliais brancos focais (Figura 6.9 D) em geral se desenvolvem por baixo das lesões epiteliais, provavelmente como uma resposta imunológica ao vírus, podendo persistir ou recidivar em meses ou anos
- Eventual ocorrência de pequenas formações epiteliais pseudendríticas
• **Uveíte anterior**: eventualmente presente, mas é leve
• **Molusco contagioso**
  - Nódulo umbilicado, pálido e com aspecto de cera na margem palpebral (Figura 6.10 A) associado à conjuntivite folicular (Figura 6.10 B) e secreção aquosa e mucoide leve
  - Nódulos bulbares e lesões cutâneas confluentes podem desenvolver-se em pacientes imunodeprimidos.

Investigação

Em geral, a investigação é desnecessária, mas deve ser considerada em caso de diagnóstico dúbio ou se a condição não se resolver.
• **Coloração de Giemsa**: mostra predominantemente a presença de células mononucleares na conjuntivite adenoviral e de células gigantes multinucleadas na infecção herpética
• **Amplificação de ácidos nucleicos**: técnicas como a reação em cadeia da polimerase são sensíveis e específicas para DNA viral
• **Cultura viral**: com isolamento, é o padrão de referência, mas é caro, relativamente lento (dias a semanas) e requer meios específicos de transporte. A sensibilidade é variável, mas a especificidade é de cerca de 100%
• **Imunocromatografia "point-of-care"**: o teste leva 10 minutos para detectar o antígeno do adenovírus nas lágrimas; sensibilidade e especificidade são excelentes
• **Sorologia**: para IgM ou elevação da titulação de anticorpos IgG contra o adenovírus. Tem limitações e raramente é utilizada
• **Investigação de outras causas**: como de infecção por clamídia, por exemplo, pode ser indicada nos casos sem resolução.

Tratamento

O tratamento de doença herpética da superfície ocular é abordado no Capítulo 7.

• **Resolução espontânea** de infecção adenoviral: ocorre em 2 a 3 semanas, de modo que, normalmente, não há necessidade de tratamento específico. Ainda não existe agente antiviral com atividade clinicamente útil contra o adenovírus
• **Redução do risco de transmissão**: com a meticulosa higiene das mãos, evitando esfregar os olhos e compartilhar toalhas. Deve haver escrupulosa desinfecção de instrumentos e superfícies em ambientes clínicos após o exame de pacientes infectados (p. ex., hipoclorito de sódio, iodopovidona)
• **Molusco contagioso**: embora as lesões sejam autolimitadas em pacientes imunocompetentes, a remoção geralmente é necessária para evitar conjuntivite secundária ou por motivos estéticos. A extração é facilitada fazendo-se uma pequena incisão na pele, na margem da lesão, com a ponta de uma agulha
• **Esteroides tópicos**: esses fármacos (como a prednisolona a 0,5%, 4 vezes/dia) podem ser necessários para conjuntivite adenoviral membranosa ou pseudomembranosa grave. Ceratite sintomática pode exigir esteroides tópicos fracos, mas que devem ser utilizados com cautela, visto que não aceleram a resolução, e apenas suprimem a inflamação. As lesões geralmente recidivam após a suspensão prematura. Esteroides podem aumentar a replicação viral e estender o período durante o qual o paciente permanece contagioso. A pressão intraocular (PIO) deve ser monitorada se o tratamento for prolongado
• **Outras medidas**
  - Suspensão do uso da lente de contato até a resolução dos sintomas
  - Instilação de lágrimas artificiais 4 vezes/dia deve ser útil para aliviar os sintomas. Formulações sem conservantes podem proporcionar mais conforto e, se disponíveis em unidades de dose única, podem reduzir o risco de transmissão
  - Aplicação de compressas frias (ou mornas) para alívio dos sintomas
  - Anti-histamínicos tópicos e vasoconstritores são capazes de melhorar os sintomas, particularmente o prurido
  - O papel dos colírios anti-inflamatórios não esteroidais não é bem definido, mas esses fármacos podem ser efetivos em algumas circunstâncias, como no desmame dos esteroides. Não se acredita que esses colírios promovam a replicação viral
  - Remoção de pseudomembranas ou membranas sintomáticas

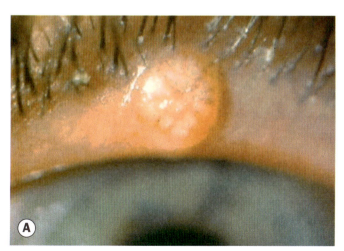 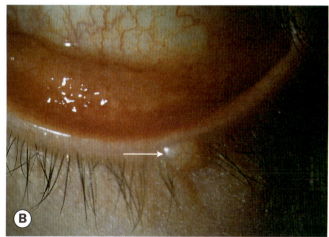

Figura 6.10 A. Lesão palpebral por molusco. **B.** Conjuntivite folicular associada à lesão por molusco (seta).

- Antibióticos tópicos em caso de suspeita de infecção bacteriana secundária
- Iodopovidona é muito eficaz contra o adenovírus livre (embora nem tanto contra o adenovírus intracelular), e já foi sugerido como um meio de reduzir a infectividade.

CONJUNTIVITE ALÉRGICA

Atopia é uma predisposição determinada geneticamente a reações de hipersensibilidade diante da exposição a antígenos ambientais específicos. Manifestações clínicas incluem as diversas formas de conjuntivite alérgica, bem como febre do feno (rinite alérgica sazonal), asma e eczema. Conjuntivite alérgica é uma reação de hipersensibilidade do tipo 1 (imediata), mediada pela degranulação de mastócitos em resposta à ação da IgE. Há evidência de um elemento de hipersensibilidade do tipo IV em pelo menos algumas formas.

Conjuntivite alérgica aguda

Conjuntivite alérgica aguda é uma condição comum causada por uma reação conjuntival a um alergênio ambiental, normalmente pólen. Em geral, é observada em crianças pequenas após brincadeiras ao ar livre na primavera ou no verão. Prurido e lacrimejamento são comuns, mas a marca distintiva é a quemose (Figuras 6.11), frequentemente dramática e preocupante para a criança e os pais. Na maioria das vezes, não necessita de tratamento, e o edema conjuntival se resolve dentro de horas conforme o aumento agudo da permeabilidade vascular desaparece. Compressas frias podem ser usadas e uma única gota de epinefrina a 0,1% é capaz de reduzir a quemose extrema.

Conjuntivite alérgica sazonal e perene

Essas condições subagudas comuns se distinguem uma da outra pelo momento das exacerbações em razão, principalmente, dos diferentes estímulos alérgicos em cada uma delas.
- **Conjuntivite alérgica sazonal** ("olhos da febre do feno"): piora durante a primavera e o verão, e é a mais comum. Os alergênios mais frequentes são pólen de árvore e grama, embora o alergênio específico varie de acordo com a localização geográfica
- **Conjuntivite alérgica perene**: causa sintomas durante todo o ano e geralmente piora no outono, quando a exposição à poeira domiciliar com ácaros, a pelos de animais e a alergênios fúngicos é maior. É menos comum e tende a ser mais leve do que a forma sazonal.

Diagnóstico
- **Sintomas**: crises transitórias agudas ou subagudas de vermelhidão, lacrimejamento e prurido, associadas a espirros e secreção nasal
- **Sinais**: visão normal. Hiperemia conjuntival com uma reação papilar relativamente leve, quemose variável e edema palpebral
- **Investigações**: em geral, não são realizadas, embora os raspados conjuntivais em casos mais ativos possam demonstrar a presença de eosinófilos. Teste cutâneo com determinados alergênios raramente é necessário.

Tratamento
- **Lágrimas artificiais**: para sintomas leves
- **Estabilizadores de mastócitos** (p. ex., cromoglicato de sódio, nedocromila sódico, lodoxamida): devem ser usados por alguns dias antes de produzir efeito máximo, mas são adequados (exceto a lodoxamida) para uso prolongado, se necessário
- **Anti-histamínicos** (p. ex., emedastina, epinastina, levocabastina, bepotastina): podem ser usados para exacerbações sintomáticas e são tão efetivos quanto estabilizadores de mastócitos
- **Fármacos de dupla ação anti-histamínica e estabilizadora de mastócitos** (p. ex., azelastina, cetotifeno, olopatadina): agem rapidamente, e em geral são muito eficazes para exacerbações
- **Formulação combinada** de anti-histamínico e vasoconstritor (p. ex., antazolina com xilometazolina)
- **Formulações anti-inflamatórias não esteroidais** (p. ex., diclofenaco): podem proporcionar alívio dos sintomas, mas raramente são utilizados
- **Esteroides tópicos**: são efetivos, mas raramente necessários
- **Anti-histamínicos orais**: podem ser indicados para sintomas graves. Alguns, como a difenidramina, causam sonolência significativa e são úteis para auxiliar na indução do sono. Outros, como a loratadina, proporcionam uma ação sedativa muito menos acentuada.

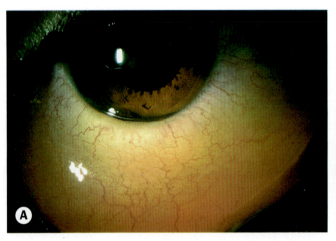 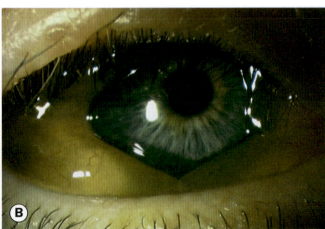

Figura 6.11 Quemose moderada (**A**) e grave (**B**) na conjuntivite alérgica aguda.

Ceratoconjuntivite vernal

Patogênese

Ceratoconjuntivite vernal (CCV) é um distúrbio bilateral recorrente em que tanto os mecanismos imunológicos mediados por IgE quanto por células desempenham papéis importantes. Em geral, afeta essencialmente meninos e a manifestação ocorre a partir dos 5 anos. Há uma remissão ao final da adolescência em 95% dos casos, embora muitos desenvolvam ceratoconjuntivite atópica. A CCV é rara em regiões temperadas, mas relativamente comum em climas quentes e secos, como no Mediterrâneo, na África Subsaariana e no Oriente Médio. Em regiões temperadas, mais de 90% dos pacientes apresentam outras condições atópicas, como asma e eczema, e dois terços têm histórico familiar de atopia. A CCV geralmente ocorre de modo sazonal, com um pico de incidência no final da primavera e no verão, embora possa haver sintomas perenes leves.

Classificação

- **Ceratoconjuntivite vernal palpebral**: envolve basicamente a conjuntiva tarsal superior e pode estar associada à doença significativa da córnea em decorrência da íntima aposição entre a conjuntiva inflamada e o epitélio corneano
- Doença **límbica**: em geral, afeta pacientes afrodescendentes e asiáticos
- **Ceratoconjuntivite vernal mista**: apresenta características tanto de doença palpebral como de doença límbica.

Diagnóstico

O diagnóstico é clínico e, normalmente, não há necessidade de investigação. Eosinófilos podem ser abundantes nos raspados conjuntivais.

- **Sintomas**: consistem em prurido intenso possivelmente associado a lacrimejamento, fotofobia, sensação de corpo estranho, queimação e secreção mucoide espessa. Aumento da frequência do piscar é comum
- **Doença palpebral**
  - A doença precoce leve caracteriza-se por hiperemia conjuntival e hipertrofia papilar aveludada e difusa no tarso superior
  - Macropapilas (< 1 mm) apresentam uma forma poligonal com superfície plana que tem aspecto de "pedra de calçamento". Observam se infiltrados inflamatórios esbranquiçados focais (Figura 6.12 A) ou difusos (Figura 6.12 B) na presença de doença intensa
  - Pode ocorrer progressão para papilas gigantes (> 1 mm), já que as lesões menores adjacentes coalescem quando os septos que as dividem se rompem (Figura 6.12 C)
  - Deposição de muco entre as papilas gigantes (Figura 6.12 D)
  - A atividade reduzida da doença caracteriza-se por injeção conjuntival mais discreta e produção de muco reduzida
- **Doença límbica**
  - Papilas conjuntivais gelatinosas límbicas, que podem associar-se a coleções celulares brancas transitórias localizadas apicalmente (pontos de Horner-Trantas; Figura 6.13 A a C)
  - Em regiões tropicais, a doença límbica pode ser grave (Figura 6.13 D)
- **Ceratopatia**: é mais frequente na doença palpebral e pode assumir as seguintes formas:
  - Erosões epiteliais ponteadas superiores associadas a camadas de muco na porção superior da córnea (Figura 6.14 A)
  - Macroerosões epiteliais causadas por uma combinação de toxicidade epitelial proveniente dos mediadores inflamatórios e um efeito mecânico direto com base nas papilas
  - Placas e úlceras "em escudo" (Figuras 6.14 B e C) podem desenvolver-se na doença palpebral ou mista quando a membrana de Bowman exposta torna-se recoberta por muco e fosfato de cálcio, levando à umidificação inadequada e retardando a reepitelização. Esse desfecho é grave e requer atenção urgente para evitar infecção bacteriana secundária
  - Cicatrizes subepiteliais em geral são acinzentadas e ovais, e podem afetar a visão
  - Possível desenvolvimento de pseudogerontoxon na doença límbica recorrente. Caracteriza-se por uma faixa paralímbica de cicatriz superficial semelhante ao arco senil (Figura 6.14 D), adjacente ao segmento do limbo previamente inflamado
  - A vascularização não costuma ser proeminente, embora alguns vasos superficiais periféricos em crescimento sejam comuns, especialmente na porção superior
  - Ceratocone e outras formas de ectasia corneana são mais comuns na CCV e consideradas, pelo menos em parte, resultantes do ato de esfregar persistentemente os olhos
  - Ceratite por herpes simples é mais comum do que a média, embora menos do que na ceratoconjuntivite atópica. Pode ser agressiva, e é ocasionalmente bilateral
- **Doença palpebral**: normalmente é leve, ao contrário da ceratoconjuntivite atópica.

Ceratoconjuntivite atópica

Patogênese

Ceratoconjuntivite atópica (CCA) é uma doença bilateral rara que normalmente se desenvolve na idade adulta (pico de incidência entre 30 e 50 anos) após um longo histórico de dermatite atópica (eczema). A asma também é extremamente comum nesses pacientes. Cerca de 5% apresentaram CCV na infância. Há pouca ou nenhuma preponderância de gênero. CCA tende a ser crônica e persistente, com uma expectativa relativamente baixa de eventual resolução, e está associada à significativa morbidade visual. Enquanto a CCV geralmente seja mais sazonal e piore na primavera, a CCA tende a ser perene e piora no inverno. Os pacientes são sensíveis a uma ampla variedade de alergênios ambientais existentes no ar.

Diagnóstico

A distinção entre CCA e CCV pode ser clínica. Os eosinófilos tendem a ser menos comuns nos raspados conjuntivais do que na CCV.

- **Sintomas**: são semelhantes aos da CCV; porém, geralmente são mais graves e persistentes
- **Pálpebras**
  - Alterações cutâneas (Figura 6.15 A) são mais proeminentes que na CCV e normalmente são eczematoides: eritema, ressecamento, descamação e espessamento, às vezes com disrupção da integridade da epiderme, como fissuras e escoriações, estas últimas decorrentes do prurido intenso
  - Associação com blefarite estafilocócica crônica e madarose é comum

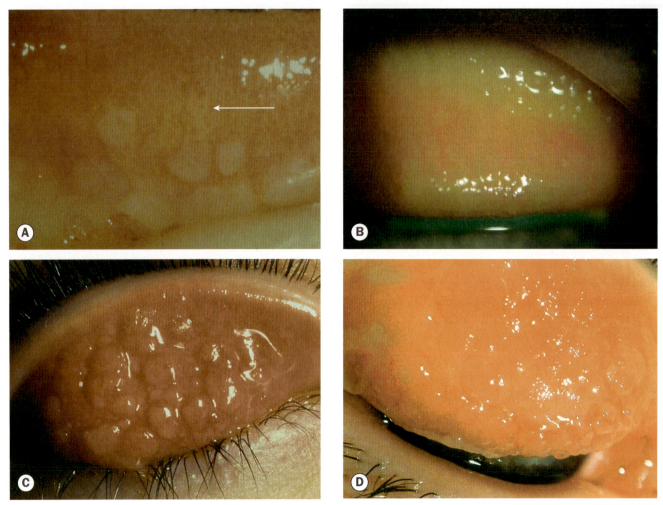

Figura 6.12 Doença vernal palpebral. **A.** Macropapilas com infiltrados inflamatórios focais *(seta)*. **B.** Macropapilas com infiltrado difuso. **C.** Papilas gigantes. **D.** Doença intensa com muco.

- ○ Possível queratinização da margem palpebral
- ○ Sinal de Hertoghe: ausência da porção lateral das sobrancelhas
- ○ Pregas de Dennie-Morgan: pregas da pele palpebral causadas pelo ato de coçar persistentemente o local
- ○ Enrijecimento da pele facial pode causar ectrópio da pálpebra inferior e epífora
- ○ Ocorrência de ptose não é incomum
- Envolvimento **conjuntival** acomete preferencialmente a pálpebra inferior, enquanto na CCV é pior na pálpebra superior
  - ○ Secreção geralmente é mais aquosa do que a secreção mucoide fibrosa da CCV
  - ○ Hiperemia; a ocorrência de quemose não é incomum durante a inflamação ativa
  - ○ As papilas são inicialmente menores do que na CCV, embora lesões maiores possam se desenvolver mais tarde
  - ○ Infiltração conjuntival difusa e cicatriz podem dar aparência esbranquiçada atípica (Figura 6.15 B)
  - ○ Alterações cicatriciais possivelmente levam à formação de simbléfaro moderado, ao encurtamento do fórnice (Figura 6.15 C) e à queratinização da carúncula (Figura 6.15 D)
  - ○ Envolvimento límbico semelhante ao da CCV límbica, inclusive os pontos de Horner-Trantas

- **Ceratopatia**
  - ○ Erosões epiteliais ponteadas no terço inferior da córnea são comuns e podem ser acentuadas
  - ○ Vascularização periférica e cicatrizes estromais são mais comuns do que na CCV (Figura 6.15 E)
  - ○ Defeitos epiteliais persistentes (Figura 6.15 F), às vezes associados a afinamento focal, podem ocasionalmente progredir para perfuração com formação de descemetocele
  - ○ Possível formação de placas (ver Figura 6.14 B e C)
  - ○ Predisposição à infecção bacteriana e fúngica secundária e à ceratite agressiva por herpes simples
  - ○ Ceratocone é comum (cerca de 15%) e, assim como com a CCV, pode ser decorrente do ato crônico de coçar os olhos
- **Catarata**
  - ○ Catarata pré-senil anterior "em escudo" ou catarata subcapsular posterior é comum e pode ser exacerbada pela terapia prolongada com esteroides
  - ○ Em razão da elevada colonização da margem palpebral por *S. aureus*, a cirurgia de catarata apresenta maior risco de endoftalmite
  - ○ Descolamento de retina (DR) é mais comum do que na população geral, e é particularmente um risco após a cirurgia de catarata.

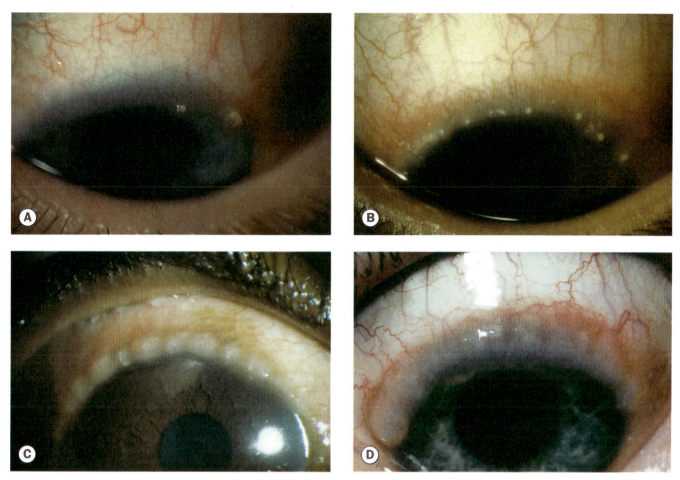

Figura 6.13 Doença vernal límbica. **A.** Papilas límbicas esparsas. **B.** Papilas com pontos de Horner-Trantas. **C.** Papilas extensas. **D.** Manifestações graves. (*Cortesia de S Tuft – Figura B.*)

Tratamento de ceratoconjuntivite vernal e ceratoconjuntivite atópica

A abordagem da CCV não difere substancialmente daquela da CCA, embora a segunda geralmente seja menos responsiva e exija um tratamento mais intensivo e prolongado.

Medidas gerais
- **Evitar alergênios**, se possível. O teste cutâneo com alergênios (p. ex., teste de contato) é útil algumas vezes, mas em geral fornece resultados inespecíficos
- **Compressas frias** são úteis
- **A higiene das pálpebras** deve ser usada para blefarite estafilocócica associada. Creme hidratante como E45 pode ser aplicado à pele seca fissurada
- Uso de **lentes de contato terapêuticas** para auxiliar na cicatrização de defeitos epiteliais persistentes.

Tratamento local
- **Estabilizadores de mastócitos** (p. ex., cromoglicato de sódio, nedocromila sódico, lodoxamida): reduzem a frequência das exacerbações agudas e a necessidade de esteroides, formando, desse modo, a base de muitos regimes de tratamento; raramente são efetivos se administrados isoladamente. Vários dias ou semanas de tratamento são necessários para uma resposta razoável, e terapia prolongada pode ser necessária (lodoxamida não é licenciada para uso prolongado)
- **Anti-histamínicos tópicos** (p. ex., emedastina, epinastina, levocabastina, bepotastina): quando utilizados isoladamente são tão efetivos quanto estabilizadores de mastócitos. Adequados para exacerbações agudas, mas geralmente não para uso contínuo prolongado, e várias formulações são licenciadas para uso somente por períodos limitados. Uma tentativa válida seria testar o uso de agentes diferentes
- **Anti-histamínico e vasoconstritor combinados** (p. ex., antazolina com xilometazolina): podem proporcionar alívio em alguns casos
- **Anti-histamínicos/estabilizadores de mastócitos de ação combinada** (p. ex., azelastina, cetotifeno, olopatadina): úteis em muitos pacientes e proporcionam um início de ação relativamente rápido
- Formulações **anti-inflamatórias não esteroidais** (p. ex., cetorolaco, diclofenaco): são capazes de melhorar o conforto com o bloqueio dos mediadores não histamínicos. A combinação de um desses fármacos com um estabilizador de mastócitos representa regime de tratamento efetivo em alguns pacientes
- **Esteroides tópicos** (p. ex., fluorometolona a 0,1%, rimexolona a 1%, prednisolona a 0,5%, etabonato de loteprednol a 0,2 ou 0,5%): são utilizados para exacerbações graves de conjuntivite e ceratopatia significativa. A redução da atividade conjuntival

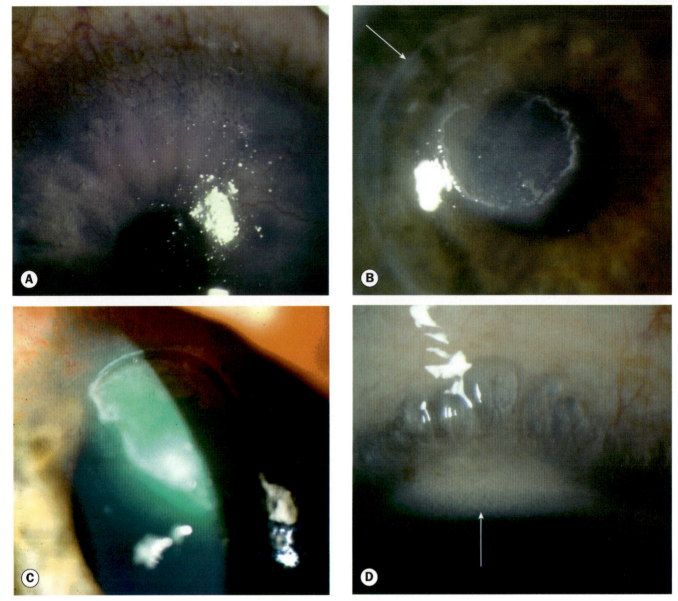

Figura 6.14 Ceratopatia na doença vernal. **A.** Erosões ponteadas superiores e muco corado com rosa Bengala. **B.** Placa precoce em um botão de transplante corneano (*seta* indicando a borda do enxerto). **C.** Placa e úlcera "em escudo". **D.** Pseudogerontoxon (*seta*) e papilas límbicas. (*Cortesia de S Tuft – Figura D.*)

geralmente resulta em melhora corneana. Normalmente, esses fármacos são prescritos em cursos curtos, mas intensivos (p. ex., de 2 em 2 horas inicialmente), visando à regressão rápida. Embora o risco de elevação da PIO seja baixo, o monitoramento é aconselhável se for necessário um tratamento prolongado. Formulações mais fortes, como prednisolona a 1%, podem ser utilizadas, mas acarretam maior risco de glaucoma induzido por esteroides. Em geral, as úlceras "em escudo" são refratárias ao tratamento com esteroides tópicos

- **Pomadas de esteroides** (p. ex., hidrocortisona a 0,5%): podem ser utilizadas para o tratamento das pálpebras na CCA, embora, a exemplo dos colírios, a duração do tratamento deva ser minimizada, e a PIO, monitorada
- **Antibióticos**: podem ser utilizados em conjunto com esteroides na ceratopatia grave para prevenir ou tratar infecção bacteriana
- **Acetilcisteína**: agente mucolítico útil na CCV por dissolver filamentos e depósitos de muco, e tratar a formação precoce de placa
- **Imunomoduladores**
  - **Ciclosporina** (0,05 a 2% entre 2 e 6 vezes/dia): pode ser indicada se os esteroides forem inefetivos, inadequados ou mal tolerados, ou como agente poupador de esteroides em pacientes com doença grave. Normalmente, são necessárias algumas semanas para surtir efeito, podendo ocorrer recidivas se o tratamento for suspenso subitamente. Ocorrência de irritação e visão embaçada é comum
  - **Inibidores da calcineurina**: mostram-se cada vez mais promissores como alternativa aos esteroides no tratamento de doença ocular alérgica. Pomada de tacrolimus a 0,03% pode ser efetiva na CCA para doença palpebral grave. Instilação no

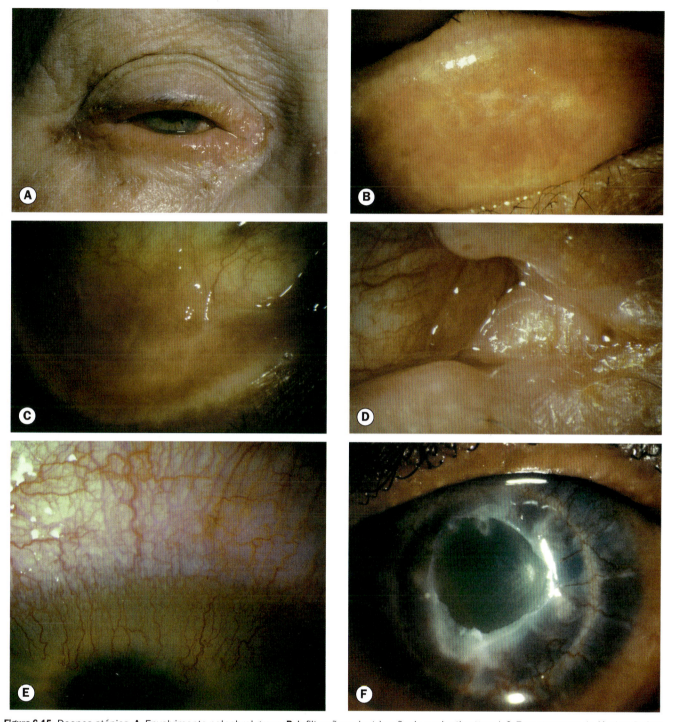

Figura 6.15 Doença atópica. **A.** Envolvimento palpebral grave. **B.** Infiltração e cicatrização da conjuntiva tarsal. **C.** Encurtamento do fórnice. **D.** Queratinização da carúncula. **E.** Vascularização corneana intensa. **F.** Defeito epitelial persistente e vascularização corneana periférica; observa-se uma interface de ceratoplastia penetrante. (*Cortesia de S Tuft.*)

fórnice mostrou-se eficaz na modulação da inflamação conjuntival em casos refratários. Pomada de tacrolimus a 0,1% é particularmente útil quando aplicada topicamente em pacientes com úlceras "em escudo" e epiteliopatia corneana, podendo ser utilizada sem esteroides tópicos. Fatores associados a uma baixa resposta ao tacrolimus incluem presença de papilas gigantes e anormalidades palpebrais

- **Injeção supratarsal de esteroides:** pode ser considerada na presença de doença palpebral grave ou para pacientes não aderentes ao tratamento. A injeção é feita na superfície conjuntival da pálpebra superior evertida e anestesiada; administra-se 0,1 mℓ de fosfato sódico de betametasona a 4 mg/mℓ, dexametasona a 4 mg/mℓ ou triancinolona a 40 mg/mℓ

DICA Esteroides tópicos não devem ser utilizados por tempo prolongado em pacientes com conjuntivite alérgica sem o devido monitoramento da PIO.

Tratamento sistêmico

- **Anti-histamínicos orais**: auxiliam no prurido, promovem o sono e reduzem o coçar noturno dos olhos. Devido ao envolvimento de outros mediadores inflamatórios além das histaminas, a efetividade desses fármacos não está assegurada. Alguns anti-histamínicos (p. ex., loratadina) causam pouca sonolência
- **Antibióticos** (p. ex., doxiciclina de 50 a 100 mg, diariamente, por 6 semanas; azitromicina de 500 mg, 1 vez/dia, por 3 dias); podem ser administrados para reduzir a inflamação agravada pela blefarite, normalmente na CCA
- **Agentes imunossupressores** (p. ex., esteroides, ciclosporina, tacrolimus, azatioprina) podem ser eficazes em doses relativamente baixas na CCA não responsiva a outras medidas. Cursos curtos de esteroides em altas doses podem ser necessários para alcançar rápido controle na presença de doença grave. Anticorpos monoclonais contra células T têm se mostrado promissores nos casos refratários
- **Outros tratamentos**: outras opções de tratamento possivelmente efetivas em alguns pacientes incluem ácido acetilsalicílico na CCV (deve-se evitar em crianças e adolescentes devido ao risco de síndrome de Reye), dessensibilização alergênica e plasmaférese em pacientes com altos níveis séricos de IgE.

Cirurgia

- **Ceratectomia superficial**: pode ser necessária para remover placas ou debridar úlceras "em escudo" e permitir a epitelização. O tratamento médico deve ser mantido até que a córnea seja reepitelizada, a fim de prevenir recorrências. Ceratectomia fototerapêutica com *excimer laser* é uma alternativa
- **Cirurgia para restauração/manutenção da superfície**: como com a sobreposição de enxerto de membrana amniótica ou ceratoplastia lamelar, ou **procedimentos palpebrais**, como ptose induzida pela toxina botulínica ou tarsorrafia lateral, podem ser necessários para defeitos epiteliais persistentes graves ou ulceração. O uso de cola pode ser apropriado para perfurações corneanas focais ("*punched-out*").

Conjuntivite eosinofílica não alérgica

A conjuntivite eosinofílica não alérgica (CENA) é uma condição não atópica crônica recentemente proposta que se acredita ocorrer predominantemente em mulheres de meia-idade nas quais a presença de olho seco é comum. Já foi sugerido que é comum, mas subdiagnosticada. Acredita-se que a patogênese da conjuntivite eosinofílica não alérgica seja semelhante à da rinite eosinofílica não alérgica. A eosinofilia conjuntival está presente sem níveis significativos de IgE no soro ou no filme lacrimal. Os sintomas são semelhantes aos da conjuntivite alérgica – prurido, vermelhidão, sensação de corpo estranho e secreção aquosa leve. O tratamento se faz com um curso de 1 a 2 semanas de esteroides tópicos nas exacerbações, seguido pela manutenção com estabilizadores de mastócitos, agentes anti-inflamatórios não esteroidais ou anti-histamínicos tópicos.

Blefaroconjuntivite alérgica de contato

Análoga à dermatite de contato, refere-se à reação de hipersensibilidade tardia aguda ou subaguda mediada por células T e geralmente considerada pelos oftalmologistas como uma reação aos componentes dos colírios, e pelos optometristas como uma reação às soluções com lente de contato. O rímel é uma causa menos comum. Pode haver reação conjuntival, mas os sinais envolvem predominantemente a pele da pálpebra: eritema, espessamento, endurecimento e, às vezes, fissuras (Figura 6.16). O tratamento se faz pela suspensão do precipitante. Uma pomada de esteroide leve pode ser útil.

Conjuntivite papilar gigante induzida mecanicamente

Patogênese

A conjuntivite papilar induzida mecanicamente, cuja forma grave é conhecida como conjuntivite papilar gigante (CPG), ocorre em virtude de vários estímulos mecânicos da conjuntiva tarsal. É observada com maior frequência no uso de lentes de contato, quando é denominada conjuntivite papilar associada à lente de contato (CPLC). O risco aumenta com a formação de depósitos proteináceos e detritos celulares sobre a superfície das lentes. Próteses oculares (Figura 6.17), suturas expostas e introflexão escleral, irregularidade da superfície corneana e bolhas filtrantes também podem ser responsáveis. Um fenômeno associado é a chamada "síndrome da pesca do muco",

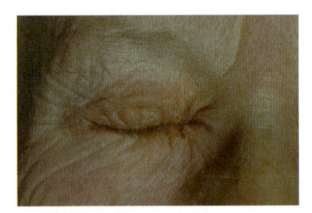

Figura 6.16 Blefaroconjuntivite alérgica de contato.

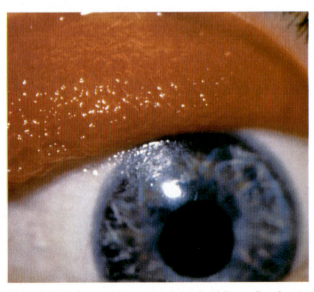

Figura 6.17 Prótese ocular causando conjuntivite papilar gigante.

quando, em uma variedade de distúrbios subjacentes do segmento anterior, os pacientes desenvolvem ou exacerbam uma reação papilar crônica em razão da remoção manual repetitiva de muco. Observam-se papilas gigantes também em outras condições, como na CCV e na CCA.

Diagnóstico

- **Sintomas**: consistem em sensação de corpo estranho, vermelhidão, prurido, aumento da produção de muco, visão embaçada e perda da tolerância à lente de contato. Os sintomas podem piorar após a remoção da lente. Deve-se questionar o paciente sobre a limpeza e a manutenção da lente
- **Sinais**
  - Secreção mucosa variável
  - Possível presença de depósitos substanciais de proteína sobre a lente de contato
  - Mobilidade excessiva da lente de contato em razão da captura da pálpebra superior
  - Hiperemia tarsal superior e papilas. Por definição, as papilas "gigantes" têm > 1 mm de diâmetro, mas a síndrome clínica da conjuntivite papilar induzida mecanicamente em geral apresenta somente papilas pequenas/médias, sobretudo na doença em estágio inicial ou leve
  - Ulceração apical focal e cicatriz esbranquiçada podem se desenvolver sobre as papilas maiores
  - Ceratopatia é rara em razão da secreção relativamente reduzida de citocinas inflamatórias
  - Possível ocorrência de ptose, principalmente em consequência de espasmo irritativo e frouxidão tecidual decorrente da inflamação crônica.

Tratamento

Outras causas de papilas conjuntivais devem ser excluídas, bem como intolerância à lente de contato atribuída a outras causas, como reação às soluções de limpeza da lente e olhos secos.

- **Remoção do estímulo**
  - Deve-se suspender o uso das lentes de contato por várias semanas e substituí-las. No caso de doença leve a moderada, essa pode ser uma solução adequada, ocasionalmente combinada à redução do tempo de uso. Na CPLC grave, pode ser necessário um intervalo maior sem uso de lentes
  - Remoção de outras causas subjacentes, como suturas expostas ou introflexão escleral
  - Avaliação da condição e adaptação da prótese ocular
  - Bolhas filtrantes: excisão parcial, revisão com cirurgia de drenagem não penetrante ou implante de dispositivo de drenagem para glaucoma
- **Garantir a limpeza efetiva da lente de contato ou prótese**
  - Mudar o tipo de solução para limpeza das lentes de contato, particularmente suspendendo formulações que contenham conservantes
  - Se a condição persistir após a renovação das lentes de contato não descartáveis, trocar para lentes descartáveis mensalmente, e então, diariamente
  - Lentes rígidas apresentam menor risco de CPLC (5%), provavelmente por serem mais fáceis de serem higienizadas de modo eficaz

- Cessação do uso das lentes de contato, substituindo-as por óculos ou pela cirurgia refrativa, pode ser necessária no caso de doença grave ou refratária
- Uso regular (pelo menos semanalmente) de comprimidos para remoção de proteínas das lentes de contato
- As próteses devem ser polidas, lavadas com detergente e revestidas
- **Tópico**
  - Estabilizadores de mastócitos não devem conter conservantes em usuários de lentes de contato gelatinosas, ou podem ser instilados quando as lentes não estão no olho, com um intervalo de cerca de meia hora após a instilação do colírio antes da colocação das lentes. A maioria pode ser utilizada a longo prazo, se necessário
  - Anti-histamínicos, anti-inflamatórios não esteroides e combinações de anti-histamínicos/estabilizadores de mastócitos são benéficos
  - Esteroides tópicos podem ser utilizados na fase aguda dos casos resistentes, particularmente naqueles em que a remoção efetiva do estímulo é difícil, como na doença bolhosa.

CONJUNTIVITE NA DOENÇA BOLHOSA MUCOCUTÂNEA

Penfigoide da membrana mucosa

Introdução

Penfigoide da membrana mucosa (PMM), também conhecido como penfigoide cicatricial ocular (PCO), consiste em um grupo de doenças bolhosas mucocutâneas crônicas autoimunes. Um gatilho desconhecido leva a uma resposta de hipersensibilidade do tipo II (citotóxica) que resulta na ligação de anticorpos à zona da membrana basal (ZMB), na ativação do complemento e no recrutamento de células inflamatórias, com a separação localizada entre epiderme e derme na ZMB e a subsequente progressão para cicatriz. Estudos da tipagem HLA constataram maior suscetibilidade à doença em pacientes com HLA-DR4. O alelo HLA-DQB1 especificamente demonstra forte associação com PCO e outras formas de doença penfigoide.

Uma ampla variedade de tecidos epiteliais pode estar envolvida, inclusive a pele e diversas membranas mucosas. Formas clínicas específicas de PMM tendem a envolver tecidos-alvo específicos: penfigoide bolhoso (PB) demonstra predileção pela pele, enquanto penfigoide da membrana mucosa ocular (PMMO, também conhecido como penfigoide cicatricial ocular – PCO) envolve a conjuntiva na maioria dos casos, causando cicatrização progressiva. A doença normalmente se apresenta em uma idade avançada e afeta mais as mulheres do que os homens, em uma proporção de 2:1. Outras causas de conjuntivite cicatrizante incluem síndrome de Stevens-Johnson, tracoma, trauma, induzido por drogas e conjuntivite grave ou crônicas de diversos tipos. Não se deve confundir o penfigoide da membrana mucosa com pênfigo, um grupo distinto de distúrbios.

Achados oculares

O diagnóstico é principalmente clínico, mas a biopsia da membrana mucosa envolvida frequentemente demonstra alterações comprobatórias (deposição linear de anticorpos e complemento na ZMB). A progressão é dividida nos seguintes estágios:

- **Sistema de classificação de Foster**
  - Estágio I: estágio inicial associado a conjuntivite crônica, disfunção lacrimal e fibrose subepitelial
  - Estágio II: encurtamento dos fórnices, particularmente dos fórnices inferiores
  - Estágio III: formação de simbléfaro
  - Estágio IV: queratinização da superfície e anquilobléfaro cicatricial
- **Sintomas**: conjuntivite bilateral inespecífica insidiosa ou recidivante-remitente; erro de diagnóstico (p. ex., olho seco) é comum
- **Conjuntiva**
  - Conjuntivite papilar, hiperemia difusa, edema e fibrose sutil (Figura 6.18 A)
  - Linhas finas de fibrose subconjuntival e encurtamento dos fórnices inferiores. Formação de simbléfaro refere-se à aderência entre as conjuntivas bulbar e palpebral (Figura 6.18 B e C)
  - Necrose nos casos graves
  - Achatamento da plica e queratinização da carúncula
  - Olho seco em razão da destruição de células caliciformes e glândulas lacrimais acessórias, e oclusão dos pequenos ductos lacrimais principais
  - Monitoramento deve incluir a medida da profundidade dos fórnices, observando-se a posição das aderências
- **Pálpebras**
  - Cílios aberrantes (triquiáticos), blefarite crônica e queratinização da margem palpebral
  - Anquilobléfaro é uma aderência no canto externo entre as pálpebras superior e inferior (Figura 6.18 D)
- **Córnea**
  - Defeitos epiteliais (Figura 6.19 A) associados a ressecamento e exposição
  - Infiltração e vascularização periférica (Figura 6.19 B)
  - Queratinização e conjuntivalização da superfície corneana (Figura 6.19 C) decorrentes de falência das células-tronco epiteliais
  - Doença em estágio terminal caracteriza-se por simbléfaro total e opacificação da córnea (Figura 6.19 D).

Achados sistêmicos

- O envolvimento da **mucosa** é muito comum e caracteriza-se por bolhas subepidérmicas, geralmente orais (Figura 6.20 A). Manifestações graves incluem constrições esofágicas e laríngeas

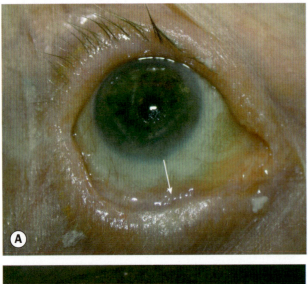
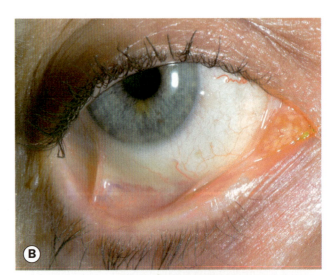
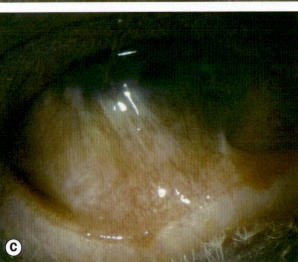
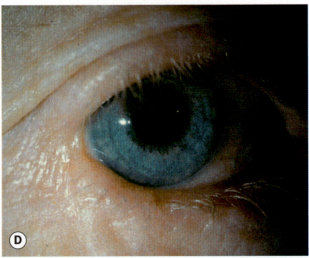

Figura 6.18 Conjuntivite no penfigoide cicatricial ocular. **A.** Doença em estágio inicial com hiperemia e fibrose conjuntival (*seta*). **B.** Formação de simbléfaro. **C.** Fibrose grave com encurtamento do fórnice e formação de simbléfaro. **D.** Anquilobléfaro.

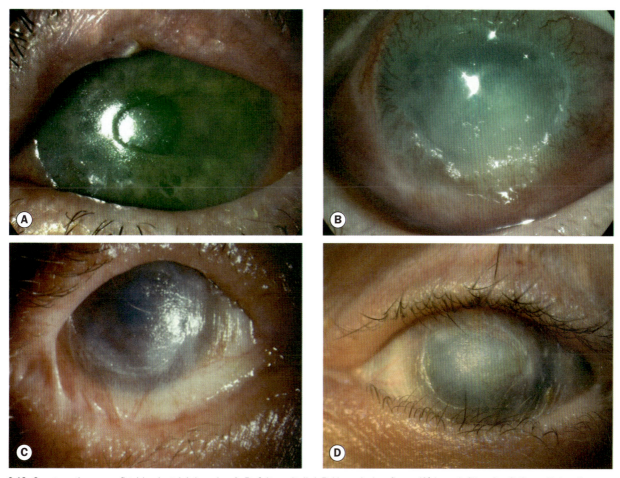

Figura 6.19 Ceratopatia no penfigoide cicatricial ocular. **A.** Defeito epitelial. **B.** Vascularização periférica e infiltração. **C.** Queratinização com anquilobléfaro. **D.** Doença em estágio terminal. (*Cortesia de S Tuft – Figuras A-C.*)

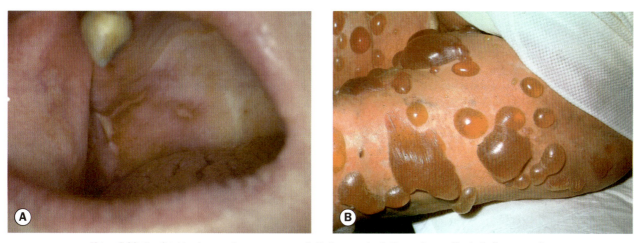

Figura 6.20 Penfigoide da membrana mucosa. **A.** Bolhas orais. **B.** Grave formação de bolhas na pele.

- **Lesões cutâneas** são menos comuns (25%) e apresentam-se como bolhas tensas e erosões na cabeça e no pescoço; na virilha e nas extremidades (ver Figura 6.20 B).

Tratamento sistêmico

Tratamento sistêmico é a base da conduta. Qualquer atividade inflamatória detectável deve ser suprimida.

- **Dapsona** (diaminodifenilsulfona): é um tratamento útil de primeira linha para pacientes com doença leve a moderada. Cerca de 70% dos pacientes respondem de modo favorável. É contraindicada na deficiência de glicose-6-fosfato desidrogenase. Sulfassalazina, às vezes, é mais bem tolerada
- **Antimetabólitos** (p. ex., azatioprina, metotrexato, micofenolato de mofetila) são alternativas para doença leve a moderada se a

dapsona for contraindicada, inefetiva ou mal tolerada, e são adequados para terapia a longo prazo. Dapsona pode ser utilizada de maneira combinada, se necessário. Ciclofosfamida pode ser reservada para doença grave ou refratária
- **Esteroides** (prednisolona 1 a 1,5 mg/kg): são eficazes para o controle rápido da doença, mas os efeitos adversos limitam o uso a longo prazo. Deve-se monitorar a PIO
- **Outras medidas** incluem terapia com imunoglobulina intravenosa e rituximabe. Existem relatos de remissão com regime combinado.

Tratamento local
- **Tópico**
  - Lágrimas artificiais (de preferência, sem conservantes) fazem parte da maioria dos regimes
  - Esteroides tópicos, ciclosporina ou tacrolimus podem ser utilizados como adjuntos ao tratamento imunossupressor sistêmico
  - Ácido retinoico pode reduzir queratinização
  - Antibióticos, quando indicados
  - Higiene das pálpebras e tetraciclina oral de baixa dosagem para blefarite
- **Mitomicina C** e/ou injeção de esteroide **subconjuntival** podem ser utilizadas para ganhar tempo ou se a imunossupressão sistêmica não for possível
- **Lentes de contato** podem ser utilizadas com cautela para proteger a córnea contra cílios aberrantes e desidratação.

Cirurgia reconstrutiva
Deve-se considerar cirurgia reconstrutiva, preferencialmente sob a cobertura de esteroides sistêmicos, quando a doença ativa estiver controlada.
- Cílios aberrantes (ver Capítulo 2)
- Oclusão do ponto lacrimal para auxiliar na retenção das lágrimas
- Tarsorrafia lateral ou ptose induzida por toxina botulínica pode ser utilizada para promover cicatrização dos defeitos epiteliais corneanos
- Reparo do entrópio: deve-se evitar a incisão conjuntival, se possível
- Cirurgia de catarata geralmente é necessária
- Autoenxerto de membrana mucosa ou transplante de membrana amniótica para recuperação da superfície conjuntival e restauração dos fórnices
- Pode-se tentar a transferência de células-tronco límbicas para a reepitelização da córnea
- Ceratoplastia apresenta um elevado risco de falência; enxertos lamelares podem ser efetivos para perfuração
- Ceratoprótese (Figura 6.21) pode ser a única opção no estágio final da doença.

Síndrome de Stevens-Johnson/necrólise epidérmica tóxica (síndrome de Lyell)

Introdução
Os termos "síndrome de Stevens-Johnson (SSJ)" e "eritema multiforme maior" têm sido classicamente usados como sinônimos. Entretanto, hoje se acredita que o eritema multiforme (sem o "maior") seja uma doença distinta, mais branda e recorrente, com alguns achados clínicos diferentes. A necrólise epidérmica tóxica (NET – síndrome de Lyell)

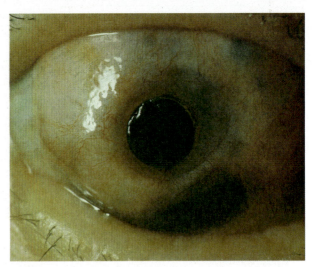

Figura 6.21 Ceratoprótese para cicatriz conjuntival ou corneana graves.

é uma variante grave da SSJ. Os pacientes com SSJ/NET tendem a ser adultos jovens, embora outros grupos possam ser afetados. A condição envolve uma reação de hipersensibilidade tardia mediada por célula, normalmente relacionada com a exposição medicamentosa. Uma ampla gama de medicamentos já foi incriminada, como antibióticos (especialmente sulfonamidas e trimetoprima), analgésicos, incluindo o paracetamol (acetaminofeno), nevirapina (amplamente prescrita como parte da terapia combinada para infecção pelo HIV), remédios para resfriado e anticonvulsivantes. Infecções causadas por microrganismos como *Mycoplasma pneumoniae* e herpes-vírus simples (HSV) e alguns tipos de câncer também já foram implicados. Como os sintomas geralmente levam semanas para se desenvolver, em muitos casos, a causa predisponente não tem como ser identificada. A taxa geral de mortalidade é de aproximadamente 5% na SSJ (morte geralmente decorrente de infecção), mas é consideravelmente mais elevada na NET.

Achados oculares
No estágio agudo, geralmente há obstáculos práticos ao exame habitual com a lâmpada de fenda, uma vez que o paciente pode estar acamado e sob isolamento de contato. Uma lâmpada de fenda portátil pode ser útil.
- **Sintomas:** os sintomas oculares podem incluir vermelhidão, sensação de areia leve a moderada, fotofobia, lacrimejamento e visão embaçada
- **Sinais agudos**
  - Formação de crostas hemorrágicas nas margens palpebrais (Figura 6.22 A) é característica. Lesões cutâneas podem ser confluentes e, em geral, é difícil o examinador conseguir abrir os olhos do paciente sem causar desconforto significativo
  - Conjuntivite papilar, que pode variar de leve, transitória e autolimitada a grave (Figura 6.22 B)
  - Membranas e pseudomembranas conjuntivais (Figura 6.22 C), hiperemia grave, hemorragias, bolhas e áreas irregulares de infarto
  - Ceratopatia: consiste em um espectro de lesões que variam de erosões ponteadas a grandes defeitos epiteliais, ceratite bacteriana secundária e, ocasionalmente, perfuração
  - Ocorrência de irite não é incomum e existem relatos de panoftalmite

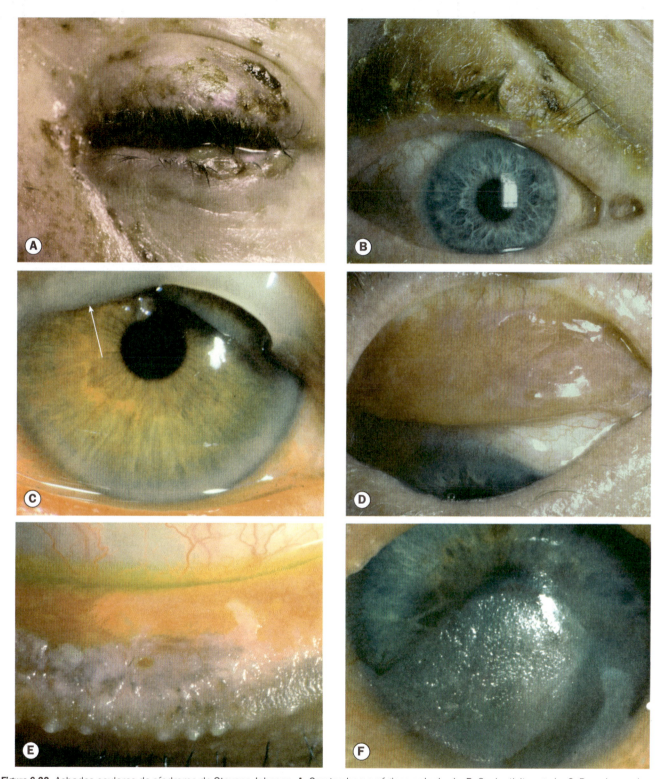

Figura 6.22 Achados oculares da síndrome de Stevens-Johnson. **A.** Crostas hemorrágicas palpebrais. **B.** Conjuntivite aguda. **C.** Pseudomembrana *(seta)*. **D.** Cicatriz conjuntival. **E.** Queratinização com envolvimento grave da margem palpebral. **F.** Queratinização da córnea. (*Cortesia de R Bates – Figura A; S Tuft – Figuras E e F.*)

- **Sinais tardios**
  - Cicatrização conjuntival (Figura 6.22 D) com encurtamento de fórnices e formação de simbléfaro
  - Queratinização da conjuntiva e da margem palpebral (Figura 6.22 E), ocasionalmente com formação de placas abrasivas
  - Complicações palpebrais incluem entrópio e ectrópio cicatriciais, triquíase, cílios metaplásicos e anquilobléfaro
  - Ceratopatia, incluindo cicatrização, vascularização e queratinização (Figura 6.22 F), resultante de inflamação primária e/ou infecção, bem como de entrópio cicatricial e cílios aberrantes

○ Olhos lacrimejantes devido à fibrose dos pontos lacrimais. Possível ocorrência também de olhos secos resultantes de fibrose dos pequenos ductos da glândula lacrimal e metaplasia conjuntival com perda das células caliciformes.

Achados sistêmicos

Biopsia cutânea pode ajudar a determinar o diagnóstico, mas raramente é necessária.

- **Sintomas**: sintomas gripais, eventualmente graves, podem durar até 14 dias antes do aparecimento das lesões. Em muitos casos, o paciente fica bastante debilitado e precisa ser hospitalizado. Sintomas de envolvimento sistêmico das mucosas incluem dor e secreção nasal; dor à micção; diarreia; tosse; falta de ar; e dor ao comer e beber
- **Sinais**
  ○ O envolvimento das mucosas caracteriza-se pela formação de bolhas e crostas hemorrágicas nos lábios (Figura 6.23 A). As bolhas podem envolver também língua, orofaringe, mucosa nasal e, ocasionalmente, genitália
  ○ Pequenas lesões cutâneas purpúricas, vesiculares, hemorrágicas ou necróticas envolvendo extremidades, face e tronco (Figura 6.23 B). Essas manifestações normalmente são transitórias, mas podem ser generalizadas. A cicatrização normalmente ocorre em 1 a 4 semanas, deixando uma cicatriz pigmentada
  ○ Descamação difusa da epiderme é incomum
  ○ Lesões "em alvo" demonstrando as três zonas clássicas hoje são vistas como características de eritema multiforme, e não de SSJ/NET.

Tratamento sistêmico

- **Remoção do fator predisponente**, se possível, como suspensão de medicamentos e tratamento de infecção suspeita
- **Medidas de suporte gerais**, como manutenção da hidratação adequada, balanço eletrolítico e nutrição (especialmente reposição proteica) são fundamentais. O tratamento administrado em uma unidade de saúde especializada em queimaduras deve reduzir a chance de infecção em caso de envolvimento cutâneo substancial
- **Esteroides sistêmicos** permanecem objeto de controvérsias. Documentos mais antigos contêm relatos de aumento da mortalidade; porém, pesquisas mais recentes levantaram a hipótese de que o tratamento intravenoso precoce com altas doses por um curto período pode melhorar os resultados
- **Outros imunossupressores**, incluindo ciclosporina, azatioprina, ciclofosfamida e imunoglobulina intravenosa, podem ser considerados em determinados casos, mas são controversos e faltam estudos controlados sobre o assunto
- **Antibióticos sistêmicos** podem ser administrados como profilaxia contra infecção cutânea ou sistêmica, evitando-se aqueles conhecidos pelo maior risco de predisporem a SSJ/NET.

Tratamento ocular

- **Doença aguda**: a princípio, a reavaliação diária é aconselhável na maioria dos pacientes para avaliação das córneas e excluir a formação de simbléfaro
  ○ Lubrificantes tópicos são utilizados com a frequência necessária (p. ex., hipromelose a 0,3%, sem conservantes, administrada até de hora em hora, e pomada de alta viscosidade aplicada durante o sono)

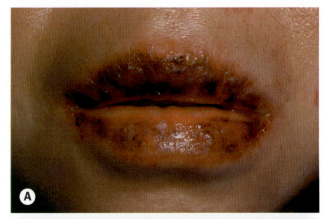
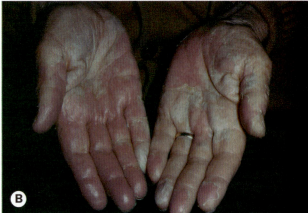

Figura 6.23 Achados sistêmicos na síndrome de Stevens-Johnson. **A.** Crostas hemorrágicas no lábio. **B.** Pele escoriada.

○ Prevenção da exposição corneana (p. ex., câmaras úmidas, *pads* de gel em caso de paciente sob ventilação mecânica)
○ Esteroides tópicos podem ser usados para irite e inflamação conjuntival, embora não tenha sido demonstrado benefício conclusivo para a última
○ Cicloplegia tópica (p. ex., atropina a 1%, 1 ou 2 vezes/dia) pode melhorar o conforto
○ Lise de simbléfaros com haste de vidro estéril ou bastonete com ponta de algodão umedecido
○ Um anel escleral, consistindo em uma lente com hápticos longos, pode ajudar a prevenir a formação de simbléfaro (Figura 6.24)
○ Pode-se considerar o *peeling* (remoção) das pseudomembranas/membranas, embora o benefício não seja comprovado
○ Tratamento de problemas corneanos agudos, como ceratite bacteriana
○ Esfregaços conjuntivais devem ser considerados para cultura profilática
○ O monitoramento da PIO pode ser uma medida prudente, utilizando-se um tonômetro portátil, se necessário
- **Doença crônica**
  ○ Lubrificação adequada, incluindo a oclusão dos pontos lacrimais, se necessário
  ○ Ácido trans-retinoico tópico a 0,01 ou 0,025% pode reverter a queratinização
  ○ Tratamento de cílios aberrantes (ver Capítulo 2)

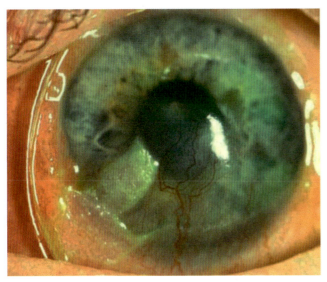

Figura 6.24 Anel escleral usado para evitar a formação de simbléfaro na síndrome de Stevens-Johnson. (*Cortesia de S. Tuft.*)

- Lentes de contato terapêuticas (normalmente lentes esclerais gás-permeáveis) para manter a umidade da superfície, proteger a córnea de cílios aberrantes e tratar astigmatismo irregular
- Enxerto de membrana mucosa (p. ex., autoenxerto de mucosa bucal) para reconstrução dos fórnices
- A reabilitação da córnea pode envolver ceratectomia superficial na queratinização, enxerto lamelar de córnea na cicatrização superficial (preferível à ceratoplastia penetrante), enxerto de membrana amniótica, transplante de células-tronco límbicas e implante de ceratoprótese no caso de doença em estágio final.

Doença do enxerto contra hospedeiro

Introdução

A doença ocular do enxerto contra hospedeiro (DECH) acomete pacientes submetidos a transplante alogênico de células-tronco hematopoiéticas, uma operação realizada em cerca de 25 mil indivíduos anualmente em todo o mundo. A doença pode acometer pacientes com DECH aguda ou crônica, embora seja observada com mais frequência na forma crônica. Clinicamente, manifesta-se de maneira semelhante à síndrome de Stevens-Johnson. Manifestações oculares desenvolvem-se em 40 a 60% dos pacientes após o transplante de células-tronco, podendo levar a consequências significativas para a superfície ocular.

- **Achados oculares**
  - Síndrome do olho seco (ceratoconjuntivite seca)
  - Hiperemia conjuntival com formação de pseudomembrana e membrana
  - Inflamação crônica resultando em alterações cicatriciais na conjuntiva e, ocasionalmente, formação de entrópio
  - Manifestações corneanas incluem ceratopatia epitelial pontilhada, ceratite marginal e ceratite filamentar. A doença grave pode levar a afinamento, erosão, ulceração e possível perfuração da córnea.

Tratamento

- **Lágrimas artificiais** podem ser úteis (ver anteriormente)
- **Ciclosporina tópica a 0,5%** é a base do tratamento
- O **tratamento sistêmico** não melhora necessariamente sintomas e sinais oculares. Em geral, utilizam-se esteroides orais.

DISTÚRBIOS DIVERSOS DA CONJUNTIVA

Ceratoconjuntivite límbica superior

Introdução

Ceratoconjuntivite límbica superior (CLS) é uma doença crônica relativamente incomum do limbo superior e das conjuntivas bulbar e tarsal superiores. Afeta um ou ambos os olhos de mulheres de meia-idade, cerca de 50% das quais apresentam função tireoidiana anormal (normalmente hipertireoidismo). Aproximadamente 3% dos pacientes com doença ocular tireoidiana sofrem de CLS. A condição provavelmente é subdiagnosticada, uma vez que os sintomas normalmente são mais graves do que os sinais. O curso da doença pode estender-se por anos, embora a remissão possa ocorrer espontaneamente. Existem semelhanças com a conjuntivite papilar mecanicamente induzida, e um quadro clínico comparável já foi descrito com o uso de lentes de contato e após cirurgia ou trauma da pálpebra superior. Acredita-se que a condição seja resultante de trauma relacionado com o movimento de piscar entre a pálpebra superior e conjuntiva bulbar superior, provocada, em muitos casos, por deficiência do filme lacrimal e excesso de tecido conjuntivo frouxo. O aumento do movimento conjuntival causa danos mecânicos à superfície das conjuntivas tarsal e bulbar, e a consequente resposta inflamatória resulta em aumento do edema conjuntival e do excesso de tecido frouxo, com a criação de um ciclo vicioso. Pode ser uma condição análoga à conjuntivocálase que afeta a conjuntiva bulbar inferior (ver Capítulo 3).

Diagnóstico

Deve-se questionar sobre o uso de lentes de contato e cirurgia ou trauma palpebral prévio.

- Os **sintomas** incluem sensação de corpo estranho, queimação, fotofobia leve, secreção mucoide e piscar frequente; geralmente são intermitentes
- **Conjuntiva**
  - Hiperemia de uma faixa radial da conjuntiva bulbar superior (Figura 6.25 A) que cora com rosa Bengala e permite uma melhor observação macroscópica
  - Hipertrofia papilar límbica (Figura 6.25 B): as paliçadas límbicas podem se perder superiormente
  - Hipertrofia papilar da placa tarsal superior, geralmente com uma aparência aveludada difusa (Figura 6.25 C)
  - Uma leve pressão de cima para baixo sobre a pálpebra superior resulta em prega de conjuntiva redundante que cruza o limbo superior
  - Possível presença de hemorragias petequiais
  - Queratinização pode ser demonstrada na biopsia ou na citologia de impressão
- **Córnea**
  - Erosões epiteliais ponteadas na porção superior da córnea são comuns e geralmente separadas do limbo por uma zona de epitélio normal
  - Desenvolvimento de ceratite filamentar superior em cerca de um terço dos casos

- Presença de *pannus* superior leve semelhante ao arco senil observada na doença prolongada
- Presença de ceratoconjuntivite seca em aproximadamente 50% dos casos
• Investigação
  - Testes de função tireoidiana devem ser realizados quando se desconhece se o paciente tem doença tireoidiana
  - Biopsia ou citologia de impressão podem revelar a presença de queratinização da conjuntiva bulbar superior.

DICA Deve-se verificar a função tireoidiana de pacientes com ceratoconjuntivite límbica superior.

Tratamento
• **Tópico**
  - Lubrificantes (de preferência, sem conservantes) para reduzir a fricção entre as conjuntivas tarsal e bulbar devem ser utilizados de modo regular e frequente
  - Acetilcisteína a 5 ou 10%, 4 vezes/dia, para romper filamentos e permitir a lubrificação
  - Estabilizadores de mastócitos e esteroides para tratar qualquer componente inflamatório. Esteroides podem ser mais bem utilizados em períodos curtos e intensivos, com redução rápida, e devem ser reservados para os casos graves
  - Resultados promissores já foram relatados com o rebamipide tópico
  - Ciclosporina a 0,05%, 2 vezes/dia, como terapia primária ou adjunta, particularmente na presença de ceratoconjuntivite seca coexistente
  - Ácido retinoico para retardar a queratinização
  - Colírios de soro autólogo a 20% podem ser benéficos, mas precisam ser instilados até 10 vezes/dia
• **Lentes de contato gelatinosas**, que se interpõem entre a pálpebra e a conjuntiva superior, são efetivas em alguns casos. Curiosamente, uma lente unilateral pode proporcionar alívio bilateral
• **Injeção supratarsal de esteroide**: aplicação de 0,1 mℓ de triancinolona a 40 mg/mℓ pode romper o ciclo inflamatório
• **Oclusão temporária dos pontos lacrimais superior e/ou inferior**
• **Ressecção da conjuntiva límbica superior**: tanto de uma zona que se estende a 2 mm a partir do limbo superior como da área corada com rosa Bengala, geralmente é efetiva na presença de doença resistente. A conjuntiva frouxa é removida, e o novo crescimento tende a ser firmemente ancorado. Não existe consenso se a cápsula de Tenon subjacente deve ser excisada
• **Ablação conjuntival**: pela aplicação de nitrato de prata a 0,5% (não de bastões de cauterização) ou termocauterização à área afetada
• **Tratamento de disfunção tireoidiana associada**: pode melhorar a CLS.

Conjuntivite lenhosa

Introdução
A conjuntivite lenhosa é um distúrbio muito raro que oferece potencial ameaça à visão, e até mesmo à vida, e caracteriza-se por lesões pseudomembranosas ricas em fibrina, geralmente bilaterais e com consistência de madeira, que se desenvolvem principalmente na conjuntiva tarsal. Em geral, é uma condição sistêmica capaz de envolver o tecido periodontal, os tratos respiratórios superior e inferior, os rins, a orelha média e a genitália feminina, podendo ocasionalmente levar à morte em decorrência do envolvimento pulmonar. Em pacientes suscetíveis, ocorrem padrões anormais de reparo de lesões,

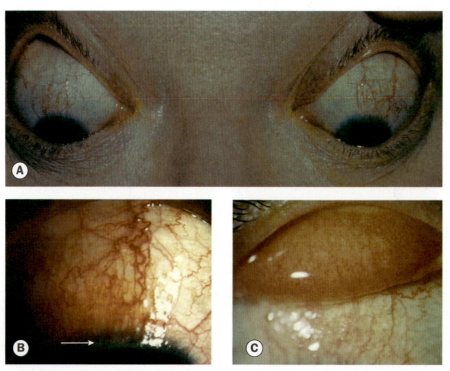

Figura 6.25 Ceratoconjuntivite límbica superior. **A.** Aparência macroscópica mostrando a presença de hiperemia. **B.** Faixa hiperêmica da conjuntiva bulbar superior com papilas límbicas (*seta*). **C.** Hipertrofia papilar aveludada difusa.

particularmente uma falha na degradação normal de produtos dos estágios agudos do processo de reparação tecidual. Essa condição se manifesta predominantemente no tecido mucoso. A deficiência da fibrinólise mediada pela plasmina pode ser um fator-chave comum em muitos pacientes. Os episódios podem ser desencadeados por traumas relativamente pequenos ou por eventos sistêmicos, como febre e terapia com antifibrinolíticos.

Diagnóstico

- **Histopatologia**: mostra depósitos subepiteliais amorfos de material eosinofílico formado predominantemente por fibrina (Figura 6.26 A)
- **Apresentação**: com conjuntivite inespecífica, normalmente na infância (5 anos de idade, em média), embora possa ocorrer em qualquer idade. Em geral, os pais observam uma lesão na conjuntiva
- **Sinais**
  - Massas conjuntivais lobulares vermelho-esbranquiçadas que crescem gradativamente (Figuras 6.26 B e C) possivelmente recobertas por uma secreção mucoide espessa amarelo-esbranquiçada
  - Cicatrizes corneanas, vascularização, infecção ou *melting*.

Tratamento

O tratamento tende a ser insatisfatório e a resolução espontânea é rara. É importante suspender quaisquer medicamentos antifibrinolíticos.

- **Remoção cirúrgica** (ver Figura 6.26 D): com diatermia meticulosa da base da lesão. Plasminogênio tópico pré-operatório pode amolecer pseudomembranas e facilitar sua remoção
- **Tópico**
  - Após a remoção das membranas, inicia-se imediatamente um regime de heparina e esteroides a cada hora e que deve ser mantido até a ferida se reepitelizar, com a subsequente redução no decorrer de várias semanas até que todos os sinais de inflamação tenham desaparecido
  - A recorrência pode ser retardada com instilação de ciclosporina e esteroides a longo prazo
- **Outras modalidades**
  - Plasminogênio intravenoso ou tópico
  - Transplante de membrana amniótica para a conjuntiva após remoção da lesão
  - Tratamento profilático com heparina pode ser benéfico antes da cirurgia ocular em pacientes de risco.

Síndrome oculoglandular de Parinaud

A síndrome oculoglandular de Parinaud é uma condição rara que consiste em febre crônica baixa, conjuntivite granulomatosa unilateral (Figura 6.27) com folículos circundantes e linfadenopatia regional (pré-auricular) ipsilateral. Trata-se de uma doença sinônima da doença da arranhadura do gato (causada por *Bartonella*

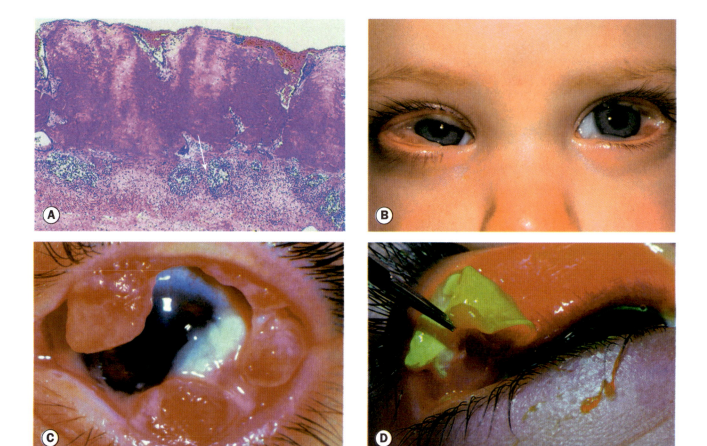

Figura 6.26 Conjuntivite lenhosa. **A.** Histologia mostrando coágulo fibrinoso eosinofílico na superfície da conjuntiva. **B** e **C.** Múltiplas lesões lenhosas. **D.** Remoção de lesão. (*Cortesia de J Harry e G Misson, de* Clinical Ophthalmic Pathology, *Butterworth-Heinemann 2001 – Figura A; JH Krachmer, MJ Mannis e EJ Holland, de* Cornea, *Mosby 2005 – Figura C; J Dart – Figura D.*)

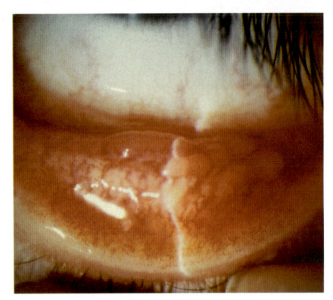

Figura 6.27 Conjuntivite granulomatosa na síndrome de Parinaud.

henselae; ver Capítulo 12), embora várias outras causas já tenham sido implicadas, como tularemia, pelos de inseto (oftalmia nodosa), *Treponema pallidum*, esporotricose, tuberculose e infecção aguda por *C. trachomatis*.

Conjuntivite factícia

Introdução
A autolesão (ceratoconjuntivite factícia) geralmente é intencional, mas pode ocorrer também inadvertidamente, como na síndrome da pesca do muco e na remoção das lentes de contato. A lesão pode ser resultante de trauma mecânico ou da instilação de substância irritativa, mas prontamente acessível no ambiente doméstico, como sabão, por exemplo. Às vezes, a instilação excessiva de medicação ocular prescrita é a responsável.

Diagnóstico
- **Sintomas**: os sintomas relatados podem parecer desproporcionais aos sinais. O paciente pode ter procurado várias opiniões médicas por um longo período, geralmente de diferentes especialistas, para queixas diversas
- **Sinais**
  ◦ Injeção conjuntival inferior e coloração com rosa Bengala (Figura 6.28), com conjuntiva bulbar superior clara
  ◦ Abrasões corneanas lineares, defeitos epiteliais persistentes e, ocasionalmente, perfuração focal da córnea
  ◦ Infecção secundária por *Candida* spp.
  ◦ Infiltrado anelar estéril e hipópio
  ◦ Cicatriz corneana.

Conduta
- Exclusão de outros diagnósticos
- Talvez seja necessária uma observação rigorosa
- O confronto geralmente resulta no fracasso do retorno para a reavaliação
- Talvez convenha a opinião um psiquiatra.

DEGENERAÇÕES

Pinguécula

Introdução
Pinguécula é uma degeneração elastótica assintomática e inócua, mas extremamente comum, do estroma da conjuntiva. Observa-se um monte branco-amarelado ou um agregado de montes menores na conjuntiva bulbar adjacente ao limbo (Figura 6.29 A). Em geral, é mais comum localizar-se no limbo nasal do que no temporal, mas muitas vezes está presente em ambos. Ocasionalmente, há presença de calcificação (Figura 6.29 B). Acredita-se que a causa seja uma lesão actínica, semelhante à etiologia do pterígio (ver a seguir), que tem semelhança histológica com a pinguécula. A distinção é que a barreira límbica à extensão permaneceu intacta com a pinguécula, embora possa ocorrer transformação. Ocasionalmente, a pinguécula pode apresentar uma inflamação aguda (pingueculite; Figura 6.29 C), sobretudo se a lesão for proeminente ou a calcificação sobrejacente levar à quebra da barreira epitelial.

Tratamento
Normalmente, não há necessidade de tratamento porque o crescimento é muito lento ou inexistente.
- A irritação pode ser tratada com lubrificação tópica
- Pingueculite pode ser tratada com lubrificação, se branda, ou com um curto regime de esteroide tópico
- A excisão pode ser indicada por motivos estéticos ou pela presença de irritação significativa. Ao contrário do pterígio (ver a seguir), a taxa de recorrência é baixa e a excisão simples normalmente é adequada
- Ablação térmica a *laser* pode ser efetiva. Marcação com violeta genciana pode ser necessária para garantir a absorção adequada em indivíduos de pele mais clara.

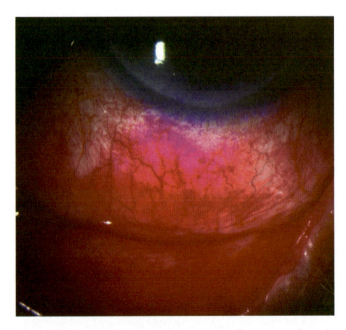

Figura 6.28 Injeção conjuntival inferior e coloração com rosa Bengala na conjuntivite factícia. (*Cortesia de S Tuft.*)

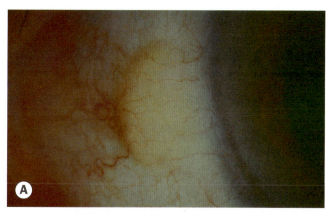
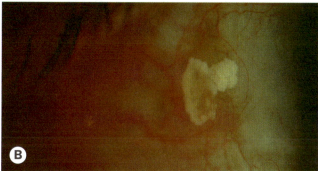
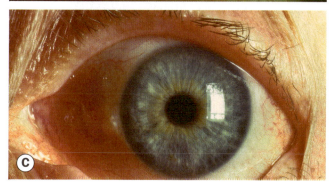

Figura 6.29 A. Pinguécula. **B.** Desenvolvimento de calcificação. **C.** Pingueculite.

Pterígio

Introdução

Pterígio é um crescimento fibrovascular subepitelial triangular de tecido degenerativo da conjuntiva bulbar sobre o limbo que invade a córnea. Normalmente, desenvolve-se em pacientes que moram em países ensolarados e, assim como a pinguécula, pode representar uma resposta à exposição à radiação ultravioleta e a outros fatores, como ressecamento superficial crônico. A condição tende a ser hereditária. O pterígio é histologicamente semelhante a uma pinguécula e apresenta alterações degenerativas elastóticas no colágeno estromal subepitelial vascularizado (Figura 6.30 A). Ao contrário das pinguéculas, os pterígios avançam sobre a córnea, invadindo a camada de Bowman. O pseudopterígio tem aparência clínica semelhante, mas é causado por uma faixa de conjuntiva que adere a uma área da córnea comprometida em seu ápice, formando-se como uma resposta a um episódio inflamatório agudo, como queimadura química, úlcera corneana (especialmente se marginal), trauma e conjuntivite cicatrizante.

Achados clínicos

- **Sintomas**: pacientes que se apresentam com história de crescimento recente têm maior probabilidade de necessitar de uma excisão precoce para um crescimento agressivo subsequente. Crescimento agressivo ou aparência atípica devem ensejar biopsia excisional
    - A maioria das lesões pequenas é assintomática
    - Irritação e sensação de areia são causadas por um efeito de dellen – ressecamento localizado – na borda avançada, em razão da interferência com o filme lacrimal pré-corneano (mais provável se a cabeça do pterígio for especialmente elevada)
    - Pacientes que usam lentes de contato podem desenvolver sintomas de irritação em um estágio precoce em razão da elevação da borda
    - As lesões podem interferir na visão, obscurecendo o eixo visual ou induzindo ao astigmatismo
    - Pode haver inflamação intermitente semelhante à pingueculite
    - A questão estética pode ser um problema significativo
    - Lesões extensas, especialmente se recorrentes, podem estar associadas à fibrose subconjuntival que estende para os fórnices, capaz de causar restrição à excursão ocular
    - Em caso de suspeita de pseudopterígio, pode haver um histórico de episódio causal
- **Sinais**
    - O pterígio consiste em três partes: uma "tampa" (zona avascular semelhante a um halo na borda avançada), uma cabeça e um corpo (ver Figura 6.30 B)
    - Observa-se um depósito linear de ferro (linha de Stocker) no epitélio corneano anterior à cabeça do pterígio (ver Figura 6.30 C)
    - As ilhotas de Fuchs são manchas esbranquiçadas pequenas e discretas formadas por grupos de células epiteliais do pterígio, geralmente presentes na borda avançada
    - Pseudopterígio (ver Figura 6.30 D) distingue-se classicamente pelo fato de estar localizado distante da horizontal (embora isso possa ser ocasionalmente observado com os pterígios verdadeiros) e por haver uma firme conexão com a córnea somente em seu ápice (cabeça).

Tratamento

- O **tratamento clínico** de pacientes sintomáticos é como o da pinguécula. Deve-se aconselhar o paciente a usar óculos de sol para reduzir a exposição à radiação ultravioleta
- **Cirurgia**: excisão simples (técnica da "esclera nua") é associada a uma taxa mais elevada de recorrência (cerca de 80%), geralmente com um comportamento mais agressivo do que a lesão original
    - O pterígio é excisado da córnea e da conjuntiva, deixando a esclera nua (Figura 6.31 A)
    - Autoenxerto conjuntival: o retalho conjuntival doador normalmente é colhido da região paralímbica superior ou superotemporal (Figura 6.31 B). O enxerto é suturado no local com fios de sutura de náilon 10.0 (Figura 6.31 C). O local cicatriza rapidamente. Enxertos conjuntivais podem ser fixados com cola tissular (p. ex., cola de fibrina Tisseel), em lugar de suturas; encurtando, desse modo, o tempo de cirurgia e reduzindo a irritação pós-operatória

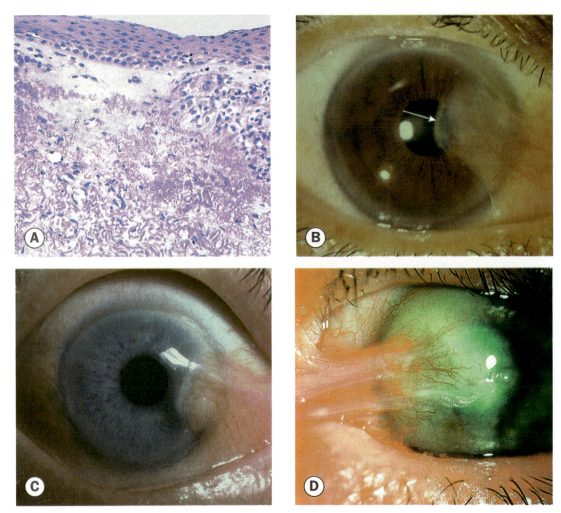

Figura 6.30 Pterígio. **A.** Histologia mostrando alterações degenerativas do colágeno no estroma subepitelial vascularizado. **B.** Pterígio mostrando tampa, cabeça, corpo e linha de Stocker *(seta)*. **C.** Pterígio inflamado. **D.** Pseudopterígio decorrente de queimadura química. *(Cortesia de J Harry – Figura A.)*

- Tratamento adjuvante com mitomicina C ou betairradiação pode ser utilizado no lugar das técnicas de enxerto
- Ceratoplastia lamelar periférica pode ser necessária em lesões profundas.

DICA Em um paciente submetido à cirurgia de pterígio, o risco de recorrência pode ser reduzido com o uso de um autoenxerto conjuntival ou com a aplicação de mitomicina C ao local da cirurgia.

Concreções

Concreções são extremamente comuns e em geral estão associadas ao envelhecimento, embora possam também se formar em pacientes com inflamação conjuntival crônica, como tracoma. Apresentam-se como múltiplos cistos minúsculos que contêm depósitos branco-amarelados de restos epiteliais, inclusive de queratina, geralmente localizados no nível subepitelial na conjuntiva tarsal e forniceal inferior (Figura 6.32 A). Podem calcificar-se e, sobretudo se grandes, podem erodir o epitélio sobrejacente (Figura 6.32 B) e causar irritação significativa. Se sintomáticas, o tratamento envolve remoção com uma agulha, sob anestesia tópica e utilizando-se a lâmpada de fenda.

Conjuntivocálase

A conjuntivocálase normalmente apresenta-se como uma prega de conjuntiva redundante interposta entre o globo ocular e a pálpebra inferior, projetando-se sobre a margem palpebral (Figura 6.33). Trata-se provavelmente de uma alteração normal decorrente do envelhecimento e que pode ser exacerbada por inflamação e estresse mecânico relacionado com condições como olho seco e doença da margem palpebral. Os sintomas incluem lacrimejamento decorrente de obstrução do ponto lacrimal inferior e interferência no menisco lacrimal marginal. O tratamento consiste em lubrificantes tópicos e no tratamento de qualquer blefarite. Um curto regime de esteroides tópicos ou outro agente anti-inflamatório pode ser útil. Em casos graves, pode-se realizar a ressecção da conjuntiva (ver Capítulo 3).

Cisto de retenção (inclusão epitelial primária)

Os cistos de retenção conjuntival são lesões de paredes finas localizadas na conjuntiva bulbar que contêm um líquido transparente (Figura 6.34) ou, ocasionalmente, turvo. Esses cistos normalmente

Capítulo 6 • Conjuntiva 193

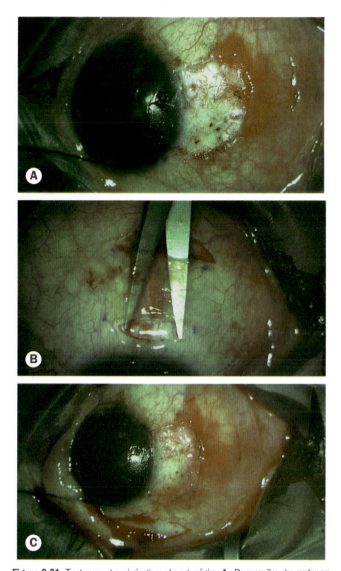

Figura 6.31 Tratamento cirúrgico do pterígio. **A.** Remoção da cabeça do pterígio. **B.** Preparação do enxerto conjuntival. **C.** Enxerto suturado no local. (*Cortesia de M Leyland.*)

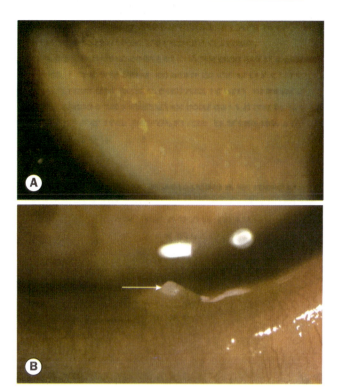

Figura 6.32 A. Múltiplas concreções pequenas. **B.** Concreção grande erodindo através da superfície da conjuntiva (*seta*).

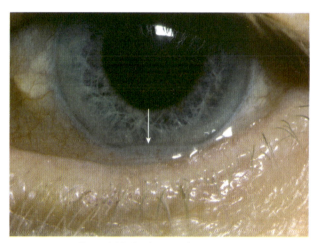

Figura 6.33 Conjuntivocálase (*seta*).

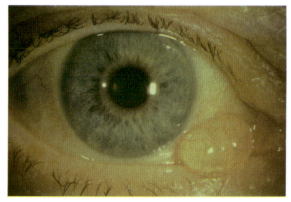

Figura 6.34 Cisto conjuntival.

não causam desconforto, mas podem ser considerados inestéticos. A histologia mostra uma cavidade interna preenchida por líquido e revestida por uma dupla camada epitelial. O tratamento, se necessário, se faz inicialmente por punção simples com uma agulha sob anestesia tópica, mas a recorrência é comum. O sangramento no interior do cisto rompido é um aspecto positivo que deve ser incentivado, uma vez que pode promover a aderência das paredes e reduzir a chance de recorrência. No caso de recorrência, pode-se realizar a excisão da parede do cisto sob anestesia tópica. O diagnóstico diferencial inclui cistos de inclusão secundários após a cirurgia da conjuntiva e linfangiectasia. A segunda caracteriza-se por filamentos de canais císticos ou em forma de salsicha de paredes límpidas, que podem encher-se de sangue (linfangiectasia hemorrágica; Figura 6.35).

HEMORRAGIA SUBCONJUNTIVAL

A hemorragia subconjuntival (Figura 6.36) é um fenômeno muito comum, quase sempre idiopático e aparentemente espontâneo, que acomete especificamente pessoas mais velhas, podendo resultar de cirurgia, conjuntivite e trauma. A hemorragia normalmente é assintomática, mas, às vezes, é possível que haja dor aguda momentânea ou sensação de estalo. Tosse, espirro e vômitos são fatores predisponentes comuns. Em jovens, o uso de lentes de contato é uma correlação comum; em pessoas mais velhas, a doença vascular sistêmica (hipertensão) é uma condição prevalente. Em geral, pacientes estão tomando ácido acetilsalicílico ou produtos similares que têm efeito sobre a função plaquetária. Diáteses hemorrágicas representam uma correlação muita rara, mas a deficiência de vitamina C e o trauma decorrente de abusos devem sempre ser levados em consideração em crianças pequenas. A visão normalmente não é afetada, a menos que uma hemorragia substancialmente grande leve a um grande déficit localizado de hidratação da córnea (dellen), o que geralmente causa desconforto. Sangramento grande pode infiltrar-se nas pálpebras. A resolução espontânea em 1 ou 2 semanas é comum, mas a ocorrência de dois ou três episódios em curto espaço de tempo não é incomum.

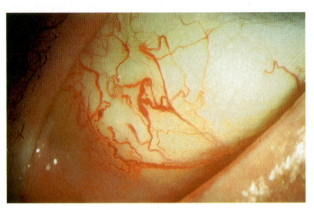

Figura 6.35 Linfangiectasia hemorrágica.

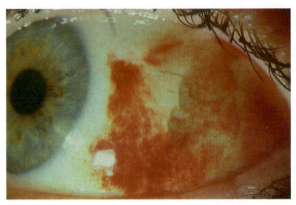

Figura 6.36 Hemorragia subconjuntival. (*Cortesia de T Carmichael.*)

Capítulo 7

Córnea

INTRODUÇÃO, 196
Anatomia e fisiologia, 196
Sinais de doença da córnea, 197
Documentação dos sinais clínicos, 197
Microscopia especular, 200
Topografia corneana, 201
Princípios de tratamento, 201

CERATITE BACTERIANA, 201
Patogênese, 201
Aspectos clínicos, 202
Investigações, 203
Tratamento, 205

CERATITE FÚNGICA, 208
Introdução, 208
Ceratite por cândida e
  ceratite filamentosa, 208
Ceratite por microsporídio, 209

CERATITE PELO HERPES-VÍRUS SIMPLES, 210
Introdução, 210
Ceratite epitelial, 211
Ceratite disciforme, 213
Ceratite estromal necrosante, 214
Ceratopatia neurotrófica, 214
Iridociclite, 214
Outras considerações, 215

HERPES-ZÓSTER OFTÁLMICO, 215
Introdução, 215
Herpes-zóster agudo, 216
Doença ocular, 218
Neuralgia pós-herpética, 219

CERATITE INTERSTICIAL, 221
Introdução, 221

Ceratite intersticial sifilítica, 221
Síndrome de Cogan, 221

CERATITE POR PROTOZOÁRIO, 222
Acanthamoeba, 222

CERATITE HELMÍNTICA, 225
Oncocercose, 225

DOENÇA CORNEANA MEDIADA POR HIPERSENSIBILIDADE BACTERIANA, 225
Ceratite marginal, 225
Flictenulose, 226

ROSÁCEA, 227

ULCERAÇÃO/AFINAMENTO CORNEANO PERIFÉRICO, 229
Úlcera de Mooren, 229
Ceratite ulcerativa periférica associada
  à doença autoimune sistêmica, 230
Degeneração marginal de Terrien, 231

CERATOPATIA NEUROTRÓFICA, 232

CERATOPATIA DE EXPOSIÇÃO, 233

CERATOPATIAS DIVERSAS, 234
Ceratopatia cristalina infecciosa, 234
Ceratite ponteada superficial
  de Thygeson, 234
Ceratopatia filamentar, 236
Erosão recorrente do
  epitélio corneano, 236
Xeroftalmia, 237

ECTASIA CORNEANA, 238
Ceratocone, 238
Degeneração marginal pelúcida, 241

Ceratoglobo, 241

DISTROFIA CORNEANA, 241
Distrofias epiteliais, 242
Camada de Bowman | distrofias
  estromais anteriores, 243
Distrofias estromais, 245
Distrofias da membrana de Descemet
  e do endotélio, 248

DEGENERAÇÃO CORNEANA, 251
Degeneração relacionada
  com a idade, 251

CERATOPATIA METABÓLICA, 255
Cistinose, 255
Mucopolissacaridoses, 255
Doença de Wilson, 255
Deficiência de lecitina colesterol
  aciltransferase, 256
Deposição imunoproteicos, 256
Tirosinemia tipo 2, 257
Doença de Fabry, 257

LENTES DE CONTATO, 257
Usos terapêuticos, 257
Complicações, 258

ANORMALIDADES CONGÊNITAS DA CÓRNEA E DO GLOBO OCULAR, 259
Microcórnea, 259
Microftalmo, 259
Nanoftalmo, 260
Anoftalmo, 260
Megalocórnea, 260
Esclerocórnea, 261
Córnea plana, 261
Ceratectasia, 262
Ceratocone posterior, 262

INTRODUÇÃO

Anatomia e fisiologia

Geral

A córnea é uma estrutura complexa que, além de exercer uma função de proteção, é responsável por cerca de três quartos do poder óptico do olho. A córnea normal não tem vasos sanguíneos. Os nutrientes são fornecidos e os produtos metabólicos são removidos por meio do humor aquoso, na porção posterior, e pelas lágrimas, na porção anterior. A córnea é o tecido mais densamente inervado do corpo, e condições como abrasões e ceratopatia bolhosa estão associadas à dor intensa, à fotofobia e ao lacrimejamento reflexo. Dois plexos nervosos, um subepitelial e outro estromal mais profundo, são ambos derivados da primeira divisão do nervo trigêmeo.

Dimensões

A córnea tem diâmetro médio de 11,5 mm verticalmente e 12 mm horizontalmente. Tem espessura média de 540 µm no centro, sendo mais espessa em direção à periferia. A espessura central da córnea não difere entre homens e mulheres, mas varia entre indivíduos e raças. Trata-se de um fator determinante na medida da pressão intraocular (PIO) com as técnicas convencionais.

Estrutura

A córnea é composta pelas seguintes camadas (Figura 7.1):
- **Epitélio**: estratificado, escamoso e não queratinizado, formado por:
  - Camada única de células basais colunares ligadas pelos hemidesmossomos a uma membrana basal subjacente
  - Duas a três camadas de células "aladas"
  - Duas camadas de células escamosas superficiais
  - A área superficial das células mais externas é ampliada pelas micropregas e microvilosidades que facilitam a ligação do filme lacrimal e da mucina. Após alguns dias, as células superficiais descamam e são liberadas no filme lacrimal
  - As células-tronco da córnea estão localizadas no limbo corneoescleral, possivelmente nas treliças de Vogt. A deficiência pode resultar em defeitos epiteliais crônicos e "conjuntivalização" (instabilidade epitelial, vascularização e aparecimento de células caliciformes). Acredita-se que essas células sejam fundamentais para a manutenção de uma barreira fisiológica, evitando que o tecido conjuntivo cresça sobre a córnea (p. ex., pterígio). A deficiência pode ser tratada pelo autotransplante ou alotransplante de células-tronco
- **Camada de Bowman**: camada superficial acelular do estroma formada por fibras de colágeno
- **Estroma** compõe 90% da espessura da córnea e é organizado em camadas de fibrilas de colágeno orientadas regularmente cujo espaçamento é mantido por substância à base de proteoglicanos (sulfato de condroitina e sulfato de queratano) com fibroblastos modificados intercalados (ceratócitos). A manutenção do arranjo regular e do espaçamento do colágeno é fundamental para a transparência óptica. O estroma pode cicatrizar, mas não se regenera após uma lesão
- **Membrana de Descemet**: lâmina discreta composta por fina trama de fibrilas de colágeno distintas do colágeno do estroma. A membrana consiste em uma zona anterior bandeada que é

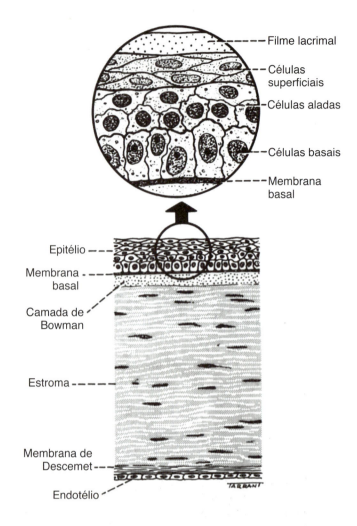

Figura 7.1 Anatomia da córnea.

formada intraútero e uma zona posterior não bandeada, depositada ao longo da vida a partir do endotélio, para o qual serve de membrana basal modificada. A membrana de Descemet tem potencial regenerativo
- **Endotélio**: consiste em uma monocamada de células poligonais. As células do endotélio mantêm a deturgescência da córnea durante toda a vida, bombeando o excesso de fluido para fora do estroma. A densidade celular do adulto jovem é de aproximadamente 3.000 células/mm². O número de células diminui à razão de aproximadamente 0,6% ao ano, e as células vizinhas aumentam para preencher o espaço. As células não se regeneram. Com densidade de cerca de 500 células/mm², desenvolve-se edema da córnea e a transparência é prejudicada
- Foi sugerida a existência de uma sexta camada da córnea entre o estroma e a membrana de Descemet (**camada Dua**), embora alguns especialistas acreditem tratar-se da continuação da porção posterior do estroma, anteriormente descrita.

DICA A córnea é densamente inervada e a ocorrência de abrasão corneana normalmente é associada a dor intensa, fotofobia e lacrimejamento reflexo.

Sinais de doença da córnea

Superficiais

- **Erosões epiteliais ponteadas (EEPs)**: pequenos defeitos epiteliais que coram com fluoresceína (Figura 7.2 A) e rosa Bengala (Figura 7.2 B), geralmente são um sinal precoce de comprometimento epitelial. As causas são diversas. A localização das lesões pode fornecer uma indicação da etiologia:
  - Superior – doença vernal, conjuntivite por clamídia, cerato-conjuntivite límbica superior, síndrome da pálpebra frouxa e ceratoconjuntivite mecanicamente induzida
  - Interpalpebral – olho seco (pode também ser inferior), sensibilidade corneana reduzida e ceratopatia por raios ultravioleta
  - Inferior – blefarite crônica, lagoftalmo, toxicidade de colírios, autoindução, cílios aberrantes e entrópio
  - Difusa – alguns casos de conjuntivite viral e toxicidade de colírios
  - Central – uso prolongado de lentes de contato
- **Ceratite epitelial ponteada** (**PEK**, *punctate epithelial keratitis*): apresenta-se como células epiteliais granulares, opalescentes e inchadas com infiltrados intraepiteliais focais (Figura 7.2 C). São visíveis sem corantes, mas coram bem com rosa Bengala e, variavelmente, com fluoresceína. As causas incluem:
  - Infecções: adenovirais, por clamídia, molusco contagioso, herpes simples e herpes-zóster (precocemente), microsporidiose e infecções virais sistêmicas (p. ex., sarampo, varicela, rubéola)
  - Diversas: ceratite superficial ponteada de Thygeson e toxicidade de colírios
- **Infiltrados subepiteliais**: pequenos focos de infiltrados inflamatórios abaixo da superfície e que não coram. As causas incluem ceratoconjuntivite adenoviral prolongada, ceratite por herpes-zóster, conjuntivite de inclusão do adulto, ceratite marginal, rosácea e ceratite superficial ponteada de Thygeson
- **Ceratite superficial ponteada**: termo inespecífico designativo de qualquer alteração do epitélio corneano com morfologia ponteada
- **Filamentos**: filamentos de muco, mesclados com epitélio, ligados a uma das extremidades da superfície corneana, que coram bem com rosa Bengala (Figura 7.2 B). A extremidade solta se movimenta a cada piscada. Observam-se opacidades subepiteliais cinzentas no local da ligação. Olho seco é, sem comparação, a causa mais comum. Outras causas incluem ceratoconjuntivite límbica superior, ceratopatia neurotrófica, uso prolongado de curativo oclusivo ocular e blefaroespasmo essencial
- **Edema epitelial**: casos sutis podem manifestar-se com a perda do brilho normal da córnea; porém, é mais comum a presença de diminutas vesículas epiteliais abundantes. Há formação de bolhas nos casos moderados a graves (Figura 7.2 D). A causa normalmente é a descompensação endotelial, podendo também seguir-se a uma elevação aguda da PIO
- **Neovascularização superficial** (Figura 7.2 E): achado na irritação crônica da superfície ocular ou hipoxia, como no caso de uso de lentes de contato
- *Pannus*: descreve neovascularização superficial acompanhada por alterações subepiteliais degenerativas (Figura 7.2 F).

Profunda

- **Infiltrados**: opacidades amarelas – ou branco-acinzentadas – localizadas inicialmente no estroma anterior (Figura 7.3 A), normalmente associadas à hiperemia límbica ou conjuntival. São focos de inflamação aguda do estroma formados por células inflamatórias e detritos celulares e extracelulares, incluindo necrose. A principal distinção é entre lesões estéreis e infecciosas (Tabela 7.1); mnemônico "**PEDAL**": dor, defeitos epiteliais, secreção, reação de câmara anterior, localização (do inglês, **P**ain, **E**pithelial defects, **D**ischarge, **A**nterior chamber reaction, **L**ocation). Ceratite supurativa é causada pela infecção ativa por bactéria, fungos, protozoário e, ocasionalmente, vírus. "Ceratite estéril" não infecciosa é atribuída a uma resposta imunológica de hipersensibilidade a antígeno, como na ceratite marginal e com o uso de lentes de contato
- **Ulceração**: refere-se à escavação tecidual associada a um defeito epitelial (Figura 7.3 B), normalmente com infiltração e necrose
- *Melting*: desintegração tecidual em resposta à atividade enzimática, geralmente com infiltrado brando ou inexistente (p. ex., ceratite ulcerativa periférica)
- **Vascularização**: ocorre em resposta a uma ampla variedade de estímulos. Canais venosos são facilmente observáveis, enquanto vasos alimentadores (*feeding vessels*) arteriais são menores e requerem maior ampliação. Vasos profundos não perfundidos aparecem como "vasos-fantasmas", mais bem detectados pela retroiluminação
- Depósito de **lipídios** (Figura 7.3 C): podem seguir-se à inflamação crônica com vazamento dos neovasos corneanos
- **Dobras na membrana de Descemet**: também conhecidas como ceratopatia estriada (Figura 7.3 D), podem resultar de edema corneano. As causas incluem inflamação, trauma (inclusive cirurgia) e hipotonia ocular
- **Descemetocele**: herniação de aspecto bolhoso da membrana de Descemet para dentro da córnea (Figura 7.3 E), ocluindo um defeito que, de outro modo, envolveria a espessura total da córnea
- **Rupturas na membrana de Descemet** (Figura 7.3 F): possível consequência do aumento da córnea (estrias de Haab no glaucoma infantil) ou de deformidade, como ceratocone e trauma de parto. Pode seguir-se um influxo agudo de humor aquoso para o estroma corneano (hidropisia aguda)
- **Teste de Seidel** demonstra o extravasamento de humor aquoso. Pinga-se uma gota de fluoresceína a 1 ou 2% na superfície do olho. Com uma lâmpada de fenda, utiliza-se o filtro azul-cobalto para detectar alterações de cor, de laranja-escuro para verde-amarelado brilhante, em decorrência da diluição localizada no ponto do extravasamento.

Documentação dos sinais clínicos

Os sinais clínicos devem ser ilustrados por meio de diagrama rotulado com código de cores. A medição das dimensões da lesão é particularmente útil para facilitar o monitoramento (Figura 7.4). Fotografia com lâmpada de fenda é utilizada cada vez mais como suplemento ou alternativa, mas deve ser de alta qualidade.

- **Opacidades**, como cicatrizes e degenerações, são desenhadas em preto
- **Edema epitelial** é representado por finos círculos azuis, o edema estromal por um sombreado azul, e as dobras na membrana de Descemet por linhas azuis onduladas
- **Hipópio**: é mostrado em amarelo

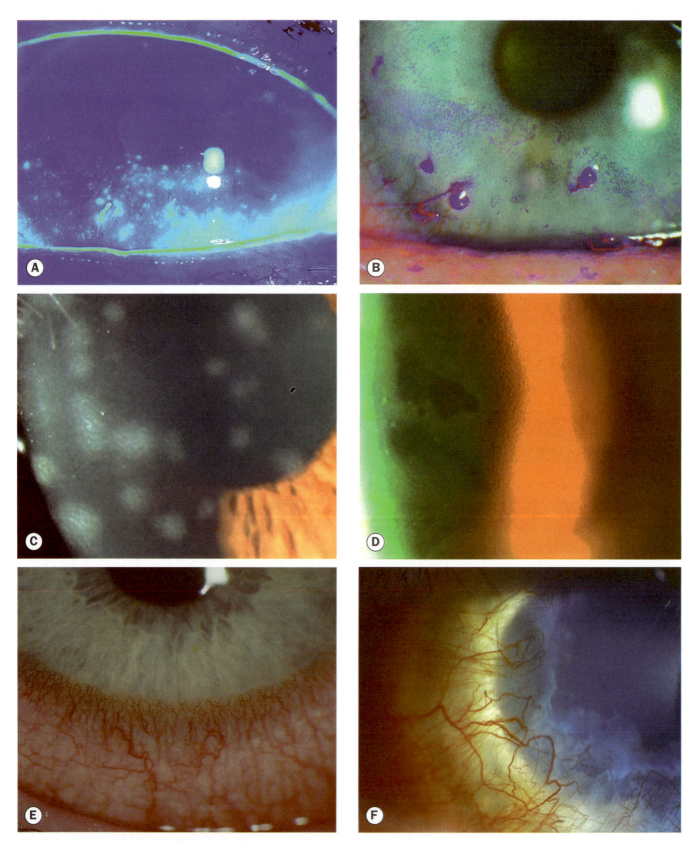

Figura 7.2 Lesões superficiais na córnea. **A.** Erosões epiteliais ponteadas coradas com fluoresceína no olho seco. **B.** Filamentos corados com rosa Bengala. **C.** Ceratite epitelial ponteada. **D.** Edema corneano com bolhas. **E.** Vascularização superficial. **F.** Pannus. (Cortesia de C Barry – Figura F.)

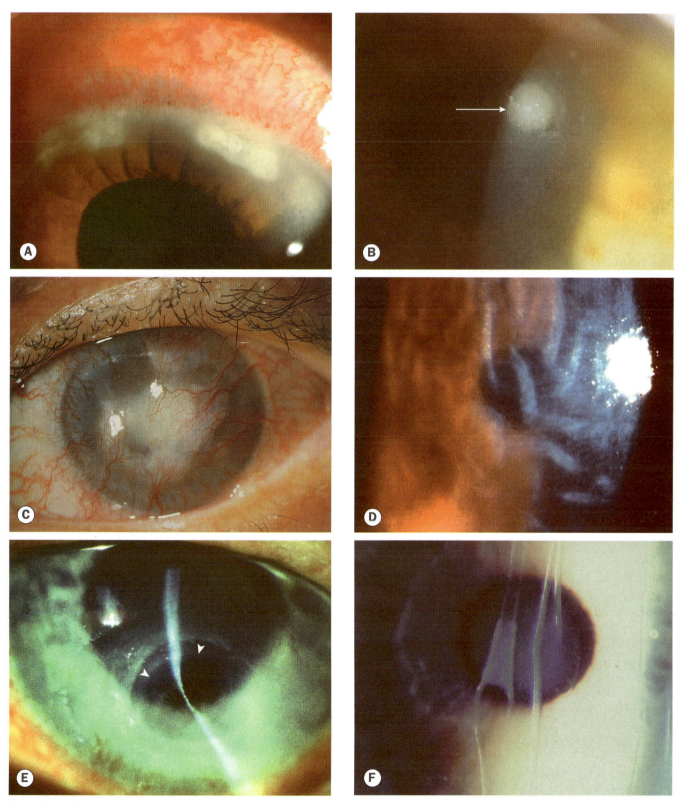

Figura 7.3 Lesões corneanas profundas. **A.** Infiltração. **B.** Ulceração (*seta*). **C.** Depósito de lipídios com vascularização. **D.** Dobras na membrana de Descemet. **E.** Descemetocele (*pontas de seta*). **F.** Rupturas traumáticas na membrana de Descemet. (*Cortesia de C Barry – Figuras C e D; R Curtis – Figura F.*)

Tabela 7.1 Características dos infiltrados infecciosos e estéreis corneanos estéreis.

	Infecciosos	Estéreis
Tamanho	Tendência a ser maior	Tendência a ser menor
Progressão	Rápida	Lenta
Defeito epitelial	Muito comum e maior quando presente	Muito menos comum e, se presente, tende a ser pequeno
Dor	Moderada a intensa	Leve
Secreção	Purulenta	Mucopurulenta
Único ou múltiplo	Normalmente único	Geralmente múltiplo
Unilateral ou bilateral	Unilateral	Geralmente bilateral
Reação de câmara anterior	Intensa	Leve
Localização	Geralmente central	Normalmente mais periférica
Reação corneana adjacente	Extensa	Limitada

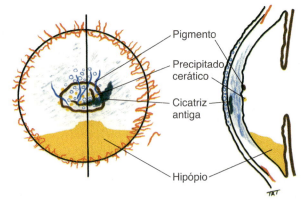

Figura 7.4 Documentação das lesões corneanas.

- **Vasos sanguíneos** são mostrados em vermelho. Vasos superficiais são linhas onduladas que começam fora do limbo, e vasos profundos são linhas retas que começam no limbo
- **Lesões pigmentadas**, como as linhas de ferro e os fusos de Krukenberg, são mostrados em marrom.

Microscopia especular

Miscroscopia especular é o estudo das camadas da córnea sob grande ampliação (100 vezes maior do que a biomicroscopia com lâmpada de fenda). Técnica utilizada principalmente para avaliar o endotélio, o qual pode ser analisado quanto a tamanho, forma, densidade e distribuição das células. A célula endotelial saudável é um hexágono regular (Figura 7.5 A), e a densidade celular normal em um adulto jovem é de aproximadamente 3.000 células/mm².
- **Física**: quando um feixe de luz da fotomicroscopia passa através da córnea, encontra uma série de interfaces entre regiões opticamente distintas. Alguma luz é refletida de modo especular (i. e., como um espelho) de volta para o fotomicroscópio e forma uma imagem que pode ser fotografada e analisada
- **Indicações**
  - A avaliação da reserva funcional do endotélio corneano antes de cirurgia intraocular é a indicação mais comum. Uma córnea clara com espessura normal à paquimetria não está necessariamente associada à morfologia endotelial ou densidade celular normal. O edema corneano tem probabilidade consideravelmente maior de ocorrer com uma densidade celular abaixo de 700 células/mm², mas é improvável acima de 1.000 células/mm²
  - Avaliação de córnea doadora
  - Para demonstrar presença de patologia, especificamente córnea *guttata* (Figura 7.5 B), irregularidades da membrana de Descemet e distrofia polimorfa posterior.

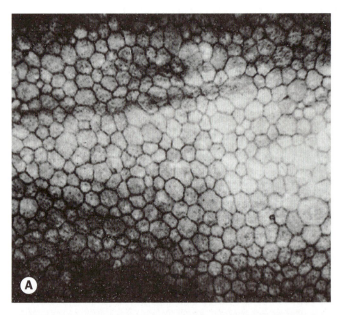

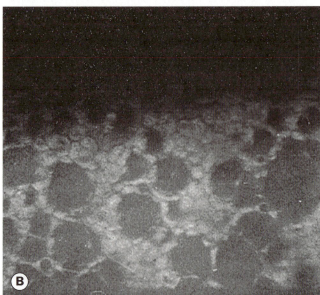

Figura 7.5 Micrografia especular. **A.** Endotélio corneano normal. **B.** Córnea *guttata* com acentuada perda do mosaico endotelial. (*Cortesia de T Casey e K Sharif, de* A Colour Atlas of Corneal Dystrophies and Degenerations, *Wolfe 1991 – Figura B.*)

Topografia corneana

A topografia corneana é utilizada para produzir imagens da córnea projetando uma série de anéis concêntricos de luz na superfície anterior, constituindo uma imagem de discos de Plácido. A luz refletida é analisada com o auxílio de um programa de computador para produzir um mapa detalhado da superfície. Uma aplicação importante é a detecção e o acompanhamento de ectasia corneana, principalmente do ceratocone. O rastreamento de ectasia corneana é especialmente importante antes de cirurgia refrativa. Essa técnica é utilizada ocasionalmente para adaptação de lentes de contato e para medir a espessura da córnea. O sistema de imagem Scheimpflug é uma nova tecnologia que pode oferecer vantagens na obtenção de imagens topográficas. A tomografia de coerência óptica (OCT) do segmento anterior e a biomicroscopia ultrassônica também podem ser utilizadas para obtenção de imagens da córnea.

Princípios de tratamento

Controle de infecção e inflamação

- **Agentes antimicrobianos**: devem ser iniciados tão logo as investigações preliminares tenham sido realizadas. A escolha do agente é determinada pela provável etiologia, de acordo com os achados clínicos. Em geral, utiliza-se inicialmente o tratamento de amplo espectro, com a introdução de drogas mais específicas, se necessário, quando os resultados da investigação forem disponibilizados
- **Esteroides tópicos**: devem ser utilizados com cautela, uma vez que podem promover a replicação de alguns microrganismos, sobretudo do herpes-vírus simples (HSV) e de fungos, e retardar processos reparadores, como reepitelização. Todavia são essenciais em uma série de condições para a supressão de inflamação destrutiva que comprometa a visão
- **Agentes imunossupressores sistêmicos** são úteis em algumas condições, particularmente nas doenças autoimunes.

Promoção da cicatrização epitelial

A reepitelização é de grande importância em qualquer doença corneana, visto que o afinamento raramente progride se o epitélio estiver intacto.

- **Redução da exposição** a medicamentos tóxicos e a conservantes sempre que possível
- **Lubrificação** com lágrimas artificiais (sem conservantes, se possível) e pomadas. O fechamento das pálpebras com fita adesiva como medida temporária geralmente é usado como um adjunto noturno
- **Pomada antibiótica**: considerada de maneira profilática
- **Lentes de contato terapêuticas**: devem ser cuidadosamente supervisionadas para excluir superinfecção, devendo-se reduzir a duração de uso ao mínimo necessário. As indicações incluem:
  - ○ Promoção da cicatrização protegendo-se mecanicamente o epitélio corneano em regeneração contra o constante atrito das pálpebras
  - ○ Melhorar o conforto, especialmente na presença de uma grande abrasão da córnea
  - ○ Selar pequena perfuração (Figura 7.6 A)
- **Fechamento cirúrgico das pálpebras**: é particularmente útil nas ceratopatias de exposição e neurotrófica, bem como nos defeitos epiteliais persistentes. O fechamento das pálpebras pode ser usado como método conservador para a cura de úlcera infecciosa em determinados casos, como em olho sem potencial visual em paciente com demência grave
  - ○ Injeção de toxina botulínica no músculo levantador da pálpebra para induzir ptose temporária (2 a 3 meses)
  - ○ Tarsorrafia lateral temporária ou permanente, ou cantoplastia medial e, ocasionalmente, tarsorrafia central (Figura 7.6 B)
- **Retalho conjuntival** (de Gundersen): protegerá e permitirá a cicatrização de defeito epitelial da córnea. É particularmente indicado para doença crônica unilateral em que o prognóstico de recuperação da visão útil é baixo. A membrana mucosa bucal é uma alternativa
- **Enxerto de membrana amniótica** (Figura 7.6 C): para defeitos epiteliais persistentes não responsivos
- **Adesivo tecidual** (cola de cianoacrilato): para fechar pequenas perfurações. Pode-se aplicar a cola na lateral de um retalho (drape) cortado sob medida de faixa plástica estéril, que é fixado sobre o defeito após as bordas serem secas com esponja de celulose. O retalho (drape) permanece no lugar para fechar o defeito e uma lente de contato protetora é colocada para proporcionar conforto e auxiliar na retenção do curativo (Figura 7.6 D)
- **Transplante de células-tronco límbicas**: pode ser utilizado se houver deficiência de células-tronco, como nas queimaduras químicas e na conjuntivite cicatrizante. A origem do tecido doador pode ser o outro olho (autoenxerto) na doença unilateral ou de um doador vivo ou morto (aloenxerto), quando ambos os olhos são afetados. Uma técnica mais recente consiste na replicação in vitro das células-tronco do próprio paciente com subsequente reimplantação da população celular aumentada
- O **tabagismo** atrasa a epitelização e deve ser interrompido.

CERATITE BACTERIANA

Patogênese

Patógenos

Em geral, a ceratite bacteriana desenvolve-se somente quando as defesas oculares estão comprometidas (ver adiante). Entretanto, algumas bactérias, entre as quais *Neisseria gonorrhoeae*, *Neisseria meningitidis*, *Corynebacterium diphtheriae* e *Haemophilus influenzae* são capazes de penetrar em um epitélio corneano saudável, normalmente associado à conjuntivite grave. É importante lembrar que as infecções podem ser polimicrobianas, incluindo coinfecção bacteriana e fúngica. Os patógenos comuns incluem:

- *Pseudomonas aeruginosa*: bacilo gram-negativo onipresente comensal do sistema gastrintestinal. A infecção normalmente é agressiva e responsável por mais de 60% dos casos de ceratite relacionada com o uso de lentes de contato
- *Staphylococcus aureus*: gram-positivo e coagulase-positivo comensal das narinas, da pele e da conjuntiva. A ceratite tende a apresentar-se com um infiltrado branco ou branco-amarelado focal e relativamente bem definido
- Estreptococos: o *S. pyogenes* é um gram-positivo comum comensal da garganta e da vagina. O *S. pneumoniae* (pneumococos) é um gram-positivo comensal do trato respiratório superior. Infecções por estreptococos geralmente são agressivas.

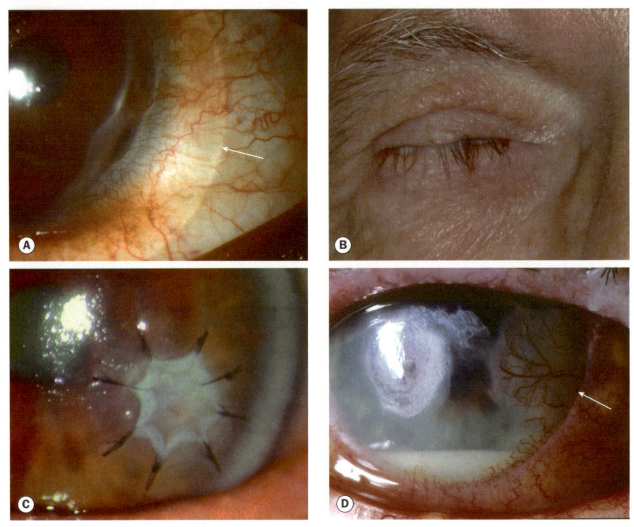

Figura 7.6 Métodos para promoção da cicatrização epitelial. **A.** Lente de contato terapêutica (*seta*) em um olho com pequena perfuração. **B.** Tarsorrafia central. **C.** Enxerto de membrana amniótica sobre defeito epitelial persistente. **D.** Cola tecidual sob lente de contato terapêutica (*seta*) em olho com afinamento grave. (*Cortesia de S Tuft – Figuras A e C; S Chen – Figura B.*)

Fatores de risco

- **Uso de lentes de contato**: especialmente se por tempo prolongado, é o fator de risco mais importante. O comprometimento do epitélio corneano em decorrência de hipoxia e pequenos traumas também é considerado importante, assim como a aderência bacteriana à superfície da lente. Usuários de lentes gelatinosas apresentam risco maior do que aqueles que usam lentes rígidas gás-permeáveis e de outros tipos. A probabilidade de infecção é maior se a higiene for insatisfatória, mas pode ocorrer também apesar de cuidados aparentemente meticulosos e com lentes de descarte diário
- **Trauma**, incluindo cirurgia refrativa (particularmente LASIK, *ceratomileuse in situ laser-assistida*), tem sido associado à infecção bacteriana, inclusive por micobactérias atípicas. Nos países em desenvolvimento, a lesão agrícola é o principal fator de risco, quando se pode considerar a infecção fúngica
- **Doença da superfície ocular**, como ceratite herpética, ceratopatia bolhosa, olho seco, blefarite crônica, triquíase e entrópio; exposição, doença ocular alérgica grave e anestesia corneana
- **Outros fatores** incluem imunossupressão local ou sistêmica, diabetes e deficiência de vitamina A.

DICA Deve-se excluir a hipótese de úlcera de córnea bacteriana no paciente usuário de lentes de contato que apresentar olhos vermelhos e doloridos e visão embaçada.

Aspectos clínicos

- **Manifestação**: com dor, fotofobia, visão embaçada e secreção mucopurulenta ou purulenta
- **Sinais**
  - Defeito epitelial com infiltrado envolvendo uma grande área e injeção circuncorneana significativa (Figura 7.7 A e B)
  - Edema estromal, dobras na membrana de Descemet e uveíte anterior, geralmente com hipópio (Figura 7.7 C), e sinéquias posteriores na ceratite de intensidade moderada a grave. Há possibilidade de se formar precipitados ceráticos como placas no endotélio contíguo ao estroma afetado
  - Quemose e inchaço palpebral nos casos moderados a graves
  - Ulceração grave pode levar à descemetocele e perfuração, especialmente na infecção por *Pseudomonas* (Figura 7.7 D)

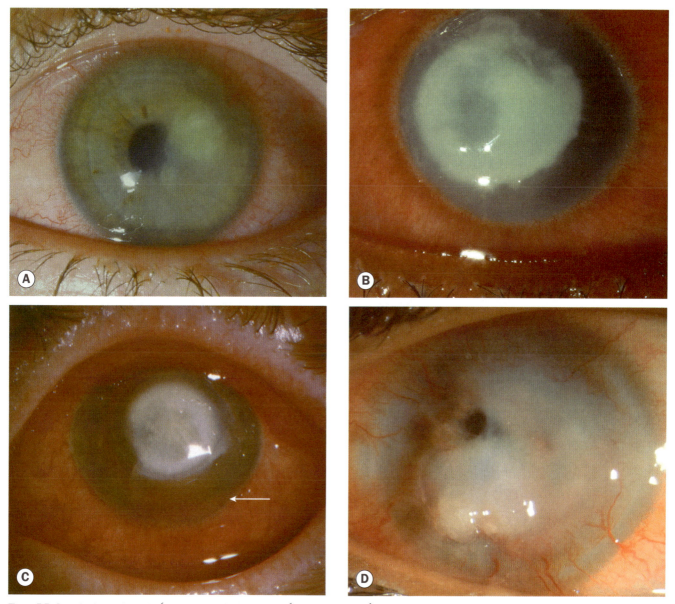

Figura 7.7 Ceratite bacteriana. **A.** Úlcera em estágio inicial. **B.** Úlcera grande. **C.** Úlcera com hipópio (*seta*). **D.** Perfuração associada à infecção por *Pseudomonas*. (*Cortesia de T Carmichael – Figura A; C Barry – Figura B; S Tuft – Figura D.*)

- ○ Possível desenvolvimento de esclerite, particularmente na infecção perilímbica grave
- ○ A endoftalmite é rara na ausência de perfuração
- ○ A melhora normalmente é prenunciada por redução do edema palpebral e da quemose, retração do defeito epitelial, diminuição da densidade do infiltrado e redução dos sinais presentes na câmara anterior
- ○ A formação subsequente de cicatriz pode ser grave, inclusive com vascularização. Além da opacificação, o astigmatismo irregular pode limitar a visão
- **Sensibilidade corneana reduzida** sugere ceratopatia neurotrófica, especialmente quando não há outro fator de risco importante. A sensibilidade pode ser reduzida também na presença de doença crônica da superfície ocular, ceratite herpética e uso prolongado de lentes de contato
- **PIO**: deve ser monitorada

- **Diagnóstico diferencial**: inclui ceratite em decorrência de outros microrganismos (fungos, *Acanthamoeba*, ceratite estromal pelo HSV e micobactéria), ceratite marginal, infiltrados corneanos inflamatórios estéreis associados ao uso de lente de contato, ceratite ulcerativa periférica (PUK, *peripheral ulcerative keratitis*) e ceratite tóxica.

Investigações

- **Raspados corneanos**: podem não ser necessários para infiltrados pequenos, particularmente aqueles sem defeito epitelial e distantes do eixo visual
  - ○ Instila-se anestésico tópico sem conservantes (conservantes podem reduzir a viabilidade bacteriana para cultura). Uma gota de proximetacaína a 0,5% normalmente é suficiente, mas a tetracaína tem efeito bacteriostático maior

- Raspados são realizados com lâmina de bisturi descartável (p. ex., nº 11 ou Bard Parker), com a ponta curva de uma agulha hipodérmica de diâmetro maior (p. ex., calibre 20 ou 21) ou com uma espátula estéril (p. ex., Kimura)
- A maneira mais fácil de "semear" raspados sem romper a superfície de gel é com uma espátula. Se não houver espátula nova para a coleta de cada amostra, um único instrumento deve ser esterilizado na chama entre as coletas (calor por 5 segundos, frio por 20 a 30 segundos). Alternativamente, pode-se utilizar nova lâmina de bisturi ou agulha para cada coleta. *Swabs* de alginato de cálcio também podem ser satisfatórios
- Muco solto e tecido necrótico devem ser removidos da superfície da úlcera antes da raspagem
- As margens e a base (exceto se muito fina) da lesão são raspadas (Figura 7.8 A)
- Coloca-se um esfregaço fino em uma ou duas lâminas de vidro para microscopia, incluindo a coloração de Gram (ver adiante). Deixa-se uma superfície livre em um dos lados de uma extremidade da lâmina (convencionalmente "voltada para cima") para a marcação a lápis. A amostra precisa secar em temperatura ambiente por alguns minutos antes de colocá-la em um carrossel
- Repete-se a raspagem para cada meio e as amostras são colocadas em placas com meios de cultura (Tabela 7.2), tendo-se o cuidado de não romper a superfície do gel
- Rotineiramente, os meios de ágar-sangue, chocolate e Sabouraud (Figura 7.8 B a D) são utilizados inicialmente e as amostras são colocadas em uma incubadora até que sejam transportadas para o laboratório. Os meios refrigerados devem ser lentamente aquecidos até a temperatura ambiente antes da aplicação da amostra
- Pode-se colocar uma lâmina de bisturi ou agulha diretamente nos meios líquidos acondicionados em recipientes, como a infusão cérebro-coração (BHI, *brain-heart infusion*). Existem evidências de que um único raspado, enviado em BHI para o laboratório onde é homogeneizado e semeado, fornece resultados semelhantes ao método tradicional de múltiplos raspados
- A raspagem pode ser postergada sem tratamento por 12 horas se a administração de agentes antibióticos já tiver sido iniciada anteriormente

• **Esfregaços conjuntivais:** podem ser válidos além do raspado corneano, particularmente em casos graves, uma vez que, ocasionalmente, um organismo pode ser cultivado mesmo quando

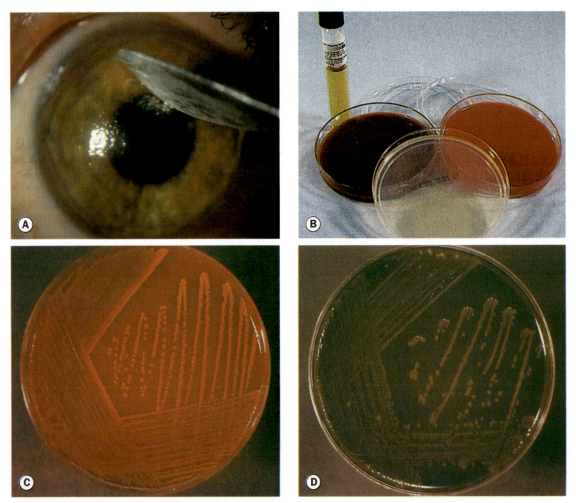

Figura 7.8 Bacteriologia. **A.** Raspado corneano. **B.** Meios de cultura. **C.** *S. aureus* cultivado em ágar-sangue formando colônias douradas com uma superfície brilhante. **D.** *N. gonorrhoeae* cultivado em ágar chocolate. (*Cortesia de J Harry – Figura A; R Emond, P Welsby e H Rowland, de* Colour Atlas of Infectious Diseases, *Mosby 2003 – Figuras B-D.*)

Tabela 7.5 Formulação de antibióticos fortificados.

Antibiótico	Método	Concentração	Validade
Cefalosporinas: cefazolina, cefuroxima ou ceftazidima	500 mg de antibiótico para uso parenteral são diluídos com 2,5 mℓ de água estéril, e acrescentado a 7,5 mℓ de lágrimas artificiais sem conservantes	50 mg/mℓ (5%)	24 h em temperatura ambiente; pelo menos 4 dias sob refrigeração
Gentamicina	Acrescenta-se 2 mℓ do antibiótico (40 mg/mℓ) para uso parenteral a 5 mℓ de solução oftálmica de gentamicina (0,3%) disponibilizada comercialmente	15 mg/mℓ (1,5%)	Até 14 dias sob refrigeração

- Muitos especialistas não iniciam o regime com esteroides tópicos enquanto não observam evidências de melhora clínica somente com antibióticos, normalmente 24 a 48 horas após o início do tratamento. Outros retardam o uso desses fármacos pelo menos até que a sensibilidade do isolado aos antibióticos seja demonstrada, ou simplesmente não os utilizam
- Os regimes variam de formulações com potência mínima de baixa frequência à dexametasona a 0,1% a cada 2 horas ou prednisolona a 0,5 a 1% 4 vezes/dia
- A suspensão precoce pode resultar em recidiva rebote da inflamação estéril
- O limiar para o uso de esteroides tópicos pode ser mais baixo em casos de infecção de enxerto corneano, visto que esses agentes podem reduzir o risco de rejeição.

DICA Colírios de fluoroquinolona têm efetividade limitada contra organismos gram-positivos (particularmente *Streptococcus*).

Antibióticos sistêmicos

Antibióticos sistêmicos não são comumente administrados, mas podem ser adequados nas seguintes circunstâncias:
- **Potencial envolvimento sistêmico**: quando se deve ouvir um especialista em doenças microbiológicas/infecciosas, mas sem atrasar o tratamento:
  - *N. meningitidis*, na qual a profilaxia sistêmica precoce pode salvar vidas. O tratamento normalmente se faz com penicilina benzatina intramuscular, ceftriaxona ou cefotaxima, ou com ciprofloxacino oral
  - Infecção por *H. influenzae* deve ser tratada com amoxicilina com ácido clavulânico via oral
  - Infecção por *N. gonorrhoeae* requer uma cefalosporina de terceira geração, como ceftriaxona
- **Grave afinamento corneano** com ameaça de perfuração ou perfuração real requer:
  - Ciprofloxacino pela sua atividade antibacteriana
  - Tetraciclina (p. ex., doxiciclina 100 mg 2 vezes/dia), pelo seu efeito anticolagenase
- **Envolvimento escleral**: pode responder ao tratamento oral ou intravenoso.

Conduta na aparente falência do tratamento

É importante não confundir a contínua falta de reepitelização com infecção continuada. A toxicidade medicamentosa, particularmente após a frequente instilação de aminoglicosídeos fortificados, pode proporcionar crescente desconforto, vermelhidão e secreção, apesar da erradicação da infecção.

- Se não houver evidência de melhora depois de 24 a 48 horas de tratamento intensivo, o regime antibiótico deve ser revisto, devendo-se, inclusive, fazer contato com o laboratório de microbiologia para a obtenção do relatório mais recente
- Não há necessidade de alterar a terapia inicial se esta tiver induzido uma resposta favorável, mesmo que as culturas demonstrem a presença de um organismo resistente
- Se, ainda assim, não houver nenhuma melhora depois de outras 48 horas, deve-se considerar a suspensão do tratamento por 24 horas e, então, repetir a raspagem com a inoculação em uma maior variedade de meios (ver Tabela 7.2) e a necessidade de técnicas adicionais de coloração (ver Tabela 7.3). É preciso levar em conta a possibilidade de agente etiológico não bacteriano
- Se as culturas permanecerem negativas, talvez seja necessário realizar biopsia de córnea para histologia e cultura
- Pode-se cogitar a ceratoplastia excisional, penetrante ou lamelar profunda, nos casos de resistência à terapia clínica, ou de perfuração incipiente ou real (ver adiante).

DICA Os medicamentos tópicos e a toxicidade dos conservantes podem impedir a reepitelização corneana, confundindo com infecção persistente.

Perfuração

Uma perfuração pequena em que a infecção esteja controlada pode ser manejável com lente de contato terapêutica. A cola tecidual em geral é adequada para uma deiscência ligeiramente maior. Ceratoplastia penetrante ou enxerto (*patch*) corneano podem ser necessários para perfurações maiores, ou nos casos em que a infecção seja extensa ou inadequadamente controlada. As técnicas oclusivas de reparação da superfície podem ser adequadas em algumas circunstâncias, como no olho que não apresenta potencial visual útil.

Endoftalmite

Não existe protocolo claro de conduta nessa rara complicação, mas deve-se considerar uma abordagem semelhante àquela adotada em relação à endoftalmite pós-operatória, continuando, enquanto isso, com o tratamento específico da infecção corneana (ver Capítulo 10). A inflamação intraocular estéril secundária não deve ser confundida com infecção intraocular.

Reabilitação visual

- É possível que seja necessária a ceratoplastia (a modalidade lamelar pode ser adequada) no caso de densa cicatrização residual da córnea

Kanski Oftalmologia Clínica

- Lentes de contato rígidas podem ser imprescindíveis no caso de astigmatismo irregular, mas em geral somente são introduzidas pelo menos 3 meses após a reepitelização
- A cirurgia de catarata pode ser inevitável, uma vez que as opacidades secundárias do cristalino são comuns depois de uma inflamação grave. Mesmo na ausência de opacificação corneana grave, a presença de opacidades na córnea, sinéquias posteriores e fragilidade zonular pode dificultar a cirurgia.

CERATITE FÚNGICA

Introdução

Patogênese

Os fungos constituem um grupo de microrganismos com paredes rígidas e um núcleo distinto com múltiplos cromossomos que contêm DNA e RNA. A ceratite fúngica é rara em países de clima temperado, mas é causa importante de perda de visão nos países tropicais e em desenvolvimento. Embora geralmente evoluindo de maneira insidiosa, a ceratite fúngica pode provocar uma resposta inflamatória grave – a perfuração corneana é comum e o prognóstico visual é ruim. Dois tipos principais de fungos causam ceratite:

- **Leveduras** (p. ex., gênero *Candida*): organismos unicelulares ovoides que se reproduzem por brotamento, são responsáveis pela maioria dos casos de ceratite fúngica em climas temperados
- **Fungos filamentosos** (p. ex., gêneros *Fusarium* e *Aspergillus*): organismos multicelulares que produzem projeções tubulares conhecidas como hifas. São os patógenos mais comuns em climas tropicais, mas não são incomuns em regiões mais frias. A ceratite geralmente segue um curso agressivo.

Fatores predisponentes

Fatores predisponentes comuns incluem doença crônica da superfície ocular, uso prolongado de esteroides tópicos (geralmente associado a transplante de córnea realizado previamente), uso de lentes de contato, imunossupressão sistêmica e diabetes. A ceratite filamentosa pode estar associada a trauma, quase sempre relativamente pequeno, relacionado com matéria vegetal ou utensílios de jardinagem/agrícolas.

Ceratite por cândida e ceratite filamentosa

Aspectos clínicos

Com frequência, o diagnóstico é demorado, a não ser que haja alto grau de suspeição e, em geral, inicialmente se presumiu a presença de infecção bacteriana. Os sinais clínicos não são um meio definitivo de distinguir infecção corneana bacteriana de infecção fúngica. Sinais como infiltrados satélites (ver adiante) podem ser causados por outros microrganismos.

- **Sintomas**: início gradual de dor, sensação de areia no olho, fotofobia, visão turva e secreção aquosa ou mucopurulenta
- **Ceratite por cândida**
  - Infiltrado branco-amarelado densamente supurativo é típico
- **Ceratite filamentosa**
  - Infiltrado estromal acinzentado ou branco-amarelado com margens indistintas de aspecto hifado (Figura 7.10 A)
  - Infiltrado progressivo, geralmente com lesões satélites (Figura 7.10 B)

- É possível que se desenvolvam extensões que se ramificam em forma de pena ou infiltrado em forma de anel (Figura 7.10 C)
  - Cogita-se rápida progressão com necrose e afinamento
  - Pode ocorrer penetração da membrana de Descemet intacta e resultar em endoftalmite sem perfuração evidente
- **Defeito epitelial**: não é invariável, e às vezes é pequeno, quando presente
- **Outros achados**: uveíte anterior, hipópio, placa endotelial, PIO elevada, esclerite e endoftalmite estéril ou infecciosa
- **Diagnóstico diferencial**: ceratite bacteriana, herpética e por *Acanthamoeba*. Eventual presença de infecção bacteriana de forma subaguda, particularmente quando causada por organismos atípicos. É importante estar atento às coinfecções, inclusive por espécies fúngicas adicionais.

Investigações

Amostras para análise laboratorial devem ser coletadas antes do início da terapia antifúngica.

- **Coloração**
  - Formulação de hidróxido de potássio (KOH) com avaliação microscópica direta é um instrumento de diagnóstico rápido que pode ser altamente sensível
  - Colorações de Gram e Giemsa têm cerca de 50% de sensibilidade
  - Outras colorações são o ácido periódico de Schiff, o calcoflúor branco (ver Figura 7.10 D) e a prata metenamina
- **Cultura**: raspados corneanos devem ser emplacados em ágar dextrose Sabouraud, embora a maioria dos fungos também cresça em ágar-sangue ou em meio enriquecido. É importante obter um raspado efetivo da base da úlcera. O teste de sensibilidade para agentes antifúngicos pode ser realizado em laboratórios de referência, mas a relevância desses resultados para a efetividade clínica é incerta. Se for o caso, lentes de contato e estojos devem ser enviados para cultura
- **Análise da reação em cadeia da polimerase (PCR)**: análise de amostras rápida e altamente sensível (até 90%), podendo ser atualmente o método de investigação de escolha. Esfregaços que contêm cálcio podem inibir a atividade da polimerase, devendo-se confirmar os protocolos locais de coleta antes de coletar as amostras
- **Biopsia corneana**: indicada em caso de suspeita de ceratite fúngica na ausência de melhora clínica depois de 3 ou 4 dias e se não houver crescimento a partir de raspados após 1 semana. Deve-se retirar um bloco de 2 a 3 mm com uma técnica semelhante à excisão do bloco escleral durante a trabeculectomia. Os fungos filamentosos tendem a proliferar-se na área anterior à membrana de Descemet, e talvez seja essencial uma amostra estromal mais profunda. O bloco excisado deve ser enviado para cultura e análise histopatológica
- **Punção da câmara anterior**: tem sido defendida em casos resistentes com exsudato endotelial, uma vez que os organismos podem penetrar no endotélio
- **Microscopia confocal**: em geral, permite a identificação de organismos *in vivo*, mas raramente é disponibilizada fora dos centros de assistência privada.

Tratamento

A melhora pode ser lenta em comparação com a infecção bacteriana.

- **Medidas gerais**: são como para ceratite bacteriana, embora normalmente a hospitalização seja necessária

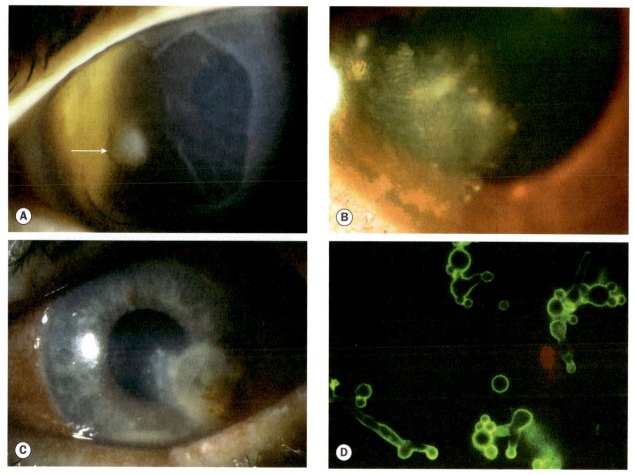

Figura 7.10 Ceratite fúngica. **A.** Ceratite filamentosa com bordas de aspecto hifado (*seta*). Há um grande defeito epitelial e dobras na membrana de Descemet. **B.** Lesões satélites. **C.** Infiltrado em forma de anel, com hipópio. **D.** Micologia de cândida corada com calcoflúor branco. (*Cortesia de S Tuft – Figura A; R Fogla – Figura B.*)

- **Remoção do epitélio** sobre a lesão: é capaz de melhorar a penetração dos agentes antifúngicos. Pode também ser vantajosa a remoção regular de muco e de tecido necrótico com uma espátula
- **Antifúngicos tópicos**: devem inicialmente ser administrados de hora em hora, por 48 horas, e depois reduzidos à medida que os sinais permitirem
    - A infecção por *cândida* é tratada com anfotericina B a 0,15% ou econazol a 1% (alternativas incluem natamicina a 5%, fluconazol a 2%, clotrimazol a 1% e voriconazol a 1 ou 2%)
    - Infecção filamentosa é tratada com natamicina a 5% ou econazol a 1% (alternativas: anfotericina B a 0,15%, miconazol a 1% e voriconazol a 1 ou 2%)
    - Vários outros encontram-se disponíveis
- **Antibiótico de amplo espectro**: também pode ser considerado para tratar ou evitar coinfecções bacterianas
- **Cicloplegia**: como para ceratite bacteriana
- **Fluconazol subconjuntival**: para casos graves
- **Antifúngicos sistêmicos**: administrados em casos graves, quando as lesões forem próximas ao limbo, ou se houver suspeita de endoftalmite. Opções incluem voriconazol, 400 mg 2 vezes/dia, por 1 dia, e depois 200 mg 2 vezes/dia; itraconazol 200 mg 1 vez/dia, e depois reduzido para 100 mg 1 vez/dia; ou fluconazol 200 mg 2 vezes/dia
- **Tetraciclina** (p. ex., doxiciclina 100 mg 2 vezes/dia): administrada pelo seu efeito anticolagenase na presença de afinamento significativo
- **Perfuração**, real ou iminente, é tratada de modo semelhante à ceratite bacteriana
- **Ceratectomia superficial**: pode ser efetiva para a citorredução de lesão
- **Ceratoplastia terapêutica** (penetrante ou lamelar anterior profunda) é considerada quando a terapia clínica é ineficaz ou após perfuração
- **Lavagem da câmara anterior**: com injeção de antifúngico intracameral, pode ser considerada para casos não responsivos em que haja infiltrado corneano estável, mas crescente exsudação endotelial.

Ceratite por microspóridio

Introdução

Microsporidia (filo *Microspora*) são parasitas unicelulares obrigatoriamente intracelulares anteriormente reconhecidos como protozoários, mas hoje reclassificados como fungos. Esses organismos raramente causam doenças em pessoas imunocompetentes e, até o aparecimento da síndrome da imunodeficiência adquirida (AIDS), raramente eram patogênicos para os seres humanos. A infecção geral mais comum é a enterite, e a manifestação ocular mais comum é a ceratoconjuntivite.

Diagnóstico
- **Sinais**
  - PEK difusa crônica bilateral (Figura 7.11 A)
  - Ceratite estromal profunda unilateral lentamente progressiva (Figura 7.11 B) pode, em raros casos, afetar pacientes imunocompetentes
  - Esclerocératite e endoftalmite são raras
- **Biopsia**: mostra esporos característicos e parasitas intracelulares
- **PCR** dos raspados: pode ter sensibilidade relativamente baixa.

Tratamento
- A terapia **clínica** da doença epitelial se faz com fumagilina tópica. A terapia antirretroviral altamente ativa (HAART, na sigla em inglês) para AIDS associada também pode auxiliar na resolução. Doença estromal é tratada com uma combinação de fumagilina tópica e albendazol oral 400 mg, 1 vez/dia, por 2 semanas, repetida 2 semanas depois com uma segunda sequência. Os pacientes devem ser rigorosamente monitorados para verificação da toxicidade hepática. O tratamento prolongado com fumagilina pode ser necessário, e é difícil erradicar os parasitas em pacientes imunodeprimidos
- **Ceratoplastia** pode ser indicada, apesar da possível recorrência da doença na periferia do enxerto. Crioterapia do tecido residual pode reduzir esse risco.

CERATITE PELO HERPES-VÍRUS SIMPLES

Introdução

A doença ocular herpética é a causa infecciosa mais comum de cegueira corneana nos países desenvolvidos. Até 60% das úlceras corneanas nos países em desenvolvimento podem ser resultantes do HSV, e 10 milhões de pessoas em todo o mundo podem ter doença ocular herpética.

Herpes-vírus simples

O herpes-vírus simples (HSV) é envelopado por uma cápsula cuboide e tem um genoma DNA em fita dupla linear. Os dois subtipos são *HSV-1* e *HSV-2*, os quais residem em quase todos os gânglios neuronais. *HSV-1* causa infecção acima da cintura (principalmente face, lábios e olhos); enquanto *HSV-2* causa infecção sexualmente transmissível (herpes genital). Raramente *HSV-2* se transmite para o olho através de secreções infectadas, tanto venéreas como no nascimento (conjuntivite neonatal). A transmissão do HSV é facilitada em más condições de higiene e em ambientes com aglomerações.

Infecção primária

Infecção primária, sem exposição viral prévia, normalmente ocorre na infância e se dissemina pela transmissão por gotículas ou, com menos frequência, por inoculação direta. Em razão da proteção proporcionada pelos anticorpos maternos, a infecção é incomum durante os primeiros 6 meses de vida. Ocasionalmente, podem ocorrer várias doenças sistêmicas neonatais em que o diagnóstico precoce e

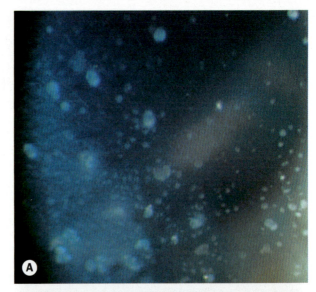

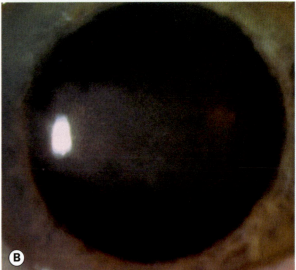

Figura 7.11 Ceratite por microsporídios. **A.** Ceratite epitelial ponteada difusa. **B.** Infiltrados estromais profundos. (*Cortesia de S Tuft.*)

o tratamento antiviral intravenoso são fundamentais para reduzir a mortalidade e a incapacidade. A presença de anticorpos maternos significa que se pode observar a presença de úlceras dendríticas na córnea. A maioria das infecções primárias por HSV é subclínica ou causa somente febre leve, mal-estar e sintomas do trato respiratório superior. Podem desenvolver-se condições como blefarite e conjuntivite folicular, mas normalmente são leves e autolimitadas. O tratamento, se necessário, consiste na aplicação de pomada tópica de aciclovir para o olho e/ou creme para as lesões de pele, e ocasionalmente agentes antivirais orais. Infelizmente, não existem evidências de que o tratamento antiviral nesse estágio reduza a probabilidade de doença recorrente.

Infecção recorrente

A doença recorrente (reativação na presença de imunidade celular e humoral) ocorre da seguinte maneira:
- **Após a infecção primária**: o vírus é carreado para o gânglio sensorial daquele dermátomo (p. ex., gânglio trigêmeo) onde uma

infecção latente é estabelecida. O vírus latente é incorporado ao DNA hospedeiro e não tem como ser erradicado com o tratamento atualmente disponível

- **Reativação subclínica**: pode ocorrer periodicamente, durante a qual o HSV se dissemina e os pacientes estão contagiosos
- **Reativação clínica**: vários fatores de estresse, como febre, alteração hormonal, radiação ultravioleta, traumatismo ou lesão do trigêmeo, podem causar reativação clínica, quando o vírus se replica e é transportado nos axônios sensoriais até a periferia
- **Padrão da doença**: depende do local da reativação, o qual pode ser distante do local da doença primária. Centenas de reativações podem ocorrer ao longo da vida
- **Taxa de recorrência ocular**: após um episódio, é de cerca de 10% em 1 ano e de 50% em 10 anos. Quanto maior o número de crises prévias, maior é o risco de recorrência
- **Fatores de risco para doença grave** são recorrentes e incluem doença ocular atópica, infância, imunodeficiência ou imunossupressão, má nutrição, sarampo e malária. O uso inadequado de esteroides tópicos pode aumentar o desenvolvimento de ulceração geográfica (ver adiante).

DICA HSV é a causa infecciosa mais comum de doença corneana nos países desenvolvidos.

Ceratite epitelial

Aspectos clínicos

A ceratite epitelial (dendrítica ou geográfica) está associada à replicação viral ativa.

- **Sintomas**: desconforto leve a moderado, vermelhidão, fotofobia, lacrimejamento e embaçamento visual
- **Sinais** em ordem cronológica:
  - Acuidade visual (AV) reduzida
  - Células epiteliais opacas e edemaciadas organizadas em padrão ponteado ou estrelado grosseiro (Figura 7.12 A)
  - Descamação central resulta em úlcera com ramificações lineares (dendrítica; Figura 7.12 B), com mais frequência localizada centralmente. As ramificações da úlcera apresentam bulbos terminais característicos e o leito da úlcera cora bem com fluoresceína
  - As células cheias de vírus na margem da úlcera coram com rosa Bengala (Figura 7.12 C), o que pode ajudar a distinguir ulceração herpética de condições alternativas, como uma abrasão recorrente atípica da córnea, por exemplo
  - Sensibilidade corneana reduzida
  - O tratamento inadvertido com esteroides tópicos pode promover aumento progressivo da úlcera para uma configuração geográfica ou "ameboide" (Figura 7.12 D)
  - Opacidade subepitelial leve associada é normal
  - Pode haver reação de câmara anterior, mas normalmente leve
  - Possibilidade de conjuntivite folicular associada; os agentes antivirais também podem causar essa condição
  - Lesões vesiculares da pálpebra podem coincidir com ulceração epitelial
  - PIO elevada não é incomum (a tonometria deve ser realizada no olho não afetado primeiro, utilizando-se um prisma descartável)

- Após a cicatrização, podem surgir EEPs persistentes e epitélio irregular, que se resolvem espontaneamente e não devem ser confundidos com infecção ativa persistente. Aparência epitelial espiralada em geral resulta de instilação regular e especialmente prolongada de agentes antivirais tópicos
- Leve opacidade subepitelial (Figura 7.12 E) pode persistir por semanas após a cicatrização do epitélio. Em alguns casos, uma leve cicatriz é capaz de se desenvolver, a qual tende a se tornar mais evidente após cada recorrência, e pode acabar ameaçando a visão
- Possível recorrência após um transplante de córnea, realizado por conta de cicatrização estromal (Figura 7.12 F)

- **Investigação**: normalmente não é necessária, uma vez que o diagnóstico pode ser feito clinicamente. Raspados coletados previamente ao tratamento podem ser enviados para cultura em meio de transporte viral. PCR e imunocitoquímica também são técnicas disponíveis. Coloração de Giemsa mostra células gigantes mononucleadas. A titulação sorológica do HSV aumenta somente na infecção primária, mas pode ser usada para confirmar exposição viral anterior, normalmente nos casos de doença estromal em que haja dúvida em relação ao diagnóstico
- **Diagnóstico diferencial** de ulceração dendrítica: inclui ceratite por herpes-zóster, cicatrização de abrasão corneana (pseudo-dendritos), ceratite por *Acanthamoeba*, rejeição epitelial em um enxerto corneano, tirosinemia do tipo 2, efeitos epiteliais das lentes de contato gelatinosas e ceratopatia tóxica secundária à medicação tópica. Existem relatos da ocorrência de ceratopatia dendritiforme causada por polyquaternium-1, um conservante comum contido nas soluções para lentes de contato e nos produtos de reposição lacrimal.

Tratamento

O tratamento da doença causada pelo HSV se faz predominantemente com análogos de nucleosídios (purina ou pirimidina) que alteram o DNA viral. A maioria das úlceras dendríticas cicatriza espontaneamente sem tratamento, embora a cicatrização e a vascularização possam ser mais significativas.

- **Tópico**: medicamentos usados com mais frequência são a pomada de aciclovir a 3% ou o ganciclovir a 0,15% em gel, administrado 5 vezes/dia, diariamente. Trifluridina é alternativa, mas precisa ser instilada até 9 vezes/dia até que o epitélio se feche, passando, então, a ser instilada 5 vezes/dia. Os medicamentos são relativamente não tóxicos, mesmo quando administrados por até 60 dias, e produzem efeitos aproximadamente equivalentes, agindo, de preferência, sobre as células epiteliais cheias de vírus e penetrando efetivamente no estroma; 99% das úlceras cicatrizam em 2 semanas. Idoxuridina e vidarabina são medicamentos mais antigos e provavelmente menos efetivos e mais tóxicos
- **Desbridamento**: pode ser utilizado para casos resistentes. Limpa-se a superfície corneana com uma esponja de celulose estéril ou bastonete de algodão. O epitélio deve ser removido 2 mm além da borda da úlcera, uma vez que o envolvimento se estende além do dendrito visível. A remoção das células que contêm vírus protege o epitélio saudável adjacente contra a infecção e elimina o estímulo antigênico à inflamação estromal. Em conjunto, deve-se empregar um agente antiviral tópico

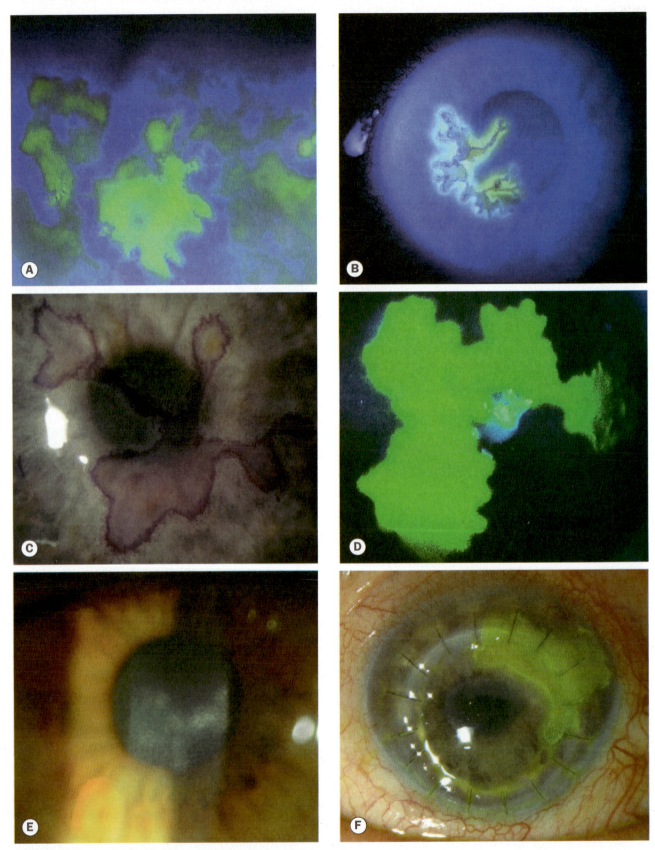

Figura 7.12 Ceratite epitelial por herpes simples. **A.** Lesões estreladas. **B.** Leito de uma úlcera dendrítica corado com fluoresceína. **C.** Margens de uma úlcera dendrítica corada com rosa Bengala. **D.** Úlcera geográfica. **E.** Opacidade subepitelial residual. **F.** Ulceração recorrente após transplante de córnea. (*Cortesia de S Tuft – Figura C; T Carmichael – Figura F.*)

- **Sinais de toxicidade do tratamento**: inclui erosões ponteadas superficiais, ondas de epitélio espiralado, conjuntivite folicular e, raramente, oclusão dos pontos lacrimais. A ausência de espiral epitelial com lesão epitelial persistente suscita a possibilidade de baixa adesão ou não adesão
- Terapia **antiviral oral** (p. ex., aciclovir 200 a 400 mg 5 vezes/dia, por 5 a 10 dias; fanciclovir ou valaciclovir): indicada para a maioria dos pacientes imunodeprimidos, crianças e pacientes com doença da superfície ocular. É uma alternativa eficaz quando o tratamento tópico não é bem tolerado, ou em casos resistentes. Agentes orais mais novos podem ser mais bem tolerados do que o aciclovir e requerem uma dosagem menos frequente, mas os regimes ideais ainda não estão definidos
- **Monoterapia com interferona**: não parece ser mais eficaz do que os antivirais, mas a combinação de um nucleosídio antiviral com a interferona ou o desbridamento parece acelerar a cicatrização
- **Lesões cutâneas** (ver Capítulo 2) podem ser tratadas com aciclovir creme 5 vezes/dia, como o herpes labial, e se extensas, administrar antiviral oral
- **Cicloplegia** (p. ex., homatropina a 1%, 1 ou 2 vezes/dia): administrada para melhorar o conforto, se for preciso
- **Profilaxia com antibióticos tópicos**: recomendada por alguns profissionais
- **Controle da PIO**: se for necessário tratamento para glaucoma, derivados das prostaglandinas devem ser evitados, visto que podem promover atividade do vírus herpético e inflamação em geral
- **Esteroides tópicos**: não são usados, salvo na presença de ceratite disciforme significativa (ver adiante)
- **Cicatrização lenta ou recorrência frequente**: pode indicar presença de cepa viral resistente, podendo-se experimentar um agente tópico alternativo ou o desbridamento. Em casos refratários especiais, uma combinação de dois agentes tópicos, com valaciclovir oral ou fanciclovir, pode ser eficaz. Uma minoria significativa de casos resistentes se deve ao vírus varicela-zóster (VZV).

DICA Esteroides tópicos não devem ser usados na ceratite herpética epitelial, visto que pode resultar em perfuração corneana.

Ceratite disciforme

A etiologia da ceratite disciforme (endotelite) não é clara. Possivelmente, resulta de infecção ativa dos ceratócitos ou do endotélio por HSV, ou de reação de hipersensibilidade ao antígeno viral na córnea.

Aspectos clínicos

- **Sintomas**: visão embaçada de início gradual, que pode estar associada a halos em torno de luzes. Desconforto e vermelhidão são comuns, mas tendem a ser mais leves do que na doença puramente epitelial. Nem sempre há presença de claro histórico passado de ulceração epitelial, devendo-se ter em mente a possibilidade de infecção mimetizadora, como ceratite por *Acanthamoeba* ou fúngica
- **Sinais**
  - Uma zona central de edema estromal, geralmente com edema epitelial sobrejacente (Figura 7.13 A). Ocasionalmente, a lesão é excêntrica

- Grandes precipitados ceráticos (granulomatosos) subjacentes ao edema (Figura 7.13 B)
- Dobras da membrana de Descemet nos casos graves
- Anel imune circundante (Wessely) de opacidade estromal profunda (Figura 7.13 C) significa depósito de complexos de antígenos virais e anticorpos do hospedeiro
- PIO possivelmente elevada
- Sensibilidade corneana reduzida pode ajudar a distinguir outras formas de infecção
- Lesões cicatrizadas geralmente apresentam leve anel de opacificação estromal ou subepitelial e afinamento
- Episódios consecutivos podem estar associados à cicatriz subepitelial e/ou estromal gradativamente agravada e vascularização superficial ou profunda (Figura 7.13 D)
- A cicatriz deixada no estroma médio pela ceratite disciforme é uma causa de ceratite intersticial (IK, *interstitial keratitis*).

Tratamento

Uma ampla abordagem de tratamento encontra-se descrita a seguir, mas os regimes devem ser estabelecidos individualmente. Monitoramento criterioso e tratamento adequado, dependendo da gravidade da inflamação, são fundamentais para minimizar a progressão da cicatrização. Os pacientes devem ser alertados a procurar tratamento ao primeiro sinal de recorrência, embora alguns especialistas defendam que a inflamação mínima possa não justificar o tratamento ou ser tratada apenas com cicloplegia.

- Tratamento **inicial**: com esteroides tópicos (prednisolona a 1% ou dexametasona a 0,1%) com cobertura antiviral, ambos administrados 4 vezes/dia. À medida que se observa melhora, reduz-se a frequência de administração de ambos paralelamente ao longo de, pelo menos, 4 semanas. É prudente manter a intensidade e a duração dos esteroides a um mínimo necessário para o controle efetivo da inflamação. PIO deve ser monitorada. Cicloplegia pode ser utilizada para melhorar o conforto, se necessário
- Em seguida, a administração da prednisolona a 0,5% 1 vez/dia normalmente é uma dose segura para interromper a cobertura antiviral tópica. Alguns pacientes necessitam de um esteroide mais fraco, como fluorometolona a 0,1% ou loteprednol a 0,2% em dias alternados, por vários meses. Devem ser feitas tentativas periódicas de suspender totalmente os esteroides
- No caso de ulceração epitelial ativa, é razoável manter a intensidade dos esteroides no nível mais baixo possível para um efeito adequado, com regime antiviral mais frequente (p. ex., inicialmente, um antiviral tópico 5 vezes/dia, com esteroides 2 ou 3 vezes/dia, titulados de acordo com os sinais de atividade de ambos. O tratamento com antivirais orais pode ser útil, mas a eficácia, nesse caso, não foi estabelecida
- Esteroides orais são ocasionalmente utilizados como recurso adjunto na presença de inflamação estromal grave, ou para reduzir a elevação da PIO induzida pelos esteroides e/ou para evitar promoção viral na ceratite viral infecciosa
- Ciclosporina tópica a 0,05% pode ser útil, especialmente na presença de ulceração epitelial e para facilitar a redução gradativa dos esteroides tópicos, como no caso de elevação da PIO relacionada com a ação dos esteroides
- Diatermia com agulha fina e técnicas com aplicação de *laser* têm se mostrado bem-sucedidas no tratamento da neovascularização corneana estabelecida e para melhorar a visão.

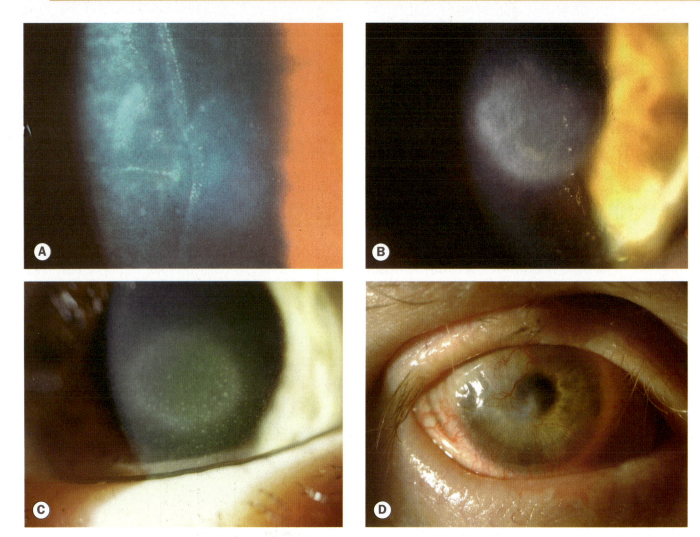

Figura 7.13 Ceratite disciforme por herpes simples. **A.** Edema epitelial e estromal com dobras na membrana de Descemet. **B.** Edema estromal. **C.** Anel de Wessely. **D.** Cicatrização com vascularização resultante de doença recorrente.

Ceratite estromal necrosante

Acredita-se que essa rara condição resulte de replicação viral ativa no estroma, embora a inflamação imunomediada desempenhe um papel significativo. Pode ser difícil distinguir a ceratite estromal necrosante da ceratite disciforme grave, havendo um espectro da doença, inclusive sobreposição com ceratopatia neurotrófica. Assim como na ceratite disciforme, um quadro clínico semelhante pode ser causado por outras infecções.

- **Sinais**
    - Necrose e *melting* estromal, geralmente com opacificação intersticial profunda (Figura 7.14)
    - Uveíte anterior com precipitados ceráticos subjacentes à área de infiltração estromal ativa
    - Possível presença de defeito epitelial
    - Progressão para cicatrização, vascularização e depósito de lipídios é comum
- **Tratamento** em grande parte semelhante ao da ceratite disciforme agressiva, mas em geral se utiliza a suplementação com agentes antivirais orais, inicialmente na dosagem máxima. A restauração da integridade epitelial é fundamental.

Ceratopia neurotrófica

Ceratopatia neurotrófica (ver também tópico separado) é causada pela falha de reepitelização resultante da anestesia corneana, geralmente exacerbada por outros fatores, como toxicidade medicamentosa.

- **Sinais**
    - Presença de defeito epitelial que não cicatriza (Figura 7.15), às vezes, após tratamento tópico prolongado, é um sinal precoce
    - O estroma por baixo do defeito é cinzento e opaco, podendo afinar-se
    - Possível ocorrência de infecção bacteriana ou fúngica secundária
- **Tratamento**: o mesmo adotado para defeitos epiteliais persistentes. A administração de esteroides tópicos para o controle de qualquer componente inflamatório deve ser mínima.

Iridociclite

Iridociclite herpética pode ocorrer sem sinais de inflamação corneana ativa e estar associada à atividade viral direta. A elevação da PIO é comum e geralmente atribuída à trabeculite. Entretanto, a elevação da PIO induzida por esteroides também pode ser relativamente comum na irite herpética. É possível que não se consiga determinar a etiologia, a menos que haja um histórico anterior de ceratite por herpes simples. Atrofia parcial da íris (Figura 7.16 A) é uma pista e a transiluminação (Figura 7.16 B) pode demonstrar lesões sutis. Uma amostra de humor aquoso para PCR é de natureza diagnóstica. O tratamento se faz essencialmente com esteroides tópicos, podendo-se administrar o aciclovir oral como agente adjunto.

Outras considerações

Profilaxia

- **Aciclovir oral a longo prazo** reduz em cerca de 50% a taxa de recorrência de ceratite epitelial e estromal, e normalmente é bem tolerado. Deve-se considerar a profilaxia em pacientes com recorrências debilitantes frequentes, particularmente se bilaterais ou envolvendo um dos olhos. A dose padrão diária de aciclovir é de 400 mg, 2 vezes/dia, mas, se necessário, pode-se tentar uma dose mais alta com base na prática de manejo de infecção sistêmica por herpes simples. O uso contínuo durante muitos anos foi documentado para indicações sistêmicas. O efeito profilático diminui ou desaparece quando o medicamento é suspenso. A excreção ocorre pelo rim, de modo que a função renal deve ser verificada periodicamente durante o tratamento prolongado
- **Valaciclovir oral** (500 mg 1 vez/dia) ou fanciclovir são alternativas provavelmente tão efetivas quanto o aciclovir, requerem doses menos frequentes e podem ser mais bem toleradas
- **Tópica**: a profilaxia oral tende a ser preferível à administração tópica por tempo prolongado, dada a possibilidade de ocorrência de toxicidade epitelial, resultando em opacidade leve e desconforto persistente. Alergia e estenose dos pontos lacrimais também são possíveis problemas
- **Vacinação**: estratégias de vacinação terapêutica encontram-se em fase de pesquisa.

DICA O uso a longo prazo de aciclovir oral reduz a taxa de recorrência de ceratite epitelial e estromal causada por herpes.

Complicações

- **Infecção secundária**: a doença ocular herpética é um importante fator predisponente de ceratite microbiana

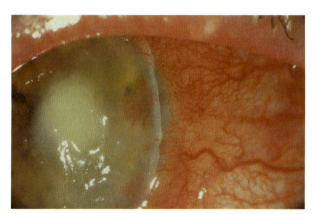

Figura 7.14 Ceratite estromal necrosante por herpes simples com vascularização periférica. (*Cortesia de T Charmichael.*)

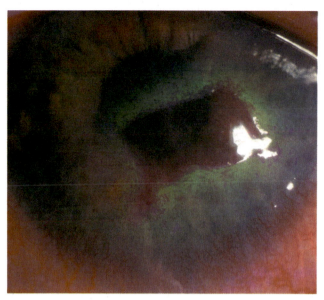

Figura 7.15 Defeito epitelial neurotrófico corado com rosa Bengala. (*Cortesia de S Tuft.*)

- **Glaucoma** decorrente de inflamação ou do uso crônico de esteroides: há possibilidade de progredir sem ser detectado, particularmente se houver dificuldade na visualização do disco óptico. Afinamento e distorção da córnea podem determinar leitura errônea na aplanação, e formas alternativas de tonometria podem ser superiores nesses casos
- **Catarata** decorrente de inflamação ou do uso prolongado de esteroides
- **Atrofia iriana** resultante de ceratouveíte (ver Figura 7.16).

Ceratoplastia

Um teste com lente de contato rígida geralmente é válido antes da submissão à cirurgia. Recorrência de doença ocular herpética e rejeição são comuns e ameaçam a sobrevivência dos transplantes de córnea.

- Antivirais **tópicos** administrados durante um episódio de rejeição são capazes de reduzir a reativação viral epitelial, mas a toxicidade pode retardar a reepitelização
- **Aciclovir oral profilático** (400 mg 2 vezes/dia) melhora a sobrevivência do transplante e deve ser administrado em pacientes que se submetem à ceratoplastia penetrante por doença ocular herpética. O medicamento deve ser considerado também para pacientes com doença ocular atópica grave, mas sem histórico de envolvimento ocular por HSV. Duração do tratamento e dose ideal não foram determinadas. Imuno-histoquímica deve ser realizada no tecido excisado para confirmar presença do antígeno do herpes.

HERPES-ZÓSTER OFTÁLMICO

Introdução

Herpes-zóster é comum, e estima-se que uma em cada três pessoas desenvolverão a condição ao longo da vida. A maioria dos pacientes não é imunodeprimida.

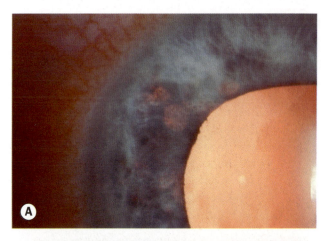

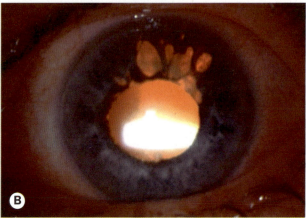

Figura 7.16 Atrofia da íris na iridociclite herpética. **A.** Aspecto despigmentado característico. **B.** Transiluminação. (*Cortesia de S Tuft – Figura A.*)

Patogênese

Herpes-zóster oftálmico (HZO) é o termo usado para o herpes-zóster que envolve o dermátomo fornecido pela divisão oftálmica do 5º nervo craniano (trigêmeo). O envolvimento ocular pode ocorrer também (embora raramente tenha importância clínica) quando a doença afeta apenas a divisão maxilar. O vírus VZV causa varicela e herpes-zóster, e pertence à mesma subfamília do grupo de vírus herpéticos que o HSV – os vírus são morfologicamente idênticos, mas antigenicamente distintos. Após episódio de varicela, o vírus migra de maneira retrógrada para a raiz dorsal e os gânglios sensoriais dos nervos cranianos, onde pode permanecer dormente por décadas, até que seja reativado depois que a imunidade mediada por células específica para VZV tiver desaparecido. A reexposição ao VZV pelo contato com varicela, ou pela vacinação, pode reforçar a imunidade e oferecer proteção contra o desenvolvimento de herpes-zóster.

Mecanismos de envolvimento ocular

- **Invasão viral direta** pode levar à conjuntivite e ceratite epitelial
- **Inflamação secundária** e vasculite oclusiva são causadoras de episclerite, esclerite, ceratite, uveíte (inclusive infarto segmentar da íris), neurite óptica e paralisia dos nervos cranianos. Inflamação e destruição de nervos periféricos ou gânglios centrais, ou processamento alterado de sinais no sistema nervoso central (SNC) podem ser responsáveis pela neuralgia pós-herpética. Complicações decorrentes da cicatrização surgem, em geral, após o envolvimento grave de pálpebras, pele periocular e conjuntiva
- **Reativação**: causa necrose e inflamação dos gânglios sensoriais afetados, provocando anestesia corneana, que pode resultar em ceratopatia neurotrófica.

Risco de envolvimento ocular

- **Sinal de Hutchinson**: descreve a presença de vesículas na pele suprida pelo nervo nasal externo, um ramo do nervo nasociliar que supre a ponta, a lateral e a raiz do nariz (Figura 7.17 A). O sinal tem forte correlação com o envolvimento ocular, mas não há correlação aparente entre a gravidade da erupção no nariz e a das complicações oculares
- **Idade**: HZO ocorre com mais frequência na sexta e sétima décadas de vida. Nos idosos, sinais e sintomas tendem a ser mais graves e de duração mais prolongada do que nos jovens
- **AIDS**: em pacientes com AIDS, a doença tende a ser mais grave, e o herpes-zóster pode ser um indicador precoce de infecção pelo vírus da imunodeficiência humana (HIV). Deve-se adotar um limiar mais baixo para o teste de HIV em populações particularmente em risco. O desenvolvimento de herpes em crianças ou adultos jovens tem tradicionalmente levado a uma busca pela presença de imunodeficiência ou malignidade, embora essa conduta tenha sido questionada, uma vez que qualquer anormalidade somente será identificada na menor parcela de pacientes.

DICA Vesículas envolvendo a ponta ou a lateral do nariz precedem o desenvolvimento de HZO (sinal de Hutchinson).

Herpes-zóster agudo

Aspectos gerais

- **Fase prodrômica**: precede o surgimento do exantema. Dura 3 a 5 dias e caracteriza-se por fadiga, febre, mal-estar e cefaleia. Sintomas envolvendo o dermátomo afetado variam de prurido superficial, formigamento ou sensação de queimação, dor discreta à lancinante constante ou intermitente. Pacientes mais velhos com dor intensa no estágio inicial e maior área envolvida têm mais risco de neuralgia pós-herpética
- **Lesões cutâneas**
    - Áreas eritematosas dolorosas com erupção maculopapular se desenvolvem (ver Figura 7.17 B) e podem ser confundidas com celulite ou dermatite de contato
    - O exantema respeita a linha média, o que pode ajudar a distinguir herpes-zóster de infecção cutânea por HSV. A dor também é muito pior no herpes-zóster. Doença bilateral é muito rara
    - Em 24 horas, grupos de vesículas (ver Figura 7.17 C) aparecem e tornam-se confluentes em 2 a 4 dias
    - Embora exantema em si não afete a pálpebra inferior no HZO, edema mole das pálpebras superior e inferior é comum (ver Figura 7.17 B) e geralmente se espalha para o lado contralateral da face
    - As vesículas geralmente passam por fase pustular antes de virarem crosta (ver Figura 7.17 D) e secarem depois de 2 a 3 semanas

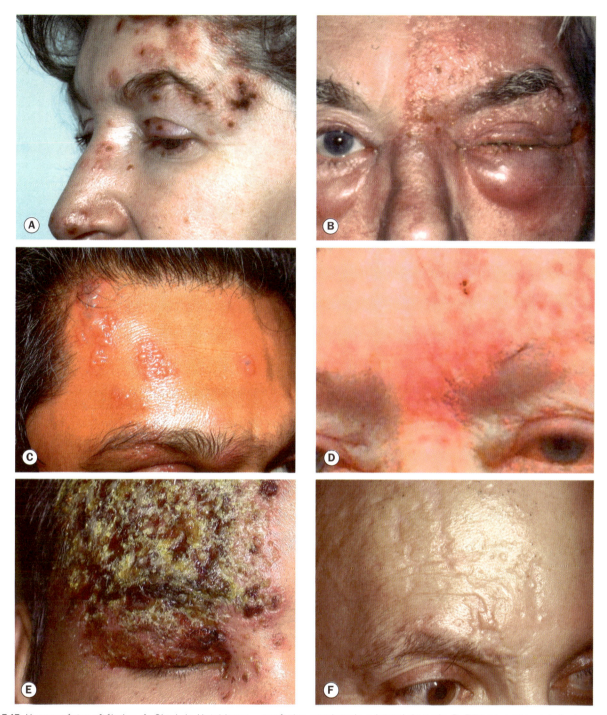

Figura 7.17 Herpes-zóster oftálmico. **A.** Sinal de Hutchinson – vesículas envolvendo a lateral do nariz. **B.** Eritema e edema (o inchaço no lado direito não é sinal de infecção nesse lado). **C.** Estágio vesicular. **D.** Erupção mista vesicular e pustular começando a apresentar crostas – observa-se o edema mole afetando a porção medial de ambas as pálpebras superiores. **E.** Erupção grave em paciente com AIDS. **F.** Aparência cicatrizada típica com cicatrizes leves a moderadas e despigmentação. (*Cortesia de S Chen – Figura E.*)

- ○ Lesões hemorrágicas grandes e profundas são mais comuns em pacientes imunodeprimidos (ver Figura 7.17 E)
- ○ A cicatrização das lesões resulta na destruição residual da pele e em cicatrizes despigmentadas (ver Figura 7.17 F)
- ○ *Zoster sine herpete* é o herpes-zóster sem exantema e pode ser mais comum do que se imaginava anteriormente
- **Zóster disseminado** é capaz de se desenvolver na presença de imunodeficiência ou malignidade, envolvendo múltiplos dermátomos e sistemas de órgãos, e, com o advento do teste de PCR, complicações como meningoencefalite têm sido cada vez mais identificadas em indivíduos imunocompetentes
- **Investigação**: no caso de diagnóstico clínico incerto, normalmente na presença de imunodeficiência, o líquido vesicular pode ser encaminhado para PCR, ou imunomicroscopia. Viremia que se estende por alguns dias ocorre no herpes-zóster agudo. PCR do plasma para o DNA do VZV quase sempre é positivo (40%),

especialmente em pacientes imunossuprimidos, e pode ser particularmente útil em caso de suspeita de *zoster sine herpete*. Anticorpos IgM para VZV encontram-se em apenas uma minoria de pacientes no estágio inicial da doença e convalescença.

Tratamento

- **Tratamento com antiviral oral**: administrado preferencialmente até 72 horas após o início do exantema, reduz a gravidade e a duração do episódio agudo e o risco de neuralgia pós-herpética. A incidência de complicações oftálmicas tardias também é reduzida em cerca de 50%. Pacientes que se apresentam depois de 72 horas, mas ainda no estágio vesicular, também se beneficiam do tratamento. Aciclovir (800 mg, 5 vezes/dia, por 7 a 10 dias) tem sido a base do tratamento, mas agentes mais novos, como valaciclovir 1 g, 3 vezes/dia ou fanciclovir 250 a 500 mg, 3 vezes/dia, permitem regimes mais convenientes e são mais bem tolerados, e ao menos tão efetivos quanto o aciclovir. Brivudina é disponibilizada em alguns países. Existem relatos de interações fatais com as 5-fluoropirimidinas, que não devem ser utilizadas em conjunto com o 5-fluoruracila nem mesmo regional
- **Aciclovir intravenoso** 5 a 10 mg/kg, 3 vezes/dia: em geral, é indicado somente para doença grave, especificamente para encefalite e imunodeficiência de moderada a grave
- **Esteroides sistêmicos** (p. ex., prednisolona 60 mg/dia, por 4 dias, depois 40 mg/dia por 4 dias, e, por fim, 20 mg/dia por 4 dias) continuam bastante controversos, mas geralmente são utilizados em caso de doença moderada a grave, particularmente para complicações neurológicas. Devem ser administrados somente em conjunto com um antiviral sistêmico e evitados na presença de imunodeficiência. Conferem redução moderada da dor aguda e aceleram a cicatrização cutânea, mas esteroides não têm efeito sobre a incidência ou a gravidade da neuralgia pós-herpética
- **Pacientes imunodeprimidos** necessitam da avaliação de especialista em doenças infecciosas. O tratamento antiviral é estendido e o tratamento intravenoso pode ser o ideal. Esteroides sistêmicos devem ser evitados
- Tratamento **sintomático** de lesões de pele se faz com secagem, antissepsia e compressas frias. O benefício das combinações de antibióticos e esteroides tópicos é incerto
- **Pacientes com herpes-zóster podem transmitir varicela**, por essa razão, o contato com pessoas que desconhecem ter imunidade (especialmente gestantes) e indivíduos imunodeprimidos precisa ser evitado, pelo menos até que a formação de crosta termine
- **Uveíte por VZV**: tratada em detalhes no Capítulo 12.

Prevenção

A vacinação contra o herpes-zóster reduz a incidência do HZO. Existem duas vacinas, ambas aprovadas para indivíduos acima de 50 anos.

- **Vacina de vírus vivo contra herpes-zóster**: vírus vivo atenuado com eficácia limitada a 10 anos
- **Vacina recombinante contra herpes-zóster**: requer duas injeções e tem incidência de 10% de reação sistêmica local ou aguda.

Doença ocular

Doença ocular aguda

- **Ceratite epitelial aguda**: desenvolve-se em mais de 50% dos pacientes no intervalo de 2 dias após o início do exantema e normalmente se resolve espontaneamente em alguns dias. Caracteriza-se por lesões dendríticas menores e mais finas do que os dendritos do herpes simples e apresenta extremidades afiladas sem bulbos terminais (Figura 7.18 A). As lesões coram melhor com rosa Bengala do que com fluoresceína (Figura 7.18 B). O tratamento, se necessário, se faz com um antiviral tópico

- **Conjuntivite** (folicular e/ou papilar): comum e geralmente ocorre em conjunto com a presença de vesículas na margem palpebral. Não é necessário tratamento na ausência de doença corneana, embora alguns profissionais prescrevam profilaxia com antibióticos e/ou antivirais tópicos

- **Episclerite**: ocorre no início da erupção e normalmente se resolve espontaneamente. Pode-se utilizar um anti-inflamatório não esteroide leve, se necessário

- **Esclerite** e escleroceratite não são comuns, mas podem desenvolver-se ao final da primeira semana. O tratamento das lesões indolentes é com flurbiprofeno oral 100 mg, 3 vezes/dia. Administração de esteroides orais com cobertura antiviral pode ser necessária no caso de envolvimento grave

- **Ceratite numular** normalmente se desenvolve no local das lesões epiteliais cerca de 10 dias após a manifestação do exantema. Caracteriza-se por finos depósitos subepiteliais granulares circundados por um halo de opacidade estromal (Figura 7.18 C). As lesões desaparecem em resposta aos esteroides tópicos, mas recidivam se o tratamento for interrompido prematuramente

- **Ceratite estromal (intersticial)** (Figura 7.18 D): desenvolve-se em cerca de 5% dos casos 3 semanas após a manifestação do exantema, podendo ocorrer a formação de cicatriz significativa (Figura 7.19 A). Normalmente, responde aos esteroides tópicos, mas pode tornar-se crônica e exigir redução gradual

- **Ceratite disciforme** (endotelite imunomediada): menos comum do que na infecção por herpes simples, mas pode levar à descompensação corneana. O tratamento é com esteroides tópicos

- **Uveíte anterior**: afeta pelo menos um terço dos pacientes e pode estar associada à isquemia e atrofia setorial da íris (Figuras 7.19 B e C)

- **Uveíte posterior** (ver Capítulo 12): necrose retiniana progressiva é uma retinite agressiva que normalmente acomete indivíduos imunodeprimidos. Necrose retiniana aguda pode também ser causada pelo VZV. Deve-se sempre realizar o exame do segmento posterior em pacientes com HZO, visto que, ocasionalmente, pode ocorrer vasculite retiniana

- **PIO** deve ser monitorada, visto que é comum elevar-se, inclusive induzida por esteroides. Derivados das prostaglandinas devem ser evitados se o tratamento for necessário

- **Complicações neurológicas** podem exigir antivirais intravenosos e esteroides sistêmicos
  - Paralisia dos nervos cranianos afetando o III (mais comum), o IV e o VI nervos normalmente se recupera em 6 meses
  - Ocorrência de neurite óptica é rara
  - Manifestações do SNC são raras, mas incluem encefalite, arterite craniana e síndrome de Guillain-Barré.

Doença ocular crônica

- **Ceratopatia neurotrófica**: semelhante ao que se observa na infecção por HSV, desenvolve-se em até 50% dos casos, mas costuma ser relativamente leve e se resolve ao longo de alguns meses.

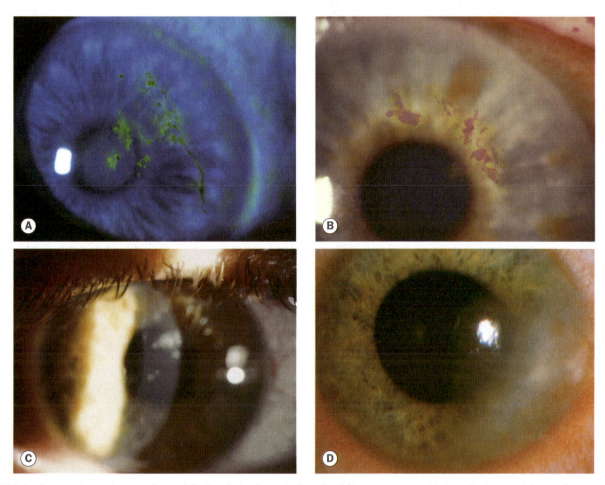

Figura 7.18 Lesões agudas no herpes-zóster oftálmico. **A.** Lesões epiteliais dendríticas com extremidades afiladas coradas com fluoresceína. **B.** Lesões epiteliais dendríticas coradas com rosa Bengala. **C.** Ceratite numular. **D.** Ceratite estromal. (*Cortesia de C Barry – Figura D.*)

A doença prolongada grave ocorre em uma minoria dos casos (ver também tópico separado)
- **Esclerite**: pode tornar-se crônica e levar à atrofia segmentada da esclera (Figura 7.19 D). Formação de estafiloma é rara (Figura 7.19 E)
- **Ceratite de placa mucosa**: desenvolve-se em cerca de 5% dos casos, com frequência entre o 3º e o 6º mês. Caracteriza-se por placas de muco elevadas coradas com rosa Bengala (Figura 7.19 F). O tratamento consiste em uma combinação de esteroide tópico e acetilcisteína. Não tratadas, as placas se resolvem depois de alguns meses, deixando leve opacidade corneana difusa
- **Degeneração lipídica**: pode desenvolver-se em olhos com ceratite numular ou disciforme persistente grave (ver Figura 7.19 A)
- **Granulomas preenchidos por lipídios**: semelhantes aos resultantes de irritação crônica, são capazes de se desenvolver na conjuntiva tarsal e progredir para concreções calcificadas erosivas
- **Cicatriz subconjuntival**: pode ocorrer
- **Cicatriz palpebral**: possibilidade de resultar em ptose, entrópio cicatricial e, ocasionalmente, ectópio, triquíase, entalhe na pálpebra e madarose.

Recidiva de doença ocular

Na recidiva, as lesões podem reaparecer anos depois de um episódio agudo, o qual pode ter sido esquecido, e a cicatriz palpebral talvez seja a única pista diagnóstica. Possível ocorrência de reativação de ceratite, episclerite, esclerite ou irite.

Neuralgia pós-herpética

Neuralgia pós-herpética é definida como uma dor que persiste por mais de 1 mês após a cicatrização do exantema. Desenvolve-se em até 75% dos pacientes com mais de 70 anos. A dor pode ser constante ou intermitente, piorar à noite e agravar-se com pequenos estímulos (alodinia), toque e calor. Em geral, melhora lentamente com o tempo, com apenas 2% dos pacientes afetados depois de 5 anos. Pode prejudicar a qualidade de vida, levando à depressão suficientemente grave para apresentar perigo de suicídio. Pacientes gravemente afetados precisam ser encaminhados a uma clínica especializada em dor. O tratamento pode envolver o seguinte:
- **Local**
  - Aplicação de compressas frias
  - Capsaicina tópica a 0,075% ou *patches* de lidocaína a 5%
- **O tratamento sistêmico pode ser estagiado**
  - Analgésicos simples, como paracetamol
  - Analgésicos mais fortes, como codeína
  - Antidepressivos tricíclicos (p. ex., nortriptilina, amitriptilina, inicialmente 25 mg à noite, ajustado até 75 mg por várias semanas, se necessário)

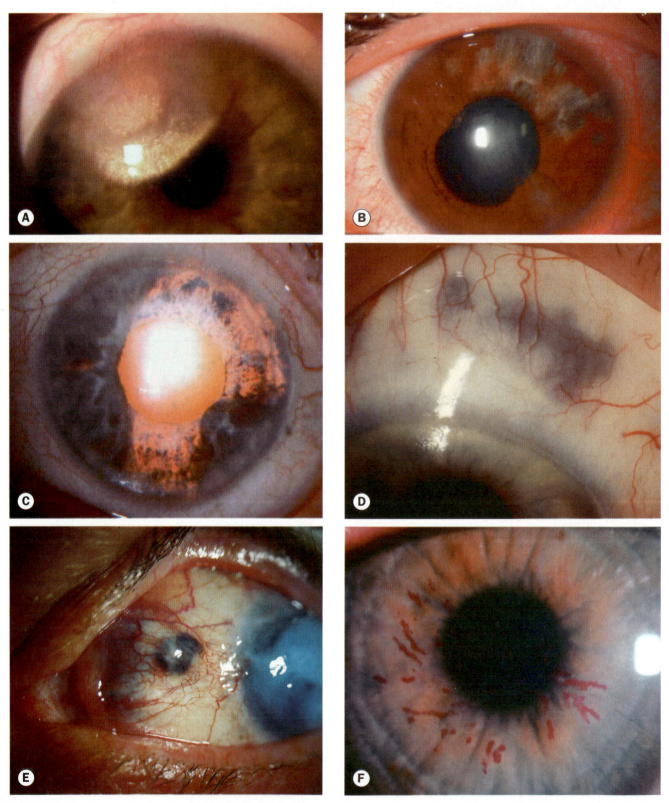

Figura 7.19 Lesões crônicas no herpes-zóster oftálmico. **A.** Cicatrização após ceratite estromal, com degeneração lipídica cristalina. **B.** Atrofia da íris em um típico padrão setorial. **C.** Atrofia iriana setorial mais grave sob transiluminação. **D.** Atrofia escleral. **E.** Estafiloma com cicatrização corneana grave. **F.** Ceratite de placa mucosa. (*Cortesia de R Marsh – Figura F.*)

CERATITE INTERSTICIAL

Introdução

A IK é uma inflamação do estroma corneano sem envolvimento primário do epitélio ou endotélio. Na maioria dos casos, acredita-se que a inflamação seja um processo imunomediado desencadeado por antígeno específico. O termo geralmente é utilizado para designar o aparecimento tardio de cicatriz com aspecto de plumas e vasos-fantasmas no estroma médio, e não a apresentação aguda. A primeira normalmente é um achado incidental. IK sifilítica é o arquétipo, mas a frequência relativa das causas varia significativamente de acordo com a região geográfica. Há uma grande variedade de causas, entre as quais, herpes simples, varicela-zóster e outras infecções virais; tuberculose, doença de Lyme e outras infecções (doenças parasíticas são uma causa importante em áreas em que essas condições são endêmicas); e sarcoidose, síndrome de Cogan e condições inflamatórias não infecciosas.

Ceratite intersticial sifilítica

IK de origem sifilítica normalmente é resultante de infecção congênita, embora a sífilis adquirida também possa ser um fator responsável. Todo paciente com IK, ou com descoberta incidental de seu aparecimento crônico, deve ser investigado para que se exclua a hipótese de sífilis congênita, independentemente da presença de sinais clínicos sistêmicos. Existem numerosos casos de sífilis congênita identificados pela primeira vez em uma fase posterior da vida com base nesse critério.

Sífilis congênita

A infecção do feto pode ocorrer na placenta, resultando em caso de natimorto, infecção subclínica ou uma série de aspectos clínicos.

- **Aspectos sistêmicos precoces**: incluem atraso de crescimento e desenvolvimento, exantema maculopapular, úlceras mucosas, fissuras características em torno dos lábios (ragades) e envolvimento de diversos órgãos
- **Sinais sistêmicos tardios**: incluem surdez neurossensorial, deformidade nasal em sela (Figura 7.20 A), tíbia em sabre (Figura 7.20 B), mandíbula de Buldogue (proeminência mandibular resultante de subdesenvolvimento maxilar), dentes de Hutchinson (dentes entalhados, pequenos e bastante espaçados; Figura 7.20 C) e articulações de Clutton (efusões indolores nas grandes articulações, especialmente nos joelhos)
- **Aspectos oculares**: incluem uveíte anterior, IK (ver adiante), cristalino luxado/subluxado, catarata, atrofia óptica, retinopatia pigmentar em "sal e pimenta" (Figura 7.21) e pupilas de Argyll Robertson.

Manifestação da ceratite intersticial sifilítica

- **Sintomas**: a manifestação da IK após infecção sifilítica congênita normalmente ocorre entre 5 e 25 anos de idade. Os sintomas iniciais são os mesmos da uveíte anterior aguda com opacificação grave. O envolvimento é bilateral em 80% dos casos, embora com frequência não simultâneo. Na doença adquirida, a IK é menos comum e normalmente unilateral, e em geral se manifesta anos após a idade em que a doença foi contraída, embora possa ocorrer como parte da síndrome da infecção primária
- **Sinais**
  - AV profundamente reduzida é típica no estágio ativo
  - Limbite associada à vascularização estromal profunda, com infiltração celular e turvação que pode ocultar os vasos ainda perfundidos, conferindo a aparência rosada característica da "mancha salmão" (Figura 7.22 A)
  - Uveíte anterior granulomatosa
  - Depois de vários meses, a córnea começa a clarear e os vasos tornam-se não perfundidos ("vasos-fantasmas"; Figura 7.22 B)
  - Se a córnea posteriormente apresentar-se inflamada, os vasos podem voltar a se encher de sangue e, em casos raros, sangrar para o estroma (Figura 7.22 C)
  - O estágio de cicatrização caracteriza-se por vasos-fantasmas, cicatriz estromal profunda de aspecto em pluma (Figura 7.22 D) e, às vezes, afinamento, astigmatismo e ceratopatia em faixa
- **O tratamento** da IK sifilítica ativa faz-se com esteroides tópicos e cicloplégicos e terapia sistêmica imediata sob os cuidados de especialista em doenças geniturinárias e infecciosas.

Síndrome de Cogan

Introdução

A síndrome de Cogan é uma vasculite autoimune sistêmica rara caracterizada por inflamação intraocular e disfunção vestibuloauditiva (particularmente neurossensorial) que se desenvolvem no espaço de meses uma da outra. Acomete essencialmente adultos jovens de ambos os sexos; crianças também são afetadas. Os achados sistêmicos ocorrem em 30% dos casos e podem incluir vasculite multissistêmica potencialmente fatal; a conduta baseada em uma abordagem multidisciplinar é vital.

Diagnóstico

Sintomas oculares e da orelha média geralmente se manifestam separados por um período substancial; a fase aguda pode estender-se por meses ou anos. Deve-se cogitar síndrome de Susac (vasculopatia retinococleocerebral) no diagnóstico diferencial.

- **Sintomas vestibuloauditivos**: surdez, zumbido e vertigem
- **Sintomas oculares**: vermelhidão, dor, fotofobia e visão embaçada
- **Sinais oculares**: o envolvimento da córnea começa com discretas opacidades bilaterais periféricas na porção periférica do estroma anterior. Seguem-se, então, opacidades mais profundas e neovascularização da córnea (alças vasculares no estroma médio) (Figura 7.23 A), geralmente com progressão central (Figura 7.23 B). Condições como uveíte, esclerite e vasculite retiniana podem ocorrer
- **Investigações**
  - A velocidade de hemossedimentação (VHS) e a proteína C reativa (PCR) podem estar elevadas, assim como a contagem de linfócitos
  - Podem ser detectados anticorpos contra antígenos da orelha interna

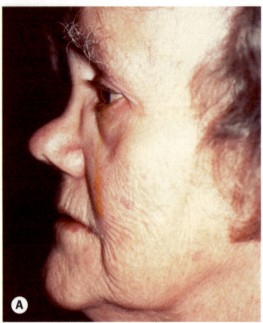
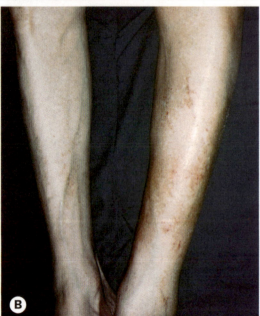
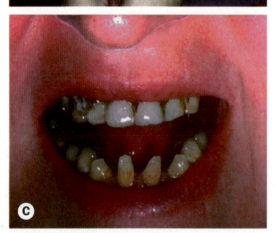

Figura 7.20 Sinais sistêmicos de sífilis congênita. **A.** Deformidade nasal em sela. **B.** Tíbias em sabre. **C.** Dentes de Hutchinson. (*Cortesia de R Marsh e S Ford – Figura C.*)

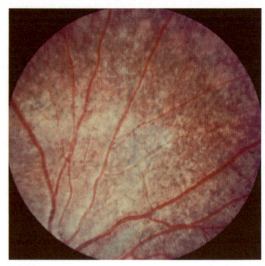

Figura 7.21 Retinopatia pigmentar em "sal e pimenta" após infecção sifilítica congênita.

- RM pode mostrar anormalidades da orelha interna dentre outras.

Tratamento
- **Esteroides tópicos**: para ceratite, com as medidas adicionais conforme apropriado
- **Esteroides sistêmicos**: os sintomas vestibuloauditivos requerem tratamento imediato com prednisolona 1 a 2 g/kg para prevenir perda auditiva. A terapia imunossupressora também pode ser necessária. Esteroides sistêmicos podem ser necessários também para esclerite ou vasculite retiniana.

CERATITE POR PROTOZOÁRIO
Acanthamoeba
Introdução
As *Acanthamoeba* spp. são protozoários de vida livre onipresentes na natureza e geralmente encontrados no solo, na água doce ou salobra e no sistema respiratório superior. A forma cística (Figura 7.24 A) é altamente resiliente. Em condições ambientais adequadas, cistos transformam-se em trofozoítos, com penetração e destruição tecidual. Nos países desenvolvidos, ceratite por *Acanthamoeba* é frequentemente associada ao uso de lentes de contato, especialmente se enxaguadas com água da torneira.

Diagnóstico
Com frequência, a condição é inicialmente diagnosticada como ceratite por herpes simples. Com sinais mais avançados, no entanto, deve se distinguir da ceratite fúngica.
- **Sintomas**: visão embaçada e desconforto. A dor geralmente é intensa e caracteristicamente desproporcional aos sinais clínicos
- **Sinais**
  - No estágio inicial da doença, a superfície epitelial apresenta-se irregular e acinzentada (ver Figura 7.24 B)
  - Possível formação de pseudodendritos epiteliais semelhantes a lesões herpéticas

Capítulo 7 • Córnea 223

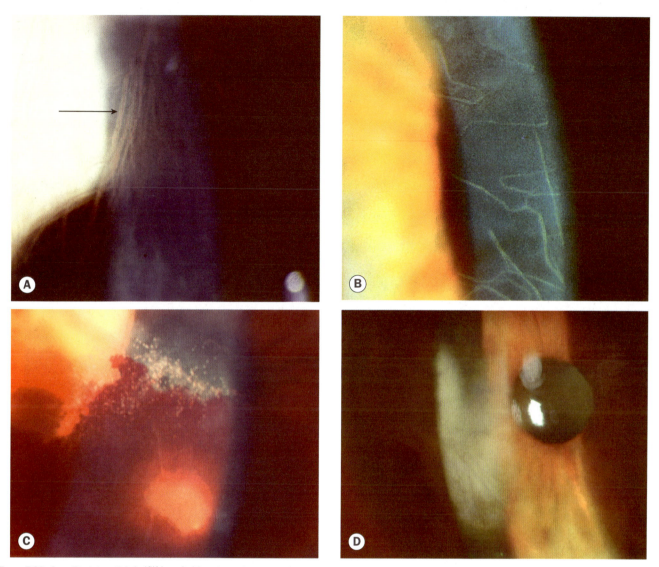

Figura 7.22 Ceratite intersticial sifilítica. **A.** Mancha salmao mostrando vascularização estromal profunda com opacidade (seta). **B.** Vasos-fantasmas. **C.** Hemorragia corneana intraestromal dos vasos perfundidos. **D.** Típica cicatriz emplumada – os rastros dos vasos fantasmas são claramente visíveis.

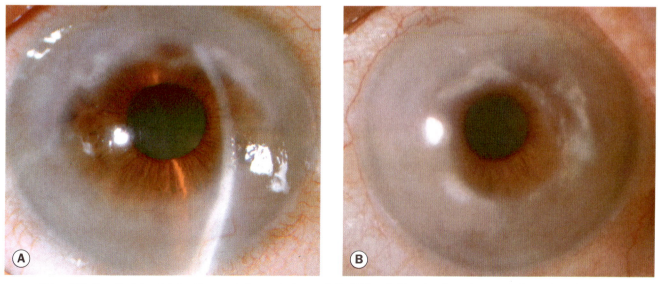

Figura 7.23 Ceratite intersticial antiga na síndrome de Cogan. **A.** Periférica. **B.** Cicatrização mais central. (*Cortesia de R Curtis.*)

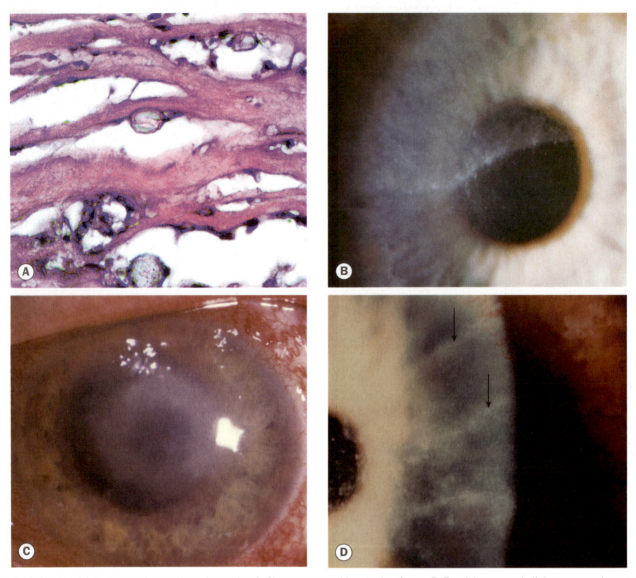

Figura 7.24 Sinais iniciais de ceratite por *Acanthamoeba*. **A.** Cistos em uma biopsia de córnea. **B.** Envolvimento epitelial precoce acinzentado. **C.** Infiltrados estromais anteriores focais. **D.** Perineurite radial (*setas*). (*Cortesia de J Harry – Figura A.*)

- ○ Limbite com infiltrados estromais anteriores difusos ou focais (ver Figura 7.24 C)
- ○ Presença de infiltrados perineurais característicos (ceratoneurite radial) nas primeiras semanas, sendo praticamente patognomônicos (ver Figura 7.24 D)
- ○ Aumento gradual e coalescência dos infiltrados para formar abscesso em anel (Figuras 7.25 A e B) é típico
- ○ Possível desenvolvimento de esclerite, que geralmente é reativa, e não uma extensão da infecção
- ○ Opacificação e vascularização estromal lentamente progressivas
- ○ Pode ocorrer *melting* em qualquer estágio quando há doença estromal. O *melting* geralmente se desenvolve na periferia da região do infiltrado (Figura 7.25 C)
- **Investigações**
  - ○ Coloração dos raspados corneanos com ácido periódico de Schiff ou calcoflúor branco (corante fluorescente com afinidade por cistos amebianos e fungos). Colorações de Gram e Giemsa também podem demonstrar presença de cistos
  - ○ Cultura: ágar não nutriente enriquecido com *E. coli* morto, que os trofozoítos consomem
  - ○ Outras investigações incluem imuno-histoquímica, PCR e microscopia confocal *in vivo*. Biopsia da córnea pode ser necessária para fins diagnósticos.

Tratamento

É importante manter um alto grau de suspeita quanto à presença *Acanthamoeba* em qualquer paciente com resposta limitada à terapia antibacteriana. O resultado é muito melhor se o tratamento for iniciado precocemente.

- **Desbridamento** do epitélio envolvido: acredita-se ser útil, visto que pode facilitar a penetração de colírios
- **Amebicidas tópicos**: cistos de *Acanthamoeba* são resistentes à maioria dos agentes antimicrobianos e, embora existam relatos de resultados bemsucedidos com o uso de várias formulações tópicas, é provável que alguns desses agentes tenham efeito somente contra o estágio de trofozoíto

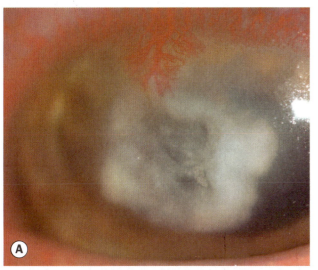

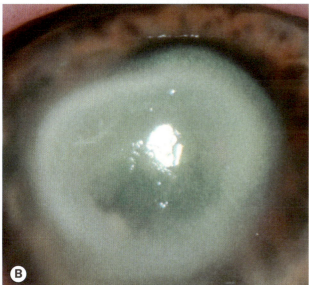

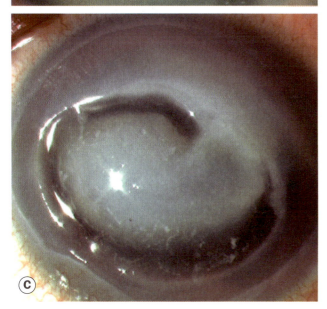

Figura 7.25 Ceratite avançada por *Acanthamoeba*. **A.** Progressão do infiltrado, com formação incipiente de um abscesso em anel e *melting* precoce. **B.** Abscesso em anel. **C.** *Melting*. (Cortesia de S Tuft – Figuras B e C.)

- Biguanida de poli-hexametileno (PHMB) a 0,02% e clorexidina (0,02%) matam trofozoítos e são cisticidas
- Hexamidina ou propamidina (Brolene); sendo que o primeiro tem, provavelmente, maior atividade
- Voriconazol e outros antifúngicos da família dos azóis podem ser eficazes
- Ainda não se estabeleceu um regime ideal. Exemplos incluem PHMB como duoterapia com clorexidina, ou um desses agentes em combinação à hexamidina ou à propamidina. A instilação é inicialmente de hora em hora e depois reduzida gradualmente. A obtenção de uma resposta clara pode levar 2 semanas
- Pode-se cogitar tratamento antibacteriano simultâneo para coinfecção se o quadro clínico assim o sugerir
- Recaídas são comuns à medida que o tratamento é gradualmente reduzido, razão pela qual o tratamento precisa continuar por muito meses
- **Esteroides tópicos:** devem ser evitados, se possível, embora a terapia com baixa dosagem adiada por pelo menos 2 semanas após o início do tratamento antiamebiano pode ser útil no caso de inflamação persistente. O tratamento amebicida deve continuar de maneira conjugada com esteroides e estender-se por várias semanas depois de concluído o regime com esses agentes
  - **Controle da dor** por meio de agente anti-inflamatório oral não esteroide
  - **Ceratoplastia terapêutica** pode ser necessária para casos resistentes, inclusive perfuração. Cicatrização tardia também pode exigir ceratoplastia penetrante.

DICA A infecção da córnea por *Acanthamoeba* resulta em dor geralmente intensa e desproporcional aos sinais clínicos.

CERATITE HELMÍNTICA

Oncocercose

A oncorcercose ("cegueira do rio") é discutida no Capítulo 12. Ceratite é uma característica comum.

DOENÇA CORNEANA MEDIADA POR HIPERSENSIBILIDADE BACTERIANA

Ceratite marginal

Introdução

Acredita-se que a ceratite marginal seja causada por uma reação de hipersensibilidade contra exotoxinas estafilocócicas e proteínas da parede celular com depósito de complexos de antígenos-anticorpos na região periférica da córnea (antígeno difundido com base no filme lacrimal e no anticorpo proveniente dos vasos sanguíneos) com infiltração linfocítica secundária. As lesões produzem cultura negativa, mas o *S. aureus* geralmente pode ser isolado das margens palpebrais.

Diagnóstico

- **Sintomas:** leve desconforto, vermelhidão e lacrimejamento. A inflamação pode envolver ambos os olhos

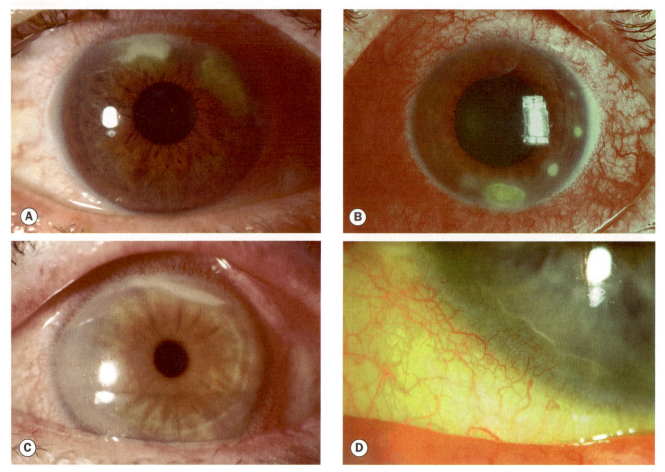

Figura 7.26 Ceratite marginal. **A** e **B**. Infiltrados marginais. **C**. Infiltrado coalescente. **D**. Cicatrização leve e *pannus*.

- **Sinais**
  - Blefarite crônica é característica
  - Epiteliopatia ponteada inferior é uma manifestação precoce
  - Infiltrados subepiteliais marginais separados do limbo por uma zona transparente, geralmente associados a uma área adjacente de hiperemia conjuntival (Figura 7.26 A e B)
  - Caracteristicamente, qualquer defeito epitelial será consideravelmente menor do que a área do infiltrado
  - Coalescência e disseminação circunferencial (Figura 7.26 C)
  - Normalmente, pouca ou nenhuma reação de câmara anterior, mesmo com grandes infiltrados
  - Sem tratamento, a resolução em geral ocorre em 1 a 4 semanas, dependendo da gravidade. Ocasionalmente, há formação de cicatriz superficial residual e ligeiro afinamento com *pannus* leve (Figura 7.26 C). Na presença de lesões grandes e persistentes, podem desenvolver-se neovasos na íris, mas desaparecem quando a inflamação se resolve.

Tratamento

Instilação de esteroide tópico fraco, como fluorometolona ou prednisolona a 0,5%, 4 vezes/dia, por 1 a 2 semanas, às vezes combinado com antibiótico tópico. Pode ser prescrita, no caso de doença recorrente, sequência de tetraciclina (eritromicina em crianças, mães que estão amamentando e gestantes). Blefarite é tratada conforme necessário.

Flictenulose

Introdução

A flictenulose normalmente é uma doença autolimitada, mas, em casos raros, pode ser grave. A maioria dos casos nos países desenvolvidos resulta de suposta reação de hipersensibilidade tardia ao antígeno estafilocócico, eventualmente associada à rosácea. Nos países em desenvolvimento, a maioria dos casos é associada à tuberculose ou à infestação helmíntica, mas o agente etiológico pode ser incerto e uma gama de outros agentes já foi implicada.

Diagnóstico

- **Sintomas**: fotofobia, lacrimejamento e blefaroespasmo, geralmente em crianças ou adultos jovens
- **Sinais**
  - Pequeno nódulo branco límbico (Figura 7.27 A) ou conjuntival (Figura 7.27 B) associado à intensa hiperemia local
  - Flictena límbica pode estender-se para a córnea (Figura 7.27 C e D)
  - A resolução espontânea normalmente ocorre em 2 a 3 semanas. Em geral, a lesão cicatrizada deixa cicatriz límbica triangular associada à vascularização superficial e ao afinamento, mas ocasionalmente pode ocorrer afinamento grave e perfuração
  - É possível ocorrer lesões necrosantes grandes ou múltiplas (miliares)

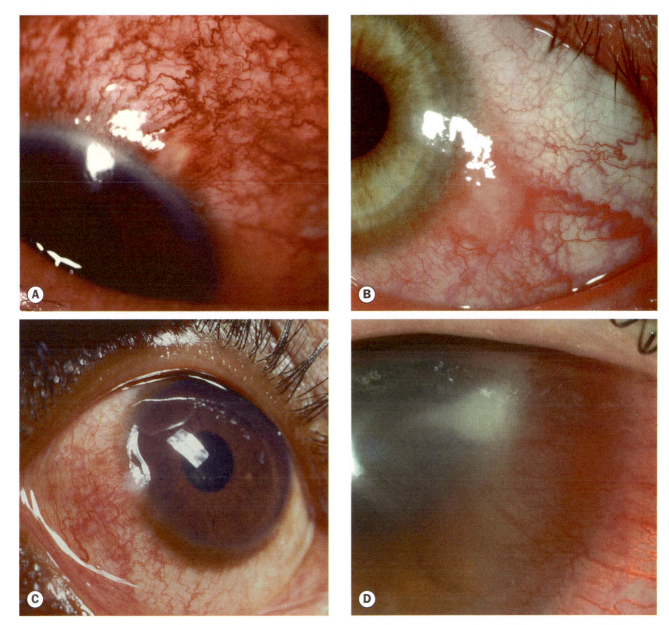

Figura 7.27 Flictenulose. **A.** Flictena límbica em olho inflamado. **B.** Flictena em olho relativamente calmo. **C.** Flictena corneana. **D.** Flictena corneana com intensa vascularização. (*Cortesia de S Tuft – Figura D.*)

- **Investigação** de tuberculose: em geral, é indicada somente em áreas endêmicas ou na presença de fatores de risco específicos.

Tratamento

Um curso curto de esteroides tópicos acelera a cicatrização e geralmente é administrado com um antibiótico tópico. A doença recorrente e incômoda pode exigir tetraciclina oral, e é importante tratar a blefarite associada.

ROSÁCEA

Introdução

Rosácea (acne rosácea) é uma dermatose idiopática crônica comum que envolve a pele da face e da parte superior do pescoço exposta ao sol. Complicações oculares desenvolvem-se em 6 a 18% dos casos.

Pode haver formação de telangiectasia, pápulas e pústulas na face, rinofima e rubor facial (Figura 7.28). Ao contrário da acne vulgar, não há presença de comedões (cravos pretos ou brancos).

A etiologia provavelmente é multifatorial e é capaz de envolver fatores vasculares, junto com resposta anormal a bactérias comensais da pele e ácaros foliculares do gênero *Demodex*. Há suspeita de exacerbação por infecção por *H. pylori*.

Rosácea ocular

- **Sintomas**: incluem irritação inespecífica e lacrimejamento
- **Sinais palpebrais**: presença de telangiectasia na margem palpebral (Figura 7.29 A) e blefarite posterior, geralmente associadas à formação de cisto meibomiano recorrente
- Hiperemia **conjuntival**, especialmente bulbar. Raramente, conjuntivite cicatricial, granulomas conjuntivais e flictenulose podem ocorrer

- **Córnea**
  - EEPs inferiores
  - Vascularização periférica (Figura 7.29 B)
  - Ceratite marginal (ver Figura 7.26)
  - Afinamento focal ou difuso da córnea (Figura 7.29 C), nos casos graves, normalmente na parte inferior
  - Pode ocorrer perfuração resultante de *melting* periférico ou central grave, possivelmente precipitado por infecção bacteriana secundária
  - Cicatrização e vascularização da córnea (Figura 7.29 D)
- **Tratamento tópico**
  - Lubrificantes (de preferência, sem conservantes) para sintomas leves
  - Compressas quentes e higiene das pálpebras
  - Antibióticos tópicos (p. ex., ácido fusídico, eritromicina, azitromicina) aplicados por 4 semanas às margens palpebrais na hora de dormir
  - Esteroides são úteis em caso de exacerbações. Utiliza-se a fórmula de potência mais baixa compatível com a possível melhora a fim de minimizar a promoção do afinamento
- **Terapia sistêmica**
  - Tetraciclinas podem funcionar alterando a função da glândula de meibomius para reduzir a produção de ácidos graxos livres e, ao mesmo tempo, a flora palpebral, bem como provavelmente por efeito anti-inflamatório direto. Esses agentes têm também ação anticolagenase. Em uma dosagem relativamente baixa, mas de duração prolongada (p. ex., doxiciclina – que tem meia-vida mais longa do que a tetraciclina – 100 mg, 1 vez/dia, por 4 semanas, e depois 50 mg/dia, se necessário), podem conferir melhora por vários meses, mas, se necessário, podem continuar sendo administradas a longo prazo. Tetraciclinas não devem ser administradas a crianças e gestantes ou mulheres que estejam amamentando, para as quais a eritromicina é uma alternativa. Existem relatos de eficácia constatada também com outros antibióticos
  - A doença grave pode exigir imunossupressão (p. ex., azatioprina)
  - Retinoides são úteis, mas podem agravar alguns aspectos, e são totalmente contraindicados na gravidez.

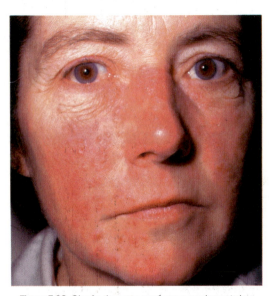

Figura 7.28 Sinais de acne rosácea papulopustular.

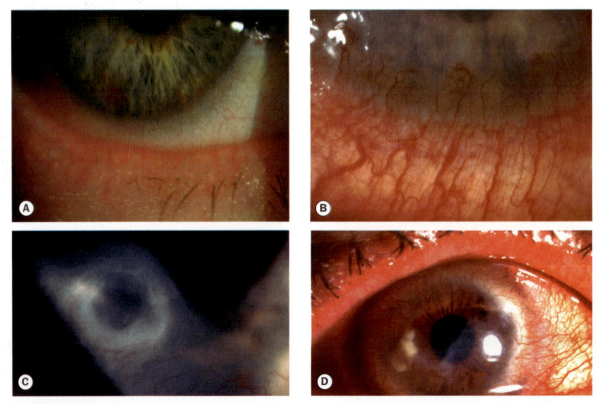

Figura 7.29 Segmento anterior na rosácea. **A.** Telangiectasia da margem palpebral. **B.** Vascularização corneana periférica. **C.** Afinamento focal da córnea. **D.** Cicatrização e vascularização intensas.

ULCERAÇÃO/AFINAMENTO CORNEANO PERIFÉRICO

Introdução

Ulceração/afinamento corneano periférico, conhecido como "ceratite ulcerativa periférica" (PUK, *peripheral ulcerative keratitis*) quando inflamatória, é uma manifestação caracterizada por afinamento e/ou ulceração que afeta preferencialmente a região periférica, e não central, da córnea, disseminando-se ao redor da margem. Vale notar que qualquer causa de ulceração corneana pode afetar a periferia.

- **Ceratite marginal**: discutida anteriormente
- **Úlcera de Mooren**
- **Degeneração marginal de Terrien**
- **Dellen**: distúrbio corneano localizado associado ao ressecamento de área focal, normalmente relacionado com uma lesão elevada adjacente (p. ex., pinguécula ou hemorragia conjuntival de grandes proporções – Figura 7.30 A) que prejudica a lubrificação fisiológica. Em geral, leve, embora possa eventualmente ser grave, com formação de descemetocele/perfuração corneana
- Associada a **doença autoimune sistêmica**
- **Outras**: rosácea ocular, degeneração de Furrow (afinamento periférico leve em idosos, normalmente benigno; Figura 7.30 B), degeneração marginal pelúcida.

Úlcera de Mooren

Introdução

Úlcera de Mooren é uma doença autoimune rara caracterizada por ulceração estromal circunferencial periférica progressiva com disseminação central posteriormente. Existem duas formas: a primeira afeta principalmente pacientes mais velhos, em geral somente em um dos olhos, e normalmente responde bem à terapia clínica. A segunda forma é mais agressiva e provavelmente necessita de imunossupressão sistêmica, apresenta um prognóstico menos favorável, pode ser bilateral e estar associada à dor intensa, e tende a acometer pacientes mais jovens, inclusive com alta incidência, segundo amplos relatos, entre homens no subcontinente indiano. Em alguns casos (normalmente mais brandos), existe interferência de lesão corneana precipitadora, como em uma cirurgia ou infecção. Deve-se sempre descartar presença associada de doença autoimune sistêmica e infecção corneana.

Diagnóstico

- **Sintomas**: a dor é proeminente e pode ser intensa. Há ocorrência de fotofobia e visão embaçada
- **Sinais**
  - Ulceração periférica envolvendo o terço superficial do estroma (Figura 7.31 A), com perda epitelial variável. Possível presença de vários focos distintos que subsequentemente coalescem
  - Presença de borda principal enfraquecida e infiltrada é característica (Figura 7.31 B)
  - Possível presença de limbite, mas não de esclerite, o que ajuda na distinção de PUK associada à doença sistêmica
  - Afinamento estromal progressivo circunferencial e central (Figura 7.31 C)
  - Vascularização envolvendo o leito da úlcera até sua borda principal, porém não além dela

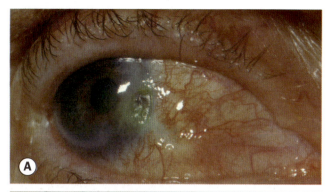

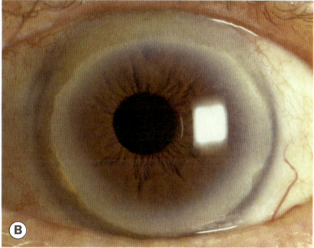

Figura 7.30 Afinamento periférico não inflamatório da córnea. **A.** Dellen decorrente de cirurgia do pterígio. **B.** Extensa degeneração de Furrow. (*Cortesia de S Tuft – Figura A.*)

  - A fase de cicatrização caracteriza-se por afinamento, vascularização e formação de cicatriz (Figura 7.31 D)
  - Ocorrência de irite não é incomum
- **Complicações**: astigmatismo grave, perfuração após pequenos traumas (perfuração espontânea é rara), infecção bacteriana secundária, catarata e glaucoma.

> **DICA** Até prova em contrário, a PUK é causada por infecção. Na ausência de infecção, deve-se investigar doença autoimune sistêmica.

Tratamento

- **Esteroides tópicos**: com frequência de hora em hora, são combinados a um antibiótico tópico profilático de baixa frequência. Se houver uma resposta efetiva, o tratamento é gradativamente reduzido ao longo de vários meses
- **Ciclosporina tópica** (até 2%): possivelmente efetiva, mas pode levar semanas para produzir um efeito significativo
- **Pomada de tacrolimus a 0,1%**: é eficaz para o controle de casos refratários
- Terapia tópica **adjunta**: lágrimas artificiais e inibidores da colagenase, como acetilcisteína a 10 até 20%
- **Ressecção conjuntival**: pode ser combinada à excisão do tecido necrótico e é realizada se não houver resposta aos esteroides tópicos.

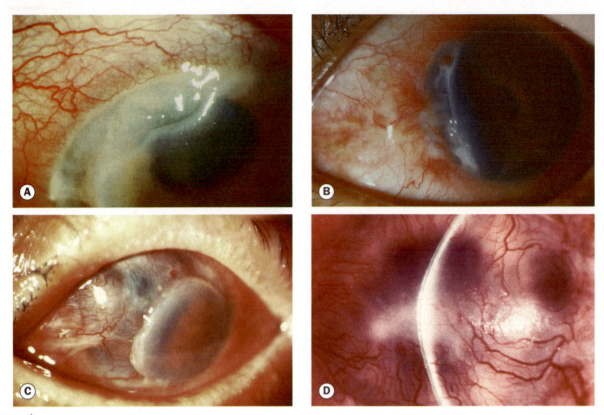

Figura 7.31 Úlcera de Mooren. **A.** Ulceração periférica local. **B.** Borda central enfraquecida e infiltrada. **C.** Doença avançada. **D.** Fase cicatrizada.

A área excisada deve estender-se 4 mm para trás do limbo e 2 mm além das margens circunferenciais. Ceratoepitelioplastia (sutura de uma lentícula corneana doadora ao leito escleral) pode ser combinada de modo a produzir barreira física contra o recrescimento conjuntival e a continuação do *melting*. Esteroides devem continuar sendo administrados durante o período pós-operatório

- **Imunossupressão sistêmica** pode ser necessária, incluindo esteroides para produção de um efeito rápido, e deve ser instituída mais cedo no caso de doença bilateral ou se o envolvimento se mostrar avançado no primeiro exame. Bloqueadores biológicos se mostram relativamente promissores
- **Inibidores sistêmicos da colagenase**, como doxiciclina, são benéficos
- **Ceratectomia lamelar** envolvendo dissecção da ilha residual central na doença em estágio avançado pode eliminar o estímulo de agravamento da inflamação
- **Perfurações**: a conduta é a mesma apresentada anteriormente neste capítulo
- **Reabilitação visual**: pode-se cogitar ceratoplastia (com cobertura imunossupressora) após a resolução da inflamação.

Ceratite ulcerativa periférica associada à doença autoimune sistêmica

Introdução

A PUK pode preceder ou seguir ao início dos achados sistêmicos. Infiltração periférica, ulceração ou afinamento da córnea não explicado por doença ocular evidente devem ensejar investigação de desordem sistêmica colágeno-vascular (potencialmente fatal). O mecanismo inclui depósito de complexo imune na região periférica da córnea; oclusão dos capilares episclerais e conjuntivais com liberação secundária de citocinas e recrutamento de células inflamatórias; regulação positiva de colagenases; e atividade reduzida de seus inibidores. Associações sistêmicas incluem:

- **Artrite reumatoide** (AR; a mais comum): a PUK é bilateral em 30% dos casos e tende a ocorrer na AR avançada
- **Granulomatose com poliangiite** (granulomatose de Wegener): é a segunda associação sistêmica mais comum da PUK. Ao contrário da AR, as complicações oculares são a manifestação inicial em 50% dos casos
- **Outras considerações**: incluem poliarterite nodosa, policondrite recidivante, lúpus eritematoso sistêmico e doença de Crohn (Figura 7.32 A).

DICA A PUK, na ausência de outra doença ocular, deve ensejar a investigação da existência de doença autoimune sistêmica.

Aspectos clínicos

- **Ulceração em formato de crescente** com defeito epitelial, afinamento e infiltração estromal no limbo (ver Figura 7.32 A e B). A disseminação é circunferencial e, ocasionalmente, central. Ao contrário da úlcera de Mooren, pode ocorrer extensão para a esclera
- **Limbite, episclerite ou esclerite** normalmente estão presentes. Assim como com a úlcera de Mooren, não há separação entre o processo ulcerativo e o limbo

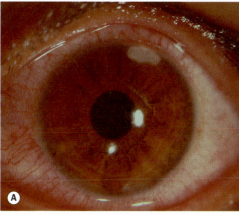
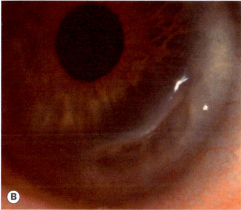
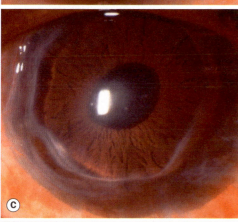
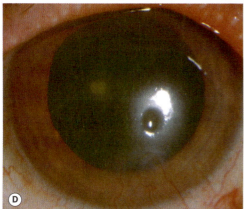

Figura 7.32 Ceratite na doença autoimune sistêmica. **A.** Infiltrado corneano na doença de Crohn. **B.** Ceratite ulcerativa periférica precoce. **C.** Ulceração periférica na artrite reumatoide; córnea em "lente de contato". **D.** Ceratite ulcerativa reumatoide paracentral.

- **Doença avançada** pode resultar em córnea em "lente de contato" (ver Figura 7.32 C) ou perfuração
- **Ceratite ulcerativa reumatoide paracentral** (**PCUK**, *rheumatoid paracentral ulcerative keratitis*). Acredita-se ser uma entidade distinta, com uma lesão em padrão saca-bocado com pouco infiltrado em um olho quieto (ver Figura 7.32 D). Pode ocorrer perfuração de maneira rápida, e normalmente há uma boa resposta à ciclosporina tópica, com lente de contato terapêutica e aplicação de cola tecidual, se necessário, em lugar de tratamento sistêmico.

Tratamento

O tratamento se faz principalmente com imunossupressão sistêmica em conjunto com reumatologista.

- **Esteroides sistêmicos**: às vezes, como pulsoterapia intravenosa, são utilizados para controlar a doença aguda, com terapia imunossupressora e bloqueadores biológicos para tratamentos a longo prazo
- **Lubrificantes tópicos** (sem conservantes)
- **Antibióticos tópicos** usados como profilaxia na presença de defeito epitelial
- **Tetraciclina oral** (p. ex., doxiciclina 100 mg, 1 ou 2 vezes/dia): pelo seu efeito anticolagenase
- **Esteroides tópicos**: podem piorar o afinamento e, por essa razão, devem ser evitados. A policondrite recidivante pode ser uma exceção
- **Tratamento cirúrgico**: em geral, é o mesmo adotado para úlcera de Mooren, incluindo a excisão conjuntival se o tratamento clínico for ineficaz.

Degeneração marginal de Terrien

A doença de Terrien é um afinamento idiopático pouco comum da região periférica da córnea que acomete de pacientes adultos jovens a idosos. Embora normalmente classificada como degeneração, alguns casos estão associados à episclerite ou esclerite episódica. Cerca de 75% dos pacientes afetados são homens e a condição normalmente é bilateral, mas pode ser assimétrica.

Diagnóstico

- **Sintomas**: a condição geralmente é assintomática, mas é possível ocorrer deterioração gradual da visão devido ao astigmatismo. Alguns pacientes apresentam quadros episódicos de dor e inflamação
- **Sinais**
  - Finas opacidades estromais refrativas branco-amareladas, geralmente associadas à vascularização superficial leve, normalmente começam na região superior, espalham-se circunferencialmente e são separadas do limbo por uma área não afetada. Não há defeito epitelial e, em um exame rápido, a condição pode assemelhar-se ao arco senil
  - O afinamento circunferencial lentamente progressivo resulta em uma escavação periférica, cujo declive externo inclina-se gradualmente, enquanto a parte central eleva-se abruptamente (Figura 7.33 A). Em geral, há uma faixa de lipídios presente na borda central (Figura 7.33 B)
  - A perfuração é rara, mas pode ser espontânea ou resultar de trauma contuso
  - Eventual desenvolvimento de pseudopterígio (Figura 7.33 C).

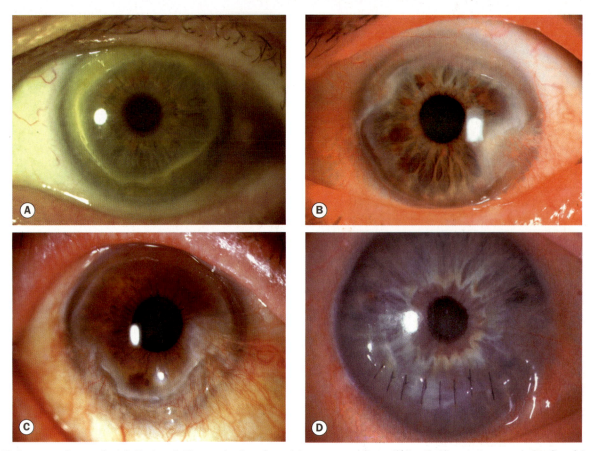

Figura 7.33 Degeneração marginal de Terrien. **A.** Afinamento circunferencial com escavação periférica. **B.** Afinamento, vascularização e faixa lipídica na borda central. **C.** Pseudopterígio. **D.** Excisão da escavação e com transplante de enxerto lamelar. (*Cortesia de C Barry – Figuras C e D.*)

Tratamento

- **Óculos de segurança** (p. ex., policarbonato) se o afinamento for significativo
- **Lentes de contato** para astigmatismo. Lentes rígidas gás-permeáveis sobre lentes esclerais ou gelatinosas (*piggybacking*)
- **Cirurgia** – excisão anelar ou em forma de crescente da escavação com transplante lamelar (ver Figura 7.33 D) ou de espessura total – produz resultados razoáveis e pode deter a progressão.

CERATOPATIA NEUROTRÓFICA

Introdução

Ceratopatia neurotrófica ocorre quando há perda de inervação trigeminal para a córnea, resultando em anestesia parcial ou total. Além da perda do estímulo sensorial de proteção, a inervação reduzida resulta em edema intracelular, esfoliação, perda de células caliciformes e degradação epitelial com ulceração persistente. As causas incluem ablação cirúrgica do gânglio trigeminal em razão de neuralgia, acidente vascular cerebral, tumor, neuropatia periférica (p. ex., diabetes) e doença ocular, como ceratite por herpes simples e herpes-zóster (em que a perda de sensibilidade pode ser setorial).

Diagnóstico

Exame completo dos nervos cranianos é obrigatório.
- **Sinais**
  ○ Sensibilidade corneana reduzida
  ○ Estágio 1: irregularidade epitelial interpalpebral e manchas, com opacificação leve, edema e diminutos defeitos focais (Figura 7.34 A)
  ○ Estágio 2: defeito epitelial maior e persistente com bordas enroladas e espessadas (Figura 7.34 B), subsequentemente assumindo configuração em padrão saca-bocado com edema estromal subjacente
  ○ Estágio 3: *melting* estromal, em geral com desconforto mínimo, podendo ocorrer infecção secundária (Figura 7.34 C)
  ○ Perfuração é incomum, mas ocorre rapidamente, sobretudo com infecção secundária (Figura 7.34 D).

Tratamento

- **Suspensão**, se possível, de medicamentos potencialmente tóxicos
- **Lubrificantes tópicos** (sem conservantes) para condições associadas, como olho seco e exposição corneana. A forma tópica do fator de crescimento insulina-símile tipo 1, a substância P e o fator de crescimento neurogênico foram avaliados, mas não se encontram comercialmente disponíveis
- **Agentes anticolagenase** tópicos (p. ex., acetilcisteína, pomada de tetraciclina) ou sistêmicos (p. ex., tetraciclinas)
- **Cenegermin**, forma recombinante tópica do fator de crescimento de nervo humano, parece ser benéfico para úlcera neurotrófica moderada (defeito epitelial persistente) ou grave (úlcera corneana) em adultos. A eficácia a longo prazo é desconhecida

Capítulo 7 • Córnea

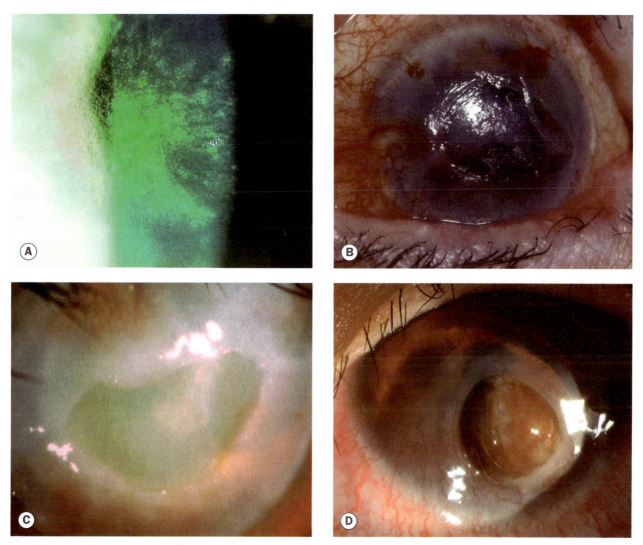

Figura 7.34 Ceratopatia neurotrófica. **A.** Alterações precoces no epitélio central. **B.** Grande defeito epitelial. **C.** Infecção secundária com afinamento acentuado. **D.** Perfuração com prolapso da íris. (*Cortesia de S Tuft – Figura B; S Bonini – Figura C.*)

- **Proteção da superfície ocular**
  - O simples fechamento das pálpebras com fita adesiva, especialmente à noite, pode oferecer proteção satisfatória
  - Ptose induzida pela toxina botulínica
  - Tarsorrafia temporária ou permanente, lateral ou central, de acordo com a patologia subjacente e o potencial visual
  - Pode-se adaptar lentes de contato terapêuticas de silicone, desde que o olho esteja cuidadosamente monitorado contra infecção
  - Recobrimento com membrana amniótica associado à tarsorrafia central temporária
- **A perfuração** é tratada como descrito no início deste capítulo
- **Neurotização da córnea a partir do nervo supratroclear com uso de um enxerto de nervo sural**: a sensibilidade da córnea pode ser restaurada utilizando-se uma abordagem multidisciplinar. Deve-se conectar um segmento dos ramos cutâneos mediais do nervo sural ao nervo supratroclear contralateral (Figura 7.35 A e B). Colocar o nervo enxertado sob a pele, na órbita oposta (Figura 7.35 C e D). Dividir e posicionar o nervo sob a conjuntiva, conectando-o à junção corneoescleral periférica (Figura 7.35 E). Então, fechar a conjuntiva sobre os ramos (Figura 7.35 F). A sensibilidade retorna 6 a 8 meses após a cirurgia.

CERATOPATIA DE EXPOSIÇÃO

Introdução

A ceratopatia de exposição resulta do fechamento incompleto da pálpebra (lagoftalmo), com ressecamento da córnea apesar da produção normal de lágrima. O lagoftalmo pode estar presente apenas ao piscar ou fechar suavemente a pálpebra, mas ausente no fechamento forçado. As causas são: de natureza neuroparalítica, especialmente paralisia do nervo facial; tônus muscular reduzido, como no pakinsonismo; mecânicas, como cicatriz palpebral; pele endurecida pela presença de eczema; e após blefaroplastia e proptose.

Diagnóstico

- **Sintomas**: os mesmos do olho seco
- **Sinais**
  - Alterações epiteliais ponteadas leves envolvendo o terço inferior da córnea, particularmente com lagoftalmo noturno
  - Ruptura epitelial (Figura 7.36 A)
  - *Melting* estromal (Figura 7.36 B), ocasionalmente levando à perfuração

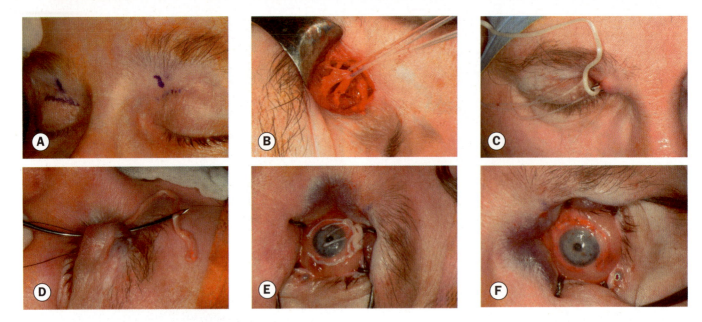

Figura 7.35 Técnica de neurotização corneana. **A.** Ceratopatia neurotrófica esquerda mostrando locais de incisão na pele. **B.** Isolamento do nervo supraorbital contralateral. **C** e **D.** O enxerto de nervo sural é inserido sob a pele, na órbita oposta. **E.** O nervo é dividido e as ramificações são suturadas no limbo. **F.** A conjuntiva é fechada sobre as ramificações. (*Cortesia de JH Norris.*)

- Ao longo do tempo, pode-se desenvolver alteração fibrovascular inferior com degeneração de Salzmann
- Infecção secundária (Figura 7.36 C).

Tratamento

O tratamento depende da gravidade da exposição e se houver previsão de recuperação.
- **Exposição reversível**
  - Lágrimas artificiais (sem conservantes) durante o dia e pomada à noite
  - Prender as pálpebras fechadas com fita adesiva à noite pode ser uma alternativa à pomada
  - Lentes de contato terapêuticas de silicone hidrogel ou esclerais
  - Manejo da proptose com descompressão orbitária, se necessário
  - Tarsorrafia temporária, sutura de Frost ou recobrimento com membrana amniótica
- **Exposição permanente**
  - Tarsorrafia permanente
  - Inserção de peso de ouro na pálpebra superior para paralisia do nervo facial
  - Tarsorrafia central permanente, recobrimento com membrana amniótica ou recobrimento conjuntival nos casos de baixa visão.

CERATOPATIAS DIVERSAS

Ceratopatia cristalina infecciosa

A ceratopatia cristalina infecciosa é uma infecção indolente rara que normalmente acomete o paciente submetido à terapia prolongada com esteroides tópicos após ceratoplastia penetrante. O *Streptococcus viridans* geralmente é isolado, embora haja várias outras bactérias e fungos implicados.

Observam-se opacidades estromais ramificadas lentamente progressivas de cor branco-acinzentada, associadas à inflamação mínima e ao epitélio sobrejacente normalmente intacto (Figura 7.37). Há presença de biofilme que permite a sobrevivência do microrganismo, reduz a biodisponibilidade antibiótica e dificulta a detecção diagnóstica. Realiza-se cultura ou biopsia para determinar o organismo e os antibióticos tópicos são instilados por várias semanas. As terapias adjuntas destinadas a melhorar a eficácia do tratamento incluem disrupção do biofilme de microrganismos por *laser*, administração de antibiótico intraestromal e ceratectomia. Nos casos que não respondem ao tratamento ou em que há presença de cicatriz corneana, é necessário transplante de córnea.

Ceratite ponteada superficial de Thygeson

Ceratite ponteada superficial de Thygeson é uma condição idiopática incomum, normalmente bilateral, caracterizada por exacerbações e remissões. Em geral, manifesta-se em adultos jovens, mas pode afetar pacientes de qualquer idade, podendo recidivar por décadas.

Diagnóstico

- Os **sintomas** consistem em crises recorrentes de irritação, fotofobia, visão embaçada e lacrimejamento
- **Sinais**
  - Lesões epiteliais granulares, grosseiras, de cor acinzentada e ligeiramente elevadas que coram com fluoresceína e envolvem principalmente a região central da córnea (Figura 7.38 A)
  - Possível presença de opacidade subepitelial leve (Figura 7.38 B), especialmente se foram usados antivirais tópicos
  - Pouca ou nenhuma hiperemia conjuntival
- **Diagnóstico diferencial**: inclui ceratite pós-adenoviral.

Tratamento

- Tópico

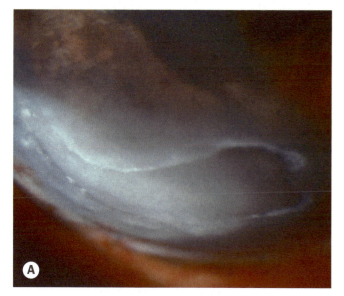

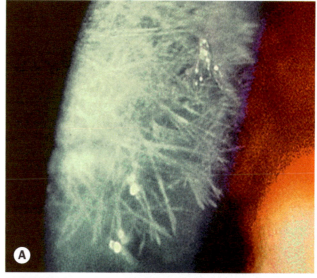

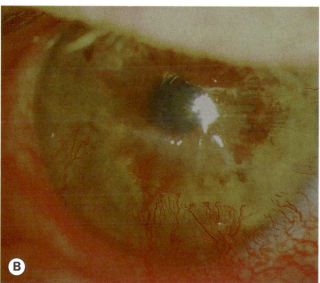

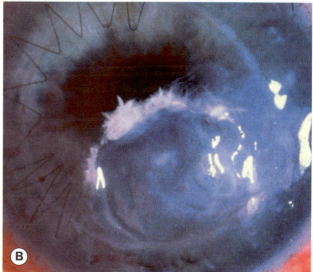

Figura 7.37 A. Ceratite cristalina infecciosa. **B.** Ceratite cristalina em enxerto. (*Cortesia de M Kerr-Muir – Figura A.*)

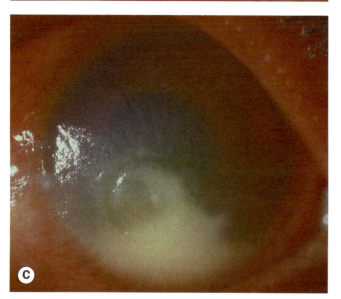

Figura 7.36 Ceratopatia de exposição. **A.** Defeito epitelial inferior. **B.** *Melting* estromal com formação de *pannus*. **B.** Infecção bacteriana secundária. (*Cortesia de T Carmichael – Figura C.*)

- ○ Os lubrificantes podem ser suficientes em casos leves
- ○ Esteroides: utiliza-se inicialmente uma formulação de baixa potência 2 vezes/dia, com redução gradual para apenas uma instilação semanal. Às vezes, o tratamento de alta intensidade pode ser necessário inicialmente
- ○ Em geral, utiliza-se a ciclosporina a 0,05% em caso de resposta inadequada aos esteroides, ou como alternativa na terapia a longo prazo. Entretanto, alguns especialistas recomendam a ciclosporina para o tratamento inicial. Tacrolimus também pode ser eficaz
- ○ Antivirais não demonstraram ser consistentemente úteis
- **Lente de contato** (de uso prolongado ou gelatinosas descartáveis de uso diário) podem ser consideradas se os esteroides forem ineficazes ou contraindicados, como uma alternativa à ciclosporina
- **Ceratectomia fototerapêutica**: proporciona alívio a curto prazo, mas a recorrência é provável.

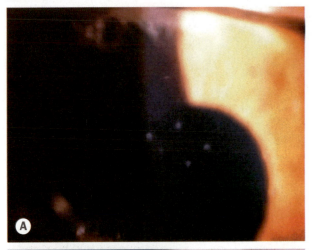

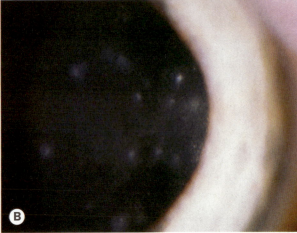

Figura 7.38 A. Ceratite superficial ponteada de Thygeson. **B.** Opacidade subepitelial associada. (*Cortesia de R Curtis – Figura B.*)

Ceratopatia filamentar

Introdução

Ceratopatia filamentar é uma condição comum que pode causar desconforto considerável. Acredita-se que uma área de epitélio frouxo atue como foco para o depósito de muco e fragmentos celulares. As causas estão descritas na Tabela 7.6.

Diagnóstico

- **Sintomas**: consistem em desconforto com sensação de corpo estranho, vermelhidão e, às vezes, fotofobia
- **Sinais**
  ○ Filamentos de células epiteliais degeneradas e muco que se movimentam com o piscar e, normalmente, encontram-se presos por uma das extremidades à córnea (Figura 7.39 A)
  ○ Os filamentos coram bem com rosa Bengala (Figura 7.39 B) e, até certo ponto, com a fluoresceína
  ○ Possível presença de pequeno defeito epitelial na base de um filamento
  ○ Os filamentos crônicos podem formar placas.

Tratamento

- **Qualquer causa subjacente** deve ser tratada

Tabela 7.6 Causas da ceratopatia filamentar.

Deficiência de humor aquoso (ceratoconjuntivite seca)
Uso excessivo de lentes de contato
Instabilidade do epitélio corneano (síndrome da erosão recorrente, enxerto corneano, cirurgia de catarata, cirurgia refrativa e toxicidade medicamentosa)
Ceratoconjuntivite límbica superior
Ceratopatia bolhosa
Ceratopatia neurotrófica
Fechamento prolongado ou frequente dos olhos

- **A medicação tópica** deve ser modificada em caso de suspeita de efeito tóxico, devendo-se utilizar formulações sem conservantes quando possível
- **A remoção mecânica** dos filamentos proporciona alívio sintomático de curta duração
- **Mucolíticos**, como colírios de acetilcisteína a 5 ou 10%
- **Colírios anti-inflamatórios não esteroidais** (p. ex., diclofenaco)
- **Solução salina hipertônica** (colírio a 5%, 4 vezes/dia, pomada ao deitar-se) pode estimular a aderência do epitélio frouxo
- **Lentes de contato terapêuticas** são capazes de proteger a córnea contra a ação de fricção das pálpebras.

Erosão recorrente do epitélio corneano

Introdução

A erosão recorrente do epitélio corneano é causada por uma ligação anormalmente fraca entre as células basais do epitélio corneano e sua membrana basal. Pequenos traumas, como a interação pálpebra-córnea durante o sono, podem ser suficientes para precipitar o descolamento. Erosões estão associadas a trauma prévio ou, em casos raros, à cirurgia e às distrofias da córnea. Os intervalos entre os episódios podem ser muito variáveis, ainda que no mesmo paciente, mas ocorrem em grande quantidade em curto período.

Diagnóstico

- **Sintomas**: dor intensa, fotofobia, vermelhidão, blefaroespasmo e lacrimejamento normalmente despertam o paciente durante a noite ou estão presentes ao acordar pela manhã. Normalmente (mas não sempre), há um histórico de abrasão corneana, às vezes de muitos anos, que pode ser considerado mínimo se comparado aos sintomas recorrentes
- **Sinais**
  ○ É possível que o defeito epitelial (Figura 7.40) não esteja presente na ocasião em que o paciente é examinado, uma vez que a cicatrização geralmente pode ser muito rápida (horas), mas a extensão do epitélio solto pode ser realçada pelas áreas de acúmulo de fluoresceína e rápida ruptura do filme lacrimal
  ○ Não deve haver presença de infiltrado, embora o epitélio acinzentado solto e enrolado possa eventualmente ser reminiscente disso
  ○ Pode não haver nenhum sinal de anormalidade depois que o defeito tenha cicatrizado, mas em geral há presença de sinais do distúrbio da membrana basal epitelial, como microcistos e opacidades ponteadas ou lineares/impressões digitais. Esses sinais normalmente são bilaterais em uma distrofia estromal, e unilaterais se causados por lesão.

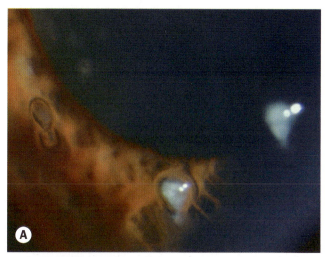

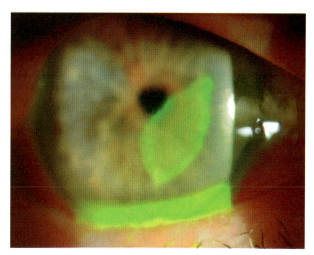

Figura 7.40 Síndrome da erosão recorrente da córnea, mostrando defeito epitelial corado com fluoresceína.

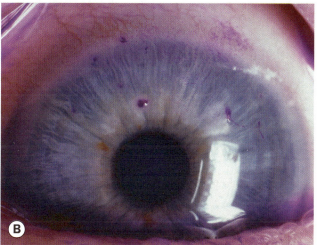

Figura 7.39 Filamentos corneanos. **A.** Lesões em forma de vírgula ligadas à córnea por uma extremidade. **B.** Corados com rosa Bengala. (*Cortesia de S Tuft – Figura A; R Bates – Figura B.*)

Tratamento

- **Sintomas agudos**
  - Pomada antibiótica 4 vezes/dia e ciclopentolato a 1% 2 vezes/dia
  - Não usar tampão ocular, o qual pode prejudicar a cicatrização e não melhora o conforto
  - Nos casos graves, a lente de contato terapêutica alivia a dor, mas talvez não melhore a cicatrização. Usar colírios antibióticos, e não pomada
  - O desbridamento das áreas amontoadas/enroladas do epitélio com uma esponja de celulose estéril ou cotonete pode melhorar o conforto e permitir a cicatrização a partir das bordas do defeito
  - Diclofenaco tópico a 0,1% reduz a dor
  - Anestésico tópico alivia drasticamente a dor, mas não deve ser colocado à disposição do paciente
  - Colírios de cloreto de sódio hipertônico a 5% instilados 4 vezes/dia e pomada na hora de dormir podem melhorar a aderência epitelial
  - Após a resolução, alguns especialistas aconselham o uso de lubrificante tópico profilático, como gel de carbômero 3 ou 4 vezes/dia, por vários meses

- **Sintomas recorrentes**
  - Pode ser suficiente pomada ou gel lubrificante tópico, ou pomada de salina hipertônica, instilada ao ir deitar e usada a longo prazo
  - Combinação de doxiciclina oral e esteroide tópico pode ser útil. Ambos demonstraram coibir inibidores da metaloproteinase importantes para a patogênese da doença
  - Uso prolongado de lentes de contato terapêuticas
  - Desbridamento simples do epitélio nas áreas envolvidas, que pode ser seguido por polimento da camada de Bowman com broca de diamante ou excimer *laser*. A maioria dos pacientes tratada com ceratectomia por excimer *laser* não apresenta recorrências e os efeitos colaterais são mínimos
  - Micropuntura do estroma anterior para áreas localizadas fora do eixo visual. Pode não ser necessário remover o epitélio para facilitar esse procedimento.

Xeroftalmia

Introdução

Vitamina A é essencial para a manutenção das superfícies epiteliais do corpo, para a função imunológica e para a síntese das proteínas fotorreceptores da retina. A xeroftalmia refere-se ao espectro de doença ocular causado pelo aporte inadequado de vitamina A e constitui uma manifestação tardia de deficiência grave. A falta de vitamina A na alimentação pode ser causada por desnutrição, má absorção, alcoolismo crônico ou por dieta altamente seletiva. O risco em crianças é maior se as mães sofreram de desnutrição e pela coexistência de diarreia ou sarampo.

Diagnóstico

A Tabela 7.7 apresenta um sistema de classificação da Organização Mundial da Saúde (OMS).

- **Sintomas**: cegueira noturna (nictalopia), desconforto e perda visual
- **Conjuntiva**
  - Xerose caracteriza-se por ressecamento da conjuntiva na zona interpalpebral com perda de células caliciformes, metaplasia escamosa e queratinização

Tabela 7.7 Gradação da xeroftalmia pelo sistema da Organização Mundial da Saúde.

XN = cegueira noturna
X1 = xerose conjuntival (X1A) com manchas de Bitot (X1B)
X2 = xerose corneana
X3 = ulceração corneana, menos de um terço (X3A); mais de um terço (X3B)
XS = cicatriz corneana
XF = *fundus* xeroftálmico

- As manchas de Bitot são formações triangulares de epitélio espumoso queratinizado (Figura 7.41 A) na zona interpalpebral que se acredita serem causadas por *Corynebacterium xerosis*
- **Córnea**
  - Aparência sem brilho decorrente de xerose secundária
  - Erosões ponteadas bilaterais do epitélio corneano localizadas na zona interpalpebral podem progredir para defeitos epiteliais, mas são reversíveis com tratamento
  - Queratinização
  - *Melting* corneano estéril por necrose de liquefação (ceratomalácia), capaz de resultar em perfuração (Figura 7.41 B)
- **Retinopatia**: caracteriza-se por pontos periféricos amarelados, ocorre em casos avançados e está associada à amplitude reduzida no eletrorretinograma.

Tratamento

Ceratomalácia é um indicador muito grave de deficiência de vitamina A e deve ser tratada como uma emergência médica devido ao risco de morte, particularmente em crianças.

- Tratamento **sistêmico**: envolve vitamina A oral (à base de óleo, 200.000 IU) ou intramuscular (à base de água, 100.000 IU) para ceratomalácia. Suplementos vitamínicos e fontes dietéticas de vitamina A também são agentes administrados
- Tratamento **local**: consiste em lubrificação intensa, ácido retinoico tópico e tratamento de perfuração.

ECTASIA CORNEANA

Ceratocone

Introdução

Ceratocone é um distúrbio progressivo em que ocorre afinamento central ou paracentral do estroma corneano, acompanhado de protrusão apical e astigmatismo irregular. Aproximadamente 50% dos olhos contralaterais normais progridem para ceratocone em 16 anos. Ambos os olhos acabam sendo afetados em quase todos os casos, pelo menos nas imagens topográficas. Pode ser classificado pelo eixo mais alto de poder da córnea na ceratometria como leve (< 48 D), moderado (48 a 54 D) ou grave (> 54 D). A maioria dos pacientes não apresenta histórico familiar e apenas cerca de 10% dos filhos desenvolvem ceratocone; a transmissão autossômica dominante com penetrância incompleta já foi sugerida. A apresentação geralmente ocorre na adolescência ou na faixa dos 20 anos, inicialmente com achados somente em um dos olhos. As associações sistêmicas incluem as síndromes de Down, Ehlers-Danlos e Marfan, e osteogênese imperfeita. As associações oculares incluem ceratoconjuntivite vernal, esclera azul, aniridia e amaurose congênita de Leber, retinose pigmentar, bem como o ato persistente de esfregar os olhos por qualquer motivo.

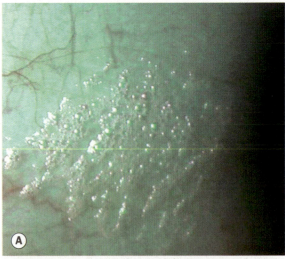
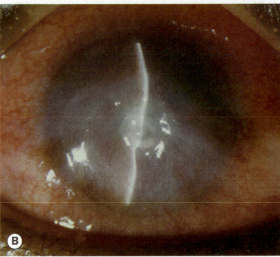

Figura 7.41 Xeroftalmia. **A.** Mancha de Bitot. **B.** Ceratomalácia com *melting* e vascularização da porção central da córnea. (*Cortesia de N Rogers – Figura A.*)

Diagnóstico

- **Sintomas**: comprometimento unilateral da visão em razão de miopia e astigmatismo progressivos. De maneira ocasional, manifesta-se inicialmente com hidropisia aguda (ver adiante)
- **Sinais**
  - Oftalmoscopia direta, com uma distância de meio metro, mostra o reflexo "gota de óleo" relativamente bem delineado (Figura 7.42 A)
  - A retinoscopia mostra um reflexo irregular "em tesoura"
  - A biomicroscopia com lâmpada de fenda mostra linhas de estresse estromal profundas, verticais e muito finas (estrias de Vogt; Figura 7.42 B), que desaparecem com a pressão sobre o globo ocular
  - Depósitos epiteliais de ferro, visualizados mais claramente com o filtro azul-cobalto, podem rodear a base do cone (anel de Fleischer; Figura 7.42 C)

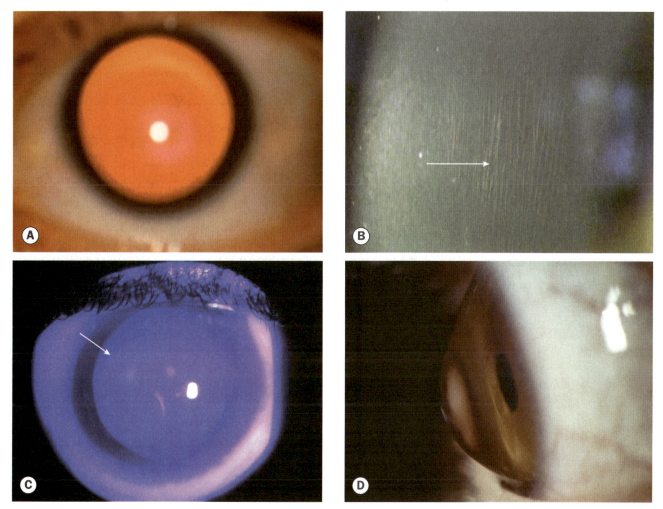

Figura 7.42 Ceratocone. **A.** Reflexo vermelho "gota de óleo". **B.** Estrias de Vogt no estroma profundo (seta). **C.** Anel de Fleischer demonstrado pela luz azul-cobalto como um círculo azul (seta). **D.** Ceratocone característico. (Cortesia de R Fogla – Figura C.)

- Protrusão corneana progressiva em uma configuração de cone (Figura 7.42 D), com afinamento máximo no ápice
- Saliência da pálpebra inferior em infraversão (sinal de Muson) (Figura 7.43 A)
- A hidropisia aguda é causada por ruptura na membrana de Descemet esticada, permitindo súbito influxo de humor aquoso para a córnea (Figuras 7.43 B e C), acompanhado de dor, fotofobia e redução da visão. Embora a ruptura normalmente cicatrize em 6 a 10 semanas, e o edema desapareça, uma quantidade variável de cicatrizes estromais (Figura 7.43 D) pode se desenvolver. Às vezes, esse quadro pode melhorar a AV mediante o achatamento da córnea. Episódios agudos são inicialmente tratados com cicloplegia, pomada de solução salina hipertônica (5%) e curativo ou lentes de contato gelatinosas terapêuticas. Existem relatos de resolução acelerada com injeção intracameral de gás na fase aguda
- **Ceratometria**: as leituras são acentuadas
- **Topografia corneana** (videoceratografia) e diversas novas técnicas de imagem do perfil corneano são altamente sensíveis para fins de detecção e essenciais para o monitoramento. O astigmatismo progride caracteristicamente de um padrão simétrico do tipo "gravata borboleta" para uma aparência assimétrica antes de assumir a forma de um cone elíptico íngreme deslocado inferotemporalmente (Figura 7.44). Às vezes, surge um cone central (*nipple*). As deformidades (*warpage*) corneanas causadas pelas lentes de contato podem, em alguns momentos, assemelhar-se a um cone na topografia, mas geralmente têm uma forma mais arqueada.

Tratamento

- Deve-se evitar **esfregar os olhos**
- **Óculos** ou lentes de contato geralmente são suficientes nos casos em estágio inicial. Se o afinamento for acentuado, talvez seja prudente considerar o uso de óculos de segurança sobre as lentes de contato
- **Lentes de contato rígidas**, por vezes esclerais, são necessárias para os graus mais elevados de astigmatismo, a fim de oferecer uma superfície refrativa regular
- A **ligação cruzada de colágeno corneano** (**CXL**, *corneal collagen cross-linking*), utilizando-se colírios de riboflavina para fotossensibilização do olho seguida pela exposição à luz de ultravioleta-A, pode estabilizar ou até mesmo reverter a ectasia, mas não é isenta de efeitos adversos. A técnica pode ser combinada à inserção de segmentos de anéis. CXL geralmente é utilizada depois que a progressão for documentada

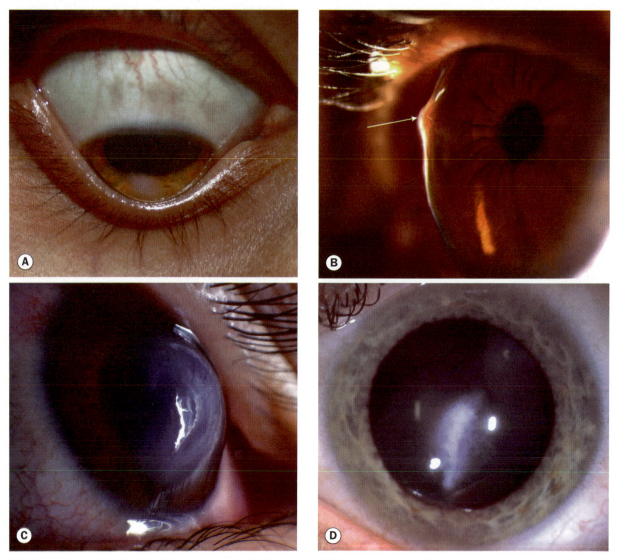

Figura 7.43 Hidropisia aguda. **A.** Sinal de Munson com hidropisia localizada. **B.** Edema corneano localizado; ceratocone com *nipple* (seta). **C.** Edema difuso grave. **D.** Cicatrização tardia. (*Cortesia de C Barry – Figuras C e D.*)

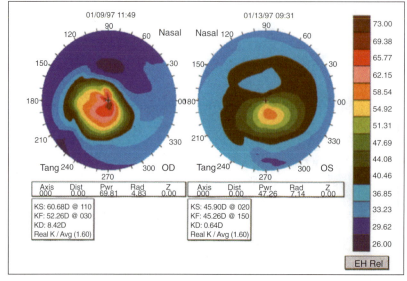

Figura 7.44 Topografia de córnea mostrando ceratocone grave no olho direito e ceratocone paracentral precoce no olho esquerdo. (*Cortesia de E Morris.*)

- O **implante de anel segmentar intracorneano** (Figura 7.45) com criação de túnel por *laser* ou de forma mecânica é relativamente seguro e com frequência proporciona, pelo menos, moderada melhora visual, facilitando a tolerância à lente de contato nos casos em estágio avançado
- A **ceratoplastia**, penetrante ou lamelar anterior profunda (DALK, *deep anterior lamellar keratoplasty*), pode ser necessária em pacientes com doença grave. Histórico de hidropisia constitui contraindicação para DALK, dada a presença de descontinuidade da membrana de Descemet. Astigmatismo residual e anisometropia podem comprometer os resultados, exigindo correção com lentes de contato para obtenção da acuidade ideal
- **LASIK é contraindicada**, e os pacientes devem se submeter a exame de rastreio de ceratocone antes de cirurgia refrativa da córnea.

Degeneração marginal pelúcida

A degeneração marginal pelúcida é um distúrbio raro de afinamento periférico progressivo da córnea, normalmente envolvendo a porção inferior da córnea de ambos os olhos. Em geral, a manifestação ocorre na idade adulta.

Diagnóstico

- **Sintomas**: embaçamento visual lentamente progressivo em razão do astigmatismo
- **Sinais**
  - Uma faixa com formato em crescente de 1 a 2 mm de afinamento corneano inferior, bilateral e lentamente progressiva se estende de 4 às 8 horas, 1 mm a partir do limbo (Figura 7.46 A)
  - O epitélio apresenta-se intacto e a córnea acima da área delgada, ectásica e achatada
  - Ao contrário do ceratocone, não há presença de anéis de Fleischer e estrias de Vogt, e a hidropisia aguda é rara

- **Topografia corneana** mostra um padrão "pata de caranguejo", com astigmatismo grave e aumento difuso da curvatura da porção inferior da córnea (Figura 7.46 B).

Tratamento

Casos em estágio inicial da doença são tratados com óculos e lentes de contato. As opções cirúrgicas para pacientes com intolerância às lentes de contato, embora nenhuma considerada ideal, incluem ceratoplastia penetrante excêntrica e alargada, termocauterização, ceratoplastia lamelar em crescente, ressecção em cunha do tecido doente, epiceratoplastia e implante de anel segmentar intracorneano. Os resultados da ligação cruzada de colágeno são animadores.

Ceratoglobo

O ceratoglobo é uma condição extremamente rara que pode estar presente ao nascimento, quando o diagnóstico diferencial é de glaucoma congênito e megalocórnea com possível presença de condições associadas, ou pode ser adquirido, com início na idade adulta. Ao contrário do ceratocone, a córnea desenvolve ectasia globular, e não cônica, e está associada ao afinamento generalizado da córnea (Figura 7.47). A hidropisia aguda é rara, mas a córnea fica mais propensa à ruptura ao sofrer traumas relativamente leves. A topografia corneana demonstra aumento da curvatura. A cirurgia é difícil e o uso de lentes de contato geralmente é insatisfatório. Os segmentos de anel intraestromal e a CXL podem ter utilidade. Deve-se ter o cuidado especial de proteger os olhos contra traumatismos.

DISTROFIA CORNEANA

As distrofias corneanas constituem um grupo de distúrbios responsáveis pela opacificação variável, progressiva e, normalmente, bilateral da córnea, muitos dos quais associados à redução da visão e

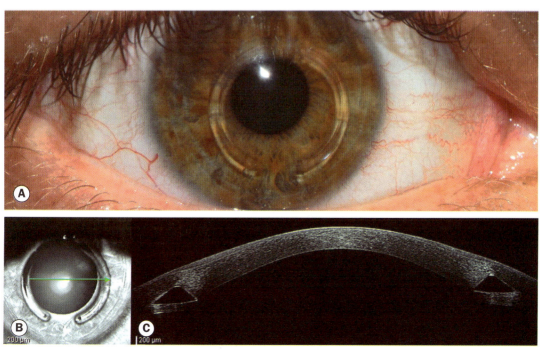

Figura 7.45 Segmentos de anel intracorneano *in situ*. (*Cortesia de C Barry.*)

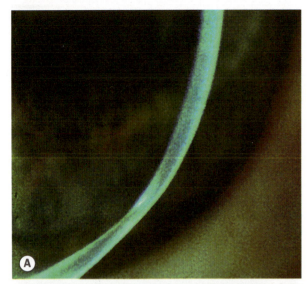

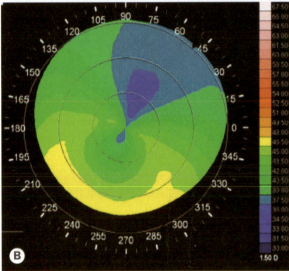

Figura 7.46 A. Degeneração marginal pelúcida. **B.** Topografia mostrando astigmatismo grave e aumento difuso da curvatura da porção inferior da córnea. (*Cortesia de R Visser – Figura A; R Fogla – Figura B.*)

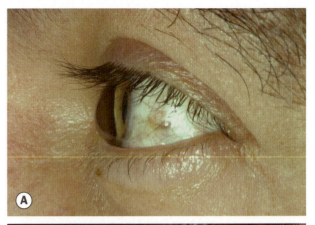

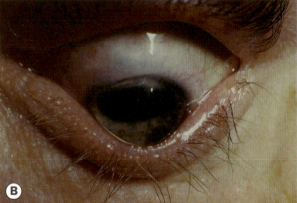

Figura 7.47 A. Ceratoglobo. **B.** Sinal de Munson no ceratoglobo.

ao desconforto. Com base nos achados biomicroscópicos e histopatológicos, esses distúrbios são classificados em epiteliais, camada de Bowman, estromal, membrana de Descemet e endoteliais. Uma ou mais anormalidades genéticas subjacentes foram identificadas na maioria dos casos.

DICA Como regra geral, a maioria dos tipos de distrofia corneana é bilateral, afeta essencialmente uma única camada da córnea e é lentamente progressiva.

Distrofias epiteliais

Distrofia de Cogan (membrana basal epitelial)

Existem relatos de casos isolados hereditários de distrofia da membrana basal do epitélio da córnea (*map-dot-fingerprint*). Como a maioria dos pacientes observados na prática clínica não apresenta histórico familiar documentado acerca da condição, essas alterações na córnea hoje são consideradas degenerativas ou decorrentes de trauma. A doença geralmente é mal diagnosticada, principalmente em razão da aparência variável

- **Herança**: a condição normalmente é esporádica e esses casos podem ser degenerações, e não distrofias verdadeiras, ao contrário dos raros casos hereditários (autossômicos dominantes [AD])
- **Histologia**: mostra espessamento da membrana basal com depósito de proteína fibrilar entre a membrana basal e a camada de Bowman. Os hemidesmossomos das células epiteliais são deficientes (Figura 7.48 A)
- **Início**: ocorre na segunda década de vida. Cerca de 10% dos pacientes desenvolvem erosões recorrentes da córnea na terceira década e os restantes são assintomáticos ao longo da vida. A ocorrência de erosões recorrentes bilaterais sem histórico de trauma sugere distrofia da membrana basal
- **Sinais**: as lesões geralmente são mais bem visualizadas por retroiluminação ou dispersão escleral. O padrão e a distribuição variam ao longo do tempo; podem estar ausentes ou serem sutis no olho contralateral. Achados semelhantes podem ser observados com as erosões recorrentes por qualquer causa
  ○ Lesões epiteliais puntiformes e microcísticas (Figura 7.48 B)
  ○ Padrões subepiteliais do tipo mapa circundados por leve opacidade (Figura 7.48 C)
  ○ Linhas em espiral, do tipo impressão digital
  ○ Padrão subepitelial de vidro espesso do tipo bolha
- **Tratamento**: semelhante ao de erosões recorrentes da córnea.

Distrofia epitelial de Meesmann

Distrofia de Meesmann é uma anormalidade rara e não progressiva do metabolismo do epitélio corneano, na qual foram descritas mutações nos genes codificadores das queratinas epiteliais da córnea.
- **Hereditariedade**: AD
- **Histologia**: mostra espessamento irregular da membrana epitelial e cistos intraepiteliais (ver Figura 7.48 E)
- **Sintomas**: os pacientes podem ser assintomáticos, ou pode haver erosões recorrentes e embaçamento visual (normalmente leve)
- **Sinais**
  ◦ Múltiplos e diminutos cistos intraepiteliais de tamanho uniforme, mas com densidade variável, mais concentrados no centro e estendendo-se em direção ao limbo, mas não o alcançando (ver Figura 7.48 F)
  ◦ A córnea pode apresentar-se ligeiramente afinada e com sensibilidade reduzida
- **Tratamento**: além da lubrificação, normalmente não é necessário.

Outras

Outras distrofias epiteliais e subepiteliais são a distrofia epitelial corneana de Lisch (ver Figuras 7.48 G e H), a distrofia corneana subepitelial mucinosa e a distrofia corneana gelatinosa em gotas (ver Figura 7.48 D).

Camada de Bowman | distrofias estromais anteriores

Distrofia corneana de Reis-Bücklers

Pode ser classificada como uma variante anterior da distrofia estromal granular (GCD tipo 3 – ver adiante) e é também conhecida como distrofia da membrana basal da córnea do tipo I (CBD$_1$).
- **Hereditariedade**: AD; o gene afetado é *TGFB$_1$*
- **Histologia**: substituição da camada de Bowman por faixas de tecido conjuntivo (Figura 7.49 A)
- **Sintomas**: erosões recorrentes graves da córnea na infância. Pode haver comprometimento da visão

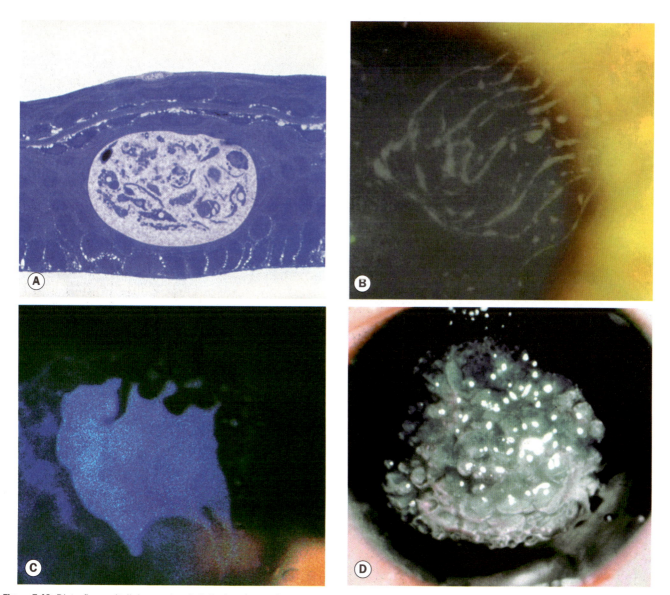

Figura 7.48 Distrofias epiteliais e subepiteliais da córnea. **A.** Histologia mostrando extensão intraepitelial da membrana basal acima do cisto intraepitelial – coloração com azul de toluidina. **B.** Cogan – padrão do tipo pontos e microcistos. **C.** Cogan – padrão do tipo mapa. **D.** Distrofia gelatinosa em gotas. *(continua)*

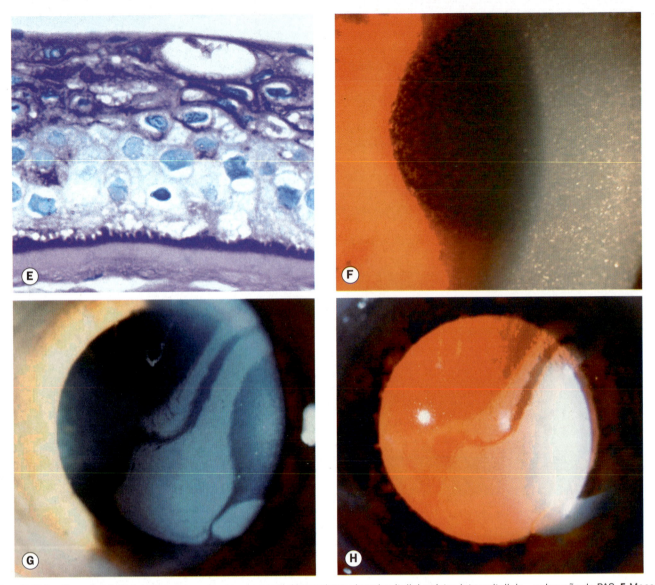

Figura 7.48 *(continuação)* **E.** Histologia mostrando espessamento da membrana basal epitelial e cistos intraepiteliais – coloração de PAS. **F.** Meesmann – numerosos cistos intraepiteliais. **G.** Lisch – faixas cinzentas com configuração espiralada. **H.** Lisch – retroiluminação mostrando microcistos amontoados. (*Cortesia de D Palay, de J Krachmer, M Mannis e E Holland, de* Cornea, Mosby 2005 *– Figura D; R Fogla – Figura F; W Lisch – Figuras G e H.*)

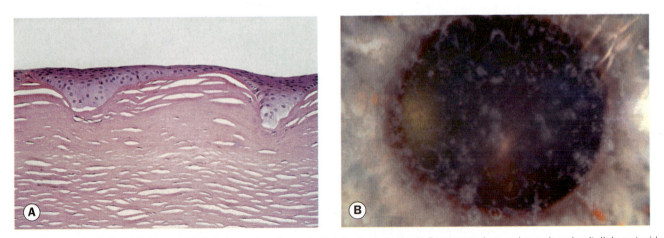

Figura 7.49 Distrofia de Reis-Bücklers. **A.** Histologia mostrando a substituição da camada de Bowman e da membrana basal epitelial por tecido fibrinoso. **B.** Opacidades geográficas relativamente discretas típicas. (*Cortesia de J Harry e G Misson, de* Clinical Ophthalmic Pathology, *Butterworth-Heinemann 2001 – Figura A; W Lisch – Figura B.*)

- **Sinais**
  - Opacidades subepiteliais geográficas branco-acinzentadas e densas na porção central (Figura 7.49 B), as quais aumentam de densidade com a idade e formam um padrão reticular. Em alguns casos, histopatologia, incluindo a microscopia eletrônica, pode ser necessária para distinção definitiva em relação à distrofia de Thiel-Behnke
  - Sensibilidade reduzida da córnea
- **Tratamento** dirigido às erosões recorrentes. A ceratectomia com excimer *laser* proporciona controle satisfatório em alguns pacientes.

Distrofia corneana de Thiel-Behnke

Também denominada distrofia da córnea em forma de "favo de mel" e distrofia da membrana basal da córnea tipo II (CBD_2); os achados geralmente são menos graves do que na distrofia de Reis-Bücklers.
- **Hereditariedade**: AD; o gene $TGFB_1$ e, pelo menos, mais um outro
- **Histologia**: "fibras onduladas" da camada de Bowman na microscopia eletrônica
- **Sintomas**: erosões recorrentes na infância
- **Sinais**: as opacidades subepiteliais são menos definidas individualmente do que as lesões granulares distróficas (ver adiante) observadas na distrofia de Reis-Bücklers. Essas opacidades desenvolvem-se em uma rede de anéis diminutos ou em uma morfologia com aspecto de favo de mel, envolvendo predominantemente a porção central da córnea (Figura 7.50)
- **Tratamento** nem sempre é necessário.

Distrofias estromais

Distrofia corneana lattice tipo $TGFB_1$

Normalmente, é considerada a forma clássica de distrofia *lattice*. Já foram descritas variantes clínicas (p. ex., IIIA – Figura 7.51C) associadas a mais 25 mutações heterozigotas no gene $TGFB_1$.
- **Hereditariedade**: AD; gene $TGFB_1$
- **Histologia**: mostra depósito amiloide, corado com vermelho Congo (Figura 7.51 A) e apresenta birrefringência de cor verde com filtro de polarização (Figura 7.51 B)
- **Sintomas**: apresenta erosões recorrentes na forma clássica ao final da primeira década de vida, quando possivelmente ainda não há presença dos sinais estromais característicos. Pode ocorrer embaçamento visual mais tarde
- **Sinais**
  - Pontos refrativos no estroma anterior (Figura 7.51 D), os quais coalescem e formam linhas de *lattice* relativamente finas que se espalham gradativamente, poupando a periferia (Figura 7.51 E)
  - Opacificação estromal generalizada (Figura 7.51 F) que pode comprometer progressivamente a visão
  - Sensibilidade reduzida da córnea
- **Tratamento** por ceratoplastia penetrante ou lamelar profunda geralmente é necessário. Recorrência não é incomum.

Distrofia corneana lattice (tipo gelsolina)

Também conhecida como LCD_2 e síndrome de Meretoja, é uma condição sistêmica, e não uma distrofia corneana verdadeira.
- **Hereditariedade**: AD; gene *GSN*
- **Histologia**: mostra depósitos de amiloide no estroma corneano

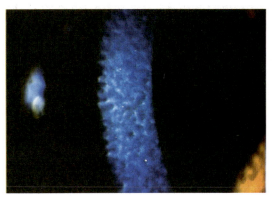

Figura 7.50 Distrofia de Thiel-Behnke.

- **Sintomas oculares**: irritação ocular e comprometimento tardio da visão; erosões são raras
- **Sinais oculares**
  - Linhas de *lattice* esparsas no estroma que se espalham radialmente a partir da periferia
  - Sensibilidade corneana comprometida
- **Achados sistêmicos**: neuropatia progressiva craniana e periférica, expressão facial característica de "máscara" e achados autonômicos. A doença homozigota é rara, mas grave
- **Tratamento**: a ceratoplastia pode raramente ser necessária em idade avançada.

Distrofia granular da córnea tipo 1 (clássica)

- **Hereditariedade**: AD; gene $TGFB_1$. A doença homozigota apresenta características mais graves
- **Histologia**: depósitos hialinos amorfos que se coram de vermelho vivo com tricromo de Masson (Figura 7.52 A)
- **Sintomas**: ofuscamento e fotofobia, com embaçamento visual à medida que o quadro evolui. Erosões recorrentes são raras
- **Sinais**
  - Depósitos brancos discretos no estroma anterior central separados por estroma claro, lembrando grânulos de açúcar, migalhas de pão ou estilhaços de vidro (Figura 7.52 B)
  - Aumento gradativo da quantidade e do tamanho dos depósitos com disseminação profunda e para fora, mas poupando o limbo (Figura 7.52 C)
  - Confluência gradual e opacidade difusa levam a comprometimento visual (Figura 7.52 D)
  - Sensibilidade corneana comprometida
- **Tratamento**: por ceratoplastia penetrante ou lamelar profunda, normalmente é necessário até a quinta década de vida. Recorrências superficiais podem exigir repetidas ceratectomias com excimer *laser*.

Distrofia granular da córnea tipo 2

Também conhecida como Avellino e distrofia combinada granular-*lattice*.
- **Hereditariedade**: AD; gene $TGFB_1$
- **Histopatologia**: mostra tanto a hialina como o amiloide
- **Sintomas**: erosões recorrentes tendem a ser leves; comprometimento visual tardio
- **Sinais**: normalmente presentes ao final da primeira década de vida em heterozigotos. Opacidades finas e superficiais progridem e

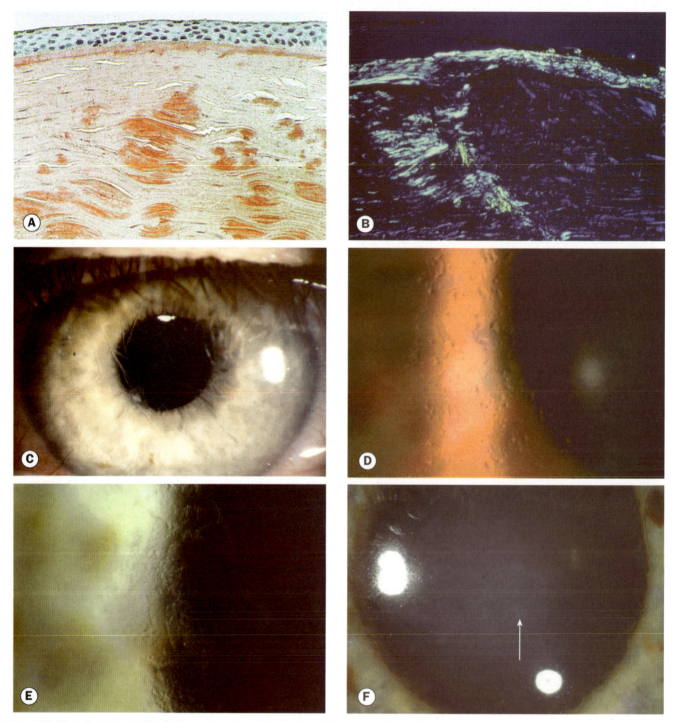

Figura 7.51 Distrofia *lattice*. **A.** Histologia mostrando a coloração do amiloide com vermelho Congo. **B.** Birrefringência verde do amiloide visualizada através da luz polarizada. **C.** Distrofia *lattice* do tipo IIIA. **D.** Pontos em aspecto de vidro no estroma anterior na condição do tipo I. **E.** Finas linhas de *lattice* no tipo I. **F.** Opacificação precoce da porção central do estroma no tipo I (seta). (*Cortesia de J Harry – Figura A; C Barry – Figuras E e F.*)

formam lesões estreladas ou anelares (Figura 7.53), eventualmente associadas a opacidades lineares mais profundas
- **Tratamento:** normalmente não é necessário. O trauma corneano acelera a progressão; a cirurgia refrativa é contraindicada.

Distrofia macular da córnea

- **Hereditariedade:** autossômica recessiva (AR); gene *CHST6*. Condição relativamente comum na Islândia

- **Histopatologia:** agregados de glicosaminoglicanos intracelulares e extracelulares que se coram com azul alciano e ferro coloidal (Figura 7.54 A)
- **Sintomas:** deterioração visual precoce (ao final da primeira década de vida); erosões recorrentes são muito comuns
- **Sinais**
  ○ Pontos branco-acinzentados densos, mas mal delineados, localizados centralmente no estroma anterior e perifericamente

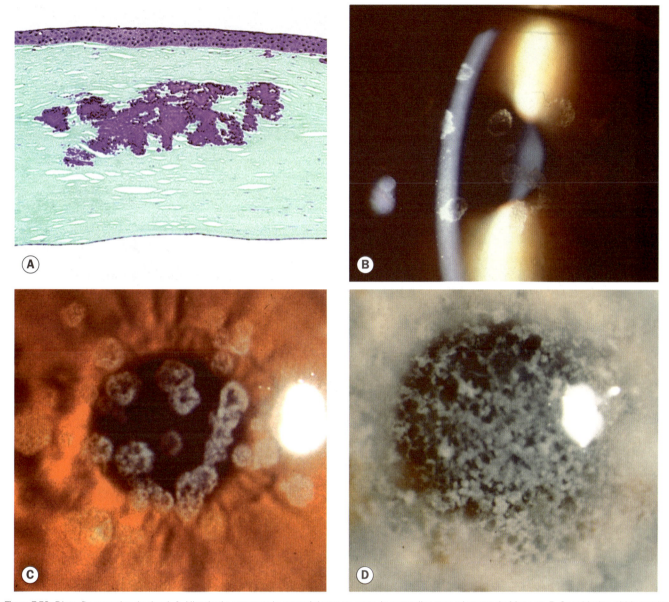

Figura 7.52 Distrofia granular do tipo I. **A.** Histologia mostrando material que se cora de vermelho com tricromo de Masson. **B.** Opacidades nitidamente demarcadas semelhantes a migalhas de pão. **C.** Aumento da quantidade e da disseminação centrífuga. **D.** Confluência. (*Cortesia de J Harry – Figura A.*)

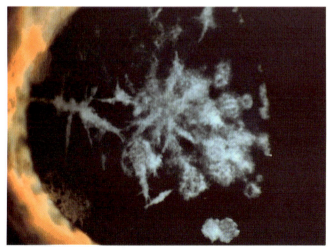

Figura 7.53 Distrofia granular do tipo II (Avellino). (*Cortesia de W Lisch.*)

no estroma posterior (Figuras 7.54 B e C). Não há delineação clara entre as opacidades, que podem ser elevadas
- As lesões evoluem conjuntamente com a opacificação do estroma anterior, envolvendo inicialmente a porção central da córnea (Figura 7.54 D)
- Há um eventual envolvimento de toda a espessura do estroma estendendo-se até o limbo, sem zonas livres
- Afinamento é um achado relativamente precoce, com espessamento tardio causado por edema decorrente de disfunção endotelial
- Sensibilidade reduzida
• **Tratamento**: ceratoplastia penetrante. Recorrência é comum.

Distrofia corneana (cristalina) de Schnyder

Este é outro distúrbio do metabolismo lipídico da córnea, associado, em alguns pacientes, à dislipidemia sistêmica. O termo "cristalina" na

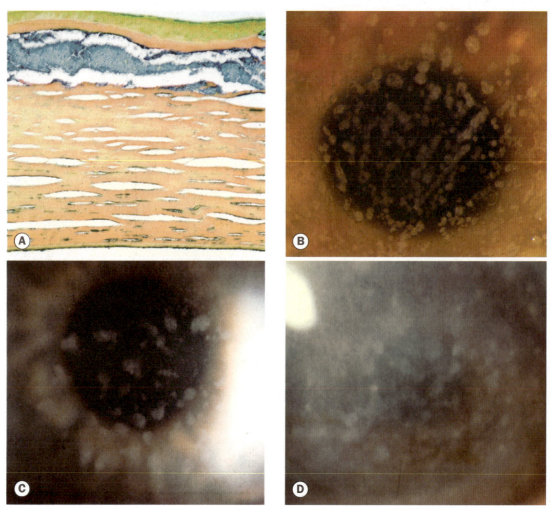

Figura 7.54 Distrofia macular. **A.** Histologia mostrando depósitos de glicosaminoglicanos anormais que aparecem em azul com coloração de ferro coloidal. **B.** e **C.** Depósitos mal delineados e em número crescente. **D.** Aumento de tamanho e confluência das lesões, com opacidade estromal. (*Cortesia de J Harry e G Misson, de* Clinical Ophthalmic Pathology, *Butterworth-Heinemann, 2001 – Figura A; A Ridgway – Figuras C e D.*)

denominação não é mais recomendado, uma vez que a presença de cristais na córnea não constitui achado onipresente.
- **Hereditariedade:** AD; gene *UBIAD₁*
- **Histologia:** depósitos de fosfolipídios e colesterol
- **Sintomas:** comprometimento visual e ofuscamento
- **Sinais**
  ○ Opacidade central inicial é um achado precoce (Figura 7.55 A), progredindo ao longo do tempo para envolvimento mais generalizado de espessura total (Figura 7.55 B)
  ○ As opacidades subepiteliais cristalinas estão presentes somente em cerca de 50% dos casos
  ○ O arco corneano proeminente é típico e progride gradativamente para o centro, levando à opacidade difusa
- O tratamento se faz por ceratectomia com excimer *laser* ou transplante de córnea.

Distrofia nebulosa central de François

Não se sabe ao certo se esta entidade é uma distrofia; pode ser clinicamente indistinguível da degeneração posterior em couro de crocodilo.
- **Hereditariedade:** existem relatos de AD não claramente estabelecidos

- **Sintomas:** quase sempre ausentes
- **Sinais**
  ○ Opacidades nebulosas e acinzentadas, poligonais ou arredondadas, no estroma posterior, mais proeminente centralmente (Figura 7.56)
- Não há necessidade de tratamento.

Outras

Distrofia congênita do estroma corneano, distrofia corneana salpicada (*fleck*), distrofia corneana amorfa posterior e distrofia corneana pré-Descemet.

Distrofias da membrana de Descemet e do endotélio

Distrofia corneana endotelial de Fuchs

Esse distúrbio caracteriza-se pela perda bilateral acelerada de células endoteliais. É mais comum nas mulheres e está associado a uma prevalência ligeiramente maior de glaucoma de ângulo de aberto.
- **Hereditariedade:** a maioria é esporádica, com ocasional herança AD. A mutação no gene *COL8A₂* foi identificada em uma variante

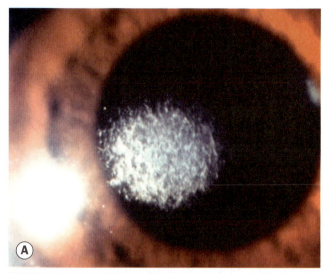

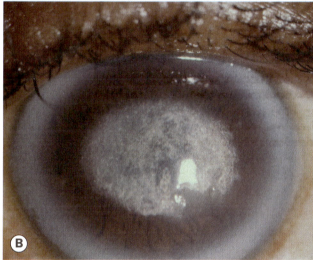

Figura 7.55 Distrofia de Schnyder. **A.** Lesão em estágio inicial. **B.** Aparência em estágio avançado mostrando opacidade difusa (*Cortesia de K Nischal – Figura A; T Carmichael – Figura B.*)

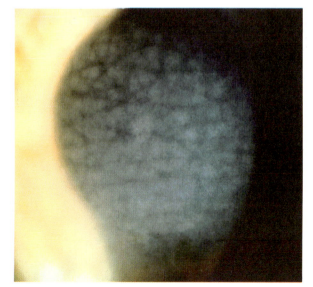

Figura 7.56 Sinais acentuados na distrofia nebulosa central de François. (*Cortesia de W Lisch.*)

de manifestação precoce e no gene *TCF₄* em grande parte dos demais casos

- **Sintomas**: embaçamento visual gradativamente progressivo, em especial pela manhã, devido ao edema corneano. Em geral, começa na meia-idade ou mais tarde
- **Sinais**: córnea *guttata* – presença de verrugas ou "excrescências" irregulares na membrana de Descemet secretadas por células endoteliais anormais (Figura 7.57 A)
  ○ A reflexão especular mostra minúsculas manchas escuras causadas pela ruptura do mosaico endotelial regular (Figura 7.57 B). Há progressão para uma aparência de "metal batido" (Figura 7.57 C)
  ○ Descompensação endotelial leva gradativamente à formação de edema estromal central e visão embaçada, condições que pioram pela manhã
  ○ Há desenvolvimento de edema epitelial nos casos mais avançados, com a formação de microcistos e bolhas (ceratopatia bolhosa; Figura 7.57 D) acompanhada por desconforto. A ruptura das bolhas está associada à dor aguda intensa decorrente da exposição das fibras nervosas. Observa-se presença de cicatriz subepitelial e vascularização periférica nos casos de longa data
- **Tratamento**
  ○ Opções conservadoras incluem colírios ou pomada tópica de cloreto de sódio a 5%, redução da PIO e uso de secador de cabelo para desidratar a córnea
  ○ O rompimento das bolhas pode tornar-se mais confortável com o uso de lentes de contato terapêuticas, cicloplegia, pomada antibiótica e lubrificantes. Micropuntura da porção anterior do estroma pode ser útil
  ○ Ceratoplastia lamelar posterior (p. ex., ceratoplastia endotelial automatizada da membrana de Descemet [DSAEK] ou ceratoplastia endotelial da membrana de Descemet [DMEK]) e ceratoplastia penetrante (ver Capítulo 8) demonstram altas taxas de sucesso
  ○ Opções para olhos com baixo potencial visual incluem retalhos conjuntivais e recobrimento com membrana amniótica
  ○ Um tratamento recente e promissor, o inibidor tópico da Rho-quinase com crioterapia endotelial transcorneana prévia, parece estimular a proliferação de células endoteliais e melhorar a função
- A **cirurgia de catarata** pode agravar o estado da córnea em decorrência da perda de células endoteliais, razão pela qual medidas de proteção devem ser tomadas para reduzir essa situação. Os aparelhos modernos de facoemulsificação torsional utilizam menos tempo de ultrassom do que os aparelhos mais antigos, que utilizavam a facoemulsificação longitudinal e, por essa razão, tendiam a causar perda endotelial. Pode-se considerar um "procedimento tríplice" (cirurgia combinada de catarata, implante de lente e ceratoplastia) em olhos com edema de córnea. O edema de córnea é uma ocorrência menos provável após a cirurgia de catarata se a espessura central da córnea for inferior a 630 até 640 μm.

DICA Pacientes com distrofia endotelial de Fuchs podem apresentar edema de córnea persistente após a cirurgia de catarata, sobretudo se a espessura central da córnea antes da cirurgia for superior a 630 até 640 μm.

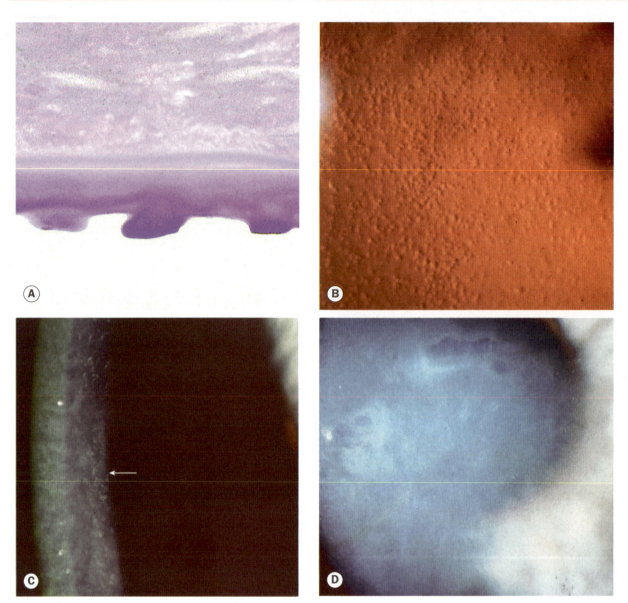

Figura 7.57 Distrofia endotelial de Fuchs. **A.** Histologia da córnea *guttata* mostrando excrescências irregulares da membrana de Descemet – coloração de PAS. **B.** Córnea *guttata* observada à reflexão especular. **C.** Endotélio com aparência de "metal batido" (seta). **D.** Ceratopatia bolhosa. *(Cortesia de J Harry – Figura A.)*

Distrofia corneana polimorfa posterior

Existem três formas de distrofia polimorfa posterior, PPCD$_{1-3}$. As associações incluem anormalidades da íris, glaucoma e síndrome de Alport. A base patológica envolve metaplasia das células endoteliais.

- **Hereditariedade**: normalmente é AD. O gene *VSX₁* foi implicado na PPCD₁; a PPCD₂ é causada por mutações no gene *COL8A₂*, e a PPCD₃, por mutações no gene *ZEB₁*
- **Sintomas**: normalmente ausentes, com diagnóstico incidental
- **Sinais**: lesões endoteliais vesiculares sutis, em forma de faixa ou difusas (Figura 7.58)
- **Tratamento**: não é necessário.

Distrofia endotelial congênita hereditária

Distrofia endotelial congênita hereditária (CHED, *congenital hereditary endothelial dystrophy*) é uma distrofia rara em que há espessamento focal ou difuso da membrana de Descemet e degeneração endotelial.

A CHED₂ é a forma mais comum e mais grave do que a CHED₁, e é ocasionalmente associada à surdez (síndrome de Harboyan).

- **Hereditariedade**
  ○ CHED₁ é AD com *locus* genético no cromossomo 20. CHED₁ pode não se distinguir da PPCD
  ○ CHED₂ é AR; gene *SLC₄A₁₁*
- **Sintomas**: ocorrência de fotofobia e lacrimejamento é comum na CHED₁, mas não na CHED₂
- **Sinais**
  ○ A córnea opacificada e espessada (Figura 7.59) está presente no período neonatal na CHED₂ e se desenvolve durante o primeiro ou o segundo ano de vida na CHED₁
  ○ O comprometimento visual é variável, e a AV pode superar as expectativas baseadas na aparência da córnea
  ○ Nistagmo é mais comum na CHED₂
- **Tratamento**: ceratoplastia lamelar ou penetrante.

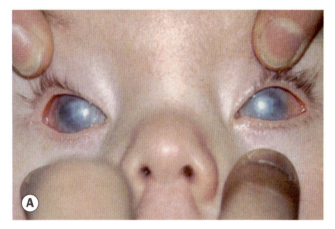

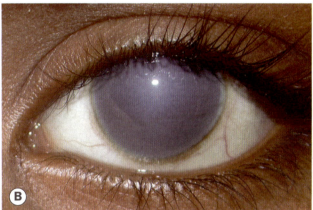

Figura 7.59 Distrofia endotelial congênita hereditária. **A.** Opacificação corneana bilateral perinatal. **B.** Gravidade moderada em criança mais velha. A acuidade visual pode superar as expectativas embasadas na aparência da córnea. (*Cortesia de K Nischal – Figura A.*)

DEGENERAÇÃO CORNEANA

Degeneração relacionada com a idade

Arco senil

O arco senil (*gerontoxon, arcus lipoides*) é a opacidade corneana periférica mais comum. Em geral, ocorre sem qualquer condição sistêmica predisponente nos indivíduos idosos, mas pode estar associada à dislipidemia em pacientes mais jovens (*arcus juvenilis*).
- **Sinais**
  ○ Depósito de lipídio estromal que se inicia nas porções superior e inferior da região perilímbica da córnea e progride circunferencialmente para formar uma faixa com aproximadamente 1 mm de largura (Figura 7.60 A)
  ○ A faixa normalmente é mais larga no meridiano vertical do que no horizontal
  ○ A borda central é difusa, enquanto o limite periférico é bem definido e separado do limbo por uma zona livre que pode apresentar leve afinamento.

Degeneração límbica de Vogt

A degeneração límbica de Vogt é uma condição inócua presente em até 60% das pessoas acima de 40 anos e é mais comum nas mulheres. Consiste em faixas límbicas crescentes e esbranquiçadas compostas

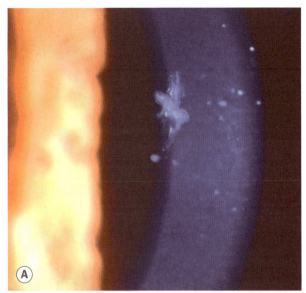

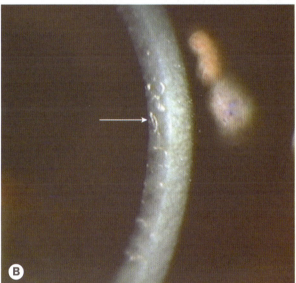

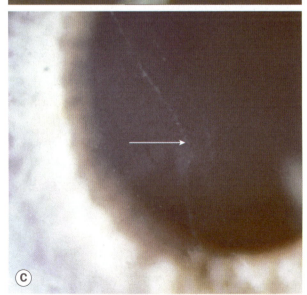

Figura 7.58 Distrofia polimorfa posterior. **A.** Vesículas. **B.** Vesículas confluentes (*seta*). **C.** Lesões em formato de faixa (*seta*). (*Cortesia de W Lisch – Figura B.*)

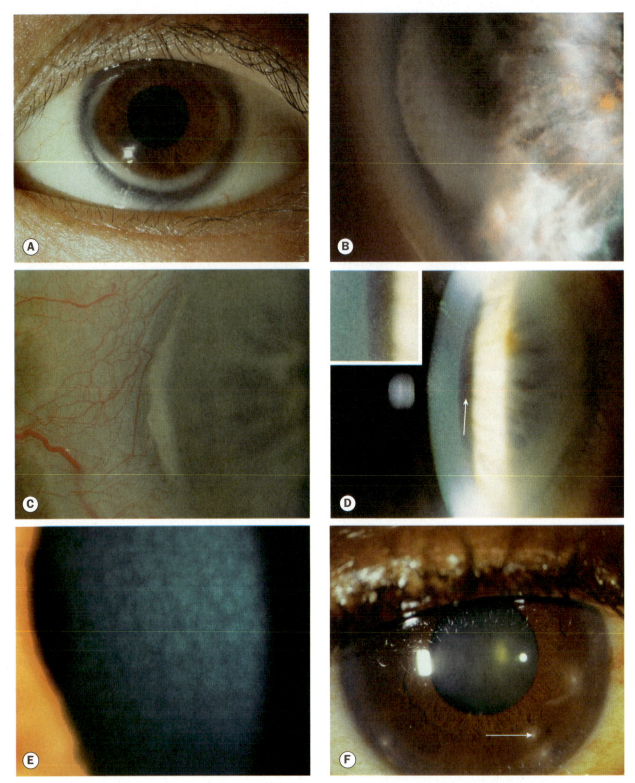

Figura 7.60 Degenerações relacionadas com a idade. **A.** Arco senil. **B.** Degeneração límbica de Vogt do tipo I. **C.** Degeneração límbica de Vogt do tipo II. **D.** Córnea *farinata* (seta). **E.** Couro de crocodilo. **F.** Ceratopatia ponteada do oeste da Índia (seta).

por manchas semelhantes a giz, alocadas no limbo nas posições de 9 e/ou 3 horas, mais frequentemente nasais. Pode haver extensão central irregular. O *tipo I* pode ser uma variante da ceratopatia em faixa, caracterizado pelo padrão em buracos do tipo "queijo suíço", e com uma área livre que serve de separação entre a lesão e a margem escleral (ver Figura 7.60 B). O *tipo II* é mais prevalente e se distingue pela ausência de buracos e, também normalmente, de uma zona livre justalímbica (ver Figura 7.60 C). Do ponto de vista histológico, as alterações em ambos os tipos são semelhantes àquelas entre uma pinguécula e um pterígio.

Córnea farinata

Córnea *farinata* é uma condição visualmente insignificante caracterizada por diminutos depósitos bilaterais no estroma profundo, semelhantes à farinha, e mais proeminentes centralmente (ver Figura 7.60 D).

Degeneração em couro de crocodilo

A degeneração em couro de crocodilo caracteriza-se por opacidades estromais poligonais branco-acinzentadas e assintomáticas separadas por espaços relativamente transparentes (ver Figura 7.60 E). Em geral, as opacidades envolvem os dois terços anteriores do estroma (degeneração anterior em couro de crocodilo), embora ocasionalmente possam ser encontradas mais posteriormente (degeneração posterior em couro de crocodilo). Podem ser indistinguíveis da distrofia nebulosa central de François; convencionalmente, a distinção se faz com base na hereditariedade da distrofia de François, mas essa abordagem é questionável.

Ceratopatia ponteada do oeste da Índia

Trata-se de uma condição incomum de causa desconhecida observada em idosos assintomáticos, geralmente originários do oeste da Índia. Homens são mais afetados do que mulheres. Em geral, a condição afeta somente um dos olhos, mas às vezes é bilateral, apresentando de uma a quatro lesões na fissura interpalpebral, fora do eixo visual. As lesões são arredondadas, medem 0,5 mm ou menos, e localizam-se no nível da camada de Bowman, estendendo-se até o estroma superficial. Essas lesões normalmente apresentam um ponto central de cor branca intensa, circundada por um halo mais pálido que se funde com a córnea adjacente. O epitélio corneano apresenta-se normal e não cora com a fluoresceína. Não há necessidade de tratamento (ver Figura 7.60 F).

Ceratopatia lipídica

- A ceratopatia lipídica **primária** é rara e, aparentemente, ocorre de maneira espontânea. Caracteriza-se por depósitos estromais brancos ou amarelados, geralmente com um elemento cristalino, formado por colesterol, gorduras e fosfolipídios, não associado à vascularização (Figura 7.61 A)
- A ceratopatia lipídica **secundária** é muito mais comum e está relacionada com lesão ocular anterior ou doença que resultou em vascularização da córnea. As causas mais comuns são ceratites por herpes simples e herpes-zóster (Figura 7.61 B)
- O **tratamento** visa essencialmente o controle clínico da doença inflamatória subjacente. Outras opções incluem:
  ○ Fotocoagulação ou cauterização com ponta de agulha (segurando-se a agulha com cautério térmico) dos vasos nutridores
  ○ A ceratopatia penetrante poderá ser necessária no caso de doença avançada, mas quiescente, embora a vascularização, o afinamento e a sensibilidade reduzida possam afetar o resultado.

Ceratopatia em faixa

A ceratopatia em faixa consiste no depósito de sais de cálcio na camada de Bowman, na membrana basal epitelial e na porção anterior do estroma; essa deposição está relacionada com a idade.

- **Causas**
  ○ Ocular: uveíte anterior crônica (particularmente em crianças com artrite idiopática juvenil), glaucoma, *phthisis bulbi*, óleo

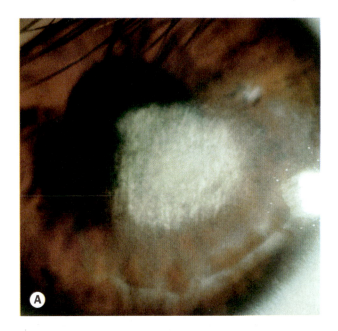

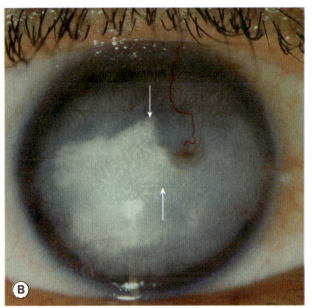

Figura 7.61 Ceratopatia lipídica. **A.** Primária. **B.** Secundária à vascularização (setas). (*Cortesia de T Carmichael – Figura B.*)

de silicone na câmara anterior, edema corneano crônico e ceratite crônica grave
  ○ Relacionada com a idade; por outro lado, afeta indivíduos saudáveis
  ○ Metabólica (calcificação metastática) decorrente de hipercalcemia é incomum e inclui causas como hiperparatireoidismo, toxicidade por vitamina D, síndrome do leite alcalino, sarcoidose, doença renal em estágio terminal, doença de Paget e mieloma múltiplo. A hiperuricemia é causa rara
  ○ Causas hereditárias incluem casos familiares e ictiose
- **Sinais**
  ○ Calcificação interpalpebral periférica com a córnea livre separando as margens periféricas bem definidas da faixa e o limbo (Figura 7.62 A)

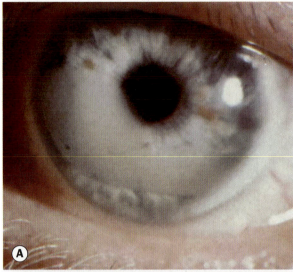

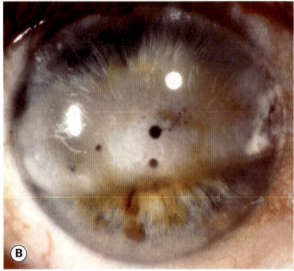

Figura 7.62 Ceratopatia em faixa. **A.** Aparência típica fora do eixo visual. **B.** Doença avançada com pequenos buracos epiteliais.

- Disseminação central gradativa para formar placa calcificada em forma de faixa contendo pequenos buracos transparentes (Figura 7.62 B) e, ocasionalmente, fissuras
- As lesões em estágio avançado podem tornar-se nodulares e elevadas com considerável desconforto em decorrência da ruptura epitelial
• O **tratamento** é indicado se a visão estiver ameaçada e se houver desconforto ocular. É importante reconhecer e tratar qualquer condição subjacente
- A quelação é simples e eficaz para casos relativamente leves, e é realizada com um microscópio. O epitélio corneano sobrejacente à opacidade e a camada sólida de calcificação são primeiramente raspados com pinça e bisturi (p. ex., nº 15). A córnea é, então, friccionada com um cotonete embebido em solução de ácido etilenodiamino tetra-acético (EDTA) 1,5 a 3% até que todo o cálcio tenha sido removido. Deve-se permitir o tempo adequado (15 a 20 minutos) para que a quelação ocorra, podendo ser necessária mais de uma sessão. A reepitelização pode levar vários dias

- Outras modalidades: broca de diamante, ceratectomia com excimer *laser* e ceratoplastia lamelar.

Degeneração esferoidal

Degeneração esferoidal (ceratopatia do Labrador, ceratopatia climática em gota) normalmente acomete homens cujas atividades profissionais sejam realizadas ao ar livre. A exposição aos raios ultravioleta provavelmente é um fator etiológico. A condição é relativamente inócua, mas pode haver comprometimento visual. Uma forma secundária possivelmente se segue à inflamação ou lesão.
• **Histologia**: depósitos proteináceos irregulares na porção anterior do estroma que substituem a camada de Bowman
• **Sinais**
- Grânulos de cor âmbar no estroma superficial da córnea interpalpebral periférica
- Opacificação progressiva, com coalescência e disseminação central
- As lesões em estágio avançado geralmente se projetam acima da superfície da córnea (Figura 7.63) e o estroma circundante quase sempre se apresenta opaco. A conjuntiva pode estar envolvida
• **Tratamento**: proteção contra lesões pelos raios ultravioleta com óculos de sol e ceratectomia superficial ou ceratoplastia lamelar em uma minoria de casos.

Degeneração nodular de Salzmann

A degeneração nodular de Salzmann consiste em nódulos de tecido hialino, normalmente localizados anteriormente à camada de Bowman. Pode ocorrer em qualquer tipo de irritação ou inflamação crônica da córnea, como tracoma, olho seco, blefarite crônica e ceratoconjuntivite alérgica crônica.
• **Sinais**
- Opacidades estromais superficiais que progridem para lesões nodulares e elevadas, de coloração esbranquiçada ou cinza-azulada, podendo ser arredondadas ou alongadas (Figura 7.64)
- A base de um nódulo pode estar associada à presença de *pannus* e depósito de ferro no epitélio
• O **tratamento** consiste principalmente em lubrificação e controle da causa. A remoção se faz por meio de ceratectomia superficial manual – as lesões geralmente podem ser "descascadas", e a superfície, aplanada com uma broca de diamante. O tratamento adjunto

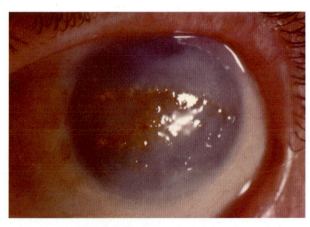

Figura 7.63 Degeneração esferoidal.

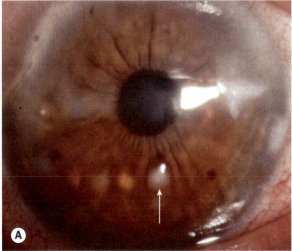

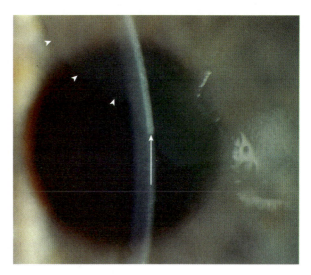

Figura 7.65 Epiteliopatia progressiva em ondas (*pontas de seta*). Extensão inferior iluminada sob o feixe da lâmpada de fenda (*seta*).

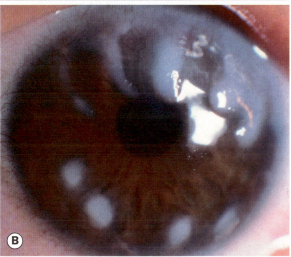

Figura 7.64 Degeneração nodular de Salzmann. **A.** Aparência típica (*seta*). **B.** Lesões múltiplas. (*Cortesia de R Bates – Figura B.*)

com mitomicina C aplicada por 10 segundos com uma esponja pode reduzir a taxa de recorrência, embora alguns especialistas restrinjam o uso aos casos de repetição da cirurgia. Ceratectomia fototerapêutica com excimer *laser* ou ceratoplastia lamelar é ocasionalmente necessária.

Epiteliopatia progressiva em ondas

A epiteliopatia progressiva em ondas (AWE, *advancing wave-like epitheliopathy*) caracteriza-se por uma placa epitelial irregular e progressiva que invade gradativamente a córnea, em geral originária do limbo superior (Figura 7.65), às vezes estendendo-se circunferencialmente a partir de um pterígio. Em geral, a fluoresceína tópica demonstra bem a lesão. Ocorrência de irritação e vermelhidão é comum. A visão pode ser afetada com envolvimento central. Os fatores de risco relatados incluem uso de lentes de contato, determinadas soluções para limpeza das lentes de contato, medicação tópica para glaucoma, cirurgia ocular anterior e algumas condições cutâneas, como rosácea. O tratamento da causa pode ser curativo, mas, de outro modo, é possível fazer a aplicação de solução de nitrato de prata a 1% ao limbo e ao tecido anormal. A distinção em relação à neoplasia pode ocasionalmente justificar o uso da citologia de impressão ou da biopsia excisional.

CERATOPATIA METABÓLICA

Cistinose

A cistinose é um distúrbio AR (gene: *CTNS*) raro de armazenamento lisossômico caracterizado pela ampla deposição tecidual de cristais de cistina, o que resulta em insuficiência renal e vários outros problemas sistêmicos. Podem ocorrer formas não nefropáticas (oculares), nefropáticas e intermediárias. A ceratopatia pode desenvolver-se no primeiro ano, com depósito progressivo de cristais na córnea (Figura 7.66 A) e na conjuntiva, associada a fotofobia, erosões epiteliais e comprometimento da visão. O tratamento sistêmico se faz com cisteamina administrada em forma de colírio para reverter a formação de cristais na córnea.

Mucopolissacaridoses

As mucopolissacaridoses (MPS) constituem um grupo de distúrbios de armazenamento lisossômico que envolve a disfunção enzimática nas vias de degradação de glicosaminoglicanos, carboidratos de cadeia longa anteriormente conhecidos como mucopolissacarídeos. Metabólitos alterados acumulam-se intracelularmente em diversos tecidos. A hereditariedade é principalmente do tipo AR. Achados sistêmicos variam de acordo com o tipo de MPS, mas podem incluir traços faciais grosseiros, anormalidades esqueléticas, cardiopatia e dificuldades de aprendizagem. A ceratopatia se constitui em opacificação ponteada da córnea e turvação estromal difusa (ver Figura 7.66 B) e ocorre em todas as MPS, exceto nas síndromes de Hunter e Sanfilippo. Outros achados oculares podem incluir retinose pigmentar e atrofia óptica.

Doença de Wilson

Doença de Wilson (degeneração hepatolenticular) é uma condição rara que envolve o depósito difuso e anormal de cobre nos tecidos. É causada por deficiência de ceruloplasmina, a principal proteína transportadora de cobre presente no sangue. A manifestação abrange doença hepática, disfunção dos gânglios basais ou transtornos psiquiátricos. A presença do anel de Kayser-Fleischer ocorre

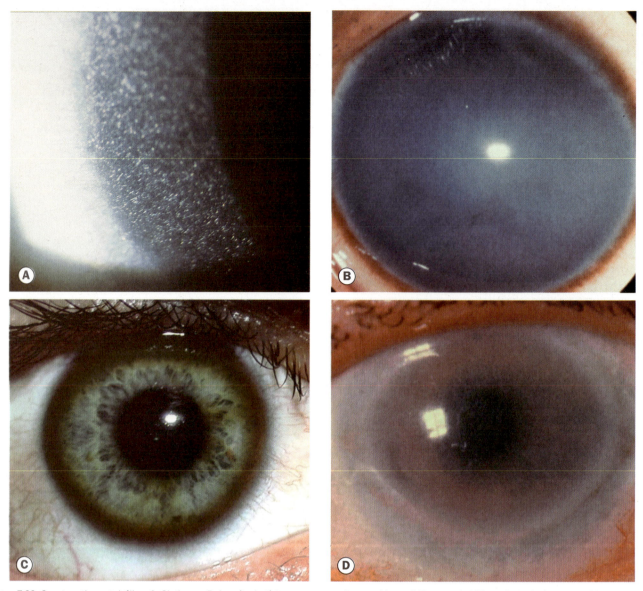

Figura 7.66 Ceratopatia metabólica. **A.** Cistinose. **B.** Aparência típica em mucopolissacaridose. **C.** Doença de Wilson. **D.** Deficiência de LCAT (ver texto). (*Cortesia de S Chen – Figura C; W Lisch – Figura D.*)

em 95% dos pacientes com sinais neurológicos, e consiste em uma zona amarelo-amarronzada de grânulos finos de cobre na região periférica da membrana de Descemet (ver Figura 7.66 C). Quando sutil, essa condição é mais bem detectada por gonioscopia. Os depósitos distribuem-se preferencialmente no meridiano vertical e podem desaparecer com a terapia com penicilamina. Em alguns pacientes, observa-se a presença de catarata capsular anterior em forma de "girassol".

Deficiência de lecitina colesterol aciltransferase

A deficiência de lecitina colesterol aciltransferase (LCAT, *lecithin-cholesterol-acyltransferase*) é um distúrbio do metabolismo lipoproteico que se apresenta sob as formas total (doença de Norum, com manifestações sistêmicas, inclusive insuficiência renal) e parcial (doença do olho de peixe, que causa somente opacificação da córnea), ambas do tipo AR (gene: *LCAT*). A ceratopatia caracteriza-se por minúsculos pontos acinzentados distribuídos por todo o estroma, geralmente concentrados na região periférica em configuração em forma de arco (ver Figura 7.66 D).

Depósitos imunoproteicos

Depósito imunoproteico difuso ou focal é uma manifestação relativamente incomum de várias doenças sistêmicas, entre as quais, mieloma, macroglobulinemia de Waldenström, gamopatia monoclonal de causa desconhecida, alguns distúrbios linfoproliferativos e leucemia. O envolvimento da córnea pode ser a primeira manifestação. Observam-se faixas de opacidades ponteadas em forma de flocos, principalmente no nível da porção posterior do estroma. O tratamento é o mesmo da doença subjacente. Grave envolvimento da córnea pode exigir transplante de córnea.

Tirosinemia tipo 2

Tirosinemia tipo 2 (tirosinemia oculocutânea, síndrome de Richner-Hanhart) é uma doença AR muito rara (gene: *TAT*) na qual a deficiência enzimática resulta em elevados níveis de tirosina no plasma. O envolvimento ocular pode ocasionalmente ser a característica apresentada. Observa-se presença de dolorosas lesões hiperceratóticas palmares e plantares, bem como envolvimento variável do SNC. Ceratite pseudodendrítica bilateral com bordas cristalinas geralmente tem início na infância e causa fotofobia, lacrimejamento e vermelhidão.

Doença de Fabry

Doença de Fabry é um distúrbio de armazenamento lisossômico ligado ao cromossomo X causada por deficiência da enzima alfagalactosidase A, o que leva ao acúmulo tecidual anormal de um glicolipídio. Todos os homens com esse gene desenvolvem a doença, assim como algumas mulheres heterozigotas. Achados sistêmicos incluem dor periódica com sensação de queimação nos membros (acroparestesia) e no sistema gastrintestinal, angioceratomas (Figura 7.67A), cardiomiopatia e doença renal. Manifestações oculares incluem opacidades corneanas de coloração branca a marrom-dourada que se apresentam em um padrão de vórtice (75%), e podem ser a primeira característica da doença (Figura 7.67 B) a ensejar intervenção precoce; catarata posterior em forma de cunha ou raios de roda (catarata de Fabry), tortuosidade vascular conjuntival (vasos em forma de sacarolhas) e formação de aneurismas (Figura 7.67 C), além de tortuosidade vascular retiniana.

LENTES DE CONTATO

Usos terapêuticos

Os riscos da adaptação de lentes de contato em um olho já comprometido são maiores do que com o uso de lentes por motivos estéticos. Deve-se, portanto, considerar o equilíbrio risco/benefício em cada caso individualmente, com monitoramento e revisões regulares para garantir diagnóstico precoce e tratamento de eventuais complicações. A escolha do tipo de lente é determinada pela natureza da patologia ocular.

Óptica

Indicações ópticas visam melhorar a AV quando isso não for possível com o uso de óculos nas seguintes condições:

- **Astigmatismo irregular** associado a ceratocone pode ser corrigido com lentes de contato rígidas depois que os óculos não demonstrarem resultado e antes que seja necessário transplante de córnea. Pacientes com astigmatismo após o transplante de córnea também podem ser beneficiados
- **Irregularidades superficiais da córnea** podem ser neutralizadas pelas lentes de contato rígidas, que oferecem uma superfície mais lisa e opticamente mais regular. AV somente apresenta melhora substancial se as irregularidades não forem muito significativas
- **Anisometropia** em que não se tenha como obter a visão binocular com o uso de óculos em razão de aniseiconia, como pode ocorrer após cirurgia de catarata monocular com correção de alto erro de refração.

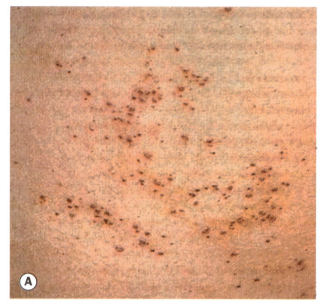

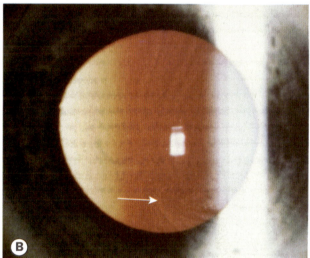

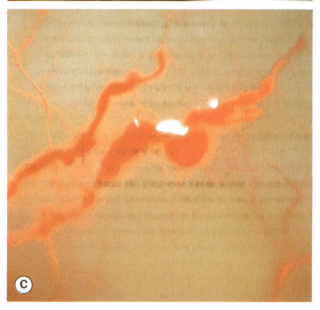

Figura 7.67 Doença de Fabry. **A.** Angioceratomas. **B.** Ceratopatia em padrão de vórtice (*seta*). **C.** Tortuosidade vascular conjuntival e aneurismas.

Promoção da cicatrização epitelial

- Os **defeitos epiteliais persistentes** cicatrizam-se, em geral, se o epitélio corneano em regeneração estiver protegido contra o constante atrito das pálpebras, permitindo o desenvolvimento de ligações hemidesmossômicas com a membrana basal
- **Erosões corneanas recorrentes** associadas à distrofia da membrana basal podem exigir uso prolongado de lentes de contato para reduzir a taxa de recorrência; nos casos pós-traumáticos, normalmente pode ser interrompido após algumas semanas. O uso de lentes também melhora o conforto.

Alívio da dor

- **Ceratopatia bolhosa** pode ser tratada com lentes de contato gelatinosas terapêuticas que aliviam a dor protegendo as terminações nervosas expostas da córnea contra as forças de cisalhamento das pálpebras durante o movimento de piscar. As lentes podem também achatar as bolhas em pequenos cistos epiteliais difusos
- A **ceratite filamentar** resistente ao tratamento tópico normalmente alcançará algum alívio com o uso de lentes de contato gelatinosas
- **Outras indicações** incluem ceratite superficial ponteada de Thygeson e proteção do epitélio corneano contra cílios aberrantes na triquíase. Lentes podem ser usadas também como medida temporária no entrópio, previamente à cirurgia definitiva.

Preservação da integridade corneana

- **Desmetocele** pode ser temporariamente coberta com lentes esclerais ou gelatinosas de grande diâmetro e encaixe apertado para evitar perfuração e facilitar a cicatrização
- **Imobilização** e aposição das bordas de uma pequena cicatriz corneana são possíveis com a lente de contato. Perfurações ligeiramente maiores podem ser seladas com cola seguindo-se à inserção de uma lente de contato terapêutica para proteger a cola e evitar irritação das pálpebras causada pela superfície irregular desse material.

Indicações diversas

- **Suporte da ptose** para sustentar as pálpebras superiores de pacientes com miopatias oculares
- **Manutenção dos fórnices** para evitar formação de simbléfaro na conjuntivite cicatrizante
- O aumento da **biodisponibilidade de fármacos** produzido pelas lentes de hidrogel embebidas em medicação tópica constitui indicação ocasional.

Complicações

Ceratite hipóxica e mecânica

- **Patogênese**: transmissão insuficiente de oxigênio através das lentes. Uma lente de contato muito justa (apertada) que não se mova com o piscar impedirá a circulação das lágrimas sob a lente, o que é exacerbado pelo fechamento das pálpebras se a lente for usada durante o sono. A hipoxia leva ao metabolismo anaeróbio e à acidose láctica, que inibem mecanismos normais de barreira e de bombeamento da córnea
- **Ceratite superficial ponteada** é a complicação mais comum. O padrão pode fornecer uma pista da etiologia. Por exemplo, a coloração às 3 e 9 horas está associada ao piscar incompleto e ao ressecamento nos usuários de lentes rígidas

- **Síndrome da lente apertada** caracteriza-se pela indentação e coloração do epitélio conjuntival na forma de um anel em torno da córnea
- **Hipoxia aguda** caracteriza-se pela presença de microcistos epiteliais (Figura 7.68 A), necrose e vesículas endoteliais. É possível surgir macroerosões dolorosas várias horas após a remoção das lentes depois de um período de uso excessivo
- **Hipoxia crônica** pode resultar em vascularização (Figura 7.68 B) e depósito de lipídio. Neovascularização superficial periférica < 1,5 mm é comum nos usuários míopes de lentes de contato e pode ser monitorada
- **O tratamento** depende da causa, mas pode envolver:
  - Aumento da permeabilidade ao oxigênio pela readaptação com lentes mais finas, lentes rígidas gás-permeáveis ou lentes gelatinosas de silicone hidrogel
  - Modificação do ajuste das lentes para aumentar o movimento
  - Redução do tempo de uso das lentes.

Ceratite de resposta imunológica (hipersensibilidade)

Uma resposta de hipersensibilidade ao antígeno bacteriano ou a substâncias químicas usadas na limpeza das lentes pode levar ao desenvolvimento de infiltrados corneanos periféricos estéreis. Acredita-se que o mecanismo seja semelhante ao da ceratite marginal

- **Sinais**: leve vermelhidão ocular associada a infiltrados, geralmente periféricos, com ausência ou presença mínima de defeitos epiteliais
- **O tratamento** envolve a interrupção do uso das lentes até que a condição se resolva. Antibióticos e esteroides tópicos podem ser usados em alguns casos, mas se o diagnóstico for incerto, o tratamento deve ser o mesmo da ceratite bacteriana.

Ceratite tóxica

- **Patogênese**: lesão química aguda pode ser causada pela colocação inadvertida de lente de contato no olho sem que primeiro se neutralize os agentes de limpeza tóxicos, como peróxido de hidrogênio. A toxicidade crônica pode ser resultante da exposição prolongada a conservantes infectantes, como tiomersal ou cloreto de benzalcônio
- **Sinais**
  - Dor aguda, vermelhidão e quemose quando da inserção da lente, o que pode levar 48 horas para se resolver completamente
  - Vascularização e cicatrização da córnea (ver Figura 7.68 C) e da conjuntiva límbica nos casos crônicos
- **Tratamento**: pode envolver a troca para lentes descartáveis de uso diário ou utilização de desinfetante sem conservantes, como peróxido de hidrogênio.

Ceratite supurativa

O uso de lentes de contato é o maior fator de risco para o desenvolvimento de ceratite bacteriana. O risco é provavelmente menor com lentes de contato rígidas (ver Figura 7.68 D). As bactérias presentes no filme lacrimal normalmente não conseguem ligar-se ao epitélio corneano, mas após abrasão e associados à hipoxia, esses microrganismos são capazes de se ligar e invadir o epitélio, podendo também se introduzir na superfície da córnea em razão da má higiene das lentes ou da manipulação de água da torneira para enxaguá-las.

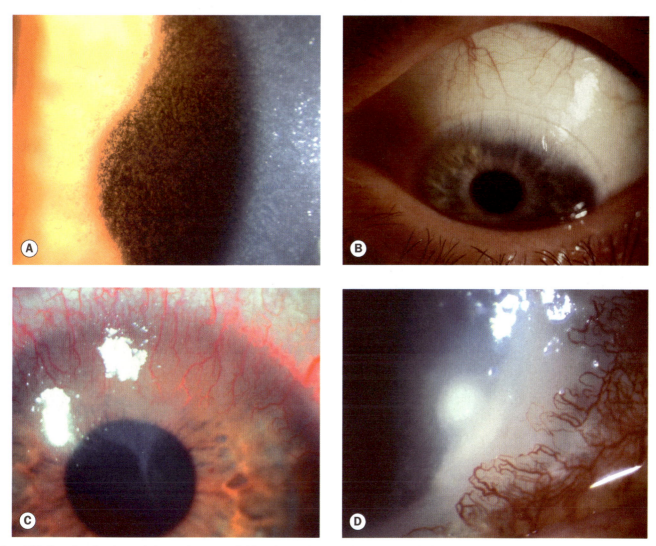

Figura 7.68 Complicações do uso de lentes de contato. **A.** Microcistos epiteliais na hipoxia aguda. **B.** *Pannus* superior decorrente de hipoxia crônica. **C.** Vascularização e cicatrização na ceratite tóxica crônica. **D.** Ceratite bacteriana aguda com vascularização. (*Cortesia de S Tuft – Figura A; J Dart – Figura C.*)

Conjuntivite papilar gigante associada ao uso de lentes de contato

Ver Capítulo 6.

ANORMALIDADES CONGÊNITAS DA CÓRNEA E DO GLOBO OCULAR

Microcórnea

O diâmetro normal da córnea em neonatos é de 10 mm, e o diâmetro adulto de 12 mm normalmente é alcançado até os 2 anos de idade. A microcórnea é uma condição autossômica dominante rara (às vezes, esporádica) unilateral ou bilateral em que o diâmetro horizontal da córnea é de 10 mm ou menos aos 2 anos de idade (Figura 7.69 A), ou de menos de 9 mm em neonatos. A córnea apresenta curvatura acentuada na ceratometria. É possível haver hipermetropia e câmara anterior rasa, mas com as demais dimensões normais. Associações oculares incluem glaucoma (de ângulo fechado e ângulo aberto), catarata congênita, leucoma (Figura 7.69 B), persistência da vasculatura fetal, coloboma, hipoplasia do nervo óptico, aniridia e nanoftalmia. Existem relatos de associações sistêmicas. Erro de refração e ambliopia devem ser tratados de maneira adequada.

Microftalmo

Microftalmo (microftalmia; Figura 7.70 A) é uma condição em que todo o olho é pequeno, com um comprimento axial, ao menos, dois desvios padrões abaixo da média para a idade. O microftalmo simples ou puro (nanoftalmo; ver adiante) refere-se ao olho estruturalmente normal, exceto pelo curto comprimento, e o microftalmo complexo refere-se a olhos com outros achados de disgenesia, por exemplo: um coloboma (Figura 7.70 B) ou cisto orbitário (Figura 7.70 C) e uma série de outras anormalidades oculares. Microftalmo pode ser unilateral ou bilateral; quando unilateral, há possibilidade de presença de anormalidades no olho contralateral. A visão é afetada de maneira variável, de acordo com a gravidade; normalmente é esporádica, mas mutações em vários genes já foram implicadas. Cerca de 50% dos casos podem estar associados a anormalidades sistêmicas, incluindo o SNC. Possíveis causas ambientais incluem síndrome alcoólica fetal e infecções intrauterinas.

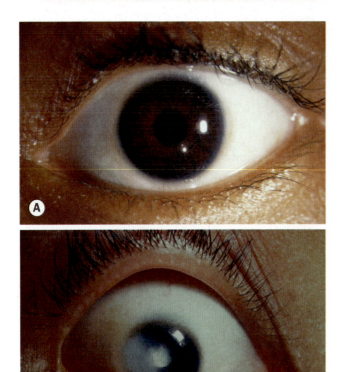

Figura 7.69 A. Microcórnea. **B.** Microcórnea e opacidade corneana com catarata densa.

Nanoftalmo

No nanoftalmo, todo o olho é pequeno com um comprometimento axial de menos de 20 mm. Normalmente, ambos os olhos são afetados. Associações oculares incluem glaucoma (especialmente de ângulo fechado, uma vez que a lente é grande em relação ao tamanho do olho), hipermetropia, ametropia, ambliopia e estrabismo. Na infância, o tratamento do erro de refração e da ambliopia é fundamental. A cirurgia de glaucoma é particularmente perigosa e pode resultar no mau direcionamento do humor aquoso e em efusão coroidal ("olho pequeno, grande problema"). A extração do cristalino é tecnicamente desafiadora, mas tem a vantagem de aprofundar a câmara anterior e reduzir o erro de refração com o implante de lente adequada de alta potência.

Anoftalmo

Anoftalmo refere-se à total ausência de qualquer estrutura visível do globo ocular (Figura 7.71 A), apesar da possível presença de remanescente microftálmico ou cisto (Figura 7.71 B). A condição é associada a outras anormalidades, como ausência de músculos extraoculares, curto saco conjuntival e microbléfaro. Os fatores etiológicos provavelmente são muito semelhantes aos do microftalmo.

Megalocórnea

Megalocórnea é uma condição bilateral não progressiva rara, normalmente recessiva, ligada ao cromossomo X. Aproximadamente 90%

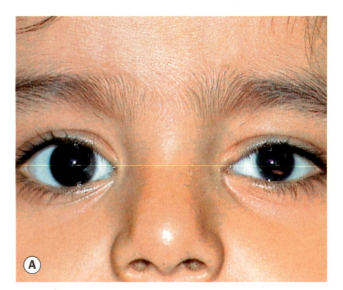

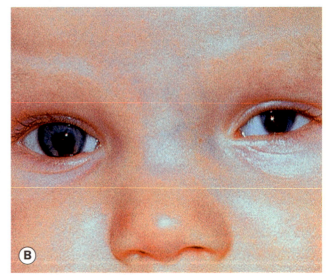

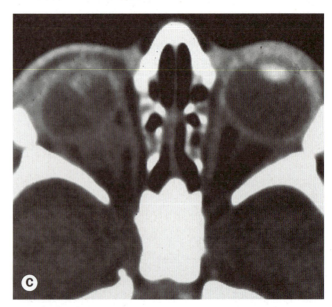

Figura 7.70 A. Microftalmo à esquerda. **B.** Microftalmo à esquerda e colobomas irianos bilaterais. **C.** Tomografia computadorizada (TC) axial mostrando microftalmo à direita com cisto. (*Cortesia de L MacKeen – Figura C.*)

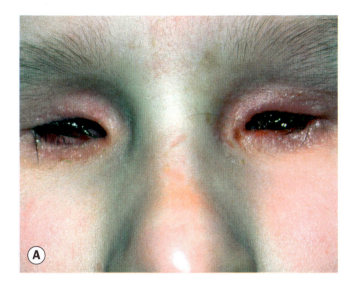

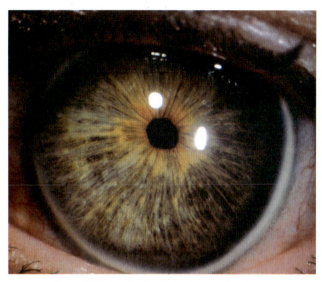

Figura 7.72 Aparência clínica da megalocórnea.

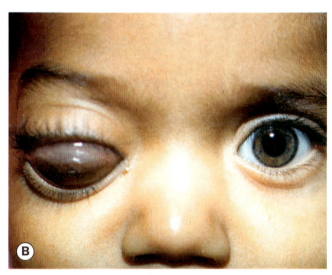

Figura 7.71 A. Anoftalmo simples bilateral. **B.** Anoftalmo com cisto. (Cortesia de U Raina – Figura B.)

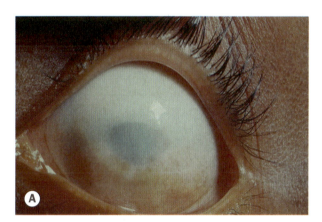

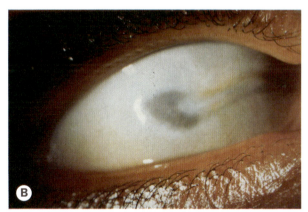

Figura 7.73 Esclerocórnea. **A.** Moderada. **B.** Grave.

dos pacientes afetados são homens. O diâmetro horizontal da córnea do adulto é de 13 mm ou mais, com uma câmara anterior muito profunda (Figura 7.72). Em geral, há miopia e astigmatismo acentuados, mas com AV corrigida normal. Pode ocorrer subluxação do cristalino em razão do estiramento zonular, bem como síndrome da dispersão pigmentar (ver Capítulo 11). A presença de várias associações sistêmicas já foi relatada.

Esclerocórnea

Esclerocórnea é uma condição muito rara, normalmente bilateral, que pode estar associada à córnea plana (ver adiante). Casos esporádicos são comuns, mas uma forma mais branda pode ser herdada como AD, e uma forma mais grave, como AR. A opacificação periférica da córnea, sem nenhum limite visível entre a esclera e a córnea, confere o aspecto de um diâmetro corneano aparentemente reduzido na doença de grau leve a moderado (Figura 7.73 A). Ocasionalmente, toda a córnea é envolvida (Figura 7.73 B).

Córnea plana

Trata-se de condição bilateral extremamente rara em que a córnea é mais plana do que o normal (Figura 7.74) – o raio da curvatura é maior. Há uma correspondente redução do poder de refração que resulta em alta hipermetropia. Existem duas formas, a córnea plana 1 (CNA_1), que é mais branda do que a córnea plana 2. A associação de anormalidades oculares é comum.

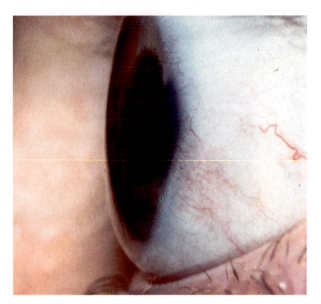

Figura 7.74 Córnea plana. (*Cortesia de R Visser.*)

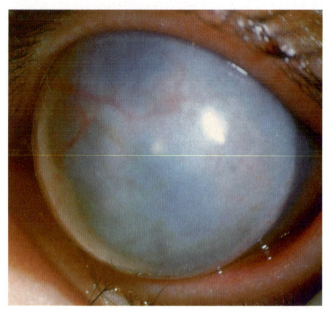

Figura 7.75 Ceratectasia.

Ceratectasia

Ceratectasia é uma condição muito rara, normalmente unilateral, supostamente resultante de ceratite intrauterina e perfuração. Caracteriza-se pela protuberância entre as pálpebras de uma córnea gravemente opacificada e, às vezes, vascularizada (Figura 7.75), e quase sempre está associada à PIO elevada.

Ceratocone posterior

Ceratocone posterior é uma condição esporádica em que há aumento unilateral e não progressivo da curvatura da superfície posterior da córnea. A superfície anterior é normal, e a AV, relativamente inalterada em razão dos índices de refração semelhantes da córnea e do humor aquoso. São reconhecidos dois tipos: generalizado (com envolvimento de toda a superfície posterior da córnea) e circunscrito (caracterizado por indentação posterior paracentral ou central; Figura 7.76)

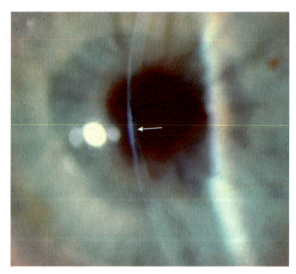

Figura 7.76 Ceratocone posterior (*seta*). (*Cortesia de S Johns.*)

Capítulo 8

Cirurgia da Córnea e Refrativa

CERATOPLASTIA, 264

Introdução, 264

Ceratoplastia penetrante, 265

Ceratoplastia lamelar superficial, 268

Ceratoplastia lamelar
  anterior profunda, 269

Ceratoplastia endotelial, 270

Enxerto de células-tronco límbicas, 270

CERATOPRÓTESES, 271

PROCEDIMENTOS REFRATIVOS, 271

Introdução, 271

Procedimentos refrativos a *laser*, 273

CERATOPLASTIA

Introdução

O transplante de córnea (enxerto) consiste na substituição do tecido corneano doente do receptor pela córnea saudável de um doador. O transplante de córnea (ceratoplastia) pode ser de espessura parcial (lamelar anterior ou posterior) ou de espessura total (penetrante).

Indicações gerais

- A ceratoplastia **óptica** tem por finalidade melhorar a visão. Condições como ceratocone, cicatrizes, distrofias corneanas (Figura 8.1 A), ceratopatia bolhosa do pseudofácico e degenerações corneanas são algumas das indicações
- O transplante **tectônico** pode ser realizado para restaurar ou preservar a integridade da córnea em olhos que apresentem graves alterações estruturais, como afinamento com descemetocele (Figura 8.1 B)
- O transplante **terapêutico** de córnea facilita a remoção do tecido corneano infectado em olhos que não respondem à terapia antimicrobiana (Figura 8.1 C)
- O transplante **estético** pode ser realizado para melhorar a aparência do olho, mas é uma indicação rara.

Tecido do doador

O tecido do doador deve ser removido no prazo de 12 a 24 horas após a morte. Tenta-se realizar uma equiparação etária entre doador e receptor. As córneas de bebês (3 anos ou menos) são utilizadas somente muito ocasionalmente, mesmo para transplantes pediátricos, por serem associadas a problemas cirúrgicos, refrativos e de rejeição. A maioria das córneas é armazenada em um "banco de olhos" antes do transplante, onde será realizada uma avaliação prévia para a liberação, que inclui revisão do histórico clínico e análise/rastreio laboratorial do sangue do doador para excluir contraindicações, bem como exame microscópico da córnea, até mesmo para determinar a contagem de células endoteliais. As córneas são preservadas em meio hipotérmico (por até 7 a 10 dias) ou em meio de cultura de órgãos (4 semanas) até que sejam solicitadas. A cultura permite um teste prolongado para verificação de contaminação por agentes infecciosos. As contraindicações para a doação de tecido ocular estão a seguir, embora existam variações internacionais e a lista não seja exaustiva:

- Morte de causa desconhecida
- Determinadas infecções sistêmicas, como vírus da imunodeficiência humana (HIV), hepatite viral, sífilis, rubéola congênita, tuberculose, septicemia e malária ativa
- Comportamento prévio de alto risco para HIV e hepatite, como relações sexuais com parceiro HIV positivo, homens que fazem sexo com homens, abuso de substâncias intravenosas e prostituição
- Nos últimos 12 meses: sexo com parceiro que tenha tido comportamento de alto risco, ou que tenha recebido concentrados de fatores de coagulação sanguínea ou que tenha feito tatuagem, acupuntura, *piercing* na orelha/corpo
- Doenças infecciosas e possivelmente infecciosas do sistema nervoso central, como doença de Creutzfeldt-Jakob, panencefalite esclerosante sistêmica, leucoencefalopatia multifocal progressiva, encefalite, doença de Alzheimer e outras demências, doença de Parkinson, esclerose múltipla e doença do neurônio motor

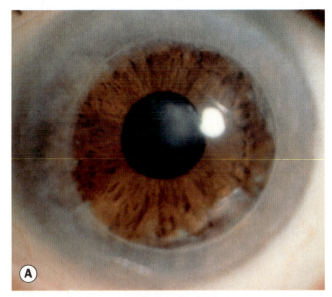
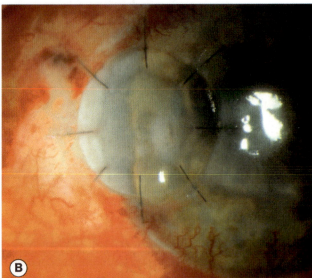
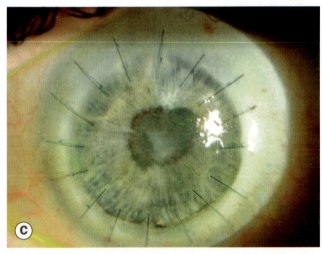

Figura 8.1 A. Ceratoplastia penetrante óptica para o tratamento de distrofia macular da córnea. **B.** Enxerto (*patch*) lamelar tectônico para o tratamento de descemetocele. **C.** Ceratoplastia penetrante para o tratamento de ceratite causada por pseudomonas – observa-se a presença de catarata densa e sinéquias posteriores. (*Cortesia de S Tuft – Figura B.*)

- Receptor de órgão transplantado
- Receptor de hormônio do crescimento derivado da glândula pituitária humana
- Cirurgia cerebral ou espinal realizada antes de 1992
- Malignidades hematológicas, em sua maioria
- Doença ocular, como inflamação e doença com tendência a comprometer o resultado do transplante, bem como alguns tumores oculares malignos (p. ex., retinoblastoma) e cirurgia refrativa da córnea.

Fatores prognósticos relacionados com o receptor

Os seguintes fatores relacionados com o receptor podem afetar adversamente o prognóstico de um transplante de córnea e, se possível, devem ser otimizados antes da cirurgia. Em geral, os casos mais favoráveis são ceratocone, cicatrizes localizadas e distrofias.

- Vascularização estromal grave (Figura 8.2), ausência de sensibilidade corneana, afinamento intenso na junção receptor-enxerto e inflamação corneana ativa
- Anormalidades palpebrais, como blefarite, ectrópio, entrópio e triquíase. Essas condições devem ser tratadas antes da cirurgia
- Formas recorrentes ou progressivas de inflamação conjuntival, como conjuntivite atópica e penfigoide cicatricial ocular
- Disfunção do filme lacrimal
- Sinéquias anteriores
- Glaucoma não controlado
- Uveíte.

Ceratoplastia penetrante

O transplante lamelar da córnea é cada vez mais utilizado, mas a ceratoplastia de espessura total continua sendo comumente realizada e constitui o procedimento adequado para doença que envolva todas as camadas da córnea (Figuras 8.3 e 8.4).

Os principais aspectos cirúrgicos são:

- O tamanho habitual de um enxerto é de 7,5 mm. Enxertos menores podem levar a um alto grau de astigmatismo e os diâmetros maiores estão associados a uma maior tendência para formação de sinéquias anteriores periféricas e pressão intraocular (PIO) elevada
- O diâmetro do botão doador normalmente é cerca de 0,25 mm maior do que o sítio receptor
- A preparação da córnea doadora deve sempre preceder a excisão do tecido do receptor, pois a cirurgia não pode ser realizada se houver algum problema com o primeiro procedimento
- A trepanação mecânica manual ou automatizada (inclusive a *laser*) é normalmente empregada
- O enxerto pode ser fixado com as técnicas de sutura contínua (Figura 8.5 A) ou simples separada (Figura 8.5 B), ou com uma combinação de ambas.

Conduta pós-operatória

- **Esteroides tópicos** (p. ex., acetato de prednisolona a 1%, fosfato de dexametasona a 0,1%) são utilizados para reduzir o risco de rejeição imunológica do transplante. Normalmente, a posologia inicial é a cada 2 horas com desmame gradual dependendo da probabilidade de rejeição e da evolução clínica. A instilação em baixa dosagem a longo prazo, como 1 vez/dia durante 1 ano ou mais, por exemplo, é comum
- **Outros imunossupressores** (p. ex., azatioprina e ciclosporina tópica e sistêmica) normalmente são reservados para pacientes de alto risco
- **Cicloplegia** (p. ex., homatropina a 2% por 2 vezes/dia) é comumente usada por 1 a 2 semanas
- **Aciclovir oral** pode ser utilizado nos casos de ceratite herpética preexistente para minimizar o risco de recorrência
- **Monitoramento da PIO.** A tonometria de aplanação é relativamente pouco confiável; por isso, a medição é realizada, em geral, com outro tipo de método que não de aplanação no período pós-operatório inicial
- Executa-se a **remoção das suturas** após a cicatrização da junção enxerto-receptor. Isso geralmente ocorre depois de 12 a 18 meses, embora em pacientes idosos possa levar muito mais tempo. As suturas individuais rompidas ou frouxas devem ser removidas assim que identificadas, o que reduz o risco de rejeição do transplante.

> **DICA** Em pacientes com transplante de córnea, as suturas rompidas ou frouxas devem ser removidas para reduzir o risco de vascularização localizada e rejeição do transplante.

Complicações pós-operatórias

- Complicações **precoces** incluem defeitos epiteliais persistentes, suturas frouxas ou protrusas (Figura 8.6) (risco de infecção – reação estéril significativa, hipertrofia papilar), vazamento da ferida (às vezes, com câmara anterior rasa ou prolapso da íris), uveíte, elevação da PIO, ruptura traumática do enxerto (Figura 8.7 A), edema macular cistoide, ceratite microbiana (Figura 8.7 B) e rejeição (ver a seguir). Uma complicação rara é a pupila dilatada e fixa (síndrome de Urrets-Zavalia)
- Complicações **tardias** abrangem astigmatismo, recorrência de doença de base, deiscência tardia da ferida, formação de membrana retrocorneana, glaucoma, rejeição (ver a seguir) e falência sem rejeição.

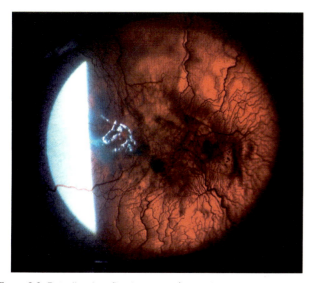

Figura 8.2 Retroiluminação de uma córnea densamente vascularizada em decorrência de ceratite herpética recorrente. (*Cortesia de C Barry.*)

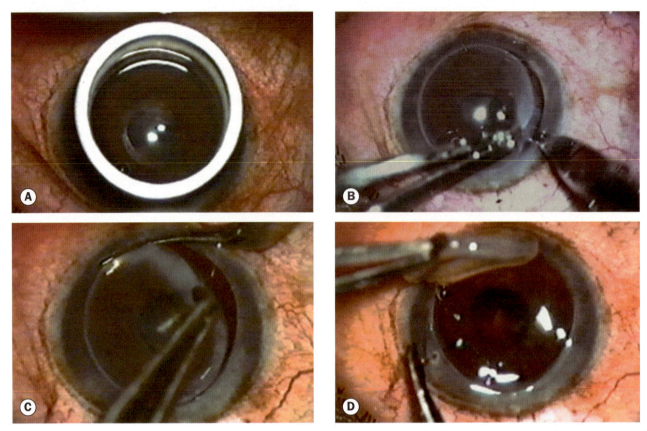

Figura 8.3 Excisão de tecido do receptor. **A.** Trepanação de espessura parcial. **B.** Incisão até a câmara anterior. **C** e **D.** Conclusão da excisão. (*Cortesia de R Fogla.*)

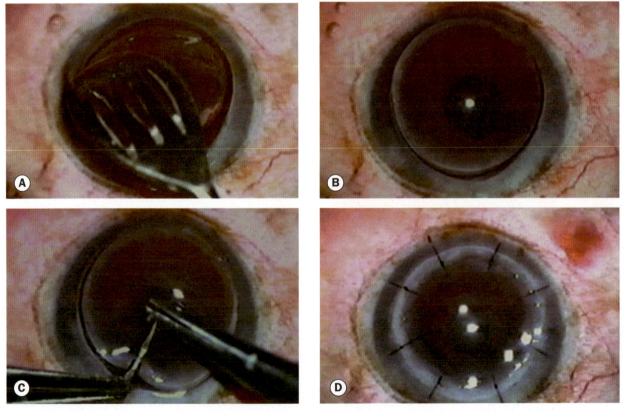

Figura 8.4 Fixação do botão doador. **A** e **B.** O botão doador é colocado no leito viscoelástico. **C.** Sutura cardinal inicial. **D.** Oito suturas cardinais simples separadas foram colocadas. (*Cortesia de R Fogla.*)

Capítulo 8 • Cirurgia da Córnea e Refrativa   267

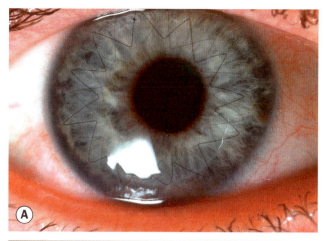

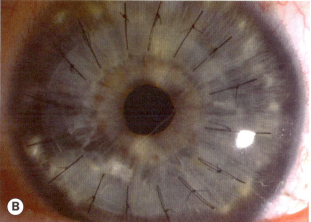

Figura 8.5 Ceratoplastia penetrante. **A.** Fixada por suturas contínuas. **B.** Suturas simples separadas. (*Cortesia de C Barry.*)

Rejeição do enxerto corneano

Há possibilidade de ocorrer rejeição imunológica de qualquer camada. A rejeição de camadas separadas (endotelial, estromal e epitelial) pode acontecer isoladamente; porém, o mais comum é uma combinação. A falência simples do enxerto surge na ausência de rejeição, embora a rejeição seja um fator contributivo comum.

DICA O risco de rejeição do enxerto corneano aumenta significativamente na presença de vascularização estromal do receptor.

- **Patogênese**: o enxerto corneano é imunologicamente privilegiado devido à ausência de vasos sanguíneos e linfáticos e à presença de relativamente poucas células apresentadoras de antígenos. A inflamação e a neovascularização contribuem para a perda desse privilégio. Fatores importantes predisponentes para rejeição incluem enxertos excêntricos ou maiores (mais de 8 mm de diâmetro), infecção (particularmente herpética), glaucoma e ceratoplastia prévia. Se o receptor for sensibilizado para os antígenos de histocompatibilidade presentes na córnea doadora, pode haver rejeição. A compatibilidade na expressão do antígeno leucocitário humano (HLA, *human leukocyte antigen*) tem um pequeno efeito benéfico na sobrevivência do enxerto. A incompatibilidade de sexo surgiu recentemente como um fator de risco importante para rejeição ou falência do enxerto. Enquanto a córnea de um doador do sexo feminino pode ser usada tanto em receptores do sexo masculino como no feminino, a córnea de um doador do sexo masculino não deve ser designada para receptores do sexo feminino

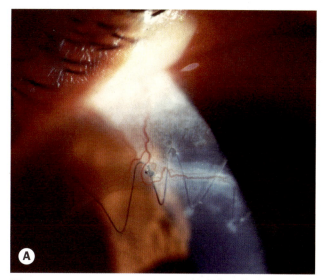

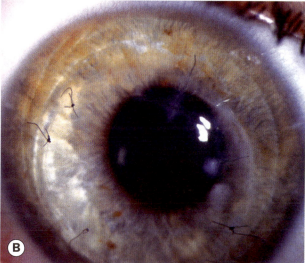

Figura 8.6 A. Sutura protrusa. **B.** Sutura rompida dentro do estroma.

- **Sintomas**: visão embaçada, vermelhidão, fotofobia e dor são típicos, mas muitos casos são assintomáticos até que a rejeição se estabeleça. O momento do aparecimento é muito variável, ocorrendo de dias a anos após a ceratoplastia
- Os sinais variam de acordo com o tipo de enxerto:
  ○ Injeção ciliar associada a uveíte anterior é uma manifestação precoce (Figura 8.8 A)
  ○ Rejeição epitelial pode ser acompanhada por uma linha elevada de epitélio anormal (Figura 8.8 B) em um olho assintomático ou levemente inflamado, o que ocorre em uma média de 3 meses
  ○ Rejeição subepitelial caracteriza-se por infiltrados subepiteliais, reminiscentes de infecção adenoviral (pontos de Krachmer – Figura 8.8 C) na córnea doadora, com edema mais profundo e opacificação infiltrativa

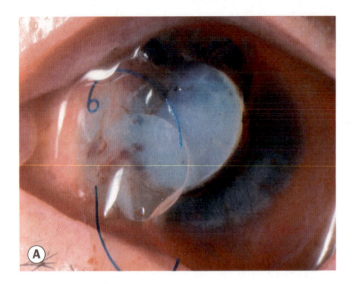

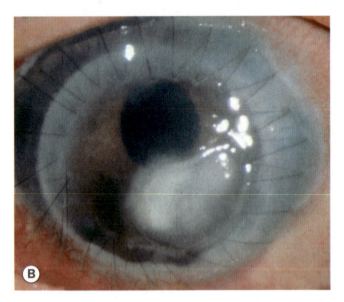

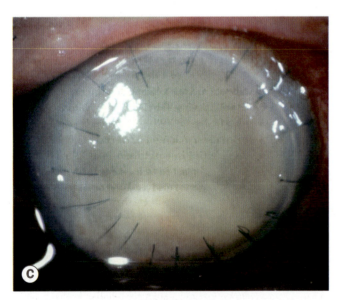

Figura 8.7 Complicações pós-operatórias. **A.** Ruptura traumática do enxerto e extrusão de lente intraocular. **B.** Ceratite microbiana. **C.** Endoftalmite. (*Fonte: R Bates – Figura A; S Tuft – Figura C.*)

- Rejeição estromal apresenta uma opacificação mais profunda, podendo ser crônica ou hiperaguda; a segunda está associada à rejeição endotelial
- Rejeição endotelial caracteriza-se por um padrão linear de precipitados ceráticos (linha de Khodadoust; Figura 8.8 D) associado a uma área de inflamação na margem do enxerto
- Edema estromal é indicativo de falência endotelial

- **Conduta:** tratamento intensivo precoce melhora muito a probabilidade de reversão da rejeição. Em geral, é necessário um regime mais agressivo para rejeição endotelial, seguido, em ordem de gravidade, pelas rejeições estromal, subepitelial e epitelial. O monitoramento da PIO é fundamental
  - Esteroides tópicos sem conservantes administrados de hora em hora, por 24 horas, são a base da terapia. A frequência é reduzida gradualmente ao longo de várias semanas. Pode-se usar pomada de esteroide na hora de dormir à medida que se reduz gradativamente o regime. Pacientes de alto risco podem continuar com a maior dose de esteroide tópico tolerada (p. ex., acetato de prednisolona a 1%, 4 vezes/dia) por um período prolongado
  - Cicloplegia tópica (p. ex., homatropina a 2% ou atropina a 1%, 1 ou 2 vezes/dia)
  - Ciclosporina tópica a 0,05 a 2% pode ser benéfica, mas o início da ação é demorado
  - Esteroides sistêmicos: prednisolona oral 1 mg/kg/dia durante 1 a 2 semanas com subsequente desmame gradual. A metilprednisolona intravenosa de 500 mg pode ser especialmente efetiva, suprimindo a rejeição e reduzindo o risco de novos episódios, desde que administrada em até 8 dias após o início da rejeição, 1 vez/dia, durante até 3 dias
  - A injeção subconjuntival de esteroide (p. ex., 0,5 mℓ de dexametasona a 4 mg/mℓ) é ocasionalmente utilizada
  - Considera-se outros imunossupressores sistêmicos, como ciclosporina, tacrolimus ou azatioprina

- **Diagnóstico diferencial:** inclui falência de enxerto (sem inflamação), ceratite infecciosa, inclusive fúngica e herpética, uveíte, reação estéril à sutura, PIO elevada e intrusão epitelial (*epithelial ingrowth*).

DICA Em pacientes com rejeição aguda de enxerto corneano, o tratamento intensivo precoce melhora muito a probabilidade de reversão do episódio de rejeição.

Ceratoplastia lamelar superficial

O procedimento envolve a excisão de espessura parcial do epitélio e do estroma da córnea, de modo que o endotélio e parte do estroma profundo são deixados como um leito para a córnea doadora com espessura parcial. A área enxertada depende da extensão do processo patológico a ser tratado.

- **Indicações**
  - Opacificação do terço superficial do estroma corneano não causado por doença potencialmente recorrente
  - Afinamento marginal da córnea ou infiltração como ocorre no pterígio recorrente; degeneração marginal de Terrien e dermoide límbico ou outros tumores
  - Afinamento localizado ou formação de descemetocele (ver Figura 8.1 B).

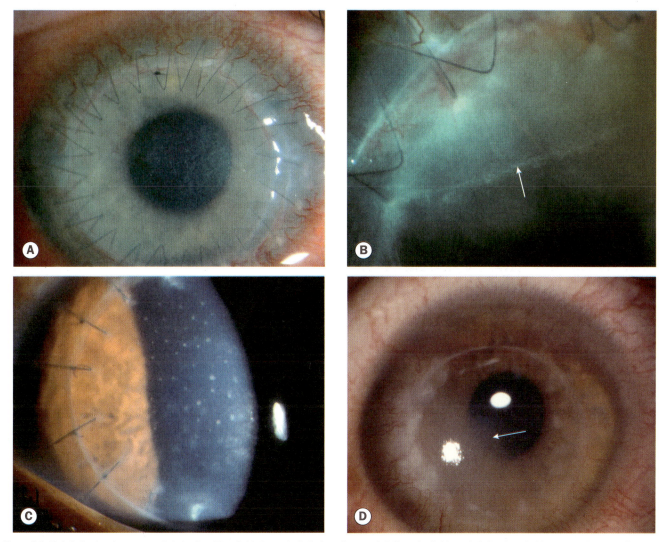

Figura 8.8 Rejeição de aloenxerto. **A.** Injeção ciliar. **B.** Linha epitelial elevada na rejeição epitelial (seta). **C.** Pontos de Krachmer. **D.** Rejeição endotelial com linha de Khodadoust (seta). Observa-se uma intensa vascularização periférica. (Cortesia de S Tuft – Figuras A, B e C.)

Ceratoplastia lamelar anterior profunda

A ceratoplastia lamelar anterior profunda (DALK, *deep anterior lamellar keratoplasty*) é uma técnica em que o tecido corneano é removido quase até o nível da membrana de Descemet. Uma vantagem teórica é o menor risco de rejeição, uma vez que o endotélio, um grande alvo de rejeição, não é transplantado. A principal dificuldade da técnica consiste em estimar a profundidade da dissecção da córnea o mais próximo possível da membrana de Descemet sem perfurá-la, sob pena de comprometer o resultado visual.

- **Indicações**
  ○ Doença envolvendo 95% da porção anterior da espessura corneana com endotélio normal e ausência de rupturas ou cicatrizes na membrana de Descemet (p. ex., ceratocone sem histórico de hidropisia aguda, trauma superficial; Figura 8.9)
  ○ Doença inflamatória crônica, como ceratoconjuntivite atópica, a qual tem um risco elevado de rejeição do enxerto
- **Vantagens**
  ○ Ausência de risco de rejeição endotelial, embora possa ocorrer rejeição epitelial/subepitelial/estromal

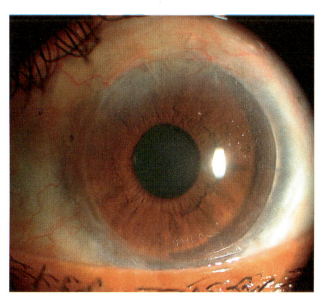

Figura 8.9 Ceratoplastia lamelar anterior profunda para tratamento de lesão química. Realizou-se também um autoenxerto de limbo conjuntival superior.

- Menos astigmatismo e um globo ocular estruturalmente mais forte em comparação com a ceratoplastia penetrante
- Maior disponibilidade de material para transplante, uma vez que a qualidade endotelial é irrelevante
• **Desvantagens**
  - Técnica difícil e demorada, com alto risco de perfuração
  - A opacificação da interface pode limitar a melhor acuidade visual final
  - A **conduta pós-operatória** é semelhante à da ceratoplastia penetrante, exceto que são necessários esteroides tópicos de menor intensidade e que as suturas normalmente podem ser removidas depois de 6 meses.

Ceratoplastia endotelial

A ceratoplastia endotelial envolve a remoção do endotélio doente junto com a membrana de Descemet por meio de uma incisão corneoescleral ou corneana. Introduz-se o tecido do doador dobrado através da mesma pequena incisão (2,8 a 5 mm). A ceratoplastia endotelial (automatizada) com remoção da membrana de Descemet (DSAEK, *descemet stripping [automated] endothelial keratoplasty*) utiliza um microcerátomo automatizado para preparar o tecido doador, e é atualmente a técnica mais empregada. Uma pequena porção da espessura estromal posterior é transplantada com a membrana de Descemet e o endotélio. Na ceratoplastia endotelial da membrana de Descemet (DMEK, *descemet membrane endothelial keratoplasty*), somente a membrana de Descemet e o endotélio são transplantados.

Como o enxerto tem apenas 5 a 10 μm de espessura, é difícil manuseá-lo. Entretanto, os enxertos podem ligar-se ao tecido receptor de maneira menos desigual, o que resulta em uma recuperação visual mais rápida. Obtêm-se resultados visuais e taxas de rejeição mais baixas, mas as taxas de incidência de complicações intraoperatórias são mais altas do que na DSAEK.
- As **indicações** incluem a presença de doença endotelial, como distrofia corneana endotelial de Fuchs
- **Vantagens**
  - Alterações refrativas relativamente pequenas e um globo ocular mais intacto do ponto de vista estrutural
  - Recuperação visual mais rápida do que na ceratoplastia penetrante
  - Minimização das suturas
- **Desvantagens**
  - Significativa curva de aprendizagem
  - Necessidade de equipamento especializado
  - Possível rejeição endotelial (Figura 8.10)

DICA DSAEK resulta em uma melhora visual mais rápida e com menos risco de rejeição do que a ceratoplastia penetrante.

Enxerto de células-tronco límbicas

Células-tronco são células não diferenciadas que originam células diferenciadas formadoras de tecidos e órgãos. As células-tronco específicas para cada tecido são importantes para manter a homeostase e para o reparo tecidual após uma lesão. O epitélio corneano está constantemente se renovando durante a toda a vida. A progênie das

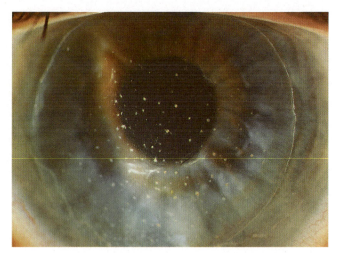

Figura 8.10 Enxerto endotelial em processo de rejeição. (*Cortesia de C Barry.*)

células-tronco da córnea se divide e se diferencia para formar as células basais do epitélio corneano (células amplificadoras transitórias), que, por sua vez, se diferenciam em células aladas (células pós-mitóticas) e, finalmente, em células superficiais escamosas (células terminalmente diferenciadas).

Diversas técnicas já foram descritas para a reposição da população de células-tronco límbicas de pacientes com doença grave da superfície ocular e deficiência associada de células-tronco. Essas técnicas envolvem o transplante de uma área límbica de tamanho limitado de um olho saudável contralateral (ver Figura 8.9), o transplante límbico completo do anel de um doador e a expansão *ex vivo* por cultura de células-tronco do hospedeiro ou do doador com transplante subsequente. Em pacientes com envolvimento ocular unilateral na síndrome de Stevens-Johnson e penfigoide cicatricial ocular, o tecido do doador não deve ser retirado do olho não afetado (autólogo)
- **Sinais de deficiência das células-tronco límbicas (DCTL):**
  - Conjuntivalização da córnea com células caliciformes (confirmada com microscopia confocal, citologia de impressão com coloração de ácido de Schiff ou anticorpo monoclonal contra citoqueratina 19)
  - Vascularização superficial e profunda da córnea
  - *Pannus* fibrovascular
  - Defeitos epiteliais persistentes
  - Formação de cicatrizes
- **Algoritmo de intervenções cirúrgicas para tratamento de DCTL**
  - Todas as anomalias associadas (pálpebras, conjuntiva, PIO) devem ser tratadas primeiro
  - Quando o eixo visual está envolvido, deve-se considerar a epiteliectomia conjuntival setorial sequencial com um transplante setorial de limbo
  - Na deficiência unilateral total das células-tronco, o transplante autólogo de limbo é o procedimento de escolha
  - Na deficiência bilateral total das células-tronco, o uso de aloenxertos de um doador vivo aparentado ou de um doador cadáver é a única opção
- **Indicações**
  - Congênita: por exemplo, aniridia
  - Traumática: queimaduras químicas e térmicas

- Doença inflamatória crônica: síndrome de Stevens-Johnson, penfigoide cicatricial ocular
- Malignidade da superfície ocular
- Patologia relacionada com o uso de lentes de contato
- **Vantagens**
  - Regeneração do epitélio da superfície da córnea
  - Melhora visual e maior conforto
- **Desvantagens**
  - Enxerto autólogo: conjuntivalização, ceratite filamentar, formação de cicatriz no olho doador
  - Enxerto alogênico: infecção (especialmente em pacientes imunodeprimidos), rejeição.

DICA Um sinal importante de DCTL é a colonização da córnea por células caliciformes, detectada com citologia de impressão.

CERATOPRÓTESES

Ceratopróteses (Figura 8.11) são implantes corneanos artificiais utilizados em pacientes inaptos à ceratoplastia. Osteodontoceratoprótese consiste na raiz dentária e no osso alveolar do próprio paciente que sustentam um cilindro óptico central e normalmente é recoberta com um enxerto de membrana mucosa bucal. A cirurgia é difícil e demorada, e é realizada em duas etapas, com 2 a 4 meses de intervalo.

- **Indicações**
  - Cegueira bilateral decorrente de doença do segmento anterior grave, mas inativa, sem possibilidade de recuperação pela ceratoplastia convencional, como síndrome de Stevens-Johnson, penfigoide cicatricial ocular, queimaduras químicas ou tracoma
  - Acuidade visual de conta-dedos ou menos no melhor olho
  - Nervo óptico e função retiniana intactos, sem neuropatia óptica glaucomatosa acentuada
  - Alta motivação do paciente
- **Complicações** incluem glaucoma (até 75%), formação de membrana atrás da prótese, inclinação/deslocamento ou extrusão do cilindro, descolamento de retina e endoftalmite. O controle do glaucoma é inevitavelmente um grande desafio
- **Resultados**: cerca de 80% dos pacientes alcançam uma acuidade visual de conta-dedos a 0,5 e, ocasionalmente, até melhor. Um mau resultado geralmente está associado à disfunção preexistente do nervo óptico ou da retina.

PROCEDIMENTOS REFRATIVOS

Introdução

A cirurgia refrativa compreende uma série de procedimentos que objetivam mudar a refração do olho alterando a córnea ou o cristalino, seus principais componentes refrativos. As condições corrigidas por esses procedimentos são miopia, hipermetropia (hiperopia) e astigmatismo, embora a correção da presbiopia ainda esteja para ser obtida de maneira consistentemente satisfatória.

Correção da miopia

- **Procedimentos de ablação de superfície** (ver a seguir): apropriados para corrigir miopia de grau baixo a moderado

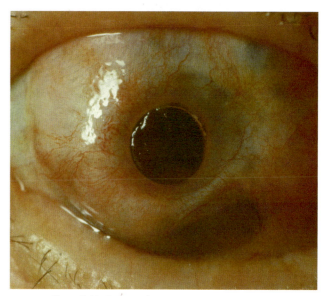

Figura 8.11 Ceratoprótese. (*Cortesia de R Bates.*)

- **Ceratomileuse *laser*-assistida *in situ*** (LASIK; ver a seguir): apropriada para corrigir miopia de grau moderado a alto, dependendo da espessura inicial da córnea, mas nos casos de erros refrativos muitos elevados, é necessário um dos procedimentos intraoculares apresentados a seguir
- **Extração de lentícula refrativa** (ver a seguir): técnica mais recente para correção de miopia e astigmatismo miópico
- **Substituição de cristalino transparente**: proporciona resultados visuais muito bons, mas existe um pequeno risco de complicações da cirurgia de catarata (ver Capítulo 10), particularmente de descolamento de retina em pacientes com alta miopia
- Implante de **lente intraocular de fixação iriana** (*lobster claw*) (Figura 8.12 A): as complicações incluem subluxação ou luxação decorrente do desprendimento de um ou ambos os pontos de fixação, pupila oval, perda de células endoteliais, glaucoma causado por bloqueio pupilar e descolamento de retina
- **Implante de lente fácica de câmara posterior** (lente de contato implantável, ICL): é inserida atrás da íris, na frente do cristalino (Figura 8.12 B), e se apoia no sulco ciliar. A lente é composta por material derivado do colágeno (Collamer™) com poder dióptrico de −3 D a −20,50 D. Os resultados visuais normalmente são muito bons, mas existe o risco de complicações como uveíte, bloqueio pupilar, perda de células endoteliais, formação de catarata e descolamento de retina
- **Ceratotomia radial** (Figura 8.13): predominantemente de interesse histórico na atualidade.

Correção da hipermetropia (hiperopia)

- **Procedimentos de ablação de superfície**: capazes de corrigir baixos graus de hipermetropia
- **LASIK**: pode corrigir até 4 D
- **Ceratoplastia condutiva (CC)**: envolve a aplicação de energia de radiofrequência ao estroma corneano e pode corrigir hipermetropia e astigmatismo hipermetrópico de graus baixo a moderado. Com uma sonda, são aplicadas queimaduras em um ou dois anéis na periferia corneana. A consequente retração estromal induzida

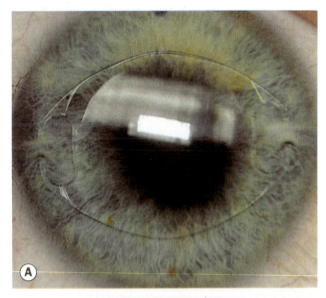

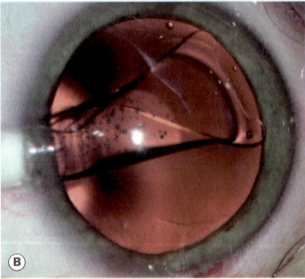

Figura 8.12 Implantes intraoculares fácicos para correção de miopia. **A.** Implante de lente intraocular de câmara anterior com fixação iriana anterior às 3 e 9 horas. **B.** Implante de lente fácica de câmara posterior entre a íris e a superfície anterior do cristalino. (*Cortesia de J Krachmer, M Mannis e E Holland, de Cornea, Mosby, 2005 – Figura B.*)

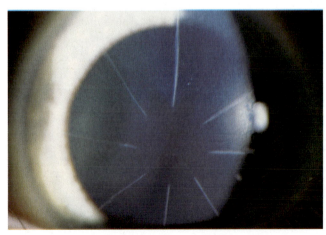

Figura 8.13 Ceratotomia radial. (*Cortesia de C Barry.*)

pelo calor é acompanhada pelo aumento da curvatura central da córnea. Talvez ocorra regressão significativa, mas o procedimento pode ser repetido. A CC tem utilidade também para a correção de presbiopia (ver a seguir). As complicações não são frequentes
- **Ceratoplastia térmica a *laser***: com *laser* de hólmio (*holmium*), pode corrigir hipermetropia baixa. As pontas do *laser* são posicionadas em um ou dois anéis na média periferia da córnea (Figura 8.14). Assim como na CC, a retração estromal termoinduzida é acompanhada pelo aumento da curvatura corneana. Esse efeito regride com o tempo, mas o tratamento pode ser repetido
- **Outras modalidades** incluem a extração do cristalino transparente e o implante de lentes fácicas como descrito anteriormente para a correção de miopia. Procedimentos cirúrgicos intraoculares são as únicas opções para altos graus de erro refrativo.

Correção do astigmatismo

- **Incisões relaxantes límbicas/ceratotomia arqueada**: execução de incisões arqueadas pareadas em lados opostos da córnea (Figura 8.15 A) no eixo do cilindro "positivo" (o meridiano mais curvo). O consequente aplanamento do meridiano mais curvo combinado a menor encurvamento do meridiano mais plano a 90° das incisões reduzem o astigmatismo. É possível controlar o resultado desejado variando-se o comprimento e a profundidade das incisões e sua distância do centro óptico da córnea. A ceratotomia arqueada pode ser combinada com suturas no meridiano perpendicular para tratar altos graus de astigmatismo, como pode ocorrer após a ceratoplastia penetrante
- **PRK** e **LASEK** podem corrigir até 3 D
- **LASIK** pode corrigir até 5 D
- A **cirurgia do cristalino** consiste no uso de implante intraocular "tórico" incorporando uma correção astigmática (Figura 8.15 B). A rotação pós-operatória do implante, afastando-o do eixo desejado, ocorre em uma minoria de casos
- **CC** (ver "Correção da hipermetropia | hiperopia" anteriormente).

Correção da presbiopia

- **Extração do cristalino** para tratar catarata ou para fins puramente refrativos. Os acrônimos usados (em inglês) designam troca do cristalino transparente (CLE), troca do cristalino para fins refrativos (RLE) e troca do cristalino presbiópico (PreLEx). Grandes esforços de pesquisa estão sendo dedicados ao desenvolvimento de lentes protéticas com capacidade de acomodação efetiva
  ○ O implante de uma lente intraocular (LIO) multifocal, bifocal ou "acomodativa"/pseudoacomodativa pode, do ponto de vista óptico, restaurar alguma visão de leitura (visão para perto), mas, ainda assim, o uso de óculos de leitura é necessário para algumas tarefas. A maioria dos pacientes com LIOs multifocais está satisfeita com o resultado visual. Entretanto, talvez haja insatisfação em virtude do ofuscamento da visão noturna (*glare*) e da sensibilidade reduzida ao contraste, razões pelas quais cerca de 10% dos pacientes se submetem à cirurgia de troca de LIO. Em algumas jurisdições, o implante de uma LIO multifocal constitui uma contraindicação para a manutenção de licença de aviação privada ou comercial ou para o serviço militar
  ○ A "monovisão" comporta a definição de um resultado refrativo alvo induzido pela LIO, de modo que um dos olhos (normalmente o dominante) seja otimizado para proporcionar

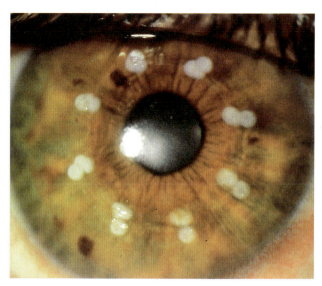

Figura 8.14 Ceratoplastia térmica. (*Cortesia de H Nano Jr.*)

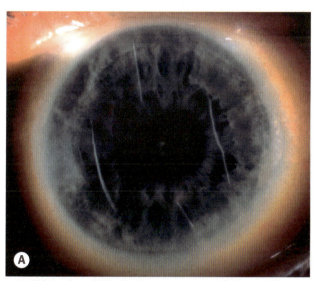

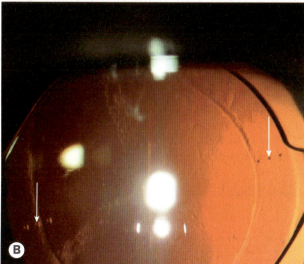

Figura 8.15 Correção de astigmatismo. **A.** Ceratotomias arqueadas. **B.** Implante intraocular tórico *in situ* – as marcações incorporadas à lente (*setas*) facilitam a orientação correta. (*Cortesia de C Barry – Figura A.*)

uma visão nítida não corrigida para longe, e o outro, uma visão para perto ou para distância intermediária, a fim de possibilitar uma visão boa tanto para perto como para longe quando os olhos forem utilizados juntos

○ Alguns estudos demonstram níveis semelhantes de visão funcional para perto com o uso de LIOs monofocais bilaterais otimizadas para longe, em comparação com as LIOs multifocais

- **Ceratoplastia condutiva** (ver o tópico "Correção da hipermetropia (hiperopia)", anteriormente). Existem algumas evidências de que a CC pode conceder certo grau de funcionalidade multifocal à córnea
- A **monovisão induzida pelo** *laser* refere-se ao uso da cirurgia refrativa a *laser* para otimizar um dos olhos para longe e o outro para perto ou para distância intermediária (ver o tópico sobre extração do cristalino, anteriormente)
- **Multifocalidade corneana**: há atualmente diversas abordagens em desenvolvimento que utilizam um procedimento a *laser* para alterar a forma da córnea de modo a induzir um efeito bifocal ou transicional
- **Cirurgia de expansão escleral**: os resultados foram inconsistentes e imprevisíveis, e essa técnica não alcançou uma popularidade sustentada
- **Implantes intracorneanos** (Figura 8.16 A a D), em geral, oferecem um benefício substancial na presbiopia, embora, no passado, a biocompatibilidade de alguns materiais tenha sido relativamente baixa e a ocorrência de complicações, como a extrusão, por exemplo, demandaria a remoção
- **Modificação a *laser* da lente natural (cristalino)**: existem pesquisas atualmente em curso sobre o uso de um *laser* de femtossegundo para modular a elasticidade do cristalino.

Procedimentos refrativos a *laser*

Para corrigir qualquer distorção corneana induzida pelas lentes de contato antes da ceratometria definitiva, o uso das lentes de contato gelatinosas deve ser suspenso por 2 semanas, e das lentes rígidas gáspermeáveis, por pelo menos 3 semanas (alguns cirurgiões sugerem 1 semana para cada ano de uso).

Ceratomileuse a laser *in situ*

A ceratomileuse *in situ* a *laser* (LASIK) é um procedimento refrativo muito comum. *Excimer laser*, capaz de realizar a ablação do tecido a uma profundidade exata com área de disrupção tecidual circundante insignificante, é utilizado para remodelar o estroma corneano exposto pela criação de um retalho (*flap*) superficial. O retalho permanece ligado à córnea por um "pedículo" a fim de facilitar o reposicionamento preciso e seguro. Corrige-se a miopia com um aplanamento ablativo central, e a hipermetropia, com ablação periférica, para que o centro se torne mais curvo. Em geral, a LASIK pode ser empregada para tratar erros refrativos de maior grau do que as técnicas de ablação de superfície (ver a seguir): hipermetropia até 4 D, astigmatismo até 5 D e miopia até 12 D, dependendo da espessura inicial da córnea. Para diminuir o risco de ectasia subsequente, um leito corneano residual de pelo menos 250 μm de espessura deve permanecer após a ablação. A quantidade de tecido removido, e, portanto, o erro refrativo corrigível, é limitada pela espessura da córnea original. Consequentemente, os altos erros refrativos somente podem ser abordados por meio de procedimentos

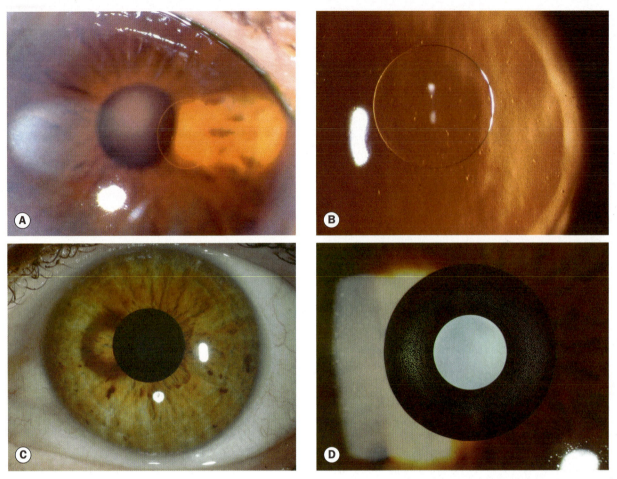

Figura 8.16 Implantes intracorneanos para correção da presbiopia. **A** e **B**. Implante de lente refrativa. **C** e **D**. Implante com pequeno orifício de abertura – utiliza o efeito *pinhole*. (*Cortesia de C Barry*.)

intraoculares. Além do tratamento de uma ampla variedade de erros refrativos, outras vantagens sobre a ablação de superfície incluem o maior conforto pós-operatório, a recuperação mais rápida da visão, a estabilização mais rápida da refração e a menor opacificação estromal. A maior desvantagem é o potencial para sérias complicações relacionadas ao *flap*.

- **Técnica**
  - Aplica-se ao globo ocular um anel de sucção centrado na córnea, elevando substancialmente a PIO
  - O anel estabiliza o olho e serve de guia para um microcerátomo mecânico, que é avançado pela córnea para criar um *flap* fino. Pode-se criar o *flap* utilizando um microcerátomo com *laser* de femtossegundo (e, recentemente, de picossegundo)
  - O *flap* é rebatido (Figura 8.17 A) e o leito é remodelado, seguido pelo reposicionamento do *flap*
- **Complicações intraoperatórias** incluem perfuração (*buttonholing*) ou amputação do *flap*, criação incompleta ou irregular do *flap* e, raramente, penetração na câmara anterior
- **Complicações pós-operatórias**
  - Instabilidade lacrimal é quase universal, podendo necessitar de tratamento
  - Enrugamento (Figura 8.17 B), distorção ou deslocamento do *flap*
  - Opacificação subepitelial (*haze*) (Figura 8.17 C) com consequentemente ofuscamento, em especial à noite
  - Defeitos epiteliais persistentes
  - Intrusão epitelial (*epithelial ingrowth*) por baixo do *flap* (Figura 8.17 D)
  - Possível desenvolvimento de ceratite lamelar difusa (síndrome das "areias do Saara"; Figura 8.17 E) 1 a 7 dias após LASIK. Caracteriza-se por depósitos granulares na interface do *flap*. O tratamento se faz com um regime intensivo de antibióticos e esteroides tópicos
  - Ocorrência de ceratite bacteriana (Figura 8.17 F) é rara
  - Ectasia corneana (ver Capítulo 7): um ceratocone frustro (*forme fruste*) (oculto/leve) e uma pequena espessura corneana pós-ablação são os principais fatores de risco, devendo-se realizar um rastreio cuidadoso antes do procedimento para detectar qualquer predisposição.

DICA A LASIK pode causar sintomas transitórios de olho seco e ofuscamento em decorrência de opacificação subepitelial.

Procedimentos de ablação de superfície

Assim como a LASIK, a ceratectomia fotorrefrativa (PRK, *photorefractive keratectomy*) utiliza a ablação por excimer *laser* para remodelar a córnea. A PRK possibilita a correção da miopia até 6 D (às vezes mais), do astigmatismo até aproximadamente 3 D e da hipermetropia

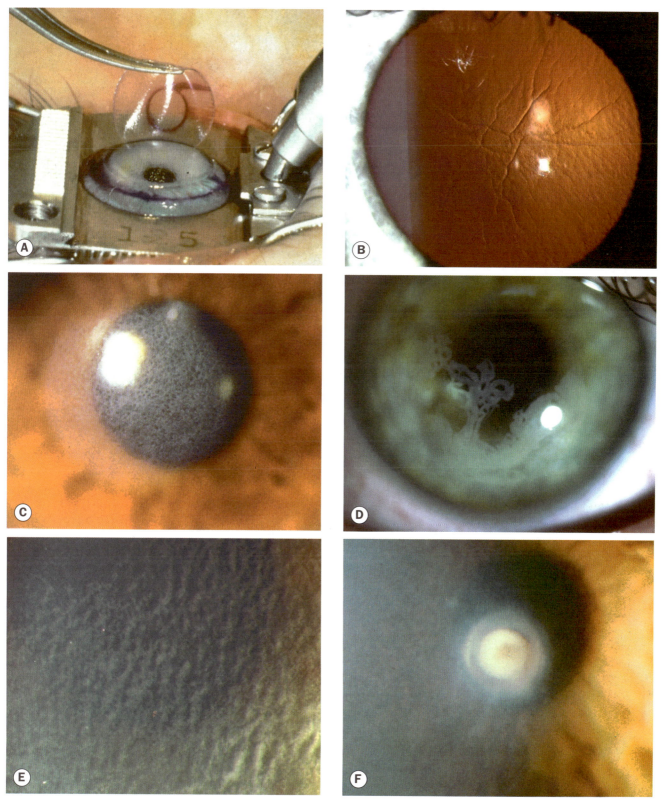

Figura 8.17 Ceratomileuse *in situ* a *laser* (LASIK). **A.** Levantamento do *flap*. **B.** Retroiluminação mostrando o enrugamento do *flap*. **C.** Opacificação subepitelial. **D.** Intrusão epitelial. **E.** Ceratite lamelar difusa (síndrome das "areias do Saara"). **F.** Ceratite bacteriana. (*Cortesia de Eye Academy – Figura A; H Nano Jr. – Figura C; M Leyland – Figura D; S Tuft – Figura E; – R Bates – Figura F.*)

de graus baixo e moderado. As principais desvantagens comparadas à LASIK são o menor grau de erro de refração corrigível e a cicatrização epitelial mais lenta e com desconforto pós-operatório imprevisível. Entretanto, como não há criação de *flap*, o risco de complicações sérias é menor do que com a LASIK, inclusive de ectasia corneana e deslocamento tardio do *flap*, podendo ser o procedimento de escolha para pacientes com risco superior à média de lesão ocular decorrente da prática de atividades ocupacionais ou atividades recreativas. É um procedimento adequado também para pacientes considerados inaptos para a LASIK em razão de uma espessura corneana reduzida. Outras indicações para a ablação de superfície, e não para a LASIK, abrangem doença da membrana basal epitelial, transplante de córnea ou ceratotomia radial prévios e pupila de grandes dimensões.

- **Técnica**
  - O epitélio corneano é removido antes da ablação. Desepitelização com o auxílio de uma esponja, escova automatizada (escova de Amoils) e álcool são alguns dos métodos utilizados
  - Realiza-se a ablação da camada de Bowman e do estroma anterior (Figura 8.18), que geralmente dura de 30 a 60 segundos. Nos sistemas modernos, os sofisticados mecanismos de localização ajustam o direcionamento do *laser* de acordo com os movimentos oculares e pausam o procedimento se o olho estiver significativamente descentralizado (*eye tracking*)
  - O epitélio normalmente cicatriza em 48 a 72 horas. Em geral, utiliza-se uma lente de contato terapêutica para minimizar o desconforto. Uma opacidade subepitelial (*haze*) invariavelmente se desenvolve no intervalo de 2 semanas, podendo persistir por várias semanas a meses. A diminuição da acuidade visual final é rara, mas pode ocorrer redução do contraste e ofuscamento noturno. A aplicação intraoperatória de mitomicina C (LASEK com mitomicina ou M-LASEK) pode reduzir a *haze*
- **Complicações**: defeitos epiteliais que demoram para cicatrizar; opacificação corneana com embaçamento visual e halos; baixa visão noturna; e regressão da correção refrativa são algumas das complicações. Problemas como ablação descentralizada, formação de cicatriz, reepitelização anormal, astigmatismo irregular, hipoestesia corneana, infiltrados estéreis, infecção e necrose corneana aguda são incomuns
- **Variações de PRK**: diversas variações do procedimento, com sua respectiva terminologia igualmente variada, já foram apresentadas. Ceratomileuse epitelial a *laser* ou ceratectomia subepitelial *laser* assistida (LASEK), LASIK epitelial (Epi-LASIK), ou *epipolis* – do grego, "superficial"), PRK modificada, ablação de superfície avançada (a *laser*) (ASA ou ASLA, *advanced surface* [*laser*] *ablation*) e PRK transepitelial (trans-PRK) são variações de PRK que utilizam diferentes técnicas na tentativa de reduzir o desconforto e a opacificação pós-*laser*, bem como para acelerar a recuperação

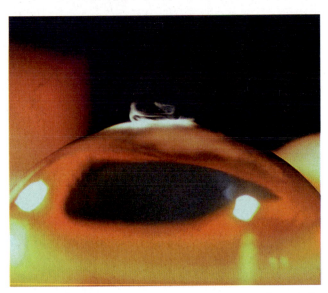

Figura 8.18 Ablação corneana durante a ceratectomia fotorrefrativa (PRK ou ablação de superfície avançada – a *laser* – ASA/ASLA). (*Cortesia de C Barry.*)

da visão. ASA e PRK modificada são ocasionalmente utilizadas de maneira genérica como termos designativos de todos os procedimentos de ablação de superfície. Na LASEK, o epitélio é descolado e removido após pré-tratamento com álcool diluído. Em seguida, aplica-se o *laser* e reposiciona-se o epitélio. A Epi-LASIK utiliza um epicerátomo, um dispositivo mecânico com uma lâmina oscilante de plástico com a borda romba, para elevar uma camada articulada de epitélio; normalmente, não é necessário aplicar álcool. Alguns relatos recentes sugerem que a cicatrização é mais rápida se o epitélio for inteiramente removido e não recolocado em seguida (Epi-LASIK do tipo *flap-off*). Na trans-PRK, a ablação epitelial com *laser* é realizada antes da ablação refrativa, reduzindo o tempo cirúrgico e, possivelmente, proporcionando outros benefícios.

Extração de lentícula refrativa

A extração de lentícula refrativa (ReLEx) é uma técnica relativamente nova que utiliza um *laser* de femtossegundo para cortar uma porção de tecido corneano em forma de lente (uma lentícula) dentro da córnea intacta, o qual é então removido por meio de um *flap*, como na LASIK, ou, mais recentemente, por meio de uma incisão minimamente invasiva de 4 mm (extração lenticular com pequena incisão – SMILE). As possíveis vantagens incluem uma perturbação biomecânica e neurológica menos acentuada da córnea do que com a LASIK e um risco provavelmente menor de infecção e outras complicações com o *flap*. A alteração superficial é mínima em comparação com os procedimentos de ablação de superfície.

Capítulo 9

Episclera e Esclera

ANATOMIA, 278

EPISCLERITE, 278
Episclerite simples, 278
Episclerite nodular, 279

ESCLERITE IMUNOMEDIADA, 279
Esclerite anterior não necrosante, 280
Esclerite anterior necrosante
  com inflamação, 281
Complicações da esclerite anterior, 282
Escleromalácia perfurante
  (*Scleromalacia perforans*), 282

Esclerite posterior, 283
Associações sistêmicas importantes
  da esclerite, 284
Tratamento da esclerite
  imunomediada, 286

PORFIRIA, 286

ESCLERITE INFECCIOSA, 286

DESCOLORAÇÃO ESCLERAL, 287
Alcaptonúria, 287
Hemocromatose, 287

ESCLERA AZUL, 287
Osteogênese imperfeita
  (*Osteogenesis imperfecta*), 287
Síndrome de Ehlers-Danlos
  do tipo VI, 287

CONDIÇÕES DIVERSAS, 287
Melanocitose ocular congênita, 287
Calcificação esclerocoroidal
  idiopática, 289
Placa hialina escleral e
  escleromalácia senil, 290

ANATOMIA

O estroma escleral é composto por fibras colágenas de diferentes tamanhos e formas, que não são organizadas de maneira uniforme, como na córnea, e, consequentemente, não são transparentes. A camada interna da esclera (lâmina fosca) se funde com o trato uveal. Anteriormente, a episclera é formada por uma camada de tecido conjuntivo entre o estroma superficial da esclera e a cápsula de Tenon. Existem três camadas vasculares pré-equatoriais:

- **Vasos conjuntivais**: os mais superficiais; artérias tortuosas e veias retas
- **Plexo episcleral superficial**: vasos retos, com uma configuração radial. Na episclerite, a congestão máxima ocorre nesse nível (Figura 9.1 A). A fenilefrina tópica a 2,5% causa constrição dos vasos conjuntivais, e a 10% também atua nos vasos episclerais superficiais
- **Plexo vascular profundo**: está localizado sobre a porção superficial da esclera e apresenta congestão máxima na esclerite (Figura 9.1 B). A tonalidade arroxeada, observada melhor à luz natural, é característica

EPISCLERITE

Episclerite é uma condição comum, normalmente idiopática e benigna, recorrente e, por vezes, bilateral. As mulheres podem ser afetadas com maior frequência do que os homens, exceto em crianças, nas quais é rara. O paciente típico é o de meia-idade. Em geral, é autolimitada e tende a durar de alguns dias até 3 semanas, raramente estendendo-se além desse tempo. Doenças associadas, sejam oculares (p. ex., olho seco, rosácea, uso de lentes de contato) ou sistêmicas (p. ex., distúrbios vasculares do colágeno, como artrite reumatoide [AR], herpes-zóster oftálmico, gota, doença de Crohn e outras), foram identificadas em centros de atendimento terciário. As causas infecciosas são incomuns, mas uma ampla variedade já foi relatada. A investigação de quadros recorrentes é a mesma dos quadros de esclerite (ver adiante).

DICA A episclerite aguda é comum, normalmente idiopática, e tem um bom prognóstico visual.

Episclerite simples

A episclerite simples é responsável por 75% dos casos e tende a recidivar (60%), tornando-se menos frequente com o tempo. As manifestações geralmente atingem seu pico nas primeiras 24 horas, diminuindo gradativamente nos dias seguintes.

- **Sintomas**: o desconforto varia de inexistente (até 50% dos casos) a moderado. A sensação de areia no olho é comum, podendo ocorrer fotofobia
- **Sinais**: mais da metade dos casos são bilaterais de modo simultâneo
  - A acuidade visual é normal
  - A hiperemia pode ser setorial (dois terços; Figura 9.2 A) ou difusa (Figura 9.2 B). Em geral, apresenta uma distribuição interpalpebral, em uma configuração triangular com a base no limbo
  - Quemose, hipertensão ocular, uveíte anterior e ceratite são raras

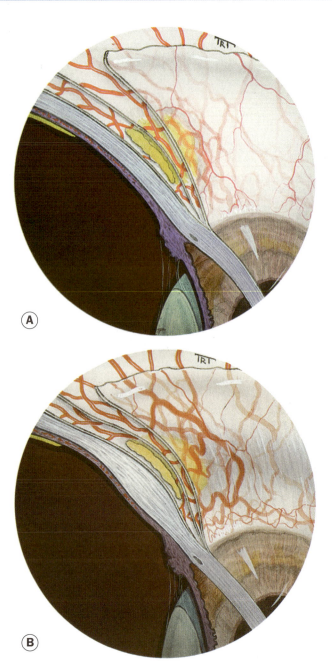

Figura 9.1 A. Episclerite com congestão vascular máxima do plexo episcleral superficial. **B.** Esclerite com espessamento escleral e congestão vascular máxima do plexo vascular profundo.

- **Tratamento**
  - Se leve, não há necessidade de tratamento. Compressas frias ou lágrimas artificiais refrigeradas podem ser úteis
  - Um esteroide tópico fraco 4 vezes/dia, aplicado durante 1 a 2 semanas, normalmente é suficiente, embora em alguns casos seja necessária uma instilação mais intensiva no início ou uma formulação mais potente com um desmame rápido. O anti-inflamatório não esteroide (AINE) para uso tópico pode ser uma alternativa, embora possivelmente menos efetivo
  - AINE oral é ocasionalmente necessário (p. ex., ibuprofeno de 200 mg, 3 vezes/dia, ou, às vezes, um agente mais potente, como a indometacina).

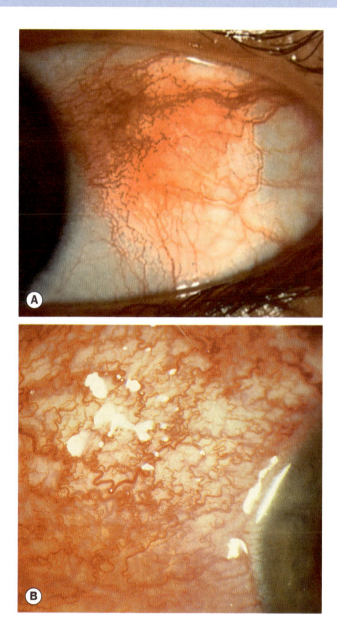

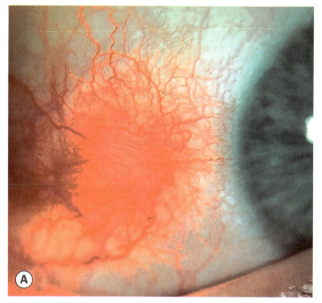

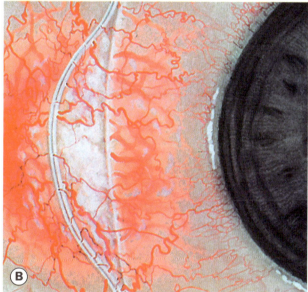

Figura 9.2 Episclerite simples. **A.** Setorial. **B.** Difusa.

Figura 9.3 A. Episclerite nodular. **B.** Iluminação com a lâmpada de fenda mostrando que o feixe profundo não está deslocado acima da superfície escleral.

Episclerite nodular

A episclerite nodular também tende a afetar mais as mulheres do que os homens, mas com um início menos agudo e um curso mais prolongado do que a variante simples.

- **Sintomas**: normalmente observa-se o olho vermelho ao acordar. Nos 2 a 3 dias seguintes, a área de vermelhidão aumenta, tornando-se mais desconfortável
- **Sinais**: as crises em geral se resolvem sem tratamento, mas tendem a durar mais tempo do que na episclerite simples
  - Um nódulo vascular avermelhado e doloroso, quase sempre na fissura interpalpebral (Figura 9.3 A). Ocasionalmente, estão presentes mais do que um foco
  - Um corte óptico fino com a lâmpada de fenda mostra uma superfície escleral anterior plana subjacente, indicando a ausência de esclerite (Figura 9.3 B)
  - Muito ocasionalmente, a pressão intraocular (PIO) se eleva
  - Possível presença de reação de câmara anterior, mas é incomum (10%)
  - Após vários episódios, os vasos inflamados podem tornar-se permanentemente dilatados
  - É importante excluir outras causas de nódulo, como flictenulose (uma flictena está no interior, e não abaixo da conjuntiva) ou um granuloma conjuntival
- **Tratamento**: é semelhante ao da episclerite simples.

ESCLERITE IMUNOMEDIADA

Esclerite é uma condição incomum caracterizada pela presença de edema e infiltração celular de toda a espessura da esclera. A esclerite imunomediada (não infecciosa) é o tipo mais comum, e está frequentemente associada a uma condição inflamatória sistêmica subjacente, da qual pode ser a primeira manifestação. A esclerite é muito menos frequente do que a episclerite e compreende desde quadros triviais e autolimitados até um processo necrosante capaz de envolver tecidos adjacentes e ameaçar a visão. A Tabela 9.1 mostra uma classificação de esclerite não infecciosa. As recorrências tendem a ser do mesmo tipo, embora 10% progridam para formas mais agressivas da doença.

Esclerite anterior não necrosante

Difusa

A doença difusa é ligeiramente mais comum em mulheres e, em geral, se manifesta na quinta década de vida.

- **Sintomas**: vermelhidão ocular que progride alguns dias depois para dor que pode irradiar para a face e a têmpora. O desconforto normalmente acorda o paciente nas primeiras horas da manhã, melhora no decorrer do dia e responde mal aos analgésicos comuns. A visão pode apresentar-se embaçada
- **Sinais**
    - Congestão e dilatação vasculares associadas à edema. Se o tratamento for iniciado precocemente, a doença pode ser completamente inibida
    - A hiperemia pode ser generalizada (Figura 9.4 A) ou localizada em determinado quadrante. Se confinada à área sob a pálpebra superior, o diagnóstico pode passar despercebido
    - As manifestações secundárias podem incluir quemose, edema palpebral, uveíte anterior e PIO elevada
    - À medida que o edema regride, a área afetada assume uma aparência ligeiramente acinzentada/azulada em razão do aumento da translucência escleral (Figura 9.4 B). Isso se deve ao rearranjo das fibras esclerais, e não à redução da espessura escleral
    - Recorrências no mesmo local são comuns, a menos que a causa subjacente seja tratada
- **Prognóstico**: a duração média da doença é de aproximadamente 6 anos, e a frequência das recorrências diminui após os primeiros 18 meses. O prognóstico visual a longo prazo é bom.

Nodular

A incidência de esclerite anterior nodular e difusa é a mesma, mas um número desproporcionalmente grande daqueles com doença nodular sofreram uma crise prévia de herpes-zóster oftálmico. A idade de manifestação é semelhante à da esclerite difusa.

Tabela 9.1 Classificação da esclerite imunomediada (não infecciosa).

Anterior

• Não necrosante
  ◦ Difusa
  ◦ Nodular
• Necrosante com inflamação
  ◦ Vasoclusiva
  ◦ Granulomatosa
  ◦ Cirurgicamente induzida (pode também ser infecciosa)
• Escleromalácia perfurante (*Scleromalacia perforans*)
  (necrosante sem inflamação)

Posterior

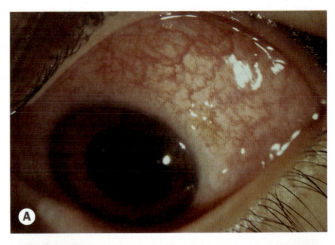
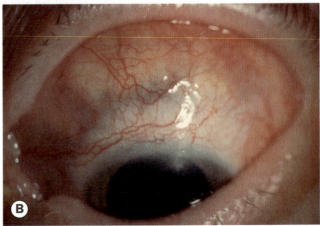

Figura 9.4 A. Esclerite anterior difusa não necrosante. **B.** Translucência escleral após doença recorrente.

- **Sintomas**: início insidioso de dor seguida pela vermelhidão progressivamente maior, pela sensibilidade do globo ocular e pelo aparecimento de um nódulo escleral. A visão normalmente é reduzida
- **Sinais**
    - Nódulos esclerais podem ser únicos ou múltiplos, e geralmente desenvolvem-se na região interpalpebral próxima ao limbo (Figura 9.5). Esses nódulos são imóveis e apresentam uma coloração vermelho-azulada mais pronunciada do que os nódulos episclerais
    - Ao contrário da episclerite, um feixe da lâmpada de fenda mostra uma elevação na superfície escleral anterior
    - Nódulos múltiplos podem expandir-se e coalescer se houver demora no tratamento
    - A instilação de colírios de fenilefrina a 10% provocará constrição das vasculaturas conjuntival e episcleral superficial, mas não do plexo profundo sobrejacente ao nódulo
    - À medida que a inflamação no nódulo vai diminuindo, torna-se aparente um aumento da transluscência escleral
    - A duração da doença é semelhante à da esclerite difusa
    - Mais de 10% dos pacientes com esclerite nodular desenvolvem doença necrosante, mas se o tratamento for instituído precocemente, não há necrose superficial, e o nódulo cicatriza-se a partir do centro, deixando uma pequena cicatriz atrófica.

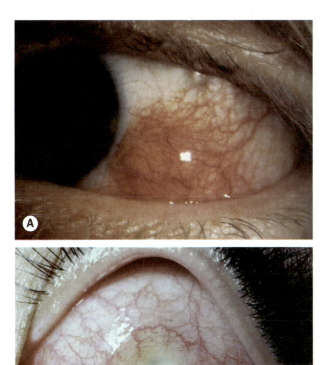

Figura 9.5 Esclerite anterior nodular não necrosante. **A.** Nódulo escleral único com inflamação localizada. **B.** Nódulo com inflamação difusa na doença de Crohn.

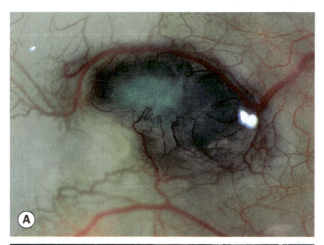

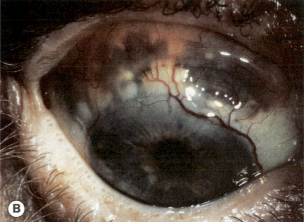

Figura 9.6 Esclerite necrosante vasoclusiva. **A.** Estágio inicial. **B.** Estágio avançado grave, evidenciando a coalescência.

Esclerite anterior necrosante com inflamação

A doença necrosante é a forma agressiva da esclerite. A manifestação ocorre em uma idade posterior à da esclerite não necrosante, ou seja, por volta dos 60 anos. É bilateral em 60% dos pacientes e, a menos que adequadamente tratada, especialmente em seus estágios iniciais, pode resultar em morbidade visual grave e, até mesmo, na perda do olho.

DICA A esclerite necrosante é uma forma grave e agressiva de esclerite que requer imunoterapia sistêmica para controle da inflamação e preservação da visão.

Aspectos clínicos

- **Sintomas**: início gradual de dor que se torna mais intensa e persistente, irradiando-se para a têmpora, sobrancelha ou mandíbula. Em geral, interfere no sono e responde mal aos analgésicos
- **Sinais** variam de acordo com três tipos de doença necrosante:
  - Vasoclusiva é geralmente associada à AR. Observam-se placas isoladas de edema escleral com a episclera e a conjuntiva sobrejacentes não perfundidas (Figura 9.6 A). As placas coalescem e, se não tratadas, evoluem rapidamente para necrose escleral (Figura 9.6 B)
  - Possível formação de granuloma em decorrência de doenças como granulomatose com poliangiite ou poliarterite nodosa. A doença normalmente se inicia com injeção adjacente ao limbo e se estende posteriormente. Dentro de 24 horas, esclera, episclera, conjuntiva e córnea adjacente tornam-se irregularmente elevadas e edematosas (Figura 9.7)
  - A esclerite cirurgicamente induzida inicia em até 3 semanas pós-procedimento, embora haja relatos de intervalos muito mais longos. Pode ser induzida por qualquer tipo de cirurgia, incluindo correção de estrabismo, trabeculectomia com exposição excessiva à mitomicina C (Figura 9.8 A), excisão de pterígio (Figura 9.8 B) e indentação escleral. O processo necrosante começa no local da cirurgia e se estende para fora, mas tende a permanecer localizado em determinado setor.

Investigações

- **Laboratório**: devem ser utilizadas como auxiliares à avaliação clínica, devendo-se considerar a avaliação de um clínico geral ou reumatologista. Exames específicos incluem a velocidade de hemossedimentação (VHS), proteína C reativa (PCR), hemograma completo (p. ex., anemia relacionada com a doença inflamatória do tecido conjuntivo, eosinofilia por poliarterite nodosa, atopia ou síndrome de Churg-Strauss), fator reumatoide, anticorpos antinucleares (ANA), anticorpos anticitoplasma de neutrófilos (ANCA),

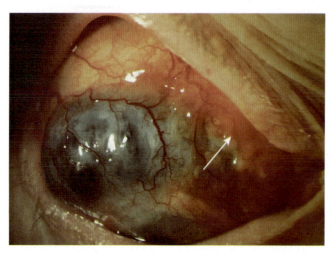

Figura 9.7 Esclerite necrosante granulomatosa com inflamação (*seta*).

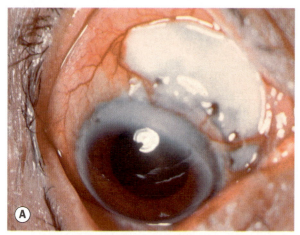

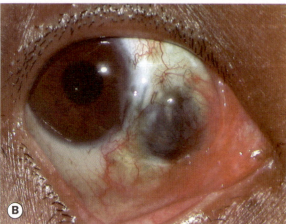

Figura 9.8 Esclerite necrosante cirurgicamente induzida. **A.** Após trabeculectomia com mitomicina C. **B.** Após a excisão de pterígio. (*Cortesia de R Fogla*.)

anticorpos antipeptídeos citrulinados cíclicos (CCP, na sigla em inglês), ácido úrico sérico, sorologia para sífilis, sorologia para doença de Lyme, antígeno de superfície da hepatite B (poliarterite nodosa) e anticorpos antifosfolipídicos. Investigação de tuberculose, sarcoidose ou espondilite anquilosante pode também ser apropriada (ver Capítulo 12)

- **Radiologia**: imagens do tórax, dos seios paranasais, das articulações e de outros podem estar indicadas na investigação de uma série de doenças, como tuberculose, sarcoidose, síndrome de Churg-Strauss, granulomatose com poliangiite, espondilite anquilosante, dentre outras
- **Angiografia**: a angiografia com fluoresceína do segmento anterior ajuda a distinguir doença necrosante pela ausência de perfusão e pode ser usada para fins de monitoramento. A oclusão é predominantemente venular na doença inflamatória e principalmente arteriolar na escleromalácia perfurante (ver a seguir). A indocianina verde é um indicador mais preciso da atividade da doença
- **Ultrassonografia**: pode ajudar a detectar a presença de esclerite posterior associada (ver a seguir)
- **Biopsia**: pode ser considerada em casos resistentes, especialmente se houver suspeita de infecção.

Complicações da esclerite anterior

- **Ceratite estromal infiltrativa aguda**: localizada ou difusa (Figura 9.9)
- **Ceratite esclerosante**: caracterizada por afinamento crônico e opacificação em que a porção periférica da córnea adjacente ao local da esclerite assemelha-se à esclera
- **Ceratite ulcerativa periférica**: caracteriza-se por *melting* progressivo e ulceração, podendo constituir um risco grave à integridade do olho. Na esclerite granulomatosa, a destruição estende-se diretamente da esclera para o limbo e a córnea. Observa-se esse padrão característico na granulomatose com poliangiite, poliarterite nodosa e policondrite recidivante. Pode ocorrer ulceração corneana periférica em qualquer estágio da esclerite necrosante e, em casos raros, precede seu surgimento (ver Capítulo 7)
- **Uveíte**: se grave, pode sugerir esclerite agressiva
- **Glaucoma**: é a causa mais comum da eventual perda de visão. Pode ser muito difícil controlar a PIO na presença de esclerite ativa
- **Hipotonia** (raramente *phthisis*): pode ser resultante de descolamento, lesão inflamatória ou isquemia do corpo ciliar
- **Perfuração**: a perfuração da esclera em decorrência do processo inflamatório por si só é extremamente rara.

Escleromalácia perfurante (*Scleromalacia perforans*)

- Escleromalácia perfurante (5% das esclerites) é um tipo específico de afinamento escleral progressivo sem inflamação que normalmente afeta mulheres idosas com AR de longa data, embora também tenha sido descrita em associação a outros distúrbios sistêmicos. Apesar da nomenclatura, a perfuração do globo ocular é rara, visto que a integridade é mantida por uma fina camada de tecido fibroso. O diagnóstico diferencial faz-se com a placa escleral hialina benigna e a escleromalácia senil (ver a seguir)
- **Sintomas**: irritação leve inespecífica. Não há dor e a visão não é afetada, podendo haver suspeita de ceratoconjuntivite seca
- **Sinais**
  ○ Placas esclerais necróticas próximas ao limbo sem congestão vascular (Figura 9.10 A)
  ○ Coalescência e aumento das áreas necróticas

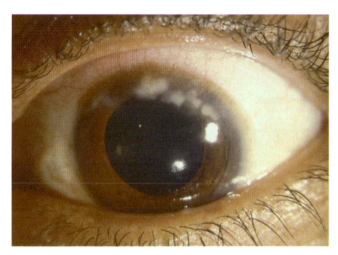

Figura 9.9 Ceratite estromal infiltrativa periférica.

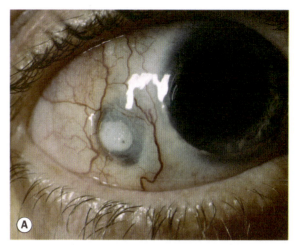
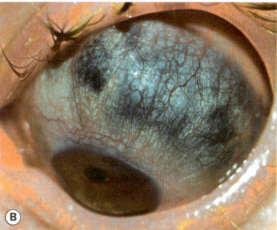
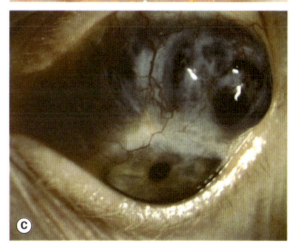

Figura 9.10 Progressão de escleromalácia perfurante. **A.** Placa necrótica assintomática. **B.** Afinamento moderado. **C.** Afinamento grave e exposição da úvea subjacente. (*Cortesia de R Bates – Figura A; C Barry – Figura B.*)

- Lenta progressão do afinamento escleral, com exposição da úvea subjacente (Figura 9.10 B e C)
- **Tratamento**: pode ser efetivo em pacientes com escleromalácia em estágio inicial, mas é menos útil na doença em estágio avançado
  - Nenhum benefício consistente de qualquer agente em específico foi demonstrado. A frequente instilação de lubrificante, agentes anticolagenase locais ou sistêmicos, imunossupressores (incluindo esteroides tópicos e orais, mas não injeção periocular de esteroides, e ciclosporina tópica) e bloqueadores biológicos têm sido usados (ver a seguir)
  - Doença sistêmica subjacente deve ser tratada
  - Proteção contra trauma é importante
  - Preparo cirúrgico da perfuração escleral (p. ex., enxerto) pode ser necessário para evitar *phthisis bulbi*.

Esclerite posterior

Esclerite posterior é uma afecção potencialmente causadora de cegueira e cujo diagnóstico é quase sempre tardio, com efeito adverso no prognóstico. As alterações inflamatórias na doença escleral posterior e anterior são idênticas, e podem surgir em ambos os segmentos simultânea ou separadamente. A idade de manifestação normalmente é de menos de 40 anos. De modo geral, os pacientes jovens são saudáveis, mas cerca de um terço dos pacientes acima de 55 anos tem alguma doença sistêmica associada.

Diagnóstico

- **Sintomas**: a dor não tem boa correlação com a gravidade da inflamação, mas tende a ser mais intensa naqueles pacientes que apresentam miosite orbitária concomitante. Fotofobia não é um achado dominante
- **Sinais**: a doença é bilateral em 35% dos casos
  - As dobras de coroide (ver Capítulo 14) na maioria das vezes são limitadas ao polo posterior e orientadas horizontalmente (Figura 9.11 A)
  - Ocorre descolamento exsudativo de retina em cerca de 25% dos casos. O material exsudativo subretiniano de cor amarelo-acastanhado pode ser confundido com tumor de coroide
  - Pode estar presente efusão uveal com descolamento de coroide (Figura 9.11 B)
  - A presença de edema de disco com redução da visão é uma ocorrência comum causada pela disseminação da inflamação para o tecido orbitário e o nervo óptico. O tratamento não deve ser atrasado nesses pacientes, devido ao risco de rápida e permanente perda visual

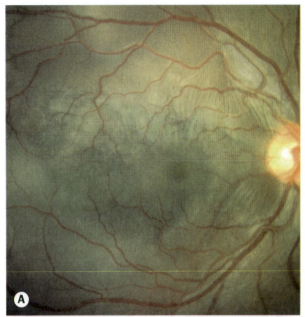

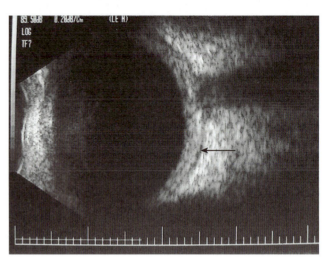

Figura 9.12 Ultrassonografia B-scan na esclerite posterior evidenciando o espessamento escleral e o líquido contido no espaço de subtenoniano (*seta*), com o sinal característico do "T" (ver texto).

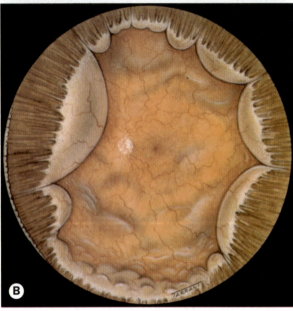

Figura 9.11 Sinais de esclerite posterior. **A.** Dobras de coroide. **B.** Efusão uveal.

- A presença de miosite é comum e resulta em diplopia, dor ao movimento ocular, sensibilidade ao toque e hiperemia em torno da inserção muscular
- A proptose normalmente é leve e associada à ptose
- Achados ocasionais incluem PIO elevada, edema periorbitário e quemose. Esclerite anterior associada auxilia no diagnóstico, mas ocorre somente em uma minoria de casos
- **Ultrassonografia**: pode evidenciar aumento da espessura escleral, nódulos esclerais, separação entre a cápsula de Tenon e a esclera, edema de disco, dobras de coroide e descolamento de retina. O líquido contido no espaço de Tenon pode produzir um sinal característico em forma de "T", no qual o tronco do "T" é formado pelo nervo óptico, e a barra transversal, pelo espaço preenchido por líquido (Figura 9.12)
- Ressonância magnética (RM) e tomografia computadorizada (TC): podem mostrar espessamento escleral e proptose.

Diagnóstico diferencial

- **Massa sub-retiniana**: outras lesões incluem doenças granulomatosas diversas e neoplasia da coroide
- **Dobras de coroide**: estrias retinianas e edema de disco também podem ocorrer na presença de tumores orbitários, doença inflamatória da órbita, doença ocular tireoidiana, papiledema e hipotonia
- **Descolamento exsudativo de retina**: síndrome de Vogt-Koyangi-Harada (VKH) e retinopatia serosa central
- **Celulite orbital**: pode causar proptose e edema periocular, mas é associada à febre acentuada.

Associações sistêmicas importantes da esclerite

Artrite reumatoide

A doença autoimune AR é a associação sistêmica mais comum da esclerite e caracteriza-se por uma poliartropatia inflamatória simétrica e deformante, com um espectro de possíveis manifestações extra-articulares. Em geral, manifesta-se na terceira década de vida com edema articular, sobretudo nas mãos (Figura 9.13). É muito mais comum nas mulheres do que nos homens. Os autoanticorpos conhecidos como fator reumatoide estão presentes em 80 a 90% dos casos. Todas as formas de esclerite imunomediada já foram descritas na AR e o curso clínico da doença geralmente é mais agressivo do que quando não há associação sistêmica. Outras manifestações oculares da AR são ceratoconjuntivite seca (síndrome de Sjögren secundária), ceratite ulcerativa e síndrome adquirida da bainha do tendão do oblíquo superior (muito rara).

DICA A AR é a associação sistêmica mais comum da esclerite e pode manifestar-se com qualquer forma de inflamação escleral imunomediada.

Capítulo 9 • Episclera e Esclera 285

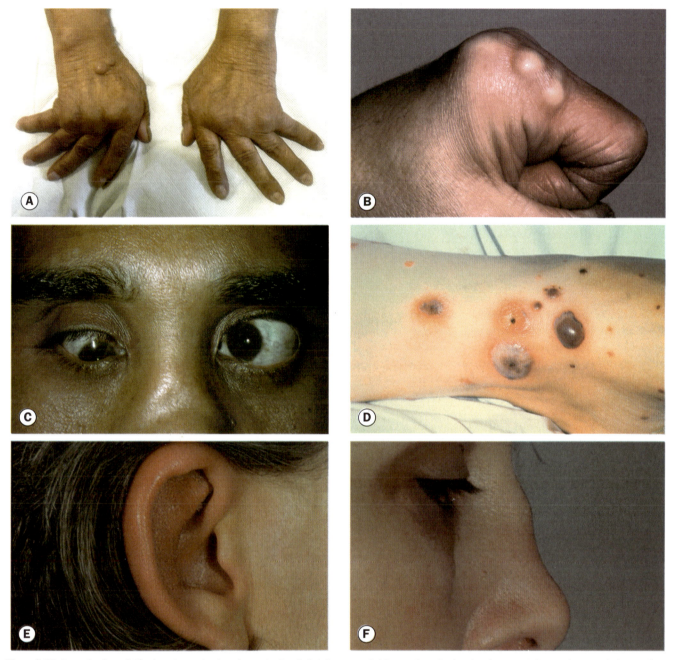

Figura 9.13 Associações sistêmicas importantes da esclerite. **A.** Artrite reumatoide mostrando desvio ulnar e artrite em doença de longa data. **B.** Nódulos reumatoides. **C.** Granulomatose com poliangiite mostrando colapso nasal e estrabismo convergente decorrente de doença extensa dos seios paranasais. **D.** Pápulas e bolhas eritematosas características de vasculite de pequenos vasos. **E.** Policondrite recidivante mostrando edema auricular. **F.** Deformidade nasal em sela. (*Cortesia de ADN Murray – Figura C; C Pavesio – Figuras E, F.*)

Granulomatose com poliangiite

A granulomatose com poliangiite (granulomatose de Wegener) é um distúrbio granulomatoso multissistêmico idiopático caracterizado por uma vasculite de pequenos vasos que, em geral, afeta basicamente os seios paranasais (ver Figura 9.13 C), o sistema respiratório inferior, os rins e a pele (ver Figura 9.13 D). Há uma predominância nos homens. A manifestação ocorre, em média, na quinta década de vida, geralmente com sintomas pulmonares. Os anticorpos anticitoplasma de neutrófilos (ANCA) estão presentes em mais de 90% dos pacientes com doença ativa. Em geral, a esclerite é rapidamente progressiva, necrosante e granulomatosa. Outras manifestações oculares incluem ceratite ulcerativa periférica, vasculite retiniana oclusiva, doença inflamatória da órbita, obstrução nasolacrimal, dacrocistite e, raramente, doença tarsoconjuntival.

Policondrite recidivante

Policondrite recidivante é uma condição idiopática rara caracterizada por vasculite de pequenos vasos que envolvem a cartilagem, resultando em episódios inflamatórios recorrentes e quase sempre progressivos que abrangem vários sistemas orgânicos, como orelhas (ver Figura 9.13 E), cartilagem nasal (ver Figura 9.13 F), sistema respiratório, coração e articulações. A manifestação normalmente ocorre na meia-idade. Em geral, a esclerite é intratável, podendo ser necrosante ou não necrosante. Não se descarta a ocorrência também de uveíte anterior isolada.

Poliarterite nodosa

Poliarterite nodosa (PAN) é uma vasculite aneurismática idiopática que afeta artérias de pequeno e médio calibres, com uma ampla variedade de manifestações em vários sistemas orgânicos. Ocorre entre a terceira e a sexta décadas de vida, geralmente com sintomas constitucionais. A razão homem:mulher é de aproximadamente 3:1. O envolvimento ocular pode preceder as manifestações sistêmicas em vários anos. Cerca de um terço dos pacientes tem infecção por hepatite B. Em geral, a esclerite é agressiva e necrosante. Ceratite ulcerativa periférica, pseudotumor orbitário e periarterite retiniana oclusiva são outros achados oculares relatados.

Doença de Crohn

É uma doença inflamatória crônica e recidivante do trato gastrintestinal de causa desconhecida. Complicações extraintestinais ocorrem com frequência durante seu curso. As mais comuns dessas complicações são a artrite periférica e o eritema nodoso. O olho é envolvido em 4 a 10% dos pacientes, podendo-se encontrar uma série de condições inflamatórias. Episclerite aguda, uveíte anterior aguda e ceratite marginal (ver Figura 9.9) são as manifestações mais comuns, embora já tenham sido relatados casos de conjuntivite, neurite óptica, doença inflamatória da órbita e vasculite retiniana. A esclerite anterior aguda é rara (ver Figura 9.5 B) e pode ser complicada pelo desenvolvimento de escleromalácia perfurante. A episclerite aguda e o aumento da atividade intestinal demonstram uma estreita correlação.

Tratamento da esclerite imunomediada

- **Esteroides tópicos** não afetam a história natural da inflamação escleral, mas podem aliviar os sintomas e o edema na doença não necrosante
- **AINEs sistêmicos** devem ser usados apenas na doença não necrosante. Com frequência, é necessário testar vários fármacos diferentes antes de encontrar um que promova o alívio adequado dos sintomas. Os inibidores da COX-2 podem ser preferíveis em pacientes idosos ou com histórico de úlcera péptica, porém podem resultar em efeitos adversos cardiovasculares. Os pacientes devem ser avisados acerca do risco de hemorragia do trato gastrintestinal
- **Injeção de esteroide periocular** pode ser usada na doença não necrosante, mas seu efeito costuma ser transitório; é contraindicada na esclerite necrosante
- **Esteroides sistêmicos** (p. ex., prednisolona 1 a 1,5 mg/kg/dia) são utilizados quando os AINEs são considerados inapropriados ou inadequados (doença necrosante). A metilprednisolona intravenosa (0,5 a 1 g diariamente, por 3 dias) pode ser empregada inicialmente para casos graves
- **Imunossupressores** e/ou **agentes imunomoduladores**: devem ser considerados (a) se o controle for incompleto com esteroides isoladamente, (b) como medida destinada a minimizar o uso de esteroides no tratamento a longo prazo ou (c) para tratamento de doença sistêmica subjacente. Pacientes com esclerite decorrente de granulomatose com poliangiite, poliarterite nodosa, AR (com esclerite necrosante) e policondrite recidivante devem receber tratamento imediato com agentes imunomoduladores (ver Capítulo 12). Há uma ampla variedade de medicamentos disponíveis, entre os quais, agentes citostáticos (p. ex., ciclofosfamida, azatioprina, metotrexato), medicamentos com ação sobre as imunofilinas (p. ex., ciclosporina, tacrolimo) e agentes biológicos. Na doença necrosante, o rituximabe é particularmente efetivo.

DICA O rituximabe é especialmente efetivo no tratamento da esclerite necrosante.

PORFIRIA

A esclerite é uma complicação rara da porfiria eritropoética congênita e de duas das formas de porfiria em adultos: a porfiria variegata e a porfiria cutânea tardia. Ocorre superprodução e armazenamento excessivo de porfirinas no fígado. Esses cromóforos altamente fotoativos são também depositados na derme e na esclera e subsequentemente estimulados pela exposição ao sol. A esclera afina-se ou apresenta-se escavada em uma área nitidamente demarcada localizada na região interpalpebral exposta ao sol, adjacente à córnea (Figura 9.14). Há possibilidade de ocorrer esclerite anterior difusa aguda e esclerite posterior. Os pacientes devem evitar a luz solar e submeter-se à flebotomia.

ESCLERITE INFECCIOSA

A esclerite infecciosa é rara, mas pode ser de difícil diagnóstico, uma vez que os achados clínicos iniciais são semelhantes aos da doença imunomediada. Em alguns casos, a infecção pode seguir um trauma cirúrgico ou acidental, endoftalmite ou ocorrer como uma extensão de uma infecção corneana.

Causas

- **Herpes-zóster** é a causa infecciosa mais comum. A esclerite necrosante é extremamente resistente ao tratamento, podendo resultar em uma área afinada ou em padrão saca-bocado (Figura 9.15 A e B)
- **Tuberculose:** a esclerite é rara e difícil de ser diagnosticada. A esclera pode ser infectada pela disseminação direta de uma lesão conjuntival adjacente ou de uma lesão da coroide, ou, o que é mais comum, por disseminação hematogênica. O envolvimento pode ser nodular (Figura 9.15 C) ou necrosante
- **Hanseníase:** a esclerite necrosante recorrente pode surgir até mesmo após aparente cura sistêmica. É possível ser observada doença nodular na hanseníase lepromatosa
- **Sífilis:** a esclerite anterior difusa pode ocorrer na sífilis secundária e, ocasionalmente, a presença de nódulos esclerais pode ser um achado da sífilis terciária
- **Doença de Lyme:** é comum haver esclerite (Figura 9.15 D), mas normalmente ocorre muito depois da infecção inicial
- **Outras causas:** fungos, *Pseudomonas aeruginosa* e *Nocardia*.

Tratamento

Uma vez identificado o agente infeccioso, deve-se iniciar a terapia antimicrobiana específica. Esteroides tópicos e sistêmicos também podem

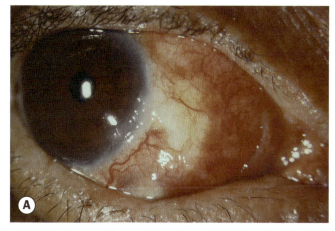
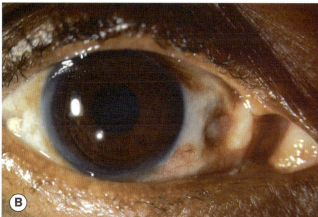

Figura 9.14 Envolvimento escleral na porfiria. **A.** Afinamento escleral agudo. **B.** Afinamento escleral crônico.

ser utilizados para reduzir a reação inflamatória. Se adequado, pode-se realizar o desbridamento cirúrgico visando à citorredução de um foco infeccioso, e assim facilitar a ação dos antibióticos.

DESCOLORAÇÃO ESCLERAL

Alcaptonúria

Nesse distúrbio autossômico recessivo, um defeito na oxidase do ácido homogentísico resulta no acúmulo desse ácido nos tecidos colagenosos, como as cartilagens e os tendões (ocronose). Manifestações oculares incluem pigmentação azul-acinzentada ou negra generalizada da esclera e dos tendões dos músculos retos horizontais com discretos glóbulos pigmentados (Figura 9.16 A). Os achados sistêmicos incluem urina escura (Figura 9.16 B) e artropatia.

Hemocromatose

Os achados sistêmicos da hemocromatose são causados pelo aumento da deposição de ferro em diversos tecidos. O aspecto clínico pode ser mais sutil do que a tríade clássica de compleição bronzeada, hepatomegalia e diabetes. A herança é autossômica recessiva. É possível desenvolver condições como olho seco e descoloração marrom-ferrugem perilímbica da conjuntiva e da esclera.

ESCLERA AZUL

A descoloração azulada da esclera é causada pelo afinamento ou pela transparência que deixa visível a úvea subjacente (Figura 9.17). As principais associações estão descritas a seguir. Entre as associações raras estão condições como síndrome de Marshall-Smith (maturação e crescimento esqueléticos pré-natais acelerados), síndrome de Russell-Silver (baixa estatura e outras características) e síndrome de Hallermann-Streiff-François.

Osteogênese imperfeita (*Osteogenesis imperfecta*)

Osteogênese imperfeita é uma doença hereditária do tecido conjuntivo, normalmente causada por defeitos na síntese e estrutura do colágeno do tipo 1. Existem vários tipos, dos quais pelo menos dois apresentam manifestações oculares.

- **Tipo I**: é autossômico dominante. Os pacientes sofrem algumas fraturas com pouca ou nenhuma deformidade, articulações hiperextensíveis, hipoplasia dentária, surdez e equimoses de fácil aparecimento. As possíveis manifestações oculares incluem esclera azul, megalocórnea e arco corneano
- **Tipo IIA**: é esporádico ou herdado de maneira autossômica dominante. As manifestações sistêmicas incluem surdez, anomalias dentárias, fraturas múltiplas (Figura 9.18 A) e membros curtos, com morte na primeira infância por infecção respiratória. As manifestações oculares incluem esclera azul e órbitas rasas.

Síndrome de Ehlers-Danlos do tipo VI

A síndrome de Ehlers-Danlos do tipo VI (esclerótica ocular) é um distúrbio hereditário da formação do colágeno. Os pacientes apresentam pele fina e hiperelástica (Figura 9.18 B) facilmente sujeita a equimoses que demoram para cicatrizar. As articulações apresentam hipermobilidade (Figura 9.18 C), o que pode levar a luxações e quedas recorrentes. A doença cardiovascular pode ser grave, inclusive com diátese hemorrágica, aneurismas dissecantes, ruptura espontânea de grandes vasos sanguíneos e prolapso da válvula mitral. Existem seis tipos principais, mas o tipo VI e, raramente, o tipo IV estão associados a manifestações oculares. Além da esclera azul, outras manifestações incluem fragilidade escleral (a ruptura do globo ocular pode ser causada por trauma leve), pregas epicânticas, microcórnea, ceratocone, ceratoglobo, ectopia lenticular, miopia e descolamento de retina.

CONDIÇÕES DIVERSAS

Melanocitose ocular congênita

A melanocitose ocular congênita é uma condição incomum caracterizada por um aumento no número, no tamanho e na pigmentação dos melanócitos na esclera e na úvea. Pele periocular, órbita, meninges e palato mole também podem estar envolvidos.

- Melanocitose **ocular**: menos comum, envolve somente o olho. Observa-se uma pigmentação multifocal cinza-ardósia na esclera e na episclera (Figura 9.19 A) – o processo não abrange as camadas sobrejacentes da conjuntiva, a menos que haja pigmentação

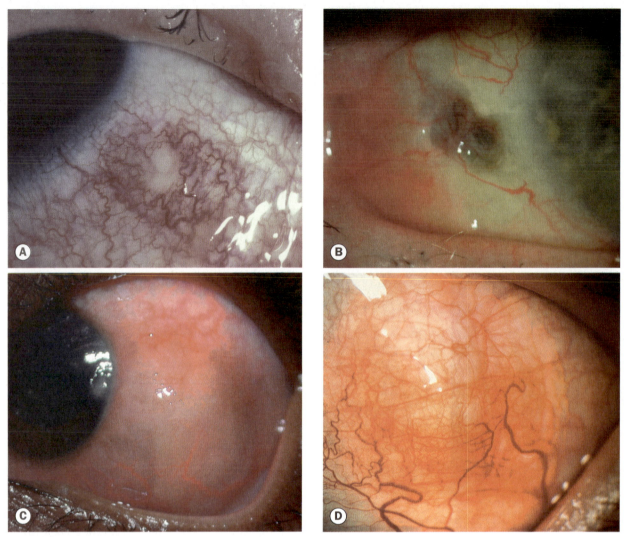

Figura 9.15 Esclerite infecciosa. **A.** Inflamação aguda no herpes-zóster. **B.** Necrose focal decorrente de herpes-zóster. **C.** Tuberculose nodular. **D.** Esclerite nodular na doença de Lyme. (*Cortesia de R Fogla – Figura C.*)

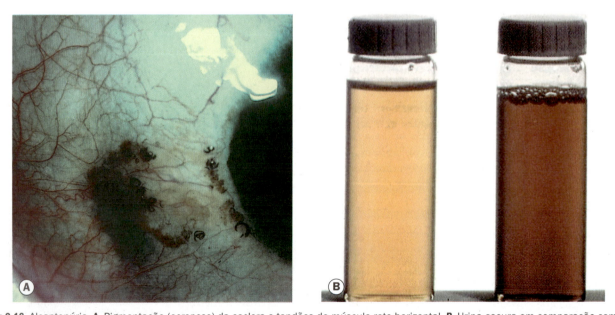

Figura 9.16 Alcaptonúria. **A.** Pigmentação (ocronose) da esclera e tendões do músculo reto horizontal. **B.** Urina escura em comparação com a de coloração normal.

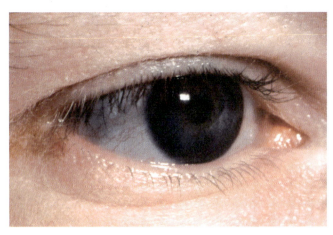

Figura 9.17 Esclera azul.

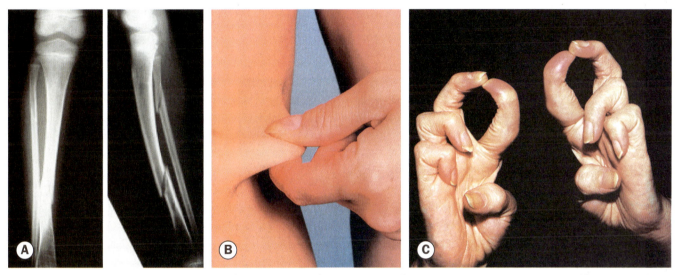

Figura 9.18 Associações sistêmicas da esclera azul. **A.** Fraturas múltiplas na osteogênese imperfeita do tipo IIA. **B.** Hiperelasticidade cutânea. **C.** Hipermobilidade das articulações na síndrome de Ehlers-Danlos do tipo VI. (*Cortesia de BJ Zitelli e HW Davis, de* Atlas of Pediatric Physical Diagnosis, *Mosby 2002 – Figura A; MA Mir, de* Atlas of Clinical Diagnosis, *Saunders, 2003 – Figura B.*)

conjuntival incidental. A conjuntiva sobrejacente apresenta-se móvel sobre a pigmentação episcleral, mas a pigmentação propriamente dita é intrínseca e permanece imóvel sobre o globo ocular. A córnea periférica é ocasionalmente envolvida
- Melanocitose **dérmica** (um terço): envolve somente a pele
- Melanocitose **oculodérmica** (nevo de Ota): é o tipo mais comum e envolve tanto a pele como o olho. O nevo de Ota é bilateral em 5% dos casos. Ocorre frequentemente em raças de pele mais escura, mas é rara em pessoas brancas. Há uma hiperpigmentação azul-escura da pele facial, geralmente na distribuição da primeira e segunda divisões do nervo trigêmeo (Figura 9.19 B). Pode ser sutil em indivíduos de pele mais clara, quando é melhor evidenciada sob boas condições de iluminação
- **Associações ipsilaterais**
  ○ Hipercromia da íris é comum (Figura 9.20 A)
  ○ Mamilações da íris são lesões viliformes pequenas, regularmente espaçadas e incomuns (Figura 9.20 B), podendo também estar presentes na neurofibromatose do tipo 1, na anomalia de Axenfeld-Rieger e na anomalia de Peters
  ○ Hiperpigmentação do fundo do olho (Figura 9.20 C)
  ○ Hiperpigmentação trabecular (Figura 9.20 D). Associada à glaucoma em cerca de 10% dos casos
  ○ Desenvolvimento de melanoma uveal em uma pequena minoria de pacientes, sendo necessário o acompanhamento dos segmentos anterior e posterior a longo prazo.

DICA Pacientes com melanose oculodérmica tem risco de desenvolver glaucoma e, ocasionalmente, melanoma uveal.

Calcificação esclerocoroidal idiopática

A calcificação esclerocoroidal idiopática é uma condição inócua relacionada com a idade e geralmente bilateral em pessoas mais velhas
- **Sinais**: lesões geográficas branco-amareladas no fundo do olho com margens mal definidas (Figura 9.21), em geral múltiplas, localizadas na periferia média superotemporal ou inferotemporal e associadas a arcadas vasculares

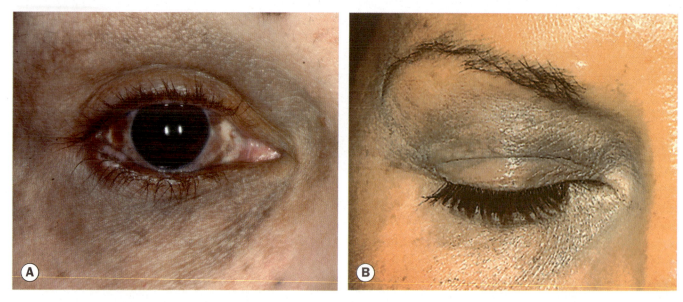

Figura 9.19 Melanocitose congênita. **A.** Melanocitose episcleral. **B.** Melanocitose cutânea no nevo de Ota.

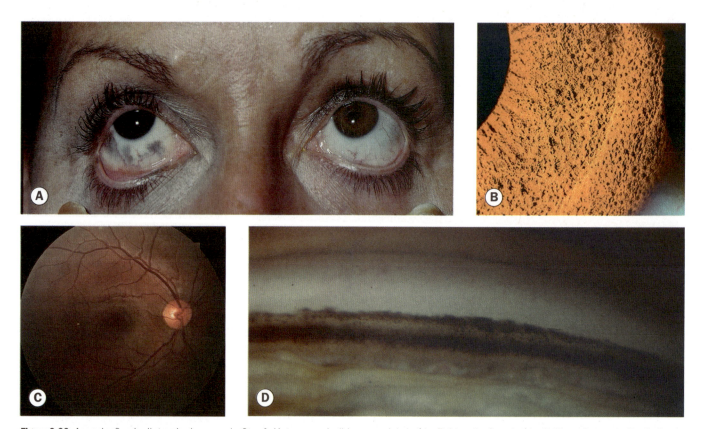

Figura 9.20 Associações ipsilaterais do nevo de Ota. **A.** Heterocromia (hipercromia) de íris. **B.** Mamilações da íris. **C.** Hiperpigmentação do fundo de olho. **D.** Hiperpigmentação trabecular.

- **Ultrassonografia**: mostra uma lesão semelhante a uma placa coroideana hiper-refletiva com sombreamento orbitário
- **Diagnóstico diferencial**: é feito, principalmente, com a metaplasia óssea associada à hemangioma de coroide e ao osteoma de coroide, que geralmente é uma única – embora muitas vezes grande – lesão que quase sempre (80 a 90%) envolve apenas um olho.

Placa hialina escleral e escleromalácia senil

Placas hialinas esclerais são áreas ovais cinza-escuras, tipicamente bem delimitadas, localizadas próximo à inserção dos músculos retos horizontais (Figura 9.22). A escleromalácia senil é um defeito escleral espontâneo de espessura parcial, com formato irregular, oval ou reniforme, e geralmente com uma ou mais placas hialinas esclerais na localização oposta no mesmo olho ou no outro olho. A separação de uma placa hialina escleral resultando em uma área de escleromalácia já foi descrita. Essas duas entidades afetam mais pacientes idosos, são inócuas e não devem ser confundidas com a escleromalácia perfurante (ver anteriormente), que acomete pacientes mais jovens. Pode estar localizada em qualquer local da esclera anterior, não tem correlação com a presença de placas hialinas em outro local e pode progredir para um defeito escleral de espessura total com exposição da úvea.

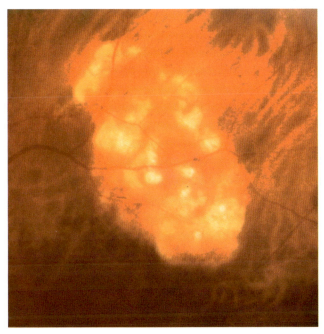

Figura 9.21 Calcificação esclerocoroidal idiopática.

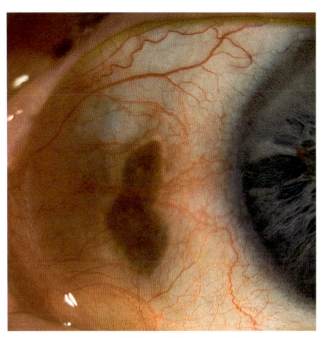

Figura 9.22 Placa hialina escleral.

Capítulo 10

Cristalino

CATARATA ADQUIRIDA, 294

Catarata relacionada com a idade, 294
Catarata em doenças sistêmicas, 294
Catarata secundária, 294
Catarata traumática, 297

CONDUTA NA CATARATA RELACIONADA COM A IDADE, 297

Considerações pré-operatórias, 297
Lentes intraoculares, 303
Modelo, 303
Anestesia, 304
Cirurgia manual de remoção de catarata, 305
Facoemulsificação, 306

Lasers de femtossegundo na cirurgia de catarata, 309
Complicações operatórias, 309
Endoftalmite pós-operatória aguda, 312
Endoftalmite pós-operatória de início tardio, 315
Opacificação da cápsula posterior, 315
Fibrose e contração da cápsula anterior, 318
Complicações pós-operatórias diversas, 318

CATARATA CONGÊNITA, 320

Etiologia, 320

Distúrbios metabólicos associados, 320
Infecções intrauterinas associadas, 320
Outras associações sistêmicas, 322
Conduta, 322

ECTOPIA LENTIS, 323

ANORMALIDADES NO FORMATO DO CRISTALINO, 324

Lenticone anterior, 324
Lenticone posterior, 324
Lentiglobo, 327
Microesferofacia e microfacia, 327
Coloboma, 327

CATARATA ADQUIRIDA

Catarata relacionada com a idade

Catarata subcapsular

A catarata subcapsular anterior localiza-se diretamente sob a cápsula do cristalino e está associada à metaplasia fibrosa do epitélio do cristalino. A opacidade subcapsular posterior está exatamente à frente da cápsula posterior e tem aparência granular ou em forma de placas sob iluminação oblíqua à biomicroscopia (Figura 10.1 A), mas normalmente apresenta-se negra e com aparência vacuolar à retroiluminação (Figura 10.1 B). Vacúolos são células epiteliais edemaciadas e migratórias do cristalino (células "em bexiga" ou células Wedl), semelhantes àquelas frequentemente observadas na opacificação da cápsula posterior após a cirurgia. Em razão da sua localização no ponto nodal do olho, a opacidade subcapsular posterior geralmente tem um efeito mais pronunciado sobre a visão. Regra geral, os pacientes se sentem incomodados pelo ofuscamento em condições de intensa luminosidade, como a que é produzida pelos faróis de carros trafegando em direção oposta, e os sintomas são exacerbados pela miose, como ocorre durante a prática de atividades que exigem visão de perto ou quando da exposição à forte luz solar.

Catarata esclerótica nuclear

A catarata nuclear é decorrente de um agravamento das alterações normais da idade (ver Figura 10.1 C). Em geral, está associada à miopia devido ao aumento do índice de refração do núcleo do cristalino, razão pela qual alguns pacientes idosos são capazes de voltar a ler sem óculos ("segunda visão dos idosos"). Por outro lado, no olho saudável em envelhecimento (e em eventuais casos de catarata cortical e subcapsular), há uma leve mudança hipermetrópica. A catarata esclerótica nuclear caracteriza-se por uma coloração amarelada devido ao depósito de pigmento urocromo, e é mais bem avaliada sob iluminação oblíqua. A retroiluminação mostrará um bom reflexo vermelho, mas uma observação cuidadosa revelará uma sutil distinção entre o núcleo e o córtex (ver Figura 10.1 D). Quando avançado, o núcleo parece marrom e, em raros casos, preto.

Catarata cortical

A catarata cortical pode envolver o córtex anterior, posterior ou equatorial. As opacidades começam como fendas e vacúolos entre as fibras do cristalino em razão da hidratação do córtex. A opacificação subsequente resulta em opacidades cuneiformes (em forma de cunha) ou radiais, do tipo raio de roda (ver Figura 10.1 E e F), quase sempre encontradas inicialmente no quadrante inferonasal. Assim como com a opacidade subcapsular posterior, o ofuscamento é um sintoma comum.

Catarata em árvore de Natal

A catarata em árvore de Natal, que é rara, caracteriza-se por formações policromáticas em forma de agulha no córtex profundo e no núcleo (ver Figura 10.1 G e H).

Maturidade da catarata

- Catarata **imatura** é aquela na qual o cristalino se apresenta parcialmente opaco
- Catarata **madura** é aquela na qual o cristalino se apresenta completamente opaco (Figura 10.2 A e B)

- Catarata **hipermadura** tem a cápsula anterior contraída e pregueada (Figura 10.2 C) em razão do vazamento de água para fora do cristalino
- Catarata **morganiana** é uma catarata hipermadura na qual há liquefação do córtex, permitindo que o núcleo se desloque inferiormente (Figura 10.2 D).

Catarata em doenças sistêmicas

Diabetes melito

A hiperglicemia se reflete em um alto nível de glicose no humor aquoso, que se espalha para o cristalino. A glicose é então metabolizada e transformada em sorbitol, que se acumula no cristalino, resultando na super-hidratação osmótica secundária. Em proporções leves, isso pode afetar o índice de refração do cristalino com consequente oscilação da refração de acordo com o nível de glicose no plasma, e a hiperglicemia resultar em miopia e vice-versa. Desenvolvem-se vacúolos com fluido cortical que, mais tarde, evoluem para opacidades evidentes. A catarata diabética clássica, que é rara, consiste em opacidades corticais em flocos de neve (Figura 10.3 A) que acometem os jovens. Pode tornar-se uma catarata madura em alguns dias ou resolver-se espontaneamente. A catarata relacionada com a idade ocorre mais precocemente na diabetes melito. Opacidades nucleares são comuns e tendem a progredir mais rapidamente do que na catarata esclerótica nuclear relacionada com a idade.

Distrofia miotônica

Cerca de 90% dos pacientes com distrofia miotônica (ver Capítulo 19) desenvolvem finas opacidades corticais iridescentes na terceira década de vida, às vezes semelhantes à catarata em árvore de Natal. Essas opacidades evoluem para opacidades cuneiformes corticais e subcapsulares que comprometem a visão, geralmente em conformação estrelada (Figura 10.3 B) até a quinta década de vida. Mais tarde, as opacidades podem tornar-se indistinguíveis da catarata cortical normal.

Dermatite atópica

Cerca de 10% dos pacientes com dermatite atópica grave desenvolvem catarata entre a segunda e quarta décadas de vida. Em geral, a catarata é do tipo bilateral, podendo amadurecer rapidamente. A densa placa subcapsular anterior "em escudo", que provoca o enrugamento da cápsula anterior (Figura 10.3 C), é característica, podendo ocorrer também opacidades subcapsulares posteriores.

Neurofibromatose do tipo 2

A neurofibromatose do tipo 2 (ver Capítulo 19) está associada à catarata precoce em mais de 60% dos pacientes. As opacidades são do tipo subcapsular posterior ou capsular, cortical ou mistas, e tendem a desenvolver-se no início da idade adulta.

Catarata secundária

A catarata secundária (com complicações) desenvolve-se em consequência de outra doença ocular primária.

Uveíte anterior crônica

A uveíte anterior crônica é a causa mais comum de catarata secundária, cuja incidência está relacionada com a duração e intensidade

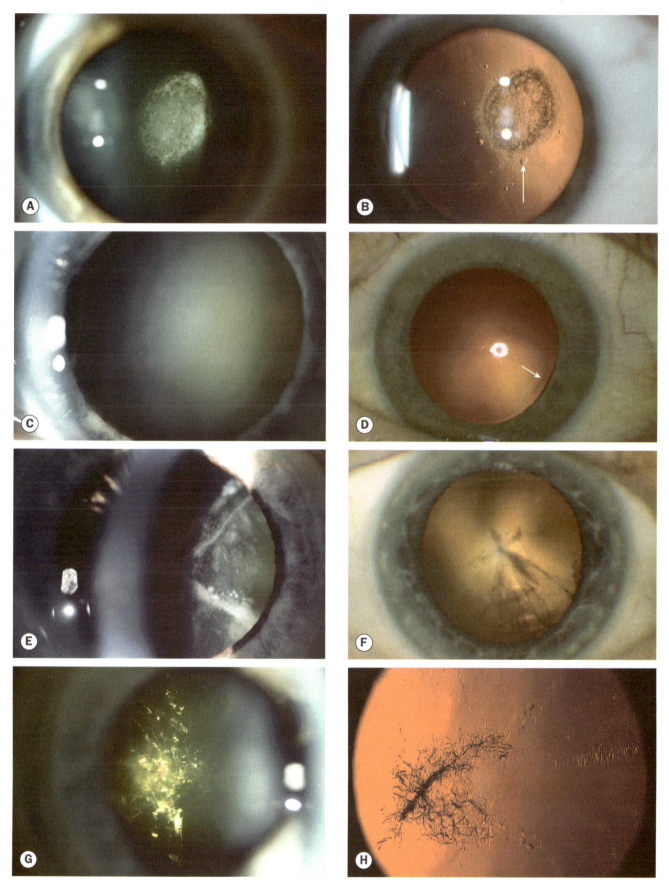

Figura 10.1 Catarata relacionada com a idade. **A.** Subcapsular posterior. **B.** Subcapsular posterior sob retroiluminação, mostrando células de Wedl (*seta*). **C.** Esclerose nuclear. **D.** Esclerose nuclear sob retroiluminação (*seta* mostrando a demarcação entre o núcleo e o córtex). **E.** Cortical. **F.** Radiações corticais sob retroiluminação. **G.** Em árvore de Natal. **H.** Em árvore de Natal sob retroiluminação.

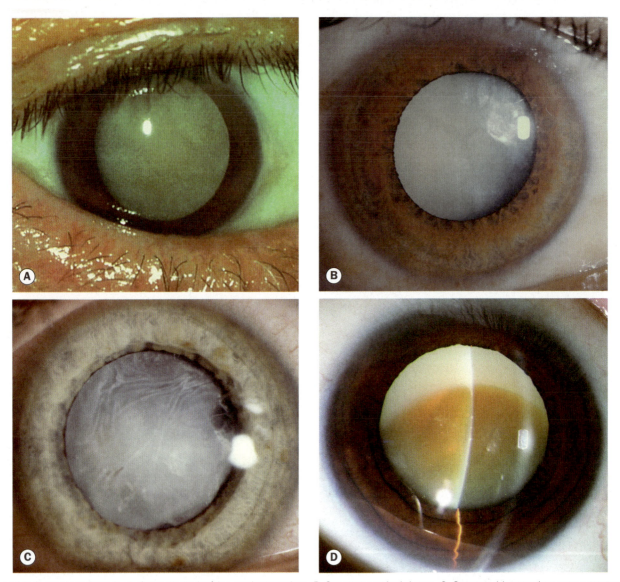

Figura 10.2 Catarata avançada. **A.** Catarata esclerótica nuclear madura. **B.** Catarata cortical densa. **C.** Catarata hipermadura com enrugamento da cápsula anterior. **D.** Catarata morganiana com liquefação do córtex e deslocamento do núcleo inferiormente.

da inflamação. Esteroides tópicos e sistêmicos utilizados no tratamento também são fatores causais. Em geral, o primeiro achado é um brilho policromático no polo posterior do cristalino. Se a inflamação persistir, há desenvolvimento de opacidades posteriores e anteriores (Figura 10.4 A). A catarata parece progredir mais rapidamente na presença de sinéquias posteriores (Figura 10.4 B).

Fechamento angular congestivo agudo

O fechamento angular congestivo agudo pode causar a formação de pequenas opacidades subcapsulares ou capsulares anteriores branco-acinzentadas, glaukomflecken (ver Figura 10.4 C), na área pupilar. Essas opacidades representam infartos focais do epitélio do cristalino e são patognomônicas de fechamento angular congestivo agudo prévio.

Alta miopia

A alta miopia (patológica) pode estar associada à opacidade subcapsular posterior do cristalino e à esclerose nuclear de manifestação precoce, as quais, ironicamente, são capazes de aumentar o erro refrativo miópico.

Distrofias hereditárias do fundo de olho

Distrofias hereditárias do fundo de olho (ver Capítulo 15), como retinose pigmentar, amaurose congênita de Leber, atrofia girata e síndrome de Stickler estão normalmente associadas à opacidade subcapsular posterior do cristalino. A opacidade subcapsular anterior do cristalino é rara (Figura 10.4 D) porque a cirurgia normalmente é realizada em um estágio inicial, quando a opacidade está limitada à região subcapsular posterior. A cirurgia de catarata tende a melhorar a função visual até mesmo na presença de alterações retinianas graves.

Medicamentosa

Esteroides sistêmicos e tópicos podem levar à formação de catarata. Normalmente de aparência subcapsular posterior, pode ser uma condição visualmente debilitante. Apesar da boa acuidade visual (AV), os sintomas de ofuscamento e visão para perto reduzida são pronunciados (ver Capítulo 21). O uso prolongado de clorpromazina ocasiona uma opacidade em forma estrelada na porção anterior do cristalino (ver Figura 21.2 B, no Capítulo 21).

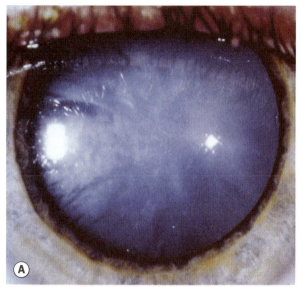
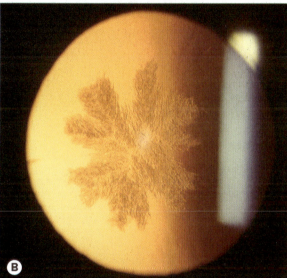
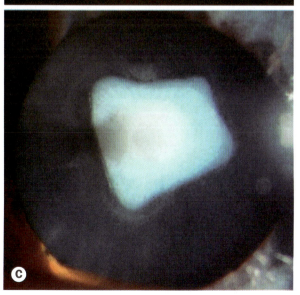

Figura 10.3 Catarata em doença sistêmica. **A.** Catarata diabética em flocos de neve. **B.** Opacidades radiais da catarata subcapsular posterior assumindo uma morfologia estrelada na distrofia miotônica. **C.** Catarata subcapsular anterior "em escudo" na dermatite atópica.

Catarata traumática

O trauma é a causa mais comum de catarata unilateral em jovens.

- **Trauma penetrante** (Figura 10.5 A e B)
- **Trauma contuso**: pode causar opacidade característica em forma de flor (Figura 10.5 C)
- **Choque elétrico**: causa rara de catarata cujos padrões incluem opacificação difusa branco-leitosa e múltiplas opacidades em flocos de neve, às vezes subcapsulares com uma distribuição estrelada (Figura 10.5 D)
- **Radiação infravermelha**: se intensa, como na catarata dos sopradores de vidro, pode raramente causar esfoliação verdadeira da cápsula anterior do cristalino (Figura 10.5 E)
- **Radiação ionizante**: exposição como para tratamento de tumor ocular pode causar opacidades subcapsulares posteriores (Figura 10.5 F), as quais podem levar meses ou mesmo anos para se manifestarem.

CONDUTA NA CATARATA RELACIONADA COM A IDADE

Considerações pré-operatórias

Indicações cirúrgicas

- **Melhora visual** é, sem comparação, a indicação mais comum para cirurgia de catarata. A cirurgia é recomendada quando a opacidade se desenvolve a ponto de dificultar o desempenho das atividades diárias. A troca do cristalino transparente (substituição do cristalino saudável por um implante artificial) é uma opção para a correção de erros de refração
- Indicações **médicas**: são aquelas em que a catarata está afetando adversamente a saúde ocular. Exemplos incluem glaucoma facolítico ou facomórfico. A cirurgia de catarata pode também ser necessária para melhorar a transparência dos meios oculares no contexto do monitoramento ou tratamento de patologias do fundo do olho.

Avaliação sistêmica pré-operatória

Para cirurgia eletiva, obtém-se um histórico médico geral e maneja-se adequadamente quaisquer problemas. A Tabela 10.1 exibe sugestões de investigação mais detalhada e a conduta sugerida em relação a uma série de doenças sistêmicas. Normalmente, não são necessários exame médico geral pré-operatório de rotina, exames de sangue e eletrocardiograma (ECG) para procedimento realizado sob anestesia local. No caso de anestesia geral, a avaliação é conduzida de acordo com o protocolo (p. ex., exame geral, ureia e eletrólitos, glicemia aleatória, hemograma completo e ECG). Pode-se solicitar um parecer do anestesista no caso de pacientes com doenças crônicas ou aqueles com problemas médicos complexos.

- **Medicação atual**: deve ser registrada. Esse registro geralmente serve de orientação para a avaliação médica geral. Medicamentos relevantes para cirurgias oculares englobam:
    ○ Alfabloqueadores sistêmicos (p. ex., tansulosina) em geral são associados à síndrome da íris flácida intraoperatória (IFIS, *intraoperative floppy iris syndrome*)
    ○ A conduta da terapia anticoagulante ou de um agente antiplaquetário deve seguir o protocolo local. A maioria dos

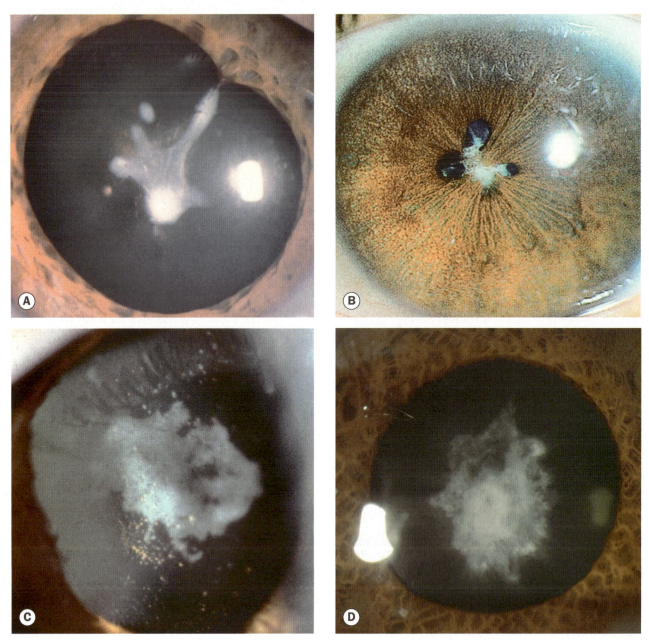

Figura 10.4 Catarata secundária. **A.** Opacidades anteriores em placa secundárias à uveíte. **B.** Extensas sinéquias posteriores e opacidade da porção anterior do cristalino. **C.** Glaukomflecken. **D.** Catarata subcapsular anterior na retinite pigmentosa. (*Cortesia de S Chen – Figura D.*)

cirurgiões não suspende os medicamentos antiplaquetários para a cirurgia de catarata, embora essa conduta seja preferida para procedimentos oculoplásticos e cirurgia de glaucoma. O estado de anticoagulação, normalmente expresso como o nível da razão normalizada internacional (INR, na sigla em inglês), deve estar dentro da faixa terapêutica adequada para a indicação individual (p. ex., normalmente mais alta para profilaxia de trombose da válvula cardíaca do que após a ocorrência de trombose venosa profunda). Uma abordagem comum consiste na verificação do INR nas 24 horas anteriores à cirurgia em pacientes estáveis

- **Alergia**: alergia verdadeira, e não intolerância, deve ser confirmada
  - Medicação incluindo sulfonamidas e antibióticos comumente utilizados após a cirurgia de catarata
  - Iodo ou frutos do mar: frutos do mar podem indicar alergia ao iodo; nesse caso, deve-se usar um antisséptico cutâneo e conjuntival alternativo, como clorexidina
  - Outros: alergia a látex (luvas sem látex podem ser necessárias), curativo adesivo, anestésicos locais, picadas de inseto (reação cruzada com hialuronidase, geralmente utilizada com anestesia local)
- **Colonização por *Staphylococcus aureus* resistente à meticilina (MRSA, *methicillin-resistant* Staphylococcus aureus)**: devem ser seguidos protocolos nacionais e locais relevantes para identificação e conduta de pacientes com alto risco de colonização por MRSA
- **Transporte** (para o hospital e para o bloco cirúrgico no hospital): providências especiais podem ser necessárias para pacientes com pouca mobilidade ou massa corporal excepcionalmente alta.

Capítulo 10 • Cristalino 299

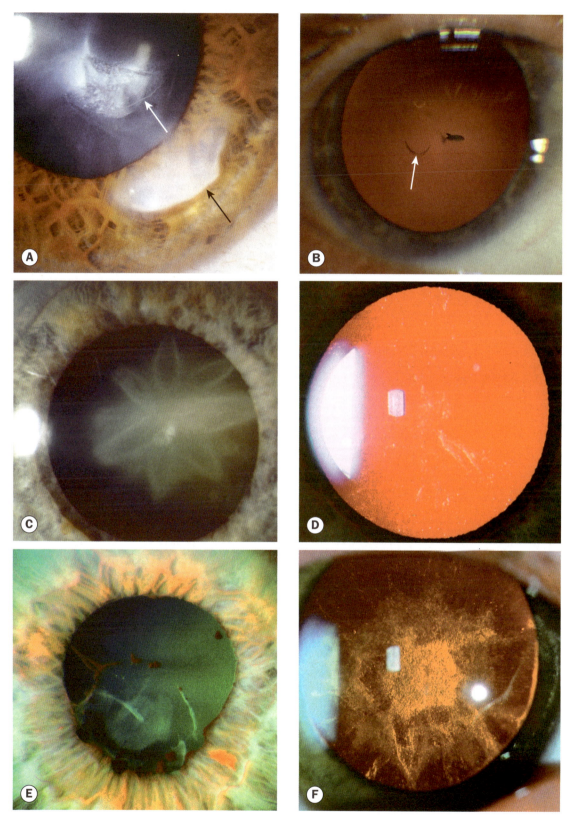

Figura 10.5 Causas de catarata traumática. **A.** Trauma penetrante (a *seta preta* indica o local de penetração na córnea e a *seta branca* indica um corte na cápsula anterior). **B.** Corpo estranho metálico intralenticular (*seta* mostrando abertura em crescente na cápsula). **C.** Trauma contuso mostrando opacidade em forma de flor. **D.** Choque elétrico e relâmpago. **E.** Radiação infravermelha (catarata dos sopradores de vidro). **F.** Radiação ionizante. (*Cortesia de J Schuman, V Christopoulos, D Dhaliwal, M Kahook e R Noecker, de* "Lens and Glaucoma", *em* Rapid Diagnosis in Ophthalmology, *Mosby 2008 – Figuras D-F.*)

Tabela 10.1 Conduta das condições médicas gerais antes de uma cirurgia eletiva.

Condição	Outros questionamentos/exames	Ação
Diabetes melito	Bem controlada? Necessitará de exame de sangue (punção digital pode ser suficiente, devendo-se considerar exames adicionais, se necessário)	Se o controle for insatisfatório, é possível que seja necessário adiar a cirurgia e fazer contato com o médico do paciente. Ingestão normal de medicamentos, alimentos e bebidas no dia da cirurgia para administração de anestesia local
Hipertensão sistêmica	Se sistólica > 170 mmHg ou diastólica > 100 mmHg, pode ser que seja necessário ouvir a opinião do clínico	Deve-se fazer contato com o médico para a otimização e o adiamento da cirurgia, se necessário
Infarto do miocárdio (IM) real ou suspeito no passado	Data do IM?	Adiar a cirurgia por 3 a 6 meses a partir da data do IM. Fazer contato com o médico/anestesista se houver preocupação em relação à condição cardiovascular
Angina	Estável/bem controlada?	Trazer spray de trinitrato de glicerila (GTN, *glyceryl trinitrate*) no dia da cirurgia. Se instável, fazer contato com o médico ou anestesista
Doença respiratória	A função torácica atualmente está ideal? O paciente consegue deitar-se totalmente na horizontal?	Se o paciente não conseguir deitar-se na horizontal, é possível que seja necessário conversar com o cirurgião. Tentativa de ficar deitado na horizontal (pelo menos por 30 minutos). A função torácica deve ser otimizada o máximo possível antes da cirurgia. Lembrar o paciente de trazer um inalador para o hospital
Úlcera na perna ou outra ferida cutânea	Aguda ou crônica? Evidência de infecção ativa?	O cirurgião deve adiar a cirurgia até que a infecção ativa se resolva. Se não for possível a cura (p. ex., úlcera crônica na perna), deve-se cobrir a lesão com gaze estéril durante o período perioperatório. Pode-se cogitar coleta de um esfregaço da ferida antes da cirurgia para cultura e administração de antibióticos orais para fins profiláticos
Febre reumática, válvula cardíaca transplantada ou protética, endocardite anterior	O paciente normalmente necessita da cobertura de antibióticos profiláticos para cirurgias?	A profilaxia com antibióticos é necessária somente em caráter excepcional para cirurgia oftálmica (p. ex., remoção de um olho infectado)
Acidente vascular encefálico (AVE) prévio?	Data do AVE? Dificuldades residuais específicas?	Adiar a cirurgia por pelo menos 6 meses a partir da data do AVE. Muitos têm consequências práticas posicionais/outras
Artrite reumatoide	O paciente tem alguma dificuldade deitado ou com a posição do pescoço?	Em caso de dúvida em relação à capacidade do paciente para se posicionar adequadamente, é possível que seja necessário conversar com o cirurgião; a intubação para anestesia geral pode ser mais difícil em alguns pacientes
Icterícia ou hepatite viral conhecida no passado	Qual foi o diagnóstico?	Em caso de suspeita de hepatite viral, recomenda-se observar enfaticamente a necessidade de precauções especiais no sentido de evitar ferimentos com agulhas
Infecção pelo vírus da imunodeficiência humana (HIV)	Caso haja quaisquer fatores de alto risco, o paciente se submeteu a teste de HIV no passado?	Podem ser necessárias precauções especiais no sentido de evitar ferimentos com agulhas
Doença falciforme	No caso de pacientes de etnia sul-asiática ou afro-caribenha, recomenda-se indagar sobre a condição em relação a doença falciforme	Exame de sangue no caso de condição desconhecida e anestesia geral programada
Doença de Parkinson ou outra causa de tremor substancial	O paciente é capaz de manter a cabeça estável o suficiente para cooperar com anestesia local e cirurgia?	Se não, pode requerer anestesia geral
Epilepsia	A condição está bem controlada?	Anestesia geral pode ser preferível
Distrofia miotônica	O paciente se submeteu à cirurgia e à anestesia no passado?	Se houver uma anestesia geral programada, deve-se ouvir a opinião de um anestesista antes da cirurgia

Para cirurgia de urgência ou emergência, os riscos médicos devem ser avaliados individualmente e de acordo com as circunstâncias.

DICA Alfabloqueadores sistêmicos (p. ex., tansulosina) são a principal causa de síndrome da íris flácida durante a facoemulsificação.

Avaliação oftalmológica pré-operatória

É necessária uma avaliação oftalmológica detalhada e pertinente, na qual se deve considerar o seguinte:

- **AV**: normalmente é testada com a tabela de Snellen

- **Teste de *cover***: heterotropia pode indicar a presença de ambliopia, que oferece um prognóstico visual reservado, ou a possibilidade de diplopia se a visão melhorar. O olho com baixa visão decorrente de catarata pode desenvolver um estrabismo, normalmente divergente, e a cirurgia do cristalino por si só pode corrigir o olho

- **Respostas pupilares**: como a catarata nunca produz um defeito pupilar aferente, sua presença subentende substancial patologia do polo posterior

- **Anexos oculares**: dacriocistite, blefarite, conjuntivite crônica, lagoftalmo, ectrópio, entrópio e anormalidades do filme lacrimal podem ser fatores predisponentes à endoftalmite. Essas condições devem ser tratadas antes da cirurgia intraocular

- **Córnea**: olhos com contagem reduzida de células endoteliais (p. ex., córnea *guttata* significativa) apresentam-se mais vulneráveis à descompensação pós-operatória. A microscopia especular e a paquimetria podem ser úteis para fins de avaliação do risco, devendo-se tomar precauções no sentido de proteger o endotélio (ver a seguir). Um arco senil proeminente em geral é associado a uma visão cirúrgica com nitidez reduzida, assim como as opacidades estromais
- **Câmara anterior**: câmara anterior rasa pode dificultar a cirurgia de catarata. O reconhecimento de uma pupila mal dilatada permite administração intensiva de colírios midriáticos pré-operatórios, dilatação mecânica planejada antes da capsulorrexe e/ou injeção intracameral de agentes midriáticos. Um reflexo vermelho pobre compromete a criação de uma capsulorrexe, mas pode, em grande parte, ser superado com a coloração da cápsula com Azul de Trypan
- **Cristalino**: catarata nuclear tende a ser dura e pode exigir mais energia para facoemulsificação, enquanto as opacidades corticais e subcapsulares tendem a ser mais moles. Opacidades nucleares pretas são extremamente densas e a extração extracapsular da catarata, e não a facoemulsificação, pode ser a opção preferida. Pseudoesfoliação indica probabilidade de zônulas fracas (possível presença de facodonese – cristalino "trêmulo"), cápsula frágil e midríase pobre
- **Fundoscopia**: patologias como a degeneração macular relacionada com a idade são prováveis de afetar o desempenho visual. Em olhos com opacidade muito densa a ponto de impedir a fundoscopia, talvez seja necessária uma ultrassonografia, principalmente para descartar a hipótese de descolamento de retina (DR) e estafiloma
- **Esclera**: se um explante/faixa proeminente tiver sido colocado durante uma cirurgia prévia de DR; ou se o olho for particularmente grande; ou a esclera, fina (p. ex., alta miopia); deve-se evitar anestesia local peribulbar ou retrobulbar
- **Estado refrativo atual**: é fundamental a obtenção de detalhes do erro refrativo pré-operatório do paciente a fim de orientar a escolha da lente intraocular (LIO). Valores ceratométricos (obtidos durante a biometria – ver a seguir) devem ser considerados em relação à refração, especialmente se estiver planejada correção de astigmatismo por meio de incisão, lente intraocular tórica ou procedimento auxiliar específico. É particularmente importante a obtenção de um resultado refrativo pós-operatório de um olho previamente operado, de modo que qualquer "surpresa refrativa", ainda que pequena, possa ser considerada.

DICA É necessário um criterioso exame pré-operatório do polo posterior no paciente que necessita de cirurgia de catarata para excluir a existência de patologia não associada, mas que possa afetar o resultado visual.

Consentimento informado

É essencial que o paciente chegue a uma decisão plenamente informada antes de se submeter a uma cirurgia de catarata. Assim como discutir os benefícios, os riscos devem ser comunicados de modo adequado ao nível de entendimento de cada paciente, com uma explicação dos problemas mais comuns e possivelmente graves. Os pontos da conversa com o paciente devem incluir:

- A maioria das cirurgias de catarata é simples e produz bons resultados visuais
- A maioria das complicações pode ser solucionada de maneira efetiva e sem causar quaisquer dificuldades a longo prazo, mas alguns problemas raros podem ser muito sérios
- Em cerca de 1 em 1.000 cirurgias de catarata, o olho ficará com pouca ou nenhuma visão; em cerca de 1 em 10.000, o paciente perderá o olho
- Algumas complicações significam que será necessária uma segunda cirurgia
- Algumas complicações relativamente leves e quase sempre facilmente tratáveis, mas comuns, incluem equimose periocular, alergia a colírios, pico da pressão intraocular (PIO), iridociclite e opacificação capsular posterior
- Complicações moderadas a graves, mas menos comuns: ruptura capsular posterior/perda vítrea (1% ou menos para cirurgiões experientes, maior para residentes que carecem de experiência), deiscência zonular, queda do núcleo (cerca de 0,2%), vazamento no local da incisão, edema macular cistoide (EMC), descompensação corneana suficiente para necessitar de transplante corneano, resultado refrativo inesperado (pode ser necessário o uso de lente de contato, troca do implante de lente ou cirurgia da córnea), DR (< 1%), luxação de lente intraocular, ptose persistente e diplopia
- Complicações raras, mas invariavelmente muito sérias: endoftalmite (0,1%) e hemorragia supracoroidal (0,04%)
- Os riscos da anestesia devem ser comunicados pela pessoa que a administra. Anestesia local oferece baixo risco de problemas. Algumas complicações raras têm o potencial de serem muito sérias, como perda do olho e até mesmo morte: alergia ao agente anestésico, hemorragia retrobulbar (ver Capítulo 22), perfuração do globo ocular e infusão inadvertida de agente anestésico no líquido cefalorraquidiano por meio da bainha do nervo óptico, causando anestesia do tronco encefálico
- Não existe praticamente nenhum risco para o outro olho. Oftalmite simpática é extremamente rara após a cirurgia de catarata moderna.

Biometria

A biometria facilita o cálculo do grau da lente para que provavelmente se chegue ao resultado refrativo pós-operatório desejado. Em sua forma básica, engloba medida de dois parâmetros oculares, ceratometria e comprimento axial (anteroposterior).

- **Ceratometria**: envolve a determinação da curvatura da superfície anterior da córnea (os meridianos mais oblíquos e os mais planos), expressos em dioptrias ou em milímetros de raio de curvatura. O procedimento geralmente é realizado com o equipamento de interferometria para determinar o comprimento axial (ver adiante), mas se não estiver disponível ou não for adequado, pode-se realizar ceratometria manual (p. ex., ceratômetro de Javal-Schiøtz) ou topografia corneana
- **Biometria de coerência óptica** (Figura 10.6 A): método de medição do comprimento axial sem contato que utiliza dois feixes de *laser* coaxiais de baixa energia parcialmente coerentes para produzir um padrão de interferência (interferometria de coerência parcial). Os dispositivos de biometria modernos também realizam a ceratometria, medida da profundidade da câmara anterior e do diâmetro horizontal da córnea, podendo realizar o cálculo

do grau da LIO utilizando uma série de fórmulas. As medidas têm alta reprodutibilidade e em geral requerem menos destreza do que a biometria ultrassônica (ver adiante)

- **Ultrassonografia modo A**: método ligeiramente menos exato de se determinar a dimensão axial e adquirido por contato direto (Figura 10.6 B) ou, com maior exatidão (mas com maior dificuldade), utilizando-se o método de imersão (ultrassonografia de imersão). O feixe sonoro deve estar alinhado com o eixo visual para precisão máxima. Cada superfície refletora é representada por um pico na tela do osciloscópio (Figura 10.6 C)
- **Fórmulas para o cálculo do grau da LIO**: várias fórmulas utilizam ceratometria e comprimento axial para calcular o grau da LIO necessário à obtenção de determinado resultado refrativo. Algumas fórmulas incorporam parâmetros adicionais, como a profundidade da câmara anterior e a espessura da lente, na tentativa de otimizar a exatidão da previsão. As fórmulas SRK-T, Haigis, Hoffer Q e Holladay 1 e 2 são as normalmente utilizadas. Fórmulas específicas podem ser superiores para olhos muito curtos (possivelmente a fórmula de Hoffer Q) ou olhos longos, mas as opiniões variam e é sempre aconselhável planejar-se individualmente para um olho incomum, consultando pesquisas e recomendações mais recentes. Olhos curtos, especificamente, são propensos a erros esféricos médios inesperados após a cirurgia
- **Cirurgia refrativa anterior**: qualquer tipo de cirurgia refrativa da córnea provavelmente fará uma diferença significativa para o grau da LIO; assim, os cálculos padronizados da LIO tornam-se inadequados. Vários métodos diferentes já foram descritos para resolver essa situação. A maioria envolve o cálculo do poder "real" da córnea no procedimento pós-refrativo, utilizando um processo especial (método do histórico refrativo, método da lente de contato) e a inserção em uma fórmula padronizada (p. ex., Hoffer Q) ou específica (p. ex., Masket), no entanto a fórmula de regressão Haigis-L emprega dados estatísticos para facilitar o cálculo em olhos submetidos à cirurgia refrativa utilizando somente dados padronizados. Talvez seja prudente usar mais de um método de cálculo da LIO. O paciente precisa ser alertado para o fato de que a cirurgia pode resultar em sobrecorreção ou subcorreção
- **Lentes de contato**: se o paciente usa lentes de contato gelatinosas, precisa interromper o uso por até 1 semana antes da biometria para permitir a estabilização da córnea. O uso de lentes rígidas/gás-permeáveis pode precisar ser interrompido por 2 semanas
- **Constante-A personalizada**: se for encontrado um desvio refrativo pós-operatório consistente na maioria dos casos de determinado cirurgião, pressupõe-se que alguns aspectos da técnica cirúrgica pessoal (ou possivelmente biométrica) influenciam o resultado de maneira regular e similar. É possível programar uma constante-A personalizada no equipamento de biometria para levar esse fato em consideração.

DICA Para a obtenção de uma biometria pré-operatória exata, o uso das lentes de contato deve ser interrompido por 1 a 2 semanas antes que as medidas sejam obtidas.

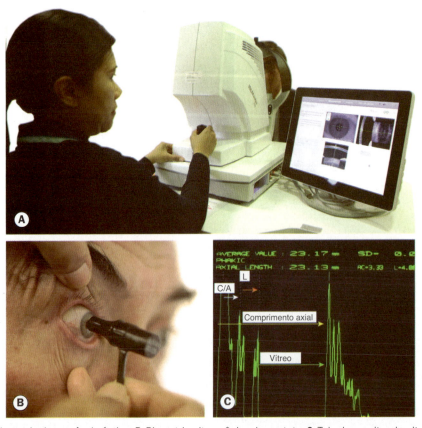

Figura 10.6 Biometria. **A.** Biometria de coerência óptica. **B.** Biometria ultrassônica de contato. **C.** Tela do monitor de ultrassonografia. C/A, profundidade da câmara anterior; L, espessura da lente.

Refração pós-operatória

- **Emetropia**: normalmente é o estado refrativo pós-operatório ideal, embora o uso de óculos para perto seja necessário, uma vez que a LIO não sofre acomodação. Muitos cirurgiões visam a um pequeno grau de miopia (cerca de –0,25 D) para compensar possíveis erros biométricos. A hipermetropia pós-operatória, que necessita de correção para uma visão clara em todas as distâncias, é menos tolerada do que a miopia
- **Olho contralateral**: o planejamento refrativo pós-operatório deve considerar o olho contralateral. Se o olho apresentar um erro de refração significativo, mas não necessitar de cirurgia de catarata dentro de alguns anos, o alvo pós-operatório para o olho submetido à cirurgia poderá ser ajustado para menos de 2,0 D em relação ao outro olho, a fim de evitar problemas de discrepância de tamanho das imagens e dificuldade com a fusão binocular. Em alguns casos, quando há opacidade precoce do cristalino do outro olho ou quando a ametropia é extrema, pode-se propor a implantação de LIO no outro olho para facilitar o ajuste de ambos os olhos em emetropia
- **"Monovisão"**: conceito em que o olho (geralmente) não dominante é ajustado entre 1 e 2 dioptrias de miopia para permitir a visão desassistida para leitura, enquanto se visa à emetropia no olho dominante. Essa é uma opção atraente para alguns pacientes, em geral aqueles que fazem uso de lentes de contato ou óculos para obter a monovisão
- Lentes **multifocais**: utilizam uma variedade de meios ópticos para se obter uma visão satisfatória para perto, longe e distância intermediária. A maioria dos pacientes se mostra satisfeita com os resultados, mas uma minoria significativa fica insatisfeita, queixando-se de fenômenos como ofuscamento e perda de sensibilidade ao contraste. Resultados refrativos altamente precisos, incluindo astigmatismo limitado, são necessários para a função ideal e uma maior probabilidade de tolerância
- **Pacientes mais jovens** com uma LIO monofocal convencional e menos de 55 anos precisam estar cientes de que sofrerão uma perda súbita de focalização ativa e que, normalmente, levarão algum tempo para se ajustarem à perda de visão de perto desassistida.

> **DICA** Pacientes com menos de 55 anos precisam ser alertados para a perda de focalização ativa após o implante de uma LIO monofocal convencional.

Lentes intraoculares

Posicionamento

Uma lente intraocular (Figura 10.7 A) consiste em uma parte óptica e em seus hápticos. A primeira é o elemento central de refração; e o segundo, braços ou alças que permanecem em contato com estruturas oculares periféricas para centralização da parte óptica. A cirurgia de catarata moderna, com a preservação da cápsula do cristalino, permite o posicionamento da LIO no local ideal – "dentro do saco" (Figura 10.7 B). A cirurgia complicada, com a ruptura da cápsula posterior, pode necessitar de posicionamento alternativo na câmara posterior, com os hápticos colocados no sulco ciliar (somente para LIO de três peças; as de uma peça, inclusive as que têm hápticos em placa, podem ficar instáveis); ou na câmara anterior (CA), com os hápticos apoiados no ângulo – o posicionamento na câmara anterior requer um tipo específico de lente. Em algumas circunstâncias, pode-se colocar uma LIO suplementar no sulco, além de uma LIO no saco capsular, por exemplo, para corrigir um erro residual de refração após uma cirurgia primária (pseudopolifacia secundária), e existem LIOs ultrafinas para esse fim. É preferível evitar um implante secundário de lente intraocular no sulco ciliar (pseudopolifacia primária) em olhos muito curtos (p. ex., nanoftálmicos) devido ao risco de fechamento angular. Existem LIOs prontas comercialmente disponíveis com potência de até 40 D, e as produzidas sob medida podem oferecer potência ainda mais alta.

Modelo

- **LIOs flexíveis**: introduzidas no olho por meio de um injetor e, subsequentemente, desdobradas dentro do olho, são hoje de uso abrangente. A colocação com o injetor se faz com uma incisão muito pequena e permite que se evite o contato do implante com a superfície ocular, reduzindo, desse modo, o risco de contaminação bacteriana. O simples dobramento da LIO é uma alternativa, mas requer uma incisão ligeiramente maior. Os materiais flexíveis estão descritos a seguir. Aparentemente, não há superioridade de um material sobre outro
  - LIOs acrílicas: os materiais acrílicos hidrofóbicos (conteúdo de água < 1%) oferecem um índice de refração maior do que as lentes hidrofílicas e, consequentemente, são mais finos, embora isso possa resultar em disfotopsia (ofuscamento e reflexos incômodos). Existem relatos de que essas lentes produzem maior reação em olhos com uveíte, mas os resultados não parecem ser substancialmente afetados. O acrílico hidrofílico (hidrogel) teoricamente oferece biocompatibilidade superior, mas a imagem das LIOs de hidrogel foi prejudicada pela ocorrência de calcificação, que requer a remoção da LIO em alguns tipos e inflamação em outros (esses problemas foram resolvidos pelos fabricantes das lentes). As taxas de incidência de opacificação da cápsula posterior (OCP) podem ser mais altas com LIOs de hidrogel do que com outros materiais
  - LIOs de silicone são disponibilizadas nas conformações de háptico em alça (uma ou três peças) e háptico em placa (uma peça), a segunda consistindo em uma lâmina aproximadamente retangular com a parte óptica ao centro. LIOs de silicone apresentam maior biocompatibilidade do que LIOs acrílicas hidrofóbicas, mas com possível propensão a depósitos significativos de silicone em olhos preenchidos por óleo de silicone
  - O Collamer é composto por colágeno, um copolímero de base poli-HEMA e um cromóforo absorvente de luz ultravioleta. É um material comercializado principalmente em função da alta biocompatibilidade e de uma reputação favorável
- **LIOs rígidas**: feitas inteiramente de polimetilmetacrilato (PMMA). Não podem ser injetadas ou dobradas, motivo pelo qual requerem uma incisão maior do que o diâmetro da zona óptica, normalmente 5 ou 6 mm, para a inserção. Por motivos econômicos, continuam a ser amplamente utilizadas nos países em desenvolvimento. Taxas de OCP são mais altas com lentes de PMMA do que com as de silicone e acrílicas. Alguns cirurgiões preferem LIOs revestidas com heparina (ver adiante) em olhos anteriormente afetados por uveíte, especialmente em crianças

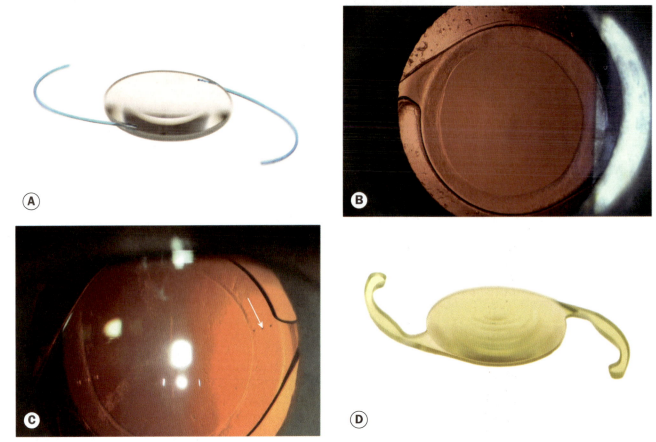

Figura 10.7 Lentes intraoculares (LIO). **A.** LIO acrílica dobrável de duas peças – observe a borda quadrada da parte óptica (**B**) da LIO *in situ* no saco capsular. **C.** LIO tórica implantada mostrando conjuntos diametralmente opostos de três pontos demarcando o eixo da lente (*seta*). **D.** LIO multifocal flexível de uma peça (a zona óptica inclui um filtro de luz azul).

- **Zona óptica com bordas afiadas/quadradas** (ver Figura 10.7 A): associada a uma taxa significativamente mais baixa de OCP em comparação com a zona óptica de borda arredondada, razão pela qual a primeira, hoje, é o modelo predominante. Entretanto, as bordas quadradas podem estar associadas a uma taxa mais alta de disfotopsia (ver adiante)
- **Filtros de luz azul**: embora todas as LIOs contenham filtros de luz ultravioleta, algumas contêm também filtros para comprimentos de onda azul, a fim de reduzir a possibilidade de lesões causadas à retina por essa luz visível de alta energia (ver Figura 10.7 D). Filtros azuis geram uma coloração ligeiramente amarelada na LIO, embora semelhante somente àquela do cristalino fisiológico de adultos jovens. Algumas evidências sugerem uma função visual mais baixa em condições escotópicas de iluminação
- **Zona óptica esférica**: para neutralizar a aberração esférica da córnea, estão amplamente disponíveis e já demonstraram melhorar o contraste, especialmente em condições mesópicas. Uma grande desvantagem é que o elemento asférico das LIOs fabricadas é ajustado em um nível único padronizado (isso difere entre os fabricantes), mas a proporção de aberração esférica varia entre as pessoas; algumas serão supercompensadas, e outras, subcompensadas
- **Revestimento de heparina**: reduz o atrito e a aderência de células inflamatórias, o que pode particularmente ser o caso em olhos com uveíte. Entretanto, não existem evidências claras do benefício clínico da modificação da superfície com heparina nesses olhos

- **LIOs tóricas** (ver Figura 10.7 C): apresentam um componente refrativo cilíndrico integrado para compensar astigmatismo corneano preexistente. O principal problema é a possível rotação no interior do saco capsular, o que ocorre em um pequeno percentual de casos e pode ser corrigido com o reposicionamento cirúrgico precoce
- **LIOs bifocais** (ver Figura 10.7 D) (ver também Capítulo 8): o uso de mecanismos refrativos ou difrativos tem por finalidade proporcionar uma visão nítida em diferentes distâncias focais. As chamadas LIOs "acomodativas" tentam flexionar-se e, desse modo, alterar o comprimento focal, mas, na prática, a amplitude da acomodação é muito pequena
- **LIOs ajustáveis**: permitem a alteração da potência refrativa após o implante. Uma das versões usa a irradiação ultravioleta de baixo nível na lâmpada de fenda cerca de 1 semana após a cirurgia para induzir a polimerização de suas moléculas componentes em padrões específicos com precisa correção esférica e cilíndrica (astigmatismo).

Anestesia

A maioria das cirurgias de catarata é realizada sob anestesia local, às vezes em conjunto com sedação intravenosa ou oral. Anestesia geral é necessária em algumas circunstâncias, como em crianças e muitos adultos jovens, pacientes muito ansiosos, alguns pacientes com dificuldades de aprendizado, epilepsia, demência e aqueles com tremor de cabeça.

- **Bloqueio subtenoniano**: inserção de uma cânula de ponta romba através de uma incisão na conjuntiva e na cápsula de Tenon a 5 mm do limbo em sentido inferonasal (Figura 10.8 A), contornando a curvatura do globo pelo espaço subtenoniano. O anestésico é injetado além do equador do globo ocular (Figura 10.8 B). Embora a anestesia seja boa, e as complicações, mínimas, a acinesia é variável. Ocorrência de quemose e hemorragia subconjuntival é comum, mas a penetração do globo ocular é extremamente rara
- **Bloqueio peribulbar**: a anestesia é administrada através da pele (Figura 10.8 C e D) ou da conjuntiva com uma agulha de 25 mm. Em geral, proporciona anestesia efetiva e acinesia. Penetração do globo ocular é rara, mas uma complicação grave. Por essa razão, a anestesia peribulbar deve ser evitada em olhos longos (os quais também tendem a ter um diâmetro equatorial maior)
- **Anestesia tópica**: envolve colírios ou gel (proximetacaína a 0,5%, tetracaína a 1% colírio, lidocaína a 2% gel), que podem ser incrementados com lidocaína intracameral sem conservantes a 0,2 a 1%, normalmente durante a hidrodissecção. Formulações combinadas de viscoelástico/lidocaína também são disponibilizadas comercialmente. Embora em geral seja adequada, a analgesia tende a ser menos efetiva do que nos bloqueios peribulbar e subtenoniano. Apesar da ausência de acinesia, a maioria dos pacientes consegue cooperar de maneira adequada. A taxa de complicações intraoperatórias é provavelmente mais alta do que com os blocos regionais, mas as complicações relacionadas com a anestesia são menores.

Cirurgia manual de remoção de catarata

Quando as LIOs de câmara posterior começaram a ser amplamente utilizadas na década de 1980, a maioria dos cirurgiões adotou a extração extracapsular de catarata (ECCE, *extracapsular cataract extraction*), abandonando a técnica intracapsular (ICCE, *intracapsular cataract extraction*) mais antiga. Na ICCE, utiliza-se uma criossonda

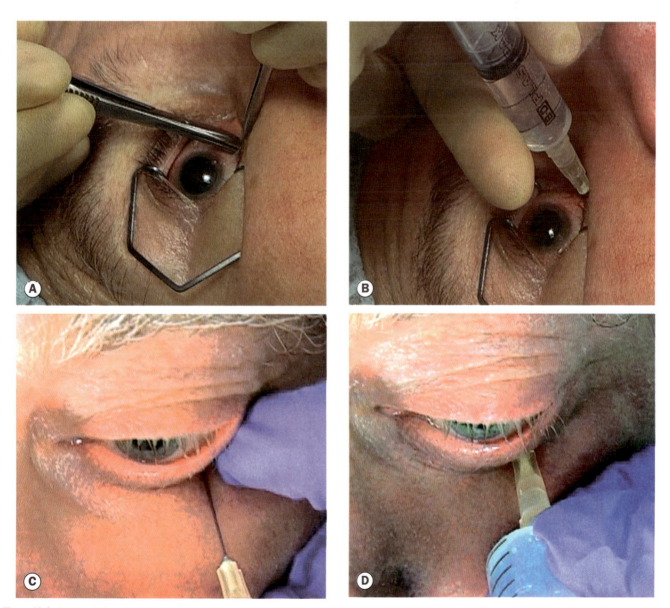

Figura 10.8 Anestesia local para cirurgia de catarata. **A.** Dissecção conjuntival para anestesia subtenoniana. **B.** Infiltração subtenoniana com uma cânula romba. **C.** Inserção da agulha para anestesia peribulbar. **D.** Infiltração peribulbar do agente anestésico.

para remover o cristalino completo com sua cápsula (Figura 10.9 A). Na ECCE, após a realização de uma grande capsulotomia anterior, faz-se uma extensa incisão límbica (8 a 10 mm) e extrai-se o núcleo do cristalino após a hidrodissecção para liberar as conexões corticais (Figura 10.9 B). Em seguida, aspira-se o material cortical, deixando um saco capsular suficientemente intacto para sustentar a LIO. É necessário suturar a incisão, por vezes induzindo considerável astigmatismo corneano. A cirurgia manual de catarata com uma pequena incisão (MSICS, *manual small-incision cataract surgery*) é uma variante da ECCE utilizada para atender à necessidade do tratamento cirúrgico de alto volume de pacientes com catarata densa em regiões geográficas menos favorecidas, e envolve criação de um pequeno túnel esclerocorneano autosselante (Figura 10.10 A), coloração da cápsula anterior para facilitar a capsulorrexe (Figura 10.10 B), extração manual do núcleo por completo (Figura 10.10 C), aspiração manual do córtex (Figura 10.10 D) e implante da LIO. A recuperação visual é comparável à facoemulsificação, mas a MSICS é mais rápida e evita o uso de tecnologia cara.

Facoemulsificação

Introdução

Facoemulsificação ("faco") é o método-padrão de extração de catarata nos países desenvolvidos e nos centros regionais da maioria dos países em desenvolvimento.

Facodinâmica

A escolha dos ajustes adequados permite que a cirurgia seja realizada com mais segurança e facilidade.

- **Nivelamento da garrafa de irrigação**: fixada acima do nível dos olhos do paciente, tem por objetivo manter a estabilidade da câmara anterior com uma pressão intraocular razoável. O fluxo de infusão é proporcional à altura da garrafa
- **Taxa de fluxo de aspiração** (TFA): refere-se ao volume de líquido removido do olho em milímetros por minuto. Para uma taxa de fluxo de aspiração mais alta, deve-se elevar a garrafa de irrigação para compensar o aumento da perda de líquido. Uma taxa elevada resulta na atração do material da lente para a ponta da caneta de facoemulsificação, com um aumento mais rápido do vácuo e a pronta remoção do material do cristalino, mas com menor potência. Normalmente, cirurgiões inexperientes devem evitar uma taxa de fluxo de aspiração elevada
- **Vácuo**: medido em milímetros de mercúrio (mmHg), é gerado durante a oclusão quando a bomba está tentando aspirar o líquido. O nível de vácuo determina até que ponto a ponteira do aparelho de faco segura o material aspirado quando ocluída, possibilitando a manipulação dos fragmentos do cristalino. Um nível de vácuo elevado pode diminuir a necessidade de potência total para remover o cristalino. A exemplo da taxa de fluxo de aspiração, o ajuste para um nível mais baixo de vácuo reduz a velocidade dos eventos intraoculares, a intensidade do *surge* (ver adiante) e a probabilidade da aspiração inadvertida da íris ou da cápsula do cristalino
- *Surge* **pós-oclusão**: quando a oclusão da ponteira do aparelho de faco pelo material cristaliniano é perdida, a energia contida resulta em um súbito aumento temporário do efluxo – *surge* – que pode resultar em complicações como ruptura capsular, por exemplo, e, na medida do possível, é suprimido pelos aparelhos de faco modernos.

Tipo de bomba

A principal implicação do tipo de bomba empregada por determinado aparelho de faco é o efeito sobre o comportamento do vácuo.

- **Bombas peristálticas (fluxo)**: aspiram líquido e material do cristalino para a ponteira do aparelho de faco, comprimindo tubos cheios de líquido sobre cilindros com velocidade de rotação variável. O vácuo é gerado somente quando a ponteira do aparelho de faco é ocluída, momento em que a bomba, então, vai desacelerando e em que o nível máximo fixado é alcançado
- **Bombas Venturi (vácuo)**: criam uma pressão negativa dentro de um tubo pela passagem de gás comprimido através de sua entrada. Isso tem o efeito prático de sincronizar o vácuo e a TFA, de modo que, em geral, não existe um meio independente de ajuste da TFA. A compressão do pedal aumenta o vácuo até o nível máximo prefixado que independe da oclusão; por isso, há sempre algum vácuo disponível na ponteira do aparelho de faco
- **Bombas híbridas**: oferecidas por alguns aparelhos de faco modernos.

Caneta de ultrassom (handpiece)

A caneta de faco de ultrassom consiste em uma ponteira com uma agulha de titânio oca envolvida por uma manga com fluido para resfriamento (Figura 10.11) a fim de proteger a córnea de lesões térmicas e mecânicas. Sua ação emulsificadora é mediada por vibrações de frequência muito alta (ultrassônica) que produzem efeitos de britadeira, cavitação e outros. Alguns aparelhos oferecem variantes como ação torsional e facoemulsificação por jato de água. Existem ponteiras de faco de diferentes formas e tamanhos, cada uma com características específicas de corte e apreensão.

Dispositivos viscocirúrgicos oftálmicos

Dispositivos viscocirúrgicos oftálmicos (DVOs ou viscoelásticos) são biopolímeros que desempenham um papel fundamental na cirurgia moderna de catarata.

- DVOs **coesivos**: utilizados para criar e manter espaços intraoculares, por exemplo, para manutenção da CA durante a capsulorrexe e preenchimento do saco capsular, a fim de facilitar a introdução da LIO. As variantes com maior peso molecular mantêm o espaço intraocular de maneira mais efetiva, mas tendem a promover prolapso da íris nas câmaras anteriores rasas e produzir uma elevação mais sustentada da pressão intraocular pós-operatória
- DVOs **dispersivos**: aderem melhor às superfícies do que os DVOs coesivos e normalmente são utilizados para proteger o endotélio; são mais difíceis de remover do olho do que os viscoelásticos coesivos, mas tendem menos a causar picos da PIO. A principal desvantagem prática dos DVOs dispersivos é sua tendência a reter bolhas de ar e fragmentos do cristalino, comprometendo a visão cirúrgica
- DVOs **adaptativos**: apresentam características mistas
- Técnica de **"soft shell"**: consiste na injeção, antes do estágio da capsulotomia, de uma camada externa de dispersivo seguida por um núcleo interno coesivo. Alguns cirurgiões utilizam esse procedimento rotineiramente, e outros, somente para olhos com alto risco de descompensação corneana (p. ex., córnea *guttata*)
- **Manipulação pupilar**: no olho com pupila pequena, um viscoelástico coesivo com alto peso molecular (p. ex., Healon GV) afasta a

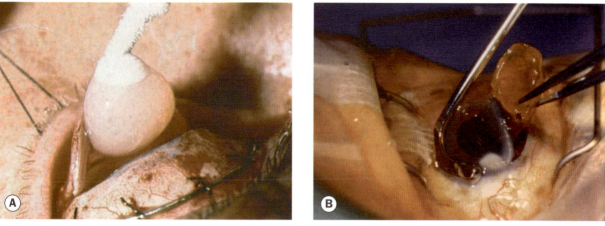

Figura 10.9 Cirurgia manual de remoção de catarata. **A.** Extração intracapsular. **B.** Extração extracapsular. (*Cortesia de C Barry.*)

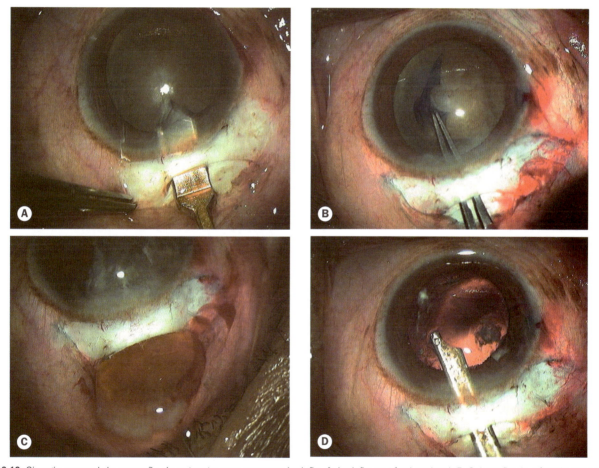

Figura 10.10 Cirurgia manual de remoção de catarata com pequena incisão. **A.** Incisão no túnel escleral. **B.** Coloração da cápsula anterior com corante azul antes da capsulorrexe. **C.** Extração do núcleo. **D.** Aspiração cortical com uma cânula Simcoe. (*Cortesia de A Hennig.*)

íris do cristalino e ajuda a induzir midríase. O efeito coesivo dos DVOs adaptativos pode ser utilizado para dilatar a pupila durante o intraoperatório; e o efeito dispersivo, para manter a dilatação. DVOs podem ser utilizados para romper sinéquias posteriores com trauma mínimo

- **Manipulação cortical**: DVOs podem ser úteis para dissecar o córtex, afastando-o da cápsula do cristalino, de modo a minimizar a tração sobre ligamentos zonulares frágeis

- **Resgate da capsulorrexe**: se a capsulorrexe mostrar sinais de estar correndo para a periferia, a injeção de um viscoelástico coesivo aplanará a cápsula anterior, auxiliando a aplicação de um vetor direcionado para o centro e ajudando a expandir a pupila

- **Ruptura capsular**: em uma pequena ruptura da cápsula posterior, um viscoelástico dispersivo empurrará o vítreo de volta à câmara posterior e manterá o tamponamento do defeito capsular, facilitando a remoção do cristalino.

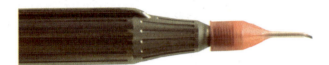

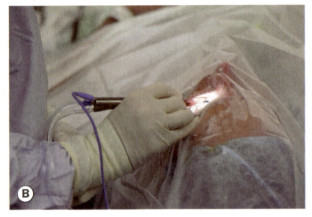

Figura 10.11 Caneta de faco. **A.** Com ponta curva e manga de proteção. **B.** Posicionamento durante a cirurgia.

Técnica

- **Preparação**
  - Anestésico tópico é seguido pela instilação de iodopovidona a 5% (Figura 10.12 A) ou de clorexidina no saco conjuntival e pela limpeza das pálpebras (Figura 10.12 B), assegurando-se total aplicação nos cílios. Deve-se permitir a ação do antisséptico por pelo menos 3 minutos
  - O campo cirúrgico (Figura 10.12 C) é cuidadosamente preparado, isolando os cílios e as margens palpebrais, e depois insere-se o blefarostato
- **Incisões**
  - Realiza-se uma incisão lateral cerca de 60° à esquerda (no caso de cirurgiões destros) da incisão principal. Alguns cirurgiões preferem duas incisões laterais a 180° uma da outra
  - Injeta-se o viscoelástico na câmara anterior
  - Muitos cirurgiões realizam a incisão corneana (Figura 10.13 A) no eixo corneano mais curvo, enquanto outros preferem uma localização habitual. Incisões temporais podem proporcionar melhor acesso e menos astigmatismo induzido, mas estão associadas, no entanto, a risco ligeiramente maior de endoftalmite
- **Capsulorrexe curvilínea contínua:** realizada com um cistítimo, uma agulha hipodérmica curva e/ou pinça de cápsula (Figura 10.13 B)

DICA O Azul de Trypan cora efetivamente a cápsula anterior e facilita a realização dfa capsulorrexe cóm precisão em pacientes com reflexo vermelho pobre, em decorrência de uma catarata densa.

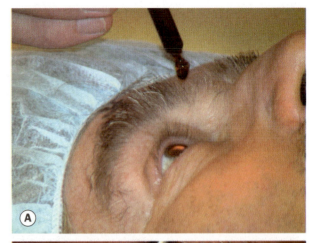
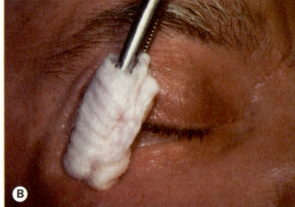
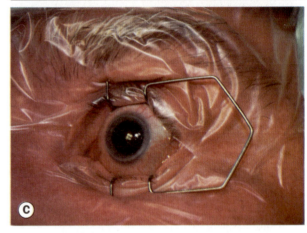

Figura 10.12 Preparação. **A.** Instilação de iodopovidona a 5% no fórnice conjuntival. **B.** Limpeza da pele com iodopovidona. **C.** Campo cirúrgico plástico e blefarostato isolando o campo cirúrgico das pálpebras.

- **Hidrodissecção:** realizada para separar o núcleo e o córtex da cápsula, de modo que o núcleo possa ser manipulado. Insere-se uma cânula romba por baixo da borda da capsulorrexe para, cuidadosamente, injetar fluido sob a cápsula (Figura 10.13 C). Deve-se observar uma onda de hidrodissecção, desde que haja um reflexo vermelho adequado
- **"Dividir e conquistar":** é uma técnica de remoção do núcleo segura e amplamente utilizada, na qual se criam dois sulcos perpendiculares (esculpidos). A ponteira do aparelho de faco e um segundo instrumento são colocados em paredes opostas dos

sulcos e o núcleo é dividido em quadrantes, aplicando-se força em direções opostas (Figura 10.13 D). Cada um dos quadrantes é, então, emulsificado e aspirado (Figura 10.13 E)

- "*Phaco chop*": tem a vantagem da velocidade ligeiramente mais alta e de demandar menos energia total do aparelho de faco, mas se leva mais tempo para aprender essa técnica. No corte horizontal, insere-se um *chopper* de ponta romba horizontalmente por baixo da cápsula, girando-o verticalmente ao alcançar o equador. O corte vertical é realizado com um *chopper* de ponta afiada que não precisa passar além da capsulorrexe. O núcleo é separado em vários pedaços para emulsificação
- "*Stop and chop*": técnica combinada
- **Remoção do córtex do cristalino**: fragmentos corticais são cuidadosamente mobilizados por meio do vácuo, destacados centralmente da cápsula do cristalino e aspirados. Estão disponíveis os métodos coaxial automatizado, bimanual automatizado (Figura 10.13 F) e de aspiração manual (p. ex., cânula de Simcoe)
- **Inserção da LIO**: preenche-se o saco capsular com viscoelástico coesivo. Introduz-se um cartucho injetor carregado através da incisão principal, injetando-se lentamente a LIO, que é desdobrada dentro do saco capsular (Figura 10.14). A LIO tórica (ver Figura 10.7 C) deve ser girada para que se obtenha o alinhamento correto. Pode-se aspirar o viscoelástico antes ou depois de girar a LIO
- **Conclusão**: as incisões laterais e a incisão principal podem ser seladas com injeção de solução salina no estroma corneano (hidrosselagem). As medidas profiláticas ao final da cirurgia podem incluir injeção na câmara interior (CA) de antibióticos, injeção subconjuntival de antibiótico e esteroide e/ou antibiótico tópico.

Lasers de femtossegundo na cirurgia de catarata

Lasers de femtossegundo, utilizados na cirurgia refrativa há anos, foram recentemente adotados por alguns cirurgiões em substituição a várias das etapas manuais da facoemulsificação por um processo automatizado. Incisões corneanas, capsulorrexe e fragmentação inicial do cristalino, bem como incisões relaxantes limbares para aliviar o astigmatismo (Figura 10.15), podem ser realizadas com *laser*. Possíveis vantagens incluem maior precisão e integridade das incisões, energia reduzida para facoemulsificação e resultados refrativos possivelmente melhores em razão de um posicionamento mais preciso da capsulorrexe. Desvantagens incluem o custo substancialmente mais elevado, o maior tempo total de cirurgia e dificuldades com casos tecnicamente desafiadores (p. ex., pupilas pequenas). Há substancial curva de aprendizado.

Complicações operatórias

Ruptura da cápsula posterior do cristalino

A ruptura capsular pode vir acompanhada de perda vítrea, migração posterior de material do cristalino e, em casos raros, de hemorragia expulsiva. As sequelas da perda vítrea, especialmente se não conduzidas de maneira adequada, incluem EMC, DR, endoftalmite, deslocamento superior da pupila, uveíte, toque vítreo, síndrome da trave vítrea, glaucoma e deslocamento posterior da LIO.
- **Sinais**
  - Câmara anterior subitamente aprofundada ou tornada rasa e dilatação pupilar momentânea

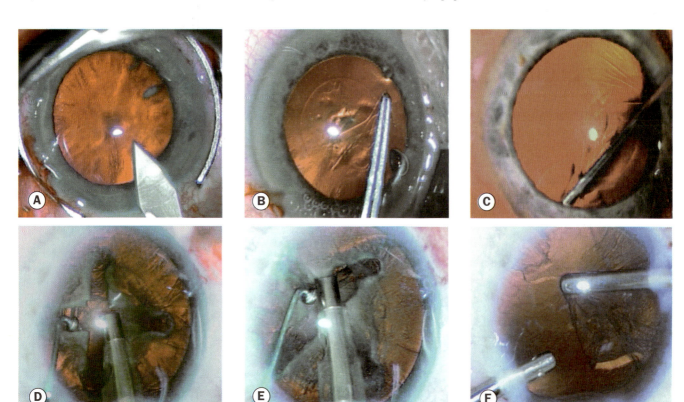

Figura 10.13 Facoemulsificação. **A.** Incisão na córnea. **B.** Capsulorrexe. **C.** Hidrodissecção. **D.** Divisão do núcleo. **E.** Facoemulsificação e aspiração dos quadrantes do núcleo – método de "dividir e conquistar". **F.** Aspiração cortical com utilização da técnica bimanual automatizada.

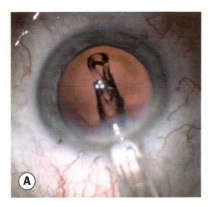 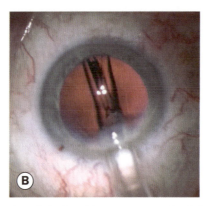 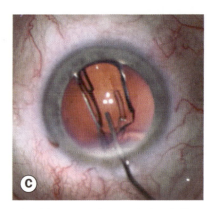

Figura 10.14 Inserção da lente intraocular (LIO). **A.** Alça inferior inserida no saco capsular. **B.** Lento desdobramento da zona óptica. **C.** Alça superior inserida no saco capsular.

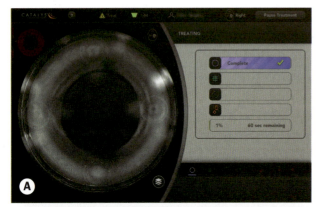
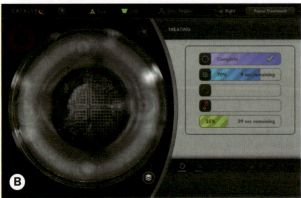
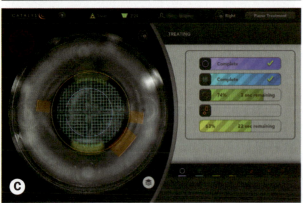

Figura 10.15 *Laser* de femtossegundo para cirurgia de catarata – interface gráfica do usuário. **A.** Capsulotomia concluída. **B.** Fragmentação do núcleo. **C.** Incisões relaxantes limbares para astigmatismo. (*Cortesia de Abbott Medical Optics.*)

- O núcleo desaparece e não pode ser acessado pela ponteira de faco
- O vítreo aspirado pela ponteira de faco geralmente se manifesta com uma queda marcante da velocidade de aspiração
- Ruptura da cápsula ou do gel vítreo pode ser diretamente visualizada

DICA A ruptura da cápsula posterior manifesta-se com uma súbita alteração na profundidade da câmara anterior e dilatação momentânea da pupila.

- **Tratamento**: depende da magnitude da ruptura, do tamanho e do tipo de qualquer material residual do cristalino, e da presença ou ausência de prolapso do vítreo
  - Pode-se injetar viscoelástico dispersivo, como Viscoat™ (ver anteriormente). No caso de permanência total ou quase total do núcleo, pode-se cogitar conversão para a extração extracapsular. É possível utilizar vitreófago nessa ocasião (ver adiante) para remover o vítreo emaranhado com fragmentos do núcleo
  - Pode-se aumentar a incisão, se necessário, e passar um deslizador (*Sheets glide*) por trás dos fragmentos do cristalino para cobrir o defeito capsular, embora seja importante confirmar se o vítreo foi inicialmente deslocado ou removido, e não sofrerá tração
  - Os fragmentos residuais do núcleo são cuidadosamente removidos por faco, com a garrafa posicionada a baixa altura e baixa TFA, ou, se grandes, por viscoexpressão após a extensão da incisão principal
  - Uma vez removidos os resíduos do núcleo, uma abordagem comum consiste no tamponamento da ruptura com DVO dispersivo, preenchendo-se cuidadosamente a câmara anterior com um viscoelástico coesivo e utilizando-se uma cânula de aspiração manual, com a irrigação desligada, para aspirar cuidadosamente o córtex residual, completando a câmara anterior com viscoelástico, se necessário
  - Todo o vítreo é, então, removido da câmara anterior e da incisão com um vitreófago, inclusive em um nível mais profundo que a ruptura capsular. Muitos consideram a técnica bimanual como superior, com instrumentos de corte e

infusão separados, uma vez que o vítreo não é afastado do instrumento de corte. A posição da cânula de infusão é mantida alta, e a do cortador, baixa. A principal dificuldade prática é a visualização do gel vítreo, o que pode ser melhorado com a instilação de Azul de Trypan ou de 0,1 mℓ de triancinolona de 40 mg/mℓ (agitar bem antes de usar). A garrafa de infusão deve estar em uma altura suficiente para manter a câmara anterior em um nível intermitentemente raso.

DICA Em caso de perda vítrea, a visualização dos cordões vítreos residuais pode melhorar com a injeção de triancinolona na CA.

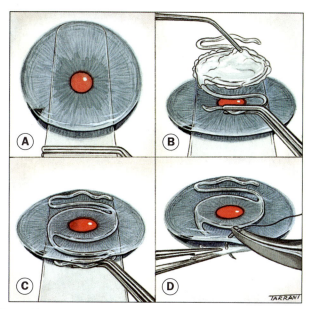

Figura 10.16 Inserção de uma lente intraocular (LIO) de câmara anterior; observe que foi criada uma iridectomia. **A.** Inserção de um deslizador. **B.** DVO (ver texto) revestindo a superfície anterior da LIO. **C.** Inserção da LIO. **D.** Sutura da incisão.

- Uma pequena ruptura capsular posterior permite o cuidadoso implante de uma LIO de câmara posterior no saco capsular
- Mesmo uma ruptura grande normalmente permite a colocação de uma LIO de câmara posterior de três peças (mas não de uma peça) no sulco ciliar. O centro das alças dos hápticos deve ser colocado a 90° em relação a uma ruptura periférica. Se possível, após a colocação da LIO no sulco, a zona óptica deve ser capturada em uma capsulorrexe intacta de diâmetro ligeiramente menor mediante a compressão de cada lado da zona óptica por baixo da capsulorrexe. Com a captura da capsulorrexe, é possível utilizar a potência originalmente planejada da LIO, ou possivelmente 0,5 D a menos. Sem a captura, a potência sofre redução de 0,5 a 1 D
- Utiliza-se solução de acetilcolina para contrair a pupila após o implante de uma LIO de câmara posterior ou antes da inserção de uma LIO de câmara anterior
- Um suporte capsular insuficiente pode exigir o implante de uma LIO de câmara anterior (Figura 10.16). É importante notar que a iridectomia é necessária para evitar bloqueio pupilar. LIOs de câmara anterior estão associadas a um maior risco de complicações em comparação com LIOs de câmara posterior, como ceratopatia bolhosa, hifema, pregueamento da íris e irregularidades pupilares. LIO de câmara anterior (ver Figura 8.12 A, no Capítulo 8) ou posterior fixada à íris ou LIO de câmara posterior fixada à esclera são alternativas
- Deve-se usar uma sutura para fechar a ferida cirúrgica após a ruptura capsular, ainda que a incisão pareça adequadamente autosselante.

Perda posterior de fragmentos do cristalino

O deslocamento de fragmentos de material do cristalino para a cavidade vítrea (Figura 10.17 A) após a deiscência zonular ou da ruptura da cápsula posterior é rara, mas potencialmente séria na medida em que pode resultar em glaucoma, uveíte crônica, DR ou EMC crônico. A princípio, qualquer uveíte ou aumento de pressão intraocular deve ser tratada. Talvez convenha adotar uma abordagem conservadora no caso de fragmentos pequenos, mas a vitrectomia via *pars plana* normalmente é necessária no caso de pedaços maiores.

Deslocamento posterior da lente intraocular

O deslocamento de uma LIO para a cavidade vítrea (ver Figura 10.17 B) é raro. Pode ocorrer por meio de deiscência capsular posterior, ou, no olho com fibras zonulares frágeis (p. ex., pseudoesfoliação), todo o saco capsular pode se deslocar. As complicações incluem hemorragia vítrea, DR, uveíte e EMC crônico. O tratamento consiste em vitrectomia via *pars plana* com remoção, reposicionamento ou troca da LIO, dependendo da extensão do suporte capsular.

Hemorragia supracoroidal

Hemorragia supracoroidal é o sangramento para o espaço supracoroidal em decorrência da ruptura de uma artéria ciliar posterior. Se suficientemente grave, pode resultar na extrusão do conteúdo intraocular (hemorragia expulsiva). É uma complicação temida, mas extremamente rara (0,04%) com a facoemulsificação. Os fatores contributivos incluem idade avançada, glaucoma, comprimento axial aumentado, doença cardiovascular sistêmica, perda vítrea e conversão de facoemulsificação para extração extracapsular de catarata. Um alto nível de suspeita durante o intraoperatório é fundamental e, ao menor indício de hemorragia supracoroidal, a cirurgia deve ser encerrada, e a incisão, imediatamente suturada.

- **Sinais**
  - Nível progressivamente mais raso da câmara anterior, pressão intraocular elevada e prolapso da íris
  - Extrusão do vítreo, perda ou obscurecimento parcial do reflexo vermelho e a aparência de uma massa escura por trás da pupila
  - Em casos graves, o conteúdo do segmento posterior pode ser extrusado para a câmara anterior através da incisão
- **Tratamento imediato**: envolve o fechamento da incisão com uma sutura. A rapidez no fechamento é essencial, e o viscoelástico residual pode ser deixado no olho. A esclerotomia posterior intraoperatória não deve ser realizada. Deve-se confirmar o diagnóstico no exame com a lâmpada de fenda tão logo possível. Administra-se a medicação de redução da pressão intraocular, como acetazolamida oral, para tratar o pico de pressão que geralmente se segue. Um regime intensivo de esteroides tópicos e sistêmicos deve ser administrado após a cirurgia para reduzir a inflamação intraocular,

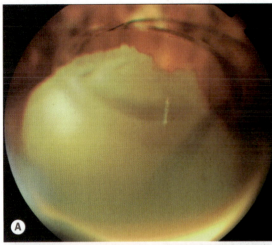
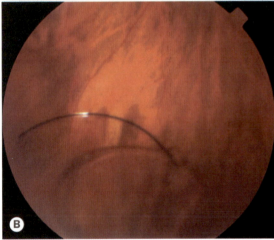

Figura 10.17 A. Grande fragmento nuclear na porção inferior da cavidade vítrea – visualiza-se também uma lente intraocular (LIO) deslocada. **B.** LIO deslocada. (*Cortesia de S Milewski.*)

com o tratamento-padrão pós-operatório com antibióticos e controle da pressão intraocular. Medicamentos anti-inflamatórios não esteroides (AINEs) devem ser evitados para analgesia, e qualquer agente antiplaquetário ou anticoagulante deve ser imediatamente suspenso, desde que seja seguro
- **Tratamento subsequente:** se não houver absorção espontânea, o tratamento consiste na drenagem de uma hemorragia de grande extensão, o que pode ser feito 7 a 14 dias mais tarde, quando a liquefação do coágulo sanguíneo já terá ocorrido. O prognóstico visual para uma hemorragia de grandes proporções é altamente variável. Aposição coriorretiniana prolongada (> 14 dias) reduz o prognóstico. Pode-se cogitar uma vitrectomia via *pars plana* quando a retina estiver aderente ou descolada, embora mesmo as hemorragias apostas "em beijo" ("*kissing*") possam se resolver espontaneamente sem problemas retinianos aparentes. Se for o caso, pode-se realizar cirurgia de catarata após 1 a 2 semanas.

Endoftalmite pós-operatória aguda

Patogênese
A incidência de endoftalmite aguda atualmente relatada após uma cirurgia de catarata varia substancialmente entre os estudos, mas é provavelmente de pelo menos 0,1%. A infecção intraocular aguda é invariavelmente uma condição grave. Toxinas produzidas por bactérias infectantes e as respostas inflamatórias do hospedeiro causam danos rápidos e irreversíveis aos fotorreceptores, e os efeitos podem persistir por muito tempo após a esterilização do conteúdo ocular.
- **Fatores de risco:** são difíceis de determinar, mas podem incluir complicações operatórias como ruptura da cápsula posterior, tempo de procedimento prolongado, procedimento combinado (p. ex., com vitrectomia), incisão corneana (*clear cornea*) sem sutura, incisão temporal, vazamento da incisão cirúrgica no primeiro dia pós-operatório, adiamento dos antibióticos tópicos pós-operatórios até o dia seguinte à cirurgia, anestesia tópica, doença dos anexos oculares e diabetes.

> **DICA** Em pacientes monoculares, certifique-se de que não há infecção na cavidade adjacente antes de realizar a cirurgia de catarata.

- **Patógenos:** cerca de 90% dos agentes isolados são gram-positivos e 10%, gram-negativos. O *Staphylococcus epidermidis* é o mais comum e, com tratamento precoce, apresenta um prognóstico razoável
- A **fonte da infecção** normalmente não tem como ser identificada com certeza. Acredita-se que a flora das pálpebras e a conjuntiva sejam a fonte mais frequente, incluindo a contaminação das incisões nos estágios pós-operatórios iniciais. Outras possíveis fontes são soluções e instrumentos contaminados, o ar ambiente e o cirurgião, bem como outros membros da equipe presentes na sala de cirurgia.

Profilaxia
Em razão da baixa taxa de endoftalmite, é muito difícil determinar a efetividade de qualquer medida preventiva.
- **Instilação de iodopovidona a 5%:** aplicada aos fórnices conjuntivais, deixa-se agir por, pelo menos, 3 minutos antes da cirurgia
- **Preparação cuidadosa** do campo cirúrgico: o procedimento de recobrimento deve ser refeito se a cobertura dos cílios for inadequada
- **Tratamento de infecções preexistentes:** como blefarite, conjuntivite, dacriocistite crônica e infecção no olho contralateral ou na cavidade
- **Profilaxia com antibióticos**
  - Cefuroxima intracameral (1 mg em 0,1 mℓ) injetada na CA ao final da cirurgia
  - Na falta da cefuroxima, pode-se utilizar alternativamente o moxifloxacino (0,5 mg em 0,1 mℓ), injetado na CA ao fim da cirurgia
  - Há relatos de que a vancomicina causa vasculite retiniana oclusiva hemorrágica em alguns pacientes e deve ser evitada como profilaxia de rotina
  - A injeção subconjuntival pós-operatória pode alcançar níveis bactericidas na CA por pelo menos 1 a 2 horas
  - Antibióticos tópicos pré-operatórios à base de fluoroquinolona são frequentemente administrados em regimes de 1 a 3 horas antes da cirurgia, mas não há evidências de sua eficácia

- **Ressutura precoce** de incisões cirúrgicas com vazamento. É considerado um procedimento mais prudente do que a observação
- **Revisão da prática cirúrgica pessoal**: é necessária para eliminar elementos predisponentes a riscos, especialmente se constatada uma taxa significativa de endoftalmite.

DICA Instilação de iodopovidona a 5% na superfície ocular antes da cirurgia reduz o risco de endoftalmite.

Achados clínicos
- **Sintomas**: dor, vermelhidão e perda visual
- **Sinais**: variam de acordo com a gravidade
  - Edema palpebral, quemose, injeção conjuntival e secreção
  - Presença de defeito pupilar aferente relativo é comum
  - Opacificação da córnea
  - Exsudato fibrinoso e hipópio (Figura 10.18 A)
  - Vitreíte com visualização prejudicada do fundo de olho
  - Inflamação grave do vítreo e detritos (Figura 10.18 B) com perda do reflexo vermelho.

Diagnóstico diferencial
Se houver qualquer dúvida com relação ao diagnóstico, o tratamento deve ser de endoftalmite infecciosa, uma vez que o reconhecimento precoce leva a um melhor resultado.
- **Material cristaliniano retido**: retenção de material cristaliniano na CA (Figura 10.19) ou no vítreo pode precipitar uveíte grave, edema de córnea e aumento da PIO
- **Hemorragia vítrea**: especialmente se o sangue presente no vítreo for despigmentado
- **Uveíte pós-operatória**: um diagnóstico confiável de infecção nem sempre é simples. Se os sinais de inflamação forem leves, terapia provisória com esteroides tópicos e reavaliação precoce (6 a 24 horas) são adequadas. Se não houver melhora significativa, a conduta deve ser a mesma adotada no caso de endoftalmite
- **Reação tóxica** ao uso de líquido de irrigação ou viscoelástico inadequado ou contaminado. Uma reação fibrinosa intensa com edema de córnea pode se desenvolver, apesar da ausência de outros sinais de endoftalmite infecciosa. O tratamento se faz com um regime intensivo de esteroides tópicos e cicloplégicos
- **Cirurgia complicada ou prolongada**: pode resultar em edema de córnea e uveíte.

Identificação de patógenos
Para confirmar o diagnóstico, amostras para cultura devem ser obtidas a partir do humor aquoso e do humor vítreo. Cultura negativa não descarta necessariamente presença de infecção, e o tratamento deve continuar. Um centro cirúrgico com equipe experiente é o melhor ambiente, mas, para evitar atrasos, amostras podem ser coletadas em uma sala para pequenos procedimentos, se necessário.
- **Ultrassom modo B**: deve ser realizado antes da coleta de amostra do vítreo se não houver visualização clínica, a fim de excluir hipótese de DR
- **Preparação**
  - Instila-se iodopovidona a 5%
  - Administra-se a anestesia tópica e subconjuntival, subtenoniana ou peribulbar. O olho inflamado geralmente é resistente à

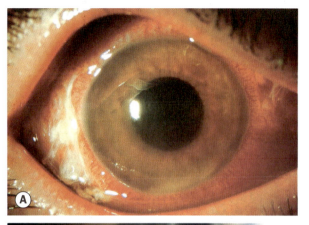
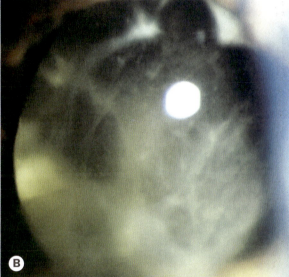

Figura 10.18 Endoftalmite bacteriana pós-operatória aguda. **A.** Injeção ciliar, exsudato fibrinoso e hipópio. **B.** Grave envolvimento do vítreo. (*Cortesia de C Barry – Figura A; S Tuft – Figura B.*)

anestesia local, razão pela qual pode haver necessidade de sedação ou anestesia geral
  - O olho é isolado como para a cirurgia de catarata, com a inserção de um blefarostato
- **Amostra do humor aquoso**: 0,1 a 0,2 mℓ de humor aquoso é aspirado por paracentese limbar com o auxílio de uma agulha calibre 25 em uma seringa de tuberculina. A seringa é então tampada e etiquetada
- **Amostra do humor vítreo**: tem mais probabilidade de produzir uma cultura positiva do que o humor aquoso. Uma seringa de 1 ou 2 mℓ com uma agulha calibre 23 pode ser utilizada ou, de preferência, um vitreófago. Adentra-se a cavidade vítrea 3,5 mm a partir do limbo (olho pseudofácico), medidos com um compasso. Aspira-se 0,2 a 0,4 mℓ da cavidade vítrea. Se for usado um vitreófago descartável, a tubulação é tampada e enviada para análise junto com o vitreófago
- **Esfregaços conjuntivais**: podem ser colhidos suplementarmente, já que uma cultura significativa pode ser útil na ausência de um resultado positivo das amostras intraoculares
- **Microbiologia**: os espécimes devem ser enviados imediatamente para o laboratório de microbiologia. A maioria dos laboratórios

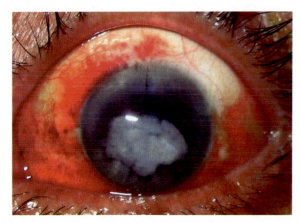

Figura 10.19 Fragmento do cristalino retido na câmara anterior após cirurgia de catarata. (*Cortesia de S Chen.*)

prefere receber uma amostra no recipiente de coleta e dividir os espécimes para microscopia e cultura. A reação em cadeia da polimerase (PCR) pode ser útil para a identificação de organismos incomuns e se os resultados da cultura forem negativos. Entretanto, sua alta sensibilidade significa que a contaminação pode levar a resultados falso-positivos.

Tratamento

- **Antibióticos intravítreos**: são a chave para o tratamento, uma vez que os níveis acima da concentração inibitória mínima da maioria dos patógenos são alcançados e mantidos por vários dias. Esses agentes devem ser administrados imediatamente após a coleta das amostras para cultura. Antibióticos geralmente utilizados de maneira combinada são a ceftazidima, capaz de matar a maioria dos organismos gram-negativos (inclusive *Pseudomonas aeruginosa*), e a vancomicina, para tratar cocos gram-positivos (inclusive MRSA)
  - As concentrações são ceftazidima de 2 mg em 0,1 ml e vancomicina de 2 mg em 0,1 ml. Amicacina de 0,4 mg em 0,1 ml é uma alternativa à ceftazidima em pacientes com alergia definida à penicilina; porém, é mais tóxica para a retina. A Tabela 10.2 fornece detalhes sobre a preparação
  - Antibióticos são injetados lentamente na cavidade vítrea média com uma agulha calibre 25
  - Após a aplicação da primeira injeção, a seringa pode ser desconectada, mas a agulha é deixada dentro da cavidade vítrea para que a segunda injeção possa ser aplicada através da mesma agulha. Alternativamente, pode-se utilizar uma segunda agulha
- **Injeções subconjuntivais de antibiótico**: em geral, são administradas, mas o benefício adicional é duvidoso se os antibióticos intravítreos tiverem sido utilizados. Doses sugeridas são vancomicina de 50 mg e ceftazidima de 125 mg (ou amicacina de 50 mg se o paciente for alérgico à penicilina)
- **Antibióticos tópicos** oferecem benefício limitado e geralmente são utilizados somente 4 a 6 vezes/dia para proteger de contaminação as feridas cirúrgicas recentes. Vancomicina a 5% (50 mg/ml) ou ceftazidima a 5% (50 mg/ml) aplicada em regime intensivo pode penetrar na córnea em níveis terapêuticos. A terceira ou quarta geração das fluoroquinolonas atinge níveis efetivos no humor aquoso e no humor vítreo, mesmo em olhos não inflamados, e pode ser levada em consideração

Tabela 10.2 Preparo de antibióticos para injeção intravítrea.

Ceftazidima (amplo espectro, incluindo *Pseudomonas*)
A. Começar com uma ampola de 500 mg B. Acrescentar 10 ml de água para injeção (WFI, na sigla em inglês) ou solução salina e dissolver totalmente (para um frasco de 250 ml, acrescentar 5 ml de água para injeção ou solução salina; para um frasco de 1 g, acrescentar 20 ml de água para injeção ou solução salina) C. Aspirar com a seringa 1 ml da solução contendo 50 mg de antibiótico D. Acrescentar 1,5 ml de água para injeção ou solução salina, dando 50 mg em 2,5 ml E. Aspirar cerca de 0,2 ml (em excesso para facilitar o *priming*) com uma seringa de 1 ml. Quando estiver pronta para injetar, adaptar a cânula Rycroft ou a agulha a ser utilizada e descartar o conteúdo, deixando apenas 0,1 ml (contém 2 mg de antibiótico) para injeção
Vancomicina (ação essencialmente contra organismos gram-positivos)
Utilizar somente solução salina, sem água para injeção, com a vancomicina
Como apresentado nos itens A a E, é preferível começar com uma ampola de 500 mg
Amicacina
Alternativa à ceftazidima; em razão do maior risco de infarto retiniano, utilizar penicilina ou cefalosporina somente no caso de alergia bem definida; observar a dose intravítrea mais baixa do que a de ceftazidima e vancomicina
Observar a diferença do procedimento de diluição com relação ao utilizado para ceftazidima e vancomicina
A. Apresentação: frasco contém 500 mg de amicacina em 2 ml de solução B. Utilizar uma seringa de 2,5 ml para aspirar 1 ml de solução de amicacina e depois 1,5 ml de água para injeção C. Injetar 0,4 ml da solução, contendo 40 mg de antibiótico, em uma seringa de 10 ml e diluir até obter 10 ml (resultando em 4 mg/ml) D. Aspirar aproximadamente 0,2 ml (em excesso para facilitar o *priming*) com uma seringa de 1 ml. Quando estiver pronto para injetar, adaptar a agulha a ser utilizada e descartar o conteúdo, deixando apenas 0,1 ml (contém 0,4 mg de antibiótico) para injeção.

- **Antibióticos orais**: fluoroquinolonas penetram bem no olho, e moxifloxacino de 400 mg/dia, por 10 dias, é recomendado. Claritromicina de 500 mg administrada 2 vezes/dia pode ser útil para infecções com resultados de cultura negativos. Evidências sugerem que esses fármacos podem atacar o biofilme bacteriano
- **Esteroides orais**: a lógica para o uso de esteroides visa a limitar complicações destrutivas do processo inflamatório. Prednisolona de 1 mg/kg/dia pode ser considerada em casos graves depois de 12 a 24 horas, desde que a hipótese de infecção fúngica tenha sido excluída do exame de esfregaço. Contraindicações devem ser excluídas, e a proteção gástrica (p. ex., lansoprazol de 30 mg, 1 vez/dia), prescrita com o monitoramento adequado, inclusive com exames de sangue basais. Se necessário, avaliação do clínico geral deve ser solicitada antes do início do tratamento
- **Esteroides perioculares**: dexametasona ou triancinolona devem ser consideradas como opções se a terapia sistêmica for contraindicada
- **Dexametasona tópica**: 0,1% a cada 2 horas inicialmente para uveíte anterior

- **Agentes midriáticos tópicos**: como a atropina a 1%, por exemplo, 2 vezes/dia
- **Esteroides intravítreos**: podem reduzir a inflamação a curto prazo, mas não influenciam o resultado visual. Alguns estudos sugerem até um efeito prejudicial. Por outro lado, existem relatos de resultados melhores em alguns subgrupos bacterianos
- **Vitrectomia via** *pars plana*: o *Endophthalmitis Vitrectomy Study* (EVS) demonstrou benefício da vitrectomia via *pars plana* imediata em olhos com AV de percepção de luz (*não* a visão de movimentos da mão ou melhor) por ocasião da manifestação, com uma redução de 50% na perda visual grave. Se a vitrectomia não estiver prontamente disponível, é prudente coletar amostras, como mostrado anteriormente, e administrar antibióticos intravítreos como uma medida temporizadora. As conclusões do EVS, em olhos submetidos à cirurgia de catarata, não podem ser extrapoladas para outras formas de endoftalmite.

Conduta subsequente

A conduta subsequente deve ocorrer de acordo com os resultados da cultura e a resposta clínica.

- **Sinais de melhora**: incluem contração de exsudato fibrinoso e redução da atividade celular na CA e no hipópio. Nesse caso, o tratamento não é modificado, independentemente dos resultados da cultura. A ultrassonografia pode ser útil na avaliação do vítreo
- **Se os sinais clínicos estiverem piorando** depois de 48 horas, a sensibilidade aos antibióticos deve ser reavaliada, e a terapia, modificada conforme o caso. Deve-se cogitar vitrectomia via *pars plana* se não realizada anteriormente. Antibióticos intravítreos podem ser repetidos depois de 2 dias. Se a amicacina tiver sido utilizada anteriormente, deve-se evitar repetir a administração para reduzir o risco de toxicidade retiniana
- **Resultado**: está relacionado com a duração da infecção antes do tratamento e a virulência dos organismos
  - Se a AV, por ocasião da manifestação, for em nível de percepção de luz, 30% dos olhos alcançam 0,5 após o tratamento. Se a AV for melhor do que a percepção de luz, esse percentual passa a ser de 60%
  - A infecção por *Bacillus cereus* ou estreptococos geralmente tem um resultado visual pobre, apesar da terapia agressiva e adequada, com 70 e 55% respectivamente alcançando uma AV final de 0,1 ou menos. Esse baixo resultado visual pode estar relacionado com retinopatia inicial causada por exotoxinas
- **Problemas tardios**
  - Opacificação persistente do vítreo. O tratamento agressivo e prolongado com esteroides tópicos, perioculares e, se necessário, orais, geralmente leva à resolução. Pode-se pensar em vitrectomia se a opacificação for persistente
  - Maculopatia sob a forma de membrana epirretiniana, edema cistoide e isquemia
  - Hipotonia: o vazamento da ferida cirúrgica deve ser eliminado, e a inflamação persistente, tratada. A efusão coroidal deve ser identificada e drenada, se necessário. DR e membranas do vítreo anterior podem necessitar de vitrectomia
  - Outros problemas incluem uveíte crônica, glaucoma secundário, DR e *phthisis*.

Endoftalmite pós-operatória de início tardio

Patogênese

A endoftalmite de início tardio após a cirurgia de catarata desenvolve-se quando um organismo de baixa virulência, como o *P. acnes*, é retido no saco capsular (endoftalmite sacular). Organismos podem ser sequestrados no interior dos macrófagos, protegidos da erradicação, mas com expressão contínua de antígeno bacteriano. O início pode ocorrer a partir de 4 semanas até anos (média de 9 meses) após a cirurgia, e normalmente acontece após uma cirurgia de catarata sem intercorrências. Em raros casos, pode ser precipitada pela liberação do organismo pela capsulotomia a *laser*.

Diagnóstico

- **Sintomas**: deterioração visual indolor, leve e progressiva é normal com a possível presença de *floaters*
- **Sinais**
  - Uveíte anterior leve, às vezes, com precipitados ceráticos de tamanho médio (Figura 10.20 A). Algum grau de vitreíte é comum
  - A inflamação inicialmente responde bem aos esteroides tópicos, mas recidiva quando o tratamento é suspenso, podendo tornar-se resistente aos esteroides
  - Placa capsular crescente composta por organismos sequestrados no córtex residual no interior do saco capsular periférico é comum (Figura 10.20 B)
- **Diagnóstico diferencial**: decorrente principalmente de outras causas de uveíte anterior, em particular, infecção viral estéril idiopática pós-cirúrgica e crônica/recorrente (ver Capítulo 12)
- **Conduta inicial**: fluoroquinolonas de última geração, como o moxifloxacino, penetram bem no olho e concentram-se no interior dos macrófagos. Uma sequência empírica de 10 a 14 dias de moxifloxacino (claritromicina é uma alternativa) pode ser válida antes de opções mais invasivas
- **Investigação**: deve-se cogitar coleta de humor aquoso e vítreo se os antibióticos orais forem ineficazes. Solicita-se a cultura anaeróbia em caso de suspeita de infecção por *P. acnes* e os isolados podem levar 10 a 14 dias para crescer. A taxa de detecção pode ser muito melhorada com o uso da PCR, que também deve rastrear as causas comuns de uveíte anterior viral
- **Tratamento, se persistente**
  - Os antibióticos intravítreos por si só normalmente não são bem-sucedidos em debelar a infecção
  - Remoção do saco capsular, do córtex residual e da LIO, com vitrectomia via *pars plana*. Pode-se cogitar o implante secundário de LIO em uma data futura. Antibióticos intravítreos são combinados: vancomicina (1 a 2 mg em 0,1 mℓ) é o antibiótico de escolha, podendo também ser irrigado em qualquer resíduo capsular. O *P. acnes* é sensível também à meticilina, à cefazolina e à clindamicina.

Opacificação da cápsula posterior

A opacificação visualmente significativa da cápsula posterior, também conhecida como "pós-catarata", é a complicação tardia mais comum da cirurgia de catarata realizada sem complicações, e acomete

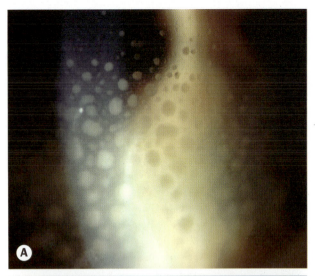

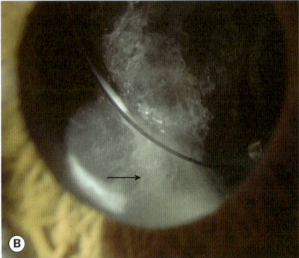

Figura 10.20 Endoftalmite pós-operatória de início tardio. **A.** Uveíte anterior com grandes precipitados ceráticos. **B.** Placa capsular branca na endoftalmite pós-operatória crônica (*seta*).

20 a 25% dos pacientes. A condição é causada pela proliferação de células epiteliais do cristalino que permanecem no saco capsular após a extração da catarata. A incidência de opacificação da cápsula posterior é reduzida quando a abertura da capsulorrexe está em total contato com a superfície anterior da LIO. LIOs de PMMA (e, provavelmente, em menor proporção, de hidrogel) são particularmente propensas à opacificação da cápsula posterior. O modelo do implante é mais importante do que o material. Uma borda quadrada na parte óptica parece inibir a opacificação (embora possa apresentar uma taxa mais elevada de disfotopsia – ver adiante).

DICA O espessamento da cápsula posterior é a causa mais comum de deterioração visual tardia após a cirurgia de catarata com pequena incisão, e é facilmente tratada com um *laser* Nd:YAG.

Diagnóstico

- **Sintomas**: incluem embaçamento visual persistente lentamente progressivo, ofuscamento e, às vezes, diplopia monocular
- **AV** variavelmente reduzida, embora a disfunção possa ser mais acentuada no teste de sensibilidade ao contraste
- **Sinais**: normalmente inclui mais de um padrão de opacificação
  - A opacificação vacuolada da cápsula posterior (aparência perolada) (Figura 10.21 A) consiste na proliferação de células epiteliais inchadas do cristalino, semelhantes a células em bexiga (Wedl) observadas na catarata subcapsular posterior (ver Figura 10.1 A) e geralmente denominadas "pérolas de Elschnig", sobretudo quando agrupadas na borda de uma capsulotomia (Figura 10.21 B), embora as pérolas de Hirschberg-Elschnig propriamente ditas refiram-se a grupamentos globulares (em forma de cacho de uvas) de células inchadas observadas após ruptura traumática ou cirúrgica da cápsula anterior
  - Acredita-se que a opacificação da cápsula posterior do tipo fibrótico (Figura 10.21 C) seja decorrente de metaplasia fibroblástica das células epiteliais, que desenvolvem propriedades contráteis
  - O anel de Soemmering (Figura 10.21 D) é uma proliferação anular (ou em forma de rosca) esbranquiçada de células residuais geralmente formadas na periferia do saco capsular após a cirurgia de catarata por métodos mais antigos, mas hoje não é comum. Pode formar-se na borda de uma capsulorrexe ou de uma capsulotomia.

Tratamento

O tratamento consiste na criação de uma abertura na cápsula posterior com o emprego de *laser* Nd:YAG (chamada capsulotomia posterior) (Figura 10.21 E).

- **Indicações**: presença de sintomas visuais é a principal indicação (AV reduzida e ofuscamento). Com menos frequência, a capsulotomia é realizada para melhorar uma condição de visão inadequada que impeça a avaliação e o tratamento de uma patologia do segmento posterior
- **Técnica**: capsulotomia segura e bem-sucedida requer um foco extremamente acurado e uso da energia mínima necessária. A potência do *laser* é inicialmente ajustada para 1 mJ/pulso, podendo ser aumentada, se necessário. Com disparos de pulso único, cria-se uma série de furos em um padrão cruzado ou circunferencial. A abertura deve equivaler aproximadamente ao tamanho da pupila fisiologicamente dilatada sob condições escotópicas – cerca de 4 a 5 mm, em média, no olho pseudofácico. Uma capsulotomia maior pode ser necessária se o ofuscamento persistir, ou para exame ou tratamento da retina, mas a capsulotomia não deve se estender além da margem da zona óptica no caso de prolapso do vítreo em torno de sua borda. Talvez seja prudente adotar um limiar mais alto para o tratamento, e minimizar sua extensão, em olhos com risco de DR (p. ex., alta miopia), EMC (p. ex., histórico de uveíte) ou deslocamento do cristalino (p. ex., pseudoesfoliação). Algumas pesquisas sugerem que a energia total aplicada deve ser inferior a 80 mJ para reduzir o risco de um pico significativo da PIO
- **Complicações**: inclui *pitting* da LIO (Figura 10.21 F), que normalmente não tem consequências visuais. A pressão intraocular pode subir, especialmente em pacientes com glaucoma, mas normalmente é uma ocorrência branda e transitória. Pode ocorrer ruptura ou DR após o tratamento e os pacientes míopes devem ser alertados a retornar se desenvolverem sintomas compatíveis com descolamento

Capítulo 10 • Cristalino 317

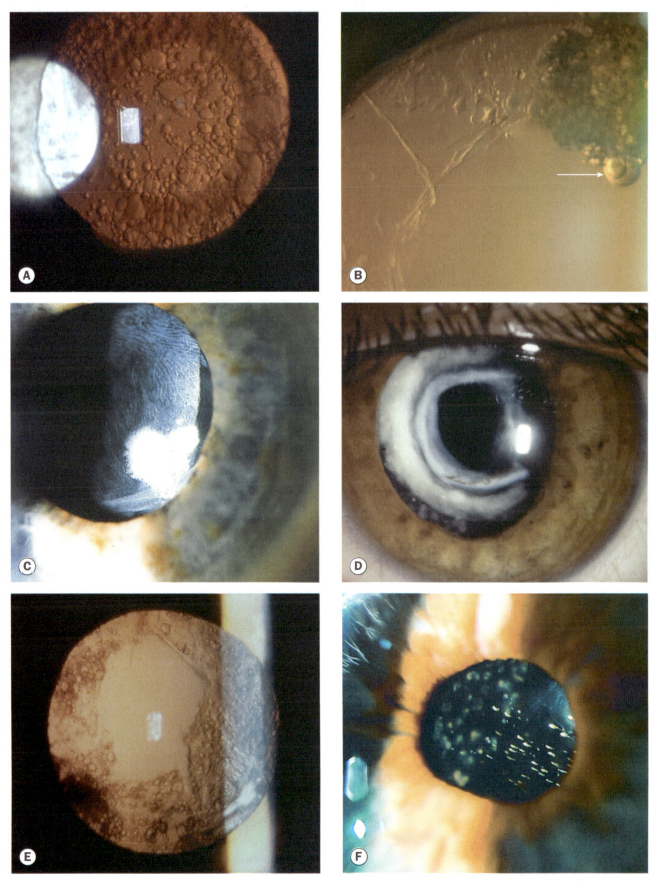

Figura 10.21 Opacificação da cápsula posterior. **A.** Vacuolada ou perolada observada sob retroiluminação. **B.** Formação de pérolas de Elschnig (*seta*) na borda da capsulotomia. **C.** Aparência da cápsula fibrótica na lâmpada de fenda. **D.** Anel de Soemmering após cirurgia de catarata congênita. **E.** Aparência após a capsulotomia com *laser*. **F.** Marcas de *laser* (*pitting*) em LIO. (*Cortesia de R Curtis – Figura F.*)

do vítreo posterior. Pode ocorrer EMC, mas é menos comum quando a capsulotomia é retardada por 6 meses ou mais após a cirurgia de catarata. Subluxação ou luxação da LIO é rara.

Fibrose e contração da cápsula anterior

Desde o advento da capsulorrexe curvilínea contínua, observa-se eventualmente uma contração significativa da abertura da cápsula anterior (capsulofimose; Figura 10.22), a qual normalmente progride durante meses e, se grave, pode necessitar de uma capsulotomia anterior com *laser* Nd:YAG. Fatores de risco incluem pequena capsulorrexe, síndrome da pseudoesfoliação (quando a capsulorrexe se contrai em até 25% após a cirurgia), retinose pigmentar e LIO de silicone com hápticos em placa.

Complicações pós-operatórias diversas

Edema macular cistoide

O edema macular cistoide (EMC) sintomático (ver Capítulo 14) é relativamente incomum após a facoemulsificação sem complicações e, na maioria dos casos, é leve e transitório. Ocorre com maior frequência após uma cirurgia que apresente complicações e tem um pico de incidência depois de 6 a 10 semanas, embora o intervalo para a apresentação possa ser maior.
- **Fatores de risco**: incluem membrana epirretiniana, histórico de EMC no outro olho, complicações operatórias (como ruptura da cápsula posterior com perda vítrea, especialmente com encarceramento do vítreo no local da incisão; Figura 10.23 A), LIO na câmara anterior (Figura 10.23 B), implante secundário de LIO, tratamento com prostaglandina tópica, diabetes e uveíte
- **Sintomas**: embaçamento visual, especialmente para tarefas desempenhadas de perto, e, às vezes, distorção. EMC sutil pode não ser clinicamente visível de imediato, mas é bem demonstrado na tomografia de coerência óptica (OCT)

DICA Em caso de perda vítrea e PIO elevada, colírios de prostaglandina devem ser evitados por aumentarem o risco de EMC.

- **Tratamento**: pode-se utilizar uma ou mais combinações das seguintes modalidades
    ○ Vitrectomia anterior ou *laser* YAG aplicado a uma trave vítrea, se presente
    ○ AINEs tópicos (p. ex., cetorolaco 4 vezes/dia, bronfenaco, 2 vezes/dia, nepafenaco) podem ser benéficos, mesmo em casos de longa duração. É possível que seja necessário estender o tratamento por vários meses
    ○ Esteroides: tópicos, por injeção periocular ou intravítrea (acetato de triancinolona 0,05 a 0,1 mℓ de 40 mg/mℓ)
    ○ Inibidores da anidrase carbônica administrados de forma sistêmica ou tópica
    ○ Agentes anti-VEGF intravítreos
    ○ Vitrectomia via *pars plana* pode ser útil para EMC refratário à terapia clínica, mesmo em olhos sem alteração vítrea.

Disfotopsia

Até 1 em cada 10 pacientes se queixam de fenômenos visuais incômodos após uma cirurgia de catarata sem complicações com implante de

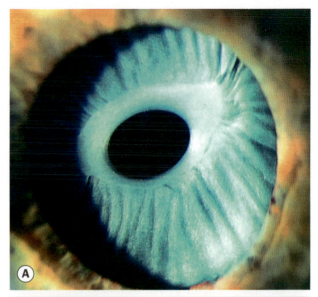
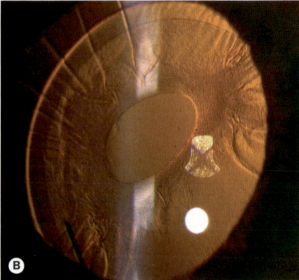

Figura 10.22 Contração e fibrose da cápsula anterior. **A.** Aspecto clínico. **B.** Retroiluminação.

LIO monofocal. LIOs multifocais apresentam determinados problemas abordados em separado anteriormente. Melhora e adaptação aos sintomas normalmente ocorrem ao longo de vários meses, e o número de pacientes com LIO monofocal que, de fato, necessitam de uma nova cirurgia em razão dos sintomas é muito pequeno. LIOs de borda arredondadas podem ser menos propensas à fotopsia negativa, enquanto as de silicone podem estar menos sujeitas a disfotopsia do que as acrílicas. O tamanho da zona óptica e da capsulorrexe também pode ser importante.
- **Sintomas**: sombra escura na periferia temporal (disfotopsia negativa – geralmente mais problemática), cintilações, halos, *flashes* ou raios periféricos ou centrais (disfotopsia positiva) e, possivelmente, diplopia monocular
- **Tratamento**
    ○ Incentivar o paciente no sentido de que, com o tempo, os sintomas normalmente melhoram, tanto em razão de mudanças anatômicas (p. ex., espessamento da borda da capsulorrexe) como da capacidade do cérebro em ignorar imagens indesejadas

células, apresentam maior risco. Causas de um edema significativo incluem presença de um núcleo denso, o que requer alta energia de facoemulsificação, cirurgia prolongada ou que apresente complicações, pseudoesfoliação, trauma endotelial intraoperatório e pressão intraocular elevada após a cirurgia. Uso de um viscoelástico dispersivo pode ajudar a proteger o endotélio corneano durante a cirurgia em olhos de alto risco.

Ptose

Ptose leve, provavelmente decorrente de vários mecanismos, não é incomum após uma cirurgia de catarata, mas normalmente melhora. A observação por pelo menos 1 ano após a cirurgia é recomendada na maioria dos casos.

Mau posicionamento da LIO

Embora incomum, o mau posicionamento (Figura 10.24 A) pode estar associado a problemas ópticos e estruturais. O mau posicionamento significativo pode exigir reposicionamento ou substituição, ocasionalmente com lente de fixação iriana ou escleral.

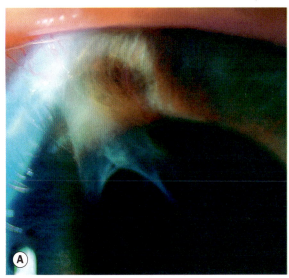
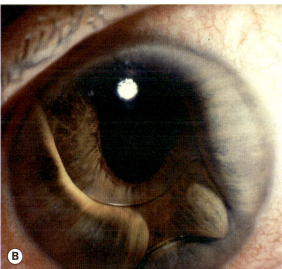

Figura 10.23 Fatores predisponentes a edema macular cistoide. **A.** Encarceramento do vítreo na incisão. **B.** Implante secundário de LIO na câmara anterior com bloqueio pupilar após perda vítrea anterior.

- Suave constrição pupilar (p. ex., brimonidina) pode ajudar nos sintomas noturnos positivos, mas a dilatação pode influenciar na disfotopsia negativa
- Existem relatos sobre o alívio bem-sucedido dos sintomas com diversas técnicas, entre elas a captura óptica reversa (desloca-se anteriormente a zona óptica para fora do saco capsular, deixando os hápticos no lugar), reimplante da LIO no sulco ciliar e implante de LIO suplementar (*piggybacking*) no sulco ciliar
- Pode-se cogitar troca da LIO (borda arredondada)
- Capsulotomia a *laser* deve ser evitada na medida em que complica significativamente a troca da LIO. Entretanto, em alguns olhos, a remoção de um segmento da borda da capsulorrexe com *laser* Nd:YAG resultou na redução dos sintomas.

Descompensação corneana

Edema corneano (ver Capítulo 7) pode ocorrer após a cirurgia, mas normalmente é brando e transitório. Olhos com patologia preexistente do endotélio da córnea, particularmente com baixa contagem de

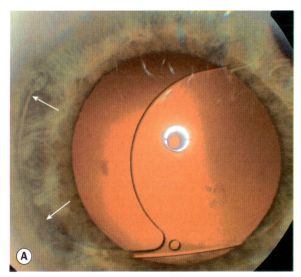
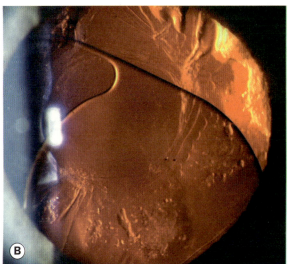

Figura 10.24 A. Zona óptica descentralizada com um háptico no ângulo (*setas*) e outro no saco. **B.** Subluxação inferior de uma LIO. (*Cortesia de P Gili – Figura B.*)

Descolamento de retina

O descolamento regmatogênico de retina (DRR) não é comum após facoemulsificação com implante de LIO sem complicações. Os riscos pré-operatórios incluem degeneração em treliça (*lattice*), rupturas retinianas e alta miopia. O principal risco intraoperatório é a perda vítrea. Vitrectomia via *pars plana* normalmente é a modalidade cirúrgica empregada para DRR pseudofácico.

"Surpresa" refrativa

Pequenas subcorreções e sobrecorreções não são incomuns depois dessa cirurgia. A ocorrência de um erro refrativo residual significativo, pelo fato de o objetivo refrativo pós-operatório não ser alcançado, pode gerar a insatisfação do paciente. A conduta, nesse caso, é a seguinte:

- **Identificação da causa**
  - Obtenção de uma refração subjetiva
  - Exame do olho para excluir condições como distensão do saco capsular (*shift* miópico) e EMC (*shift* hipermetrópico)
  - Verificação da biometria e do poder da LIO implantada
  - Repetição da biometria, da ceratometria (ceratocone não diagnosticado) e da medição da espessura da córnea (cirurgia refrativa a *laser* prévia não diagnosticada)
- **Tratamento**
  - Se não for identificada nenhuma causa óbvia e o paciente estiver satisfeito em usar óculos ou lente de contato para corrigir o erro de refração, não há necessidade de tratamento adicional
  - Se o paciente expressar insatisfação e a refração estiver estável, recomenda-se nova cirurgia
  - A troca da LIO é uma boa opção inicial, mas deve ser realizada antes que ocorra fibrose capsular
  - Pode-se cogitar cirurgia refrativa da córnea, adequada para corrigir diversos erros de refração
  - Implante de LIO suplementar (*piggybacking*) no sulco ciliar é uma opção razoável para altos graus de erro de refração não corrigido, mas é menos acurado do que a cirurgia refrativa com *laser*.

CATARATA CONGÊNITA

Etiologia

Catarata congênita ocorre em aproximadamente 3 a cada 10 mil nascidos vivos. Dois terços dos casos são bilaterais e a causa pode ser identificada em cerca da metade destes. A herança autossômica dominante (AD) é o fator etiológico mais comum. Outros incluem anomalias cromossômicas, distúrbios metabólicos e infecção intrauterinas. Catarata congênita hereditária isolada apresenta um prognóstico visual melhor do que a catarata com anormalidade ocular e sistêmica coexistente. Catarata unilateral normalmente é esporádica, sem história familiar ou de doença sistêmica, e os neonatos afetados normalmente são saudáveis.

Distúrbios metabólicos associados

Galactosemia

Galactosemia é uma condição autossômica recessiva (AR) caracterizada pelo comprometimento da utilização de galactose causada pela ausência da enzima galactose-1-fosfato uridil transferase (GPUT). A menos que a galactose (leite e derivados) seja retirada da alimentação,

as complicações sistêmicas graves culminam com a morte prematura. A opacidade em "gota de óleo" do cristalino (Figura 10.25 E) desenvolve-se nos primeiros dias ou semanas de vida em um grande percentual de pacientes. A exclusão da galactose da dieta pode reverter as alterações iniciais do cristalino.

Síndrome de Lowe

Síndrome de Lowe (oculocerebrorrenal) é um erro inato do metabolismo de aminoácidos, de herança recessiva ligada ao X (gene: $OCRL_1$), com manifestações neuromusculares, renais e outras. A catarata é universal, podendo haver presença também de microfacia. Glaucoma congênito está presente em cerca da metade dos pacientes. Mulheres portadoras podem apresentar opacidades corticais visualmente insignificantes do cristalino.

Doença de Fabry

Ver Capítulo 7.

Manosidose

Manosidose é um distúrbio AR com deficiência de α-manosidose. Observam-se formas infantil e adulto-juvenil, ambas com deterioração mental progressiva, anormalidades musculoesqueléticas e outras. Opacidades ponteadas do cristalino dispostas em um padrão radial no córtex posterior são frequentes. Pode ocorrer também opacificação da córnea, mas é menos comum.

Outros distúrbios metabólicos

Possíveis causas incluem hipoparatireoidismo e pseudo-hipoparatireoidismo, e hipoglicemia e hiperglicemia.

Infecções intrauterinas associadas

Rubéola

Rubéola congênita é resultante da transmissão transplacentária de vírus de uma mãe infectada, podendo levar a malformações fetais graves. Catarata perolada nuclear ou mais difusa, unilateral ou bilateral, ocorre em aproximadamente 15% dos casos (ver Capítulo 12).

Toxoplasmose

Achados oftálmicos da toxoplasmose congênita incluem catarata, coriorretinite, microftalmia e atrofia óptica (ver também Capítulo 12).

Infecção por citomegalovírus

Achados sistêmicos da infecção por citomegalovírus (CMV) congênito incluem icterícia, hepatoesplenomegalia, microcefalia e calcificação intracraniana. Achados oculares, além da catarata, incluem coriorretinite, microftalmia, ceratite e atrofia óptica.

Varicela

Achados sistêmicos incluem dificuldade de aprendizagem, atrofia cerebrocortical, cicatriz cutânea e deformidades dos membros. Morte na primeira infância é comum. Achados oculares podem incluir catarata, microftalmia, coriorretinite, hipoplasia do disco óptico e atrofia óptica.

Outros

Sarampo, sífilis, herpes simples e HIV (ver também Capítulo 12).

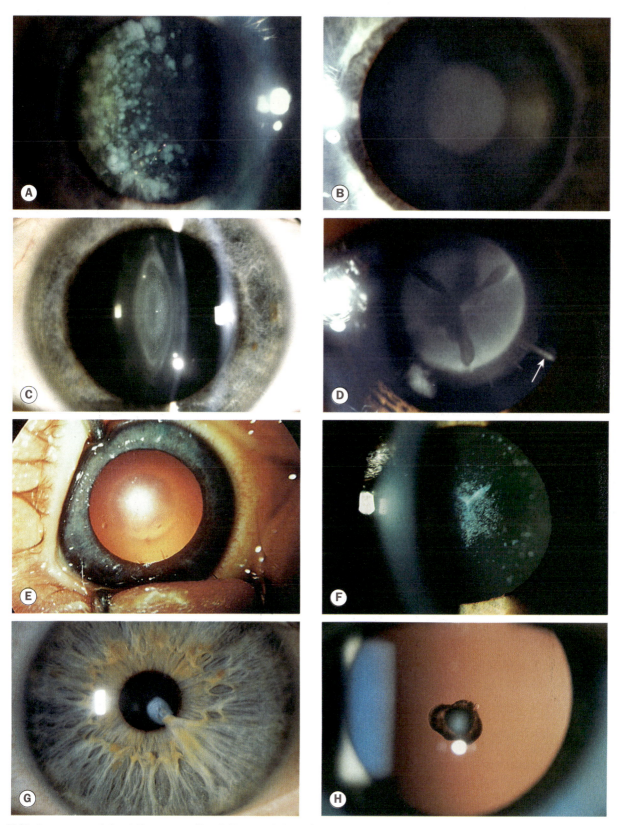

Figura 10.25 Catarata congênita. **A.** Extensa, cerúlea. **B.** Nuclear. **C.** Coronária. **D.** Lamelar. **E.** Em "gota de óleo". **F.** Sutural com pontos azuis. **G.** Polar anterior. **H.** Polar posterior. (*Cortesia de L Merin – Figura C; K Nischal – Figura E.*)

Outras associações sistêmicas

Síndrome de Down (trissomia 21)

- **Achados sistêmicos**: incluem dificuldades de aprendizagem, atraso no crescimento, alterações faciais e periféricas características; disfunção da tireoide, doença cardiorrespiratória e expectativa de vida reduzida
- **Achados oculares**: catarata de morfologia variada (75%). Opacidades normalmente são simétricas e se desenvolvem no final da infância. Outros achados incluem manchas de Brushfield na íris (ver Figura 20.14 B) e hipoplasia; blefarite crônica, miopia, estrabismo e ceratocone.

Síndrome de Edwards (trissomia 18)

- **Achados sistêmicos**: alterações faciais e periféricas características; surdez, anormalidades cardíacas, dificuldade de aprendizagem e morte prematura
- **Achados oculares**: além da catarata, incluem ptose, microftalmia, opacidade corneana, coloboma da íris e do nervo óptico, e displasia vitreorretiniana.

Diversos

Síndrome de Hallermann-Streiff apresenta atraso no crescimento e outros aspectos, com catarata em 90% dos casos. Síndrome de Nance-Horan é uma condição ligada ao cromossomo X que consiste em anormalidades dentárias e faciais características, junto com catarata congênita e microcórnea. Mulheres portadoras apresentam opacidades na sutura em "Y" do cristalino (ver Figura 10.25 F).

Conduta

Avaliação ocular

No neonato, determina-se o quão visualmente significativa é a opacidade do cristalino com base principalmente no aparecimento do reflexo vermelho e na qualidade da visualização do fundo de olho. Existem três possibilidades:

- **Catarata muito densa** sem reflexo vermelho
- **Catarata menos densa**, mas visualmente significativa (p. ex., opacidades centrais ou posteriores com mais de 3 mm de diâmetro) permitirá a visualização da vasculatura retiniana com o oftalmoscópio indireto, mas não com o direto
- **Opacidade visualmente insignificante** permitirá uma visualização nítida da vasculatura retiniana tanto com oftalmoscópio indireto como com o direto
- **Outros indicadores de comprometimento visual grave** incluem ausência de fixação central, nistagmo e estrabismo
- **Morfologia**
  - Opacidades puntiformes azuis (ver Figura 10.25 A) são comuns e inócuas
  - Opacidades nucleares (ver Figura 10.25 B) são limitadas ao núcleo embrionário ou fetal. A catarata pode ser densa ou composta por opacidades finas semelhantes à poeira (pulverulentas)
  - A catarata coronária (supranuclear) localiza-se no córtex profundo, circundando o núcleo como uma coroa. Normalmente, é esporádica, mas ocasionalmente hereditária (ver Figura 10.25 C)
  - Opacidades lamelares afetam determinada lamela do cristalino, tanto anterior como posteriormente, podendo estar

associadas a extensões radiais (*riders*; ver Figura 10.25 D). Podem ser AD ou ocorrer isoladamente ou associadas a distúrbios metabólicos e infecções intrauterinas
  - Opacidades centrais em "gota de óleo" (ver Figura 10.25 E) são características da galactosemia
  - Sutural, na qual a opacidade acompanha a sutura em "Y" anterior ou posterior (ver Figura 10.25 F), observada em mulheres portadoras da síndrome de Nance-Horan
  - Catarata polar anterior pode ser plana ou projetar-se para a CA (ver Figura 10.25 G). Associações ocasionais incluem membrana pupilar persistente, aniridia, anomalia de Peters e lenticone anterior
  - Catarata polar posterior (ver Figura 10.25 H) pode estar associada à lenticone posterior ou a remanescentes da vasculatura fetal, como o ponto de Mittendorf, por exemplo. Esse tipo de opacidade geralmente está intimamente integrado à cápsula do cristalino e/ou a um defeito preexistente, com um risco muito alto de deiscência durante a cirurgia
  - Patologia ocular associada: pode envolver segmentos anteriores (p. ex., opacificação corneana, microftalmia, glaucoma, persistência da vasculatura fetal) ou posteriores (p. ex., coriorretinite, amaurose de Leber, retinopatia por rubéola, hipoplasia foveal ou do nervo óptico). Sua presença pode ser um indício adicional de prognóstico visual. Pode ser o caso de diagnóstico diferencial de leucocoria (ver Capítulo 20)
- **Avaliação dos membros da família**: é prudente para verificação de catarata hereditária subclínica
- **Ultrassonografia**: deve ser realizada se o fundo de olho não for visível e pode revelar uma causa definitiva, como persistência da vasculatura fetal
- **Exames especiais**: testes como do olhar preferencial e do potencial evocado visual, podem fornecer informações úteis de suporte.

Investigações sistêmicas

A investigação de catarata hereditária é desnecessária, mas, por outro lado, deve-se considerar os pontos seguintes. A avaliação além da busca por infecção e, possivelmente, por substância redutora na urina, é desnecessária em casos unilaterais.

- **Rastreamento** para infecções intrauterinas: normalmente, deve ser realizado em todos os casos unilaterais e bilaterais
- **Urina**: exame de urina para substância redutora após a ingestão de leite (galactosemia) e cromatografia para aminoácidos (síndrome de Lowe)
- **Outras investigações**: podem incluir glicemia em jejum, cálcio e fósforo séricos, eritrócitos (GPUT) e níveis de galactoquinase. Crianças com anormalidades suficientemente graves nos níveis de cálcio e fósforo para causar catarata tendem a estar em mau estado geral
- **Encaminhamento a um pediatra**: pode justificar-se pela presença de achados dismórficos ou suspeita de outras doenças sistêmicas. Análise cromossômica pode ser útil nesse contexto.

Tratamento

A necessidade de cirurgia urgente é balanceada pelo fato de que, quanto mais cedo for realizada, especificamente antes de 4 semanas de idade, maior a chance de desenvolvimento de glaucoma na idade juvenil.

- **Catarata bilateral densa**: requer cirurgia entre 4 e 10 semanas de idade para evitar o desenvolvimento de ambliopia por privação de estímulo. Se a gravidade for assimétrica, o olho com opacidade mais acentuada deve ser operado primeiro

- **Catarata bilateral parcial**: é possível que a cirurgia não seja necessária em um primeiro momento, ou mesmo em qualquer estágio. Em caso de dúvida, é prudente adiar a cirurgia em favor de um acompanhamento cuidadoso
- **Catarata unilateral densa**: a cirurgia é mais urgente. Entretanto, não há um consenso em relação ao tempo, mas apenas que 6 semanas seria o prazo máximo para a cirurgia eletiva. Muitos especialistas recomendariam que a cirurgia fosse realizada entre 4 e 6 semanas, seguida por uma agressiva terapia antiambliopia. Apesar disso, os resultados em relação à AV geralmente são decepcionantes. Se a catarata for detectada depois das 16 semanas de idade, o prognóstico visual é particularmente baixo
- **Catarata unilateral parcial**: em geral, pode ser observada ou tratada por via não cirúrgica com dilatação pupilar e, possivelmente, oclusão contralateral durante parte do tempo
- **Cirurgia**: consiste em capsulorrexe anterior, aspiração de material do cristalino, capsulorrexe da cápsula posterior, vitrectomia anterior limitada e implante de LIO, se for o caso. É importante corrigir eventuais erros de refração associados.

Complicações pós-operatórias

A cirurgia apresenta maior incidência de complicações do que em adultos.

- **Opacificação da cápsula posterior**: é quase universal se a cápsula posterior for retida e pode ter substancial efeito ambliogênico. A capsulorrexe posterior com vitrectomia geralmente é realizada durante a extração primária do cristalino
- **Membranas secundárias**: podem se formar na pupila, especialmente se não houver um tratamento agressivo da uveíte pós-operatória
- **Proliferação do epitélio do cristalino**: é universal e quase sempre forma um anel de Soemmering (ver Figura 10.21 D). Em geral, não tem consequências visuais
- **Glaucoma**
  - Quanto mais cedo a idade em que a cirurgia é realizada, maior o risco de desenvolvimento de glaucoma
  - O glaucoma secundário de ângulo aberto pode desenvolver-se em até 20% dos casos até 5 anos após a cirurgia
  - O glaucoma de ângulo fechado pode ocorrer no período pós-operatório imediato em decorrência de bloqueio pupilar, especialmente em olhos microftálmicos
- **DR**: é uma complicação incomum e normalmente tardia.

Recuperação visual

Os resultados visuais da cirurgia de catarata em neonatos são prejudicados pela ambliopia, que requer um tratamento agressivo (ver Capítulo 18).

- **Óculos**: são úteis para crianças mais velhas com afacia bilateral
- **Lente de contato**: oferece uma solução óptica superior para afacia unilateral ou bilateral. Após a idade de aproximadamente 2 anos, a adesão ao tratamento pode piorar à medida que a criança vai se tornando mais independente
- **Implante de LIO**: é cada vez mais realizado em crianças pequenas e parece ser efetivo e seguro em determinados casos. Visa-se inicialmente à hipermetropia (corrigível com óculos), que, à medida que a criança cresce, converte-se em emetropia e, depois, normalmente, em miopia.

DICA Depois da cirurgia de catarata em crianças, é preciso tomar as medidas necessárias para evitar a ambliopia.

ECTOPIA *LENTIS*

Introdução

Ectopia *lentis* é um deslocamento hereditário ou adquirido do cristalino de sua posição normal. O cristalino pode deslocar-se completamente – deixando o olho funcionalmente afácico (luxado) ou parcialmente deslocado – e permanecer, em parte, na área pupilar (subluxado). Os estágios iniciais de subluxação podem manifestar-se com um cristalino trêmulo (facodonese), demonstrado no exame com a lâmpada de fenda pela oscilação do cristalino quando o olho retorna rapidamente à posição primária.

Causas

- **Adquiridas**
  - Trauma
  - Pseudoesfoliação
  - Inflamação; por exemplo, ciclite crônica, sífilis
  - Catarata hipermadura
  - Olho grande; por exemplo, alta miopia, buftalmia
  - Tumores uveais anteriores

Sem associações sistêmicas

  - **Ectopia *lentis* familiar**: trata-se de uma condição AD caracterizada por deslocamento superotemporal simétrico bilateral que pode se manifestar congenitamente ou mais tardiamente
  - **Ectopia *lentis et pupillae***: distúrbio congênito bilateral raro, com herança AR, que se caracteriza pelo deslocamento da pupila e do cristalino em direções opostas (Figura 10.26 A). As pupilas são pequenas e dilatam-se pouco. Pode haver presença de microesferofacia
  - **Aniridia**: está ocasionalmente associada à ectopia *lentis* (Figura 10.26 B).

Com associações sistêmicas

- **Síndrome de Marfan**
  - Herança AD (gene: *FBN₁*) com expressividade variável
  - As características musculoesqueléticas incluem estatura alta e magra com membros desproporcionalmente longos (envergadura do braço > altura), dedos das mãos (Figura 10.27 A) e dos pés anormalmente longos (aracnodactilia) e palato estreito e com arco alto ("gótico") (Figura 10.27 B)
  - Cifoescoliose, anormalidades esternais, frouxidão ligamentar branda, musculatura subdesenvolvida e predisposição a hérnias
  - Lesões cardiovasculares incluem dilatação da raiz da aorta, prolapso da válvula mitral e formação de aneurismas da aorta
  - Ectopia *lentis* bilateral (80%): subluxação normalmente superotemporal (Figura 10.27 C). Em geral, as zônulas permanecem intactas, de modo que a acomodação se mantém, embora, em raros casos, o cristalino possa se deslocar para a CA ou para o vítreo (Figura 10.27 D)

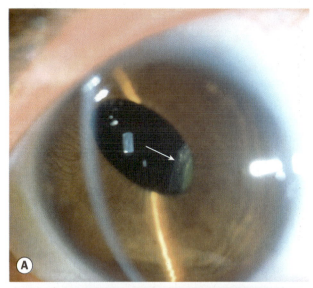

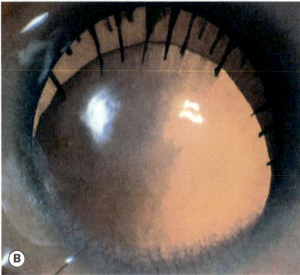

Figura 10.26 Ectopia *lentis* sem associações sistêmicas. **A.** Ectopia *lentis* (seta) *et pupillae*. **B.** Subluxação inferior na aniridia.

- Outras características oculares: anormalidade angular pode resultar em glaucoma, e degeneração *lattice* da retina, em DR. É possível ocorrer hipoplasia do músculo dilatador pupilar, microesferofacia e estrabismo
- **Síndrome de Weill-Marchesani**: doença sistêmica rara do tecido conjuntivo, conceitualmente o inverso da síndrome de Marfan
  - Herança AR ou AD, a segunda resultante de polimorfismos no gene *FBN₁*, o mesmo gene da síndrome de Marfan
  - Características sistêmicas incluem baixa estatura, dedos curtos das mãos e dos pés (braquidactilia) e dificuldades de aprendizagem (Figura 10.28 A)
  - Ectopia *lentis* (50%): a subluxação ocorre na direção inferior, no final da infância ou início da idade adulta. Presença de microesferofacia (Figura 10.28 B) é comum, de modo que pode acontecer bloqueio pupilar com fechamento angular
- **Homocistinúria**: distúrbio AR em que o metabolismo enzimático reduzido do aminoácido metionina resulta no acúmulo sistêmico de metionina e homocisteína

  - Características sistêmicas incluem cabelo louro e grosso, íris azuis, rubor malar, aspecto marfanoide, atraso do neurodesenvolvimento, acentuada predisposição a doenças trombóticas e aterosclerose precoce (Figura 10.29 A)
  - O tratamento consiste em piridoxina oral, ácido fólico e vitamina B12 para reduzir os níveis de homocisteína e metionina no plasma
  - A ectopia *lentis*, normalmente inferonasal, é quase universal até os 25 anos nos casos não tratados (Figura 10.29 B). As zônulas, que normalmente contêm altos níveis de cisteína (deficientes na homocistinúria), desintegram-se, e a acomodação geralmente se perde. Pode ocorrer bloqueio pupilar
  - Outras características oculares abrangem atrofia da íris, atrofia óptica, catarata, miopia e DR
- **Outras condições sistêmicas**: condições associadas à ectopia *lentis* englobam deficiência de sulfito-oxidase (a ectopia *lentis* é universal) e, ocasionalmente, síndrome de Stickler (DR é a manifestação ocular mais comum; ver Capítulo 16), síndrome de Ehlers-Danlos e hiperlisinemia.

Conduta

As principais complicações da ectopia lenticular são: erro de refração de qualquer tipo, dependendo da posição da lente; distorção óptica devido ao astigmatismo e/ou efeito da borda do cristalino; glaucoma (ver Capítulo 11); e, raramente, uveíte induzida pelo cristalino.

- **Correção com óculos**: pode corrigir o astigmatismo induzido pela inclinação do cristalino ou pelo efeito da borda em olhos com subluxação leve. Correção afácica pode também permitir bons resultados visuais se uma parte significativa do eixo visual for afácica no estado não dilatado
- **Remoção cirúrgica** do cristalino: indicada para ametropia intratável, ambliopia meridional, catarata, glaucoma ou uveíte induzida pelo cristalino ou toque endotelial.

ANORMALIDADES NO FORMATO DO CRISTALINO

Lenticone anterior

O lenticone anterior consiste em uma projeção axial bilateral da superfície anterior do cristalino para a CA (Figura 10.30 A). Pode-se observar sinal da "gota de óleo" sob retroiluminação (Figura 10.30 B). Quase todos os pacientes têm síndrome de Alport, uma condição hereditária caracterizada por surdez neurossensorial progressiva e doença renal associada a anormalidades da membrana basal glomerular. Pode ocorrer também a presença de manchas amareladas (*flecks*) na retina e distrofia polimorfa posterior da córnea.

Lenticone posterior

O abaulamento na zona axial posterior do cristalino (ver Figura 10.30 C) está associado ao afinamento local ou à ausência da cápsula no lenticone posterior. A maioria dos casos é unilateral, esporádica e não está associada à doença sistêmica. Com a idade, a saliência aumenta progressivamente e o córtex do cristalino pode se tornar opaco. Opacificação subcapsular é comum (ver Figura 10.30 D). A

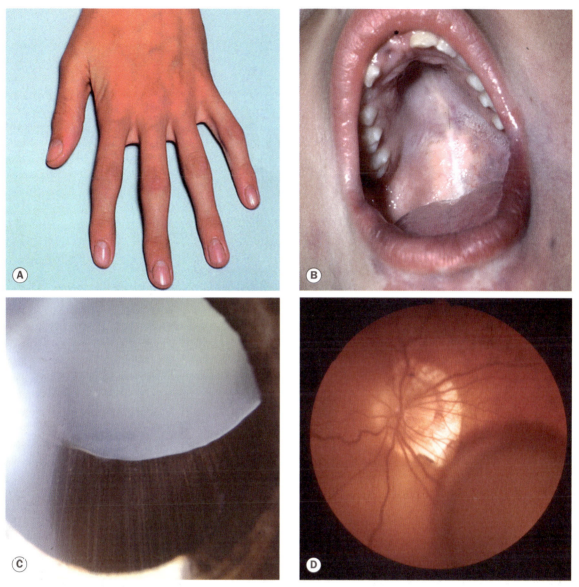

Figura 10.27 Síndrome de Marfan. **A.** Aracnodactilia. **B.** Palato com arco alto. **C.** Subluxação superotemporal com zônulas intactas. **D.** Luxação para o vítreo (raro).

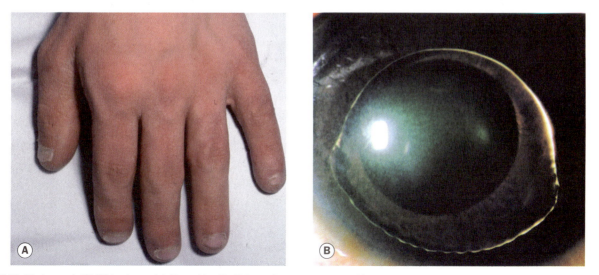

Figura 10.28 Síndrome de Weill-Marchesani. **A.** Braquidactilia. **B.** Luxação de lente microesférica para a câmara anterior. (*Cortesia de R Curtis – Figura B.*)

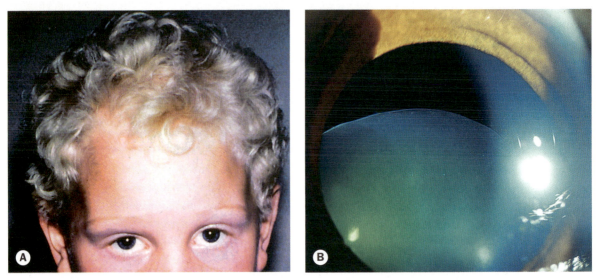

Figura 10.29 Homocistinúria. **A.** Cabelo louro grosso. **B.** Subluxação inferior com desintegração zonular.

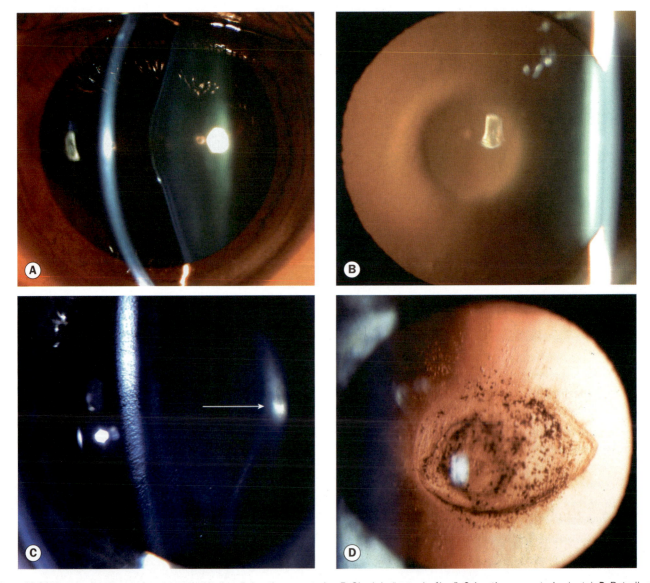

Figura 10.30 Anormalidades no formato do cristalino. **A.** Lenticone anterior. **B.** Sinal da "gota de óleo". **C.** Lenticone posterior (*seta*). **D.** Retroiluminação mostrando opacificação da cápsula posterior.

progressão da catarata é variável, mas às vezes o cristalino apresenta opacidade aguda na primeira infância.

Lentiglobo

Lentiglobo é uma deformidade hemisférica unilateral generalizada e muito rara do cristalino. Pode estar associada à opacidade polar posterior.

Microesferofacia e microfacia

O cristalino apresenta-se pequeno e esférico na microesferofacia (Figura 10.31 A), o que pode ser considerado uma anormalidade hereditária (dominante) isolada, ou associada a uma série de condições sistêmicas, como as síndromes de Marfan e Weill-Marchesani, hiperlisinemia e rubéola congênita. Associações oculares incluem anomalia de Peters e ectopia *lentis et pupillae* familiar. Complicações podem consistir em miopia lenticular, subluxação e luxação. "Microfacia" (Figura 10.31 B) é o termo usado para designar o cristalino com diâmetro menor do que o normal. Pode ocorrer isoladamente, acometendo também pacientes com síndrome de Lowe.

Coloboma

Caracteriza-se pelo entalhe congênito da periferia do cristalino (Figura 10.31 C), e é resultante de deficiência zonular localizada. Não é um coloboma verdadeiro, visto que não há ausência focal de uma camada tecidual decorrente de falha no fechamento da fissura óptica. Ocasionalmente, um coloboma de cristalino está associado a um coloboma de íris ou do fundo de olho.

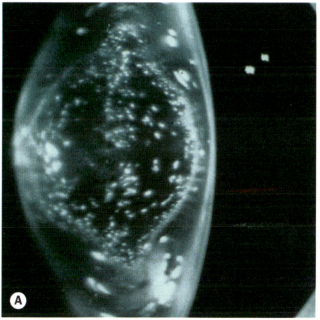

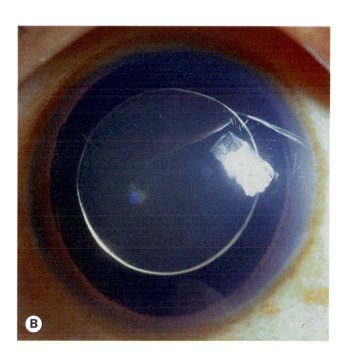

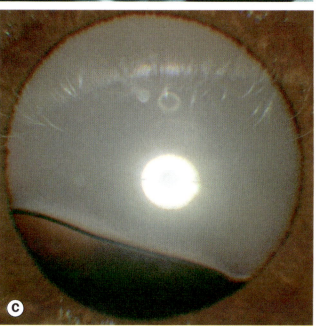

Figura 10.31 Anormalidades no formato do cristalino. **A.** Microesferofacia. **B.** Microfacia. **C.** Coloboma de cristalino. (*Cortesia de R Bates – Figura A.*)

Glaucoma

Capítulo 11

INTRODUÇÃO, 330
Produção do humor aquoso, 330
Drenagem do humor aquoso, 330
Pressão intraocular, 330

HIPERTENSÃO OCULAR, 331

VISÃO GERAL DO GLAUCOMA, 333

GLAUCOMA PRIMÁRIO DE ÂNGULO ABERTO, 333
Introdução, 333
Rastreamento, 334
Diagnóstico, 334
Avaliação da cabeça do nervo óptico, 335

GLAUCOMA DE PRESSÃO NORMAL, 351

GLAUCOMA PRIMÁRIO DE ÂNGULO FECHADO, 354
Introdução, 354
Diagnóstico, 358
Tratamento, 360

CLASSIFICAÇÃO DO GLAUCOMA SECUNDÁRIO, 361
Ângulo aberto, 361
Ângulo fechado, 361

PSEUDOESFOLIAÇÃO, 361

SÍNDROME DE DISPERSÃO PIGMENTAR E GLAUCOMA PIGMENTAR, 363
Perda bilateral aguda de pigmentos da íris com pressão intraocular elevada, 365

GLAUCOMA NEOVASCULAR, 366

GLAUCOMA INFLAMATÓRIO, 369
Introdução, 369
Glaucoma de ângulo fechado com bloqueio pupilar, 369

Glaucoma de ângulo fechado sem bloqueio pupilar, 369
Glaucoma de ângulo aberto, 370
Tratamento, 370
Síndrome de Posner-Schlossman, 371

GLAUCOMA INDUZIDO POR ESTEROIDES, 371

GLAUCOMA RELACIONADO COM O CRISTALINO, 372
Glaucoma facolítico, 372
Glaucoma facomórfico, 372
Bloqueio pupilar por deslocamento do cristalino, 373

GLAUCOMA TRAUMÁTICO, 373
Hifema, 373
Glaucoma por recessão angular, 375

"GLAUCOMA" DE CÉLULAS FANTASMAS, 375

SÍNDROME IRIDOCORNEANA ENDOTELIAL, 375

GLAUCOMA ASSOCIADO A TUMORES INTRAOCULARES, 376

GLAUCOMA SECUNDÁRIO À INTRUSÃO EPITELIAL ("EPITHELIAL INGROWTH), 377

IRIDOSQUISE, 378

GLAUCOMA CONGÊNITO PRIMÁRIO, 378
Diagnóstico diferencial, 382

DISGENESIA IRIDOCORNEANA, 382
Embriotóxon posterior, 382
Síndrome de Axenfeld-Rieger, 382
Anomalia de Peters, 383
Aniridia, 383

GLAUCOMA NAS FACOMATOSES, 385

Síndrome de Sturge-Weber, 385
Neurofibromatose tipo 1, 385

TRATAMENTO CLÍNICO DO GLAUCOMA, 385
Introdução, 385
Derivados das prostaglandinas, 386
Betabloqueadores, 387
Agonistas alfa 2, 389
Inibidores tópicos da anidrase carbônica, 389
Mióticos, 389
Formulações combinadas, 389
Novos medicamentos tópicos, 390
Inibidores sistêmicos da anidrase carbônica, 390
Agentes osmóticos, 390

TRATAMENTO A *LASER* PARA GLAUCOMA, 390
Trabeculoplastia a *laser*, 390
Iridotomia a *laser*, 392
Cicloablação com *laser* de diodo, 393
Iridoplastia a *laser*, 394

TRABECULECTOMIA, 395
Indicações, 395
Técnica, 396
Mini-shunt Ex-Press™, 396
Antimetabólitos na cirurgia filtrante, 396
Câmara anterior rasa, 398
Deficiência de filtração, 399
Vazamento tardio da bolha, 400
Infecção bacteriana e endoftalmite associadas à bolha, 400

CIRURGIA DE GLAUCOMA NÃO INVASIVA, 402

CIRURGIA DE GLAUCOMA MINIMAMENTE INVASIVA, 402

***SHUNTS* DE DRENAGEM, 403**
Shunts com o uso de explantes esclerais, 403

INTRODUÇÃO

Produção do humor aquoso

O humor aquoso é produzido a partir do plasma pelo epitélio ciliar da *pars plicata* do corpo ciliar mediante uma combinação de secreção ativa e passiva. Um filtrado com alta concentração de proteínas escoa pelos capilares fenestrados (ultrafiltração) para o estroma dos processos ciliares, a partir do qual ocorre o transporte ativo de solutos através do epitélio ciliar de dupla camada. O gradiente osmótico, assim determinado, facilita o fluxo passivo de água para a câmara posterior. A secreção está sujeita à influência do sistema nervoso simpático, com ações opostas mediadas pelos receptores beta-2 (aumento da secreção) e dos receptores alfa-2 (diminuição da secreção). A ação enzimática também é fundamental – a anidrase carbônica (CAI, *carbonic anhydrase inhibitors*) está entre aquelas que desempenham papel essencial.

Drenagem do humor aquoso

Anatomia

- **Malha trabecular** (trabeculado) é uma estrutura semelhante a uma peneira (Figura 11.1) localizada no ângulo da câmara anterior (CA) e através da qual 90% do humor aquoso deixa o olho. Apresenta três componentes (Figura 11.2):
  ○ Malha uveal é a porção interna, que consiste em filamentos semelhantes a cordões recobertos por células endoteliais, originários da íris e do estroma do corpo ciliar. Os espaços intertrabeculares são relativamente grandes e oferecem pouca resistência à passagem do humor aquoso
  ○ A malha corneoescleral está situada externamente à malha uveal e forma a porção mais espessa do trabeculado. É composta por camadas de filamentos de tecido conjuntivo recoberto por células semelhantes a células endoteliais. Os espaços intertrabeculares são menores do que os da malha uveal e oferecem maior resistência ao fluxo
  ○ Malha justacanalicular (cribriforme) é a parte externa do trabeculado e liga a malha corneoescleral ao endotélio da parede interna do canal de Schlemm. Consiste em células incorporadas a uma densa matriz extracelular com estreitos espaços intercelulares e oferece a maior proporção de resistência normal ao escoamento do humor aquoso

- **Canal de Schlemm** é um canal circunferencial dentro da esclera perilímbica. A parede interna é revestida por células endoteliais fusiformes irregulares que contêm invaginações (vacúolos gigantes) que se acreditam transportar o humor aquoso mediante a formação de poros transcelulares. A parede externa é revestida por células lisas e achatadas que contêm os orifícios dos canais coletores, as quais saem do canal em ângulos oblíquos e conectam-se direta ou indiretamente com as veias episclerais. Septos geralmente dividem o lúmen em dois a quatro canais.

Fisiologia

O humor aquoso escoa da câmara posterior, por meio da pupila, para a CA, de onde sai do olho por três vias (Figura 11.3):
- Via **trabecular** (90%): o humor aquoso escoa através do trabeculado para o canal de Schlemm e depois para as veias episclerais. Trata-se de uma via de fluxo volumoso sensível à pressão, de modo que a crescente PIO aumenta o efluxo
- Drenagem **uveoescleral** (10%): o humor aquoso atravessa a banda do corpo ciliar, entra no espaço supracoroidal e é drenado pela circulação venosa do corpo ciliar, na coroide e na esclera
- **Íris:** parte do humor aquoso é drenada pela íris.

Pressão intraocular

A pressão intraocular (PIO) é determinada pelo equilíbrio entre a taxa de produção e a taxa de drenagem do humor aquoso. A segunda está relacionada com fatores que envolvem resistência encontrada no trabeculado e nível da pressão venosa episcleral.

Conceito de pressão intraocular normal

A faixa superior da pressão normal para adultos é de 21 mmHg na tonometria de aplanação (ver a seguir). Algumas pessoas desenvolvem lesão glaucomatosa com PIO inferior a 21 mmHg, mas outras permanecem ilesas com pressão bem acima desse nível. Embora a

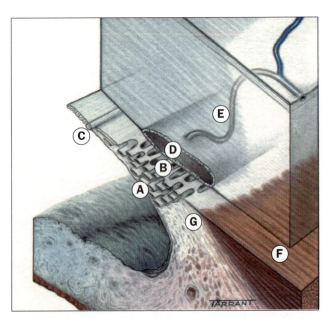

Figura 11.2 Anatomia dos canais de drenagem. **A.** Malha uveal. **B.** Malha corneoescleral. **C.** Linha de Schwalbe. **D.** Canal de Schlemm. **E.** Canais conectores. **F.** Músculo longitudinal do corpo ciliar. **G.** Esporão escleral.

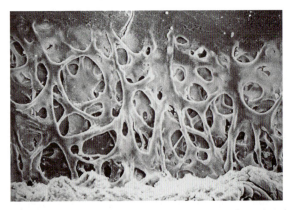

Figura 11.1 Microscopia eletrônica de varredura da malha trabecular.

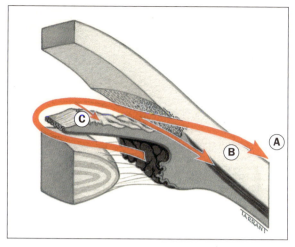

Figura 11.3 Vias de drenagem do humor aquoso. **A.** Trabecular. **B.** Uveoescleral. **C.** Íris.

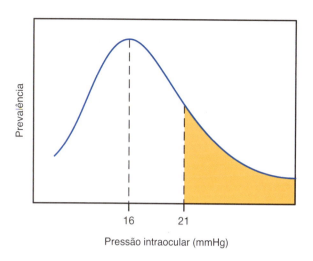

Figura 11.4 Distribuição da pressão intraocular na população geral.

redução da PIO seja um elemento modificável essencial em todos os tipos de glaucoma, outros fatores parcialmente compreendidos são fundamentais para determinar se um indivíduo ou olho em particular desenvolve lesão glaucomatosa, inclusive fatores que afetam a suscetibilidade do nervo óptico a lesões, como a integridade de seu suprimento sanguíneo e sua vulnerabilidade estrutural ao estresse mecânico na cabeça do nervo óptico.

Flutuação

A PIO varia de acordo com a hora do dia (variação diurna), os batimentos cardíacos, a pressão arterial e a respiração. O padrão diurno é alternado, com tendência a ser mais alta pela manhã e mais baixa à tarde e à noite. Isso se deve, pelo menos em parte, a um padrão diurno na produção do humor aquoso, que é menor à noite. Olhos glaucomatosos apresentam flutuação acima do normal, cuja extensão é diretamente proporcional à probabilidade de lesão progressiva do campo visual e a uma única leitura pode, portanto, ser enganosa. Uma boa prática é anotar a hora do dia com a PIO registrada.

Medida da pressão intraocular

Ver Capítulo 1.

HIPERTENSÃO OCULAR

Definição

Na população geral, a PIO média é de 16 mmHg. Dois desvios padrão em cada lado desse valor fornece um intervalo de PIO "normal" de 11 a 21 mmHg para indivíduos acima dos 40 anos. A distribuição é gaussiana com a curva enviesada para a direita (Figura 11.4). O limite superior da pressão normal em indivíduos acima de 70 anos é de 23 mmHg. Estima-se que de 4 a 7% da população acima de 40 anos tenha PIO > 21 mmHg com ângulos de filtração aberto e sem lesão glaucomatosa detectável. Esses indivíduos são designados portadores de "hipertensão ocular" (HTO).

Aproximadamente 1 em cada 10 pessoas é acometida por glaucoma ao longo de um período de 10 anos, e a maioria não desenvolve a doença no decorrer da vida.

Fatores de risco para desenvolvimento de glaucoma na hipertensão ocular

Ocular Hypertension Treatment Study (OHTS) foi um ensaio longitudinal multicêntrico. Além de examinar o efeito do tratamento em indivíduos com hipertensão ocular (PIO em um dos olhos entre 24 e 32 mmHg), informações valiosas foram coletadas sobre o efeito de uma série de supostos riscos para a conversão de hipertensão ocular (HTO) para glaucoma. O percentual de pacientes com HTO que provavelmente desenvolverá glaucoma dentro de 6 anos, levando-se em consideração os fatores cruciais, está apresentado nas Tabelas 11.1 e 11.2.

- **Limitações:** o estudo tinha por objetivo uma redução de 20% da PIO, o que pode não ser suficiente em alguns indivíduos. Adesão à medicação não foi mensurada; e havia a possibilidade da existência de lesão glaucomatosa inicial já presente em alguns pacientes
- **Conclusões baseadas em fatores significativos na análise multivariável**
  - *PIO*: o risco de desenvolvimento de glaucoma aumenta com a elevação da PIO
  - *Idade*: idade mais avançada é associada a risco mais elevado
  - *Espessura central da córnea (ECC)*: o risco é maior em olhos com HTO e ECC < 555 μm e menor em olhos com elevada ECC (> 588 μm). Isso pode ser atribuído a uma subestimativa ou superestimativa da PIO, embora seja mais provável que fatores estruturais associados, talvez na lâmina crivosa, possam estar envolvidos. É possível determinar a ECC com o auxílio de exames de imagem ópticos (p. ex., Orbscan®) ou ultrassonografia (p. ex., Pachmate®) (Figura 11.5)
  - *Relação escavação/disco óptico (C/D, na sigla em inglês)*: quanto maior a relação C/D, mais alto o risco, possivelmente pelo fato de uma cabeça do nervo óptico com escavação maior ser estruturalmente mais vulnerável, ou por já haver presença de lesão prévia
  - *Desvio padrão*: quanto mais alto o valor, maior o risco (isso possivelmente significa alteração glaucomatosa inicial no campo visual)
- **Conclusões baseadas em fatores significativos somente na análise univariável** (descartadas quando os fatores anteriormente discutidos foram considerados)

Tabela 11.1 Risco de desenvolvimento de glaucoma de acordo com a pressão intraocular (PIO) e a espessura central da córnea (ECC).

PIO média > 25,75 mmHg	36%	13%	6%
PIO média > 23,75 a ≤ 25,75 mmHg	12%	10%	7%
PIO média < 23,75 mmHg	17%	9%	2%
	ECC ≤ 555 μm	ECC > 555 a ≤ 588 μm	ECC > 588 μm

Tabela 11.2 Risco de desenvolvimento de glaucoma de acordo com a relação vertical escavação/disco óptico (C/D) e a espessura central da córnea (ECC).

Relação C/D ≥ 0,50	22%	16%	8%
Relação C/D > 0,30 a < 0,50	26%	16%	4%
Relação C/D ≤ 0,30	15%	1%	4%
	ECC ≤ 555 μm	ECC > 555 a ≤ 588 μm	ECC > 588 μm

- **Fatores examinados no OHTS, mas considerados insignificantes**
  - *Miopia* (embora se suspeite de que discos míopes sejam mais suscetíveis a lesões glaucomatosas com PIO mais baixa do que os discos emetrópicos)
  - *Diabetes*
  - *Histórico familiar de glaucoma* (o que é curioso, uma vez que pacientes com glaucoma em geral têm um histórico familiar da doença)
- **Conclusões do OHTS**
  - Tratamento precoce reduz a incidência cumulativa de glaucoma
  - O efeito é maior em pacientes de alto risco
  - Tratamento precoce para pacientes de baixo risco não é necessário
  - Avaliação individualizada do risco é útil e ajuda a orientar o tratamento.

DICA Na HTO, os modelos preditivos validados que utilizam parâmetros oculares do paciente permitem que se determine o risco de desenvolvimento de glaucoma.

Genética da hipertensão ocular

Polimorfismo de um único nucleotídio em TMCo$_1$ parece estar significativamente associado à conversão para glaucoma em pessoas brancas com HTO (risco três vezes maior em indivíduos com dois alelos de risco comparados àqueles sem alelo de risco). Metanálise recente identificou 112 *loci* genéticos associados à PIO e sugere um papel importante da sinalização tirosinoquinase do receptor de angiopoietina, metabolismo lipídico, função mitocondrial e processos de desenvolvimento como fatores de risco para PIO elevada.

Avaliação clínica

Anamnese e exame devem ser realizados como no glaucoma (ver adiante). Deve-se considerar se o paciente está tomando medicação sistêmica que possa influenciar a elevação (p. ex., esteroides) ou a diminuição (p. ex., betabloqueadores) da PIO.

Glaucoma pré-perimétrico

Esse conceito refere-se a lesões glaucomatosas, normalmente manifestadas por um disco óptico suspeito e/ou pela presença de defeitos na camada de fibras nervosas da retina (RNFL, na sigla em inglês) sem o seguimento de qualquer anormalidade no campo visual. A modalidade de exame do campo visual para essa finalidade normalmente é realizada como perimetria automatizada acromática padrão.

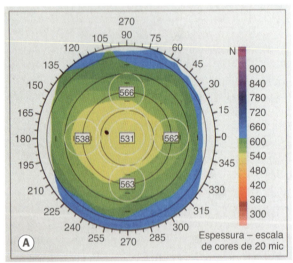

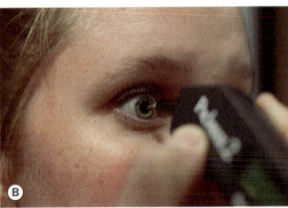

Figura 11.5 Medida da espessura central da córnea. **A.** Orbscan®. **B.** Pachmate®.

- *Etnia africana* (incluindo afro-caribenhos e afro-americanos): associada a risco mais elevado de glaucoma
- *Homens*: apesentam maior probabilidade de conversão
- *Cardiopatia*: fator de risco importante

Tratamento

PIO elevada é fator de risco no desenvolvimento do glaucoma e pode ser evitado com tratamento. Entretanto, é difícil justificar o tratamento de todo paciente com PIO elevada em virtude da alta prevalência de HTO, da baixa incidência de conversão para glaucoma, do custo e dos efeitos colaterais do tratamento. No OHTS, os pacientes com HTO não tratados apresentaram risco cumulativo de 9,5% de desenvolver glaucoma primário de ângulo aberto (GPAA) após 5 anos. O tratamento (com o objetivo de reduzir em até 20% ou mais a PIO e alcançar 24 mmHg ou menos) baixou esse percentual para 4,4%.

- Modelos preditivos validados que utilizam parâmetros oculares de determinado paciente com HTO permitem que o risco de desenvolvimento de glaucoma seja estimado e expresso como percentual, o que ajuda na decisão em relação à frequência dos exames e se o tratamento deve ser iniciado
- Em geral, somente aqueles em situação de alto risco devem ser tratados, embora a preferência do paciente possa ser fator decisivo
- A idade (e, portanto, a expectativa de vida) é um ponto-chave a ser considerado
- A maioria dos clínicos trataria todo paciente com PIO de 30 mmHg ou mais (> 40% de risco de glaucoma em 5 anos). A decisão de tratar pacientes com perfis de risco variáveis não é objetiva e deve ser tomada caso a caso
- HTO aumenta o risco de oclusão venosa da retina, um aspecto a mais a ser considerado ao se decidir se o tratamento deve ser iniciado
- As opções de tratamento são as mesmas que para o GPAA, embora geralmente se adote abordagem menos agressiva de redução da pressão.

O monitoramento cuidadoso é alternativa razoável em muitas circunstâncias: deve-se realizar um campo visual basal e exames de imagem da RNFL/do disco óptico.

VISÃO GERAL DO GLAUCOMA

Definição

Glaucoma é o termo utilizado para descrever um grupo de condições que têm em comum uma neuropatia óptica progressiva crônica que resulta em alterações morfológicas características na cabeça do nervo óptico e na RNFL. A morte progressiva das células ganglionares e a perda de campo visual estão associadas a essas alterações. A PIO é um fator modificável essencial.

Objetivo do tratamento

O tratamento de glaucoma tem por objetivo desacelerar a taxa de progressão no decorrer da vida do paciente, a fim de manter a função visual e a respectiva qualidade de vida a um custo sustentável.

Classificação

O glaucoma pode ser congênito (do desenvolvimento) ou adquirido. Os tipos de ângulo aberto e ângulo fechado distinguem-se com base no mecanismo pelo qual o escoamento do humor aquoso é comprometido no que diz respeito à configuração do ângulo da CA. A distinção se faz também entre glaucoma primário e secundário. No último, um distúrbio ocular ou não ocular reconhecível contribui para a elevação da PIO.

Epidemiologia

O glaucoma afeta de 2 a 3% das pessoas com mais de 40 anos, mas é possível que até 50% não sejam diagnosticados. É a segunda principal causa de cegueira no mundo. O GPAA é a forma mais comum em indivíduos brancos, hispânicos/latinos e negros (com uma prevalência especialmente alta entre negros). Em termos globais, o fechamento angular primário (PAC, na sigla em inglês) constitui até a metade dos casos e tem predominância particularmente elevada em pessoas de descendência asiática. Com métodos de avaliação aprimorados, como realização rotineira da gonioscopia em ambiente escuro, e não claro, o PAC se mostra mais prevalente em indivíduos brancos do que se imaginava anteriormente.

História natural do glaucoma de ângulo aberto

O **Early Manifest Glaucoma Trial (EMGT)** fornece dados prospectivos sobre a história natural de progressão do glaucoma em três tipos comuns da doença: glaucoma de pressão elevada, glaucoma de pressão normal (NTG, na sigla em inglês) e glaucoma pseudoesfoliativo, utilizando o campo visual como desfecho primário. O estudo revela que a taxa média de mudança em indivíduos não tratados é a seguinte: -1,31 dB/ano, -0,36 dB/ano e -3.13 dB/ano, respectivamente. Existem grandes diferenças entre os pacientes e os diferentes tipos de glaucoma, mas com base na taxa média de mudança em indivíduos não tratados, a função visual da média das pessoas parece deteriorar-se do nível normal à cegueira em um período de aproximadamente 25 anos. Essa situação é influenciada significativamente pelo tratamento para redução da PIO.

GLAUCOMA PRIMÁRIO DE ÂNGULO ABERTO

Introdução

Definição

Glaucoma primário de ângulo aberto (GPAA) é uma neuropatia óptica progressiva crônica que se manifesta na vida adulta e caracteriza-se por:

- Afinamento da RNFL
- Lesão glaucomatosa do nervo óptico
- Perda característica de campo visual à medida que a lesão progride
- Ângulo aberto da câmara anterior
- Ausência de sinais de glaucoma secundário ou de causa não glaucomatosa para neuropatia óptica
- PIO é um fator de risco modificável essencial.

O GPAA é o tipo mais prevalente de glaucoma em pessoas de etnia europeia e africana. Naqueles acima de 70 anos, a prevalência relatada foi de aproximadamente 6% em populações brancas, 16% em populações negras e em torno de 3% em populações asiáticas. Afeta igualmente ambos os sexos.

Fatores de risco

- **PIO:** quanto mais alta, maior a probabilidade de glaucoma. Assimetria da PIO de 4 mmHg ou mais também é significativa
- **Idade:** GPAA é mais comum em indivíduos mais velhos
- **Raça:** é significativamente (talvez quatro vezes) mais comum, desenvolve-se em uma idade mais precoce e pode ser mais difícil de controlar em indivíduos negros do que em indivíduos brancos
- **Histórico familiar de GPAA:** parentes em primeiro grau de paciente com GPAA apresentam risco maior. O risco aproximado para irmãos é equivalente a quatro vezes, e para filhos, a duas vezes o risco normal para a população, embora os números das pesquisas variem
- **Diabetes** melito: estudos longitudinais não demonstram aumento do risco de glaucoma. O viés de seleção provavelmente explica por que os estudos clínicos relatam prevalência maior de glaucoma em pessoas com diabetes
- **Miopia:** está associada à maior incidência de GPAA e olhos míopes podem ser mais suscetíveis à lesão glaucomatosa
- **Terapia com anti-VEGF (fator de crescimento endotelial vascular):** pacientes submetidos à terapia com anti-VEGF para degeneração macular relacionada com a idade ou edema macular diabético apresentam risco de elevação sustentada da PIO. É mais provável que isso ocorra após injeções recorrentes de bevacizumabe do que de ranibizumabe. O risco é significativamente maior para pacientes com glaucoma do que para indivíduos normais. O risco de que a cirurgia de glaucoma seja necessária aumenta após seis injeções
- **Pílula anticoncepcional:** pesquisas recentes sugerem que o uso da pílula anticoncepcional oral a longo prazo pode aumentar o risco de glaucoma, talvez por bloquear um efeito protetor do estrogênio
- **Doença vascular:** possível associação de uma série de condições sistêmicas ligadas ao comprometimento vascular, embora já se tenha constatado que é difícil demonstrar relações bem definidas de modo coerente. Hipertensão sistêmica, doença cardiovascular, diabetes e condições vasoespásticas, como enxaqueca, por exemplo, já foram implicadas. Perfusão ocular diminuída pode ser fator de risco para a progressão do glaucoma
- **Gradiente de pressão translaminar:** estudos sugerem que uma diferença nos níveis da PIO e da pressão orbitária do líquido cefalorraquidiano pode aumentar a probabilidade de desenvolvimento e progressão da lesão glaucomatosa, talvez em razão da deformação associada da *lamina cribrosa*
- **Área do disco óptico:** discos grandes são mais vulneráveis a lesões
- **Pressão de perfusão ocular:** é a diferença entre a pressão arterial e a PIO, a qual já demonstrou, em estudos populacionais, estar ligada a um risco mais elevado de desenvolvimento e progressão do glaucoma.

Genética

O GPAA já foi associado a pelo menos 20 *loci* no genoma humano, mas mutações somente no gene *MYOC*, que codifica a proteína miocilina, encontrada na malha trabecular; e no gene *OPTN*, que codifica a optineurina, são amplamente aceitas como causadoras de glaucoma. Uma série de diferentes mutações foi descrita no gene *MYOC*, embora a função normal da miocilina e seu papel no glaucoma, até o momento, permaneçam indeterminadas. Se um único membro da família desenvolver glaucoma antes dos 35 anos, as chances de uma mutação no gene da miocilina podem ser na ordem de 33%. É possível pensar na investigação genética do paciente e da sua família se três ou mais parentes em primeiro grau de duas gerações forem afetados, ou para fins de pesquisa.

Patogênese da neuropatia óptica glaucomatosa

No glaucoma, a morte das células ganglionares da retina ocorre predominantemente por meio de apoptose (morte celular programada), e não de necrose. O evento pré-terminal é o influxo de íons de cálcio no corpo celular e o aumento dos níveis intracelulares de óxido nítrico. O metabolismo da glutamina é intrinsicamente envolvido. Após lesão inicial, uma cascata de eventos resulta na proliferação de astrócitos e células gliais, e em alterações na matriz extracelular da *lamina cribrosa*, com subsequente remodelação da cabeça do nervo óptico. O processo da lesão glaucomatosa e da relação com a PIO e outras possíveis influências ainda é pouco conhecido. Um ou ambos dos seguintes mecanismos podem estar implicados:

- Lesão **mecânica direta** das RNFL na cabeça do nervo óptico, talvez em sua passagem através da *lamina cribrosa*. O acúmulo de evidências da influência da deformabilidade mecânica na região da *lamina cribrosa* respalda essa hipótese
- **Lesão isquêmica:** possivelmente em razão da compressão dos vasos sanguíneos que suprem a cabeça do nervo óptico, o que pode estar relacionado com a pressão de perfusão ocular como um possível fator de risco para glaucoma
- **Vias comuns das lesões:** ambos os mecanismos podem levar a condições como redução do fluxo axoplasmático; interferência no fornecimento de nutrientes ou na remoção de produtos do metabolismo; privação de fatores de crescimento neuronal; lesão oxidativa; e início das lesões imunomediadas.

Rastreamento

O rastreamento universal da população para a verificação de glaucoma não demonstrou ser custo-efetivo e a prática atual restringe a busca de casos a grupos de alto risco, como a) pessoas mais velhas, b) aquelas acima de 40 anos com histórico de GPAA em familiar próximo e c) pessoas de etnia africana. Nesses grupos, o rastreamento tende a ser realizado esporadicamente por meios como exames optométricos comerciais, que podem levar à exclusão relativa de grupos economicamente desfavorecidos. O rastreamento populacional apenas pela tonometria é insatisfatório, já que rotulará como normal um número significativo de casos com outros achados de GPAA, como aumento da escavação do disco óptico e perda de campo visual, e os exames de rastreamento ocular de rotina devem incluir uma avaliação do campo visual, bem como tonometria e oftalmoscopia.

Diagnóstico

Histórico

- **Sintomas visuais:** normalmente ausentes, exceto em caso de lesão avançada. Às vezes, defeitos sintomáticos do campo visual central podem ocorrer em uma fase inicial, na presença de um campo periférico relativamente normal
- **Histórico oftalmológico prévio** – deve-se inquirir especificamente sobre:

- Estado refrativo, uma vez que a miopia apresenta risco aumentado de GPAA; e hipermetropia, de glaucoma primário de ângulo fechado (GPAF)
- Causas de glaucoma secundário, como trauma ou inflamação ocular: uma cirurgia ocular prévia, inclusive cirurgia refrativa, pode afetar as leituras da PIO
- **Histórico familiar**
  - GPAA ou condições associadas, como HTO
  - Outras doenças oculares em membros da família
- **Histórico médico prévio**
  - Asma, insuficiência ou bloqueio cardíaco, doença vascular periférica, que são contraindicações para o uso de betabloqueadores
  - Traumatismos cranianos, patologia intracraniana, inclusive acidente vascular encefálico (AVE), uma vez que essas condições podem causar atrofia óptica ou defeitos de campo visual
  - Vasospasmo: enxaqueca e fenômeno de Raynaud
  - Diabetes, hipertensão sistêmica e doença cardiovascular são candidatos a aumentar o risco de GPAA
  - Pílula anticoncepcional oral utilizada por vários anos pode estar associada a risco aumentado de glaucoma
- **Medicação atual**
  - Esteroides, incluindo cremes para pele e inalaórios
  - Betabloqueadores orais podem baixar a PIO
  - Histórico social, incluindo tabagismo e ingestão alcoólica, especialmente em caso de suspeita de neuropatia óptica tóxica/carencial
  - Alergias, particularmente a quaisquer medicamentos provavelmente utilizados no tratamento para glaucoma (p. ex., acetazolamida é contraindicada se houver histórico de alergia a sulfonamidas).

Exame

- **Acuidade visual (AV)**: provavelmente normal, exceto na presença de glaucoma em estágio avançado
- **Pupilas**: excluem a hipótese de defeito pupilar aferente relativo. Se inicialmente ausente, mas vier a desenvolver-se mais tarde, constitui indicador de progressão substancial
- **Avaliação da visão de cores**, como teste do gráfico de Ishihara: se houver qualquer sugestão de neuropatia óptica que não glaucoma
- **Exame com a lâmpada de fenda**: exclui achados de glaucoma secundário, como pigmentar e pseudoesfoliativo
- **Tonometria**: antes da paquimetria, observando o horário do dia
- **Gonioscopia**
- **Exame do disco óptico** para alterações glaucomatosas (ver a seguir): deve ser realizado com as pupilas dilatadas, desde que a gonioscopia não demonstre ângulos criticamente estreitos. A luz sem vermelho (*red-free*) pode ser utilizada para detectar defeitos na RNFL.

Avaliação da cabeça do nervo óptico

Cabeça do nervo óptico normal

- **Rima neurorretiniana** (NRR, na sigla em inglês): tecido róseo-alaranjado localizado entre a borda externa da escavação e a margem do disco óptico. A rima inferior é a mais larga, seguida pelas rimas superior, nasal e temporal – regra "ISNT"; essa regra tem alta sensibilidade (81%) para glaucoma, mas não é específica (32%), isto é, olhos sem glaucoma geralmente não respeitam a regra

- **Relação C/D**: indica o diâmetro da escavação expresso como uma fração do diâmetro do disco óptico. Em geral, mede-se a relação vertical, e não horizontal (Figura 11.6). É difícil estimar precisamente a relação C/D sem exames de imagem. Como princípio básico, discos com diâmetros pequenos têm escavações pequenas (Figura 11.7 A) e discos com diâmetros grandes têm escavações grandes (Figura 11.7 B). Somente 2% da população tem uma relação C/D superior a 0,7. Em qualquer indivíduo, uma assimetria de 0,2 ou mais entre os olhos deve também ser considerada suspeita, embora seja fundamental excluir uma diferença correspondente no diâmetro total do disco (ver a seguir)

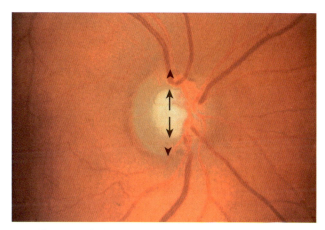

Figura 11.6 Disco óptico normal. Relação escavação/disco (as *setas* indicam a escavação; e as *pontas de seta*, a borda do disco óptico).

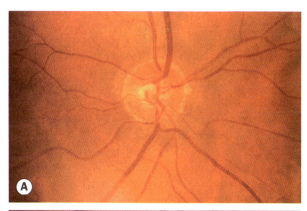

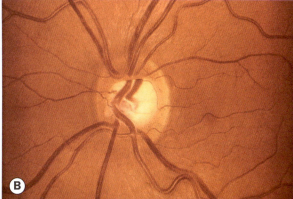

Figura 11.7 Discos normais. **A.** Disco pequeno com baixa relação escavação/disco. **B.** Disco grande com escavação proporcionalmente maior.

- **Tamanho do disco óptico**: é importante para se decidir se uma relação C/D é normal e serve também de indicador prognóstico. Acredita-se que discos grandes tendam mais a sofrer lesões, especialmente no NTG. Isso pode ser resultado do diâmetro maior, que causa relativa fraqueza mecânica e, consequentemente, maior vulnerabilidade ao deslocamento da *lamina cribrosa* induzido pela PIO, que demonstrou ser mais fina em olhos com NTG. O tamanho do disco varia, em média, entre os grupos raciais, e é maior nos africanos. Exames de imagem permitem medir objetivamente a área do disco, mas o diâmetro vertical é o parâmetro mais utilizado clinicamente. O diâmetro vertical médio normal (para discos não glaucomatosos) é de 1,5 a 1,7 mm em uma população branca
    ○ Foca-se o disco com um feixe estreito da lâmpada de fenda utilizando lente de fundo de olho
    ○ A altura do feixe é ajustada até que corresponda à distância entre os limites superior e inferior da NRR (não a borda escleral que circunda o tecido neural), e o diâmetro em milímetros é lido a partir da gratícula da lâmpada de fenda
    ○ É possível que seja necessário um fator de correção, dependendo da lente utilizada (Tabela 11.3). O erro de refração afeta minimamente a medida, embora uma miopia acima de −8 dioptrias possa distorcer o resultado.

DICA Um disco grande tem uma escavação grande e pode ser inteiramente saudável, enquanto qualquer escavação em um disco pequeno pode ser anormal.

Alterações no glaucoma

Em alguns casos, não é possível saber ao certo se um disco óptico isoladamente é glaucomatoso. Achados clínicos e resultados das investigações devem ser considerados em conjunto para orientar o tratamento. A lesão glaucomatosa resulta em sinais característicos que envolvem (a) a cabeça do nervo óptico, (b) a área peripapilar e (c) a RNFL.
- **Cabeça do nervo óptico:** a escavação patológica é causada pela redução progressiva do número de fibras nervosas, células gliais e vasos sanguíneos. Um aumento comprovado do tamanho da escavação é sempre algo significativo (Figura 11.8). Se um olho com um disco óptico pequeno e uma escavação igualmente pequena desenvolver glaucoma, a escavação aumentará de tamanho, mas mesmo na presença de lesão substancial, ainda poderá ser menor do que aquela de uma escavação fisiológica grande
- **Subtipos de lesão glaucomatosa**: quatro aspectos morfológicos de disco glaucomatoso foram descritos e, embora a maioria dos discos não seja classificável, as descrições abrangem uma visão geral útil dos padrões de lesões glaucomatosas, podendo fornecer pistas para os processos patológicos subjacentes

    ○ *Discos isquêmicos focais* (Figura 11.9 A) caracterizam-se por um entalhe (*notching*) superior e/ou inferior, e são associados a defeitos de campo visual localizados com ameaça precoce à fixação
    ○ *Disco miópico com glaucoma* (Figura 11.9 B) refere-se a um disco raso e inclinado (inserido obliquamente) com um crescente temporal de atrofia parapapilar, com características de lesão glaucomatosa. A presença de densos escotomas superiores e inferiores que ameaçam a fixação é normal. Essa morfologia é mais comum em pacientes jovens do sexo masculino
    ○ *Discos escleróticos* (Figura 11.9 C) caracterizam-se por escavação rasa, em forma de pires ("saucerizada") e NRR com declive suave, atrofia peripapilar (PPA, na sigla em inglês) variável e perda do campo visual periférico. A região peripapilar da coroide é mais fina do que em outros tipos de disco. Os pacientes são mais velhos, de ambos os sexos e existe uma associação com doença vascular sistêmica
    ○ *Os discos concentricamente crescentes* (verificados por monitoramento sequencial) são identificados por afinamento relativamente uniforme da NRR (Figura 11.9 D) e são frequentemente associados à perda difusa de campo visual. Em geral, a PIO está significativamente elevada por ocasião da apresentação da condição
- **Sinais inespecíficos de lesão glaucomatosa** – outros sinais de lesão glaucomatosa do disco incluem:
    ○ *As hemorragias de disco* (Figura 11.10 A e B) em geral se estendem da NRR para a retina, mais frequentemente em sentido

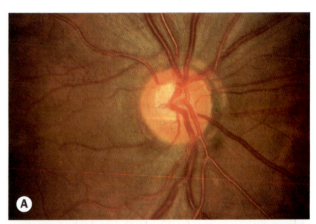
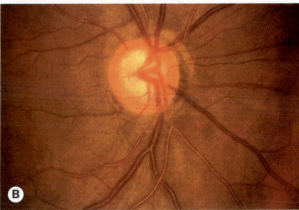

Figura 11.8 A. Disco óptico normal com escavação pequena. **B.** O mesmo disco 2 anos depois, mostrando aumento glaucomatoso concêntrico da escavação.

Tabela 11.3 Fatores de correção para a estimativa do diâmetro do disco óptico.

Lente	Fator de correção
Volk 60 D	×0,88 a 1
Nikon 60 D	Aproximadamente 1
Volk 90 D	×1,3
Volk 78 D	×1,1
Goldmann 3 espelhos	×1,27

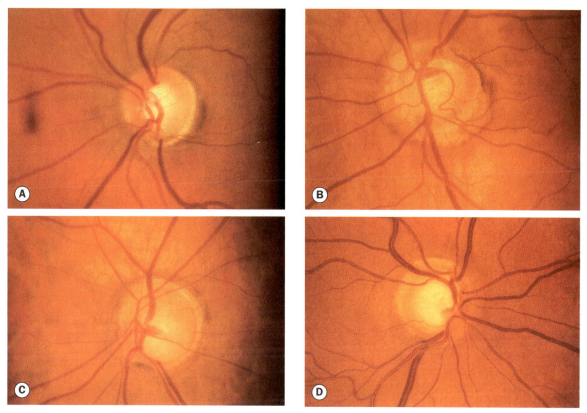

Figura 11.9 Subtipos clássicos de lesão glaucomatosa. **A.** Isquêmico focal –*notch* inferior. **B.** Miópico com um crescente temporal e um *notching* superior. **C.** Esclerótico com *shelving* superior e *notching* inferior. **D.** Concentricamente aumentado com aumento uniforme e profundo da escavação.

inferotemporal. A ocorrência é um fator de risco para o desenvolvimento e a progressão do glaucoma. Essas hemorragias são mais comuns no NTG, mas podem também ocorrer em indivíduos saudáveis e pacientes com doença vascular sistêmica. Cerca de três em cada quatro pessoas com hemorragia do disco óptico submetidas a rastreamento de glaucoma não têm glaucoma
- *O desnudamento dos vasos sanguíneos circunlineares* é um sinal de afinamento precoce da NRR que se caracteriza pelo espaço entre a borda neurorretinana e um vaso sanguíneo superficial (Figura 11.10 C)
- *O baionetamento* tem a característica de dupla angulação de um vaso sanguíneo. Com a perda da NRR, o vaso que adentra o disco óptico a partir da retina pode formar um ângulo posterior acentuado e entrar no disco, retomando, em seguida, sua direção original para atravessar a *lamina cribrosa* (Figura 11.10 D)
- *Vasos colaterais* entre duas veias no disco (Figura 11.10 E), semelhantes àqueles após a oclusão da veia central da retina (OVCR), são relativamente incomuns e provavelmente são causados por obstrução circulatória crônica de baixo grau. Pode ocorrer também tortuosidade vascular da retina
- *A perda da NRR nasal* (Figura 11.10 F) é um sinal de lesão moderadamente avançada. É possível surgir um espaço entre a NRR e a vasculatura central da retina
- *Sinal do ponto laminar* ocorre no glaucoma avançado. As fenestrações puntiformes acinzentadas presentes na *lamina cribrosa* (Figura 11.10 F) tornam-se expostas à medida que a NRR se retrai. As fenestrações, às vezes, apresentam-se de modo linear, o que pode ser sinal de lesão avançada, indicando distorção da lâmina. Os pontos podem ser observados em olhos normais
- *"Borda pronunciada"* ou *"rima pronunciada"* é sinal de lesão avançada. À medida que a NRR se perde adjacentemente à borda do disco, o contorno da borda do disco assume angulação posterior mais acentuada. Em geral, observa-se baionetamento dos vasos em uma borda bem definida, o que não deve ser confundido com "borda nasal polar pronunciada", que é a angulação acentuada da NRR na borda nasal de um *notch* localizado no polo vertical

DICA Hemorragia do disco óptico é um fator de risco para o desenvolvimento e a progressão do glaucoma, e pode passar despercebida se não se utilizar a ampliação para examinar o disco.

- **Alterações peripapilares**: PPA em torno da cabeça do nervo óptico pode ser significativa no glaucoma (Figura 11.11) e um sinal de lesão inicial em pacientes com HTO
  - *A zona alfa (externa)* é identificada pelas alterações superficiais no epitélio pigmentar da retina (EPR). Tende a ser maior e, possivelmente, mais comum em olhos glaucomatosos
  - *A zona beta (interna)* caracteriza-se por atrofia coriorretiniana. É distinta do anel escleral, a faixa branca da esclera exposta

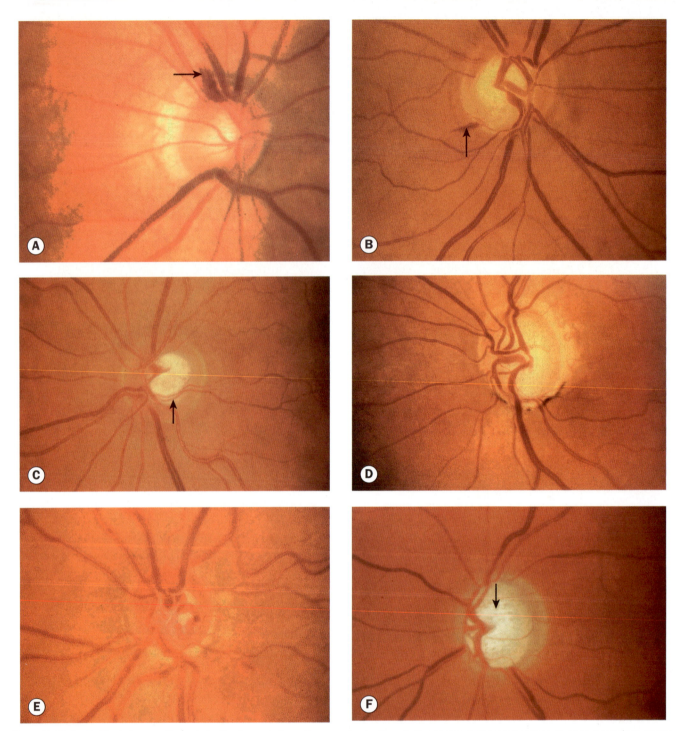

Figura 11.10 A e B. Sinais inespecíficos de lesão glaucomatosa. Hemorragia de disco óptico (*seta*). **C.** Desnudamento do vaso sanguíneo circunlinear inferior (*seta*). **D.** Baionetamento dos vasos sanguíneos inferiores associado à lesão glaucomatosa avançada. **E.** Vasos colaterais. **F.** Sinal do ponto laminar (*seta*) e escavação nasal associada à lesão glaucomatosa avançada.

centralmente à zona beta. A zona beta é maior e mais comum no glaucoma, e é um fator de risco para a progressão. A localização da PPA da zona beta parece indicar a orientação da provável perda de campo visual
- **Camada de fibras nervosas**: o conhecimento da distribuição de 1,2 milhão de axônios de células ganglionares em sua passagem pela retina antes de adentar o canal escleral para formar a cabeça do nervo óptico (disco óptico) é essencial para a interpretação da perda do campo visual em relação à escavação do nervo óptico na presença de glaucoma. Dentro da retina, a distribuição é a seguinte (Figura 11.12):
  ○ As fibras originárias da mácula seguem um curso retilíneo até a cabeça do nervo óptico, formando uma área fusiforme (feixe papilomacular)
  ○ As fibras originárias da retina nasal também seguem um curso relativamente retilíneo até o nervo óptico

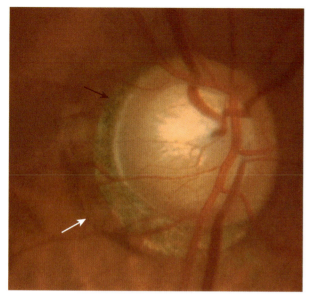

Figura 11.11 Alterações peripapilares. Zona alfa (*seta branca*) e zona beta (*seta preta*).

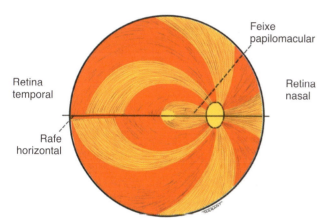

Figura 11.12 Anatomia das fibras nervosas da retina.

- As fibras de origem temporal na mácula seguem um caminho arqueado em torno do feixe papilomacular para alcançar a cabeça do nervo óptico. Essas fibras não cruzam a rafe horizontal que se estende da fovéola até a periferia temporal da retina, demarcando as metades superior e inferior da retina
- As fibras arqueadas que alcançam as porções superotemporal e inferotemporal da cabeça do nervo óptico são mais vulneráveis a lesões glaucomatosas (Figura 11.13). As fibras do feixe papilomacular são as mais resistentes.

Na cabeça do nervo óptico, as fibras retinianas estão distribuídas da seguinte maneira (Figura 11.14):

- As fibras da periferia do fundo de olho estão situadas no nível profundo da RNFL (*i. e.*, mais próximo ao EPR), mas ocupam a porção mais periférica (superficial) do nervo óptico
- As fibras que se originam próximo ao nervo óptico situam-se superficialmente na camada das fibras nervosas (*i. e.*, próximo ao vítreo), mas ocupam a porção central (profunda) do nervo óptico

- No glaucoma, defeitos sutis da RNFL precedem o desenvolvimento de alterações detectáveis no disco óptico e no campo visual. A manifestação dessas condições geralmente segue a ocorrência de hemorragias do disco óptico. Ocorrem dois padrões: (a) defeitos cuneiformes localizados e (b) defeitos difusos maiores com bordas indistintas. Os defeitos, às vezes, são evidentes após hemorragias do disco óptico. A luz sem vermelho (verde) aumenta o contaste entre a retina normal e os defeitos revelados na biomicroscopia com lâmpada de fenda ou na fotografia do fundo de olho, e em geral facilita a identificação. A tomografia de coerência óptica (OCT) e a polarimetria de varredura a *laser* são meios altamente eficazes de quantificação da RNFL (Figura 11.15). Vale notar que os defeitos da RNFL não são específicos de glaucoma e podem ser observados em uma série de doenças neurológicas, bem como em indivíduos aparentemente normais.

DICA Os defeitos da RNFL precedem o desenvolvimento de alterações no disco óptico e no campo visual na presença de glaucoma.

Exames de imagem no glaucoma

Exames de imagem tornaram-se uma ferramenta indispensável no tratamento de pacientes com glaucoma. Entretanto, é importante lembrar que, para determinar um diagnóstico ou uma alteração, o exame de imagem deve sempre ser utilizado para suplementar o exame clínico e os resultados do campo visual, e não como única investigação

- **Paquimetria:** a medida da espessura da córnea é uma parte essencial da avaliação de pacientes com glaucoma (ver Figura 11.5)
- **Estereofotografia do disco óptico**: tradicionalmente considerada referência nos exames de imagem do disco óptico, continua sendo uma opção valiosa. As imagens são capturadas com um ligeiro reposicionamento entre as fotos, seja manualmente ou com uso de separador estéreo embutido na câmera
- **Biomicroscopia ultrassônica (UBM, na sigla em inglês):** tipo de ultrassom que cria uma imagem mais detalhada do que a ultrassonografia e é utilizada para avaliar o segmento anterior do olho. Isso resulta em resoluções de até 25 μm axialmente e 50 μm lateralmente, mas a profundidade de penetração do tecido é menor. Em especial, é útil para avaliar a anatomia em pacientes com GPAF (Figura 11.16). Em comparação com a OCT do segmento anterior, a principal vantagem da UBM é a capacidade de demonstrar estruturas por trás da íris, particularmente o corpo ciliar e o cristalino
- **OCT do segmento anterior:** oferece uma gama cada vez mais ampla de aplicações clínicas essencialmente na avaliação do glaucoma de ângulo fechado. É útil para demonstrar a relação da região periférica da íris com o ângulo de filtração (Figura 11.17)
- **Medida da profundidade da CA:** em geral, a medida objetiva da profundidade da CA é clinicamente útil no tratamento do glaucoma. As indicações abrangem a avaliação do risco de GPAF e o monitoramento da progressão em condições em que a CA é rasa, como hipotonia pós-trabeculectomia e bloqueio ciliolenticular. Métodos mais antigos utilizavam a lâmpada de fenda com ou sem conexão especial, mas é possível obter uma medida precisa e reproduzível com OCT, ultrassonografia ou métodos interferométricos ópticos (p. ex., Zeiss IOLMaster)

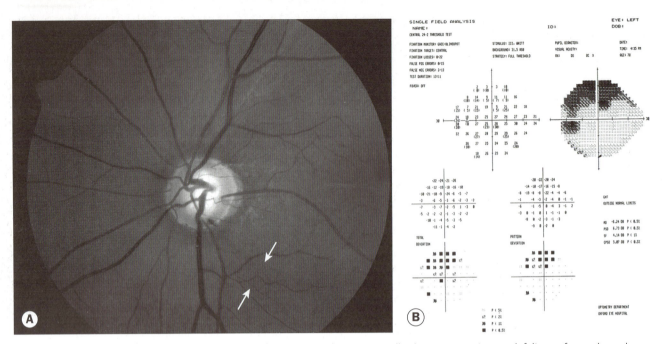

Figura 11.13 Defeito na camada de fibras nervosas da retina. **A.** Fotografia sem vermelho (as *setas* mostram o defeito em forma de cunha associado a uma hemorragia na borda do disco óptico). **B.** Defeito arqueado superior correspondente no campo visual.

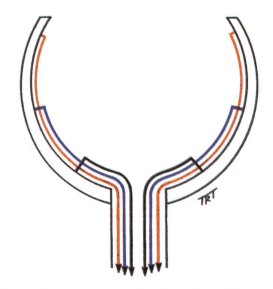

Figura 11.14 Posições relativas das fibras nervosas da retina. *Vermelho*, periférica; *azul*, equatorial; *preto*, central.

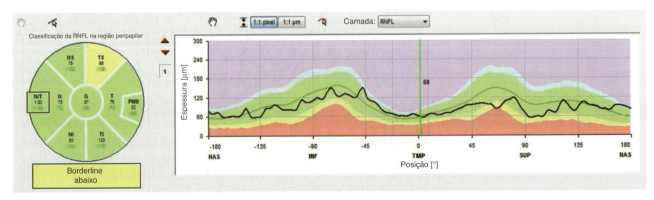

Figura 11.15 Tomografia de coerência óptica (OCT) mostrando o afinamento da camada de fibras nervosas da retina na região temporal superior.

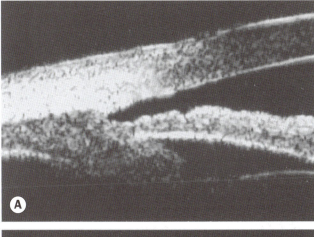

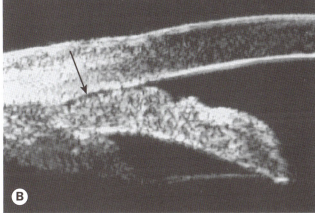

Figura 11.16 Biomicroscopia ultrassônica do segmento anterior. **A.** Mostrando a aparência normal do ângulo. **B.** mostrando o ângulo fechado (seta).

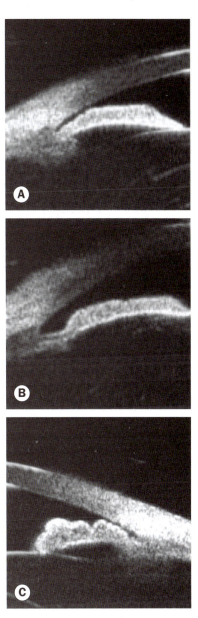

Figura 11.17 Tomografia de coerência óptica (OCT) da região periférica da íris. **A.** Íris espessada. **B.** Inserção anormal da íris. **C.** Enrugamento da região periférica da íris quando da dilatação da pupila.

- **OCT do polo posterior:** a tomografia de coerência é mais útil quando o paciente apresenta suspeita de glaucoma ou tem doença em grau inicial a moderado (Figura 11.18). Pode ser empregada para detectar lesões e sua progressão (Figura 11.19). No glaucoma em estágio avançado é menos útil, devido ao efeito "piso" (floor – i. e., ao alcançar 45 a 50 µm, a RNFL não diminui mais, embora possa ocorrer progressão da lesão). As medidas da espessura macular podem ser mais úteis em tais circunstâncias. Utilizando-se da comparação com um banco de dados normativo, a sensibilidade e a especificidade chegam a 90%
  ○ *RNFL na região peripapilar:* envolve a obtenção de corte circular da retina em torno da cabeça do nervo óptico. Como os diferentes equipamentos de OCT utilizam protocolos de rastreamento variados, deve-se ter cautela ao comparar a espessura da camada de fibras ópticas da retina entre as máquinas. Ao empregar a abertura da membrana de Bruch, e não a borda do disco óptico, pode-se obter a centralização da imagem. Os resultados são comparados a um banco de dados normativo com código de cores. Ao avaliar as alterações estruturais ao longo do tempo, em geral é difícil distinguir entre alterações glaucomatosas e variabilidade da medida ou perda estrutural relacionada com a idade. Flutuação entre exames de até 4 µm já foi relatada. Novo defeito, expansão de defeito estabelecido ou aprofundamento de defeito são achados importantes das alterações glaucomatosas
  ○ *Cabeça do nervo óptico:* exames transversais radiais permitem uma avaliação objetiva e reproduzível da morfologia do disco óptico, com razoável valor discriminatório. Essa função é utilizada com menor frequência do que a RNFL
  ○ *Análise do complexo de células ganglionares (GCC, na sigla em inglês):* abrange a medida da espessura da RNFL, a camada de células ganglionares e a camada plexiforme interna da mácula na tentativa de detectar lesões glaucomatosas em estágio inicial. O método é tão eficaz para diagnóstico de glaucoma e avaliação da progressão quanto a análise da RNFL. A qualidade do sinal da OCT é boa, especialmente em idosos e no olho doente, e a técnica deve ser considerada um aspecto suplementar à avaliação da RNFL (Figura 11.20)
  ○ *Software de análise da progressão:* foi introduzido em várias máquinas e permite uma avaliação computadorizada da extensão

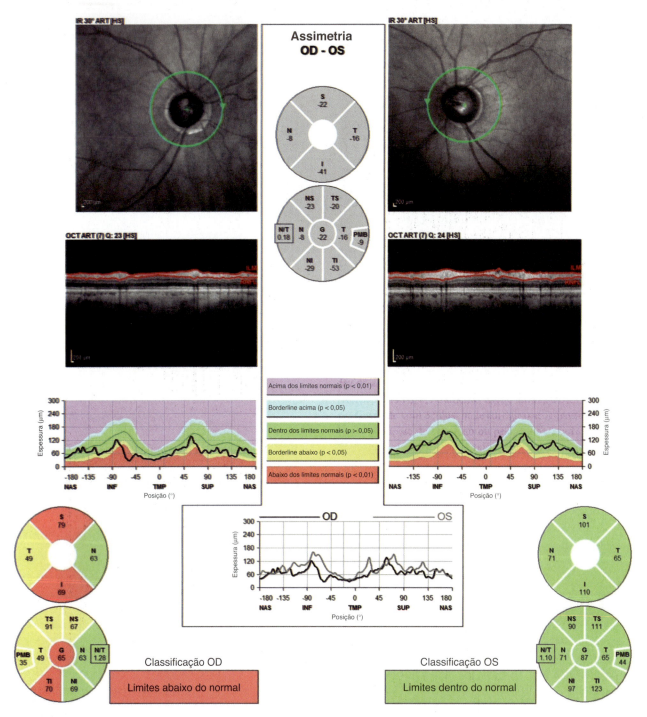

Figura 11.18 Tomografia de coerência óptica (OCT) do disco óptico exibindo o afinamento da camada de fibras nervosas da retina acima e abaixo do disco à *direita*. O disco óptico à *esquerda* não demonstra anormalidade.

da lesão no decorrer do tempo. A análise baseada em tendências, que utiliza uma série de exames, mede a forma das alterações e é especialmente útil para a confirmação da ocorrência de alterações progressivas

DICA O exame de imagem do disco óptico com OCT não deve ser utilizado isoladamente, mas para suplementar achados do exame clínico.

- **Oftalmoscopia de varredura confocal a *laser***: utiliza oftalmoscópio de varredura a *laser* para construir uma imagem tridimensional da cabeça do nervo óptico e da retina
  ○ O Heidelberg Retinal Tomograph (HRT) ainda é amplamente utilizado na prática clínica, mas foi superado pela tomografia de coerência óptica. Assim como a OCT, é empregado para distinguir olhos normais de olhos glaucomatosos por comparação com um banco de dados normativo (análise de regressão de Moorfields) e para monitorar a progressão da doença

Capítulo 11 • Glaucoma 343

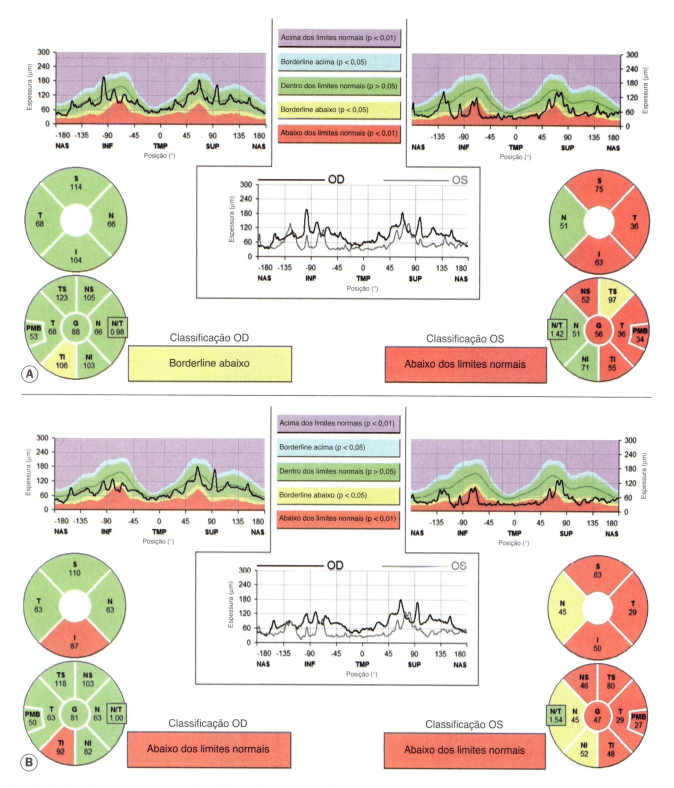

Figura 11.19 Tomografia de coerência óptica (OCT) do disco óptico. **A.** Na apresentação. **B.** Após 2 anos, mostrando o afinamento progressivo da camada de fibras nervosas da retina.

- Os valores da ceratometria devem ser configurados e um astigmatismo significativo (> 1 dioptrias) deve ser corrigido por meio de lente cilíndrica. Em geral, é possível obter imagens de alta qualidade sem dilatação da pupila e por meio de opacidade leve/moderada do cristalino. Após a captura da imagem, para maior acurácia, o operador deve marcar manualmente a linha de contorno que define a borda da NRR
- Imagens, dados e análises podem ser examinados em uma tela de computador ou em formato impresso (Figura 11.21)

- Dados estereométricos detalhados são apresentados com leituras anormais identificadas
- **Polarimetria de varredura a *laser*:** o analisador GDx (Glaucoma Diagnosis) VCC (compensação corneana variável) da RNFL avalia a espessura da camada utilizando sua natureza birrefringente (resolução ou divisão de uma onda de luz em duas ondas refletidas ou transmitidas de modo desigual) para modificar a polarização da luz polarizada incidente do *laser* de diodo. O grau de alteração está diretamente relacionado com a espessura da camada
  - Um monitor fornece imagens coloridas da cabeça do nervo óptico, com mapas da RNFL em quatro quadrantes. Os mapas de desvio mostram a localização e a magnitude dos defeitos da camada como pequenos quadrados codificados por cores, e os parâmetros para cada olho são fornecidos em uma tabela (Figura 11.22)
  - Um valor global com base em todo o mapa de espessuras é o parâmetro ideal para a discriminação entre condição normal e glaucomatosa.

Defeitos de campo visual

Acredita-se que a lesão nervosa no glaucoma pode ocorrer na cabeça do nervo óptico e o consequente defeito do campo visual (ver Capítulo 1)

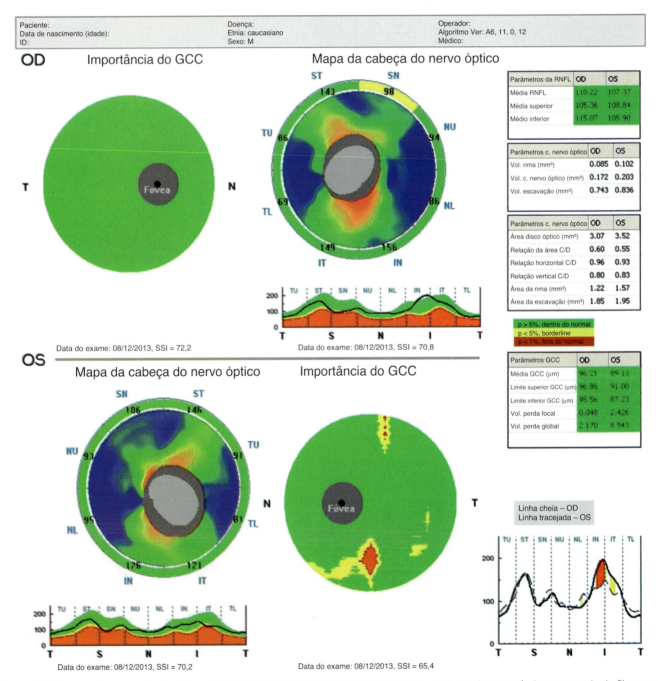

Figura 11.20 Tomografia de coerência óptica (OCT) com protocolo para glaucoma mostrando a cabeça do nervo óptico, a camada de fibras nervosas da retina na região peripapilar e a análise do complexo de células ganglionares.

corresponde ao padrão de fibras da área servida da retina. A perimetria automatizada padrão é relativamente insensível nos estágios iniciais da doença.

- **Alterações iniciais** incluem maior variabilidade das respostas em áreas que subsequentemente desenvolvem defeitos e leve assimetria entre os dois olhos. Modalidades especiais, como tecnologia de dupla frequência e eperimetria automatizada de comprimento de onda curto, podem demonstrar defeitos em estágio mais precoce
- É possível formarem-se **pequenas depressões paracentrais** (Figura 11.23 A) em estágio relativamente precoce, geralmente em posição superonasal, e são observadas com maior frequência no NTG
- **Degrau nasal** representa uma diferença de sensibilidade acima e abaixo da linha média horizontal do campo nasal. O defeito é limitado pela linha média horizontal, correspondente à rafe horizontal da RNFL. A Figura 11.23 B mostra alterações na porção inferior do disco óptico e na OCT com degrau nasal superior correspondente
- **Cunha temporal** é menos comum do que degrau nasal, mas tem implicações semelhantes
- **Defeitos arqueados** (Figura 11.23 C) desenvolvem-se em decorrência da coalescência de escotomas paracentrais, normalmente entre 10 e 20° de fixação como extensões para baixo ou para cima a partir do ponto cego em torno da fixação. Com o tempo, tendem a alongar-se circunferencialmente ao longo da distribuição das fibras nervosas arqueadas (Figura 11.23 D e E)
- **Escotoma em anel** surge quando os defeitos arqueados superior e inferior tornam-se contínuos, e geral no glaucoma em estágio avançado (Figura 11.23 F)
- **Alterações no estágio terminal da doença** são definidas por uma pequena ilha de visão central, em geral acompanhada por uma ilha temporal. A perimetria padrão 10.2 facilita o monitoramento do campo residual central
- **Medidas sumárias** devem sempre ser levadas em consideração. Em média, é de se esperar deterioração anual do desvio médio total de pouco mais de 1 dB em pacientes não tratados, mas há significativa variação individual (Figura 11.24; ver "História natural do glaucoma de ângulo aberto", apresentado anteriormente)
- **Critérios mínimos para lesão glaucomatosa na perimetria automatizada acromática** – um dos seguintes defeitos no exame de campo visual Humphrey (critérios de Hodapp, Parrish e Anderson):
  ○ *Teste de hemicampo para glaucoma* fora dos limites normais em pelo menos duas ocasiões consecutivas. Isso fornece informações

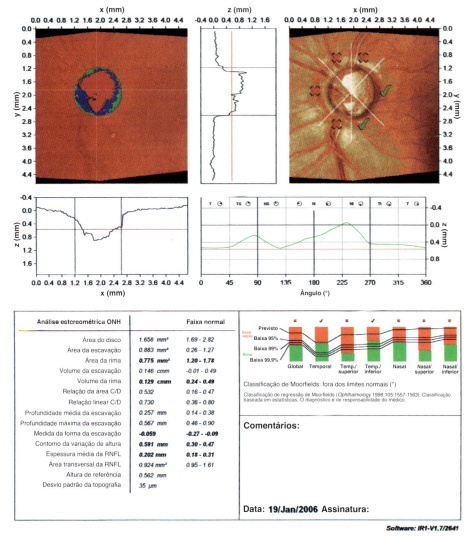

Figura 11.21 Tomografia retiniana de Heidelberg de olho glaucomatoso.

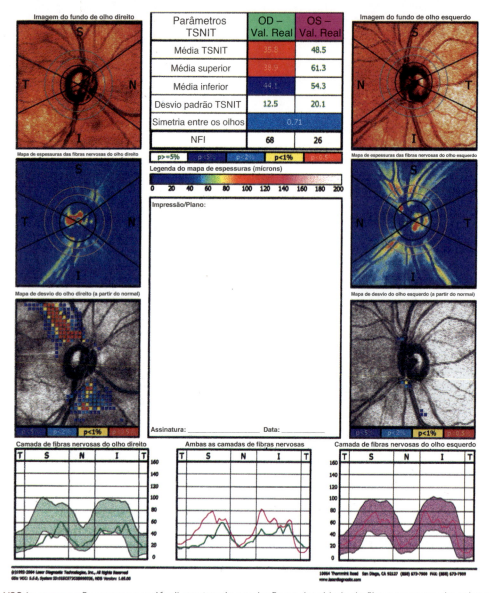

Figura 11.22 GDx VCC (compensação corneana variável) mostrando a redução na densidade de fibras nervosas da retina no olho direito e parâmetros anormais.

relacionadas com as diferenças entre as metades superior e inferior do campo visual, avaliando o limiar em pontos espelhados acima e abaixo do meridiano horizontal. Esse programa também compara a altura total da ilha de visão com os valores normais ajustados pela idade
- Um grupo de três *pontos sem borda* em uma localização típica de glaucoma, todos deprimidos no desvio padrão no nível P < 5%, e um, no nível P < 1%, em duas ocasiões consecutivas (Figura 11.25)
- Desvio padrão corrigido que ocorre com menos de 5% dos indivíduos normais em dois campos consecutivos
• **Estadiamento**: pode-se utilizar um sistema de estadiamento de níveis distintos para determinar o estágio da lesão. Perda glaucomatosa inicial é um defeito/desvio médio de < −6 dB (Figura 11.26); perda glaucomatosa moderada, de −6 a −12 dB (Figura 11.27); e perda glaucomatosa grave, de > −12 dB (Figura 11.28). Qualquer defeito absoluto (0 dB) nos 5° centrais é considerado "grave".

Tratamento

O tratamento tem por finalidade essencial evitar o comprometimento funcional da visão durante o tempo de vida do paciente, desacelerando o ritmo da perda de células ganglionares. Atualmente, a única maneira de se obter esse resultado é reduzindo a PIO. Tanto uma PIO mais elevada como uma variação substancial da pressão são fatores preditivos de perda progressiva do campo visual em pacientes com glaucoma recém-diagnosticado ou em estágio avançado.

Instrução ao paciente

É preciso explicar a natureza da doença e apresentar a literatura especializada pertinente. O tempo de uso da medicação deve ser especificado e o paciente ser instruído em relação à técnica de instilação de colírios. Nas consultas de acompanhamento, verifica-se a proficiência do paciente na tarefa de instilar os colírios. Para maximizar o tempo de contato do medicamento com o segmento anterior e minimizar a absorção sistêmica, o paciente é orientado a pressionar o

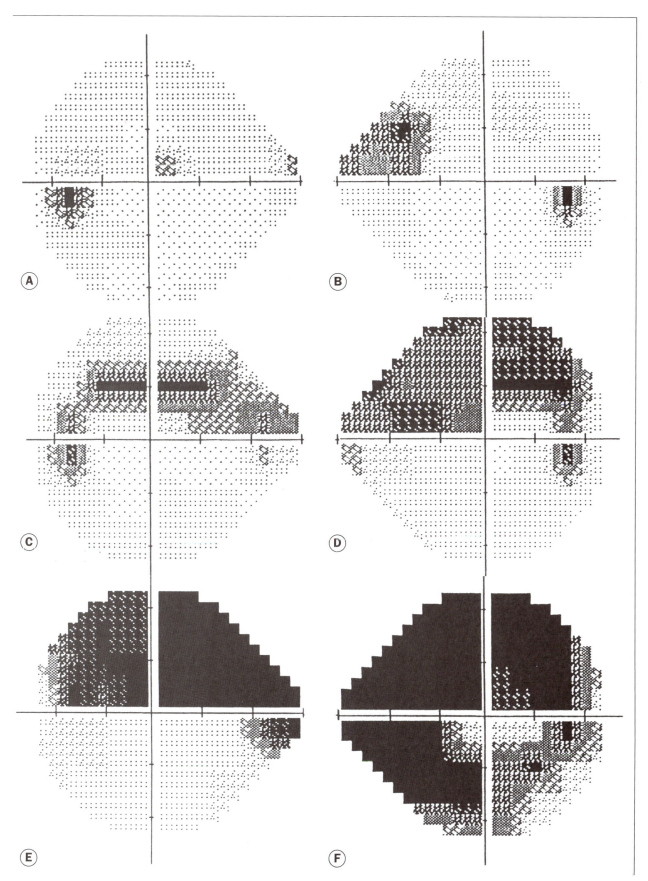

Figura 11.23 *Display* em escala de cinza mostrando a progressão da lesão glaucomatosa (ver texto).

canto medial com a ponta dos dedos para ocluir o saco lacrimal ou a fechar os olhos por cerca de 3 minutos após a instilação. Os possíveis efeitos adversos comuns ou graves devem ser explicados no início do tratamento, questionando-se a ocorrência por ocasião das consultas de reavaliação.

Objetivos do tratamento

- **Pressão-alvo**: supõe-se que o nível de pré-tratamento da PIO tenha lesionado (e continue a lesionar) o nervo óptico. É identificado um nível de pressão abaixo, no qual a ocorrência de novas lesões é considerada improvável: essa é a pressão-alvo. Esse valor é identificado ao se considerar a gravidade da lesão existente (particularmente de uma maior relação vertical escavação/disco e um maior desvio médio nos campos visuais), o nível da PIO, a espessura central da córnea, a rapidez com que a lesão ocorreu, se conhecida, e a idade e as condições gerais de saúde do paciente. Idade mais avançada é associada à maior probabilidade de progressão rápida, mas uma menor expectativa de vida também pode influenciar o tratamento. A terapia deve manter a PIO no, ou abaixo do, nível-alvo. Se isso não for possível por medidas conservadoras, deve-se decidir pela cirurgia ou por continuar monitorando com PIO acima da pressão-alvo

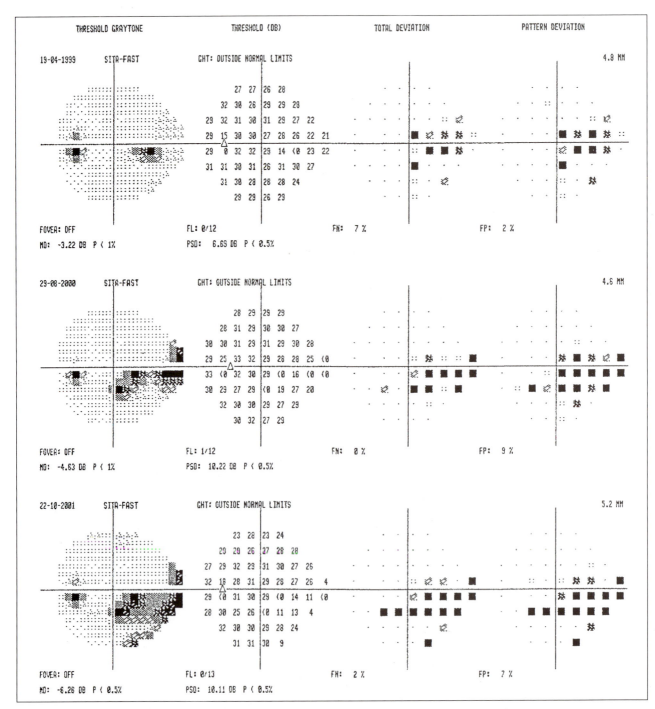

Figura 11.24 Progressão do defeito do campo visual e deterioração dos índices globais no período de 30 meses.

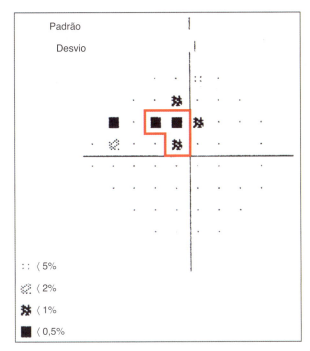

Figura 11.25 Critérios diagnósticos positivos para glaucoma mostrando grupo de três pontos sem borda.

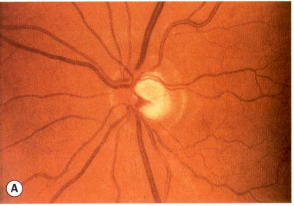

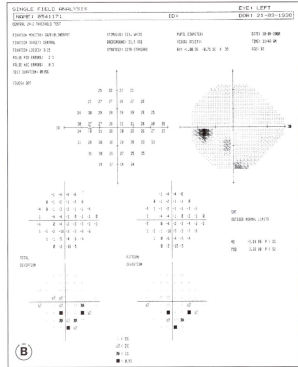

Figura 11.26 Lesão glaucomatosa leve. **A.** Escavação mínima. **B.** Escotoma paracentral.

- Um **objetivo inicial razoável** consiste em reduzir a PIO para menos de 18 mmHg. Essa recomendação se baseia nos resultados do Advanced Glaucoma Intervention Study (AGIS), que constatou ser improvável a ocorrência de progressão significativa do campo visual na maioria dos pacientes em médio prazo se a PIO for constantemente mantida abaixo de 18 mmHg
- **Resposta à progressão**: o EMGT constatou que, para cada 1 mmHg de redução da PIO, há redução de 10% do risco de progressão (quando medido no intervalo entre a apresentação e a primeira consulta de acompanhamento). À medida que a lesão progride, a perda de cada célula ganglionar remanescente tem impacto proporcionalmente maior na função visual, e a capacidade de reserva é menor. Se a lesão progredir apesar de se ter alcançado uma pressão-alvo regularmente, a PIO alvo é definida para um nível mais baixo. Se ocorrerem novas lesões apesar do controle aparentemente bom da PIO, deve-se cogitar cirurgia.

Terapia clínica

Ver mais adiante neste capítulo.
- **Início da terapia clínica**
  - Qualquer medicamento escolhido deve ser prescrito na concentração mais baixa compatível com o efeito terapêutico desejado e administrado com a menor frequência possível
  - O ideal é que se utilize o medicamento que menos produza efeitos colaterais
  - Em geral, o tratamento inicial se faz com um único tipo de medicamento, normalmente um análogo das prostaglandinas ou um betabloqueador
- **Reavaliação**
  - O intervalo até a reavaliação após o início da medicação é definido de acordo com cada paciente, mas normalmente é de 4 a 8 semanas
  - A resposta à medicação é avaliada em relação à PIO alvo
  - Se a resposta for satisfatória, em geral é programada nova avaliação para 3 a 6 meses adiante
  - Se a resposta for insignificante ou inexistente, o medicamento inicial é retirado e substituído por outro
  - Se houver resposta aparentemente incompleta, pode-se acrescentar outro medicamento ou substituir o medicamento inicial por uma combinação fixa de medicamentos
  - Quando forem utilizados dois medicamentos separados, deve-se instruir o paciente a aguardar 5 minutos antes de instilar o segundo medicamento, a fim de evitar a eliminação do primeiro
  - Às vezes, pode valer a pena permitir mais 1 ou 2 meses de tratamento antes de alterar o regime, uma vez que a resposta pode melhorar com o passar do tempo
  - A técnica inadequada de instilação de colírios deve ser considerada como causa de resposta insatisfatória da PIO

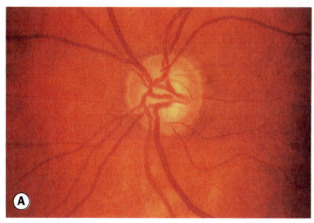
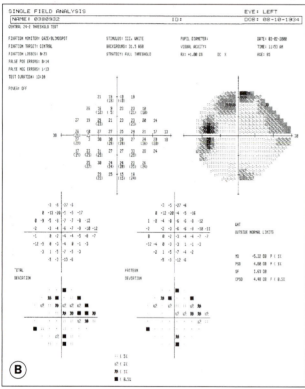

Figura 11.27 Lesão glaucomatosa moderada. **A.** Escavação moderada. **B.** Escotoma arqueado.

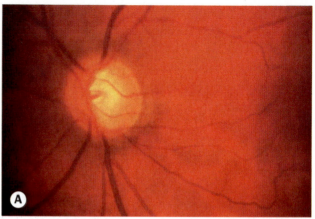
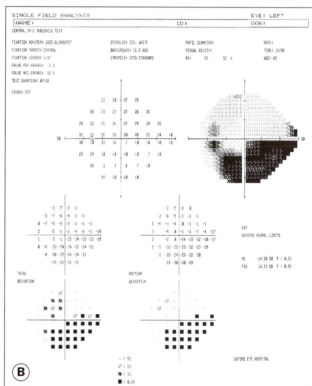

Figura 11.28 Lesão glaucomatosa grave. **A.** Escavação acentuada. **B.** Extensa perda de campo visual.

- ○ É preciso sempre ter em mente a baixa adesão, como, por exemplo, a possível ocorrência de progressão apesar das excelentes leituras da PIO por ocasião das avaliações de revisão
- ○ Quando os colírios forem administrados pela manhã, recomenda-se sempre perguntar se a dose daquele dia já foi aplicada antes do comparecimento à consulta
- **Perimetria:** se o controle da PIO for bom e a lesão glaucomatosa for leve ou moderada sem ameaça importante à visão central, a perimetria a cada 6 a 12 meses geralmente é suficiente
- **Gonioscopia:** realizada anualmente na maioria dos pacientes, uma vez que o ângulo da CA tende a estreitar com a idade
- **Exame do disco óptico:** feito a cada consulta, já que uma hemorragia no disco pode indicar presença de lesão. Nova hemorragia deve ser registrada em forma de imagem, de preferência por fotografia

- **Exames de imagem seriados:** cada vez mais considerados uma modalidade de assistência padrão
- **Causas de insucesso do tratamento**
  - ○ Pressão-alvo inadequada: se a PIO for mantida no nível superior da faixa estatisticamente normal, a perda progressiva do campo visual é relativamente comum
  - ○ Baixa adesão ao regime terapêutico ocorre em pelo menos 25% dos pacientes
  - ○ Amplas oscilações da PIO não são incomuns em pacientes submetidos ao tratamento clínico e são associadas a uma tendência à progressão
  - ○ A condição do paciente pode deteriorar-se apesar do controle aparentemente bom da PIO, em razão de baixa adesão oculta, variações diurnas não detectadas e, possivelmente, outros mecanismos que não são prontamente detectáveis por meio

clínico, como comprometimento da perfusão do nervo óptico. A possibilidade de patologia alternativa, particularmente de lesão compressiva, deve sempre ser levada em consideração em tais circunstâncias

- **Trabeculoplastia a *laser*** (ver mais adiante neste capítulo): em geral, a trabeculoplastia seletiva a *laser* é tão eficaz quanto a monoterapia clínica, e tem ganhado popularidade como tratamento de primeira linha
- **Cirurgia** (ver mais adiante neste capítulo): a trabeculectomia é o procedimento cirúrgico mais comum para GPAA. Nos últimos anos, muitos cirurgiões têm reduzido o limiar para o implante de dispositivos de drenagem de glaucoma. Alguns especialistas utilizam extensamente a cirurgia não invasiva (p. ex., esclerectomia profunda, viscocanalostomia). O papel da cirurgia de glaucoma minimamente invasiva (MIGS, *micro-invasive glaucoma surgery*) está sendo investigado, mas não há resultados a longo prazo disponíveis. Em geral, a facoemulsificação isolada é associada a uma queda de 15% da PIO, mas em geral é oferecida somente a pacientes com presença de significativa opacidade do cristalino. A técnica pode ser combinada a um procedimento de filtração. Lesões progressivas têm maior tendência a ser retardadas após a cirurgia, provavelmente porque a respectiva PIO é significativamente mais baixa do que o nível pré-operatório, com menor tendência a oscilar, e pelo fato de a adesão deixar de ser um fator
- **Prognóstico**: a maioria dos pacientes com GPAA não fica cega no decorrer da vida, mas a incidência de cegueira varia consideravelmente, dependendo de múltiplos fatores, como presença de lesões avançadas por ocasião do diagnóstico e falta de adesão ao tratamento. Em uma população branca com GPAA, a chance de cegueira em ambos os olhos no decorrer da vida é tradicionalmente de 5 a 10%. Dada a natureza de progressão do glaucoma a longo prazo, o prognóstico parece ter melhorado significativamente com as novas estratégias de tratamento. Estima-se que o período médio do diagnóstico até a morte seja de aproximadamente 16 anos e somente um terço ainda estará vivo 20 anos após o diagnóstico.

GLAUCOMA DE PRESSÃO NORMAL
Introdução

O glaucoma de pressão normal (NTG, na sigla em inglês), também conhecido como glaucoma de pressão baixa, em geral é considerado uma variante do GPAA. A distinção entre NTG e GPAA se baseia em uma faixa de normalidade da PIO que deriva epidemiologicamente. Trata-se de uma divisão arbitrária que possivelmente não tem valor clínico significativo, embora possa existir um espectro em que, na extremidade do NTG, a importância relativa dos fatores que independem da PIO seja cada vez maior. Dependendo do perfil étnico, de 30 a 65% dos pacientes com glaucoma de ângulo aberto podem ter PIO situada dentro da faixa normal na avaliação inicial.

O NTG caracteriza-se por:
- PIO regularmente igual ou inferior a 21 mmHg nos testes diurnos
- Sinais de lesão do nervo óptico em um padrão glaucomatoso característico
- Perda de campo visual à medida que a lesão progride, com padrão compatível com a aparência de nervo

- Ângulo da CA aberto
- Ausência de achados de glaucoma secundário ou causa não glaucomatosa para a neuropatia.

Patogênese

Quaisquer fatores etiológicos distintos daqueles presentes no GPAA não foram determinados de maneira conclusiva, embora diversos mecanismos tenham sido postulados, entre os quais, anormalidades da função vascular local e sistêmica, anormalidades estruturais do nervo óptico e doença autoimune. Com a introdução da avaliação generalizada da espessura central da córnea, o NTG em alguns pacientes pode ser explicado por uma espessura muito pequena. A espessura central total da córnea nesses pacientes é menor do que no GPAA de ângulo aberto. Constatou-se que uma pequena proporção de pacientes com NTG apresenta acentuados picos noturnos da PIO, às vezes detectados somente no teste realizado com o paciente em decúbito dorsal.

Fatores de risco

- **Idade:** os pacientes tendem a ser mais velhos do que aqueles com GPAA, embora isso possa ser atribuído a um atraso no diagnóstico
- **Sexo:** alguns estudos constataram prevalência nas mulheres
- **Raça:** acomete com mais frequência pessoas de origem japonesa
- **Histórico familiar**: a prevalência de GPAA é maior em famílias de pacientes com NTG do que na população normal. Mutações na codificação do gene *OPTN* para optineurina foram identificadas em alguns pacientes com NTG, embora também em pacientes com GPAA
- **Espessura central da córnea:** é menor em pacientes com NTG do que com GPAA
- **Vasorregulação anormal**: particularmente enxaqueca e fenômeno de Raynaud foram constatados com maior frequência no NTG do que no GPAA, de acordo com alguns especialistas. Entretanto, outros encontraram anormalidades igualmente comuns no GPAA. Doenças sistêmicas associadas a risco vascular, como diabetes, insuficiência carotídea, hipertensão e hipercoagulabilidade também podem ser importantes
- **Hipotensão sistêmica**: inclusive quedas de > 20% da pressão arterial noturna, especialmente naqueles tratados com medicação hipotensiva oral (Figura 11.29). O estudo Early Manifest Glaucoma Treatment confirma que pressão arterial baixa é fator de risco em pacientes com NTG. A duração e a magnitude da redução da pressão arterial noturna abaixo da pressão média diurna predizem progressão do NTG
- **Síndrome da apneia obstrutiva do sono** pode estar associada, talvez por meio de um efeito sobre a perfusão ocular
- **Níveis de autoanticorpos**: alguns pesquisadores constataram serem mais altos em alguns grupos de pacientes com NTG
- **O gradiente de pressão translaminar** pode, em média, ser maior do que no GPAA
- **A pressão de perfusão ocular** talvez seja relativamente mais baixa do que no GPAA
- **Miopia** está associada à maior probabilidade de glaucoma e de sua progressão
- **Doença tireoidiana**: mais comum.

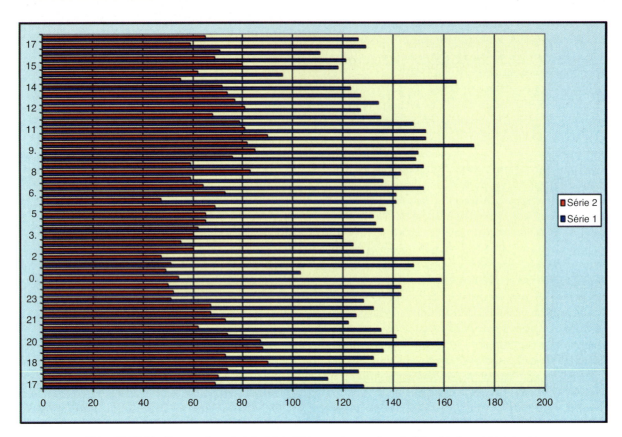

Figura 11.29 Monitoramento ambulatorial de 24 horas da pressão arterial exibindo queda noturna.

Diagnóstico diferencial

- **Ângulo fechado**: deve sempre ser descartado por gonioscopia meticulosa realizada em ambiente escuro
- Uma **pequena ECC** leva à subestimativa da PIO. É possível que uma parede ocular posterior fina aumente o estresse mecânico na região da *lamina cribrosa*. Cirurgia refrativa realizada anteriormente e ectasia corneana também levam a leituras falsamente baixas da PIO
- **GPAA** que se apresenta com PIO aparentemente normal em razão das oscilações diurnas. A plotagem de curva da PIO diurna referente a um período de 8 horas (faseamento) durante o horário comercial pode detectar a elevação diurna, mas a detecção dos picos noturnos da pressão requer substancial comprometimento de recursos
- **Episódios anteriores de PIO elevada** podem ter ocorrido em decorrência de trauma ocular, uveíte ou terapia com esteroides locais ou sistêmicos
- **Mascaramento pelo tratamento sistêmico**: como por um betabloqueador oral, iniciado após a ocorrência da lesão glaucomatosa
- **Glaucoma pigmentar (GP) resolvido espontaneamente**: achados característicos do GP evidenciados nos exames tendem a tornar-se menos evidentes com a idade. Em alguns casos de GPAA, a PIO também pode normalizar espontaneamente com o tempo
- **Defeitos progressivos das fibras nervosas da retina não decorrentes de glaucoma**: como pode ocorrer na degeneração miópica e na presença de drusas no disco óptico
- **Anormalidades congênitas do disco óptico**: simulando escavação glaucomatosa, como uma fosseta (*pit*) ou um coloboma no disco
- **Lesões neurológicas** causadoras de compressão quiasmática ou do nervo óptico são capazes de produzir defeitos no campo visual que podem ser mal interpretados como glaucomatosos, devendo-se realizar exame de neuroimagem em caso de qualquer suspeita, especialmente em pacientes jovens
- **Ocorrência prévia de neuropatia óptica isquêmica anterior (NOIA), particularmente secundária à arterite temporal** pode dar origem a uma aparência de disco e um defeito de campo visual compatíveis com glaucoma. A NOIA não arterítica geralmente ocorre em um disco óptico pequeno (*crowded*), razão pela qual o olho contralateral deve ser examinado. É importante considerar também uma eventual ocorrência prévia de oclusão vascular da retina
- **Ocorrência prévia de lesão aguda do nervo óptico** como choque hipovolêmico ou septicêmico ou de traumatismo craniano
- **Neuropatias ópticas diversas**, incluindo patologia inflamatória, infiltrativa e medicamentosa, quase sempre são clinicamente óbvias, mas podem ocasionalmente apresentar-se mascaradas como NTG

Achados clínicos

A anamnese e o exame são essencialmente os mesmos que para GPAA, mas alguns aspectos específicos requerem atenção.

- **Histórico**
  - Enxaqueca e fenômeno de Raynaud
  - Episódios de choque
  - Traumatismo ocular ou craniano
  - Cefaleia e outros sintomas neurológicos (lesão intracraniana)
  - Medicamentos (p. ex., esteroides sistêmicos, betabloqueadores)

- **PIO:** em geral, situa-se na faixa de 16 a 19 mmHg, podendo raramente ficar abaixo de 15 mmHg. Na doença assimétrica, o disco mais lesionado normalmente corresponde ao olho com a PIO mais alta
- **Cabeça do nervo óptico**
  - A cabeça do nervo óptico tende a ser maior, em média, no NTG do que no GPAA (Figura 11.30)
  - O padrão de escavação é semelhante, mas as fossetas (*pit*) adquiridas de disco óptico e os defeitos focais da camada de fibras nervosas são mais comuns
  - Alterações atróficas peripapilares podem ser mais prevalentes
  - Hemorragias "em estilhaço" na borda do disco são mais frequentes do que no GPAA e são associadas à maior tendência à progressão. Em geral, essas hemorragias passam despercebidas se o disco não for fotografado ou for examinado sem ampliação (ver Figura 11.10 A e B)
  - A palidez desproporcional à escavação deve ensejar suspeita de diagnóstico alternativo
- **Defeitos do campo visual** são os mesmos que no GPAA, embora haja evidências de que tendem a ser mais próximos da fixação, mais profundos, mais acentuados e mais localizados. Em mais da metade dos pacientes, as alterações no campo visual não são progressivas no decorrer de 5 anos ou mais sem tratamento. Entretanto, talvez em razão do atraso no diagnóstico, os pacientes tendem a apresentar lesões mais avançadas do que no GPAA. É necessário um alto nível de suspeita para um padrão de déficit sugestivo de lesão posterior ao nervo óptico
- **Outras investigações** são semelhantes às do GPAA, embora, em determinados pacientes, os seguintes aspectos possam ser considerados:
  - Avaliação dos fatores sistêmicos de risco vascular
  - Pode-se utilizar a medida da pressão arterial para calcular a pressão de perfusão ocular. O monitoramento ambulatorial de 24 horas excluirá a hipótese de hipotensão sistêmica noturna em determinados pacientes
  - Exames de sangue para outras causas de neuropatia óptica não glaucomatosa, como vitamina B_{12}, concentração de folato nas hemácias, hemograma completo, taxa de sedimentação eritrocitária/proteína C reativa, sorologia treponêmica, incluindo doença de Lyme, nível sérico da enzima conversora da angiotensina, eletroforese de proteínas plasmáticas e triagem de autoanticorpos
  - Indicações para neuroimagem em pacientes com NTG:
    - Perda de AV desproporcional à escavação
    - Perda de visão cromática no teste de Ishihara
    - Perda de campo visual não compatível com a perda da RNFL
    - Palidez da NRR do disco
    - Rápida progressão, apesar da pressão normal
  - Ultrassonografia duplex das carótidas
  - A avaliação do fluxo sanguíneo ocular (p. ex., fluxometria a *laser*) pode ter um potencial clínico útil.

DICA Em pacientes com glaucoma, realizar neuroimagem se houver deterioração da visão cromática ou se o defeito do campo visual não for compatível com perda da RNFL.

Tratamento

Como uma grande proporção de pacientes não tratados não irá piorar (aproximadamente 50% após 5 a 7 anos), a progressão deve ser demonstrada antes do início do tratamento na maioria dos pacientes. Alguns casos de NTG progridem mais rapidamente do que outros e, como uma redução maior da PIO é eficaz para a redução da progressão, deve-se pensar no tratamento para pacientes com lesão glaucomatosa avançada, especialmente se a visão central estiver ameaçada, e naqueles com longa expectativa de vida. A avaliação regular, incluindo perimetria, deve ser realizada inicialmente em intervalos de 6 meses.

- **Aconselhamento inespecífico:** os pacientes devem ser incentivados a fazer exercícios regulares. Exercícios de yoga que envolvam posições de cabeça para baixo devem ser evitados
- **Tratamento clínico:** prostaglandinas normalmente são prescritas como tratamento inicial. Brimonidina pode ter efeito neuroprotetor além de efeito de redução da PIO. Betabloqueadores tópicos devem ser utilizados com cautela, especialmente na hora de dormir, pois esses medicamentos podem ser absorvidos de forma sistêmica e causar significativa queda da pressão arterial noturna. O betaxolol é o betabloqueador de escolha nessas circunstâncias
- **Trabeculoplastia a *laser*:** especialmente a trabeculoplastia seletiva a *laser*, é uma opção razoável para se alcançar os alvos determinados para a PIO
- **Cirurgia:** deve ser considerada se ocorrer progressão apesar da PIO abaixo de 15 mmHg. É provável que a potencialização da

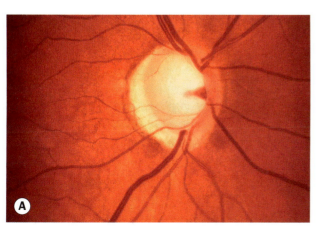 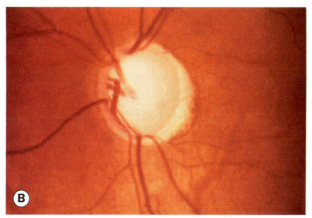

Figura 11.30 Lesão glaucomatosa bilateral avançada no glaucoma de pressão normal. **A.** Olho direito. **B.** Olho esquerdo.

trabeculectomia com antimetabólitos seja indicada para obter pressão satisfatoriamente baixa e como prevenção contra picos de PIO

- **Controle de doenças vasculares sistêmicas**: o controle de condições como diabetes, hipertensão e hiperlipidemia pode ser importante a fim de otimizar a perfusão do nervo óptico
- **Bloqueadores sistêmicos dos canais de cálcio** são defendidos por alguns especialistas para o tratamento de vasospasmo
- **Medidas anti-hipotensivas**: se forem detectadas quedas noturnas significativas da pressão arterial, é possível que seja necessário reduzir a medicação anti-hipertensiva, especialmente se tomada na hora de dormir. Determinados pacientes podem ser orientados pelo médico cardiovascular a aumentar a ingestão de alimentos salgados
- **Efeitos do sono em posição com a cabeça elevada**: a PIO é mais alta em posição plana do que em posição com a cabeça elevada a 30°. Embora esse efeito seja diferente entre as pessoas, pacientes com doença progressiva devem ser orientados a dormir em posição com a cabeça elevada, visto que a PIO média é 20% mais baixa nessa posição do que na plana em pelo menos um terço dos indivíduos
- **Agentes neuroprotetores**: ainda não existem fármacos dessa classe disponíveis que ofereçam benefício comprovado. A memantina é utilizada para retardar a morte dos neurônios em alguns distúrbios do sistema nervoso central (SNC), mas não comprovou ser benéfica para glaucoma. Ginkgo biloba (40 mg, 3 vezes/dia) pode oferecer algum benefício em determinados casos.

GLAUCOMA PRIMÁRIO DE ÂNGULO FECHADO

Introdução

Visão geral

A expressão "ângulo fechado" refere-se à oclusão da malha trabecular pela região periférica da íris (contato iridotrabecular – ITC, na sigla em inglês), obstruindo o escoamento do humor aquoso. O ângulo fechado pode ser primário quando ocorre em um olho com predisposição anatômica, ou secundário a outro fator ocular ou sistêmico. O glaucoma primário de ângulo fechado (GPAF) pode ser responsável por até metade dos casos de glaucoma em termos globais, e é particularmente comum na Ásia. A condição progride rapidamente e tende mais a resultar em perda visual do que o GPAA.

Gonioscopia

Ver Capítulo 1.

Graduação da largura do ângulo

Na prática, o ângulo é graduado por muitos profissionais simplesmente de acordo com o número de estruturas visíveis (Figura 11.31), com comentários qualitativos relacionados com a largura da proximidade da íris. O ângulo normalmente é mais estreito na parte superior. Os principais objetivos consistem em avaliar a condição funcional do ângulo, o grau de fechamento e o risco de fechamento futuro.

Sistema de Shaffer. Registra o ângulo em graus entre duas linhas imaginárias tangenciais à superfície interna do trabeculado e à superfície anterior da íris a aproximadamente um terço de distância de sua periferia. O sistema atribui um grau a cada quadrante do ângulo.

- **Grau 4** (35 a 45°) é o ângulo mais largo, característico da miopia e da pseudofacia. O corpo ciliar pode ser visualizado sem a inclinação da lente de gonioscopia
- **Grau 3** (25 a 35°) é um ângulo aberto em que o esporão escleral é visível
- **Grau 2** (20°) é um ângulo em que se pode visualizar o trabeculado, mas não o esporão escleral
- **Grau 1** (10°) é um ângulo muito estreito em que somente a linha de Schwalbe, e talvez a parte superior do trabeculado, pode ser identificada
- **Ângulo de fenda** é o ângulo em que não há contato iridocorneano evidente, mas não é possível identificar quaisquer estruturas angulares
- **Grau 0** (0°) é fechado devido ao contato iridocorneano
- A indentação distingue o fechamento angular aposicional do fechamento angular sinequial.

Outros sistemas

- O sistema de **Spaeth** é detalhado, mas subutilizado. Permite a descrição formal da posição de inserção da íris, da abordagem angular e da curvatura periférica da íris
- A classificação de **Scheie** refere-se às estruturas angulares visíveis e aloca um numeral romano correspondente. Ao contrário do uso clínico comum, no sistema original, um numeral mais alto (p. ex., IV) significa, na verdade, um ângulo mais estreito
- O **método de van Herick** (Tabela 11.4) utiliza apenas uma lâmpada de fenda para estimar a largura do ângulo da CA:
  - Um feixe de lâmpada de fenda fino, mas com forte intensidade, é ajustado mais ou menos perpendicularmente à superfície corneana (deslocado cerca de 60° do disco óptico) ao lado temporal do paciente para cada olho
  - O feixe é utilizado para estimar a relação da espessura da córnea em relação à parte mais periférica da CA
  - O método é útil como ferramenta de rastreamento, mas superestima a largura do ângulo em uma parcela dos pacientes, especialmente aqueles com configuração da íris em platô.

DICA A avaliação do ângulo de filtração com o uso da gonioscopia é essencial para diagnóstico e tratamento de GPAF.

Classificação

Com a ampliação dos conhecimentos sobre a epidemiologia e os mecanismos de fechamento angular, a classificação afastou-se de uma abordagem baseada nos sintomas (aguda, subaguda e crônica) para refletir os estágios do histórico natural da doença. O esquema a seguir foi sugerido por um grupo consensual da Association of International Glaucoma Societies:

- **Suspeita de PAC**
  - A profundidade axial da CA é menor do que o normal (Figura 11.32 A). Em razão da convexidade do diafragma íris-cristalino, forma-se uma sombra crescente sobre a porção nasal da íris quando se projeta uma luz sobre a CA pelo lado temporal (o sinal do "eclipse") (Figura 11.32 B)

- A gonioscopia mostra o ITC da malha posterior em três ou mais quadrantes, mas sem sinéquias anteriores periféricas (PAS, na sigla em inglês)
- É utilizado limiar mais baixo para o diagnóstico se a gonioscopia revelar dois quadrantes de ITC e sinais de fechamento intermitente, como borrão pigmentar (Figura 11.32 C)
- PIO, disco óptico e campo visual normais
- Ausência de PAS
- OCT do segmento anterior (AS-OCT, *anterior segment OCT*) mostra um ângulo oclusível (Figura 11.32 D)
- O risco de desenvolvimento de doença de ângulo fechado em indivíduos classificados como pacientes com suspeita de PAC é baixo. O estudo ZAP (grande ensaio controlado randomizado comunitário) mostra uma taxa de incidência de 8 por 1.000 olhos/ano em indivíduos com suspeita de fechamento angular primário (contra 4,2 por 1.000 olhos/ano naqueles submetidos à iridotomia periférica a *laser*)

• PAC
- A gonioscopia mostra três ou mais quadrantes de ITC associados à PIO alta e/ou a fechamento angular primário, mais bem avaliados com o auxílio da gonioscopia de indentação (Figura 11.33)
- Disco óptico e campo visual normais
- Alguns especialistas classificam o PAC ainda em não isquêmico e isquêmico, com o segundo demonstrando evidências de substancial elevação anterior da PIO no segmento anterior, como alterações na íris ou *glaukomflecken* (ver a seguir)

• GPAF
- ITC em três ou mais quadrantes, associado à neuropatia óptica glaucomatosa

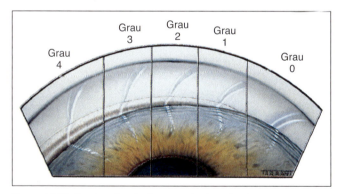

Figura 11.31 Graduação da largura do ângulo de acordo com o número de estruturas visíveis.

- A lesão do nervo óptico decorrente de episódio de elevação grave da PIO, como fechamento angular agudo, pode não se apresentar com o típico aumento glaucomatoso da escavação.

Mecanismo

Os mecanismos envolvidos no fechamento angular podem ser categorizados de acordo com o nível anatômico (anterior a posterior) em que as forças atuam. Em muitos pacientes, mais de um nível pode contribuir.

• **Bloqueio pupilar relativo**
- O bloqueio ao fluxo fisiológico do humor aquoso através da pupila leva a um diferencial pressórico entre as câmaras anterior e posterior, com consequente encurvamento anterior da íris (Figura 11.34)
- Em geral, aliviada anatomicamente pela iridotomia periférica, que equaliza a pressão das câmaras anterior e posterior. Segue-se a redução da PIO, desde que o ângulo se abra adequadamente, o que não pode ocorrer se houver presença substancial de PAS ou atuação de mecanismo adicional de fechamento angular. Lesão da malha trabecular pode impedir a normalização da PIO mesmo com um ângulo anatomicamente aberto
- O *vault* do cristalino quantifica a porção do cristalino localizada anteriormente ao ângulo da CA. Uma definição comum é a distância entre o polo anterior do cristalino e uma linha horizontal que une o esporão escleral em locais diametralmente opostos. Um grande *vault* do cristalino é independentemente associado ao fechamento angular, embora não se saiba ao certo se isso ocorre inteiramente por meio de um mecanismo de bloqueio pupilar ou não pupilar, ou ambos

• **Bloqueio não pupilar**
- Considerado importante em muitos pacientes de origem asiática
- Associado a uma CA mais profunda do que naqueles com bloqueio pupilar puro
- Pacientes com bloqueio não pupilar, especialmente com íris em platô, tendem a ser mais jovens do que aqueles com bloqueio pupilar puro
- Um elemento de bloqueio pupilar está invariavelmente presente, mas o fechamento angular não é totalmente aliviado pela iridotomia. O termo "mecanismo misto" foi sugerido para descrever o glaucoma com a coexistência de mecanismos significativos de bloqueio pupilar e não pupilar
- Fatores causativos anatômicos específicos abrangem íris em platô secundária a processos ciliares anteriormente posicionados/rotacionados (Figura 11.35 A) e íris mais espessa ou

Tabela 11.4 Método de van Herick para avaliação do ângulo da câmara anterior.

Profundidade da câmara anterior como proporção da espessura corneana	Descrição	Grau	Comentário
≥1	Espaço periférico da CA igual ou maior que a espessura total da córnea	4	Amplamente aberto
¼ a ½	Espaço entre um quarto e metade da espessura da córnea	3	Incapaz de fechar
¼	Espaço igual a um quarto da espessura da córnea	2	Deve submeter-se à gonioscopia
<¼	Espaço menor que um quarto da espessura da córnea	1	A gonioscopia normalmente demonstra ângulo perigosamente estreito

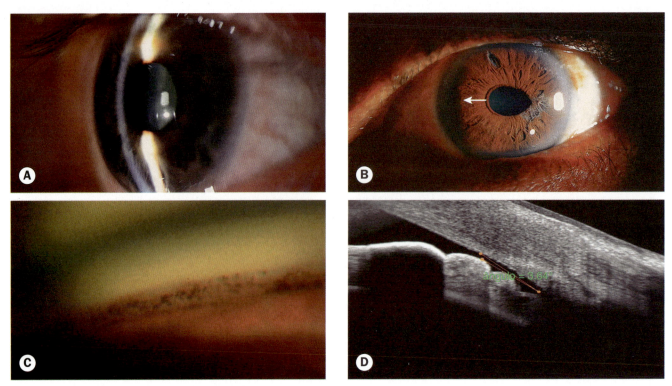

Figura 11.32 Suspeita de fechamento angular primário. **A.** Câmara anterior rasa e diafragma íris-cristalino de forma convexa. **B.** Sinal do "eclipse" (seta) em um olho com câmara anterior rasa. Observar a pupila ovalada. **C.** Na gonioscopia, a linha de Schwalbe e parte da malha trabecular não pigmentada são visíveis. **D.** Ângulo muito estreito em OCT do segmento anterior realizada em ambiente escuro.

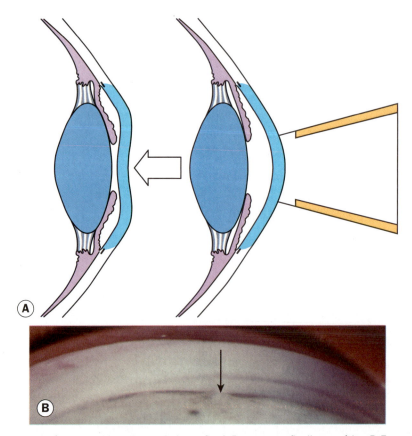

Figura 11.33 Fechamento angular primário na gonioscopia com indentação. **A.** Representação diagramática. **B.** Em um ângulo estreito, mostrando a presença de sinéquia anterior periférica inferior (seta).

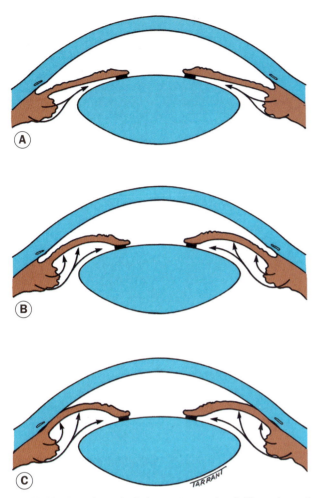

Figura 11.34 Mecanismo do fechamento angular. **A.** Bloqueio pupilar relativo. **B.** Íris bombé. **C.** Contato iridocorneano.

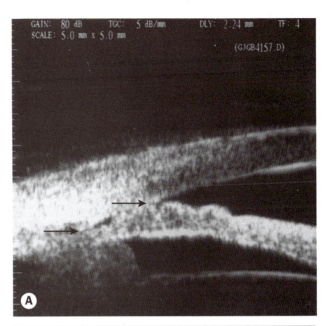

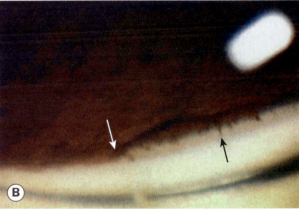

Figura 11.35 Configuração da íris em platô. **A.** Ultrassom de alta resolução mostrando processos ciliares rotacionados em sentido anterior e ângulo de fenda (setas). **B.** Aspecto gonioscópico mostrando o fechamento crônico (seta branca indicando bordão limite entre os ângulos fechado e aberto); observam-se os processos irianos (seta preta).

posicionada mais anteriormente. O conceito de ondulação espessada da periferia da íris foi introduzido por alguns especialistas. Uma íris com região periférica espessa pode ser relativamente importante em indivíduos de origem asiática (ver Figura 11.17)

- A *configuração* da íris em platô é definida por um plano central retilíneo ou ligeiramente convexo, em geral associado a uma CA central de profundidade normal ou um pouco rasa (Figura 11.35 B). O recesso angular com frequência é muito estreito, com acentuada angulação da íris posterior devido aos processos ciliares posicionados e/ou orientados anteriormente. Um sinal da "dupla corcova" pode ser observado na gonioscopia de indentação, em que a corcova central se deve à sustentação da íris pela porção central subjacente do cristalino e a corcova periférica é resultante dos processos ciliares subjacentes
- A *síndrome* da íris em platô denota persistência do fechamento angular gonioscópico, apesar de uma iridotomia patente em pacientes com íris em platô morfológica. Fatores como ambiente escuro ou dilatação pupilar farmacológica podem ser necessários para demonstrar o fechamento angular. A condição divide-se em uma forma completa com presença de oclusão funcional da malha trabecular e PIO elevada, e uma forma incompleta com oclusão menos extensa e PIO normal

- **Fechamento angular induzido pelo cristalino**: fechamento angular predominantemente induzido pelo cristalino ou atribuído a uma causa retrolenticular em geral é classificado como secundário (ver a seguir)
  - Isso inclui aqueles casos em que uma alteração súbita no volume e/ou na posição do cristalino leva à elevação aguda ou subaguda da PIO
  - Progressão normalmente rápida da intumescência do cristalino (glaucoma facomórfico) ou subluxação anterior do cristalino
  - Todos os casos de bloqueio pupilar apresentam componente facomórfico que aumenta com a idade à medida que o cristalino se espessa
- **Retrolenticular**
  - Glaucoma maligno ("bloqueio ciliolenticular")
  - Causas de fechamento angular secundário do segmento posterior (ver a seguir)
- **"Mecanismo combinado"**: foi proposto como um rótulo formal para a combinação de elementos de ângulo fechado e ângulo aberto

- **Escoamento reduzido do humor aquoso** no fechamento angular: postulou-se ser causado pelos seguintes mecanismos em grau variável:
  - Obstrução aposicional pela íris
  - Degeneração da própria malha trabecular devido ao contato crônico ou intermitente com a íris ou lesão sofrida em decorrência da PIO elevada
  - Oclusão permanente da malha trabecular por PAS: o prognóstico para o controle da PIO tem boa correlação com a extensão das sinéquias.

Fatores de risco

- **Idade**: o bloqueio pupilar relativo manifesta-se por volta dos 62 anos em média. As formas de bloqueio não pupilar do PAC tendem a ocorrer em idade mais jovem
- **Sexo**: em geral, as mulheres são afetadas com maior frequência do que os homens
- **Raça**: particularmente prevalente em indivíduos de origem asiática e indo-asiática, nos quais o bloqueio não pupilar é relativamente mais importante
- **Histórico familiar**: fatores genéticos são importantes, porém mal definidos, com maior prevalência de fechamento angular entre membros da família
- **Refração**: olhos com bloqueio pupilar "puro" normalmente são hipermétropes. O mecanismo de bloqueio não pupilar pode ocasionalmente ocorrer em olhos míopes. Até um em cada seis pacientes com hipermetropia de uma dioptria ou mais são suspeitos de fechamento angular primário, de modo que a gonioscopia de rotina deve ser considerada para todo adulto hipermétrope
- **Comprimento axial**: olhos pequenos tendem a apresentar uma CA rasa secundariamente a uma posição relativamente anterior do cristalino. Olhos com nanoftalmia (comprimento axial inferior a 20 mm) são muito pequenos e apresentam risco particular.

Diagnóstico

Sintomas

- Os agentes precipitadores incluem assistir à TV em ambiente escuro, midríase farmacológica (ou, em raros casos, miose), adoção de posição semiprona (p. ex., leitura), estresse emocional agudo e, ocasionalmente, medicação sistêmica: antagonistas parassimpáticos ou agonistas simpáticos, como inalantes, *patches* para cinetose e remédios para resfriado/gripe (efeito midriático), topiramato e outros derivados da sulfa (efusão do corpo ciliar)
- A apresentação pode ocorrer com sintomas intermitentes de embaçamento visual ("ambiente enfumaçado") e halos ("arco-íris em torno das luzes") devido a edema do epitélio corneano ou de forma aguda com acentuada redução da visão, vermelhidão e dor ocular/periocular e cefaleia, podendo ocorrer também dor abdominal e outros sintomas gastrintestinais
- A maioria dos pacientes com fechamento angular é assintomática, inclusive a maioria daqueles com PIO intermitentemente ou cronicamente elevada.

Sinais

- **Fechamento angular primário agudo (APAC, na sigla em inglês), anteriormente denominado "glaucoma agudo"**
  - AV normalmente é de 0,1 para movimentos de mão
  - PIO em geral muito alta (50 a 80 mmHg)
  - Hiperemia conjuntival com injeção ciliar circuncorneana violácea
  - Edema do epitélio corneano (Figura 11.36 A)
  - CA rasa e normalmente há presença de *flare* no humor aquoso
  - Pupila verticalmente oval em média midríase e não reativa é característica (Figura 11.36 B)
  - O olho contralateral normalmente mostra um ângulo oclusível, o qual, se não estiver presente, é preciso considerar causas secundárias de fechamento angular
- **APAC resolvido**
  - *Precoce:* baixa PIO ("desligamento" do corpo ciliar e efeito de tratamento intensivo), dobras na membrana de Descemet se a PIO sofrer rápida redução (Figura 11.37 A), congestão da cabeça do nervo óptico e dobras de coroide
  - *Tardio:* atrofia de íris com configuração espiralada, *glaukomflecken* (focos brancos de necrose na porção superficial do cristalino; Figura 11.37 B) e outras formas de catarata e pupila irregular devido à lesão do esfíncter iriano/músculo dilatador e presença de sinéquias posteriores (Figura 11.37 C). O nervo óptico pode estar normal ou exibir sinais variáveis de lesão, inclusive palidez e/ou aumento da escavação (Figura 11.37 D)
  - Quanto maior a duração de um ataque de APAC e a extensão das PAS pós-APAC, menor a probabilidade de controle da PIO apenas com o tratamento clínico

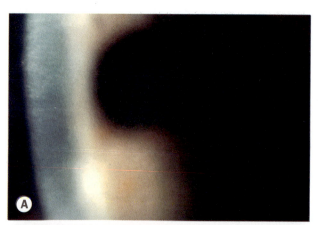

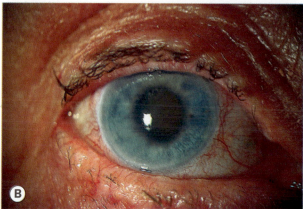

Figura 11.36 Fechamento angular primário (congestivo) agudo. **A.** Edema epitelial corneano com vários cistos epiteliais minúsculos. **B.** Pupila verticalmente ovalada e parcialmente dilatada.

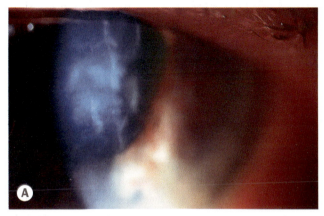
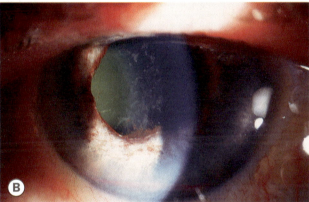
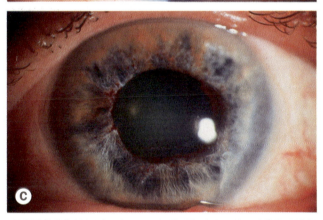
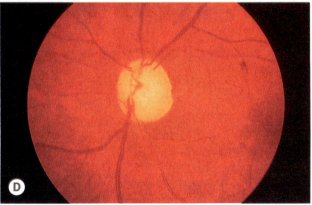

Figura 11.37 Fechamento angular primário agudo resolvido. **A.** Dobras na membrana de Descemet no fechamento angular pós-congestivo. **B.** *Glaukomflecken*, íris atrófica espiralada, pupila dilatada e sinéquias posteriores. **C.** Atrofia de íris no fechamento angular pós-congestivo. **D.** Atrofia óptica – palidez e aumento da escavação combinadas.

- **Fechamento angular subagudo:** utilizado para descrever o cenário clínico de episódios intermitentes de APAC leve/moderado com resolução espontânea, normalmente em pacientes com bloqueio pupilar. O curso clínico pode ser crônico, ou pode culminar com um episódio mais grave/sem solução de APAC
- **Apresentação crônica**
  - AV normal, a menos que a lesão se encontre em estágio avançado
  - CA com frequência mais rasa no bloqueio pupilar relativo do que no bloqueio não pupilar
  - A elevação da PIO pode ser apenas intermitente
  - O fechamento angular "em zíper" caracteriza-se por avanço anterior gradativo em faixa da aparente inserção da íris. Inicia na parte mais profunda do ângulo superiormente e espalha-se circunferencialmente
  - ITC intermitente pode estar associado à formação de PASs distintas, lesões individuais com aspecto "em tenda" (ver Figura 11.33 B)
  - Sinais do nervo óptico dependem da gravidade da lesão.

Investigação

- **AS-OCT** (ver Figura 11.16, biomicroscopia ultrassônica) ou fotografia de Scheimpflug pode ser útil para suplementar achados gonioscópicos e instruir o paciente
- **A medida da profundidade da CA** é benéfica em alguns casos
- **Biometria** se a extração do cristalino for uma opção
- **Ultrassonografia do segmento posterior** em casos atípicos para exclusão das causas de fechamento angular secundário
- **Teste provocativo** pode auxiliar na tomada de decisão em algumas circunstâncias, particularmente quando há suspeita de síndrome da íris em platô
  - Midríase farmacológica é um baixo discriminador e acarreta pequeno risco de precipitação de APAC em pacientes suscetíveis sem iridotomia patente
  - Teste provocativo em ambiente escuro/posição prona: o paciente se senta em uma sala escura, com o rosto voltado para baixo por 1 hora sem dormir (o sono induz miose). Verifica-se a PIO antes e imediatamente depois do teste, a qual pode normalizar muito rapidamente. Uma elevação de 8 mmHg ou mais da PIO é considerada significativa. A gonioscopia sem indentação deve ser utilizada para confirmar o fechamento do ângulo. Se o teste for positivo em paciente com iridotomia a *laser* patente, a causa anatômica subjacente em geral é a íris em platô, o que pode ser confirmada com OCT. Eventual resposta positiva é eliminada após a extração do cristalino.

Diagnóstico diferencial de elevação aguda da pressão intraocular

- **Fechamento angular induzido pelo cristalino** devido a um cristalino edemaciado ou subluxado
- **Glaucoma maligno** (mau direcionamento do humor aquoso), especialmente se o paciente tiver se submetido à cirurgia intraocular recente
- **Outras causas de fechamento angular secundário**, com ou sem bloqueio pupilar
- **Glaucoma neovascular (GNV)** pode ocasionalmente provocar súbito início de dor e congestão

- **Uveíte hipertensiva** (p. ex., iridociclite com trabeculite, particularmente herpética, incluindo citomegalovírus), crise glaucomatociclítica (síndrome de Posner-Schlossman)
- **Esclerite** com ou sem fechamento angular
- **Dispersão pigmentar**
- **Pseudoesfoliação**
- **Lesões orbitais/retro-orbitais**, incluindo inflamação orbital, hemorragia retrobulbar e fístula carótido-cavernosa.

Tratamento

Fechamento angular primário agudo

- **Tratamento inicial**
  - O paciente deve deitar-se em decúbito dorsal para estimular o cristalino a deslocar-se posteriormente sob a influência da gravidade
  - Administrar acetazolamida 500 mg por via intravenosa se a PIO for > 50 mmHg e por via oral (não de liberação prolongada) se a PIO for < 50 mmHg
  - Contraindicações incluem alergia a sulfonamidas e fechamento angular secundário ao topiramato e outros derivados das sulfonamidas
  - Uma única dose de apraclonidina a 0,5 ou 1%, timolol a 0,5 e prednisolona a 1% ou dexametasona a 0,1% instilada no olho afetado, esperando 3 a 5 minutos entre cada um
  - Pilocarpina a 2%, uma gota no olho afetado, repetido após meia-hora e uma gota de 1% no olho contralateral. Não deve ser repetido se a PIO permanecer > 40 mmHg, uma vez que a isquemia pode comprometer sua ação e produzir um vetor adiante; a dosagem excessiva apresenta risco de toxicidade sistêmica
  - Medicamentos analgésicos e antieméticos podem ser necessários
- **Casos resistentes**
  - Indentação central da córnea com gancho para estrabismo ou goniolente de indentação para forçar o humor aquoso para dentro do ângulo. O edema epitelial pode ser eliminado previamente com glicerol tópico a 50% para melhorar a visualização e evitar abrasão
  - Manitol a 20%, 1 a 2 g/kg, por via intravenosa por 1 hora; glicerol oral a 50%, 1 g/kg, ou isossorbida oral 1 a 1,5 g/kg, após verificar contraindicações
  - Iridotomia precoce a *laser* ou iridoplastia após eliminação do edema de córnea com glicerol
  - Paracentese é eficaz, mas carrega pequeno risco de lesão do cristalino
  - Opções cirúrgicas: iridectomia periférica, extração do cristalino, goniossinequiálise, trabeculectomia e tratamento com *laser* de ciclodiodo
- **Tratamento clínico subsequente**
  - Pilocarpina a 2%, 4 vezes/dia, no olho afetado, e a 1%, 4 vezes/dia, no olho contralateral
  - Esteroide tópico (prednisolona a 1% ou dexametasona a 0,1%) 4 vezes/dia se o olho apresentar inflamação aguda
  - Quaisquer ou todos dos seguintes medicamentos devem ser mantidos de acordo com a resposta: timolol a 0,5%, 2 vezes/dia; apraclonidina a 1%, 3 vezes/dia e acetazolamida 250 mg, 4 vezes/dia
- A **iridotomia bilateral a *laser*** é realizada depois que a crise cessa, o que é indicado por uma córnea clara e, de preferência, uma PIO normal. Esteroides tópicos podem ser mantidos por pelo menos 1 semana
- A **gonioscopia** precisa ser repetida para garantir a abertura do ângulo
- O **tratamento subsequente** é o mesmo adotado para fechamento angular primário/GPAF crônico pós-iridotomia. Pode-se adotar um baixo limiar para a cirurgia de catarata, especialmente em caso de suspeita da presença de elemento facomórfico importante. Trabeculectomia é ocasionalmente necessária para elevação persistente da PIO, apesar da abertura bem-sucedida do ângulo.

Suspeita de fechamento angular primário

- **Iridotomia a *laser*** (Figura 11.38): o ensaio ZAP conclui que a iridotomia periférica tem efeito profilático modesto, mas deve ser oferecida somente àqueles com o risco mais alto de desenvolver GPAF
- Se ITC significativo persistir após a iridotomia, as opções incluem observação (principalmente), iridoplastia a *laser* e profilaxia com pilocarpina (p. ex., 1%, 2 vezes/dia). No caso de catarata sintomática, a extração do cristalino normalmente abre o ângulo (Figura 11.39). Se a PIO se apresentar elevada, então, por definição, há presença de fechamento angular primário.

Fechamento angular primário e glaucoma primário de ângulo fechado

- **Tratamento:** o mesmo recomendado para suspeita de fechamento angular primário, mas com limiar mais baixo para nova intervenção se o alargamento do ângulo for inadequado após iridotomia, especialmente se a PIO permanecer elevada
- **Reavaliação:** urgência e intensidade do tratamento e frequência das reavaliações são definidas para cada paciente de maneira individual, considerando PIO, extensão do fechamento angular e lesão glaucomatosa, se houver
- **Tratamento clínico** como para GPAA: pode ser necessário para olhos com fechamento sinequial importante ou com PIO persistentemente elevada, apesar da abertura do ângulo
- **Trabeculectomia com mitomicina C** é uma opção, mas pode resultar em glaucoma maligno
- **Facoemulsificação com implante de lente intraocular:** altamente eficaz na medida em que corrige hipermetropia,

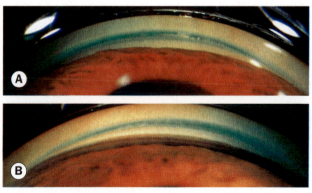

Figura 11.38 A. Gonioscopia mostrando fechamento angular total. **B.** Ângulo aberto após iridotomia a *laser*. (*Cortesia de E Michael Van Buskirk, de* Clinical Atlas of Glaucoma, *WB Saunders, 1986.*)

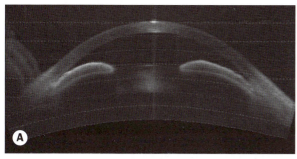
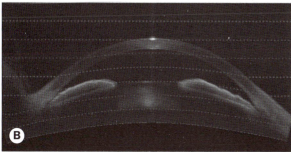
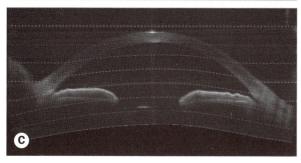

Figura 11.39 Tomografia de coerência óptica (OCT). **A.** Configuração da íris antes da iridotomia periférica a *laser*. **B.** Após iridotomia periférica a *laser*. **C.** Após extração do cristalino.

aprofunda a CA e abre o ângulo de filtração. O controle da PIO é alcançado em quase todos os pacientes cuja PIO está dentro da faixa normal antes da cirurgia e em até 80% daqueles com a pressão acima do normal antes da cirurgia. O estudo EAGLE (eficácia da extração precoce do cristalino para o tratamento do GPAF) conclui que a extração do cristalino transparente com implante de lente intraocular demonstra maior êxito e é mais custo-efetivo do que a iridotomia periférica a *laser* em pacientes com fechamento angular primário e PIO > 29 mmHg ou em pacientes com GPAF.

CLASSIFICAÇÃO DO GLAUCOMA SECUNDÁRIO

Ângulo aberto

O glaucoma secundário de ângulo aberto pode ser subdividido com base no local da obstrução do escoamento do humor aquoso.
- **Pré-trabecular,** em que o escoamento do humor aquoso é obstruído por uma membrana que recobre o trabeculado (Figura 11.40 A) e pode consistir em:
  - Tecido fibrovascular (glaucoma neovascular)
  - Proliferação membranosa das células endoteliais (síndrome iridocorneana endotelial)
  - Proliferação membranosa das células epiteliais (intrusão epitelial)
- **Trabecular,** na qual ocorre obstrução decorrente do "entupimento" da malha (Figura 11.40 B) e alterações degenerativas secundárias
  - Partículas de pigmentos (glaucoma pigmentar)
  - Hemácias (glaucoma associado a hemácias)
  - Hemácias degeneradas (glaucoma de células fantasmas)
  - Macrófagos e proteínas do cristalino (glaucoma facolítico)
  - Proteínas (provavelmente um elemento da uveíte hipertensiva)
  - Material pseudoesfoliativo (glaucoma de pseudoesfoliação)
  - O glaucoma trabecular pode ser causado também pela alteração das próprias fibras trabeculares pelo edema (p. ex., trabeculite na uveíte hipertensiva) ou pela formação de cicatriz (p. ex., recessão angular pós-traumática)
- **Pós-trabecular,** na qual o trabeculado propriamente dito é normal, mas o escoamento do humor aquoso é prejudicado em decorrência da pressão venosa episcleral elevada
  - Fístula carótido-cavernosa
  - Síndrome de Sturge-Weber
  - Obstrução da veia cava superior.

Ângulo fechado

- **Com bloqueio pupilar** (Figura 11.40 C)
  - Seclusão pupilar (sinéquias posteriores 360°), em geral secundariamente à iridociclite recorrente
  - Cristalino subluxado
  - Glaucoma facomórfico
  - Síndrome do bloqueio capsular com aderência 360° íris-cápsula em olhos pseudofácicos
  - Bloqueio pupilar do afácico
  - Implante de lente de CA sem iridotomia patente
- **Sem bloqueio pupilar** (Figura 11.40 D)
  - Causas secundárias de PAS, como GNV avançado e uveíte anterior crônica
  - Efusão ciliocoroidal
  - Síndrome de bloqueio capsular sem aderência íris-cápsula
  - Cisto do corpo ciliar/da íris ou outro tumor do corpo ciliar ou do segmento posterior
  - Contração do tecido fibrovascular retrolenticular, como na vitreorretinopatia proliferativa e na retinopatia da prematuridade
  - Glaucoma maligno (bloqueio ciliolenticular).

PSEUDOESFOLIAÇÃO

Introdução

A síndrome da pseudoesfoliação (PXS, na sigla em inglês) é uma importante manifestação ocular de distúrbio sistêmico e a causa mais comum de glaucoma secundário de ângulo aberto. Passa facilmente despercebida nas fases iniciais, uma vez que os sinais nem sempre são óbvios. É raro antes dos 50 anos, mas a prevalência aumenta rapidamente depois da sexta década de vida, com preponderância de 5% na faixa dos 75 aos 85 anos. É mais comum em mulheres do que em homens e, embora a condição seja encontrada em todo o mundo, a

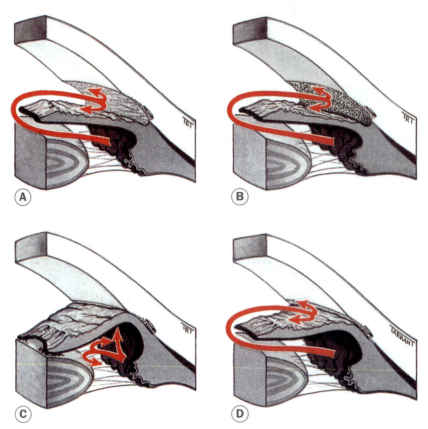

Figura 11.40 Patogênese do glaucoma secundário. **A.** Obstrução pré-trabecular. **B.** Obstrução trabecular. **C.** Fechamento angular com bloqueio pupilar. **D.** Fechamento angular sem bloqueio pupilar.

prevalência é mais alta na Escandinávia. Nem todos os pacientes com PXS desenvolvem glaucoma, e não existe nenhum método confiável para se determinar que pacientes com a condição desenvolverão posteriormente lesão do disco óptico. A incidência de glaucoma (glaucoma de pseudoesfoliação) no diagnóstico de PXS é de 15 a 30%, e o risco de olhos com PXS necessitarem de tratamento para glaucoma pode ser de 60% depois de 5 anos. Deve-se distinguir da verdadeira esfoliação capsular, que ocorre secundariamente à exposição crônica a radiação infravermelha ("catarata dos sopradores de vidro"; ver Figura 10.5 E).

DICA O glaucoma pseudoesfoliativo progride com maior rapidez do que o GPAA e tende mais a resultar em perda visual significativa.

Patogênese

O material pseudoesfoliativo é uma substância fibrilar branco-acinzentada derivada do metabolismo anormal da matriz extracelular em tecidos oculares e outros. O material é depositado em diversas estruturas oculares, incluindo cristalino (Figura 11.41), fibras zonulares, íris, trabeculado e conjuntiva. O material pseudoesfoliativo foi encontrado na pele e nos órgãos viscerais, levando ao conceito de que a PXS é a manifestação ocular de um distúrbio sistêmico. Essa síndrome é associada à maior prevalência de perda auditiva para tons altos e distúrbios cardiovasculares. A patogênese é multifatorial, mas em algumas populações quase todos os pacientes com PXS apresentam polimorfismos de nucleotídios únicos no gene *LOXL₁* no cromossomo 15, que codifica uma enzima envolvida na ligação cruzada da tropoelastina e do colágeno, e é, portanto, importante para formação e manutenção das fibras elásticas e da matriz extracelular. Entretanto, esses polimorfismos de nucleotídios únicos são comuns na população geral e a maioria dos indivíduos com essa condição não desenvolve PXS. Os níveis de homocisteína no plasma e no humor aquoso tendem a ser mais altos do que nos grupos de controle e uma ingestão dietética inadequada de folato (o folato reduz a homocisteína) pode ser fator de risco. O glaucoma de ângulo aberto (às vezes denominado "glaucoma capsular") normalmente se deve à PIO elevada secundária à obstrução trabecular pelo material pseudoesfoliativo e pelo pigmento liberado da íris, o que leva à disfunção degenerativa secundária do efluxo. Curiosamente, apesar da natureza sistêmica da condição e do fato de que a biopsia revela a presença de material pseudoesfoliativo subclínico no olho aparentemente não afetado, o glaucoma permanece limitado a um dos olhos em cerca de dois terços dos pacientes.

Achados clínicos

O diagnóstico normalmente é incidental, mas pode seguir a perda visual resultante do glaucoma avançado.

- **Córnea:** é comum o material pseudoesfoliativo depositar-se no endotélio e a presença de depósitos difusos de pigmentos. Em casos raros, pode haver formação de fuso vertical (Krukenberg), semelhante àquele observado na síndrome de dispersão pigmentar (PDS). Anormalidades das células endoteliais, como baixa densidade, são mais comuns que a média

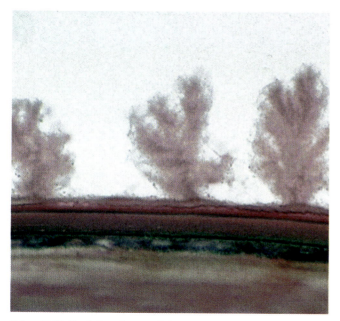

Figura 11.41 Depósitos de material pseudoesfoliativo em formato de "árvore de Natal" na cápsula do cristalino. (*Cortesia de J Harry e G Misson, de* Clinical Ophthalmic Pathology, *Butterworth-Heinemann 2001.*)

- **CA**: às vezes são observadas partículas de material pseudoesfoliativo. Um leve *flare* do humor aquoso em decorrência de barreira hematoaquosa comprometida é normal
- **Íris**: depósitos granulares de material pseudoesfoliativo, perda do bordelete pupilar e defeitos irregulares de transiluminação na margem pupilar (Figura 11.42 A)
- **Cristalino**: a cápsula anterior do cristalino normalmente mostra um disco central e uma camada periférica radialmente indentada de material pseudoesfoliativo, separado por uma zona clara mantida pela abrasão pupilar (Figura 11.42 B). Em geral, o depósito capsular periférico é visível somente com a dilatação pupilar (Figuras 11.42 B e C). Os depósitos podem ser escamosos, com as bordas enroladas. A catarata é mais comum em olhos com material pseudoesfoliativo, provavelmente em razão dos níveis reduzidos de ascorbato no humor aquoso. Pode haver presença de facodonese (instabilidade do cristalino) decorrente de fraqueza zonular, mas a subluxação espontânea é rara
- **Ângulo da CA**
  - Hiperpigmentação irregular do trabeculado e da linha de Schwalbe é comum, especialmente na porção inferior
  - Em geral, observa-se uma linha de Sampaolesi, que é uma faixa irregular de pigmento localizada sobre ou anteriormente à linha de Schwalbe (Figura 11.42 D). Não é patognomônica e pode ser encontrada na PDS
  - É possível observar presença de depósitos de material pseudoesfoliativo semelhantes à caspa
  - Existe um maior risco de fechamento angular, provavelmente por causa de frouxidão zonular
- **PIO**: na maioria dos olhos, a presença de lesão glaucomatosa é associada à PIO elevada. A maioria dos pacientes tem glaucoma crônico de ângulo aberto geralmente unilateral. A PIO pode eventualmente apresentar elevação aguda, apesar do ângulo aberto, simulando fechamento angular agudo

- **Prognóstico**: é pior do que no GPAA, uma vez que a PIO com frequência é mais elevada e pode apresentar acentuadas oscilações. Lesões graves podem estar presentes no diagnóstico e desenvolver-se rapidamente. A longo prazo, esses pacientes correm um risco significativo de sofrer perda da visão e cegueira. Por essa razão, é importante monitorar rigorosamente os pacientes, e talvez seja prudente que aqueles com síndrome de pseudoesfoliação passem por revisões em intervalos de no máximo 6 meses.

Tratamento

- O tratamento **clínico** é semelhante ao de GPAA, mas o insucesso é mais comum
- **Trabeculoplastia a *laser*** é mais eficaz do que no GPAA, com redução média da PIO de aproximadamente 30% após trabeculoplastia seletiva a *laser*. Deve-se ter cuidado para não aplicar energia excessiva, uma vez que a pigmentação trabecular pode conferir absorção mais elevada, resultando em picos transitórios da PIO. Um aumento significativo da PIO pode ocorrer cerca de 2 anos após trabeculoplastia seletiva a *laser*
- A **facoemulsificação** por si só pode reduzir significativamente a PIO, embora possa permitir melhor controle se combinada à trabeculectomia. Existe um alto risco de complicações, em razão da baixa midríase, da maior fragilidade zonular e da cápsula do cristalino, e da deficiência endotelial. Existe também risco elevado de pico pressórico no pós-operatório, edema corneano após a cirurgia, inflamação, opacificação capsular, contração da capsulorrexe (fimose capsular) e descentralização ou deslocamento tardio da lente intraocular
- A **cirurgia filtrante** no glaucoma pseudoesfoliativo apresenta uma chance de sucesso semelhante à do GPAA
- **Aspiração trabecular** isoladamente parece oferecer ao menos um benefício a curto prazo, podendo ser realizada simultaneamente com outros procedimentos intraoculares

SÍNDROME DE DISPERSÃO PIGMENTAR E GLAUCOMA PIGMENTAR

Introdução

A síndrome de dispersão pigmentar (PDS, na sigla em inglês) caracteriza-se pela liberação de grânulos de pigmentos do epitélio pigmentar da íris e pela sua deposição por todo o segmento anterior. O glaucoma pigmentar (GP) secundário é comum. PDS e GP são mais comuns em homens, particularmente em homens brancos jovens com miopia. Entre os africanos, a condição é rara e tende a afetar mulheres hipermétropes mais velhas. Cerca de 15% dos pacientes com PDS desenvolvem PIO elevada ou glaucoma após 15 anos. A herança autossômica dominante com penetrância incompleta parece estar presente ao menos em algumas famílias, e uma série de *loci* já foram ligados. A miopia é um fator de risco para a manifestação clínica, e existe uma associação entre graus de miopia mais altos e o glaucoma mais precoce ou mais grave. A dispersão pigmentar secundária pode ocorrer em consequência de trauma, tumor intraocular e atrito de uma lente intraocular mal posicionada no epitélio pigmentar da íris.

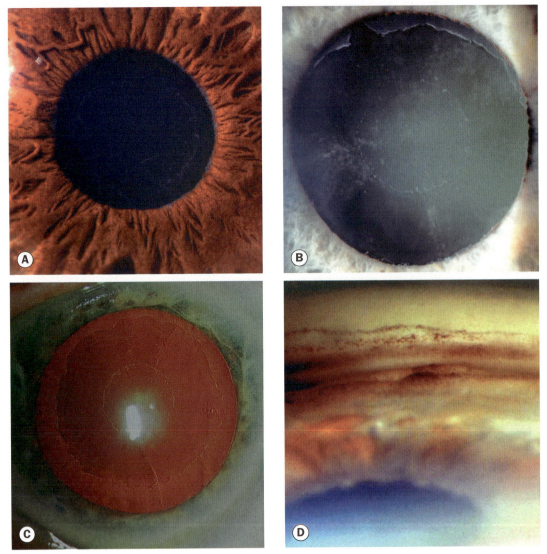

Figura 11.42 Sinais do segmento anterior na síndrome da pseudoesfoliação. **A.** Perda do bordelete pupilar e material pseudoesfoliativo na borda pupilar. **B.** Material pseudoesfoliativo periférico no cristalino, mais evidente com a pupila dilatada. **C.** Retroiluminação. **D.** Gonioscopia mostrando hiperpigmentação trabecular irregular e uma linha de Sampaolesi acentuadamente irregular.

Patogênese

Na PDS/GP, a "descamação" de pigmentos é precipitada pelo atrito da camada pigmentar posterior da íris contra as zônulas em decorrência do encurvamento posterior excessivo da porção médio-periférica da íris (Figura 11.43 A). Acredita-se que ocorra aumento da pressão da CA em relação à câmara posterior devido ao bloqueio pupilar reverso, hipótese sustentada pela observação de que a iridotomia periférica aplaina a íris e diminui o contato iridozonular (Figura 11.43 B). O próprio epitélio pigmentar pode estar anormalmente sujeito a se desprender nos indivíduos afetados. O desprendimento de pigmentos diminui a partir da meia-idade em razão das alterações fisiológicas que resultam na redução do contato iridozonular. A elevação aguda da PIO pode ocorrer em virtude da obstrução trabecular direta pelos grânulos de melanina liberados. A elevação crônica parece ser causada pela obstrução pigmentar dos espaços intertrabeculares e pelas lesões ao trabeculado decorrentes de desnudamento, colapso e esclerose. Pacientes com GP apresentam maior incidência de resposta aos esteroides.

Diagnóstico

- **Apresentação**: PDS e GP normalmente são detectados em exame oftalmológico de rotina. É provável que os indivíduos míopes que tendem a desenvolver a condição devam passar por reavaliações optométricas regulares. Ocasionalmente, os sintomas resultantes da perda visual glaucomatosa levam ao comparecimento às consultas, ou aqueles resultantes de edema da córnea, em razão da elevação aguda da PIO após a liberação dos grânulos de pigmentos (especialmente após a prática de exercícios físicos). Os sinais da PDS normalmente são bilaterais, mas podem ser sutis e não detectados
- **Córnea**: o pigmento deposita-se no endotélio na forma de um fuso vertical (fuso de Krukenberg; Figura 11.44 A). O fuso nem sempre está presente, tende a tornar-se menos óbvio nos casos a longo prazo e não é patognomônico
- **CA**: profunda, podendo-se observar a presença de grânulos de melanina no humor aquoso

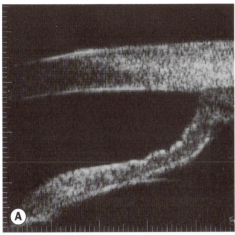

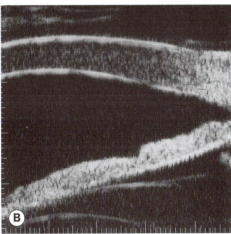

Figura 11.43 Biomicroscopia ultrassônica na síndrome de dispersão pigmentar. **A.** Câmara anterior profunda e encurvamento posterior da íris periférica. **B.** Aplainamento da região periférica da íris após iridotomia a *laser*.

- **Íris**: defeitos de transiluminação característicos em configuração radial (Figura 11.44 B) são observados nas íris mais claras, mas geralmente não observados em íris escuras. Ao demonstrar melhor esses defeitos, deve-se manter a sala minimamente iluminada e direcionar um feixe de lâmpada de fenda estreito, mas intenso, para a pupila. Para auxiliar na visualização, pede-se ao paciente que olhe para cima. Há possibilidade de presença de grânulos de melanina na superfície da íris, normalmente na porção inferior, que se tornam menos evidentes com a idade. Também pode haver perda parcial do bordelete pupilar (Figura 11.44C)
- **Gonioscopia**: o ângulo é amplamente aberto e em geral há concavidade característica na média periferia da íris, onde a íris se encurva posteriormente. A malha trabecular é fortemente pigmentada nos quatro quadrantes, com uma borda circunferencial densa e homogênea na malha posterior (Figura 11.44 D). Os pigmentos podem também ser observados sobre ou anteriormente à linha de Schwalbe. A pigmentação do ângulo normalmente diminui com a idade
- **Cristalino**: os grânulos de pigmento podem ser depositados na superfície anterior. Possivelmente, há uma linha (linha de Scheie) ou um anel (de Zentmayer) de pigmentos na superfície periférica/equatorial em torno das inserções zonulares

- **PIO**: pode ser volátil, com alguns pacientes apresentando níveis mais elevados e oscilações mais amplas da pressão do que no GPAA. Com o tempo, o controle da PIO se torna mais fácil à medida que a liberação de pigmentos diminui e a PIO eventualmente retorna ao normal. O glaucoma de pressão normal pode ser erroneamente diagnosticado se a PIO se normalizar espontaneamente e os sinais de PDS se resolverem
- **Segmento posterior**: observa-se a pigmentação da região periférica da retina e a degeneração em paliçada (*lattice*) é mais comum do que em pacientes míopes sem PDS ou GP. A incidência de descolamento de retina (DR) também pode ser mais alta. A neuropatia óptica glaucomatosa depende do estágio e da extensão da doença, podendo ser acentuadamente assimétrica. É comum a presença de doença avançada em um dos olhos e lesões relativamente leves no outro.

Tratamento

Indivíduos com PDS devem passar por reavaliações anuais para exclusão da possibilidade de PIO elevada e/ou lesão glaucomatosa. Na presença de atrofia glaucomatosa, é preciso monitorar o paciente em intervalos de 4 a 6 meses, uma vez que a combinação de miopia e PDS pode resultar na rápida deterioração da função visual.

- **Medidas para toda a vida**: o excesso de exercício físico pode estar associado ao aumento da dispersão dos pigmentos da íris, com sintomas agudos em alguns casos. Se o histórico confirmar essa hipótese, o paciente deve ser devidamente aconselhado a modificar a rotina de exercícios
- O tratamento **clínico** é semelhante ao do GPAA. Os mióticos são teoricamente benéficos por diminuírem o contato iridozonular, além de facilitar o escoamento do humor aquoso, mas não são bem tolerados por pacientes mais jovens. Esses medicamentos têm a desvantagem de exacerbar a miopia, além do risco de precipitar o DR em olhos míopes. A timoxamina tópica, antagonista seletivo alfa-adrenérgico, induz miose sem causar espasmo de acomodação, mas também não é bem tolerado por causar irritação
- **Trabeculoplastia a *laser*:** em geral é eficaz. É importante não tratar em excesso olhos com ângulos fortemente pigmentados. Para reduzir o risco de pico da PIO, recomenda-se utilizar configuração mais baixa do *laser* e tratar somente dois quadrantes
- **Iridotomia a *laser*:** já foi sugerida como uma maneira de retardar a liberação de pigmentos, revertendo a concavidade da íris e eliminando o contato iridozonular. Pode reduzir o risco de picos intermitentes da PIO, especialmente em paciente com menos de 40 anos, mas não reduz o risco de desenvolvimento de glaucoma
- **Cirurgia filtrante**: indicada com maior frequência do que no GPAA. O uso de antimetabólitos adjuntos melhora o resultado cirúrgico, especialmente em pacientes mais jovens, nos quais existe possibilidade de insucesso. Hipotonia pós-cirúrgica e hemorragia supracoroidal são mais comuns em pacientes jovens com miopia.

Perda bilateral aguda de pigmentos da íris com pressão intraocular elevada

A despigmentação bilateral aguda da íris (BADI, na sigla em inglês) e a transiluminação bilateral aguda da íris (BAIT, na sigla em inglês) foram recentemente propostas como síndromes clínicas idiopáticas distintas

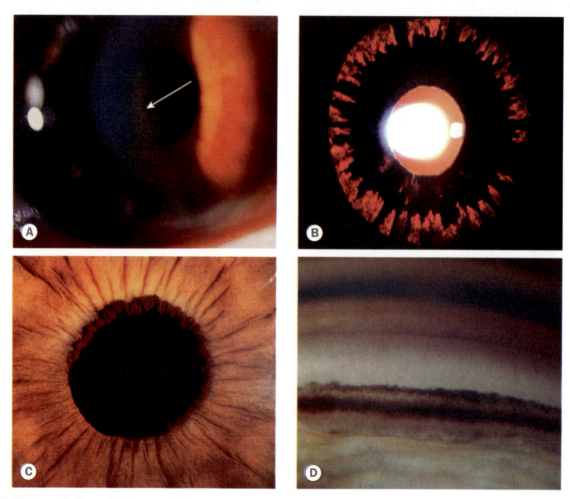

Figura 11.44 Síndrome de dispersão pigmentar. **A.** Fuso de Krukenberg (seta). **B.** Defeitos de transiluminação da íris em configuração radial. **C.** Grânulos pigmentares na superfície da íris e perda inferior do bordelete pupilar. **D.** Faixa homogênea de hiperpigmentação trabecular.

que envolvem a dispersão pigmentar da íris para a CA. Essas condições são consideradas mais comuns em mulheres jovens e de meia-idade. Ocorrem de modo espontâneo ou após síndrome gripal, e possivelmente depois de tratamento com antibióticos orais, em especial moxifloxacino. É possível que o processo primário seja a inflamação, mas existem evidências de que o mecanismo é a fototoxicidade após sensibilização em indivíduos predispostos. A manifestação normalmente ocorre com vermelhidão ocular bilateral aguda e fotofobia. Ambas podem estar associadas à elevação da PIO, mas há relatos de que são mais graves e resistentes na transiluminação bilateral aguda da íris. Os achados descritos nas duas diferem na medida em que o pigmento se perde a partir do estroma iriano na BADI e do epitélio pigmentar da íris na BAIT, com pronunciados defeitos de transiluminação da íris e midríase na segunda. É possível que BADI e BAIT representem diferentes pontos no espectro de uma doença comum. O diagnóstico diferencial é principalmente de uveíte anterior viral e síndrome de dispersão pigmentar.

GLAUCOMA NEOVASCULAR

Patogênese

O glaucoma neovascular (GNV) decorre da neovascularização agressiva da íris (*rubeosis iridis*), levando ao fechamento progressivo do ângulo e a uma rápida atrofia glaucomatosa (Figura 11.45 A e B). O fator etiológico comum é a isquemia retiniana grave, difusa e crônica. Postula-se que o tecido hipóxico da retina produz fatores angiogênicos na tentativa de revascularizar as áreas hipóxicas. O mais importante desses fatores é o VEGF.

Causas

- **Oclusão isquêmica da veia central da retina**: responde por 35 a 50% dos casos. AV menor que 0,1, defeito pupilar aferente relativo e extensa área de não perfusão capilar periférica da retina na angiofluoresceinografia (AGF) são úteis preditores do risco de um subsequente GNV. O glaucoma normalmente ocorre 3 meses após o evento oclusivo ("glaucoma de 100 dias"), mas já foram documentados intervalos de 4 semanas a 2 anos
- **Diabetes melito**: responde por uma proporção menor. Enquanto o diabetes era a causa em 30% dos casos no passado, esse percentual caiu para 10 a 15% dos casos nas comunidades em que é feito o rastreamento anual da retinopatia diabética. O risco de glaucoma diminui com panfotocoagulação e tratamento com anti-VEGF. A vitrectomia via *pars plana* (VPP) em pacientes diabéticos pode precipitar o desenvolvimento de GNV (total de 7% em um grande estudo), especialmente na eventual presença pré-operatória de neovascularização angular

- **Doença vascular arterial retiniana**, como oclusão da artéria central da retina e síndrome ocular isquêmica, é menos comum
- **Causas diversas**: incluem tumores intraoculares, DR antigo e inflamação intraocular crônica.

Achados clínicos

- **Sintomas**: variam de ausentes a dor intensa, visão reduzida, vermelhidão e fotofobia
- **Córnea**: PIO elevada, particularmente quando substancial e aguda, resulta em edema de córnea
- **PIO**: pode ser normal no início do processo patológico, mas, em geral, é extremamente alta posteriormente. O segmento anterior com frequência se apresenta congestionado quando ocorre progressão para PIO elevada. No estágio avançado da doença, pode sobrevir hipotonia
- **CA**: possível presença de *flare*, células e sinéquias posteriores, dependendo da gravidade e do estágio. A apresentação, às vezes, ocorre com hemorragia na CA
- **Borda pupilar**: presença de vasos sutis na borda pupilar geralmente é um sinal precoce (Figura 11.45 C), mas pode passar despercebida se a íris não for cuidadosamente examinada sob alta ampliação. É provável que o diagnóstico nesse estágio melhore substancialmente o prognóstico
- **Superfície iriana**: neovasos crescem radialmente sobre a superfície da íris em direção ao ângulo (Figura 11.45 D), às vezes juntando-se aos vasos sanguíneos dilatados no colarete. Nesse estágio, a PIO ainda pode estar normal, com possível ocorrência de elevação aguda
- **Gonioscopia**: a neovascularização angular geralmente pode ocorrer sem outros sinais, especialmente após OVCR, e é importante realizar uma cuidadosa gonioscopia não midriática em olhos que apresentem risco. Os sinais iniciais podem ser muito sutis, mesmo na presença de elevação moderada da PIO. O tecido neovascular prolifera-se na face do ângulo, formando uma membrana fibrovascular obstrutiva que posteriormente se contrai para fechar o ângulo. O ângulo se fecha circunferencialmente, levando a uma PIO muito alta, com comprometimento grave da visão, congestão do globo ocular e dor. O prognóstico visual em geral é baixo nesse estágio, mas um tratamento agressivo pode proporcionar conforto e conservar a visão útil em alguns casos
- **Catarata**: comum depois que a isquemia se estabelece
- **Segmento posterior**: os sinais correspondem à etiologia. Pode haver presença de neuropatia óptica glaucomatosa
- **Investigações**: a AGF pode ser útil para confirmação da etiologia e delineamento da isquemia. A ultrassonografia em modo B-scan ajuda a excluir possíveis causas, como DR ou presença de tumor quando a visualização do segmento posterior é prejudicada. AS-OCT já foi proposta como ferramenta importante para a avaliação do ângulo.

Tratamento

É fundamental abordar a causa da neovascularização e da PIO elevada. O tratamento adequado da doença sistêmica também é essencial na redução do risco para o olho contralateral e do risco de AVE, e no prolongamento da expectativa de vida. Os fatores que predizem mau resultado visual incluem: idade jovem, AV menor que 0,1 e PIO > 35 mmHg por ocasião da apresentação da doença.

- **Reavaliação** – reavaliações frequentes durante os períodos de alto risco são fundamentais: os primeiros meses após oclusão isquêmica da veia central da retina e as primeiras semanas após vitrectomia diabética
- **Tratamento clínico da PIO elevada**: é o mesmo adotado para GPAA, mas os mióticos devem ser evitados. Atropina tópica a 1%, 2 vezes/dia, diminui a formação de sinéquias e aumenta o escoamento do humor aquoso pela via uveoescleral. Esteroides tópicos são benéficos na fase aguda. Apraclonidina tópica e acetazolamida oral podem ser medidas temporárias úteis. A acetazolamida pode estar associada à disfunção renal na presença de diabetes, especialmente do tipo 1, e deve ser empregada com cautela nesses pacientes
- **Fotocoagulação panretiniana**: normalmente, é eficaz para induzir a regressão da neovascularização e, se realizada logo no início, para evitar a progressão do glaucoma. Não reverte uma membrana fibrovascular estabelecida. O Capítulo 13 trata do momento adequado para a fotocoagulação panretiniana na OVCR. Se a visualização da retina for dificultada, a aplicação via oftalmoscopia indireta pode proporcionar melhor acesso, se necessário realizado na sala de cirurgia com ganchos de íris para abrir uma pupila pequena causada por sinéquias posteriores. Crioterapia transescleral pode ser utilizada em olhos com meios opacos ou como recurso adjunto para aumentar a cobertura da região periférica da retina
- **Inibidores intraoculares de VEGF**: por exemplo, bevacizumabe (Avastin®) em uma dose de 1,25 mg em 0,05 mℓ, é uma medida adjuvante eficaz enquanto se espera que a fotocoagulação panretiniana faça efeito, em especial se ainda não houver fechamento angular fibrovascular, e normalmente leva ao rápido alívio da dor. Injeção intracameral é uma alternativa à via intravítrea. A duração do controle com uma única injeção é limitada e a maioria dos pacientes necessita de injeções contínuas. Em pacientes com oclusão isquêmica da veia central da retina tratados dessa maneira, a manifestação do GNV pode ser retardada em até 18 meses. Existe um pequeno risco de oclusão da artéria central da retina em pacientes com síndrome isquêmica
- **Reparo de DR**: deve ser realizado depois que a PIO estiver controlada, especialmente se houver descolamento tracional envolvendo a mácula
- **Ablação do corpo ciliar**: é preciso considerar a opção do *laser* de ciclodiodo se não for possível o controle clínico da PIO. O método tem sido convencionalmente utilizado somente em olhos com baixo potencial visual, mas pode ser empregado se houver grau razoável de visão, a fim de evitar a ocorrência de lesão glaucomatosa grave enquanto se procura manter a neovascularização sob controle. A redução de uma PIO substancialmente elevada em geral melhora o conforto, e o desaparecimento do edema corneano pode facilitar uma visualização adequada da retina para a fotocoagulação panretiniana. Deve-se ter o cuidado de não exagerar no tratamento, o que pode levar à hipotonia. A ciclofotocoagulação endoscópica é uma alternativa ao tratamento transescleral
- **Cirurgia filtrante**: pode ser considerada se a AV for suficiente para permitir a visão dos movimentos das mãos ou melhor. Opções incluem *shunt* de filtração artificial (implante de drenagem de glaucoma) (Figura 11.45 E) e trabeculectomia com o implante de um mini-*shunt*, mitomicina C como tratamento adjunto e

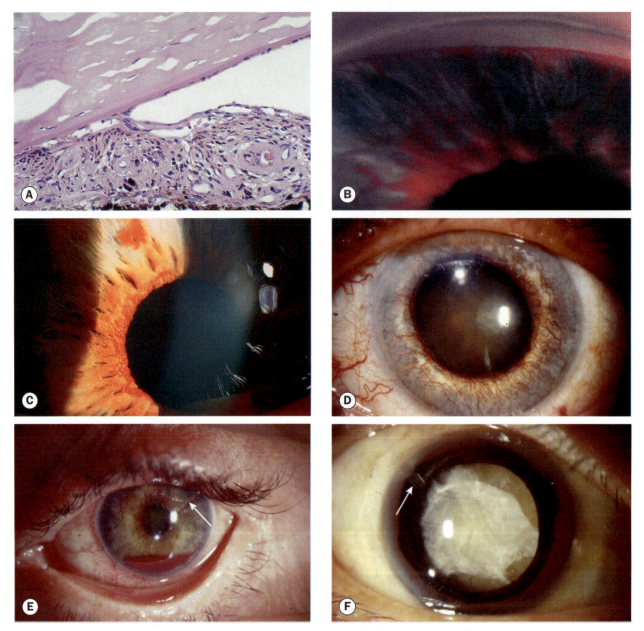

Figura 11.45 Glaucoma neovascular. **A.** *Rubeosis* e fechamento angular por sinéquias anteriores periféricas. **B.** Fechamento angular sinequial progressivo. **C.** *Rubeosis iridis* leve na borda pupilar. **D.** *Rubeosis iridis* grave. **E.** Tubo (*seta*) com hifema. **F.** Olho cego mostrando pupila dilatada, ectrópio uveal e catarata na presença de um tubo (*seta*). (*Cortesia de J Harry e G Misson, de* Clinical Ophthalmic Pathology, *Butterworth-Heinemann 2001 – Figura A.*)

5-fluoruracila subconjuntival pós-operatório. A neovascularização ativa e a inflamação devem ser controladas antes da cirurgia (incluindo o tratamento pré-operatório com anti-VEGF) para melhorar as chances de sucesso cirúrgico. Mesmo com o tratamento, existe um risco relativamente alto de hipotonia. O tratamento anti-inflamatório pós-operatório precisa ser agressivo, podendo incluir esteroides sistêmicos
- **VPP** com *endolaser* peroperatório no estágio inicial, pode melhorar o prognóstico em olhos com hemorragia vítrea, especialmente na presença de OVCR. Administração de anti-VEGF intravítreos antes da cirurgia pode ser benéfica
- **Injeção retrobulbar de álcool**: é útil para aliviar a dor, mas pode causar ptose permanente e não alivia a congestão
- **Enucleação ou evisceração:** pode ser considerada se todos os demais procedimentos falharem.

DICA A causa subjacente do GNV precisa ser determinada e tratada, a fim de reduzir o risco de perda da visão no olho contralateral e aumentar a expectativa de vida.

Prognóstico

As expectativas do paciente precisam ser realistas e o melhor resultado geralmente é um olho cego, mas confortável. A prevalência da cegueira no olho afetado varia de 25 a 50%, dependendo da extensão do acompanhamento (Figura 11.45 F). A expectativa de vida desses pacientes é significativamente reduzida (aproximadamente 50% de tempo de vida). Uma boa AV do olho afetado é um bom preditor de expectativa de vida mais longa.

GLAUCOMA INFLAMATÓRIO

Introdução

Visão geral

A elevação da PIO secundariamente à inflamação intraocular em geral representa um desafio diagnóstico e terapêutico. A elevação pode ser transitória e inócua, ou persistente e causar graves lesões. A prevalência de glaucoma secundário aumenta de acordo com a cronicidade e a gravidade da doença. Glaucoma secundário é particularmente comum na síndrome uveítica de Fuchs (FUS, na sigla em inglês) e na uveíte anterior crônica associada à artrite idiopática juvenil (AIJ). A uveíte posterior tende a afetar menos a via de escoamento do humor aquoso e, em consequência, resulta na elevação da PIO.

Dilemas diagnósticos

A avaliação da lesão glaucomatosa pode ser prejudicada por pupila pequena ou opacidade de meios. Uma baixa AV também pode comprometer a acurácia da perimetria.

- **Oscilação da PIO**: pode ser radical no glaucoma uveítico e o faseamento talvez seja útil em pacientes com PIO *borderline*
- **"Shutdown" do corpo ciliar** causado pela exacerbação aguda da uveíte anterior crônica. Em geral, é associado à redução da PIO que pode mascarar a tendência subjacente a glaucoma. Mesmo em olhos com PIO consideravelmente elevada (30 a 35 mmHg), é possível tornar-se hipotônico durante exacerbações agudas da uveíte. O retorno da função do corpo ciliar com a redução da uveíte pode estar associado à elevação da PIO na presença de comprometimento permanente da função de escoamento
- **Esteroides tópicos**: quando utilizados de modo intermitente, podem causar oscilações da PIO
- **Vasos irianos**: podem provocar confusão de diagnóstico com o glaucoma neovascular.

Glaucoma de ângulo fechado com bloqueio pupilar

Patogênese

O fechamento angular secundário é causado pela extensão das sinéquias posteriores por 360° (seclusão pupilar), que obstrui o fluxo de humor aquoso da câmara posterior para a anterior (Figura 11.46 A). O consequente aumento da pressão na câmara posterior produz o encurvamento anterior da região periférica da íris (íris bombé – Figura 11.46 B), resultando na diminuição da CA e na aposição da íris ao trabeculado e à região periférica da córnea (Figura 11.46 C). Desse modo, a íris inflamada adere ao trabeculado e o contato iridocorneano tende a tornar-se permanente, com o desenvolvimento de PAS.

Diagnóstico

- **Biomicroscopia com lâmpada de fenda:** mostra seclusão pupilar, íris bombé e CA rasa

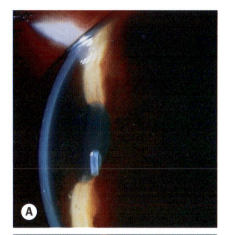
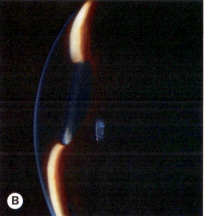
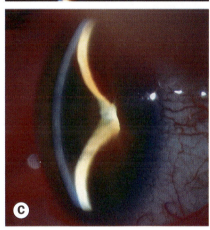

Figura 11.46 Fechamento angular secundário com bloqueio pupilar. **A.** Seclusão pupilar. **B.** Íris bombé. **C.** Contato iridocorneano.

- **Gonioscopia**: exibe o fechamento angular resultante do contato iridotrabecular. É possível utilizar a indentação para avaliar a extensão do fechamento angular aposicional em contraste com o fechamento angular sinequial.

Glaucoma de ângulo fechado sem bloqueio pupilar

- **Patogênese**: a uveíte anterior crônica provoca o depósito de células inflamatórias e detritos no ângulo (Figura 11.47 A e B). A subsequente organização e a contração puxam a região periférica

da íris para cima do trabeculado, causando fechamento sinequial gradual e progressivo do ângulo (Figura 11.47 C) e consequente elevação da PIO. O olho com estreitamento preexistente do ângulo pode apresentar maior risco
- **Diagnóstico**: a CA é profunda, mas a gonioscopia mostra o extenso fechamento angular causado pela PAS.

Glaucoma de ângulo aberto

Na uveíte anterior aguda

Na uveíte anterior aguda, a PIO geralmente é normal ou subnormal devido ao concomitante *shutdown* ciliar. Com frequência, no entanto, há desenvolvimento de glaucoma secundário de ângulo aberto em razão da obstrução do escoamento do humor aquoso, em geral quando a inflamação aguda começa a ceder, e a função do corpo ciliar, a retornar. Esse efeito, quase sempre transitório e inócuo, pode ser induzido por esteroides ou resultado de uma combinação dos seguintes mecanismos:
- **Obstrução trabecular**: causada por células inflamatórias e detritos que podem estar associados ao aumento da viscosidade do humor aquoso devido ao extravasamento de proteína dos vasos sanguíneos inflamados da íris
- **Trabeculite aguda**: envolve inflamação e edema da malha trabecular, com diminuição secundária da porosidade intertrabecular, o que pode resultar em redução do efluxo. Acredita-se que isso seja especialmente relevante na uveíte anterior associada a herpes-zóster, herpes simples e outras uveítes anteriores virais e retinite por toxoplasmose.

Na uveíte anterior crônica

Entende-se que na uveíte anterior crônica o principal mecanismo para o escoamento reduzido seja a cicatrização trabecular e/ou esclerose secundária à trabeculite crônica. É difícil, no entanto, determinar a importância desse mecanismo, uma vez que a maioria dos olhos também apresenta algum grau de fechamento angular sinequial. Em razão da aparência variável do ângulo na gonioscopia, o diagnóstico definitivo da lesão trabecular é difícil. Em alguns olhos, observa-se exsudato gelatinoso no trabeculado.

Tratamento

Clínico
- É mais provável obter o controle clínico da PIO se o ângulo estiver completamente aberto
- A PIO alvo é mais baixa em olhos com neuropatia óptica glaucomatosa avançada
- As formulações de esteroide *depot* de ação prolongada não devem ser utilizadas em pacientes que sabida ou supostamente são corticossensíveis
- O efeito dos medicamentos hipotensivos oculares é menos previsível na uveíte; por exemplo, alguns casos podem ser inesperadamente sensíveis aos inibidores tópicos da anidrase carbônica (CAI, na sigla em inglês)
- Um betabloqueador normalmente é o medicamento de escolha
- Derivados das prostaglandinas devem ser evitados, se possível, uma vez que podem promover inflamação e edema macular
- A escolha de agentes adicionais geralmente depende do nível da PIO. Se esse nível for muito alto, a acetazolamida oral pode

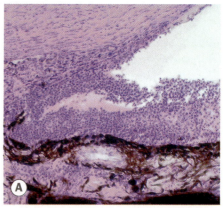
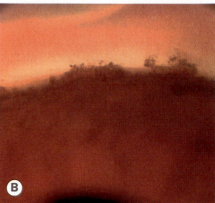
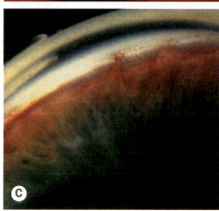

Figura 11.47 Fechamento angular secundário sem bloqueio pupilar. **A.** Depósito de células inflamatórias no ângulo. **B.** Gonioscopia mostrando detritos inflamatórios. **C.** Fechamento angular sinequial (sinéquias anteriores periféricas "em tenda"). (*Cortesia de J Harry e G Misson, de* Clinical Ophthalmic Pathology, *Butterworth-Heinemann 2001 – Figura A.*)

ser necessária. Para uma elevação moderada (p. ex., menos de 35 mmHg com um betabloqueador) na ausência de lesão glaucomatosa significativa, um agonista alfa-adrenérgico ou um inibidor tópico da CAI pode ser adequado
- Mióticos são contraindicados na medida em que aumentam a permeabilidade vascular e a miose promove a formação de sinéquias posteriores.

Iridotomia a laser
- A iridotomia a *laser* é realizada para restabelecer a comunicação entre as câmaras posterior e anterior em olhos com glaucoma de ângulo fechado com bloqueio pupilar

- Uma iridotomia tende a ocluir-se na presença de uveíte ativa, devendo-se utilizar esteroides tópicos intensivos após o procedimento com *laser*
- A correção do bloqueio pupilar por si só pode não ser suficiente para controlar a PIO se o ângulo funcional exposto for insuficiente, embora iridotomia patente possa retardar a formação progressiva de PAS
- Iridotomia cirúrgica é o método definitivo de prevenção de novos episódios de bloqueio pupilar, podendo ser necessário se o *laser* não conseguir manter uma iridotomia viável.

Cirurgia

- **Preparação pré-operatória**
  - O controle da uveíte crônica por no mínimo 3 meses antes da cirurgia é o ideal
  - Esteroides tópicos pré-operatórios devem ser empregados não apenas como profilaxia contra inflamação recorrente, mas também para reduzir a população de células inflamatórias na conjuntiva
  - Em pacientes com doença inflamatória particularmente lábil, deve-se considerar a prednisolona oral (0,5 mg/kg/dia). O tratamento imunossupressor tem melhorado o prognóstico nos últimos anos
- Trabeculectomia com mitomicina C ou implante de tubo longo pode ser utilizado em tais circunstâncias
  - Cirurgia combinada de catarata e glaucoma é relativamente contraindicada, mas às vezes pode ser realizada em conjunto com a goniossinequiálise; ocasionalmente, a cirurgia de catarata de maneira isolada é mais adequada. Na maioria dos casos, a cirurgia de catarata deve ser adiada por pelo menos 6 meses após a trabeculectomia
  - A hipotonia pós-operatória é de particular risco, uma vez que pode haver um delicado equilíbrio entre a produção reduzida de humor aquoso e o escoamento restrito. Isso pode ocorrer, em especial, se houver redução acentuada da PIO com a introdução da acetazolamida
  - Após a cirurgia, os esteroides são reduzidos mais lentamente do que no glaucoma não inflamatório
- Procedimentos **ciclodestrutivos** devem ser utilizados com cautela, visto que podem exacerbar a inflamação. A possível insuficiência subjacente do corpo ciliar também apresenta risco de hipotonia profunda capaz de progredir para *phthisis bulbi*.

DICA O uso inadequado de esteroides tópicos é um fator de risco significativo para desenvolver o aumento da PIO e glaucoma.

Síndrome de Posner-Schlossman

Introdução

A síndrome de Posner-Schlossman (crise glaucomatociclítica) é uma condição rara caracterizada por crises recorrentes de elevação aguda e unilateral da PIO associada à uveíte anterior leve. Especula-se que o mecanismo seja a trabeculite aguda e existem evidências de que a infecção, possivelmente por citomegalovírus (CMV) ou *H. pylori*, possa ser significativa. Há o entendimento de que as prostaglandinas desempenhem um papel importante, especialmente a PGE_2,

em cujo caso os níveis de humor aquoso têm uma correlação positiva com a PIO. A presença do haplótipo HLA-Bw$_{54}$ já foi implicada em alguns casos. A doença afeta adultos jovens e de meia-idade. Homens são impactados com maior frequência do que mulheres. Os episódios são unilaterais, embora 50% dos pacientes apresentem envolvimento do outro olho em momentos diferentes. Intervalos entre as crises variam, mas normalmente se tornam mais longos com o tempo. Os pacientes devem ser acompanhados mesmo depois que as crises tiverem cessado completamente, considerando-se que uma proporção significativa desenvolverá elevação crônica da PIO e o olho contralateral também estará em risco.

Diagnóstico

Uma elevação aguda da PIO e uma uveíte anterior por CMV ou por outra causa viral demonstrável podem manifestar-se de maneira quase idêntica. Os sinais da primeira podem ser atípicos em pacientes mais velhos e naqueles com íris escura. A simples volatilidade da PIO no GPAA, especialmente na variante juvenil, também pode ser distinguida.

- A **apresentação** se dá com desconforto leve, halos em torno de luzes com leve embaçamento da visão em um dos olhos e, eventualmente, vermelhidão
- A **biomicroscopia com lâmpada de fenda** tipicamente evidencia algumas células da câmara anterior e um ou vários precipitados ceráticos centrais brancos finos. A injeção é provavelmente ausente ou mínima. Edema epitelial da córnea leve é frequente
- Presença de **midríase** é comum. Sinéquias posteriores não constituem achado típico
- **PIO** normalmente eleva-se a mais de 40 mmHg, desproporcionalmente à gravidade da irite e, se não tratada, persiste por horas a semanas. A elevação precede os sinais inflamatórios
- **Gonioscopia** mostra ângulo aberto sem PAS
- A **neuropatia óptica glaucomatosa** é relativamente incomum na maioria dos casos. Existem relatos de escavação reversível.

Tratamento

Esteroides tópicos são empregados para controlar a inflamação, com supressores do humor aquoso para reduzir a PIO. Esteroides tópicos devem ser utilizados somente enquanto houver inflamação ativa, e evitados na forma profilática. Agentes anti-inflamatórios não esteroidais tópicos ou orais também podem ser benéficos. Não se sabe ao certo o benefício do tratamento antiviral.

GLAUCOMA INDUZIDO POR ESTEROIDES

Introdução

Cerca de um em cada três indivíduos desenvolve algum grau de elevação da PIO em resposta a um curso de esteroides tópicos potentes, dividindo a população entre os que "respondem" e os que "não respondem" aos esteroides. Aqueles que respondem são mais propensos a desenvolver GPAA do que os que não respondem, e a maioria dos pacientes com GPAA enquadra-se no primeiro grupo. Glaucoma induzido por esteroides é uma forma secundária, normalmente associada ao uso de terapia com esteroides tópicos, perioculares ou intraoculares, embora possa ocorrer com a administração de qualquer tipo de corticosteroide. Elevação da PIO é consequência da maior resistência da matriz extracelular ou das células endoteliais da malha trabecular. Essa elevação depende do tipo, da potência, da dose, da duração e da via de administração do esteroide, e normalmente ocorre de 2 a 4 semanas após o início do tratamento. A elevação da pressão após a administração da triancinolona intravítrea normalmente dura de 2 a 4 meses, e após o implante intravítreo de dexametasona (Ozurdex®), até 6 meses. O quadro clínico é semelhante ao do glaucoma crônico de ângulo aberto com um ângulo da CA de aspecto normal e ausência de sintomas. Com muito menos frequência, a condição pode resultar em uma apresentação aguda com dor e PIO significativamente elevada.

Fatores de risco

- Glaucoma estabelecido/HTO
- Histórico familiar de glaucoma
- Alta miopia
- Idade jovem, especialmente na infância
- Doença do tecido conjuntivo, especialmente artrite reumatoide.

Tratamento

- A interrupção do esteroide tópico normalmente é suficiente para que a PIO retorne ao normal. Na forma aguda, isso ocorre em questão de dias; e na forma crônica, dentro de 1 a 4 semanas
- É possível prescrever colírio esteroide menos potente, como fluorometolona a 0,1%, rimexolona a 1%, ou etabonato de loteprednol
- Em 3% dos pacientes, a PIO elevada pode persistir apesar da interrupção de todos os esteroides. A duração da terapia com esteroides influencia a reversibilidade da PIO elevada. Em geral, isso é visto em pacientes com histórico familiar de glaucoma
- A elevação persistente da PIO deve ser tratada com medicamentos ou cirurgia de glaucoma. É improvável que a elevação induzida por esteroides ocorra na presença de bolha filtrante estabelecida.

DICA Em qualquer paciente com PIO elevada que esteja utilizando esteroides tópicos, a simples interrupção dos medicamentos geralmente resulta na rápida redução da PIO (identificando, desse modo, o paciente como "responsivo a esteroides").

GLAUCOMA RELACIONADO COM O CRISTALINO

Glaucoma facolítico

Introdução

Glaucoma facolítico é um glaucoma secundário de ângulo aberto que ocorre de maneira associada a uma catarata hipermadura. A obstrução trabecular é causada pelas proteínas cristalinianas de alto peso molecular que atravessam a cápsula intacta em direção ao humor aquoso, levando à obstrução trabecular. Macrófagos que contêm proteínas cristalinianas também podem contribuir (Figura 11.48 A). Não se deve confundir glaucoma facolítico com uveíte facogênica (anteriormente

facoanafilática), uma reação granulomatosa autoimune às proteínas expostas do cristalino que ocorre com o comprometimento da cápsula do cristalino (ver Capítulo 12).

Diagnóstico

- A **apresentação** ocorre com dor. Visão baixa em razão da catarata
- **Biomicroscopia com lâmpada de fenda** evidencia edema de córnea, catarata hipermadura e CA profunda. Pode haver grandes partículas brancas flutuando na CA, as quais consistem em proteínas cristalinianas e macrófagos com conteúdo proteico do cristalino (Figura 11.48 B) que podem conferir um aspecto leitoso ao humor aquoso se muito densas (Figura 11.48 C), com possibilidade de formar pseudo-hipópio (Figura 11.48 C e D)
- A **gonioscopia,** se for possível obter uma visualização razoável, mostra um ângulo aberto com material derivado do cristalino e células inflamatórias presentes de modo mais substancial na parte inferior.

Tratamento

Depois que a PIO estiver clinicamente controlada, o material proteináceo deve ser lavado da CA, e a catarata, removida. É preciso ter cuidado para não romper a zônula, que provavelmente se encontra mais frágil do que o habitual.

Glaucoma facomórfico

Patogênese

Glaucoma facomórfico é um glaucoma secundário de ângulo fechado precipitado por catarata intumescente. O crescimento equatorial do cristalino relacionado com a idade afrouxa o ligamento suspensor e permite que o cristalino se mova anteriormente. A associação ao crescimento anteroposterior leva ao maior contato iridolenticular e possibilita bloqueio pupilar e íris bombé.

Diagnóstico

- **Apresentação:** é semelhante ao GPAF com CA rasa e pupila parcialmente dilatada. Catarata branca densa é evidente (Figura 11.49)
- **Olho contralateral:** glaucoma facomórfico é mais provável em olhos com comprimento axial menor e CA mais rasa, mas o olho contralateral pode demonstrar CA profunda e ângulo aberto
- **AS-OCT** ou UBM pode ser útil.

Tratamento

- Inicialmente, o tratamento **clínico** é semelhante ao do GPAF
- **Mióticos** são omitidos por tenderem a aumentar a aposição íriscristalino e deslocar anteriormente o cristalino. Dilatação, às vezes, é útil, mas deve ser efetuada com cautela
- **Agentes hiperosmósticos sistêmicos** podem ser mais necessários do que no GPAF
- **Iridotomia a *laser*** pode ser útil, mas, em geral, não é possível (em razão do edema corneano ou da proximidade entre o cristalino e a córnea) ou é ineficaz. É preciso considerar um procedimento semelhante para o olho contralateral
- **Iridoplastia a *laser*** pode ser uma medida temporária útil
- A **extração da catarata** constitui o tratamento definitivo, de preferência depois que a PIO tiver normalizado e o olho estiver "calmo". A cirurgia pode ser difícil e oferece maior risco de complicações.

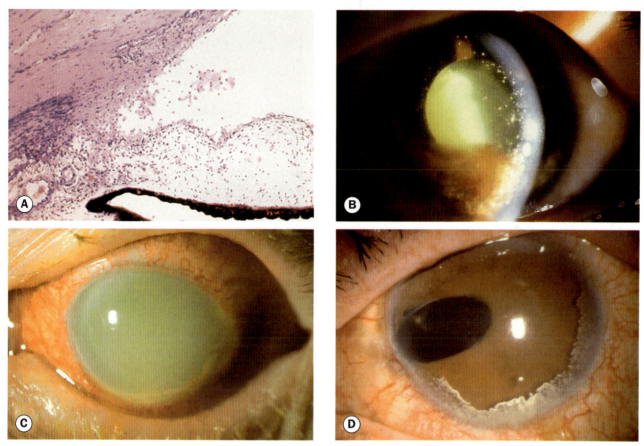

Figura 11.48 Glaucoma facolítico. **A.** Macrófagos com proteínas cristalinianas no ângulo. **B.** Catarata hipermadura, macrófagos com proteínas cristalinianas flutuando no humor aquoso. **C.** Humor aquoso denso e leitoso com pseudo-hipópio. **D.** Partículas residuais na câmara anterior após irrigação incompleta depois de cirurgia complicada. (*Cortesia de J Harry – Figura A.*)

Bloqueio pupilar por deslocamento do cristalino

Causas
- O **trauma ocular contuso,** ainda que relativamente trivial, pode resultar no deslocamento do cristalino em olhos com zônula fraca, como na pseudoesfoliação e na homocistinúria
- **Cristalino congenitamente pequeno** (microesferofacia; p. ex., síndrome de Weill-Marchesani).

O deslocamento pode ser para dentro da CA, as zônulas podem estirar-se ou somente parte das fixações podem ser rompidas, de modo que a parte intacta aja como uma dobradiça e o cristalino possa manter-se total ou parcialmente dentro da câmara posterior. O prolapso vítreo pode contribuir.

Diagnóstico

Cristalino total ou parcialmente deslocado para dentro da CA normalmente é evidente (Figura 11.50). O bloqueio pupilar agudo causa uma súbita e grave elevação da PIO associada ao comprometimento visual. Exames de imagem, como UBM, podem ter caráter diagnóstico.

Tratamento

Inicialmente, a PIO é reduzida com agentes osmóticos, que diminuem o volume vítreo. O tratamento deve ser urgente, uma vez que o contato lenticulocorneano prolongado, especialmente na presença da PIO alta, pode causar lesões endoteliais permanentes.
- **Tratamento inicial**: o paciente se mantém em posição supina com a pupila dilatada visando ao reposicionamento do cristalino na câmara posterior, após o qual, um miótico pode ser utilizado com cautela. A iridotomia bilateral a *laser* pode proporcionar controle ampliado em alguns casos, mas talvez seja preciso extrair o cristalino
- O **tratamento definitivo** consiste na extração cirúrgica do cristalino. É necessária uma lente intraocular de CA ou lente intraocular fixada à íris ou à esclera.

GLAUCOMA TRAUMÁTICO

Hifema

Introdução
Em pacientes com hifema traumático pequeno, que normalmente é inócuo e transitório, a elevação da PIO pode ser resultante ainda de obstrução trabecular causada por hemácias. O tamanho do hifema é um indicador útil do prognóstico visual e do risco de complicações. Hifema que envolva menos da metade da CA é associado à incidência de 20% de complicações e à AV melhor do que 0,3 em 80% dos olhos (Figura 11.51 A). Entretanto, hifema que envolva mais da metade da CA é associado à incidência de 80% de complicações e à AV melhor do que

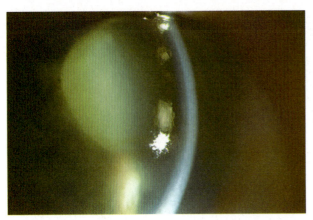

Figura 11.49 Catarata intumescente, câmara anterior rasa, pupila dilatada e edema de córnea no glaucoma facomórfico.

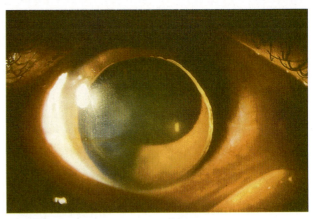

Figura 11.50 Deslocamento traumático para dentro da câmara anterior de cristalino de tamanho normal.

0,3 em apenas um terço dos pacientes (Figura 11.51 B). O prognóstico visual é determinado principalmente pela extensão da lesão retiniana sofrida no momento da lesão original. A elevação grave e prolongada da PIO pode causar impregnação hemática na córnea e lesão no nervo óptico. O nervo óptico é ameaçado pela PIO acima de 50 mmHg. Hemorragia secundária, geralmente mais grave do que o sangramento primário, pode desenvolver-se no espaço de 3 a 5 dias da lesão inicial, e é associada a um resultado visual menos satisfatório. Pacientes com hemoglobinopatia falciforme correm mais riscos de complicações, especialmente elevação da PIO em razão da obstrução da malha trabecular pelas hemácias deformadas e da oclusão vascular.

Tratamento

- **Geral**
    - Exclui-se uma anormalidade na coagulação, especificamente, hemoglobinopatia
    - Qualquer medicamento anticoagulante deve ser descontinuado após consulta com clínico geral para avaliação do risco. AINEs não devem ser utilizados para analgesia. Da mesma maneira, deve-se buscar a orientação de especialista em relação ao tratamento de pacientes com hemoglobinopatia, em particular, antes de administrar medicamentos de alto risco (ver a seguir)
    - Hospitalização pode ser necessária no caso de grandes hifemas
    - É provável que o confinamento ao leito não seja vital, mas a limitação substancial das atividades é prudente e o paciente deve permanecer sentado ou em posição semiereta, inclusive durante o sono
    - O paciente deve usar protetor ocular
- **Clínico**
    - Prostaglandinas tópicas, betabloqueadores e/ou inibidores tópicos da CAI são administrados, dependendo da PIO. Inibidores tópicos da CAI não devem ser utilizados na presença de hemoglobinopatias falciformes. Mióticos também devem ser evitados porque podem aumentar o bloqueio pupilar e romper a barreira hematoaquosa
    - Às vezes é necessário um agente hiperosmótico, embora, assim como com os inibidores tópicos da CAI e os alfa-agonistas, um alto limiar seja adotado para pacientes com doença falciforme

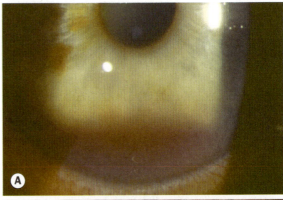

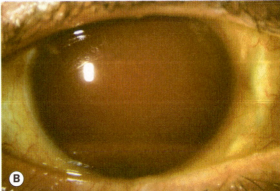

Figura 11.51 Hifema. **A.** Pequeno com baixo risco de pressão intraocular elevada. **B.** Hemorragia secundária com pressão intraocular elevada e maior risco de glaucoma.

- Esteroides tópicos devem ser empregados, uma vez que reduzem o risco de hemorragia secundária e eliminam a inflamação
- Atropina geralmente é recomendada para pacientes com grandes hifemas a fim de que se alcance uma midríase constante, reduzindo as chances de hemorragia secundária
- Terapia antifibrinolítica com ácido aminocaproico ou ácido tranexâmico pode ser considerada em circunstâncias de alto risco, como sangramento recorrente
- **Fotocoagulação a *laser*** de pontos de sangramento no ângulo por meio de um gonioprisma já foi descrita, embora a gonioscopia provavelmente deva ser adiada por 5 a 6 dias após a lesão

- **Paracentese da CA ou remoção cirúrgica** do sangue é necessária em cerca de 5% dos casos. Indicações para a cirurgia incluem hifema total, PIO de > 50 mmHg por 2 dias ou PIO > 35 mmHg por 5 dias. A intervenção cirúrgica reduz o risco de impregnação hemática permanente na córnea e de atrofia óptica, e evita o desenvolvimento oculto de PAS e glaucoma secundário crônico. Particular vigilância é essencial para pacientes com anemia falciforme (mesmo a elevação moderada da PIO pode levar à neuropatia óptica), neuropatia óptica glaucomatosa anterior e para crianças pequenas com risco de ambliopia. Em alguns casos, talvez seja necessário um procedimento filtrante de glaucoma
- **Na alta hospitalar**, o paciente deve ser orientado a evitar por algumas semanas qualquer atividade com possibilidade de risco, por menor que seja, de trauma ocular. Os sintomas de um ressangramento requerem revisão imediata.

Glaucoma de recessão angular

Introdução

A recessão angular envolve a ruptura da banda do corpo ciliar, a porção entre a raiz da íris e o esporão escleral, em decorrência de trauma contuso. Embora um grande percentual de olhos com hifema traumático apresente algum grau de recessão angular, o glaucoma se desenvolve somente em menos de 10% dos pacientes depois de 10 anos. A elevação da PIO é decorrente de lesão trabecular associada, e não da recessão propriamente dita. Entretanto, o risco de glaucoma está diretamente relacionado com a extensão da recessão angular e é improvável que ocorra se houver recessão em menos de três quadrantes.

Diagnóstico

- A **apresentação** se dá com glaucoma crônico unilateral
- **Exame com lâmpada de fenda** pode mostrar sinais de trauma contuso anterior, os quais podem ser leves, como uma pequena ruptura do esfíncter
- A **gonioscopia** pode inicialmente exibir o alargamento irregular da banda do corpo ciliar. Em casos antigos, a recessão tem possibilidade de ser obscurecida pela fibrose e o ângulo pode mostrar hiperpigmentação (Figura 11.52).

Tratamento

- **Acompanhamento**: no caso de indivíduos com mais de dois quadrantes de recessão angular, a PIO é verificada anualmente. Esses pacientes devem ser tranquilizados de que o risco de desenvolvimento de glaucoma secundário é baixo
- **Tratamento clínico**: o mesmo que para outros tipos de glaucoma secundário de ângulo aberto, mas geralmente é insatisfatório. A LTP não oferece benefício
- **Trabeculectomia** com antimetabólitos adjuntos geralmente é eficaz
- **Shunt** artificial de filtração ou *laser* de ciclodiodo devem ser considerados se a trabeculectomia falhar.

"GLAUCOMA" DE CÉLULAS FANTASMAS

Patogênese

O "glaucoma" de células fantasmas é resultante de obstrução trabecular por eritrócitos degenerados, o que provoca a elevação da PIO e,

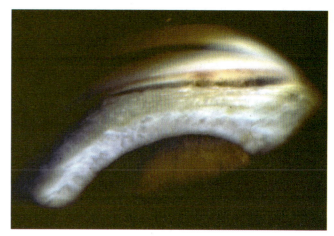

Figura 11.52 Gonioscopia de recessão angular mostrando o alargamento irregular da banda do corpo ciliar. (*Cortesia de R Curtis.*)

em casos raros, glaucoma. Cerca de 2 semanas após uma hemorragia vítrea, a hemoglobina sai dos eritrócitos, os quais evoluem para células fantasmas. Essas células atravessam um defeito na hialoide anterior e adentram a CA. Uma vez que perderam sua maleabilidade, elas ficam aprisionadas nos poros da malha trabecular e obstruem o escoamento do humor aquoso. A condição pode ocorrer nas seguintes situações:
- **Cirurgia de catarata** no contexto de hemorragia vítrea preexistente
- **Hemorragia vítrea em olho já afácico ou pseudofácico**
- **Quando a cirurgia de catarata apresenta complicações** causadas por hemorragia vítrea e hifema. O hifema desaparece, mas as hemácias presentes no vítreo persistem e evoluem para células fantasmas.

Achados clínicos

- A córnea pode apresentar-se edemaciada em decorrência da PIO elevada
- A CA mostra células fantasmas que podem ser reconhecidas como partículas marrom-avermelhadas ou cáqui no humor aquoso. Essas células não devem ser confundidas com leucócitos, o que poderia resultar em tratamento desnecessário para uveíte.

Tratamento

- **Tratamento clínico** com supressores do humor aquoso
- **Lavagem da CA** com eliminação das células fantasmas se a terapia clínica falhar
- **VPP** pode ocasionalmente ser necessária para tratamento de hemorragia vítrea persistente.

SÍNDROME IRIDOCORNEANA ENDOTELIAL

Introdução

A síndrome iridocorneana endotelial normalmente afeta um dos olhos em mulheres de meia-idade. Consiste nas seguintes manifestações clínicas: síndrome de Chandler, atrofia progressiva (também denominada essencial) da íris e síndrome do nevus de íris (Cogan-Reese). A base patológica em todas as três é uma camada de células endoteliais anormais da córnea com predileção pela proliferação e migração para a superfície da íris através do ângulo da CA, com subsequente progressão para glaucoma (50%) e descompensação da córnea em uma proporção substancial dos olhos envolvidos. O glaucoma é decorrente da obstrução trabecular pelo tecido proliferante seguida por fechamento angular secundário à contração. O teste da reação em cadeia da polimerase mostra a presença do DNA do herpesvírus simples em um percentual substancial de amostras da síndrome iridocorneana endotelial, sugerindo possível etiologia viral.

Diagnóstico

Pode ser difícil obter uma clara diferenciação entre os três tipos de manifestação. Existem relatos de aparente transição de uma para outra. A diferenciação depende basicamente do aspecto da íris, mas em geral existe substancial sobreposição. As alterações visíveis por meio da gonioscopia em alguns pacientes podem ser sutis, apesar da PIO elevada, especialmente na fase inicial da doença. A aparência demonstrada na microscopia especular é característica.

- **Síndrome de Chandler** é a apresentação clínica mais comum e caracteriza-se pela aparência anormal do endotélio corneano, que supostamente lembra prata batida (Figura 11.53 A). Em geral, manifesta-se com visão embaçada e halos decorrentes do edema da córnea (Figura 11.53 B). Atrofia da íris está ausente em cerca de 60% dos casos, e no restante, a gravidade é variável. Corectopia, quando presente, é de leve a moderada. Quando há desenvolvimento de glaucoma, normalmente é menos grave do que nas outras duas manifestações
- A **atrofia progressiva (essencial) da íris** é identificada por alterações da íris, inclusive corectopia (mau posicionamento da pupila; Figura 11.54 A), atrofia da íris na fase inicial (Figura 11.54 B) pseudopolicoria (pupila supernumerária falsa; Figura 11.54 C) e PAS de base ampla, que geralmente se estendem anteriormente à linha de Schwalbe (Figura 11.54 D). A atrofia grave da íris ocorre no estágio final e é associada a ectrópio uveal e glaucoma grave (Figura 11.54 E e F)
- A **síndrome do nevus de íris (Cogan-Reese)** caracteriza-se ou por um nevo difuso que recobre a porção anterior da íris ou por nódulos irianos (Figura 11.55). Atrofia da íris está ausente em 50% dos casos e, no restante, normalmente é de leve a moderada, embora a corectopia possa ser grave. A aparência pode ser simulada por um melanoma difuso da íris.

Tratamento

- O tratamento **clínico** do glaucoma normalmente é ineficaz
- Pode-se tentar a **trabeculectomia** com mitomicina C, mas os resultados a longo prazo são baixos
- **Implantes de drenagem ou *laser* de ciclodiodo:** pode ser necessário
- **Tratamento corneano:** o edema pode ser tratado com solução salina hipertônica tópica no estágio inicial da doença e com transplante de córnea mais tarde
- O **prognóstico** a longo prazo é baixo.

GLAUCOMA ASSOCIADO A TUMORES INTRAOCULARES

Cerca de 5% dos olhos com tumores intraoculares desenvolvem elevação secundária da PIO. Possíveis mecanismos estão apresentados a seguir:

- **Bloqueio trabecular:** a distinção entre os diferentes mecanismos pode não ser possível clinicamente
  - Invasão do ângulo por um melanoma de íris sólido (Figura 11.56 A)
  - Infiltração trabecular por células neoplásicas originárias de um melanoma de íris (Figura 11.56 B). Em casos raros, a semeadura (*seeding*) tumoral de um retinoblastoma também pode invadir o trabeculado
  - Glaucoma melanomalítico pode ocorrer em alguns olhos com melanoma de íris. A condição é atribuída também ao bloqueio trabecular por macrófagos que ingeriram pigmento e células tumorais, semelhante ao glaucoma facolítico
- **Fechamento angular secundário**
  - GNV é o mecanismo mais comum em olhos com melanoma da coroide ou retinoblastoma
  - O deslocamento anterior do diafragma íris-cristalino pode ocorrer em olhos com melanoma do corpo ciliar ou grande tumor do segmento posterior (Figura 11.56 C).

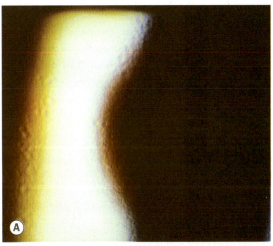

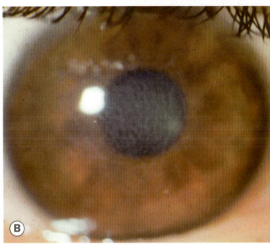

Figura 11.53 Síndrome de Chandler. **A.** Alterações endoteliais em padrão "prata batida". **B.** Edema de córnea decorrente de descompensação endotelial. (*Cortesia de J McAllister – Figura B.*)

Capítulo 11 • Glaucoma 377

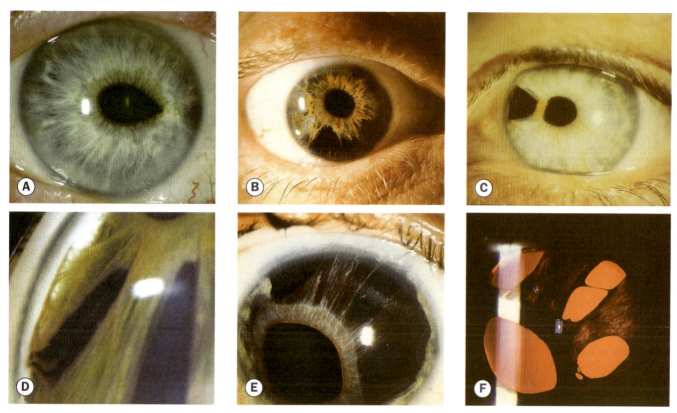

Figura 11.54 Síndrome iridocorneana endotelial. **A.** Corectopia. **B.** Atrofia da íris. **C.** Pseudopolicoria. **D.** Gonioscopia mostrando sinéquias periféricas de base ampla. **E.** Atrofia progressiva da íris com pseudopolicoria. **F.** Transiluminação do olho da imagem (E). (*Cortesia de C Barry – Figura A.*)

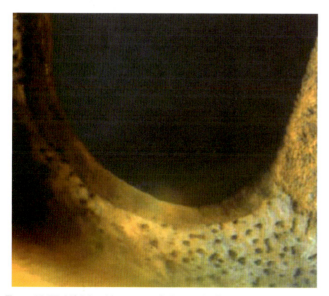

Figura 11.55 Nódulos irianos na síndrome de Cogan-Reese. (*Cortesia de R Martincova.*)

GLAUCOMA SECUNDÁRIO À INTRUSÃO EPITELIAL ("EPITHELIAL INGROWTH")

Introdução

Intrusão epitelial é uma complicação rara, mas potencialmente cegante, decorrente da cirurgia do segmento anterior ou de trauma, e ocorre quando as células do epitélio da conjuntiva ou da córnea migram através de uma ferida e proliferam-se no segmento anterior (Figura 11.57 A). A elevação da PIO deve-se à obstrução trabecular causada por uma ou mais membranas epiteliais, fechamento angular sinequial secundário e células epiteliais descamadas e inflamatórias. O glaucoma associado pode ser particularmente intratável, e o prognóstico é baixo.

Diagnóstico

- Uveíte anterior pós-operatória persistente
- Epitelização difusa caracterizada por membrana acinzentada translúcida com bordas cortadas que envolvem a superfície posterior da córnea na região de uma ferida cirúrgica ou traumática (Figura 11.57 B)
- Padrões proliferativos císticos e fibrosos podem ocorrer eventualmente e tendem a ter um prognóstico melhor (Figura 11.57 C)
- Distorção pupilar.

Tratamento

O tratamento tem por objetivo a erradicação de todo o epitélio intruso para evitar recorrência.
- **Excisão em bloco** envolve a extração simultânea da íris adjacente e da *pars plicata* do corpo ciliar com todas as camadas da esclera e da córnea que se encontram em contato com a lesão. O defeito resultante é recoberto com um enxerto tectônico corneoescleral. A área de envolvimento da íris pode ser delineada com aplicação de queimaduras de *laser* de argônio, que causam o embranquecimento da área afetada

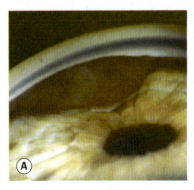 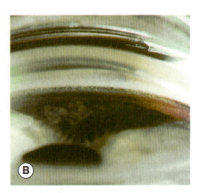 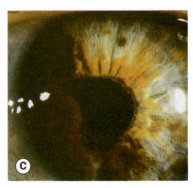

Figura 11.56 Glaucoma secundário a melanoma intraocular. **A.** Invasão do ângulo por melanoma de íris sólido. **B.** Células do melanoma infiltrando o trabeculado. **C.** Deslocamento anterior da íris causado por melanoma do corpo ciliar. (*Cortesia de R Curtis – Figura A; J Harry – Figura B.*)

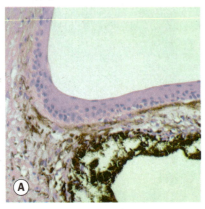 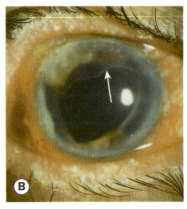 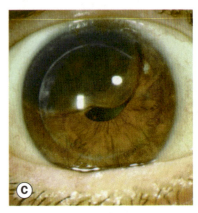

Figura 11.57 Intrusão epitelial difusa. **A.** Epitélio escamoso estratificado revestindo a superfície da região anterior da íris e do ângulo de filtração. **B.** Membrana translúcida com borda recortada envolvendo a superfície posterior da córnea (*seta*). **C.** Intrusão epitelial cística após ceratoplastia penetrante. (*Cortesia de J Harry e G Misson, de* Clinical Ophthalmic Pathology, *Butterworth-Heinemann 2001 – Figura A.*)

- A **crioterapia** pode ser aplicada para desvitalizar o epitélio remanescente na superfície posterior da córnea, no ângulo e no corpo ciliar. O ar injetado no olho é utilizado para isolar outros tecidos dos efeitos da crioterapia
- O **5-fluoruracila intracameral** foi experimentado com resultados variáveis. Existem evidências de que as injeções intravítreas de metotrexato (400 mg/0,1 mℓ a cada 2 semanas por 6 ciclos) podem levar à resolução bem-sucedida da intrusão
- **Implantes de drenagem do glaucoma** são válidos para glaucoma descontrolado associado à intrusão epitelial extensa que não permite excisão cirúrgica.

IRIDOSQUISE

Iridosquise é uma condição rara que normalmente afeta ambos os olhos de pacientes idosos. PAC e GPAF estão associados à condição em até 90% dos casos. Essa aparência raramente ocorre após um trauma. O mecanismo não é totalmente conhecido, mas já foi sugerido que a elevação intermitente substancial da PIO resulta em atrofia da íris, com graus de gravidade que variam de atrofia estromal à desintegração fibrilar da camada anterior. As alterações são mais pronunciadas na região inferior, mas podem envolver a região superior da íris (Figura 11.58). A pupila, em geral, é normal, e a CA, rasa. Em geral, a gonioscopia mostra um ângulo estreito, quase sempre com PAS. Fechamento angular deve ser tratado com iridotomia a *laser*.

GLAUCOMA CONGÊNITO PRIMÁRIO

Introdução

Glaucoma congênito primário é raro, com incidência de 1:10.000 em muitas populações. A maioria das pesquisas indica que meninos são mais afetados que meninas. O envolvimento é mais frequentemente bilateral, porém, em geral, de maneira assimétrica. A condição pode ser classificada da seguinte maneira:
- **Glaucoma congênito verdadeiro** (40%), no qual a PIO é elevada durante a vida intrauterina
- **Glaucoma infantil** (55%), que se manifesta antes dos 3 anos de idade
- **Glaucoma juvenil**, o menos comum, no qual a PIO se eleva entre 3 e 16 anos.

O glaucoma congênito primário, por definição, não é associado a outras anormalidades oculares importantes. Acredita-se que seja causado pelo comprometimento do escoamento do humor aquoso devido ao mau desenvolvimento do ângulo da CA (trabeculodisgenesia). Normalmente, é esporádico, mas cerca de 10% são herdados de maneira autossômica recessiva com penetrância variável. Vários genes já foram implicados, sobretudo o CYP_1B_1. O prognóstico depende da gravidade e da idade de início/diagnóstico. O glaucoma infantil secundário pode ser causado por uma série de condições, inclusive tumores como retinoblastoma, persistência da vasculatura fetal (persistência do vítreo primário hiperplásico) e uveíte.

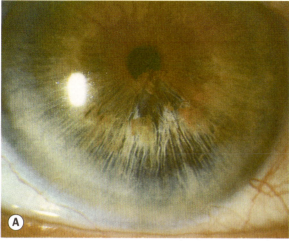

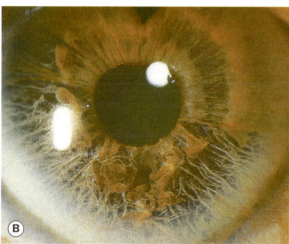

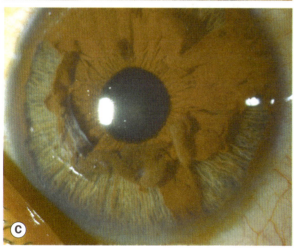

Figura 11.58 Iridosquise. **A.** Leve. **B.** Moderada. **C.** Grave.

> **DICA** O glaucoma congênito primário é sempre tratado cirurgicamente tão logo o diagnóstico é confirmado.

Diagnóstico

- A **apresentação** normalmente ocorre quando os pais ou um profissional de saúde nota alguma anormalidade, como turvação da

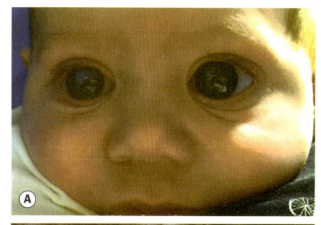

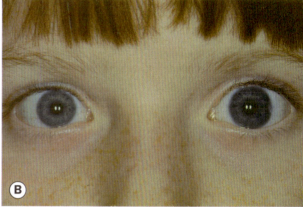

Figura 11.59 Buftalmia. **A.** Bilateral. **B.** Somente o olho esquerdo.

córnea, olhos grandes (Figura 11.59 A) ou assimétricos (Figura 11.59 B), lacrimejamento, fotofobia ou blefaroespasmo (Figura 11.60)
- A **turvação da córnea** (Figura 11.61 A) é decorrente de edema difuso secundário à PIO elevada, ou de edema localizado resultante de rupturas na membrana de Descemet
- **Buftalmia** (Figura 11.61 B) é o olho grande provocado pela distensão da córnea causada pela PIO elevada antes dos 3 anos. A esclera afinada, em geral, apresenta uma coloração azulada em razão da maior visualização da úvea subjacente. Complicações incluem miopia e subluxação do cristalino
- **Estrias de Haab** (Figura 11.61 C) são rupturas curvilíneas cicatrizadas da membrana de Descemet
- Cicatrização permanente da córnea e vascularização (Figura 11.61 D)
- A escavação do disco óptico em recém-nascidos pode regredir após a normalização da PIO. A maioria dos recém-nascidos normais não apresenta escavação aparente
- Com frequência, é necessária avaliação sob anestesia geral. A quetamina intravenosa reduz menos a PIO do que outros agentes
  - A medida da PIO deve ser efetuada primeiro, de preferência, com mais de um método (p. ex., Perkins, Tono-Pen, iCare). É preferível, sempre que possível, que esse procedimento seja realizado com a criança consciente ou sedada; 10 a 12 mmHg é o normal
  - Exame da CA com microscópio cirúrgico e/ou lâmpada de fenda portátil
  - Exame do disco óptico: presença de assimetria ou relação C/D > 0,3 é suspeita

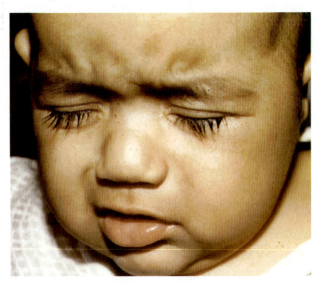

Figura 11.60 Fotofobia e blefaroespasmo no glaucoma congênito. (*Cortesia de U Raina.*)

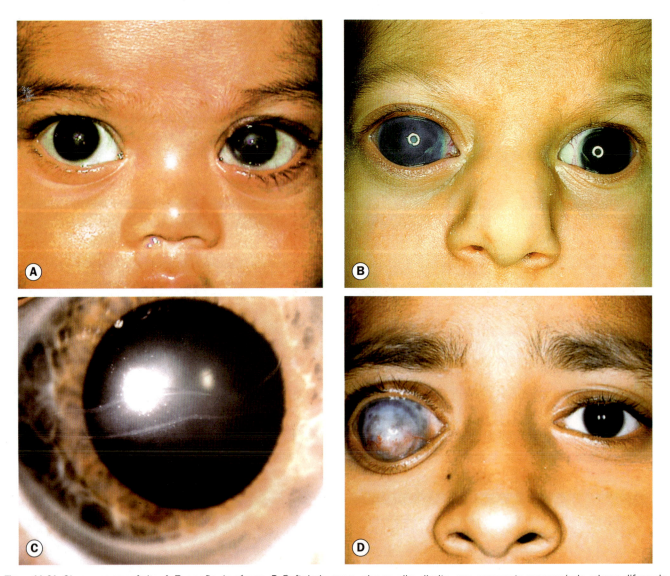

Figura 11.61 Glaucoma congênito. **A.** Turvação da córnea. **B.** Buftalmia grave, pior no olho direito, que apresenta pronunciado edema difuso de córnea. **C.** Estrias de Haab. **D.** Cicatrização da córnea e vascularização. (*Cortesia de M Parulekar – Figura A; U Raina – Figura D.*)

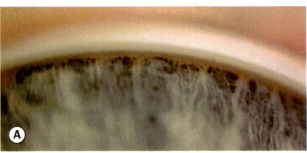
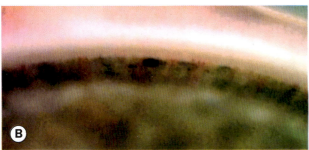

Figura 11.62 A. Ângulo normal de recém-nascido mostrando a raiz da íris; a banda proeminente do corpo ciliar, mas sem esporão escleral; e trabeculado discerníveis. **B.** Uma variante angular no glaucoma congênito exibindo a raiz da íris, mas não a banda do corpo ciliar, devido ao tecido amorfo translúcido que obscurece o trabeculado. (*Cortesia de K Nischal.*)

- Medida do diâmetro da córnea > 12 mm antes de 1 ano é altamente suspeita
- Gonioscopia com goniolente pode ser normal ou revelar presença de trabeculodisgenesia, amplamente caracterizada pela inserção da íris em posição anteriorizada e a região periférica da íris com aspecto hipoplásico (Figura 11.62). O antigo conceito de membrana discreta (Barkan) não foi definitivamente confirmado
- Refração.

Tratamento

A cirurgia é sempre necessária e é bem-sucedida em 80 a 90% dos casos. A medicação pode ser utilizada como terapia temporária ou suplementar. É preciso cautela com a seleção dos medicamentos para crianças pequenas, visto que a maioria é contraindicada.

- **Goniotomia**: sob visualização gonioscópica direta, é feita uma incisão no ponto médio da malha trabecular (Figura 11.63)
- **Trabeculotomia**: pode ser necessária se a turvação da córnea impedir a visualização adequada do ângulo, além de ser uma opção quando a goniotomia repetida falha. Cria-se um *flap* escleral de espessura parcial (Figura 11.64 A) e insere-se um trabeculótomo de Harms (Figura 11.64 B) no canal de Schlemm, girando-o para o interior da CA
- **Trabeculotomia modificada**: utilizada em alguns centros. Um cateter de canaloplastia iluminado é inserido no canal de Schlemm seguido por uma sutura com fio Prolene 6.0, que é então puxada para dentro da CA, abrindo, desse modo, 360° da malha trabecular (Figura 11.65). A PIO pós-operatória com o uso dessa técnica é aproximadamente 5 mmHg mais baixa depois de 2 anos do que aquela obtida com a abordagem tradicional

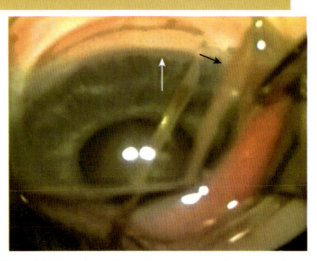

Figura 11.63 Goniotomia (a s*eta branca* mostra a fenda e a *preta* mostra a direção da lâmina). (*Cortesia de M Papadopoulos.*)

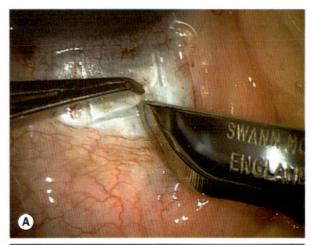
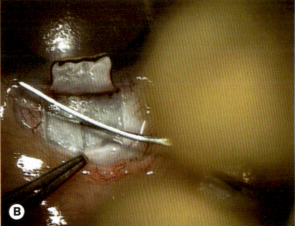

Figura 11.64 Trabeculotomia (ver texto). (*Cortesia de K Nischal.*)

- **Outros procedimentos** são utilizados quando a cirurgia angular falha, e incluem trabeculectomia, implante de *shunt* e procedimentos cicloablativos
- **Monitoramento** da PIO, do diâmetro da córnea e de outros parâmetros é necessário a longo prazo
- **Ambliopia e erro de refração** devem ser tratados de maneira agressiva.

Diagnóstico diferencial

- **Córnea turva**
  - Trauma de parto
  - Ceratite por rubéola (rubéola congênita também é associada ao glaucoma congênito)
  - Distúrbios metabólicos como mucopolissacaridoses e mucolipidoses
  - Distrofia endotelial hereditária congênita
  - Esclerocórnea
- **Córnea grande**
  - Megalocórnea
  - Alta miopia
- **Epífora**
  - Atraso/falha na canalização do ducto nasolacrimal
  - Lacrimejamento secundário à irritação ocular (p. ex., conjuntivite, cílios aberrantes, entrópio).

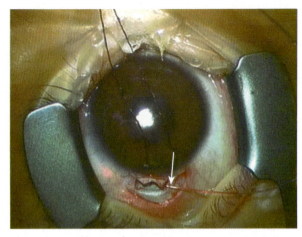

Figura 11.65 Modificação da trabeculotomia com uso de microcateter iluminado (seta). (*Cortesia de M Papadopoulos.*)

DISGENESIA IRIDOCORNEANA

Embriotóxon posterior

Embriotóxon posterior é uma linha de Schwalbe proeminente e anteriorizada, visualizada como uma fina crista arqueada branco-acinzentada adjacente ao limbo na superfície interna da córnea (Figura 11.66 A). Trata-se de um achado isolado inócuo em até 15% da população, mas é uma das características da anomalia de Axenfeld-Rieger. É observada também na síndrome de Alagille, distúrbio genético multissistêmico em que as drusas do disco óptico também são comuns.

Síndrome de Axenfeld-Rieger

Introdução

A síndrome de Axenfeld-Rieger é um termo abrangente designativo de uma série de distúrbios que apresentam anormalidades bilaterais de desenvolvimento ocular: anomalia de Axenfeld, anomalia de Rieger e síndrome de Rieger. A condição é causada por processos celulares defeituosos da crista neural durante o desenvolvimento fetal. Uma membrana de células endoteliais anormais foi identificada nas estruturas do segmento anterior em alguns pacientes. A principal implicação da síndrome é um risco de 50% de glaucoma. Variantes associadas em vários tipos de genes diferentes foram encontradas, entre os quais, $PITX_2$, PAX_6, $FOXC_1$ e $RIEG_2$; ou seja, diferentes anormalidades genéticas podem produzir um quadro clínico semelhante. Os casos podem ser esporádicos, mas um histórico familiar é comum, quando a herança é autossômica dominante com expressividade variável, mas com penetrância muito alta. Não há predileção por sexo.

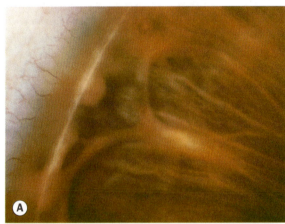

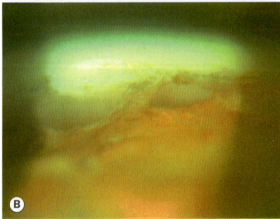

Figura 11.66 Anomalia de Axenfeld. **A.** Embriotóxon posterior. **B.** Gonioscopia mostrando filamentos de tecido da região periférica da íris estendendo-se para a córnea. (*Cortesia de Y Kerdraon – Figura B.*)

Achados clínicos

- A **anomalia de Axenfeld** é caracterizada por embriotóxon posterior (ver Figura 11.66 A) com filamentos da periferia da íris aderidos, os quais são visualizados melhor com a gonioscopia (Figura 11.66 B)
- A **anomalia de Rieger**, em geral, se manifesta com uma aparência do segmento anterior semelhante à da síndrome iridocorneana endotelial
  - Embriotóxon posterior
  - Hipoplasia do estroma da íris (Figura 11.67 A e B)
  - Ectrópio uveal
  - Corectopia e defeitos irianos de espessura total (Figura 11.67 C e D)
- A **gonioscopia**, em casos leves, mostra a anomalia de Axenfeld. Nos casos graves, espessas camadas da íris aderem à córnea anteriormente à linha de Schwalbe (Figura 11.67 E)

- O **glaucoma** desenvolve-se em cerca de 50% dos casos, normalmente durante a infância ou no início da vida adulta. Em geral, é necessário tratamento cirúrgico
- A **síndrome de Rieger** é definida pela anomalia de Rieger com malformações extraoculares que, a exemplo dos achados oculares, são causadas por defeitos de desenvolvimento do tecido celular da crista neural:
  - Anormalidades dentárias: hipodontia (poucos dentes) e microdontia (dentes pequenos) (Figura 11.67 F)
  - Anormalidades faciais: hipoplasia maxilar, ponte nasal larga, telecanto e hipertelorismo
  - Outras anormalidades incluem pele paraumbilical redundante e hipospadia. Perda auditiva, hidrocefalia, anormalidades cardíacas e renais e deslocamento congênito do quadril são condições raras.

Anomalia de Peters

Introdução

Anomalia de Peters é uma condição rara, mas geralmente grave, que se apresenta de modo bilateral em mais da metade dos casos e resulta da migração de células defeituosas da crista neural durante o desenvolvimento fetal. As manifestações variam de leve à grave. A maioria dos casos é esporádica, embora existam relatos de herança autossômica recessiva.

Achados clínicos

O tipo I da anomalia de Peters afeta somente a córnea; o tipo II demonstra anormalidades tanto da córnea como do cristalino.
- **Opacidade da região central da córnea** de densidade variável (Figura 11.68 A e B)
- **Defeito na face posterior da córnea** envolvendo a região posterior do estroma, a membrana de Descemet e o endotélio, com ou sem aderências iridocorneanas ou lenticulocorneanas (Figura 11.68 C)
- O **glaucoma** ocorre em cerca de 50% dos casos em razão de anormalidade angular associada. O prognóstico tende a ser pior do que no glaucoma congênito primário
- Existem relatos de **associações sistêmicas**, inclusive de anormalidades craniofaciais e do sistema nervoso central. A síndrome de "Peters *plus*" inclui um grupo específico de anormalidades sistêmicas.

Aniridia

Genética

Aniridia é uma condição bilateral rara que pode ter associações letais. Ocorre em consequência de desenvolvimento neuroectodérmico anormal secundário a uma mutação no gene PAX_6, o qual é adjacente ao gene WT_1, cuja mutação predispõe a tumor de Wilms.
- A aniridia **autossômica dominante** é responsável por cerca de dois terços dos casos e não apresenta quaisquer implicações sistêmicas. A penetrância é total (todos os pacientes com o genótipo têm o fenótipo), mas a expressividade (gravidade) é variável
- **Esporádica**, incluindo a síndrome WARG, anteriormente conhecida como síndrome de Miller (tumor de *W*ilms, *a*niridia, *r*etardo mental, anormalidades *g*eniturinárias), engloba cerca de um terço dos pacientes. Crianças com aniridia esporádica têm cerca de 30% de chance de desenvolver tumor de Wilms

- A **síndrome de Gillespie** responde por apenas cerca de 1% dos casos. A herança é AR, mas não é causada por mutações no gene PAX_6. Ataxia cerebelar e deficiência de aprendizagem são alguns dos achados.

Diagnóstico

Todo paciente com aniridia esporádica deve submeter-se à ultrassonografia abdominal a cada 3 meses até os 5 anos, a cada 6 meses até os 10 anos e anualmente até os 16 anos para a detecção do desenvolvimento de tumor de Wilms ou até que a análise genética molecular confirme ausência de mutação no gene WT_1.
- A **apresentação** normalmente ocorre ao nascimento com nistagmo e fotofobia. Os pais podem notar a ausência de íris ou pupilas aparentemente grandes
- A **aniridia** é variável quanto à gravidade, que oscila de mínima, detectável somente por retroiluminação, a totalmente ausente (Figura 11.69 A e B)
- As **pálpebras** geralmente demonstram disfunção da glândula de meibomius
- **Córnea**
  - Instabilidade do filme lacrimal, olho seco e defeitos epiteliais são comuns
  - A deficiência das células-tronco límbicas pode resultar na "conjuntivalização" da região periférica da córnea
  - Cicatrização total e vascularização do estroma da região central da córnea podem ocorrer na doença terminal
- **Fundo de olho**: possíveis anormalidades incluem hipoplasia foveal e/ou do nervo óptico e coloboma de coroide
- A **gonioscopia,** mesmo em olhos com aniridia aparentemente total, costuma mostrar coto hipoplásico ou rudimentar do tecido da íris (Figura 11.69 C)
- Alterações no **cristalino** incluem catarata e subluxação (Figura 11.69 D)
- O **glaucoma** (75%) normalmente se manifesta ao final da infância ou na adolescência e é causado por fechamento angular sinequial secundário à contração do tecido rudimentar da íris. O tratamento é difícil e o prognóstico é reservado.

Tratamento

- **Glaucoma**
  - O tratamento clínico normalmente é inadequado
  - A trabeculectomia com mitomicina C e a combinação trabeculectomia-trabeculotomia foram experimentadas no passado, mas em geral não conseguem controlar a PIO
  - Os implantes de drenagem do glaucoma oferecem a melhor chance de sucesso no controle da PIO a longo prazo
  - A cicloablação com *laser* de diodo pode ser necessária se outras modalidades falharem
- **Lentes de contato pintadas** podem ser utilizadas para criar uma pupila artificial e melhorar tanto a visão como a estética. Lentes tingidas simples são uma alternativa. Ambas podem melhorar o nistagmo
- **Lubrificantes** em geral são necessários quando há associação de ceratopatia
- A **cirurgia de catarata** quase sempre é necessária. Pode-se utilizar um implante de lente artificial tingida na tentativa de melhorar a fotofobia. O trauma do limbo corneano deve ser minimizado para preservar a função das células-tronco

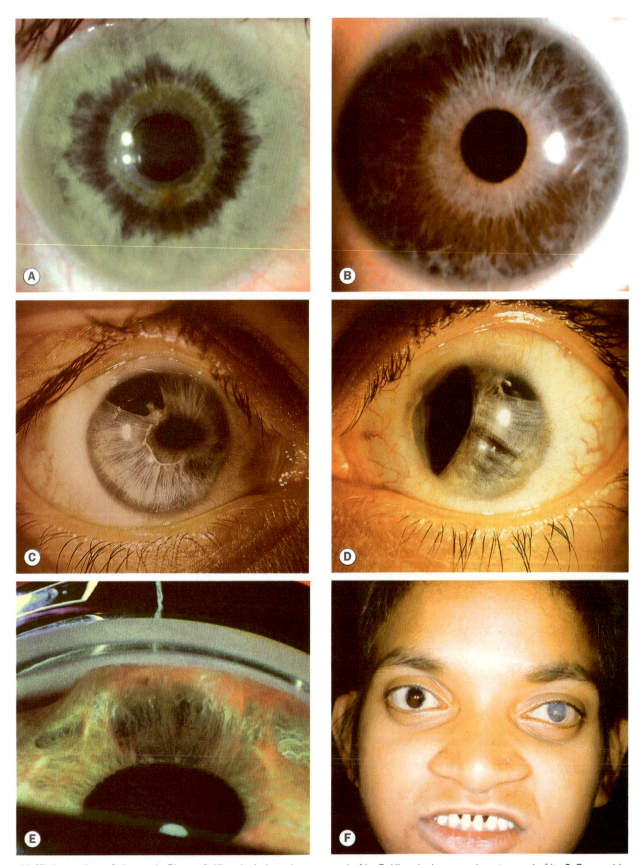

Figura 11.67 Anomalia e síndrome de Rieger. **A.** Hipoplasia leve do estroma da íris. **B.** Hipoplasia grave do estroma da íris. **C.** Buraco iriano de espessura total com corectopia (no olho direito). **D.** Corectopia grave (no olho esquerdo do mesmo paciente). **E.** Gonioscopia mostrando sinéquias anteriores periféricas. **F.** Anormalidades faciais e dentárias. (*Cortesia de U Raina – Figura F.*)

Capítulo 11 • Glaucoma 385

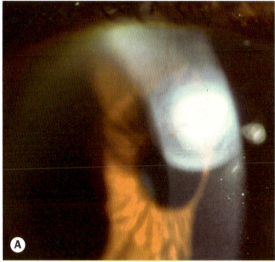
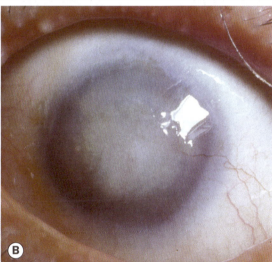
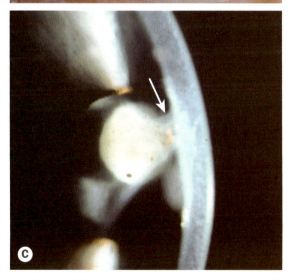

Figura 11.68 Anomalia de Peters. **A.** Opacidade corneana. **B.** Grande opacidade central. **C.** Aderência lenticulocorneana (*seta*).

- **Implante de íris prostética** já foi descrito em olhos pseudofácicos com aniridia, mas estão sujeitos a complicações causadas ou agravadas por glaucoma

- **Transplante de células-tronco límbicas** com ou sem ceratoplastia pode ser necessário
- **Erros refrativos, ambliopia e estrabismo** devem ser abordados agressivamente.

GLAUCOMA NAS FACOMATOSES

Síndrome de Sturge-Weber

Introdução

A síndrome de Sturge-Weber (angiomatose encefalotrigeminal) é uma facomatose congênita esporádica (ver Capítulo 2). O glaucoma ipsilateral ao hemangioma facial desenvolve-se em cerca de 30% dos casos, 60% dos quais a elevação da PIO ocorre antes dos 2 anos e possivelmente resulte em buftalmia (Figura 11.70 A). No restante, o glaucoma surge a qualquer momento, da primeira infância à idade adulta. A patogênese não é totalmente conhecida, mas os supostos mecanismos incluem trabeculodisgenesia em recém-nascidos e pressão venosa episcleral elevada associada à comunicação arteriovenosa em um hemangioma episcleral (Figura 11.70 B) em pacientes mais velhos.

Tratamento

- O tratamento **clínico** por si só pode ser adequado
- A **goniotomia** pode ser bem-sucedida em olhos com anormalidades do ângulo
- A **combinação trabeculotomia-trabeculectomia** produz bons resultados em casos de início precoce, mas oferece um risco relativamente alto de efusão coroidal e hemorragia supracoroidal. Outras opções cirúrgicas podem ser utilizadas.

Neurofibromatose tipo 1

Neurofibromatose é um distúrbio que afeta essencialmente o crescimento celular dos tecidos neurais. A herança é AD com penetrância irregular e expressividade variável (ver Capítulo 19). Glaucoma é relativamente raro e, quando presente, com frequência unilateral e congênito. Cerca de 50% dos pacientes com glaucoma apresenta neurofibroma plexiforme ipsilateral da pálpebra superior, ou hemiatrofia facial (Figura 11.71 A). Diversos mecanismos já foram identificados, entre os quais, anormalidade congênita do ângulo, que pode estar associada a ectrópio uveal (Figura 11.71 B).

TRATAMENTO CLÍNICO DO GLAUCOMA

Introdução

É importante tentar maximizar a aderência do paciente fornecendo explicação sobre a doença e a lógica para o tratamento. Uma conversa sobre a medicação que está sendo prescrita, abrangendo a técnica e o horário de administração e seus possíveis efeitos adversos, também é essencial. Fornecer informações por escrito pode ser útil. A maioria dos medicamentos para glaucoma é administrada por via tópica, mas ainda assim a absorção sistêmica pode ser significativa, com consequentes efeitos adversos sistêmicos. A absorção sistêmica é minimizada com a oclusão lacrimal após a instilação do(s) colírio(s): o simples fato de manter os olhos fechados por 3 minutos reduzirá a absorção em cerca de 50%, o que pode melhorar ao pressionar com

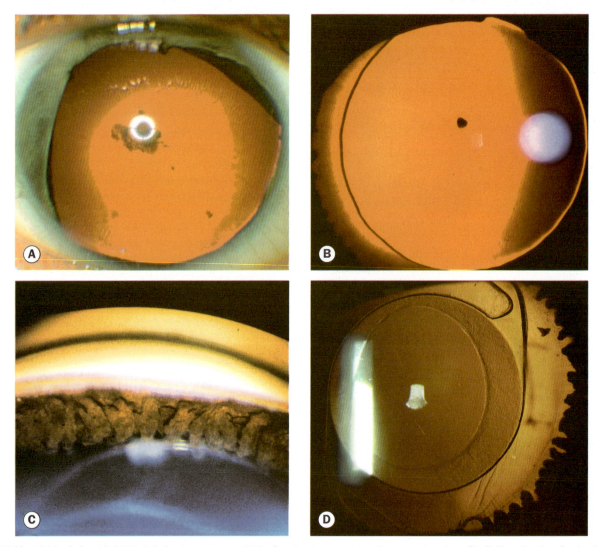

Figura 11.69 Aniridia. **A.** Parcial. **B.** Total. **C.** Gonioscopia na aniridia; ângulo aberto mostrando restos da raiz da íris. **D.** Transiluminação do olho pseudofácico mostrando a silhueta dos processos ciliares. (*Cortesia de R Curtis – Figura C.*)

os dedos o saco lacrimal – essas medidas servem também para prolongar o contato do olho com o medicamento. Os efeitos sobre a pele periocular se reduzem enxugando-se, com um lenço de papel limpo e seco imediatamente após a instilação, o excesso do medicamento que transbordar das pálpebras. Medicamentos para glaucoma devem ser evitados na gravidez, se possível, ressaltando-se que os inibidores sistêmicos da CAI talvez apresentem o maior risco em razão das preocupações com a teratogenicidade.

Derivados das prostaglandinas

Introdução

O principal mecanismo de ação das prostaglandinas é o aumento do escoamento do humor aquoso pela via uveoescleral, embora tenham sido identificados a elevação do escoamento trabecular e outros mecanismos. O efeito desses medicamentos sobre a redução da PIO normalmente é maior do que os dos agentes alternativos, podendo-se esperar uma redução de 27 a 35% em relação ao nível basal. Um derivado da prostaglandina normalmente é preferível a um betabloqueador como tratamento de primeira linha para glaucoma, ao levar em consideração o potencial do segundo para produzir efeitos colaterais sistêmicos. O prazo da ação pode estender-se por vários dias, embora geralmente se recomende a administração 1 vez/dia (na hora de dormir). Os efeitos colaterais sistêmicos são poucos. O efeito colateral ocular mais problemático geralmente é a hiperemia conjuntival. Se determinada prostaglandina não demonstrar eficácia adequada, a variação interindividual da resposta significa que uma formulação alternativa pode ser superior para certo paciente. Paradoxalmente, o uso concomitante de mais de uma prostaglandina pode provocar a elevação da PIO.

Agentes

- **Latanoprosta** pode causar menos eventos oculares adversos do que outros agentes derivados da prostaglandina, razão pela qual é com frequência utilizada como tratamento de primeira linha. Cerca de 5 a 10% dos pacientes não demonstram resposta (redução da PIO de menos de 10%) à latanoprosta, mas podem responder a uma das demais prostaglandinas
- A **travoprosta** é semelhante à latanoprosta, mas o número de pacientes que apresenta resposta tende a ser menor. O Polyquad® é

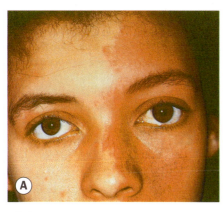
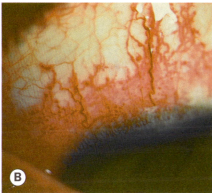

Figura 11.70 Glaucoma na síndrome de Sturge-Weber. **A.** Buftalmia no olho esquerdo. **B.** Hemangioma episcleral.

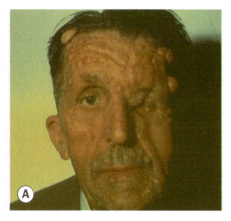
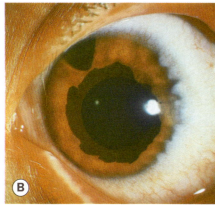

Figura 11.71 Neurofibromatose tipo 1. **A.** Hemiatrofia facial esquerda e múltiplos neurofibromas. **B.** Ectrópio congênito da úvea.

um novo conservante lançado por um grande laboratório farmacêutico em sua formulação da travoposta e que pode reduzir os efeitos adversos relacionados à superfície ocular

- A **bimatoprosta** a 0,03% tem um efeito redutor da PIO ligeiramente maior do que a latanoprosta, mas é mais provável que cause hiperemia conjuntival. Uma nova formulação a 0,01% produz um efeito redutor da PIO comparável ao da latanoprosta com menos hiperemia. Bimatoprosta sem conservantes está disponível. A bimatoprosta intracameral de ação prolongada está passando por uma avaliação clínica e os resultados preliminares indicam que o controle da PIO pode ser alcançado em até 70% dos pacientes por um período de 6 meses com uma única injeção
- A **tafluprosta** é um derivado relativamente novo da prostaglandina e foi disponibilizado inicialmente na forma sem conservantes. Sua eficácia na redução da PIO pode ser ligeiramente menor do que a de outros agentes da prostaglandina, mas é bem tolerado e parece causar menos alterações na superfície ocular.

Efeitos colaterais

- **Oculares**
  - Hiperemia conjuntival é muito comum
  - Alongamento, espessamento, hiperpigmentação (Figura 11.72 A) e, ocasionalmente, aumento do número de cílios
  - Hiperpigmentação irreversível da íris (Figura 11.72 B) ocorre em até 25% dos pacientes depois de 6 meses. A incidência mais elevada é em íris de cor castanho-esverdeada, menos nas de cor castanho-amareladas e menos ainda nas cinza-azuladas/castanhas. A condição é causada pelo aumento do número de grânulos pigmentados no estroma superficial, e não pelo aumento do número de melanócitos. Nevos e sardas da íris não são afetados
  - Hiperpigmentação da pele periocular é comum, mas reversível
  - Atrofia periocular (Figura 11.72 C)
  - O uso pré-operatório dos agentes derivados da prostaglandina pode aumentar a probabilidade de edema macular cistoide (EMC) após a cirurgia de catarata. É mais provável que isso ocorra se esses fármacos forem utilizados no período pós-operatório, especialmente se tiver havido perda vítrea no momento da cirurgia
  - Uveíte anterior é rara, mas as prostaglandinas devem ser utilizadas com cautela em olhos inflamados
  - Pode ocorrer ceratite herpética, de modo que as prostaglandinas devem ser utilizadas com cautela em pacientes com histórico da condição
- Efeitos colaterais **sistêmicos** incluem cefaleia ocasional, precipitação de enxaqueca em indivíduos suscetíveis, mal-estar, mialgia, erupção cutânea e sintomas leves do trato respiratório superior.

Betabloqueadores

Introdução

Os betabloqueadores reduzem a PIO diminuindo a produção de humor aquoso mediada por um efeito sobre o epitélio ciliar. Na maioria dos pacientes, é possível esperar uma redução de 21 a 27% a partir do nível basal. Em aproximadamente 10% dos casos, a resposta diminui com o tempo (taquifilaxia), às vezes, em apenas alguns dias. Pode haver um efeito suplementar limitado se um betabloqueador for prescrito

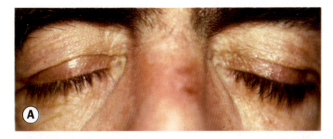
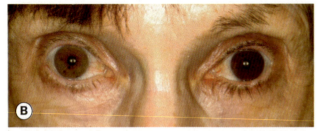
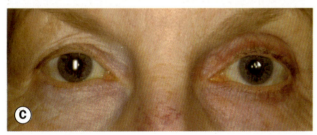
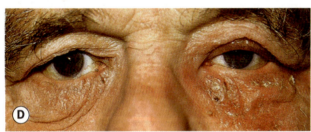
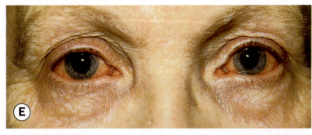
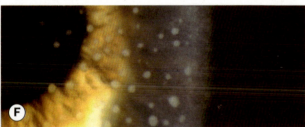

Figura 11.72 Efeitos colaterais da medicação tópica. **A.** Alongamento e hiperpigmentação dos cílios com o tratamento com análogos da prostaglandina. **B.** Tratamento com análogos da prostaglandina – escurecimento da íris esquerda e da pele da pálpebra. **C.** Atrofia periocular no olho esquerdo. **D.** Blefaroconjuntivite secundária aos inibidores tópicos da anidrase carbônica. **E.** Conjuntivite alérgica secundária à brimonidina. **F.** Irite secundária à brimonidina, mostrando precipitados ceráticos.

para um paciente que já esteja sendo tratado com um betabloqueador sistêmico. A combinação pode também aumentar o risco de efeitos colaterais sistêmicos. Betabloqueadores não devem ser instilados na hora de dormir, uma vez que essa medicação pode causar significativa queda da pressão arterial enquanto o paciente está dormindo, reduzindo, desse modo, a perfusão do disco óptico e, possivelmente, causando a deterioração do campo visual. Acredita-se também que o efeito redutor da PIO seja menos pronunciado durante o sono, uma vez que a produção noturna de humor aquoso normalmente é de menos da metade da produção diurna. Entretanto, um betabloqueador pode ser preferível em algumas circunstâncias, como no tratamento monocular para evitar a desvantagem cosmética do escurecimento assimétrico da pele periocular e/ou hiperemia conjuntival com as prostaglandinas. Betabloqueadores são preferíveis também em condições como inflamação ocular e EMC, ou quando houver histórico de ceratite causada pelo herpes-vírus simples.

Efeitos colaterais

- **Oculares:** os efeitos colaterais oculares são poucos, mas incluem alergia e ceratite ponteada. Existem relatos de uveíte granulomatosa com metipranolol
- **Sistêmicos:** embora problemas graves sejam raros, mortes já foram associadas ao uso de betabloqueadores tópicos
  - **Broncospasmo:** pode ser fatal na presença de asma ou outra doença reversível das vias respiratórias, e é fundamental que se exclua o histórico de asma antes de prescrever um betabloqueador. Aproximadamente 1 em cada 50 pacientes sem asma desenvolve doença reversível das vias respiratórias que requer tratamento no período de 12 meses do início da administração de betabloqueador tópico
  - **Cardiovasculares:** existe uma forte sugestão de que a mortalidade por causa cardiovascular é mais alta em pacientes tratados com betabloqueador tópico. Efeitos incluem bloqueio cardíaco, bradicardia, agravamento da insuficiência cardíaca e hipotensão; indução da última pelo betabloqueador tópico foi relatada como causa comum das quedas sofridas por pacientes idosos. Deve-se avaliar a pulsação antes de prescrever o medicamento. Um efeito vasoconstritor periférico significa que esses agentes devem ser evitados ou utilizados com cautela em pacientes com doença vascular periférica, inclusive fenômeno de Raynaud
  - Efeitos colaterais desagradáveis, mas menos graves, envolvem distúrbios do sono, tolerância reduzida ao exercício físico, alucinações, confusão mental, depressão, fadiga, cefaleia, náuseas, tontura, diminuição da libido e dislipidemia
  - A alopecia é incomum, mas reversível com a interrupção do betabloqueador.

DICA Betabloqueadores tópicos podem causar asma e bloqueio cardíaco em indivíduos predispostos.

Agentes

- O **timolol** é disponibilizado em diversas formas, incluindo soluções a 0,25 e 0,5% utilizadas 2 vezes/dia. Não existem evidências de diferença de eficácia clinicamente significativa entre as duas concentrações da solução. As formulações em gel de 0,1; 0,25 e 0,5% são utilizadas 1 vez/dia pela manhã

- **Betaxolol** a 0,25 e 0,5%, administrado 2 vezes/dia, produz uma resposta hipotensiva menor do que o timolol. Entretanto, o fluxo sanguíneo do nervo óptico pode aumentar devido a um efeito de bloqueio dos canais de cálcio. O betaxolol é relativamente cardiosseletivo (receptores beta 1) e, por essa razão, tende menos a causar broncoconstrição
- **Levobunolol** é um betabloqueador de ação prolongada empregado 1 ou 2 vezes/dia com um perfil semelhante ao do timolol
- **Carteolol**, administrado 2 vezes/dia, é semelhante ao timolol e também apresenta atividade simpatomimética intrínseca. O medicamento tem ação mais seletiva no olho do que no sistema cardiopulmonar e, portanto, menor incidência de efeitos colaterais sistêmicos
- O **metipranolol**, administrado 2 vezes/dia, é semelhante ao timolol, mas já foi correlacionado à uveíte anterior granulomatosa.

Agonistas alfa 2

Introdução

A estimulação ocular dos receptores alfa 2 diminui a produção do humor aquoso mediante um efeito sobre o epitélio ciliar e aumenta o escoamento uveoescleral. É provável que haja resposta neuroprotetora. Esses fármacos cruzam a barreira hematencefálica e devem ser utilizados com muita cautela em crianças pequenas, nas quais foram relatados casos de depressão grave do SNC e hipotensão (contraindicados para pacientes com menos de 2 anos). Os agonistas alfa 2 podem potencializar a insuficiência vascular e não devem ser administrados com antidepressivos inibidores da monoamina oxidase devido ao risco de crise hipertensiva.

Agentes

- A **brimonidina** a 0,2%, 2 vezes/dia como agente único, em geral tem efeito de redução da PIO ligeiramente menos pronunciado do que o timolol. Conjuntivite alérgica (Figura 11.72 E) é comum, mas seu início pode ser retardado por até 18 meses após o início da terapia. É possível ocorrer uveíte anterior granulomatosa, mas é raro (Figura 11.72 F). Efeitos colaterais sistêmicos incluem xerostomia e fadiga, a segunda às vezes grave. Uma formulação de brimonidina, o Alphagan® P, que contém conservante próprio, Purite®, foi lançado como alternativa às formas mais comuns que contêm benzalcônio e permite maior tolerabilidade na superfície ocular
- **Apraclonidina** a 1% (ou 0,5%) é utilizada principalmente para evitar ou tratar elevação aguda da PIO após cirurgia a *laser* do segmento anterior. A concentração de 0,5% normalmente é utilizada como medida temporária por algumas semanas, como, por exemplo, enquanto o paciente aguarda a cirurgia de glaucoma. Não é adequada para uso prolongado em virtude da perda do efeito terapêutico ao longo de algumas semanas ou meses e da alta incidência de efeitos colaterais tópicos.

Inibidores tópicos da anidrase carbônica

Introdução

Inibidores da anidrase carbônica (CAI, na sigla em inglês) estão quimicamente correlacionados aos antibióticos da classe das sulfonamidas. Esses agentes reduzem a PIO inibindo a secreção de humor aquoso e, por via tópica, são utilizados 3 vezes/dia como monoterapia

ou 2 vezes/dia como tratamento adjunto. Em geral, são ligeiramente menos eficazes do que os betabloqueadores, mas podem ter efeito neuroprotetor suplementar. Inibidores da CAI precipitam a descompensação da córnea em pacientes com disfunção do endotélio corneano. Pode ocorrer supressão idiossincrática da medula óssea. Embora a reação cruzada não seja comum, inibidores tópicos (e sistêmicos) da CAI são relativamente contraindicados para pacientes alérgicos a antibióticos da classe das sulfonamidas. Pesquisas sugerem que o tratamento concomitante com um inibidor tópico e sistêmico da CAI normalmente não produz efeito aditivo.

Agentes

- **Dorzolamida:** os principais efeitos adversos são ardência e gosto amargo transitório após a administração. Pode ocorrer blefaroconjuntivite alérgica, mas é incomum (ver Figura 11.72 D)
- **Brinzolamida:** semelhante à dorzolamida, mas com menos probabilidade de causar ardência e alergia local. Trata-se de uma suspensão que pode deixar resíduo branco nas pálpebras após a instilação se o excesso não for removido.

Mióticos

Introdução

Mióticos são agonistas colinérgicos utilizados predominantemente no tratamento de fechamento angular, embora antigamente tivessem um papel essencial no tratamento do glaucoma de ângulo aberto. Podem ser úteis para pacientes com glaucoma pseudofácico ou afácico. No glaucoma de ângulo fechado, a contração do esfíncter da pupila induzida pelos mióticos afasta a periferia da íris da malha trabecular, permitindo a abertura do ângulo. Além disso, mióticos reduzem a PIO pela contração do músculo ciliar, o que aumenta a função de escoamento do humor aquoso através da malha trabecular. Efeitos colaterais locais incluem miose, dor na fronte, miopização e exacerbação dos sintomas de catarata. Defeitos do campo visual apresentam-se mais densos e maiores. Efeitos colaterais sistêmicos são raros, mas incluem confusão mental, bradicardia, broncospasmo, sintomas gastrintestinais e aumento da frequência urinária.

Agentes

- A solução de **pilocarpina** a 0,5; 1; 2 ou 4% como monoterapia administrada 4 vezes/dia tem igual eficácia em relação aos betabloqueadores. A pilocarpina geral (Pilogel®) a 4% (descontinuada no Reino Unido, em 2011) é instilada 1 vez/dia, na hora de dormir, de modo que a miopia induzida e a miose fiquem predominantemente limitadas ao período de sono. O gel, ou as gotas administradas 2 vezes/dia, pode ser utilizado para evitar o fechamento do ângulo após a iridotomia a *laser* na presença de um elemento substancial de bloqueio não pupilar
- O **carbacol** é uma alternativa à pilocarpina.

Formulações combinadas

As formulações combinadas com efeitos hipotensivos oculares semelhantes à soma dos componentes individuais melhoram a conveniência e a adesão do paciente, além de serem mais custo-efetivas. Alguns exemplos de marcas comerciais incluem:

- **Cosopt®:** timolol e dorzolamida, 2 vezes/dia

- **Xalacom®**: timolol e latanoprosta, 1 vez/dia
- **TimPilo®**: timolol e pilocarpina, 2 vezes/dia
- **Combigan®**: timolol e brimonidina, 2 vezes/dia
- **DuoTrav®**: timolol e travoprosta, 1 vez/dia
- **Ganfort®**: timolol e bimatoprosta, 1 vez/dia
- **Taptiqom®**: timolol e tafluprosta, 1 vez/dia
- **Azarga®**: timolol e brinzolamida, 2 vezes/dia
- **Simbrinza®**: brimonidina e brinzolamida – nova combinação (a única combinação que não contém o betabloqueador timolol) administrada 2 vezes/dia.

Novos medicamentos tópicos

- O **latanoprosteno bunod a 0,024%** (Vyzulta®) é um novo medicamento tópico aprovado pela FDA que reduz significativamente a PIO. Tem um duplo mecanismo de ação: o componente latanoprosta aumenta o escoamento pela via uveoescleral e o componente mononitrato de butanodiol sofre um metabolismo mais profundo na CA para produzir óxido nítrico, que dá origem a um efeito sobre a malha trabecular que resulta em melhor escoamento do humor aquoso. É administrado 1 vez/dia e reduz a PIO de modo mais efetivo do que a latanoprosta utilizada isoladamente; produz efeitos colaterais semelhantes aos de outras prostaglandinas
- **Inibidores da Rho-quinase (ROCK)** constituem uma nova classe de medicamentos tópicos que aumentam o escoamento do humor aquoso através da malha trabecular. Os colírios são instilados 1 vez/dia e são eficazes em combinação com latanoprosta (Roclatan®). Os inibidores da Rho-quinase são ligeiramente mais eficazes do que a latanoprosta para a redução da PIO.

Inibidores sistêmicos da anidrase carbônica

Introdução

Inibidores da CAI administrados de maneira sistêmica em geral são utilizados para o tratamento a curto prazo, especialmente em pacientes com glaucoma agudo. Em razão de seus efeitos colaterais sistêmicos, o uso prolongado é reservado a pacientes com alto risco de perda visual. Alergia às sulfonamidas ("sulfa") é uma contraindicação relativa.

Agentes

- **Acetazolamida** é disponibilizada na forma de comprimidos de 250 mg (250 a 1.000 mg/dia em doses divididas), cápsulas de 250 mg de liberação prolongada (250 a 500 mg/dia) e frascos de pó de 500 mg para injeção (dose única, normalmente utilizada no glaucoma agudo de ângulo fechado)
- Comprimidos de 50 mg de **diclorfenamida** (50 a 100 mg, 2 ou 3 vezes/dia)
- Comprimidos de 50 mg de **metazolamida** (50 a 100 mg, 2 ou 3 vezes/dia): esse medicamento tem um tempo de ação mais longo do que a acetazolamida, mas é disponibilizado de maneira mais restrita.

Efeitos colaterais

- **Oculares:** efusão coroidal, particularmente após a cirurgia de catarata, podendo resultar em fechamento angular
- **Sistêmicos:** parestesia (sensação de "alfinetadas e agulhadas" nas extremidades), hipopotassemia (nível reduzido de potássio

no sangue – comum), mal-estar e humor deprimido, sintomas gastrintestinais, cálculos renais, síndrome de Stevens-Johnson (muito rara), supressão da medula óssea relacionada com a dose, anemia aplásica idiossincrática (excepcionalmente rara, mas com 50% de mortalidade).

Agentes osmóticos

Introdução

Agentes osmóticos reduzem a PIO criando um gradiente osmótico para que a água seja "puxada" do vítreo para o sangue. Esses agentes são empregados quando é necessário reduzir a PIO a curto prazo se não for possível por outros meios, como no glaucoma agudo de ângulo fechado resistente ou quando a PIO se apresenta muito elevada antes de uma cirurgia intraocular. São de valor limitado no glaucoma inflamatório, no qual a integridade da barreira hematoaquosa é comprometida. Efeitos colaterais incluem sobrecarga cardiovascular em consequência do aumento do volume extracelular (recomenda-se cautela em pacientes com doença cardíaca ou renal), retenção urinária (especialmente em homens idosos), cefaleia, dor nas costas, náuseas e confusão mental.

Agentes

- **Manitol** é administrado por via intravenosa (1 g/kg de peso corporal ou 5 mℓ/kg de peso corporal de uma solução a 20% em água) por 30 a 60 minutos, com pico de ação no intervalo de 30 minutos
- **Glicerol** é um agente oral (1 g/kg de peso corporal ou 2 mℓ/kg de peso corporal de uma solução a 50%) de gosto doce e enjoativo e pode ser administrado com suco de limão (não de laranja) para evitar náuseas. O pico de ação ocorre no intervalo de 1 hora. O glicerol é metabolizado em glicose, e é possível que seja necessário um cuidadoso monitoramento com cobertura de insulina se administrado a pacientes diabéticos (somente bem controlados)
- **Isossorbida** é um agente oral metabolicamente inerte com gosto de menta administrado na mesma dosagem que o glicerol. Pode ser mais seguro para pacientes diabéticos.

TRATAMENTO A *LASER* PARA GLAUCOMA

Trabeculoplastia a *laser*

Introdução

A trabeculoplastia a *laser* consiste na aplicação de *laser* à malha trabecular com objetivo de melhorar o escoamento do humor aquoso e, desse modo, reduzir a PIO.

- A **trabeculoplastia seletiva a *laser*** ganhou popularidade nos últimos anos e hoje é amplamente realizada. Utiliza-se um *laser* Nd:-YAG Q-switched de dupla frequência com comprimento de onda de 532 nm para atingir seletivamente o pigmento de melanina nas células da malha trabecular, deixando intactas as estruturas não pigmentadas. Em termos de eficácia, é provavelmente semelhante à monoterapia clínica e à trabeculoplastia com *laser* de argônio (ver a seguir). O mecanismo não é de todo conhecido, mas possivelmente envolve a estimulação da divisão celular na malha trabecular e o recrutamento de macrófagos e da matriz extracelular. A aplicação do *laser* é facilitada por uma ampla área visível e tratada

(Figura 11.73, à esquerda), o que pode levar a resultados mais consistentes. Os protocolos relatados (p. ex., tratamento de 180 ou 360° da malha trabecular) e os resultados variam significativamente, podendo-se esperar reduções da PIO na faixa de 10 a 40% depois de 6 meses em pacientes responsivos – é comum uma redução de 25%). Provavelmente, cerca de dois terços dos pacientes obtêm queda razoável da PIO dentro de 6 meses de tratamento de 180° da malha trabecular. Entre os pacientes com HTO e glaucoma em estágio inicial, aproximadamente 80% ficam livres dos colírios e alcançam a pressão-alvo depois de 3 anos. Os efeitos geralmente diminuem com o passar do tempo, mas como não há lesão térmica do tecido, o tratamento pode ser repetido com êxito, mesmo que o tratamento inicial não tenha sido bem-sucedido. O uso prévio de medicamentos tópicos para glaucoma não parece afetar os resultados. A energia transmitida à malha trabecular é muito mais baixa do que com o *laser* de argônio e as complicações são relativamente leves, mas incluem inflamação transitória leve com um pequeno desconforto, formação de PAS e elevação da PIO. A última normalmente é leve, mas existem relatos de elevação substancial, especialmente em ângulos densamente pigmentados, para os quais o excesso de tratamento deve ser evitado. Levantou-se a preocupação de que a extensa área tratada provoque lesões nas células do endotélio corneano, com raros relatos de descompensação endotelial. Existem relatos de reativação de ceratite causada pelo herpes-vírus simples, assim como de edema macular

- A **trabeculoplastia com *laser* de argônio** é um procedimento consagrado que utiliza queimaduras de *laser* para obter uma redução da PIO comparável à trabeculoplastia seletiva a *laser*. Existe um extenso acervo de pesquisas publicadas relatando bons resultados. Provavelmente, há uma sobreposição de mecanismos com aqueles da trabeculoplastia seletiva a *laser*, podendo haver também abertura mecânica dos espaços trabeculares. Quando a malha trabecular sofre lesões térmicas, a repetição do tratamento oferece um benefício limitado e raramente é realizada. Complicações incluem formação de PAS, elevação aguda da PIO (deve ser cuidadosamente monitorada nas semanas subsequentes em pacientes com lesão glaucomatosa grave), EMC e uveíte anterior (geralmente leve). Existe uma preocupação com possível efeito adverso sobre o sucesso de uma cirurgia filtrante subsequente
- A **trabeculoplastia micropulsada a *laser*** é uma modalidade relativamente nova que utiliza pulsos de *laser* de duração extremamente curta para transmitir energia térmica à malha trabecular e estimular as células sem causar lesões. Diferentemente da trabeculoplastia seletiva a *laser* e da trabeculoplastia com *laser* de argônio, não há reação visível dos tecidos. Visa-se a uma área menor do que na trabeculoplastia seletiva a *laser* (Figura 11.73, à direita), limitando os possíveis efeitos colaterais sobre o tecido adjacente. Resultados iniciais sugerem um perfil de segurança benigno com resultados comparáveis a outras formas de trabeculoplastia a *laser*.

Indicações

- **Tipo de glaucoma**: a trabeculoplastia a *laser* pode ser utilizada nos glaucomas primário e secundário de ângulo aberto (incluindo primário, pseudoesfoliativo e pigmentar), podendo ser utilizado também na HTO
- **Terapia primária**: como a trabeculoplastia seletiva a *laser* tem cada vez mais demonstrado um perfil de segurança favorável, seu

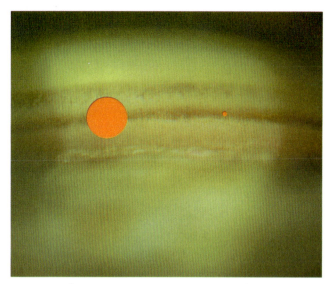

Figura 11.73 Área visada na trabeculoplastia convencional com *laser* de argônio (à direita) e sublimiar (micropulsado) (à esquerda).

uso como alternativa primária à medicação tópica tem sido cada vez mais levado em consideração
- **Falta de adesão** à terapia clínica
- **Tratamento adjunto**: para evitar polifarmácia
- **Intolerância** à medicação tópica, incluindo alergia
- **Falha da terapia clínica** como medida de tratamento menos agressiva do que a cirurgia.

Técnica

- A trabeculoplastia a *laser* é realizada sob anestesia tópica
- Um colírio de apraclonidina ou de brimonidina é instilado 30 a 60 minutos antes do procedimento com o objetivo de evitar ou minimizar uma elevação precoce da PIO após a aplicação do *laser*. Um colírio semelhante é instilado após o procedimento
- Alguns profissionais instilam colírio de pilocarpina antes do procedimento, especialmente se o ângulo não for amplo. É provável que haja mais potencial para a formação de PAS em ângulos estreitos, especialmente com a trabeculoplastia com *laser* de argônio, o que se deve ter em mente ao considerar a aptidão de determinado paciente para a trabeculoplastia a *laser*
- Uma goniolente é disposta com o espelho na posição de 12 horas de modo que o ângulo inferior seja visualizado
- Trabeculoplastia com *laser* de argônio: as configurações iniciais geralmente são um feixe com diâmetro de 50 μm, duração de 0,1 segundo e potência de 700 mW (faixa de 400 a 1.200 mW, dependendo, em grande parte, da pigmentação do ângulo). Direciona-se o foco do feixe para a junção entre a malha trabecular pigmentada e a malha trabecular não pigmentada, garantindo uma mira com diâmetro redondo e uma borda bem definida. A reação ideal é uma descoloração muito leve ou a aparência de bolha de gás diminuta. Se a reação for inadequada, aumenta-se a potência em 50 a 200 mW. São aplicadas 50 queimaduras em intervalos regularmente espaçados sobre 180° do ângulo, tratando os outros 180° se a resposta inicial for insatisfatória. O tratamento primário de toda a circunferência é associado a um risco mais elevado de picos de PIO. Prescreve-se a fluorometolona ou

a prednisolona tópica a 0,5%, administrada 4 vezes/dia, por 1 semana, após a aplicação do *laser*

- Trabeculoplastia seletiva a *laser*: em geral, ajusta-se a potência inicial para 0,8 mJ. A exemplo da trabeculoplastia com *laser* de argônio, essa variável deve ser alterada de acordo com a pigmentação do ângulo (faixa de 0,3 a 1 mJ). O diâmetro do feixe e o tempo de aplicação são fixados em 400 μm e 3 ns, respectivamente. Deve-se focar na malha trabecular, e não na mira. A mira é centralizada na malha trabecular pigmentada e o disparo é efetuado. A reação ideal consiste na formação de algumas bolhas minúsculas ("champanhe"), ajustando-se a potência para mais ou para menos a fim de alcançar esse objetivo. O número de queimaduras aplicadas é o mesmo da trabeculoplastia com *laser* de argônio. A energia total utilizada para a trabeculoplastia seletiva a *laser* é consideravelmente menor do que para a trabeculoplastia com *laser* de argônio, e é comum não prescrever quaisquer colírios anti-inflamatórios após a aplicação do *laser*, embora colírios não esteroidais ou com baixa concentração de esteroides possam ser utilizados se ocorrer inflamação significativa
- Com a prática, é possível realizar a trabeculoplastia a *laser* girando continuamente a goniolente e aplicando cada queimadura através do centro do espelho. Com essa técnica, o tratamento de toda a metade inferior do ângulo é realizado, primeiro, girando-se a lente 90° para um dos lados (p. ex., em sentido anti-horário) e efetuando-se 25 disparos, retornando, em seguida, para a posição de 12 horas antes de aplicar mais 25 disparos girando a lente para o lado oposto (em sentido horário, neste exemplo)
- A PIO é verificada de 30 a 60 minutos após a aplicação do *laser* para excluir a hipótese de um pico precoce substancial, com novas medições, tratamentos e reavaliações, conforme necessário, se isso ocorrer, dependendo do perfil de risco de cada paciente
- Em geral, é dada continuidade à terapia clínica para glaucoma
- O acompanhamento depende do nível de risco percebido (normalmente 1 a 2 semanas).

Iridotomia a *laser*

Introdução

Iridotomia a *laser* é utilizada principalmente no tratamento do fechamento angular primário, mas pode ser indicada também para fechamento angular secundário com bloqueio pupilar. Às vezes, é realizada também na síndrome de dispersão pigmentar, embora a sua eficácia nessa situação permaneça sob investigação.

Técnica

- Instilar um agente anestésico tópico
- Administrar profilaticamente apraclonidina ou brimonidina como para a trabeculoplastia a *laser*
- Deve-se contrair a pupila com pilocarpina tópica (p. ex., uma gota a 2%)
- Inserir lente de contato especial para iridotomia, por exemplo, Abraham (Figura 11.74 A), Volk MagPlus
- Muitos profissionais visam um local sob a pálpebra inferior entre as posições de 11 horas e 1 hora (Figura 11.74 B), embora alguns prefiram a posição de 3 ou 9 horas (Figura 11.74 C). O maior risco de diplopia monocular ou ofuscamento (ver a seguir) ocorre quando uma iridotomia é coberta de maneira parcial pela borda

da pálpebra. Radialmente, a iridotomia deve estar localizada no terço externo para reduzir o risco de lesões ao cristalino. O fato de se visar a uma cripta iriana, se presente, normalmente é associado à realização muito mais fácil de uma abertura adequada

- É importante lembrar que as configurações de potência efetivas variam bastante entre os aparelhos. O diâmetro e a duração do feixe são fixos. A maioria das iridotomias é realizada com a potência configurada para 4 a 5 mJ. Para uma íris azul e fina, o nível de energia normalmente necessário é de 2 a 4 mJ. O risco de lesões ao cristalino aumenta com configurações de mais de 5 mJ. Alguns profissionais preferem disparos de pulso único, outros, disparos de até três pulsos
- O pré-tratamento com *laser* térmico (argônio ou diodo) geralmente é necessário em íris escuras espessas. Parâmetros adequados incluem potência de 600 a 900 mW usando um tamanho de ponto pequeno de 50 μm e duração relativamente curta de 0,03 a 0,05 segundos, embora configurações maiores, de menor potência e duração mais longa possam ser igualmente eficazes
- O feixe é focado com precisão, e o *laser* dispara. A penetração bem-sucedida é caracterizada por um disparo de detritos de pigmento. O número de tiros necessários para produzir uma iridotomia adequada é muito variável. O tamanho ideal é 150 a 200 μm
- Deve-se evitar o excesso de tratamento devido ao risco de inflamação pós-inflamatória substancial e de pico pressórico. A complementação do tratamento pode ser tentada depois de alguns dias se a iridotomia não estiver patente. Em circunstâncias urgentes, a mudança para outro sítio é alternativa razoável
- Instilar uma segunda gota de apraclonidina após o procedimento. A acetazolamida oral também pode ser administrada a pacientes de alto risco, como aqueles com lesão glaucomatosa avançada ou PIO elevada antes do tratamento
- Após o procedimento, prescrever esteroide tópico potente (p. ex., dexametasona a 0,1%). Regimes variáveis já foram descritos, com uma base de evidências limitada em relação à abordagem ideal. Em geral, a instilação a cada 10 minutos por meia hora e depois a cada hora por 6 a 8 horas imediatamente após a aplicação do *laser* é utilizada para reduzir significativamente o risco de inflamação e sinéquias posteriores. 4 vezes/dia, por 1 semana, é um regime subsequente razoável, especialmente em pacientes com íris ligeiramente pigmentada
- É preciso verificar a PIO 1 a 2 horas após o procedimento para excluir a possibilidade de pico precoce. A reavaliação de rotina normalmente se faz depois de 1 ou 2 semanas, com o seguimento subsequente, de acordo com as circunstâncias individuais. Pacientes com lesão glaucomatosa pronunciada podem necessitar de cobertura hipotensiva ocular prolongada e de reavaliação mais precoce.

Complicações

- **Sangramento**: ocorre em cerca de 50% dos casos, mas normalmente é leve e cessa depois de apenas alguns segundos. Sangramento persistente pode cessar com o aumento da pressão exercida pela lente de contato
- **Elevação da PIO**: em geral, precoce e transitória, mas quase sempre persistente
- **Irite**: em especial se o *laser* aplicado for excessivo ou a se a terapia com esteroides após o *laser* for inadequada, ou em íris escuras

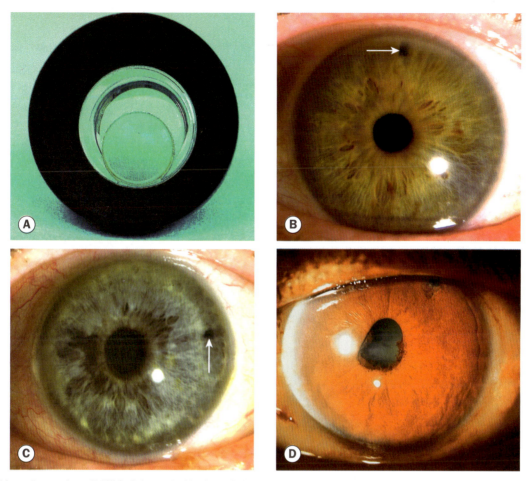

Figura 11.74 Iridotomia com *laser* Nd:YAG. **A.** Lente de Abraham. **B.** Tamanho adequado da iridotomia no quadrante superior (*seta*). **C.** Iridotomia temporal (*seta*). **D.** Sinéquias posteriores decorrentes de irite induzida pelo *laser*.

(inclusive naqueles casos atribuídos ao tratamento com derivados da prostaglandina) (Figura 11.74 D)
- **Queimaduras na córnea**: podem ocorrer se não for usada a lente de contato ou se a CA for rasa, mas normalmente cicatrizam-se rapidamente sem sequelas
- **Catarata**: opacidades localizadas no cristalino ocasionalmente se desenvolvem no sítio de tratamento. Existem evidências de que a iridotomia pode acelerar a formação de catarata relacionada com a idade
- **Disfotopsia**: pode ocorrer independentemente do local, do tamanho da iridotomia ou da quantidade de energia do *laser* utilizada, mas normalmente se resolve sem intervenção.

Cicloablação com *laser* de diodo

A ablação com *laser* de diodo (ciclodiodo) reduz a PIO destruindo parte do epitélio ciliar secretor, reduzindo, desse modo, a secreção de humor aquoso. Em geral, é necessária mais de uma sessão de tratamento para que se obtenha o controle adequado da PIO, uma vez que o epitélio ciliar pode se regenerar. Aplica-se o *laser* de diodo (comprimento de onda de 810 nm) aos processos ciliares utilizando técnica transescleral (ciclofotocoagulação transescleral; TS-CPC) ou endoscópio (ECP). No passado, a técnica era utilizada principalmente no glaucoma secundário descontrolado em estágio final com potencial visual mínimo, principalmente para o controle da dor. Entretanto, seu uso em olhos com uma boa visão, especialmente aqueles com baixo prognóstico para cirurgia penetrante de drenagem, tem sido bem descrito nos últimos anos. Em geral, é necessária mais de uma sessão de treinamento para um controle adequado da pressão. A ocorrência de dor moderada e inflamação do segmento anterior após o procedimento é comum. Uma elevação temporária da PIO não é incomum durante as primeiras semanas. Complicações sérias são raras, mas incluem hipotonia crônica, *phthisis bulbi*, hemorragia supracoroidal, descompensação corneana e DR.

Indicações
- PIO elevada em pacientes com baixa visão
- Alívio da dor em olhos cegos com PIO elevada
- Em pacientes com glaucoma secundário descontrolado (p. ex., GNV ou glaucoma maligno)
- Em pacientes nos quais a cirurgia filtrante de glaucoma ou o implante de drenagem não teria êxito ou que seja considerado tecnicamente difícil (p. ex., na presença de cicatrização conjuntival permanente).

Técnica de ciclofotocoagulação transescleral
- É administrado um anestésico subtenoniano ou peribulbar
- Os ajustes do *laser* são 1,5 a 2 segundos e 1.500 a 2.000 mW; o tamanho da mira é fixo

- A potência é ajustada durante os disparos sequenciais até que se ouça um "ploc", e depois reduzida para um pouco abaixo desse nível
- Cerca de 12 a 24 queimaduras são aplicadas posteriormente ao limbo sobre uma área de 360°, evitando os feixes neurovasculares na posição de 3 e 9 horas (Figura 11.75). Podem ser aplicados menos disparos (p. ex., tratamento de apenas um ou dois quadrantes) em olhos com uma boa visão, a fim de reduzir o risco de complicações. Entretanto, é provável que sejam necessárias mais sessões de tratamento com o emprego dessa abordagem
- Prescrever um esteroide tópico forte para ser administrado a cada 1 hora no dia do tratamento, e depois, a cada 2 horas por 2 dias; e, por fim, 4 vezes/dia por, pelo menos, 2 semanas. Antibiótico tópico e cicloplégico (p. ex., ciclopentolato a 1%, 2 vezes/dia) são administrados por 3 dias
- O tratamento clínico do glaucoma realizado antes do procedimento a *laser* pode continuar, ou ser ligeiramente reduzido
- Agentes anti-inflamatórios orais não esteroidais podem ser prescritos para 2 dias
- Em geral, é feita uma reavaliação depois de 1 a 4 dias, dependendo do risco, para excluir inflamação reativa significativa e/ou pico da PIO.

Técnica de endociclofotocoagulação
- Administrar anestésico subtenoniano ou peribulbar
- Configurações do *laser*: 0,2 W, onda contínua
- É possível inserir a sonda no limbo ou através da *pars plana*. Na abordagem límbica, colocar um viscoelástico coesivo atrás da íris, anteriormente ao cristalino, para aprofundar o espaço do sulco ciliar. Em um olho pseudofácico, é preferível uma abordagem via *pars plana*
- São tratados de três a quatro quadrantes
- Titular a potência de modo a obter o embranquecimento e o encolhimento dos processos ciliares pelo posicionamento da sonda mais próximo ou mais distante dos processos (Figura 11.76)
- Tratamento pós-procedimento como descrito anteriormente.

Complicações
- Dor moderada após o procedimento e inflamação do segmento anterior são ocorrências comuns
- Pode haver elevação temporária da PIO nas primeiras semanas
- Redução da visão em 6 a 13% dos pacientes
- Em casos raros, a queimadura conjuntival pode ser uma consequência da TS-CPC se o olho apresentar ressecamento durante o procedimento ou na presença de sangue subconjuntival
- Possível ocorrência de uveíte fibrinosa, hifema e EMC em aproximadamente 10% dos casos após a ciclofotocoagulação endoscópica
- Complicações graves são raras e incluem hipotonia crônica, *phthisis bulbi*, hemorragia supracoroidal e DR grave
- Existem relatos isolados de esclerite e oftalmite simpática após o tratamento.

Iridoplastia a *laser*

Iridoplastia a *laser* é realizada para ampliar o ângulo da CA, contraindo a região periférica da íris de modo a afastá-la do recesso angular (Figura 11.77 A). O procedimento pode ser executado na tentativa de interromper um episódio de fechamento angular agudo, mas geralmente é aplicado de maneira eletiva, como, por exemplo, na presença de síndrome da íris em platô (Figura 11.77 B e C). As complicações tendem a ser leves, mas o tratamento excessivo pode ser associado a um pico substancial e persistente da PIO que pode ser potencializado pela forte pigmentação da íris. A alteração da acomodação é relativamente comum, mas quase sempre transitória.

Técnica
- Instilar anestésico tópico
- Depois, instilar uma gota de pilocarpina a 1% e uma de apraclonidina a 1%

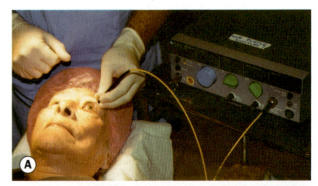

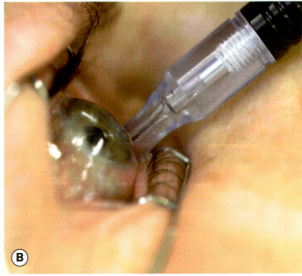

Figura 11.75 A. Cicloablação com *laser* de diodo. **B.** *Close* da sonda de ciclodiodo durante a aplicação do *laser*.

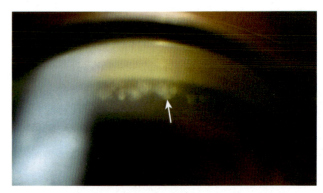

Figura 11.76 Cicloablação direta do corpo ciliar (*seta*).

TRABECULECTOMIA

Trabeculectomia é uma cirurgia filtrante que reduz a PIO, criando uma fístula, protegida por um retalho escleral superficial, a fim de permitir o escoamento do humor aquoso da CA para o espaço subtenoniano (Figura 11.78).

Indicações

- **Insucesso da terapia conservadora** em alcançar o controle adequado da PIO
- **Deterioração progressiva, apesar do controle aparentemente adequado da PIO** (inclusive baixa adesão ao regime clínico recomendado)
- **Terapia primária**: doença avançada que exige pressão-alvo muito baixa pode ter resultado superior a longo prazo com a cirurgia precoce, particularmente em pacientes mais jovens
- **Preferência do paciente**: às vezes os pacientes expressam forte desejo de se livrarem do compromisso com o tratamento clínico crônico.

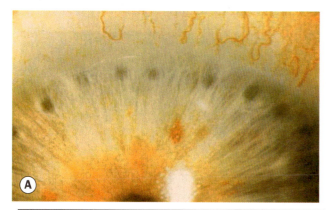
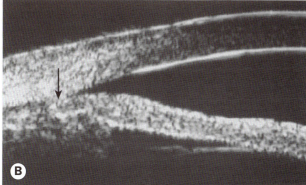
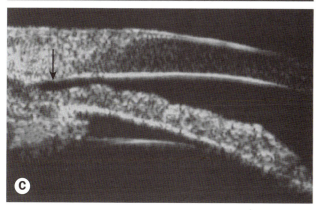

Figura 11.77 Iridoplastia a *laser*. **A.** Aparência pós-operatória. **B.** Biomicroscopia ultrassônica antes. **C.** Biomicroscopia ultrassônica depois do tratamento mostrando um ângulo aberto (*seta*).

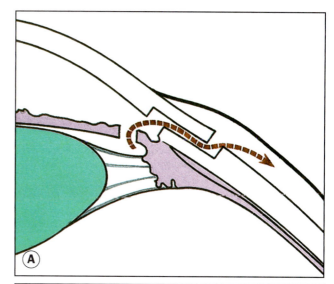
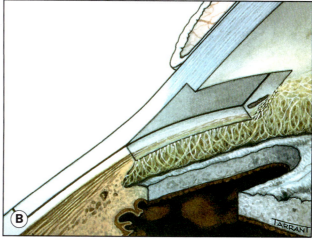

Figura 11.78 Princípios da trabeculectomia. **A.** Via de efluxo do humor aquoso após trabeculectomia. **B.** Representação esquemática do aspecto de dentro do olho à conclusão do procedimento.

- Através de uma lente para iridotomia, aplicar de 1 a 2 queimaduras por hora na periferia, com diâmetro de 500 μm, 100 a 400 mW e 0,2 a 0,05 segundos de duração, visando à contração ligeiramente visível da íris
- Administrar apraclonidina a 1% pós-procedimento (a profilaxia oral – por exemplo, acetazolamida – pode ser administrada na eventual presença de neuropatia óptica glaucomatosa significativa)
- Cetorolaco tópico, prednisolona a 1% ou dexametasona a 0,1% 4 vezes/dia, por 1 semana, é um regime comum
- A reavaliação normalmente se faz 1 a 2 horas após o procedimento a *laser*, e então depois de 1 semana e, subsequentemente, dependendo do progresso e da lesão glaucomatosa – pacientes com neuropatia glaucomatosa significativa podem necessitar de reavaliações frequentes durante as primeiras semanas para que se exclua a possibilidade de pico de PIO.

Técnica

Várias modificações estão disponíveis. A seguinte descrição refere-se predominantemente ao processo clássico. Realizando-se as incisões na posição de 12 horas, há menor probabilidade de disestesia da bolha.

- A pupila é contraída antes da cirurgia (p. ex., pilocarpina a 2%)
- Inserir sutura de tração (geralmente na porção superior da córnea ou no músculo reto superior)
- Abrir superiormente retalho conjuntival e tenoniano de base límbica ou de base fórnice
- O tecido episcleral é removido e os grandes vasos são cauterizados
- Realizar incisões com cerca de 50% da espessura escleral a fim de criar um retalho escleral lamelar em "alçapão" (Figura 11.79 A). A aba pode ser retangular (3 × 3 a 4 mm), trapezoidal ou triangular, de acordo com a preferência
- Dissecar o retalho superficial para a frente até alcançar a córnea clara (Figura 11.79 B)
- Realizar paracentese na periferia temporal da córnea clara
- Adentrar a CA percorrendo a maior parte da largura da base do "alçapão"
- Excisar um bloco da esclera profunda, normalmente com um *punch* (p. ex., Kelly; Figura 11.79 C)
- Criar iridectomia periférica para evitar o bloqueio da esclerostomia interna (Figura 11.79 D). Alguns cirurgiões omitem essa etapa em olhos pseudofácicos, mas continua a existir um pequeno risco de prolapso da íris para o sítio da esclerostomia se essa opção for adotada
- Suturar o retalho escleral superficial em seus vértices posteriores, seja de modo que fique ligeiramente aposto ao leito subjacente ou firmemente suturado com fios removíveis ou lisáveis para reduzir o risco de vazamento pós-operatório. Alguns cirurgiões inserem uma sutura em cada uma das bordas radiais para reduzir o risco de vazamento lateral substancial (Figura 11.79 E)
- Injetar solução salina balanceada através da paracentese para aprofundar a CA e testar a patência da fístula (Figura 11.79 E)
- Suturar o retalho da conjuntiva/cápsula de Tenon. Repetir a irrigação com a paracentese de modo a produzir uma bolha, que deve ser verificada com relação a vazamento
- Instilar uma gota de atropina a 1%. Quando não se realiza a iridectomia, é possível utilizar pilocarpina a 2% (Figura 11.79 F)
- Injetar esteroides e antibióticos sob a conjuntiva inferior
- Colírios esteroides e antibióticos são utilizados 4 vezes/dia, por 2 semanas, e depois substituídos apenas por esteroides por mais 8 a 12 semanas.

Mini-*shunt* Ex-Press™

Trata-se de um *stent* de titânio, não valvulado e compatível com RM inserido sob um retalho escleral durante trabeculectomia modificada, com o principal objetivo de padronização da drenagem (Figura 11.80). Após a criação do retalho escleral como para trabeculectomia padrão, é usada uma agulha para adentrar a CA, em lugar de criar esclerostomia com um *punch*. Não se executa iridectomia periférica. A incidência de complicações, como hipotonia e hifema, é mais baixa do que com a trabeculectomia padrão, mas o controle da PIO é equivalente. A técnica não é considerada adequada no caso de GPAF sem que tenha sido realizada cirurgia de catarata anterior ou simultaneamente.

Antimetabólitos na cirurgia filtrante

Indicações

Antimetabólitos adjuntos inibem a resposta natural de cicatrização que pode impedir o sucesso de uma cirurgia filtrante. Esses agentes devem ser utilizados com cautela em virtude de possível complicações e normalmente são considerados na presença de fatores de risco para o insucesso cirúrgico. No glaucoma não complicado, o uso de antimetabólitos de baixa dosagem pode melhorar o controle da PIO a longo prazo.

- **Fatores de risco** para o insucesso cirúrgico
  - Falha de trabeculectomia ou MIGS realizada previamente
  - Cirurgia prévia de conjuntiva ou catarata
  - Glaucoma secundário (p. ex., inflamatório, neovascular, pós-traumático)
  - Demografia: etnia negra, idade abaixo de 65 anos
  - Pacientes tratados com medicamentos tópicos (especialmente simpatomiméticos) há mais de 3 anos.

5-fluoruracila

A 5-fluoruracila (5-FU) inibe a proliferação de fibroblastos retardando a síntese do DNA. É um antimetabólito menos agressivo do que a mitomicina C (ver a seguir), mas, ainda assim, complicações substanciais podem ocorrer, sobretudo defeitos particularmente persistentes do epitélio corneano e vazamento da bolha

- O uso **intraoperatório** envolve a aplicação de uma ou mais pequenas esponjas de celulose embebidas em solução de 50 mg/mℓ, colocado sob a aba dissecada da cápsula de Tenon no local da filtração por 5 minutos antes da criação do alçapão escleral
- Pode-se administrar a injeção subconjuntival **pós-operatória** de 0,1 ml de solução de 25 mg/mℓ ou 50 mg/mℓ. A aplicação pode ser distante da fístula, mesmo no limbo oposto. Diversos regimes são previstos, inclusive injeções diárias por vários dias após a cirurgia e o uso *ad hoc* se uma bolha parecer indevidamente vascularizada ou fibrótica. Em geral, o método é utilizado também como recurso adjunto a uma revisão limitada por "agulhamento" de trabeculectomia (ver a seguir).

Mitomicina C

Mitomicina C (MMC) é um agente alquilante que inibe a proliferação de fibroblastos e suprime o crescimento vascular. É mais potente do que o 5-FU e, em geral, é utilizada no intraoperatório da maneira descrita anteriormente para o 5-FU. Um protocolo típico de exposição consiste na administração de 0,2 mg/mℓ por 2 minutos, embora uma concentração mais alta (p. ex., 0,4 mg/mℓ) possa ser utilizada para pacientes de alto risco. As concentrações mais elevadas e o tempo prolongado de exposição são associados a um maior risco de complicações. Uma bolha cística de paredes finas é comum após o uso de mitomicina C, podendo predispor à hipotonia crônica, ao vazamento tardio da bolha e à endoftalmite. Há possibilidade de melhorar consideravelmente o perfil da bolha colocando-se esponjas embebidas em MMC bem afastadas do limbo.

Bevacizumabe

Bevacizumabe é um anticorpo monoclonal contra o VEGF que pode ser utilizado no momento da trabeculectomia. Bevacizumabe intracameral ou subconjuntival é mais eficaz do que o placebo em tais

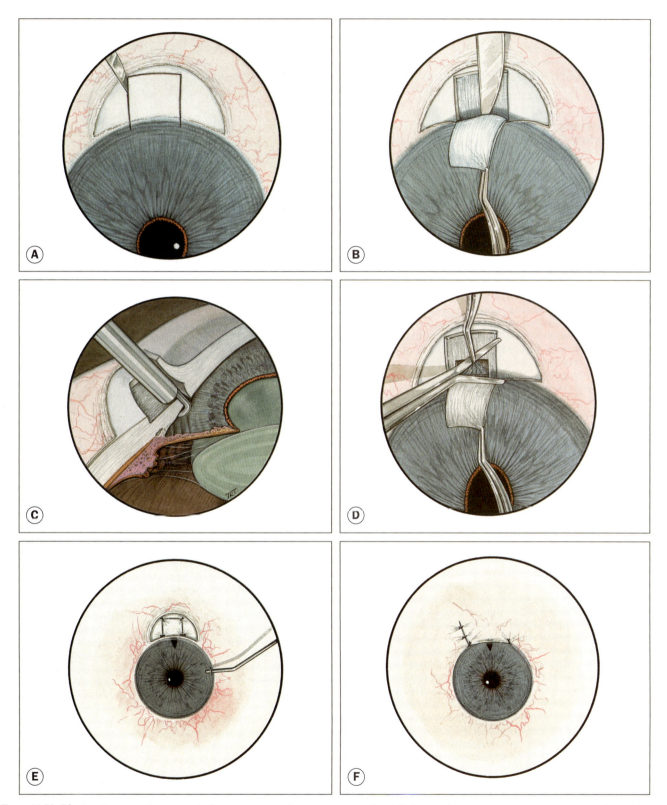

Figura 11.79 Técnica de trabeculectomia. **A.** Contorno do retalho escleral superficial. **B.** Dissecção do retalho escleral superficial. **C.** Excisão do tecido escleral profundo com um *punch*. **D.** Iridectomia periférica. **E.** Injeção de solução salina balanceada na CA. **F.** Aparência após sutura de retalho de base fórnice.

circunstâncias, mas parece aumentar o risco de encapsulamento da bolha. Não é mais eficaz do que a MMC isoladamente e, se combinado a ela, não parece ter mais sucesso.

Câmara anterior rasa

Uma câmara anterior (CA) rasa (Figura 11.81 A) após trabeculectomia pode ser atribuída a bloqueio pupilar, excesso de filtração ou glaucoma maligno. A redução grave e sustentada da CA é incomum, sendo que ela se refaz espontaneamente na maioria dos casos. Entretanto, naqueles em que isso não ocorre, pode-se desenvolver complicações graves, como PAS, lesão do endotélio corneano e catarata (Figura 11.81 B).

Bloqueio pupilar

O bloqueio pupilar pode ocorrer com iridectomia periférica não patente.
- **Sinais**
    - PIO elevada e bolha plana
    - Teste de Seidel negativo
    - Íris bombé com iridectomia não patente
- O **tratamento** consiste na aplicação de *laser* Nd:YAG ao epitélio pigmentado no local da iridectomia se o estroma anterior da íris aparentar ter sido amplamente removido (comum), ou na criação de nova iridotomia a *laser*.

Excesso de filtração

O excesso de filtração pode ser causado pela resistência insuficiente ao escoamento no retalho escleral lamelar, porém o vazamento da bolha através de um orifício acidental ou devido ao fechamento inadequado da conjuntiva e da cápsula de Tenon é mais comum.
- **Sinais**
    - PIO baixa com bolha bem formada no caso de vazamento do retalho escleral e plana no caso de vazamento da bolha
    - O teste de Seidel é negativo em vazamento do retalho escleral, mas positivo (Figura 11.82 A) no vazamento da bolha
    - A córnea pode demonstrar sinais de hipotonia, como dobras na membrana de Descemet
    - Possível presença de descolamento de coroide (Figura 11.82 B e C)
- O **tratamento** depende da causa e do grau de redução da CA
    - O tratamento inicial em olhos com leve excesso de filtração, causado por um pequeno vazamento da bolha, por exemplo, pode consistir simplesmente em observação, com administração de atropina para evitar formação de PAS
    - O tratamento subsequente, se as medidas anteriores forem ineficazes, equivale ao tamponamento temporário da conjuntiva para melhorar a cicatrização espontânea por meio de simples curativo com pressão; lente de contato terapêutica gelatinosa e de grande diâmetro que age como tampão; oclusor de colágeno ou concha de Simmons projetada para esse fim
    - O tratamento definitivo geralmente consiste na inserção de suturas conjuntivais adicionais e, se necessário, na inserção de sutura no retalho escleral transconjuntival. Na eventual presença de redução da CA potencialmente séria, essa pode ser refeita com um viscoelástico. Descolamento de coroide raramente requer drenagem.

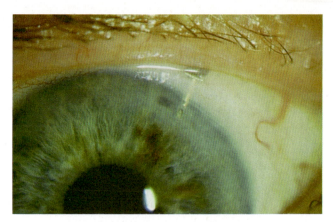

Figura 11.80 Mini-s*hunt* Ex-Press™ posicionado.

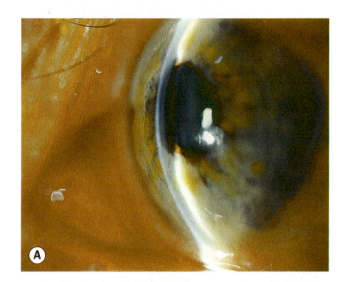

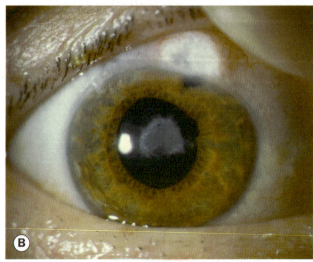

Figura 11.81 Câmara anterior rasa. **A.** Com borda pupilar – aposição corneana. **B.** Catarata subsequente a uma câmara anterior rasa.

Glaucoma maligno

O glaucoma maligno é uma complicação rara, mas séria, da trabeculectomia em pacientes com PAC e GPAF. É causado pela rotação anterior dos processos ciliares e da raiz da íris (bloqueio ciliolenticular) que leva a um mau direcionamento posterior do humor aquoso.

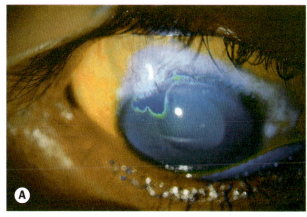
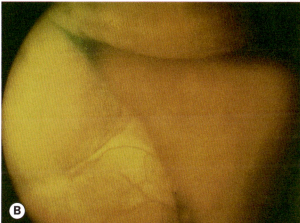
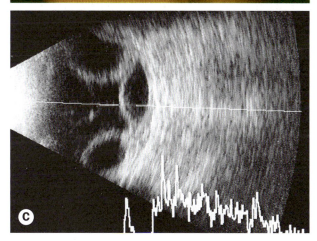

Figura 11.82 A. Teste de Seidel positivo. **B.** Imagem de campo amplo de descolamento de coroide. **C.** Ultrassom de descolamento de coroide em olho hipotônico.

- **Sinais**
  - CA rasa com miopização: os pacientes normalmente observam uma melhora na visão não corrigida para perto
  - PIO alta e ausência de bolha
  - Teste de Seidel negativo
- **Tratamento**
  - O tratamento inicial se faz com midriáticos (atropina a 1% e fenilefrina a 10%) para dilatar o anel ciliar e aumentar a distância entre os processos ciliares e o equador do cristalino, tensionando as zônulas e puxando o cristalino posteriormente

para a posição normal. O manitol intravenoso pode ser utilizado se os midriáticos forem ineficazes, contraindo o vítreo e fazendo com que o cristalino se mova posteriormente
  - O tratamento subsequente se a terapia clínica falhar se faz com *laser* Nd:YAG aplicado através da iridectomia, a fim de romper a face anterior da hialoide. Em olhos pseudofácicos, a capsulotomia posterior a *laser* e o rompimento da face anterior da hialoide devem ser realizados. O *laser* de ciclodiodo também pode ser eficaz
  - VPP é realizada se a terapia a *laser* falhar. A chave consiste em remover uma quantidade suficiente de vítreo anterior de modo a permitir que o humor aquoso flua livremente para a CA.

Deficiência de filtração

Diagnóstico

A bolha em funcionamento normal deve ser ligeiramente elevada, relativamente avascular (Figura 11.83 A) e demonstrar microcistos superficiais – minúsculas formações intraepiteliais esféricas claras que se acredita indicarem a atual passagem do humor aquoso pela barreira conjuntival. Uma bolha cística de paredes finas não é incomum após o uso da mitomicina C (Figura 11.83 B). A filtração deficiente é indicada pela elevação da PIO e pela presença de bolha com um dos seguintes aspectos:

- **Plana** sem vascularização
- **Vascularizada** (Figura 11.83 C) em razão de fibrose episcleral
- **Encapsulada** (cápsula de Tenon) (Figura 11.83 D) com uma cavidade cupuliforme localizada, significativamente elevada e cheia de fluido da cápsula de Tenon hipertrofiada, em geral com vasos sanguíneos superficiais ingurgitados.

Causas

As causas de deficiência podem ser classificadas de acordo com o local da obstrução:

- Causas **extraesclerais** incluem fibrose subconjuntival e episcleral, eventualmente com encapsulamento da bolha
- Causas **esclerais** envolvem sutura muito apertada do retalho escleral e cicatrização gradual no leito escleral
- Causas **intraoculares** são incomuns e incluem bloqueio da esclerostomia por vítreo, sangue ou tecido uveal, ou por várias membranas finas derivadas da córnea ou da esclera circundante.

Tratamento

O tratamento da deficiência de filtração depende da causa e pode envolver um ou mais dos seguintes procedimentos:

- **"Massagem ocular digital"** na tentativa de forçar o escoamento através da fístula cirúrgica, podendo ser realizada por compressão digital pela pálpebra superior com o olhar voltado para baixo. O paciente pode realizar esse procedimento 4 a 8 vezes/dia durante várias semanas até que a bolha seja considerada estável
- Considera-se a **manipulação da sutura** 7 a 14 dias após a cirurgia se o olho apresentar PIO elevada, bolha plana e CA profunda. Suturas removíveis podem ser cortadas ou soltas de acordo com a técnica de inserção inicial. A lise da sutura com *laser* de argônio ou diodo é útil se não tiverem sido usadas suturas removíveis. Esse procedimento pode ser realizado por meio de lente para lise de sutura ou de goniolente Zeiss de quatro espelhos

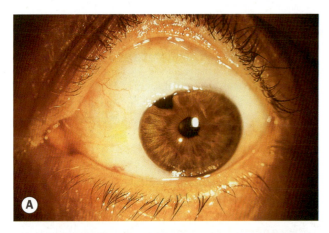
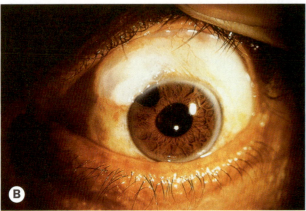
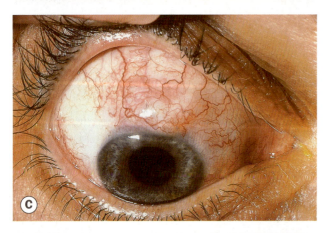
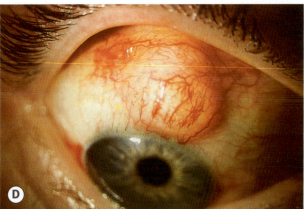

Figura 11.83 Bolhas filtrantes. **A.** Rasa difusa. **B.** Policística fina. **C.** Vascularizada, filtração deficiente. **D.** Encapsulada – cápsula de Tenon.

- O **agulhamento** de uma bolha encistada é feito na lâmpada de fenda ou com o auxílio de microscópio cirúrgico sob anestesia tópica. Pode ser intensificado com 5-FLU ou MMC para aumentar as chances de sucesso
- A **injeção subconjuntival de 5-FLU** pode ser utilizada nos primeiros 7 a 14 dias para eliminar a fibrose episcleral. Uma injeção de 2,5 a 5 mg (0,1 ml de solução de 25 a 50 mg/ml) é administrada com agulha calibre 30 afastada da fístula e repetida se necessário. Alternativamente, usa-se 0,1 ml de uma solução de MMC a 0,02%.

Vazamento tardio da bolha

Ocorre em razão da desintegração da conjuntiva sobrejacente a uma esclerostomia, normalmente após aplicação peroperatória de antimetabólitos, especificamente de MMC. A necrose do epitélio superficial resulta na drenagem transconjuntival do humor aquoso. Complicações de vazamentos não tratados incluem infecção e maculopatia hipotônica (ver Capítulo 14).

- **Sinais**
  - PIO baixa e bolha cística avascular (ver Figura 11.83 B)
  - O teste de Seidel pode inicialmente ser negativo com apenas múltiplas áreas coradas ponteadas ("transpiração"), embora isso por si só seja suficiente para causar hipotonia. A formação de um buraco pode resultar em vazamento excessivo com teste positivo e PIO muito baixa
  - Possível presença de CA rasa e descolamentos de coroide em casos graves
- O **tratamento** pode ser difícil, e existem as seguintes opções:
  - O tratamento depende do fato de o vazamento envolver apenas "transpiração" ou ser decorrente de um buraco. Bolhas "transpirantes" podem ser tratadas com injeção de sangue autólogo dentro da bolha, suturas de "compressão", sutura de retalho escleral transconjuntival ou, eventualmente, com cirurgia
  - Um buraco de espessura total sempre requer revisão cirúrgica. A opção mais simples consiste na remoção da bolha existente com a dissecção do limbo para trás, seguida por avanço e ressutura da conjuntiva. Incisão de alívio do fórnice pode ser necessária algumas vezes, quando então é possível usar um enxerto de esclera ou de pericárdio de doador para limitar o fluxo através da esclerostomia.

Infecção bacteriana e endoftalmite associadas à bolha

A infecção associada à cirurgia filtrante é classificada como limitada à bolha (blebite) ou endoftalmite, embora haja alguma sobreposição. Estima-se que a incidência de blebite após trabeculectomia com mitomicina seja de até 5% ao ano, embora muitos estudos mostrem uma taxa muito mais baixa. Pacientes submetidos à trabeculectomia devem ser advertidos para a possibilidade de infecção tardia e fortemente aconselhados a relatar imediatamente o eventual desenvolvimento de olho vermelho e secretivo ou de visão embaçada. Colírios lubrificantes com conservantes tendem a contaminar-se com o tempo e devem ser evitados.

- **Fatores de risco** incluem (a) uso de antimetabólitos, (b) bolha posicionada inferiormente e (c) vazamento da bolha. Blefarite

e conjuntivite também são fatores de risco. Vazamentos tardios da bolha devem ser tratados de maneira agressiva para reduzir o risco de infecção
- Os **patógenos** mais frequentes são *Haemophilus influenzae*, *Streptococcus* spp. e *Staphylococcus* spp. e organismos gram-negativos. O baixo prognóstico visual está relacionado com a virulência desses organismos.

Blebite

Blebite é infecção sem envolvimento vítreo.
- Os **sintomas** englobam olho dolorido, vermelho, fotofóbico e, normalmente, secretivo
- **Sinais**
  - Bolha branca que parece conter material inflamatório (Figura 11.84 A)
  - Uveíte anterior pode ser leve ou ausente, e também moderada com possível presença de hipópio
  - Reflexo vermelho é normal.

Tratamento

- A infecção relacionada com a bolha é uma condição urgente que necessita de tratamento imediato e intensivo
- É preciso coletar esfregaço conjuntival. Não se deve aspirar amostras de dentro da bolha
- Instilar antibióticos tópicos de amplo espectro a cada hora (p. ex., ofloxacino e uma cefalosporina); a segunda pode ser preparada a partir de uma ampola intravenosa
- Amoxicilina-clavulanato oral de 500/125 mg, 3 vezes/dia, e ciprofloxacino de 750 mg, 2 vezes/dia, por pelo menos 5 dias. Alternativamente, usar azitromicina de 500 mg/dia
- O papel dos esteroides tópicos é indefinido. Cogita-se introdução desses agentes após resposta definitiva aos antibióticos.

DICA A infecção relacionada com a bolha é uma condição urgente que necessita de tratamento imediato e intensivo.

Endoftalmite

Endoftalmite relacionada com fístulas, mesmo com tratamento precoce, pode estar associada a um resultado muito insatisfatório, inclusive cegueira ou, até mesmo, a perda do olho, principalmente porque os organismos isolados são significativamente mais virulentos do que aqueles encontrados em infecções que sucedem à cirurgia de catarata (Figura 11.84 B). Deve-se instituir um regime de tratamento agressivo tão logo possível.
- Os **sintomas** geralmente são muito mais graves do que aqueles da blebite
- **Sinais**
  - Bolha leitosa esbranquiçada, como na blebite, mas de maior gravidade
  - Injeção ciliar grave
  - Uveíte anterior grave; hipópio substancial é típico (Figura 11.84 C)
  - Vitreíte e comprometimento do reflexo vermelho
- **Tratamento**
  - Amostras do vítreo e do humor aquoso devem ser obtidas imediatamente na ocasião da apresentação; ceftazidima de 2 mg em 0,1 ml e vancomicina de 2 mg em 0,1 ml devem ser

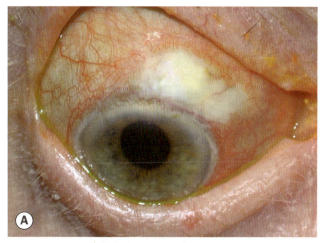

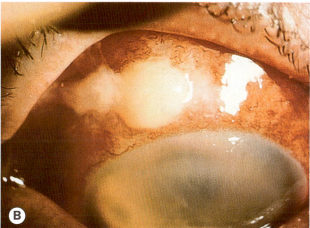

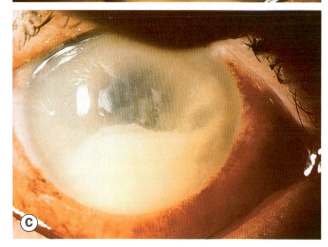

Figura 11.84 Infecção bacteriana do local de uma trabeculectomia. **A.** Blebite. **B.** Endoftalmite grave associada à bolha. **C.** Endoftalmite mostrando pronunciado envolvimento da câmara anterior, incluindo grande hipópio.

injetadas na cavidade vítrea. Depois de 48 horas, recomenda-se repetir os antibióticos intravítreos e considerar a execução de vitrectomia posterior. Iniciar o regime de esteroides tópicos depois de 48 horas. Fluoroquinolonas orais devem ser administradas por 10 a 14 dias
  - Tópica e sistêmica, como para blebite (Figura 11.85).

> **DICA** Os organismos envolvidos na endoftalmite relacionada com as fístulas tendem a ser mais virulentos do que aqueles após uma cirurgia de catarata. Amostras do vítreo e do humor aquoso devem ser obtidas imediatamente na ocasião da apresentação.

CIRURGIA DE GLAUCOMA NÃO INVASIVA

Visão geral

Na cirurgia filtrante não penetrante, não se entra na CA e a malha trabecular interna é preservada, reduzindo, desse modo, a incidência de excesso de filtração pós-operatória, com hipotonia e suas possíveis sequelas. São criados dois retalhos esclerais lamelares concêntricos e feita a excisão do retalho profundo, deixando para trás uma membrana fina formada pelo trabeculado/membrana de Descemet, por meio da qual o humor aquoso se difunde da CA para o espaço subconjuntival. A cirurgia é tecnicamente desafiadora e requer meticulosa dissecção de um retalho escleral profundo para evitar o acesso à CA através da delicada membrana de Descemet.

Indicações

A principal indicação para a cirurgia não invasiva é o GPAA, embora outros glaucomas de ângulo aberto também possam ser passíveis do procedimento. Em geral, a redução da PIO é menor do que aquela obtida com a trabeculectomia, de modo que geralmente é preciso reiniciar a medicação tópica. A cirurgia filtrante convencional, portanto, ainda é o procedimento de escolha quando a PIO alvo é < 15 mmHg, embora a cirurgia não penetrante provavelmente esteja associada a um menor risco de perda da visão central na eventual presença de lesão avançada.

Técnica

- **Esclerectomia profunda** (Figura 11.86): uma janela de Descemet é criada para permitir a passagem do humor aquoso proveniente da CA. O egresso subsequente é subconjuntival, resultando em uma bolha de drenagem rasa, bem como nas vias supracoroidais mais profundas. É possível melhorar os resultados a longo prazo utilizando implante de colágeno no momento da cirurgia e aplicação pós-operatória de *laser* Nd:YAG à malha no local da cirurgia, com um gonioscópio (goniopunção).

- **Viscocanalostomia:** consiste na criação de uma janela de filtração, com a identificação e dilatação do canal de Schlemm por meio de um viscoelástico de alta densidade. O retalho escleral superficial é suturado firmemente para minimizar o escoamento subconjuntival de líquido e a formação de bolha. É provável que o procedimento cause rupturas microscópicas acidentais no tecido e na malha justacanalicular.

CIRURGIA DE GLAUCOMA MINIMAMENTE INVASIVA

MIGS é o termo empregado para designar os diversos implantes e técnicas que visam à redução da PIO com menor risco cirúrgico do que a cirurgia tradicional de glaucoma. O procedimento geralmente é combinado à cirurgia de catarata e não é adequado para todos os tipos de glaucoma.

Os procedimentos atuais podem ser classificados em dois grupos:
- **Cirurgia que evita a formação de bolha** pela manipulação do canal de Schlemm, seja pela excisão da malha trabecular (Trabectome®, Kahook Dual Blade®) ou pelo desvio (*bypass*) da malha trabecular (iStent inject® ou Hydrus®; Figura 11.87 A e B), ou pela dilatação do canal (canaloplastia abinterno com iTrack®)
- **Implantes que resultam na drenagem sob a cápsula de Tenon e a conjuntiva,** levando à formação de bolha (Xen®, Innfocus Microshunt®; Figura 11.87 C). A MMC (0,02%, 0,1 ml) normalmente é injetada sob a conjuntiva na posição adjacente ao implante para reduzir o risco de fibrose da bolha. Em geral, o agulhamento da bolha é necessário após a cirurgia.

Indicações

- Glaucoma leve a moderado, no qual a taxa de perda de campo visual é lenta e a meta da pressão-alvo é modesta (visando a uma faixa de 15 a 17 mmHg)
- Em determinados casos, o procedimento é combinado à facoemulsificação e ao implante de lente intraocular para reduzir a necessidade de medicação tópica.

Complicações

- Em procedimentos que envolvem a manipulação do canal de Schlemm, há risco de mau posicionalmento do implante, hemorragia, infecção e descompensação tardia da córnea

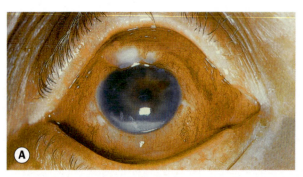
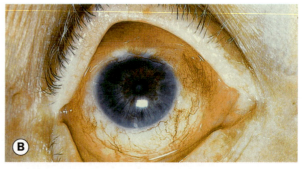

Figura 11.85 A. Endoftalmite associada à bolha. **B.** Aparência após tratamento bem-sucedido.

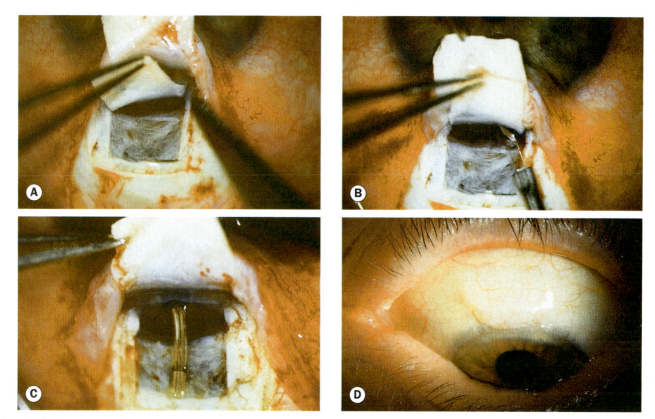

Figura 11.86 Cirurgia filtrante não penetrante: esclerectomia profunda. **A.** Dissecção do retalho escleral profundo. **B.** Dissecção da córnea clara expondo o canal de Schlemm. **C.** Implante de colágeno. **D.** Bolha plana avascular difusa. (*Cortesia de A Mermoud.*)

- Nos procedimentos que dependem da formação de bolha, é possível ocorrer complicações que sucedem à trabeculectomia. Como o procedimento envolve inserção de micro-*stent*, às vezes há mau posicionamento e erosão do *stent*
- A falha tardia da MIGS aumenta o risco de fibrose da bolha se, posteriormente, for necessária trabeculectomia para controle da PIO.

Resultados da cirurgia

No momento, é difícil fornecer dados confiáveis sobre os resultados dessa cirurgia. Existem relatos de redução média de 5 a 7 mmHg da PIO com menos medicamentos depois de 1 a 2 anos. Entretanto, não há resultados a longo prazo relativos ao controle da PIO, à taxa de perda de campo visual ou à segurança. Além disso, não existem grandes ensaios controlados de procedimentos "independentes", e os resultados publicados de MIGS são distorcidos pelo fato de que essa cirurgia em geral é realizada concomitantemente com a facoemulsificação, que, de maneira independente, reduz a PIO em cerca de 15%.

SHUNTS DE DRENAGEM

Shunts com uso de explantes episclerais

Introdução

Os dispositivos de drenagem do glaucoma criam uma comunicação entre a CA e o espaço subtenoniano por meio de um tubo ligado a um reservatório episcleral explantado posteriormente (Figura 11.88). Alguns contêm válvulas pressórico-sensíveis para a regulagem do fluxo de humor aquoso. A redução da PIO se deve ao fluxo pressórico-dependente passivo do humor aquoso, limitado pela parede de uma cápsula tecidual que se forma em torno do explante no decorrer de algumas semanas após a cirurgia. Nos últimos anos, o uso de dispositivos de drenagem do glaucoma aumentou, com evidências de qualidade fornecidas por um grande ensaio, o Tube *versus* Trabeculectomy Study, sobre a segurança e a comparabilidade desses dispositivos com a trabeculectomia melhorada por meio da associação da MMC. Na prática, o limiar para o implante de dispositivos de drenagem do glaucoma foi reduzido, embora o número de pacientes submetidos à trabeculectomia permaneça significativamente mais alto do que o daqueles submetidos ao implante desses dispositivos. Constituem exemplos de implantes de dispositivos de drenagem de glaucoma:

- **Molteno**: tubo de silicone conectado a uma (137 mm^2) ou duas (274 mm^2) placas de polipropileno com 13 mm de diâmetro
- **Baerveldt**: tubo de silicone conectado a uma grande placa de silicone (250 ou 350 mm^2). O silicone pode provocar uma pequena reação do tecido em comparação com o polipropileno
- **Ahmed**: trata-se de implante valvulado formado por um tubo de silicone conectado a uma válvula siliconada fixada a uma estrutura de polipropileno (184 mm^2). O mecanismo da válvula consiste em duas finas membranas de elastômero de silicone, com a finalidade de reduzir a hipotonia pós-operatória precoce e suas complicações. O implante precisa ser preparado com uma injeção de solução salina na válvula antes da realização da cirurgia.

Indicações

As circunstâncias em que os dispositivos de drenagem do glaucoma podem ser superiores à trabeculectomia não são bem definidas,

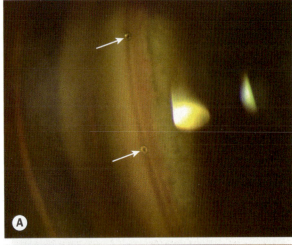
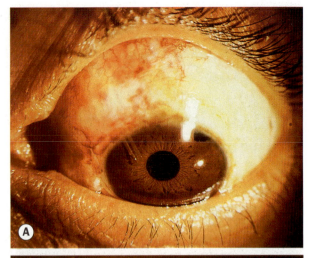
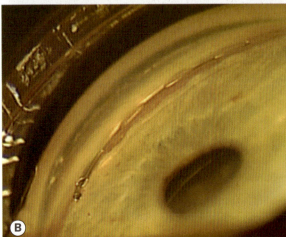
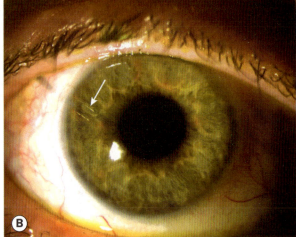

Figura 11.88 Implante de tubo longo. **A.** Aparência pós-operatória imediata. **B.** Três meses após a cirurgia em outro paciente (*seta*).

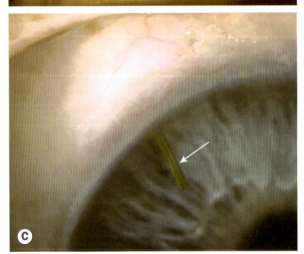

Figura 11.87 Cirurgia de glaucoma minimamente invasiva. **A.** iStent® (*seta*). **B.** Hydrus®. **C.** Xen® (*seta*). (*Cortesia de G Ratnarajan – Figura A.*)

- Glaucoma secundário em que a trabeculectomia de rotina, com ou sem antimetabólitos adjuvantes, tem menor probabilidade de sucesso. Aniridia, GNV, síndrome iridocorneana endotelial e glaucoma após ruptura traumática do segmento anterior são alguns dos exemplos
- Determinados tipos de glaucoma congênito em que os procedimentos convencionais tenham falhado.

Complicações

A incidência de complicações sérias é semelhante à da trabeculectomia com mitomicina.

- **Drenagem excessiva**: resultando em hipotonia e CA rasa
- **Encapsulamento da bolha**: caracterizada pela PIO elevada 1 a 6 semanas depois que o humor aquoso adentra a área do prato. Clinicamente, pode-se observar uma bolha de paredes espessas e inflamada sobre o prato. É mais comum após a inserção de válvula de Ahmed do que de tubo não valvulado
- **Mau posicionamento** (Figura 11.89 A): pode resultar em toque endotelial ou lenticular com descompensação corneana e catarata, respectivamente. A colocação do tubo pelo sulco ciliar ou via *pars plana* pode ser realizada em alguns olhos para evitar a possibilidade de toque corneano

devendo-se considerar muitos fatores, entre os quais a experiência e a qualificação de cada cirurgião. O uso desses dispositivos pode ser considerado nas seguintes situações:
- Olhos com cicatrização conjuntival grave que impeça dissecção conjuntival acurada
- Glaucoma descontrolado, apesar de trabeculectomia realizada anteriormente com terapia antimetabólita adjuvante

- **Erosão do tubo**: através da esclera e da conjuntiva (Figura 11.89 B)
- **Descompensação da córnea**: decorrente da perda de células endoteliais
- **Falha de drenagem precoce**: ocorre como resultado de bloqueio da entrada do tubo por vítreo, sangue ou tecido iriano
- **Falha de drenagem tardia**: verifica-se em cerca de 10% dos casos ao ano e é comparável ou, talvez, ligeiramente melhor do que aquela observada após a trabeculectomia (Figura 11.89 C)
- **Visão dupla**: decorrente de interferência com os músculos extraoculares (Figura 11.89 D). Tende a ocorrer se o prato for colocado no quadrante nasal superior.

Resultados

Os resultados dependem do tipo de glaucoma. Em geral, alcança-se PIO em torno de 16 mmHg, mas a medicação tópica normalmente é necessária em médio e longo prazos. O estudo Ahmed Baerveldt Comparison (ABC; no qual a PIO média era de 30 mmHg antes da cirurgia) demonstrou PIO média de 14,7 mmHg após a cirurgia no grupo Ahmed e de 12,7 mmHg no grupo Baerveldt depois de 5 anos. A taxa de sucesso a longo prazo em algumas condições, como GNV e síndrome iridocorneana endotelial, é baixa. MMC adjuvante pode melhorar a taxa de sucesso da cirurgia de implante de drenagem.

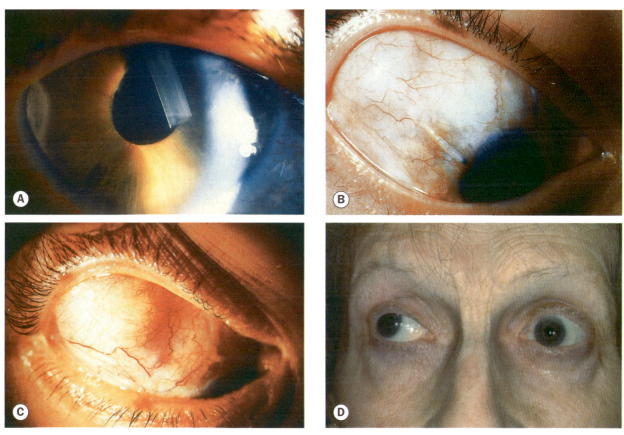

Figura 11.89 Complicações dos implantes de drenagem. **A.** Mau posicionamento. **B.** Erosão do tubo. **C.** Encapsulamento da bolha sobre o prato associado à falha da drenagem tardia. **D.** Síndrome de Brown adquirida (olho esquerdo).

Uveíte

Capítulo 12

CLASSIFICAÇÃO, 408

ASPECTOS CLÍNICOS, 408
Uveíte anterior, 408
Uveíte posterior, 410

INVESTIGAÇÃO, 411

TRATAMENTO, 415

TERAPIA IMUNOMODULATÓRIA PARA UVEÍTE NÃO INFECCIOSA, 417

UVEÍTE NAS ESPONDILOARTROPATIAS, 419
Espondilite anquilosante, 419
Artrite reativa, 419
Artrite psoriásica, 420

SÍNDROME UVEÍTICA DE FUCHS, 420

UVEÍTE NA ARTRITE IDIOPÁTICA JUVENIL, 421

UVEÍTE NAS DOENÇAS INTESTINAIS, 424
Colite ulcerativa, 424
Doença de Crohn, 425
Doença de Whipple, 425

UVEÍTE NAS DOENÇAS RENAIS, 426
Nefrite tubulointersticial com uveíte, 426
Nefropatia por IgA, 426

UVEÍTE INTERMEDIÁRIA, 426

SÍNDROME DE VOGT-KOYANAGI-HARADA, 428

OFTALMIA SIMPÁTICA, 431

UVEÍTE INDUZIDA PELO CRISTALINO, 431

SARCOIDOSE, 433

DOENÇA DE BEHÇET, 436

UVEÍTE PARASITÁRIA, 439
Toxoplasmose, 439
Toxocaríase, 442
Oncocercose, 445
Cisticercose, 448
Neurorretinite subaguda unilateral difusa, 448

UVEÍTE VIRAL, 449
Uveíte na infecção pelo vírus da imunodeficiência humana, 449
Retinite por citomegalovírus, 450
Necrose retiniana progressiva, 452
Necrose aguda da retina, 453
Uveíte anterior pelo herpes-vírus simples, 453
Uveíte anterior pelo vírus varicela-zóster, 454
Uveíte anterior por citomegalovírus, 455
Rubéola, 455
Sarampo, 455
Caxumba, 456
Vaccinia, 456
Zika, 456
Ebola, 456

UVEÍTE FÚNGICA, 456
Síndrome da histoplasmose ocular presumida, 456
Coroidite por *Pneumocystis*, 456
Coroidite criptocócica, 456
Endoftalmite endógena por *Candida*, 457
Endoftalmite por *Aspergillus*, 459
Coccidioidomicose, 459

UVEÍTE BACTERIANA, 459

Tuberculose, 459
Sífilis adquirida, 461
Doença de Lyme, 462
Brucelose, 463
Endoftalmite bacteriana endógena, 463
Doença da arranhadura do gato, 464
Hanseníase, 465

CORIORRETINOPATIAS IDIOPÁTICAS DIVERSAS, 466
Síndrome dos múltiplos pontos brancos evanescentes, 466
Síndrome do aumento idiopático agudo da mancha cega, 467
Epiteliopatia pigmentar placoide multifocal posterior aguda, 467
Coroidopatia serpiginosa, 468
Coriorretinite placoide persistente, 468
Maculopatia placoide persistente, 468
Neurorretinopatia macular aguda, 468
Retinopatia externa oculta zonal aguda, 469
Coroidopatia puntata interna, 469
Coroidite multifocal com panuveíte, 470
Síndrome de fibrose sub-retiniana progressiva e uveíte, 471
Retinocoroidite de Birdshot, 471
Epitelite pigmentar retiniana aguda, 472
Maculopatia idiopática aguda | unilateral, 473
Retinite multifocal aguda, 475
Coroidite idiopática solitária, 475
Angiite de vasos congelados, 475
Síndrome de vasculite retiniana idiopática, aneurismas e neurorretinite, 476

CLASSIFICAÇÃO

A orientação do Standardization of Uveitis Nomenclature (SUN) Working Group sobre a terminologia relacionada com a uveíte, endossada pelo International Uveitis Study Group (IUSG), classifica a uveíte do ponto de vista anatômico (Figura 12.1) da seguinte maneira:

- **Anterior**: a câmara anterior é o sítio inflamatório primário
- **Intermediária**: inflamação essencialmente vítrea, incluindo a *pars planitis*
- **Posterior**: retina e/ou coroide
- **Panuveíte**: todas as estruturas uveais são envolvidas.

Uma classificação clínica do IUSG baseada na etiologia também está em vigor:

- **Infecciosa**: bacteriana, viral, fúngica, parasitária, outras
- **Não infecciosa**: com e sem associação sistêmica
- **Mascarada**: neoplásica e não neoplásica.

A orientação do SUN Working Group inclui as seguintes descrições relacionadas com a cronologia da atividade inflamatória:

- **Início**: súbito ou insidioso
- **Duração**: limitada (3 meses ou menos) ou persistente
- **Curso clínico**: agudo (de início súbito e duração limitada), recorrente (episódios repetidos separados por períodos inativos sem tratamento) ou crônico (duração persistente, com recaída em menos de 3 meses após a interrupção do tratamento). A remissão é definida como inatividade (sem células visíveis) por 3 meses ou mais.

ASPECTOS CLÍNICOS

Uveíte anterior

Introdução

Uveíte anterior é uma inflamação que envolve o trato uveal anterior – a íris e a parte anterior (*pars plicata*) do corpo ciliar – e é a forma mais comum de uveíte. Irite é o termo designativo da inflamação que envolve basicamente a íris, enquanto iridociclite consiste no envolvimento tanto da íris quanto do corpo ciliar anterior. Na prática, esses termos são intercambiáveis por não haver como distingui-los clinicamente. Uveíte anterior aguda é a manifestação mais comum, cuja maior proporção é constituída pelas formas idiopáticas e relacionadas com o HLA-B27. A etiologia, nesses casos, é incerta, mas pode envolver reatividade cruzada a antígenos microbianos específicos em indivíduos com predisposição genética. A uveíte anterior aguda pode ser característica de uma ampla variedade de condições oculares, como trauma (inclusive cirurgia), inflamação relacionada com o cristalino e infecção por herpes simples, ou ainda secundária à inflamação em outro local no olho, como ceratite ou esclerite bacteriana. A uveíte anterior pode também consistir na apresentação clínica, sem vir acompanhada por uveíte intermediária ou posterior, em diversas condições sistêmicas, incluindo distúrbios inflamatórios crônicos, como sarcoidose.

Uveíte anterior crônica é menos comum do que a uveíte anterior aguda. Em geral, é bilateral e a probabilidade de doença sistêmica é maior. Com frequência, há sinais de inflamação granulomatosa (ver adiante).

Pesquisas sobre as associações sistêmicas da uveíte anterior variam quanto aos seus achados. A Tabela 12.1 apresenta possibilidades importantes, mas não é exaustiva.

O prognóstico normalmente é bom na maioria dos casos idiopáticos e relacionados com o HLA-B27, desde que o tratamento seja adequado. Os resultados são mais variáveis na uveíte anterior crônica e nos casos em que haja distúrbio ocular ou sistêmico subjacente.

Aspectos clínicos

- Os **sintomas** da uveíte anterior aguda consistem no rápido início de dor unilateral, perda visual, fotofobia, vermelhidão e secreção aquosa, ocasionalmente precedida por desconforto ocular leve por alguns dias. Como a recorrência é comum, especialmente

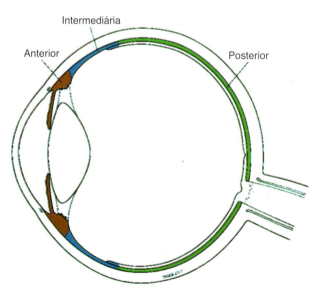

Figura 12.1 Classificação anatômica da uveíte.

Tabela 12.1 Associações sistêmicas da uveíte anterior.

Idiopáticas	Associação sistêmica não detectável – em torno de 50%
Infecciosas	Varicela-zóster – normalmente herpes-zóster oftálmico atual ou passado Tuberculose Sífilis Doença de Lyme Infecções virais sistêmicas diversas
Não infecciosas	Positividade para HLA-B27 – em torno de 20% dos casos de uveíte anterior aguda – com ou sem manifestações de doença sistêmica relacionada com HLA-B27 (ver texto) Artrite idiopática juvenil Sarcoidose Doença de Behçet Síndrome de nefrite tubulointersticial com uveíte Lupus eritematoso sistêmico Esclerose múltipla Medicamentosa (ver Capítulo 21)
Mascaradas	Neoplásica (p. ex., linfoma, melanoma do segmento anterior) Não neoplásica (p. ex., xantogranuloma juvenil)

com os tipos idiopáticos e relacionados ao HLA-B27, haverá sempre um histórico de episódios anteriores semelhantes. A uveíte anterior crônica pode manifestar-se de maneira insidiosa ou aguda, e ser assintomática até o desenvolvimento de complicações como catarata

- A **acuidade visual** (**AV**) é variavelmente comprometida, dependendo da gravidade da inflamação e da presença de complicações. Em geral, é levemente reduzida na uveíte anterior aguda
- A **"injeção ciliar"** (injeção perilímbica, rubor ciliar ou simplesmente "injeção") é a hiperemia conjuntival circuncorneana com coloração violácea (arroxeada) devido ao envolvimento dos vasos sanguíneos mais profundos (Figura 12.2 A), e normalmente é observada na uveíte anterior aguda. A injeção ciliar é caracteristicamente ausente em algumas formas de uveíte anterior crônica e, ocasionalmente, na uveíte anterior aguda
- **Miose** decorrente de espasmo do esfíncter pupilar (Figura 12.2 B) predispõe à formação de sinéquias posteriores (ver adiante)
- As **células da CA** são um indicador confiável de atividade inflamatória. A graduação (SUN Working Group) se faz pela estimativa do número de células dentro de um campo de 1 mm × 1 mm do feixe da lâmpada de fenda, empregando a intensidade de luz e a ampliação adequadas (Tabela 12.2). Esse procedimento deve ser realizado antes da dilatação da pupila, que pode levar à descamação de células pigmentares para o humor aquoso. Com frequência, observa-se presença de células inflamatórias também na porção anterior do vítreo
- *Flare* do humor aquoso é a turvação do líquido normalmente transparente na CA, refletindo presença de proteínas decorrentes da quebra da barreira hematoaquosa. Com base nos trabalhos realizados com crianças com uveíte anterior crônica idiopática juvenil associada à artrite, hoje se acredita que, na maioria ou em todos os pacientes, a presença de *flare* indica inflamação ativa com um consequente risco mais elevado de complicações futuras. O *flare* pode ser graduado clinicamente com o auxílio de uma lâmpada de fenda de modo que se avalia o grau de interferência na visualização da íris e do cristalino (Tabela 12.3). Quando disponível, a flarefotometria a *laser* permite maior objetividade
- **Hipópio** (Figura 12.2 C) é o termo designativo de um exsudato purulento esbranquiçado composto por diversas células inflamatórias situado na parte inferior da câmara anterior (CA), formando um nível horizontal sob a influência da força da gravidade. O hipópio é comum na uveíte anterior aguda associada ao HLA-B27 (ver adiante), quando um alto teor de fibrina o torna imóvel e de lenta absorção. Em pacientes com doença de Behçet, o hipópio contém um mínimo de fibrina e, por essa razão, desloca-se caracteristicamente de acordo com a posição da cabeça do paciente
- **Precipitados ceráticos** são depósitos no endotélio corneano compostos por células inflamatórias, como linfócitos, células plasmáticas e macrófagos (Figura 12.3 A e B). Normalmente, se concentram na porção inferior, em geral em um padrão triangular com o ápice apontado para cima (triângulo de Arlt) sob a influência da força da gravidade e das correntes de convecção do humor aquoso. Uma notável exceção é a síndrome uveítica de Fuchs, na qual os precipitados se distribuem de maneira difusa. Suas características indicam o tipo provável de uveíte: menor na inflamação não granulomatosa típica da uveíte anterior aguda e

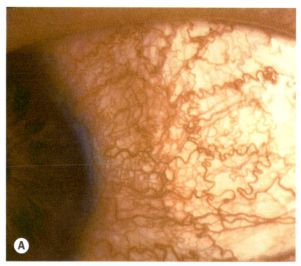

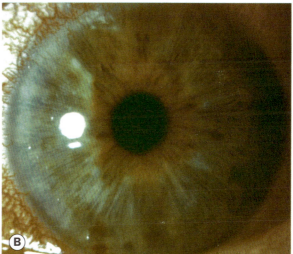

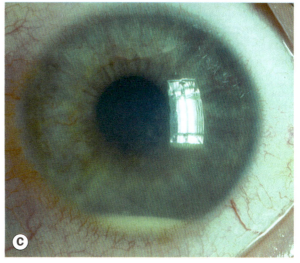

Figura 12.2 Sinais de uveíte anterior aguda. **A.** Injeção ciliar. **B.** Miose. **C.** Hipópio com *rubeosis*.

de tamanho médio a grande na inflamação granulomatosa (tipicamente crônica) na qual os tipos celulares podem incluir células epitelioides e multinucleadas. Diz-se que os precipitados ceráticos granulomatosos grandes com aspecto gorduroso têm

Tabela 12.2 Graduação das células da câmara anterior (1 mm × 1 mm do feixe da lâmpada de fenda) do Standardization of Uveitis Nomenclature (SUN) Working Group.

Grau	Células enquadradas
0	< 1
0,5+	1 a 5
1+	6 a 15
2+	16 a 25
3+	26 a 50
4+	> 50

Tabela 12.3 Sistema de graduação na lâmpada de fenda do SUN Working Group para *flare* da câmara anterior.

Grau	Descrição
0	Inexistente
1+	Leve
2+	Moderado (detalhes nítidos da íris e do cristalino)
3+	Acentuado (detalhes turvos da íris e do cristalino)
4+	Intenso (fibrina ou aquoso de aspecto plástico)

aparência de "gordura de carneiro" (Figura 12.3 C). Precipitados ceráticos são de tamanho pequeno a médio, e assumem uma morfologia em estrela ("estrelada"; Figura 12.3 D) ou filamentosa na FUS. Com frequência, se resolvem à medida que a inflamação aguda diminui: os precipitados não granulomatosos antigos podem tornar-se pigmentados; os granulomatosos podem tornar-se pigmentados (Figura 12.3 E) e/ou assumir aparência de "vidro fosco". O *dusting* endotelial por numerosas células individuais precede a formação dos verdadeiros precipitados ceráticos (Figura 12.3 F)

- O **exsudato fibrinoso** na CA (Figura 12.4 A e B) é comum na uveíte anterior aguda e, assim como como acontece com o hipópio, geralmente é observado na inflamação relacionada com o HLA-B27
- **Nódulos irianos** podem ocorrer tanto na uveíte anterior granulomatosa quanto na uveíte anterior não granulomatosa (Figura 12.5 A). Nódulos de Busacca envolvem o estroma iriano (Figura 12.5 B) e constituem uma característica da uveíte granulomatosa. Nódulos de Koeppe estão situados na margem da pupila e podem ser o local de formação das SP (Figuras 12.5 B e C). Nódulos amarelados podem desenvolver-se a partir dos vasos irianos dilatados (roséolas) na uveíte sifilítica. "Pérolas" irianas podem ser observadas na uveíte anterior crônica hansênica. Cristais irianos (corpúsculos de Russell), que se acredita consistirem em depósitos de imunoglobulina, são achados raros em alguns casos de uveíte crônica (Figura 12.5 D), inclusive na FUS
- **Sinéquias posteriores (SP)** são aderências inflamatórias localizadas entre a margem da pupila e a cápsula anterior do cristalino (Figura 12.6 A e B), podendo muito provavelmente formar-se no local de um nódulo de Koeppe. Elas podem desenvolver-se rapidamente e, para evitar sua formação, adota-se como rotina a profilaxia com agente midriático em todos os casos de uveíte anterior aguda, à exceção dos muito leves. Uma vez instaladas, deve-se fazer todas as tentativas de romper SP antes que se tornem permanentes (Figura 12.6 C e D)

- A **atrofia iriana** pode oferecer úteis pistas diagnósticas. Observa-se atrofia estromal difusa na FUS, e atrofia irregular ou setorial pode ocorrer na uveíte herpética (Figura 12.7). Ambos os padrões podem ser observados tanto na inflamação relacionada com o herpes simples (HSV) como no herpes-zóster, embora se acredite que o segundo geralmente produza um padrão setorial
- A **heterocromia iriana** designa uma diferença de cor entre a íris dos dois olhos, observada melhor à luz do dia. No contexto da uveíte, ocorre caracteristicamente na FUS (ver também Tabela 12.6, mais adiante)
- A **neovascularização da íris (NVI; *rubeosis iridis*)** pode ocorrer, especialmente na presença de inflamação crônica. O processo tende a ser menos agudo do que com a causa vascular primária, como a oclusão da veia central da retina. A presença de vasos irianos anormais é muito comum na FUS, mas não causam fechamento angular sinequial. A NVI pode ocorrer também na uveíte posterior, especialmente quando a perfusão retiniana é comprometida. Talvez seja difícil diferenciar os neovasos irianos dos vasos normais (às vezes, chamados "pseudorrubeosis"); os vasos normais seguem um curso radial, ao contrário da distribuição irregular da neovascularização. A angiofluoresceinografia (AGF) pode mostrar extravasamento dos neovasos, embora isso possa ser observado também em vasos normais dilatados, especialmente na presença de inflamação ativa
- A **pressão intraocular (PIO)** pode estar reduzida em consequência do comprometimento da secreção aquosa pelo epitélio ciliar, ou elevada em razão de vários mecanismos (ver "Glaucoma inflamatório" no Capítulo 11), incluindo o uso de esteroides tópicos
- O **exame do segmento posterior** deve sempre ser realizado para detectar uma causa mascarada de uveíte anterior (p. ex., DR, tumor), inflamação primária do segmento intermediário ou posterior, e complicações da uveíte anterior, como edema macular cistoide (EMC).

Uveíte posterior

A uveíte posterior abrange entidades clínicas da retinite, da coroidite e da vasculite retiniana. Algumas lesões podem originar-se primariamente na retina ou na coroide, mas geralmente há envolvimento de ambas (retinocoroidite e coriorretinite). As condições específicas serão tratadas mais adiante neste capítulo.

- A **apresentação** varia de acordo com a localização do foco inflamatório e a presença de vitreíte. Por exemplo, paciente com lesão periférica pode queixar-se de moscas volantes, enquanto paciente com lesão que envolva a mácula irá se queixar predominantemente de comprometimento da visão central
- A **retinite** pode ser focal (solitária), multifocal, geográfica ou difusa. As lesões ativas caracterizam-se por opacidades esbranquiçadas na retina com bordas mal delimitadas em razão do edema circundante (Figura 12.8 A). À medida que a lesão se resolve, as bordas tornam-se mais bem definidas
- A **coroidite** também pode ser focal, multifocal, geográfica ou difusa e normalmente não induz vitreíte na ausência de envolvimento concomitante da retina. A coroidite ativa caracteriza-se por nódulo amarelo arredondado (Figura 12.8 B)
- A **vasculite** pode ocorrer como condição primária ou como fenômeno secundário adjacente a um foco de retinite. Tanto as

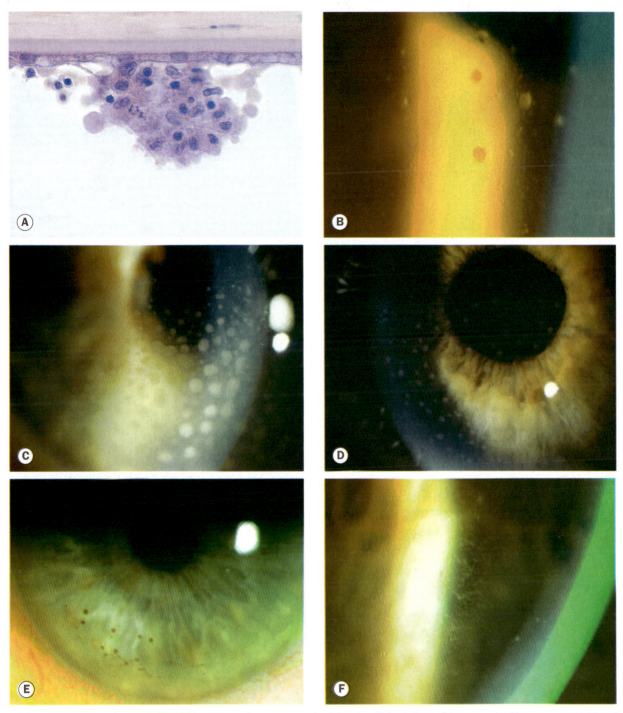

Figura 12.3 Precipitados ceráticos. **A.** Histologia mostrando um agregado típico de células inflamatórias no endotélio corneano. **B.** Visualização com grande ampliação de precipitados ceráticos recentes na uveíte anterior em estágio inicial. **C.** Grandes precipitados ceráticos com aspecto de "gordura de carneiro". **D.** Precipitados ceráticos estrelados na síndrome uveítica de Fuchs. **E.** Precipitados ceráticos granulomatosos pigmentados antigos. **F.** *Dusting* celular endotelial e formação precoce de precipitados ceráticos. (*Cortesia de J Harry e G Misson, de* Clinical Ophthlamic Pathology, *Butterworth-Heinemann 2001 – Figura A.*)

artérias (periarterite) quanto as veias (periflebite) podem ser afetadas, embora o envolvimento venoso seja mais comum. A vasculite ativa caracteriza-se pela presença de embainhamento perivascular amarelado ou branco-acinzentado e irregular (Figura 12.8 C), eventualmente associado à hemorragia. A vasculite quiescente pode deixar cicatrizes perivasculares, as quais não devem ser confundidas com doença ativa.

INVESTIGAÇÃO

As investigações geralmente são negativas, sem causa subjacente claramente determinada em muitos pacientes. Em vez de realizar uma bateria de exames de rastreamento, a investigação é específica para cada paciente, orientada pelos achados clínicos. Às vezes, uma causa provável pode ser óbvia, como na uveíte anterior grave após cirurgia

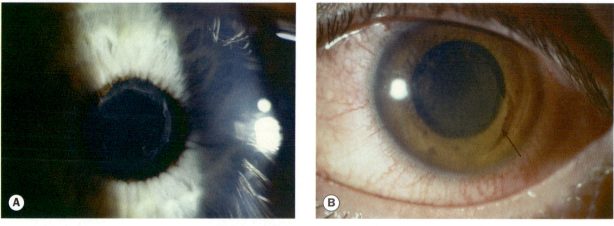

Figura 12.4 Exsudato fibrinoso. **A.** Leve. **B.** Grave (*seta*).

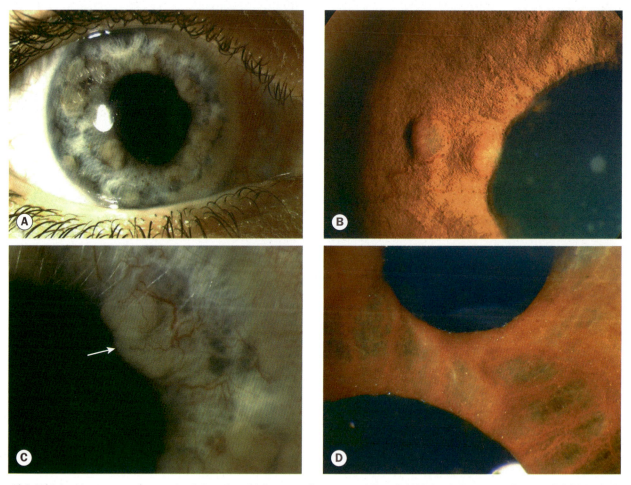

Figura 12.5 Nódulos irianos na uveíte anterior. **A.** Grandes nódulos na uveíte por sarcoidose. **B.** Nódulos de Busacca e Koeppe. **C.** Nódulo de Koeppe (*seta*). **D.** Cristais irianos (corpúsculos de Russell) na uveíte sifilítica crônica. (*Cortesia de C Pavesio – Figura B; S Chen – Figura D.*)

intraocular, quando a endoftalmite encabeça a lista de diagnósticos diferenciais. Na maioria dos casos, uma revisão cuidadosa para verificação de sintomas sistêmicos é essencial na detecção de quaisquer pistas para a doença subjacente, com encaminhamento a um especialista para avaliação mais aprofundada quando for o caso. Muitas condições associadas à uveíte podem manifestar-se com uma ampla variedade de achados sistêmicos.

Em geral, a investigação não é indicada nas seguintes circunstâncias:
- Um único episódio de uveíte anterior aguda não granulomatosa unilateral leve/moderada (sem hipópio) sem nenhuma condição ocular ou sistêmica sugestiva de doença subjacente
- Achados clínicos típicos de entidade específica para a qual a investigação normalmente não seja indicada (p. ex., FUS)

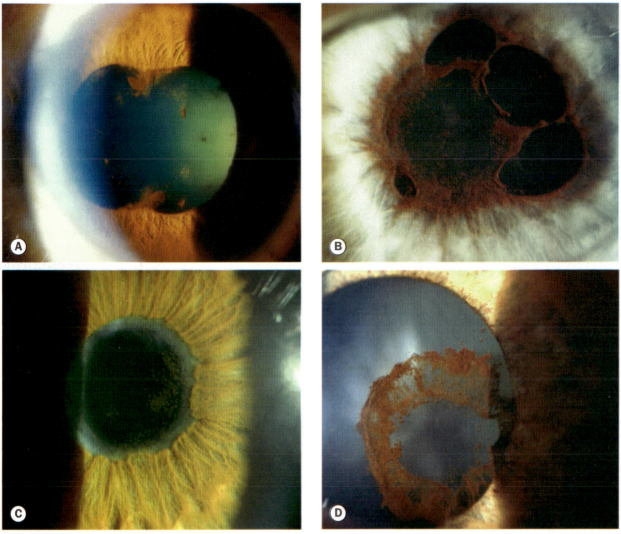

Figura 12.6 Sinéquias posteriores. **A.** Aderências na uveíte anterior aguda ativa. **B.** Extensas sinéquias e pigmento no cristalino após uveíte anterior aguda grave. **C.** Pupila direcionada para baixo. **D.** Após dilatação, mostrando presença de pigmentos no cristalino.

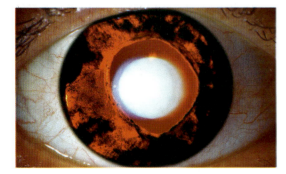

Figura 12.7 Extensa atrofia iriana após herpes-zóster oftálmico – padrão predominantemente setorial. (*Cortesia de C Barry.*)

- Após confirmação de diagnóstico sistêmico compatível com os achados clínicos (p. ex., sarcoidose).

As situações em que a investigação da possível presença de uveíte anterior geralmente é adequada incluem:

- Uveíte anterior aguda recorrente
- Uveíte anterior aguda grave
- Uveíte anterior aguda bilateral
- Uveíte anterior persistente, crônica ou resistente ao tratamento
- Sinais de inflamação granulomatosa (vale ressaltar que condições granulomatosas podem gerar uveíte anterior aguda não granulomatosa)
- Uveíte intermediária ou posterior associada
- Achados clínicos oculares ou sistêmicos sugestivos de doença subjacente.

A repetição de investigações específicas anteriormente negativas vários anos mais tarde eventualmente pode ser útil.

As seguintes investigações devem ser levadas em consideração:

- **Tipagem tecidual do HLA (HLA-B27)**: o complexo principal de histocompatibilidade é um grupo de genes envolvidos na interação com antígenos leucocitários e outras funções imunes, inclusive codificação das glicoproteínas da superfície celular. Nos seres humanos, o complexo principal de histocompatibilidade, encontrado no cromossomo 6, é denominado sistema de antígenos leucocitários humanos (HLA, *human leukocyte antigen*).

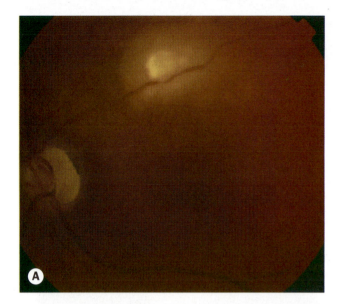

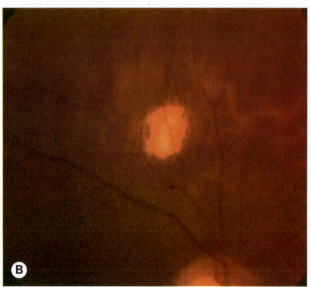

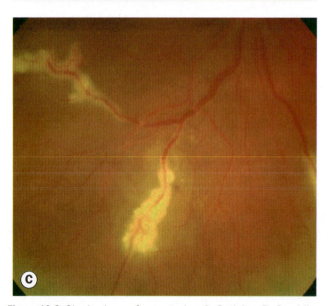

Figura 12.8 Sinais de uveíte posterior. **A.** Retinite. **B.** Coroidite. **C.** Vasculite.

A tipagem do HLA é utilizada para determinar a compatibilidade nos transplantes de órgãos, podendo também indicar predisposição a determinadas doenças. Convencionalmente realizado por identificação sorológica de antígenos, cada vez mais envolve análise de DNA. O HLA-B27 é uma proteína comum (p. ex., 6 a 8% dos brancos nos EUA; 0,5% dos pacientes de etnia japonesa) presente na superfície celular que apresenta peptídeos às células T. O fenótipo está fortemente associado a condições como uveíte anterior aguda, espondilite anquilosante (EA) e algumas outras condições inflamatórias, como artrite reativa (síndrome de Reiter), artrite psoriásica e artrite nas doenças inflamatórias intestinais. Está presente em 50% dos pacientes com uveíte anterior aguda sem quaisquer outras patologias e em 90% dos pacientes com uveíte anterior aguda associada a alguma espondiloartropatia, particularmente EA. Muitos subtipos de HLA-B27 já foram identificados e sua importância está sujeita a contínuas pesquisas. Os tipos de HLA associados à doença inflamatória ocular estão relacionados na Tabela 12.4. O exame do HLA-B27 deve ser realizado em qualquer adulto ou criança com uveíte anterior não granulomatosa recorrente ou crônica

- **Sorologia para sífilis**
  - Os testes treponêmicos para detecção de anticorpos, como o ELISA (ensaio de imunoabsorção enzimática) são altamente sensíveis e específicos, mas levam cerca de 3 meses para se tornarem positivos
  - Os testes de anticorpos tituláveis inespecíficos anticardiolipina, como a reagina plasmática rápida ou o laboratório de pesquisa de doença venérea geralmente são positivos na infecção em estágio inicial e são utilizados como auxílio no monitoramento da atividade da doença. Com o tempo, esses testes tornam-se negativos, com frequência na doença tratada. Podem ocorrer resultados falso-positivos
  - Ambas as categorias de teste devem ser realizadas durante o rastreamento para sífilis ocular
  - Os achados clínicos sugestivos do diagnóstico de sífilis devem ensejar o encaminhamento urgente a um médico especializado em doenças infecciosas ou sexualmente transmissíveis
- **Níveis séricos da enzima conversora da angiotensina (ECA):** um teste inespecífico que indica a presença de doença granulomatosa, como sarcoidose, tuberculose ou hanseníase. A elevação ocorre em até 80% dos pacientes com sarcoidose aguda, mas pode ser normal durante as remissões. Em crianças normais, os níveis séricos da ECA tendem a ser mais elevados e diagnosticamente menos úteis. O exercício vigoroso pode elevar a ECA

Tabela 12.4 Exemplos de associações dos antígenos leucocitários humanos (HLA) à uveíte.

Tipo de HLA	Doença associada
HLA-B27	Uveíte anterior aguda recorrente
HLA-A29	Retinocoroidite de Birdshot
HLA-B51 e HLA B5	Síndrome de Behçet
HLA-B7 e HLA-DR2	Síndrome de histoplasmose ocular (presumida)
HLA-DR4	Oftalmia simpática
HLA-DR4	Síndrome de Vogt-Koyanagi-Harada

- **Lisozima**: é um grupo de enzimas encontradas nos neutrófilos polimorfonucleares e em várias secreções, inclusive nas lágrimas. Exerce uma forte ação antibacteriana, mediando a quebra da parede celular bacteriana. Em geral, a dosagem da lisozima sérica é ligeiramente menos sensível e específica do que o da ECA sérica no diagnóstico da sarcoidose, mas a realização de ambos os testes pode aumentar a sensibilidade e a especificidade
- **Velocidade de hemossedimentação (VHS) e proteína C reativa (PCR)**: reagentes de fase aguda provavelmente de valor limitado, mas podem estar elevados em uma série de distúrbios inflamatórios sistêmicos
- **Hemograma completo**: leucocitose pode levantar suspeita de infecção e, excepcionalmente, de malignidade hematológica. Eosinofilia pode ocorrer na presença de infecção parasitária
- **Doença de Lyme**: pode-se considerar a sorologia, especialmente em áreas endêmicas. A sorologia para outras doenças infecciosas, como *brucelose* e *leptospirose*, pode ser solicitada na eventual presença de fatores de risco relevantes (p. ex., região endêmica)
- **Anticorpos antinucleares (ANA)**: uso limitado, exceto em crianças. Naqueles com artrite idiopática juvenil (AIJ), sua presença está associada a um risco maior de uveíte anterior crônica. Existem relatos de possíveis casos subclínicos em crianças ANA-positivas com uveíte anterior crônica
- **Anticorpos anticitoplasma de neutrófilos (ANCA)**: uso limitado na uveíte anterior, a menos que associada à esclerite e/ou ceratite ulcerativa periférica, quando o teste de ANCA citoplasmáticos (c-ANCA) deve considerado como evidência de granulomatose de Wegener
- **Ensaio de liberação de interferona-gama** (p. ex., QuantiFERON-TB Gold™): exame de sangue para tuberculose
- **Sorologia para HIV**: indicado para determinados pacientes, normalmente aqueles com diagnóstico ou suspeita de infecção oportunista
- **Raios X das articulações sacroilíacas**: pode demonstrar evidência de sacroileíte na EA e outras espondiloartropatias soronegativas. Deve-se sempre assumir um alto nível de suspeita dessas duas condições tratáveis (bem como de sífilis), especialmente se a inflamação for granulomatosa
- **Raios X de tórax**: pode mostrar evidência de sarcoidose ou tuberculose. Alto nível de suspeita para ambas as condições tratáveis (assim como a sífilis) deve ser sempre adotada, principalmente se a inflamação for granulomatosa
- **Exame de imagem ocular**
    - Ultrassonografia em modo B-scan, se a visualização do segmento posterior for comprometida por pupilas muito pequenas ou meios opacos
    - Tomografia de coerência óptica (OCT) pode revelar complicações do segmento posterior, como edema macular cistoide (EMC) e membrana epirretiniana (MER)
    - Autofluorescência (FAF, *fundus autofluorescence*) pode demonstrar suspeita de patologia do segmento posterior, uma vez que lesões de várias condições inflamatórias, como síndrome dos múltiplos pontos brancos evanescentes (MEWDS, *multiple evanescent white dot syndrome*), que pode levar à inflamação leve da CA, geralmente são mostradas de maneira mais efetiva do que no exame clínico

- Angiofluoresceinografia (AGF) é útil em alguns casos de uveíte anterior, como confirmação ou exclusão de suspeita de patologia do segmento posterior (p. ex., vasculite, síndromes dos pontos brancos) ou identificação de isquemia macular como causa de visão reduzida se não for visualizada nenhuma anormalidade macular na OCT
- Angiografia com indocianina verde (AIV), ou indocianinografia, raramente é indicada na uveíte anterior, mas pode ser utilizada para procurar patologia coroideana sutil associada
- Ultrassonografia biomicroscópica (UBM, *ultrasound biomicroscopy*) é particularmente indicada em casos de hipotonia e pode demonstrar patologias como efusão sutil da coroide, fenda na ciclodiálise e membrana ciclítica
- **Punção do humor aquoso**: raramente realizado na uveíte anterior, mas as causas virais hoje são reconhecidas como mais frequentes do que se imaginava anteriormente. Os herpes-vírus (incluindo o citomegalovírus) e a rubéola devem ser levados em consideração em casos clinicamente suspeitos, especialmente uveíte hipertensiva inexplicável, e que, de certa maneira, não respondem aos esteroides tópicos. É possível enviar uma amostra de humor aquoso para análise da reação em cadeia da polimerase para a verificação de material genético viral e para microscopia, cultura e teste de anticorpos. A reação em cadeia da polimerase pode também ajudar a excluir a hipótese de infecção por *Propionibacterium* em um olho pseudofácico cronicamente inflamado
- **Biopsia da íris**: raramente é realizada
- **Biopsia do vítreo**: tende a ser limitada à investigação de inflamação obscura do segmento posterior e suspeita de endoftalmite infecciosa

---

DICA Para determinar a causa de uma uveíte posterior grave e persistente de etiologia desconhecida para a qual os exames diagnósticos são negativos, deve-se considerar a biopsia vítrea e/ou retinocoroidal.

- **Biopsia da conjuntiva**: eventualmente pode-se indicar coleta de amostra tecidual, como no caso de suspeita de granuloma ou lesão infiltrativa
- **Encaminhamento para especialista com consequente investigação mais aprofundada**: é fundamental na suspeita de doença sistêmica. Por exemplo, na presença de sintomas respiratórios, o cirurgião cardiotorácico pode providenciar um exame, como tomografia computadorizada (TC) de alta resolução do tórax, cintilografia de corpo inteiro com gálio (sarcoidose), teste cutâneo de derivado proteico purificado para tuberculose (teste negativo é indicador de diagnóstico de sarcoidose) e broncoscopia com lavagem/biopsia. Da mesma maneira, o encaminhamento a neurologista pode levar à ressonância magnética (RM) craniana e à punção lombar, e o encaminhamento ao gastroenterologista, à endoscopia.

TRATAMENTO

Para pacientes com causa de inflamação tratável, como infecção, por exemplo, administra-se tratamento específico (ver tópicos individuais) em lugar, ou além, das medidas anti-inflamatórias gerais apresentadas adiante. A frequência de reavaliação é determinada de acordo com a gravidade e a cronicidade da inflamação. Pacientes com inflamação grave podem precisar de reavaliação 1 ou 2 dias após o início do tratamento. É possível que aqueles com uveíte anterior aguda idiopática recorrente leve necessitem de reavaliação apenas várias semanas depois de iniciado o tratamento

- **Esteroides tópicos**
  - Prednisolona a 1% ou dexametasona a 0,1% geralmente é utilizada como primeira opção. Outras composições, de disponibilidade geográfica variável, incluem difluprednato a 0,05% (pode ser administrado com menor frequência), etabonato de loteprednol a 0,2 e 0,5% (potência moderada a alta, mas com menor tendência a elevar a PIO), betametasona, prednisolona a 0,5%, fluorometolona e rimexolona (os três últimos são de potência moderada a baixa). A seleção da composição de esteroide tópico pode ser modificada de acordo com a gravidade e outros fatores, como tendência conhecida de elevação da PIO. Pode-se aplicar uma pomada de esteroide (p. ex., betametasona) na hora de dormir para suplementar os colírios. Em alguns casos, é necessário um tratamento anti-inflamatório adicional (ver adiante)
  - O tratamento da uveíte anterior aguda envolve inicialmente a instilação com frequência adequada à gravidade da inflamação, normalmente começando com 1 gota de hora em hora nos casos moderados a graves. Uma vez controlada a inflamação, a frequência da instilação deve ser gradativamente reduzida. Um regime geralmente adotado deve consistir em:
    - Uma gota de hora em hora, por 3 dias, e então
    - A cada 2 horas, por 3 dias, em seguida
    - Quatro vezes/dia, por 1 semana, depois
    - Três vezes/dia, por 1 semana, depois
    - Duas vezes/dia, por 1 semana, e por fim
    - 1 vez/dia, por 1 semana antes de parar. O tratamento geralmente é descontinuado depois de 5 a 6 semanas.

Realizam-se reavaliações periódicas, conforme adequado, no decorrer do tratamento, ainda com uma avaliação após 1 ou 2 semanas da interrupção do tratamento, podendo o paciente receber alta, porém ciente de que deve retornar com urgência em caso de recorrência dos sintomas

  - O tratamento da uveíte anterior crônica geralmente visa à completa supressão da inflamação, sem atividade celular ou *flare* na CA – o segundo é, hoje, considerado um indicador de inflamação ativa na maioria ou em todos os casos. Mesmo a atividade contínua de baixa intensidade é associada a uma maior incidência de complicações que supera o risco de complicações decorrentes do tratamento. As exacerbações são tratadas inicialmente da mesma maneira que a uveíte anterior aguda, embora com uma redução mais gradativa e normalmente um regime de manutenção. A FUS é uma exceção a essa abordagem
  - As complicações comuns dos esteroides tópicos incluem elevação transitória da PIO em indivíduos suscetíveis ("sensíveis aos esteroides"). O tratamento a longo prazo é capaz de provocar elevação permanente da PIO com lesão glaucomatosa. Catarata pode ser induzida, mas é menos comum do que com a administração de esteroides sistêmicos.

Complicações corneanas não são comuns e incluem infecção secundária por bactérias e fungos, recrudescência da ceratite causada por HSV e *melting* corneano. Efeitos colaterais sistêmicos são raros com os esteroides tópicos, mas podem ocorrer após a administração prolongada, especialmente em crianças, nas quais as medidas de redução da absorção sistêmica, como a pressão sobre o canto medial e a limpeza do extravasamento do medicamento das pálpebras após a instilação, devem ser discutidas

- **Agentes cicloplégicos** são empregados na uveíte anterior aguda e nas exacerbações da uveíte anterior crônica a fim de evitar formação de SP, romper sinéquias recém-formadas e promover o conforto ao aliviar o espasmo dos músculos pupilar e ciliar. Agentes anticolinérgicos geralmente utilizados, em ordem crescente de potência e duração da ação, incluem ciclopentolato (duração de 12 a 24 horas), homatropina (3 dias) e atropina (7 a 10 dias). Na fase aguda, a fenilefrina a 2,5 ou 10% pode ser utilizada para suplementar os anticolinérgicos e romper as SPs. Na uveíte anterior leve ou crônica, pode-se instilar um cicloplégico na hora de dormir para evitar dificuldades com a acomodação durante o dia. Em crianças, é preciso ter cuidado para evitar toxicidade sistêmica, dada a ocorrência de uma série de efeitos adversos sistêmicos, inclusive convulsões. A cicloplegia monocular prolongada pode induzir ambliopia na faixa etária suscetível
- **Midricaína® nº 2**: composição que contém epinefrina e atropina utilizada na tentativa de romper SP recém-formadas quando os colírios são ineficazes. Contém também anestésico local para melhorar o conforto. As quantidades dos componentes variam de acordo com o fabricante, mas 0,3 mℓ contendo 0,12 mg de epinefrina, 1 mg de atropina e 6 mg de procaína é o habitual. Normalmente, é administrada por injeção subconjuntival. Uma alternativa à injeção é a inserção de compressa de algodão embebida em Midricaína nos fórnices superior e inferior por 5 minutos. Existem relatos de eventos cardiovasculares sérios após a injeção (taquicardia sinusal transitória é comum), quando o paciente deve ser monitorado. A Midricaína® nº 1 é uma versão pediátrica que também pode ser efetiva em adultos
- **Ativador de plasminogênio tecidual (TPA, *tissue plasminogen activator*)**: na uveíte anterior fibrinosa grave, 12,5 a 25 μm de TPA em 0,1 mℓ injetado na CA (intracameralmente) com agulha calibre 30 sob anestesia tópica dissolverá o denso exsudato fibrinoso, podendo romper SP recém-formadas. É necessário tomar precauções antissépticas semelhantes àquelas adotadas em relação à injeção intravítrea
- **Esteroide subconjuntival**: pode ser administrado em casos graves ou a pacientes cuja adesão tenda a ser baixa. Por exemplo, a solução de fosfato de sódio de betametasona (4 mg em 1 mℓ) pode ser administrada sozinha ou em composição combinada com suspensão de acetato de betametasona para um efeito sustentado (p. ex., Celestone, 6 mg em 1 mℓ)
- **Injeção local de esteroide**: o uso de abordagem inferior ("assoalho orbital") ou de injeção subtenoniana posterior (Figura 12.9) de composições de esteroides *depot* (p. ex., acetonida de triancinolona, acetato de metilprednisolona) é comum no tratamento de inflamação do segmento posterior, mas geralmente é reservado a pacientes com uveíte anterior para tratamento de casos complicados por EMC e aqueles que não aderem à administração

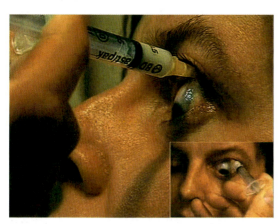

Figura 12.9 Injeção subtenoniana posterior de esteroides. (*Cortesia de C Pavesio.*)

da medicação tópica. Injeções perioculares também podem ser administradas no momento da cirurgia e raramente são utilizadas para suplementar a terapia sistêmica ou quando esteroides sistêmicos forem contraindicados. O pico de ação se dá por volta de 4 semanas, com uma duração máxima da ação de cerca de 3 meses. Complicações incluem hemorragia subconjuntival, penetração do globo ocular, elevação refratária da PIO (até 25%), catarata, ptose, hemorragia palpebral, necrose isquêmica da pálpebra, hemorragia retrobulbar, atrofia da gordura subdérmica, paresia dos músculos extraoculares, lesão do nervo óptico, oclusão vascular da retina e da coroide, e hipopigmentação cutânea. Efeitos adversos sistêmicos são raros, mas podem ocorrer. A Tabela 12.5 apresenta os procedimentos de injeção; não existem evidências claras da superioridade de uma via sobre a outra, mas pode haver menor risco de perfuração ocular, elevação da PIO e ptose com a abordagem de acesso via assoalho orbital. O uso de cânula intravenosa de plástico inserida por via subtenoniana superior já foi descrito e oferece menor risco de perfuração

- **Esteroides intraoculares**: acetonida de triancinolona intravítrea (4 mg em 0,1 mℓ, ou seja, um décimo da dose orbital) é ocasionalmente utilizada na uveíte anterior para tratamento de EMC que não responde a outros tipos de terapia (ver Figura 13.35 E, no Capítulo 13) e raramente pode ser considerada no momento da cirurgia intraocular para pacientes de alto risco com uveíte anterior. As complicações incluem elevação da PIO, catarata, endoftalmite (estéril ou infecciosa), hemorragia, descolamento de retina (DR) e pseudo-hipópio (Figura 12.10). Implantes intravítreos de liberação prolongada podem ser indicados ocasionalmente
- **Esteroides sistêmicos**: muito raramente são necessários para uveíte anterior, mas talvez sejam necessários na resposta inadequada ao tratamento tópico. Às vezes são administrados em ciclo curto antes da cirurgia intraocular como profilaxia contra o agravamento da inflamação, com a vantagem de que o efeito cessa rapidamente em comparação com a injeção periocular ou intraocular de esteroide *depot*, mas possivelmente com importantes efeitos colaterais adversos
- **Fármacos anti-inflamatórios não esteroidais (AINEs)**: medicamentos como naproxeno e tolmetina podem ser eficazes para uveíte anterior crônica e utilizados a longo prazo sob supervisão adequada de um especialista
- **Antimetabólitos**: fármacos como o metotrexato geralmente não são essenciais no tratamento da uveíte anterior, embora possam ser necessários para pacientes excepcionais, como com uveíte anterior crônica associada a AIJ quando outras medidas não conseguem controlar a inflamação, ou como medida poupadora de esteroides.

DICA Em pacientes com uveíte, é importante certificar-se de que não há presença de doença sistêmica possivelmente letal ou de causa infecciosa para inflamação.

TERAPIA IMUNOMODULATÓRIA PARA UVEÍTE NÃO INFECCIOSA

Introdução

Essa terapia desempenha papel importante na modificação da resposta imune e deve ser supervisionada por equipe multiprofissional que inclua um especialista em doenças inflamatórias oculares. Decisões consensuais devem ser tomadas sobre quando iniciar o tratamento e se este deve ser modificado ou interrompido. A medicação específica a ser utilizada deve ser baseada no tipo de uveíte, bem como na eficácia conhecida e nos perfis de segurança dos agentes propostos. Antes de iniciar o tratamento, deve-se obter o consentimento informado, detalhando-se as vantagens e os possíveis efeitos colaterais da medicação, e enfatizando-se a necessidade de acompanhamento regular. Infecções ativas (especialmente a tuberculose) devem ser excluídas e as funções hematológica, renal e hepática, verificadas. O tratamento tem por objetivo obter a remissão da doença sem o uso de esteroides.

Indicações

- **Tratamento imediato**
  - Lúpus eritematoso sistêmico com vasculite retiniana
  - Doença de Behçet com vasculite retiniana
- Deve-se cogitar **tratamento precoce** para:
  - Oftalmia simpática (OS)
  - Síndrome de Vogt-Koyanagi-Harada
  - Retinocoroidite de Birdshot
  - Coroidopatia serpiginosa
  - Coroidite multifocal com panuveíte (MCP, *multifocal choroiditis and panuveitis*)
  - AIJ
- **Como alternativa aos esteroides**
  - *Terapêutico:* resposta inadequada aos esteroides tópicos ou perioculares ou a uma dose oral > 0,5 mg/kg/dia de prednisolona; intolerância aos esteroides sistêmicos ou como medida poupadora de esteroides
  - *Ocular:* doença aguda que ameace a visão ou descolamento exsudativo crônico e persistente da retina ou doença que envolva a mácula.

Efeitos colaterais da medicação

- Precisam ser discutidos com o paciente, mantendo-se o monitoramento regular

Tabela 12.5 Procedimento para injeção local de esteroides por via transeptal inferior e subtenoniana posterior.

Via	Técnica
Injeção transeptal inferior ("assoalho orbital")	Instilar anestésico tópico, como tetracaína (ametocaína) para evitar a ardência provocada pelos agentes antissépticos Limpar a pele da pálpebra inferior e da região maxilar com um agente antisséptico, como um esfregaço com álcool ou iodopovidona a 5% Agitar o frasco do esteroide Aspirar 1 mℓ de esteroide (acetonida trancinolona ou acetato de metilprednisolona 40 mg/mℓ) com uma seringa de 2 mℓ, substituindo a agulha usada para a aspiração por uma agulha calibre 25 (16 mm) Pedir ao paciente que se mantenha olhando diretamente para a frente Inserir a agulha através da pele (alguns profissionais injetam através da conjuntiva) aproximadamente na junção do terço externo com os dois terços internos da borda orbital inferior, entrando próximo à margem óssea, enquanto se libera a margem propriamente dita Avançar lentamente a agulha em sentido tangencial ao (ou, se a anatomia permitir, distanciando-a do) globo ocular, de modo semelhante a um bloqueio peribulbar com anestesia local, até o fim da agulha Há possibilidade de indentar a pele para garantir o posicionamento posterior correto da agulha e a deposição do esteroide afastada da região subconjuntival anterior É possível sentir a ponta da agulha alcançar o assoalho ósseo da órbita e/ou penetrar o septo orbital; assim como com a técnica de injeção superior, pode-se movimentar a agulha de um lado para o outro para garantir que a esclera não tenha sido atingida Puxar suavemente o êmbolo e, se não refluir sangue na seringa, injetar lentamente todo o conteúdo de 1 mℓ e retirar cuidadosamente a agulha É preciso cuidado com pacientes com olhos grandes (p. ex., miopia) para evitar a penetração no globo ocular
Abordagem subtenoniana posterior	Instilar anestésico tópico, como tetracaína (ametocaína) Inserir uma pequena compressa de algodão embebida em tetracaína lidocaína (lignocaína) gel a 2% ou substância alternativa no fórnice superior, no sítio da injeção, por 2 min Agitar o frasco do esteroide Aspirar 1 mℓ de esteroide (acetonida trancinolona ou acetato de metilprednisolona 40 mg/mℓ) com seringa de 2 mℓ, substituindo-se a agulha usada para a aspiração por agulha calibre 25 (16 mm) Pedir ao paciente que olhe na direção oposta ao sítio superotemporal da injeção Penetrar a conjuntiva bulbar com a ponta da agulha e o bisel voltado para o globo ocular, rente à região bulbar do fórnice Inserir lentamente a agulha em sentido posterior, acompanhando o contorno do globo ocular, mantendo-a o mais próximo possível ao globo. Para não penetrar acidentalmente o globo, movimentar a agulha de um lado para o outro durante a inserção, observando-se o limbo; o movimento do limbo significa que a esclera foi atingida Depois de avançar a agulha até o final, puxar suavemente o êmbolo e, se não refluir sangue na seringa, injetar lentamente todo o conteúdo de 1 mℓ Já foi descrito método que introduz uma cânula intravenosa de plástico pela mesma via após a incisão da conjuntiva e que implica dissecção romba limitada

- Nas doses utilizadas, os imunossupressores geralmente receitados (azatioprina, metotrexato, micofenolato de mofetila, ciclosporina A, esteroides) não aumentam a mortalidade por câncer. O uso da monoterapia com azatioprina ou a monoterapia com antifator de necrose tumoral (TNF, *tumour necrosis factor*) é associado a um risco pequeno, mas estatisticamente significativo, de linfoma. O risco é mais alto com o tratamento combinado
- Regra geral: a maioria desses medicamentos é bem tolerada, mas existem relatos de efeitos colaterais, como cefaleia, cansaço, distúrbio gastrintestinal, supressão da medula óssea e maior risco de infecções oportunistas
- Determinados agentes geram complicações específicas daquele medicamento específico.

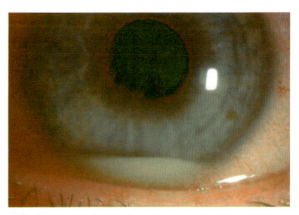

Figura 12.10 Pseudo-hipópio formado por esteroide cristalino após injeção intravítrea de triancinolona.

Classes de medicamentos

- **Antimetabólitos**
  - O metotrexato, o micofenolato de mofetila e a azatioprina inibem o metabolismo da purina
- **Inibidores da sinalização da calcineurina nas células T**
  - Ciclosporina A, tacrolimus, voclosporina e sirolimus
- **Agentes alquilantes**
  - Ciclofosfamida e clorambucila
- **Agentes biofarmacológicos**
  - Esse é um campo que muda rapidamente e novos agentes efetivos na supressão da inflamação ocular estão constantemente sendo desenvolvidos
  - Infliximabe, adalimumabe, etanercepte, golimumabe e certolizumabe são anticorpos monoclonais anti-TNF-α registrados para uso na uveíte não infecciosa

○ Esses agentes levam tempo para suprimir a inflamação (2 semanas a 3 meses). Esteroides tópicos e sistêmicos podem ser necessários inicialmente para controlar a inflamação aguda.

UVEÍTE NAS ESPONDILOARTROPATIAS

Espondiloartropatias constituem um grupo de distúrbios que apresentam positividade para HLA-B27 e entesite como fatores comuns. Em geral, existe um histórico familiar de uma ou mais doenças do grupo, entre as quais, EA, espondiloartropatia indiferenciada, artrite psoriásica, artrite reativa (síndrome de Reiter) e espondiloartropatia com doença inflamatória intestinal (colite ulcerativa e doença de Crohn). Essas condições geralmente são conhecidas como espondiloartropatias soronegativas, visto que o fator reumatoide não está presente e a base fisiopatológica é diferente. A American Uveitis Society recentemente endossou o uso de bloqueadores biológicos, como infliximabe, para imunossupressão sistêmica de segunda linha na uveíte crônica com ameaça à visão.

DICA O tratamento com anticorpos monoclonais (adalimumabe/infliximabe) tem melhorado o prognóstico em pacientes com uveíte crônica com ameaça à visão.

Espondilite anquilosante

Introdução

A espondilite anquilosante (EA) caracteriza-se pela inflamação, calcificação e, por fim, ossificação de ligamentos e cápsulas articulares com consequente anquilose óssea do esqueleto axial, e acomete mais homens do que mulheres, dos quais 90% são HLA-B27 positivos.

Achados sistêmicos

- **Apresenta-se** em geral na terceira ou quarta década com início insidioso de dor e rigidez na parte inferior do dorso e dos glúteos
- A **espondiloartrite** causa limitação progressiva dos movimentos da coluna, sendo que eventualmente ela acaba se tornando fixa em flexão (Figura 12.11 A). Podem ocorrer estenose espinal e fraturas
- **Entesite** caracteriza-se clinicamente por inflamação e dor nas inserções dos ligamentos dos ossos
- **Complicações cardíacas** são raras
- A **radiologia** das articulações sacroilíacas mostra a presença de osteoporose nos estágios iniciais, seguida por esclerose e obliteração óssea da articulação (Figura 12.11 B). A calcificação dos ligamentos espinais dá origem à chamada "coluna em bambu". Alterações radiológicas geralmente precedem os sintomas clínicos.

Achados oculares

- A **uveíte anterior aguda** é, de longe, a associação ocular mais comum, e acomete aproximadamente 25% dos pacientes com EA. Cerca de 25% dos homens com uveíte anterior aguda apresenta EA. Ambos os olhos são afetados, em momentos diferentes, sendo raro o envolvimento bilateral simultâneo. Em geral, não há correlação entre a gravidade e a atividade ocular e o envolvimento articular. A cronicidade ocorre em alguns pacientes. Pacientes HLA-B27 positivos com EA tendem a apresentar uma doença

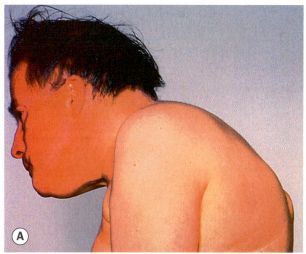
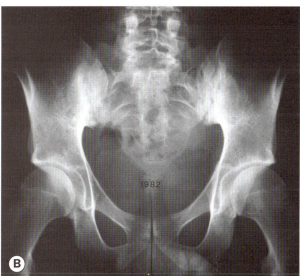

Figura 12.11 Espondilite anquilosante. **A.** Deformidade em flexão fixa da coluna vertebral. **B.** Esclerose e obliteração óssea das articulações sacroilíacas. (*Cortesia de MA Mir, de* Atlas of Clinical Diagnosis, *Saunders 2003 – Figura A.*)

pior em relação a diversos parâmetros, entre os quais, início mais precoce e maior intensidade da inflamação com complicações mais frequentes
- **Outros achados oculares** incluem esclerite, episclerite, ceratite e ptose mecânica.

Artrite reativa

Introdução

A artrite reativa (ReA, *reactive arthritis*), também conhecida como síndrome de Reiter, caracteriza-se por uma tríade de uretrite inespecífica, conjuntivite e artrite. Cerca de 75% dos pacientes são positivos para HLA-B27. Diversos agentes infecciosos podem desencadear a síndrome, que se desenvolve em 1 a 3% dos homens após uma uretrite inespecífica e em cerca de 4% de indivíduos depois de infecções entéricas causadas por uma série de organismos, entre os quais, *Shigella*, *Salmonella* e *Campylobacter*. Infecção respiratória por *Chlamydia pneumoniae* e outras também pode preceder a ReA.

DICA Pacientes com uveíte secundária a diversas espondiloartropatias com frequência são HLA-B27 positivos.

Achados sistêmicos

- **Apresenta-se** com o início agudo de mal-estar, febre e disúria 1 a 4 semanas após uma infecção associada em pacientes com idade entre 20 e 40 anos, e artrite que pode ser precedida por conjuntivite. Vários outros achados podem estar presentes, embora nem sempre ocorra a tríade determinante
- A **oligoartrite periférica** é aguda, assimétrica e migratória e tende a envolver de duas a quatro articulações, geralmente joelhos, tornozelos e dedos dos pés
- A **espondiloartrite** afeta cerca de 50% dos pacientes, manifestando-se com dor lombar. Às vezes torna-se crônica
- A **entesite** manifesta-se com fascite plantar, tenossinovite do tendão de Aquiles, bursite e periostite do calcâneo. A formação óssea reativa na última pode resultar em esporão calcâneo
- **Lesões mucocutâneas** incluem ulceração bucal indolor, balanite circinada e ceratoderma blenorrágico – lesões cutâneas lembram psoríase – com envolvimento das palmas das mãos e das solas dos pés (Figura 12.12)
- O **envolvimento geniturinário** inclui cervicite, prostatite e epididimite
- Ocorrência de **aortite** em 1 a 2% dos casos.

Achados oculares

O olho é envolvido em 50% dos casos com infecção urogenital desencadeante e em 75% com síndrome de ReA entérica.

- **Conjuntivite** é muito comum e, classicamente, segue-se à uretrite, mas precede a artrite. A inflamação normalmente é leve, bilateral e mucopurulenta com reação papilar e/ou folicular. A resolução espontânea ocorre em 7 a 10 dias, e não é necessário tratamento. Alguns pacientes desenvolvem infiltrados corneanos periféricos
- Ocorrência de **uveíte anterior aguda** em 20% dos casos
- Eventual ocorrência de **episclerite**.

Artrite psoriásica

Introdução

Até 40% dos pacientes com psoríase desenvolvem artrite, mais comum em indivíduos brancos do que em outros grupos raciais e afeta igualmente ambos os sexos. Existe um histórico familiar envolvendo parentes em primeiro grau em 40% ou mais dos casos e muitos marcadores genéticos já foram identificados.

Achados sistêmicos

- **Apresentação**: artrite psoriásica normalmente ocorre na meia-idade – mais tarde do que os achados cutâneos
- **Pele**: existem vários tipos de psoríase. A psoríase em placa, a forma mais comum, caracteriza-se por placas prateadas bem demarcadas, elevadas e inflamadas (Figura 12.13 A) no couro cabeludo, no tronco, nos braços e nas pernas. A psoríase eritrodérmica apresenta alterações cutâneas esfoliativas generalizadas associadas à inflamação, e a psoríase pustulosa apresenta pústulas inflamadas, mas não infecciosas, com distribuição limitada ou generalizada

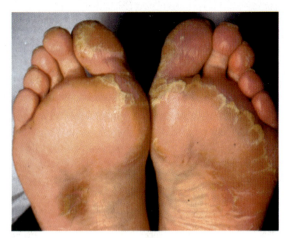

Figura 12.12 Ceratoderma blenorrágico na artrite reativa (síndrome de Reiter).

- **Alterações ungueais** (**distrofia**): incluem depressões puntiformes (*pitting*), depressões transversas e onicólise (Figura 12.13 B)
- **Artrite**: normalmente é assimétrica e envolve as articulações interfalangeanas distais (dedos em salsicha). Alguns pacientes desenvolvem entesite.

Achados oculares

A uveíte anterior aguda ocorre em aproximadamente 7% dos casos. Conjuntivite, infiltrados corneanos marginais e síndrome de Sjögren secundária constituem possíveis ocorrências, mas não são comuns.

SÍNDROME UVEÍTICA DE FUCHS

Introdução

Síndrome uveítica de Fuchs, também conhecida como iridociclite heterocrômica ou ciclite de Fuchs, é uma condição não granulomatosa crônica diagnosticada por volta dos 40 anos de idade em média. Não existe predileção por sexo ou raça. A causa não é definida, mas existem evidências de implicação do vírus da rubéola. Os sinais na toxoplasmose podem ser semelhantes, e o *T. gondii* também já foi suspeitado como causa. É possível que a maior parte da atividade da CA se deva à quebra da barreira hematoaquosa, e não à inflamação.

Achados clínicos

Detecção com frequência incidental; achados normalmente unilaterais (90 a 95%).

- **Sintomas**: embaçamento gradual decorrente de catarata é manifestação comum, assim como moscas volantes persistentes. Pode-se observar a presença de heterocromia (ver a seguir)
- **Heterocromia de íris** (Tabela 12.6): é demonstrada mais efetivamente à luz do dia e, na maioria dos pacientes, o olho afetado é hipocrômico (Figura 12.14 A). Sua qualidade é determinada pelos graus relativos de atrofia do estroma e do epitélio posterior pigmentado. Provavelmente é ausente ou sutil, em especial em olhos castanhos. Em olhos azuis, a atrofia estromal permite que a camada posterior pigmentada fique à mostra e torne-se a pigmentação dominante, de modo que o olho, às vezes, se torna hipercrômico

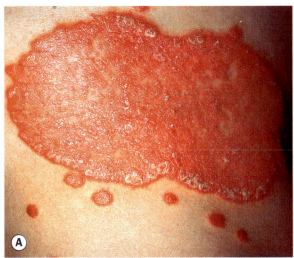
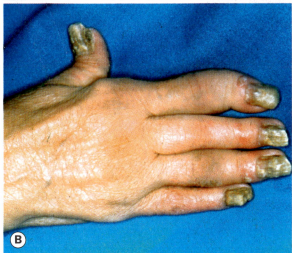

Figura 12.13 Psoríase. **A.** Placas cutâneas. **B.** Artrite e distrofia ungueal grave.

Tabela 12.6 Causas de heterocromia de íris.

Hipocrômicas
Idiopática congênita
Síndrome de Horner, especialmente se congênita
Síndrome de Waardenburg
Hipercrômicas
Uso unilateral de análogo da prostaglandina tópico para glaucoma
Melanocitose oculodérmica (nevo de Ota)
Siderose ocular
Nevo ou melanoma difuso da íris
Síndrome de Sturge-Weber
Hipo ou hipercrômicas
Síndrome uveítica de Fuchs
Outros tipos de uveíte anterior crônica

- **Glaucoma**: em geral, é uma manifestação tardia, mas está presente em alguns casos por ocasião do diagnóstico. Desenvolve-se em até 60% dos olhos envolvidos. Vários mecanismos são suspeitos
- **Gonioscopia**: pode demonstrar finos vasos angulares radiais ou pequenas sinéquias anteriores periféricas irregulares (Figura 12.14 F). Em geral, os vasos são a fonte da hemorragia ocasionalmente observada na incisão efetuada na CA (sinal de Amsler)
- **Fundo de olho**: existem relatos de focos de coroidite periférica/formação de cicatrizes. Pode haver uma maior incidência de diálise retiniana. Não há ocorrência de edema macular, exceto após a cirurgia.

Investigação

O diagnóstico é clínico, embora a investigação possa ser necessária para a exclusão de condições alternativas.

Tratamento

- **Monitoramento a longo prazo** é indicado para a detecção de glaucoma e outras complicações
- **Esteroides tópicos** podem ser utilizados a curto prazo para exacerbações moderadas/graves, mas geralmente não são considerados úteis no tratamento da inflamação crônica de baixo grau
- A **cirurgia de catarata** oferece maior risco de complicações. Condições como midríase insatisfatória e a possibilidade de hifema pós-operatório, aumento da inflamação, piora do controle do glaucoma e deiscência zonular devem ser levadas em consideração. Alguns profissionais utilizam esteroides tópicos ou sistêmicos pré-operatórios
- O **glaucoma** pode ser de difícil controle clínico. Opções cirúrgicas incluem um dispositivo de drenagem de glaucoma ou uma trabeculectomia com mitomicina C
- **Vitrectomia via *pars plana*** (VPP) pode ser considerada para opacificação visualmente problemática do vítreo.

UVEÍTE NA ARTRITE IDIOPÁTICA JUVENIL

Introdução

A artrite idiopática juvenil (AIJ) é, de longe, a doença sistêmica mais comum associada à uveíte anterior na infância, com prevalência de

- **Sinéquias posteriores (SP)**: ausentes, exceto ocasionalmente após a cirurgia de catarata
- **CA**: demonstra leve *flare* e, normalmente, apenas uma atividade celular leve, embora as exacerbações possam, às vezes, ser acentuadas. O olho apresenta-se praticamente sempre branco, mesmo durante as exacerbações
- **Precipitados ceráticos**: caracteristicamente estrelados e de cor branco-acinzentada, estão localizados difusamente sobre todo o endotélio da córnea (Figura 12.14 B)
- **Nódulos irianos** (30%) na borda pupilar (Koeppe; Figura 12.14 C): possível presença de minúsculos cristais (corpúsculos de Russell) na superfície da íris
- **Atrofia da íris** difusa com perda de criptas: a íris apresenta-se lisa, com esfíncter pupilar proeminente e, às vezes, vasos sanguíneos (Figura 12.14 C). A atrofia do epitélio pigmentado pode ser demonstrada por retroiluminação (Figura 12.14 D)
- **Vasos irianos**: presença de finos vasos irregulares na superfície da íris é comum
- **Vitreíte**: opacidades no gel anterior podem tornar-se densas
- **Catarata subcapsular posterior**: é extremamente comum (Figura 12.14 E)

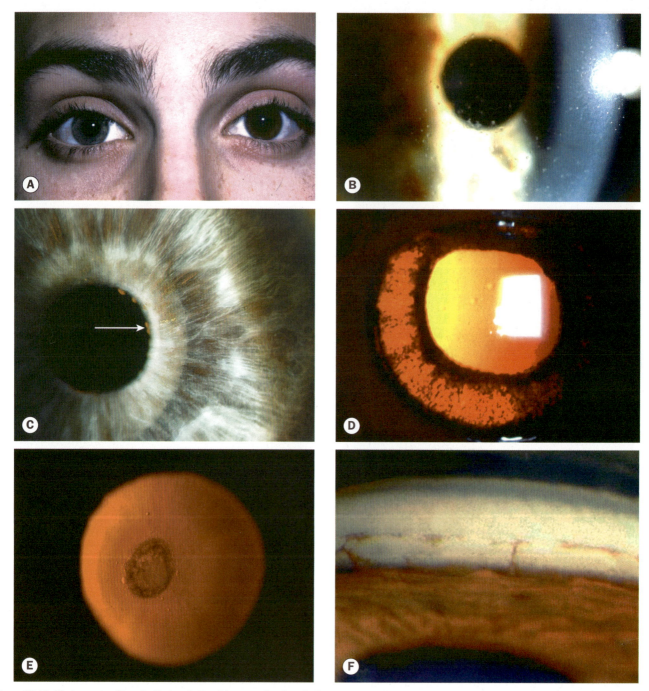

Figura 12.14 Síndrome uveítica de Fuchs. **A.** Envolvimento do olho direito mostrando hipocromia. **B.** Precipitados ceráticos estrelados difusos. **C.** Nódulos de Koeppe (*seta*) com atrofia iriana e perda da arquitetura estromal. **D.** Atrofia em faixa da camada posterior pigmentada observada na retroiluminação. **E.** Catarata subcapsular posterior observada na retroiluminação. **F.** Vasos angulares e pequenas sinéquias anteriores periféricas.

aproximadamente 1:1.000. É definida como artrite de etiologia desconhecida que começa antes dos 16 anos e persiste por, pelo menos, 6 semanas. Até 50% das crianças afetadas têm doença persistentemente ativa após 10 anos. Pode ser condição resultante da exposição a um ou mais antígenos desconhecidos em indivíduos com predisposição genética.

DICA Deve-se cogitar tratamento imunomodulatório no curso da AIJ, que é a doença sistêmica mais comum associada à uveíte anterior na infância.

Achados clínicos

- **Artrite:** a AIJ é classificada pela International League of Associations for Rheumatology (ILAR, revisão de 2004) de acordo com a extensão do envolvimento articular durante os primeiros 6 meses
  - A forma *oligoarticular* é a mais comum. Quatro ou menos articulações são envolvidas, em geral, joelhos, seguidos pelos tornozelos e punhos (Figura 12.15 A). As meninas são cinco vezes mais afetadas do que os meninos, com pico de manifestação por volta dos 2 anos de idade. Alguns

pacientes subsequentemente desenvolvem poliartrite. Cerca de 75% das crianças são positivas para ANA, um forte fator de risco para uveíte, que é comum e afeta cerca de 20% das crianças nesse grupo
- A forma *poliarticular (fator reumatoide negativo)* afeta cinco ou mais articulações, normalmente tanto articulações pequenas quanto grandes, de modo simétrico. A razão entre mulheres e homens é de aproximadamente 3:1. A doença pode começar em qualquer idade durante a infância. É possível ocorrer achados sistêmicos como febre e erupção cutânea, mas são mais leves do que na forma sistêmica (ver adiante). Cerca de 40% das crianças são positivas para ANA. Pode haver uveíte em 5 a 10% dos casos
- A forma *poliarticular (fator reumatoide positivo)* também afeta cinco ou mais articulações e pode assemelhar-se à artrite reumatoide do adulto. Existe risco muito baixo de uveíte
- *Sistêmica*, também conhecida como doença de Still. Achados sistêmicos como febre, erupção maculopapular eritematosa episódica, linfadenopatia e hepatoesplenomegalia podem preceder a artrite. A doença acomete com igual frequência meninos e meninas, manifestando-se em qualquer idade durante a infância. A maioria é negativa para ANA e a ocorrência de uveíte é rara
- *Relacionada com entesite* (inflamação do tecido conjuntivo em que tendões/ligamentos se inserem no osso), **psoriásica e não diferenciada** são três outras formas classificadas pela ILAR. As duas primeiras apresentam risco relativamente alto de uveíte, mas, na terceira, o risco em geral é baixo

• Uveíte anterior é causa fundamental de morbidade na AIJ. É particularmente comum na AIJ oligoarticular e relativamente frequente em vários outros tipos. A progressão para cegueira mostrou-se alta no passado, mas tem demonstrado tendência de declínio nos últimos anos, associada a melhores recursos de rastreamento e tratamento. Artrite normalmente precede o diagnóstico de uveíte
- *Apresentação*: a uveíte da AIJ é perigosa por ser invariavelmente assintomática e, em geral, deve ser detectada por exame de rastreamento com lâmpada de fenda. Mesmo durante exacerbações agudas com +4 de células no humor aquoso, é raro os pacientes se queixarem, embora alguns relatem perceber aumento das moscas volantes no vítreo. Em geral, é possível que não haja suspeita de uveíte até que os pais reconheçam complicações como estrabismo ou aparência anormal do globo ocular em razão de ceratopatia em faixa ou catarata
- Normalmente, não há hiperemia ou *injeção ciliar*, mesmo na presença de uveíte grave
- A *inflamação* é crônica e não granulomatosa. Ambos os olhos são afetados em 70% dos casos e a gravidade da inflamação é simétrica. Durante as exacerbações agudas, todo o endotélio demonstra *dusting* por muitas centenas de células, mas não há presença de hipópio
- SP são comuns em casos antigos não detectados
- *Ceratopatia em faixa e catarata* (Figura 12.15 B) são comuns nos casos graves
- *Outras complicações sérias* incluem glaucoma (comum), ambliopia, maculopatia (EMC, MER), membrana ciclítica e *phthisis*

- *Prognóstico:* em cerca de 10% dos casos, a uveíte é leve, nunca com mais de +1 de células no humor aquoso, e persiste por menos de 12 meses. Cerca de 15% dos pacientes sofrem uma crise que dura menos de 4 meses e a gravidade da inflamação varia de +2 a +4 de células no humor aquoso. Em 50% dos casos, a uveíte é de grau moderado a grave, e persiste por mais de 4 meses, e em 25% é muito grave, dura vários anos e responde mal ao tratamento convencional. A presença de complicações no exame inicial parece ser um importante fator de risco para o desenvolvimento de complicações subsequentes, independentemente da terapia. Bons resultados visuais podem ser obtidos com reconhecimento precoce do caso e o rápido encaminhamento a um especialista para terapia imunomodulatória.

Investigação

• **Diagnóstico e tratamento sistêmicos** devem ser realizados por um médico familiarizado com o tratamento de AIJ, normalmente reumatologista pediátrico
• **ANA**: positividade denota aumento do risco de uveíte
• **Teste de HLA-B27** é útil no diagnóstico diferencial (ver anteriormente) e, se presente, pode indicar maior risco de uveíte
• O **fator reumatoide** também é útil no diagnóstico diferencial

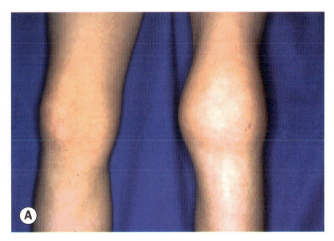

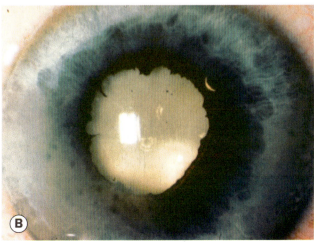

Figura 12.15 A. Inflamação do joelho e criança com artrite idiopática juvenil. **B.** Ceratopatia em faixa, sinéquias posteriores e catarata madura na uveíte anterior crônica associada à artrite idiopática juvenil.

- **Rastreamento**: houve mudança da recomendação para intervalos de reavaliação prolongados de 3 a 4 meses em todas as categorias de alto risco. Na maioria dos casos, a reavaliação deve continuar até a idade de 12 anos
  - Exame inicial dentro de 6 semanas do primeiro diagnóstico de AIJ: atraso no exame inicial é causa importante de morbidade
  - Sintomas visuais ou suspeita de sinais oculares (sinéquias, catarata, ceratopatia em faixa) devem levar ao encaminhamento urgente a oftalmologista e exame com lâmpada de fenda no prazo de 1 semana
  - Exames iniciais bimensais por 6 meses podem ser considerados para todo paciente recém-diagnosticado com as formas oligoarticular, psoriásica, poliarticular e relacionada à entesite, independentemente do estado da AIJ, seguidos por intervalos de 3 a 4 meses
  - Poliarticular: a cada 3 a 4 meses, mas algumas recomendações reduzem o intervalo para 6 meses após vários anos. Os fatores de alto risco que podem ser considerados para a alteração ou não do intervalo incluem presença de AIJ, manifestação antes dos 7 anos de idade e sexo feminino
  - Pacientes com manifestação sistêmica e a forma poliarticular com FR positivo: a maioria dos especialistas recomenda ao menos um exame de rastreamento inicial, e algumas diretrizes sugerem reavaliações anuais
  - Consultas perdidas devem ser efetivamente detectadas e remarcadas
  - As informações para os pais devem enfatizar a importância do cumprimento da rotina de rastreamento, bem como a necessidade de se buscar orientação urgente caso haja qualquer causa de preocupação, como sintomas visuais, vermelhidão ou embaçamento visual, ou pupilas anormais
  - Automonitoramento: em caso de dispensa do rastreamento, o paciente deve ser alertado para realizar o automonitoramento, verificando a visão monocular pelo menos 1 vez/semana se o risco de uveíte não tiver desaparecido totalmente até essa idade. O paciente deve também consultar um optometrista uma vez por ano para exame de vista. Determinados pacientes, como aqueles com dificuldades de aprendizagem, podem necessitar de rastreamento oftalmológico continuado
- **Diagnóstico diferencial** – as considerações específicas para crianças incluem:
  - Iridociclite crônica juvenil idiopática: pacientes até então saudáveis com uveíte anterior crônica
  - Outros tipos de artrite juvenil e uveíte, entre os quais artrite reativa juvenil e artrite associada à doença inflamatória juvenil do intestino
  - Sarcoidose juvenil é rara: o envolvimento pulmonar é menos comum do que em adultos, podendo ser granulomatoso e abranger o segmento posterior
  - Doença de Lyme normalmente se manifesta com uveíte intermediária em conjunção com significativa uveíte anterior
  - Uveíte intermediária: 20% de todos os casos de uveíte pediátrica
  - A doença inflamatória multissistemas manifestada no período neonatal é uma doença idiopática crônica recidivante rara que compreende predominantemente pele, articulações e sistema nervoso central (SNC). Cerca de 50% das crianças

desenvolvem uveíte anterior recorrente. Ausência de SP e de tendência à glaucoma e à formação de catarata é característica
  - Síndromes mascaradas, como envolvimento do segmento anterior pelo retinoblastoma
  - Granulomatose sistêmica juvenil familiar (síndrome de Blau) é um distúrbio autossômico dominante raro caracterizado pela manifestação de doença granulomatosa da pele durante a infância, nos olhos (panuveíte e coroidite multifocal) e nas articulações.

Tratamento

O tratamento tem por objetivo a supressão de toda a inflamação ativa. As crianças devem ser encaminhadas tão logo possível a um especialista em uveíte.

- **Esteroides tópicos**: são inicialmente eficazes em 80% dos casos
- **Agentes midriáticos**: podem ser utilizados para evitar a formação de sinéquias. Uma composição de ação relativamente curta, como o ciclopentolato, deve ser receitada e descontinuada o mais cedo possível, particularmente no tratamento monocular de crianças pequenas suscetíveis ao desenvolvimento de ambliopia
- **Esteroides perioculares**
- **Esteroides orais**
- **AINEs**
- **Agentes imunossupressores sistêmicos** (p. ex., metotrexato, infliximabe e adalimumabe) devem ser considerados em um estágio inicial, o que tem melhorado o prognóstico visual geral nos últimos anos. Essas crianças normalmente estão em tratamento com especialista em uveíte, em geral trabalhando em colaboração com um reumatologista pediátrico. Deve-se evitar o etanercepte, que pode resultar no agravamento da inflamação
- **Glaucoma secundário:** se a medicação tópica não controlar a PIO, é possível que seja necessária a cirurgia. Os resultados da trabeculectomia com a mitomicina C em crianças com AIJ melhoram com o uso de medicação sistêmica anti-TNF. O implante de Baerveldt também promove bom controle da PIO a longo prazo, mas está associado a um risco de 5% de maculopatia hipotônica
- **Extração de catarata:** com frequência é necessária. O implante primário de lentes intraoculares foi uma questão controversa no passado, mas uma baixa taxa de incidência de complicações com bons resultados visuais foi recentemente relatada sobre essa abordagem em crianças sob tratamento imunomodulatório. O espessamento da cápsula posterior que requer tratamento ocorre em cerca da metade dos casos.

UVEÍTE NAS DOENÇAS INTESTINAIS
Colite ulcerativa

Introdução

Colite ulcerativa é uma doença inflamatória idiopática crônica recidivante que envolve o reto e estende-se proximalmente, abrangendo parte ou todo o intestino grosso. Caracteriza-se pela ulceração da superfície contígua da mucosa intestinal, com o desenvolvimento de abscessos de criptas e pseudopólipos (Figura 12.16 A). A doença de longa duração apresenta maior risco de carcinoma de cólon. Acredita-se haver uma importante predisposição genética, uma vez que as doenças inflamatórias do intestino são mais comuns em pacientes com outras doenças autoimunes, como EA, psoríase e esclerose múltipla.

Achados sistêmicos

- A **apresentação** ocorre da segunda para a terceira década, com diarreia sanguinolenta, cólicas na região inferior do abdome, urgência e tenesmo. Sintomas constitucionais incluem cansaço, perda de peso, mal-estar e febre
- **Lesões cutâneas** incluem ulceração aftosa bucal, eritema nodoso e pioderma gangrenoso (ver Figura 12.16 B)
- A **artrite** normalmente é assimétrica e envolve grandes articulações das pernas. É possível que se desenvolvam condições como sacroileíte e EA em pacientes HLA-B27 positivos
- As **doenças hepáticas** podem se apresentar em forma de hepatite autoimune, colangite esclerosante e colangiocarcinoma
- A **trombose** pode afetar tanto artérias como veias.

Achados oculares

- A **uveíte anterior aguda** acomete 5% dos pacientes e pode coincidir com as exacerbações da colite. Como esperado, a uveíte é mais comum em pacientes cuja condição apresenta-se associada à artrite, EA e positividade para HLA-B27
- Outros achados oculares incluem conjuntivite, episclerite e esclerite, que podem ser mais comuns do que na população geral.

Doença de Crohn

Introdução

Trata-se de uma doença idiopática crônica recidivante caracterizada por inflamação granulomatosa multifocal de espessura total da parede do intestino. Em geral, envolve o íleo terminal e o cólon, mas, ao contrário da UC, qualquer área do sistema gastrintestinal, inclusive a boca, pode ser afetada. Existem fortes evidências de um componente etiológico genético, como mutações no gene $CARD_{15}$ (anteriormente NOD_2). Agentes infecciosos quase sempre desempenham papel importante.

Achados sistêmicos

- A **apresentação** normalmente ocorre da segunda para a terceira décadas, com dor abdominal e diarreia. Perda de peso, febre, vômitos, ulceração aftosa bucal e lesões perirretais, como abscessos e fístulas, são possíveis ocorrências
- **Lesões cutâneas** incluem eritema nodoso e pioderma gangrenoso (ver Figura 12.16 B)
- **Anemia** é comum
- Pode ocorrer **doença hepática**
- Achados **esqueléticos** incluem hipocratismo digital, artrite periférica aguda, sacroileíte e EA (especialmente se HLA-B27 positiva).

Achados oculares

Aproximadamente 12% dos pacientes com doença de Crohn apresentam alguma forma de inflamação ocular. A uveíte anterior aguda acomete 3% dos pacientes. Outras manifestações incluem episclerite, esclerite, conjuntivite folicular, miosite e neurite óptica (ver Capítulo 9).

Doença de Whipple

Introdução

Doença de Whipple (lipodistrofia intestinal) é uma condição inflamatória gastrintestinal crônica rara causada por infecção pela bactéria

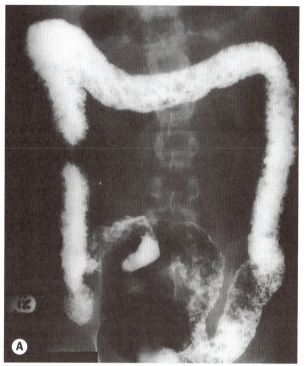
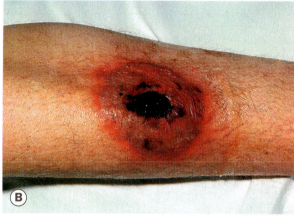

Figura 12.16 Colite ulcerativa. **A.** Enema de bário mostrando pseupolipose, falta de marcações haustrais e retificação do cólon ascendente. **B.** Pioderma gangrenoso.

Tropheryma whipplei. Acomete principalmente homens brancos de meia-idade e, quando diagnosticada (biopsia duodenal; detecção de DNA no sangue, fluidos oculares e outros) pode ser curada com antibióticos.

Achados sistêmicos

Doença inflamatória intestinal com má absorção. É comum o envolvimento articular, cardíaco e do SNC.

Achados oculares

- **Uveíte:** ceratite, uveíte anterior, vitreíte, retinite com hemorragias retinianas, manchas algodonosas e, possivelmente, oclusão vascular e coroidite multifocal
- Manifestações **neuro-oftalmológicas** variam (p. ex., paralisia do olhar, nistagmo, oftalmoplegia, papiledema e atrofia óptica). Miorritmia oculomastigatória é característica.

UVEÍTE NAS DOENÇAS RENAIS

Nefrite tubulointersticial com uveíte

Introdução

A síndrome de nefrite tubulointersticial com uveíte é um distúrbio incomum de origem imune caracterizado pela combinação de nefrite tubulointersticial aguda e uveíte. Em geral, acomete meninas adolescentes. A doença renal normalmente precede a uveíte.

Achados sistêmicos

A apresentação ocorre com sintomas constitucionais, proteinúria, anemia, hipertensão e insuficiência renal. A resposta à terapia com esteroides sistêmicos é boa e a função renal geralmente retorna ao normal em alguns meses sem complicações.

Achados oculares

- **Uveíte anterior bilateral não granulomatosa (às vezes granulomatosa)** que normalmente responde bem aos esteroides tópicos. Pode ocorrer edema do disco óptico e da mácula. Muitos casos são recidivantes e alguns requerem terapia com esteroides sistêmicos ou agentes imunossupressores
- Possível ocorrência de **uveíte intermediária, posterior ou panuveíte**.

Nefropatia por IgA

A nefropatia por IgA (doença de Berger) é uma doença renal relativamente comum em que a imunoglobulina A é depositada no mesângio glomerular. A condição normalmente se manifesta entre os 16 e 35 anos com hematúria recorrente, com frequência associada à infecção do trato respiratório superior, mas pode ser assintomática. Há possibilidade de ocorrer uveíte anterior aguda e outros fenômenos inflamatórios oculares, mas não são comuns.

UVEÍTE INTERMEDIÁRIA

Introdução

Uveíte intermediária é uma doença crônica recidivante de manifestação insidiosa na qual o vítreo é o sítio inflamatório primário. A condição incorpora as seguintes entidades: *pars planitis* (PP), ciclite posterior e hialite. O diagnóstico se faz clinicamente. A uveíte intermediária pode ser idiopática (pelo menos na metade dos casos) ou associada a uma doença sistêmica. *Pars planitis* é o termo utilizado para designar um subconjunto da uveíte intermediária em que há formação de *snowbanking* e/ou *snowball*, mas somente se a inflamação for idiopática – ou seja, sem nenhuma infecção subjacente identificável ou doença sistêmica –, do contrário, utiliza-se o termo "uveíte intermediária". Ela responde por até 15% de todos os casos de uveíte e por cerca de 20% dos casos de uveíte pediátrica. Uma minoria dos pacientes apresenta curso benigno da doença, com resolução espontânea dentro de alguns anos. Em outros pacientes, a doença é mais grave e prolongada, com exacerbações episódicas. A uveíte intermediária associada à doença sistêmica tem curso variável.

Achados clínicos

- **Sintomas:** a condição se apresenta com o início insidioso de visão embaçada, geralmente acompanhada pela presença de moscas volantes vítreas. Em geral, não há dor nem vermelhidão. Embora os sintomas iniciais quase sempre sejam unilaterais, normalmente há presença assimétrica de achados objetivos em ambos os olhos
- **AV:** variavelmente afetada, dependendo da atividade inflamatória e das complicações, particularmente EMC. A doença pode durar até 15 anos e a preservação da visão dependerá, em grande parte, do controle da doença macular. No acompanhamento de até 4 anos, 75% dos pacientes mantêm AV de 0,5 ou melhor
- **Uveíte anterior:** na PP, pode haver algumas células e pequenos precipitados ceráticos difusos que, ocasionalmente, apresentam distribuição linear inferior. Em outras formas de uveíte intermediária, a uveíte anterior e seus achados associados, como SP, podem ser mais proeminentes, especialmente em crianças e na presença de sarcoidose e doença de Lyme
- **Vítreo:** células vítreas com predominância anterior (Figura 12.17 A) são universais. Condensação e *haze* vítreo (Tabela 12.7) ocorrem em casos graves (Figura 12.17 B). *Snowballs* são acúmulos focais esbranquiçados de células inflamatórias e exsudato, normalmente mais numerosas na porção inferior do vítreo (Figura 12.18 A)
- **Periflebite periférica** (Figura 12.18 B): é comum, especialmente na esclerose múltipla. Um cuidadoso exame do olho contralateral normal na doença aparentemente unilateral pode revelar a presença de leve embainhamento vascular

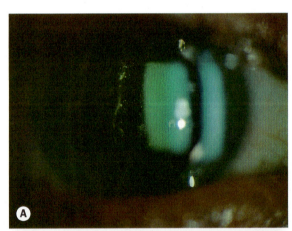

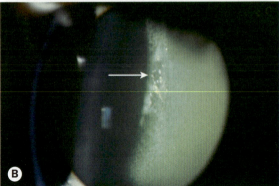

Figura 12.17 Atividade inflamatória no vítreo. **A.** Leve. **B.** Grave, mostrando condensação e *haze* vítreo visíveis no feixe da lâmpada de fenda (*seta*).

Tabela 12.7 Graduação da turbidez vítrea.

Gravidade do *haze*	Graduação
Boa visualização da camada de fibras nervosas	0
Disco óptico e vasos nítidos, mas camada de fibras nervosas turva	+1
Disco óptico e vasos turvos	+2
Somente o disco óptico visível	+3
Disco óptico não visível	+4

- **Snowbanking** (Figura 12.18 C): caracteriza-se por uma placa fibrovascular e/ou exsudativa branco-acinzentada que pode ocorrer em um ou todos os quadrantes, mas é encontrada com mais frequência na porção inferior
- **Neovascularização**: pode aparecer especialmente na periferia da retina (em geral associada ao *snowbanking*) e na cabeça do nervo óptico. No segundo caso, resolve-se normalmente quando a atividade é controlada. Às vezes, pode resultar em hemorragia vítrea, DR e formação de membrana ciclítica. Ocorrência de tumor vasoproliferativo (ver Capítulo 20) na periferia da retina é incomum. Hemorragia vítrea é mais comum em crianças
- **Edema do disco óptico**: comum, especialmente em pacientes mais jovens
- **EMC**: manifesta-se em até metade dos pacientes, e é a principal causa de comprometimento da AV
- **Membrana epirretiniana macular**: formação é usual
- **Catarata**: pode ser causada pelo tratamento com esteroides ou pela própria inflamação
- **Glaucoma**: há possibilidade de ocorrer em olhos com inflamação prolongada, principalmente se estiverem sendo tratados com terapia prolongada à base de esteroides
- **DR**: em geral, é incomum, mas como pode progredir para hipotonia e *phthisis* em casos avançados, a prevenção deve ser o principal objetivo do tratamento. A etiologia pode ser tracional, regmatogênica e, por vezes, exsudativa. Já foi relatada também a ocorrência de retinosquise.

DICA Início insidioso de visão embaçada acompanhada por moscas volantes no vítreo sem dor ou vermelhidão sugere possível diagnóstico de uveíte intermediária.

Investigação

Marcadores inflamatórios, como VHS e/ou PCR, devem ser verificados, junto a um hemograma completo, uma vez que podem levantar suspeita de processo inflamatório sistêmico. OCT é fundamental para exclusão de EMC sutil, enquanto AGF ajuda a avaliar a gravidade da condição. Outros tipos de investigação visam à exclusão de causa subjacente, como se segue.

- **Esclerose múltipla**: deve-se inquirir todo paciente sobre sintomas neurológicos, observando que a uveíte intermediária pode preceder a outros sintomas de desmielinização. Esclerose múltipla deve ser suspeitada em todo paciente com idade entre 20 e 50 anos, e é duas vezes mais comum em mulheres. Pode ocorrer uveíte anterior aguda granulomatosa. Em caso de qualquer suspeita, deve-se realizar RM craniana

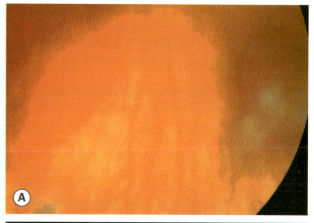

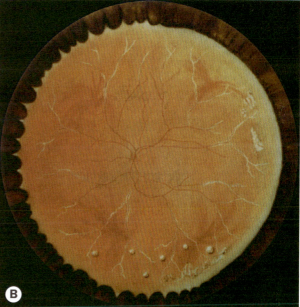

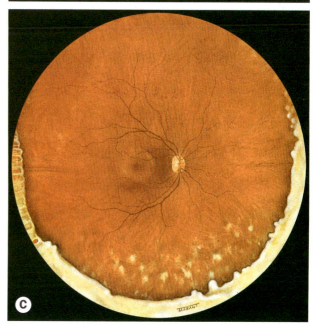

Figura 12.18 Uveíte intermediária. **A.** *Snowballs*. **B.** Periflebite periférica e *snowballs*. **C.** *Snowbanking* e *snowballs* inferiores. (*Cortesia de CL Schepens, ME Hartnett e T Hirose, de Schepens' Retinal Detachment and Allied Diseases, Butterworth-Heinemann, 2000 – Figura B.*)

- **Sarcoidose**: a uveíte intermediária associada à sarcoidose é relativamente inusual e, assim como a esclerose múltipla, pode preceder a manifestação da doença sistêmica. A presença de uveíte anterior granulomatosa associada deve levantar suspeita. Exame para verificação do nível sérico da enzima conversora da angiotensina e radiografia de tórax devem ser realizados no paciente adulto
- Uveíte intermediária **associada à doença de Lyme**: em geral está relacionada com uveíte anterior grave. A sorologia deve ser realizada em todo indivíduo procedente de áreas endêmicas
- **Sorologia para sífilis**: por meio de testes treponêmicos e de anticorpos anticardiolipina
- **Tuberculose**: associação incomum que pode gerar sintomas respiratórios e ser demonstrada na radiografia de tórax. O teste de tuberculina cutâneo e/ou exames de sangue (p. ex., QuantiFERON™) devem ser feitos antes do tratamento com esteroides na presença de qualquer suspeita
- **Outras condições** que podem gerar vitreíte que simule uveíte intermediária incluem FUS, doença de Whipple, endoftalmite endógena por *Candida* (fatores de risco como uso de drogas intravenosas) e toxoplasmose. Essas condições geralmente levantam suspeitas com base no histórico do paciente e nos achados clínicos específicos.

Tratamento

Infecção identificada ou outra doença subjacente deverão ser tratadas de modo específico, suplementadas por medidas anti-inflamatórias. Muitos especialistas visam debelar todo tipo de inflamação ativa, independentemente de a visão ser afetada ou não. Fatores como presença de neovascularização periférica podem ensejar intervenção precoce.

- **Esteroides tópicos**: não alcançam o segmento posterior em altas concentrações e, por essa razão, têm papel limitado. Essa medicação é utilizada principalmente no tratamento de qualquer inflamação do segmento anterior. Já se propôs que, na uveíte intermediária leve, uma sequência de esteroides tópicos frequentes com duração de algumas semanas possa exercer benefício e identificar indivíduos com alto risco de elevação da PIO sem comprometer a ação prolongada da injeção *depot*
- **Injeção local de esteroides**: injeção no assoalho da órbita ou subtenoniana posterior, como descrito para uveíte anterior. Dependendo da gravidade, a injeção é aplicada de 4 a 6 vezes em intervalos de 2 a 4 semanas, acompanhada pelo monitoramento da PIO
- **AINEs**: se a inflamação persistir após a injeção local, um agente como o naproxeno 500 mg, 2 vezes/dia, pode ser iniciado
- **Crioterapia** (ciclo duplo de congelamento-degelo) aplicada à *pars plana* e à periferia da retina sob anestesia peribulbar pode ser altamente eficaz se a inflamação for resistente a esteroides e adequada antes de esteroides sistêmicos. Pode estar associada à vitreíte transitoriamente aumentada e a outras complicações, entre as quais, DR, catarata, hemorragia vítrea e da CA, formação de MER e hipotonia. Uma aplicação repetida pode ser necessária após vários meses. Alguns especialistas reservam a crioterapia para neovascularização periférica com hemorragia
- *Laser* **aplicado à periferia da retina** adjacente ao *snowbanking* e/ou às áreas isquêmicas na AGF é uma alternativa à crioterapia e pode ser igualmente eficaz com menor incidência de complicações

- **Esteroide intraocular**: triancinolona intravítrea demonstrou benefício, mas o efeito é de relativamente curta duração. Implantes de liberação prolongada demonstraram resultados promissores
- **Esteroides sistêmicos**: alguns profissionais preferem essa modalidade aos esteroides locais se a inflamação for sintomática e bilateral. Outros preferem evitar os esteroides sistêmicos na maioria dos casos, adotando diretamente os agentes quimioterápicos imunossupressores. Inicia-se o esteroide sistêmico com uma dose elevada de 1 a 2 mg/kg/dia, diminuindo-a lentamente no decorrer dos meses de acordo com a resposta. É essencial que se considerem as contraindicações e os possíveis efeitos adversos dos esteroides antes de receitá-los
- **Agentes imunossupressores**: fármacos como micofenolato, metotrexato, tacrolimus, ciclosporina e outros são alternativas na presença de inflamação esteroide-resistente ou como agentes poupadores de esteroides
- **Outros agentes** que demonstram eficácia na doença refratária incluem interferona beta (na uveíte intermediária relacionada com esclerose múltipla) e o infliximabe anti-TNF
- **VPP**: reduz substancialmente a intensidade e a recorrência da inflamação, embora o mecanismo não seja totalmente conhecido. É indicada para pacientes com descolamento tracional da retina, MER, EMC refratário, densa opacidade vítrea, hemorragia vítrea ou substancial neovascularização periférica
- **Catarata e glaucoma** são tratados clínica e cirurgicamente, se necessário.

SÍNDROME DE VOGT-KOYANAGI-HARADA

Introdução

Síndrome Vogt-Koyanagi-Harada (VKH) é uma doença autoimune multissistêmica idiopática dos tecidos que contêm melanócitos, como úvea, ouvido e meninges. A condição afeta predominantemente indivíduos de etnia hispânica e japonesa, e aqueles fortemente pigmentados, normalmente na segunda e quinta décadas de vida. Está associada ao HLA-DR$_1$ e HLA-DR$_4$ nos diferentes grupos raciais. Por vezes, a VKH é subdividida em (a) doença de Vogt-Koyanagi, caracterizada principalmente por alterações na pele e uveíte anterior; e (b) doença de Harada, na qual predominam achados neurológicos e descolamentos exsudativos da retina.

Achados clínicos

- **Fase prodrômica** com duração de alguns dias: manifestações neurológicas (meningite e, raramente, encefalopatia com paresia dos nervos cranianos e outras lesões focais) e auditivas (zumbido, vertigem e surdez). Há possibilidade de ocorrer paralisia dos nervos cranianos e neurite óptica
- **Fase uveítica aguda**: uveíte anterior granulomatosa e posterior multifocal bilateral, com infiltração coroidal difusa, nódulos de Dalen-Fuchs (ver também oftalmia simpática, a seguir), vitreíte, papilite e descolamento exsudativo da retina (Figura 12.19; ver Figura 12.22 A). Pode ocorrer efusão ciliar com rotação do diafragma íris-cristalino
- **Fase de convalescência** várias semanas após: alopecia localizada, poliose e vitiligo (Figura 12.20), fundo de olho com aparência

Capítulo 12 • Uveíte   429

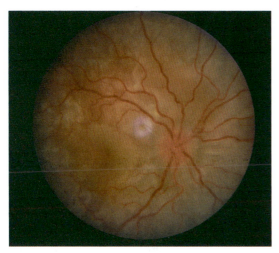

Figura 12.19 Descolamentos exsudativos de retina multifocais na fase uveítica aguda da síndrome de Vogt-Koyanagi-Harada.

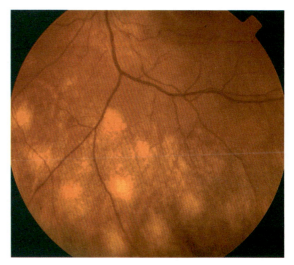

Figura 12.21 Fundo de olho em "pôr do sol" (sunset glow).

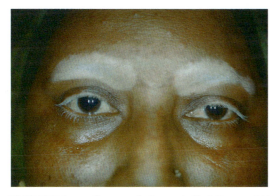

Figura 12.20 Vitiligo e poliose na síndrome de Vogt-Koyanagi-Harada. (Cortesia de U Raina.)

Tabela 12.8 Critérios diagnósticos modificados para síndrome de Vogt-Koyanagi-Harada.

1. Ausência de histórico de trauma ocular penetrante
2. Ausência de outras entidades de doença ocular
3. Uveíte bilateral
4. Manifestações neurológicas e auditivas
5. Achados tegumentares, não precedendo o início da doença ocular ou do SNC, como alopecia, poliose e vitiligo

despigmentada (fundo de olho em "pôr do sol" – "sunset glow"; Figura 12.21) e lesões límbicas despigmentadas (sinal de Sugiura) em pacientes pigmentados, especialmente japoneses
- **Fase crônica recorrente**: caracteriza-se por uveíte anterior latente com exacerbações. Uveíte posterior recorrente é muito menos comum
- **Critérios diagnósticos** para VKH estão apresentados na Tabela 12.8: na VKH completa, os critérios 1 a 5 devem estar presentes; na VKH incompleta, os critérios de 1 a 3 ou de 4 ou 5 devem estar presentes; e na VKH provável (doença ocular isolada), os critérios 1 a 3 devem estar presentes
- **Complicações oculares** incluem neovascularização, fibrose sub-retiniana, neovasos pré-retinianos e no disco óptico, hemorragia vítrea, catarata e glaucoma
- **Prognóstico**: variável e depende, em parte, de se obter o controle nas fases iniciais. Manifestações neurológicas e auditivas tendem a se resolver, mas as alterações na pele, nos cílios e nos cabelos normalmente persistem.

Investigação

Manifestações sistêmicas devem ser investigadas e tratadas por um especialista.

- **Punção lombar** em caso de diagnóstico incerto: o líquido cefalorraquidiano mostra pleocitose linfocítica transitória e macrófagos contendo melanina
- A **autofluorescência do fundo de olho** demonstra áreas de descolamento seroso (Figura 12.22 B)
- A **ultrassonografia** exibe espessamento coroidal difuso e exclui esclerite posterior: UBM pode ser utilizada para demonstrar efusão ciliar
- **AGF** da fase aguda apresenta pontos hiperfluorescentes multifocais no nível do epitélio pigmentar da retina (EPR; Figura 12.22 C) seguida pelo acúmulo de líquido sub-retiniano (Figura 12.22 D). A fase crônica mostra defeitos em janela no EPR
- **OCT** permite a quantificação do líquido sub-retiniano. Os septos sub-retinianos são normais (Figura 12.22 E e F)
- A **AIV** durante a fase aguda da doença exibe pontos hipofluorescentes regularmente distribuídos, e a maioria permanece hipofluorescente durante a fase tardia, quando é mostrada também a hiperfluorescência difusa sobre o polo posterior. AIV é útil para fins de monitoramento.

Tratamento

Prednisolona oral em altas doses (1 a 2 mg/kg/dia), reduzida ao longo de 3 a 6 meses. Pode ser precedida pela pulsoterapia com metilprednisolona por via intravenosa (500 a 1.000 mg/dia). Esteroides tópicos e cicloplégicos são utilizados para uveíte anterior. Pacientes resistentes a esteroides podem necessitar de imunossupressores. Bloqueadores biológicos, como o infliximabe, devem ser utilizados no início do curso da doença se não houver resposta aos esteroides.

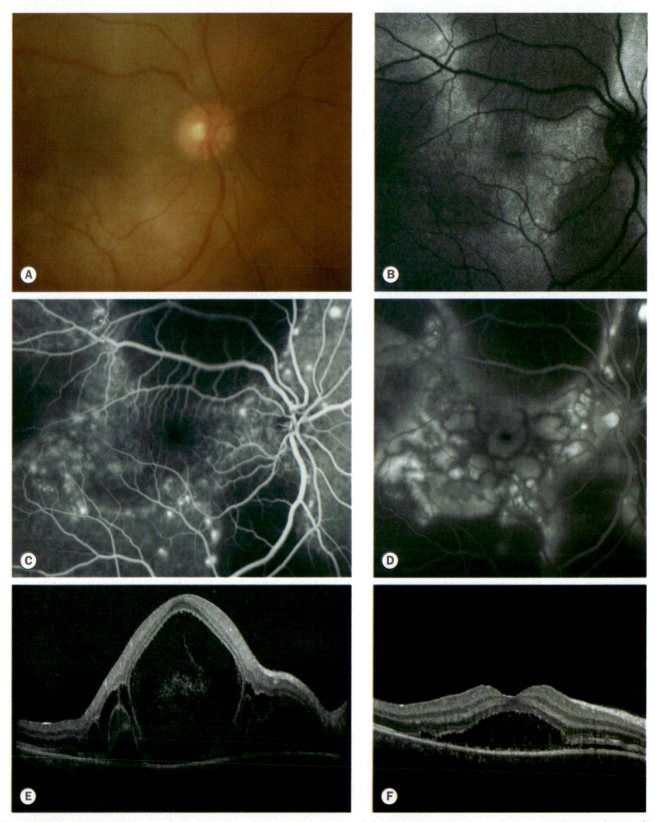

Figura 12.22 Exames de imagem na síndrome ocular de Vogt-Koyanagi-Harada. **A.** Descolamento exsudativo de retina multifocal na fase uveítica aguda. **B.** Autofluorescência do fundo de olho demonstrando múltiplos descolamentos exsudativos. **C.** Angiofluoresceinografia – múltiplos pontos hiperfluorescentes de vazamento na fase venosa. **D.** Acúmulo (*pooling*) de corante nas áreas descoladas nas imagens da fase tardia da angiofluoresceinografia. **E.** Tomografia de coerência óptica (OCT) de outro paciente durante a apresentação da condição mostrando os septos sub-retinianos. A altura do líquido sub-retiniano tem correlação com a atividade da doença. **F.** Exibe o líquido sub-retiniano com material hiper-refletivo 5 dias após a administração de esteroides sistêmicos. (*Cortesia de C Barry – Figuras A-D; P Issa – Figuras E F.*)

OFTALMIA SIMPÁTICA

Introdução

Oftalmia simpática (OS) é uma panuveíte granulomatosa bilateral que ocorre após trauma penetrante em que o prolapso uveal possa ter decorrido do trauma. A condição se verifica com menor frequência após cirurgia intraocular, normalmente múltiplos procedimentos vitreorretinianos. Também tem sido associada a haplótipos HLA específicos, o que sugere, em alguns pacientes, a existência de predisposição genética. Em 65% dos pacientes, a apresentação nos casos induzidos por trauma ocorre entre 2 semanas e 3 meses após a lesão inicial. A incidência provavelmente é de 0,2 a 0,5% após lesão, e de 0,01% após cirurgia intraocular. A histopatologia mostra infiltração linfocítica difusa da coroide. Observam-se agregados difusos de células epitelioides, muitas das quais contêm finos grânulos de melanina (Figura 12.23 A). Os nódulos de Dalen-Fuchs, que também surgem na síndrome de Vogt-Koyanagi-Harada (ver anteriormente) são granulomas localizados entre a membrana de Bruch e o EPR (Figura 12.23 B).

Achados clínicos

- **Sintomas**: existe histórico de trauma causativo. O olho excitante geralmente apresenta-se vermelho e irritado. O olho simpatizante desenvolve irritação, visão embaçada, fotofobia e perda da acomodação
- **Uveíte anterior**: acontece em ambos os olhos, podendo ser leve ou grave, e normalmente é granulomatosa (Figura 12.24 A). A gravidade da inflamação pode ser bastante assimétrica

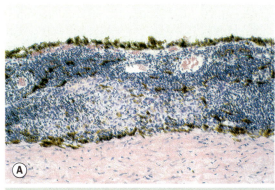
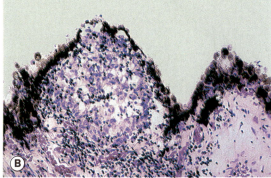

Figura 12.23 Histologia da oftalmia simpática. **A.** Infiltração da coroide por linfócitos e agregados dispersos de células epitelioides, muitos contendo finos grânulos de melanina. **B.** Nódulo de Dalen-Fuchs – granuloma situado entre a membrana de Bruch e o epitélio pigmentar da retina. (*Cortesia de J Harry.*)

- **Fundo de olho**: infiltrados coroideanos multifocais desenvolvem-se na média periferia (Figura 12.24 B), com infiltrados sub-EPR correspondentes aos nódulos de Dalen-Fuchs. Condições como descolamento exsudativo da retina, vasculite e edema do disco óptico constituem possíveis manifestações. À medida que a inflamação cede, a formação de cicatriz coriorretiniana residual pode conferir aspecto de "pôr do sol" (*sunset glow*) semelhante à VKH (Figura 12.24 C)
- **Manifestações sistêmicas**: podem ocorrer manifestações semelhantes às da VKH, mas são raras
- O **prognóstico** depende da gravidade, da localização da doença e da resposta ao tratamento. Com terapia agressiva, 75% dos olhos simpatizantes conservam AV melhor do que 6/60. O acompanhamento a longo prazo é obrigatório, visto que ocorrem recidivas em 50% dos casos, possivelmente com retardo de vários anos.

Investigação

- **OCT** é útil para quantificação e monitoramento das alterações
- **Ultrassonografia em modo B-scan** pode demonstrar espessamento da coroide
- **AGF** mostra múltiplos focos de vazamento ao nível do EPR, com acúmulo sub-retiniano de líquido na presença de descolamento exsudativo da retina
- **AIV** mostra pontos hipofluorescentes na doença ativa, os quais se resolvem com o tratamento
- A **ultrassonografia** pode exibir espessamento da coroide e descolamento exsudativo da retina.

Tratamento

- **Enucleação** de um olho gravemente lesionado no período de 10 a 14 dias após a lesão é tradicionalmente considerada efetiva para prevenção e redução da gravidade da OS, e deve ser considerada no caso de um olho lesionado com prognóstico visual irremediável. Evisceração é uma alternativa aceitável, desde que todo o tecido uveal seja removido
- **Esteroides** constituem a base do tratamento inicial. A prednisolona oral em alta dosagem é administrada por vários meses e diminuída gradualmente de acordo com a resposta. O início do tratamento pode ser feito em alguns casos com metilprednisolona intravenosa. Admite-se a administração de esteroides tópicos e cicloplégicos suplementares para uveíte anterior. Esteroides perioculares e intraoculares, inclusive implantes intravítreos de liberação prolongada, são capazes de facilitar a redução da dosagem do tratamento sistêmico
- O **tratamento imunomodulatório** deve ser considerado no início do curso da doença (ver anteriormente).

UVEÍTE INDUZIDA PELO CRISTALINO

Introdução

A uveíte induzida pelo cristalino ou facogênica (anteriormente facoanafilática) é resultante de uma resposta imune às proteínas do cristalino após a exposição em razão da extração incompleta de catarata, trauma ou, em casos raros, degeneração capsular na presença de catarata madura (Figura 12.25). O que se vê atualmente é a presença de fragmentos de

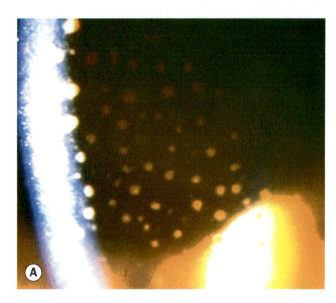
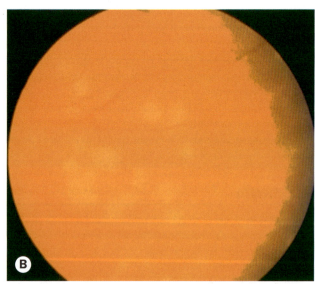
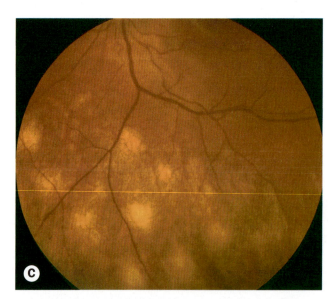

Figura 12.24 Oftalmia simpática. **A.** Grandes precipitados ceráticos no olho simpatizante. **B.** Infiltrados coroideanos multifocais. **C.** Formação de cicatriz coriorretiniana residual após tratamento imunossupressor.

cristalino retidos após facoemulsificação, tanto no segmento posterior após ruptura da cápsula posterior ou deiscência zonular como um pedaço negligenciado do núcleo ou de material cristaliniano mole que se acomodou na CA (ver também Capítulo 10). Essa situação deve ser diferenciada da endoftalmite bacteriana, que normalmente é mais grave.

Achados clínicos

- **Sintomas**: dor variável, fotofobia, vermelhidão e embaçamento, em geral com histórico recente (com ou sem complicações) de cirurgia de catarata e, com menos frequência, de lesão
- A **uveíte anterior** é granulomatosa, podendo ser leve, moderada ou grave
- **Presença de edema corneano** é comum em posição adjacente a um fragmento de cristalino presente na CA
- **PIO** geralmente elevada
- **Fragmentos de cristalino** podem ser observados no segmento anterior ou posterior
- **Vitreíte** de gravidade variável geralmente presente se os fragmentos do cristalino estiverem alojados na cavidade vítrea
- **Lesão do cristalino** talvez seja evidente nos casos associados à trauma
- **Complicações** incluem EMC, glaucoma, MER e, raramente, sequelas mais graves, como DR e membrana ciclítica.

Investigação

OCT, ultrassonografia B-scan e UBM podem ser indicadas.

Tratamento

O tratamento envolve uso de esteroides, cujas via e intensidade dependem das circunstâncias clínicas, com remoção cirúrgica de todo o material do cristalino da CA ou uma VPP, conforme necessário. Pequenos fragmentos de cristalino no segmento posterior em geral são tratados de modo conservador e absorvidos lentamente em alguns meses. Cicloplegia e tratamento para redução da PIO são os mais indicados. Lesões oculares penetrantes ou contusas (raramente) devem ser tratadas concomitantemente, se for o caso, incluindo a remoção do cristalino lesionado.

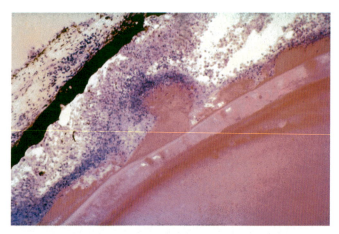

Figura 12.25 Uveíte induzida pelo cristalino – material exposto do cristalino produzindo reação inflamatória. (*Cortesia de J Harry e G Misson, de* Clinical Ophthalmic Pathology, *Butterworth-Heinemann 2001.*)

SARCOIDOSE

Introdução

Sarcoidose é uma doença crônica de causa desconhecida que se manifesta com focos de inflamação granulomatosa não caseosa. Pode afetar qualquer sistema de órgãos, mas pulmões e linfonodos são com frequência mais envolvidos. A condição impacta mais (10:1) pacientes de etnia negra do que branca e é mais comum em climas frios. Trata-se de uma das associações sistêmicas mais comuns de uveíte.

Achados sistêmicos

- **Apresentação**: sintomas respiratórios (tosse, falta de ar com o esforço) e sintomas constitucionais (mal-estar, artralgia) acometem cerca de 50% dos pacientes. A síndrome de Löfgren é uma manifestação aguda com bom prognóstico, caracterizada pela tríade eritema nodoso, linfadenopatia hilar bilateral (BHL, *bilateral hilar lymphadenopathy*) (Figura 12.26 A) revelada na radiografia de tórax e poliartralgia, normalmente observada em mulheres. Uma minoria de pacientes é assintomática (radiografia de tórax anormal incidental). O diagnóstico pode ser realizado como consequência de investigação de inflamação extrapulmonar, tal como uveíte
- **Doença pulmonar**: varia de infiltração parenquimatosa leve à fibrose pulmonar grave
- **Lesões cutâneas**: observadas em cerca de 25% dos pacientes podem incluir eritema nodoso (placas eritematosas sensíveis normalmente envolvendo a tíbia – Figura 12.26 B), *lupus pernio* (lesões violáceas endurecidas que abragem partes expostas do corpo, como nariz, bochechas, dedos e orelhas; Figura 12.26 C) e pápulas granulomatosas ou máculas
- **Doenças neurológicas**: raras, mas podem ocorrer meningite e paralisia dos nervos cranianos. O envolvimento hipofisário é capaz de levar a alterações hormonais
- **Envolvimento cardíaco** é relativamente incomum (5% clinicamente), mas de fundamental importância na medida em que pode originar arritmia e morte súbita
- **Linfadenopatia**: o aumento dos linfonodos superficiais é, às vezes, a manifestação clínica inicial.

Achados oculares

Inflamação ocular acomete 25 a 70% dos pacientes com sarcoidose, dependendo da etnia. Uveíte anterior granulomatosa é a manifestação mais comum. Há chance de cegueira, se não for tratada de modo adequado. A uveíte anterior aguda normalmente afeta pacientes com sarcoidose de início agudo. Já a uveíte anterior crônica, normalmente granulomatosa, tende a afetar pacientes mais velhos com doença pulmonar crônica. O International Workshop on Ocular Sarcoidosis (IWOS), em relatório de 2009, identificou sete sinais essenciais no diagnóstico da sarcoidose intraocular:

- **Precipitados ceráticos com aparência de "gordura de carneiro"** (Figura 12.27 A) e/ou pequenos precipitados ceráticos granulomatosos e/ou nódulos de íris (Koeppe e/ou Busacca; Figura 12.27 B)
- **Nódulos na malha trabecular** (Figura 12.27 C) e/ou sinéquias anteriores periféricas em forma de tenda
- **Opacidades vítreas: snowballs** (Figura 12.27 D) e/ou "colar de pérolas"
- **Lesões coriorretinianas periféricas múltiplas** (ativas e/ou atróficas): as lesões coroidais são incomuns e variam em sua aparência – pequenos infiltrados amarelo-pálidos múltiplos, às vezes com aparência de saca-bocado (Figura 12.28 A e B), são os mais comuns e quase sempre bastante numerosos inferiormente. Grandes infiltrados confluentes e múltiplos são menos comuns (Figura 12.28 C). A coroidite multifocal apresenta baixo prognóstico visual mesmo após a resolução da atividade em consequência de neovascularização da coroide (NVC) secundária associada à formação de cicatriz coriorretiniana macular ou peripapilar. Há possibilidade também de surgirem granulomas retinianos, observados como pequenas e discretas lesões branco-amareladas (Figura 12.28 D)
- **Periflebite nodular e/ou segmentar (+/- "candle wax drippings" ou "pingos de cera de vela") e/ou macroaneurisma retiniano em um olho inflamado**: periflebite apresenta-se como embainhamento perivenoso amarelado ou branco-acinzentado. Exsudatos perivenosos conhecidos como "pingos de cera de vela" são típicos da periflebite sarcoide grave (Figura 12.29 A). Periflebite oclusiva (Figura 12.29 B) é incomum, mas a neovascularização periférica da retina pode se desenvolver secundariamente a um *dropout* de capilar retiniano. Em pacientes negros, a condição pode ser confundida com retinopatia proliferativa falciforme

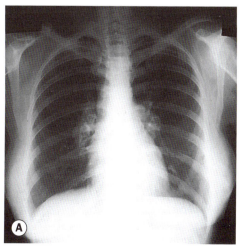
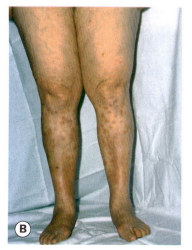
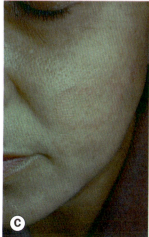

Figura 12.26 Sarcoidose. **A.** Linfadenopatia hilar bilateral. **B.** Eritema nodoso. **C.** *Lupus pernio* da bochecha.

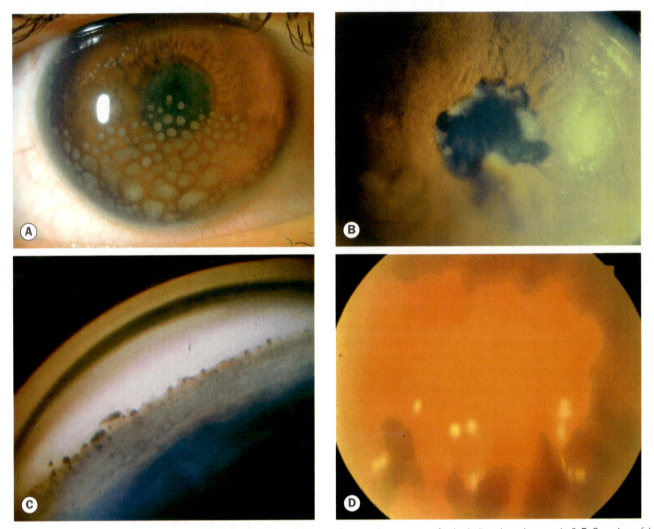

Figura 12.27 Sarcoidose ocular. **A.** Precipitados ceráticos granulomatosos muito grandes com aparência de "gordura de carneiro". **B.** Grandes nódulos de íris. **C.** Envolvimento nodular da malha trabecular. **D.** *Snowballs*.

- **Nódulo(s)/granuloma(s) do disco óptico e/ou nódulo solitário de coroide**: nódulos solitários de coroide são menos comuns que lesões múltiplas na sarcoidose. Granulomas focais de nervo óptico normalmente não afetam a visão. Edema persistente do disco óptico é um achado frequente em pacientes com envolvimento da retina ou do vítreo (Figura 12.30), podendo, na ausência de outras manifestações oculares, ocorrer papiledema resultante do envolvimento do SNC
- Outras manifestações oculares compreendem **nódulos conjuntivais** semelhantes àqueles da conjuntivite folicular, **infiltração das glândulas lacrimais** (Figura 12.31 A) e **olho seco, nódulos palpebrais** (Figura 12.31 B) e **lesões da órbita e da esclera**. As complicações são aquelas normalmente observadas na uveíte idiopática, incluindo catarata, glaucoma, sinéquias anteriores periféricas e posteriores, ceratopatia em faixa, hemorragia vítrea, maculopatia (EMC, MER, NVC), DR e *phthisis*.

Investigação

Além da aquisição de evidências histopatológicas, o IWOS considerou de valor significativo as seguintes investigações no diagnóstico da sarcoidose ocular em pacientes com uveíte compatível:

- Teste cutâneo de tuberculina negativo em paciente vacinado contra o bacilo Calmette-Guérin (BCG), tuberculose, ou em paciente com teste cutâneo de tuberculina anteriormente positivo. O teste cutâneo é negativo na maioria dos pacientes com sarcoidose. Uma reação fortemente positiva a determina unidade de tuberculina torna altamente improvável um diagnóstico de sarcoidose
- Níveis séricos elevados da enzima conversora da angiotensina e/ou níveis séricos elevados de lisozima, como descrito para a investigação de uveíte anterior aguda
- Radiografia de tórax mostrando BHL. A radiografia de tórax é anormal em 90% dos casos
- Testes de enzima hepática anormais
- TC de tórax em pacientes com resultado negativo da radiografia de tórax. TC da alta resolução é de valor consideravelmente maior do que a realização do exame com resolução padrão.

Outras investigações estão descritas a seguir:
- **Broncofibroscopia** com biopsia: a confirmação histopatológica da sarcoidose é quase sempre necessária antes do início do tratamento. O pulmão é um local comum a partir do qual se pode obter essa confirmação na presença de evidências clínicas ou investigativas

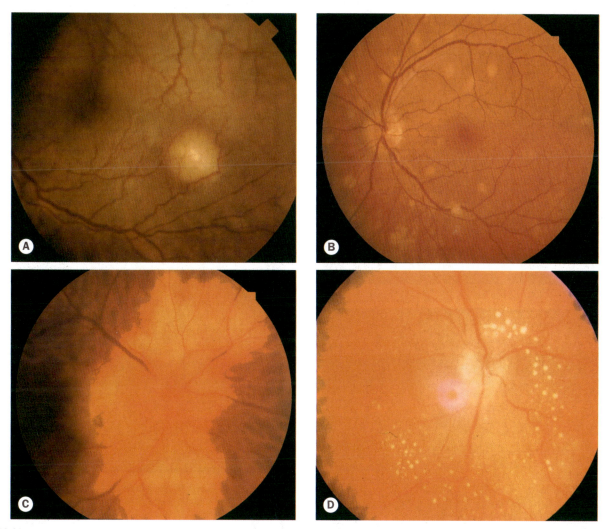

Figura 12.28 Envolvimento da coroide e da retina na sarcoidose. **A.** Granuloma de coroide. **B.** Granulomas multifocais. **C.** Infiltração confluente da coroide. **D.** Múltiplos pequenos granulomas de retina.

de doença pulmonar. Entretanto, deve-se escolher lesão superficial mais facilmente acessível, se houver
- A **endossonografia torácica** (endobrônquica ou esofágica) com aspiração por agulha demonstrou, em um grande ensaio, ser uma técnica mais sensível do que a biopsia broncoscópica
- **Locais de biopsia diversos** incluem linfonodos superficiais ou lesões cutâneas, nódulos conjuntivais e glândulas lacrimais (até 75% das glândulas aumentadas são positivas). Se houver envolvimento ocular, a biopsia do vítreo é muito útil (p. ex., razão de CD4/CD8)
- **Outras modalidades de exame de imagem** incluem RM cardíaca e imageamento do SNC (RM é menos útil do que TC para avaliações torácicas), tomografia por emissão de pósitrons (PET) e, às vezes, escaneamento de corpo inteiro com gálio
- Os níveis de **cálcio e vitamina D** podem ser anormais dependendo do padrão e do nível de atividade da doença
- Presença de **hipercalciúria** é comum
- **Provas da função pulmonar**
- O **lavado broncoalveolar** (**LBA**) mostra alterações características. A razão de células T CD4/CD8 são um indicador-chave
- A **análise de escarro induzido** tem forte correlação com o LBA e é uma técnica não invasiva

- **Quatro níveis diagnósticos** foram definidos pelo IWOS para sarcoidose ocular:
  ○ Sarcoidose ocular definitiva: diagnóstico respaldado por biopsia na presença de uveíte compatível
  ○ Sarcoidose ocular presumida: biopsia não realizada, mas a radiografia mostra BHL com uveíte compatível
  ○ Sarcoidose ocular provável: biopsia não realizada, ausência de BHL na radiografia, mas > 3/7 dos sinais intraoculares anteriormente descritos e > 2/5 de testes laboratoriais positivos
  ○ Possível sarcoidose ocular: biopsia de pulmão negativa, mas > 4/7 dos sinais e > 2/5 dos testes de laboratório positivos.

É fundamental que as causas alternativas de uveíte sejam adequadamente excluídas por avaliações e investigações adequadas.

Tratamento

Os corticosteroides são convencionalmente a principal modalidade de tratamento da sarcoidose ocular e sistêmica, embora agentes imunossupressores estejam sendo utilizados com maior frequência, particularmente como agentes poupadores de esteroides e em

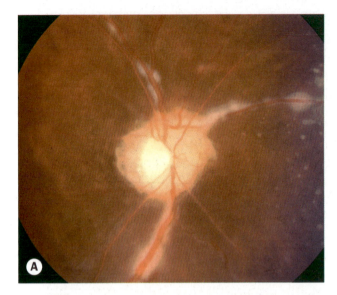

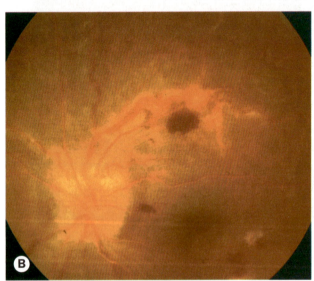

Figura 12.29 Periflebite na sarcoidose. **A.** Padrão de "pingos de cera de vela". **B.** Periflebite oclusiva e edema de disco óptico. (*Cortesia de P Morse – Figura A; C Pavesio – Figura B.*)

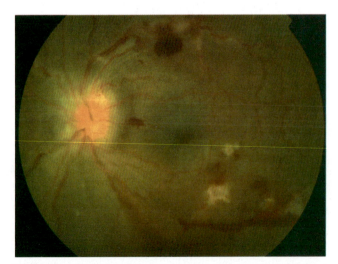

Figura 12.30 Edema persistente de disco óptico com periflebite e edema macular.

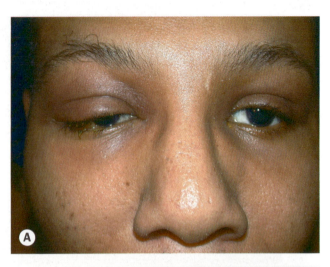

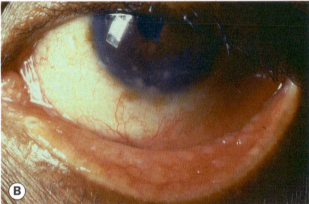

Figura 12.31 A. Aumento das glândulas lacrimais na presença de sarcoidose. **B.** Granulomas na pálpebra inferior.

doenças refratárias. Deve-se iniciar o tratamento de maneira agressiva para evitar complicações ameaçadoras da visão.

- O **tratamento da uveíte anterior e da uveíte intermediária** é conduzido por fases, como para inflamação idiopática
- A **uveíte posterior** geralmente requer esteroides sistêmicos e, às vezes, agentes imunossupressores, como metotrexato, azatioprina, ciclosporina e inibidores do TNF (p. ex., adalimumabe)
- A **neovascularização periférica da retina** pode ser tratada com fotocoagulação difusa das áreas isquêmicas demonstradas por AGF
- **EMC** pode responder a AINE tópico
- **Catarata e glaucoma** necessitam de tratamento: a inflamação deve ser suprimida antes da cirurgia, de preferência por pelo menos 3 meses no caso de cirurgia de catarata.

DOENÇA DE BEHÇET

Introdução

Doença de Behçet é uma síndrome multissistêmica idiopática caracterizada por úlceras aftosas bucais recorrentes, ulceração genital e uveíte. A vasculite é um componente patogênico fundamental e pode envolver veias e artérias pequenas, médias e grandes. A mortalidade é de aproximadamente 5% depois de 5 a 10 anos, normalmente em razão de complicações cardiovasculares e do SNC. A condição provavelmente é de base autoimune e pode ser precipitada pela exposição a agente infeccioso com subsequente reação cruzada. Com frequência afeta pacientes da Turquia, do Oriente Médio e do extremo Oriente (a antiga "rota da seda"), com uma prevalência mais baixa na Europa e na América do Norte. A condição é fortemente associada ao HLA-B51; os grupos étnicos com maior prevalência de doença de Behçet também apresentam taxa mais elevada de positividade do HLA-B51. A idade de pico da manifestação é a terceira década. A prevalência de sexo relatada varia de acordo com a etnia.

DICA Hipópio transitório em um olho relativamente branco é típico da doença de Behçet e da uveíte associada à AIJ.

Achados sistêmicos

O International Study Group for Behçet Disease (ISGBD), em relatório de 1990, estabeleceu **critérios diagnósticos**: (a) ulceração oral recorrente (Figura 12.32 A) caracterizada por úlceras bucais pelo menos três vezes em um período de 12 meses, **mas pelo menos duas** de (b) ulceração genital, (c) inflamação ocular, (d) lesões cutâneas características (eritema nodoso; ver Figura 12.26 B, pseudofoliculite, nódulos acneiformes, lesões papulopustulares) e (e) uma reação de patergia: pústula 24 a 48 horas depois de picada de agulha estéril (> 95% de especificidade, mas geralmente negativa em pacientes europeus e norte-americanos).

A apresentação nem sempre segue os critérios anteriormente apresentados. Achados adicionais incluem:
- **Lesões vasculares**: aneurismas, incluindo pulmonar e coronárias, e trombose/tromboflebite venosa
- Ocorrência de **artrite** em 30% dos casos, embora a artralgia seja mais comum
- **Dermatografia** (Figura 12.32 B), semelhante à reação de patergia, indica hipersensibilidade cutânea e consiste na formação de linhas eritematosas após afago ou arranhão
- **Manifestações neurológicas** (5%), como meningoencefalite do tronco encefálico, trombose dos seios durais e aneurismas cerebrais
- **Inflamação gastrintestinal**, especialmente ileocecal
- **Lesões hepáticas e renais** são relativamente incomuns.

Achados oculares

A inflamação ocular ocorre em cerca de 70% dos casos, tende a ser mais grave em homens e é a apresentação da doença em cerca de 10% dos casos. Os sinais são praticamente sempre bilaterais. Panuveíte aguda recidivante/remitente com vasculite retiniana e geralmente com resolução espontânea mesmo sem tratamento é o padrão clássico de envolvimento ocular. Doenças vasculares da retina (vasculite e oclusão) são a principal causa de comprometimento visual.
- A **uveíte anterior aguda**, geralmente bilateral, é comum. Não é granulomatosa. Um hipópio móvel transitório em um olho relativamente claro (Figura 12.33 A) é característico
- **Vitreíte:** pode ser grave e é universal em olhos com doença ativa do segmento posterior
- **Retinite:** infiltrados brancos superficiais transitórios (Figura 12.33 B) que melhoram sem a formação de cicatriz podem ser observados durante a doença sistêmica aguda. É possível haver retinite mais

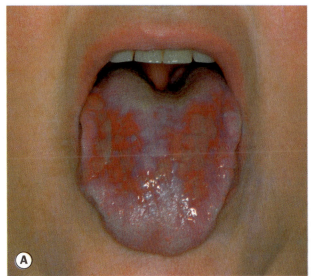

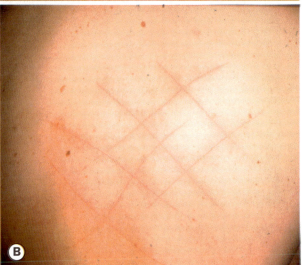

Figura 12.32 Doença de Behçet. **A.** Grande ulceração aftosa. **B.** Dermatografia.

profunda e mais difusa com aparência semelhante à inflamação viral. Podem ocorrer também descolamentos exsudativos. Depósitos inflamatórios análogos aos precipitados ceráticos são passíveis de visualização na região periférica inferior da retina
- **Vasculite retiniana**: arterite e flebite, ao contrário do envolvimento puramente venoso na sarcoidose, talvez se manifestem com a formação de embainhamento, hemorragias perivasculares e oclusão (Figura 12.33 C). O extravasamento vascular pode provocar edema difuso da retina e EMC
- **Hiperemia e edema do disco óptico**: pressão intracraniana elevada também pode causar edema do disco óptico e atrofia óptica na doença de Behçet
- **Neovascularização do disco óptico e da retina**: considerada uma resposta à inflamação e à isquemia
- **Manifestações incomuns**: conjuntivite, úlceras conjuntivais, episclerite, esclerite e oftalmoplegia resultante de envolvimento neurológico
- **Doença em estágio terminal**: caracteriza-se por atrofia óptica, atrofia retiniana e gliose e embainhamento, atenuação e *ghosting* dos

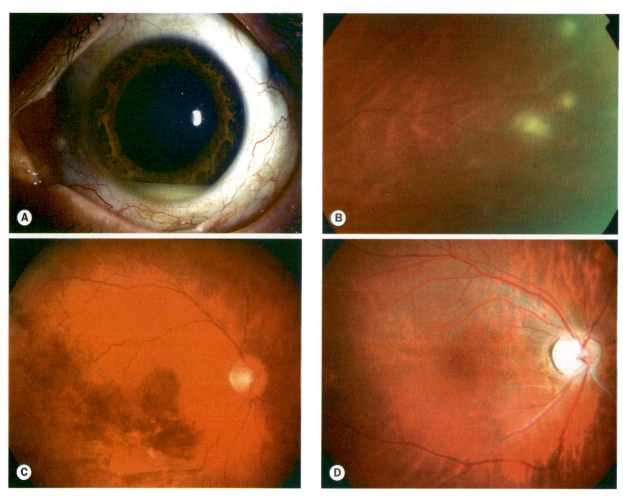

Figura 12.33 Lesões oculares na presença de doença de Behçet. **A.** Hipópio em olho claro. **B.** Infiltrados retinianos. **C.** Vasculite oclusiva. **D.** Doença em estágio terminal. (*Cortesia de A Dick – Figura C.*)

vasos afetados (Figura 12.33 D). O vítreo tende a ser translúcido. Outras complicações englobam SP, catarata, glaucoma e, raramente, DR e *phthisis*. Existem relatos de perda visual grave em até dois terços dos pacientes homens depois de 10 anos, mas essa taxa provavelmente é menor com tratamento agressivo. A taxa entre mulheres é cerca da metade daquela verificada entre homens.

Investigação

- **HLA-B51** (ver anteriormente)
- **Teste de patergia** (ver anteriormente)
- **Marcadores inflamatórios** (p. ex., VHS, PCR, dosagem de complemento, contagem de leucócitos): podem estar elevados
- **Rastreamento de trombofilia**: adequado em alguns pacientes para exclusão de outras causas de trombose
- **AGF:** delineia áreas isquêmicas e auxilia na detecção de inflamação do segmento posterior e no monitoramento da atividade da doença
- **Flarefotometria a *laser*** da CA: boa correlação com AGF para determinação do nível de atividade inflamatória
- **Biopsia de lesão superficial:** aspiração do líquido sinovial e punção lombar podem ser utilizadas para ajudar a descartar diagnósticos alternativos

- **Exames de imagem sistêmicos**: abrangem RM do cérebro/angiografia por RM, TC/angiografia por TC e angiografia convencional para identificação de isquemia.

Tratamento

Imunossupressores são a base do tratamento, mas disponibilidade e custo são limitadores das opções terapêuticas em muitas regiões.

- **Esteroides tópicos**: de maneira isolada podem ser adequados se – raramente – não houver vestígio de envolvimento do segmento posterior
- **Esteroides sistêmicos e azatioprina** (2,5 mg/kg/dia): combinados, são recomendados para o tratamento inicial de uveíte posterior nas diretrizes de 2008 da European League Against Rheumatism (EULAR) para DB. Esteroides devem ser reduzidos lentamente. Esteroides tópicos e/ou locais também podem ser utilizados. É possível haver altas taxas de hipertensão ocular com a injeção intravítrea de esteroides. Azatioprina pode ter papel importante na profilaxia
- **Ciclosporina** (2 a 5 mg/kg/dia) ou infliximabe, em combinação com a azatioprina e os esteroides sistêmicos, é recomendada pela EULAR para doença ocular grave (redução de > 2 linhas da acuidade visual e/ou vasculite retiniana ou envolvimento macular).

Estudo recente recomendou uma única infusão de infliximabe como tratamento inicial da uveíte posterior. Hipertensão, nefrotoxicidade e neurotoxicidade são preocupações em relação à ciclosporina, que deve ser evitada em pacientes com envolvimento do SNC, a menos que se julgue que a doença ocular grave justifica o risco. O infliximabe pode levar à ativação da tuberculose e pacientes com exame de rastreamento positivo precisam receber tratamento profilático (p. ex., isoniazida). A administração intravítrea é uma nova via alternativa de administração do infliximabe

- **Infliximabe e adalimumabe**: devem ser considerados precocemente para doença de Behçet com ameaça à visão (recomendação da American Uveitis Society)
- **Interferona alfa** (6 milhões de IU por dia, por via subcutânea inicialmente, titulada gradativamente): com ou sem esteroides. É uma alternativa recomendada pela EULAR ao regime de ciclosporina/infliximabe/azatioprina/esteroides descrito anteriormente para doença grave. Não deve ser utilizado de maneira combinada com a azatioprina (risco de mielossupressão)
- **Anticoagulantes** não são recomendados.

UVEÍTE PARASITÁRIA

Toxosplasmose

Introdução

A toxosplasmose é causada pelo *Toxoplasma gondii*, protozoário intracelular obrigatório. Estima-se que esse microrganismo infeste, pelo menos, 10% dos adultos em países do Norte de clima temperado e mais da metade dos adultos em países mediterrâneos e tropicais. O gato é o hospedeiro definitivo, com hospedeiros intermediários incluindo ratos, gado, pássaros e humanos. Oocistos são excretados nas fezes do gato e depois ingeridos pelos hospedeiros intermediários (Figura 12.34), inclusive por meio de fontes de água contaminada. O descarte da caixa de areia dos gatos com subsequente transferência para os alimentos é um conhecido e potencial modo de infecção em seres humanos (embora gatos domésticos apresentem baixa taxa de infestação por toxoplasmose). O bradizoíto é um estágio inativo que permanece dormente dentro dos cistos em tecidos como olhos, cérebro e músculos esqueléticos, e o consumo de carne (ou ovos) malcozida de um hospedeiro intermediário pode levar à infestação. Cistos de bradizoítos (Figura 12.35) podem romper-se e liberar taquizoítos, a forma ativa proliferativa, estimulando uma reação inflamatória. Do ponto de vista conceitual, talvez se deva considerar uma fase aguda e uma fase crônica prolongada de infecção. Durante a fase crônica, novas cicatrizes retinocoroideanas assintomáticas podem se formar ao longo de anos ou décadas. Uma forma crítica de infecção humana é a disseminação hematogênica transplacentária para o feto em mulher grávida com toxoplasmose ativa (não latente inativa) – trata-se, normalmente, de infecção primária em hospedeiro imunocompetente, mas às vezes também da reativação de infecção latente, de modo predominante em indivíduos imunocomprometidos nesse caso. A infecção pode, ocasionalmente, ser transmitida por meio de transplante de órgãos ou transfusão sanguínea.

DICA Toxoplasmose é a causa identificável mais comum de retinite focal, a qual normalmente causa inflamação adjacente a uma cicatriz coriorretiniana.

Achados sistêmicos

- **Toxoplasmose congênita**: a mãe geralmente não apresenta sintomas ou tem manifestações constitucionais leves. A gravidade do envolvimento fetal está relacionada com o tempo de gestação na ocasião da infecção materna e tende a ser mais grave no início da gestação, quando pode resultar na morte do feto (10% de todos os casos de toxoplasmose congênita). O envolvimento neurológico e visceral pode ser muito grave, mas muitos casos são subclínicos, especialmente no final da gestação. Pode ocorrer retinocoroidite em mais de 75% dos casos, deixando cicatrizes que, em geral, tornam-se achados incidentais mais tarde (Figura 12.36)
- **Infecção na infância pós-natal**: provavelmente representa mais de 50% dos casos de toxoplasmose na infância. Assim como em adultos, essa condição normalmente é subclínica em indivíduos imunocompetentes. Lesões oculares provavelmente são comuns, mas é possível que não se desenvolvam por anos após a infecção inicial
- **Toxosplasmose adquirida em adultos imunocompetentes**: subclínica em 80 a 90% dos casos linfadenopatia cervical, febre, mal-estar e faringite são achados comuns em pacientes sintomáticos, mas manifestações sistêmicas mais sérias são raras. Retinite precoce é possível em até 20% dos casos
- **Toxosplasmose em pacientes imunocomprometidos**: pode ser adquirida ou resultante da reativação de doenças preexistentes. Assim como os sintomas constitucionais em pacientes imunocompetentes, há probabilidade de ocorrer condições como meningoencefalite, pneumonite, retinocoroidite e uma série de outros achados.

Achados oculares

A toxosplasmose é responsável por 20 a 60% dos casos de uveíte posterior, dependendo do país pesquisado (85% no Brasil). A reativação em cicatrizes contendo cistos previamente inativos é a regra em pacientes imunocompetentes, embora muitos casos representem uma nova infecção. Mais da metade das lesões retinianas quiescentes são adquiridas a partir de infecção pós-natal. Os episódios recorrentes de inflamação são comuns e ocorrem quando os cistos se rompem e liberam centenas de taquizoítos nas células retinianas normais. A primeira apresentação com infecção ocular sintomática ocorre em média aos 29 anos, talvez em razão da redução da imunidade específica. O envolvimento ocular resultante de infecção congênita somente pode ser detectado mais tarde com a descoberta incidental de cicatrizes retinocoroideanas típicas, embora a lesão da mácula ou do nervo óptico possa eventualmente comprometer a visão na infância.

- **Sintomas**: início unilateral agudo ou subagudo de moscas volantes, embaçamento e fotofobia
- **Uveíte anterior por "spill-over"**: comum. Pode ser granulomatosa ou semelhante à FUS, e resultar em elevação da PIO
- **Presença de único foco inflamatório** de retinite com aspecto exsudativo e coloração esbranquiçada ou retinocoroidite associada à cicatriz pigmentada ("lesão-satélite") é típica (Figura 12.37 A). As lesões tendem a envolver o polo posterior
- **Focos de novo** não associados à cicatriz antiga e lesões múltiplas (Figura 12.37 B) são relativamente incomuns em indivíduos imunocompetentes, mas ocorrem com maior frequência nos imunocomprometidos

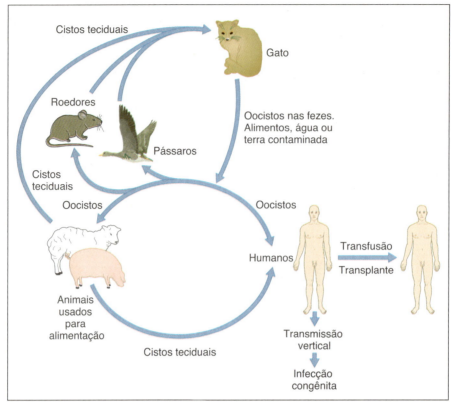

Figura 12.34 Ciclo de vida do *Toxoplasma gondii*.

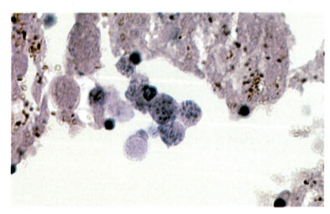

Figura 12.35 Cistos teciduais de *Toxoplasma gondii* contendo bradizoítos. (*Cortesia de J Harry.*)

- **Vitreíte:** pode ser grave e prejudicar a visualização do fundo de olho. "Farol de neblina" é a descrição clássica de um *nidus* inflamatório esbranquiçado na retina visualizado através da vitreíte (Figura 12.37 C)
- **Vasculite:** pode ser arterial, mas geralmente é venosa
- **Edema do disco óptico:** comum
- **Envolvimento extenso e fulminante da retina:** em geral, limita-se a indivíduos imunocomprometidos, nos quais pode ser bilateral e difícil de ser distinguido da retinite viral
- **Retinocoroidite:** possivelmente ausente na fase aguda da doença adquirida, sua atividade consiste em uveíte anterior, vitreíte e vasculite retiniana. Posteriormente, é possível haver formação de cicatrizes características na retina

- **Neurorretinite:** semelhante àquela observada na doença da arranhadura do gato é rara, representando um marcador de infecção adquirida aguda, e não de infecção reativada
- **Toxoplasmose puntata externa da retina:** manifestação atípica que apresenta aglomerados de pequenas lesões (25 a 75 μm de diâmetro) branco-acinzentadas e tende a acometer pacientes mais jovens
- **Perda visual:** as causas de redução permanente da visão (cerca de 25% dos olhos) incluem lesões maculares inflamatórias e edema macular, envolvimento do nervo óptico, oclusão vascular (Figura 12.38 A e B), descolamento seroso, regmatogênico e tracional da retina (Figura 12.38 C e D) e NVC secundária tardia (Figura 12.38 E e F)
- **Cura:** em hospedeiros imunocompetentes normalmente ocorre espontaneamente em 6 a 8 semanas, embora as opacidades vítreas levem mais tempo para desaparecer. O foco inflamatório é substituído por cicatriz atrófica nitidamente demarcada que desenvolve uma borda pigmentada (Figura 12.39)
- **Recorrência:** o número médio de crises recorrentes por paciente é de 2,7 e, no prazo de 5 anos, mais da metade pode sofrer novo episódio.

Investigação

O diagnóstico normalmente se baseia nos achados do exame clínico.

- **Sorologia:** anticorpos IgG anti-*Toxoplasma* são detectáveis no soro em 1 a 2 semanas a partir da infecção inicial e indicam a exposição ao organismo em algum momento no passado, fornecendo evidências circunstanciais que respaldam a suspeita clínica. Entretanto, a soroprevalência em nível comunitário é alta – envolve, pelo menos, um terço dos indivíduos na maioria das comunidades. A positividade para anticorpos IgM

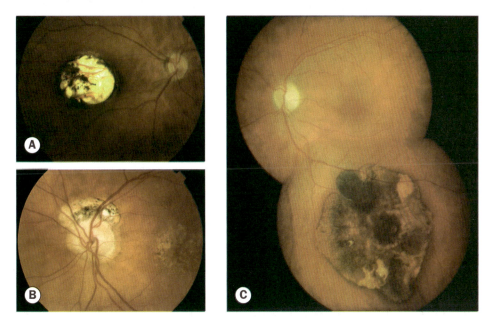

Figura 12.36 Cicatrizes de retinocoroidite na toxoplasmose congênita. **A.** Lesão macular. **B.** Cicatriz peripapilar. **C.** Cicatriz periférica.

normalmente significa que a infecção foi adquirida no último ano e ajuda na distinção entre a infecção aguda (recém-adquirida) e a infecção crônica. Trata-se de exame fundamental em caso de suspeita de infecção recém-adquirida durante a gravidez. A IgM é em geral positiva em razão da persistência ou reativação após infecção prévia
- **Exame de PCR** do fluido intraocular tem sensibilidade variável (16 a 67%), mas alta especificidade, e pode ter caráter diagnóstico em casos clinicamente indefinidos. O humor aquoso e o humor vítreo provavelmente produzem resultados semelhantes
- **Avaliação de anticorpos presentes no fluido ocular**: o cálculo da razão (coeficiente de Goldmann-Witmer) da IgG específica contida no humor aquoso em relação àquela presente no soro parece ser uma investigação relativamente sensível (48 a 90%)
- **Exames de imagem**: OCT demonstra a presença de edema macular. A ultrassonografia em modo B-scan pode ser utilizada para excluir a hipótese de DR na presença de vitreíte grave, enquanto a autofluorescência do fundo de olho pode facilitar o monitoramento da atividade inflamatória.

Tratamento

A toxoplasmose ocular ativa é tratada com antibióticos, mas nenhuma das abordagens atuais demonstrou ser melhor do que qualquer outra no que diz respeito ao resultado visual, à extensão da lesão ou à taxa de recorrência. É difícil determinar a erradicação do parasita, mas a atividade e a multiplicação parasitárias podem ser reduzidas e levar à redução do tamanho da consequente cicatriz retinocoroideana. Os agentes utilizados têm potencial para gerar morbidade significativa e, como geralmente a resolução é espontânea, o tratamento não é administrado em todos os casos. Algumas das indicações claras incluem lesão ameaçadora da visão envolvendo mácula, feixe papilomacular, cabeça do nervo óptico ou um importante vaso sanguíneo, vitreíte grave e pacientes imunocomprometidos. O tratamento normalmente dura de 4 a 6 semanas, e a cura completa das lesões ativas ocorre em 4 a 6 meses. O tratamento da toxoplasmose congênita em neonatos com agentes antimicrobianos por 1 ano pode reduzir a frequência do desenvolvimento subsequente de cicatrizes retinocoroideanas.

- **Prednisolona** (1 mg/kg): inicialmente administrada e reduzida de acordo com a resposta clínica, mas deve sempre ser utilizada em conjunto com um agente anti-*Toxoplasma* específico, geralmente pirimetamina combinada à sulfadiazina (terapia "clássica" ou "tripla", às vezes suplementada com clindamicina). Alguns especialistas iniciam a administração de esteroides somente depois de 24 a 48 horas de terapia antimicrobiana. Esteroides sistêmicos devem ser utilizados com extrema cautela em pacientes imunocomprometidos, e crianças devem ser vacinadas contra o vírus varicela-zóster se não tiverem tido catapora
- **Pirimetamina**: antagonista do ácido fólico que se acredita ter alta eficácia. É administrado como uma dose de ataque de 75 a 100 mg por 1 a 2 dias, seguida por 25 a 50 mg/dia, por 4 semanas, em combinação com o ácido folínico (não fólico) 5 mg, 3 vezes/semana, para retardar a trombocitopenia, a leucopenia e a deficiência de folato. Hemograma deve ser realizado semanalmente. Na síndrome da imunodeficiência adquirida (AIDS), a pirimetamina é evitada ou utilizada em dosagem mais baixa em razão da possível supressão preexistente da medula óssea e do efeito antagonista da zidovudina quando os medicamentos são combinados
- **Sulfadiazina** 1 g, 4 vezes/dia, por 3 a 4 semanas. Em geral, é administrada de modo combinado com a pirimetamina. Os efeitos colaterais das sulfonamidas incluem cálculos renais, reações alérgicas e síndrome de Stevens-Johnson
- **Terapia intravítrea** com clindamicina (1 mg) e dexametasona (400 µg). É capaz de ser tão eficiente quanto a terapia tripla na presença de infecção reativada. Podem ser necessárias de 2 a 3 injeções (em intervalos de 2 semanas). Talvez seja a abordagem preferida no caso de infecção recorrente na gravidez, mas, em geral, não deve ser utilizada isoladamente em pacientes imunocomprometidos e, na infecção recém-adquirida (IgM positiva), a terapia sistêmica demonstra eficácia superior. As

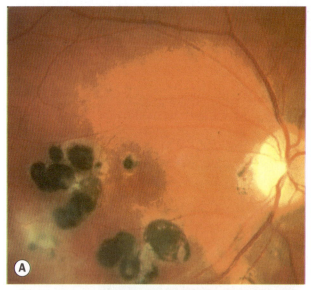
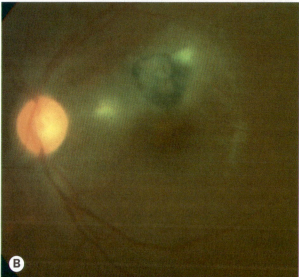
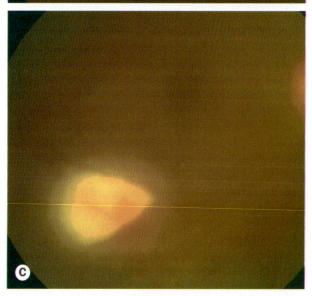

Figura 12.37 Retinite ativa causada por *Toxoplasma*. **A.** Lesão "satélite" típica adjacente à cicatriz antiga. **B.** Dois pequenos focos. **C.** Turvação vítrea grave e lesão com aparência de "farol de neblina". (*Cortesia de S Chen – Figura A; C Pavesio – Figuras B e C.*)

composições intraocular e periocular de esteroides *depot*, como a triancinolona, devem ser evitadas, dados os relatos de progressão descontrolada
- **Azitromicina** 250 a 500 mg/dia demonstra evidência de redução da taxa de recorrência da retinocoroidite e seu uso combinado à pirimetamina, ao ácido folínico e à prednisolona constitui um regime novo e promissor. Claritromicina pode ser uma boa alternativa à azitromicina
- **Cotrimoxazol** (trimetoprima 160 mg/sulfametoxazol 800 mg), 2 vezes/dia, combinada à prednisolona: opção de baixo custo e bem tolerada, mas talvez não seja tão eficaz quanto a terapia clássica
- **Clindamicina** 300 mg, 4 vezes/dia: pode ser acrescentada à terapia tripla (ver anteriormente) ou utilizada no lugar da pirimetamina. Colite pseudomembranosa é um possível efeito adverso
- **Atovaquona**: teoricamente, ataca os bradizoítos encistados, mas não parece evitar a recorrência *in vivo*; a dosagem recomendada é de 750 mg, de 2 a 4 vezes/dia
- **Esteroide tópico e agente midriático** podem ser administrados para uveíte anterior
- **Terapia de manutenção antimicrobiana** para pacientes imunocomprometidos
- **Gravidez:** o tratamento da toxoplasmose ocular recorrente durante a gravidez deve ser cuidadosamente escolhido e iniciado apenas se absolutamente necessário, uma vez que vários dos medicamentos descritos antes têm potencial de prejudicar o feto. A terapia intravítrea (ver anteriormente) para doença reativada, ou o tratamento sistêmico com azitromicina, clindamicina e, possivelmente, prednisolona, pode ser adequado. O tratamento específico para evitar transmissão para o feto geralmente não é administrado, exceto na presença de infecção recém-adquirida, quando o tratamento especializado urgente é a medida adequada. A espiramicina, isoladamente ou combinada, é escolhida com frequência
- **Vitrectomia**: realizada em casos selecionados.

Toxocaríase

Introdução

Toxocaríase é causada pela infestação por ascarídeo intestinal comum (nematelminto) dos cães, o *Toxocara canis*. Filhotes de cães são afetados com maior frequência do que animais adultos e também têm maior tendência a espalhar o organismo. A variante felina – o *Toxocara cati* – também pode ser um agente causativo. A infestação humana ocorre pela ingestão de terra ou alimentos contaminados pelos ovos excretados nas fezes dos cães. Crianças pequenas estão particularmente expostas ao risco de contaminação pela terra de parques e áreas de lazer. Uma vez infestados, os ovos se desenvolvem e transformam-se em larvas, que penetram na parede do intestino e deslocam-se para diversos órgãos, como fígado, pulmões, pele, cérebro e olhos, com consequente inflamação (Figura 12.40).

Achados clínicos

- Infestação **assintomática** é comum
- **Toxocaríase visceral**, também conhecida como larva *migrans* visceral, é uma infecção sistêmica de gravidade variável que normalmente acomete crianças com idade entre 2 e 7 anos. Febre, dor abdominal, pneumonite, linfadenopatia, hepatomegalia e

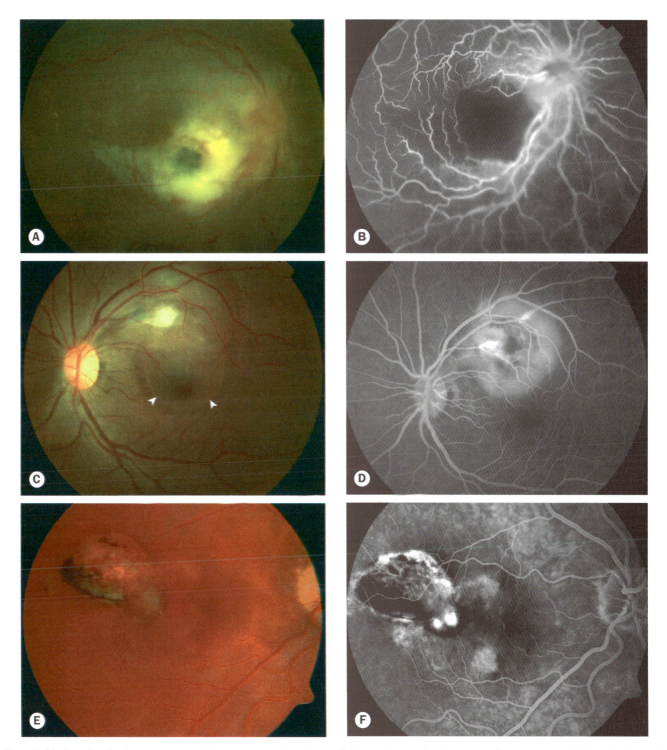

Figura 12.38 Complicações incomuns da retinite causada por *Toxoplasma*. **A.** Periarterite resultando em oclusão de ramo arterial da retina. **B.** Angiofluoresceinografia mostrando extensa área de não perfusão no polo posterior. **C.** Descolamento seroso macular (*pontas de seta*). **D.** Angiofluoresceinografia de **(C)** mostrando hiperfluorescência devido ao acúmulo (*pooling*) de corante. **E.** Neovascularização da coroide adjacente à cicatriz antiga. **F.** Angiofluoresceinografia de **(E)** mostrando a respectiva hiperfluorescência. (*Cortesia de C Pavesio – Figuras A-D; P Gili – Figuras E e F.*)

miocardite são alguns dos achados possíveis. A recuperação espontânea é comum. A morte é muito rara e, em geral, ocorre em indivíduos hipersensíveis aos antígenos parasitários
- A **toxocaríase oculta** é associada a sintomas sistêmicos leves
- A **toxocaríase ocular** (larva *migrans* ocular) em geral ocorre independentemente da larva *migrans* visceral, e é associada a uma carga parasitária menor. Com frequência é unilateral e, em cerca de dois terços causa algum grau de comprometimento visual permanente. Ao contrário da toxocaríase visceral, tende a acometer crianças mais velhas e adultos
  ○ A endoftalmite crônica (Figura 12.41) normalmente se manifesta com leucocoria, estrabismo, moscas volantes ou perda

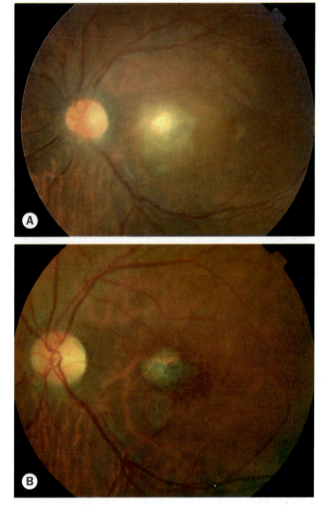

Figura 12.39 Progressão da retinite causada pelo *Toxoplasma*. **A.** Atividade moderada. **B.** Três meses mais tarde, após tratamento com antibiótico. (*Cortesia de S Chen.*)

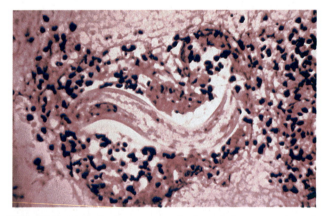

Figura 12.40 Larva de *Toxocara canis* circundada por uma reação inflamatória tecidual. (*Cortesia de CA Hart e P Shears, de* Color Atlas of Medical Microbiology, *Mosby 2004.*)

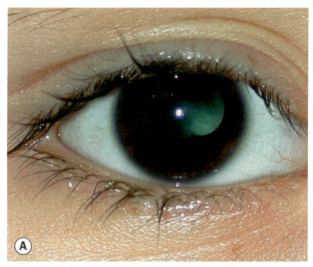

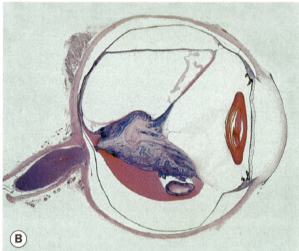

Figura 12.41 Endoftalmite crônica causada por *Toxocara*. **A.** Leucocoria. **B.** Espécime patológico mostrando massa inflamatória e descolamento total da retina. (*Cortesia de N Rogers – Figura A; J Harry e G Misson, de* Clinical Ophthalmic Pathology, *Butterworth-Heinemann 2001 – Figura B.*)

visual unilateral. Os achados podem abranger uveíte anterior, vitreíte, coriorretinite, papilite e um granuloma de fundo de olho (ver a seguir). Um denso exsudato branco-acinzentado, semelhante ao *snowbanking* observado na PP, pode envolver a região periférica da retina e a *pars plana*. As complicações que levam a um mau resultado visual incluem descolamento tracional da retina ou do corpo ciliar com hipotonia que resulta em *phthisis bulbi*

○ O granuloma periférico ou do polo posterior sem inflamação (Figura 12.42) acomete caracteristicamente crianças mais velhas ou adultos com comprometimento visual unilateral ou como achado incidental. Na porção posterior ou periférica do fundo de olho, há presença de granuloma arredondado branco-amarelado de tamanho equivalente a 1 ou 2 diâmetros do disco óptico. A tração vitreorretiniana pode levar a complicações decorrentes de distorção macular e/ou DR

○ Cicatriz coriorretiniana (Figura 12.43)

○ Neurorretinite subaguda unilateral difusa: ver a seguir.

Investigação

É de particular importância distinguir granuloma causado por *Toxocara* de retinoblastoma. Outros organismos helmínticos podem gerar manifestações clínicas semelhantes.

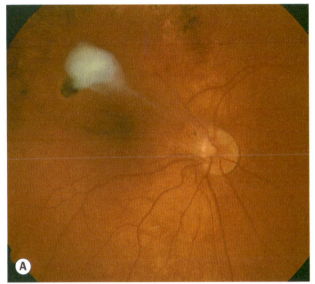
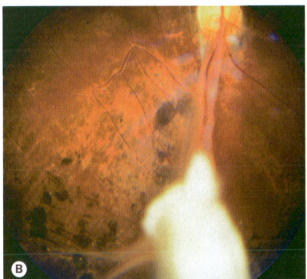
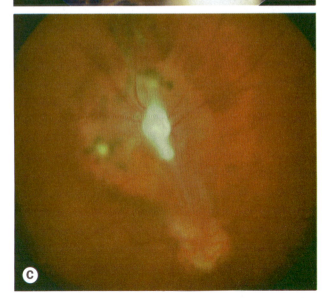

Figura 12.42 Granuloma por *Toxocara*. **A.** Granuloma com trave vítrea. **B.** Granuloma periférico com trave vítrea estendendo-se para o disco óptico. **C.** Granuloma na média periferia com formação de cicatriz coriorretiniana subjacente.

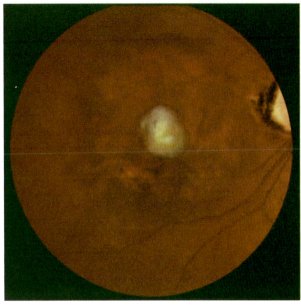

Figura 14.43 Cicatriz coriorretiniana por *Toxocara* na mácula.

- **Hemograma completo:** pode haver presença de eosinofilia, especialmente na larva *migrans* visceral, chegando a se tornar crônica
- **Hipergamaglobulinemia:** especialmente IgE
- **Sorologia:** anticorpos contra *Toxocara canis* são detectáveis somente em cerca de 50% dos casos oculares. Positividade é comum na população geral (14% no total nos EUA)
- Ultrassonografia: pode ser útil se o vítreo estiver turvo
- Coleta de amostras do humor aquoso ou do humor vítreo para verificação de eosinofilia, detecção de anticorpos e PCR
- A biopsia de granuloma da pele ou de outro local para verificação de larvas às vezes é possível.

Tratamento ocular

- **Prevenção:** por meio de boas práticas de higiene e vermifugação de animais domésticos
- **Esteroides:** tópicos, locais e sistêmicos podem ser considerados
- **Agentes anti-helmínticos**, como mebendazol e tiabendazol são levados em consideração na presença de toxocaríase ocular, lembrando que a morte do verme pode promover inflamação
- **Vitrectomia:** para sequelas tracionais que representem ameaça para a visão.

Oncocercose

Introdução

A oncocercose, que afeta olhos e pele, é a segunda causa mais comum de cegueira infecciosa no mundo. Trata-se de condição endêmica em regiões da África, entre outras, e a doença é particularmente grave nos ambientes de savana, onde, em algumas áreas, mais de 50% dos adultos mais velhos ficam cegos em decorrência da condição. Oncocercose crônica diminui a expectativa de vida pela redução da resistência a outras doenças. O helminto parasitário *Onchocerca volvulus* é o agente etiológico. O vetor é a mosca negra *Simulium*, que procria em água corrente, daí o termo coloquial "cegueira do rio". As larvas são transmitidas quando a mosca pica para sugar o sangue e depois migram para locais subcutâneos, formando oncocercomas, onde microfilárias são produzidas pelos vermes adultos (Figura 12.44). Microfilárias em degeneração estimulam uma intensa reação inflamatória responsável pela maioria das manifestações clínicas da doença. A rickettsia *Wolbachia* vive simbioticamente em vermes adultos e microfilárias, e é importante para a produção de microfilárias. O diagnóstico se faz pela biopsia de pele, sorologia, detecção de antígeno nas lágrimas ou na urina (fita reagente) e PCR do fluido da lesão.

Achados clínicos

- **Achados sistêmicos**, principalmente de natureza dermatológica, incluem prurido e erupção maculopapular (oncodermatite; Figura 12.45 A) envolvendo glúteos, membros e áreas de hipo e hiperpigmentação da tíbia ("pele de leopardo" – Figura 12.45 B). O ato de coçar as áreas de prurido leva à liquenificação. Oncocercomas são nódulos subcutâneos indolores (Figura 12.45 C) que abrigam de 2 a 3 vermes adultos. Pode ocorrer linfadenopatia grave com linfedema secundário. A ocorrência de eosinofilia é típica
- **Microfilárias vivas**: podem ser observadas na córnea, no vítreo e suspensas na CA depois que o paciente mantém a cabeça baixa por alguns minutos e passa imediatamente em seguida pelo exame com lâmpada de fenda
- **Uveíte anterior**: achado precoce. Observa-se a dilatação da pupila em forma de pera, que se deve à presença de SP
- **Ceratite** ponteada (opacidades em flocos de neve) afeta um terço dos pacientes e consiste em infiltrados que circundam as microfilárias mortas. As lesões iniciais geralmente se encontram localizadas nas posições de 3 e 9 horas do relógio no terço anterior do estroma. A ceratite esclerosante lentamente progressiva pode acabar por envolver toda a córnea (Figura 12.46 A)
- **Coriorretinite**, em geral, é bilateral e envolve predominantemente a porção temporal do fundo de olho, poupando a mácula até uma fase mais tardia. É possível ocorrer condições como esclerose coroideana generalizada e atrofia (Figura 12.46 B e C). A hipótese é de que há uma resposta autoimune perpetuante para uma coriorretinopatia progressiva a longo prazo e que pode persistir após o controle da infecção
- **Neurite óptica** pode ser aguda.

Tratamento

- **Ivermectina** (fornecida em muitos países gratuitamente pela Merck) mata microfilárias (mas não vermes adultos) e é administrada, pelo menos anualmente, por vários anos. Tem se mostrado eficaz em reduzir de maneira substancial as taxas de transmissão e morbidade, e não há relatos de novos casos recentes em muitas comunidades. Ocasionalmente, a ivermectina precipita inflamação, de modo que se pode cogitar a administração profilática da prednisolona a pacientes com microfilárias visíveis na CA. Pode causar encefalopatia tóxica em pacientes com infeção por *Loa loa*
- **Moxidectina** é um medicamento mais novo possivelmente superior à ivermectina
- **Doxiciclina** 100 a 200 mg/dia, por 6 semanas: tem como alvo a *Wolbachia*, prevenindo indiretamente a embriogênese das microfilárias e reduzindo substancialmente os números por um período prolongado. A doxiciclina produz algum efeito também sobre vermes adultos, podendo ser um útil recurso adjunto à ivermectina ou à moxidectina

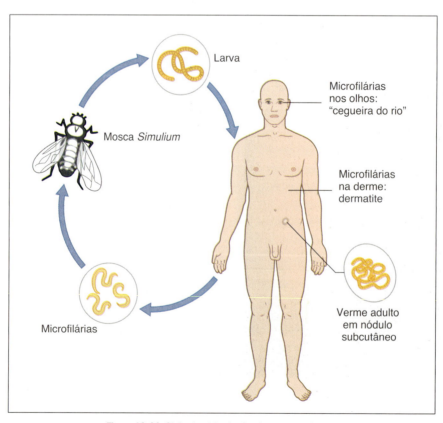

Figura 12.44 Ciclo de vida do *Onchocerca volvulus*.

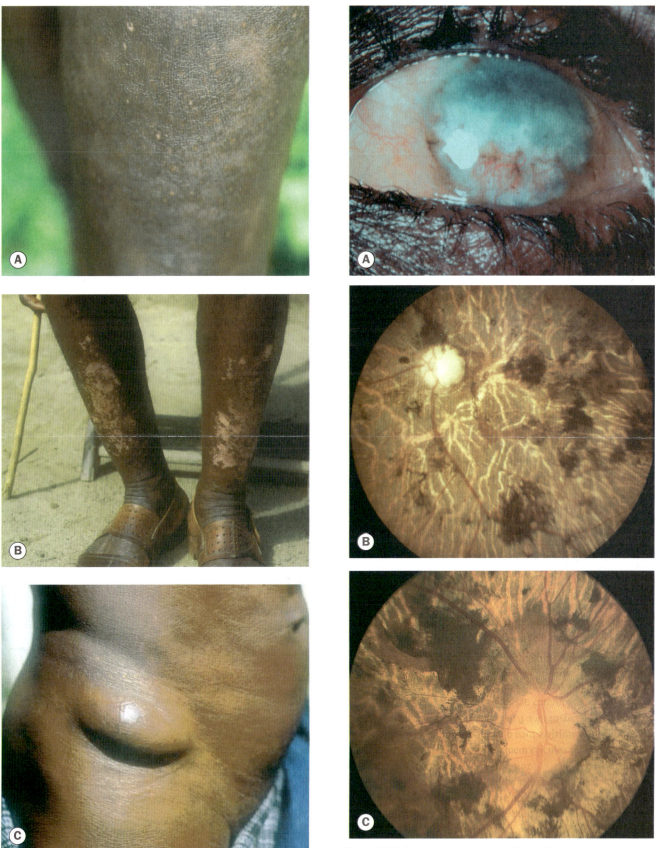

Figura 12.45 Achados sistêmicos da oncocercose. **A.** Erupção maculopapular. **B.** "Pele de leopardo". **C.** Nódulo subcutâneo (oncocercoma). (*Cortesia de C Gilbert.*)

Figura 12.46 Oncocercose ocular. **A.** Formação de cicatriz avançada na córnea. **B.** Agrupamentos de pigmentos intrarretinianos e atrofia do EPR. **C.** Agrupamentos de pigmentos na coroide e atrofia coriorretiniana. (*Cortesia de S Tuft – Figura A.*)

- **Suramina**: eficaz contra vermes adultos. É administrada por via intravenosa
- **Esteroides**: uveíte anterior responde a esses fármacos.

DICA A ivermectina administrada anualmente é eficaz para a redução das taxas de transmissão e morbidade ocular na oncocercose.

Cisticercose

Introdução
Cisticercose refere-se à infecção por *Cysticercus cellulosae*, forma larval da *Taenia solium*, a tênia do porco. A ingestão de cistos da *T. solium* na carne de porco malcozida leva ao desenvolvimento do verme intestinal conhecido como *tapeworm* (teníase). O ser humano infestado, então, excreta ovos que levam à infecção larval (cisticercose) quando ingeridos por si ou outro indivíduo. A inflamação se desenvolve em resposta aos antígenos liberados pelos organismos mortos.

Achados clínicos
- A **doença sistêmica** pode envolver pulmões, músculos e SNC (neurocisticercose). Exames de imagem, como RM e TC, são eficazes para demonstrar presença de cistos, e radiografias simples podem exibir cistos calcificados. Sorologia e exame de fezes são úteis para o diagnóstico
- **Achados oculares** englobam cistos da conjuntiva e, eventualmente, da órbita e das pálpebras. A CA pode conter um cisto flutuando livremente (Figura 12.47 A). Larvas podem adentrar no espaço sub-retiniano (Figura 12.47 B) e causar descolamento exsudativo da retina (Figura 12.47 C), passando também para o vítreo, onde as toxinas liberadas incitam uma intensa reação inflamatória com ameaça à visão.

Tratamento
Os esteroides sistêmicos utilizados para o controle da inflamação são combinados com a remoção cirúrgica das larvas da CA, do vítreo e do espaço sub-retiniano. Agentes anti-helmínticos, como o albendazol, podem ser adequados para a doença sistêmica, mas devem ser utilizados com cautela sob a orientação de um especialista e geralmente com a coadministração de esteroides.

Neurorretinite subaguda unilateral difusa

Introdução
Neurorretinite subaguda unilateral difusa é uma síndrome clínica atribuída à presença de um único nematoide móvel no espaço sub-retiniano, como o *Toxocara canis*, o *Baylisascaris procyonis* e o *Ancylostoma caninum*. O diagnóstico incorreto (p. ex., coroidite multifocal) é comum, uma vez que o verme geralmente é pequeno e pode passar despercebido.

Achados clínicos
- **Apresentação**: ocorre com a redução insidiosa da visão monocular. A doença é diagnosticada clinicamente, uma vez que as investigações especiais não têm utilidade. A eletrorretinografia (ERG) apresenta-se subnormal, mesmo no início da doença

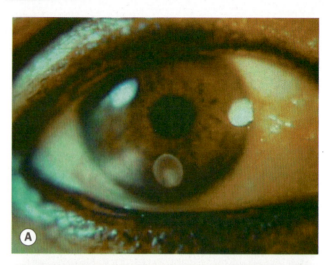
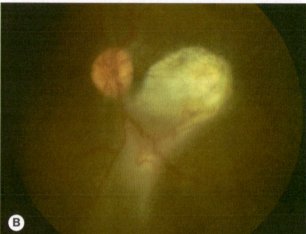
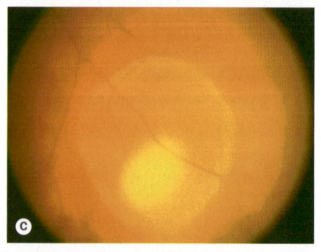

Figura 12.47 Cisticercose ocular. **A.** Cisto na câmara anterior. **B.** Cisto sub-retiniano mostrando o trato da larva. **C.** Cisto sub-retiniano com descolamento exsudativo de retina sobrejacente. (*Cortesia do Dr. R S R Naik – Figura A; A Pearson – Figura C.*)

- **Doença aguda**: grupos de lesões branco-acinzentadas na porção externa da retina (Figura 12.48 A), vitreíte, papilite e vasculite retiniana
- **Doença em estágio terminal**: atrofia óptica, atenuação vascular retiniana e degeneração difusa do EPR (Figura 12.48 B).

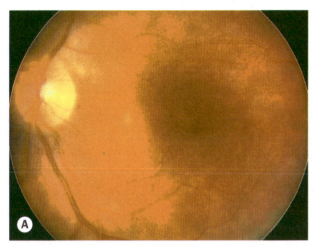

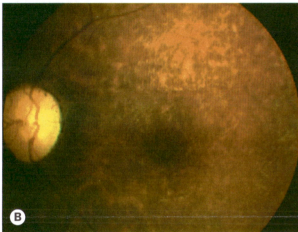

Figura 12.48 Neurorretinite subaguda unilateral difusa. **A.** Lesões ativas. **B.** Doença em estágio terminal. (*Cortesia de J Donald M Gass, de Stereoscopic Atlas of Macular Diseases, Mosby 1997 – Figura A; C de Garcia – Figura B.*)

Tratamento

A fotocoagulação (200 μm; 0,2 a 0,5 segundos; 150 a 300 mW) é o tratamento de escolha quando é possível visualizar o verme (< 50%). Se necessário, utiliza-se primeiro um feixe de lâmpada de fenda ou disparos muito leves de *laser* para afastar (às vezes, atrair) o nematoide fotossensível para longe da fóvea. Albendazol sistêmico (400 mg por 30 dias) ou vitrectomia pode ser adequada em alguns casos. A cobertura com esteroides pode ser prudente com todas as modalidades de tratamento.

UVEÍTE VIRAL

Uveíte na infecção pelo vírus da imunodeficiência humana

Introdução

A infecção pelo vírus da imunodeficiência humana/síndrome da imunodeficiência adquirida (HIV/AIDS) é transmitida pela prática de relações sexuais sem proteção, por meio de sangue ou agulhas contaminadas e, verticalmente, da mãe para a criança por via transplacentária durante o parto ou a amamentação. O HIV esgota as células T CD_4^+, que são vitais para o início da resposta imune aos patógenos. Embora atualmente não haja cura ou vacina, a progressão da doença pode ser radicalmente retardada pela terapia medicamentosa combinada: a terapia antirretroviral (HAART). A HAART é hoje recomendada para todo indivíduo HIV positivo, independentemente da contagem de células T CD_4^+. Pode-se instituir também a profilaxia contra infecções oportunistas.

Achados sistêmicos

- **Estágios da infecção**: (a) doença semelhante a uma gripe pode ocorrer 2 a 4 semanas após a infecção, às vezes com erupção cutânea; (b) a latência clínica é um período predominantemente assintomático de vários anos (8 em média), eventualmente com achados clínicos sem grande relevância, como linfadenopatia generalizada persistente; (c) a AIDS desenvolve-se em cerca da metade dos indivíduos HIV positivos dentro de 10 anos e é definida como infecção pelo HIV tanto com uma contagem de células T CD_4^+ < 200 células/μℓ como pelo desenvolvimento de uma ou mais doenças definidoras de AIDS
- **Doenças definidoras de AIDS**: envolvem determinadas infecções oportunistas, como candidíase respiratória ou esofágica, pneumonia por *Pneumocystis jirovecii* (Figura 12.49 A), criptosporidiose e retinite por citomegalovírus (CMV), tumores específicos, incluindo sarcoma de Kaposi (Figura 12.49 B), e determinados linfomas e outras manifestações, como síndrome consuptiva do HIV (Figura 12.49 C) e leucoencefalopatia multifocal progressiva.

Achados oculares

- **Pálpebra**: blefarite, sarcoma de Kaposi, múltiplas lesões por molusco contagioso (ver Figura 12.49 D) e herpes-zóster oftálmico (HZO)
- **Órbita**: celulite (p. ex., aspergilose, infecção contígua dos seios paranasais), linfoma de células B
- **Conjuntiva**: sarcoma de Kaposi, carcinoma de células escamosas e microvasculopatia (até 80%)
- **Córnea**: ceratoconjuntivite seca e maior incidência de ceratite (p. ex., herpes simples e herpes-zóster, e fúngica)
- **Uveíte anterior** associada a infecções oculares ou (geralmente) à toxicidade medicamentosa (p. ex., rifabutina, cidofovir)
- **Microangiopatia retiniana relacionada com o HIV**: microangiopatia retiniana é a retinopatia mais frequente em pacientes com AIDS e desenvolve-se em até 70% dos pacientes. É associada ao declínio do número de células T CD_4^+ e a níveis mais elevados de ARN do HIV no plasma, e é um marcador para o aumento do risco de retinite por CMV. As causas postuladas incluem deposição de complexo imune, infecção pelo HIV do endotélio vascular retiniano e anormalidades de fluxo. Manifesta-se com manchas algodonosas e/ou hemorragias retinianas (Figura 12.50) e, às vezes, anormalidades capilares, como microaneurismas. Ao contrário da retinite por CMV, as lesões normalmente são assintomáticas e quase invariavelmente desaparecem espontaneamente depois de várias semanas.

DICA A microangioptia retiniana é associada a um declínio no número de células T CD_4 e é um marcador de risco mais elevado para desenvolvimento de retinite por CMV.

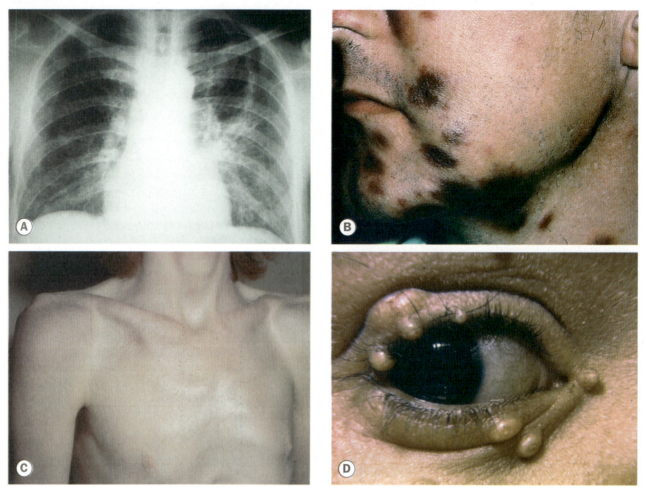

Figura 12.49 Exemplos de condições clínicas determinantes de AIDS. **A.** Radiografia mostrando pneumonia por *Pneumocystis*. **B.** Sarcoma de Kaposi. **C.** Síndrome consumptiva do HIV. **D.** Numerosas lesões por molusco contagioso.

- **Outras retinites virais**: retinite por CMV (a mais comum), necrose retiniana progressiva, necrose retiniana aguda
- **Protozoária**: retinocoroidite por *Toxoplasma*, geralmente atípica
- **Fúngica:** coroidite por *Pneumocystis*, coriorretinite por *Histoplasma*, coroidite criptocócica, candidíase
- **Bacteriana**: sífilis, tuberculose
- **Neoplásica**: linfoma intraocular de células B
- **Neuro-oftalmológica**: normalmente, secundária à meningite ou encefalopatia em decorrência de infecção oportunista (p. ex., toxoplasmose, criptococose, neurossífilis) ou processo neoplásico (p. ex., linfoma do SNC).

Retinite por citomegalovírus

Introdução

A infecção por citomegalovírus (CMV), um herpes-vírus, é muito comum na população geral e causa sintomas constitucionais mínimos ou inexistentes na maioria dos indivíduos saudáveis. Observa-se a retinite por CMV em pacientes imunocomprometidos por diversas causas. Trata-se de uma infecção ocular oportunista comum em pacientes com AIDS, nos quais pode representar a reativação de uma infecção latente. Sem tratamento, a perda visual grave é essencialmente inevitável. Desde o advento da terapia antirretroviral, a incidência e a gravidade diminuíram, embora a prevalência permaneça alta, em parte, devido ao aumento das taxas de sobrevida em pacientes com AIDS, nos quais a terapia com esteroides sistêmicos pode ser um fator de risco. Existe uma associação muito forte com a baixa contagem de CD_4^+.

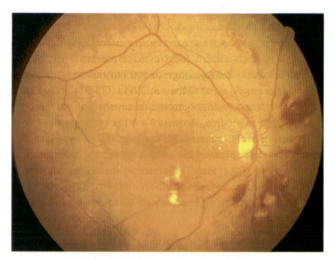

Figura 12.50 Microangiopatia pelo HIV.

Achados sistêmicos

O envolvimento grave de diversos órgãos, incluindo os pulmões, o SNC e a pele, pode ocorrer em pacientes imunocomprometidos.

Achados oculares

- **Apresentação**: ocorre com a redução da visão em decorrência do envolvimento macular ou com a presença de moscas volantes resultantes da vitreíte. Inicialmente, um olho é afetado, progredindo para ambos os olhos em 50% dos pacientes se a condição não for tratada. A retinite indolente (ver a seguir) geralmente começa na periferia, sem sintomas, e progride no decorrer das semanas seguintes
- **Uveíte anterior**: pode ocorrer, mas normalmente é leve e se apresenta com pouca ou nenhuma injeção. A condição é abordada separadamente mais adiante neste capítulo
- **Catarata**: achado comum nas fases mais tardias
- **Vitreíte**: em geral, é leve, exceto na recuperação imune (ver a seguir)
- **Retinite**: a aparência característica é de uma ou duas áreas de infiltração retiniana densa e esbranquiçada associada proeminentemente a hemorragias retinianas em forma de chama de vela ("pizza" ou "pizza margherita"), começando na região periférica (central em 10%) e estendendo-se ao longo das arcadas vasculares. As áreas periféricas tendem a ter aspecto granular, com menos hemorragias arredondadas e pouca vasculite. Distinguem-se os padrões clínicos indolente (mais periférico e menos agressivo; Figura 12.51 A) e fulminante (Figura 12.51 B). A AV pode ser significativamente reduzida se a mácula for envolvida (Figura 12.51 C)
- **Neurite óptica**: pode resultar de disseminação direta ou envolvimento primário
- **Necrose retiniana**: evidente nas áreas em que a inflamação ativa cedeu, deixando uma pigmentação irregular, atrofia e buracos que geralmente resultam em DR (Figura 12.51 D), causa importante de morbidade visual (até 50% dos casos)
- **Angiite de vasos congelados** (*FBA*, *frosted branch angiitis*): descreve o acentuado embainhamento vascular presente em cerca de 6% dos pacientes (ver Figura 12.51 D). Observa-se essa aparência em outras condições (ver Figura 12.87), e o termo é utilizado também para designar distúrbio idiopático distinto (FBA primária)
- **Uveíte de recuperação imune**: trata-se de uma causa de resultado visual limitado na retinite por CMV, atribuída a uma resposta imune rejuvenescida contra o antígeno viral residual após a reconstituição imune com a terapia antirretroviral. As manifestações podem ser graves e progredir para *phthisis* em alguns casos.

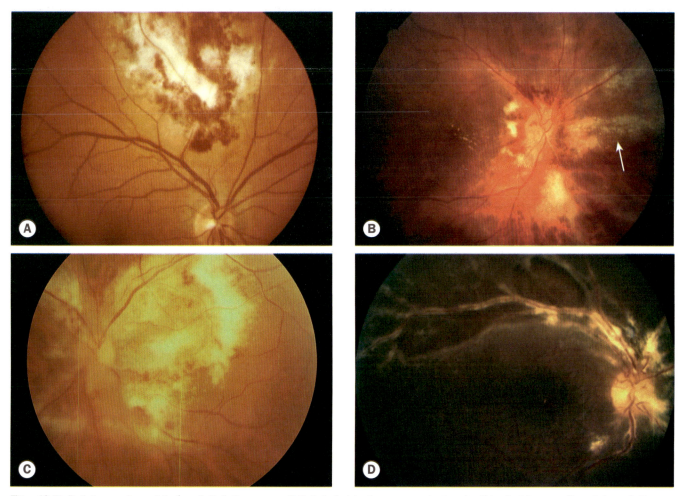

Figura 12.51 Retinite por citomegalovírus. **A.** Retinite precoce. **B.** Retinite indolente com aspecto granular típico (*seta*) e vasculite retiniana. **C.** Doença avançada mostrando extensa exsudação macular. **D.** Grande ruptura posterior da retina com descolamento localizado – com presença de embainhamento vascular reminiscente de angiite de vasos congelados. (*Cortesia de C Barry – Figura D.*)

Tratamento

É fundamental a estreita ligação com médico especialista em doenças infecciosas.

- A **terapia antirretroviral** é a base do tratamento, na medida em que restaura a capacidade inata do paciente de suprimir a atividade do CMV. A descontinuação do tratamento antiviral é considerada quando a contagem de CD_4^+ alcança > 100 a 150 células/$\mu\ell$
- **Valganciclovir** é um profármaco de ganciclovir tomado por via oral e é igualmente eficaz para indução (900 mg 2 vezes/dia, por até 3 semanas) e manutenção (900 mg/dia). Neutropenia é um efeito colateral comum decorrente da supressão da medula óssea, mas pode ser efetivamente tratada com filgrastim (fator estimulante de colônias granulocíticas)
- **Ganciclovir, foscarnet e cidofovir**, administrados por via intravenosa, eram antigamente agentes terapêuticos essenciais, mas os efeitos colaterais substanciais os relegaram, em grande parte, à condição de segundo plano
- **Implante intravítreo de ganciclovir de liberação lenta** (Figura 12.52 A): hoje é empregado com menos frequência, mas ainda tem utilidade em situações como intolerância ao tratamento sistêmico. É tão eficaz quanto a terapia intravenosa e a duração da eficácia é de 8 meses. A injeção intravítrea de outros agentes, como fomivirseno e cidofovir, pode eventualmente ser indicada
- **Vitrectomia**: com demarcação por *endolaser* e tamponamento com óleo de silicone é bem-sucedida em cerca de 75% dos descolamentos de retina relacionados com o CMV
- **Esteroides**: podem ser necessários para uveíte de recuperação imune, embora a administração intravítrea e sistêmica deva ser realizada com cautela
- **Prognóstico**: é baixo, apesar do tratamento, se a mácula for envolvida (Figura 12.52 B)
- **Rastreamento** de pacientes com baixa contagem de CD_4: a cada 3 meses se < 50/$\mu\ell$, a cada 6 meses se 50 a 100/$\mu\ell$, anualmente se > 100 $\mu\ell$.

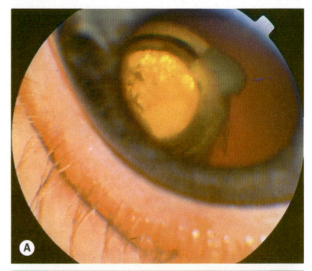
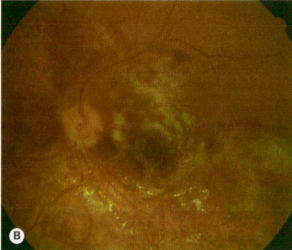

Figura 12.52 A. Implante de ganciclovir de liberação lenta utilizado no tratamento de retinite por citomegalovírus – há associação de opacidade localizada do cristalino. **B.** Regressão da retinite após o tratamento. (*Cortesia de S Milewski – Figura A; L Merin – Figura B.*)

Necrose retiniana progressiva

Introdução

A necrose retiniana progressiva (também conhecida como necrose progressiva ou posterior da retina externa) é uma forma rara, mas devastadora, de retinite necrosante, que normalmente é causada pelo VZV e, possivelmente, outros herpes-vírus. Acomete predominantemente pacientes com AIDS, mas pode estar associada a outros estados de imunodepressão, especialmente induzido por fármacos. O prognóstico é extremamente pobre, a não percepção da luz é o resultado em mais da metade dos olhos afetados.

Achados oculares

- **Apresentação**: ocorre com perda visual unilateral ou bilateral rapidamente progressiva
- **Uveíte anterior e vitreíte**: são mínimas, ao contrário da retinite por CMV e da necrose aguda da retina (ARN, *acute retinal necrosis*) (ver a seguir)
- **Retinite**: são reconhecidas três fases:
  - **Precoce**: infiltrados retinianos branco-amarelados profundos, multifocais e homogêneos. A mácula pode ser envolvida em uma fase inicial, geralmente produzindo uma mancha vermelho-cereja (Figura 12.53 A)
  - **Estabelecida/meio**: os infiltrados normalmente se espalham rapidamente ao redor da retina, com uma necrose de espessura total muito extensa. Os sinais de vasculite são leves ou inexistentes e as hemorragias significativas são incomuns (Figura 12.53 B). À medida que a inflamação desaparece, observa-se uma translucência perivenular
- **Tardia**: o descolamento regmatogênico da retina (DRR) é comum, assim como a atrofia óptica.

Investigação

Exame de PCR do humor aquoso e/ou vítreo para DNA viral; a pesquisa de anticorpos é menos eficaz.

Tratamento

Recuperação imune com terapia antirretroviral, juntamente com uma terapia antiviral agressiva (p. ex., ganciclovir e foscarnet; Figura 12.53 C). A cirurgia vitreorretiniana para DR geralmente produz maus resultados.

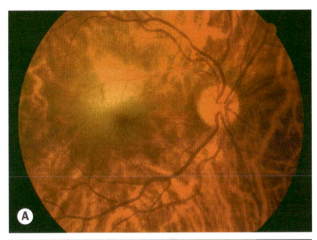
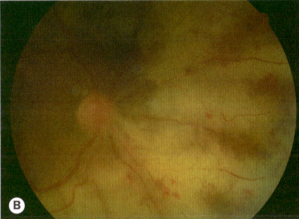
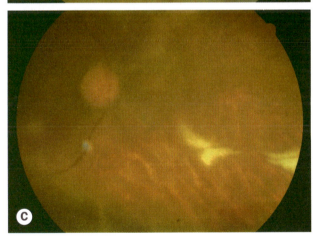

Figura 12.53 Necrose retiniana progressiva. **A.** Envolvimento macular precoce. **B.** Pré-tratamento mostrando infiltrados profundos branco-amarelados com bordas bem definidas. **C.** Regressão das lesões e atrofia retiniana após o tratamento. (*Cortesia de J Donald M Gass, de Stereoscopic Atlas of Macular Diseases, Mosby 1997 – Figura A; C Herbort – Figuras B e C.*)

Necrose aguda da retina

Introdução

A NAR é uma retinite necrosante rara, mas devastadora. Normalmente, afeta indivíduos até então saudáveis e tende a ser causada pelo HSV em paciente mais jovens e VZV em pacientes mais velhos (há suspeita também de outros herpes-vírus). O prognóstico é relativamente pobre, com mais da metade dos pacientes acabando por alcançar AV de apenas 0,1 em consequência de isquemia retiniana e do nervo óptico ou DRR.

- **Achados sistêmicos**: existem relatos de NAR que ocorre após e simultaneamente à encefalite pelo HSV e infecção herpética cutânea
- **Achados oculares**: a manifestação é inicialmente unilateral, com embaçamento visual e presença de moscas volantes. A dor normalmente é uma característica. Os critérios da American Uveitis Society para o diagnóstico são os seguintes:
  ○ Uveíte anterior proeminente e vitreíte (panuveíte), podendo ocorrer episclerite e esclerite
  ○ Um ou mais focos discretos de necrose retiniana periférica. Observam-se infiltrados profundos branco-amarelados com bordas bem definidas (Figura 12.54 A). Podem ocorrer hemorragias retinianas, mas geralmente são menos proeminentes do que na retinite por CMV. Lesões agudas resolvem-se depois de 6 a 12 semanas, deixando uma retina necrótica com bordas hiperpigmentadas (Figura 12.54 B). DRR secundário é uma importante causa de morbidade visual
  ○ Acometimento circunferencial da retina. O envolvimento do polo posterior é tardio. Eventualmente, neurite óptica é um achado
  ○ Vasculite oclusiva da retina, incluindo arterite: pode haver neovascularização pré-retiniana, levando à hemorragia vítrea
  ○ Rápida progressão da doença na ausência de tratamento.

Investigação

Exame de PCR do humor vítreo e/ou aquoso para DNA viral. A pesquisa anticorpos é menos eficaz.

Tratamento

- **Aciclovir**: administrado por via intravenosa (15 mg/kg a cada 8 horas) por 10 a 14 dias; depois, por via oral, 800 mg 5 vezes/dia, por 6 a 12 semanas. Essa abordagem pode acelerar a resolução das lesões agudas da retina e reduzir radicalmente o risco de envolvimento ocular contralateral. Talvez seja necessária terapia a longo prazo
- **Valaciclovir ou fanciclovir oral**: pode ser substituído pelo aciclovir oral com resultados semelhantes, mas com melhor tolerabilidade. O valaciclovir de 2 g administrado por via oral 3 vezes/dia pode ser utilizado como uma dose de indução, seguida por uma dose de manutenção de 1 g administrada por via oral 3 vezes/dia
- **Ganciclovir ou foscarnet intravítreo**: capacidade de melhorar o prognóstico
- **Esteroides sistêmicos**: podem ser iniciados 24 horas após o início da terapia antiviral, especialmente nos casos graves
- **Retinopexia a *laser***: empregada no passado em torno das áreas necróticas, mas não tem efeito sobre a taxa de incidência de DR e deve ser evitada
- **Vitrectomia** para DRR: em geral, com óleo de silicone.

Uveíte anterior pelo herpes-vírus simples

Introdução

A uveíte anterior pode ocorrer com ou sem inflamação corneana ativa (ver Capítulo 7). Atrofia irregular e, ocasionalmente, setorial da íris, incluindo o epitélio pigmentar (Figura 12.55 A) é comum, assim

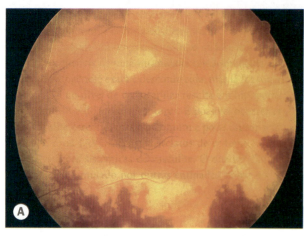
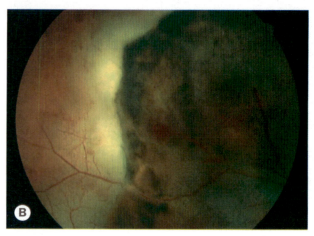

Figura 12.54 Necrose aguda da retina. **A.** Doença avançada alcançando o polo posterior. **B.** Necrose de espessura total da retina. (*Cortesia de C Barry – Figura B.*)

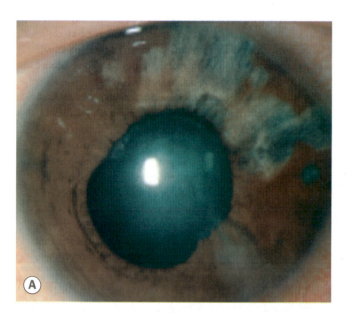

como PIO elevada. A pupila pode ser maior do que a pupila contralateral. Assim como na FUS, precipitados ceráticos podem ser finos, estrelados e distribuídos de maneira difusa pela córnea, bem como ser grandes e agrupados. Em geral, existe um histórico de ceratite pelo HSV, herpes labial e, ocasionalmente, herpes genital. Episódios recorrentes de irite herpética envolvem o mesmo olho em quase todos os pacientes. A distinção entre iridociclite herpética e aquela causada por CMV (ver adiante) pode ser difícil.

Tratamento

Esteroides tópicos (p. ex., acetato de prednisolona a 1%, 4 vezes/dia) e um cicloplégico tópico, em combinação com um antiviral oral (p. ex., aciclovir 400 mg, 5 vezes/dia): existem evidências de que fanciclovir ou valaciclovir são mais bem tolerados do que o aciclovir. Esteroides podem ser adiados e utilizados com cautela na presença de doença epitelial ativa, quando se pode acrescentar um antiviral tópico. PIO elevada é tratada conforme necessário.

Uveíte anterior pelo vírus varicela-zóster

Introdução

Uveíte anterior de gravidade variável que acomete cerca de 50% dos pacientes com HZO e, geralmente, inicia-se de 1 a 3 semanas após a erupção cutânea aguda (ocasionalmente em pacientes com HZO sem dermatite – *zoster sine herpete*). Iridociclite associada ao herpes-zóster pode ser recorrente quando o diagnóstico normalmente é objetivo, devido a um histórico passado de HZO ipsilateral. Assim como no HSV, os sinais podem ser de inflamação granulomatosa. Em geral, há presença de atrofia setorial da íris (ver Figura 12.55 B), a sensibilidade corneana pode estar reduzida, e a PIO, elevada. Pode ocorrer inflamação do segmento anterior na infecção primária pelo VZV (catapora), especialmente em pacientes imunocomprometidos; a ocorrência de neurorretinite é rara. Existem relatos de uveíte após a imunização contra o VZV.

Tratamento

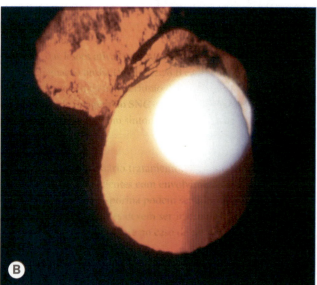

Figura 12.55 A. Atrofia de íris na presença de uveíte anterior causada pelo herpes-vírus simples. **B.** Atrofia de íris setorial na uveíte anterior causada por herpes-zóster.

Esteroides e midriáticos tópicos, além do tratamento sistêmico antiviral para herpes-zóster. Esteroides sistêmicos raramente são necessários (p. ex., neurite óptica). Todo paciente com HZO deve ser monitorado por um oftalmologista, a depender da gravidade (p. ex., semanalmente por pelo menos 6 semanas para a detecção de inflamação ocular oculta e, depois, possivelmente a longo prazo, para a detecção de complicações tardias). A persistência ou a recorrência da uveíte anterior pode responder a um curso de 1 semana de aciclovir 800 mg, 5 vezes/dia, cogitando-se tratamento profilático com antivirais sistêmicos para repetidas recidivas. Imunização contra VZV oferece proteção contra herpes-zóster. Ver também Capítulo 7.

Uveíte anterior por citomegalovírus

Introdução
A iridociclite causada por citomegalovírus (CMV) em pacientes imunocompetentes é mais comum do que se imaginava anteriormente, ainda que menos prevalente do que a inflamação relacionada com o HSV e o VZV. A condição pode ser recorrente ou crônica e unilateral ou bilateral. PIO elevada é muito comum. CMV já foi relatado como uma causa da síndrome de Posner-Schlossman (ver Capítulo 11). Existem relatos de pouca ou nenhuma injeção ciliar, *flare* limitado, poucas células, endotelite corneana, precipitados ceráticos de morfologia variada e atrofia setorial da íris. Presença de SP é rara. Um indicador diagnóstico essencial, somente em alguns casos, pode ser a falta de resposta ao aciclovir e/ou aos esteroides. Exame de PCR e pesquisa de anticorpos em amostra do humor aquoso devem ser realizados em caso de suspeita clínica.

Tratamento
Valganciclovir oral em caso de infecção comprovada, o que, às vezes, requer uso continuado a longo prazo. A elevação da PIO pode ser persistente.

Rubéola

Rubéola (sarampo alemão) é uma infecção comum na infância e normalmente tem um curso benigno e curto. Entretanto, a transmissão transplacentária do vírus ao feto da mãe infectada pode levar a anormalidades congênitas de vários sistemas de órgãos e, quanto mais precoce a infecção durante a gestação, maior a gravidade. A infecção latente pelo vírus da rubéola pode causar uveíte anterior crônica relativamente pouco responsiva aos esteroides, e já foi implicada na etiologia da FUS. Achados oculares da rubéola congênita relatados incluem catarata, uveíte anterior, retinopatia pigmentar em padrão "sal e pimenta" (Figura 12.56), glaucoma e microftalmia.

Sarampo

A infecção congênita pelo vírus do sarampo pode causar aborto espontâneo ou anormalidades sistêmicas ou oculares congênitas, como catarata e retinopatia. A infecção adquirida na infância normalmente causa conjuntivite e ceratite epitelial. Às vezes, pode ocorrer retinite com edema de mácula ou de disco óptico. A panencefalite esclerosante subaguda é uma complicação tardia da infecção de sarampo que se manifesta com doença neurodegenerativa progressiva crônica, normalmente uma doença infantil fatal causada pelo vírus do sarampo. Uveíte posterior (Figura 12.57) é comum e pode ser o achado identificado por ocasião da manifestação.

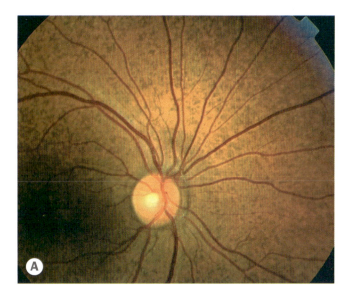
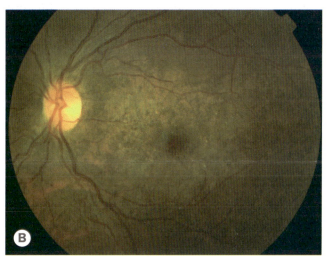

Figura 12.56 Retinopatia causada por rubéola. **A.** Padrão de "sal e pimenta". **B.** Manifestando-se predominantemente na mácula.

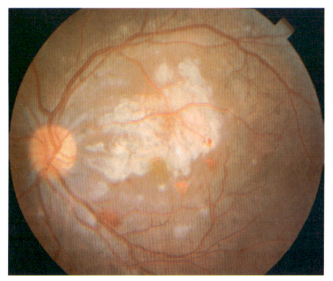

Figura 12.57 Envolvimento da retina na panencefalite esclerosante subaguda. (*Cortesia de Z Bashshur*.)

Caxumba

Iridociclite e ceratite intersticial são complicações raras da caxumba.

Vaccinia

A imunização contra a varíola com o uso do vírus vaccinia foi retomada por alguns grupos em decorrência do risco percebido de bioterrorismo. Embora raras, diversas manifestações do segmento anterior foram descritas, tanto em razão da autoinoculação nas vacinas quanto nos contatos próximos.

Zika

O vírus zika é transmitido por um mosquito Aedes infectado. O vírus pode passar da mulher grávida para o feto, resultando em defeitos congênitos significativos, inclusive microcefalia. No zika congênito, achados oculares incluem atrofia coriorretiniana e macular, alterações pigmentares focais na região macular, anormalidade do nervo óptico e glaucoma. Em adultos com infecção aguda, conjuntivite é a manifestação ocular mais comum, seguida pela uveíte. O vírus pode persistir na glândula lacrimal e em outros tecidos do olho, particularmente no EPR.

Ebola

O vírus ebola, responsável por epidemias na África ocidental, tem o potencial de causar doença clínica em surtos esporádicos. Nos sobreviventes, a síndrome da doença viral pós-ebola pode resultar em doença ocular, artrite, perda da audição, dor abdominal e distúrbios neuropsiquiátricos. Uveíte acomete até um terço dos sobreviventes e pode resultar em perda aguda ou crônica da visão. Essa condição pode manifestar-se como uveíte anterior, posterior ou panuveíte, e a maioria dos casos ocorre no intervalo de 2 meses após a alta hospitalar. Subsequentemente, até 15% dos pacientes desenvolvem catarata. Existem relatos de ocorrência de edema de disco óptico em 10% dos sobreviventes. O vírus já foi detectado no humor aquoso na fase aguda e pode infectar células do EPR e permanecer nelas. O tratamento com corticosteroides tópicos e orais é eficaz, mas precisa ser iniciado quando da manifestação dos sintomas para evitar perda da visão a longo prazo.

UVEÍTE FÚNGICA

Síndrome da histoplasmose ocular presumida

Introdução

A infecção pelo Histoplasma capsulatum ocorre após a inalação de uma forma de levedura desse fungo dimórfico e pode levar a uma micose sistêmica conhecida como histoplasmose – o envolvimento pulmonar é o achado mais comum. Trata-se de uma condição comum na AIDS. A síndrome da histoplasmose ocular presumida (SHOP) é relativamente comum em áreas de histoplasmose endêmica (p. ex., vale do rio Mississippi, nos EUA). A causalidade nunca foi definitivamente confirmada; porém, mais de 90% dos pacientes reagem positivamente ao teste da histoplasmina. Acredita-se que a doença ocular represente uma resposta imunomediada ao antígeno microbiano, e não uma lesão imediata decorrente de infecção ativa.

Achados oculares

Sessenta por cento dos pacientes apresentam sinais bilaterais.
- **Apresentação**: a SHOP normalmente é assintomática, a menos que haja superveniência de neovascularização macular da coroide. Os sinais podem ser descobertos em exame ocular de rotina
- **Tríade clássica**: (a) múltiplas "histomanchas" coriorretinianas atróficas esbranquiçadas com cerca de 200 μm de diâmetro (Figura 12.58 A); (b) atrofia peripapilar (Figura 12.58 B); (c) ausência de vitreíte. Podem ocorrer também cicatrizes lineares na média periferia (5%) (Figura 12.58 C)
- **NVC**: é uma manifestação tardia que acomete menos de 5% dos olhos afetados. Em geral, é associada a uma "histomancha" macular preexistente. A associação de líquido sub-retiniano e hemorragia leva a uma piora da visão (Figura 12.59)
- **Coriorretinite aguda** é quase sempre assintomática e raramente identificada, mas existem relatos de lesões esbranquiçadas distintas, ovais ou redondas < 400 μm de diâmetro que podem se desenvolver e se transformar em "histomanchas" características em padrão saca-bocado.

Investigações

Teste cutâneo não é mais realizado.
- **Exame de HLA**: SHOP é associada a HLA-B7 e DRw2
- **Exame sorológico**: é útil se positivo, mas normalmente é negativo na ausência de micose sistêmica
- **AGF e OCT**: em caso de suspeita de NVC.

Tratamento

Ocasionalmente, pode ocorrer regressão espontânea da NVC, mas sem tratamento, 60% dos olhos com essa condição apresentam AV final menor que 0,1.
- **Injeção de antifator de crescimento endotelial vascular (VEGF) intravítreo** para NVC
- **Teste da tela de Amsler** do olho contralateral pelo menos 1 vez/semana, especialmente na presença de "histomancha" macular (25% de risco de NVC). Não há definição de qualquer função para suplementos antioxidantes.

Coroidite por *Pneumocystis*

O fungo *Pneumocysts jirovecii*, um comensal pulmonar, é uma importante causa de mortalidade na AIDS não controlada. A profilaxia antimicrobiana sistêmica substituiu o tratamento preventivo exclusivamente pulmonar pela pentamidina inalada e, com a reconstituição imune, reduziu drasticamente a incidência de coroidite *Pneumocystis*. Múltiplas lesões laranja-amareladas, arredondadas, profundas e lentamente progressivas (Figura 12.60), geralmente bilaterais, são características. A presença de vitreíte é mínima e a perda visual em geral é insignificante.

Coroidite criptocócica

O *Cryptococcus neoformans*, uma levedura dimórfica, entra no corpo por meio da inalação, podendo espalhar-se para o olho pela corrente

Capítulo 12 • Uveíte 457

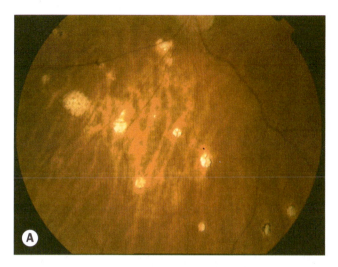

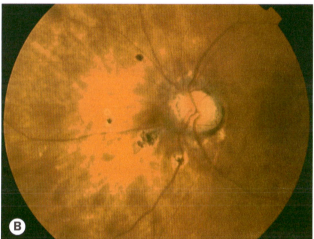

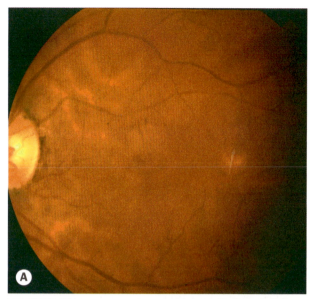

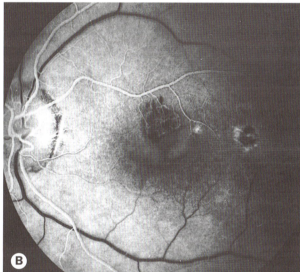

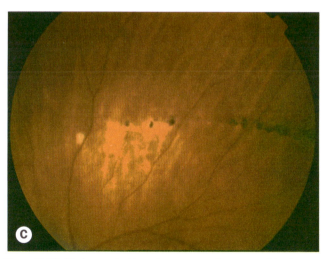

Figura 12.58 Síndrome da histoplasmose ocular presumida. **A.** "Histomanchas" periféricas. **B.** Atrofia peripapilar circunferencial e "histomanchas". **C.** Faixas lineares.

Figura 12.59 Neovascularização da coroide na histoplasmose ocular presumida. **A.** A fóvea mostra uma área focal de edema e algumas hemorragias pequenas, bem como uma pequena "histomancha" temporal. **B.** A fase arterial da angiofluoresceinografia mostra uma membrana neovascular coroidal logo acima da fóvea. (*Cortesia de S Milewski.*)

sanguínea ou a partir do SNC por meio do nervo óptico. Assim como com a pneumocistose, a criptococose era antigamente responsável por considerável morbidade, mas uma infecção clinicamente significativa hoje é muito menos comum desde o advento de uma terapia mais eficaz para AIDS. O envolvimento ocular pode ocorrer diretamente (p. ex., coroidite multifocal; Figura 12.61) com vasculite e exsudato ou, o que é mais comum, indiretamente com papiledema e disfunção da motilidade ocular.

Endoftalmite endógena por *Candida*

Introdução

Candida (normalmente o *C. albicans* comensal) pode ser introduzida no olho a partir do ambiente externo, por trauma ou cirurgia, ou espalhar-se em razão de ceratite fúngica, mas a infecção endógena é uma importante rota alternativa. Os fatores de risco para disseminação metastática incluem abuso de drogas intravenosas, foco séptico associado a cateter permanente, doença pulmonar crônica (como fibrose cística), debilitação geral e diabetes. É relativamente incomum na AIDS.

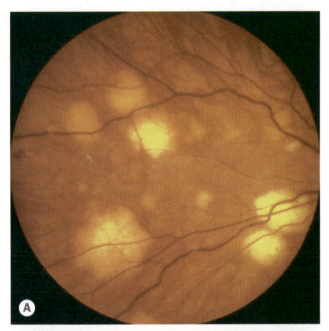

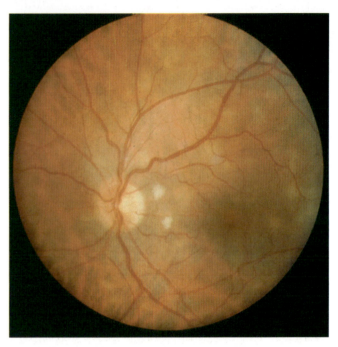

Figura 12.61 Coroidite criptocócica multifocal. (*Cortesia de A Curi.*)

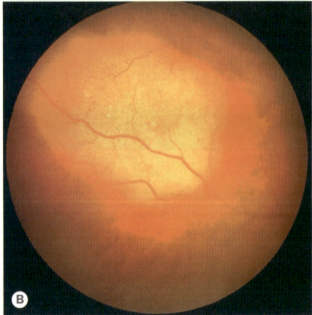

Figura 12.60 Pneumocistose coroidal. **A.** Lesões multifocais da coroide. **B.** Grande lesão coalescente. (*Cortesia de S Mitchell – Figura A.*)

DICA Endoftalmite causada por *Candida* em geral é adquirida por fonte endógena, como cateter permanente, ou de maneira secundária ao abuso de drogas intravenosas.

Achados clínicos

- **Apresentação**: candidíase sistêmica já poderá ter sido diagnosticada. Até um terço dos pacientes com candidemia não tratada poderá apresentar envolvimento ocular. As lesões periféricas do fundo de olho podem causar pouca ou nenhuma alteração visual, enquanto lesões centrais ou vitreíte grave manifestam-se mais cedo. A progressão normalmente é muito mais lenta do que na endoftalmite bacteriana. Envolvimento bilateral é comum
- **Uveíte anterior**: é incomum ou leve no início da doença, mas pode tornar-se proeminente mais tarde
- **Vitreíte**: pode ser acentuada (Figura 12.62 A), com colônias em padrão "bolas de algodão" de aspecto mal delimitado (Figura 12.62 B) ou "colar de pérolas", eventualmente evoluindo para a formação de abscesso
- **Coriorretinite**: uma ou mais pequenas lesões esbranquiçadas de aspecto cremoso com vitreíte subjacente (Figura 12.62 C). Necrose da retina (Figura 12.62 D) pode levar a DR, com vitreorretinopatia proliferativa grave.

Investigação

- **Biopsia do vítreo** (de preferência, utilizando vitreófago, e não agulha) para identificação do organismo (PCR e cultura) e de sensibilidades
- **Investigação sistêmica** (p. ex., culturas de sangue e urina).

Tratamento

- **Tratamento antifúngico**: o agente deve ser escolhido com a orientação de um microbiologista local. As diretrizes da Infectious Diseases Society of America sugerem a anfotericina B intravenosa combinada à flucitosina oral, mas a resistência é motivo de preocupação. O voriconazol administrado por via oral ou intravenosa oferece um amplo espectro de ação antifúngica com baixa resistência relatada e alta penetração ocular. Pode-se administrar o tratamento intravítreo adjunto (100 μg em 0,1 mℓ), provavelmente com uma sequência de injeções
- **VPP**: deve ser considerada em uma fase inicial especialmente no caso de doença grave ou que não responda à medicação. Além de fornecer amostra substancial para cultura, reduz a carga fúngica e antigênica, facilita a penetração do agente terapêutico e limpa os meios oculares.

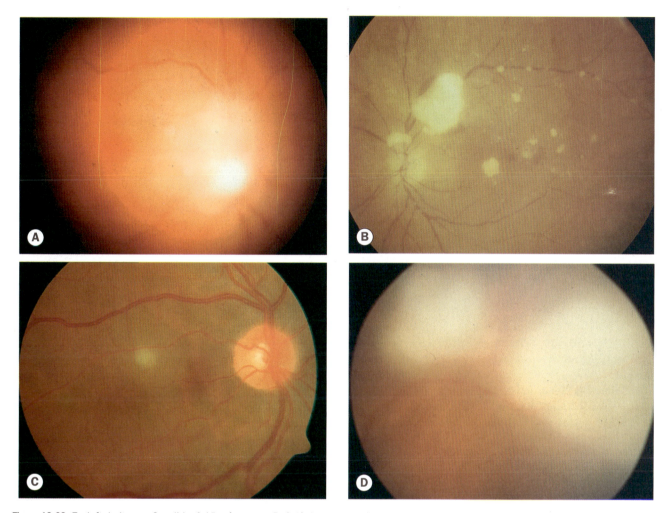

Figura 12.62 Endoftalmite por *Candida*. **A.** Vitreíte grave. **B.** Colônias em padrão "bolas de algodão". **C.** Coriorretinite focal. **D.** Necrose da retina.

Endoftalmite por *Aspergillus*

As espécies de *Aspergillus* são fungos ambientais comuns, mas causam doenças em seres humanos com menor frequência do que a *Candida*. Esporos se espalham pelo ar e fatores de risco para infecção incluem abuso de drogas intravenosas, doença pulmonar crônica, transplante de órgãos e distúrbios sanguíneos; neutropenia pode ser de particular importância. Iridociclite e vitreíte são comuns. Infiltrados retinianos e sub-retinianos amarelados estendem-se até o envolvimento macular (Figura 12.63) em uma fase mais precoce do que na infecção por *Candida*. A doença progride mais rapidamente e o resultado visual geralmente é pior. Vasculite oclusiva da retina é comum. Avaliação sistêmica é fundamental; endocardite implica certo risco. Investigação e tratamento semelhantes aos da endoftalmite causada por *Candida*.

Coccidioidomicose

Coccidioides immitis adquirida por inalação normalmente causa leve infecção pulmonar, mas pode ocorrer envolvimento sistêmico mais amplo, e a reinfecção é capaz de levar à doença pulmonar crônica. Achados oculares incluem uveíte anterior granulomatosa grave e coroidite multifocal. Investigação e tratamento semelhantes aos da endoftalmite causada por *Candida*.

UVEÍTE BACTERIANA

Tuberculose

Introdução

Tuberculose (TB) é uma infecção granulomatosa crônica normalmente causada em seres humanos pelo *Mycobacterium tuberculosis*. É essencialmente uma doença pulmonar, mas pode disseminar-se pela corrente sanguínea para outros locais. O envolvimento ocular em geral ocorre sem doença sistêmica clinicamente evidente. A deficiência imunológica é um fator de risco, quando micobactérias atípicas, como *M. avium*, podem causar doença.

Achados oculares

- **Uveíte anterior**: é comum e normalmente granulomatosa. Há possibilidade de presença de nódulos na íris e formação de amplas SPs
- **Vitreíte**: é muito comum, podendo ser secundária a focos primários anteriores, intermediários ou posteriores. Complicações maculares incluem EMC e formação de MER
- **Granuloma de coroide (tubérculo)**: lesões cupuliformes focais elevadas (Figura 12.64 A) que podem ser uni ou bilaterais e solitárias ou múltiplas. Probabilidade de ocorrer extensa infiltração

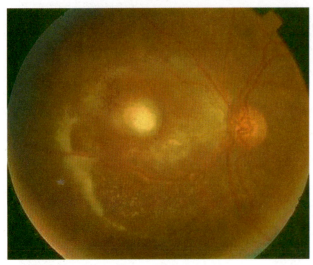

Figura 12.63 Doença macular na infecção por *Aspergillus*. (*Cortesia de A Curi.*)

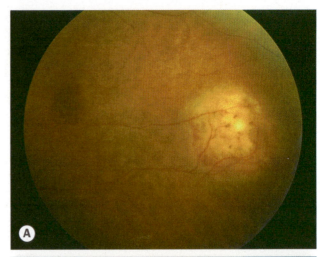

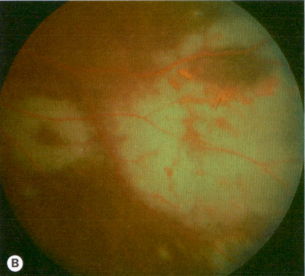

Figura 12.64 Coroidite tuberculosa. **A.** Granuloma de coroide. **B.** Infiltração difusa em paciente com AIDS. (*Cortesia de C de A Garcia – Figura B.*)

em indivíduos com AIDS (Figura 12.64 B). Um grande tubérculo semelhante a um abscesso é denominado tuberculoma
- **Coroidite**: independente de tubérculos, normalmente multifocal e em padrão serpiginoso que se espalha centrifugamente (serpiginoide), tem sido cada vez mais reconhecida (Figura 12.65). A coroidite que segue os vasos retinianos pode ter razoável especificidade para TB
- **Vasculite retiniana** é preferencialmente venosa. Hemorragias retinianas são comuns. Oclusão vascular com extensa isquemia (Figura 12.66 A e B) e neovascularização pré-retiniana ou do disco óptico são possíveis ocorrências. A hipótese é de que pelo menos alguns casos de doença de Eales (ver Capítulo 13) representem uma reação de hipersensibilidade à TB
- **Outras manifestações** envolvem nódulos palpebrais marrom-avermelhados (*lupus vulgaris*), conjuntivite, flictenulose, ceratite intersticial, esclerite, DR exsudativo e neuropatia óptica, incluindo neurorretinite.

Investigação

Em geral, o diagnóstico se faz clinicamente, considerando evidências de exposição prévia à TB e outras investigações negativas.
- **Teste cutâneo de tuberculina**: pode mostrar resultado positivo em 48 horas (ver Figura 12.66 C)
- Avaliação **sistêmica** conduzida por especialista: investigações mais recentes incluem exame de escarro com PCR e ensaio de liberação de interferona gama na análise sanguínea. Esses testes são quase tão sensíveis quanto o teste cutâneo (80% na doença ativa), mas com a vantagem de ser independentes da vacinação prévia de BCG. Deve-se determinar a positividade ou não para HIV. Radiografia de tórax, TC, PET/TC estão entre outros testes a ser considerados
- **Ocular**: a amostragem do humor aquoso ou do humor vítreo raramente produz micobactérias demonstráveis (esfregaço – bacilos álcool-ácido resistentes na coloração de Ziehl-Neelsen – ou cultura – meio de Lowenstein-Jensen). PCR é altamente específico, mas de sensibilidade variável. OCT é útil para avaliação macular. AGF pode ser útil para determinar se a coroidite é ativa, bem como para confirmar presença de neovascularização pré-retiniana e isquemia. A autofluorescência do fundo de olho permite o estadiamento da atividade, já que as lesões se tornam progressivamente hipoautofluorescentes com a cura.

Tratamento

- **Terapia multimedicamentosa prolongada** (em geral, quatro inicialmente): deve ser prescrita e monitorada por especialista com experiência em tratamento sistêmico da TB. Se o etambutol for utilizado, deve-se monitorar neuropatia óptica. Rifabutina pode causar uveíte anterior. Falta de adesão ao tratamento é comum. O tratamento de pacientes com uveíte associada à TB latente, com medicamentos para TB, reduz pela metade o risco de recorrência da uveíte e retarda o surgimento da primeira recorrência
- **Esteroides tópicos e sistêmicos**: podem ser empregados concomitantemente para diminuir lesões induzidas pela inflamação, especialmente nas primeiras semanas de tratamento, quando esses agentes reduzem a piora paradoxal da aparência do fundo de olho
- *Laser* aplicado à retina isquêmica para tratar neovascularização da retina.

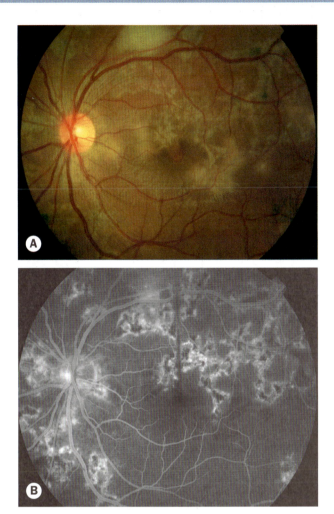

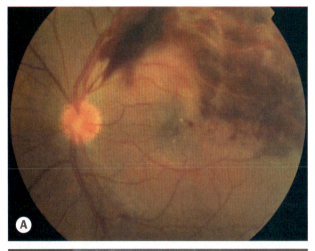

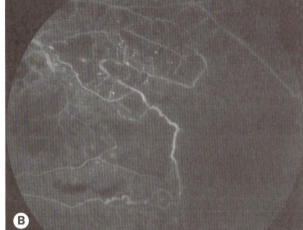

Figura 12.65 Coroidite tuberculosa serpiginosa. **A.** Aparência clínica – observa-se granuloma na porção superior. **B.** Angiofluoresceinografia mostrando áreas correspondentes de hiper e hipofluorescência. (*Cortesia de C Pavesio.*)

Sífilis adquirida

Introdução

A sífilis é causada pela bactéria espiroqueta *Treponema pallidum*. Em adultos, em geral, a doença é sexualmente adquirida quando os organismos entram através de abrasão cutânea ou de membrana mucosa. Transmissão por beijo, transfusão sanguínea ou lesão percutânea é rara. Pode ocorrer também infecção transplacentária do feto, quando a mãe se infectou durante ou pouco antes da gravidez (sífilis congênita – ver Capítulo 7).

Achados sistêmicos

O histórico natural da sífilis não tratada é variável.
- **Sífilis primária**: caracteriza-se por uma úlcera indolor (cancro), geralmente na genitália ou no ânus
- **Sífilis secundária**: consiste em erupção maculopapular (Figura 12.67) e outros achados sistêmicos
- **Sífilis latente**
- **Sífilis terciária**: ocorre em cerca de 40% dos casos não tratados e caracteriza-se por manifestações cardiovasculares, como aortite, neurossífilis e infiltração gomatosa de ossos e vísceras.

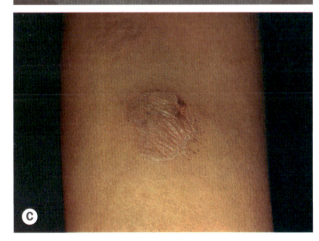

Figura 12.66 Periflebite tuberculosa oclusiva. **A.** Oclusão do ramo retiniano superior. **B.** Angiofluoresceinografia mostrando extensa hipofluorescência decorrente de não perfusão capilar. **C.** Teste cutâneo de tuberculina positivo. (*Cortesia de C Pavesio – Figuras A e B; U Raina – Figura C.*)

Achados oculares

- **Uveíte anterior**: acomete cerca de 4% dos pacientes com sífilis secundária. Pode ser granulomatosa ou não granulomatosa, e é bilateral em 50% dos casos. As roséolas (Figura 12.68 A) são capilares da íris dilatados que podem desenvolver-se e evoluir para nódulos amarelados. A PIO é capaz de estar elevada

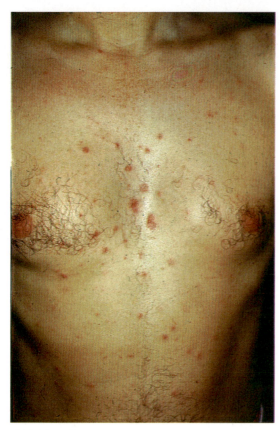

Figura 12.67 Erupção maculopapular na presença de doença secundária na sífilis adquirida.

- **Coriorretinite**: possibilidade de ser localizada (Figura 12.68 B), mas geralmente é multifocal, bilateral e associada à vitreíte, podendo seguir DR exsudativo
- **Coriorretinopatia placoide posterior sifilítica aguda**: caracteriza-se por grandes lesões sub-retinianas amarelo-pálidas no polo posterior (Figura 12.68 C). Acredita-se ser decorrente de infecção do EPR e acomete com maior frequência pacientes imunocomprometidos
- **Retinite**: apresenta aspecto de "vidro fosco". A vasculite associada pode ser oclusiva e envolver tanto artérias quanto veias. A condição se resolve deixando cicatrizes coriorretinianas difusas (Figura 12.68 D)
- **Neurite óptica e neurorretinite**
- **Outros achados** incluem conjuntivite, episclerite e esclerite, uveíte intermediária, glaucoma, catarata e achados neuro-oftalmológicos diversos relacionados com o envolvimento do SNC, incluindo pupilas de Argyll Robertson (ver Capítulo 19).

Investigação

- **Sorologia**: é a base e encontra-se detalhada na seção "Investigações", no início deste capítulo
- **Avaliação sistêmica**: realizada por especialista, incluindo punção lombar para que se possa descartar hipótese de neurossífilis. Deve-se determinar positividade ou não para o HIV
- **Amostragem do humor aquoso e/ou humor vítreo** para o exame de PCR é ocasionalmente indicada, como quando a positividade do HIV torna a sorologia menos confiável.

Tratamento

Deve ser conduzido sob a supervisão de especialista em doenças infecciosas, mas normalmente consiste em um curso prolongado de penicilina parenteral. Podem ser necessárias alternativas, por exemplo, no caso de alergia à penicilina, mas são menos eficazes, podendo considerar teste confirmatório de alergênios e dessensibilização. Esteroides tópicos e sistêmicos podem ser administrados em conjunto com antibióticos para melhorar danos inflamatórios. A reação de Jarisch-Herxheimer é uma resposta sistêmica aos antígenos treponêmicos liberados no início da terapia e pode incluir a progressão dos sinais oculares.

Doença de Lyme

Introdução

A doença de Lyme (borreliose), como a sífilis, é causada por uma espiroqueta. O organismo responsável, *Borrelia burgdorferi*, é transmitido pela picada do carrapato – o veado é um vetor importante (Figura 12.69 A). Um carrapato adulto (Figura 12.69 B) distingue-se de um piolho de cabeça porque o carrapato tem oito pernas – é um aracnídeo – e o piolho, seis (embora as larvas do carrapato tenham somente seis). A doença é endêmica em regiões como América do Norte, Europa e Ásia, mas pode ser difícil de diagnosticar. Vários dias após uma picada, forma-se uma lesão anular da pele, o eritema migratório crônico (Figura 12.69 C) no local em 60 a 80% dos casos, geralmente acompanhado por sintomas constitucionais (estágio 1). Manifestações neurológicas (p. ex., paralisia dos nervos cranianos, meningite), cardíacas (4 a 8%; por exemplo, arritmia) e outras podem ocorrer em algumas semanas. Complicações tardias (estágio 3) incluem artrite crônica das grandes articulações, polineuropatia e encefalopatia. Alguns pacientes desenvolvem sintomas crônicos que podem não responder aos antibióticos.

Achados oculares

São variados e tendem a ocorrer no estágio 2 estabelecido e no estágio 3 (tardio) da doença.

- **Uveíte** é relativamente incomum, mas pode ser anterior (granulomatosa ou não granulomatosa), intermediária (a mais comum) ou posterior, incluindo coroidite multifocal, vasculite e neurorretinite
- **Outras manifestações** envolvem conjuntivite transitória precoce (estágio 1), ceratite estromal bilateral, episclerite (Figura 12.70), esclerite, miosite orbitária, neurite óptica, papiledema e paralisia oculomotora e facial (até 25% das paralisias faciais em áreas endêmicas).

Investigações

A sorologia deve ser realizada pelo menos 1 mês após a infecção, mas podem ocorrer falso-positivos; PCR do líquido cefalorraquidiano ou do líquido sinovial para casos adequados. O diagnóstico depende de uma combinação de achados clínicos e sorologia positiva. É possível coinfecção por outras doenças transmitidas pelo carrapato.

Tratamento

O tratamento da doença aguda em estágio inicial é altamente eficaz e envolve administração de doxiciclina oral (não em crianças ou em gestantes), amoxicilina ou eritromicina. Não tratados, muitos pacientes

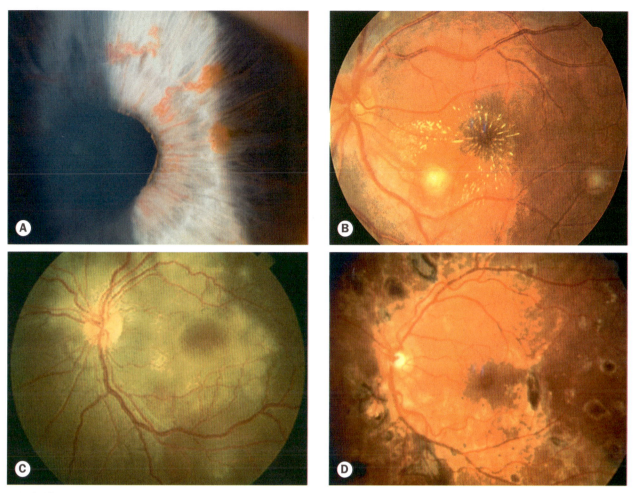

Figura 12.68 Sífilis ocular. **A.** Roséolas. **B.** Infiltração focal com estrela macular. **C.** Coriorretinite placoide posterior aguda. **D.** Coriorretinite multifocal antiga. (*Cortesia de C de A Garcia – Figura C.*)

com doença em estágio inicial ou assintomática não apresentarão quaisquer outros problemas. Pacientes com doença estabelecida, inclusive ocular, podem necessitar de penicilina ou ceftriaxona intravenosa por tempo prolongado. Ceratite e uveíte podem necessitar de tratamento com esteroides. Esteroides sistêmicos não devem ser administrados sem antibióticos concomitantemente. A proteção pessoal adequada (vestuário, repelente) deve ser adotada em áreas endêmicas para reduzir o risco de picada de carrapato. A vacina contra doença de Lyme está disponível, mas não oferece proteção completa ou prolongada.

Brucelose

A brucelose é causada pelas bactérias gram-negativas *Brucella melitensis* e *B. abortus*. Em geral, é transmitida dos animais para o homem por meio de produtos derivados do leite ou de carne malcozida. Existem vários relatos de achados constitucionais e oculares (20%), compreendendo uveíte anterior e posterior crônica, papiledema e hemorragias retinianas. As investigações devem incluir sorologia e cultura sanguínea. O tratamento se faz com uma combinação de dois antibióticos (p. ex., estreptomicina e doxiciclina), com esteroides adjuntos, se necessário. Pacientes com brucelose conhecida devem submeter-se a exame oftalmológico.

Endoftalmite bacteriana endógena

Introdução

Manchas de Roth desenvolvem-se em cerca de 1% dos casos de bacteriemia, mas sem qualquer infecção ocular franca na grande maioria dos casos. Uma ampla variedade de organismos pode ser responsável – os gram-positivos predominam na América do Norte e na Europa, e os gram-negativos, no leste asiático. Fatores de risco incluem doença debilitante de muitos tipos, bem como abuso de drogas intravenosas entre outros fatores. Pode haver disseminação de qualquer foco potencial, como um cateter permanente ou uma articulação séptica. Em geral, os pacientes se mostram sistemicamente debilitados e a mortalidade é relativamente alta – de 5 a 10%. O prognóstico é pior do que na endoftalmite pós-operatória.

Achados oculares

Em geral, há atraso no diagnóstico. A principal distinção é em relação à endoftalmite fúngica endógena.
- **Sintomas:** visão embaçada, dor e vermelhidão
- **Sinais:** são amplamente semelhantes aos da endoftalmite pós-operatória (ver Capítulo 10), embora a presença de infiltrados na retina possa ser um achado precoce, refletindo a via de infecção (Figura 12.71).

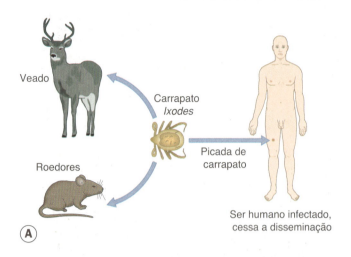

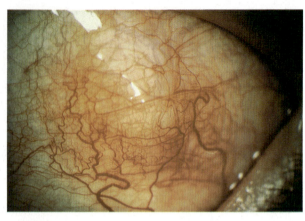

Figura 12.70 Episclerite nodular na doença de Lyme. (*Cortesia de P Watson.*)

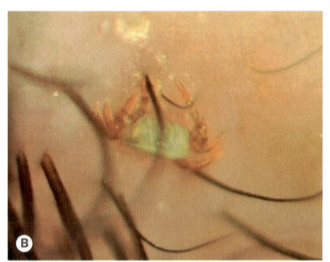

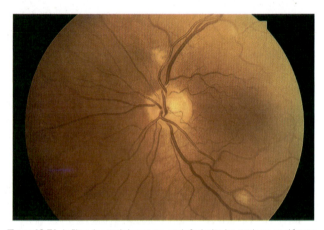

Figura 12.71 Infiltrados retinianos na endoftalmite bacteriana endógena.

Tratamento

- A **infecção sistêmica** é tratada com antibióticos intravenosos, de acordo com a suspeita clínica e a orientação microbiológica local. Tratamento empírico de amplo espectro pode ser necessário
- A **endoftalmite** é tratada com fluoroquinolona intravítrea e oral: é definido o lugar dos esteroides sistêmicos. VPP pode melhorar o prognóstico em alguns pacientes.

Doença da arranhadura do gato

Introdução

A doença da arranhadura do gato (bartonelose) é causada pela *Bartonella henselae*, um bastonete gram-negativo. A infecção normalmente se transmite mediada pela arranhadura (ou mordida) de um gato aparentemente saudável, embora o contato com felinos nem sempre seja descrito. Uma ou mais pápulas vermelhas no local da inoculação são seguidas por febre e linfadenopatia local (Figura 12.72), embora às vezes sem a presença de sintomas gerais. Em geral, há ocorrência de doença sistêmica grave. O prognóstico visual normalmente é razoável.

Achados oculares

Os olhos são afetados em 5 a 10% dos casos. Neurorretinite (ver Capítulo 19) é a manifestação mais comum, e consiste em edema do disco óptico com exsudato macular em conformação estrelada (ver

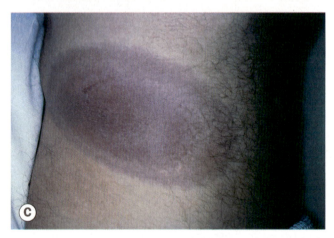

Figura 12.69 Doença de Lyme. **A.** Transmissão. **B.** Carrapato preso à pálpebra. **C.** Eritema migratório crônico grave. (*Cortesia de RT Emond, PD Welsby e HA Rowland, de* Colour Atlas of Infectious Diseases, *Mosby 2003 – Figura C.*)

Investigação

A busca de um foco séptico (culturas de sangue e urina, artrite séptica, endocardite, punção lombar etc.) deve ser realizada em colaboração com médico apropriado e envolver pesquisa. Amostras do humor aquoso e do humor vítreo são coletadas para microscopia e cultura.

Capítulo 12 • Uveíte 465

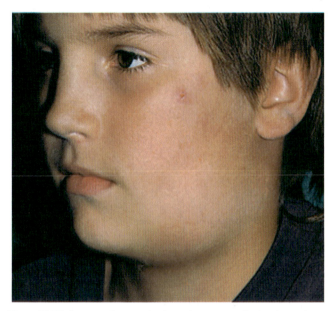

Figura 12.72 Doença da arranhadura do gato – pápula ulcerada na bochecha causada por arranhão de gato 2 semanas antes, com aumento dos linfonodos submandibulares. (*Cortesia de BJ Zitelli e HW Davis, de* Atlas of Pediatric Physical Diagnosis, *Mosby 2002.*)

Figura 19.12 B). Existem relatos da ocorrência de uveíte intermediária, retinocoroidite focal, vasculite e, raramente, lesão angiomatosa da cabeça do nervo óptico. Pode-se, eventualmente, observar a presença de conjuntivite com granuloma conjuntival de 2 a 4 mm associada à linfadenopatia pré-auricular (síndrome oculoglandular de Parinaud). Não é comum o envolvimento de ambos os olhos.

Investigação
Inclui sorologia para *B. henselae*.

Tratamento
Doxiciclina de 100 mg deve ser administrada 2 vezes/dia, por 4 a 6 semanas, a adultos imunocompetentes. Eritromicina oral pode ser utilizada em crianças. Outros antibióticos orais (p. ex., cotrimoxazol, azitromicina, rifampicina ou ciprofloxacino) são eficazes. Esteroides têm sido utilizados em alguns casos. O tratamento normalmente não é administrado em caso de sintomas sistêmicos leves isolados.

Hanseníase

Introdução
Hanseníase ou doença de Hansen é uma infecção granulomatosa crônica causada por *Mycobacterium leprae* e *M. lepromatosis*. O modo de disseminação permanece indefinido, embora as secreções nasais já tenham sido implicadas. Acredita-se que a infecção leve a uma resposta imune crônica que, por sua vez, resulte em neuropatia periférica, que é o mecanismo patogênico primário. Fatores genéticos provavelmente são importantes – acredita-se que somente 5% da população geral seja vulnerável à doença mediante contato substancial com o organismo.

Achados sistêmicos
- **Tuberculoide ("paucibacilar" na classificação da OMS):** uma ou mais máculas hipopigmentadas e manchas anestésicas na pele

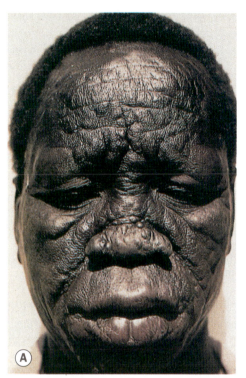

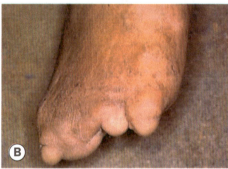

Figura 12.73 Hanseníase lepromatosa. **A.** Fácies leonina. **B.** Perda dos dedos em decorrência da neuropatia sensorial. (*Cortesia de RT Emond, PED Welsby e HA Rowland, de* Colour Atlas of Infectious Diseases, *Mosby 2003 – Figura A; CD Forbes e WF Jackson, de* Color Atlas and Text of Clinical Medicine, *Mosby 2003 – Figura B.*)

- **Borderline (multibacilar):** a forma mais comum. Semelhante à tuberculoide, mas com lesões mais numerosas e extensas
- **Lepromatosa (multibacilar):** espessamento cutâneo difuso com fácies leonina (Figura 12.73 A), placas e nódulos periféricos, envolvimento do trato respiratório superior e lesões nos nervos periféricos que facilitam o trauma e podem resultar no encurtamento e na perda dos dedos (Figura 12.73 B).

Achados oculares
Os sinais oculares se devem principalmente à invasão bacteriana direta.
- **Ceratite:** nervos corneanos espessados e com aparência de colar de contas, lesões subepiteliais ponteadas, *pannus* e vascularização (Figura 12.74 A)
- **Uveíte anterior:** crônica e de baixo grau, é tradicionalmente descrita como "plasmoide" (fibrina proeminente)
- **Miose e atrofia da íris** (Figura 12.74 B): resultante do comprometimento da inervação do músculo dilatador da pupila

- **Pérolas de íris** (patognomônicas): normalmente com menos de 0,5 mm de diâmetro (Figura 12.74 C)
- **Outros achados**: episclerite e esclerite, pérolas retinianas, efusão uveal, catarata, glaucoma, sensibilidade corneana reduzida, paralisia facial, deformidades palpebrais e *phthisis bulbi*.

Investigação
Amostras cutâneas e, às vezes, oculares mostram bacilos álcool-ácido resistentes. O teste da lepromina permite a distinção entre hanseníase tuberculoide e lepromatosa.

Tratamento
- **Sistêmico**: regimes combinados de duração prolongada com antibióticos como dapsona, rifampicina e clofazimina. A vacinação contra BCG oferece alguma proteção
- **Ocular**: a uveíte anterior é tratada com esteroides. Complicações específicas são tratadas como indicado.

CORIORRETINOPATIAS IDIOPÁTICAS DIVERSAS

As condições descritas a seguir são distúrbios inflamatórios incomuns que envolvem principalmente o segmento posterior e cuja etiologia é desconhecida ou não totalmente compreendida. Outras entidades podem apresentar manifestações clínicas semelhantes, e é fundamental que se excluam diagnósticos alternativos, abrangendo infecção e neoplasia. As "síndromes dos pontos brancos" (Tabela 12.9) constituem um subgrupo com algumas características em comum. Existe uma variação entre as fontes na lista de condições que se enquadram nessa categoria.

A coriorretinopatia serosa central está descrita no Capítulo 14.

Síndrome dos múltiplos pontos brancos evanescentes

Introdução
A MEWDS (*multiple evanescent white dot syndrome*) é uma doença idiopática incomum de manifestação aguda que normalmente acomete mulheres adultas jovens, entre as quais, de 25 a 50% descrevem a ocorrência de quadro viral prévio.

Achados clínicos
- **Apresentação** – comum: embaçamento visual monocular indolor (0,66 a 0,1) e fotopsia. Menos comum: moscas volantes, escotomas, discromatopsia
- **Vitreíte posterior sutil**: ocorre em 50% dos casos
- **Lesões do polo posterior**: numerosos pontos branco-acinzentados profundos pequenos (100 a 300 μm) e mal definidos, poupando a fóvea, a qual apresenta aspecto granular alaranjado característico e reflexo diminuído (Figura 12.75 A)
- **Edema do disco óptico**: ocasionalmente presente
- **Recuperação**: ocorre em algumas semanas, em geral deixando sinais residuais sutis. Às vezes, pode haver recorrência (10% dos casos).

Investigação
- **Campo visual**: a mancha cega geralmente aumenta, com um defeito no campo temporal

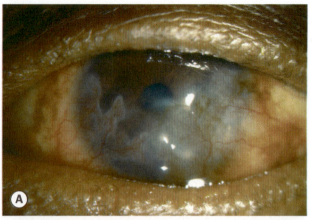
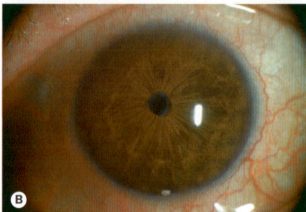
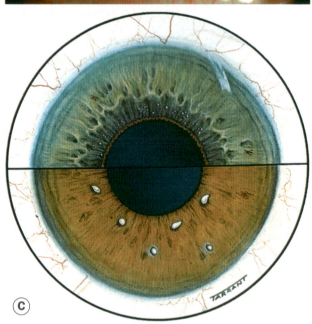

Figura 12.74 Doença ocular lepromatosa. **A.** Envolvimento da córnea com *pannus*. **B.** Uveíte anterior lepromatosa crônica com miose. **C.** Pérolas de íris. (*Cortesia de ADN Murray – Figura A.*)

- **OCT**: pode mostrar descontinuidade da junção entre os segmentos interno e externo e lesões cupuliformes nas camadas externas da retina
- **Autofluorescência do fundo de olho**: pontos hiperautofluorescentes correspondentes a lesões maculares são visíveis durante a

inflamação ativa. A autofluorescência do fundo de olho tem sido utilizada para demonstrar a presença de lesões subclínicas em pacientes apenas com granularidade foveal (ver Figura 12.75 B)

- **AGF** mostra sutil hiperfluorescência precoce dos pontos com impregnação tardia (ver Figura 12.75 C). Observa-se extravasamento das paredes venosas e impregnação do disco óptico
- **AIV** mostra pontos hipofluorescentes (ver Figura 12.75 D) em geral mais numerosos do que aqueles visíveis clinicamente ou na AGF
- **ERG** exibe amplitude da onda a transitoriamente reduzida. Possível presença de anormalidades na eletro-oculografia (EOG) e no potencial visual evocado.

Tabela 12.9 Síndromes dos pontos brancos.

| Síndrome dos múltiplos pontos brancos evanescentes |
| Epiteliopatia pigmentar placoide multifocal posterior aguda |
| Coriorretinopatia de Birdshot |
| Coroidopatia puntata interna |
| Coroidopatia serpiginosa |
| Coroidite multifocal com panuveíte |
| Fibrose sub-retiniana com uveíte |

Tratamento

Em geral, não é necessário, uma vez que na maioria dos casos sinais e sintomas começam a melhorar espontaneamente em até 2 a 6 semanas. Em casos raros, o tratamento é necessário para NVC.

Síndrome do aumento idiopático agudo da mancha cega

A síndrome do aumento idiopático agudo da mancha cega (AIBSE, *acute idiopathic blind spot enlargement syndrome*) é uma condição rara relatada em mulheres jovens e de meia-idade. Achados incluem fotopsia e visão reduzida, com aumento da mancha cega e leve edema do disco óptico. A recuperação com o retorno ao normal ou quase normal sem tratamento é comum. Alguns especialistas acreditam que a AIBSE não é distinta da MEWDS.

Epiteliopatia pigmentar placoide multifocal posterior aguda

Introdução

A epiteliopatia pigmentar placoide multifocal posterior aguda (APMPPE, *acute posterior multifocal placoid pigment epitheliopathy*)

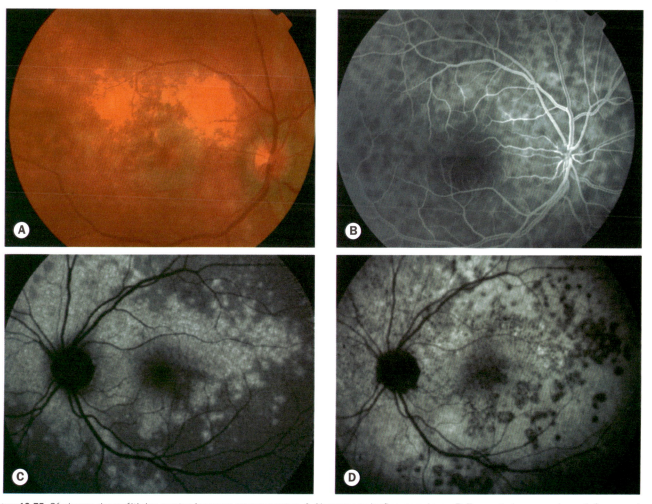

Figura 12.75 Síndrome dos múltiplos pontos brancos evanescentes. **A.** Numerosas lesões maculares. **B.** Fase arteriovenosa da angiofluoresceinografia de **A** mostrando pontos hiperfluorescentes. **C.** Autofluorescência do fundo de olho de outro paciente. **D.** Angiografia com indocianina verde de **C**. (*Cortesia de Moorfields Eye Hospital – Figuras A e B; C Herbort – Figuras C e D.*)

é um distúrbio inflamatório idiopático bilateral incomum que afeta igualmente adultos jovens e de meia-idade de ambos os sexos. Existe um pródromo viral em um terço dos casos, o qual se especula que ocorra em consequência de uma imunidade célula-mediada ao antígeno viral. A patogênese exata é desconhecida, mas já foi sugerido que a inflamação no nível de coriocapilar resulta em hipoperfusão e isquemia do EPR e dos fotorreceptores. É possível ocorrer associação de vasculite cerebral, mas é incomum e pode causar acidente vascular cerebral (AVC). Existem relatos de eritema nodoso e outras manifestações sistêmicas de vasculite. O quadro clínico da APMPPE pode ser simulado por outras entidades, como a sarcoidose e a tuberculose.

Achados clínicos

- **Sintomas**: comprometimento moderado subagudo da visão com escotomas central/paracentral e fotopsia. O olho contralateral é afetado em alguns dias ou semanas. Cefaleia e outros sintomas neurológicos são comuns e podem começar vários meses após o início da doença ocular
- **Uveíte anterior e vitreíte**: normalmente são muito leves
- **Fundo de olho**: múltiplas lesões placoides branco-acinzentadas grandes e profundas, inicialmente no polo posterior (Figura 12.76 A). Em algumas semanas, a maioria desaparece, com alterações residuais do EPR de gravidade variável. Observa-se a presença de líquido macular sub-retiniano. Vasculite e papilite são raras
- **Prognóstico**: os sintomas visuais e a aparência da retina normalmente melhoram em questão de semanas, e o prognóstico para a maioria dos pacientes a longo prazo é bom. Entretanto, parece haver um subgrupo de indivíduos afetados cujos sintomas podem recidivar e que apresentam um período mais longo de atividade da doença. Em 25% dos pacientes, a recuperação da visão é limitada a 0,4 ou pior em consequência de lesão foveal no nível de EPR e fotorreceptores.

Investigação

Diagnósticos alternativos devem ser excluídos.
- **HLA-B7 e HLA-DR2** estão associados em uma proporção substancial de pacientes
- **OCT** macular
- **AGF** das lesões ativas mostra densa hipofluorescência precoce e impregnação tardia (Figura 12.76 B e C)
- **AIV** demonstra a não perfusão da coriocapilar (Figura 12.76 D)
- **Exames de imagem do SNC** e punção lombar devem ser realizados em pacientes com sintomas neurológicos.

Tratamento

Em geral, não é necessário tratamento, mas os esteroides devem ser considerados para pacientes com envolvimento macular. Esteroides e, possivelmente, ciclosporina podem ser administrados para vasculite cerebral. Os pacientes devem ser instruídos a buscar aconselhamento médico urgentemente no caso de sintomas neurológicos.

Coroidopatia serpiginosa

Introdução

A coroidopatia serpiginosa (coroidite) normalmente é bilateral, embora assimétrica. A inflamação acontece na camada externa da retina e na coriocapilar. Em geral, ocorre na meia-idade, afeta homens com maior frequência do que mulheres e está associada ao HLA-B7. Com frequência, é recorrente ao longo dos anos, com um prognóstico relativamente pobre. A uveíte por tuberculose pode apresentar quadro clínico semelhante ("serpiginoide").

Achados clínicos

- **Sintomas**: inicialmente, embaçamento visual central unilateral, escotomas ou metamorfopsia
- **Uveíte anterior e vitreíte** são comuns, mas normalmente leves
- **Fundo de olho**: lesões ativas (Figura 12.77 A) são branco-acinzentadas, e podem permanecer ativas por vários meses antes de se tornarem irregulares e atróficas. A doença normalmente começa em torno do disco óptico e se estende gradualmente (Figura 12.77 B), embora se reconheça uma variante que começa na mácula central (5% dos casos). A recorrência normalmente é contígua ou adjacente às áreas preexistentes, acabando por resultar em extensa atrofia coriorretiniana (Figura 12.77 C)
- **Complicações**: NVC (15 a 35% dos casos), fibrose sub-retiniana, neovascularização pré-retiniana.

Investigação

Deve-se excluir a hipótese de tuberculose, especialmente em áreas endêmicas.
- **AGF** das lesões ativas mostra hipofluorescência precoce e hiperfluorescência tardia (ver Figura 12.77 D)
- **AIV** das lesões ativas revela acentuada hipofluorescência em todas as fases do angiograma.

Tratamento

Esteroides orais e intravenosos podem controlar a atividade. Vários agentes imunossupressores e o infliximabe são eficazes, isolados ou combinados.

Coriorretinite placoide persistente

Refere-se a uma entidade rara que apresenta achados tanto de APMPPE como de coroidite serpiginosa, e é designada também coroidite ampiginosa.

Maculopatia placoide persistente

Essa rara condição apresenta lesões semelhantes às da variante macular da coroidopatia serpiginosa, mas que geralmente se comportam de maneira mais benigna, exceto se complicadas por NVC (comum).

Neurorretinopatia macular aguda

A neurorretinopatia macular aguda é uma condição autolimitada que normalmente afeta mulheres adultas jovens e saudáveis. A doença é capaz de implicar um ou ambos os olhos, podendo ser precedida por uma síndrome gripal. Os sintomas consistem em redução da visão e escotomas paracentrais. Observam-se lesões cuneiformes marrom-avermelhadas em configuração de "pétalas de rosa" em torno do centro da mácula (Figura 12.78), correspondente aos escotomas. AGF é normal ou mostra leve hipofluorescência. Sinais e sintomas desaparecem lentamente ao longo de alguns meses, com recuperação visual.

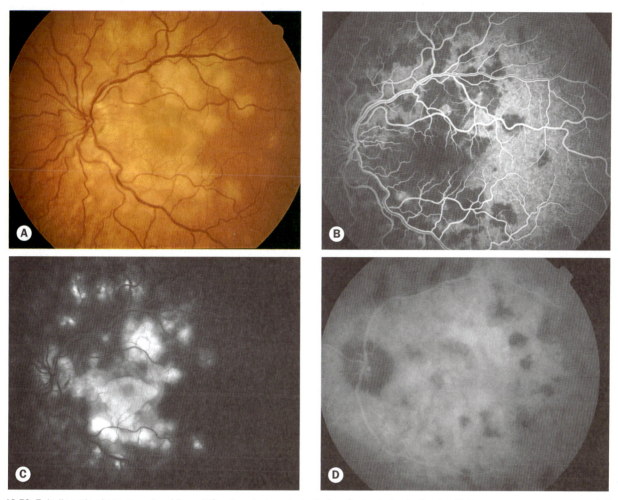

Figura 12.76 Epiteliopatia pigmentar placoide multifocal posterior aguda. **A.** Aparência do fundo de olho. **B.** Fase venosa precoce da angiofluoresceinografia mostrando densos focos de hipofluorescência. **C.** Fase tardia da angiofluoresceinografia mostrando hiperfluorescência. **D.** Angiografia com indocianina verde mostrando hipofluorescência focal. (*Cortesia de C Barry.*)

Retinopatia externa oculta zonal aguda

As retinopatias externas zonais agudas (AZOR, *acute zonal outer retinopathies*) compõem um grupo de condições raras caracterizadas pela perda aguda de uma ou mais zonas do campo visual, geralmente temporais, em um ou ambos os olhos de mulheres jovens ou de meia-idade, das quais algumas têm história de quadro viral prévio. Fotopsia e vitreíte leve são frequentes, podendo-se eventualmente observar a presença de vasculite discreta. Os mecanismos são desconhecidos. A retinopatia externa zonal oculta aguda (AZOOR) é a mais comum das síndromes AZOR, e caracteriza-se por achados fundoscópicos mínimos no início do curso da doença. Os demais membros do grupo apresentam achados mais evidentes. A perda de campo visual pode progredir e a recuperação é infrequente. Achados tardios incluem moteamento do EPR e atenuação vascular na área envolvida e na região peripapilar, embora o fundo de olho possa permanecer normal. OCT, AGF, AIV e autofluorescência do fundo de olho podem demonstrar anormalidades (Figura 12.79). ERG é importante para o diagnóstico e mostra caracteristicamente uma redução da amplitude das ondas a e b, e um atraso no *flicker* de 30 Hz (cones tendem a ser mais afetados do que bastonetes). EOG mostra ausência ou redução grave da amplitude fotópica. A estabilização ocorre em 6 meses em até 90% dos pacientes. AV final é de 0,5 em pelo menos um dos olhos na maioria dos casos. Eventualmente, observa-se recorrência. Não existe tratamento comprovado, embora existam relatos de resultados favoráveis proporcionados pelos esteroides sistêmicos.

Coroidopatia puntata interna

Introdução

A coroidopatia puntata interna (PIC, *punctate inner choroidopathy*) normalmente afeta mulheres jovens míopes. Em geral, ambos os olhos são sequencialmente envolvidos. Apresenta semelhanças com a MCP (ver a seguir), mas o envolvimento é predominantemente macular. Às vezes, é classificada com a MCP (e possivelmente a síndrome de fibrose sub-retiniana progressiva e uveíte – adiante) como "pseudo-SHOP".

Achados clínicos

- **Sintomas**: embaçamento visual, moscas volantes e fotopsia
- **Uveíte anterior e vitreíte**: normalmente, ausentes ou muito leves
- **Fundo de olho**: múltiplos pequenos pontos branco-amarelados maculares com bordas mal definidas no nível da porção interna da coroide e da retina (Figura 12.80 A), às vezes, com descolamento

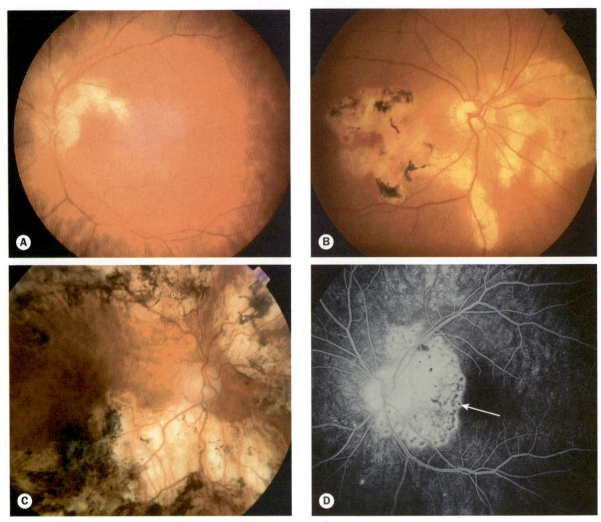

Figura 12.77 Coroidopatia serpiginosa. **A.** Doença ativa em estágio inicial. **B.** Extensão em torno da mácula em padrão serpiginoso. **C.** Cicatrização avançada. **D.** Angiofluoresceinografia mostrando hiperfluorescência tardia (seta). (*Cortesia de R Bates – Figura B.*)

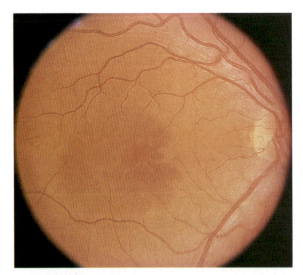

Figura 12.78 Neurorretinopatia macular aguda.

seroso da retina sensorial sobrejacente. Esses pontos evoluem para cicatrizes atróficas nitidamente demarcadas com pouca pigmentação, semelhantes às "histomanchas" da SHOP

- **Prognóstico**: a visão central pode ser comprometida por uma lesão na fóvea ou, frequentemente, por NVC (até 40% dos casos; Figura 12.80 A e B).

Investigação

AGF mostra hiperfluorescência precoce e impregnação tardia das lesões e demonstra a presença de NVC (ver Figura 12.80 C e D).

Tratamento

A medicação anti-VEGF deve ser utilizada para NVC na região macular. A terapia com esteroides e imunossupressores sistêmicos pode ser útil no tratamento de MCP recorrente.

Coroidite multifocal com panuveíte

Introdução

A coroidite multifocal com panuveíte (MFC/MCP, *multifocal choroiditis and panuveitis*) é uma doença crônica/recorrente rara, normalmente bilateral, mas assimétrica, que em geral afeta mulheres adultas jovens e de meia-idade. A gravidade e o prognóstico são muito variáveis. Com a PIC e a síndrome de fibrose sub-retiniana progressiva e uveíte (ver adiante), é eventualmente denominada a pseudo-SHOP.

Achados clínicos
- **Sintomas**: embaçamento visual, moscas volantes e fotopsia
- **Uveíte anterior** (50% dos casos)
- **Vitreíte**
- **Fundo de olho**: múltiplas lesões cinza-amareladas ovoides e distintas com 50 a 350 μm de diâmetro no polo posterior e/ou na periferia, às vezes com aglomerados e/ou faixas lineares. Lesões inativas têm margens nitidamente definidas e bordas pigmentadas que lembram SHOP (Figura 12.81 A). Observa-se atrofia peripapilar. O curso da doença é prolongado, com desenvolvimento de novas lesões e episódios inflamatórios recorrentes. NVC (Figura 12.81 B e C) ocorre em 25 a 35% dos casos, podendo desenvolver-se EMC e fibrose sub-retiniana que lembram síndrome de fibrose sub-retiniana progressiva e uveíte (ver adiante)
- Possível presença de **edema do disco óptico** e aumento da mancha cega.

Investigação
- **Campo visual**: pode demonstrar grandes defeitos que não correspondem aos achados do exame
- **AGF**: hipofluorescência precoce e hiperfluorescência tardia. Lesões inativas antigas apresentam defeitos em janela. Em caso de desenvolvimento de membrana neovascular na região macular, a hiperfluorescência é visualizada devido ao extravasamento (ver Figura 12.81 B e D)
- **AIV** mostra lesões agudas hipofluorescentes, que podem não ser clinicamente aparentes. Lesões antigas permanecem hipofluorescentes em todos os momentos
- **ERG** permanece normal até que haja atrofia retiniana avançada.

Tratamento
Esteroides sistêmicos e locais. Pacientes resistentes a esteroides necessitam de terapia imunossupressora. NVC é tratada com esteroides e agentes anti-VEGF.

Síndrome de fibrose sub-retiniana progressiva e uveíte

A síndrome de fibrose sub-retiniana e uveíte (SFU, *subretinal fibrosis and uveitis syndrome*) progressiva, também conhecida como fibrose sub-retiniana difusa, é uma condição crônica extremamente rara que normalmente afeta mulheres jovens míopes, causando embaçamento visual gradual em um dos olhos e depois em ambos. Condições como uveíte anterior e vitreíte acompanham as elevações sub-retinianas no polo posterior e na média periferia (Figura 12.82 A), progredindo para fibrose sub-retiniana difusa (Figura 12.82 B). Esteroides podem ser efetivos no início da doença, mas o prognóstico é pobre. Alguns especialistas veem a SFU como parte de um espectro com MFC/MCP e PIC.

Retinocoroidite de Birdshot

Introdução
A retinocoroidite de Birdshot é uma doença inflamatória idiopática incomum que normalmente afeta mulheres de meia-idade. É crônica,

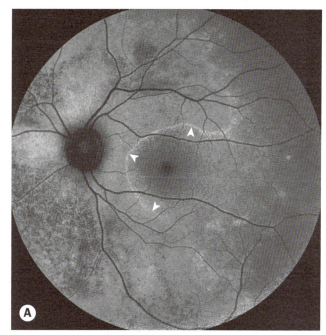

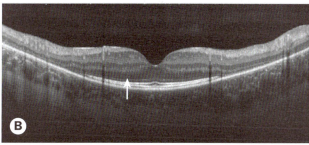

Figura 12.79 Retinopatia externa oculta zonal aguda. **A.** Autofluorescência do fundo de olho mostrando hiperpigmentação nasal em relação ao disco óptico. Observa-se a transição abrupta entre a retina anormal e a retina normal (*pontas de seta*). **B.** Imagem de OCT de **A** mostrando o descolamento seroso da retina. (*Cortesia de P Issa.*)

bilateral e manifesta-se com retinite e coroidite estromal graves e independentes de eventos inflamatórios. Quase todo paciente é HLA-A29 positivo.

Aspectos clínicos
- **Sintomas**: comprometimento insidioso da visão central associado à fotopsia e a moscas volantes
- **Vitreíte**: presente em um ou em ambos os olhos
- **Fundo de olho**: múltiplas placas coroideanas ovoides e mal definidas de coloração creme e tamanho equivalente a menos de 1 diâmetro do disco óptico no polo posterior e na média periferia (Figura 12.83 A). Em geral, as lesões parecem irradiar-se para fora a partir do disco óptico, mas normalmente poupam a mácula propriamente dita. Lesões inativas consistem em manchas atróficas bem definidas (Figura 12.83 B). Há possibilidade de desenvolvimento de EMC, MER e NVC
- **Exame de campo visual** (não de AV): exame funcional adequado para o monitoramento da evolução da doença e da resposta ao tratamento
- **Prognóstico**: cerca de um terço dos pacientes acaba por apresentar, na melhor das hipóteses, AV menor que 0,1. Entretanto, os

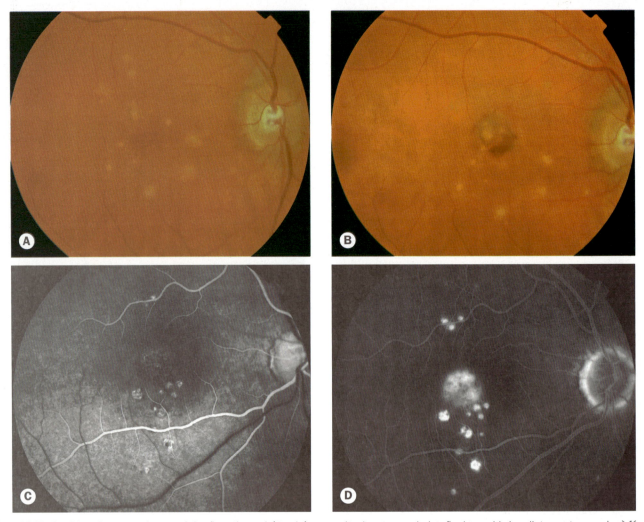

Figura 12.80 Coroidopatia puntata interna. **A.** Lesões ativas – há também suspeita de neovascularização da coroide imediatamente superior à fóvea. **B.** O mesmo olho da imagem **A** 2 semanas depois, mostrando uma clara neovascularização da coroide. **C.** Fase arterial da angiofluoresceinografia de outro olho mostrando múltiplos pontos hiperfluorescentes com bordas hipofluorescentes, inferiores à fóvea e hiperfluorescência em um padrão "rendilhado" na fóvea, indicando neovascularização da coroide. **D.** Fase tardia da angiofluoresceinografia do olho da imagem **C** mostrando pontos hiperfluorescentes distintos e intensa hiperfluorescência na fóvea. (*Cortesia de S Chen – Figuras A e B; M Westcott – Figuras C e D.*)

resultados começam a melhorar com o tratamento imunomodulatório agressivo e sustentado. A coroidite responde bem a esse tratamento, mas a retina nem tanto.

Investigação

- **HLA-A29**: mais de 95% dos pacientes são positivos
- **OCT**: confirma presença de edema macular
- **Autofluorescência**: em geral, evidencia lesões hipoautofluorescentes mais numerosas do que se observa no exame
- **AGF**: mostra extenso vazamento vascular, com impregnação dos disco óptico e dos vasos, podendo mostrar edema macular difuso (Figura 12.83 C). Surpreendentemente, a fóvea em geral é poupada, e a presença de EMC verdadeiro é menos comum (15% dos casos)
- **AIV**: as lesões são mais numerosas. São hipofluorescentes durante as fases precoce e intermediária (Figura 12.83 D) e isofluorescentes depois. Essas lesões não correspondem às lesões retinianas
- **ERG**: é normal no estágio inicial da doença, mas, com o tempo, mostra anormalidades nos bastonetes e cones.

DICA O antígeno de histocompatibilidade HLA-A29 está presente em quase 100% dos pacientes com retinocoroidite de Birdshot quando se utiliza a metodologia PCR.

Tratamento

- O primeiro passo consiste no uso da acetonida de triancinolona subtenoniana (40 mg), especialmente em pacientes com doença monocular
- Até 90% dos pacientes necessitam de tratamento sistêmico. Deve-se considerar o encaminhamento precoce a um especialista em uveíte
- Esteroides sistêmicos são utilizados em um primeiro momento, mas o tratamento imunomodulatório em geral é necessário (normalmente micofenolato, seguido por infliximabe).

Epitelite pigmentar retiniana aguda

A epitelite pigmentar retiniana aguda, ou doença de Krill, é uma condição autolimitada idiopática rara do EPR. É unilateral em 75% dos

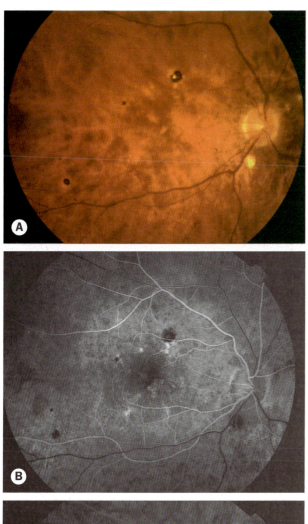

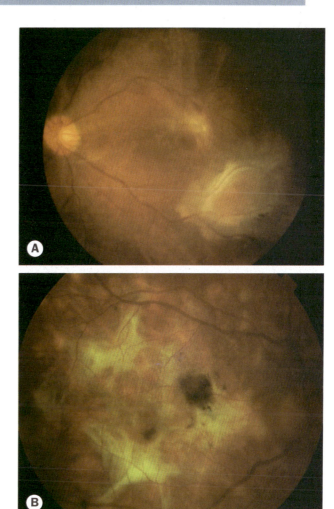

Figura 12.82 Síndrome de fibrose sub-retiniana progressiva e uveíte. Doença em estágio inicial (**A**) e avançada (**B**).

e sutis (um quarto de diâmetro do disco óptico) no nível do EPR, circundados por halos hipopigmentados amarelos (Figura 12.84 A). Em 6 a 12 semanas, as lesões se resolvem e a visão retorna ao normal. Recorrências não são comuns. OCT mostra hiper-refletividade na camada de segmentos externos dos fotorreceptores. AGF pode ser normal, ou os pontos podem mostrar um centro hipofluorescente com um halo hiperfluorescente (Figura 12.84 B). EOG subnormal. Não há necessidade de tratamento.

Maculopatia idiopática aguda | unilateral

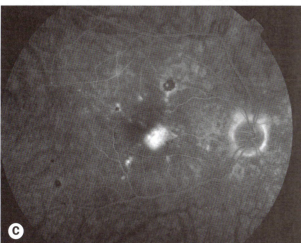

Figura 12.81 Neovascularização da coroide na coroidite multifocal com uveíte. **A.** Lesões inativas. **B.** Angiofluoresceinografia na fase venosa precoce mostrando hipo e hiperfluorescência variável das lesões e hiperfluorescência em padrão "rendilhado" na fóvea, indicando neovascularização da coroide. **C.** Fase tardia mostrando hiperfluorescência na fóvea devido ao extravasamento decorrente da neovascularização da coroide. (*Cortesia de Moorfields Eye Hospital.*)

casos e manifesta-se em adultos jovens com leve alteração da visão central. De 1 a 2 semanas após a manifestação dos sintomas, a mácula apresenta distintos aglomerados de pequenos pontos cinzentos

A maculopatia idiopática aguda é uma condição autolimitada rara e com frequência unilateral que pode ser precedida por síndrome gripal. Os pacientes são adultos jovens que descrevem súbita e acentuada redução da visão central. Presença de um pródromo viral é comum; nota-se a associação de infecções sistêmicas. Observa-se descolamento exsudativo irregularmente amarelado ou acinzentado na mácula (Figura 12.85 A e B) associado a pequenas hemorragias e papilite. Em algumas semanas, as alterações exsudativas se resolvem. Aparência "em alvo" (Figura 12.85 C) pode desenvolver-se após a resolução, podendo estar associada à perda persistente da visão. OCT mostra hiper-refletividade na camada de segmentos externos dos fotorreceptores e espessamento do EPR.

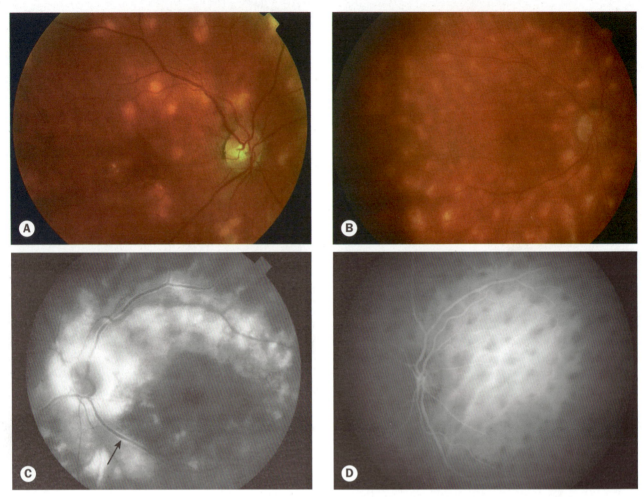

Figura 12.83 Retinocoroidite de Birdshot. **A.** Fase ativa. **B.** Lesões inativas. **C.** Fase tardia da angiofluoresceinografia mostrando extravasamento do disco óptico e dos vasos, e impregnação das paredes venosas (*seta*). **D.** Fase precoce da angiografia com indocianina verde mostrando numerosas lesões hipofluorescentes.

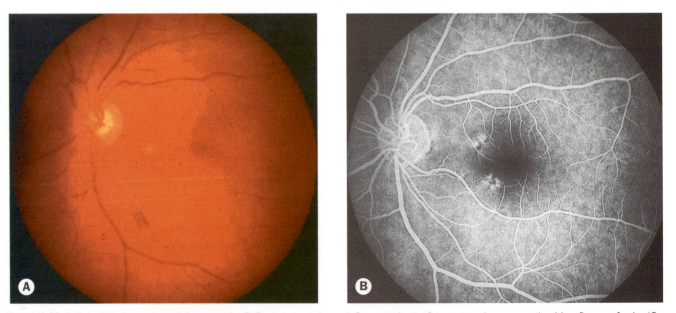

Figura 12.84 A. Epitelite pigmentar retiniana aguda. **B.** Fase venosa da angiofluoresceinografia mostrando a respectiva hiperfluorescência. (*Cortesia de M Prost.*)

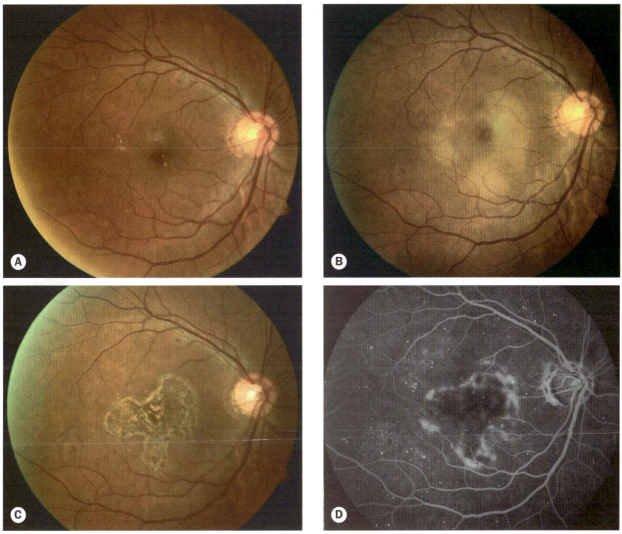

Figura 12.85 Maculopatia idiopática aguda. Desenvolvimento de descolamento macular da retina sensorial no decorrer de 1 mês (**A** e **B**). Aparência "em alvo" depois de mais 1 mês (**C**). Angiofluoresceinografia mostrando hiperfluorescência do líquido sub-retiniano (**D**). (*Cortesia de S Chen.*)

A autofluorescência do fundo de olho exibe hiperautofluorescência pontilhada que se torna hipofluorescente. AGF mostra hiperfluorescência inicial leve e irregular no descolamento, seguida por intensa impregnação (Figura 12.85 D). Não há necessidade de tratamento.

Retinite multifocal aguda

Retinite multifocal aguda é uma condição autolimitada muito rara que pode ser precedida por síndrome gripal, a qual talvez seja uma manifestação atípica da doença da arranhadura do gato. A condição provoca repentina perda visual leve em adultos jovens. Observam-se múltiplas áreas de retinite na região posterior ao equador (Figura 12.86), com presença de vitreíte leve, edema do disco óptico e, às vezes, estrela macular. A recuperação ocorre ao longo de 2 a 4 meses. Pode-se considerar tratamento como o da doença da arranhadura do gato.

Coroidite idiopática solitária

Coroidite idiopática solitária é uma entidade rara que se apresenta com perda visual leve ou pode ser assintomática. Observa-se discreta elevação amarelo-opaca na região pós-equatorial da coroide, com margens mal definidas e presença de vitreíte durante a doença ativa. Possibilidade de presença de líquido sub-retiniano contíguo e de estrela macular. Com a cicatrização, a lesão desenvolve uma margem mais bem definida com resolução do líquido sub-retiniano e da exsudação. O tratamento de lesões que representem ameaça para a visão se faz com esteroides sistêmicos.

Angiite de vasos congelados

A *frosted branch angiitis* (FBA) descreve um quadro característico do fundo de olho, normalmente bilateral, e pode representar entidade específica (primária) ou via comum em resposta a múltiplos estímulos. A FBA secundária pode estar associada à retinite infecciosa, sobretudo retinite por CMV e outras condições, como linfoma e leucemia. A FBA primária (idiopática) é rara e normalmente afeta crianças e adultos jovens, nos quais a apresentação ocorre com perda visual bilateral (0,2 a PL), moscas volantes e/ou fotopsia. Pode haver pródromo viral. Observa-se embainhamento "florido" das arteríolas e vênulas retinianas (Figura 12.87). A ocorrência de uveíte anterior, vitreíte e edema retiniano é comum. O tratamento se faz com esteroides sistêmicos, embora alguns especialistas acreditem que o prognóstico, que normalmente é bom na forma primária, não seja implicado.

Síndrome de vasculite retiniana idiopática, aneurismas e neurorretinite

Síndrome de vasculite retiniana idiopática, aneurismas e neurorretinite é uma entidade rara que normalmente afeta um ou ambos os olhos de mulheres jovens e saudáveis. Sinais do fundo de olho consistem em arterite e múltiplas dilatações aneurismáticas dos ramos arteriolares e na cabeça do nervo óptico, com uveíte anterior e vitreíte.

Presença de edema do disco óptico e de estrela macular (neurorretinite) é comum. O desenvolvimento de acentuada retinopatia exsudativa macular e circunpapilar é uma possível ocorrência (Figura 12.88 A). Alterações vasculares são muito bem demonstradas na AGF (Figura 12.88 B). A extensa não perfusão capilar periférica pode resultar em neovascularização pré-retiniana, devendo-se, nesse caso, cogitar fotocoagulação panretiniana precoce. Tratamento com agentes anti-VEGF intravítreos e esteroides tem sido associado a bons resultados em alguns pacientes, podendo ser administrados de maneira combinada.

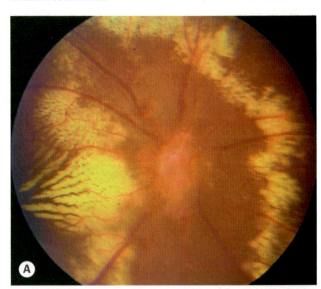
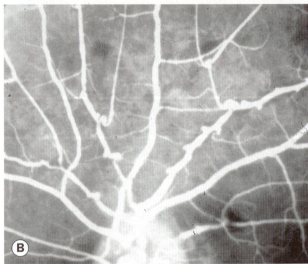

Figura 12.88 Síndrome de vasculite retiniana idiopática, aneurismas e neurorretinite. **A.** Padrão circinado de exsudatos duros circundando o disco óptico. Observa-se também irregularidade venosa e obscurecimento da cabeça do nervo óptico. **B.** Angiofluoresceinografia mostrando múltiplos aneurismas nas bifurcações arteriolares e acentuada variação no calibre das arteríolas. (*Cortesia de J Donald Gass, de Stereoscopic Atlas of Macular Diseases, Mosby 1997 – Figura A; RF Spaide, de Diseases of the Retina and Vitreous, WB Saunders 1999 – Figura B.*)

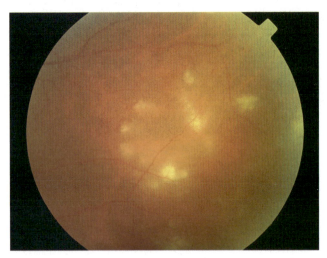

Figura 12.86 Retinite multifocal aguda. (*Cortesia de S Milewski.*)

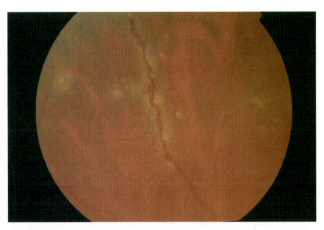

Figura 12.87 Angiite de vasos congelados em paciente com linfoma. (*Cortesia de T James.*)

Doenças Vasculares Retinianas

Capítulo 13

CIRCULAÇÃO RETINIANA, 478

RETINOPATIA DIABÉTICA, 478

Introdução, 478
Patogênese, 479
Classificação, 479
Sinais, 479
Tratamento, 487
Doença ocular diabética
  avançada, 493
Papilopatia diabética, 495

RETINOPATIA NÃO DIABÉTICA, 495

DOENÇA VENOSA OCLUSIVA DA RETINA, 496

Introdução, 496
Fatores de risco, 496
Avaliação sistêmica, 496
Oclusão de ramo venoso da retina, 497
Oclusão iminente da veia central
  da retina, 500
Oclusão não isquêmica da veia central
  da retina, 500
Oclusão isquêmica da veia central
  da retina, 501
Oclusão da veia hemirretiniana, 503
Tratamento das complicações da
  oclusão da veia central da retina, 504
Tratamento sistêmico na oclusão
  venosa da retina, 506
Papiloflebite, 506

DOENÇA ARTERIAL OCLUSIVA DA RETINA, 506

Etiologia, 506
Avaliação sistêmica, 507
Amaurose fugaz, 507
Oclusão de ramo arterial da retina, 508
Oclusão da artéria central da retina, 509
Oclusão da artéria ciliorretiniana, 510
Tratamento de oclusão arterial aguda
  da retina, 510
Tratamento sistêmico após oclusão
  arterial da retina, 512
Êmbolo retiniano assintomático, 512

SÍNDROME OCULAR ISQUÊMICA, 512

Introdução, 512

DOENÇA OCULAR HIPERTENSIVA, 513

Retinopatia, 513
Coroidopatia, 514

RETINOPATIA FALCIFORME, 514

Hemoglobinopatias falciformes, 514
Segmento anterior, 514
Retinopatia não proliferativa, 516
Retinopatia proliferativa, 517

RETINOPATIA TALASSÊMICA, 517

RETINOPATIA DA PREMATURIDADE, 519

Introdução, 519
Doença ativa, 519
Doença cicatricial, 520

MACROANEURISMA ARTERIAL RETINIANO, 520

Diagnóstico, 520
Tratamento, 522

TELANGIECTASIA RETINIANA PRIMÁRIA, 522

Telangiectasia macular idiopática, 522
Doença de Coats, 522
Diagnóstico, 523
Tratamento, 524

DOENÇA DE EALES, 525

Introdução, 525
Diagnóstico, 525
Tratamento, 526

RETINOPATIA POR RADIAÇÃO, 526

RETINOPATIA DE PURTSCHER, 526

RETINOPATIA DE VALSALVA, 530

LIPEMIA RETINIANA, 530

RETINOPATIA NOS DISTÚRBIOS DO SANGUE, 530

Leucemia, 530
Anemia, 532
Hiperviscosidade, 532

CIRCULAÇÃO RETINIANA

Sistema arterial

- A **artéria central da retina**, uma artéria terminal que entra no nervo óptico a aproximadamente 1 cm atrás do globo ocular, consiste em três camadas anatômicas:
  - Túnica íntima, a mais interna, formada por uma única camada de endotélio situada em uma zona colagenosa
  - Lâmina elástica interna, que separa a túnica íntima da média
  - Túnica média, que consiste principalmente em músculos lisos
  - Túnica adventícia, a camada mais externa, formada por tecido conjuntivo solto
- As **arteríolas retinianas** são oriundas da artéria central da retina e suas paredes contêm músculos lisos, mas, ao contrário das artérias, a lâmina elástica interna é descontínua.

Capilares

Os capilares da retina suprem os dois terços internos da retina, enquanto o terço externo é suprido pela coriocapilar. A rede capilar interna (plexo) está localizada na camada de células ganglionares, com um plexo externo na camada nuclear interna. Há zonas sem capilares presentes em torno das arteríolas (Figura 13.1 A) e na fóvea (zona avascular foveal [ZAF]). Capilares retinianos são destituídos de músculos lisos e tecido elástico e suas paredes consistem no seguinte (Figura 13.1 B):

- **Células endoteliais**, que configuram uma única camada na membrana basal e estão ligadas por coesas junções que formam a barreira hematorretiniana interna
- **Membrana basal**, localizada abaixo das células endoteliais com uma lâmina basal externa envolvendo os pericitos
- **Pericitos**, que são externos às células endoteliais e consistem em múltiplos processos pseudopodiais que envolvem os capilares. Pericitos têm propriedades contráteis e, acredita-se, participam da autorregulação da circulação microvascular.

Sistema venoso

Vênulas e veias da retina drenam o sangue oriundo dos capilares.
- **Vênulas pequenas** são maiores que capilares, mas têm estrutura semelhante
- **Vênulas maiores** contêm músculos lisos e se fundem para formar veias
- **Veias** contêm uma pequena quantidade de músculos lisos e tecido elástico nas paredes e são relativamente distensíveis. Seu diâmetro aumenta gradativamente à medida que as veias seguem no plano posterior em direção à veia central da retina (VCR).

RETINOPATIA DIABÉTICA

Introdução

O diabetes é uma grande preocupação para os sistemas de saúde em todo o mundo. A prevalência da doença é cada vez maior, especialmente entre adultos em idade produtiva. Cerca da metade dos indivíduos com diabetes, com o tempo, desenvolverá edema macular diabético (EMD), que constitui a causa mais comum de perda da visão.

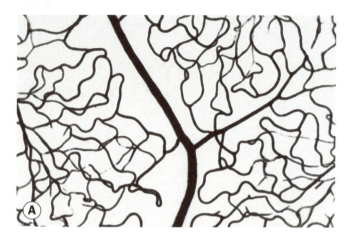

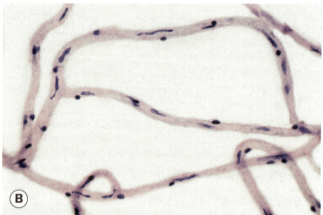

Figura 13.1 Leito capilar retiniano normal. **A.** Zona periarteriolar sem capilares – preparação simples da retina injetada com tinta nanquim. **B.** Células endoteliais com núcleos alongados e pericitos com núcleos arredondados – preparação com tripsina dissolvida. (*Cortesia de J Harry e G Misson, de* Clinical Ophthalmic Pathology, *Butterworth-Heinemann, 2001.*)

Complicações oftálmicas do diabetes

- **Comuns**
  - Retinopatia: EMD, isquemia macular e sequelas decorrentes de isquemia retiniana (neovascularização da retina, hemorragia vítrea e descolamento tracional da retina)
  - Iridopatia (pequenos defeitos de transiluminação da íris)
  - Refração instável
- **Incomuns**
  - Hordéolos recorrentes
  - Xantelasma
  - Catarata acelerada relacionada à idade
  - Glaucoma neovascular (GNV)
  - Paralisia do nervo oculomotor
  - Sensibilidade reduzida da córnea
- **Raras**: papilopatia, dissociação pupilar luz-perto, síndrome de Wolfram (atrofia óptica progressiva e múltiplas anormalidades neurológicas e sistêmicas), catarata aguda e mucormicose rino-orbitária.

Prevalência

A prevalência de retinopatia diabética (RD) relatada em indivíduos com diabetes varia substancialmente entre os estudos e mesmo entre populações contemporâneas de um mesmo país, mas provavelmente fica em torno de 40%. É mais comum no diabetes tipo 1 do que no tipo 2, com doença ameaçadora da visão presente em até 10% dos pacientes. A retinopatia diabética proliferativa (RDP) afeta 5 a 10% da população diabética. Os diabéticos do tipo 1 estão particularmente em risco, com uma incidência de até 90% depois de 30 anos.

Fatores de risco

- **Duração do diabetes**: é o fator de risco mais importante. Em pacientes diagnosticados com diabetes antes dos 30 anos, a incidência de RD depois de 10 anos é de 50%, e depois de 30 anos, de 90%. A RD raramente se desenvolve no espaço de 5 anos após a manifestação do diabetes ou antes da puberdade, mas cerca de 5% dos diabéticos do tipo 2 apresentam RD por ocasião da manifestação da doença. Aparentemente, a duração é um fator preditor de doença proliferativa mais forte do que a maculopatia
- **Baixo controle do diabetes**: o Diabetes Control and Complication Trial (DCCT) mostra que o controle rigoroso da glicemia no sangue, especialmente quando instituída precocemente, pode evitar ou retardar o desenvolvimento ou a progressão de RD (subsequentemente confirmado pelo United Kingdom Prospective Diabetes Study). Entretanto, uma súbita melhoria do controle pode estar associada à progressão da retinopatia a curto prazo. Os pacientes com diabetes tipo 1 parecem obter maior benefício de um bom controle do que aqueles com diabetes tipo 2. A HbA1c elevada está associada a um maior risco de doença proliferativa, de modo que o objetivo deve ser uma HbA1c de 6 a 7% (8% em pacientes idosos frágeis). Reduzindo-se a HbA1c em 1%, as complicações microvasculares podem ser reduzidas em um terço
- **Gravidez**: às vezes, é associada à rápida progressão da RD. Os fatores determinantes incluem maior gravidade pré-gestacional da retinopatia, baixo controle pré-gestacional do diabetes, controle exercido de maneira rápida nos estágios iniciais da gravidez e da pré-eclâmpsia. O risco de progressão está relacionado com a gravidade da RD no 1o trimestre. Aproximadamente 5% com RD leve e um terço daquelas com RD moderada progridem para RDP durante a gravidez. Na presença de RD substancial, a frequência das revisões deve refletir o risco individual e pode ser até mensal. EMD normalmente se resolve espontaneamente após a gestação e não precisa ser tratado se vier a se desenvolver no final da gravidez
- **Hipertensão**: muito comum em pacientes com diabetes tipo 2 e deve ser rigorosamente controlada (< 140/80 mmHg). O controle rígido parece ser particularmente benéfico em diabéticos do tipo 2 com maculopatia. Doença cardiovascular e acidente vascular cerebral anterior também são condições preditivas
- **Nefropatia**: se crítica, é associada ao agravamento da RD. Por outro lado, o tratamento de doença renal (p. ex., transplante de rim) pode estar associado à melhora da retinopatia e a uma melhor resposta à fotocoagulação
- **Outros fatores de risco**: hiperlipidemia, tabagismo, cirurgia de catarata, obesidade e anemia.

DICA Pacientes com diabetes precisam submeter-se a rastreamento regular da retina.

Patogênese

RD é predominantemente uma microangiopatia na qual os vasos sanguíneos pequenos são bastante vulneráveis a lesões decorrentes dos altos níveis de glicemia. Os efeitos hiperglicêmicos diretos sobre as células da retina também tendem a contribuir.

Muitos estimulantes e inibidores da angiogênese foram identificados. O fator de crescimento endotelial vascular (VEGF) parece ser de particular importância na primeira categoria.

Classificação

A classificação utilizada no Early Treatment Diabetic Retinopathy Study (ETDRS – classificação Airlie House modificada) é amplamente empregada em âmbito internacional. A Tabela 13.1 contém uma versão abreviada com diretrizes para o tratamento. As seguintes categorias descritivas também são amplamente utilizadas na prática clínica:

- **Retinopatia diabética de fundo** (**RDF**) caracteriza-se pela presença de microaneurismas, hemorragias em padrão "ponto-borrão" (*dot-blot*) e exsudatos. Em geral, são os sinais mais precoces de RD e persistem à medida que aparecem lesões mais avançadas
- **Maculopatia diabética** designa estritamente presença de qualquer retinopatia na mácula, mas em geral é reservada para alterações significativas, particularmente edema ameaçador da visão e isquemia
- **Retinopatia diabética pré-proliferativa** (**RDPP**) manifesta-se com manchas algodonosas, anomalias microvasculares intrarretinianas (IRMAs, *intraretinal microvascular anomalies*) e, geralmente, hemorragias retinianas profundas. RDPP indica isquemia retiniana progressiva com risco elevado de progressão para neovascularização da retina
- **RDP** caracteriza-se pela neovascularização equivalente a um diâmetro do disco óptico e/ou neovasos em outros locais do fundo de olho
- **Doença ocular diabética avançada** caracteriza-se por descolamento tracional da retina, significativa hemorragia vítrea persistente e GNV.

Sinais

Microaneurismas

Microaneurismas são bolsas saculares localizadas na parede capilar que podem se formar por dilatação focal da parede, onde não há presença de pericitos, ou pela fusão de dois braços de uma alça capilar (Figura 13.2 A). A maioria se desenvolve no plexo capilar interno (camada de células ganglionares), geralmente adjacente a áreas de não perfusão capilar (Figura 13.2 B). A perda dos pericitos (Figura 13.2 C) pode também levar à proliferação de células endoteliais com formação de microaneurismas "celulares" (Figura 13.2 D). Microaneurismas podem vazar componentes do plasma para a retina em decorrência da quebra da barreira hematorretiniana, ou tornar-se trombosados, e tendem a ser o primeiro sinal da RD.

- **Sinais**: minúsculos pontos vermelhos, quase sempre inicialmente temporal à fóvea (Figura 13.3 A). Podem ser clinicamente indistinguíveis das hemorragias pontuais
- **Angiofluoresceinografia** (**AGF**) permite diferenciação entre hemorragias pontuais e os microaneurismas não trombosados.

Tabela 13.1 Classificação abreviada de retinopatia diabética do Early Treatment Diabetic Retinopathy Study (ETDRS).

Categoria/descrição	Conduta
Retinopatia diabética não proliferativa (RDNP)	
Ausência de retinopatia diabética (RD)	Revisão em 12 meses
RDNP muito leve	Revisão da maioria dos pacientes em 12 meses
Somente microaneurismas	
RDNP leve	Revisão entre 6 e 12 meses, dependendo da gravidade dos sinais, da estabilidade, dos fatores sistêmicos e das circunstâncias pessoais do paciente
Qualquer um ou todos: microaneurismas, hemorragias retinianas, exsudatos, manchas algodonosas, até o nível da RDNP moderada Ausência de IRMAs ou ensalsichamento venoso significativo	
RDNP moderada	Revisão em aproximadamente 6 meses RDP em até 26% dos casos; RDP de alto risco em até 8% em 1 ano
• Hemorragias retinianas graves (mais do que a fotografia padrão 2A do ETDRS: cerca de 20 médio-grande por quadrante) em 1 a 3 quadrantes ou IRMAs leves • Ensalsichamento venoso significativo possivelmente presente em, no máximo, 1 quadrante • Manchas algodonosas geralmente presentes	
RDNP grave	Revisão em 4 meses RDP em até 50% dos casos; RDP de alto risco em até 15% em 1 ano
A regra 4-2-1; um ou mais de: • Hemorragias graves em todos os 4 quadrantes • Ensalsichamento venoso significativo em 2 ou mais quadrantes • IRMAs moderadas em 1 ou mais quadrantes	
RDNP muito grave	Revisão em 2 a 3 meses RDP de alto risco em até 45% em 1 ano
Dois ou mais critérios para RDNP	
Retinopatia diabética proliferativa (RDP)	
RDP leve-moderada	Tratamento considerado de acordo com a gravidade dos sinais, a estabilidade, os fatores sistêmicos e as circunstâncias pessoais do paciente, como confiabilidade do comparecimento à revisão. Se não tratado, revisão em até 2 meses
Neovasos no disco óptico ou neovasos em outro local, mas extensão insuficiente par atender aos critérios de alto risco	
RDP de alto risco	Tratamento aconselhável – ver texto Deve ser realizado imediatamente quando possível e, certamente, no mesmo dia em caso de manifestação sintomática com boa visualização da retina
• Neovasos de disco óptico maiores do que a fotografia padrão 10A do ETDRS (aproximadamente um terço da área do disco) • Qualquer neovaso do disco com hemorragia vítrea • Neovasos em outro local maiores do que metade da área do disco com hemorragia vítrea	
Doença ocular diabética avançada	Ver texto
Ver descrição no texto	

IRMA, anomalias microvasculares intrarretinianas.

Imagens precoces mostram diminutos pontos hiperfluorescentes (Figura 13.3 B), normalmente mais numerosos do que clinicamente visíveis. Imagens tardias mostram hiperfluorescência difusa devido ao extravasamento.

Hemorragias retinianas

- **Hemorragias da camada de fibras nervosas da retina** originam-se das arteríolas pré-capilares superficiais (Figura 13.4 A) e assumem sua forma característica (Figura 13.4 B) em razão da arquitetura da camada de fibras nervosas da retina
- Hemorragias intrarretinianas são oriundas da extremidade venosa dos capilares e localizam-se nas compactas camadas médias da retina (Figura 13.4 A) com a consequente configuração em "ponto-borrão" vermelho (Figura 13.4 C)
- Hemorragias arredondadas e mais escuras (Figura 13.4 D) representam infartos hemorrágicos retinianos e localizam-se nas camadas médias da retina (Figura 13.4 A). A extensão do envolvimento é um marcador significativo da probabilidade de progressão para RDP.

Exsudatos

Exsudatos são causados por edema retiniano localizado crônico e desenvolvem-se na junção entre a retina normal e a retina edematosa. Consistem em lipoproteína e macrófagos preenchidos com lipídios localizados principalmente na camada plexiforme externa (Figura 13.5 A). A hiperlipidemia pode aumentar a probabilidade de formação de exsudatos

- **Sinais**
  - Lesões cerosas amareladas (Figura 13.5 B) com margens relativamente distintas organizadas em grupos e/ou círculos no polo posterior, geralmente circundando microaneurismas que vazam
  - Com o tempo, o número e o tamanho tendem a aumentar (Figura 13.5 C) e a fóvea pode ser envolvida
  - Quando o vazamento cessa, os exsudatos se deixam espontaneamente absorver, ao longo de meses, pelos capilares circundantes saudáveis ou pela fagocitose
  - O vazamento crônico leva ao aumento e à deposição do colesterol cristalino (Figura 13.5 D)

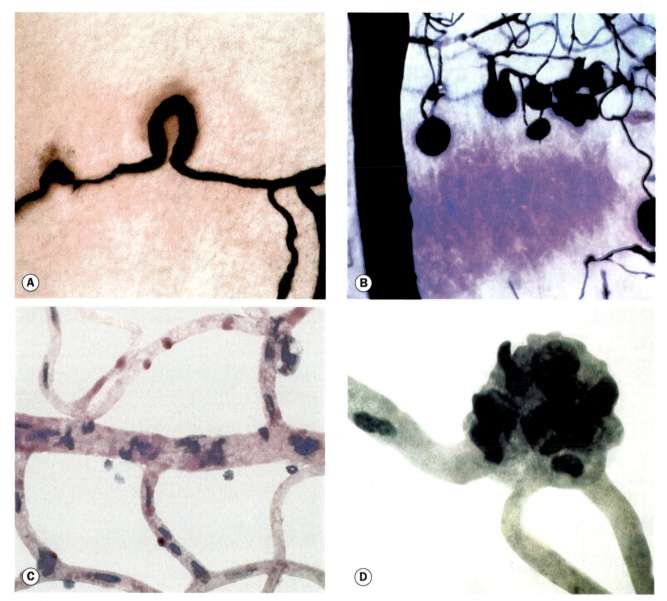

Figura 13.2 Microaneurismas – histopatologia. **A.** Dois braços de uma alça capilar que podem se fundir e tornarem-se um microaneurisma – preparação simples da retina injetada com tinta nanquim. **B.** Uma área de não perfusão capilar e microaneurismas adjacentes – preparação simples da retina injetada com tinta nanquim. **C.** Pericitos eosinofílicos degenerados (rosa-escuros) – preparação com tirosina dissolvida. **D.** Microaneurisma com proliferação de células endoteliais (microaneurisma celular) – preparação com tripsina dissolvida. (*Cortesia de J Harry e G Misson, de* Clinical Ophthalmic Pathology, *Butterworth-Heinemann 2001 – Figuras A e C; J Harry – Figuras B e D.*)

- AGF comumente mostra hipofluorescência somente com exsudados grandes e densos. Embora a fluorescência coroidal de fundo seja mascarada, a fluorescência dos capilares retinianos geralmente é preservada sobre as lesões.

Edema macular diabético

A maculopatia diabética (edema foveal, exsudatos ou isquemia) é a causa mais comum de comprometimento da visão em pacientes diabéticos, particularmente aqueles do tipo 2. Edema difuso da retina é causado por extenso vazamento capilar e edema localizado resultante de vazamento focal dos microaneurismas e segmentos capilares dilatados. O líquido localiza-se inicialmente na camada plexiforme externa e nas camadas nucleares internas, podendo, mais tarde, envolver também a camada plexiforme interna e as camadas de fibras nervosas, até que toda a espessura da retina acabe por se tornar edematosa. Com o acúmulo central de líquido, a fóvea assume um aspecto cistoide – o edema macular cistoide (EMC) é prontamente detectável na tomografia de coerência óptica (OCT) (Figura 13.6 A) e assume um padrão petaloide na AGF (Figura 13.6 B).

- **Maculopatia focal**: espessamento retiniano bem circunscrito associado aos anéis completos ou incompletos de exsudatos (Figura 13.7 A). AGF mostra hiperfluorescência focal tardia decorrente de vazamento, normalmente com boa perfusão macular (Figura 13.7 B)
- **Maculopatia difusa**: espessamento difuso da retina que pode estar associado às alterações cistoides. Normalmente, há presença também de microaneurismas dispersos e pequenas hemorragias (Figura 13.8 A). Os marcos referenciais podem ser obscurecidos

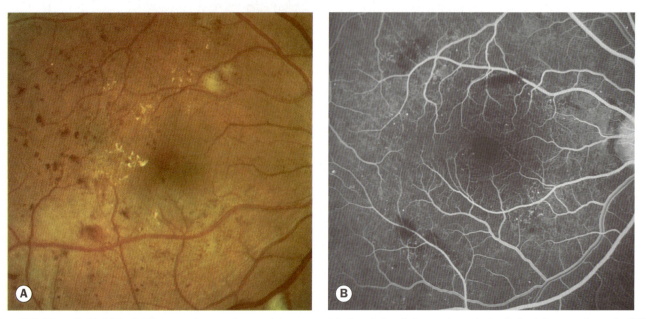

Figura 13.3 Alterações iniciais. **A.** Microaneurismas e hemorragias em padrão "ponto-borrão" no polo posterior. **B.** Angiofluoresceinografia (AGF) mostrando manchas hiperfluorescentes na parte posterior do fundo de olho.

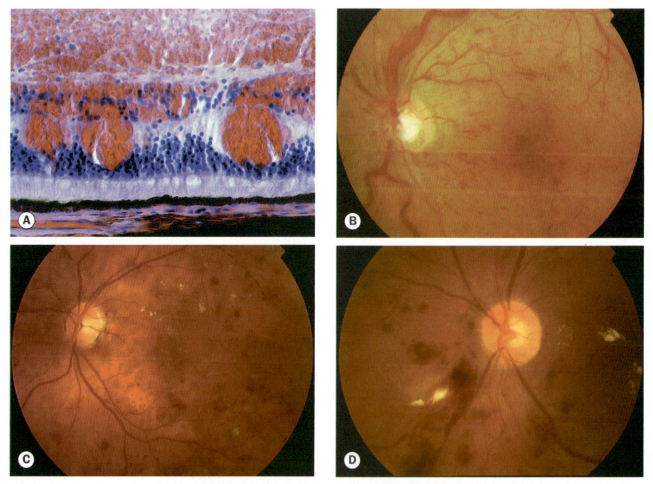

Figura 13.4 Hemorragias retinianas. **A.** Histologia mostrando a presença de sangue de forma difusa nas camadas de fibras nervosas e células ganglionares da retina e como glóbulos nas camadas externas. **B.** Hemorragias em "chama de vela" na camada de fibras nervosas. **C.** Hemorragias em "ponto-borrão". **D.** Hemorragias mais profundas. (*Cortesia de J Harry e G Misson, de* Clinical Ophthalmic Pathology, *Butterworth-Heinemann 2001 – Figura A.*)

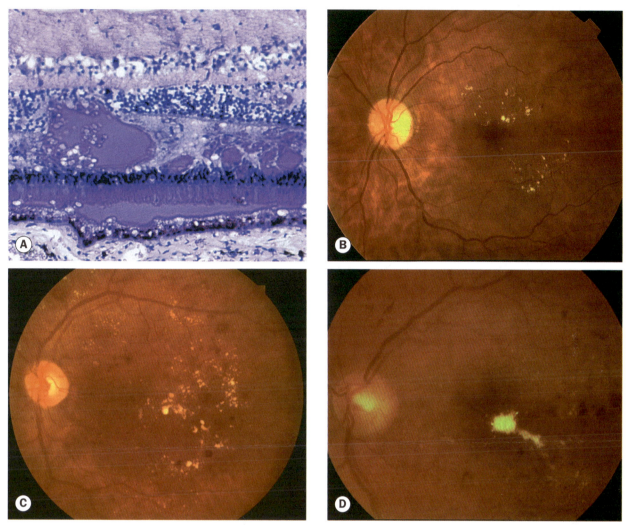

Figura 13.5 Exsudatos. **A.** Histologia mostrando depósitos eosinofílicos irregulares principalmente na camada plexiforme externa. **B.** Pequenos exsudatos e microaneurismas. **C.** Exsudatos mais extensos formando um padrão circinado. **D.** Exsudatos envolvendo a fóvea, incluindo depósitos cristalinos centrais de colesterol. (*Cortesia de J Harry – Figura A.*)

pelo edema, o que impossibilita a localização da fóvea. AGF mostra a hiperfluorescência difusa nas fases intermediária e tardia (Figura 13.8 B) e demonstra EMC, se presente.

Maculopatia isquêmica

- Os **sinais** são variáveis e a mácula pode parecer relativamente normal, apesar da acuidade visual (AV) reduzida (Figura 13.9 A). Em outros casos, há possível presença de RDPP
- **AGF** mostra a não perfusão capilar na fóvea (ZAF dilatada) e, em geral, outras áreas de não perfusão capilar (Figura 13.9 B) no polo posterior e na periferia.

Edema macular clinicamente significativo

O edema macular clinicamente significativo é detectado no exame clínico como definido no ETDRS (Figura 13.10):

- Espessamento retiniano dentro de 500 μm do centro da mácula (Figura 13.10, canto superior esquerdo)
- Exsudatos dentro de 500 μm do centro da mácula, se associados ao espessamento retiniano. O espessamento propriamente dito pode ficar fora dos 500 μm (Figura 13.10, canto superior direito)
- Zonas de espessamento retiniano com área igual ou maior a um disco óptico (1.500 μm), do qual qualquer parte está dentro de um diâmetro equivalente a um disco óptico do centro da mácula (Figura 13.10, embaixo no centro).

Manchas algodonosas

Manchas algodonosas consistem no acúmulo de detritos neuronais na camada de fibras nervosas. Resultam de alterações isquêmicas nos axônios do sistema nervoso, cujas extremidades intumescidas são conhecidas como corpos cistoides, visualizados na microscopia óptica como estruturas globulares na camada de fibras nervosas (Figura 13.11 A). À medida que as manchas algodonosas se cicatrizam, os resíduos são removidos por autólise e fagocitose.

- **Sinais**: pequenas lesões superficiais esbranquiçadas e suaves que obscurecem os vasos sanguíneos subjacentes (Figura 13.11 B e C) e são evidentes somente na região pós-equatorial da retina, onde a camada de fibras nervosas é de espessura suficiente para deixá-las visíveis
- **AGF**: mostra hipofluorescência em razão de isquemia local e bloqueio da fluorescência coroidal de fundo.

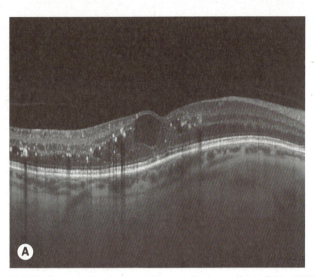
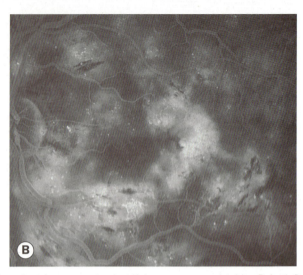

Figura 13.6 Edema macular cistoide. **A.** Tomografia de coerência óptica (OCT) mostrando espessamento retiniano e espaços cistoides. **B.** Angiofluoresceinografia mostrando microaneurismas e hiperfluorescência difusa central com uma configuração petaloide. (*Cortesia de A Ambresin – Figura A.*)

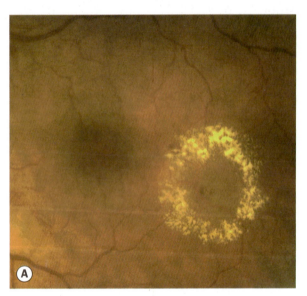
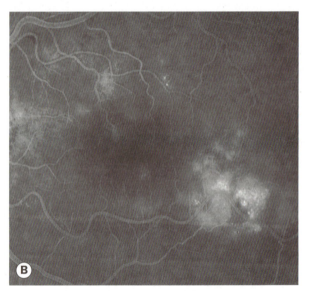

Figura 13.7 Maculopatia diabética focal. **A.** Anel de exsudatos duros temporais à macula. **B.** Fase tardia da angiofluoresceinografia mostrando área focal de hiperfluorescência devido a um vazamento correspondente ao centro do anel de exsudatos.

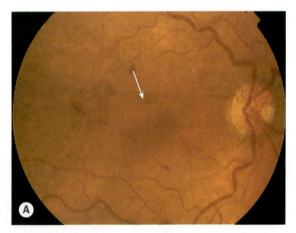
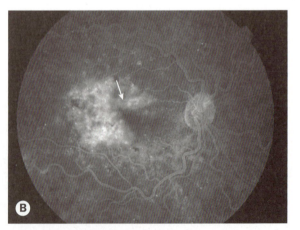

Figura 13.8 Maculopatia diabética difusa. **A.** Hemorragias em padrão "ponto-borrão" – presença de espessamento difuso da retina (*seta*), que pode ser de difícil visualização clínica. **B.** Fase tardia da AGF mostrando extensa hiperfluorescência (*seta*) no polo posterior devido a um vazamento apresentado pelo mesmo paciente.

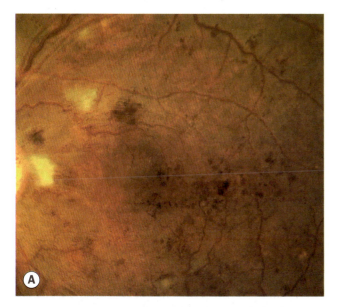

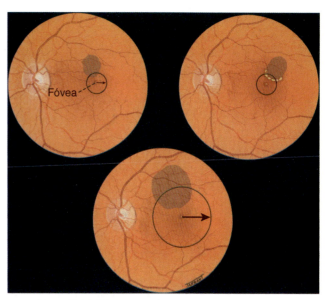

Figura 13.10 Edema macular clinicamente significativo.

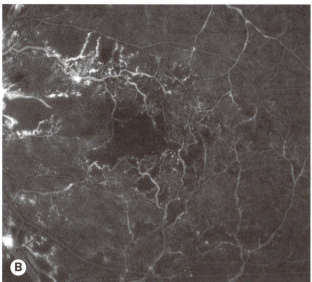

Figura 13.9 Maculopatia diabética isquêmica. **A.** Hemorragias em padrão "ponto-borrão" e manchas algodonosas. **B.** Fase venosa da angiofluoresceinografia mostrando hipofluorescência em razão da não perfusão capilar na mácula e em outros locais.

Alterações venosas

Anomalias venosas observadas na isquemia consistem em dilatação generalizada e tortuosidade; configuração em forma de alça (Figura 13.12 A) e com aspecto de conta de rosário (constrição e dilatação focais intercaladas) (Figura 13.12 B); e segmentação do tipo salsicha (Figura 13.12 C). A extensão da área retiniana que apresenta alterações venosas é compatível com a probabilidade de desenvolvimento de doença proliferativa.

Anormalidades microvasculares intrarretinianas

Anormalidades microvasculares intrarretinianas (IRMAs) são derivações arteriovenulares que se estendem das arteríolas da retina para as vênulas, desviando-se do leito capilar, e são, portanto, vistas em posição adjacente a áreas de acentuada hipoperfusão capilar (Figura 13.13 A).

- **Sinais**: linhas intrarretinianas vermelhas, finas e irregulares que se estendem das arteríolas às vênulas sem cruzar os grandes vasos sanguíneos (Figura 13.13 B)
- **AGF**: mostra hiperfluorescência focal associada com áreas adjacentes de fechamento capilar (*dropout*), mas sem vazamento.

Alterações arteriais

Uma sutil dilatação arteriolar da retina pode ser um marcador precoce de disfunção isquêmica. Na presença de isquemia significativa, os sinais incluem estreitamento periférico, "fio de prata" e obliteração, semelhantes ao aparecimento tardio após a oclusão de um ramo arterial da retina.

Retinopatia proliferativa

Estima-se que mais de um quarto da retina deva ser não perfusada antes do desenvolvimento da RDP. Embora possam surgir neovasos pré-retinianos em qualquer local da retina, esses vasos são observados no polo posterior. O tecido fibroso, inicialmente fino, desenvolve-se de modo gradativo à medida que os vasos aumentam de tamanho.

- **Neovasos do disco óptico** (NVD) descrevem a presença de neovascularização sobre ou dentro de um diâmetro de disco da cabeça do nervo óptico (Figura 13.14)
- **Neovasos em outro local** descrevem a presença de neovascularização em local mais distante do disco (Figura 13.15). Esses vasos podem estar associados à fibrose, se duradouros
- **Neovasos da íris** (NVI; Figura 13.16), também conhecidos como rubeose iriana (*rubeosis iridis*), implicam alta probabilidade de progressão para GNV (ver Capítulo 11)
- **AGF** (Figura 13.14 C) realça a neovascularização durante as fases precoces do angiograma e mostra a expansão irregular da hiperfluorescência durante as fases tardias devido ao intenso vazamento do corante do tecido neovascular. AGF pode ser utilizada para confirmar presença de neovasos (NV) se o diagnóstico clínico for duvidoso, e também delineia áreas da retina isquêmica que possam representar alvos seletivos para o tratamento com *laser*.

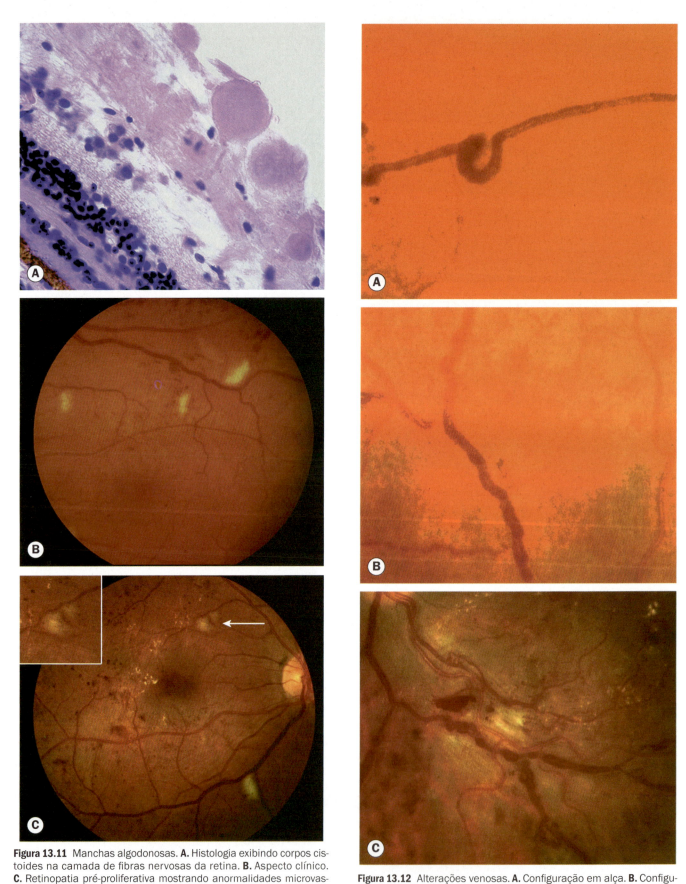

Figura 13.11 Manchas algodonosas. **A.** Histologia exibindo corpos cistoides na camada de fibras nervosas da retina. **B.** Aspecto clínico. **C.** Retinopatia pré-proliferativa mostrando anormalidades microvasculares intrarretinianas (seta). (*Cortesia de J Harry – Figura A.*)

Figura 13.12 Alterações venosas. **A.** Configuração em alça. **B.** Configuração em contas de rosário. **C.** Segmentação grave.

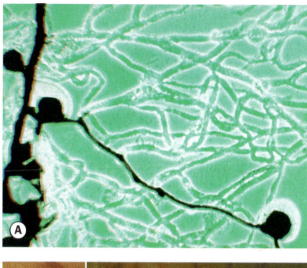

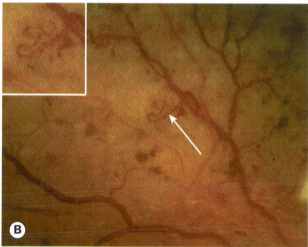

Figura 13.13 Anormalidades microvasculares intrarretinianas. **A.** Histologia mostrando derivação arteriovenular e alguns microaneurismas em um leito capilar mal perfundido – preparação simples da retina injetada com tinta nanquim; microscopia de contraste de fase. **B.** Aspecto clínico (seta). (*Cortesia de J Harry – Figura A.*)

Tratamento

Geral

- **Instruir o paciente** é fundamental, inclusive sobre a necessidade de cumprimento das revisões e do cronograma de tratamento para a otimização dos resultados visuais. No diabetes tipo 2, isso envolve também aconselhamento sobre programas de redução de peso e ênfase na necessidade de aumentar a prática de exercícios físicos
- O **controle do diabetes** deve ser otimizado
- **Outros fatores de risco**, particularmente da hipertensão sistêmica (especialmente do diabetes tipo 2) e da hiperlipidemia, devem ser controlados em colaboração com o diabetologista do paciente
- **Fenofibrato** de 200 mg/dia demonstrou reduzir a progressão da RD em diabéticos do tipo 2 e deve ser uma opção de medicamento a ser prescrito. A decisão independe de o paciente já estar tomando estatina
- **Tabagismo** deve ser abandonado, embora não tenha demonstrado conclusivamente afetar a retinopatia

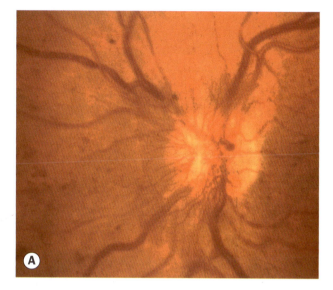

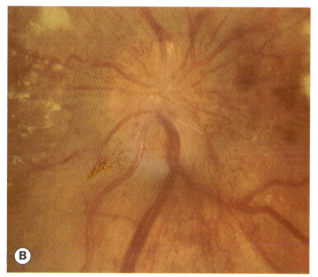

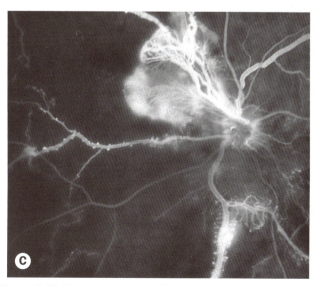

Figura 13.14 Neovasos do disco óptico. **A.** Moderados. **B.** Graves com manchas algodonosas. **C.** Angiofluoresceinografia mostrando vazamento de vasos do disco óptico com extenso *dropout* dos capilares periféricos e um pequeno foco de vazamento dos vasos em outro local.

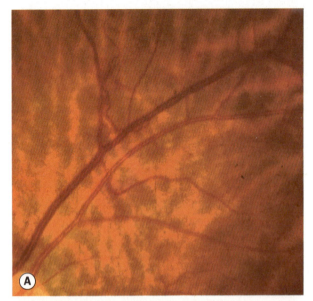
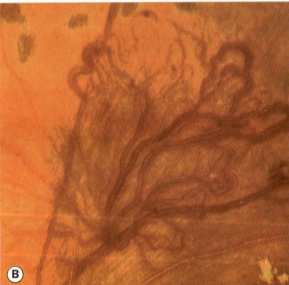
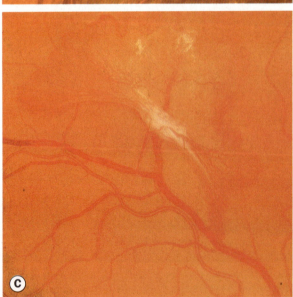

Figura 13.15 Neovasos em outro local (*elsewhere*). **A.** Leves. **B.** Graves. **C.** Associados à fibrose.

- **Outros fatores modificáveis**, como anemia e insuficiência renal, devem ser tratados como necessário.

DICA A chave para a prevenção da RD é a orientação do paciente e o controle da glicemia a longo prazo.

Tratamento de edema macular diabético

Até recentemente, a fotocoagulação a *laser* era a base do tratamento para EMD, reduzindo em até 50% o risco de perda da visão em comparação com a observação. A disponibilidade de agentes anti-VEGF intravítreos e de fortes evidências que respaldem sua eficácia tem alterado radicalmente a abordagem de tratamento nos últimos anos. Muitas das atuais recomendações de cuidados são oriundas das conclusões de grandes ensaios prospectivos randomizados controlados realizados pela Diabetic Retinopathy Clinical Research Network (DRCR.net). Vale lembrar que esses estudos fornecem resultados médios para grupos de pacientes e que as respostas individuais podem variar consideravelmente, com alguns pacientes se beneficiando pouco ou nada dessas intervenções. **Especificamente, pacientes com boas condições de visão (6/7,5 ou melhor) que atendam aos critérios de tratamento podem preferir ser monitorados depois de considerar os riscos das diversas intervenções.** Necessidade de acompanhamento meticuloso e custo do tratamento também podem ser um problema para alguns pacientes, e precisa ser levado em consideração ao se definir o tipo de terapia.

DICA Terapia anti-VEGF passou a ser a principal opção terapêutica no tratamento do EMD.

- **Agentes anti-VEGF intravítreos**
  - O Protocolo I da DRCR.net conclui que o ranibizumabe intravítreo melhora a AV de maneira mais efetiva do que o tratamento com *laser* focal/em *grid* para EMD com envolvimento central. O tratamento com *laser* deve ser adiado por 6 meses após o início da terapia com agentes anti-VEGF.

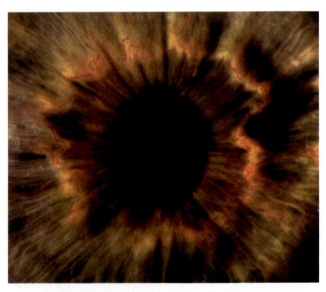

Figura 13.16 Neovasos da íris (rubeose iriana).

A expectativa pode ser de bons resultados por, pelo menos, 5 anos, apesar de uma redução sequencial do número de injeções anti-VEGF
- O Protocolo T da DRCR.net conclui que não há diferença na AV depois de 5 anos, independentemente do agente utilizado, seja aflibercepte, bevacizumabe ou ranibizumabe, em pacientes com maculopatia diabética e AV melhor que 6/15. Entretanto, é mais provável que o aflibercepte melhore a AV do que o bevacizumabe naqueles com uma visão de 6/15 ou pior (Figura 13.17)
- **Fotocoagulação a *laser*** (tratamento com *laser* focal/em *grid* modificado do ETDRS)
  - Embora a terapia com agentes anti-VEGF tenha substituído o tratamento com *laser* na maioria dos casos, esta continua sendo uma comprovada opção terapêutica. A modalidade deve ser considerada nos casos de intumescimento descentralizado quando os exsudatos ameaçam a fóvea
  - Focal: aplicam-se marcas de *laser* de diodo ou argônio a microaneurismas localizados a 500 a 3.000 μm da fovéola que apresentem vazamento utilizando-se um tamanho de ponto de 50 a 100 μm, duração de 0,05 a 0,1 segundo com potência suficiente para que se obtenha uma reação acinzentada por baixo do microaneurisma
  - *Grid* (Figura 13.18): as queimaduras são aplicadas a áreas maculares de espessamento retiniano difuso, tratadas a uma distância de, no mínimo, 500 μm da fovéola e 500 μm do disco óptico utilizando-se um tamanho de ponto de 50 a 100 μm e duração de 0,05 a 0,1 segundo, com potência ajustada para produzir uma reação leve. Um *grid* "modificado" inclui o tratamento localizado de focos de vazamento, normalmente microaneurismas
- ***Laser* diodo sublimiar** (**micropulsos**): essa modalidade utiliza uma duração de pulso muito curta (ordem de microssegundos) combinada a um intervalo relativamente mais longo (p. ex., ciclo de trabalho de 5%), permitindo a dissipação de energia. Isso minimiza as lesões colaterais da retina e da coroide, enquanto estimula o epitélio pigmentar retiniano (EPR). A terapia subfoveal é possível. Os resultados da experiência clínica com a terapia sublimiar a *laser* são favoráveis (Figura 13.19), mas não há ensaios clínicos mostrando superioridade em relação ao tratamento convencional com *laser* ou anti-VEGF

DICA O restabelecimento da melhor AV corrigida após três injeções de medicação anti-VEGF é um forte fator preditor de resposta a longo prazo em pacientes com EMD.

- **Triancinolona intravítrea**: em olhos pseudofácicos, a injeção intravítrea de triancinolona seguida imediatamente por *laser* é comparável ao ranibizumabe no que tange à melhora visual e ao espessamento retiniano reduzido. Trata-se de uma boa opção terapêutica na gravidez ou quando houver contraindicação para tratamento com agentes anti-VEGF (p. ex., infarto recente do miocárdio). Entretanto, há um risco significativo de indução da

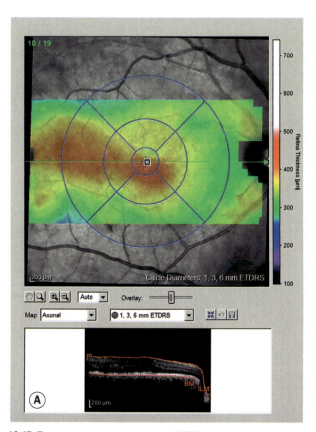
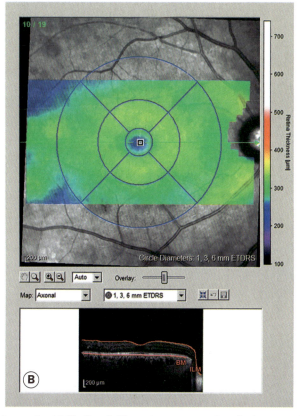

Figura 13.17 Tratamento com agentes anti-VEGF para edema macular clinicamente significativo. **A.** Mapa de espessura da mácula e aspecto da tomografia de coerência óptica (OCT) antes do tratamento, exibindo o espessamento difuso da região macular. **B.** Seis meses após o tratamento, mostrando a resolução.

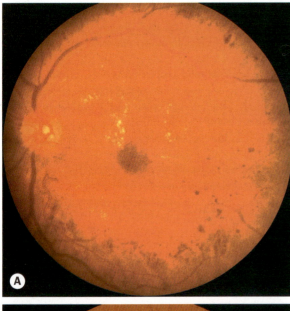
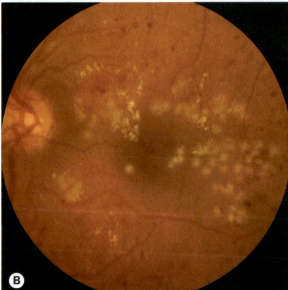
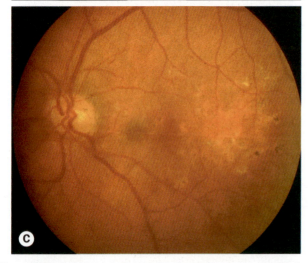

Figura 13.18 *Laser* para edema macular clinicamente significativo. **A.** Antes do tratamento macular modificado com *laser* em *grid*. **B.** Paciente no período imediatamente após o tratamento com *laser* em *grid*. **C.** Aspecto 2 meses após *laser* em *grid* limitado. (*Cortesia de R Bates.*)

elevação da pressão intraocular (PIO), o que deve ser monitorado regularmente. Em olhos fácicos, há um risco maior de catarata. Implantes intravítreos de liberação sustentada têm demonstrado resultados promissores

- **Vitrectomia via *pars plana* (VPP):** pode ser indicada quando o edema macular é associado à tração tangencial decorrente de uma membrana hialoide posterior espessada e tensa (ver Capítulo 14). Já foi sugerido também que alguns olhos sem uma membrana hialoide posterior tensa podem beneficiar-se da vitrectomia. Do ponto de vista clínico, uma membrana hialoide posterior espessada e tensa caracteriza-se pelo aumento do brilho da face vítrea prémacular. AGF normalmente mostra a presença de vazamento difuso e EMC proeminente, mas OCT geralmente é a avaliação definitiva. Existem várias outras indicações para a VPP no tratamento de doenças oculares causadas pelo diabetes (ver adiante)
- **Recomendações específicas**
  - O edema macular clinicamente significativo que não envolva o centro da mácula (particularmente quando exsudatos representam ameaça à fóvea) pode ser tratado por meio de fotocoagulação com *laser* focal de onda contínua ou em *grid* modificado. Se disponível, o tratamento macular sublimiar com *laser*, a terapia com agentes intravítreos anti-VEGF ou o implante intravítreo de esteroides podem ser uma alternativa razoável para essa indicação
  - O edema macular clinicamente significativo envolvendo o centro da mácula, mas com uma AV melhor que 6/15 pode ser tratado com aflibercepte, bevacizumabe ou ranibizumabe. Entretanto, o bevacizumabe reduz o edema na OCT de maneira menos efetiva e tende mais a resultar em EMD persistente do que outros agentes. Alternativamente, pode-se considerar o *laser* sublimiar. Se for utilizado *laser*, é prudente tratar áreas distantes, no mínimo, a 500 μm do centro da mácula
  - No caso de edema macular clinicamente significativo com envolvimento da mácula, mas com AV de 6/15 ou pior, e espessamento foveolar significativo, deve-se considerar o tratamento com aflibercepte, mediante indução inicial com aplicação de injeções mensais, por um período de 3 a 6 meses. Pode-se, posteriormente, adotar abordagem do tipo "como necessário". O *laser* focal/em *grid* deve ser adiado por 6 meses. Implante intravítreo de dexametasona é um tratamento alternativo a ser considerado para pacientes com contraindicações absolutas ou relativas para injeções anti-VEGF. Em pacientes com redução transitória, mas significativa, do edema macular, a mudança para um implante de acetonida de fluocinolona é uma opção razoável, dada sua ação prolongada, reduzindo, consequentemente, a necessidade de repetidas injeções de dexametasona
  - Em olhos com RDP e EMD, deve-se considerar o tratamento apenas com ranibizumabe ou aflibercepte (e não com panfotocoagulação [PFC] retiniana; e ranibizumabe ou PFC e aflibercepte)
  - Em olhos com EMD persistente depois de 6 meses de monoterapia com agentes anti-VEGF, deve-se cogitar acrescentar a terapia com *laser* ou mudar para um implante intravítreo de dexametasona se não houver contraindicações
  - Olhos com a visão acentuadamente reduzida devido ao EMD geralmente apresentam associação de isquemia macular e,

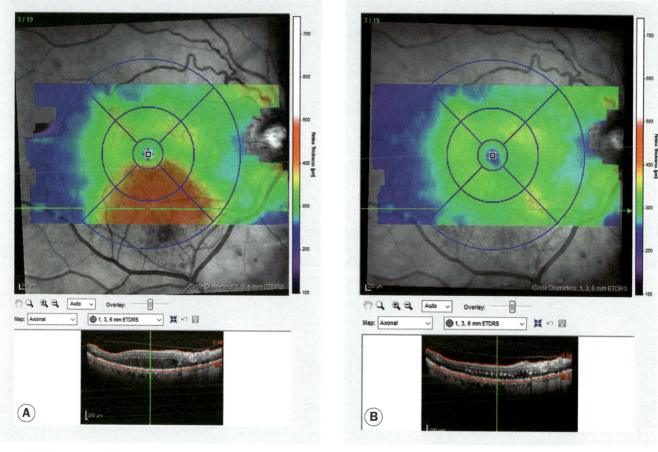

Figura 13.19 *Laser* sublimiar de diodo (micropulsado) para edema macular clinicamente significativo. **A.** Mapa de espessura da mácula e aspecto da OCT antes do tratamento mostrando o espessamento da região macular abaixo da fóvea. **B.** Três meses após o tratamento exibindo a ausência de edema.

portanto, baixo prognóstico. Não existe tratamento ideal definido para esse grupo de pacientes. Dependendo das circunstâncias, inclusive da gravidade do edema macular e do nível de isquemia, quaisquer intervenções apresentadas anteriormente podem ser consideradas
- Nos casos resistentes, pode-se considerar a VPP, especialmente na eventual presença de tração vitreomacular ou de pronunciada membrana epirretiniana.

DICA A PFC continua a constituir a base do tratamento da RDP na maioria dos sistemas de saúde.

Tratamento com laser para retinopatia proliferativa

- **Tratamento com *laser* difuso** (PFC; Figura 13.20 A): continua sendo a base do tratamento da RDP na maioria dos sistemas de saúde. O ETDRS define as características da doença proliferativa de alto risco e demonstra o benefício da PFC. Por exemplo, a neovascularização do disco óptico sem hemorragia representa um risco de 26% de perda da visão depois de 2 anos, a qual é reduzida em até 9% com PFC. Entretanto, pesquisas recentes (Protocolo S da DRCR.net) mostram que uma sequência de injeções de ranibizumabe intravítreo é tão eficaz quanto a fotocoagulação em pacientes com alto risco de RDP depois de 5 anos (ver adiante). Além disso, o estudo CLARITY fornece dados de um período de 1 ano que mostram que as injeções de aflibercepte são tão eficazes quanto a PFC no tratamento da RDP
- **Consentimento informado**
  - O paciente deve ser avisado de que a PFC pode causar defeitos de campo visual suficientemente graves para justificar o impedimento legal do direito de conduzir veículos automotivos. Entretanto, a maioria dos pacientes que começam com uma boa visão consegue manter o campo de visão binocular no padrão legalmente exigido na maioria dos países
  - O paciente deve estar ciente de que existe um risco para a visão central (em razão do desenvolvimento ou da exacerbação de edema macular; um risco que pode ser reduzido com o fracionamento do tratamento em 2 a 3 sessões) e que as visões noturna e cromática podem ser afetadas
  - Resultados de 5 anos dos estudos do Protocolo S da DRCR.net e CLARITY devem ser discutidos, uma vez que o paciente pode optar por ser tratado com ranibizumabe ou aflibercepte, e não com PFC. Entretanto, o paciente deve ser alertado também para os riscos associados às repetidas injeções e à curta natureza desses estudos
- **EMD coexistente**
  - Na eventual presença também de EMD real ou iminente com envolvimento central, deve-se considerar a administração de

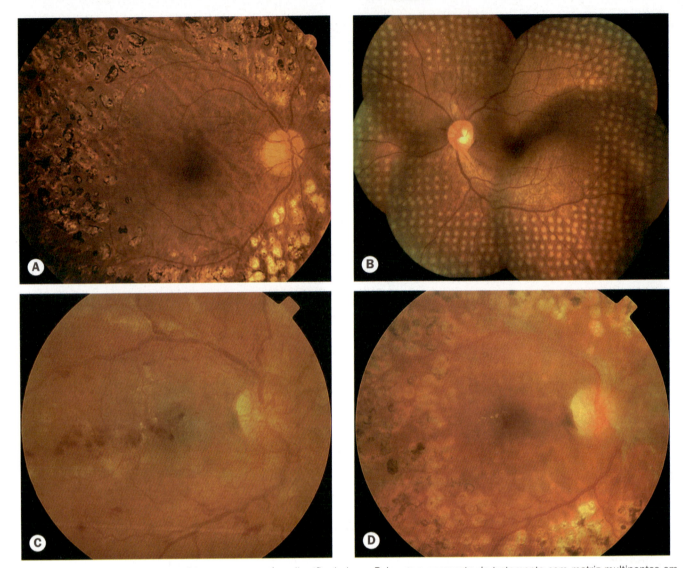

Figura 13.20 A. Aparência da retina várias semanas após aplicação de *laser*. **B.** Imagem composta do tratamento com matriz multipontos em "padrão *scan*". **C.** Antes do tratamento de retinopatia diabética proliferativa grave. **D.** Três meses depois os neovasos regrediram – há presença de fibrose residual no disco óptico. (*Cortesia de C Barry – Figura A; S Chen – Figura B; S Milewski – Figuras C e D.*)

um agente anti-VEGF, que pode ser utilizado como monoterapia ou recurso adjuvante à PFC
- Alternativamente, no caso de edema macular clinicamente significativo sem envolvimento do centro da mácula e de RDP ativa, deve-se considerar o tratamento da mácula com *laser*, além da PFC. Em tais casos, o tratamento macular com *laser* deve ser realizado antes da PFC ou durante a mesma sessão de tratamento com *laser*
- **Lente**: utiliza-se uma lente de contato para proporcionar uma visualização ampliada estável do fundo de olho. Uma lente panfundoscópica geralmente é preferida a uma lente de três espelhos. Alguns profissionais preferem usar lente de contato com maior ampliação/menor área (p. ex., Mainster®, Area Centralis®) para o componente mais posterior do tratamento. É essencial ter sempre em mente que é visualizada uma imagem invertida e lateralmente oposta
- **Anestesia**: a quantidade de anestésico aplicada durante determinada sessão pode ser limitada pelo desconforto do paciente, que tende a ser menor no polo posterior e maior na periferia e sobre os feixes neurovasculares horizontais, podendo piorar com as sucessivas sessões. Anestesia tópica é adequada para a maioria dos pacientes, embora anestesia subtenoniana ou peribulbar possa ser administrada, se necessário
- **Parâmetros do *laser***
  - Tamanho do ponto. Uma marca retiniana com 400 μm de diâmetro normalmente é desejável para fotocoagulação panretiniana. O diâmetro selecionado na interface do usuário para que se alcance esse resultado depende da lente de contato utilizada, e o operador deve estar ciente do fator de correção para a lente específica escolhida. A título de aproximação, com lentes do tipo panfundoscópicas, o diâmetro real do ponto retiniano é duas vezes maior do que aquele selecionado na interface do usuário do *laser*; normalmente, seleciona-se 200 m para PFC, equivalente a 400 μm de diâmetro real da retina quando se leva em consideração a ampliação relativa. Com as lentes Mainster® e Area Centralis®, o diâmetro da retina é quase igual à interface selecionada, de modo que é possível selecionar 400 μm

○ A duração depende do tipo de *laser*: 0,05 a 0,1 segundo foi convencionalmente usado como *laser* de argônio, mas os *lasers* mais novos permitem o uso de pulsos muito mais curtos, e 0,01 a 0,05 (10 a 50 microssegundos) é a faixa atualmente recomendada. Estratégias multipontos disponíveis em alguns aparelhos utilizam uma combinação de pulsos de curta duração (p. ex., 20 microssegundos), intervalos muitos curtos e matrizes de entrega programadas para facilitar a aplicação de um grande número de pulsos em um curto período (Figura 13.20 B). A verdadeira fotocoagulação panretiniana sublimiar também se encontra em fase de pesquisa e demonstra resultados promissores. Pulsos de menor duração parecem exigir um maior número total de queimaduras para uma resposta adequada, podendo ser mais lentos para alcançar a regressão
○ A potência deve ser suficiente para produzir apenas uma queimadura de leve intensidade
○ Espaçamento: as queimaduras devem ser separadas por espaços equivalentes a 1 a 1,5 queimadura
○ Extensão da área tratada: a sessão inicial de tratamento deve consistir em 1.500 queimaduras na maioria dos casos, embora mais possa ser aplicado se houver risco de perda iminente da visão decorrente de hemorragia vítrea. Quanto mais extenso o tratamento em uma única sessão, maior a probabilidade de complicações. Os números relatados variam, mas provavelmente são necessárias 2.500 a 3.500 queimaduras para a regressão de RDP leve; 4.000 para uma condição moderada e 7.000 para uma condição grave. O número de queimaduras serve apenas como parâmetro de orientação aproximado, uma vez que a extensão efetiva do tratamento depende de diversas variáveis
○ Padrão de tratamento: em geral, o tratamento é restrito à área situada fora das arcadas vasculares maculares temporais. Uma boa prática é delinear uma "barreira" de queimaduras de *laser* temporalmente à mácula no início do procedimento para ajudar a reduzir o risco de lesão macular acidental. Muitos profissionais deixam sem tratamento um diâmetro equivalente a dois discos no lado nasal do disco, a fim de preservar o campo paracentral. Na RDP muito grave, é aconselhável tratar primeiro a região inferior do fundo de olho, visto que qualquer hemorragia vítrea gravitará inferiormente, obscurecendo essa área e impedindo que se prossiga com o tratamento. Áreas de tração vitreorretiniana devem ser evitadas
- **Revisão**: depende da gravidade da RDP e da necessidade de sucessivas aplicações de tratamento. O tratamento inicial deve ser fracionado em 2 a 3 sessões. Uma vez aplicado o número adequado de queimaduras, a revisão pode ser marcada para 4 a 6 semanas
- **Indicadores de regressão**: incluem suavização das extremidades dos vasos; retração e desaparecimento dos NVs, geralmente deixando vasos "fantasmas" ou fibrose (Figura 13.20 C e D); regressão das IRMAs; alterações venosas reduzidas; absorção de hemorragias retinianas; e palidez do disco óptico. Contração dos vasos retrocedentes ou indução associada da separação do vítreo pode precipitar hemorragia vítrea. Proliferação fibrosa significativa pode resultar em descolamento tracional da retina (ver adiante). O paciente deve permanecer sob observação, dada a possibilidade de recorrência com necessidade de fotocoagulação panretiniana adicional.

DICA No paciente com RDP e edema macular, deve-se primeiro tratar o edema e depois realizar a PFC.

Inibição do fator de crescimento endotelial vascular no tratamento da retinopatia proliferativa

O Protocolo S da PRCR.net conclui que o tratamento com ranibizumabe intravítreo é tão eficaz quanto a fotocoagulação panretiniana em pacientes com alto risco de RDP por até 5 anos. A taxa de incidência de edema macular é reduzida e o campo visual é mais bem mantido com o tratamento com agentes anti-VEGF. Independentemente da opção terapêutica, cerca da metade dos pacientes sofrerá hemorragia vítrea durante esse período. O tratamento com agentes anti-VEGF deve ser evitado, realizando-se a PFC se o acompanhamento for insatisfatório ou se houver problema de custo.
- Tratamento da rubeose iriana (ver Capítulo 11)
- Tratamento da RDP antes da cirurgia de catarata (ver Capítulo 10).

Fotocoagulação retiniana seletiva

AGF de campo amplo, permite o delineamento preciso da não perfusão capilar periférica (Figura 13.21). Existem relatos de que o tratamento seletivo dessas áreas com *laser* de dispersão é igualmente eficaz para levar à regressão dos NVs, minimizando, ao mesmo tempo, possíveis complicações.

Doença ocular diabética avançada

A doença ocular diabética avançada é uma complicação grave da RD que ameaça a visão e acomete pacientes nos quais o tratamento foi inadequado ou malsucedido. A doença avançada se evidencia por ocasião da manifestação.

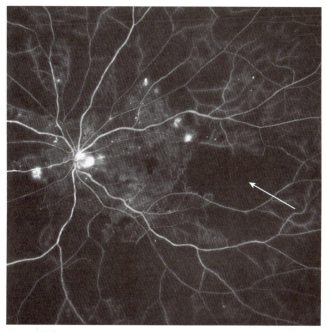

Figura 13.21 Angiofluoresceinografia de campo amplo mostrando áreas difusas de não perfusão capilar – a seta indica um exemplo bem definido. (*Cortesia de A Ambresin.*)

Achados clínicos

- **Hemorragia**: pode ser pré-retiniana (retro-hialoide), intravítrea ou ambas (Figura 13.22 A e B). As hemorragias intravítreas normalmente levam mais tempo para desparecer do que as pré-retinianas porque normalmente são mais substanciais. Em alguns olhos, o sangue alterado torna-se compactado na face posterior do vítreo e forma uma "membrana ocre". Ultrassonografia é empregada em olhos com hemorragia vítrea densa para detectar a possibilidade de descolamento de retina (DR) associado
- **Descolamento tracional da retina** (Figura 13.22 C): causado pela contração progressiva das membranas fibrovasculares sobre áreas de fixação vitreorretiniana. O descolamento posterior do vítreo em olhos com RDP geralmente é incompleto devido às fortes aderências entre o vítreo cortical e as áreas de proliferação fibrovascular. Em geral, há hemorragia nesses locais devido ao estresse exercido sobre os NVs
- **Rubeose iriana** (neovascularização da íris [NVI]): pode ocorrer em olhos com RDP e, se grave, resultar em GNV (ver Capítulo 11). A NVI é particularmente comum em olhos com isquemia retiniana grave ou DR persistente após VPP malsucedida.

Indicações para vitrectomia via pars plana

A vitrectomia na RD normalmente é combinada a uma extensa fotocoagulação panretiniana com *endolaser*. Os resultados visuais dependem da indicação específica para cirurgia e da gravidade da doença preexistente.

- A **hemorragia vítrea persistente grave** que impede uma PFC adequada é a indicação mais comum (Figura 13.22D). Na ausência de rubeose iriana, a vitrectomia é tradicionalmente realizada no intervalo de 3 meses da ocorrência da hemorragia vítrea inicial para diabéticos do tipo 1 e na maioria dos casos de hemorragia bilateral. Entretanto, o resultado pode ser melhor com a cirurgia precoce, e a disponibilidade da terapia com agentes anti-VEGF intravítreos é capaz de modificar ainda mais a abordagem
- A **RD tracional progressiva** que ameaça ou envolve a mácula deve ser prontamente tratada. Entretanto, é possível observar descolamentos tracionais extramaculares, os quais geralmente permanecem estacionários por períodos prolongados
- Os **DRs combinado tracional e regmatogênico** devem ser tratados com urgência
- **Hemorragia pré-macular retro-hialoide** (Figura 13.23 A), se densa e persistente, deve ser considerada para fins de tratamento com

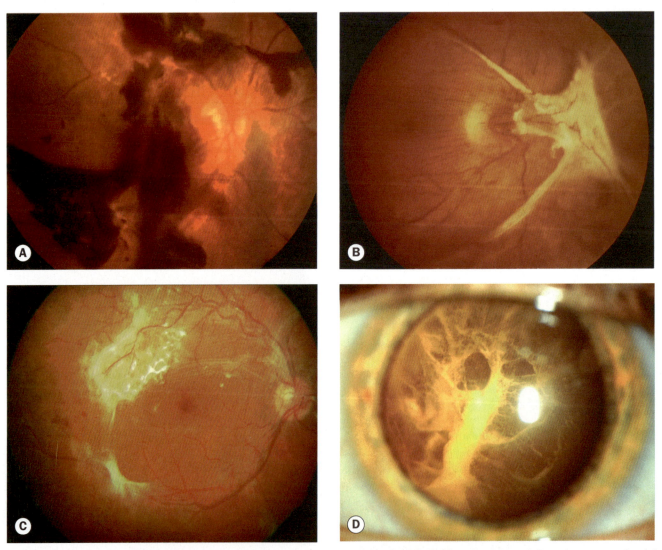

Figura 13.22 Doença ocular diabética avançada. **A.** Hemorragia retro-hialoide e intravítrea. **B.** Tração pré-retiniana. **C.** Descolamento tracional da retina. **D.** Hemorragia vítrea significativa. (*Cortesia de S Chen – Figura A; C Barry – Figura D.*)

vitrectomia precoce porque, se não tratada, a membrana limitante interna ou a face hialoide posterior pode servir como andaime para a subsequente proliferação fibrovascular e consequente descolamento tracional da mácula, ou para formação de membrana epirretiniana macular. A dispersão com *laser* Nd:YAG (hialoidotomia) geralmente é bem-sucedida (Figura 13.23 B e C)
- **Neovascularização do segmento anterior e opacidades dos meios**, que impedem a visualização do polo posterior, devem ser consideradas para tratamento com vitrectomia e terapia intraoperatória com *laser*.

DICA Hemorragia vítrea persistente ou descolamento tracional progressivo da retina que ameaça a mácula deve ser tratado tão logo possível com VPP.

Papilopatia diabética

Especula-se que a papilopatia diabética seja uma variante incomum da neuropatia óptica isquêmica anterior, embora geralmente seja bilateral e tenda a apresentar um edema mais difuso do disco óptico. A patogênese subjacente não é clara, mas pode ser resultante de doença dos pequenos vasos. Acomete principalmente diabéticos mais jovens e manifesta-se com comprometimento visual indolor e unilateral em mais da metade dos casos. O intumescimento bilateral do disco óptico exige a exclusão da hipótese da pressão intracraniana elevada. O edema hiperêmico do disco óptico é característico e a telangiectasia do disco, ocasionalmente confundida com neovascularização, está presente em muitos olhos afetados (Figura 13.24). Há possibilidade da presença de *crowding* do disco contralateral. A condição se resolve ao longo de vários meses, em geral deixando uma leve palidez no disco óptico. AV final é de 6/12 ou melhor em 80% dos casos, sujeita ao efeito da RD preexistente. A distinção da papiloflebite do tipo oclusão venosa da retina (OVR; ver adiante) está na presença de hemorragias retinianas mais extensas e congestão venosa no segundo caso, mas pode não ser possível. Agentes intravítreos anti-VEGF e esteroides, por meio de diversas vias, já foram experimentados, com benefício indeterminado.

RETINOPATIA NÃO DIABÉTICA

Até 10% dos indivíduos acima de 40 anos sem diabetes melito apresentam – normalmente em grau muito leve – achados retinopáticos, como microaneurismas, hemorragias em configuração "ponto-borrão" e manchas algodonosas que seriam compatíveis com o diagnóstico de RD. Supondo-se que uma causa ocular alternativa, como OVR ou telangiectasia macular idiopática foi excluída, essa retinopatia não diabética tende a estar associada a um maior risco cerebrovascular e cardiovascular, podendo ser particularmente prevalente em pacientes com hipertensão conhecida ou incipiente. Algumas evidências sugerem que a condição pode ser um marcador de diabetes préclínica em alguns pacientes; um calibre venular mais alto também pode denotar isso. Não há tratamento adequado definido, embora a avaliação e o tratamento ideal dos fatores de risco vascular sistêmico possam ser prudentes. Em geral, os sinais desaparecem espontaneamente, o que é mais provável em pacientes com baixos níveis de risco cardiovascular.

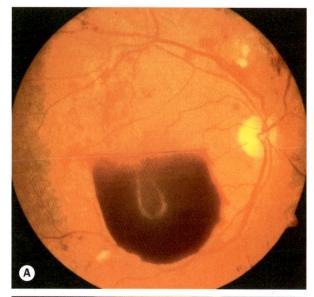
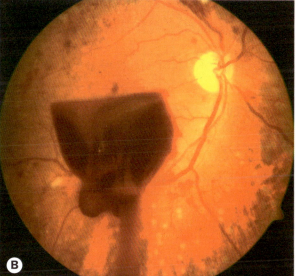
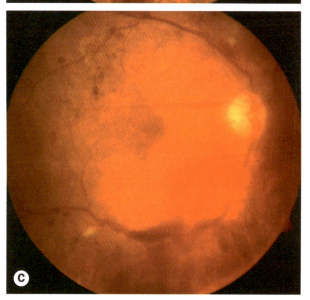

Figura 13.23 Grande hemorragia pré-macular retro-hialoide. Antes (**A**) e depois (**B** e **C**) da hialoidotomia com *laser* Nd:YAG. (*Cortesia de S Chen*.)

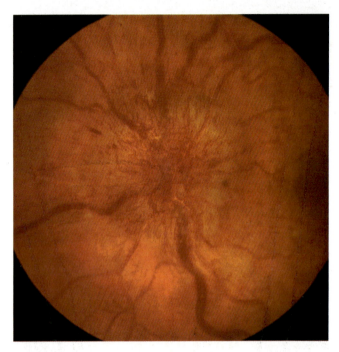

Figura 13.24 Edema hiperêmico do disco óptico e telangiectasia na presença de papilopatia diabética. (*Cortesia de S Hayreh*.)

DOENÇA VENOSA OCLUSIVA DA RETINA

Introdução

A trombose da veia retiniana está fortemente associada a fatores locais e sistêmicos relacionados com a idade. É a segunda doença vascular retiniana mais comum depois da RD. Na oclusão de ramo venoso da retina (ORVR), o espessamento arteriosclerótico de um ramo arteriolar da retina está associado à compressão de uma vênula em um ponto de cruzamento arteriovenoso, exacerbado pelo compartilhamento de uma bainha adventícia. Isso leva a alterações secundárias que incluem perda de células endoteliais, fluxo turbulento e formação de trombo. Da mesma maneira, a veia e a artéria centrais da retina exibem uma bainha comum em pontos de cruzamento posteriores à lâmina crivosa, de modo que as alterações ateroscleróticas da artéria podem precipitar a oclusão da veia central da retina (OVCR). Fatores hematológicos pró-trombóticos são considerados importantes em uma minoria de casos, ampliando uma predisposição anatômica aterosclerótica. Após a oclusão venosa, segue-se a elevação da pressão venosa e capilar com estagnação do fluxo sanguíneo, resultando em hipoxia retiniana, que, por sua vez, leva à lesão das células do endotélio capilar, ao extravasamento de componentes sanguíneos e à liberação de mediadores, como VEGF.

Fatores de risco

- **Idade**: fator mais importante. Mais de 50% dos casos ocorrem com pacientes acima de 65 anos
- **Hipertensão**: presente em dois terços ou mais dos pacientes acima de 50 anos com OVR e em 25% de pacientes mais jovens. Trata-se de um fator de risco particularmente importante em pacientes com oclusão de ramo venoso da retina
- **Hiperlipidemia**: presente em um terço ou mais dos pacientes, independentemente da idade
- **Diabetes melito**: presente em até 15% dos pacientes acima de 50 anos. É mais prevalente em pacientes de origem asiática e africana, mas não é comum em pacientes mais jovens
- **Glaucoma e hipertensão ocular**: associados a um risco mais elevado de OVCR
- **Contraceptivo oral**: em mulheres mais jovens, a pílula anticoncepcional é a associação subjacente mais comum e não deve ser tomada após a ocorrência de OVR
- **Tabagismo**: atualmente pode estar associado a uma maior incidência de OVR
- **Incomum**: desidratação, distúrbios mieloproliferativos (p. ex., mieloma, policitemia), trombofilia (p. ex., hiper-homocisteinemia, síndrome dos anticorpos antifosfolipídicos, mutação no gene do fator V de Leiden), doença inflamatória associada a periflebite oclusiva (p. ex., síndrome de Behçet, sarcoidose, granulomatose de Wegener), doença orbitária e insuficiência renal crônica.

Avaliação sistêmica

A detecção e o tratamento de doença sistêmica associada têm por objetivo principal reduzir o risco de eventos vasculares oclusivos futuros, tanto oculares quanto sistêmicos.

Todos os pacientes

- Pressão arterial (PA)
- Velocidade de hemossedimentação (VHS) ou viscosidade plasmática (VP)
- Hemograma completo
- **Glicemia aleatória**: avaliação para a verificação de diabetes, se indicada
- **Avaliação aleatória de colesterol total e lipoproteína de alta densidade** (HDL, na sigla em inglês): pode-se cogitar de um lipidograma como exame adicional
- **Eletroforese de proteínas plasmáticas**: para detectar a presença de disproteinemias, como mieloma múltiplo
- **Outros exames**: alguns especialistas são partidários da investigação de rotina para lesões sistêmicas em órgãos terminais relacionados com os fatores de risco cardiovascular geralmente encontrados em pacientes com OVR. Esses exames têm por finalidade auxiliar na prevenção de outras lesões não oculares, bem como facilitar o tratamento sistêmico destinado a reduzir o risco de oclusão venosa ocular recidivante
  - Ureia, eletrólitos e creatinina para detectar doença renal associada à hipertensão. Insuficiência renal crônica é também rara causa de OVR
  - Teste de função tireoidiana: existe prevalência maior de doença tireoidiana em pacientes com OVR
  - Eletrocardiograma (ECG): a hipertrofia do ventrículo esquerdo está associada à hipertensão.

Pacientes selecionados de acordo com a indicação clínica

Esses exames podem ser considerados para (a) pacientes abaixo de 50 anos de idade; (b) na presença de oclusão venosa bilateral da retina; (c) pacientes com ocorrência anterior de trombose ou histórico familiar de trombose; e (d) alguns pacientes nos quais a investigação das associações comuns é negativa. As evidências de um elo etiológico para muitas dessas condições são limitadas.

- **Radiografia do tórax**: sarcoidose, tuberculose, hipertrofia do ventrículo esquerdo na presença de hipertensão
- **Proteína C reativa (PCR)**: sensível indicador de inflamação
- **Nível de homocisteína no plasma**: exclui a possibilidade de hiper-homocisteinemia, para a qual há razoável evidência de risco elevado de OVR
- **"Rastreamento de trombofilia"**: por convenção, refere-se à trombofilia hereditária. Normalmente, os testes podem incluir tempo de trombina, ensaio funcional antitrombina, proteína C, proteína S, resistência à proteína C ativada, mutação no gene do fator V de Leiden, mutação G20210A no gene da protrombina, anticoagulante lúpico e, em particular, anticorpos anticardiolipina (IgG e IgM)
- **Autoanticorpos**: fator reumatoide, anticorpos antinucleares (ANA), anticorpos anti-DNA, anticorpos anticitoplasmáticos dos neutrófilos (ANCA)
- **Níveis séricos da enzima conversora da angiotensina**: sarcoidose
- **Sorologia treponêmica**: ver Capítulo 12
- **Ultrassonografia das carótidas** para exclusão da possibilidade de síndrome ocular isquêmica.

Oclusão de ramo venoso da retina

Diagnóstico

- **Sintomas e AV** dependem da localização anatômica da oclusão. Se a mácula for envolvida, sente-se um início súbito e indolor de visão embaçada e metamorfopsia. Oclusão periférica pode ser assintomática
- **NVI** e GNV são muito menos comuns ORVR que na OVCR (2 a 3% depois de 3 anos)
- **Fundo de olho**
  ○ Dilatação e tortuosidade do segmento venoso afetado, com hemorragias em forma de chama de vela e em configuração "ponto-borrão", principalmente na área da retina drenada pela veia trombosada, embora uma hemorragia ocasional possa ser identificada em outro local. Pode haver presença de manchas algodonosas e edema de retina, mas não é inevitável
  ○ O quadrante superotemporal geralmente é afetado
  ○ O local da oclusão pode ser identificado como um ponto de cruzamento arteriovenoso (Figura 13.25)
  ○ Os achados agudos normalmente se resolvem em 6 a 12 meses, deixando uma bainha venosa, esclerose e hemorragia persistente/recorrente variável (Figura 13.26). A gravidade dos sinais residuais é altamente variável
  ○ A neovascularização da retina ocorre em cerca de 8% dos casos no intervalo de até 3 anos. O risco é muito mais alto em olhos com mais de cinco áreas de não perfusão do disco óptico na AGF (mais de um terço dos olhos) (Figura 13.27 A). Neovasos em outro local são mais comuns do que nos do disco óptico e normalmente se desenvolvem na borda da retina isquêmica drenada por uma veia ocluída. Em geral, esses vasos aparecem em 6 a 12 meses, mas podem desenvolver-se a qualquer tempo
  ○ O edema macular crônico é a causa mais comum de baixa AV persistente após a ORVR (Figura 13.27 B)

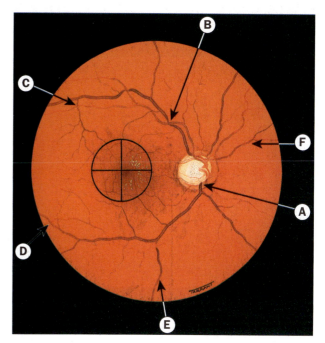

Figura 13.25 Classificação da oclusão de ramo venoso da retina de acordo com o local do bloqueio. **A.** Importante no disco óptico. **B.** Importante distante do disco óptico. **C.** Pouca importância na mácula. **D** a **F.** Periférica sem envolvimento da mácula.

○ Vasos colaterais podem se formar próximo a áreas de perfusão limitada dos capilares depois de semanas ou meses. Esses vasos normalmente conectam um segmento da circulação venosa que não esteja funcionando bem a outro funcionalmente normal e, em geral, apresentam-se como canais tortuosos ou circulares. Podem cruzar a rafe horizontal entre as arcadas vasculares inferior e superior (Figura 13.27 C). O aspecto dos vasos colaterais é associado a um prognóstico melhor
○ Pode ocorrer hemorragia vítrea e pré-retiniana recorrente e, ocasionalmente, descolamento tracional da retina em decorrência da neovascularização
- **AGF** demonstra isquemia periférica e macular (não perfusão dos capilares, coloração das paredes dos vasos, "poda" dos vasos – pequenos ramos não preenchidos); e hemorragia e edema com formação de vasos colaterais em casos estabelecidos (Figura 13.27 D). O preenchimento venoso é retardado. Nos casos tardios ou sutis, a AGF pode ter caráter diagnóstico.

> **DICA** A causa subjacente mais comum de oclusão de ramo venoso da retina é hipertensão sistêmica, que precisa ser efetivamente tratada para reduzir o risco de complicações cardiovasculares e cerebrovasculares tardias.

Tratamento

- **Hipertensão arterial sistêmica** e hiperlipidemia, se presentes, devem ser tratadas. Investigações mais aprofundadas são necessárias para determinar a causa subjacente em pacientes abaixo de 50 anos, naqueles com oclusão bilateral de ramo venoso da retina por ocasião da manifestação ou naqueles com histórico de oclusão recorrente de ramo venoso da retina

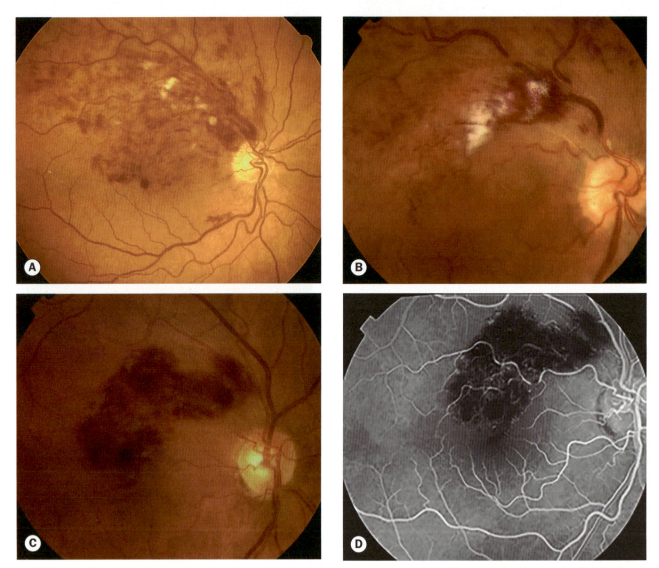

Figura 13.26 Oclusão nova de ramo venoso da retina. **A.** Oclusão de ramo venoso temporal superior com extensão macular. **B.** Ingurgitamento venoso temporal superior e manchas algodonosas. **C.** Hemorragia predominantemente macular. **D.** AGF mostrando hiperfluorescência. (*Cortesia de C Barry – Figura A.*)

- **Observação** sem intervenção normalmente é indicada se AV for de 6/9 ou melhor, ou ligeiramente pior, mas melhorando
- **Neovasos em outro local ou NVD** geralmente são considerados um indicador para a fotocoagulação setorial, embora alguns especialistas retenham o tratamento, salvo na presença de hemorragia vítrea, uma vez que a intervenção precoce não parece afetar o resultado visual. As marcas de intensidade leve a moderada, com 400 a 500 μm de diâmetro real, 0,05 segundo de duração e espaçamento equivalente a uma marca são aplicadas à área isquêmica (Figura 13.28 A). AGF pode ser utilizada para confirmar a presença de neovasos dúbios, se necessário, e demonstrar áreas isquêmicas que possam ser especificamente tratadas com *laser* (Figura 13.28 B). O *laser* pode ser combinado com 4 a 6 injeções intravítreas semanais de agentes anti-VEGF
- **NVI** constituem uma indicação para a fotocoagulação panretiniana setorial urgente. É provável que o glaucoma secundário seja menos agressivo do que OVCR. Para o tratamento detalhado do GNV, ver Capítulo 11

- **Agentes anti-VEGF** (Figura 13.28 C e D) têm sido amplamente adotados para o tratamento de edema macular secundário à oclusão de ramo venoso da retina. Todos os agentes disponíveis são eficazes em tais circunstâncias, mas são necessárias repetidas injeções. O estudo BRAVO mostra que o ranibizumabe é superior ao tratamento tradicional com *laser* em *grid* depois de 12 meses. Essa conclusão é confirmada pelo estudo VIBRANT, que revela que os ganhos de AV determinados após as injeções mensais de aflibercepte podem ser mantidos com o tratamento do tipo "quando necessário". O tratamento deve ter início tão logo o diagnóstico seja emitido. A combinação de injeções intravítreas com *laser* pode permitir uma redução na frequência das injeções, mas o regime ideal permanece indefinido
- **Implante intravítreo de dexametasona**, na presença de oclusão de ramo venoso da retina, confere uma melhora visual substancialmente superior à observação isolada. O tratamento pode ser repetido depois de 4 a 6 meses. Efeitos adversos incluem risco elevado de glaucoma e catarata. Como na terapia com agentes anti-VEGF, pode ser utilizado isoladamente ou em conjunto com *laser*

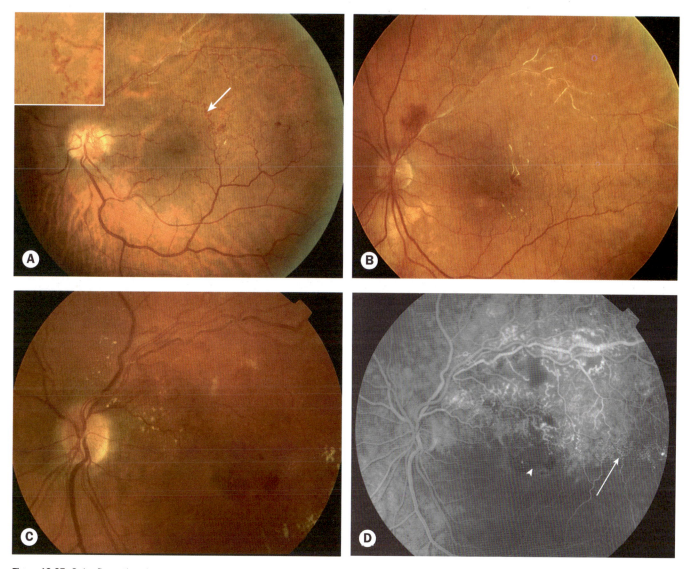

Figura 13.27 Oclusão antiga de ramo venoso da retina. **A.** Oclusão de ramo venoso temporal superior com derivações de vasos (seta). **B.** Oclusão temporal superior com esclerose venosa e edema macular crônico. **C.** Hemorragias absorvidas, exsudatos e vasos colaterais. **D.** AGF mostrando áreas de não perfusão (ponta de seta) e vasos colaterais (seta em **C**).

- **Aplicação de laser à mácula**: com o advento do tratamento intravítreo, o *laser* macular perdeu popularidade e deve ser considerado como uma modalidade adjuvante ou combinada. Se a AV permanecer em 6/12 ou pior depois de 3 a 6 meses em razão do edema macular associado a uma boa perfusão macular central na AGF, pode-se considerar o *laser* como uma opção: 20 a 100 marcas leves com 50 a 100 μm de diâmetro e duração de 0,01 a 0,05 segundo, concentradas em áreas de vazamento na AGF. Pulsos no extremo mais curto da faixa de duração parecem ocasionar menos danos à retina, enquanto exercem um efeito terapêutico mais ou menos comparável. O tratamento não deve invadir o equivalente a 0,5 de diâmetro de disco do centro da fóvea. Hemorragias e vasos sanguíneos da retina – especialmente os colaterais – não devem ser tratados
- **Laser sublimiar (micropulsos)** parece ser tão eficaz quanto a fotocoagulação convencional para edema macular, causando danos consideravelmente menores à retina. O início da ação é mais lento
- **Triancinolona intravítrea** em formulação sem conservantes é tão eficaz quanto *laser* em olhos com edema ocular, mas tem efeito menos sustentado e taxa de incidência relativamente alta de formação de catarata e elevação da PIO
- A **revisão** em casos que não requerem intervenção precoce normalmente deve ser feita após 3 meses, e depois em intervalos de 3 a 6 meses por até 2 anos, principalmente para detecção de neovascularização.

DICA OCT permite rápida análise quantitativa da mácula, e tornou-se importante na avaliação e no subsequente tratamento da OVR.

Prognóstico

- Oclusão de ramo venoso da retina tem um bom prognóstico visual, com 50 a 60% dos pacientes mantendo AV final melhor do que 6/15, mesmo sem tratamento

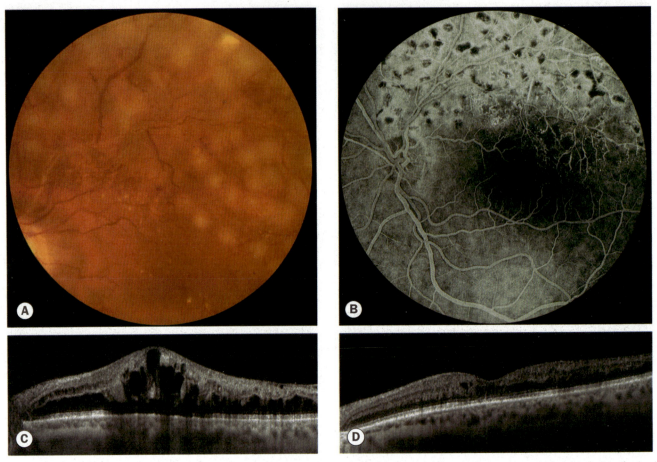

Figura 13.28 Tratamento de oclusão de ramo venoso da retina. **A.** Fotocoagulação setorial a *laser* para neovascularização. **B.** Aparência da angiofluoresceinografia (AGF) após fotocoagulação setorial a *laser*. Tomografia de coerência óptica (OCT) de edema macular cistoide antes (**C**) e 4 semanas depois da injeção intravítrea de bevacizumbe (**D**). (*Cortesia de C Barry – Figura A; S Chen – Figuras C e D.*)

- Constituem fatores de baixo prognóstico condições como edema macular crônico, oclusão de ramo venoso da retina e formação de neovasos, que resulta em hemorragia vítrea
- Cerca de um quarto ficam com uma AV de 6/60 ou pior
- O desenvolvimento de oclusão de ramo venoso da retina em um olho aumenta ligeiramente o risco de ocorrência de um evento semelhante no olho contralateral.

Oclusão iminente da veia central da retina

Oclusão iminente (parcial) da VCR acomete, em média, pacientes mais jovens do que aqueles que desenvolvem oclusão mais grave. O prognóstico normalmente é bom, mas uma parcela dos casos acaba por se deteriorar e transformar-se em OVCR isquêmica. A distinção entre OVCR "iminente" e OVCR não isquêmica leve (ver adiante) não é clara, e pode ser artificial. Sintomas podem estar ausentes e consistir apenas de embaçamento leve ou transitório da visão, que, caracteristicamente, piora durante a deambulação. Exame revela presença de leve dilatação e tortuosidade dos vasos da retina, com pequenas hemorragias difusas em configuração "ponto-borrão" (Figura 13.29), podendo haver edema macular leve. A autofluorescência do fundo de olho (AF) pode revelar aspecto perivenular de samambaia (ver adiante) e AV geralmente demonstra comprometimento da circulação retiniana. O tratamento é empírico e falta uma base de evidências estabelecida. Correção de quaisquer condições sistêmicas predisponentes, evitando-se a desidratação e a queda da PIO para melhorar a perfusão, já foi sugerida. Agentes antiplaquetários, outras medidas anticoagulantes e hemodiluição não constituem benefício comprovado, mas podem ser considerados em alguns casos.

Oclusão não isquêmica da veia central da retina

Diagnóstico

A oclusão não isquêmica da VCR, às vezes denominada "retinopatia de estase venosa" (termo usado também para descrever a síndrome ocular isquêmica – ver adiante) é mais comum do que a forma isquêmica. Cerca de um terço dos casos evoluem para oclusão isquêmica da VCR, geralmente em questão de meses.

- **Sintomas:** queda monocular súbita e indolor da visão
- **AV** prejudicada em grau variável, dependendo da gravidade. Os olhos com AV inicialmente boa tendem a apresentar bom prognóstico, e vice-versa. AV inicial situada na faixa intermediária (6/30 a 6/60) não é um preditor confiável de resultados. AV pior que 6/60 geralmente indica presença de isquemia substancial. Nos casos que não evoluem para isquemia, a visão retorna ao normal ou quase normal em cerca de 50% dos pacientes
- **Defeito pupilar aferente relativo (DPAR):** ausente ou leve

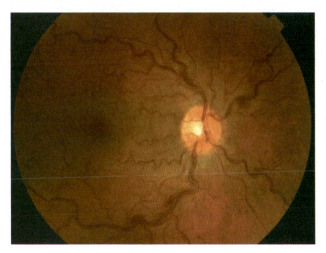

Figura 13.29 Oclusão iminente da veia central da retina.

- **Fundo de olho**: presença de sinais em todos os quadrantes
  ○ Tortuosidade e dilatação de todos os ramos da VCR com hemorragias em padrão "ponto-borrão" ou "chama de vela" de extensão leve a moderada. Presença de manchas algodonosas e edema do disco óptico e da mácula é comum, mas geralmente leve (Figura 13.30 A e B)
  ○ Branqueamento isquêmico difuso (ou perivenular) da retina (PIRW, na sigla em inglês) em padrão perivenular no polo posterior é um sinal precoce que acomete pacientes mais jovens com oclusão não isquêmica da VCR
  ○ A maioria dos sinais agudos se resolve em 6 a 12 meses (Figura 13.30 C). Achados posteriores são variáveis, dependendo da gravidade, mas podem incluir hemorragias difusas e persistentes da retina; tortuosidade venosa, embainhamento e esclerose; gliose epirretiniana; alterações pigmentares e atróficas da mácula; presença de vasos colaterais periféricos e no disco óptico
  ○ Edema macular crônico e atrofia secundária constituem as principais causas de baixa visão
  ○ Vasos colaterais do disco óptico são comuns após OVCR, e apresentam-se com uma pequena alça vascular na cabeça do nervo óptico. Esses vasos são conhecidos também como *shunts* optociliares ou colaterais retinocoroidais, os quais se acredita representarem uma circulação compensatória em resposta à perfusão nervosa prejudicada. É possível que seu desenvolvimento esteja associado a um risco de neovascularização significativamente menor. Esses vasos colaterais podem se formar em uma série de condições, além da OVCR, inclusive glaucoma crônico e compressão crônica do nervo óptico
- AF na oclusão venosa aguda da retina pode demonstrar hipoautofluorescência perivenular característica em padrão samambaia devido ao bloqueio do sinal de fundo pelo edema. Corresponde ao branqueamento isquêmico difuso da retina (ver anteriormente), mas a sua identificação é mais comum
- AGF mostra retardo no tempo de trânsito arteriovenoso, bloqueio por hemorragia, normalmente boa perfusão dos capilares da retina e algum vazamento tardio (Figura 13.30 D)
- OCT é útil para avaliação de EMC, que geralmente é leve na lesão não isquêmica.

DICA AV < 6/60 e defeito pupilar aferente relativo normalmente indicam presença de isquemia retiniana significativa e baixo prognóstico visual em pacientes com OVCR.

Oclusão isquêmica da veia central da retina

A oclusão isquêmica da VCR caracteriza-se por uma perfusão substancialmente reduzida da retina com fechamento capilar e hipoxia retiniana. Isquemia macular e GNV são as principais causas de morbidade visual.

Diagnóstico

- **Sintomas**: comprometimento visual monocular súbito, grave e indolor. Ocasionalmente, pode manifestar-se com dor, vermelhidão e fotofobia devido ao GNV, depois que uma redução anterior da visão passou despercebida ou foi ignorada
- **AV**: normalmente, a AV é de conta dedos ou pior. Em geral, o prognóstico visual é extremamente baixo em razão da isquemia macular
- Presença de **defeito pupilar aferente relativo**
- **NVI**: a rubeose iriana (Figura 13.31 A) desenvolve-se em cerca de 50% dos olhos, normalmente entre 2 e 4 meses ("glaucoma dos 100 dias") e há um alto risco de GNV. A margem pupilar deve ser examinada a cada revisão antes da midríase farmacológica
- **Gonioscopia**: pode ocorrer neovascularização do ângulo (Figura 13.31 B) na ausência de neovascularização na margem pupilar. Gonioscopia de rotina deve, portanto, ser realizada antes da dilatação da pupila
- **Fundo de olho**
  ○ Tortuosidade grave e ingurgitamento de todos os ramos da VCR. Existem hemorragias extensas e profundas em padrão "ponto borrão" e "chama de vela" envolvendo as regiões periférica e posterior da retina, e a presença de manchas algodonosas normalmente é proeminente (Figura 13.32 A). Em geral, há edema do disco óptico e hiperemia (Figura 13.32 B)
  ○ A maioria dos sinais agudos se resolve no intervalo de 9 a 12 meses. A mácula pode desenvolver alterações atróficas na retina e no epitélio pigmentado da retina (EPR), hiperplasia do EPR, membrana epirretiniana e EMC. Em casos raros, pode haver desenvolvimento de fibrose sub-retiniana semelhante àquela associada à degeneração macular exsudativa relacionada com a idade
  ○ Neovascularização retiniana ocorre em cerca de 5% dos olhos – muito menos comum do que com a ORVR, mas pode haver hemorragia vítrea grave, obscurecendo e impedindo a aplicação de *laser* à retina
  ○ Colaterais do disco óptico (*shunts* opticociliares – ver seção sobre oclusão não isquêmica da VCR) são comuns e podem proteger o olho contra a neovascularização dos segmentos anterior e posterior. Seu desenvolvimento provavelmente indica redução radical do risco dessa complicação (Figura 13.32 C)
- **AGF**: mostra acentuado atraso no tempo de trânsito arteriovenoso, bloqueio pelas hemorragias retinianas, extensas áreas de não perfusão dos capilares e impregnação das paredes dos vasos

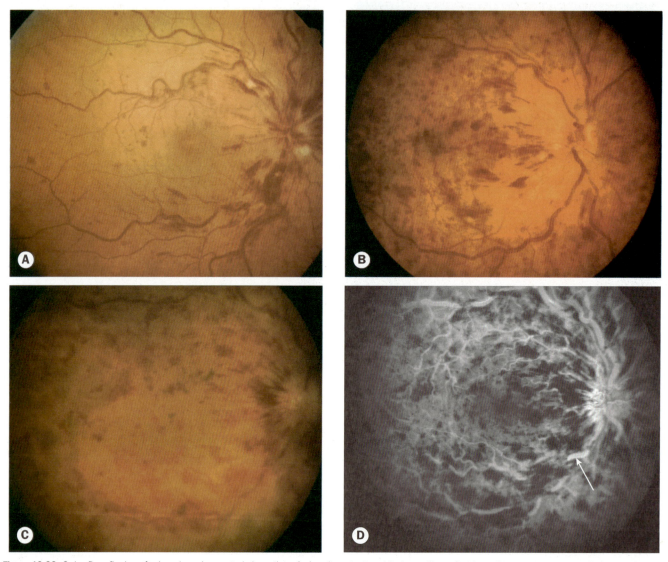

Figura 13.30 Oclusão não isquêmica da veia central da retina. **A.** Aguda – tortuosidade e dilatação de todos os ramos, com hemorragias em padrão "ponto-borrão" e "chama de vela". **B.** Hemorragias extensas em forma de chama de vela. **C.** Hemorragias reabsorvidas. **D.** Angiofluoresceinografia (de **C**) em fase tardia mostrando bloqueio por sangue e coloração das paredes dos vasos (seta), mas uma boa perfusão dos capilares.

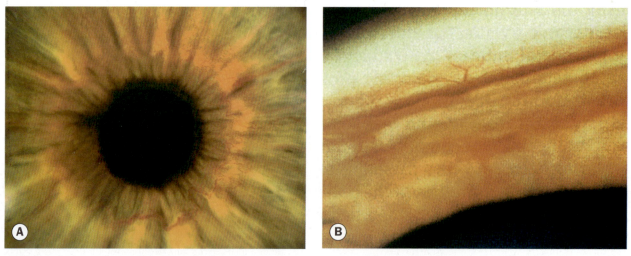

Figura 13.31 A. Rubeose da íris na borda pupilar. **B.** Neovascularização de um ângulo aberto. (Cortesia de E Michael van Buskirk, de Clinical Altas of Glaucoma, WB Saunders 1986 – Figura B.)

e vazamento (Figura 13.32 D). A presença de mais de 10 áreas do disco de não perfusão dos capilares da retina é associada a um risco substancialmente maior de neovascularização
- **OCT**: permite a quantificação do EMC
- **Eletrorretinograma (ERG)**: apresenta depressão, cuja extensão, às vezes, é utilizada para avaliar o risco neovascular.

Oclusão da veia hemirretiniana

A oclusão da veia hemirretiniana, considerada por alguns especialistas como uma variante da OVCR, pode ser isquêmica ou não isquêmica. É menos comum que ORVR ou OVCR, e envolve a oclusão do ramo superior ou inferior da VCR. Uma oclusão *hemisférica* bloqueia um importante ramo da VCR no disco óptico ou próximo a este. A oclusão *hemicentral*, menos comum, envolve um dos troncos de uma VCR com duplo tronco que persistiu na parte anterior da cabeça, no nervo óptico como uma variante congênita.

O prognóstico depende da gravidade da isquemia retiniana, mas o tratamento tem sido menos estudado do que ORVR e OVCR. Isquemia retiniana extensa subentende risco de GNV e deve ser tratada da mesma maneira que a oclusão isquêmica da VCR (ver adiante); do contrário, o tratamento, particularmente do edema macular, pode ser o mesmo que para ORVR.

Diagnóstico
- **Sintomas**: um defeito altitudinal de campo visual subitamente manifestado (Figura 13.33 A)
- A redução da **AV** varia, dependendo do local da oclusão
- **NVIs** são mais comuns do que na ORVR, mas menos do que na OVCR

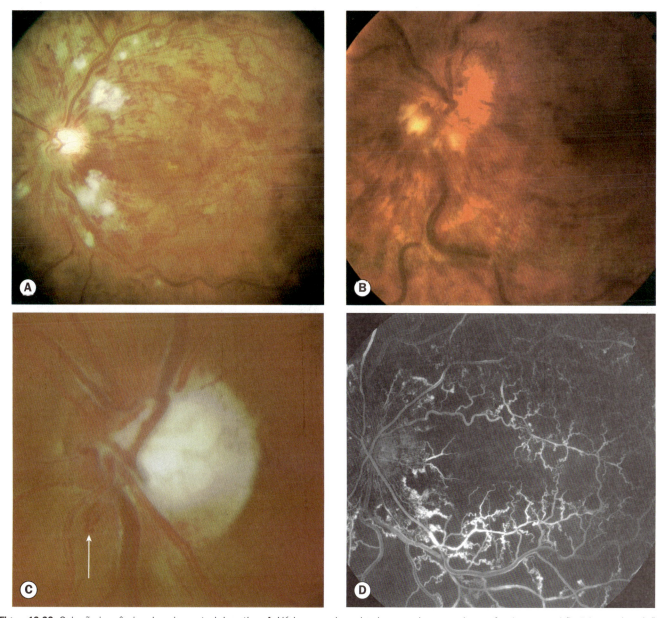

Figura 13.32 Oclusão isquêmica da veia central da retina. **A.** Várias manchas algodonosas, hemorragias profundas em padrão "chama de vela" e "ponto-borrão" na fase aguda. **B.** Distensão venosa com manchas algodonosas no disco óptico. **C.** Vasos desviados (*seta*). **D.** Angiofluoresceinografia mostrando extensa hipofluorescência resultante da não perfusão dos capilares.

- O **fundo de olho** mostra achados da ORVR envolvendo o hemisfério superior (Figura 13.33 B) ou inferior da retina (Figura 13.34 A). NVD podem ser mais comuns do que na OVCR ou na ORVR
- **AGF** mostra bloqueio por hemorragias, hiperfluorescência devido a vazamento, e não perfusão capilar variável (Figura 13.34 B).

Tratamento das complicações da oclusão da veia central da retina

O tratamento da oclusão não isquêmica da VCR geralmente é muito menos agressivo do que o da oclusão isquêmica da VCR, de modo que, na medida do possível, é importante distinguir as duas.
- A **avaliação sistêmica** descrita anteriormente é essencial, seguida pelo tratamento sistêmico adequado (descrito adiante)
- **Tratamento de edema macular**: geralmente indicado para AV pior do que 6/9 e/ou com espessamento macular central significativo (p. ex., > 250 μm) revelado na OCT, mas é improvável que ofereça qualquer benefício se for de 6/120 ou pior. Agentes intravítreos anti-VEGF ou implante de dexametasona constituem o padrão atual de tratamento

- Agentes intravítreos anti-VEGF: o estudo CRUISE conclui que injeções mensais de ranibizumabe por 6 meses têm mais probabilidade de melhorar AV do que o placebo. O estudo COPERNICUS fornece resultados semelhantes utilizando o aflibercepte intravítreo, mesmo quando se adota um protocolo do tipo "como necessário". O bevacizumabe também é eficaz nessas circunstâncias e é, portanto, mais empregado na prática clínica
- Implante intravítreo de dexametasona: o ensaio GENEVA de um implante intravítreo biodegradável de liberação sustentada (Ozurdex®) mostra que se pode esperar uma melhora visual e anatômica (Figura 13.35 A a D) nos primeiros 2 meses após um único implante e, apesar do declínio ao nível basal em até 6 meses, o tratamento pode, então, ser repetido. Assim como com a triancinolona, há uma taxa ligeiramente mais alta de incidência de elevação da PIO e catarata. A administração dentro de 90 dias do início do EMC provavelmente está associada a um melhor resultado. O tratamento pode ser repetido depois de 4 a 6 meses. O estudo COMRADE conclui que olhos tratados com ranibizumabe

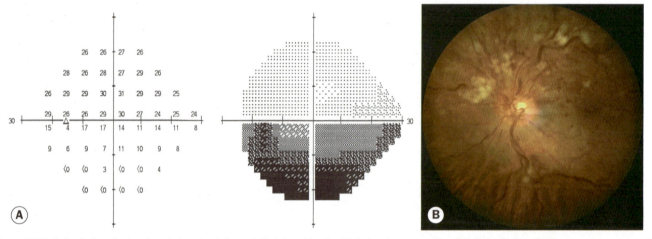

Figura 13.33 Oclusão isquêmica da veia hemirretiniana. **A.** Defeito altitudinal inferior do campo visual. **B.** Oclusão isquêmica superior mostrando manchas algodonosas.

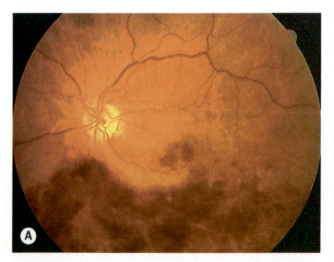
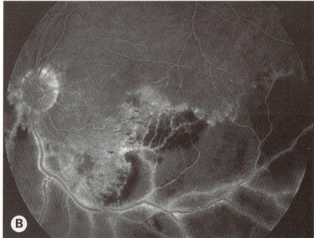

Figura 13.34 A. Oclusão da veia hemirretiniana inferior. **B.** Fase tardia da AGF mostrando extensa hipofluorescência resultante da não perfusão dos capilares, com hiperfluorescência perivascular leve. (*Cortesia de C Barry*.)

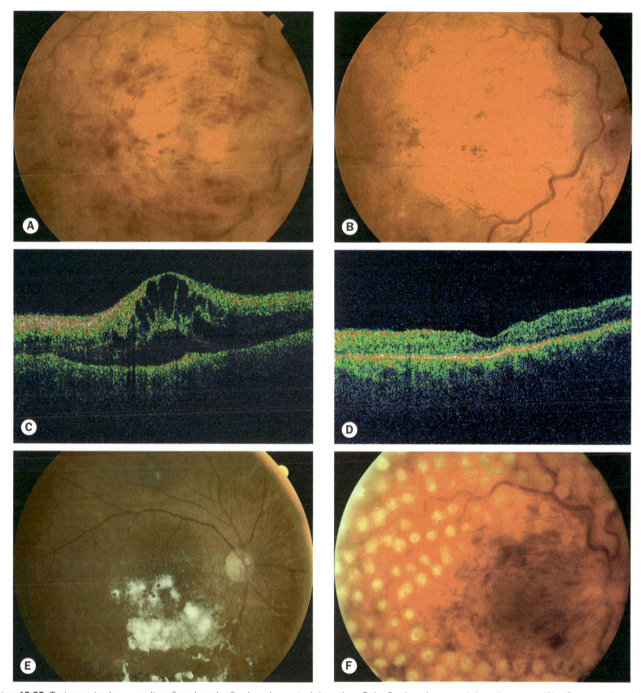

Figura 13.35 Tratamento das complicações da oclusão da veia central da retina. Oclusão da veia central da retina antes (**A**) e 6 meses depois do implante intravítreo de dexametasona (**B**). **C** e **D**. Correspondente às imagens maculares da Tomografia de coerência óptica (OCT). **E**. Triancinolona após a administração intravítrea. **F**. Fotocoagulação panretiniana. (*Cortesia de S Chen – Figuras A-E.*)

apresentam AV significativamente melhor do que aqueles tratados com dexametasona intravítrea (0,7 mg) depois de 6 meses
- Triancinolona intravítrea (ver Figura 13.35 E): o estudo SCORE mostra uma melhor de 3 ou mais linhas da visão depois de 1 ano em mais de 25% dos pacientes (contra 7% dos sujeitos do grupo de controle) tratados com 2 injeções de triancinolona de 1 mg, em média, utilizando-se uma formulação sem conservantes desenvolvida para uso intraocular. A taxa de incidência de elevação da PIO e catarata é ligeiramente mais alta do que com a observação. Fatores de risco para uma elevação de > 10 mmHg da PIO incluem: dose mais alta (4 mg contra 1 mg), idade mais baixa e PIO basal mais alta
- Fotocoagulação a *laser*: embora o edema macular melhore em termos anatômicos, o *laser* não é benéfico para o resultado visual, exceto em alguns pacientes mais jovens
- Os tratamentos investigacionais incluem anastomose coriorretiniana, vitrectomia com neurotomia óptica radial e infusão local da VCR com ativador de plasminogênio tecidual recombinante (rtPA)

- **Tratamento e neovascularização**
  - PFC deve ser prontamente realizada em olhos com NVI ou neovascularização do ângulo. Isso envolve inicialmente a aplicação de 1.500 a 2.000 marcas com 0,5 a 0,1 segundo de duração, espaçadas o equivalente a uma marca e com energia suficiente para produzir uma reação moderada, evitando-se áreas de hemorragia (ver Figura 13.35 F). O tratamento pode ser fracionado e, em geral, são necessárias outras sessões de fotocoagulação. Alguns especialistas oferecem a fotocoagulação profilática a pacientes com oclusão isquêmica da VCR para reduzir o risco de formação de NVI, mas as evidências publicadas não respaldam essa prática
  - Injeções intravítreas adjuvantes de agentes anti-VEGF geralmente são administradas a cada 6 semanas até que o olho se estabilize, levando a uma resolução mais rápida da neovascularização do que em pacientes submetidos apenas à fotocoagulação panretiniana. Além disso, essa abordagem tem a vantagem de reduzir o edema macular
  - Ainda assim, o paciente pode desenvolver GNV, mas o risco é reduzido. O início do GNV pode ser retardado em até 18 meses, de modo que o paciente precisa ser acompanhado em intervalos trimestrais por, pelo menos, 2 a 3 anos
  - O Capítulo 11 trata da conduta em relação ao GNV
  - A hemorragia vítrea pode responder aos agentes intravítreos anti-VEGF, mas o tratamento definitivo se faz com vitrectomia e *endolaser*
- **Revisão**
  - Oclusão isquêmica da VCR: quando possível, pacientes com oclusão isquêmica da VCR devem passar por revisões mensais por 6 meses. Com frequência, o monitoramento subsequente se faz por um período de 2 a 3 anos para a detecção de isquemia significativa, edema macular e NVI. Desenvolvimento de colaterais no disco óptico reduz o risco de neovascularização
  - Oclusão não isquêmica da VCR: em uma oclusão claramente não isquêmica, o acompanhamento inicial deve ser feito depois de 3 meses. A estruturação para a análise dos resultados dos testes deve estar pronta. O paciente deve ser instruído a fazer contato em caso de deterioração da visão, que pode ser indício de desenvolvimento de isquemia significativa. Dor ou vermelhidão, que podem indicar presença de GNV e, ocasionalmente, de inflamação sem rubeose, também devem ser relatadas. A revisão subsequente vai depender do quadro clínico e da resposta ao tratamento, e o paciente normalmente é dispensado do acompanhamento depois de 18 a 24 meses.

Tratamento sistêmico na oclusão da veia da retina

- **Controle dos fatores de risco sistêmicos**: embora não haja evidências conclusivas de que a mortalidade por condições vasculares seja mais alta em pacientes com OVR, fatores de risco cardiovascular geralmente são identificados após a OVR e devem ser tratados. O tabagismo precisa ser ativamente desestimulado
- **Terapia antiplaquetária**: o papel do ácido acetilsalicílico ou dos agentes antiplaquetários na redução do risco de agravamento da oclusão venosa não é claro. Esses medicamentos normalmente não são prescritos, a não ser no caso de indicação sistêmica clara

- **Terapia de reposição hormonal (TRH)**: o risco da TRH permanece indefinido. A maioria dos especialistas evitaria dar prosseguimento ou iniciar a TRH à base de estrogênio após a ocorrência de OVR. Recomenda-se buscar orientação especializada. Presença de outros fatores de risco de trombofilia é associada a risco substancialmente maior de trombose venosa sistêmica combinada à TRH
- **Pílula anticoncepcional**: deve ser suspensa após OVR
- **Outros**: diversas modalidades de tratamento sistêmico (p. ex., hemodiluição isovolêmica, plasmaférese, infusão de rtPA) foram empregadas na tentativa de melhorar os resultados visuais na presença de OVR, mas faltam evidências claras de benefício. Deve-se evitar a desidratação.

Papiloflebite

A papiloflebite é uma condição incomum e mal definida normalmente em indivíduos com menos de 50 anos que possam apresentar maior prevalência de hipertensão e diabetes. Alguns ou todos os casos podem simplesmente ser uma variante da OVCR que acometem pessoas mais jovens, embora se especule que edema do disco óptico ou inflamação da VCR seja o evento desencadeador em pelo menos alguns casos. É provável que haja alguma sobreposição diagnóstica com a papilopatia diabética. Papiloflebite normalmente causa apenas uma redução de leve a moderada da visão sem defeito pupilar aferente relativo e, em geral, tem um bom prognóstico. Edema do disco óptico é o achado dominante, e hemorragias retinianas e outros sinais, como manchas algodonosas, são predominantemente peripapilares e limitadas ao polo posterior (Figura 13.36). Há uma possível presença de EMC e existem relatos de neovascularização do segmento posterior ou anterior combinada à não perfusão dos capilares observada na AGF. Pode ser uma condição bilateral, quando se deve descartar a possibilidade de pressão intracraniana elevada. A investigação deve ser a mesma utilizada no caso de OVCR em paciente jovem. A distinção entre a papiloflebite e a papilopatia diabética é difícil. Existem relatos de tratamento com agentes intravítreos anti-VEGF ou esteroides.

DOENÇA ARTERIAL OCLUSIVA DA RETINA

Etiologia

A camada externa da retina é suprida pelas artérias ciliares por meio da camada coriocapilar, e a camada interna, pela artéria central da retina (ACR). A artéria oftálmica dá origem tanto à ACR – seu primeiro ramo – quanto às artérias ciliares, que também suprem o segmento anterior por meio dos músculos retos. Acredita-se que embolia e trombose relacionadas com a aterosclerose sejam responsáveis pela maioria dos casos de oclusão arterial da retina, mas a proporção de casos decorrentes de cada uma dessas condições é desconhecida. Condições como inflamação no interior e em torno da parede do vaso (p. ex., arterite de células gigantes – ACG; lúpus eritematoso sistêmico; granulomatose com poliangiite; piliarterite nodosa), vasospasmo (p. ex., enxaqueca) e hipotensão sistêmica contribuem em uma minoria dos casos. A origem dos êmbolos geralmente é uma placa carotídea ateromatosa e, como a artéria oftálmica, é o primeiro ramo da artéria carótida interna, o material embólico tem uma via de acesso fácil ao olho. Os êmbolos podem ser placas refráteis branco-amareladas de colesterol (Hollenhorst; Figura 13.37 A), agregados cinzentos e alongados

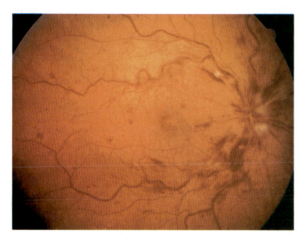

Figura 13.36 Papiloflebite.

de fibrina rica em plaquetas (Figura 13.37 B e C), partículas calcificas brancas não cintilantes (Figura 13.37 D) e, raramente, vegetação de endocardite bacteriana, material cardíaco mixomatoso, gordura e outros. Outras causas cardíacas incluem arritmia e prolapso da válvula mitral. Distúrbios trombofílicos possivelmente associados à oclusão arterial da retina (um terço dos pacientes jovens) incluem hiper-homocisteinemia, síndrome dos anticorpos antifosfolipídicos e defeitos herdados de diversos anticoagulantes naturais. As hemoglobinopatias falciformes e a síndrome de Susac (vasculopatia retinococleocerebral), uma microangiopatia caracterizada pela tríade da oclusão arterial da retina, da surdez neurossensorial e da encefalopatia, são outras associações raras.

Avaliação sistêmica

Após diagnóstico e avaliação inicial por oftalmologistas, muitos elementos da avaliação podem ser conduzidos por uma equipe especializada em acidente vascular cerebral (AVC). A avaliação cardiovascular especializada urgente está rapidamente se tornando o padrão de assistência após um evento arterial retiniano, incluindo amaurose fugaz. O risco de AVC é relativamente alto nos primeiros dias após um ataque isquêmico transitório (AIT) e acomete 25% dos pacientes depois de 3 anos. A detecção da fibrilação atrial é de particular importância, uma vez que a internação hospitalar para anticoagulação pode ser indicada.

DICA Avaliação cardiovascular especializada urgente é necessária para o paciente com oclusão arterial da retina, a fim de reduzir o risco de ocorrência de AVC ou de evento semelhante no olho contralateral.

Todos os pacientes

Muitos ou a maioria dos pacientes já estarão cientes dos fatores de risco e/ou da doença vascular.
- Deve-se indagar sobre **tabagismo**
- **Sintomas de ACG** (1 a 2% de oclusão da artéria central da retina – OACR), como cefaleia, claudicação mandibular, sensibilidade no couro cabeludo, dor membros-cintura, perda de peso e polimialgia reumática (ver Capítulo 19). ACG é extremamente improvável em indivíduos com menos de 55 a 60 anos. A condição constitui emergência oftalmológica

- O **pulso** deve ser palpado para detecção de arritmia, particularmente fibrilação atrial
- **Pressão arterial** para verificação de hipertensão sistêmica
- **Ausculta cardíaca** para verificação de murmúrio
- **Ausculta da carótida** é de valor limitado, uma vez que a ausência de ruído não exclui a possibilidade de estenose significativa
- **ECG** para detecção de arritmia e outras doenças cardíacas
- **Velocidade de hemossedimentação ou viscosidade plasmática e proteína C reativa** para identificar possível ACG
- **Outros exames de sangue** incluem hemograma completo (as plaquetas podem elevar-se na ACG), glicose, lipídios, ureia e eletrólitos – os últimos excluem a possibilidade de alterações como desidratação, por exemplo
- **Ultrassom das carótidas** é um exame não invasivo que envolve combinação de ultrassonografia de alta resolução em tempo real com análise de fluxo por Doppler. Na presença de estenose significativa, pode-se cogitar tratamento cirúrgico.

Pacientes específicos

Os seguintes testes adicionais podem ser considerados especificamente para alguns pacientes, especialmente se mais jovens e sem fatores de risco cardiovascular conhecidos, ou na presença de um quadro clínico atípico (Figura 13.38 A e B).
- **Outros tipos de imageamento das carótidas** (ver Capítulo 19)
- **Ressonância magnética (RM) e tomografia computadorizada (TC) do crânio**: indicadas para descartar possibilidade de patologia intracraniana ou orbitária
- **Ecocardiografia**: em geral, é realizada em pacientes jovens ou se houver indicação específica, como histórico de febre reumática, doença valvular cardíaca conhecida ou uso de medicamentos intravenosos
- **Radiografia do tórax**: sarcoidose, tuberculose, hipertrofia do ventrículo esquerdo na hipertensão
- **ECG de 24 horas**: para excluir possibilidade de arritmia intermitente
- **Exames de sangue adicionais**
  - Nível de homocisteína no plasma em jejum para exclusão de hiper-homocisteinemia
  - "Rastreamento de trombofilia": por convenção, refere-se a trombofilias hereditárias, predominantemente implicadas nas tromboses venosas, e não arteriais
  - Eletroforese de proteínas plasmáticas para a detecção de disproteinemias, como mieloma múltiplo
  - Testes da função tireoidiana, especialmente na presença de fibrilação atrial. Pode estar associada à dislipidemia
  - Autoanticorpos: fator reumatoide, anticorpos anticardiolipina, anticorpos antinucleares, anticorpos antifita dupla de DNA, principalmente à procura de vasculite em pacientes mais jovens
  - Sorologia para sífilis
  - Culturas sanguíneas.

Amaurose fugaz

Amaurose fugaz caracteriza-se pela perda monocular transitória e indolor da visão, geralmente descrita como uma cortina que desce e cobre o olho. O Amaurosis Fugax Study Group divide as causas em

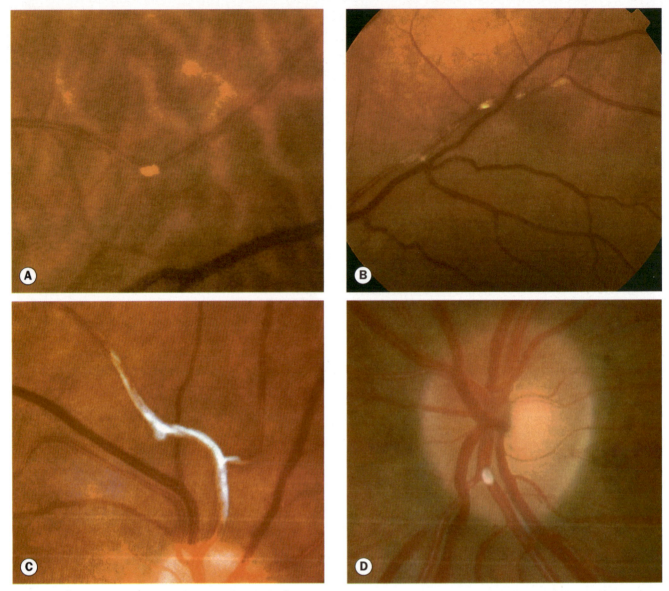

Figura 13.37 Êmbolos retinianos. **A.** Placa de Hollenhorst. **B.** Êmbolos de fibrina rica em plaquetas. **C.** Grande êmbolo de fibrina rica em plaquetas estendendo-se a partir do disco óptico. **D.** Êmbolo calcificado no disco óptico. (*Cortesia de L Merin – Figura A; S Chen – Figura B; C Barry – Figura D.*)

cinco categorias (embólica, hemodinâmica, ocular, neurológica e idiopática), mas, na prática clínica, é normalmente utilizado para se referir à perda visual transitória de origem embólica. É comum os pacientes não saberem se a perda visual unilateral transitória afeta um olho ou o hemicampo ipsilateral de ambos os olhos (o segundo caso indica isquemia cerebral, e não isquemia mais anterior). A perda visual embólica, que pode ser completa, normalmente dura alguns minutos. A recuperação geralmente ocorre no mesmo padrão que a perda, embora normalmente de maneira mais gradual. A frequência das crises pode variar de várias vezes ao dia a uma vez de meses em meses. As crises podem ocasionalmente vir acompanhadas por um ataque isquêmico transitório (AIT) cerebral ipsilateral, com achados neurológicos contralaterais. A investigação e o tratamento sistêmico da amaurose fugaz em padrão embólico são os mesmos que os da oclusão arterial da retina e devem ser realizados com urgência em razão do alto risco de AVE.

Oclusão de ramo arterial da retina

- **Sintomas:** perda súbita, profunda e indolor, altitudinal ou setorial, do campo visual. A oclusão de ramo arterial da retina pode eventualmente passar despercebida, especialmente se a visão central for preservada
- **AV:** é variável. Em pacientes em que a visão central seja gravemente comprometida, o prognóstico em geral é desfavorável, a menos que a obstrução ceda em algumas horas (ver adiante)
- **Defeito pupilar aferente relativo:** presente com frequência
- **Fundo de olho:** os sinais podem ser sutis (Figura 13.39 A e C)
  - Atenuação de artérias e veias com aglutinação intravascular e segmentação da coluna sanguínea (aspecto de "caminhão boiadeiro"/"vagão fechado")
  - Retina edematosa turva e esbranquiçada (aspecto de vidro fosco) correspondente à área isquêmica

Capítulo 13 • Doenças Vasculares Retinianas 509

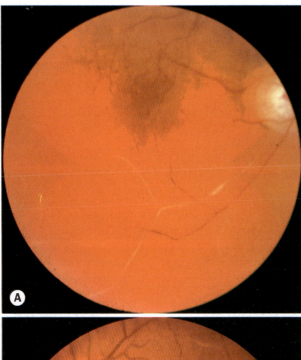
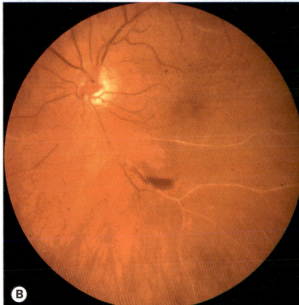

Figura 13.38 Múltiplas oclusões bilaterais de ramo arterial da retina na presença de poliarterite nodosa.

Oclusão da artéria central da retina

- **Sintomas**: perda súbita e profunda da visão; indolor, salvo na presença de ACG
- **AV**: gravemente reduzida, a menos que uma artéria que supra área macular crítica preserve a visão central (ver adiante). A ausência de percepção da luz normalmente indica presença de ACG ou oclusão da artéria oftálmica. O prognóstico é desfavorável em todos os casos, a menos que a recuperação ocorra nas primeiras horas
- **Defeito pupilar aferente relativo**: é profundo e, às vezes, total (pupilar amaurótica)
- **Fundo de olho**: mostra alterações semelhantes à oclusão de ramo arterial da retina, mas com envolvimento de todos os quadrantes da retina
    - O reflexo laranja da coroide intacta sobressai na fovéola fina, contrastando com a pálida retina circundante, criando uma aparência de mácula em cereja (Figura 13.40 A)
    - A região peripapilar da retina pode parecer especialmente edemaciada e opaca
    - Pequena hemorragia ocasional não é incomum
    - Os êmbolos são visíveis em 20% dos casos, quando se pode cogitar embólise por *laser* Nd:YAG (ver adiante)
    - Em olhos com artéria ciliorretiniana, parte da mácula permanecerá da cor normal (Figura 13.40 B e C)
    - Os sinais retinianos, às vezes, são sutis. Um edema de retina pode levar várias horas para se desenvolver
    - No intervalo de alguns dias a semanas, a turvação da retina e a "mancha vermelho-cereja" desaparece gradativamente, embora as artérias permaneçam atenuadas. Sinais tardios incluem atrofia óptica, embainhamento venoso, atrofia irregular da retina interna e alterações no epitélio pigmentar da retina
    - Cerca de 2% dos olhos com OACR desenvolvem neovascularização da retina ou do disco óptico
    - Possível ocorrência de rubeose iriana em cerca de 1 em cada 5 olhos, normalmente mais cedo do que a OVCR (4 a 5 semanas comparadas a 3 meses, embora, às vezes, mais tarde) e, com uma baixa visão, pode indicar oclusão da artéria oftálmica
- **OCT**: pode demonstrar uma placa embólica altamente refletiva na cabeça superficial do nervo óptico
- **AGF**: mostra um retardo variável no enchimento arterial e bloqueio da fluorescência coroidal de fundo pelo edema da retina. Uma artéria ciliorretiniana patente se encherá durante a fase inicial (Figura 13.40 D)
- **Eletrorretinografia**: pode ser útil para que se estabeleça o diagnóstico em caso de dúvida, especialmente para fins de distinção de doença do nervo óptico, geralmente quando os sinais são sutis. Presença de uma onda b reduzida
- **Revisão**: o paciente deve consultar-se com um oftalmologista depois de 3 a 4 semanas e, no mínimo, 2 vezes posteriormente em intervalos mensais, para a detecção de neovascularização incipiente, em especial do segmento anterior. Então, deve-se realizar PFC como para no caso de oclusão isquêmica da VCR, podendo-se considerar a injeção intravítrea de um inibidor do VEGF. O tratamento sistêmico adequado é fundamental.

- É possível observar um ou mais êmbolos oclusores, especialmente nos pontos de bifurcação
- É provável que a artéria afetada permaneça atenuada. Ocasionalmente, a recanalização pode eliminar a presença de sinais oftalmoscópicos
- **Exame de campo visual**: confirma o defeito, que raramente tem recuperação
- **AGF**: mostra retardo no enchimento arterial e uma hipofluorescência do segmento envolvido devido ao bloqueio da fluorescência de fundo pelo edema da retina (Figura 13.39 B e D)
- **Revisão**: é necessária depois de 3 meses para rever a aparência do fundo de olho, dos campos visuais, fornecer orientação sobre o prognóstico e confirmar que o tratamento sistêmico foi realizado de maneira adequada.

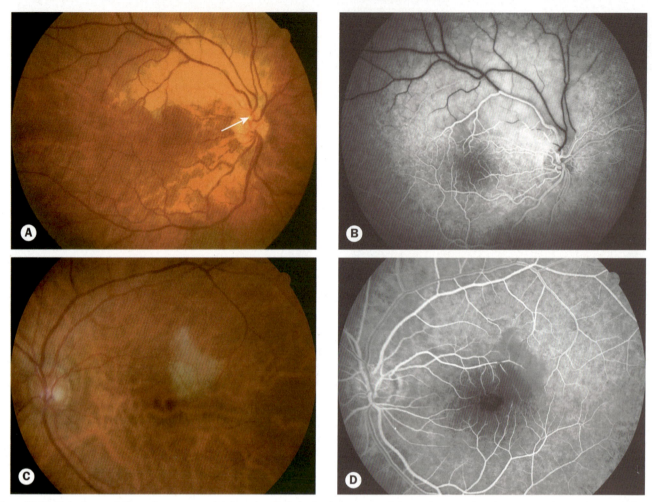

Figura 13.39 Oclusões embólicas de ramo arterial da retina. **A.** Oclusão do ramo arterial superior da retina devido a um êmbolo no disco óptico (*seta*). **B.** AGF mostrando ausência de enchimento arterial da artéria envolvida e hipofluorescência do segmento implicado devido ao bloqueio da fluorescência de fundo pelo edema da retina. **C.** Pequena oclusão de ramo arterial macular. **D.** AGF (de **C**) mostrando hipofluorescência. (*Cortesia de C Barry – Figuras A e B; S Chen – Figuras C e D.*)

Oclusão da artéria ciliorretiniana

A artéria ciliorretiniana está presente em cerca de um terço dos olhos, fornecendo à mácula central uma segunda fonte de suprimento arterial derivada da circulação ciliar posterior. Sua principal importância está no fato de que, quando presente, essa artéria pode facilitar a preservação da visão central após OACR, desde que a fóvea seja suprida.

- **Isolada**: é rara (Figura 13.41 A e B). Pode acometer pacientes jovens se associada à vasculite sistêmica
- **Combinada à OVCR**: não é incomum (Figura 13.41 C), mas a oclusão é transitória e o prognóstico é melhor do que na oclusão isolada da artéria ciliorretiniana
- **Combinada à neuropatia óptica isquêmica anterior** (Figura 13.41 D), normalmente afeta pacientes com ACG e apresenta um prognóstico muito baixo.

Tratamento de oclusão arterial aguda da retina

A oclusão arterial da retina é uma emergência porque causa perda irreversível da visão, a menos que a circulação da retina possa se restabelecer antes do desenvolvimento de infarto da retina. Teoricamente, o deslocamento oportuno do trombo ou dos êmbolos pode melhorar a perda visual subsequente. Em estudos realizados com primatas, a recuperação parcial se mostrou possível se a isquemia se reverter em 4 horas. Não se sabe o intervalo de tempo em que a lesão retiniana irreversível sem recuperação da visão ocorre em seres humanos, mas em estudos que determinaram o efeito do ativador do plasminogênio tecidual sobre a trombólise, já se postulou que seja em cerca de 6 horas. Infelizmente, o tratamento normalmente não é efetivo. Em dois terços dos pacientes, a AV final é pior que 6/120 e somente um quinto fica com AV de 6/12 ou melhor. As diversas opções terapêuticas devem ser discutidas antes de serem utilizadas, inclusive a falta de evidências de um benefício claro e os riscos correlatos. Pode-se tentar as seguintes opções em pacientes com oclusão manifestada com menos de 24 horas de duração, embora as evidências de benefício sejam limitadas:

- **Massagem ocular**: realizada com o auxílio de lente de contato de três espelhos (permite a visualização direta da artéria). O objetivo, nesse caso, é provocar o colapso mecânico do lúmen arterial e causar alterações imediatas no fluxo arterial, melhorando a perfusão e possivelmente deslocando um êmbolo ou um trombo. Um dos

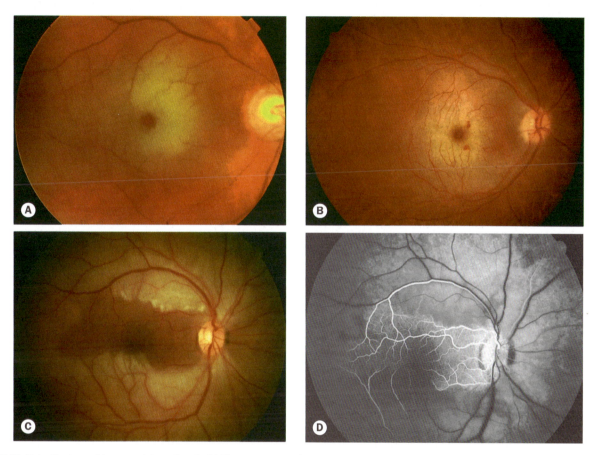

Figura 13.40 Oclusão da artéria central da retina. **A.** OACR aguda com mácula em cereja. **B.** OACR recente com mácula em cereja e pequena área de retina normal adjacente ao disco óptico. **C.** OACR com uma artéria ciliorretiniana patente. **D.** AGF mostrando bloqueio da fluorescência de fundo pelo edema da retina, mas perfusão normal de um setor da retina no olho (em **C**). (*Cortesia de L Merin – Figuras C e D.*)

métodos descritos consiste na aplicação de uma pressão positiva por 10 a 15 segundos, em seguida liberada, continuando-se por 3 a 5 minutos. O paciente pode dar continuidade ao procedimento com a execução de automassagem com a pálpebra fechada

- **Paracentese da câmara anterior**: com auxílio de uma agulha calibre 27 para retirar 0,1 a 0,2 ml de humor aquoso, é um método controverso, mas defendido por alguns especialistas. Instila-se iodopovidona a 5% e antibiótico tópico alguns minutos antes do procedimento, com uma curta sequência de antibióticos depois. Talvez seja prudente evitar-se a massagem ocular após a paracentese
- **Apraclonidina tópica a 1%, timolol a 0,5% e acetazolamida intravenosa de 500 mg**: para obter redução mais sustentada da PIO
- **Dinitrato de isossorbida sublingual**: para induzir a vasodilatação
- **Respirar** dentro de um saco de papel para elevar o nível de dióxido de carbono no sangue e a acidose respiratória é um método defendido por promover a vasodilatação
- **Inalar alta mistura de oxigênio (95%) e dióxido de carbono (5%)**: o "carbogênio" é defendido para um possível duplo efeito de retardo da isquemia e vasodilatação
- **Agentes hiperosmóticos**: manitol e glicerol têm sido utilizados pelo efeito possivelmente mais rápido para a redução da PIO, bem como para volume intravascular aumentado
- **Embólise/embolectomia transluminal com laser Nd:YAG**: método defendido no tratamento da oclusão de ramo arterial da retina ou de OACR em que seja visível um êmbolo oclusor. Embora a experiência com essa técnica seja limitada, os relatos são de resultados visuais finais surpreendentemente bons. Um número variável de disparos de 0,5 a 1 mJ ou mais (no máximo, 2,4 mJ) é aplicado diretamente ao êmbolo com o uso de lente de contato de fundo de olho. Diz-se que a embolectomia ocorre se o êmbolo for ejetado no vítreo através de um furo na arteríola. A principal complicação é a hemorragia sub-retiniana e vítrea em cerca da metade dos casos, uma ocorrência que pode ser reduzida com a aplicação de pressão sobre o globo ocular
- **Trombólise**: extrapolando-se a partir do tratamento bem-sucedido de AVC e infarto do miocárdio, diversas estratégias já foram utilizadas para o fornecimento de agentes trombolíticos à artéria oftálmica, entre as quais a infusão arterial local (carótida interna e oftálmica) e intravenosa local. É difícil extrair conclusões dos estudos publicados. Entretanto, um grande ensaio multicentro sobre a trombólise intraocular local com ativador de rtPA não demonstrou nenhum benefício sobre o tratamento conservador que incluía a hemodiluição isovolêmica. Esse achado pode refletir a rapidez da disfunção retiniana que ocorre secundariamente à isquemia e, talvez, a resistência à dissolução da obstrução embólica em comparação com a obstrução trombótica.

DICA Para reduzir o risco de AVC e cardiopatia isquêmica, os fatores sistêmicos responsáveis pela OACR precisam ser determinados e tratados.

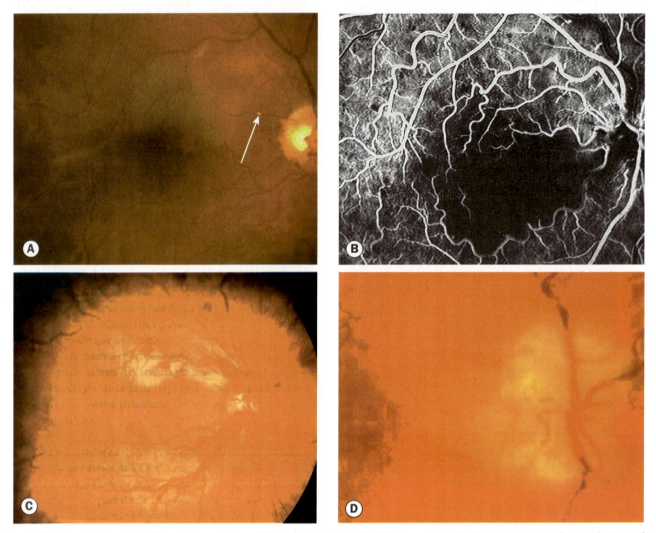

Figura 13.41 Oclusão da artéria ciliorretiniana. **A.** Secundária a êmbolo (*seta*). **B.** AGF de outro paciente mostrando hipofluorescência na área afetada devido ao enchimento reduzido e bloqueio pelo edema da retina. **C.** Combinada com oclusão da veia central da retina. **D.** Combinada à neuropatia óptica isquêmica anterior. (*Cortesia de P Scanlon – Figura A; A Milweski – Figura B.*)

Tratamento sistêmico após oclusão arterial da retina

O risco de AVC é relativamente alto nos primeiros dias após a oclusão arterial da retina ou da amaurose fugaz. Nesse caso, é aconselhável o encaminhamento urgente a uma clínica especializada. Quase 95% dos pacientes precisarão subsequentemente mudar a medicação sistêmica, e 25% necessitarão de intervenção cirúrgica urgente.
- **Fatores gerais de risco**: como visto anteriormente, esses fatores devem ser tratados, e o tabagismo, abandonado. O encaminhamento urgente a um especialista é imperativo no caso de arritmia cardíaca significativa
- **Terapia antiplaquetária**: é iniciada desde que não haja contraindicações. Uma dose de ataque imediata de 600 mg pode ser administrada. Agentes alternativos/adicionais incluem dispiridamol e clopidogrel. Caso seja considerada a hipótese de fibrinólise (ver anteriormente), a questão deve ser levada a um médico antes de se iniciar o tratamento antiplaquetário
- **Anticoagulação oral** (p. ex., varfarina): prescrita para alguns pacientes, especialmente aqueles com fibrilação atrial
- **Endarterectomia carotídea**: indicada para pacientes com estenose sintomática acima de 70%.

Êmbolo retiniano assintomático

Não é incomum identificar-se um êmbolo da retina no exame de rotina de um paciente mais velho assintomático. Isso indica um risco substancialmente mais elevado de AVE e cardiopatia isquêmica, e o tratamento deve consistir na avaliação e no tratamento dos fatores de risco descritos anteriormente. Convém considerar precocemente a cirurgia da carótida.

SÍNDROME OCULAR ISQUÊMICA

Introdução

A síndrome ocular isquêmica (SOI) é resultante de hipoperfusão ocular crônica secundária à estenose aterosclerótica ipsilateral da carótida. Normalmente, afeta pacientes mais velhos e pode estar associada a diabetes, hipertensão e doença cardiovascular e cerebrovascular.

A razão homem:mulher é de aproximadamente 2:1. A taxa de mortalidade em 5 anos é cerca de 40%, geralmente em decorrência de cardiopatia. Junto com a oclusão não isquêmica da VCR, a SOI é ocasionalmente denominada "retinopatia de estase venosa", mas talvez seja prudente evitar esse termo.

Diagnóstico

SOI é unilateral em 80% dos pacientes. Os sinais são variáveis e podem ser sutis, de tal modo que a condição pode passar despercebida ou ser objeto de diagnóstico errôneo.

- **Sintomas**: perda gradual da visão ao longo de semanas ou meses, embora, às vezes, a perda possa ser súbita ou intermitente (amaurose fugaz). Possível presença de dor ocular e periocular (40% dos casos). O paciente pode notar imagens tardias persistentemente incomuns, ou piora da visão com a exposição súbita à luz intensa ("amaurose fugaz de exposição à luz intensa"), com adaptação lenta. O prognóstico para a visão geralmente é muito baixo, embora os pacientes com melhor acuidade por ocasião da manifestação possam reter essa condição. Cerca de 25% apresentarão deterioração para nível de percepção da luz no intervalo de 1 ano
- **Segmento anterior**
  - Injeção episcleral difusa e edema de córnea
  - Flare com algumas células (pseudoirite isquêmica)
  - Rubeose iriana é uma ocorrência comum que se desenvolve em até 90% e com frequência evolui para GNV. PIO pode permanecer baixa em razão da perfusão ocular insuficiente
  - Catarata nos casos avançados
- **Fundo de olho**
  - Dilatação venosa, estreitamente arteriolar, hemorragias profundas arredondadas e em padrão "chama de vela" e, ocasionalmente, edema do disco óptico (Figura 13.42 A) e manchas algodonosas
  - Retinopatia proliferativa com neovascularização do disco óptico e, ocasionalmente, neovascularização em outro local
  - Presença, na maioria dos casos, de pulsação arterial espontânea mais pronunciada próximo ao disco óptico, podendo ser facilmente induzida pela aplicação de pressão suave sobre o globo ocular (oftalmodinamometria digital)
  - Possível ocorrência de edema macular
  - Em pacientes diabéticos, a retinopatia pode ser mais grave ipsilateralmente à estenose carotídea
- **AGF**: retardo do enchimento coroidal e trânsito arteriovenoso prolongado são achados importantes. Não perfusão, impregnação das paredes dos vasos e edema da retina também são condições possivelmente evidentes (Figura 13.42 B a D)
- **Imageamento das carótidas**: pode envolver ultrassonografia dupla, angiografia por subtração digital e angiografia por RM ou TC.

Tratamento

- **Inflamação do segmento anterior**: tratada com esteroides tópicos e um agente midriático, como for adequado
- **GNV**: tratado clinicamente ou por meio cirúrgico (ver Capítulo 11)
- **Retinopatia proliferativa**: pode ser tratada com PFC, embora o resultado seja consideravelmente menos preciso do que na RDP. Agentes intravítreos anti-VEGF podem ser benéficos
- **Edema macular**: capaz de responder aos agentes esteroidais ou anti-VEGF intravítreos, ou à cirurgia das carótidas

- **Cirurgia das carótidas**: endarterectomia ou colocação de *stent* pode ser realizada para reduzir o risco de AVC. Possivelmente benéfica para retinopatia proliferativa e GNV, podendo ajudar a estabilizar a visão. A endarterectomia não será realizada em caso de obstrução total, em cujo caso, às vezes, é realizada a cirurgia de *bypass* arterial extracraniano-intracraniano. Vale notar que o aumento da perfusão ocular após a cirurgia pode, às vezes, estar associado à elevação da PIO. A cirurgia tende a oferecer maior benefício quando realizada antes da manifestação de isquemia ocular grave
- **Investigação e tratamento dos fatores de risco cardiovascular**: em colaboração com especialistas adequados, são essenciais. A SOI é a única manifestação da doença vascular sistêmica óbvia. Deve-se realizar uma investigação completa, em grande parte semelhante àquela realizada para oclusão arterial da retina.

DOENÇA OCULAR HIPERTENSIVA
Retinopatia

Hipertensão arterial sistêmica é comum. Além do coração, dos rins e do cérebro, o olho geralmente é afetado pela hipertensão. Efeitos oculares podem ser observados na retina, na coroide e no nervo óptico. A resposta primária das arteríolas retinianas à hipertensão é a vasoconstrição, que é menos acentuada em indivíduos mais velhos em razão da esclerose involucional que confere maior rigidez. Arteriolosclerose refere-se ao endurecimento e à perda de elasticidade das paredes dos pequenos vasos, manifestada de maneira mais evidente pelo cruzamento (*nipping*) arteriovenoso nos pontos de cruzamento. A presença desse sinal indica probabilidade de que a hipertensão esteja presente há muitos anos, mesmo que a pressão arterial atualmente esteja controlada. Alterações arteriovenosas leves podem ser observadas na ausência de hipertensão. Na hipertensão sustentada, a barreira hematorretiniana interna é alterada e a permeabilidade vascular aumenta, levando a hemorragias retinianas em forma de "chama de vela" e edema.

- **Grau 1**: estreitamento leve e generalizado das arteríolas da retina (Figura 13.43 A)
- **Grau 2**: estreitamento arteriolar focal e cruzamento arteriovenoso (Figura 13.43 C). Pode-se observar um aspecto opaco em padrão "fio de cobre" das paredes das arteríolas (Figura 13.43 D)
- **Grau 3**: grau 2 mais hemorragias retinianas (padrão "ponto-borrão", "chama de vela"), exsudatos (edema crônico da retina pode resultar na formação de depósitos de exsudatos duros em torno da fóvea em forma de "estrela macular" – Figura 13.43 E) e manchas algodonosas
- **Grau 4**: grau 3 grave mais edema do disco óptico, que é um marcador de hipertensão "maligna" (Figura 13.43 F)
- **Marcadores de doença sistêmica pré-clínica**
  - O calibre reduzido das arteríolas da retina (Figura 13.43 A) é um sinal pré-hipertensivo precoce e, se identificado, deve ensejar o monitoramento da pressão arterial
  - O calibre venular mais alto é relativamente específico para casos de metabolismo glicêmico comprometido
  - Baixo calibre arteriolar e alto calibre venular são ambos considerados marcadores de doença cardiovascular pré-clínica
  - Maior tortuosidade venular (Figura 13.44 A) pode estar associada à hipertensão crônica e pré-hipertensão, embora as evidências em relação à tortuosidade arteriolar sejam conflitantes

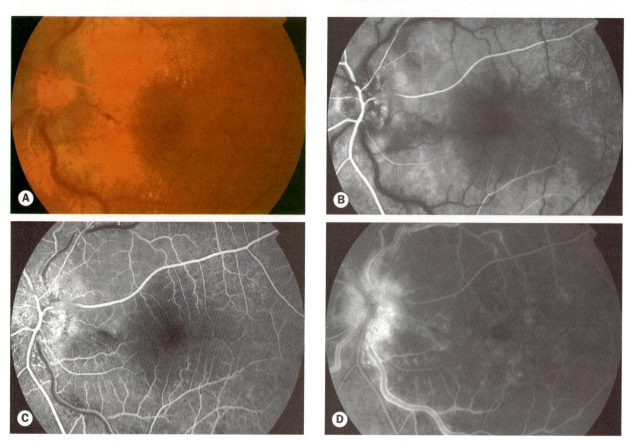

Figura 13.42 Síndrome ocular isquêmica. **A.** Dilatação venosa, estreitamento arteriolar, algumas hemorragias difusas em padrão "chama de vela" e exsudatos duros, e edema do disco óptico. **B.** e **C.** Fase precoce da AGF mostrando retardo no enchimento coroidal e trânsito arteriovenoso prolongado. **D.** Fase tardia da AGF mostrando hiperfluorescência perivascular e do disco óptico, com hiperfluorescência irregular no polo posterior devido ao vazamento. (*Cortesia de Moorfields Eye Hospital.*)

– existem relatos de endireitamento das arteríolas em alguns estudos. Várias outras causas de tortuosidade vascular da retina (Figura 13.44 B) foram descritas, sobretudo condições associadas ao alto e ao baixo fluxo vascular.

Coroidopatia

A coroidopatia hipertensiva é rara, mas pode ocorrer em consequência de crise hipertensiva aguda (hipertensão acelerada) em adultos jovens.

- **Estrias de Siegrist**: manchas dispostas linearmente ao longo do trajeto dos vasos coroidais que indicam presença de necrose fibrinoide associada à hipertensão maligna (Figura 13.45 A e B)
- **Manchas de Elschnig**: infartos focais da coroide observados como pequenas manchas negras circundadas por halos amarelos (Figura 13.45 C)
- **Descolamento exsudativo da retina**: às vezes bilaterais, podem ocorrer na presença de hipertensão aguda grave, como aquela associada à toxemia gravídica.

RETINOPATIA FALCIFORME

Hemoglobinopatias falciformes

Hemoglobinopatias falciformes geralmente são causadas por uma ou mais hemoglobinas anormais que induzem as hemácias a assumir uma forma anômala (Figura 13.46) sob condições de estresse fisiológico, como hipoxia e acidose, com uma consequente oclusão vascular. As variantes S e C das hemoglobinas mutantes podem ser encontradas com a hemoglobina A, existente em adulto normal ou, com menos frequência, com outras variantes de hemoglobinas mutantes. Retinopatia pode ocorrer na doença falciforme (homozigota para a hemoglobina mutante S, ou seja, SS), na doença das células falciformes C (SC – a que apresenta maior probabilidade de desenvolver retinopatia grave) e doença falciforme-talassemia. Trata-se de uma condição rara em pacientes com traço falciforme (SA – encontrado em 10% dos afro-americanos), a menos que haja outra doença sistêmica coexistente, como diabetes ou algum distúrbio inflamatório. Os inibidores da anidrase carbônica (IAC) devem ser evitados nesses distúrbios, visto que podem precipitar doença falciforme e oclusão vascular.

Segmento anterior

- **Conjuntiva**: vasos vermelho-escuros, normalmente transitórios, em forma de saca-rolhas ou vírgula
- **Íris**: manchas de atrofia isquêmica que em geral se estendem da borda pupilar ao colarete e, eventualmente, rubeose
- **Hifema**: pode ser espontâneo ou seguir um pequeno trauma. O cuidadoso controle da PIO (evitando inibidores da IAC) é fundamental para redução do risco de OVR na presença de hifema.

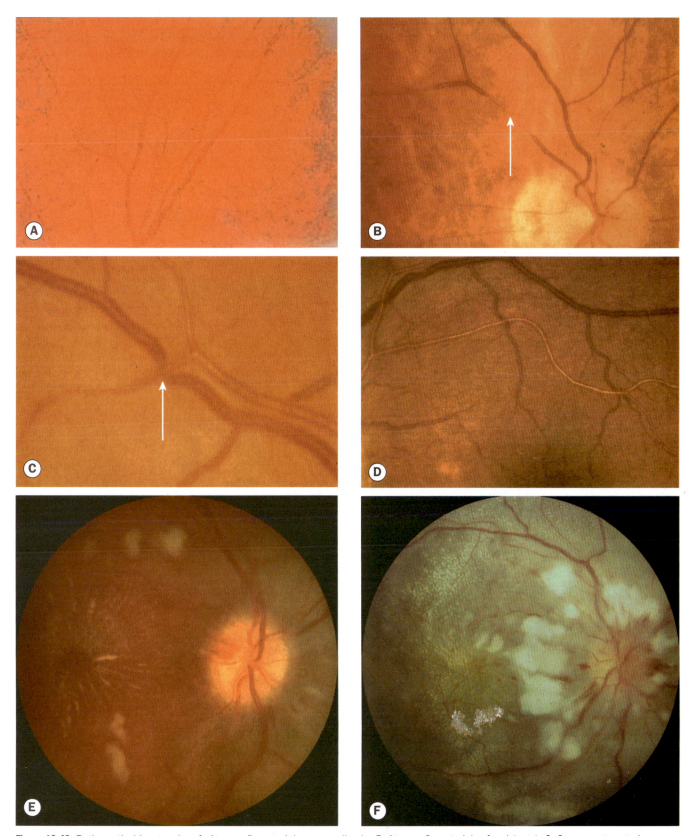

Figura 13.43 Retinopatia hipertensiva. **A.** Atenuação arteriolar generalizada. **B.** Atenuação arteriolar focal (*seta*). **C.** Cruzamento arteriovenoso (*seta*). **D.** "Fio de cobre". **E.** Retinopatia de grau 3 com estrela macular. **F.** Retinopatia hipertensiva de grau 4 mostrando extensas manchas algodonosas e leve edema do disco óptico.

Retinopatia não proliferativa

- **Alterações venosas**: a tortuosidade (Figura 13.44) é muito comum e atribuída à derivação arteriovenosa periférica. OVR não é comum, embora represente risco na presença de PIO elevada
- **Alterações arteriolares**: oclusões são capazes de envolver ramos de vasos ramificados, centrais ou maculares (Figura 13.47 A) e, se observadas na fase aguda, podem beneficiar-se de medidas como transfusão de troca e de oxigênio a 100%. Arteríolas com aspecto de "fio de prata" na periferia da retina é sinal de vasos anteriormente ocluídos. Observa-se aspecto de saca-rolhas nos vasos periféricos
- **"Sinal de doença falciforme"** no disco óptico: borrões vermelho-escuros na superfície do disco óptico resultantes da oclusão dos pequenos vasos
- **"Manchas salmão"**: hemorragias vermelho-alaranjadas na média periferia da superfície intrarretiniana (Figura 13.47 B) que podem evoluir e tornar-se pré-retinianas ou sub-retinianas. Considera-se que o evento desencadeador seja uma oclusão vascular. As manchas se resolvem e deixam as cavidades da esquise com depósitos refráteis, e pontos escuros hiperpigmentados (*black sunbursts*) (ver a seguir) quando o EPR é suficientemente estimulado ou uma lesão combinada
- **Pontos escuros hiperpigmentados (*black sunbursts*)**: manchas de hiperplasia na região periférica do EPR e atrofia coriorretiniana

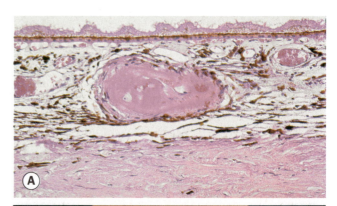

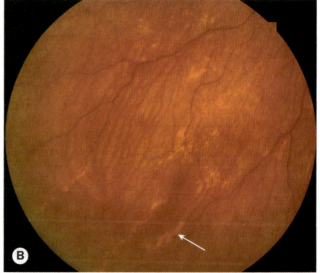

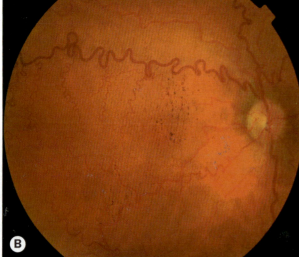

Figura 13.44 Tortuosidade vascular. **A.** Tortuosidade venosa seletiva arteríolas não foram afetadas. **B.** Tortuosidade mista arteriolar e venular. (*Cortesia de S Chen – Figura B.*)

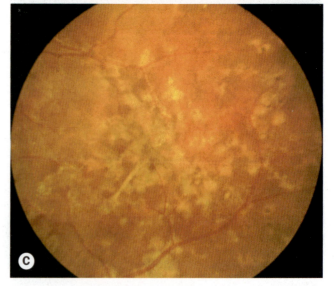

Figura 13.45 Coroidopatia hipertensiva. **A.** Histologia mostrando necrose fibrinoide em arteríola coroidal na presença de hipertensão maligna. **B.** Estrias de Siegrist (*seta*). **C.** Manchas de Elschnig. (*Cortesia de J Harry – Figura A.*)

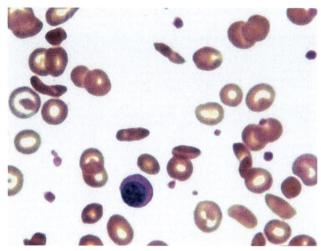

Figura 13.46 Várias hemácias falciformes e uma nucleada em esfregaço de sangue periférico de um paciente com anemia falciforme homozigota (HbSS). (*Cortesia de N Bienz.*)

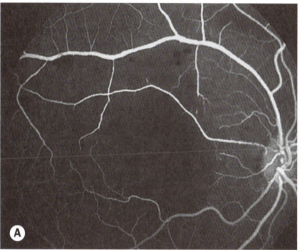

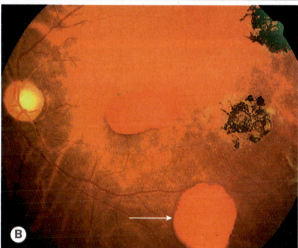

Figura 13.47 Retinopatia falciforme não proliferativa. **A.** Angiofluoresceinografia (AGF) mostrando isquemia macular. **B.** Hiperplasia do EPR (pontos escuros hiperpigmentados) (*black sunburst*) e hemorragias pré-retinianas ("mancha salmão") (*seta*).

(Figura 13.47 B) que se desenvolvem a partir de algumas manchas salmão. A extensão e a morfologia da pigmentação são variáveis, mas, em geral, há presença de faixa pálida externa
- **Sinal de depressão macular (retiniana)**: depressão oval na região macular temporal da retina devido ao adelgaçamento após oclusão arteriolar, com irregularidade do reflexo da luz. Podem ocorrer anomalias vasculares, como microaneurismas e membranas epirretinianas
- **Áreas periféricas de branqueamento ou escurecimento**
- **Estrias angioides** (ver Capítulo 14): ocorrem em até 6% dos casos.

Retinopatia proliferativa

Diagnóstico

O desenvolvimento da retinopatia proliferativa normalmente é insidioso, e assintomático na ausência de hemorragia vítrea ou DR.
- **Fase 1**: oclusão arteriolar periférica
- **Fase 2**: anastomose arteriovenosa periférica (Figura 13.48 A) proximal em relação às áreas não perfusadas
- **Fase 3**: desenvolvimento de neovascularização em padrão *sea fan* (Figura 13.48 B) na borda da retina perfusada, normalmente com única arteríola nutridora e única vênula de drenagem. Em casos raros, pode ocorrer neovascularização do disco óptico
- **Fase 4**: hemorragia vítrea resultante da neovascularização
- **Fase 5**: descolamento regmatogênico da retina causado por ruptura retiniana associada à extensa proliferação fibrovascular (Figura 13.48 C). Pode ocorrer também descolamento tracional da retina (Figura 13.48 D)
- AGF na fase 3 mostra enchimento dos *sea fans* e não perfusão dos capilares periféricos (Figura 13.48 E) seguidos pelo extravasamento dos neovasos (Figura 13.48 F). Retinografia de grande angular é especialmente adequada para a avaliação dessa condição.

DICA Evitar inibidores da anidrase carbônica em pacientes com anemia falciforme, uma vez que esses fármacos podem causar doença falciforme e oclusão vascular.

Tratamento

- **Observação** se não houver hemorragia vítrea, especialmente em pacientes de meia-idade e idosos: muitos complexos neovasculares involuem espontaneamente em consequência de autoinfarto ou estrangulamento fibrótico, apresentando-se subsequentemente como lesões fibrovasculares acinzentadas
- **Ablação por *laser* ou crioterapia** da região periférica não perfundida da retina provavelmente é a abordagem ideal, embora a ação da neovascularização também possa ser utilizada. A ablação dos vasos nutridores raramente é utilizada hoje, em virtude da alta incidência de subsequente neovascularização coroidal
- **Cirurgia vitreorretiniana** pode ser necessária para descolamento tracional da retina e/ou hemorragia vítrea persistente. É preciso cautela, visto que a isquemia do segmento anterior, potencialmente grave, é muito comum após a aplicação do explante escleral.

RETINOPATIA TALASSÊMICA

Talassemia é um distúrbio genético comum em que uma mutação dá origem à hemoglobina anormal com uma consequente falha da

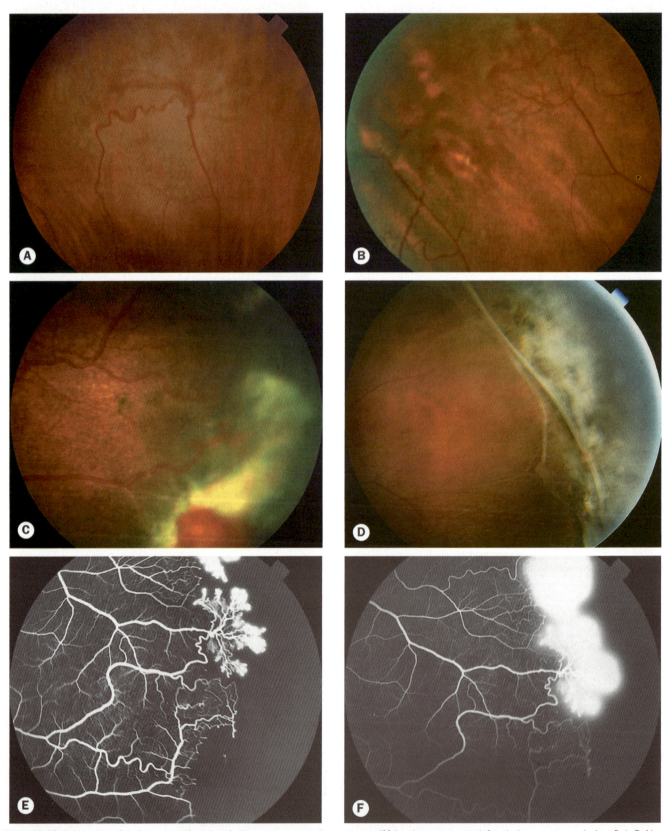

Figura 13.48 Retinopatia falciforme proliferativa. **A.** Anastomose arteriovenosa periférica (presença também de leve neovascularização). **B.** Neovascularização do tipo *sea fan*. **C.** Extensa proliferação fibrovascular. **D.** Descolamento periférico da retina. **E.** Fase precoce da AGF mostrando enchimento de neovasos e extensa não perfusão dos capilares retinianos periféricos. **F.** Fase tardia da AGF mostrando vazamento dos neovasos. (*Cortesia de K Nischal – Figura A; R Marsh – Figuras B-D.*)

maturação eritrocitária normal. O envolvimento ocular ocorre em pacientes com talassemia maior e talassemia intermediária. Alterações são causadas pela própria doença e pelo tratamento com transfusões de sangue e agentes quelantes de ferro, como desferrioxamina. Um importante mecanismo é a deposição de ferro nos tecidos (siderose) em decorrência da lise de hemácias anormais. Achados oculares afetam predominantemente o segmento posterior e são não proliferativos, embora existam relatos da ocorrência de hemorragia vítrea. Disfunção visual raramente é grave. Manifestações incluem catarata, íris lisa e indistinta, tortuosidade vascular, estrias angioides, neuropatia óptica e moteamento do epitélio pigmentar da retina, incluindo alterações maculares padrão semelhantes à distrofia. A aparência do fundo de olho pode lembrar à do pseudoxantoma elástico.

RETINOPATIA DA PREMATURIDADE

Introdução

A retinopatia da prematuridade (ROP) afeta neonatos prematuros com baixo peso de nascimento. Doenças sistêmicas são um fator de risco adicional (p. ex., anemia, sepse e baixos níveis de vitamina E). Não se sabe ao certo a causa da retinopatia da prematuridade, mas a exposição precoce a altas concentrações de oxigênio no ambiente parece ser um fator de risco fundamental. Com os novos métodos de monitoramento dos níveis de oxigênio em neonatos prematuros, o uso do oxigênio como um importante fator de risco perdeu importância. Na fase inicial de desenvolvimento da ROP, o crescimento vascular é retardado pela hiperóxia, mas, subsequentemente, a hipoxia retiniana promove vascularização anômala. A retina não contém vasos sanguíneos até o quarto mês de gestação, quando os complexos vasculares crescem a partir dos vasos hialoides do disco óptico em direção à periferia. Em geral, a retina nasal se apresenta totalmente vascularizada depois de 8 meses de gestação; a periferia temporal, até 1 mês após o parto. Acredita-se que o VEGF desempenhe um papel importante no processo de vascularização. Nos países em desenvolvimento, a incidência de retinopatia da prematuridade tem aumentado nos últimos anos, o que corresponde ao estabelecimento de regimes de tratamento neonatal intensivos para recém-nascidos que anteriormente não teriam sobrevivido.

DICA Neonatos nascidos antes de 32 semanas de idade gestacional ou com peso inferior a 1.500 g devem ser rastreados para verificação de possível retinopatia da prematuridade.

Doença ativa

Achados clínicos da retinopatia da prematuridade encontram-se descritos a seguir, de acordo com a International Classification of Retinopathy of Prematurity (ICROP), de 2005.

Localização

As zonas concêntricas centradas no disco óptico (Figura 13.49) são descritas a seguir.
- A **zona 1** é delimitada por um círculo imaginário, cujo raio é 2 vezes maior do que a distância do disco até o centro da mácula. Com uma lente binocular indireta de 28 dioptrias, somente a zona 1 é visualizada se qualquer parte da cabeça do nervo óptico estiver visível

- A **zona II** estende-se concentricamente a partir da borda da zona I, com um raio que se estende do centro do disco óptico à *ora serrata* nasal
- A **zona III** consiste em um crescente temporal residual localizado anteriormente em relação à zona II.

Estadiamento

Descreve a resposta vascular anormal na junção das regiões avascular periférica imatura e posterior vascularizada da retina. O estadiamento do olho como um todo é determinado pela manifestação mais grave.
- A **fase 1** (linha de demarcação) é uma linha branco-acinzentada fina, achatada e tortuosa que corre quase paralela à *ora serrata*. É mais proeminente na periferia temporal. Há uma ramificação ou um "arqueamento" anormal dos vasos que leva até a linha (Figura 13.50 A)
- A **fase 2** (crista) origina-se na região da linha de demarcação, tem altura e largura e estende-se acima do plano da retina. Vasos sanguíneos adentram a crista, observando-se pequenos tufos neovasculares isolados localizados posteriormente a ela (Figura 13.50 B)
- A **fase 3** (proliferação fibrovascular extrarretiniana) estende-se da crista para o vítreo. É contínua à fase posterior da crista, causando aparência irregular à medida que a proliferação se torna mais extensa (Figura 13.50 C). A gravidade da fase 3 pode ser subdividida em leve, moderada e grave, dependendo da extensão do tecido fibroso extrarretiniano que está infiltrando o vítreo. A maior incidência dessa fase ocorre por volta da idade pós-concepcional de 35 semanas
- A **fase 4** (descolamento parcial da retina) é dividida em extrafoveal (fase 4A; Figura 13.50 D) e foveal (fase 4B). O descolamento geralmente é côncavo com orientação circunferencial. Nos casos progressivos, o tecido fibroso continua a se contrair, e o descolamento aumenta em altura, estendendo-se nos sentidos anterior e posterior
- A **fase 5** refere-se ao descolamento total da retina
- **Doença "plus"** significa tendência à progressão da retinopatia e caracteriza-se pela dilatação e tortuosidade dos vasos sanguíneos (Figura 13.50 E), com envolvimento de pelo menos dois

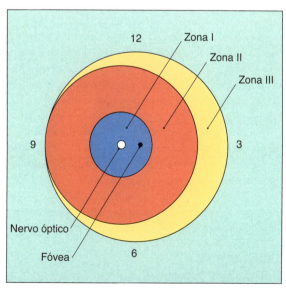

Figura 13.49 Graduação da retinopatia da prematuridade de acordo com a localização.

quadrantes da porção posterior do fundo de olho. Outros achados incluem incapacidade da pupila de se dilatar e opacidade do vítreo. Doença "pré-plus" também é descrita

- **Posterior agressiva (doença rush)** não é comum, mas se não for tratada, normalmente progride para o estágio 5, às vezes no intervalo de alguns dias. Caracteriza-se por sua localização posterior, proeminência da doença "plus" e natureza mal definida da retinopatia.

Tipo

As diretrizes de tratamento na maioria das unidades de saúde foram revisadas com base no ensaio clínico Early Treatment of Retinopathy of Prematurity (ETROP). O conceito de "doença limiar" antigamente utilizado como critério de tratamento foi substituído, com melhores resultados proporcionados pela intervenção precoce. O resultado após o tratamento varia, dependendo da gravidade da doença; 30% dos casos de retinopatia da prematuridade da zona I de alto risco obterão resultado visual desfavorável.

- **Tipo 1**: a recomendação hoje é de que o tratamento seja administrado em até 72 horas para a doença do tipo 1
  - Qualquer fase da retinopatia da prematuridade na zona 1 quando acompanhada por doença "plus"
  - Fase 3 em qualquer extensão dentro da zona I
  - Fase 2 ou 3 na zona II, junto com doença "plus"
- Doença do **tipo 2** requer observação
  - Fase 1 ou 2 na zona I sem doença "plus"
  - Retinopatia da prematuridade na fase 3 da zona II sem doença "plus".

Rastreamento

Critérios formais variam; fatores de risco e critérios de rastreamento desenvolvidos em determinado país não serão necessariamente válidos em outro país. Em princípio, crianças nascidas com 30 a 32 semanas de idade gestacional ou antes, ou com 1.500 g de peso ou menos, devem ser rastreadas para verificação da possível presença de ROP. Presença de doença grave em outros neonatos prematuros também pode ensejar o rastreamento. O procedimento consiste em uma oftalmoscopia indireta com lente de 28 D ou lente panfundoscópica Volk 2.2 e depressão escleral, ou câmera retiniana de campo amplo com criteriosa supervisão. O rastreamento deve começar 4 a 7 semanas após o nascimento. Revisões posteriores são feitas em intervalos de 1 a 3 semanas, dependendo da gravidade da doença, e continuam até que a vascularização da retina alcance a zona III. As pupilas em recém-nascidos prematuros podem ser dilatadas com ciclopentolato a 0,5% e fenilefrina a 2,5%. Instila-se o anestésico tópico utilizando um espéculo palpebral neonatal. O monitoramento, especialmente para a verificação de apneia, é prudente durante e após o exame. Cerca de 10% dos recém-nascidos necessitam de tratamento. Condições como erro refrativo, estrabismo e ambliopia são mais comuns em crianças com retinopatia da prematuridade, e o monitoramento a longo prazo é necessário. As técnicas desenvolvidas permitem o imageamento de crianças pequenas (Figura 13.50 F).

Tratamento

- **Ablação a *laser*** da região avascular periférica da retina (Figura 13.51) substituiu, em grande parte, a crioterapia porque os resultados visuais e anatômicos são superiores

- **Agentes intravítreos anti-VEGF**: os resultados do estudo BEAT-ROP (Bevacizumab Eliminates the Angiogenic Threat of Retinopathy of Prematurity) mudaram a abordagem de tratamento da ROP. O bevacizumbe pode ser empregado para o tratamento da retinopatia da prematuridade, mas resta definir um regime ideal. É mais provável que a doença da zona I responda, em vez da zona II. Permitir que a retina continue se desenvolvendo normalmente sem a destruição inerente ao tratamento com *laser* é uma possível vantagem. Entretanto, complicações sistêmicas e efeitos a longo prazo nesse grupo etário permanecem indeterminados. Especificamente, existem crescentes evidências de que a doença pode recidivar após suspensão do tratamento com agentes anti-VEGF
- **VPP** para descolamento tracional da retina sem envolvimento da mácula (fase 4A): pode ser realizada com sucesso no que diz respeito ao resultado anatômico (90% de sucesso) e visual. O resultado visual nas fases 4B (p. ex., 60%) e 5 (p. ex., 20%) normalmente é decepcionante mesmo com a colagem anatômica bem-sucedida.

Doença cicatricial

Cerca de 20% dos neonatos com ROP ativa desenvolvem complicações cicatriciais, que variam de inócuas a extremamente graves. Em geral, quanto mais avançada ou mais posterior a doença proliferativa na ocasião da involução, piores as sequelas cicatriciais. Achados variam de fibrose vitreorretiniana temporal moderada à retificação das arcadas vasculares (Figura 13.52 A e B) com "tração" (*dragging*) da mácula e do disco óptico (Figura 13.52 C), evoluindo para tecido fibrovascular retrolental que pode levar à formação de prega retiniana falciforme (Figura 13.52 D) e DR (Figura 13.52 E), às vezes, total (Figura 13.52 F) e conhecido como "fibroplasia retrolental" (termo utilizado no passado como sinônimo de retinopatia da prematuridade). Pode haver desenvolvimento de glaucoma secundário de ângulo fechado devido ao arrasamento progressivo da câmara anterior causado pelo deslocamento do diafragma da íris-cristalino para a frente com formação de sinéquias anteriores. Lensectomia e vitrectomia anterior são tentativas, mas os resultados geralmente são desfavoráveis.

MACROANEURISMA ARTERIAL RETINIANO

Macroaneurisma arterial retiniano é uma dilatação localizada de uma arteríola da retina e tem predileção por mulheres hipertensas mais velhas (75%). Há também associação de dislipidemia. Macroaneurismas normalmente são solitários e 90% envolvem somente um olho.

Diagnóstico

- **Sintomas**: comprometimento insidioso da visão decorrente de vazamento com envolvimento da mácula. Perda súbita da visão decorrente de hemorragia é menos comum
- **Fundo de olho**: dilatação sacular das arteríolas é normal, geralmente em bifurcação ou cruzamento arteriovenoso na arcada vascular temporal. O aneurisma pode aumentar o equivalente a várias vezes o diâmetro do vaso. Há associação de hemorragia da retina em 50% dos casos

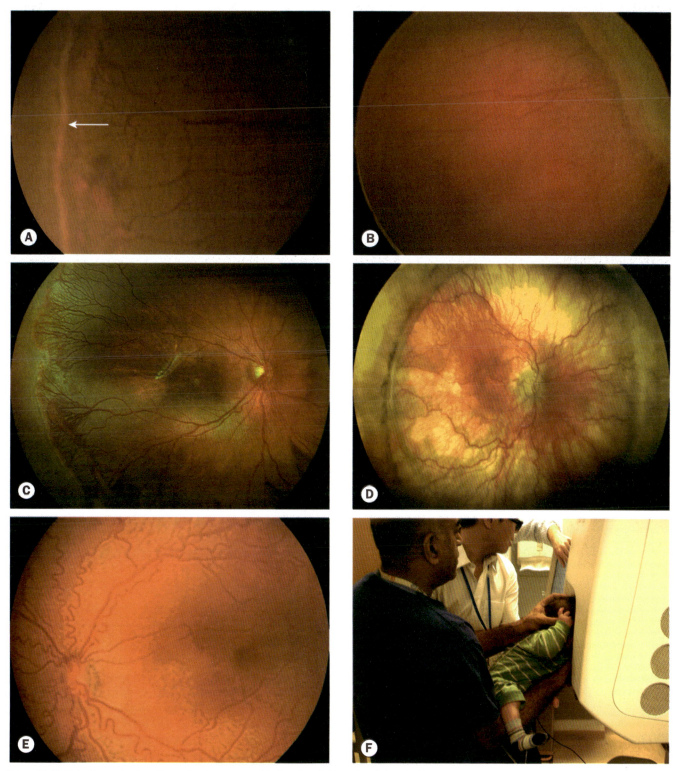

Figura 13.50 Estadiamento da retinopatia da prematuridade ativa. **A.** Fase 1 – linha de demarcação. **B.** Fase 2 – crista. **C.** Fase 3 – crista com proliferação vascular extrarretiniana. **D.** Fase 4A – descolamento extrafoveal parcial da retina. **E.** Doença "plus". **F.** Método de imageamento de um recém-nascido. (*Cortesia de L MacKeen – Figura A; CK Patel – Figuras C-F.*)

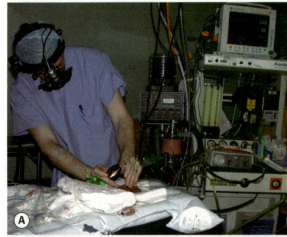

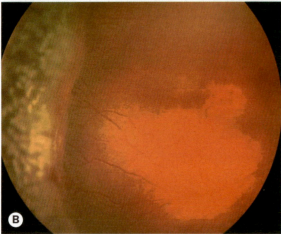

Figura 13.51 Tratamento da retinopatia da prematuridade. **A.** Oftalmoscopia binocular indireta com *laser* com fonte de luz fixada na cabeça do examinador, realizada sob anestesia geral. **B.** Aspecto imediatamente após a fotocoagulação a *laser* para doença do tipo 1. (*Cortesia de S Chen – Figura A; P Watts – Figura B.*)

- Curso
  - Vazamento crônico: a presença de edema persistente da retina com formação de exsudato (Figura 13.53 A) é comum e pode afetar a visão central
  - Hemorragia: sangramento intrarretiniano, sub-retiniano e pré-retiniano (Figura 13.53 B e C). O prognóstico para função visual central em pacientes com hemorragia submacular com frequência é baixo
  - A involução espontânea após trombose e fibrose é muito comum, e pode preceder ou acompanhar o desenvolvimento de vazamento ou hemorragia
  - *Outras complicações*: membrana epirretiniana, neovascularização coroidal
- **AGF**: o enchimento uniforme do macroaneurisma é normal (Figura 13.53 D), com vazamento tardio. O enchimento incompleto se deve à trombose
- **OCT**: pode exibir a lesão propriamente dita, mas a sua principal função consiste em documentar e monitorar presença de edema da mácula e, com menos frequência, hemorragia sub-hialoide
- **Fatores de risco vascular**: devem ser verificados, especialmente pressão arterial e nível de lipídios no soro.

Tratamento

- **Observação**: indicada para olhos com boa AV em que a mácula não esteja ameaçada e naqueles com hemorragia retiniana leve sem edema significativo. Em muitos casos, os macroaneurismas involuem espontaneamente (Figura 13.54), especialmente após hemorragia retiniana ou vítrea
- Tratamento com *laser* (Figuras 13.55 A e B): pode ser considerado se edema ou exsudatos ameaçarem ou envolverem a fóvea, especialmente se houver deterioração visual comprovada. As marcas podem ser aplicadas à própria lesão, à área circundante (para reduzir o risco de oclusão arteriolar) ou a ambas. O *laser* sublimiar talvez seja tão eficaz quanto a fotocoagulação padrão. Pode levar vários meses para que o edema e o exsudato sejam totalmente absorvidos
- **Bevacizumabe intravítreo**: fechou 95% dos macroaneurismas em uma série de casos, com resolução do edema macular
- **Hialoidotomia com *laser* Nd:YAG**: pode ser considerado para hemorragia pré-macular persistente com a finalidade de dispersar o sangue para a cavidade vítrea (Figura 13.55 C e D), de onde pode ser absorvido mais rapidamente
- **Injeção intravítrea de gás**: com o rosto posicionado para baixo, pode afastar a hemorragia sub-retiniana da mácula. É possível empregar rtPA intravítreo como recurso adjuvante
- **Vitrectomia**: para hemorragia vítrea persistente.

TELANGIECTASIA RETINIANA PRIMÁRIA

A telangiectasia capilar retiniana é relativamente comum. A maioria dos casos se desenvolve secundariamente a outra condição da retina, normalmente envolvendo inflamação ou comprometimento vascular; por exemplo, RD e OVR. A telangiectasia retiniana primária consiste em um grupo de anomalias vasculares idiopáticas, congênitas ou adquiridas, da retina caracterizadas pela dilatação e tortuosidade dos vasos sanguíneos da retina, aneurismas múltiplos, extravasamento vascular e depósito de exsudatos duros. A telangiectasia retiniana envolve o leito capilar, embora arteríolas e vênulas também possam ser implicadas (Figura 13.56).

Telangiectasia macular idiopática

Descrita no Capítulo 14.

Doença de Coats

Introdução

Doença de Coats é uma telangiectasia retiniana idiopática que geralmente ocorre no início da infância. Está associada à exsudação intrarretiniana e sub-retiniana, e em geral, ao descolamento exsudativo da retina, sem sinais de tração vitreorretiniana. Cerca de 75% dos pacientes são homens e 95% apresentam implicação de apenas um olho. Com frequência, a manifestação ocorre na primeira década de vida. Embora não seja condição claramente hereditária, uma predisposição genética pode estar envolvida, visto que pelo menos alguns pacientes apresentam mutação somática no gene *NDP*, que também sofre mutação na doença de Norrie. Hoje, considera-se que os aneurismas miliares de Leber, anteriormente entendidos como condição distinta, representam uma forma mais branda da mesma doença, que se manifesta mais tarde, em padrão mais localizado e com melhor

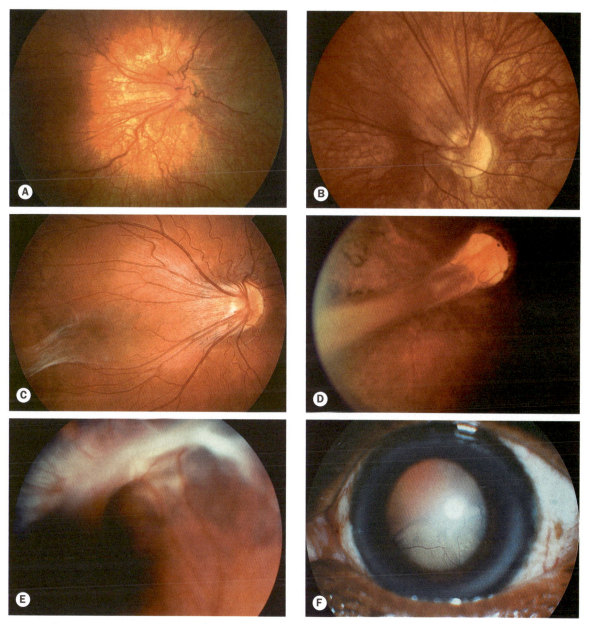

Figura 13.52 Retinopatia cicatricial da prematuridade. **A.** Retificação das arcadas vasculares. **B.** Fibrose retiniana com retificação vascular temporal superior. **C.** "Tração" (*dragging*) do disco óptico e da mácula. **D.** Prega retiniana falciforme. **E.** Tecido fibrovascular retrolental e descolamento parcial da retina. **F.** Descolamento total da retina.

prognóstico visual. O diagnóstico diferencial de outras causas de leucocoria em crianças, particularmente retinoblastoma, é importante. Outras condições da retina que podem simular doença de Coats são a vitreorretinopatia exsudativa familiar, os hemangiomas da retina na síndrome de von Hippel-Lindau, e a retinopatia da prematuridade. O prognóstico é variável e depende da gravidade do envolvimento na ocasião da manifestação. Crianças menores geralmente apresentam um curso clínico mais agressivo.

Diagnóstico

- **Sintomas:** perda unilateral da visão, estrabismo ou leucocoria (Figura 13.57 A)
- **Fundo de olho**
  - Telangiectasia e dilatações aneurismáticas fusiformes focais das arteríolas (Figura 13.57 B), de início quase sempre nos quadrantes inferiores e temporais, entre o equador e a *ora serrata*
  - Exsudatos intrarretinianos e sub-retinianos (Figura 13.57 C), que geralmente afetam áreas distantes das anormalidades vasculares, particularmente a mácula. Pode ocorrer progressão para um extenso descolamento exsudativo da retina (Figura 13.57 D)
- **Complicações:** incluem rubeose iriana, glaucoma, uveíte, catarata e tísica bulbar
- **AGF:** em casos leves, mostra a hiperfluorescência inicial da telangiectasia e das dilatações aneurismáticas (Figura 13.57 E), bem como coloração tardia e presença de vazamento (Figura 13.57 F)
- **OCT:** pode ser útil para a avaliação da mácula em crianças mais velhas cooperativas.

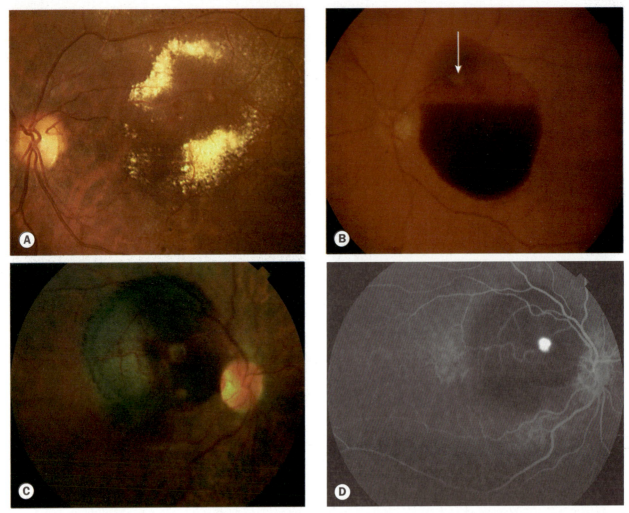

Figura 13.53 Macroaneurisma arterial retiniano. **A.** Associado a exsudato. **B.** Macroaneurisma temporal superior (*seta*) com hemorragia pré-retiniana (retro-hialoide). **C.** Hemorragia sub-retiniana (mais escura) e intrarretiniana (vermelho mais claro). **D.** Fase venosa precoce da AGF mostrando hiperfluorescência do microaneurisma, circundado por hipofluorescência devido ao mascaramento pelo sangue (mesma lesão de **C**). (*Cortesia de S Chen – Figuras C e D.*)

Tratamento

- **Observação**: em pacientes com doença leve sem ameaça da visão e naqueles em situação ocular confortável com descolamento total da retina, para os quais não há possibilidade de restauração da visão útil
- **Ablação a *laser***: pode-se considerar a ablação em caso de exsudação progressiva comprovada (Figura 13.58). Em geral, são necessários múltiplos tratamentos repetidos por um período prolongado
- **Terapia anti-VEGF**: os estudos realizados sobre a terapia anti-VEGF são limitados, mas os resultados iniciais são promissores, inclusive como abordagem adjuvante ao *laser*. A segurança a longo prazo na infância permanece indefinida
- **Triancinolona intravítrea** (2 a 4 mg): tem sido utilizada com um efeito positivo em olhos com descolamento exsudativo total da retina
- **Crioterapia**: com um método duplo de congelamento e degelo, em olhos com exsudação extensa ou descolamento subtotal da retina, embora isso possa resultar em acentuada reação com aumento do vazamento. Por essa razão, a fotocoagulação a *laser* ainda é a opção preferida, se possível

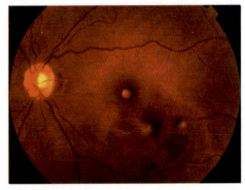

Figura 13.54 Involução espontânea de macroaneurismas arteriais retinianos.

- **Cirurgia vitreorretiniana**: pode ser considerada em olhos com fibrose pré-retiniana tracional significativa ou descolamento exsudativo total. O prognóstico visual é baixo, mas a colagem bem-sucedida da retina pode evitar o desenvolvimento de GNV
- **Enucleação**: possivelmente necessária em olhos dolorosos com GNV

DOENÇA DE EALES

Introdução

Doença de Eales é uma periflebite periférica oclusiva idiopática. É rara em homens brancos, mas é uma importante causa de morbidade visual em jovens do sexo masculino do subcontinente indiano. Caracteriza-se por três fases sobrepostas: inflamatória, oclusiva e neovascular retiniana, e é diagnosticado principalmente por meio de exame clínico. O prognóstico visual é bom na maioria dos casos. A hipersensibilidade à proteína tubercular pode ser importante na etiologia, mas as evidências são conflitantes. Alguns pacientes podem ter vasculite tubercular.

Diagnóstico

- **Sintomas**: moscas volantes ou súbita redução da visão em decorrência de hemorragia vítrea
- **Achados neurológicos sistêmicos**: existem relatos
- **Uveíte anterior leve**: geralmente presente
- **Fundo de olho**: condição normalmente bilateral, embora assimétrica
  - Periflebite periférica (Figura 13.59 A): embainhamento vascular, hemorragias retinianas superficiais e, às vezes, manchas algodonosas. É possível observar a presença de cicatrizes coriorretinianas pigmentadas
  - Oclusão de ramo venoso da retina
  - Condições como não perfusão de capilares periféricos com microaneurismas, tortuosidade, derivações (ou desvios) vasculares, neovascularização (Figura 13.59 B) e hemorragia vítrea recorrente (um terço dos olhos – Figura 13.59 C) podem desenvolver-se na junção da retina perfundida com a retina não perfundida. Novos vasos podem eventualmente desenvolver-se no disco óptico. A hemorragia vítrea tende a ser limitada e ser absorvida em questão de semanas, podendo persistir em alguns casos
  - Pode ocorrer envolvimento macular com as mesmas alterações, mas é raro
- **Complicações**: incluem descolamento tracional da retina, membrana macular epirretiniana, GNV e catarata

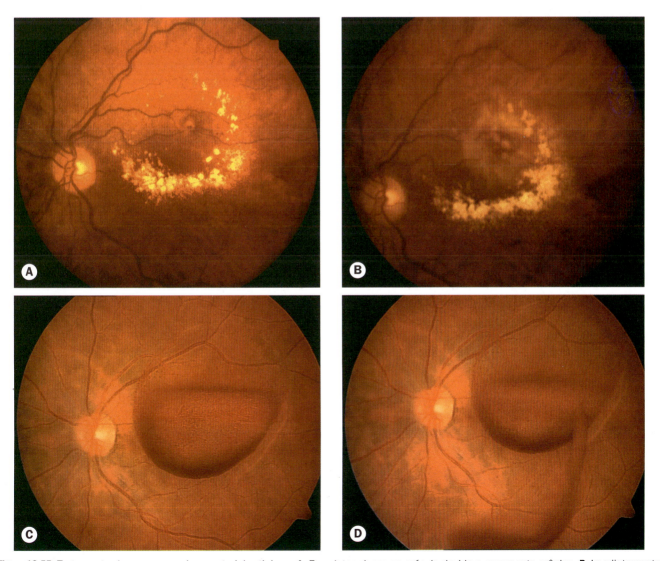

Figura 13.55 Tratamento de macroaneurisma arterial retiniano. **A.** Exsudatos duros na mácula devido a vazamento crônico. **B.** Imediatamente após aplicação de *laser*. **C.** Grande hemorragia pré-retiniana sobrejacente à mácula. **D.** Após hialoidotomia com *laser* Nd:YAG mostrando a dispersão do sangue para o vítreo. (*Cortesia de P Gili – Figuras C e D.*)

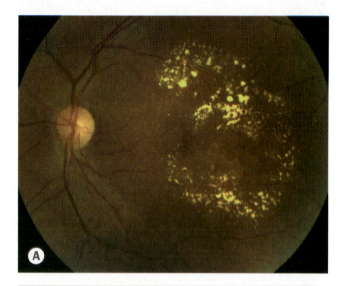

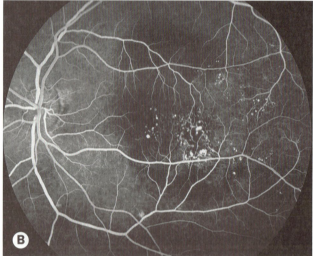

Figura 13.56 Telangiectasia retiniana primária. **A.** Exsudação circinata. **B.** Respectiva angiofluoresceinografia mostrando hiperfluorescência em múltiplas áreas.

- **AGF**: identifica a presença de vasculite e áreas de não perfusão. Imageamento de campo amplo é especialmente útil
- **Investigação**: deve ser realizada para descartar outras causas de vasculite (p. ex., sarcoidose, tuberculose) e neovascularização retiniana periférica (p. ex., hemoglobinopatias).

Tratamento

- **Esteroides**: esteroides perioculares, sistêmicos, tópicos e intravítreos parecem ser úteis na fase inflamatória
- **Tratamento antitubercular**: enfaticamente defendido por alguns especialistas, mas controverso. Pode ser considerado para determinados pacientes de maneira combinada aos esteroides, seja para evitar a reativação antes da infecção tubercular (p. ex., teste cutâneo positivo, QuantiFERON®) ou, possivelmente, na presença de sinais inflamatórios oculares graves
- **Fotocoagulação difusa** ou crioterapia da retina não perfundida: reduz o estímulo neovascular
- **Inibidores intravítreos de VEGF**: podem ser úteis, mas se encontram em fase de pesquisas

- **Vitrectomia**: para hemorragia vítrea persistente, descolamento tracional e membrana macular epirretiniana.

RETINOPATIA POR RADIAÇÃO

A retinopatia por radiação é capaz de se desenvolver após o tratamento de tumores intraoculares por meio de terapia com placas radioativas (braquiterapia) ou irradiação com feixe externo de malignidades sinusais, orbitárias ou nasofaríngeas. Caracteriza-se por alterações microvasculares retinianas tardias com perda de células endoteliais, oclusão de capilares e formação de microaneurisma. Os pacientes afetados podem desenvolver catarata e ceratopatia (Figura 13.60). Existem algumas evidências de que tendem mais a acometer indivíduos com predisposição genética. O intervalo entre a exposição e a doença é variável e imprevisível, embora geralmente seja de 6 meses a 3 anos. Existe relação direta com a dose de radiação.

- **Sinais**
  - Oclusão de capilares com o desenvolvimento de telangiectasia e microaneurismas
  - Edema da retina, exsudato, manchas algodonosas e hemorragias (Figura 13.61 A e B)
  - Alterações são mais bem observadas na AGF (Figura 13.61 C e D)
  - Retinopatia proliferativa (Figura 13.61 E)
  - Papilopatia (Figura 13.61 F). Pode ocorrer neuropatia óptica causada por radiação, mas é menos comum, uma vez que o nervo parece ser menos sensível do que os vasos da retina
- **Tratamento**: em geral, é insatisfatório. Opções incluem *laser*, esteroides e agentes intravítreos anti-VEGF
- **Prognóstico**: depende da gravidade do envolvimento. Os achados de um prognóstico desfavorável incluem papilopatia e retinopatia proliferativa, que podem resultar em hemorragia vítrea e descolamento tracional da retina.

RETINOPATIA DE PURTSCHER

A retinopatia de Purtscher pode ocorrer após trauma grave, especialmente lesões compressivas do tórax, de ossos longos ou da cabeça, e envolve oclusão e isquemia associada à lesão microvascular. Acredita-se que seja resultante de embolia e, em alguns casos, de oclusão vascular por outros mecanismos, como agregação de leucócitos mediada por complemento. Quando resulta de outras causas que não trauma (p. ex., embolia adiposa ou por líquido amniótico, pancreatite aguda, pré-eclâmpsia, vasculites sistêmicas), a condição é ocasionalmente designada como retinopatia semelhante à doença de Purtscher. A manifestação ocorre com redução bilateral da visão, normalmente para 6/60 ou menos. Observa-se a presença de múltiplas manchas esbranquiçadas superficiais, unilaterais ou bilaterais, na retina – infartos do leito capilar conhecidos como manchas de Purtscher (semelhantes a grandes manchas algodonosas; Figura 13.62), geralmente associadas a hemorragias peripapilares superficiais, manchas algodonosas típicas e edema do disco óptico. Níveis elevados de complemento 5ª podem ser diagnósticos nos casos em que não haja histórico de trauma. A alterações agudas do fundo de olho normalmente se resolvem em algumas semanas, mas somente uma pequena proporção recupera a visão normal. O tratamento da causa subjacente nem sempre é possível.

Capítulo 13 • Doenças Vasculares Retinianas 527

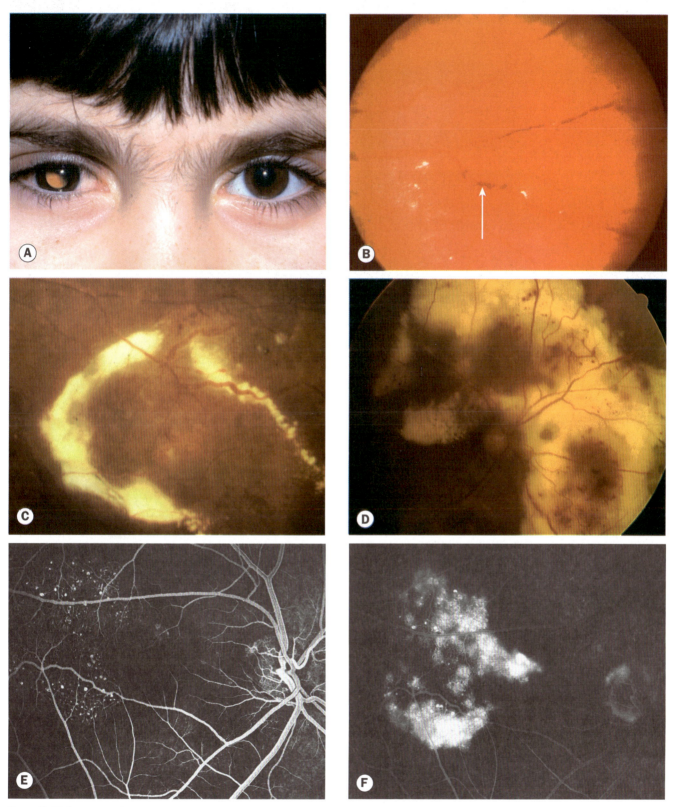

Figura 13.57 Doença de Coats. **A.** Leucocoria. **B.** Telangiectasia retiniana e alterações arteriolares aneurismáticas (*seta*). **C.** Exsudatos intrarretinianos. **D.** Envolvimento progressivo. **E.** Fase venosa da angiofluoresceinografia (AGF) mostrando a hiperfluorescência da telangiectasia. **F.** Fase tardia da AGF mostrando extensa hiperfluorescência decorrente de vazamento e impregnação. (*Cortesia de C Barry – Figuras D-F.*)

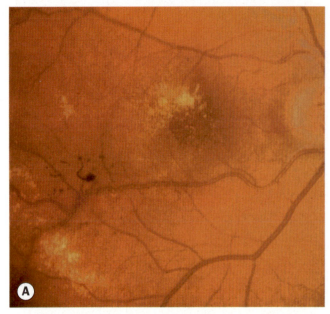
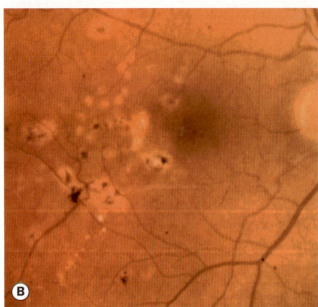

Figura 13.58 A. Exsudatos na doença de Coats relativamente leve. **B.** Resolução vários meses após a fotocoagulação a *laser*.

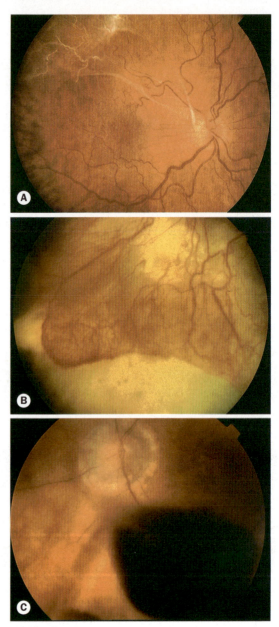

Figura 13.59 Doença de Eales. **A.** Embainhamento e oclusão vascular periférica. **B.** Neovascularização periférica. **C.** Hemorragia de novos vasos.

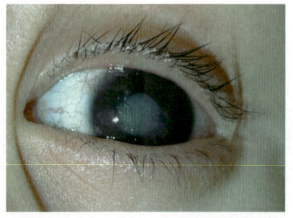

Figura 13.60 Ceratopatia causada por radiação. (*Cortesia de N Rogers.*)

Capítulo 13 • Doenças Vasculares Retinianas 529

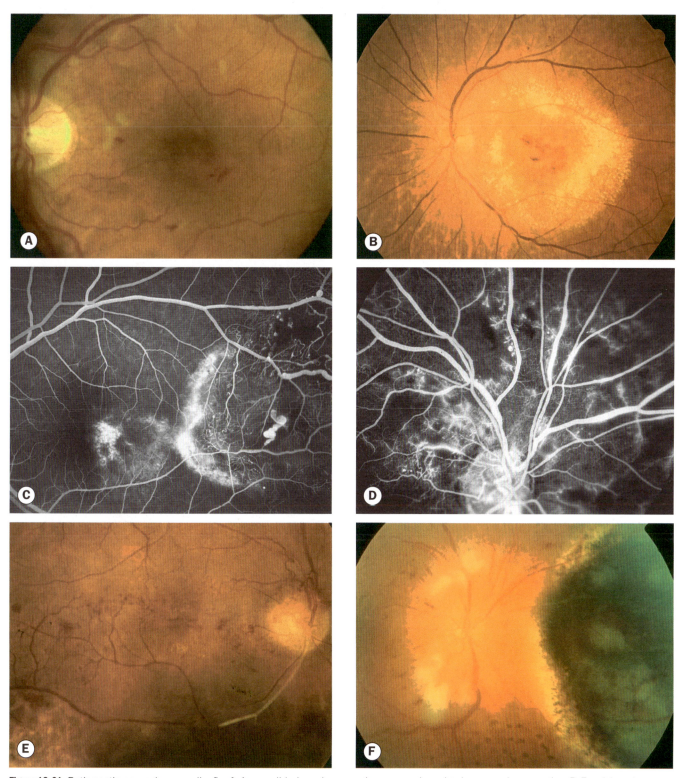

Figura 13.61 Retinopatia causada por radiação. **A.** Anormalidades microvasculares, manchas algodonosas e hemorragias. **B.** Envolvimento macular grave. **C.** Angiofluoresceinografia (AGF) de lesões aneurismáticas e telangiectáticas associadas à não perfusão de capilares da retina e vazamento com exsudação. **D.** Angiofluoresceinografia (AGF) mostrando não perfusão grave dos capilares da retina e anormalidades microvasculares. **E.** Novos vasos do disco óptico e oclusão arterial, anormalidades microvasculares e hemorragias. **F.** Papilopatia e manchas algodonosas após o tratamento de melanoma da coroide. (*Cortesia de C Barry – Figura B.*)

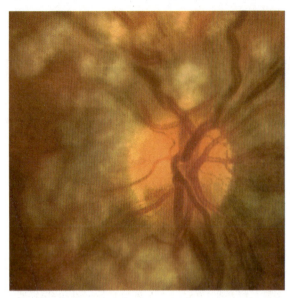

Figura 13.62 Manchas de Purtscher na retinopatia de Purtscher.

RETINOPATIA DE VALSALVA

A manobra de Valsalva consiste na expiração forçada contra a glote fechada, criando, desse modo, um súbito aumento da pressão intratorácica e intra-abdominal (p. ex., levantamento de peso, encher balões). A súbita elevação associada da pressão venosa pode romper os capilares perifoveais, levando à hemorragia premacular de gravidade variável (Figura 13.63). Pode ocorrer também hemorragia vítrea. O tratamento se faz mediante observação, ou com membranotomia com *laser* Nd:YAG em alguns casos.

LIPEMIA RETINIANA

Lipemia retiniana é uma condição rara caracterizada pela descoloração branco-amarelada dos vasos sanguíneos da retina (Figura 13.64) em alguns pacientes com hipertrigliceridemia. Em casos leves, somente os vasos periféricos são afetados, mas em casos extremos, o fundo de olho assume uma coloração salmão. A visualização de altos níveis de quilomícrons nos vasos sanguíneos explica o aspecto do fundo de olho. A AV geralmente é normal, mas a amplitude do eletrorretinograma pode ser reduzida.

DICA Em pacientes com perda visual indolor após trauma corporal grave, deve-se examinar o polo posterior de ambos os olhos à procura de sinais de retinopatia de Purtscher.

RETINOPATIA NOS DISTÚRBIOS DO SANGUE

Leucemia

Introdução
Leucemias são malignidades das células-tronco hematopoiéticas que envolvem a proliferação anormal de leucócitos. A leucemia

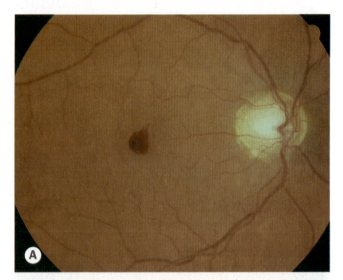
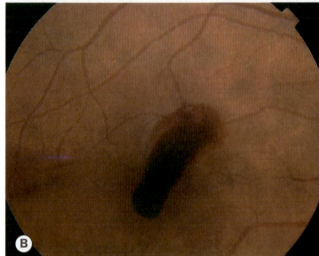
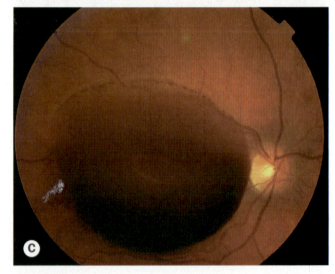

Figura 13.63 Retinopatia de Valsalva. **A.** Pequena. **B.** Moderada. **C.** Grande.

aguda caracteriza-se pela substituição da medula óssea por células imaturas (blastos). A leucemia crônica está associada, pelo menos inicialmente, a leucócitos bem diferenciados (maduros) e acomete

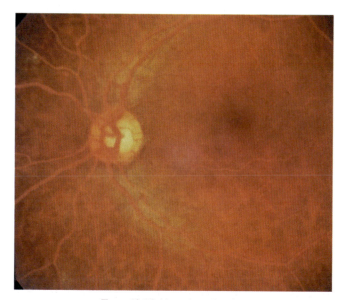

Figura 13.64 Lipemia retiniana.

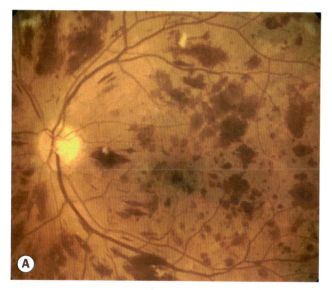

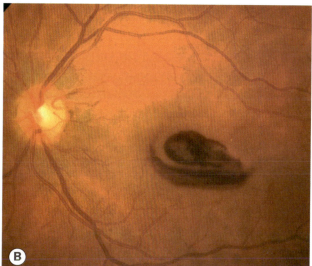

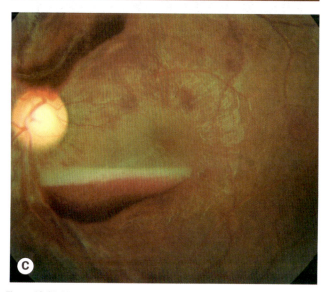

Figura 13.65 Hemorragias retinianas na presença de leucemia. **A.** Várias hemorragias em padrão de "chama de vela" com manchas algodonosas e manchas de Roth. **B.** Sangramento pré-macular. **C.** Grande hemorragia retro-hialoide – uma camada separada de leucócitos está evidente. (*Cortesia de C Barry – Figura A; S Chen – Figuras B e C.*)

quase exclusivamente adultos. As quatro principais variantes da leucemia são:
- **Linfocítica aguda** (linfoblástica): afeta predominantemente crianças, nas quais a taxa de sobrevivência de 5 anos é de aproximadamente 90%
- **Mieloide aguda** (mieloblástica) é observada com frequência em adultos mais velhos
- **Linfocítica crônica**: apresenta um curso crônico e muitos pacientes morrem de doença não correlata
- **Mielocítica crônica**: apresenta um curso clínico progressivo e geralmente um prognóstico menos favorável.

Achados oculares

O envolvimento ocular é observado com mais frequência nas formas agudas do que nas formas crônicas e praticamente qualquer estrutura ocular pode ser envolvida. A infiltração leucêmica primária é relativamente rara. Alterações secundárias, como aquelas associadas à anemia, à trombocitopenia, à hiperviscosidade e a infecções oportunistas são mais comuns e incluem sangramento intraocular, infecção e oclusão vascular.
- **Fundo de olho**
  ○ Hemorragias retinianas e manchas algodonosas são comuns (Figura 13.65)
  ○ Manchas de Roth são hemorragias retinianas com o centro branco (Figura 13.66); acredita-se que o elemento esbranquiçado seja composto por fibrina coagulada na maioria dos casos. As manchas ocorrem na presença de leucemia aguda (Figura 13.67) e de uma série de outras condições, como bacteriemia (endocardite bacteriana classicamente subaguda), diabetes, hipertensão e anemia
  ○ Neovascularização retiniana periférica é um achado ocasional da leucemia mieloide crônica (Figura 13.68 A)
  ○ Possível ocorrência de infiltrados retinianos e coroidais, em geral, posteriormente ao equador (Figura 13.68 B), que podem se apresentar, de maneira mascarada, como uveíte posterior. Na leucemia crônica, é possível que deem origem a uma aparência de "pele de leopardo" (Figura 13.68 C)

- Pacientes com trombocitopenia podem apresentar hemorragias difusas (Figura 13.68 D)
- Infiltração do nervo óptico pode causar inchaço e perda visual
- **Outros achados**
  - Envolvimento orbitário, especialmente em crianças (Figura 13.69 A)
  - Espessamento da íris, irite e pseudo-hipópio (Figura 13.69 B)
  - Hemorragia subconjuntival espontânea e hifema
  - Paralisias dos nervos cranianos.

Anemia

Anemias constituem um grupo de distúrbios caracterizados por redução no número de eritrócitos circulantes ou na quantidade de hemoglobina em cada célula, ou ambas. Alterações retinianas na anemia em geral são inócuas e raramente de importância diagnóstica.
- **Retinopatia**
  - A tortuosidade venosa da retina está relacionada com a gravidade da anemia, mas pode ocorrer isoladamente

- Nas hemorragias em padrão "ponto-borrão" e "chama de vela", manchas algodonosas e manchas de Roth (ver Figura 13.66) são mais comuns na presença de trombocitopenia coexistente
- Possível ocorrência de **neuropatia óptica** na anemia perniciosa.

Hiperviscosidade

Estados de hiperviscosidade constituem um grupo diversificado de distúrbios raros caracterizados pelo aumento da viscosidade em decorrência de policitemia ou proteínas plasmáticas anormais.
- **Policitemia** é causada pela proliferação neoplásica de eritrócitos com aumento da atividade da medula óssea e da hiperviscosidade
- **Macroglobulinemia de Waldenström** é um distúrbio linfoproliferativo maligno com produção de IgM monoclonal, que geralmente afeta homens idosos
- **Achados oculares** incluem hemorragias retinianas e alterações venosas (Figura 13.70) e, ocasionalmente, OVR e telangiectasia conjuntival.

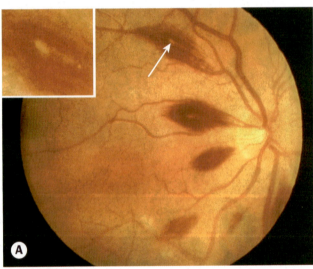
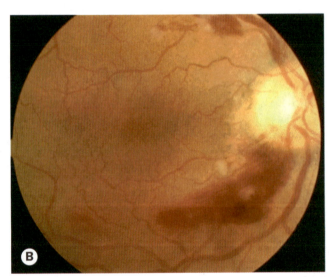

Figura 13.66 Manchas de Roth. **A.** Aparência típica. Presume-se que o centro branco seja a fibrina coagulada (seta). **B.** Grande mancha circundada por hemorragia.

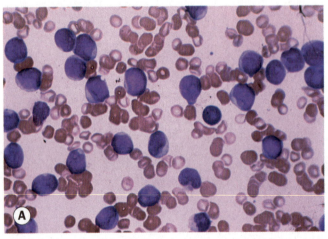
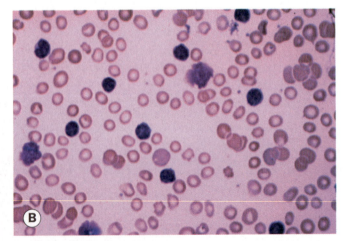

Figura 13.67 Filme sanguíneo na presença de leucemia. **A.** Aspirado de medula óssea na leucemia mieloide aguda mostrando blastócitos imaturos. **B.** Esfregaço de sangue periférico na leucemia linfática crônica mostrando muitos linfócitos maduros.

Capítulo 13 • Doenças Vasculares Retinianas 533

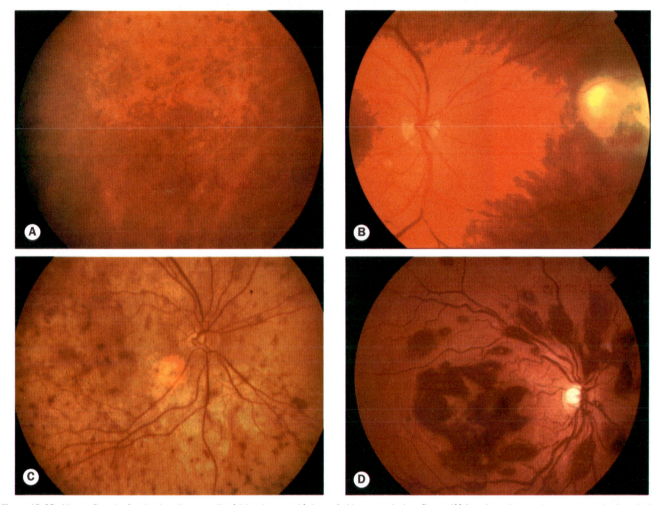

Figura 13.68 Alterações do fundo de olho nos distúrbios hematológicos. **A.** Neovascularização periférica da retina na leucemia mieloide crônica. **B.** Depósito coriorretiniano leucêmico. **C.** Aparência de "pele de leopardo" resultante de infiltração coroidal na leucemia crônica. **D.** Hemorragias difusas secundárias a trombocitopenia. (*Cortesia de P Morse – Figura A.*)

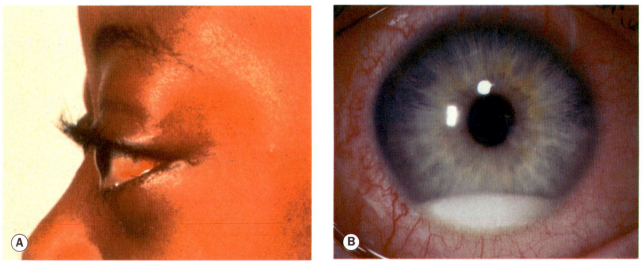

Figura 13.69 Leucemia aguda. **A.** Envolvimento orbitário. **B.** Pseudo-hipópio.

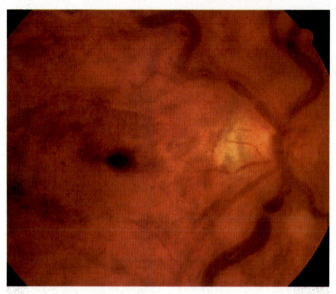

Figura 13.70 Hemorragias retinianas e dilatação e segmentação venosas macroscópicas na presença de hiperviscosidade.

Distúrbios Maculares Adquiridos

Capítulo **14**

INTRODUÇÃO, 536
Epitélio pigmentar da retina, 536
Membrana de Bruch, 537

AVALIAÇÃO CLÍNICA DE DOENÇA MACULAR, 537
Sintomas, 537

INVESTIGAÇÃO DE DOENÇA MACULAR, 537
Angiofluoresceinografia do fundo de olho, 537
Angiografia com indocianina verde, 543
Tomografia de coerência óptica, 547
Angiotomografia de coerência óptica, 548
Autofluorescência do fundo de olho, 548
Imageamento de grande angular, 549

DEGENERAÇÃO MACULAR RELACIONADA COM A IDADE, 549
Introdução, 549
Drusas, 552
Suplementação de antioxidantes, 553
Degeneração macular não exsudativa | seca, não neovascular, 556
Descolamento do epitélio pigmentar da retina, 556
Ruptura do epitélio pigmentar da retina, 559
Neovascularização coroidal, 560
Degeneração macular hemorrágica, 567

PROLIFERAÇÃO RETINIANA ANGIOMATOSA, 568
Diagnóstico, 568
Tratamento, 568

VASCULOPATIA POLIPOIDAL DA COROIDE, 569
Introdução, 569
Diagnóstico, 569
Tratamento, 570

CORIORRETINOPATIA HEMORRÁGICA EXSUDATIVA PERIFÉRICA, 570

NEOVASCULARIZAÇÃO IDIOPÁTICA DA COROIDE, 570

DISTÚRBIOS DA INTERFACE VITREOMACULAR, 570
Membrana epirretiniana, 570
Buraco macular de espessura total, 571
Tração vitreomacular, 575

CORIORRETINOPATIA SEROSA CENTRAL, 576
Visão geral, 576
Achados clínicos, 577
Investigação, 577
Tratamento, 577

TELANGIECTASIA MACULAR IDIOPÁTICA, 578
Tipo 1: telangiectasia aneurismática, 578

Tipo 2: telangiectasia perifoveal, 580
Tipo 3: telangiectasia oclusiva, 581

EDEMA MACULAR CISTOIDE, 581
Introdução, 581
Diagnóstico, 581

EDEMA MACULAR MICROCÍSTICO, 583

MIOPIA DEGENERATIVA, 583
Introdução, 583
Diagnóstico, 583

ESTRIAS ANGIOIDES, 584
Introdução, 584
Diagnóstico, 586
Tratamento, 586

DOBRAS DA COROIDE, 588
Introdução, 588
Diagnóstico, 588

MACULOPATIA HIPOTÔNICA, 588
Introdução, 588
Diagnóstico, 588

RETINOPATIA SOLAR, 589

ESCAVAÇÃO FOCAL DA COROIDE, 589

MÁCULA CUPULIFORME, 589

DISPOSITIVOS DE AUXÍLIO PARA BAIXA VISÃO, 589

INTRODUÇÃO

Mácula (Figura 14.1 A) é uma área arredondada no polo posterior, situada no interior das arcadas vasculares temporais. Mede entre 5 e 6 mm de diâmetro e serve aos 15 a 20° centrais do campo visual. Histologicamente, exige mais de uma camada de células ganglionares (CCG), em contraste com a camada única de células ganglionares da região periférica da retina. As camadas internas da mácula contêm os pigmentos amarelos carotenoides de xantofila luteína e zeaxantina em concentração muito mais alta do que a região periférica da retina (daí o nome *macula lutea* – placa amarela).

- **Fóvea** é uma depressão na superfície da retina, no centro da mácula (Figura 14.1 B a D), com um diâmetro de 1,5 mm – mais ou menos o mesmo que o disco óptico
- A **fovéola** forma o assoalho central da fóvea e tem um diâmetro de 0,35 mm (Figura 14.1 B). Parte mais fina da retina, é destituída de células ganglionares; consiste apenas em uma alta densidade de fotorreceptores do tipo cone e seus núcleos (Figura 14.2), junto com células de Müller
- **Umbo** é a depressão existente bem no centro da fovéola (Figura 14.1 B) que corresponde ao reflexo foveolar à luz (Figura 14.1 A), cuja perda pode ser um sinal precoce de lesão
- **Zona avascular foveal** (ZAF; Figura 14.1 B) é uma área que não contém vasos sanguíneos, mas é circundada por uma rede contínua de capilares. Está localizada na fóvea, mas se estende além dela. O diâmetro exato varia com a idade e na presença de doença, e os limites podem ser determinados com precisão somente por angiofluoresceinografia (média de 0,6 mm).

Epitélio pigmentar da retina

- **Estrutura**
  - O epitélio pigmentar da retina (EPR) é formado por uma única camada de células que são hexagonais no corte transversal. As células consistem em um elemento basal não pigmentado externo que contém um núcleo e uma seção apical pigmentada interna abundante em melanossomos
  - A base das células está em contato com a membrana de Bruch e, no ápice celular, múltiplos processos vilosos filamentares estendem-se entre os segmentos externos dos fotorreceptores
  - No polo posterior, particularmente na fóvea, as células do EPR são mais altas e mais finas, de modo mais regular, e contêm melanossomos maiores e mais numerosos do que na periferia
- **Função**

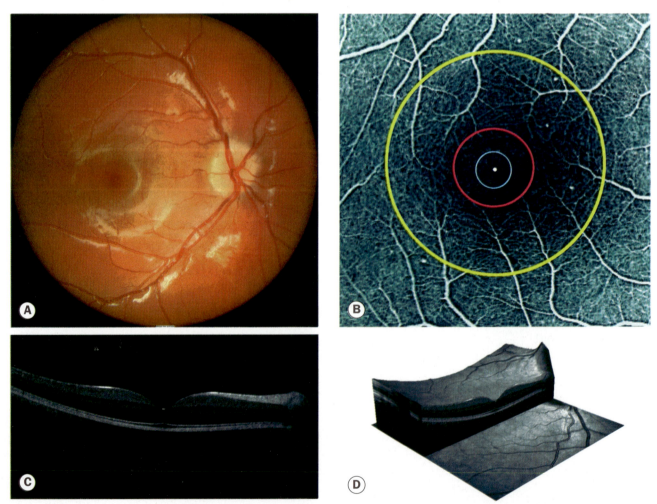

Figura 14.1 Referenciais anatômicos. **A.** Fovéola normal (*quase reflexo central pontilhado*) e reflexos maculares leves (reflexo em faixa circundando a fóvea). **B.** Angiofluoresceinografia – fóvea (*círculo amarelo*), extensão aproximada da zona avascular foveal (*círculo vermelho*), fovéola (*círculo lilás*), umbo (*mancha branca central*). **C.** Tomografia de coerência óptica mostrando depressão foveal. **D.** Tomografia de coerência óptica tridimensional.

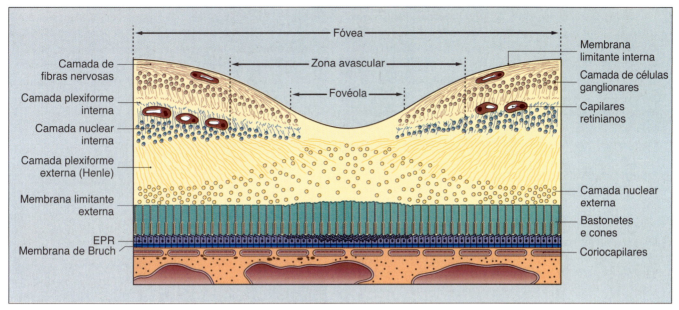

Figura 14.2 Corte transversal da fóvea. *EPR*, epitélio pigmentar da retina.

- Células do EPR e complexos de junções intervenientes compactas (zônula oclusiva) constituem a barreira hematorretiniana externa, evitando o vazamento do líquido extracelular para o espaço sub-retiniano
- Sua integridade e a da membrana de Bruch é importante para a aderência contínua entre as duas, atribuída a uma combinação de forças osmóticas e hidrostáticas, possivelmente com o auxílio de ligações hemidesmossômicas
- Facilitação da reciclagem (*turnover*) dos fotorreceptores pela fagocitose e da degradação lisossômica dos segmentos externos após a renovação
- Preservação e um meio retiniano ideal: a manutenção da barreira hematorretiniana externa é um fator essencial, assim como o transporte de metabólitos para dentro (principalmente pequenas moléculas, como aminoácidos e glicose) e o transporte de produtos do metabolismo para fora
- Armazenamento, metabolismo e transporte de vitamina A no ciclo visual
- O denso pigmento do EPR serve para absorver a luz difusa.

Membrana de Bruch

- **Estrutura**: a membrana de Bruch separa o EPR da coriocapilar e, na eletromicroscopia, consiste em cinco elementos distintos:
  - Lâmina basal do EPR
  - Uma camada interna de colágeno
  - Uma faixa mais grossa de fibras elásticas
  - Uma camada externa de colágeno
  - Lâmina basal da camada interna da coriocapilar
- **Função**: o EPR utiliza a membrana de Bruch como caminho para o transporte dos produtos do metabolismo para fora do ambiente retiniano. Acredita-se que as mudanças em sua estrutura sejam importantes para a patogênese de muitos distúrbios maculares – por exemplo, a membrana de Bruch intacta pode ser importante na supressão da neovascularização da coroide (NVC).

AVALIAÇÃO CLÍNICA DE DOENÇA MACULAR

Sintomas

- **Visão embaçada** e dificuldade para visão de perto são sintomas iniciais. A manifestação pode ser rápida em algumas condições, como na NVC
- **Um escotoma positivo**, em cujo caso os pacientes se queixam de obstrução da visão central, é um sintoma de doença mais grave. Isso contrasta com a neuropatia óptica, que normalmente cria uma área não visível no campo visual (escotoma negativo)
- **Metamorfopsia** (distorção das imagens percebidas) é um sintoma comum que não corre na neuropatia óptica
- **Micropsia** (redução do tamanho da imagem) é causada pela dispersão dos cones foveais, e não é comum
- **Macropsia** (aumento do tamanho da imagem) se deve ao *crowding* dos cones foveais, e não é comum
- A discriminação das **cores** pode ser alterada, mas geralmente é menos evidente do que, até mesmo, na neuropatia óptica relativamente leve
- Podem ocorrer **dificuldades relacionadas com a adaptação ao escuro**, como baixa visão na luz fraca e persistência de imagens residuais.

DICA Metamorfopsia é um sintoma inicial comum das doenças maculares e pode ser avaliada com uma grade de Amsler.

INVESTIGAÇÃO DE DOENÇA MACULAR

Angiofluoresceinografia do fundo de olho

Introdução

A angiofluoresceinografia (AGF) deve ser realizada somente se os achados influenciarem o tratamento.

- **Fluorescência** é a propriedade de determinadas moléculas de emitir luz de um maior comprimento de onda quando estimuladas por energia luminosa de um comprimento de onda menor. O pico de estimulação para a fluoresceína é de aproximadamente 490 nm (na parte azul do espectro) – o comprimento de onda da absorção máxima da energia luminosa pela fluoresceína. As moléculas estimuladas emitem uma luz verde-amarelada de cerca de 530 nm (Figura 14.3)
- **Fluoresceína** (fluoresceína sódica) é um corante alaranjado hidrossolúvel que, quando injetado por via intravenosa, permanece amplamente intravascular (> 70% ligado às proteínas séricas), e é excretado na urina no decorrer de 24 a 36 horas
- **AGF** envolve o registro fotográfico da passagem da fluoresceína pelas circulações retiniana e coroidal após injeção intravenosa
- **Barreira hematorretiniana externa**: os grandes vasos coroidais são impermeáveis tanto à fluoresceína ligada às proteínas quanto à livre. Entretanto, as paredes da coriocapilar contêm fenestrações através das quais as moléculas não ligadas escapam para o espaço extravascular, cruzando a membrana de Bruch, mas, ao alcançar o EPR, são bloqueadas pelos complexos intercelulares denominados *tight junctions* ou *zonula occludentes* (Figura 14.4)
- A **barreira hematorretiniana interna** consiste principalmente nas *tight junctions* entre as células endoteliais dos capilares retinianos, através das quais nem a fluoresceína ligada a proteínas nem a fluoresceína livre consegue passar. A membrana basal e os pericitos desempenham apenas um papel sem importância nesse sentido (Figura 14.5 A). A ruptura da barreira hematorretiniana interna permite o extravasamento tanto da fluoresceína ligada quanto da fluoresceína livre para o espaço extravascular (Figura 14.5 B)
- **Filtros**
  ○ Filtro de excitação da luz azul cobalto (Figura 14.6): a luz branca incidente da câmera é filtrada de modo que a luz azul entre no olho, excitando moléculas de fluoresceína nas circulações retiniana e coroidal
  ○ O filtro da barreira verde-amarelada bloqueia qualquer luz azul refletida do olho, permitindo a passagem somente da luz verde-amarelada emitida
- A **captura de imagem** nas câmeras digitais modernas utiliza um dispositivo de carga acoplada (CCD). O imageamento digital disponibiliza uma imagem imediata, de fácil armazenamento e acesso, manipulação e visibilidade. Além disso, os dispositivos modernos normalmente requerem concentração mais baixa de fluoresceína injetada para obtenção de imagens de alta qualidade, com uma incidência de efeitos adversos substancialmente mais baixa
- **Contraindicações**
  ○ Alergia à fluoresceína é contraindicação absoluta e histórico de reação grave a qualquer alergênio, é forte contraindicação relativa. O pré-tratamento preventivo antialérgico pode ser útil em alguns casos

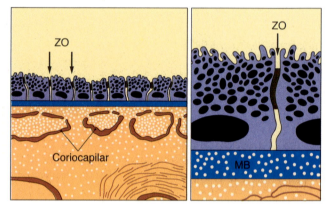

Figura 14.4 Barreira hematorretiniana externa. *ZO*, zônula ocludente; *MB*, membrana de Bruch.

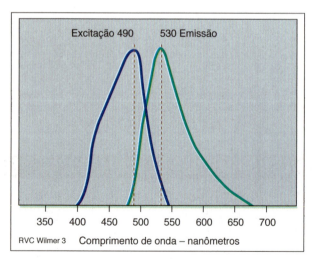

Figura 14.3 Excitação e emissão de fluoresceína.

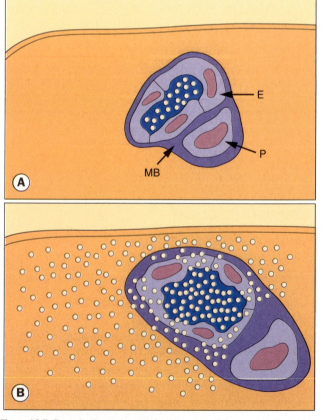

Figura 14.5 Barreira hematorretiniana interna. **A.** Intacta. **B.** Rompida. *E*, célula endotelial; *MB*, membrana basal; *P*, pericito.

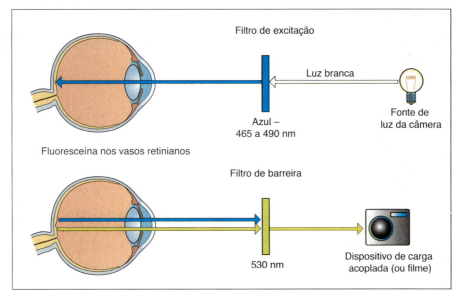

Figura 14.6 Princípios da angiofluoresceinografia.

- Outras contraindicações relativas incluem insuficiência renal (utiliza-se uma dose mais baixa de fluoresceína), gravidez, asma moderada a grave e cardiopatia significativa
- A alergia aos meios de contraste que contêm iodo ou a frutos do mar não é uma contraindicação clara à AGF ou à angiografia com indocianina verde (AIV).

Técnica

As instalações devem estar preparadas para atender a possíveis eventos adversos, incluindo pessoal adequado, carrinho de reanimação com medicamentos para o tratamento de anafilaxia, um sofá (ou poltrona reclinável) e um recipiente, para o caso de vômito. A presença de náuseas e vômitos significativos é menos comum com o uso de concentrações mais baixas de fluoresceína, exigida pelas câmeras digitais modernas.

- A midríase farmacológica adequada é importante para a obtenção de imagens de alta qualidade. A opacidade dos meios, como a catarata, pode reduzir a qualidade da imagem
- Explica-se o procedimento e obtém-se o consentimento formal. É importante mencionar os efeitos adversos comuns e sérios (Tabela 14.1), particularmente a coloração da pele e da urina
- O paciente deve estar sentado confortavelmente diante da câmera e das fotografias coloridas do fundo de olho, imagens sem vermelho (luz incidente verde para melhorar detalhes vermelhos) e de autofluorescência obtidas como indicado
- Insere-se uma cânula intravenosa; em geral, é preferível cânula padrão a um conjunto de infusão do tipo "asa de borboleta", menos seguro. Após a canulação, a linha deve ser jateada com solução salina normal para verificação da patência e exclusão de extravasamento
- A fluoresceína, normalmente 5 mℓ de uma solução a 10%, é aspirada com uma seringa e injetada ao longo de 5 a 10 segundos, com cuidado para não romper a veia canulada (Figura 14.7 A e B)
- A administração oral em dosagem de 30 mg/kg é uma alternativa se o acesso venoso não for possível ou for recusado. Um frasco de 5 mℓ de 10% (100 mg/mℓ) fluoresceína sódica contém 500 mg e as imagens devem ser obtidas ao longo de 20 a 60 minutos após a ingestão

Tabela 14.1 Eventos adversos na angiofluoresceinografia.

Descoloração da pele e da urina (invariável)
Extravasamento do corante injetado, provocando reação local dolorosa (tratar com compressa fria)
Náuseas, vômito (hoje, raros com as concentrações mais baixas de fluoresceína)
Prurido, erupção cutânea
Espirros, chiado
Episódio vasovagal ou síncope (normalmente decorrente de ansiedade, mas, às vezes, de cardiopatia isquêmica)
Reações anafiláticas e anafilactoides (1:2.000 angiogramas)
Infarto do miocárdio (extremamente raro)
Morte (1:220.000 no maior estudo)

- Obtêm-se as imagens em intervalos de 1 a 2 segundos inicialmente para capturar as fases críticas iniciais de trânsito, começando 5 a 10 segundos após a injeção, titulando-se a frequência no decorrer das fases subsequentes
- Na presença de patologia monocular, devem-se obter imagens de controle do olho contralateral, normalmente depois que a fase inicial de trânsito tiver sido fotografada no olho de referência
- Se for o caso, as imagens podem ser capturadas em até 10 a 20 minutos
- As estéreo-imagens podem ser úteis para demonstrar a elevação e normalmente são obtidas reposicionando-se a câmera de lado ou utilizando-se um dispositivo especial (um separador estéreo) para ajustar a imagem. Essas imagens são, na verdade, pseudoestéreas, já que as verdadeiras imagens estereoscópicas requerem captura simultânea de imagem por diferentes ângulos.

Fases angiográficas

A fluoresceína entra no olho por meio da artéria oftálmica, passando para a circulação coroidal através das artérias ciliares posteriores curtas, e para a circulação retiniana, pela artéria central da retina (Figura 14.8). A circulação coroidal se enche cerca de 1 segundo antes que a retiniana. Os detalhes precisos da circulação coroidal não são

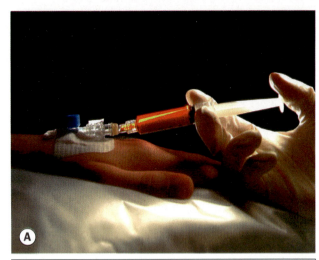

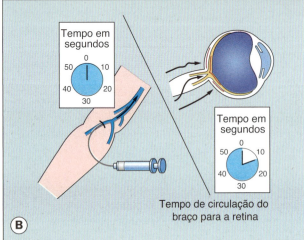

Figura 14.7 **A.** Injeção. **B.** Circulação da fluoresceína. (*Cortesia J Brett – Figura A.*)

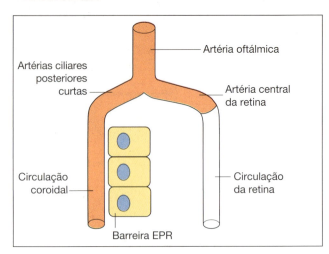

Figura 14.8 Acesso da fluoresceína ao olho.

discerníveis, principalmente em razão do rápido extravasamento da fluoresceína livre da coriocapilar. A melanina das células do EPR também bloqueia a fluorescência coroidal. O angiograma consiste nas seguintes fases sobrepostas:

- **Fase coroidal** (pré-arterial): normalmente ocorre 9 a 15 segundos após a injeção do corante – mais tempo em pacientes com baixa circulação geral –, e caracteriza-se pelo enchimento lobular irregular da coroide devido ao extravasamento da fluoresceína da coriocapilar fenestrada. Uma artéria ciliorretiniana, se presente, se enche simultaneamente porque deriva da circulação ciliar posterior (Figura 14.9 A)
- **Fase arterial**: começa cerca de 1 segundo após o início da fluorescência coroidal e mostra o enchimento das arteríolas retinianas e a continuação do enchimento coroidal (Figura 14.9 B)
- **Fase arteriovenosa (capilar)**: exibe o enchimento completo das artérias e dos capilares com o fluxo laminar inicial das veias em que o corante parece revestir a parede venosa, deixando uma faixa axial hipofluorescente (Figura 14.9 C). Esse fenômeno reflete a drenagem inicial dos capilares do polo posterior enchendo as margens venosas, bem como o perfil de velocidade dos vasos pequenos, com um fluxo plasmático mais rápido adjacente às paredes dos vasos em que a concentração celular é mais baixa

- **Fase venosa:** o fluxo laminar venoso (Figura 14.9 D) progride para o enchimento completo (Figura 14.9 E), com a fase venosa apresentando fluorescência arterial reduzida. O enchimento máximo dos capilares perifoveais é alcançado por volta dos 20 a 25 segundos em pacientes com função cardiovascular normal, e a primeira passagem da circulação de fluoresceína geralmente é concluída em até aproximadamente 30 segundos
- **Fase tardia (recirculação):** demonstra o efeito da recirculação contínua, diluição e eliminação do corante. A cada onda sucessiva, a intensidade da fluorescência torna-se mais fraca, embora o disco óptico apresente impregnação (Figura 14.9 F). Não há presença de fluoresceína na vasculatura retiniana depois de aproximadamente 10 minutos
- **Aparência escura da fóvea**: é causada por três fatores (Figura 14.10 A e B):
  ○ Ausência de vasos sanguíneos na ZAF
  ○ Bloqueio da fluorescência coroidal de fundo em razão da alta densidade de xantofila na fóvea
  ○ Bloqueio da fluorescência coroidal de fundo pelas células do EPR na fóvea, que são maiores e contêm mais melanina e lipofuscina do que qualquer outro local da retina.

Causas de hiperfluorescência

- Os compostos **autofluorescentes** absorvem luz azul e emitem luz verde-amarelada de modo semelhante à fluoresceína, porém mais fraca. A autofluorescência pode ser detectada na fotografia padrão de fundo de olho com filtros de excitação e barreira instalados. Algumas câmeras digitais modernas melhoraram a função de detecção de autofluorescência, embora o imageamento seja mais eficaz com a oftalmoscopia a *laser*. As lesões autofluorescentes tradicionalmente incluem as drusas da cabeça do nervo óptico (Figura 14.11) e o hamartoma astrocítico, mas com uma maior disponibilidade do imageamento de alta sensibilidade, os padrões associados a uma variedade de patologias do segmento posterior foram caracterizados
- **Pseudofluorescência** (falsa fluorescência): refere-se à luz refletida não fluorescente visível antes da injeção de fluoresceína e que passa pelos filtros em razão da sobreposição dos comprimentos de onda que atravessam os filos de excitação e, em seguida, de barreira. Isso é mais evidente quando os filtros estão se desgastando

- O **aumento da fluorescência** pode ser causado por (a) realce na visualização da densidade fluoresceínica normal ou (b) aumento do conteúdo de fluoresceína nos tecidos

- Um **defeito em janela** é causado por atrofia ou ausência do EPR, como na degeneração macular atrófica relacionada com a idade (Figura 14.12 A), um buraco macular de espessura total (BMET),

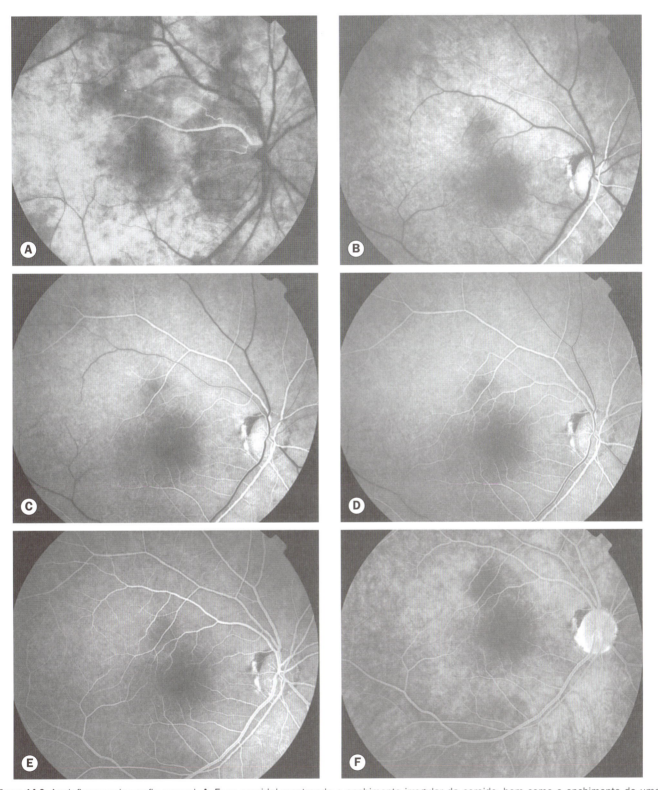

Figura 14.9 Angiofluoresceinografia normal. **A.** Fase coroidal mostrando o enchimento irregular da coroide, bem como o enchimento de uma artéria ciliorretiniana (outro paciente até o final da série). **B.** Fase arterial mostrando o enchimento da coroide e das artérias retinianas. **C.** Fase arteriovenosa (capilar) mostrando o enchimento arterial completo e o fluxo laminar venoso inicial. **D.** Fase venosa precoce exibindo acentuado fluxo laminar venoso. **E.** Fase venosa média com o enchimento venoso quase completo. **F.** Fase tardia (recirculação) mostrando fluorescência mais fraca com impregnação do disco óptico.

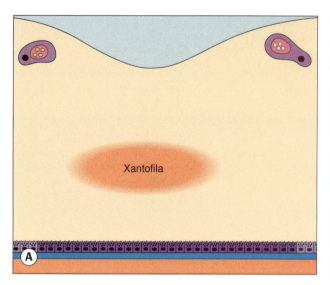
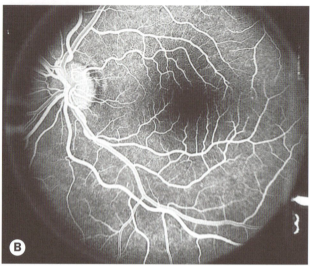

Figura 14.10 A. Fatores anatômicos causativos de fóvea escura (ver texto). **B.** Aparência escura da fóvea na angiofluoresceinografia (AGF).

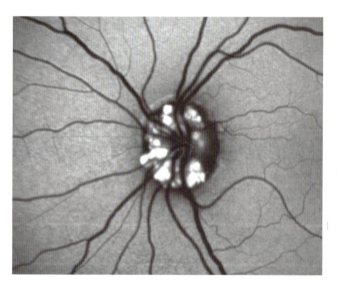

Figura 14.11 Imagem de autofluorescência do fundo de olho mostrando a presença de drusas no disco óptico.

rupturas no EPR e algumas drusas. Isso resulta no desbloqueio da fluorescência normal de fundo da coroide, caracterizada por uma hiperfluorescência muito precoce que aumenta de intensidade e depois se enfraquece sem mudar de tamanho ou forma (Figura 14.12 B e C)

- O **acúmulo de líquido** (*pooling*) em um espaço anatômico ocorre em razão da quebra da barreira hematorretiniana externa (*tight junctions* do EPR):
  ◦ No espaço sub-retiniano (p. ex., retinopatia serosa central; Figura 14.13 A), caracteriza-se por hiperfluorescência, que, como o vazamento responsável tende a ser pequeno (Figura 14.13 B), aumenta lentamente de intensidade e área, enquanto a extensão máxima permanece relativamente bem definida
  ◦ No espaço sub-retiniano, como no descolamento do epitélio pigmentar (Figura 14.14 A). Caracteriza-se por hiperfluorescência precoce (Figura 14.14 B) que aumenta de intensidade, mas não de tamanho (Figura 14.14 C)

- O **extravasamento** do corante caracteriza-se por uma hiperfluorescência razoavelmente precoce que, com o tempo, aumenta tanto em área como em intensidade. Ocorre em consequência da quebra da barreira hematorretiniana interna em razão de:
  ◦ Disfunção ou perda das *tight junctions* existentes do endotélio vascular como na retinopatia diabética não proliferativa, oclusão da retina (OVR), edema macular cistoide (EMC; Figura 14.15 A) e papiledema
  ◦ Ausência primária de *tight junctions* do endotélio vascular como na neovascularização idiopática da coroide, retinopatia diabética proliferativa (RDP; Figura 14.15 B), tumores e algumas anomalias vasculares, como doença de Coats
- **Impregnação** é um fenômeno tardio que consiste na retenção prolongada do corante em entidades como drusas, tecido fibroso, esclera exposta e disco óptico normal (ver Figura 14.9 F), e é observada nas fases tardias da angiografia, particularmente depois que o corante deixou as circulações coroidal e retiniana.

Causas de hipofluorescência

A redução ou a ausência da fluorescência pode ser atribuída a: (a) obstrução óptica (máscara ou bloqueio) da densidade fluoresceínica normal (Figura 14.16) ou (b) perfusão inadequada do tecido (defeito de enchimento).

- **Bloqueio da fluorescência retiniana**: lesões pré-retinianas, como sangue, bloqueiam totalmente da fluorescência (Figura 14.17 A a C)
- **Bloqueio da fluorescência coroidal de fundo**: permite a persistência da fluorescência oriunda dos vasos superficiais da retina:
  ◦ Lesões retinianas mais profundas (p. ex., hemorragias intrarretinianas, exsudatos densos)
  ◦ Lesões sub-retinianas ou sub-EPR (p. ex., sangue; Figura 14.18 A e B)
  ◦ Densidade aumentada do EPR (p. ex., hipertrofia congênita; Figura 14.19 A e B)
  ◦ Lesões coroidais (p. ex., nevo)
- **Defeitos de enchimento** podem ser resultantes de:
  ◦ Oclusão vascular capaz de envolver artérias, veias ou capilares da retina (*drop-out*; Figura 14.20 A) ou circulação coroidal.

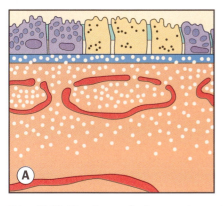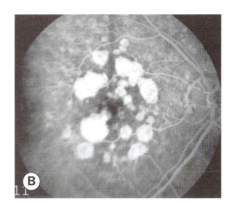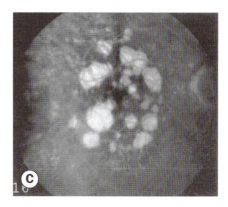

Figura 14.12 Hiperfluorescência causada por defeitos em janela associados à degeneração macular seca relacionada com a idade. Representação diagramática (**A**). Aspecto na angiofluoresceinografia (**B** e **C**).

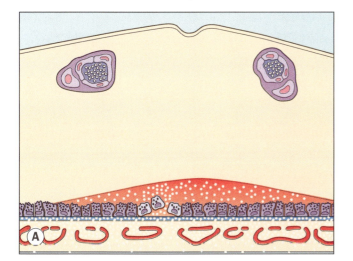

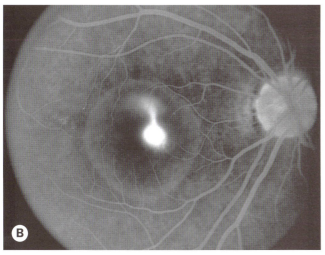

Figura 14.13 Hiperfluorescência causada pelo acúmulo de corante no espaço sub-retiniano na coriorretinopatia serosa central. **A.** Representação diagramática. **B.** Aspecto na angiofluoresceinografia.

AGF é eventualmente utilizada para demonstrar defeitos de enchimento da cabeça do nervo óptico como na neuropatia óptica isquêmica
 ° Perda do leito vascular como na degeneração miópica e na coroideremia (Figura 14.20 B).

Abordagem sistemática de análise por angiofluoresceinografia

A AGF deve ser interpretada de maneira metódica para otimizar a acurácia diagnóstica.
- Observar os achados clínicos, incluindo a idade e o sexo do paciente, antes de avaliar as imagens
- Indicar se foram obtidas imagens dos olhos direito, esquerdo ou de ambos os olhos
- Comentar as imagens coloridas ou *red-free*, ou qualquer outra demonstração, antes da injeção, de pseudofluorescência ou autofluorescência
- Ao observar as imagens pós-injeção, indicar se o tempo total de enchimento, especialmente o tempo de trânsito do braço para o olho, é normal
- Exame rápido da sequência de imagens, em ordem cronológica, para um olho de cada vez, concentrando-se inicialmente no olho com o maior número de fotografias, o qual provavelmente será o alvo de maior preocupação. Na primeira revisão, procurar quaisquer características diagnósticas, especialmente patognomônicas, importantes; por exemplo, um padrão de enchimento reticular ou de "chaminé" (ver adiante)
- Pesquisar cada olho em mais detalhes, observando a evolução de quaisquer características importantes encontradas no primeiro exame, fornecendo, em seguida, uma descrição de quaisquer outros achados por meio de consideração metódica das causas de hiper e hipofluorescência apresentadas anteriormente.

Angiografia com indocianina verde

Introdução

- **Vantagens sobre a AGF**: embora seja um excelente método de estudo da circulação retiniana, a AGF tem utilidade limitada para delinear a vasculatura da coroide, principalmente em decorrência de sua ocultação pelo EPR. Por outro lado, a luz próxima ao infravermelho utilizada na angiografia com indocianina verde (AIV) penetra nos pigmentos oculares, como a melanina e a xantofila, bem como no exsudato e nas finas camadas de sangue sub-retiniano, tornando essa técnica eminentemente adequada. Um fator adicional é que cerca de 98% das moléculas de indocianina verde ligam-se às proteínas séricas (principalmente à albumina), consideravelmente mais altas do que a ligação da fluoresceína.

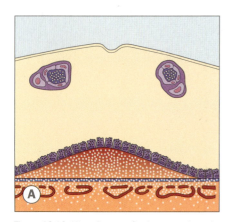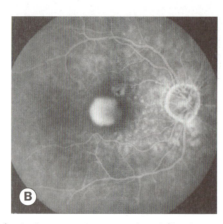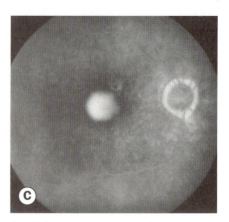

Figura 14.14 Hiperfluorescência causada pelo acúmulo de corante no espaço do epitélio pigmentar sub-retiniano no caso de descolamento do epitélio pigmentar da retina (EPR). **A.** Representação diagramática. **B** e **C.** Aspecto na angiofluoresceinografia.

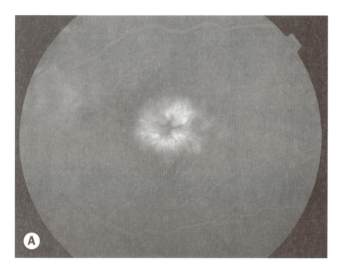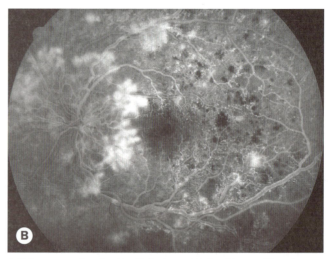

Figura 14.15 Causas de hiperfluorescência decorrente de extravasamento. **A.** Edema macular cistoide. **B.** Retinopatia diabética proliferativa mostrando extravasamento de extensos vasos em torno do disco óptico.

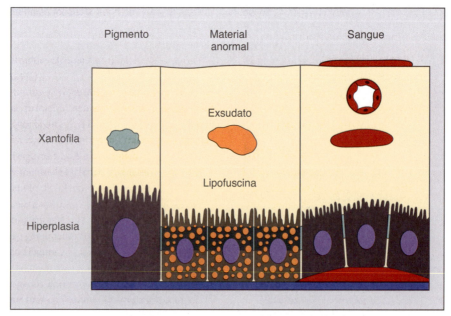

Figura 14.16 Causas de hipofluorescência.

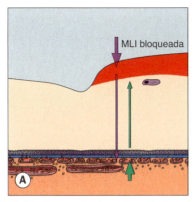 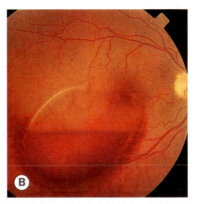 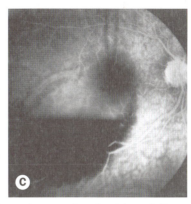

Figura 14.17 Hipofluorescência – bloqueio de todo sinal, inclusive proveniente dos vasos retinianos, hemorragia pré-retiniana. **A.** Representação diagramática. **B.** Aspecto clínico. **C.** Aparência na angiofluoresceinografia. *MLI*, membrana limitante interna.

Como as fenestrações coriocapilares são impermeáveis a moléculas proteicas maiores, a maior parte da indocianina verde é retida nos vasos coroidais. A luz infravermelha também se dispersa menos do que a luz visível, tornando a AIV superior à AGF em olhos com opacidade dos meios

- **Captura de imagem**: a fluorescência da indocianina verde equivale a apenas 1/25^a à fluoresceína, de modo que a angiografia digital moderna com indocianina verde utiliza a captura de imagem videoangiográfica de alta sensibilidade por meio de uma câmera adequadamente adaptada. Os filtros de excitação (805 nm) e emissão (835 nm) são ajustados para os comprimentos de onda da luz infravermelha (Figura 14.21). Alternativamente, os sistemas de oftalmoscopia a *laser* fornecem imagens de alto contraste, com menos dispersão de luz e rápida aquisição de imagens, facilitando um vídeo de alta qualidade
- **A técnica** é semelhante à da AGF, mas com maior ênfase na aquisição de imagens tardias (até cerca de 45 minutos). Utiliza-se uma dose de 25 a 50 mg em 1 a 2 ml de água para injeção
- **Fases da AIV**: (a) precoce – até 60 segundos após a injeção; (b) fase precoce média – 1 a 3 minutos (Figura 14.22 A); (c) fase tardia média – 3 a 15 minutos; (Figura 14.22 B) e (d) fase tardia – 15 a 45 minutos.

Efeitos adversos

AIV geralmente é mais bem tolerada do que AGF.
- Náuseas, vômitos e urticária não são comuns, mas a anafilaxia provavelmente ocorre mais ou menos com igual incidência à AGF
- Reações sérias são excepcionalmente raras: AIV contém iodeto e, portanto, não deve ser administrada a pacientes alérgicos a iodo (ou possivelmente a mariscos). Existem fórmulas sem iodo, como a infracianina verde
- AIV é relativamente contraindicada na presença de doença hepática (a excreção é hepática) e, assim como AGF, para pacientes com histórico de reação grave a qualquer alergênio, asma moderada ou grave e cardiopatia significativa. A segurança na gravidez não foi definida.

Diagnóstico

A seção sobre condições individuais contém exemplos de imagens patológicas quando relevantes.
- **Hiperfluorescência**
  - Defeito em janela semelhante àquele observado com AGF
  - Extravasamento dos vasos retinianos ou coroidais (Figura 14.23), da cabeça do nervo óptico ou do EPR; gera impregnação ou acúmulo de líquido nos tecidos
  - Vasos retinianos ou coroidais anormais com morfologia anômala (Figura 14.23) e/ou exibindo fluorescência maior do que o normal
- **Hipofluorescência**
  - Bloqueio (máscara) da fluorescência: pigmento e sangue são causas autoevidentes, mas fibroso, infiltrado, exsudato e líquido seroso também bloqueiam a fluorescência. Um fenômeno específico a ser observado é que, ao contrário da aparência na AGF, o descolamento do epitélio pigmentar apresenta-se predominantemente hipofluorescente na AIV
  - Defeito de enchimento decorrente de obstrução ou perda da circulação coroidal ou retiniana. A não perfusão da coriocapilar manifesta-se como áreas geográficas escuras de hipofluorescência, enquanto os focos de estroma da coroide impedem a difusão da molécula de indocianina verde e manifestam-se como pontos ativos escuros, arredondados e regulares uniformemente distribuídos na fase precoce.

Indicações

- **Vasculopatia polipoidal da coroide (VPC)**: AIV é muito superior à AGF para imageamento da VPC (ver Figura 14.23)
- **Degeneração macular exsudativa relacionada com a idade (DMRI)**: AGF convencional continua sendo o principal método de avaliação, mas a AIV pode ser um útil adjuvante, especialmente em caso de suspeita de VPC
- **Proliferação retiniana angiomatosa**: AIV é diagnóstica na maioria dos casos e mostra um *hot spot* nas imagens das fases média ou tardia
- **Coriorretinopatia serosa central crônica**: em geral, é difícil interpretar áreas de extravasamento na AGF. Entretanto, a AIV mostra o vazamento da coroide e a presença de vasos coroidais dilatados. Lesões anteriormente não identificadas presentes em outros locais do fundo de olho geralmente são visíveis também com o auxílio da AIV
- **Uveíte posterior**: AIV pode fornecer informações úteis além daquelas disponíveis a partir da AGF em relação ao diagnóstico e à extensão do envolvimento da doença

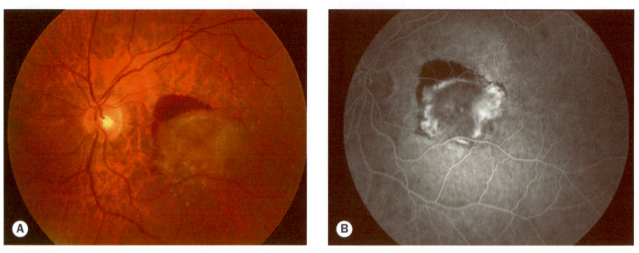

Figura 14.18 Hipofluorescência – bloqueio por hemorragia sub-retiniana e intrarretiniana, mostrando persistência do sinal dos vasos retinianos. **A.** Aparência clínica em paciente com degeneração macular relacionada com a idade. **B.** Aparência na angiofluoresceinografia.

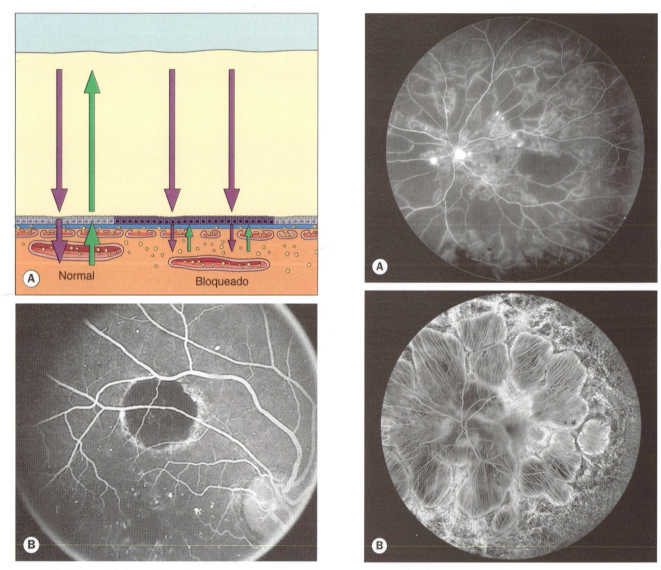

Figura 14.19 Hipofluorescência causada pelo bloqueio da fluorescência de fundo por hipertrofia congênita do epitélio pigmentar da retina. **A.** Representação diagramática. **B.** Aparência na angiofluoresceinografia.

Figura 14.20 Hipofluorescência causada por defeitos de enchimento. **A.** *Drop-out* capilar na presença dessa retinopatia diabética. **B.** Coroideremia.

Capítulo 14 • Distúrbios Maculares Adquiridos

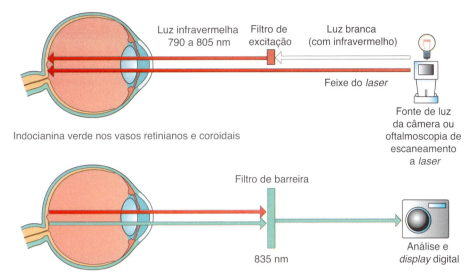

Figura 14.21 Princípios da angiografia com indocianina verde.

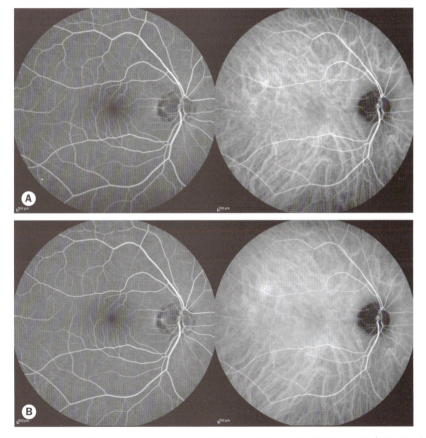

Figura 14.22 Angiofluoresceinografia normal, à esquerda, com angiografia normal com indocianina verde, à direita. **A.** Fase média precoce (1 a 3 minutos) mostrando maior proeminência das veias coroidais e dos vasos retinianos. **B.** Fase média tardia (3 a 15 minutos) mostrando o relaxamento dos vasos coroidais, mas os vasos retinianos permanecem visíveis; presença de impregnação difusa dos tecidos.

- **Tumores da coroide**: podem ser imageados efetivamente, mas a AIV é inferior à avaliação clínica para fins diagnósticos
- **Rupturas na membrana de Bruch**: lesões como *lacquer cracks* e estrias angioides são definidas mais efetivamente na AIV do que na AGF
- Se a **AGF for contraindicada**.

Tomografia de coerência óptica

Introdução

A tomografia de coerência óptica (OCT) é um sistema de imageamento não invasivo e sem contato que oferece imagens de corte transversal com alta resolução do segmento posterior. OCT é análoga

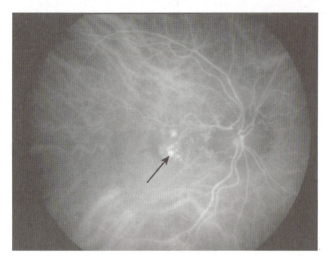

Figura 14.23 Imagem de angiografia com indocianina verde mostrando hiperfluorescência decorrente de pólipos (*seta*) e vazamento na presença de vasculopatia polipoidal da coroide.

à ultrassonografia em modo B-scan, mas utiliza a interferometria com luz *near-infrared*, e não ondas de som, com imagens criadas pela análise da interferência entre ondas de referência refletidas e aquelas refletidas pelos tecidos. A maioria dos instrumentos atualmente em uso empregam a tecnologia de spectral-domain/Fourier, na qual o movimento mecânico exigido para a aquisição de imagens nas máquinas de *time-domain* mais antigas foi eliminado e as informações para cada ponto no modo A-scan é coletado simultaneamente, agilizando a coleta de dados e melhorando a resolução. As promissoras modalidades mais novas incluem OCT *swept-source* (SS), capaz de adquirir imagens em taxa muito mais elevada e com resolução extremamente alta do elemento retiniano, e melhor profundidade de imagem. A chamada "óptica adaptativa" permite a correção de aberrações ópticas de alta ordem para melhorar a resolução. As aplicações da OCT de campo amplo, intraoperatória, funcional e com Doppler (medida do fluxo sanguíneo) podem ter utilidade clínica no futuro.

O diagnóstico e o monitoramento da patologia macular foram revolucionados pelo advento do imageamento por OCT, como, por exemplo, DMRI, maculopatia diabética, buraco macular, membrana epirretiniana (MER) e tração vitreomacular, retinopatia serosa central e oclusão venosa da retina. Essa tecnologia permite que se faça a distinção entre descolamento de retina (DR) e retinosquise.

DICA O imageamento por OCT é essencial para diagnóstico, monitoramento e tratamento das doenças maculares.

Aparência normal

Estruturas de alta refletividade podem ser descritas em uma imagem pseudocolorida, como vermelho; as de refletividade intermediária, como amarelo esverdeado; e baixa refletividade, negro azulado. Estruturas retinianas finas, como a membrana limitante externa (MLE) e a camada de células ciliares, são com frequência definidas (Figura 14.24 A e B). Informações quantitativas detalhadas sobre a espessura da retina podem ser exibidas numericamente, e em mapas topográficos pseudocoloridos. É possível construir imagens tridimensionais e diferentes camadas retinianas estudadas em relevo (Figura 14.25).

Angiotomografia de coerência óptica

A angiotomografia de coerência óptica é uma nova técnica diagnóstica não invasiva que permite a visualização do fluxo sanguíneo na retina e na coroide sem necessidade de injeção de meio de contraste. A desvantagem dessa tecnologia é que as anormalidades clássicas da angiografia tradicional (vazamento, impregnação, acúmulo de líquido) não são mostradas. As imagens são baseadas na detecção do movimento das hemácias no interior da microvasculatura do fundo do olho utilizando-se uma série de OCT B-scan. Esses escaneamentos são realizados verticalmente, na mesma posição da retina. As diferenças entre os escaneamentos geram um contraste mutável detectável à medida que as células vermelhas se movimentam através dos vasos. Cria-se um mapa bidimensional horizontal da microcirculação, nas diversas camadas da retina e da coroide. É importante notar que o fluxo é que é visualizado, e não as paredes dos vasos, e o fluxo lento demais ou rápido demais não tem como ser detectado pela tecnologia.

Aplicações

- Diagnóstico de uma membrana neovascular coroidal:
    - Visualização do fluxo na camada externa da retina
    - Vasculatura anormal em áreas que apresentam vasos sanguíneos (p. ex., coroide; Figura 14.26 A e B)
- Na degeneração macular seca relacionada com a idade, para diagnosticar uma membrana neovascular coroidal
- Visualização de vasos coroidais anormais, especialmente após tratamento
- Retinopatia diabética
    - Diagnóstico de neovascularização pré-retiniana e para diferenciação de anormalidades microvasculares intrarretinianas (IRMAs, *intraretinal microvascular abnormalities*)
    - Detecção de alterações microvasculares sem retinopatia clínica
    - Avaliar o plexo capilar profundo na presença de edema macular
    - Avaliação da microcirculação em pacientes com isquemia macular (Figura 14.26 C e D)
- Outros: telangiectasia, VPC (Figura 14.26 E e F), retinopatia serosa central crônica, alguns tumores intraoculares.

DICA A angiotomografia de coerência óptica é um novo instrumento de imagem útil para visualização de vasos anormais em DMRI, retinopatia diabética (RD) e outros distúrbios.

Autofluorescência do fundo de olho

O imageamento da autofluorescência do fundo de olho (AF) com uma câmera melhorada ou a oftalmoscopia a *laser* permite a visualização da lipofuscina acumulada no epitélio pigmentar da retina. É útil para demonstrar doença macular mais extensa do que é visível clinicamente. Especula-se que pode ter mais utilidade no futuro para o tratamento da degeneração macular seca relacionada com a idade a partir do momento que forem disponibilizadas terapias efetivas. Em pacientes com atrofia geográfica, a AF mostra áreas distintas de autofluorescência nas bordas das lesões que parecem preceder a morte da retina (Figura 14.27). Acredita-se que a hipoautofluorescência

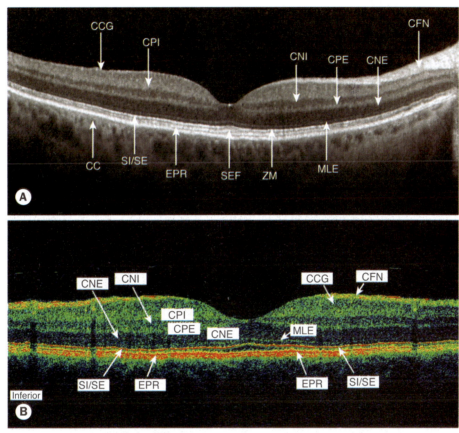

Figura 14.24 Imageamento por tomografia de coerência óptica (OCT). **A.** Imagem de alta resolução produzida por OCT-SD. **B.** Imagem de OCT-SD da mácula (utilizando pseudocoloração). *CC*, coriocapilar; *MLE*, membrana limitante externa; *CCG*, camada de células ganglionares; *CNI*, camada nuclear interna; *CPI*, camada plexiforme interna; *SI/SE*, junção do segmento interno/segmento externo dos fotorreceptores (também chamada zona elipsoide); *ZM*, zona mioide; *CFN*, camada de fibras nervosas; *CNE*, camada nuclear externa; *CPE*, camada plexiforme externa; *SEF*, segmento externo dos fotorreceptores; *EPR*, epitélio pigmentar da retina. (Cortesia de J Fujimoto – Figura B.)

geralmente indique estresse do epitélio pigmentar da retina. A auto fluorescência é abordada de maneira mais detalhada na seção "Angiofluoresceinografia", apresentada anteriormente.

Imageamento de grande angular

Hoje, existem vários dispositivos de imagem de grande angular em alta resolução (Figura 14.28). Esses dispositivos são capazes de capturar imagens de até 80% da área da retina em uma única imagem, geralmente sem dilatar a pupila. Alguns têm a função de imageamento por AF e AGF e podem fornecer úteis informações adicionais.

Definições

- **Polo posterior**: retina entre as arcadas e um pouco além
- **Média periferia**: retina até a borda posterior da ampola da veia vorticosa
- **Periferia distante**: parte da retina anterior à ampola da veia vorticosa
- ***Wide-field*** (**grande angular**): imagem de captura única centrada na fóvea, captura a retina em todos os quatro quadrantes posteriores à ampola da veia do vórtice e a inclui
- **Ultra *wide-field***: imagem 200° de captura única da retina incluindo a periferia distante nos quatro quadrantes
- **Panretina**: vista 360° *ora* a *ora* de captura única da retina.

DEGENERAÇÃO MACULAR RELACIONADA COM A IDADE

Introdução

A degeneração macular relacionada com a idade (DMRI) é um distúrbio degenerativo que afeta a mácula. Caracteriza-se pela presença de achados clínicos específicos, inclusive drusas e alterações no EPR, na ausência de outro distúrbio. As fases tardias da doença são associadas ao comprometimento da visão.

Classificação

- Convencionalmente, a DMRI é dividida em dois tipos principais:
    - **DMRI seca (não exsudativa, não neovascular)** é a forma mais comum e compreende cerca de 90% das doenças diagnosticadas. A atrofia geográfica (AG) é a fase avançada da DMRI seca
    - **DMRI úmida (exsudativa, neovascular)** é muito menos comum do que a seca, mas está associada a uma progressão mais rápida para a perda avançada da visão. As principais entidades clínicas são: neovascularização coroidal (NVC), descolamento do epitélio pigmentar (DEP), proliferação angiomatosa da retina (RAP) e vasculopatia polipoidal da coroide (VPC)
- Um Comitê especializado apresentou classificação clínica da DMRI (Tabela 14.2).

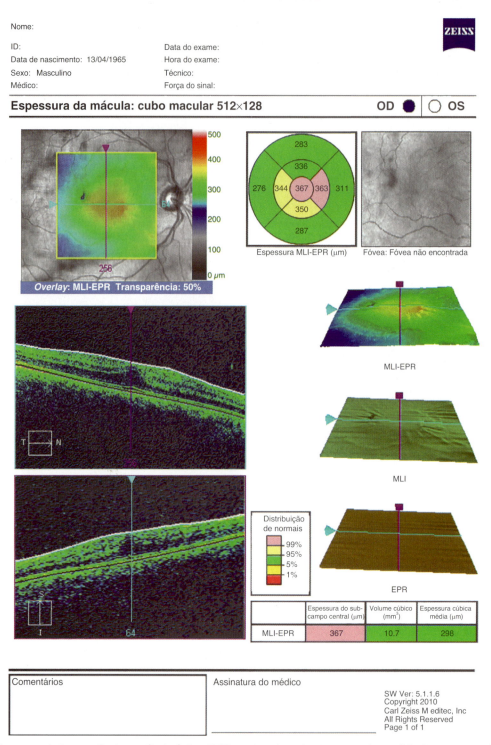

Figura 14.25 Cópia impressa de tomografia de coerência óptica (OCT) mostrando cortes transversais, medida da espessura da retina e diferentes camadas da retina em uma reconstrução tridimensional em um paciente com membrana epirretiniana macular e consequente perda da depressão foveal.

Epidemiologia

- A DMRI é a causa mais comum de perda irreversível da visão nos países industrializados. Nos EUA, a doença é responsável pela perda grave da visão (melhor olho pior do que 6/60) em cerca de 50% dos indivíduos brancos, 15% dos hispânicos e 5% dos negros com perda irreversível da visão. A prevalência aumenta com a idade e os sintomas são raros em pacientes abaixo dos 50 anos

- No Reino Unido, o comprometimento significativo da visão (binocularmente 6/18 ou pior) resultante de DMRI afeta cerca de 4% da população acima de 75 anos e 14% daqueles acima de 90, com 1,6% daqueles com mais de 75 anos apresentando acuidade binocular de menos de 6/60

- Pacientes com degeneração macular tardia relacionada com a idade em um olho, ou mesmo perda moderada da visão em

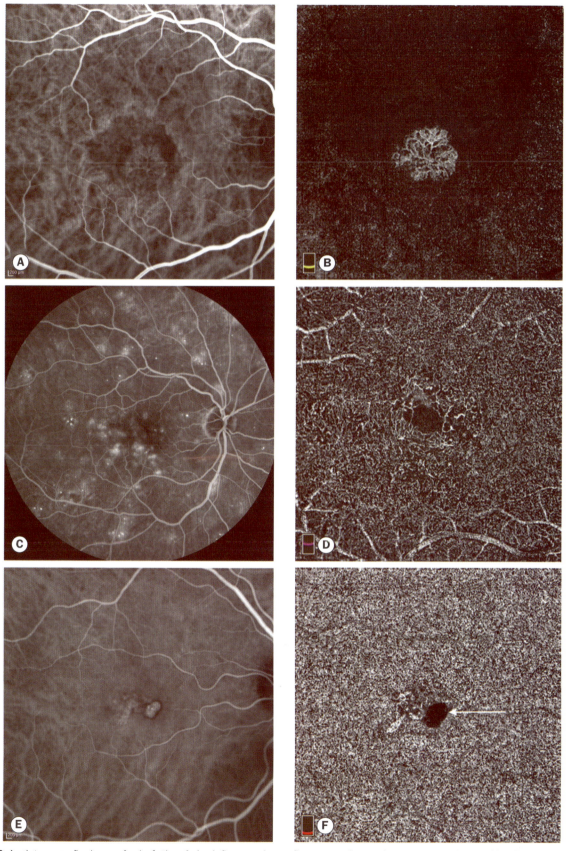

Figura 14.26 Angiotomografia de coerência óptica. **A.** Angiofluoresceinografia mostrando membrana neovascular coroidal. **B.** Angiotomografia de coerência óptica de (**A**). **C.** Angiofluoresceinografia aos 2 minutos na presença de edema macular diabético. **D.** Angiotomografia de coerência óptica do plexo capilar profundo mostrando a perda da rede perifoveal. **E.** Fase tardia da angiofluoresceinografia mostrando vasculopatia polipoidal da coroide. **F.** Angiotomografia de coerência óptica; a área preta é um pólipo (*seta*) e não mostra vascularização em razão da turbulência no interior do pólipo. (*Cortesia de A Ambresin.*)

decorrência de DMRI não avançada em um olho, têm cerca de 50% de chance de desenvolver DMRI avançada no olho contralateral em 5 anos.

Fatores de risco

A DMRI tem etiologia multifatorial que se acredita envolver uma complexa interação entre fatores poligênicos, ambientais e de estilo de vida.

- **Idade**: importante fator de risco
- **Raça**: DMRI é mais comum em indivíduos brancos do que em outras raças
- **Hereditariedade**: histórico familiar é importante. O risco de DMRI é até três vezes maior se um parente em primeiro grau tiver a doença. Variantes em mais de 50 genes foram implicadas na DMRI, incluindo dois importantes genes de suscetibilidade: o gene *CFH* (1q31) do fator H do complemento, que ajuda a proteger as células contra lesões, mediados pelo complemento (a mutação aumenta sete vezes o risco quando homozigota); e o gene *ARMS₂* (10q26), que codifica uma proteína que é um componente da matriz extracelular da coroide (a mutação aumenta 8 vezes o risco quando homozigota). Genes relacionados com o metabolismo lipídico também são considerados importantes. **Não há vantagem em realizar o teste genético enquanto os estudos não confirmarem o valor desse teste para determinar prognóstico ou resposta ao tratamento**
- **Tabagismo**: praticamente dobra o risco de DMRI
- **Hipertensão** e outros fatores de risco cardiovascular: provavelmente estão associados
- **Fatores alimentares**: alta ingestão de gordura e obesidade podem promover DMRI, enquanto alta ingestão de antioxidantes produz efeito protetor em alguns grupos (ver adiante)
- **Ácido acetilsalicílico**: é capaz de aumentar o risco de DMRI neovascular. Embora as evidências sejam limitadas, se um indivíduo de alto risco necessitar de agente antiplaquetário, talvez seja sensato considerar uma alternativa ao ácido acetilsalicílico
- **Outros fatores** como cirurgia de catarata, íris azul, alto nível de exposição à luz solar e o sexo feminino são condições suspeitas, mas há menos certeza em relação à influência desses fatores.

Drusas

Histopatologia

Drusas são depósitos extracelulares localizados na interface entre o EPR e a membrana de Bruch (Figura 14.29 A), e consistem em uma ampla variedade de componentes derivados de processos imune-mediados e metabólicos no EPR. Sua função exata na patogênese da DMRI não é clara, mas é positivamente associada ao tamanho das lesões e à presença ou ausência de anormalidades pigmentares associadas. Drusas relacionadas com a idade são raras antes dos 40 anos, mas são comuns na sexta década. A distribuição é altamente variável, e as drusas podem permanecer limitadas à fóvea, envolvendo-a ou formando uma faixa em torno da periferia da mácula. É possível observá-las também na periferia e na periferia média do fundo de olho.

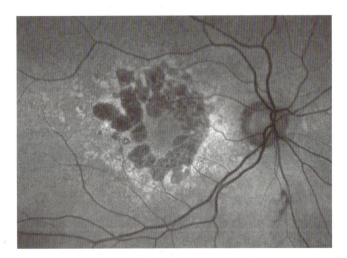

Figura 14.27 Áreas de borda de hiperautofluorescência de atrofia geográfica. (*Cortesia de S Chen.*)

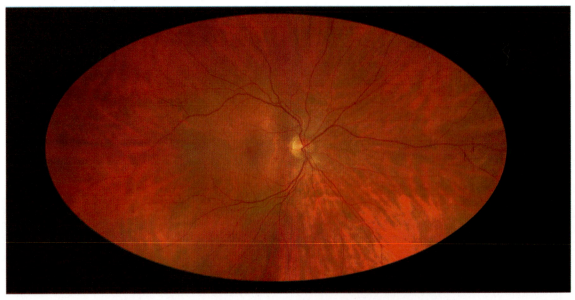

Figura 14.28 Imagem colorida de grande angular da pupila não dilatada.

Tabela 14.2 Classificação clínica da degeneração macular relacionada com a idade.

Categoria	Definição baseada na presença de lesões a 2 diâmetros do disco óptico da fóvea em qualquer dos dois olhos
Nenhuma alteração aparente relacionada com o envelhecimento	Ausência de drusas Ausência de anormalidades pigmentares decorrentes da DMRI
Alterações normais relacionadas com o envelhecimento	Somente pequenas drusas Ausência de anormalidades pigmentares decorrentes da DMRI
DMRI precoce	Drusas médias (> 63 µm, mas < 125 µm) Ausência de anormalidades pigmentares decorrentes da DMRI
DMRI intermediária	Drusas grandes (> 125 µm) Quaisquer anormalidades pigmentares decorrentes da DMRI
DMRI tardia	DMRI neovascular e/ou qualquer atrofia geográfica

Anormalidades pigmentares: quaisquer anormalidades hiper ou hipopigmentares definidas associadas às drusas de tamanho médio ou grande, mas não atribuídas a outras doenças conhecidas. Pequenas drusas: termo recentemente sugerido para designar drusas < 63 µm. O tamanho das drusas pode ser estimado pela comparação com o diâmetro de aproximadamente 125 µm de uma veia retiniana na margem do disco óptico. DMRI, degeneração macular exsudativa relacionada com a idade.

Achados clínicos

Existe uma forte associação entre o tamanho as drusas (Figura 14.29 B a F) e o risco de desenvolvimento de DMRI tardia ao longo de 5 anos.

- **Pequenas drusas**: às vezes denominadas drusas "duras", normalmente, são amareladas e bem delimitadas e, por definição, medem ≤ 63 µm – menos da metade da largura de uma veia retiniana na margem do disco óptico – de diâmetro. A presença das drusas como o único achado provavelmente apresenta pouco aumento do risco de perda da visão, a menos que associadas às anormalidades pigmentares
- **Drusas intermediárias** são depósitos focais amarelados e relativamente bem definidos no nível do EPR, medindo entre 63 e 125 µm. Sem estar acompanhadas por anormalidades pigmentares, as drusas representam apenas um pequeno risco de progressão para DMRI tardia ao longo de 5 anos, o que aumenta para mais de 10% na presença de anormalidades pigmentares em ambos os olhos
- **Grandes drusas**: são lesões retinianas profundas amareladas e menos bem delineadas que medem mais de 125 µm de diâmetro. O termo "drusas moles" é ocasionalmente usado como sinônimo. À medida que crescem e se tornam mais numerosas (Figura 14.29 C e D), são capazes de se coalescer e produzir uma elevação localizada do EPR, um "descolamento drusenoide de EPR (ver adiante). A presença de grandes drusas em ambos os olhos é associada a um risco de 13% de progressão para DMRI em 5 anos, mas quando acompanhadas por anormalidades pigmentares bilaterais, esse percentual sobe para cerca de 50%
- **Calcificação distrófica**: pode desenvolver-se em todos os tipos de drusas
- **Anormalidades pigmentares**: hiper e hipopigmentação (Figura 14.29 E e F) não atribuídas a outra doença da retina são associadas a uma probabilidade significativamente mais alta de progressão para DMRI tardia com perda da visão.

DICA Há forte associação entre o risco de desenvolver DMRI avançada, o tamanho das drusas e as alterações pigmentares na mácula.

Tomografia de coerência óptica

Drusas de tamanhos médio e grande são visualizadas como nódulos hiper-refletivos por baixo do EPR, localizadas sobre ou dentro da membrana de Bruch (ver Figura 14.29 B).

Angiofluoresceinografia

Os achados da AGF dependem do estado do EPR sobrejacente e da afinidade das drusas com a fluoresceína. A hiperfluorescência pode ser causada por um defeito em janela decorrente de atrofia do EPR sobrejacente, ou por impregnação tardia. Drusas hipofluorescentes que bloqueiam a fluorescência de fundo são hidrofóbicas, com alto teor lipídico e tendem a não corar.

Diagnóstico diferencial

Diversas condições apresentam lesões semelhantes às drusas relacionadas com a idade, e pelo menos algumas podem ter uma base fisiopatológica semelhante.

- **Distrofia retiniana de Doyne em configuração "favo de mel"** (*malattia leventinese*, drusas radiais autossômicas dominantes) é uma condição incomum, na qual drusas relativamente características (Figura 14.30 A) aparecem durante a segunda ou a terceira década (ver Capítulo 15)
- **Drusas cuticulares**: também conhecidas como drusas agrupadas manifestadas precocemente na vida adulta ou laminares basais (não confundir com depósito laminar basal e depósito linear basal na DMRI – ver DMRI seca adiante), tendem a ser vistas em adultos relativamente jovens. As lesões consistem em pequenos nódulos (25 a 75 µm) amarelados (Figura 14.30 B) que, com o tempo, tendem a agrupar-se e aumentar em número, podendo progredir para descolamento seroso do epitélio pigmentar. AGF produz caracteristicamente uma aparência de "estrelas no céu" (Figura 14.30 C). A condição já foi associada a uma variante do gene *CFH*
- **Glomerulonefrite membranoproliferativa do tipo 2** é uma doença renal crônica que acomete crianças mais velhas e adultos. Uma minoria de pacientes desenvolve lesões bilaterais difusas semelhantes a drusas. O gene *CFH* novamente foi implicado.

DICA Para o paciente com DMRI seca e características de alto risco, a prescrição de um suplemento antioxidante regular pode reduzir o risco de desenvolvimento de DMRI grave.

Suplementação de antioxidantes

Introdução

Existem evidências substanciais, sobretudo oriundas do Age-Related Eye Disease Study (AREDS, hoje conhecido como AREDS1) e do estudo de acompanhamento AREDS2, de que a ingestão regular de vitaminas e minerais antioxidantes em altas dosagens pode reduzir o risco do desenvolvimento de DMRI avançada em indivíduos com determinadas características da DMRI seca. O AREDS1 recomendou que indivíduos acima de 55 anos devem submeter-se a exame para a

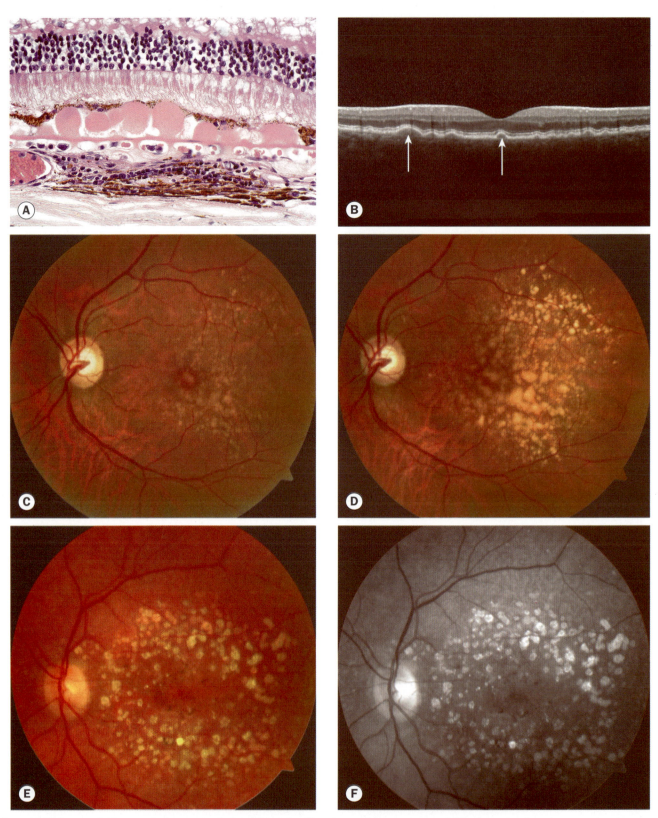

Figura 14.29 Drusas. **A.** Histopatologia mostrando depósito eosinofílicos homogêneos entre o epitélio pigmentar da retina e a camada colagenosa interna da membrana de Bruch. **B.** OCT mostrando drusas (setas). **C.** Imagem inicial. **D.** Mesmo olho 4 anos depois exibindo um aumento no número e no tamanho das drusas. **E.** Drusas com anormalidades pigmentares associadas. **F.** Imagem de (**E**) sem tons de vermelho. (Cortesia de J Harry – Figura A; S Chen – Figuras C e D.)

verificação das seguintes características de alto risco e, na eventual presença de uma ou mais dessas condições, considerar a suplementação de antioxidantes:
- Extensas drusas intermediárias (≥ 63 a 125 μm)
- Uma ou mais drusas grandes (≥ 125 μm)
- Atrofia geográfica em um ou ambos os olhos
- DMRI tardia em um olho (o maior benefício no AREDS1).

No AREDS1, a redução do risco de progressão para a DMRI avançada em 10 anos foi na ordem de 25 a 30% para aqueles com os mais avançados desses sinais no início e que tomaram suplementos. Entretanto, os suplementos não proporcionaram redução discernível da progressão naqueles com DMRI em fase inicial ou inexistente no nível basal.

AREDS2

O regime utilizado no AREDS1 consistiu em vitamina C, vitamina E, a forma betacaroteno da vitamina A e 80 mg/dia de zinco (com cobre para evitar anemia induzida pelo zinco). Entretanto, as altas doses de zinco estão potencialmente associadas a problemas do sistema geniturinário e existem dados sugestivos de que 25 mg de zinco podem ser o nível máximo absorvido. O betacaroteno aumenta a incidência de câncer de pulmão em fumantes e ex-fumantes. No intuito de ajustar os componentes betacaroteno e zinco e verificar se suplementos adicionais ou alternativos poderiam melhorar os resultados, o AREDS2 constatou o seguinte:
- Carotenoides luteína e zeaxantina constituem alternativa segura ao betacaroteno e provavelmente são superiores (possível redução de 18% do risco de DMRI avançada acima daquela proporcionada pelo regime recomendado pelo AREDS1)
- A suplementação com luteína e zeaxantina acrescentada ao regime original do AREDS1 foi associada apenas a um risco significativamente reduzido (26%) de DMRI, do ponto de vista estatístico, em pacientes nos quais a ingestão alimentar desses componentes ainda não era elevada (autodescrito e exame de sangue). Houve evidências de que a competição pela absorção entre carotenoides diferentes pode ter evitado a demonstração de superioridade em outros pacientes. Esse grupo demonstrou também uma redução de um terço da probabilidade de cirurgia de catarata
- Acréscimo de ácidos graxos ômega 3 ao regime não pareceu melhorar os resultados
- A redução da dose de zinco não levou a uma piora estatisticamente significativa do prognóstico e provavelmente está associada a uma menor incidência de efeitos colaterais, como problemas gastrintestinais e urinários
- Suplementação diária recomendada no AREDS2:
  - Vitamina E (400 IU)
  - Vitamina C (500 mg)
  - Luteína (10 mg)
  - Zeaxantina (2 mg)
  - Zinco (25 a 80 mg; a dose mais baixa pode ser igualmente eficaz)
  - Cobre (2 mg; pode não ser necessário com a dose de zinco mais baixa).

Outras considerações
- Dieta que inclua a ingestão de verduras confere um risco mais baixo de DMRI e, para indivíduos com forte histórico familiar

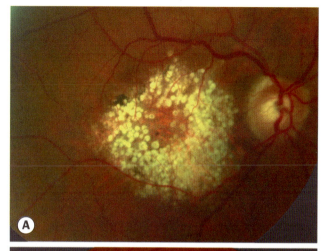
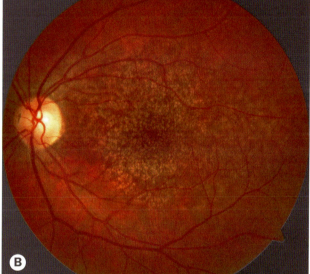
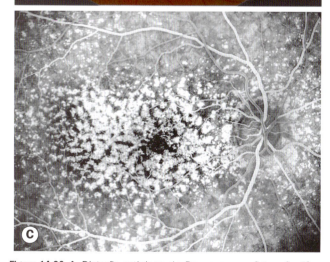

Figura 14.30 A. Distrofia retiniana de Doyne em configuração "favo de mel". **B.** Drusas cuticulares. **C.** Angiofluoresceinografia mostrando pontos hiperfluorescentes – aparência de "estrelas no céu". (*Cortesia de S Chen – Figura A; C Barry – Figuras B e C.*)

de DMRI e aqueles com DMRI precoce que não atendem aos critérios do AREDS, essa pode ser uma opção prudente de estilo de vida

- A interrupção do fumo é aconselhável
- Considerar medidas de proteção contra a exposição à luz solar excessiva
- Alguns especialistas consideram que as evidências ainda respaldam o consumo regular de peixes oleosos.

Degeneração macular não exsudativa | seca, não neovascular

Diagnóstico

- **Os sintomas** consistem no comprometimento gradativo da visão ao longo de meses ou anos. Ambos os olhos normalmente são afetados, mas quase sempre de modo assimétrico. A visão pode oscilar e, em geral, é melhor na luminosidade intensa
- **Sinais**, aproximadamente em ordem cronológica:
  - Numerosas drusas moles de tamanho intermediário a grande, as quais podem tornar-se confluentes
  - Hiper e/ou hipopigmentação focal do EPR (Figura 14.31 A e B)
  - Áreas nitidamente circunscritas de atrofia do EPR associada à perda variável da retina e da coriocapilar (Figura 14.31 C e D)
  - Aumento das áreas atróficas, dentro das quais os vasos coroidais maiores podem tornar-se visíveis e as drusas preexistentes desaparecem (atrofia geográfica – Figura 14.31 E). A acuidade visual (AV) pode ser gravemente prejudicada se a fóvea for envolvida. Em casos raros, pode haver desenvolvimento de NVC em uma área de atrofia geográfica
  - Descolamento drusenoide do EPR (ver adiante)
- **OCT**
  - Drusas – ver anteriormente
  - Perda do EPR e alterações morfológicas de crescente gravidade na retina sobrejacente são observadas na atrofia geográfica, inclusive com maior hiper-refletividade inicialmente nas camadas externas da retina e consequente perda dos fotorreceptores
  - É possível visualizar as tubulações retinianas externas, as quais se acredita consistirem em fotorreceptores degenerativos agregados às estruturas tubulares que aparecem como espaços arredondados hiporrefletivos (Figura 14.31 F), geralmente em torno da margem da atrofia geográfica
  - Corrugações retinianas externas: esse fenômeno recentemente descrito é uma camada ondulada hiper-refletiva na OCT que se acredita corresponder ao achado histológico do depósito basal *laminar*, uma camada que se acumula entre o EPR e a membrana basal do EPR (a camada interna da membrana de Bruch) na DMRI. O depósito basal *linear* é um achado distinto que consiste em resíduos membranosos depositados entre a membrana basal do EPR e a camada colagenosa interna da membrana de Bruch que pode progredir focalmente para formar as drusas
- **AGF** das áreas atróficas mostra defeito em janela devido ao desbloqueio da fluorescência coroidal de fundo (ver Figura 14.12), se a coriocapilar subjacente ainda estiver intacta. A esclera exposta pode apresentar impregnação tardia.

Tratamento

- **Profilaxia**
  - Suplementação antioxidante, se indicada
  - Fatores de risco devem ser observados (p. ex., tabagismo, proteção solar ocular, cardiovasculares, alimentares)

- **Uma tela de Amsler** deve ser fornecida para uso em casa, com a orientação para que o paciente faça o autoexame regularmente e busque orientação profissional urgente no caso de qualquer alteração na visão
- **Fornecimento de dispositivos de auxílio à baixa visão** e atestado de comprometimento visual para indivíduos com perda significativa da visão, o que pode facilitar o acesso aos meios de suporte social e financeiro
- **Cirurgia experimental**
  - Implante de um telescópio intraocular em miniatura pode ser benéfico em determinados casos
  - Cirurgia de translocação de retina tem demonstrado sucesso limitado
  - Próteses visuais de diversos tipos encontram-se em fase de pesquisa, mas provavelmente serão adotadas inicialmente para o tratamento de distrofias retinianas graves
- **Novas terapias possíveis**
  - Lampalizumabe, um anticorpo monoclonal inibidor do complemento que é injetado por via intravítrea, é ineficaz no tratamento da atrofia geográfica
  - Modulação do ciclo visual: melhora a formação de produtos citotóxicos reduzindo a taxa de processamento da vitamina A. Ensaios clínicos (p. ex., fenretinida, emixustat) encontram-se atualmente em curso
  - Fotocoagulação das drusas leva à substancial redução de sua extensão, mas não reduz o risco de progressão para DMRI. Uma modalidade mais nova que utiliza pulsos extremamente curtos (faixa de nanossegundos) de energia não térmica a *laser* pode ter um efeito rejuvenescedor sobre o EPR e a membrana de Bruch
  - Açafrão (20 mg/dia). Resultados a curto prazo revelam melhora da função retiniana
  - Outras funções terapêuticas incluem transplante de células-tronco sub-retinianas e injeção intravítrea de uma série de medicamentos, entre os quais, fator neurotrófico ciliar e brimonidina (como implante de liberação sustentada).

Descolamento do epitélio pigmentar da retina

Patogênese

O descolamento do epitélio pigmentar (DEP) da camada colagenosa interna da membrana de Bruch é causado pela ruptura das forças fisiológicas que mantêm a aderência. Acredita-se que o mecanismo básico seja a redução da condutividade hidráulica de uma membrana de Bruch espessada e disfuncional, impedindo, desse modo, o movimento do líquido do EPR em direção à coroide. Processos imunomediados também podem ser importantes. **Quatro tipos são reconhecidos: seroso, fibrovascular, drusenoide e hemorrágico** (abordado adiante).

DICA DEP pode estar associado a uma membrana neovascular coroidal ou a uma retinopatia serosa central.

Descolamento do epitélio pigmentar seroso

- **Sintomas**: visão central embaçada (às vezes, hipermetropia induzida) e metamorfopsia

Capítulo 14 • Distúrbios Maculares Adquiridos 557

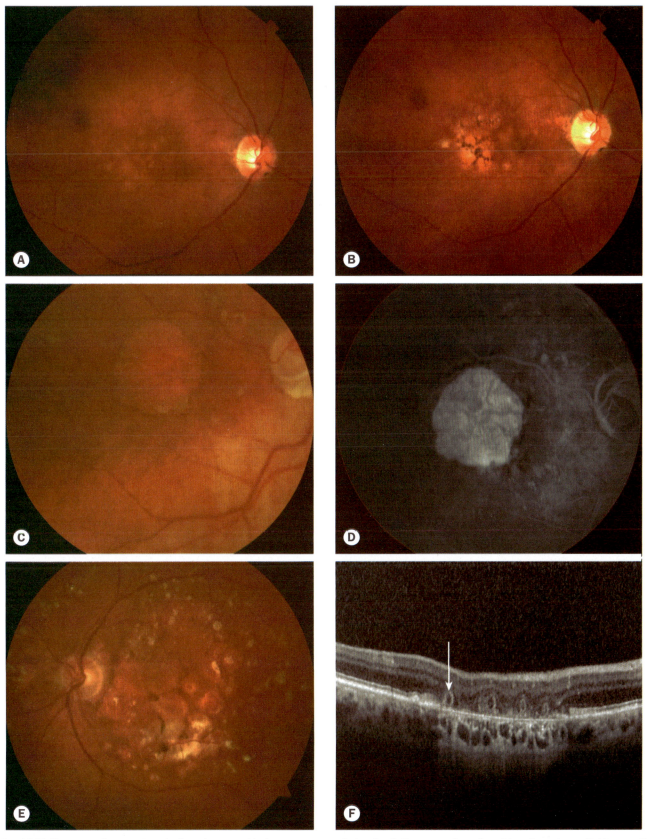

Figura 14.31 Degeneração macular relacionada com a idade sem neovascularização. **A.** Drusas e alterações pigmentares leves. **B.** Mesmo olho que (**A**) 4 anos depois com atrofia retiniana moderada e anormalidades pigmentares. **C.** Atrofia geográfica. **D.** Fase tardia da angiofluoresceinografia do olho mostrado em (**C**). **E.** Substancial atrofia geográfica e anormalidades pigmentares. **F.** OCT exibindo tubulações externas da retina (seta). (*Cortesia de S Chen – Figuras A, B e E.*)

- **Sinais**
  - Elevação cupuliforme alaranjada com bordas nitidamente delineadas, geralmente com uma margem pálida de líquido sub-retiniano (Figura 14.32 A). Podem ocorrer múltiplas lesões
  - A associação de uma faixa de pigmento pode indicar cronicidade
  - A associação de sangue, exsudação lipídica, dobras coriorretinianas ou líquido sub-retiniano irregular possivelmente apontam NVC subjacente
  - Se não forem observadas drusas, deve-se suspeitar de VPC
- **AGF**: área oval bem demarcada de hiperfluorescência por acúmulo de líquido (Figura 14.32 B) que, com o tempo, aumenta de intensidade, mas não de área. Uma indentação (entalhe) pode significar presença de NVC
- **AIV**: área hipofluorescente oval circundada por anel hiperfluorescente (Figura 14.32 C). NVC oculta (ponto focal ou placa difusa) é detectada em mais de 90% dos casos
- **OCT**: mostra a separação do EPR da membrana de Bruch por uma área opticamente vazia (Figura 14.32 D). NVC pode ser indicada por um entalhe entre a elevação principal e uma segunda elevação pequena

- **Curso natural**
  - Persistência com crescente atrofia e visão gradativamente pior
  - Pacientes com mais de 60 dias têm um prognóstico pior (6/60 ou menos), mas a velocidade de deterioração varia
  - Resolução que deixa atrofia geográfica com perda da visão (resolução espontânea com relativa preservação da visão é mais comum em pacientes mais jovens)
  - Pode ocorrer ruptura do epitélio (ver adiante) ou hemorragia decorrente da NVC, com perda repentina da visão
  - Até um terço dos olhos desenvolve NVC em 2 anos, mas a proporção é angiograficamente muito mais alta
- **Tratamento**
  - A observação pode ser adequada em pacientes clinicamente estáveis sem NVC prontamente detectável, especialmente aqueles com menos de 60 anos
  - Injeção intravítrea de anti-VEGF pode estabilizar ou melhorar a visão (Figura 14.33) e deve ser considerada especificamente quando há associação de NVC. Entretanto, existe um risco de 5 a 20% de ruptura do EPR
  - A combinação da terapia fotodinâmica (PDT) com injeção de agente anti-VEGF intravítreo ou trancinolona intravítrea também pode ser eficaz, embora o risco de ruptura do EPR persista.

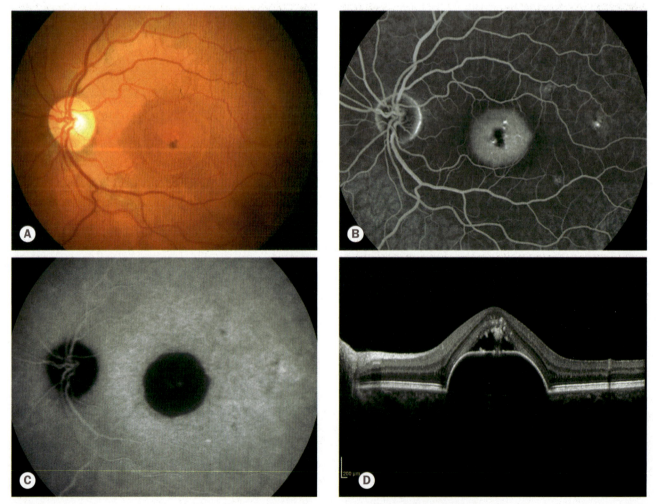

Figura 14.32 Descolamento do epitélio pigmentar da retina. **A.** Aparência clínica. **B.** Angiofluoresceinografia aos 10 minutos mostrando hiperfluorescência. **C.** Angiografia com indocianina verde aos 10 minutos mostrando hipofluorescência. **D.** OCT exibindo separação do EPR da membrana de Bruch. Presença de material sub-retiniano hipo/hiper-refletivo sob a retina sensorial.

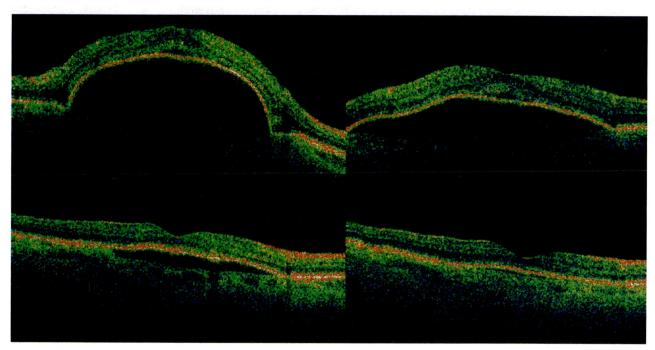

Figura 14.33 Resolução gradativa de descolamento do epitélio pigmentar com injeções sequenciais mensais de bevacizumabe. (*Cortesia de S Chen.*)

Descolamento do epitélio pigmentar fibrovascular

Por definição (classificação do Macular Photocoagulation Study), DEP fibrovascular representa uma forma de NVC "oculta" (ver adiante).
- ○ **Sinais:** o DEP é muito mais irregular em termos de contorno e elevação do que o descolamento seroso do epitélio pigmentar
- ○ **OCT:** menos uniforme do que um descolamento seroso do epitélio pigmentar. Tanto o líquido quanto a proliferação fibrosa são mostrados, a segunda como reflexos irregulares difusos
- ○ **AGF** mostra uma hiperfluorescência granular (pontilhada) acentuadamente irregular, com enchimento desigual do descolamento do epitélio, vazamento e impregnação tardia
- ○ **AIV:** demonstra mais efetivamente a NVC
- ○ **Tratamento:** essencialmente como em relação ao descolamento seroso do epitélio pigmentar com NVC.

Descolamento do epitélio pigmentar drusenoide

DEP drusenoide desenvolve-se a partir de drusas moles, grandes e confluentes, e geralmente é bilateral.
- **Sinais:** áreas pálidas rasas e elevadas com bordas recortadas irregulares (Figura 14.34 A)
- **AGF:** hipofluorescência precoce difusa com fraca hiperfluorescência precoce relativamente irregular, progredindo para impregnação tardia moderada irregular (Figura 14.34 B)
- **AIV:** hipofluorescência predomina
- **OCT:** mostra hiper-refletividade homogênea no DEP, ao contrário do DEP seroso opticamente vazio. Em geral, não há presença de líquido sub-retiniano
- **Curso natural:** a perspectiva, normalmente, é melhor do que com outras formas de DEP, somente com perda visual gradativa, embora provavelmente cerca de 75% ainda progridam e desenvolvam atrofia geográfica, e 25%, neovascularização, em um intervalo de 10 anos a partir do diagnóstico. A estabilidade a longo prazo é comum: depois de 3 anos, somente cerca de um terço apresentará atrofia geográfica ou NVC
- **Tratamento:** observação na maioria dos casos, sem evidências que respaldem a eficácia de qualquer intervenção.

Descolamento do epitélio pigmentar hemorrágico

Praticamente, todo DEP hemorrágico apresenta subjacentemente NVC ou VPC: deve-se considerar sempre a segunda na ausência de drusas.
- **Sintomas:** súbito comprometimento da visão central
- **Sinais**
  - ○ Lesão vermelho-escura, cupuliforme e elevada com contorno bem definido (Figura 14.35)
  - ○ O sangue pode invadir o espaço sub-retiniano, assumindo contorno mais difuso e coloração vermelha mais clara
- **AGF:** denso bloqueio da fluorescência de fundo, mas os vasos sobrejacentes são visíveis
- O **tratamento** de grandes lesões hemorrágicas está descrito a seguir, na seção "Degeneração macular hemorrágica", mas o prognóstico para a visão central geralmente é baixo. A NVC associada a um pequeno DEP hemorrágico pode ser tratada do modo convencional. O tratamento da VPC é abordado separadamente.

DICA Pacientes com um grande DEP devem ser advertidos para o risco de indução de uma ruptura do epitélio pigmentar com injeção anti-VEGF.

Ruptura do epitélio pigmentar da retina

As rupturas podem ocorrer espontaneamente, após *laser* (inclusive PDT) ou após uma injeção intravítrea.

560 Kanski Oftalmologia Clínica

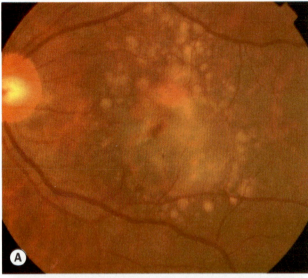

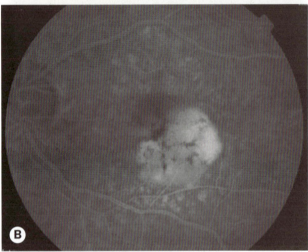

Figura 14.34 Descolamento drusenoide do epitélio pigmentar da retina. **A.** Aparência clínica. **B.** Fase tardia da angiofluoresceinografia mostrando hiperfluorescência moderada em razão da impregnação.

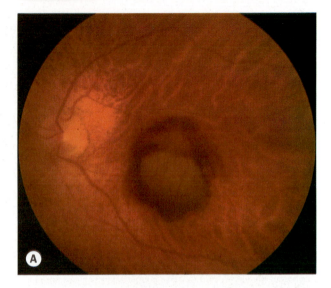

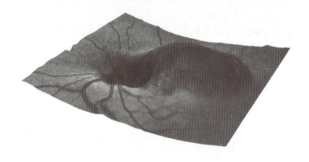

Figura 14.35 Descolamento hemorrágico do epitélio pigmentar da retina. **A.** Presença de sangue sub-retiniano nas áreas vermelho-claras e de sangue sub-EPR nas áreas vermelho-escuras. **B.** Escaneamento por OCT tridimensional (descolamento na presença de escavação glaucomatosa).

- A ruptura do EPR ocorre na junção do EPR colado com o descolado. A ruptura aparece no lado oposto da membrana neovascular e a monocamada contraída do EPR fica no lado da NVC
- **Fatores de risco**
  - Pacientes mais velhos
  - Longa duração
  - Grande DEP com uma razão pequena entre o tamanho da NVC e o do DEP
  - Rugas no EPR no OCT-SD
- **Sintomas**: queda súbita da visão com envolvimento da fóvea
- **Sinais**: observa-se uma área pálida, em forma de crescente, de deiscência do EPR, próxima a uma área mais escura correspondente à aba retraída ou dobrada (Figura 14.36 A)
- Fase tardia da **AGF**: mostra hipofluorescência sobre a aba devido ao EPR dobrado espessado, com hiperfluorescência adjacente, inicialmente sobre a coriocapilar exposta, onde o EPR não está presente, e depois em razão da coloração da esclera. As duas áreas, geralmente, são separadas por uma borda nitidamente definida (Figura 14.36 B)

- **OCT**: perda da forma normal de cúpula da camada do EPR no DEP, com hiper-refletividade do EPR dobrado (Figura 14.36 C e D)
- **Prognóstico**: nas rupturas subfoveais, é baixo. Mantém-se uma boa AV se a fóvea for preservada.

Neovascularização coroidal

Introdução

A neovascularização coroidal (NVC) consiste em um complexo de vasos sanguíneos que se estende da coriocapilar até o espaço sub-EPR (tipo 1) ou sub-retiniano (tipo 2), atravessando a membrana de Bruch. Ocorre em vários distúrbios diferentes, normalmente quando a membrana de Bruch e/ou função do EPR é comprometida por um processo degenerativo, inflamatório, traumático ou neoplásico. A DMRI é a associação causativa mais comum, seguida por degeneração miópica. A presente discussão diz respeito à NVC que surge *de novo* como a lesão primária na DMRI neovascular, mas a NVC pode também se desenvolver secundariamente à proliferação angiomatosa da retina e à VPC (ver adiante), ambas consideradas variantes

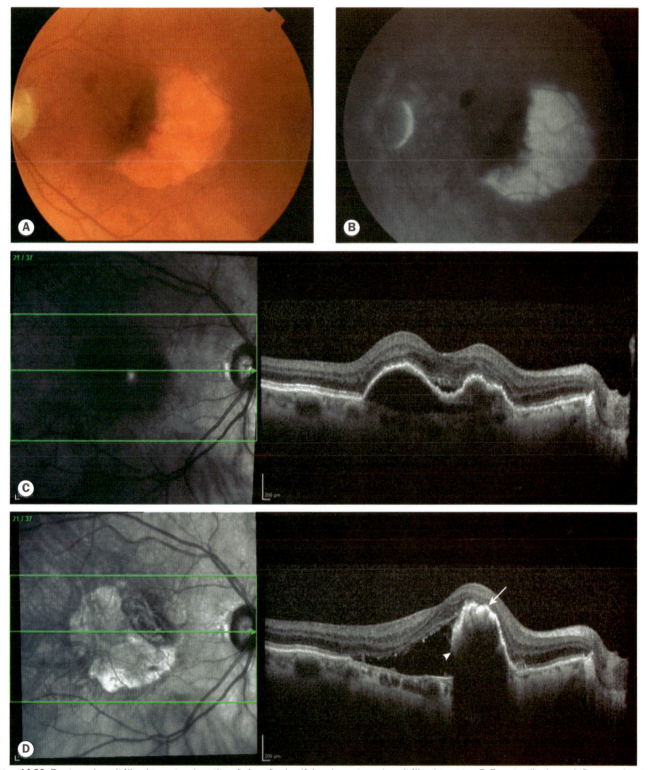

Figura 14.36 Ruptura do epitélio pigmentar da retina. **A.** Aparência clínica da ruptura do epitélio pigmentar. **B.** Fase tardia da angiofluoresceinografia mostrando hipofluorescência da aba dobrada com hiperfluorescência adjacente onde está faltando EPR. **C.** OCT mostrando o descolamento multilobular do epitélio pigmentar com líquido sub-retiniano antes da ruptura. **D.** OCT após a ruptura (*ponta de seta*) mostrando a corrugação do EPR elevado (*seta*). (*Cortesia de A Ambresin – Figuras C e D.*)

da DMRI neovascular. O prognóstico da NVC não tratada é baixo, em cujo caso o resultado comum é uma visão de "conta-dedos". O entendimento em relação à patogênese melhorou nos últimos anos. A promoção e inibição do crescimento dos vasos sanguíneos pelas citocinas é importante, particularmente do fator de crescimento endotelial vascular (VEGF), que se liga aos receptores das células endoteliais, promovendo a proliferação e o extravasamento vascular. Acredita-se também que os mediadores inibitórios fator derivado do epitélio pigmentar (PEDF, do inglês *pigment epithelium-derived factor*) e fator H do complemento (CFH, do inglês *complement factor H*) desempenham um papel fundamental, assim como as células progenitoras endoteliais suplementares sejam recrutadas a partir de reservatórios sistêmicos, melhorando o crescimento do complexo de novos vasos.

Achados clínicos

- **Sintomas**: embaçamento indolor agudo ou subagudo da visão, normalmente com metamorfopsia. A hemorragia pode gerar um escotoma positivo
- **Sinais**
  - A NVC propriamente dita pode ser identificada como uma lesão verde-acinzentada ou amarelo-rosada (Figura 14.37 A)
  - As drusas associadas de tamanho médio a grande são um achado típico no mesmo olho ou no olho contralateral
  - Líquido sub-retiniano localizado, às vezes com edema macular cistoide (EMC)
  - Deposição intrarretiniana e sub-retiniana de lipídios, às vezes, extensa (Figura 14.37 B)
  - A ocorrência de hemorragia é comum (Figura 14.37 C), por exemplo, sub-retiniana, pré-retiniana/retro-hialoide, vítrea
  - Pode haver associação de um DEP seroso, fibrovascular, drusenoide ou hemorrágico
  - Cicatrização retiniana e sub-retiniana (cicatriz "disciforme") em uma lesão desenvolvida ou tratada (Figura 14.37 D).

Angiofluoresceinografia

AGF era anteriormente utilizada para diagnosticar NVC e para planejar e monitorar a resposta à fotocoagulação a *laser* ou à terapia fotodinâmica. As indicações atuais incluem:

- Diagnóstico de NVC antes de se comprometer com o tratamento com agentes anti-VEGF. A AGF deve ser realizada com urgência com base na suspeita clínica
- Como recurso adjuvante ao diagnóstico de uma forma alternativa de DMRI neovascular, como VPC e proliferação retiniana angiomatosa
- Excepcionalmente, localização para a fotocoagulação extrafoveal ou orientação para a terapia fotodinâmica
- O monitoramento hoje é feito predominantemente com OCT.

A terminologia usada para descrever a NVC na AGF deriva do Macular Photocoagulation Study:

- **Tipo 1**: a **NVC oculta** (80%) é utilizada para descrever a NVC quando os seus limites não podem ser totalmente definidos na AGF (Figura 14.38 A a D). As variantes são DEP fibrovascular (ver anteriormente) e "extravasamento tardio de uma fonte indeterminada" (LLUS, do inglês *late leakage of an undetermined source*). A OCT mostra algo como um DEP, que, geralmente, é multilobulado com refletividade interna variável e está presente acima da membrana de Bruch, mas abaixo do EPR (Figura 14.38 E)
- **Tipo 2**: a **NVC clássica** (20%) é preenchida com corante em um padrão "reticulado" bem definido durante o trânsito inicial (Figura 14.39 A), vazando subsequentemente para o espaço sub-retiniano por 1 a 2 minutos (Figura 14.39 B), com impregnação tardia do tecido fibroso (Figura 14.39 C e D). A maior parte da neovascularização é subfoveal; o tipo extrafoveal é definido

como ≥ 200 μm a partir do centro da ZAF na angiofluoresceinografia. A OCT mostra o material sub-retiniano hiper-refletivo, presente abaixo da retina neurossensorial, mas acima do EPR (Figura 14.39 E)
- A **NVC predominantemente ou minimamente clássica** está presente quando o elemento clássico corresponde a mais ou menos de 50% da lesão total, respectivamente.

Angiografia com indocianina verde

A AIV demonstra a NVC como um "ponto ativo" (Figura 14.40) ou uma "placa". Os benefícios adicionais à AGF incluem:

- Maior sensibilidade para a detecção de NVC; por exemplo, na presença de hemorragia de baixa densidade, o líquido ou pigmento impede a visualização adequada na AGF
- A distinção entre a NVC e outras condições que possam manifestar-se de forma semelhante, particularmente VPC, a proliferação retiniana angiomatosa e a retinopatia serosa central
- A delineação da NVC oculta ainda pode ter utilidade para o tratamento pela modalidade combinada e para pacientes que recusam a terapia intravítrea.

Tomografia de coerência óptica

A OCT é fundamental no diagnóstico e no monitoramento quantitativo da resposta ao tratamento da NVC. Normalmente, a NVC aparece como um espessamento e uma fragmentação do EPR e da coriocapilar. O líquido sub-retiniano e sub-EPR, o sangue e a cicatrização são demonstrados. Pode haver presença de tubulações retinianas externas (ver Figura 14.31 F), geralmente em uma conformação pseudodendrítica ramificada. No OCT, a classificação é baseada no local da patologia.

- **O tipo 1 (NVC oculta na AGF)** está acima da membrana de Bruch, mas abaixo do epitélio pigmentar da retina e manifesta-se como um descolamento do epitélio pigmentar, que geralmente tem aspecto multilobulado (ver Figura 14.38 E)
- **O tipo 2 (NVC clássica na AGF)** está abaixo da retina neurossensorial, mas acima do epitélio pigmentar da retina. Pode haver presença de líquido sub-retiniano, hemorragia ou líquido intrarretiniano (ver Figura 14.39 E).

Tratamento com agentes anti-VEGF

- **Princípios**: os inibidores do VEGF bloqueiam a sua interação com os receptores localizados na superfície das células endoteliais, retardando ou revertendo, desse modo, o crescimento vascular. Esses inibidores tornaram-se o meio predominante de tratamento da NVC, melhorando drasticamente o prognóstico visual. Os fatores genéticos são associados à variabilidade da resposta, de modo que os resultados visuais podem diferir de paciente para paciente. A injeção intravítrea é o método padrão de administração. Os riscos relevantes (mas raros) incluem descolamento da retina, lesão do cristalino, rupturas no EPR e endoftalmite. Pode ocasionalmente ocorrer elevação sustentada da pressão intraocular (PIO) e uveíte estéril. Do ponto de vista sistêmico, pode haver uma incidência ligeiramente maior de AVC. Todos os agentes anti-VEGF disponíveis parecem ser benéficos para uma série de doenças vasculares oculares. Como um princípio geral, quanto melhor a AV no início do tratamento, melhor a AV no acompanhamento. Existem algumas evidências de que a idade

Capítulo 14 • Distúrbios Maculares Adquiridos   563

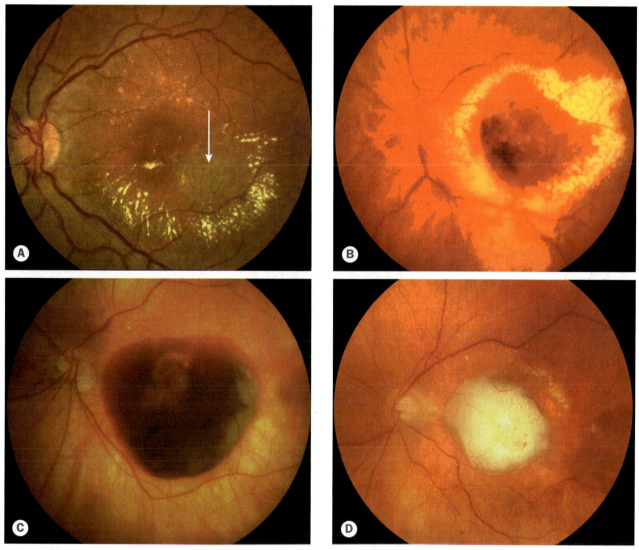

Figura 14.37 Sinais na neovascularização coroidal. **A.** Neovascularização coroidal visível como uma área submacular verde-acinzentada (*seta*) circundada por exsudação. **B.** Extenso depósito de lipídios. **C.** Hemorragia – intrarretiniana e sub-retiniana. **D.** Cicatrização "disciforme".

mais jovem no início do tratamento pode proporcionar piores resultados. O tratamento deve ter início em 2 a 3 semanas do início dos sintomas
- **Estudos referenciais**: os seguintes grandes ensaios randomizados sham-controlados com duplo bloqueio fornecem a base de evidências para o tratamento anti-VEGF em indivíduos com DMRI neovascular
  ○ MARINA (Minimally Classic/Occult Trial of the Anti-VEGF Antibody Ranibizumabe in the Treatment of Neovascular AMD). Mostra que é mais provável que o tratamento com ranibizumabe evite perda da visão do que o placebo em pacientes com DMRI neovascular; um benefício sustentado por 2 anos, independentemente de sexo, idade, tamanho ou tipo da lesão. O estudo mostra também uma melhoria nos resultados com a angiografia e o OCT
  ○ ANCHOR (Anti-VEGF Antibody Ranibizumabe for the Treatment of Predominantly Classic Choroidal Neovascularization AMD). Confirma que o tratamento com ranibizumabe é mais eficaz do que a terapia fotodinâmica com verteporfina em relação à AV, com aproximadamente um terço dos sujeitos apresentando melhora de até 15 letras
  ○ O PIER conclui que os resultados são melhores se o ranibizumabe for injetado mensalmente do que mensalmente por 3 meses, e depois a cada 3 meses por 1 ano
  ○ Os estudos HORIZON e SAILOR confirmam que o ranibizumabe possui um bom perfil de segurança e é bem tolerado
  ○ O estudo PrONTO (Prospective OCT Imaging of Patients with Neovascular AMD Treated with Intraocular Ranibizumabe) mostra que uma estratégia de retratamento orientada por OCT produz resultados semelhantes em relação à AV com menos injeções do que um cronograma mensal
  ○ O estudo HARBOUR conclui que uma injeção mensal de 0,5 mg *versus* 2 mg "quando necessário" de ranibizumabe produz resultados semelhantes em todos os grupos de tratamento
  ○ O estudo CATT (Comparison of Age-Related Macular Degeneration Treatment Trial) compara o ranibizumabe com injeções intravítreas de bevacizumabe e não demonstra nenhuma diferença significativa de resultado

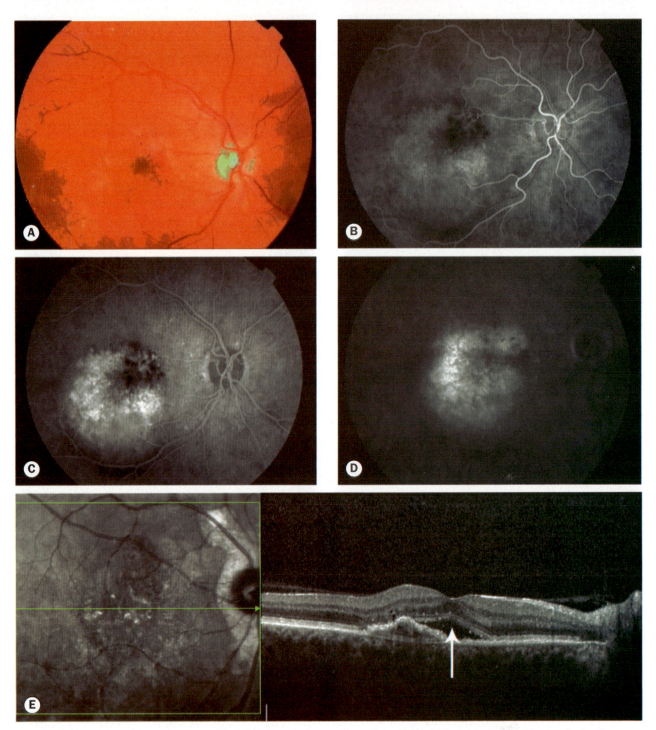

Figura 14.38 Neovascularização coroidal oculta (Tipo 1). **A.** Pontos de sangue na fóvea. **B** a **D.** AGF mostrando hiperfluorescência difusa, mas os limites da membrana não podem ser definidos. **E.** OCT mostrando um descolamento do epitélio pigmentar com refletividade interna variável e líquido sub-retiniano (seta).

- O estudo IVAN (Alternative Treatments to Inhibit VEGF in Age-Related Choroidal Neovascularization) é semelhante ao CATT, mas utiliza um cronograma de dosagem de injeções mensais por 3 meses e depois três injeções mensais consecutivas sempre que o retratamento for necessário. O estudo mostra que a probabilidade de ocorrência de eventos arteriotrombóticos e insuficiência cardíaca é maior em pacientes que estão recebendo o bevacizumabe
- O estudo VIEW ½ (VEGF Trap-Eye: Investigation of Efficacy and Safety in Wet AMD) mostra que o aflibercepte (injetado a cada 2 meses) é tão eficaz quanto o ranibizumabe (injetado mensalmente) no tratamento da DMRI neovascular
- **Indicações:** todos os subtipos de NVC respondem à terapia anti-VEGF, mas o benefício é provável somente na presença da doença ativa (Figura 14.41) (esse tratamento não beneficia pacientes com cicatriz disciforme fibrótica madura). As evidências de NVC

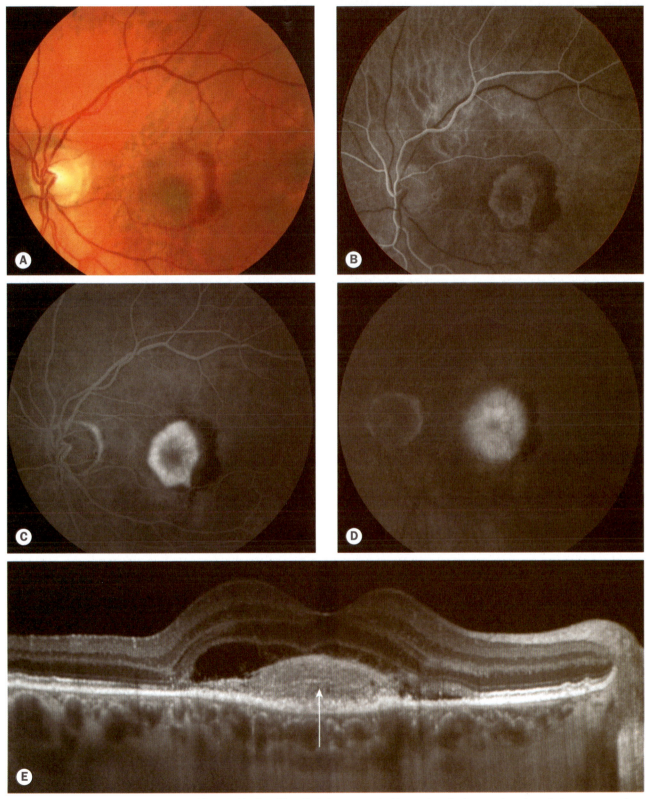

Figura 14.39 Neovascularização coroidal subfoveal clássica (Tipo 2). **A.** Imagem colorida mostrando área verde-acinzentada e pequena hemorragia. **B.** Fase precoce da AGF mostrando padrão hiperfluorescente "reticulado" e uma área de hipofluorescência secundária à hemorragia. **C.** Fase venosa tardia – hiperfluorescência mais intensa com extravasamento e impregnação. **D.** Impregnação persistente aos 10 minutos. **E.** OCT mostrando material sub-retiniano hiper-refletivo (seta). (Cortesia de A Ambresin – Figura E.)

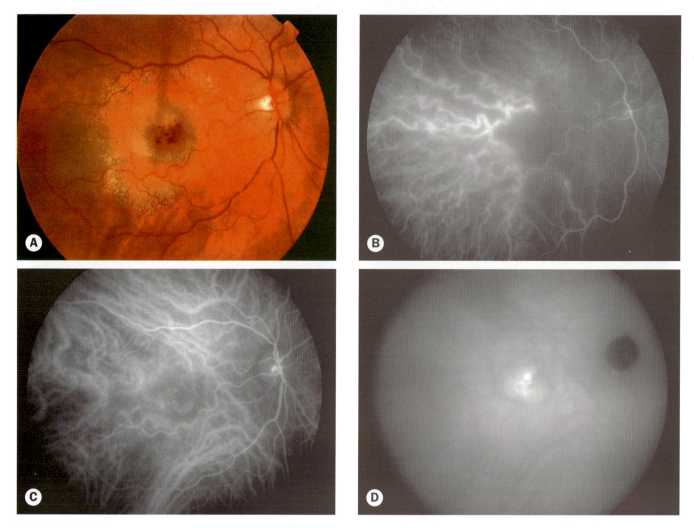

Figura 14.40 Angiografia com indocianina verde de neovascularização coroidal. Sangue e líquido na mácula circundada por exsudatos duros (**A**) mostrando uma pequena área de crescente hiperfluorescência ("ponto ativo") da neovascularização coroidal subjacente (**B** a **D**).

ativa incluem a presença de líquido ou hemorragia, extravasamento visível na angiofluoresceinografia, aumento da membrana da NVC ou deterioração da visão provavelmente atribuída à atividade da NVC. Um olho com quase o mesmo nível de visão pode beneficiar-se, embora uma melhor AV no início esteja associada a uma melhor AV final

- **Aflibercepte (Eylea®):** é uma proteína de fusão recombinante que se liga ao VEGF-A, VEGF-B e ao fator de crescimento placentário. Após disponibilizado comercialmente, o medicamento foi rapidamente adotado na prática clínica, principalmente pelo fato de o regime de manutenção recomendado consistir em uma única injeção a cada 2 meses, ao contrário das injeções mensais recomendadas com ranibizumabe e bevacizumabe (ver adiante), embora em alguns pacientes seja necessária uma dosagem mais frequente do que a cada 2 meses. A dose padrão é de 2 mg em 0,05 mℓ; uma sequência de indução de três injeções é administrada em intervalos mensais
- **Ranibizumabe (Lucentis®):** o ranibizumabe é um fragmento humanizado de anticorpos monoclonais desenvolvido especificamente para uso ocular. Trata-se de um medicamento derivado do mesmo anticorpo parental murino que o bevacizumabe e que

se liga não seletivamente e inibe todas as isoformas do VEGF-A. A dose usual é de 0,5 mg em 0,05 mℓ. Três estratégias principais de tratamento são adotadas na DMRI:

  ○ A injeção regular mensal é o regime adotado nos grandes ensaios iniciais. Em geral, cerca de 95% dos pacientes mantêm a visão, independentemente do tipo de lesão, e 35 a 40% apresentam uma melhora significativa, principalmente nos primeiros 3 meses. Esse regime oferece um resultado visual um pouco melhor, mas pode estar associado à progressão para atrofia geográfica ligeiramente mais grave do que a administração menos intensiva. Sugere-se que os eventos adversos sistêmicos podem, contraintuitivamente, ser menos comuns com injeções regulares mensais do que com cronogramas descontínuos
  ○ Três injeções mensais iniciais seguidas por uma revisão mensal com a repetição da injeção em caso de deterioração avaliada pela AV (p. ex., perda de cinco letras ou mais) e pelo OCT (p. ex., aumento de 100 μm ou mais da espessura retiniana)
  ○ "Tratar e estender" subentende administrar três injeções iniciais em intervalos mensais e depois aumentar gradativamente o período entre as injeções até que a deterioração esteja

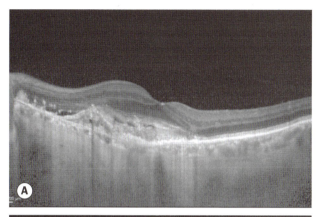
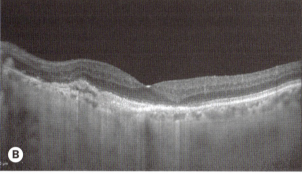

Figura 14.41 OCT de neovascularização coroidal clássica. **A.** Por ocasião da manifestação. **B.** Depois de três injeções anti-VEGF mostrando significativa melhora. (*Cortesia de A Ambresin.*)

evidente. Se possível, determina-se um intervalo individualmente para cada paciente
- **Bevacizumabe (Avastin®)**: ao contrário do ranibizumabe, o bevacizumabe é um anticorpo completo desenvolvido originalmente para tratar o crescimento vascular em depósitos cancerosos metastáticos. O seu uso para o tratamento de DMRI e outras indicações é *off label*. Trata-se de um medicamento muito mais barato do que o ranibizumabe e o aflibercepte. Os resultados dos ensaios clínicos sugerem que o bevacizumabe é comparável ao ranibizumabe em termos de eficácia e segurança, embora alguns estudos sugiram que o risco de eventos adversos sistêmicos graves é ligeiramente mais elevado do que com o ranibizumabe. A dose de bevacizumabe normalmente é de 1,25 mg/0,05 mℓ
- **Brolucizumabe**: o medicamento é significativamente menor do que outros agentes anti-VEGF e tem alta afinidade de ligação. Por ter uma duração mais longa no olho, permite doses menos frequentes. Os estudos HAWK e HARRIER demonstram não haver inferioridade ao aflibercepte melhorando-se o intervalo entre as doses. Cerca da metade dos pacientes tratados com esse agente pode ser mantida em um regime de 3 injeções mensais depois de 1 ano
- **Pegaptanibe (Macugen®)**: o pegaptanibe sódico foi o primeiro agente anti-VEGF aprovado pelas autoridades reguladoras para tratamento ocular. Os resultados são semelhantes aos obtidos com a terapia fotodinâmica e o seu uso é hoje extremamente limitado
- **Técnica de injeção intravítrea**: existem diversos protocolos em vigor. A Tabela 14.3 apresenta uma abordagem típica que diz respeito à injeção anti-VEGF – existem pequenas diferenças para a administração de esteroides intravítreos.

O paciente pode retornar às atividades normais depois de 24 horas, mas deve ser orientado a buscar assistência urgente se perceber qualquer deterioração de sua visão ou sintomas de inflamação.

> **DICA** Em pacientes com DMRI decorrente de NVC, quanto melhor a AV no início do tratamento com agentes anti-VEGF, melhor a AV final.

Tratamento com terapia fotodinâmica

A verteporfina é um composto fotoativado absorvido preferencialmente pelas células em divisão, inclusive o tecido neovascular. A infusão se faz por via intravenosa e depois é ativada por *laser* de diodo para causar trombose. A principal indicação é a NVC subfoveal predominantemente clássica com AV de 6/60 ou melhor. Os efeitos adversos graves são raros. Com o advento do tratamento com agentes anti-VEGF, a terapia fotodinâmica hoje é raramente utilizada para o tratamento de NVC, mas a terapia de combinação (ver adiante) e a recusa ao tratamento intravítreo continuam sendo indicações. Regimes de intensidade reduzida têm sido usados com um bom efeito sobre a retinopatia serosa central.

Terapia de combinação e outras terapias experimentais

Embora a terapia com agentes anti-VEGF tenha revolucionado o tratamento da NVC, pesquisas mais aprofundadas estão tentando obter resultados ainda melhores, especificamente a redução da frequência das injeções intravítreas. Até o momento, os regimes que incluem a combinação de terapia fotodinâmica e tratamento com agentes anti-VEGF não demonstraram ser superiores ao tratamento apenas com agentes anti-VEGF, mas as pesquisas estão em andamento, inclusive sobre a inibição paralela dos agentes anti-VEGF com a inibição de outras citocinas e com radioterapia macular de baixa intensidade. Outras vias de possível vantagem terapêutica são os sistemas anti-VEGF de liberação sustentada e a terapia genética que utiliza vetores adenovirais para facilitar a produção de citocinas no olho.

Laser

A ablação térmica da NVC com *laser* de argônio ou diodo hoje é raramente utilizada, embora ainda possa ser adequada para o tratamento de pequenas membranas extrafoveais clássicas situadas bem distante do centro macular e, possivelmente, alguns casos de VPC e proliferação retiniana angiomatosa.

Degeneração macular hemorrágica

O prognóstico visual para a maioria dos olhos com extensa hemorragia sub-retiniana ou sub-EPR é baixo. Ensaios clínicos que avaliam drenagem cirúrgica de hemorragia sub-retiniana ou sub-EPR extensa com excisão da NVC não demonstraram qualquer melhora significativa do prognóstico e uma taxa mais elevada de incidência de descolamento regmatogênico da retina. Entretanto, melhores resultados foram relatados com o uso da injeção intravítrea de agentes anti-VEGF e da liquefação do sangue pelo ativador intravítreo (ou sub-retiniano, que exija uma vitrectomia) do plasminogênio tecidual recombinante (rtPA). Além disso, o deslocamento pneumático pode ser adequado para hemorragias grandes ou densas. Se o paciente toma um anticoagulante cumarínico, é recomendável que se faça contato com o médico que o prescreveu para avaliar se o medicamento

Tabela 14.3 Técnica de injeção intravítrea.

- O procedimento e seus riscos devem ser explicados ao paciente, devendo-se obter o consentimento necessário
- O ambiente deve ser adequado (p. ex., "sala limpa" específica para o fim a que se destina e com iluminação adequada)
- A indicação e o olho a ser tratado devem ser verificados, e o olho, marcado
- Deve-se confirmar se o exame dos segmentos anterior e posterior (incluindo a PIO) foi realizado recentemente para que se possam excluir eventuais contraindicações
- Deve-se confirmar a disponibilidade da seringa do medicamento a ser injetado
- Injeções bilaterais são administradas preferencialmente em sessões separadas para minimizar o risco, mas, se necessário, devem ser utilizados diferentes instrumentos e lotes de medicamentos
- Deve-se usar uma máscara cirúrgica
- Instilam-se agentes anestésicos e midriáticos tópicos
- Aplica-se iodopovidona a 5% (clorexidina se alérgico a iodo) à superfície ocular, deixando-se o agente agir por, pelo menos, 3 min antes de aplicar a injeção
- Pode-se utilizar lidocaína subconjuntival a 1 ou 2% para complementar o agente tópico. Alguns profissionais preferem a lidocaína gel, em que pesem as preocupações quanto à possibilidade de retenção de microrganismos nesse medicamento
- As mãos devem ser lavadas utilizando procedimento cirúrgico padrão e usar luvas estéreis
- A pele, as pálpebras e os cílios devem ser limpos com iodopovidona de 5 a 10%
- Assim como para outras formas de cirurgia intraocular, é aconselhável utilizar um campo cirúrgico periocular estéril
- Abre-se a bolsa estéril que contém uma seringa previamente preparada ou utiliza-se uma seringa estéril para aspirar o volume adequado do medicamento pronto contido no frasco. Acopla-se uma agulha (normalmente 30 G × ½") para expelir o ar
- Um espéculo estéril é posicionado no olho
- O paciente é instruído a não olhar para o local da injeção, geralmente inferotemporal em razão da facilidade de acesso, embora qualquer quadrante possa ser utilizado; as posições de 3 e 9 h do relógio são evitadas em virtude do risco de lesão neurovascular
- Utiliza-se um medidor para identificar um ponto de injeção situado de 3,5 a 4 mm posteriormente ao limbo (*pars plana*)
- Pode-se utilizar uma pinça para estabilizar o olho e, se desejado, aplicar tração anterior à conjuntiva para que o buraco conjuntival não cubra o sulco escleral
- Avança-se a agulha perpendicularmente através da esclera em direção ao centro do globo ocular, injetando-se o volume necessário de medicamento (normalmente 0,05 mℓ) na cavidade vítrea. Alguns profissionais tentam angular o trajeto da agulha
- A agulha é removida e descartada
- A prática de não se utilizar antibióticos após a injeção passou a ser comum diante da sugestão de que o uso sequencial pode aumentar a taxa de incidência de infecção por promover a resistência bacteriana
- A PIO elevada pode obstruir a artéria central da retina e é importante garantir rotineiramente a sua perfusão após o procedimento, verificando a visão do paciente (pode ser subjetivamente), visualizando diretamente a artéria ou, de preferência, verificando a PIO (especialmente de pacientes com glaucoma). Em caso de obstrução, deve-se realizar uma paracentese urgente; o simples posicionamento em decúbito pode restaurar o fluxo sanguíneo
- Um protetor ocular de plástico transparente pode ser usado até que passe o efeito do anestésico local e durante o sono nas primeiras duas noites, mas a prática varia

poderia ser suspenso em virtude de sua associação à possível ocorrência de hemorragia macular maciça. Os medicamentos antiplaquetários normalmente não precisam ser descontinuados, embora o ácido acetilsalicílico possa estar associado a maior risco de NVC do que outros agentes. Deve-se sempre levar em consideração patologias alternativas (p. ex., VPC, macroaneurisma) que possam ter correlação com a hemorragia extensa.

PROLIFERAÇÃO RETINIANA ANGIOMATOSA

A proliferação retiniana angiomatosa (RAP) é uma variante da DMRI neovascular (tipo 3), na qual o principal componente do complexo neovascular encontra-se inicialmente localizado na retina. O processo pode originar-se no plexo capilar profundo da retina ou na coroide; no segundo caso, com a formação precoce de anastomose retinocoroidal (RCA). A doença geralmente é bilateral e simétrica e provavelmente mal diagnosticada, podendo constituir 10 a 20% dos casos de DMRI neovascular em pessoas brancas.

Diagnóstico

- A **manifestação** é semelhante à da NVC, mas o DEP e a presença de exsudato são mais frequentes. As hemorragias também são mais comuns e tendem a ser superficiais e múltiplas

- **Fase 1**: neovascularização intrarretiniana (IRN, do inglês *intraretinal neovascularization*). Vasos telangiectásicos dilatados da retina e pequenas lesões angiomatosas, normalmente acompanhadas por hemorragia intra, sub e pré-retiniana; edema e exsudato (Figura 14.42 A)
- **Fase 2**: neovascularização sub-retiniana (SRN) estende-se para o espaço sub-retiniano associado a um crescente edema e exsudato, com possível presença de DEP seroso
- **Fase 3**: NVC. A perfusão se faz principalmente por meio da coroide, com formação de anastomose retinocoroidal. NVC é clínica ou angiograficamente evidente; em geral, forma-se uma cicatriz disciforme
- **OCT**: demonstra a neovascularização como uma área hiper-refletiva. Outras características dependem da fase
- **AIV**: é diagnóstica na maioria dos casos, exibindo um ponto ativo nas imagens das fases intermediária e/ou tardia (Figura 14.42 B), e em geral uma arteríola perfusora e uma vênula de drenagem da retina (em forma de "grampo de cabelo" quando ligadas)
- **AGF**: normalmente, é semelhante à NC oculta ou minimamente clássica (Figura 14.42 C e D), mas pode mostrar hiperfluorescência intrarretiniana focal.

Tratamento

A terapia com agentes anti-VEGF demonstra resultados animadores. Existem relatos de resultados favoráveis combinados à terapia

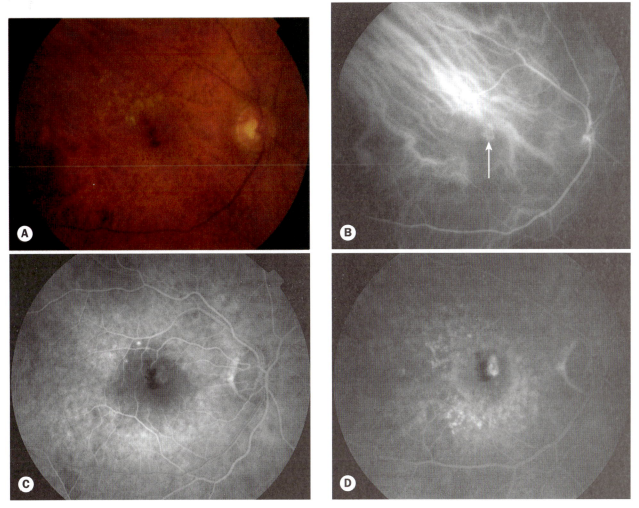

Figura 14.42 Proliferação retiniana angiomatosa (tipo 3). **A.** Drusas e uma pequena hemorragia intrarretiniana na mácula. **B.** Fase venosa precoce da angiografia com indocianina verde mostrando hiperfluorescência de um ponto ativo (seta). **C.** Fase venosa precoce da AGF mostrando hiperfluorescência discreta de uma pequena fronde de neovascularização intrarretiniana. **D.** Fase venosa tardia da AGF exibindo hiperfluorescência da membrana neovascular e das drusas adjcentes.

fotodinâmica. Sucesso limitado foi relatado para outras modalidades, incluindo terapia fotodinâmica isoladamente e fotocoagulação de vasos nutridores, embora a segunda possa ser utilizada em casos resistentes.

VASCULOPATIA POLIPOIDAL DA COROIDE

Introdução

A vasculopatia polipoidal da coroide (VPC) pertence a um espectro de condições caracterizadas por "paquicoroide", no qual uma alteração da circulação coroidal parece ser fundamental para a patogênese. Caracteriza-se por uma ramificação de rede vascular de vasos internos da coroide com múltiplas protuberâncias aneurismáticas terminais que parecem ser a fonte do sangramento e da exsudação. É mais comum em pacientes de origem étnica africana ou do leste asiático do que em brancos, e é mais comum em mulheres do que em homens (5:1). A doença, com frequência, é bilateral, mas tende a ser assimétrica. Fatores de risco incluem tabagismo, aumento do índice de massa corporal e níveis mais elevados de biomarcadores inflamatórios (p. ex., proteína reativa C). De modo geral, é relativamente

comum e a presença de hemorragia proeminente deve levar à consideração da presença de VPC, especialmente se não houver drusas e se o paciente for relativamente jovem e de origem asiática ou africana.

Diagnóstico

- **Manifestação**: normalmente ocorre ao final da meia-idade com o súbito início do comprometimento unilateral da visão
- **Sinais**
  - Edemas terminais são frequentemente visíveis como nódulos laranja-avermelhados por baixo do EPR na região peripapilar ou macular (Figura 14.43 A) e, com menos frequência, na periferia
  - Múltiplos descolamentos serossanguíneos recorrentes da retina e do EPR
  - A deterioração pode ser lenta, com sangramento e extravasamento intermitentes, e resultar em lesão macular e perda da visão. Até 50% dos pacientes podem ter uma perspectiva favorável, com resolução espontânea da exsudação e da hemorragia
- **AGF**: mostra intensa área localizada de hiperfluorescência (Figura 14.43 B)

Kanski Oftalmologia Clínica

- **AIV**: é a principal investigação na VPC
  - Nódulos hiperfluorescentes e uma rede de grandes vasos da coroide circundada por hipofluorescência aparecem na fase precoce. Edemas semelhantes a pólipos logo começam a vazar (Figura 14.43 C e D)
  - A região circundante anteriormente mais escura torna-se hiperfluorescente na fase tardia
  - Um grupo de lesões semelhante a cachos de uva pode representar um risco mais elevado de perda visual grave
- **OCT**
  - Múltiplos grandes DEPs, particularmente o sinal da "dupla corcova" e do "V invertido"
  - Pólipos redondos ou ovais podem ser visualizados ligados à superfície posterior do DEP
  - É possível visualizar uma rede vascular ramificada subjacente a um DEP plano adjacente ao pólipo
  - O espessamento da coroide pode ser demonstrado.

Tratamento

Deve-se ter em mente o prognóstico favorável sem tratamento em uma proporção significativa de casos, podendo-se observar a presença de pólipos assintomáticos.

- Agentes anti-VEGF são menos eficazes do que na NVC típica, mas podem suprimir o extravasamento e o sangramento
- A combinação anti-VEGF e terapia fotodinâmica com verteporfina é superior ao tratamento somente com agentes anti-VEGF. Terapia fotodinâmica pode levar à regressão dos pólipos e, supostamente, a um efeito prolongado do tratamento, mas importa um risco adicional de complicação
- A fotocoagulação a *laser* dos vasos nutridores ou pólipos pode ser eficaz em determinados casos, especificamente se as alterações forem justafoveais
- Os resultados da terapia combinada de ranibizumabe e terapia fotodinâmica com verteporfina são superiores aos da monoterapia com ranibizumabe no que diz respeito à melhor AV corrigida e à completa regressão dos pólipos, além de serem necessárias menos injeções (ensaio EVEREST-II).

DICA Para o paciente com DMRI que não responda ao tratamento com agentes anti-VEGF depois de 3 meses, realiza-se AIV para a verificação de possível VPC.

CORIORRETINOPATIA HEMORRÁGICA EXSUDATIVA PERIFÉRICA

A coriorretinopatia hemorrágica exsudativa periférica (PEHCR, do inglês *peripheral exudative haemorrhagic chorioretinopathy*) é um distúrbio incomum que afeta predominantemente mulheres mais velhas. Em geral, manifesta-se com hemorragia periférica da retina, exsudação e DEP associado à NVC, e é bilateral na minoria dos casos. O prognóstico visual geralmente é bom, mas a mácula pode ser envolvida pela doença extensa. A etiologia é desconhecida, embora possa ser uma forma de DMRI neovascular. Alguns casos compartilham características com a VPC. O tratamento para a doença que ameace a visão geralmente consiste na injeção intravítrea de agentes anti-VEGF.

NEOVASCULARIZAÇÃO IDIOPÁTICA DA COROIDE

A neovascularização idiopática da coroide é uma condição incomum que afeta pacientes com menos de 50 anos e normalmente é unilateral. O diagnóstico é de exclusão de outras possíveis associações de NVC em pacientes mais jovens, como estrias angioides, alta miopia e condições inflamatórias coriorretinianas (como histoplasmose ocular presumida). A condição apresenta melhor prognóstico visual do que aquele associado à DMRI, podendo, em alguns casos, ocorrer resolução espontânea. O tratamento normalmente se faz com agente anti-VEGF.

DISTÚRBIOS DA INTERFACE VITREOMARCULAR

Membrana epirretiniana

Introdução

Membrana epirretiniana (MER) é uma estrutura fibrocelular, avascular transparente que se desenvolve na, ou acima da, superfície da retina. A proliferação do componente celular e a contração da membrana levam a sintomas visuais, basicamente em decorrência do enrugamento, da obstrução e da elevação localizada da retina com ou sem formação de pseudocistos e EMC.

- **Idiopática**
  - Nenhuma causa aparente, como um processo relativamente comum de envelhecimento. A prevalência de MER precoce (celofane) é de aproximadamente 6,5%, e a de MER avançada (fibrose macular pré-retiniana), de 2,6%
  - O tecido vítreo residual permanece na superfície da retina após a separação do córtex em cerca de 50% dos olhos, com subsequente proliferação. O componente celular predominante são as células gliais, provavelmente derivadas da população nativa de células da membrana hialoide posterior (MHP; laminócitos). O desenvolvimento da MER pode ocorrer em qualquer fase do descolamento do vítreo posterior (DVP). Acredita-se hoje que, em geral, o processo completo de DVP se estenda por anos
  - Cerca de 10% são bilaterais
  - Tende a ser mais leve do que as MERs secundárias
- **Secundária**
  - Ocorre após a cirurgia de DR (a causa mais frequente de MER secundária), ruptura da retina, fotocoagulação panretiniana, crioterapia retiniana, doença vascular retiniana, inflamação e trauma
  - A binocularidade depende de ambos os olhos serem afetados ou não pelos fatores etiológicos
  - Tipo de células mais variado, com células pigmentares proeminentes – provavelmente oriundas do EPR.

Diagnóstico

- **Sintomas**: visão embaçada e metamorfopsia. Casos leves geralmente são assintomáticos

Capítulo 14 • Distúrbios Maculares Adquiridos

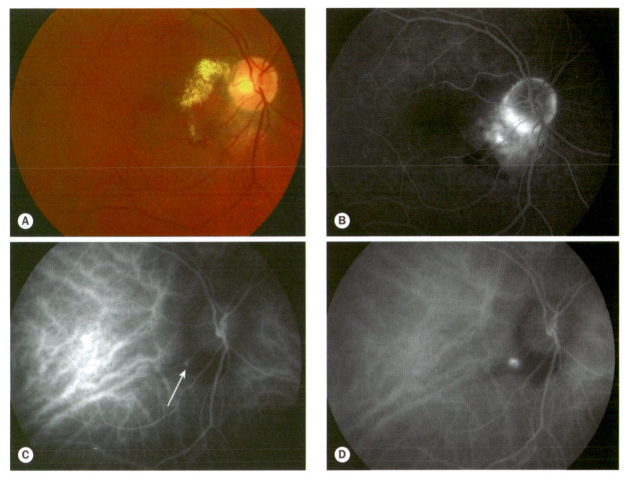

Figura 14.43 Vasculopatia polipoidal da coroide com achados exsudativos. **A.** Edemas nodulares terminais laranja-avermelhados com extravasamento circundante. **B.** Aspecto de (**A**) na fase venosa tardia da AGF mostrando intensa área localizada de hiperfluorescência. **C.** Aspecto de um pólipo na fase precoce da angiografia com indocianina verde (*seta*). **D.** Aspecto na fase tardia da angiografia com indocianina verde.

- **Sinais**
  - AV é altamente variável, dependendo da gravidade
  - Presença de brilho irregular translúcido (maculopatia celofane) na MER precoce, em geral melhor detectada com auxílio de luz verde (*red-free*) (Figura 14.44 A)
  - À medida que se espessa e se contrai, a membrana tornar-se mais óbvia (*pucker* macular), com frequência causando leve distorção dos vasos sanguíneos (Figura 14.44 B)
  - MER avançada pode causar uma grave distorção dos vasos sanguíneos, enrugamento acentuado da retina e estrias, podendo obscurecer estruturas subjacentes (Figura 14.44 C)
  - Achados associados podem incluir pseudoburaco macular (Figura 14.44 D), EMC, telangiectasia retiniana e pequenas hemorragias
- **Tela de Amsler**: o teste normalmente mostra distorção
- **OCT**: exibe uma camada superficial altamente refletiva associada ao espessamento da retina (Figura 14.44 E e F). A disrupção da junção dos segmentos interno e externo pode estar associada a um pior resultado visual após a cirurgia. OCT é útil também para excluir tração vitreomacular significativa (ver adiante)
- **AGF**: foi suplantada pela OCT para a avaliação de rotina da MER, mas realça a tortuosidade vascular e mostra a presença de qualquer vazamento. Às vezes, é indicada para a investigação da causa de MER, como a oclusão anterior de uma veia da retina.

Tratamento

- **Observação** se a membrana for leve e não progressiva. Às vezes, ocorre a resolução espontânea dos sintomas visuais, normalmente em virtude da separação da MER da retina quando um descolamento incompleto da parte posterior do vítreo se conclui. EMC ou descolamento tracional pode exigir cirurgia com relativa urgência para minimizar alterações degenerativas secundárias
- **Remoção cirúrgica** da membrana via vitrectomia para facilitar remoção: normalmente repara ou elimina a distorção (o principal benefício), com uma melhora da AV de, pelo menos, duas linhas em cerca de 75% ou mais dos casos; em cerca de 25% a AV permanece inalterada e cerca de 2% pioram. As complicações cirúrgicas são principalmente aquelas que ocorrem após a vitrectomia (ver Capítulo 16). A remoção da membrana limitante interna (MLI) junto com a remoção da MER pode ser benéfica, mas permanece controversa. Em geral, a visão leva vários meses para melhorar após a cirurgia. A ocorrência de recidiva é rara.

Buraco macular de espessura total

Introdução

O BMET é uma causa relativamente comum de perda da visão, com prevalência de aproximadamente 3:1.000. A manifestação é mais

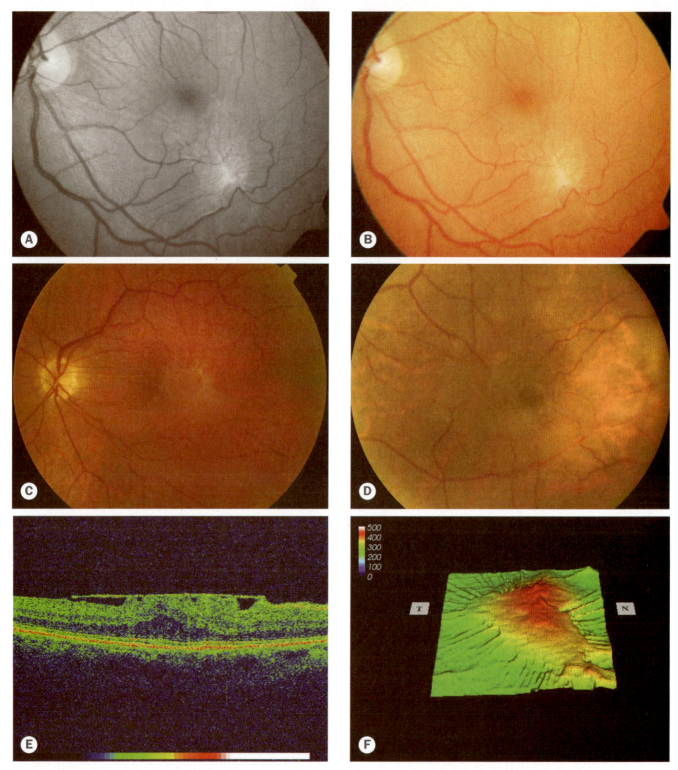

Figura 14.44 Membrana epirretiniana macular. **A.** Membrana translúcida visualizada com luz *red-free*. **B.** Imagem colorida do paciente mostrado em (**A**). **C.** Membrana avançada. **D.** Pseudoburaco macular. **E.** OCT mostrando alta refletividade anterior à retina, espessamento foveal e tração vitreomacular. **F.** Mapa da espessura de (**E**). (*Cortesia de P Scanlon – Figuras E e F.*)

comum em mulheres entre 60 e 70 anos de idade. O risco de envolvimento do olho contralateral depois de 5 anos é de cerca de 10%. O papel da tração vitreomacular (TVM – ver adiante) na etiologia do buraco macular tem cada vez mais sido definida nos últimos anos. Uma nova classificação baseada na OCT foi publicada pelo International Vitreomacular Traction Study (IVTS) Group com a intenção de substituir a classificação clínica mais antiga Gass. Ambos os sistemas são abordados a seguir e a tração vitreomacular é tratada em maior profundidade como um tópico separado mais adiante neste capítulo. Outras causas de BMET incluem alta miopia (que pode levar ao descolamento da mácula) e trauma ocular contuso. As lesões que possam eventualmente ter um aspecto semelhante incluem pseudoburaco macular e buraco lamelar (ver "Tração vitreomacular", adiante).

Achados clínicos

- **Sintomas**: a manifestação de uma deiscência de espessura total pode ocorrer com o comprometimento da visão central de um olho, ou como uma deterioração relativamente assintomática, observada primeiro quando o olho contralateral é ocluído ou em um exame de rotina. Os sintomas são inexistentes ou leves até que se desenvolva uma lesão de espessura total. Pode haver presença de metamorfopsia
- **Sinais e achados da OCT**
  - *Buraco macular na fase 0* (IVTS: aderência vitreomacular – AVM) foi um termo proposto inicialmente para designar o achado da tração vitreorretiniana foveal oblíqua na OCT antes do aparecimento das alterações clínicas
  - *Buraco macular "iminente" na fase 1a* (IVTS: tração vitreomacular – TVM) aparece como um achatamento da depressão foveal com uma mancha amarela subjacente. Do ponto de vista patológico, as camadas internas da retina descolam-se da camada de fotorreceptores subjacente, em geral com a formação de uma cavidade esquise semelhante a um cisto. O diagnóstico diferencial de uma mancha foveal amarela inclui distrofia macular viteliforme do adulto, retinopatia solar ou causada pela ponteira a *laser* e EMC
  - *Buraco macular oculto na fase 1b* (IVTS: tração vitreomarcular – TVM) é visualizado como um anel amarelo (Figura 14.45 A). A Figura 14.46 A mostra a OCT de alta resolução de uma mácula normal. Com a perda de suporte estrutural, a camada de fotorreceptores geralmente sofre deslocamento centrífugo (Figura 14.46 B)
  - *Buraco pequeno de espessura total na fase 2* (IVTS: buraco macular de espessura total com TVM) consiste em um buraco de espessura total com menos de 400 µm de diâmetro (Figura 14.45 B) em seu ponto mais estreito. O defeito pode ser central, ligeiramente excêntrico ou em forma de crescente. Há presença de uma deiscência na camada interna da retina com aderência vitreofoveolar persistente (Figura 14.46 C)
  - *Buraco macular grande na fase 3* (IVTS: buraco macular de espessura total com TVM) é um buraco de espessura total com mais de 400 µm de diâmetro, com uma base vermelha na qual se observam pontos branco-amarelados. Em geral, há presença de um manguito cinzento circundante de líquido sub-retiniano (Figura 14.45 C e D; Figura 14.46 D), podendo-se visualizar um opérculo retiniano sobrejacente (às vezes denominado pseudo-opérculo). AV geralmente se reduz para 6/60,

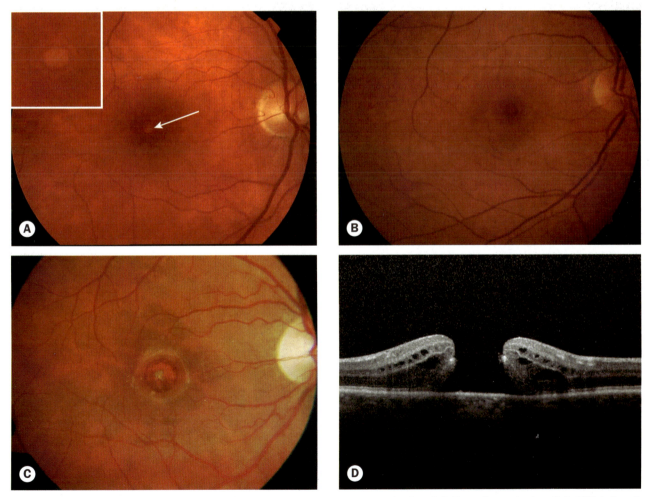

Figura 14.45 Buraco macular. **A.** Oculto – fase 1b (seta). **B.** Pequena espessura total – fase 2. **C.** Tamanho total – fase 3. **D.** OCT da fase 3.

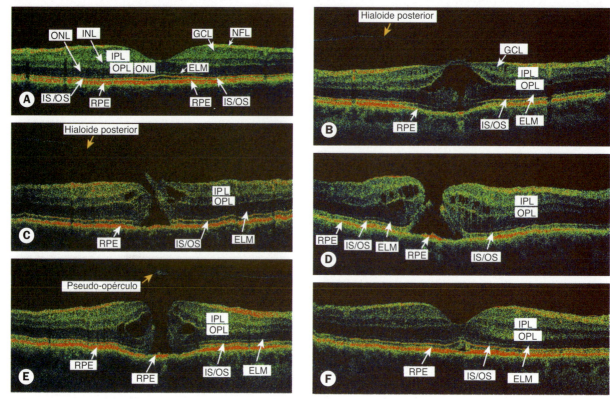

Figura 14.46 OCT de alta resolução de um buraco macular de espessura total. **A.** Normal. **B.** Fase 1b – tração vitreomacular – mostrando conexão da hialoide posterior à fóvea, separação de uma pequena porção da retina sensorial do EPR na região foveolar e alterações císticas intrarretinianas. **C.** Fase 2 excêntrica – pequeno buraco macular de espessura total com tração vitreomacular – exibindo conexão do vítreo à tampa do buraco e alterações císticas. **D.** Fase 3 – buraco macular de espessura total de tamanho médio ou grande com tração vitreomacular – com espaços císticos intrarretinianos. **E.** Fase 4 – grande buraco macular de espessura total sem tração vitreomacular – mostrando um buraco macular de espessura total com espaços císticos intrarretinianos e um opérculo sobrejacente (às vezes denominado pseudo-opérculo. **F.** Fase 4 após o fechamento cirúrgico, com alteração na camada externa da retina. *MLE*, membrana limitante externa; *CCG*, camada de células ganglionares; *CNI*, camada nuclear interna; *CPI*, camada plexiforme interna; *IS/OS*, junção dos segmentos interno e externo dos fotorreceptores; *CFN*, camada de fibras nervosas; *CNE*, camada nuclear externa; *CPE*, camada plexiforme externa; *RPE*, epitélio pigmentar da retina. (*Cortesia de J Fujimoto.*)

mas às vezes é melhor, especialmente com fixação excêntrica. Um opérculo (Figura 14.46 E) consiste basicamente em tecido glial e córtex vítreo condensado, embora 40% contenham elementos fotorreceptores. Por definição, há uma conexão parafoveal persistente do córtex vítreo

- *Buraco macular tamanho grande com descolamento total da parte posterior do vítreo na fase 4* (IVTS: buraco macular de espessura total pequeno, médio ou grande sem TVM): o aspecto clínico é indistinguível da fase 3. A parte posterior do vítreo se desprende totalmente, com frequência sugerindo (mas não confirmando) presença de um anel de Weiss. Uma proporção significativa de buracos maculares idiopáticos apresenta-se associada a uma MER

- *Buraco macular resolvido espontaneamente*: buracos maculares podem cicatrizar-se de maneira espontânea, geralmente retomando uma aparência quase normal, ou mesmo normal, do ponto de vista clínico e na OCT. Um defeito minúsculo na camada externa da retina – geralmente na junção dos segmentos interno e externo – ou outro defeito subfoveal pode persistir após o fechamento espontâneo ou cirúrgico (Figura 14.46 F). A retinopatia solar confere uma aparência semelhante, assim como a cicatrização de várias outras condições em que o centro da fóvea constitui um foco de lesões

- *Microburaco macular* é um pequeno (< 150 μm) defeito de espessura total da fóvea retiniana que na atual classificação de patologia da interface vitreorretiniana é sinônimo de pequeno BMET (fase 2 apresentada anteriormente). Os sintomas geralmente são mínimos e podem consistir em embaçamento leve da visão central, metamorfopsia (distorção) ou visão de leitura alterada. O comprometimento da AV normalmente é menor do que com um BMET e é possível que a anormalidade não seja notada imediatamente. A cicatrização do defeito de espessura total geralmente ocorre em algumas semanas e, até o exame inicial, somente uma mancha vermelha bem demarcada, e não um visível defeito de espessura total, poderá estar presente. Nessa fase, a OCT pode mostrar apenas um pequeno defeito na camada dos segmentos interno e externo (Figura 14.47).

Investigação

- O teste da **tela de Amsler** normalmente mostra distorção central inespecífica, e não escotoma
- O **teste de Watzke-Allen** é realizado projetando-se um estreito feixe da lâmpada de fenda no centro do buraco vertical e horizontalmente, de preferência utilizando uma lente de contato do fundo de olho. O paciente com buraco macular diz enxergar um

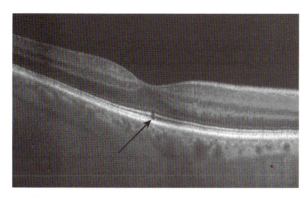

Figura 14.47 Microburaco macular resolvido mostrando um minúsculo déficit focal na junção dos segmentos interno e externo na análise por OCT (seta).

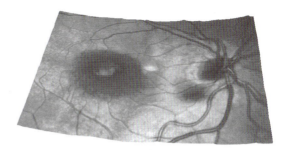

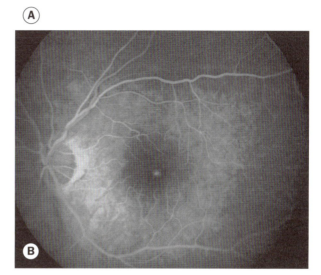

Figura 14.48 Buraco macular. **A.** OCT tridimensional de um buraco na fase 4 (circundado por líquido sub-retiniano). **B.** AGF mostrando hiperfluorescência precoce secundária a um defeito em janela.

feixe afinado ou interrompido. Pacientes com outras patologias, em geral, veem um feixe distorcido de espessura uniforme
- **OCT** é extremamente útil para o diagnóstico e o estagiamento (Figura 14.48 A, ver Figuras 14.45 D e 14.46)
- **AF** mostra mancha foveolar acentuadamente hiperfluorescente nas fases 3 e 4, e fluorescência ponteada na fase 2
- **AGF** em buraco de espessura total mostra defeito em janela bem definido na fase precoce (Figura 14.48 B) em razão do deslocamento da xantofila e da atrofia do EPR. Diante da efetividade do OCT nessa condição, não há necessidade de realizar AGF em casos de rotina.

DICA OCT é essencial para confirmação do diagnóstico de buraco macular e para fins de estagiamento.

Tratamento

- **Observação**: cerca de 50% dos buracos na fase 1 se resolvem após a separação vitreofoveolar espontânea, razão pela qual são tratados de modo conservador. Cerca de 10% dos buracos de espessura total também se fecham espontaneamente, às vezes com acentuada melhora da visão. A resolução espontânea é mais comum com buracos maculares de espessura total menores. Não há necessidade de tratamento para buracos que se cicatrizam espontaneamente, embora vitrectomia com remoção da MER seja ocasionalmente indicada
- **Vitreólise farmacológica** com ocriplasmina: pode ser adequada para buracos pequenos na fase inicial. O assunto é abordado na seção "Tração vitreomacular", a seguir
- **Cirurgia**: pode ser considerada no caso de buracos da fase 2 ou mais, e de alguns buracos lamelares. Resultados superiores normalmente são obtidos em lesões menores presentes há menos de 6 meses, mas uma melhora substancial da visão foi relatada também em casos antigos
  - O tratamento cirúrgico consiste em vitrectomia, junto com (a) remoção da membrana limitante interna facilitada pela coloração com corante vital; (b) alívio da TVM pela indução de descolamento total da parte posterior do vítreo, se ainda não estiver presente, ou pela remoção da parte perifoveal do vítreo; e (c) tamponamento de gás. Períodos prolongados de posicionamento pós-operatório em decúbito ventral, com a face para baixo, não são necessários com as técnicas modernas
  - O buraco se fecha em até 100% dos casos e a melhora da visão ocorre ao longo de alguns meses em 80 a 90% dos olhos, com AV final de 6/12 ou melhor em aproximadamente 65% dos casos. A piora da AV ocorre em até 10% dos olhos. Uma anormalidade residual leve na OCT, como um defeito na junção dos segmentos interno e externo, ou outra alteração adjacente ao EPR (ver Figura 14.46 F), é comum e também pode servir como indicador diagnóstico de um buraco macular ou microburaco cicatrizado espontaneamente
  - As complicações são as mesmas ocorridas após vitrectomia (ver Capítulo 16).

Tração vitreomacular

Introdução

Em geral, o descolamento fisiológico da parte posterior do vítreo (ver Capítulo 16) evolui gradativamente por um período prolongado até que ocorra a separação completa da mácula e da cabeça do nervo óptico: o descolamento total da parte posterior do vítreo. Se a aderência do gel persistir na mácula central, ocorre um descolamento anômalo da parte posterior do vítreo, podendo preceder uma série de condições maculares. Um painel de especialistas, o Internacional Vitreomacular Traction Study Group, recentemente publicou uma classificação das doenças da interface vitreomacular com base principalmente na aparência da OCT, a fim de unificar a terminologia até então discrepante.

- **AVM**: denota a ligação residual do vítreo dentro de um raio de 3 mm da mácula central na presença de descolamento perifoveal do vítreo. Na maioria dos casos, a AVM representa uma fase em um processo dinâmico de DVP, podendo não incorrer sequelas patológicas. Não há distorção do contorno da fóvea ou quaisquer alterações secundárias na retina. AVM focal envolve uma área de fixação de ≤ 1.500 µm de diâmetro, enquanto uma AVM ampla, > 1.500 µm
- **TVM**: é definida como a presença de alterações retinianas na OCT com evidente descolamento perifoveal da parte posterior do vítreo (dentro de um raio de 3 mm). A distorção do contorno da superfície foveal e/ou outras alterações estruturais da retina são possíveis ocorrências. Os tipos focal (Figura 14.49 A) e amplo são definidos como na AVM. TVM concomitante é associada a outras doenças maculares, como, por exemplo, DMRI, OVR e RD. TVM isolada não é associada a outras doenças maculares
- **Buraco macular de espessura total (BMET)** é uma lesão foveal com interrupção de todas as camadas retinianas da membrana limitante interna até o EPR (ver anteriormente). O BMET pode ser pequeno (≤ 250 µm), médio (> 250 a ≤ 400 µm) ou grande (> 400 µm) (Figura 14.49 B). Outras considerações incluem estado do vítreo (com ou sem TVM) e presença de uma causa identificável, como trauma
- **Buraco macular lamelar**: trata-se de um defeito de espessura parcial da camada interna da retina na fóvea, mas com a manutenção de uma camada intacta de fotorreceptores. A patogênese é definida de maneira incompleta, mas pode desenvolver-se a partir do descolamento anômalo da parte posterior do vítreo, às vezes após um pseudocisto foveal, ou representa a formação abortiva de um buraco macular de espessura total em alguns pacientes. Classicamente, o buraco lamelar era descrito como uma sequela do EMC
- **Pseudoburaco macular**: essa lesão simula a aparência clínica de um buraco macular de espessura total, mas é causada pela distorção da retina perifoveal pela MER, assumindo o aspecto de bordas amontoadas, sem qualquer perda do tecido retiniano e com espessura foveal quase normal; há um defeito central na membrana e possível presença de TVM
- **MER**: independe da classificação do IVTS, mas a maioria dos olhos com tração vitreomacular ampla é associada à presença de MER. Resíduos vítreos presentes na superfície da retina após descolamento da parte posterior do vítreo constituem mecanismo para desenvolvimento de MER idiopática.

Diagnóstico

- **Os sintomas da TVM** incluem visão reduzida, metamorfopsia, fotopsia e micropsia, mas normalmente são mais leves nos buracos lamelares e nos pseudoburacos, e ausentes na AVM
- **Os sinais** na TVM podem incluir adelgaçamento, enrugamento e distorção da superfície retiniana (ver Figura 14.49 A), pseudocisto foveal, edema macular cistoide, esquise ou descolamento macular e extravasamento capilar. O limite do gel aderido pode ser visível como uma faixa esbranquiçada ou um reflexo. As alterações visíveis podem ser sutis. Tanto os buracos lamelares quanto os pseudoburacos podem aparecer como uma mancha avermelhada distinta, oval ou arredondada, na fóvea
- **OCT** é o principal meio de investigação.

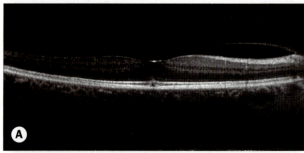
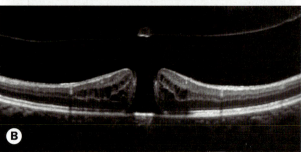

Figura 14.49 Tração vitreomacular. **A.** OCT mostrando tração vitreomacular leve. **B.** OCT de buraco de espessura total mostrando interrupção de todas as camadas da retina e um pequeno opérculo.

Tratamento

O tratamento do BMET e da MER foi tratado em tópicos separados nas seções anteriores.

- **Observação**: a separação espontânea ocorre em uma parcela dos pacientes com TVM e é mais provável nos casos mais leves. A observação é adequada em pacientes com AVM e em muitos casos de TVM
- **Vitreólise farmacológica**: a injeção intravítrea de ocriplasmina, uma forma recombinante da plasmina humana, libera a TVM em mais de 25% dos olhos, podendo fechar buracos maculares na presença de TVM (40% contra 10% com placebo). Os resultados geralmente são inferiores aos da vitrectomia. Áreas menores de TVM e buracos maculares menores permitem melhores resultados. A presença de MER é um indicador prognóstico menos favorável para o tratamento com ocriplasmina. Disfunção retiniana difusa de mecanismo indefinido, inclusive com substancial redução da AV, foi relatada como efeito colateral raro
- **Vitrectomia via *pars plana* (VPP)** com remoção da área aderente e de qualquer MER associada: normalmente produz bons resultados na TVM. O benefício da vitrectomia para buracos lamelares e pseudoburacos é menos definido, mas provavelmente é maior na presença de uma MER significativa.

CORIORRETINOPATIA SEROSA CENTRAL

Visão geral

Coriorretinopatia serosa central (CSC) é um distúrbio idiopático caracterizado pelo descolamento seroso localizado da retina sensorial na mácula secundariamente a um extravasamento da coriocapilar por um ou mais pontos hiperpermeáveis do EPR. A CSC normalmente afeta um dos olhos de homens brancos jovens ou de meia-idade. A proporção entre homens e mulheres é de 3:1; as mulheres com CSC tendem a ser mais velhas. A condição manifesta-se de duas maneiras: aguda (resolve-se espontaneamente em 3 a 6 meses) e crônica. Um polimorfismo de neucleotídeo único envolvendo o gene do fator H do complemento no cromossomo 1 predispõe à forma crônica de CSC em indivíduos brancos. O uso de esteroides em qualquer forma (incluindo a síndrome endógena de Cushing) está significativamente ligado a essa condição. Vários outros fatores de risco e associações foram relatados (incluindo infecção por *Helicobacter pylori*, diálise renal, hipertensão sistêmica, estresse psicológico, gravidez e síndrome da apneia do sono).

Achados clínicos

- **Sintomas**: embaçamento unilateral da visão, metamorfopsia, micropsia e discromatopsia leve
- **Sinais**
  - AV normalmente de 6/9 a 6/18, mas pode melhorar com uma lente convexa de baixo poder (correção da hipermetropia adquirida em razão da elevação da retina)
  - Descolamento redondo ou oval da retina sensorial na mácula (Figura 14.50 A)
  - O líquido sub-retiniano pode ser transparente (especialmente nas lesões em estágio inicial) ou turvo, com possível presença de precipitados na superfície posterior da retina
  - Um ou mais focos despigmentados no EPR (geralmente pequenos DEPs) de tamanho variável podem ser visualizados no descolamento da retina neurossensorial. Pequenas placas de atrofia do EPR (Figura 14.50 B) e hiperplasia em outros pontos do polo posterior podem indicar o local de lesões anteriores e, em geral, são facilmente observados no imageamento da AF (Figura 14.50 C)
  - Lesões crônicas podem estar associadas a uma substancial alteração atrófica subjacente. O líquido pode, ocasionalmente, descer como que pela força da gravidade (movimento gravitacional), mostrado melhor no imageamento da autofluorescência do fundo de olho (Figura 14.50 D), podendo ocasionalmente evoluir para CSC bolhosa (ver adiante)
  - O disco óptico deve ser examinado para que se exclua a possibilidade de fosseta congênita como a causa de um descolamento da retina neurossensorial (ver Capítulo 19)
- **Curso**
  - Resolução espontânea em 3 a 6 meses, com retorno à visão normal ou quase normal em cerca de 80% dos casos. Possibilidade de recidiva em até 50% dos pacientes
  - Alguns pacientes (cerca de 15%) seguem um curso crônico que dura mais de 12 meses. O descolamento prolongado está associado à degeneração gradativa dos fotorreceptores e do EPR e à redução permanente da visão. As múltiplas crises recorrentes também podem produzir um quadro clínico semelhante
  - Desenvolvimento de EMC, NVC ou rupturas do EPR em uma minoria de pacientes
- **CSC bolhosa** caracteriza-se por grandes descolamentos únicos ou múltiplos da retina ou do EPR.

DICA Na CSC aguda, a AV pode melhorar com uma lente positiva e a resolução espontânea normalmente ocorre no intervalo de 3 a 4 meses.

Investigação

- **Tela de Amsler**: confirma a metamorfopsia correspondente ao descolamento da retina neurossensorial
- **OCT**: mostra elevação neurossensorial opticamente vazia. Outros achados podem incluir um ou mais descolamentos menores do EPR (Figura 14.50 E), a presença de precipitados na superfície posterior da retina descolada e espessamento da coroide. Alterações degenerativas podem ser observadas nos casos crônicos ou recorrentes
- **AGF**: mostra mancha hiperfluorescente precoce que aumenta gradativamente ("borrão de tinta"; Figura 14.51 A e B) ou, com menos frequência, forma uma coluna vertical (do tipo "chaminé" – Figura 14.51 C e D), seguida pela difusão por toda a área descolada. Um DEP subjacente pode ser demonstrado. Múltiplos vazamentos focais ou áreas difusas de extravasamento são evidenciados, especialmente na presença de doença crônica ou recorrente
- **AF**: exibe uma redução focal da autofluorescência do fundo de olho no local do extravasamento e nos locais de lesões antigas (Figura 14.50 C e D). Às vezes, observa-se um movimento gravitacional
- **AIV**: a fase precoce pode mostrar vasos coroidais dilatados ou comprimidos no polo posterior e em áreas de hiperfluorescência da fase intermediária em razão da hiperpermeabilidade da coroide. Em geral, é possível visualizar focos subclínicos.

Tratamento

- **Observação** é adequada em muitos casos. Todas as modalidades de tratamento são possíveis de ser associadas à formação de rupturas no EPR, que também podem ocorrer espontaneamente
- **Espironolactona oral** (40 mg, 2 vezes/dia): resulta na absorção mais rápida do líquido sub retiniano do que a falta de tratamento na presença de CSC aguda
- **Tratamento com corticosteroides**: deve ser interrompido se possível
- **Laser**: o *laser* sublimiar (micropulsado) de diodo aplicado ao local do extravasamento no EPR demonstrou bons resultados (Figura 14.52) em vários estudos, e é associado a uma incidência significativamente menor de lesões retinianas na OCT do que na fotocoagulação convencional
- **PDT**: com 30 a 50% da dose utilizada para NVC, combinada a 50% de intensidade luminosa, leva à resolução completa, inclusive em casos crônicos graves, e é associada a uma incidência consideravelmente mais baixa de isquemia coroidal importante do que os regimes de intensidade mais alta
- **Agentes intravítreos anti-VEGF**: mostram-se um tanto promissores e geralmente são utilizados de maneira combinada com a PDT
- **Outros** relatos de caso mostram benefício com vários dos agentes que contêm ácido acetilsalicílico, betabloqueadores, mifepristona e eplerenona, mas a avaliação controlada é limitada até o momento.

DICA Todas as formas de tratamento com corticosteroides devem ser interrompidas, se possível, em pacientes com CSC crônica ou recorrente.

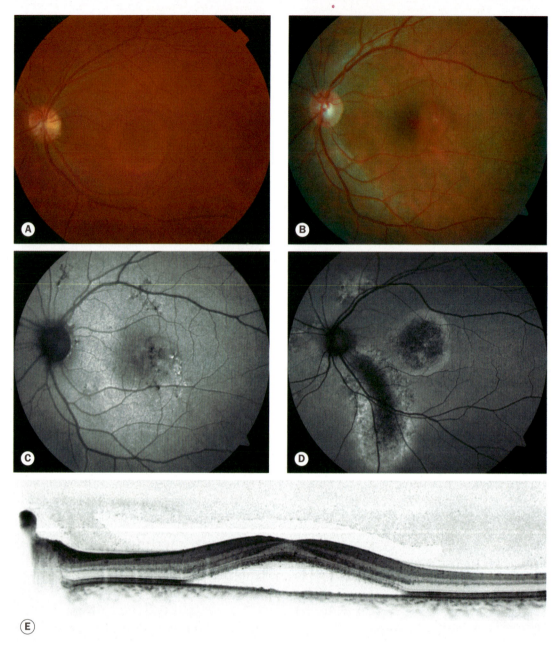

Figura 14.50 Coriorretinopatia serosa central. **A.** Descolamento seroso da retina. **B.** Resolução de retinopatia serosa central da fóvea. **C.** Autofluorescência do fundo de olho do mesmo olho da imagem (**B**) mostrando cicatrização de lesões subclínicas adicionais. **D.** Imageamento por autofluorescência do fundo de olho na fase crônica mostrando um movimento gravitacional abaixo do disco óptico. **E.** OCT exibindo elevação da retina sensorial na fase aguda.

TELANGIECTASIA MACULAR IDIOPÁTICA

A telangiectasia macular idiopática é uma condição de patogênese desconhecida. Pode ser mais comum do que se acreditavam anteriormente e ser confundida com RD, ocorrência anterior de OVR e outras causas de alterações vasculares da mácula. Em uma pequena parcela de casos, existe um histórico familiar.

Tipo 1: telangiectasia aneurismática

Pode estar intimamente relacionada com a doença de Coats ou mais especificamente à forma mais branda de doença de Coats anteriormente conhecida como aneurismas miliares de Leber. Em geral, envolve somente um olho, podendo afetar tanto a periferia da retina quanto a mácula. Os pacientes normalmente são homens de meia-idade.

- **Sintomas**: embaçamento leve-moderado da visão de um olho
- **Sinais**
  ○ Telangiectasia e microaneurismas: os sinais iniciais podem ser sutis e detectados mais rapidamente na fotografia *red-free*
  ○ Há formação de aneurismas maiores à medida que a condição evolui
  ○ Edema macular, incluindo alterações cistoides
  ○ Extravasamento crônico e depósito de lipídios (Figura 14.53 A)

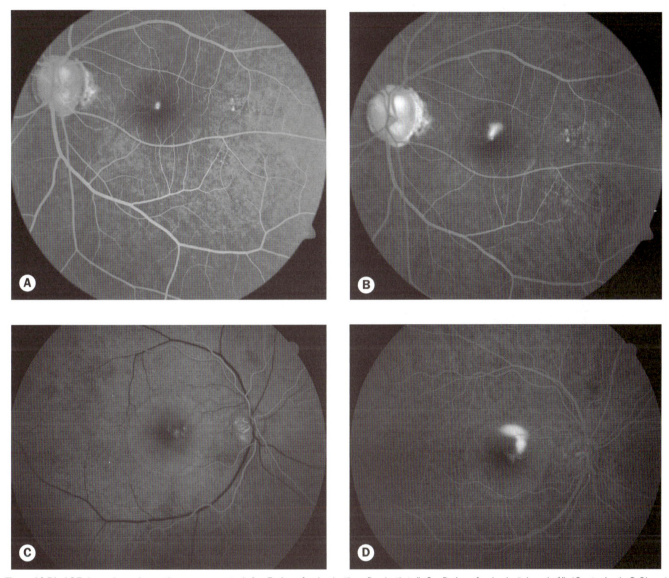

Figura 14.51 AGF da coriorretinopatia serosa central. **A** e **B.** Aparência de "borrão de tinta". **C** e **D.** Aparência de "chaminé". (*Cortesia de S Chen.*)

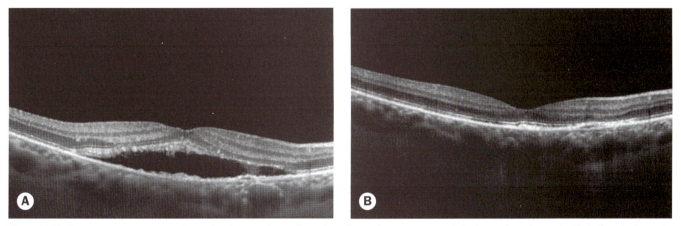

Figura 14.52 Tratamento sublimiar (micropulsado) com *laser* da coriorretinopatia serosa central. **A.** Antes do tratamento. **B.** Após o tratamento bem-sucedido.

- **OCT**: demonstra espessamento da retina, EMC e descolamento exsudativo localizado da retina
- **AGF**: mostra telangiectasia e múltiplos aneurismas capilares, venulares e arteriolares (Figura 14.53 A a C) com extravasamento tardio e EMC (Figura 14.53 D). A ausência de perfusão é mínima
- **Tratamento**: realizado com a aplicação de *laser* em pontos e áreas de extravasamento, mas pode ser considerado tecnicamente difícil, dependendo da proximidade das alterações na fovéola. Inibidores intravítreos do VEGF podem ser eficazes.

Tipo 2: telangiectasia perifoveal

A forma bilateral é mais comum do que o tipo 1 e normalmente o prognóstico visual é pior. A prevalência, possivelmente de 0,1% em pessoas acima de 40 anos, pode ter sido subestimada no passado. Homens e mulheres são igualmente afetados e a condição se manifesta na meia-idade. Ao contrário do tipo 1, os achados geralmente são limitados à área perifoveal. A degeneração das células de Müller é considerada um mecanismo patogênico importante.

- **Sintomas**: embaçamento da visão em um ou em ambos os olhos. A distorção pode ser uma característica
- **Sinais**
    - Alterações iniciais são sutis e manifestam-se como ausência de reflexo foveolar (Figura 14.54 A)
    - Perda acinzentada da transparência da zona parafoveal da retina, estendendo-se o equivalente a 1 diâmetro do disco óptico a partir da fovéola, inicialmente em sentido temporal, e depois, circundando a fóvea
    - Presença de finos depósitos cristalinos na superfície da retina é comum
    - É possível visualizar capilares levemente ectásicos nas fases tardias. Esses vasos telangiectásicos estão presentes nas camadas interna e externa da retina, mais bem visualizadas na fase venosa de uma AGF (Figura 14.54 B)

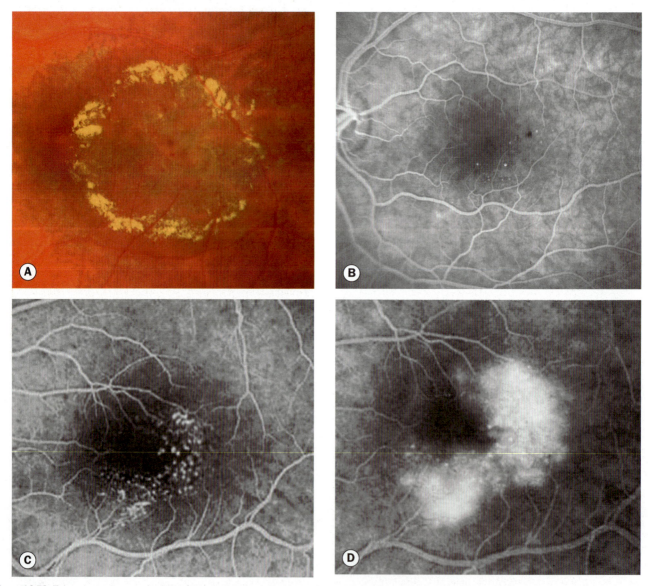

Figura 14.53 Telangiectasia macular idiopática do tipo 1 – telangiectasia aneurismática. **A.** Aneurismas e telangiectasia circundados por um anel de exsudato na doença em estágio terminal. **B.** AGF na doença em estágio inicial mostrando microaneurismas. **C.** Fase precoce da AGF do olho da imagem (**A**) mostrando telangiectasia temporal à fóvea. **D.** Fase tardia da AGF do olho da imagem (**A**) mostrando extravasamento.

- É possível que a telangiectasia não seja clinicamente visível, mas, em geral, pode ser demonstrada mais facilmente pela fotografia *red-free* e por autofluorescência (Figura 14.54 C e D). As vênulas ligeiramente dilatadas com frequência são associadas aos capilares ectásicos e, nos estágios mais avançados da doença, a hiperplasia pigmentar. Essas vênulas subitamente formam ângulos retos e adentram as camadas mais profundas da retina (Figura 14.54 D e E). Os vasos anormais podem proliferar-se para a SRN de maneira distinta da NVC, mas semelhante à proliferação retiniana angiomatosa – a fase proliferativa da condição. Esses vasos vazam, resultando na elevação da retina (Figura 14.54 F), facilmente visualizada na análise por OCT
  - Atrofia foveal pode simular um buraco lamelar
  - Pequenas placas de EPR desenvolvem-se em muitos pacientes, geralmente associadas às vênulas em ângulo reto
  - Aneurismas não são comuns, mas existem relatos de sua presença. Exsudação não tende a ser uma característica da telangiectasia do tipo 2
  - AV normalmente não se deteriora a um nível inferior a 6/60, a menos que ocorra NVC, a qual, nessa condição, tende a apresentar um prognóstico melhor do que a DMRI
- Os achados da **OCT** constituem um auxílio essencial ao diagnóstico. A formação de espaços retinianos internos hiporrefletivos de tamanho variável, morfologicamente distintos daqueles observados no EMC, é característica na doença moderada, embora não em estágio inicial. Em geral, observa-se, subjacente à fóvea, um cisto lamelar interno que cresce com a evolução da doença. Afinamento e ruptura das camadas de fotorreceptores também são comuns e podem ocorrer precocemente. Grupos de pigmentos aparecem como placas intrarretinianas hiper-refletivas com sombreamento posterior. Afinamento da fóvea é comum, mas a presença de espessamento da zona parafoveal da retina é variável. Em muitos pacientes, pontos hiper-refletivos correspondentes aos vasos telangiectásicos são visualizados na camada interna da retina em fase precoce
- Alterações na **AF** ocorrem no início do curso da doença e podem preceder sinais clinicamente detectáveis (ver Figura 14.54 D). Elevada autofluorescência da fóvea central é um achado inicial comum, a qual aumenta gradativamente em extensão, mas, na doença avançada, desenvolve-se uma área de hipoautofluorescência central bem demarcada. Cristais retinianos e agrupamento de pigmentos produzem uma autofluorescência reduzida. É possível visualizar áreas irregulares, centrais e periféricas, de sinal aumentado em torno de áreas de sinal reduzido
- **AGF**: na doença em estágio inicial, mostra a presença de telangiectasia perifoveal bilateral (ver Figura 14.54 B) com o extravasamento inicial dos vasos anormais evoluindo para extravasamento difuso, embora sem EMC. Espaços cistoides identificáveis na OCT não mostram hiperfluorescência na AGF, que também é utilizada para confirmar NVC (ver Figura 14.54 E e F)
- Imageamento da **densidade óptica do pigmento macular** (MPOD, do inglês *macular pigment optical density*). Mostra um padrão possivelmente patognomônico de redução oval de densidade correspondente à distribuição tardia da hiperfluorescência na AGF. A densidade óptica do pigmento macular é preservada de 6° para fora

- **Tratamento**: agentes intravítreos anti-VEGF diminuem o vazamento na AGF na fase não proliferativa, mas provavelmente não são visualmente úteis. Podem ser úteis na fase proliferativa, especialmente para NVC.

Tipo 3: telangiectasia oclusiva

Essa condição extremamente rara surge ao final da meia-idade e implica um baixo prognóstico visual. As manifestações têm relação com a oclusão capilar, e não com telangiectasia (oclusão progressiva dos capilares parafoveais com acentuada dilatação aneurismática dos capilares terminais). Trata-se de um tipo distinto da telangiectasia dos tipos 1 e 2.

EDEMA MACULAR CISTOIDE

Introdução

O edema macular cistoide (EMC) é resultante do acúmulo de líquido nas camadas plexiforme externa e nuclear interna da retina com a formação de pequenas cavidades cistoides (Figura 14.55). A princípio, o líquido pode acumular-se intracelularmente nas células de Müller, com subsequente ruptura. Com o tempo, pode ocorrer a coalescência das cavidades menores, com subsequente progressão para um buraco lamelar foveal e comprometimento irreversível da visão central. O EMC é uma manifestação inespecífica de qualquer tipo de edema macular. As causas incluem:
- **Cirurgia ocular e *laser*** (p. ex., facoemulsificação, fotocoagulação panretiniana e diversos outros procedimentos)
- **Doença vascular retiniana** (p. ex., retinopatia diabética, oclusão venosa da retina)
- **Inflamação** (p. ex., uveíte intermediária, uveíte grave ou crônica de qualquer tipo)
- **Medicamentoso** (p. ex., derivados tópicos das prostaglandinas)
- **Distrofias retinianas** (p. ex., retinite pigmentosa)
- **Condições envolvendo TVM** (p. ex., MER)
- **NVC**
- **Tumores do fundo de olho** (p. ex., hemangioma capilar da retina)
- **Doença sistêmica** (p. ex., insuficiência renal crônica).

Diagnóstico

- **Os sintomas** podem incluir embaçamento, distorção e micropsia
- **Sinais**
  - Perda da depressão foveal, espessamento da retina e múltiplas áreas cistoides na retina sensorial (Figura 14.56 A), mais bem visualizados com luz *red-free* e uso de lente de contato do fundo de olho (Figura 14.56 B)
  - Eventual presença de edema no disco óptico
  - Buraco lamelar possivelmente visível
  - Achados de doença associada
- **Tela de Amsler:** demonstra embaçamento e distorção da visão central
- **AGF:** observa-se um padrão petaloide devido ao acúmulo de corante nos espaços microcísticos na camada plexiforme externa (CPE) (Figura 14.56 C)
- **OCT:** mostra o espessamento da retina com espaços císticos hiporrefletivos e perda da depressão foveal (Figura 14.56 D). Um buraco lamelar pode ser demonstrado nos casos avançados.

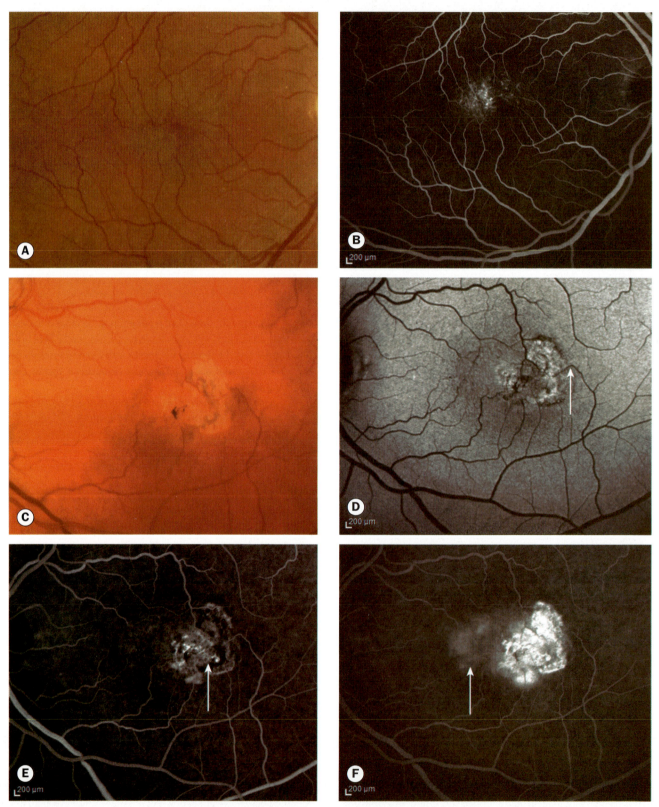

Figura 14.54 Telangiectasia macular idiopática do tipo 2. **A.** Perda sutil da transparência parafoveal temporal, que é difícil de visualizar clinicamente. **B.** AGF aos 45 segundos do paciente da imagem (**A**) mostrando telangiectasia. **C.** Placa de pigmento (alteração neovascular). **D.** Autofluorescência do fundo de olho do paciente da imagem (**C**) mostrando as vênulas dilatadas que, de repente, descrevem um ângulo reto e adentram a retina profunda (seta). **E.** Fase precoce da AGF do paciente da imagem (**C**) mostrando a membrana neovascular (seta). **F.** AGF mostrando a fase tardia do extravasamento (seta). (Cortesia de P Issa.)

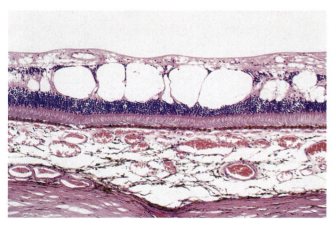

Figura 14.55 Histologia de edema macular cistoide mostrando espaços císticos na camada plexiforme externa e na camada nuclear interna. (*Cortesia de J Harry e G Misson, de* Clinical Ophthalmic Pathology, *Butterworth-Heinemann 2001.*)

EDEMA MACULAR MICROCÍSTICO

Alterações microcísticas da camada nuclear interna (CNI) distintas do EMC clássico podem ocorrer em olhos com neurite óptica e algumas outras formas de neuropatia óptica. Acredita-se que a condição seja causada pela degeneração retrógrada das camadas internas da retina que se manifesta com o comprometimento da reabsorção de líquido.

MIOPIA DEGENERATIVA

Introdução

A miopia resulta de complexos fatores hereditários e ambientais. Existem fortes evidências de uma associação causativa com intensa atividade visual para perto a longo prazo, particularmente leitura e uso de microcomputadores. Um erro de refração de mais de -6 dioptrias constitui uma definição comum de alta miopia, na qual o comprimento axial normalmente é de mais de 26 mm. Afeta mais de 2% das populações adultas da Europa ocidental ou das Américas, podendo chegar a 10% no leste da Ásia. A miopia patológica ou degenerativa caracteriza-se pelo alongamento anteroposterior progressivo do envelope escleral associado a uma série de alterações oculares secundárias, consideradas principalmente estar relacionadas com o estiramento mecânico dos tecidos envolvidos. Trata-se de uma causa significativa de cegueira legal, tendo a maculopatia como a causa mais comum de perda da visão. A atropina de baixa dosagem (0,01%) instilada na hora de dormir pode retardar significativamente a progressão da miopia em crianças. Embora não haja consenso, uma abordagem razoável consiste em oferecer esse tratamento a crianças entre 5 e 15 anos cuja miopia esteja aumentando à razão de mais de 1 dioptria por ano. Essas crianças devem também ser incentivadas a passar mais tempo ao ar livre e no sol. A Tabela 14.4 elenca as associações sistêmicas da alta miopia.

Diagnóstico

- Aparência **tesselada** (tigroide) **e pálida**: deve-se à atenuação difusa do EPR com visibilidade dos grandes vasos coroidais (Figura 14.57 A)
- **Atrofia coriorretiniana focal**: caracteriza-se pela visibilidade irregular dos vasos coroidais e, em geral, da esclera (Figura 14.57 B)
- **Cabeça do nervo óptico anômala**: pode parecer inusitadamente pequena, grande ou anômala com uma conformação "inclinada" (Figura 14.57 C). Atrofia coriorretiniana peripapilar é muito comum, geralmente como um crescente temporal de EPR adelgaçado ou ausente
- Formação de **fossetas adquiridas do nervo óptico**: não é incomum e se acredita ser decorrente da expansão da região peripapilar à medida que, com o tempo, o olho aumenta
- **Degeneração em treliça** (ver Capítulo 16)
- **Lacquer *cracks***: rupturas no complexo EPR-membrana de Bruch-coriocapilar caracterizadas por finas linhas irregulares amarelas que se cruzam no polo posterior (Figura 14.57 D) em cerca de 5% dos olhos altamente míopes podendo ser complicada pela NVC
- **Hemorragias sub-retinianas em forma de "moeda"** (Figura 14.57 E): podem desenvolver-se a partir das fissuras de Lacquer na ausência de NVC
- **Mancha de Fuchs** (Figura 14.57 F): lesão pigmentada, circular e elevada na mácula que se desenvolve após absorção de hemorragia sub-retiniana
- **Estafiloma**: ectasia peripapilar ou macular da porção posterior da esclera (Figura 14.58 A e B) devido ao afinamento focal e à expansão presente em cerca de um terço dos olhos com miopia patológica. As associações incluem formação de buraco macular e "mácula cupuliforme" (ver adiante)
- **Cavitação intracoroidal (peripapilar)**: antigamente descrita como descolamento peripapilar de miopia patológica (PDPM, do inglês *peripapillary detachment of pathological myopia*), pode ocorrer adjacente ao nervo, em geral, inferiormente (Figura 14.58 C). Clinicamente, pode estar evidente como uma pequena área peripapilar laranja-amarelada, normalmente inferior ao disco óptico. Com frequência, pode ser identificada na OCT (Figura 14.58 D). Defeitos de campo visual são comuns e, em geral, simulam glaucoma
- **Descolamento regmatogênico da retina** (DRR) é muito mais comum na alta miopia, cuja patogênese inclui maior frequência de descolamento posterior do vítreo, degeneração em paliçada, buracos atróficos assintomáticos, buracos maculares miópicos (ver adiante) e, ocasionalmente, rupturas gigantes na retina
- NVC
  - 10% dos olhos altamente miópicos desenvolvem NVC
  - O prognóstico é melhor em pacientes mais jovens com miopia relacionada com a neovascularização do que na DMRI
  - Terapia anti-VEGF geralmente é o tratamento de escolha. A frequência das injeções pode ser menor do que a necessária para DMRI, mas o risco de DR é mais alto
- **Retinosquise macular** (foveosquise) e descolamento macular retiniano sem formação de buraco macular: podem ocorrer em olhos altamente míopes com estafiloma posterior, provavelmente resultante de tração vítrea. Alguns casos são associados à cavitação intracoroidal (ver anteriormente). Retinosquise é confundida clinicamente com EMC e é mais bem caracterizada pela OCT do que pela biomicroscopia
- **Buraco macular**: pode ocorrer espontaneamente ou após trauma relativamente leve associado ao desenvolvimento de DRR com muito mais frequência do que o buraco macular idiopático relacionado com a idade. Retinosquise macular miópica e buraco

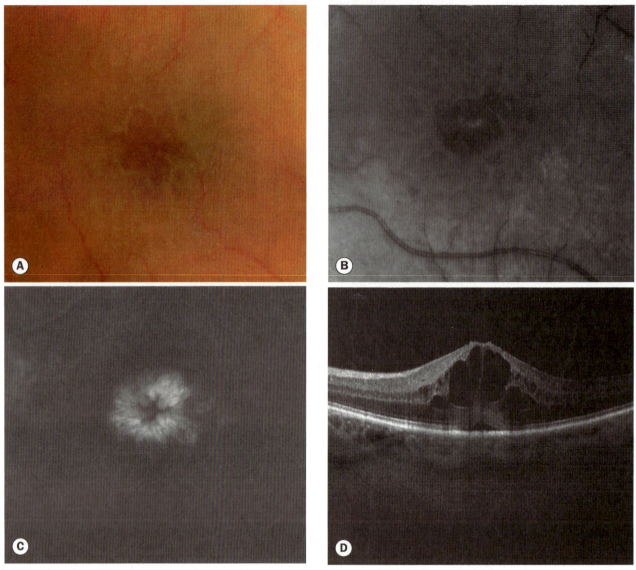

Figura 14.56 A. Edema macular cistoide. **B.** Imagem sem tons de vermelho. **C.** Fase tardia da AGF mostrando padrão de hiperfluorescência "petaloide". **D.** OCT exibindo espaços hiporrefletivos dentro da retina, espessamento macular e perda da depressão foveal. (*Cortesia de J Donald M Gass, de* Stereoscopic Atlas of Macular Diseases*, Mosby 1997 – Figura A; P Gili – Figura B.*)

Tabela 14.4 Associações sistêmicas da alta miopia.
Síndrome de Down
Síndrome de Stickler
Síndrome de Marfan
Prematuridade
Síndrome de Noonan
Síndrome de Ehlers-Danlos
Síndrome de Pierre-Robin

macular miópico podem fazer parte do mesmo processo patológico. Vitrectomia é eficaz para ambos, mas a melhor técnica cirúrgica permanece indefinida
- **Descolamento peripapilar**: elevação laranja-amarelada inócua do EPR e da retina sensorial na borda inferior do cone miópico (complexo anômalo da cabeça do nervo óptico)
- **Catarata**: subcapsular posterior ou nuclear esclerótica de manifestação precoce
- **Glaucoma**: há maior prevalência de glaucoma primário de ângulo aberto, glaucoma pigmentar e responsividade a esteroides
- **Ambliopia**: não é comum, mas pode desenvolver-se quando há diferença significativa no grau de miopia entre os dois olhos
- **Deslocamento do cristalino** (natural ou artificial): é um risco raro, mas reconhecido.

ESTRIAS ANGIOIDES

Introdução

Estrias angioides são deiscências semelhantes a fissuras na membrana de Bruch espessada, calcificada e quebradiça, associada à atrofia do EPR sobrejacente. Cerca de 50% dos pacientes com estrias angioides têm alguma associação sistêmica.
- **Pseudoxantoma elástico (PXE)**: distúrbio hereditário do tecido conjuntivo em que há calcificação, fragmentação e degeneração

Capítulo 14 • Distúrbios Maculares Adquiridos | 585

progressivas das fibras elásticas da pele, do olho e do sistema cardiovascular, é a associação mais comum das estrias angioides (síndrome de Grönblad-Strandberg). A pele dos pacientes desenvolve uma aparência de "galinha depenada", geralmente no pescoço, nas axilas e na fossa antecubital. Cerca de 85% dos pacientes apresentam envolvimento ocular de gravidade variável, normalmente após a segunda década de vida

- **Doença de Paget**: doença osteometabólica crônica e progressiva caracterizada pela reabsorção e formação óssea excessiva e desorganizada. Estrias angioides acometem apenas cerca de 2% dos

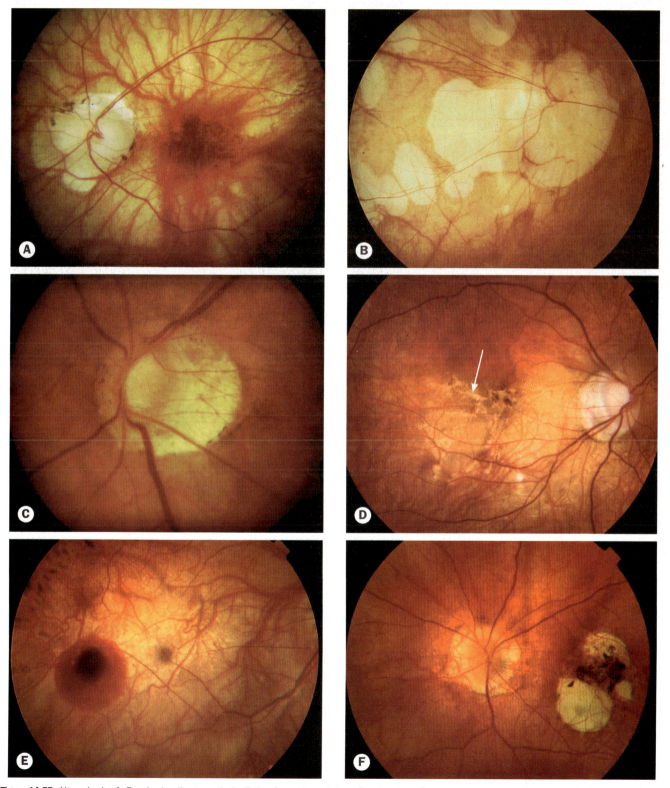

Figura 14.57 Alta miopia. **A.** Fundo de olho tesselado. **B.** Atrofia coriorretiniana focal e disco óptico inclinado. **C.** Disco óptico com atrofia parapapilar. **D.** Lacquer *cracks* (*seta*). **E.** Hemorragia em forma de moeda. **F.** Mancha de Fuchs.

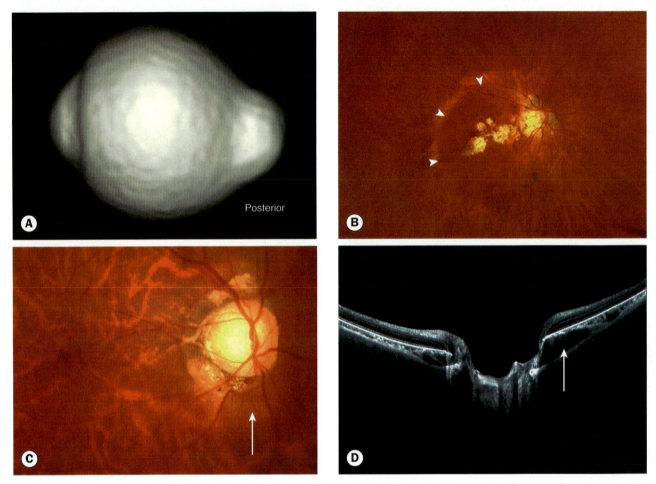

Figura 14.58 Miopia degenerativa. **A.** RM tridimensional exibindo estafiloma posterior. **B.** Imagem de campo amplo de estafiloma (*pontas de seta* indicam a borda do estafiloma). **C.** Cavitação intracoroidal (*setas* indicam a borda da cavitação). **D.** Aparência da cavitação intracoroidal na OCT (*seta*). (*Cortesia de K Ohno-Matsui*.)

pacientes. Acredita-se que o cálcio se liga à elastina da membrana de Bruch, transmitindo fragilidade
- **Hemoglobinopatias**: ocasionalmente associadas às estriais angioides, são numerosas e incluem traço e doença falciforme e talassemia. Nesses casos, acredita-se que a presença de uma membrana de Bruch quebradiça se deva à deposição de ferro
- **Diversas outras associações** foram relatadas. É provável que não haja **nenhuma ligação** entre as estrias angioides e a síndrome de Ehlers-Danlos.

Diagnóstico

- **Sinais**
    - Lesões lineares acinzentadas ou vermelho-escuras com bordas serradas irregulares que se intercomunicam em forma de anel em torno do disco óptico, irradiando-se para fora a partir da área peripapilar (Figura 14.59 A). Com o passar do tempo, as estrias tendem a aumentar lentamente em largura e extensão
    - "Pele de casca de laranja", também conhecida como pele de leopardo, que exibe manchas moteadas amareladas (Figura 14.59 B), é comum, especialmente nos casos associados a PXE
    - As drusas do disco óptico estão frequentemente (até 25% dos casos) associadas (Figura 14.59 C e D)
    - A depressão escleral é relativamente contraindicada nesses olhos, devido ao risco de agravar as lesões da membrana de Bruch, levando a novas estrias angioides ou ruptura da coroide
- **Complicações**: embora as estrias angioides normalmente sejam assintomáticas em um primeiro momento, o comprometimento da visão ocorre em mais de 70% dos pacientes
    - NVC é, sem comparação, a causa mais comum de perda da visão
    - É capaz de ocorrer ruptura da coroide após trauma relativamente simples (Figura 14.59 E)
    - Envolvimento foveal por uma estria
- **Fotografia *red-free***: mostra as estrias
- **AGF**: exibe defeitos hiperfluorescentes em janela decorrentes de atrofia do EPR sobrejacente às estrias, associados a um nível variável de hipofluorescência correspondente à hiperplasia do EPR. Em geral, AGF é indicada somente em caso de suspeita de NVC (Figura 14.59 F)
- **AF**: as estrias são autofluorescentes e, quase sempre, mais extensas do que clinicamente, o que pode confirmar o diagnóstico em casos sutis. A "pele de casca de laranja" é mostrada.

Tratamento

Após a investigação sistêmica, quando for o caso, normalmente mediante encaminhamento a um médico adequado, a observação é a

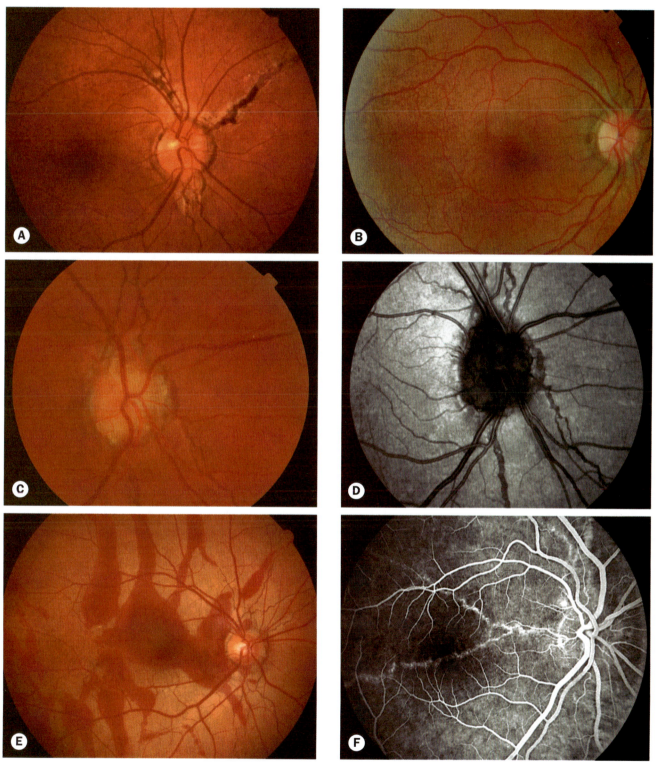

Figura 14.59 Estrias angioides. **A.** Estrias angioides em estágio avançado. **B.** "Casca de laranja" temporal à mácula. **C.** Estrias angioides e drusas do disco óptico. **D.** Imagem em infravermelho do paciente da imagem (**C**). **E.** Hemorragia sub-retiniana causada por ruptura traumática da coroide. **F.** AGF mostrando estrias hiperfluorescentes. (*Cortesia de P Scanlon – Figura B; S Chen – Figura E.*)

abordagem adotada na maioria dos casos. O paciente deve ser alertado para que não participe de esportes de contato e aconselhado a usar óculos de proteção quando necessário. A NVC deve ser tratada com agentes intravítreos anti-VEGF, mas geralmente recidiva ou se desenvolve em um novo local.

DOBRAS DA COROIDE

Introdução

Dobras da coroide são sulcos paralelos ou estrias que envolvem a camada interna da coroide, a membrana de Bruch, o EPR e, às vezes, a retina (dobras coriorretinianas). É provável que se desenvolvam associadas a qualquer processo que induza o estresse compressivo suficiente na coroide, na membrana de Bruch e na retina. Os mecanismos primários incluem congestão coroidal, compressão escleral e, ocasionalmente, contração tecidual. As dobras da coroide devem distinguir-se das dobras da retina, que têm uma patogênese diferente (normalmente MER). As causas incluem:

- **As dobras idiopáticas ("congênitas")** podem estar presentes em indivíduos saudáveis, geralmente hipermetrópicos, nos quais a AV normalmente não é afetada. As dobras comumente são bilaterais. Uma síndrome de hipermetropia idiopática adquirida com dobras da coroide foi descrita – nesses pacientes, deve-se sempre excluir a hipótese de pressão intracraniana elevada, mesmo sem a presença de papiledema evidente (ver a seguir), embora um canal escleral comprimido que esteja causando congestão do disco óptico tenha sido proposto como mecanismo alternativo em alguns pacientes
- **Papiledema:** dobras da coroide podem acometer pacientes com pressão intracraniana cronicamente elevada, quando devem estar associadas à redução da AV, uma condição possivelmente permanente
- **Doenças orbitárias,** como tumores retrobulbares e oftalmopatia tireoideana, provavelmente causam dobras da coroide associadas à visão comprometida
- **Doenças oculares** como tumores da coroide, inflamação, como esclerite posterior, introflexão escleral para DR e maculopatia.

Diagnóstico

- **Sintomas:** o efeito sobre a visão é variável e dependente da causa. Muitos pacientes são assintomáticos
- **Sinais**
  - Linhas paralelas, sulcos ou estrias normalmente localizadas no polo posterior. As dobras, em geral, são orientadas horizontalmente (Figura 14.60)
  - A crista (porção elevada) de uma dobra é amarela e menos pigmentada em decorrência de estiramento e afinamento do EPR, e a depressão é mais escura em razão da compressão do EPR
  - O exame clínico deve ter por finalidade a exclusão de edema do disco óptico, bem como outras patologias oculares ou orbitárias
- **OCT:** permite a diferenciação entre dobras coroidais, coriorretinianas e retinianas
- **AF:** demonstra efetivamente as dobras, podendo exibir a presença de atrofia associada. Se essa condição for acentuada, a aparência pode ser confundida com estrias angioides

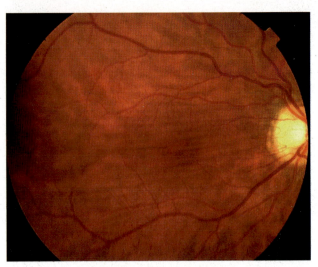

Figura 14.60 Dobras da coroide.

- **AGF:** mostra a presença de cristas hiperfluorescentes resultantes do aumento da fluorescência coroidal de fundo, visível através do EPR estirado ou afinado e das depressões hipofluorescentes em razão do bloqueio da fluorescência coroidal pelo EPR comprimido e espessado
- **Imageamento suplementar:** o escaneamento das órbitas ou do cérebro por ultrassonografia, tomografia computadorizada (TC) ou ressonância magnética (RM) pode ser indicado. Na presença de pressão intracraniana elevada ou hipermetropia adquirida com dobras da coroide, pode-se observar um espaço perineural aumentado no B-scan e na RM dos nervos ópticos.

MACULOPATIA HIPOTÔNICA

Introdução

A maculopatia pode acometer olhos que desenvolvam hipotonia, definida como uma PIO de menos de 6 mmHg. A causa mais comum é a drenagem excessiva após a cirurgia de filtragem de glaucoma, especialmente quando tiverem sido usados antimetabólitos na ocasião da cirurgia (ver Capítulo 11). Outras causas incluem trauma (fenda de ciclodiálise, lesão penetrante), uveíte crônica (pelo comprometimento direto da função do corpo ciliar e pelo descolamento tracional do corpo ciliar em razão da membrana ciclítica) e DR. As causas sistêmicas da hipotonia (normalmente bilateral) incluem desidratação, hiperglicemia na diabetes não controlada, uremia e tratamento com agentes hiperosmóticos ou inibidores da anidrase carbônica. O desenvolvimento de efusão coroidal secundária pode agir de modo a perpetuar a hipotonia. Com o tempo, o próprio processo hipotônico pode levar ao agravamento da lesão, incluindo esclerose e atrofia dos processos ciliares. A hipotonia prolongada grave pode resultar em *phthisis bulbi* e perda do olho. O tratamento de restauração da PIO normal é conduzido de acordo com a causa.

Diagnóstico

- **AV** é afetada de forma variável. A demorada normalização da PIO pode resultar em comprometimento permanente da visão,

embora uma melhora substancial tenha sido relatada após a reversão da hipotonia depois de vários anos
- **Finas dobras da retina** irradiam-se para fora a partir da fovéola, que pode também mostrar a presença de EMC (Figura 14.61)
- **Dobras coriorretinianas**: podem irradiar-se para fora de maneira ramificada a partir do disco óptico. Essas dobras se devem ao colapso escleral com consequente redundância coriorretiniana
- **Diversos**: vários outros achados podem estar presentes, relacionados tanto à etiologia quanto aos efeitos secundários da hipotonia, entre os quais, câmara anterior rasa, efusão coroidal, catarata, descompensação corneana, edema do disco óptico, uveíte, extravasamento da ferida ou bolha de filtragem inesperada adjacente a uma ferida (p. ex., após cirurgia de catarata), fenda de ciclodiálise na gonioscopia e DR
- **Biomicroscopia por ultrassonografia**: pode mostrar membrana ciclística ou fenda de ciclodiálise, se houver razão clínica para tal suspeita
- **Ultrassonografia em modo B-scan**: demonstra a presença de efusões coroidais
- **Ultrassonografia em modo A-scan** ou interferometria: exibe comprometimento axial reduzido.

RETINOPATIA SOLAR

- **Patogênese**: a lesão da retina resulta de efeitos fotoquímicos da radiação solar após visualização direta ou indireta do sol (retinopatia por eclipse)
- **Manifestação**: algumas horas após a exposição com comprometimento da visão central e um pequeno escotoma central
- **Sinais**
  - AV é variável de acordo com a gravidade
  - Pequena mancha foveolar amarela ou vermelha (Figura 14.62 A) que desaparece em algumas semanas
  - A mancha evolui para um defeito foveolar precisamente definido com bordas irregulares (Figura 14.62 B), ou para um buraco lamelar
- **OCT**: mostra o afinamento da fóvea com uma área hiporrefletiva focal, cuja profundidade está correlacionada com a extensão da perda da AV, mas que geralmente inclui os segmentos interno e externo dos fotorreceptores
- **Tratamento**: não existe
- **Prognóstico**: é bom na maioria dos casos, com melhora da AV a níveis normais ou quase normais no intervalo de 6 meses. Em uma minoria de casos, persiste a visão significativamente reduzida
- **Diagnóstico diferencial**: lesões maculares de aspecto semelhante decorrem de lesão causada pelo *laser*, induzida acidentalmente ou por olhar fixamente para uma ponteira de *laser* (Figura 14.62 C e D).

ESCAVAÇÃO FOCAL DA COROIDE

Escavação focal da coroide (FCE, do inglês *focal choroidal excavation*) é uma condição relativamente comum recentemente descoberta em que uma ou mais áreas de escavação da coroide são detectadas em um ou em ambos os olhos do paciente, normalmente de meia-idade e possivelmente de etnia do leste asiático, sem histórico de doença

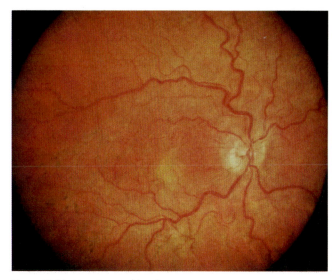

Figura 14.61 Maculopatia hipotônica mostrando edema macular cistoide e dobras retinianas. (*Cortesia de P Gili*.)

ocular capaz de produzir afinamento da coroide. A visão é variavelmente afetada, podendo ser comprometida por complicações como NVC, retinopatia serosa central e VPC. Alterações no epitélio pigmentar sobrejacente ou pequenos depósitos branco-amarelados, às vezes viteliformes, são observados clinicamente. Na OCT, na presença de escavação focal "conformativa" da coroide, EPR sobrejacente e junção dos segmentos interno e externo acompanham a indentação da escavação para fora (Figura 14.63 A). Por outro lado, na escavação focal "não conformativa", as camadas de fotorreceptores se rompem e parecem separar-se do EPR (Figura 14.63 B).

MÁCULA CUPULIFORME

Trata-se de condição rara observada em adultos míopes. Cerca da metade é altamente míope e, na outra metade, a condição envolve ambos os olhos. Os pacientes apresentam visão comprometida e nenhum outro sinal de doença ocular. A causa é desconhecida, mas a condição pode representar um tipo de estafiloma localizado. O diagnóstico se faz por análise da OCT, quando quase sempre é encontrado um descolamento seroso da mácula. A chave para o diagnóstico consiste na obtenção de imagens lineares verticais e horizontais de OCT, uma vez que a crista somente pode ser visualizada em um único mediano (Figura 14.64). Em aproximadamente 25% dos casos, o líquido sub-retiniano desaparece espontaneamente com o tempo. Não existe tratamento; as injeções de agentes anti-VEGF especificamente não produzem nenhum efeito. A visão normalmente não se deteriora, apesar de sua aparência na OCT.

DISPOSITIVOS DE AUXÍLIO PARA BAIXA VISÃO

Parte do tratamento efetivo de pacientes com baixa visão em consequência de doença macular bilateral consiste no uso de recursos de auxílio para baixa visão. A instrução especializada sobre o uso desses dispositivos é fundamental para o sucesso de sua implementação.

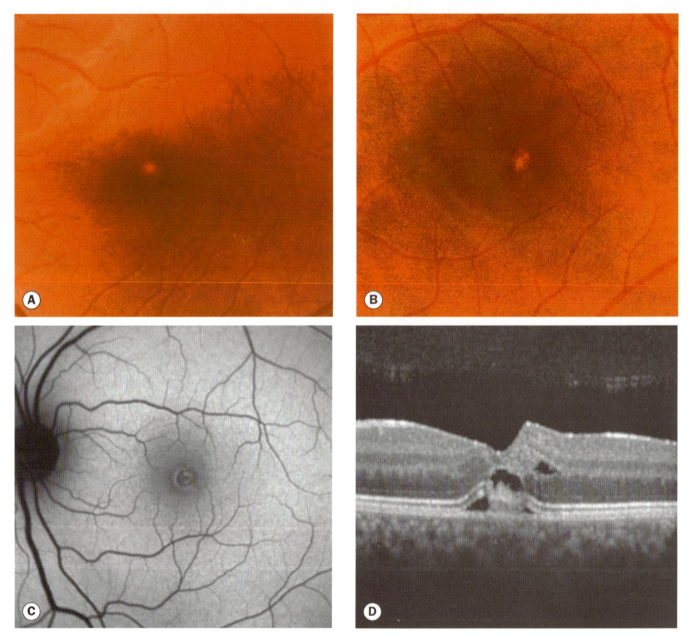

Figura 14.62 Maculopatia solar e induzida por *laser*. **A.** Mancha foveolar de cor amarela induzida pela luz solar. **B.** Defeito foveolar induzido pela luz solar. **C.** Autofluorescência do fundo de olho mostrando lesão focal causada por *laser*. **D.** OCT de (**C**) mostrando cavitação intrarretiniana e ruptura do EPR na fase aguda. (*Cortesia de P Issa – Figuras C e D.*)

Todos os dispositivos se baseiam na ampliação simples e em boa iluminação. Existem cinco tipos básicos de auxílios visuais:

- **Dispositivos não ópticos** (auxílios adaptativos): livros impressos em letras grandes, relógios "falantes" e indicadores de nível de líquidos
- **Matizes e filtros**: lente cinza reduz a intensidade da luz e lente amarela melhora o contraste. Pode-se usar um revestimento antirreflexivo nos óculos para reduzir a claridade
- **Lentes de aumento convexas**, como lupas, são utilizadas para a maioria dos pacientes. As lupas portáteis, em geral, são úteis, especialmente se a iluminação for boa (Figura 14.65 A e B). A principal vantagem das lupas adaptadas aos óculos e convexas é que ambas as mãos permanecem livres. Sempre se obtém uma imagem focada a partir de uma distância predefinida, mas o grau de ampliação é limitado, podendo ocorrer distorção das bordas
- **Telescópios**: podem ser focados de longe para perto, mas têm a desvantagem de um campo visual pequeno e raso
- **Dispositivos eletrônicos** e lentes de aumento de tela portáteis, como máquinas de leitura, escaneadoras e circuito fechado de TV. Essas opções são caras, mas permitem uma ampliação significativa (de 1,5× a 45×), com tamanhos de fonte ajustáveis (Figura 14.65 C).

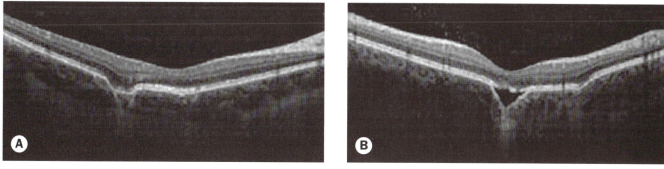

Figura 14.63 Escavação coroidal focal. **A.** OCT do tipo conformativo. **B.** OCT do tipo não conformativo. (*Cortesia de J Chen e R Gupta, de* Canadian Journal of Ophthalmology, *2012; 47: e56-8.*)

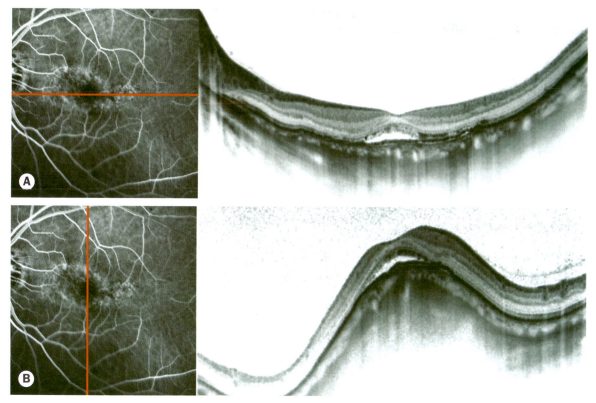

Figura 14.64 OCT de maculopatia cupuliforme. **A.** Escaneamento horizontal. **B.** Escaneamento vertical mostrando o líquido sub-retiniano. (*Cortesia de P Issa.*)

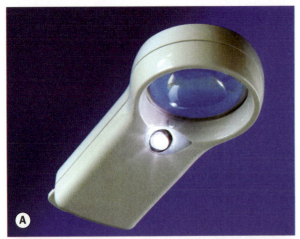
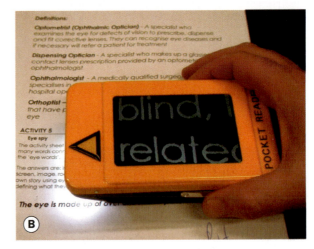
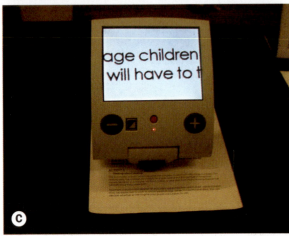

Figura 14.65 Dispositivos de auxílio para baixa visão. **A.** Lanterna com lente de aumento. **B.** Lente de aumento de bolso. **C.** Lente de aumento de tela portátil.

Distrofias Hereditárias do Fundo de Olho

Capítulo 15

INTRODUÇÃO, 594

INVESTIGAÇÃO, 594

Eletrorretinografia, 594
Eletro-oculografia, 596
Adaptação ao escuro, 596
Teste genético, 597

DISTROFIAS GENERALIZADAS DOS FOTORRECEPTORES, 597

Retinite pigmentosa, 597
Retinite pigmentosa atípica, 600
Distrofia de cones, 602
Doença de Stargardt: *fundus flavimaculatus*, 604
Distrofia corneorretiniana cristalina de Bietti, 605
Síndrome de Alport, 605
Flecks retinianos familiares benignos, 607
Cegueira noturna estacionária congênita, 607
Monocromatismo congênito (acromatopsia), 609

DISTROFIAS MACULARES, 610

Distrofia macular viteliforme de Best, 610
Lesões viteliformes multifocais sem doença de Best, 610
Distrofia macular viteliforme do adulto, 610
Distrofia padrão do epitélio pigmentar retiniano, 611
Distrofia macular Carolina do Norte, 612
Drusas familiares dominantes, 614
Distrofia pseudoinflamatória de Sorsby, 614
Distrofia macular anular concêntrica, 615
Distrofia areolar central da coroide, 616
Edema macular cistoide dominante, 616
Síndrome de Sjögren-Larsson, 616
Distrofia da membrana limitante interna familiar, 616
Diabetes e surdez com hereditariedade materna, 616

DISTROFIAS GENERALIZADAS DA COROIDE, 616

Coroideremia, 616
Atrofia girata, 617
Atrofia coriorretiniana bifocal progressiva, 618

VITREORRETINOPATIAS HEREDITÁRIAS, 618

Retinosquise juvenil ligada ao cromossomo X, 618
Síndrome de Stickler, 620
Síndrome de Wagner, 622
Vitreorretinopatia exsudativa familiar, 623
Síndrome aumentada do cone S e síndrome de Goldmann-Favre, 624
Degeneração vitreorretiniana em flocos de neve, 625
Vitreorretinopatia neovascular inflamatória autossômica dominante, 625
Vitreorretinocoroidopatia autossômica dominante, 626
Displasia de Kniest, 626

ALBINISMO, 626

Introdução, 626
Albinismo oculocutâneo tirosinase-negativo, 626
Albinismo oculocutâneo tirosinase-positivo, 626
Albinismo ocular, 627

MÁCULA EM CEREJA, 627

INTRODUÇÃO

Geral

As distrofias hereditárias do fundo de olho constituem um grupo de distúrbios que geralmente exercem seu principal efeito sobre o complexo epitélio pigmentado da retina (EPR), sobre os fotorreceptores e sobre a coriocapilar, causando diversas condições que comprometem a visão. O exemplo mais comum é a retinite pigmentosa (RP). As doenças hereditárias da retina são hoje a principal causa de emissão de atestados comprobatórios de cegueira na população em idade produtiva (16 a 64 anos) no Reino Unido. Algumas distrofias manifestam-se no início da infância, enquanto outras, somente mais tarde. As distrofias isoladas apresentam achados limitados ao olho, enquanto as distrofias sindrômicas fazem parte de um processo patológico mais amplo que afeta também os tecidos de outras partes do corpo. Em um paciente com distrofia de retina, deve-se realizar o sequenciamento genético para determinar o gene causativo exato, uma vez que as mutações em diversos genes podem provocar o mesmo fenótipo clínico (heterogeneidade genética) e diferentes fenótipos podem ser causados pelo mesmo gene (heterogeneidade fenotípica). Mutações em mais de 250 genes foram ligadas a distrofias hereditárias da retina e uma tabela de genes associada a distrofias retinianas está disponível na internet para consulta (*https://sph.uth.edu/retnet/*). A identificação do gene causativo permite indicar pacientes que podem se beneficiar de ensaio clínico de terapia genética.

> **DICA** Mutações em genes diferentes (heterogeneidade genética) podem causar o mesmo fenótipo clínico em um indivíduo com distrofia de retina.

Anatomia

Existem dois tipos de fotorreceptores retinianos:

- **Bastonetes** são os mais numerosos (120 milhões) e de concentração mais densa na porção periférica da retina. São fotorreceptores mais sensíveis em iluminação de baixa intensidade e responsáveis pela visão noturna, detecção do movimento e visão periférica. Se os bastonetes mostrarem qualquer disfunção mais precocemente ou mais importante do que a disfunção dos cones, a condição resultará em baixa visão noturna (nictalopia; normalmente ocorre primeiro) e perda de campo periférico
- **Cones** são muito menos numerosos (6 milhões) e estão concentrados na fóvea. São fotorreceptores mais sensíveis em iluminação forte e medeiam visões diurna, cromática e central, e de detalhes. A disfunção dos cones, portanto, resulta em baixa visão central, comprometimento da visão cromática (discromatopsia) e, ocasionalmente, problemas de visão diurna (hemeralopia).

Herança

A maioria das distrofias é hereditária, mas, às vezes, uma nova mutação (variante alélica) pode ocorrer em um indivíduo e, subsequentemente, transmitir-se a gerações futuras.

- Distrofias **autossômicas dominantes** (AD) em geral exibem expressividade variável, tendem a manifestar-se mais tardiamente e ter um curso mais brando do que os distúrbios recessivos

- Distrofias **recessivas** podem ser autossômicas (AR) ou ligadas ao cromossomo X (XLR). Em geral, manifestam-se mais cedo e têm um curso mais grave do que as condições AD. Em alguns casos, mulheres carreadoras das condições XLR demonstram achados característicos do fundo de olho
- Condições **dominantes ligadas ao cromossomo X** (XLD) são muito raras e, normalmente, letais em meninos (p. ex., síndrome de Aicardi)
- O DNA **mitocondrial** é herdado exclusivamente pela linha materna. Distrofias retinianas associadas a variantes do DNA mitocondrial são extremamente raras e ocorrem como parte de uma doença sistêmica mais ampla. Um carreador materno normalmente exibe uma mistura de mitocôndrias, das quais somente algumas contêm o gene disfuncional, e a presença e gravidade de uma consequente distrofia na prole depende da proporção de mitocôndrias defeituosas herdadas
- Condições **digênicas** se devem ao efeito combinado das mutações em dois genes diferentes.

> **DICA** Mutações no mesmo gene podem causar fenótipos diferentes (heterogeneidade fenotípica) em um indivíduo com distrofia de retina.

Classificação

Assim como a divisão por padrão de hereditariedade, as distrofias podem ser consideradas generalizadas, nas quais os efeitos clínicos envolvem todo o fundo de olho (bastonete-cone ou cone-bastonete, dependendo do tipo de fotorreceptor predominantemente disfuncional); ou centrais (local, macular), nas quais somente a mácula é afetada. Podem ser classificadas também de acordo com o elemento principalmente afetado pelo processo patológico (p. ex., fotorreceptores, EPR ou coroide) e pela sua condição de estacionárias (não progressivas) ou progressivas.

INVESTIGAÇÃO

Eletrorretinografia

Introdução

O eletrorretinograma (ERG) mede a atividade elétrica da retina. Quando estimulado por luz de intensidade adequada, o fluxo iônico – principalmente de sódio e potássio – é induzido a entrar e sair das células para que seja gerado um potencial. Faz-se o registro entre um eletrodo ativo em contato com a córnea ou um eletrodo cutâneo colocado logo abaixo da margem da pálpebra inferior e um eletrodo de referência colocado na testa. O potencial entre os dois eletrodos é então amplificado e exibido (Figura 15.1). O ERG normal é predominantemente bifásico (Figura 15.2):

- **Onda a** é uma deflexão inicial rápida negativa da córnea gerada pelos fotorreceptores
- **Onda b** é uma subsequente deflexão positiva e mais lenta de grande amplitude. Embora gerada pelas células de Müller e células bipolares, depende diretamente dos fotorreceptores funcionais, e sua magnitude a torna uma medida conveniente da integridade dos fotorreceptores. Sua amplitude é medida a partir de uma depressão

A eletrorretinografia é utilizada para o diagnóstico de uma série de distúrbios retinianos diferentes com base nos padrões característicos de mudança, bem como para o monitoramento da progressão da doença nas distrofias e em outras condições, como algumas formas de uveíte (p. ex., retinocoroidite do tipo *birdshot*) e em toxicidade medicamentosa (p. ex., hidroxicloroquina).

Eletrorretinograma de campo total

Um ERG padrão de campo total consiste em cinco registros (Figura 15.3) obtidos durante a estimulação difusa de toda a região da retina, e é utilizado para avaliar distúrbios generalizados da retina, mas pode não detectar patologia localizada. Obtêm-se os três primeiros depois de 30 minutos de adaptação ao escuro (escotópica), e os dois últimos, depois de 10 minutos de adaptação à iluminação difusa moderadamente forte (fotópica). A adaptação de crianças ao escuro por 30 minutos pode ser difícil, razão pela qual as condições de luz de baixa intensidade (mesópica) podem ser utilizadas para provocar respostas predominantemente mediadas por bastonetes a estímulos de luz branca de baixa intensidade ou luz azul.

- **ERG escotópico**
    - As respostas dos bastonetes são obtidas com um *flash* de baixa intensidade de luz branca ou azul, resultando em uma grande onda b e uma pequena onda a não registrável
    - A resposta combinada dos bastonetes e dos cones é obtida com um *flash* de luz branca muito brilhante, resultando em uma onda a e uma onda b proeminentes
    - Potenciais oscilatórios são obtidos utilizando-se um *flash* de luz forte e alterando-se os parâmetros de registro. As ondulações oscilatórias ocorrem na fase ascendente da onda b e são geradas pelas células existentes na retina interna

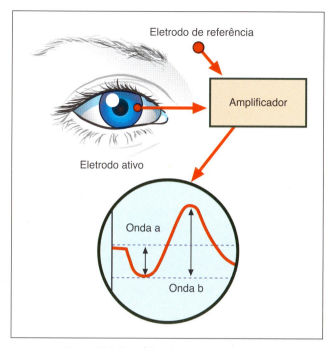

Figura 15.1 Princípios da eletrorretinografia.

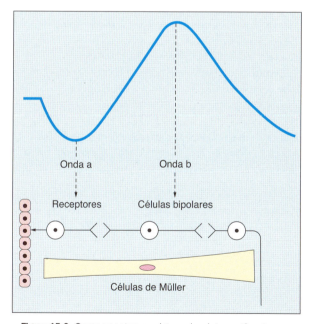

Figura 15.2 Componentes e origens do eletrorretinograma.

da onda a para o pico da onda b. Consiste em subcomponentes b1 e b2; a primeira provavelmente representa tanto a atividade dos bastonetes como dos cones; e a segunda, principalmente a atividade dos cones, e é possível distinguir as respostas de bastonetes e cones com técnicas adequadas. A onda b se eleva com a adaptação ao escuro e o aumento do estímulo da luz
- **Onda c** é uma terceira deflexão (negativa) gerada pelo EPR e pelos fotorreceptores
- **Latência** é o intervalo para o início da resposta da onda após a aplicação do estímulo
- **Tempo implícito** é o intervalo entre o estímulo e a onda b.

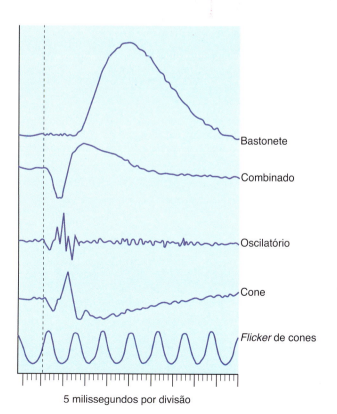

Figura 15.3 Registros eletrorretinográficos normais.

- **ERG fotópico**
  - As respostas dos cones são desencadeadas com um único *flash* de luz intensa, resultando em uma onda a e uma onda b seguidas por pequenas oscilações
  - O *flicker* de cones é utilizado para isolar os cones com o auxílio de um estímulo de luz piscando na frequência de 30 Hz à qual os bastonetes não conseguem responder e serve para fornecer uma medida da amplitude e do tempo implícito da onda b dos cones. A resposta dos cones pode ser obtida em olhos normais com até 50 Hz, uma vez que acima dessa frequência as respostas individuais não são mais registráveis ("fusão crítica do *flicker*").

Eletrorretinograma multifocal

O ERG multifocal é um método de produção de mapas topográficos da função retiniana (Figura 15.4). O estímulo é representado em escala de acordo com a variação de densidade dos fotorreceptores na retina. Na fóvea, onde a densidade dos receptores é alta, aplica-se um estímulo mais baixo do que na região periférica, onde a densidade dos receptores é menor. Assim como no ERG convencional, é possível efetuar vários tipos de medida. Tanto a amplitude como o tempo dos picos e das depressões podem ser mensurados e registrados, e as informações podem ser sintetizadas em forma de um gráfico tridimensional que lembra a ilha de visão. A técnica está habilitada para praticamente todos os distúrbios que afetam a função da retina.

Eletrorretinograma focal

O ERG focal (foveal) é empregado na avaliação de doença macular.

Eletrorretinograma padrão

Um estímulo semelhante àquele utilizado nos potenciais evocados visuais (ver Capítulo 19), com reversão de padrões, é utilizado quando o objetivo é avaliar a função das células ganglionares, normalmente para detectar presença de neuropatia óptica sutil.

Eletro-oculografia

O eletro-oculograma (EOG) mede o potencial de repouso entre a córnea, eletricamente positiva, e a parte posterior do globo ocular, eletricamente negativa (Figura 15.5), refletindo a atividade do EPR e dos fotorreceptores. Isso significa que o olho cego por lesões proximais aos fotorreceptores apresenta um EOG normal. Em geral, é preciso que a doença do EPR seja difusa ou extensa para que a resposta seja afetada de maneira significativa. Como há grande variação na amplitude do EOG em indivíduos normais, o resultado é calculado dividindo-se a altura máxima do potencial na luz ("pico no claro") pela altura mínima do potencial no escuro ("depressão no escuro"). Esse valor é expresso em forma de índice (índice de Arden) ou de percentual. O valor normal é acima de 1,85 ou 185%.

Adaptação ao escuro

Adaptação ao escuro é o fenômeno pelo qual o sistema visual se adapta à redução da intensidade da luz, e a avaliação dessa condição é particularmente útil na investigação da nictalopia. A retina é exposta a uma luz intensa por tempo suficiente para ativar 25% ou mais da rodopsina na retina. Após esse processo, os bastonetes normais tornam-se insensíveis à luz e os cones respondem somente a estímulos luminosos muito intensos. Para monitorar a subsequente recuperação da sensibilidade à luz, coloca-se o paciente no escuro, mostrando-lhe periodicamente pontos de luz de intensidade variável no campo visual e perguntando-lhe se ele consegue perceber esses pontos. O limiar no qual o paciente começa a perceber a luz é registrado, os *flashes* são repetidos em intervalos regulares e a maior sensibilidade do olho à luz é plotada no gráfico: essa é a curva da sensibilidade (Figura 15.6).

- A **fase da curva relacionada com os cones** representa os 5 a 10 minutos iniciais no escuro, durante os quais a sensibilidade do cone melhora rapidamente. Os bastonetes também estão se recuperando durante esse tempo, porém mais lentamente
- A **divisão "cone-bastonete"** normalmente ocorre depois de 7 a 10 minutos, quando os cones atingem a sensibilidade máxima e os bastonetes tornam-se perceptivelmente mais sensíveis do que os cones
- A **fase da curva relacionada com os bastonetes** é mais lenta e representa a continuação da melhora da sensibilidade dos bastonetes.

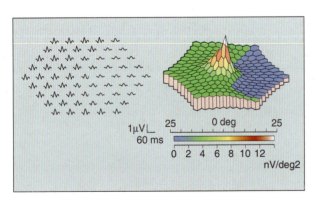

Figura 15.4 Eletrorretinograma multifocal.

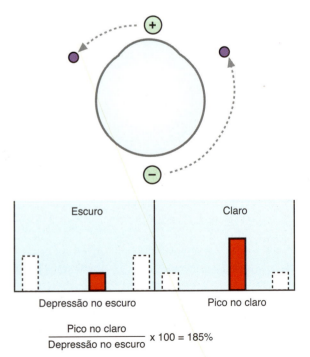

Figura 15.5 Princípios da eletro-oculografia.

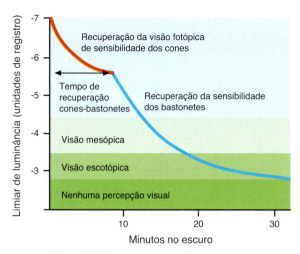

Figura 15.6 Curva de adaptação ao escuro.

Após 15 a 30 minutos, os bastonetes totalmente adaptados ao escuro permitem que o paciente perceba um ponto de luz mais de 100 vezes menos intenso do que seria possível somente com os cones. Se os *flashes* forem direcionados à fovéola (onde não há presença de bastonetes), somente um rápido segmento correspondente à adaptação dos cones é registrado.

Teste genético

Deve ser realizado em cooperação com um geneticista que tenha acesso a um laboratório que possa realizar os testes necessários.
- O teste para gene único é aplicado a pacientes com histórico familiar de mutação genética conhecida para fins de confirmação do diagnóstico molecular
- O sequenciamento com painéis específicos de todos os genes de distrofia retiniana conhecidos tem sido realizado e produz altas taxas diagnósticas. Conforme se identifica um defeito, o sequenciamento do gene único de Sanger pode ser realizado para confirmar a mutação.

DICA Uma distrofia retiniana monogenética é capaz de se desenvolver em qualquer idade, podendo-se normalmente determinar a anomalia genética com o uso de técnicas modernas.

DISTROFIAS GENERALIZADAS DOS FOTORRECEPTORES

Retinite pigmentosa

Introdução

A RP, ou distrofia pigmentar da retina, denota um grupo clínica ou geneticamente diverso de doenças degenerativas difusas e hereditárias da retina, que, em um primeiro momento, afetam predominantemente os bastonetes, com subsequente degeneração dos cones (distrofia cones-bastonetes). É a mais comum das distrofias hereditárias do fundo de olho, com prevalência em aproximadamente 1:5.000 casos. Idade de manifestação, taxa de progressão, consequente perda da visão e achados oculares associados em geral estão relacionados com o modo de herança. A RP pode ocorrer como um distúrbio esporádico (*simplex*) ou ser herdado em um padrão AD, AR ou XLR. Muitos casos se devem à variação alélica (mutação) do gene da rodopsina. O padrão XLR é a forma menos comum, porém mais grave, podendo resultar em cegueira total até a terceira ou quarta década de vida, normalmente em razão da perda de função de uma proteína específica. A distrofia AR também pode ser grave e, assim como a XLR, geralmente é atribuída à perda de função de determinada via. Casos esporádicos podem ter um prognóstico mais favorável, com preservação da visão central até a sexta década ou mais. A distrofia AD quase sempre é a que apresenta o melhor prognóstico. Em 20 a 30% dos casos, a RP, frequentemente atípica (ver adiante), está associada a um distúrbio sistêmico (RP sindrômica). Essas condições normalmente são AR ou de herança mitocondrial. Cerca de 5% dos casos de RP são um tipo muito grave e de manifestação precoce pertencente ao grupo denominado amaurose congênita de Leber (ver tópico sobre o assunto).

Diagnóstico

A clássica tríade de achados compreende pigmentação retiniana em forma de espículas ósseas, atenuação arteriolar e palidez "cerosa" do disco óptico.
- **Sintomas**: nictalopia e dificuldades de adaptação ao escuro são sintomas frequentemente presentes, no entanto, é possível notar problemas visuais periféricos. A visão central reduzida tende a ser um achado tardio, mas pode ocorrer mais cedo se houver desenvolvimento de catarata. Fotopsia (*flashes* luminosos) não é incomum. Pode haver um histórico familiar de RP, devendo-se realizar uma avaliação genealógica
- **Sinais**
  - Acuidade visual pode estar normal, a sensibilidade ao contraste é afetada antes da acuidade visual
  - Alterações pigmentares ("espículas ósseas") intrarretinianas perivasculares bilaterais na média periferia e atrofia do EPR associada ao estreitamento arteriolar (Figura 15.7 A e B)
  - Há aumento gradual da densidade do pigmento, com extensão anterior e posterior, e o fundo de olho apresenta uma aparência tesselada que se desenvolve em razão do aparecimento de grandes vasos coroidais (Figura 15.7 C)
  - A pigmentação periférica pode agravar-se, com acentuado estreitamento arteriolar e palidez do disco óptico (Figura 15.7 D)
  - A mácula pode demonstrar atrofia, formação de membrana epirretiniana (MER) e edema macular cistoide (EMC)
  - Miopia é comum
  - As drusas do disco óptico ocorrem com mais frequência em pacientes com RP
  - Mulheres carreadoras da forma XLR podem apresentar fundo de olho normal ou reflexo metálico dourado ("tapetal") na mácula (Figura 15.8 A) e/ou pequenas placas periféricas de pigmentação em forma de espículas ósseas (Figura 15.8 B)
- **Complicações**: incluem catarata subcapsular posterior (comum em todas as formas de RP), glaucoma de ângulo aberto (3%), ceratocone (incomum) e descolamento posterior do vítreo. Ocasionalmente, observam-se condições como uveíte intermediária e doença semelhante à doença de Coats com depósito lipídico na porção periférica da retina e descolamento exsudativo da retina

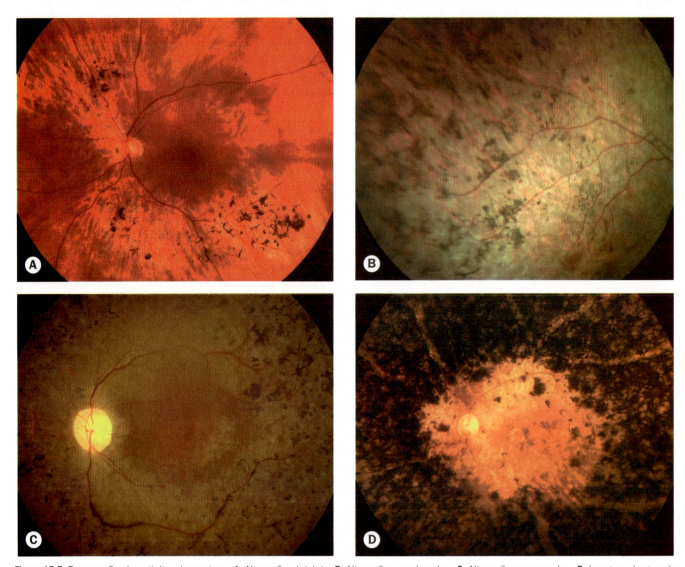

Figura 15.7 Progressão de retinite pigmentosa. **A.** Alterações iniciais. **B.** Alterações moderadas. **C.** Alterações avançadas. **D.** Imagem de grande angular na doença em estágio terminal. (*Cortesia de P Saine – Figura A.*)

- **Investigação**: investigação de condições infecciosas que simulam RP (p. ex., sífilis) às vezes é justificável
    - ERG de campo total é um teste diagnóstico sensível. No estágio inicial da doença, mostra respostas escotópicas de bastonetes e combinadas reduzidas (Figura 15.9). Respostas fotópicas reduzem com a progressão e o ERG acaba se extinguindo. ERG multifocal pode fornecer informações mais específicas
    - O EOG é subnormal, com ausência de aumento de intensidade da luz
    - A adaptação ao escuro é prolongada e pode ser útil em casos precoces equívocos
    - Perimetria demonstra inicialmente pequenos escotomas na média periferia que coalescem gradativamente e quase sempre se deterioram, deixando uma diminuta ilha de visão central residual (Figura 15.10) que pode subsequentemente ser extinta. Microperimetria é útil para a avaliação da visão central
    - A tomografia de coerência óptica (OCT) é útil para identificação de EMC
    - Análise genética é capaz de identificar mutação específica em um paciente e facilitar o aconselhamento genético, inclusive sobre o risco de transmissão para os descendentes, podendo também informar uma decisão sobre a suplementação de vitamina A.

DICA A identificação da mutação específica responsável por uma distrofia de retina auxilia no aconselhamento genético e pode facilitar a participação em um ensaio clínico.

Tratamento

- Acompanhamento regular (p. ex., anual) é recomendado para que seja possível detectar complicações tratáveis que ameaçam a visão, prestar suporte e manter contato em caso de inovação terapêutica
- Não existe tratamento específico disponibilizado comercialmente, mas a terapia genética está se mostrando promissora nos ensaios iniciais
- A cirurgia de catarata geralmente é benéfica

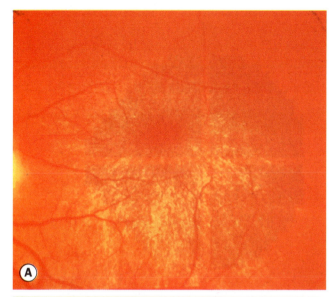
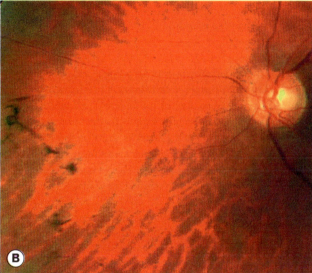

Figura 15.8 Achados em carreadores de retinite pigmentosa ligada ao cromossomo X. **A.** Reflexo "tapetal" na mácula. **B.** Alterações pigmentares periféricas leves. (*Cortesia de D Taylor e CS Hoyt, de* Pediatric Ophthalmology and Strabismus, *Elsevier Saunders 2005 – Figura A.*)

- Auxílios ópticos para baixa visão, reabilitação e acesso a serviços sociais quando for o caso
- Tabagismo deve ser evitado
- Recomenda-se uso de óculos de sol com "controle de nanômetros" para bloquear comprimentos de onda de até 550 nm e com proteção lateral, em ambientes ao ar livre, bem como a adoção de outras estratégias de proteção contra a luz. O uso de óculos com lentes âmbar para ambientes fechados que bloqueiem até 511 a 527 nm pode melhorar o conforto e a sensibilidade ao contraste
- EMC e RP possivelmente respondem à acetazolamida oral e, às vezes, aos inibidores tópicos de anidrase carbônica
- Suplementação de vitamina A de alta dosagem (p. ex., palmitato 15.000 unidades por dia) oferece pouco benefício, mas é aconselhável cautela em virtude de possíveis efeitos adversos, sobretudo o maior risco de câncer de pulmão alertado pelo Age-Related Eye Disease Study (AREDS) em fumantes que estejam tomando

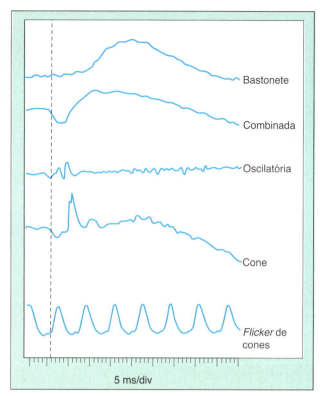

Figura 15.9 Eletrorretinograma na retinite pigmentosa precoce mostrando respostas combinadas e escotópicas reduzidas de bastonetes.

betacaroteno (ver Capítulo 14), hepatotoxicidade em pacientes suscetíveis e piora da função da retina em alguns subtipos genéticos de RP. Deve ser evitado na gravidez ou em seu planejamento. Se for utilizado suplemento, a função visual deve ser cuidadosamente monitorada durante os primeiros meses de tratamento, devendo-se realizar exames regulares de verificação dos níveis de vitamina A no sangue e da função hepática. A luteína, possivelmente com zeaxantina, pode ser uma alternativa mais segura, podendo-se tomar as doses recomendadas pelo AREDS. É mais provável que pacientes com mutações no gene RHO_1 possam beneficiar-se, mas deve ser evitado em pacientes com mutações no gene $ABCA_4$ (ver o tópico Doença de Stargardt). As deficiências vitamínicas devem ser tratadas em qualquer paciente, embora com cautela, especialmente com as mutações no gene $ABCA_4$

- Vários outros medicamentos (p. ex., bloqueadores dos canais de cálcio) têm demonstrado possíveis benefícios, mas a eficácia e a segurança na RP ainda não foram totalmente confirmadas
- Medicamentos potencialmente retinotóxicos (ainda que levemente) devem ser evitados ou utilizados com cautela, entre os quais, medicamentos para disfunção erétil, isotretinoína e outros retinoides, fenotiazinas, hidroxicloroquina, tamoxifeno e vigabatrina. Medicamentos potencialmente neurotóxicos também devem ser utilizados com cautela (ver Capítulo 21).

DICA As opções terapêuticas úteis em determinados casos de RP incluem facoemulsificação com implante de lente intraocular e tratamento clínico para edema macular.

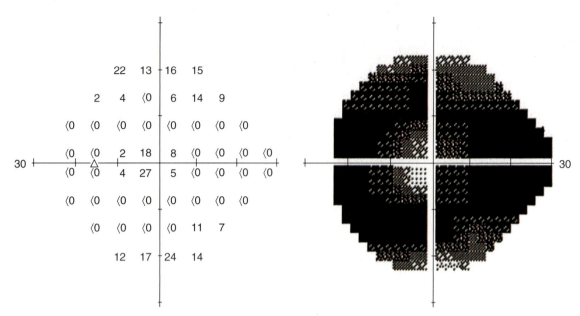

Figura 15.10 Constrição do campo visual na retinite pigmentosa avançada.

Retinite pigmentosa atípica

Introdução

O termo "retinite pigmentosa atípica" tem sido usado de modo geral para designar o agrupamento de distúrbios heterogêneos que apresentem achados clínicos em comum com a distrofia retiniana pigmentar típica. As condições exatas incluídas nessa categoria variam entre os autores.

Retinite pigmentosa atípica associada a um distúrbio sistêmico (sindrômica)

- A **síndrome de Usher** (AR, geneticamente heterogênea) representa aproximadamente 5% dos casos de surdez profunda em crianças e cerca da metade dos casos combinados de surdez e cegueira. Existem três tipos principais que variam do tipo I (associado ao gene *MYOA₇*) (75%), que apresenta surdez neurossensorial congênita profunda e RP grave com um ERG extinto na primeira década de vida; ao tipo III (2%), com perda progressiva da audição, disfunção vestibular e início relativamente tardio de retinopatia pigmentar. As características sistêmicas são amplamente variáveis e podem incluir envelhecimento prematuro, anomalias esqueléticas, deficiência mental e morte precoce. Em geral, há um padrão de pigmentação retiniana do tipo "sal e pimenta" e atrofia óptica. Um estudo de avaliação do benefício da inserção do gene associado a *MYOA₇* em indivíduos com esse defeito genético

- A **síndrome de Kearns-Sayre** (herança mitocondrial) caracteriza-se por oftalmoplegia externa progressiva crônica com ptose (Figura 15.11 A) associada a outros problemas sistêmicos, descritos no Capítulo 19. O fundo de olho normalmente exibe uma aparência do tipo "sal e pimenta", mais proeminente na mácula. Achados menos frequentes são a RP típica ou a atrofia coroidal semelhante à coroideremia

- A **síndrome de Bassen-Kornzweig** ou abetalipoproteinemia (AR) é uma condição em que a absorção de gordura e vitamina solúvel em gordura (A, D, E, K) é disfuncional. Há deficiência de crescimento e desenvolvimento na primeira infância, com evolução para ataxia espinocerebelar grave. Um esfregaço de sangue mostra hemácias espiculadas ("espinhosas") (acantocitose; Figura 15.11 B). O fundo de olho apresenta pontos brancos dispersos seguidos de alterações semelhantes as da RP ao final da primeira década de vida. Outros achados incluem ptose, oftalmoplegia, estrabismo e nistagmo. Suplementação vitamínica e dieta com baixo teor de gordura devem ser implementadas

- A **doença de Refsum** (AR) existe nas formas adulta e infantil genética e clinicamente distintas. O ácido fitânico acumula-se em todo o corpo, com achados substanciais e variados cutâneos (Figura 15.11 C), neurológicos e viscerais. As alterações retinianas podem ser semelhantes à RP ou assumir uma aparência do tipo "sal e pimenta", podendo haver outros achados oculares, como catarata e atrofia óptica. Uma dieta com baixo teor de ácido fitânico possivelmente retarda a progressão

- A **síndrome de Bardet-Biedl** (geneticamente heterogênea) pode abranger uma série de anomalias sistêmicas, inclusive polidactilia (Figura 15.11 D) e deficiência mental. Normalmente, existe uma maculopatia em alvo atribuída à distrofia cones-bastonetes e, com menos frequência, à RP, à RP *sine pigmento* e à retinite *punctata albescens*. Quase 80% dos pacientes apresentam alterações graves por volta dos 20 anos de idade.

Retinite pigmentosa sine pigmento

A RP *sine pigmento* caracteriza-se pela ausência ou escassez de acúmulo de pigmento (Figura 15.12 A), que, com o tempo, pode acontecer. As manifestações funcionais são semelhantes às da RP típica.

Retinite punctata albescens

A retinite *punctata albescens* (AR ou AD) caracteriza-se por manchas amarelo-esbranquiçadas dispersas, mais numerosas no equador, normalmente poupando a mácula, e associadas à atenuação arteriolar (ver Figura 15.12 B). Essas manchas são semelhantes às do *fundus albipunctatus*, e há especulação e algumas evidências genéticas de que

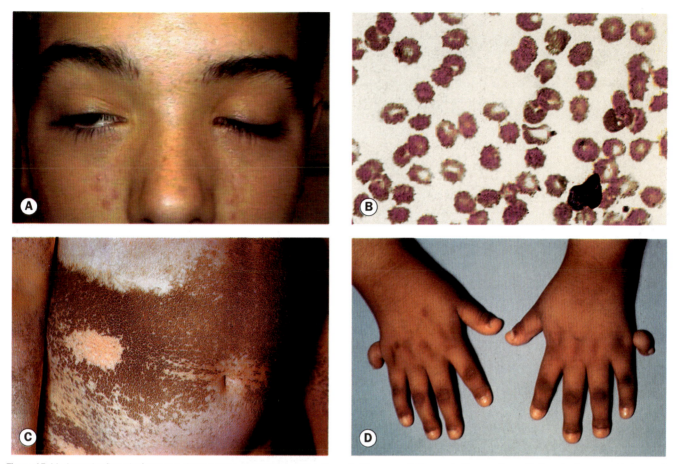

Figura 15.11 Associações sistêmicas selecionadas da retinite pigmentosa. **A.** Ptose na síndrome de Kearns-Sayre. **B.** Acantocitose na síndrome de Bassen-Kornzweig. **C.** Ictiose na doença de Refsum na forma adulta. **D.** Polidactilia na síndrome de Bardet-Biedl.

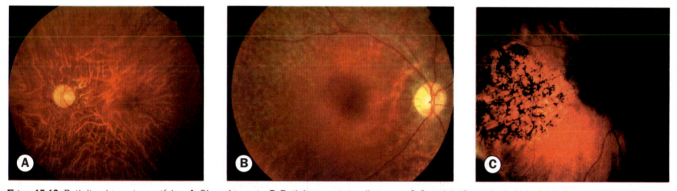

Figura 15.12 Retinite pigmentosa atípica. **A.** *Sine pigmento*. **B.** Retinite *punctata albescens*. **C.** Setorial. (*Cortesia de Moorfields Eye Hospital – Figura B.*)

as duas manifestações clínicas são variantes do mesmo distúrbio. A história natural relativa das duas condições ainda não está totalmente definida. Há ocorrência de nictalopia e perda progressiva de campo visual, ao contrário do suposto prognóstico benigno do *fundus albipunctatus*, e os achados retinianos podem lembrar os da RP.

Retinite pigmentosa setorial

A RP setorial (AD) caracteriza-se pelo envolvimento somente dos quadrantes inferiores (ver Figura 15.12 C). A progressão é lenta e muitos casos são aparentemente estacionários. Pode ocorrer também RP unilateral.

Amaurose congênita de Leber

A amaurose congênita de Leber (AR, geneticamente heterogênea) é uma distrofia grave de bastonetes-cones, sendo a causa genética mais comum de comprometimento visual em crianças. Pelo menos 23 genes foram identificados, inclusive o gene RPE_{65}. O ERG normalmente é indetectável, mesmo nos casos em estágio inicial. Associações sistêmicas incluem deficiência mental, surdez, epilepsia, anomalias renais e do sistema nervoso central, malformações esqueléticas e disfunção endócrina.

- A condição **manifesta-se** com cegueira ao nascimento ou no início da infância, associada a movimentos oculares erráticos ou nistagmo e fotoaversão

- **Sinais** são variáveis, mas podem incluir:
  - Ausência ou diminuição dos reflexos pupilares à luz
  - O fundo de olho pode apresentar-se normal no início da vida, exceto um leve estreitamento arteriolar
  - Inicialmente, leve retinopatia pigmentar periférica (Figura 15.13 A), alterações em "sal e pimenta" e, com menos frequência, manchas amarelas
  - Pigmentação macular intensa (Figura 15.13 B) ou atrofia semelhante a coloboma (Figura 15.13 C)
  - Retinopatia pigmentar, atrofia óptica e grave estreitamento arteriolar ao final da infância
  - Síndrome oculodigital: o ato de esfregar constantemente os olhos pode causar atrofia da gordura orbitária com enoftalmia (Figura 15.13 D) e subsequente ceratocone ou ceratoglobo
  - Outras associações incluem estrabismo, hipermetropia e catarata
- O **tratamento** deve ser o mesmo adotado para RP. Uma única injeção sub-retiniana do gene RPE_{65} mediado por vírus adenoassociado (AAV) demonstrou notáveis resultados em determinados casos. A idade do paciente e a integridade da retina são sólidos fatores preditores do resultado.

Atrofia coriorretiniana paravenosa pigmentada

A atrofia coriorretiniana paravenosa pigmentada (predominantemente AD) normalmente é assintomática e não progressiva. O ERG é normal. Observa-se uma pigmentação paravenosa em forma de espículas ósseas (Figura 15.14), junto com zonas nitidamente demarcadas de atrofia coriorretiniana que seguem o curso das grandes veias retinianas. Observam-se alterações também em torno do disco óptico. O disco óptico e o calibre vascular em geral se apresentam normais.

Distrofia de cones

Introdução

A distrofia de cones refere-se a uma ampla variedade de condições hereditárias caracterizadas principalmente pela disfunção do sistema de cones. A maioria dos casos é de distrofias de cones-bastonetes, nas quais os cones são afetados mais cedo e de maneira mais grave do que os bastonetes. A maioria é esporádica, com alguma herança AD e XLR. Vários genes já foram implicados. Assim como em outras distrofias de retina, a idade de manifestação, a gravidade e a taxa de progressão podem variar substancialmente. A condição manifesta-se no início da idade adulta, com comprometimento da visão central (e não com nictalopia, que tende a ocorrer na distrofia de bastonetes-cones). O prognóstico normalmente é ruim, com uma possível acuidade visual de 6/60 ou pior.

Diagnóstico

- **Sintomas**: comprometimento bilateral gradativo da visão central e da visão de cores, possivelmente seguido por fotofobia

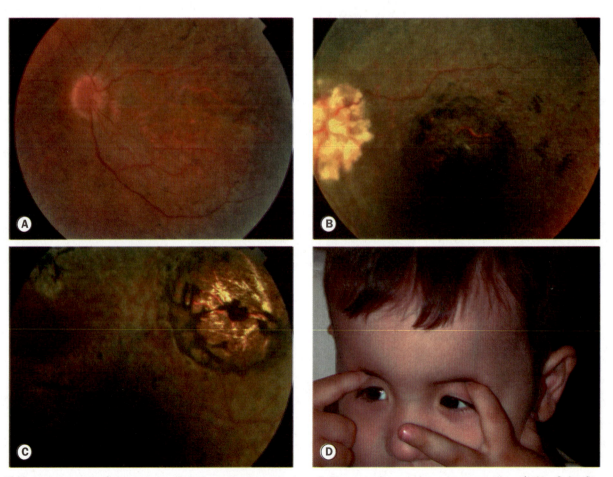

Figura 15.13 Amaurose congênita de Leber. **A.** Retinopatia pigmentar leve. **B.** Pigmentação macular e drusas no disco óptico. **C.** Atrofia macular semelhante a coloboma. **D.** Síndrome oculodigital. (*Cortesia de A Moore – Figuras A-C; N Rogers – Figura D.*)

- **Sinais**: os achados podem evoluir pelos seguintes estágios:
  ○ A mácula pode apresentar-se praticamente normal ou demonstrar alterações pigmentares centrais inespecíficas (Figura 15.15 A) ou atrofia
  ○ É possível observar um brilho dourado na doença ligada ao cromossomo X (XL) (Figura 15.15 B)
  ○ Uma maculopatia em alvo (Figura 15.15 C) é característica, mas não universal. Outras causas de maculopatia em alvo estão descritas na Tabela 15.1
  ○ Atrofia progressiva do EPR na mácula com consequente atrofia geográfica (Figura 15.15 D)
- **Investigação**
  ○ Visão de cores: defeito grave de deuteron-tritan desproporcional à acuidade visual em alguns pacientes
  ○ A autofluorescência do fundo de olho (FAF, *fundus autofluorescence*) geralmente é o principal teste diagnóstico e mostra diversos padrões anulares concêntricos com a fóvea (Figura 15.16 A e B)
  ○ Hoje, a angiofluoresceinografia (FA, *fluorescein angiography*) nunca é necessária. Entretanto, se realizada, normalmente mostra um defeito redondo hiperfluorescente em janela com um centro hiperfluorescente (Figura 15.16 C)
  ○ ERG: as respostas dos cones são subnormais, mas as dos bastonetes são preservadas por mais tempo (Figura 15.16 D)
  ○ A OCT mostra a perda das camadas externas da retina nas regiões da mácula e da fóvea. Na doença avançada, há uma atrofia completa da mácula
  ○ Teste genético.

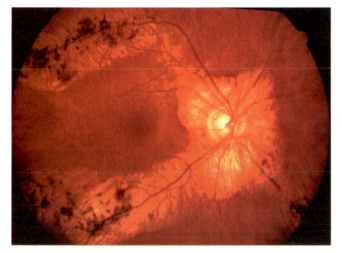

Figura 15.14 Atrofia coriorretiniana paravenosa pigmentada. (*Cortesia de C Barry*.)

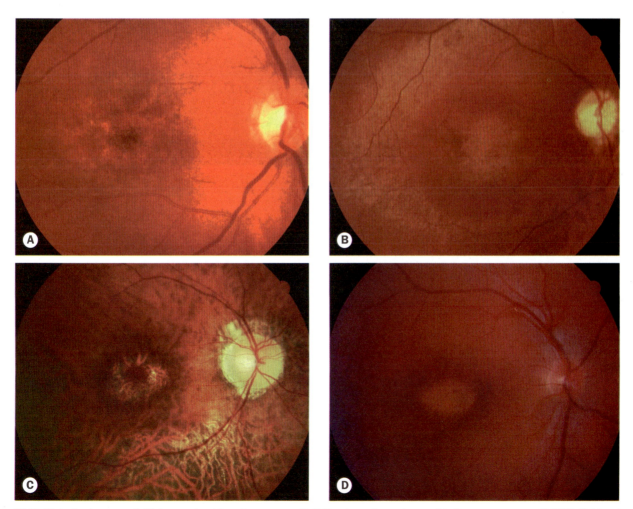

Figura 15.15 Distrofia de cones. **A.** Moteamento pigmentar precoce. **B.** Brilho dourado na doença ligada ao cromossomo X (XLR). **C.** Maculopatia em alvo. **D.** Atrofia macular central. (*Cortesia de C Barry – Figura D*.)

Tabela 15.1 Outras causas de maculopatia em alvo.

Em adultos
Maculopatia por cloroquina
Doença de Stargardt em estágio avançado
Distrofia de cones e de cones-bastonetes
Distrofia macular brilhante fenestrada
Distrofia macular anular concêntrica benigna
Retinopatia por clofazimina

Em crianças
Síndrome de Bardet-Biedl
Síndrome de Hallervorden-Spatz
Amaurose congênita de Leber
Lipofuscinose
Ataxia cerebelar autossômica dominante

Tratamento

Não existe tratamento específico para as distrofias de cones, mas a luteína, a zeaxantina e os ácidos graxos ômega-3 têm sido prescritos em alguns casos. Devem-se considerar medidas gerais (p. ex., auxílios para baixa visão e minimização da fototoxicidade), assim como para as distrofias de cones-bastonetes, quando for o caso.

Doença de Stargardt: *fundus flavimaculatus*

Introdução

Doença de Stargardt (distrofia macular juvenil) e *fundus flavimaculatus* (FFM) são considerados variantes da mesma doença e, juntos, constituem a distrofia macular mais comum. Trata-se de uma causa

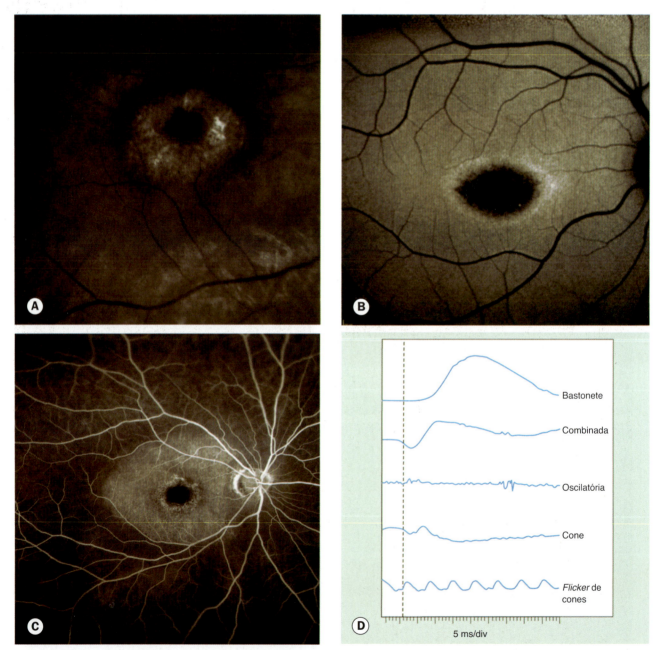

Figura 15.16 Investigação na distrofia de cones. **A.** Imagem infravermelha. **B.** Autofluorescência do fundo de olho do paciente da Figura 15.15 D. **C.** Angiofluoresceinografia mostrando aparência típica de maculopatia em alvo. **D.** ERG, respostas de cones reduzidas. (*Cortesia de C Barry – Figura B; S Chen – Figura C.*)

comum de perda de visão central em adultos abaixo dos 50 anos. A condição caracteriza-se pelo acúmulo de lipofuscina no EPR. Três tipos são reconhecidos: o $STGD_1$ (AR) é o mais comum e normalmente é causado por mutação no gene $ABCA_4$. O $STGD_3$ (AD) e o $STGD_4$ (AD) não são comuns e estão relacionados com diferentes genes. A manifestação normalmente ocorre na infância ou na adolescência e, às vezes, mais tarde. O prognóstico para a maculopatia é baixo e, quando a acuidade visual cai abaixo de 6/12, tende a piorar rapidamente antes de se estabilizar em torno de 6/60. Pacientes que apresentam manchas (*flecks*) nos estágios iniciais, têm um prognóstico relativamente bom e podem permanecer assintomáticos por muitos anos até que que haja acometimento macular.

Diagnóstico

- **Sintomas**: comprometimento gradativo da visão central que pode ser desproporcional aos achados do exame; talvez aja suspeita de simulação de doença, e também queixas de visão de cores reduzida e comprometimento da adaptação ao escuro
- **Sinais**
  - A mácula pode inicialmente apresentar-se normal ou demonstrar moteamento inespecífico (Figura 15.17 A), progredindo para uma aparência oval de "rastro de caracol" (Figura 15.17 B) ou de "bronze batido" (Figura 15.17 C) e, subsequentemente, para atrofia geográfica (Figura 15.17 D) com possível tendência a uma configuração em alvo (Figura 15.17 C). Uma pequena proporção de pacientes desenvolve neovascularização da coroide (NVC)
  - Várias lesões branco-amareladas redondas, ovais ou pisciformes (em forma de peixe) no nível do EPR podem limitar-se ao polo posterior (Figura 15.17 E) ou estender-se para a média periferia (Figura 15.17 F)
  - Novas lesões evoluem à medida que as antigas se tornam mal definidas e atróficas.

Investigação

  - Os campos visuais demonstram perda central (Figura 15.18 A) e a microperimetria pode documentar precisamente a progressão
  - OCT mostra a presença de *flecks* (Figura 15.18 B) e atrofia
  - A FAF mostra uma aparência característica com manchas hiperautofluorescentes (Figura 15.18 C) e hiperautofluorescência peripapilar e macular, podendo ser a chave para o diagnóstico no estágio inicial
  - ERG: fotópico, normal a subnormal; escotópico, possivelmente normal
  - EOG em geral é subnormal, especialmente nos casos em estágio avançado
  - FA: a característica clássica é o "silêncio coroidal" em razão do mascaramento da fluorescência coroidal de fundo por defeito difuso do EPR. A mácula demonstra um aspecto misto de hiperfluorescência e hipofluorescência. Manchas novas demonstram hipofluorescência precoce decorrente de bloqueio e hiperfluorescência tardia resultante de impregnação, enquanto manchas antigas demonstram defeitos em janela do EPR (Figura 15.18 D)
  - Angiografia com indocianina verde (AIV) mostra pontos hipofluorescentes, geralmente mais numerosos do que observados clinicamente.

> **DICA** A doença de Stargardt é a distrofia macular hereditária mais comum e normalmente está associada a mutações no gene *ABCA4*.

Tratamento

- Devem-se considerar medidas gerais, como para a RP. A proteção contra a exposição excessiva à luz de alta intensidade pode ser particularmente importante
  - Suplementação de vitamina A deve ser evitada, visto que pode acelerar o acúmulo de lipofuscina
  - Terapia genética com o uso de um vetor lentiviral com o gene $ABCA_4$ e células-tronco em ensaios clínicos foi iniciada e demonstra resultados preliminares promissores.

Distrofia corneorretiniana cristalina de Bietti

A distrofia de Bietti (AR, gene CYP_4VZ) caracteriza-se pelo depósito de cristais na retina e na superfície periférica da córnea. É muito mais comum em pessoas do leste asiático, particularmente chineses, do que em pessoas de outras etnias. O mecanismo pode estar ligado a um erro no metabolismo lipídico sistêmico. A taxa de progressão é variável. Não há tratamento.

- **Manifestação**: adultos jovens com perda lentamente progressiva da visão constituem o caso típico
- **Sinais**
  - Cristais na superfície periférica da córnea
  - Numerosos cristais branco-amarelados finos espalhados por todo o polo posterior (Figura 15.19 A) seguido de atrofia localizada do EPR e da coriocapilar na mácula
  - Subsequente desenvolvimento de atrofia difusa da coriocapilar, com redução do tamanho e do número dos cristais
  - Há uma gradativa confluência e expansão das áreas atróficas para a periferia, levando à atrofia coriorretiniana difusa na doença em estágio terminal
- **Investigação**
  - Os campos visuais demonstram constrição
  - OCT exibe depósitos cristalinos e alterações maculares (Figura 15.19 B)
  - ERG apresenta-se subnormal
  - A angiofluoresceinografia (AF) na doença moderada mostra grandes placas hipofluorescentes características correspondentes à perda de coriocapilar, com vasos retinianos sobrejacentes intactos (Figura 15.19 C). Com o tempo, as placas tornam-se confluentes.

Síndrome de Alport

A síndrome de Alport (predominantemente XLR) é causada por mutações em vários genes diferentes, dos quais todos codificam determinadas formas de colágeno do tipo IV, um importante componente da membrana basal. A síndrome de Alport caracteriza-se por insuficiência renal crônica, geralmente associada à surdez neurossensorial. Há presença de manchas puntiformes amareladas difusas na área perimacular (Figura 15.20 A), que geralmente são maiores e mais sutis na periferia, das quais algumas podem tornar-se confluentes (Figura 15.20 B).

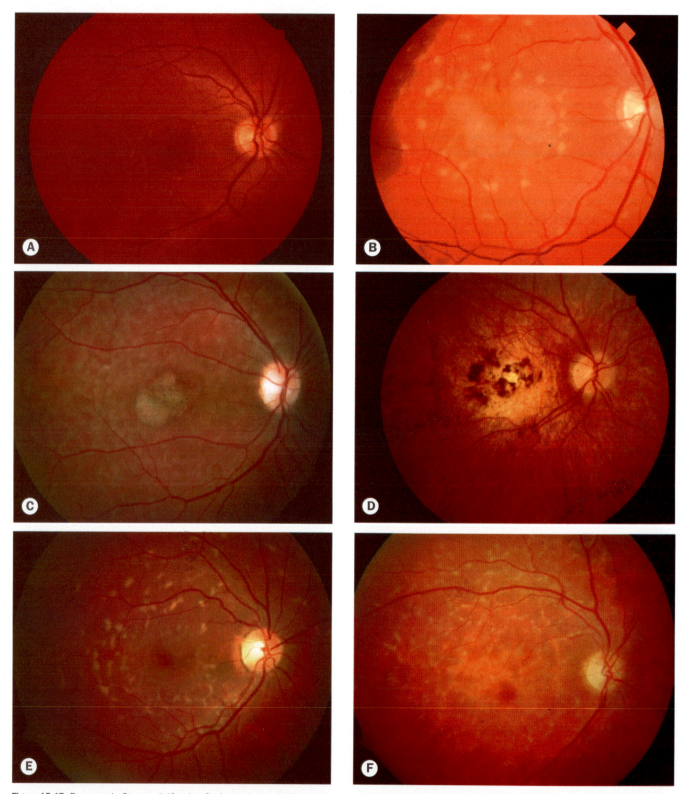

Figura 15.17 Doença de Stargardt/*fundus flavimaculatus*. **A.** Moteamento macular inespecífico. **B.** Maculopatia em padrão "rastro de caracol" circundada por pontos. **C.** *Quasi*-maculopatia em alvo circundada por pontos – observe a aparência paramacular do tipo "bronze batido". **D.** Atrofia geográfica. **E.** *Flecks* no polo posterior. **F.** *Flecks* no polo posterior com extensão para a média periferia.

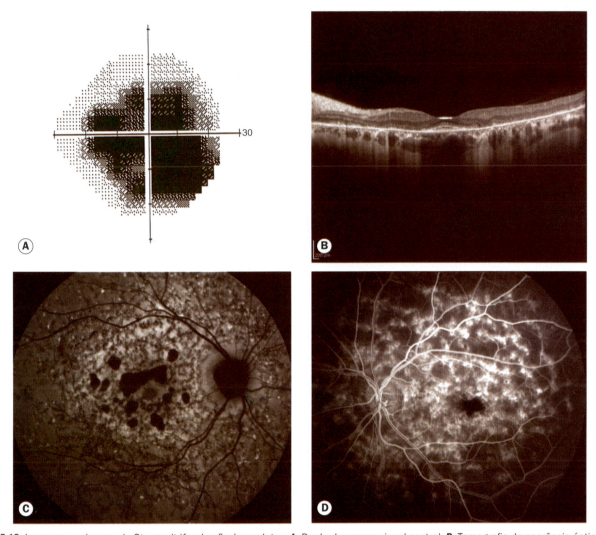

Figura 15.18 Imagens na doença de Stargardt/*fundus flavimaculatus*. **A.** Perda de campo visual central. **B.** Tomografia de coerência óptica (OCT) mostrando epitélio pigmentado da retina (EPR) e atrofia da retina externa com preservação da fóvea. **C.** Autofluorescência do fundo de olho mostrando hipoautofluorescência e pontos circundantes. As áreas pretas na mácula representam a atrofia do EPR. **D.** Angiofluoresceinografia mostrando pontos e uma "coroide silenciosa". (*Cortesia de P Issa – Figura B; S Chen – Figura C.*)

O ERG apresenta-se normal e o prognóstico para a visão é excelente. Ocasionalmente, é possível observar presença de lenticone anterior e distrofia polimorfa posterior da córnea.

Flecks retinianos familiares benignos

Flecks retinianos familiares benignos (do inglês *benign flecked retina syndrome*) é um distúrbio AR muito raro. Trata-se de uma condição assintomática e, portanto, normalmente descoberta por acaso. Diversas lesões polimorfas branco-amareladas difusamente distribuídas poupam a fóvea e estendem-se até a periferia (Figura 15.21). As lesões apresentam autofluorescência e provavelmente são formadas por lipofuscina. O ERG apresenta-se normal e o prognóstico é excelente.

Cegueira noturna estacionária congênita

Introdução

A cegueira noturna estacionária congênita (CNEC) refere-se a um grupo de distúrbios caracterizado por nictalopia manifestada na infância, mas com disfunção retiniana não progressiva. A aparência do fundo de olho pode ser normal ou anormal.

Com fundo de olho normal

A CNEC com fundo de olho normal é ocasionalmente classificada nas formas de tipo 1 (completa) e tipo 2 (incompleta), em geral atribuídas a mutações em diferentes genes. A primeira caracteriza-se pela ausência completa de função da via dos bastonetes e função essencialmente normal dos cones, clinicamente e no ERG; e a segunda, pelo comprometimento tanto da função dos bastonetes como dos cones. Mutações em diversos genes já foram implicadas, com padrões de hereditariedade XLR, AD e AR. A forma AD normalmente é associada à acuidade visual normal, mas muitos pacientes AR e XLR apresentam baixa visão com nistagmo e, quase sempre, grau significativo de miopia.

Com fundo de olho anormal

- **Doença de Oguchi** (AR): o fundo de olho apresenta uma coloração amarelo-dourada incomum no estado adaptado à luz

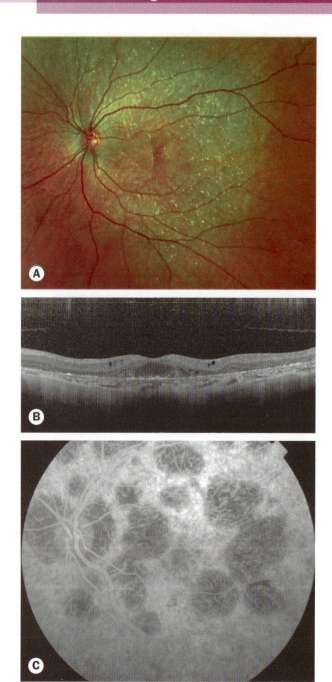

Figura 15.19 Distrofia cristalina corneorretiniana de Bietti. **A.** Imagem de grande angular mostrando depósitos cristalinos. **B.** Tomografia de coerência óptica mostrando depósitos e alterações maculares. **C.** Angiofluoresceinografia mostrando placas hipofluorescentes características. (*Cortesia de C Barry – Figuras A e B.*)

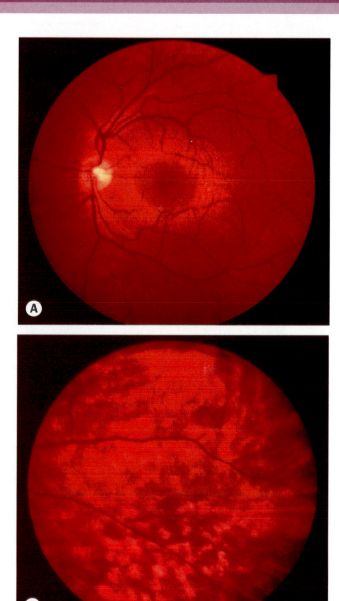

Figura 15.20 Síndrome de Alport. **A.** Manchas perimaculares. **B.** Manchas periféricas. (*Cortesia de J Govan.*)

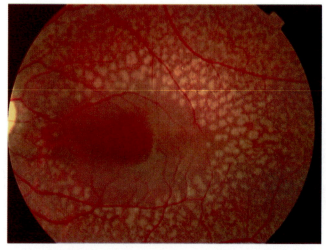

Figura 15.21 *Flecks* retinianos familiares benignos.

(Figura 15.22 A), o qual se normaliza após um período prolongado de adaptação ao escuro (fenômeno de Mizuo ou Mizuo-Nakamura; Figura 15.22 B). A função dos bastonetes desaparece depois de 30 minutos de adaptação ao escuro, mas retorna a um nível quase normal após longo período de adaptação ao escuro
- ***Fundus albipunctatus*** é uma condição AR ou AD que pode ser a mesma entidade que a retinite *punctata albescens* (ver anteriormente). Ambas podem ser causadas por mutação no gene *RLBP₁*. O fundo de olho apresenta uma série de diminutas manchas branco-amareladas e sutis no polo posterior (Figura 15.23 A) que

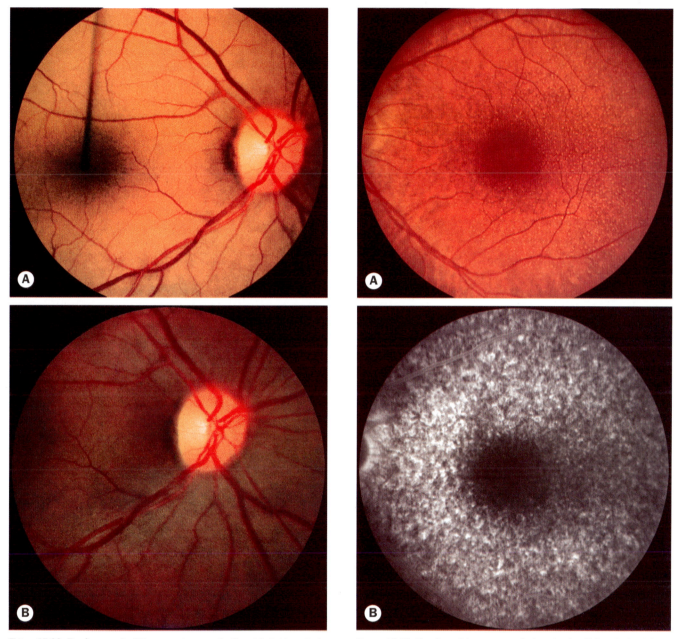

Figura 15.22 Fenômeno de Mizuo na doença de Oguchi. **A.** No estado adaptado à luz. **B.** No estado adaptado ao escuro. (*Cortesia de J Donald M Gass, de* Stereoscopic Atlas of Macular Diseases, *Mosby 1997.*)

Figura 15.23 *Fundus albipunctatus*. **A.** Aparência clínica. **B.** Angiofluoresceinografia mostrando hiperfluorescência moteada. (*Cortesia de C Barry.*)

poupam a fóvea – e, eventualmente, a mácula – e estendem-se até a periferia. Ao contrário da retinite *punctata albescens*, acredita-se que os vasos sanguíneos da retina, o disco óptico, os campos periféricos e a acuidade visual permaneçam normais, embora o histórico natural ainda não esteja definido. AF mostra uma hiperfluorescência moteada, indicando despigmentação do EPR (Figura 15.23 B). O ERG apresenta-se variavelmente anormal; tanto os cones como os bastonetes podem ser afetados.

Monocromatismo congênito (acromatopsia)

Trata-se de um grupo de distúrbios em que a pessoa não consegue perceber as cores e a acuidade visual é reduzida, especialmente em ambientes muito iluminados (hemeralopia). As mutações que afetam subunidades cone-específicas beta (B_3) e alfa (A_3) dos canais controlados por nucleotídios cíclicos são responsáveis por cerca de 50 e 25% dos casos de acromatopsia completa, respectivamente. Modelos animais da doença demonstraram sucesso na recuperação da visão cone-mediada após a terapia genética para mutações nos genes $CNGA_3$ e $CNGB_3$.

Monocromatismo de bastonetes (acromatopsia completa)

No monocromatismo de bastonetes (AR), a acuidade visual é baixa, normalmente de 6/60. Há presença de nistagmo congênito e fotofobia. A visão de cores é totalmente ausente e todas as cores parecem sombras de cinza. A mácula em geral parece normal, mas pode ser hipoplásica. O ERG fotópico (cones) apresenta-se anormal, e o escotópico também pode ser subnormal.

Monocromatismo do cone azul (acromatopsia incompleta)

O monocromatismo do cone azul (XLR) mostra apenas uma acuidade ligeiramente subnormal de 6/6 a 6/9, mas a visão de cores é completamente ausente. Nistagmo e fotofobia não são achados típicos. Mácula normal.

O ERG apresenta-se normal, exceto pela ausência de resposta dos cones às luzes vermelha e branca.

DISTROFIAS MACULARES

Distrofia macular viteliforme de Best

Introdução

A distrofia macular viteliforme de Best (distrofia macular viteliforme precoce ou juvenil) é a segunda distrofia macular mais comum, depois da doença de Stargardt. A condição é atribuída à variação alélica no gene da bestrofina ($BEST_1$) no cromossomo 11q13. A bestrofina é encontrada na membrana plasmática do EPR e funciona como um canal iônico transmembranar. A herança é AD com penetrância e expressividade variáveis. O prognóstico normalmente é razoável até a meia-idade, após a qual a acuidade diminui em um ou em ambos os olhos, em razão de NVC, cicatrização ou atrofia geográfica.

Diagnóstico

- **Sinais**: há uma evolução gradativa com as seguintes fases
  - **Pré-viteliforme**: caracteriza-se por um EOG subnormal em neonatos ou crianças assintomáticas com fundo de olho normal
  - **Viteliforme**: desenvolve-se em neonatos ou no início da infância e normalmente não compromete a visão. Uma lesão macular redonda nitidamente delineada (em padrão "gema de ovo frito") de meio a dois diâmetros de papila de tamanho evolui no EPR (Figura 15.24 A). O tamanho das lesões e a fase de desenvolvimento nos dois olhos podem ser desiguais e, às vezes, somente um dos olhos é inicialmente envolvido. Eventualmente, a condição pode ser extramacular e múltipla
  - **Pseudo-hipópio**: pode ocorrer quando parte da lesão regride (Figura 15.24 B), geralmente na puberdade
  - **Vitelirruptiva**: a lesão se rompe e a acuidade visual cai (Figura 15.24 C)
  - **Atrófica**: todo o pigmento desaparece, deixando atrófica uma área do EPR
- **Investigação**
  - FAF: o material amarelado é intensamente hiperautofluorescente. Nas fases atróficas posteriores, há ocorrência de áreas hipoautofluorescentes
  - AF mostra a respectiva hipofluorescência em razão do bloqueio (Figura 15.24 D)
  - OCT mostra o material embaixo, em cima e no interior do EPR (Figura 15.24 E)
  - EOG apresenta-se gravemente subnormal em todas as fases (índice de Arden abaixo de 1,5) e também anormal em carreadores com fundo de olho clinicamente normal.

Lesões viteliformes multifocais sem doença de Best

Ocasionalmente, lesões viteliformes multifocais (Figura 15.25), idênticas àquelas da distrofia de Best, mas distribuídas em torno das arcadas vasculares maculares e do disco óptico, podem se manifestar na vida adulta e dar origem a problemas diagnósticos. Entretanto, nesses pacientes, o EOG é normal e o histórico familiar é negativo. Às vezes, a distrofia de Best geneticamente confirmada pode manifestar-se com lesões multifocais. A relação entre lesões viteliformes multifocais, distrofia viteliforme juvenil (Best) e distrofia macular viteliforme do adulto não está totalmente definida, embora alguns casos de cada uma sejam associados a mutações nos mesmos genes.

Distrofia macular viteliforme do adulto

Quando depósitos simétricos de cor amarela que lembram a doença de Best desenvolvem-se na mácula de pessoas mais velhas, utiliza-se o termo *distrofia macular (foveomacular) viteliforme do adulto*. Ao contrário da doença de Best juvenil, as lesões foveais geralmente são menores. Existe uma heterogeneidade genética que inclui mutações nos genes $PRPH_2$, $IMPG_2$ ou $BEST_1$. As lesões maculares viteliformes podem ser observadas também em uma ampla variedade de outras condições, inclusive maculopatia viteliforme polimorfa exsudativa idiopática aguda e lesão aguda por *laser*. Essa aparência pode ocorrer em decorrência de drusas da lâmina basal, pseudodrusas reticulares e tração vitreomacular crônica. A distrofia macular viteliforme do adulto pode também ser agrupada no espectro fenotípico da distrofia padrão (ver a seguir).

- **Sintomas**: em geral, a condição é descoberta por acaso, mas pode manifestar-se ao final da meia-idade ou em uma idade avançada com redução da visão central. A visão geralmente é reduzida em uma ou mais linhas por ocasião da manifestação, com uma leve deterioração subsequentemente. O prognóstico varia caso a caso
- **Sinais**: observa-se um depósito subfoveal amarelado redondo ou oval e ligeiramente elevado (Figura 15.26 A), em geral menor do que as lesões da doença de Best, em um ou em ambos os olhos. Pode haver pigmentação central e presença de diversas drusas associadas em alguns casos. O material pode persistir, absorver ou romper-se, dispersando-se em uma fase terminal, deixando uma atrofia com um grau de gravidade muito variável. Segue-se, eventualmente, à NVC
- **Investigação**
  - OCT mostra um material hiper-refletivo associado ao EPR, semelhante à doença de Best (Figura 15.26 D; ver Figura 15.24 E)
  - FAF mostra uma intensa hiperautofluorescência correspondente ao material depositado, que quase sempre é muito mais evidente do que no exame clínico. Na possível presença de atrofia subsequente, há hipoautofluorescência
  - AF praticamente nunca é necessária, mas pode ocasionalmente ser útil para mostrar a ausência de neovascularização. Na distrofia macular viteliforme do adulto, a AF mostra hipofluorescência central circundada por um pequeno anel irregular hiperfluorescente. Nas fases terminais, toda a lesão apresenta hiperfluorescência (Figura 15.26 B e C).

Capítulo 15 • Distrofias Hereditárias do Fundo de Olho | 611

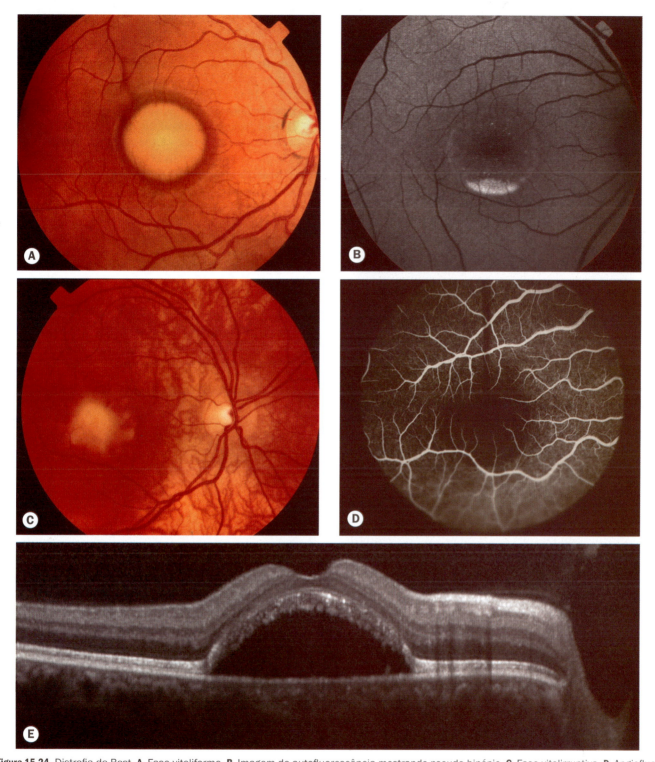

Figura 15.24 Distrofia de Best. **A.** Fase viteliforme. **B.** Imagem de autofluorescência mostrando pseudo-hipópio. **C.** Fase vitelirruptiva. **D.** Angiofluoresceinografia mostrando hipofluorescência central. **E.** Tomografia de coerência óptica do olho da imagem (B) na fase viteliforme, mostrando componente hiporrefletivo sub-retiniano. (*Cortesia de P Issa – Figuras B e E.*)

Distrofia padrão do epitélio pigmentar retiniano

A distrofia padrão do EPR abrange vários aspectos clínicos associados ao acúmulo de lipofuscina no nível do EPR que se manifestam com depósitos amarelados, esbranquiçados, acinzentados ou pigmentados na mácula com diversas aparências. O sintoma mais comum é a acuidade visual reduzida ou metamorfopsia leve no início da vida adulta ou mais tarde, mas muitos são assintomáticos. As entidades descritas foram associadas a vários genes e diferentes modos de hereditariedade. ERG pode exibir respostas normais ou reduzidas. Acredita-se que as diferentes aparências clínicas, em muitos casos, representem uma expressão variável de uma mutação no gene *PR-PH₂*. Outros genes e condições podem dar origem a uma aparência semelhante, possivelmente ocorrendo uma aparência distrófica padrão em resposta a uma série de estímulos patogênicos.

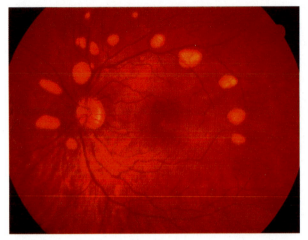

Figura 15.25 Lesões viteliformes multifocais sem doença de Best. (*Cortesia de C Barry*.)

- **Em forma de borboleta**: pigmentação amarelada e de melanina da fóvea, em geral em conformação radial ou em asa de borboleta (Figura 15.27 A). Pode haver associação de manchas semelhantes a drusas ou doença de Stargardt com qualquer distrofia padrão (Figura 15.27 B). AF mostra uma área de hipofluorescência central e radiante circundada por hiperfluorescência (Figura 15.27 C)
- **Reticular (Sjögren)**: rede de linhas pigmentadas no polo posterior
- **Distrofia padrão multifocal simulando FFM**: múltiplas lesões amarelas e irregulares amplamente espalhadas como àquelas observadas no FFM (Figura 15.28 A). AF revela hiperfluorescência das manchas. Coroide não silenciosa (Figura 15.28 B)
- **Macrorreticular (aracniforme)**: observam-se inicialmente grânulos de pigmento na fóvea. Desenvolve-se uma pigmentação reticular que se espalha para a periferia (Figura 15.29)
- **Viteliforme do adulto** – ver anteriormente
- O *fundus pulverulentus* é extremamente raro. Desenvolve-se uma pigmentação macular moteada.

Distrofia macular Carolina do Norte

A distrofia macular Carolina do Norte é uma condição rara não progressiva inicialmente descrita em famílias moradoras das montanhas

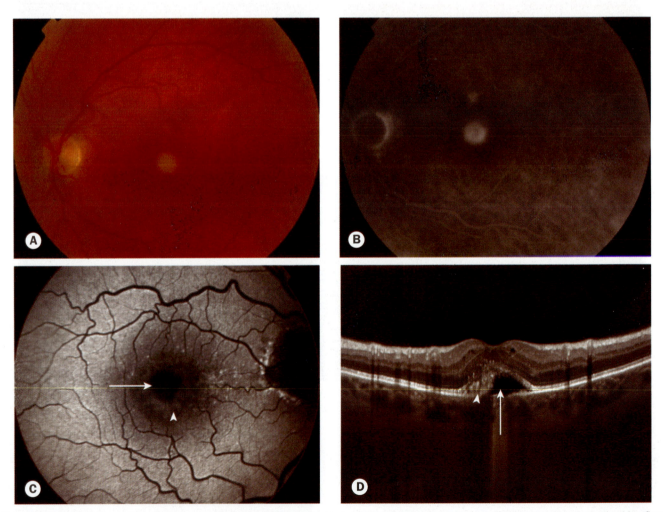

Figura 15.26 A. Distrofia macular viteliforme manifestada na vida adulta (monogênica). **B.** Angiofluoresceinografia mostrando a respectiva hiperfluorescência. **C.** Autofluorescência do fundo de olho de outro paciente mostrando lesão viteliforme na região inferior da mácula (*ponta de seta*) e atrofia do epitélio pigmentado da retina (*seta*). **D.** OCT mostrando atrofia do epitélio pigmentado da retina (*seta*) e material sub-retiniano (*ponta de seta*).

Capítulo 15 • Distrofias Hereditárias do Fundo de Olho

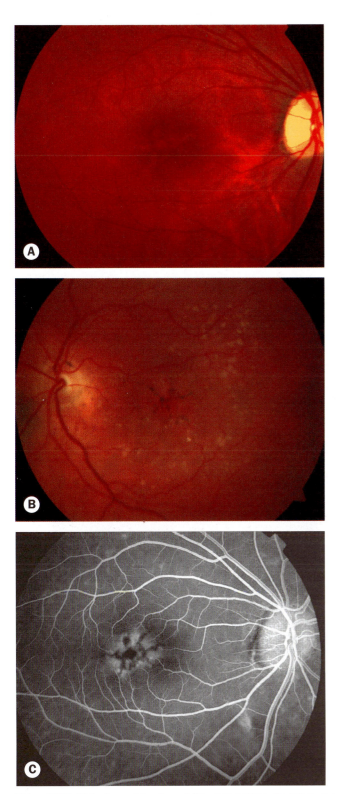

Figura 15.27 Distrofia padrão do epitélio pigmentado da retina em asa de borboleta. **A.** Raios de material amarelado e pigmentos irradiando-se da fovéola. **B.** Associados a manchas. **C.** Angiofluoresceinografia do olho da imagem **(A)** mostrando hipofluorescência central em padrão radial com hiperfluorescência circundante. (*Cortesia de Moorfields Eye Hospital – Figuras A e C.*)

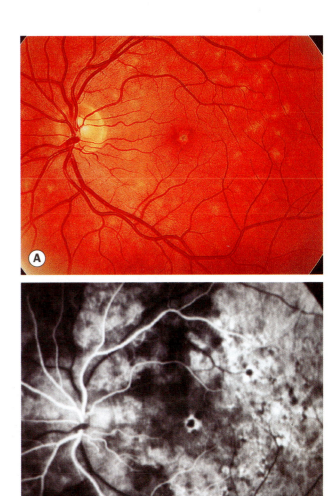

Figura 15.28 A. Distrofia em padrão multifocal simulando *fundus flavimaculatus*. **B.** Angiofluoresceinografia mostrando hiperfluorescência, mas a coroide não está escura. (*Cortesia de S Milewski.*)

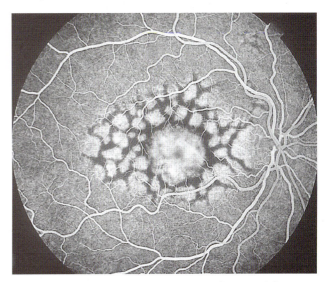

Figura 15.29 Angiofluoresceinografia da distrofia em padrão macrorreticular. (*Cortesia de RF Spaide, de* Diseases of the Retina and Vitreous, *WB Saunders 1999.*)

da Carolina do Norte e, subsequentemente, em muitas famílias sem laços de parentesco em outras partes do mundo. A hereditariedade é AD, com penetrância completa, mas expressividade altamente variável.

- O **grau 1** caracteriza-se por depósitos periféricos maculares branco-amarelados semelhantes a drusas (Figura 15.30 A) que se desenvolvem no decorrer da primeira década de vida, mas podem permanecer assintomáticos durante toda a existência do indivíduo
- O **grau 2** caracteriza-se por depósitos maculares confluentes e profundos (Figura 15.30 B). O prognóstico visual a longo prazo é reservado, uma vez que alguns pacientes desenvolvem maculopatia neovascular (Figura 15.30 C) e cicatriz sub-retiniana
- O **grau 3** caracteriza-se por lesões maculares atróficas semelhantes a colobomas (Figura 15.30 D) associadas a um comprometimento variável da acuidade visual.

Drusas familiares dominantes

Acredita-se que as drusas familiares dominantes (coroidite em favo de mel de Doyne, *malatia leventinese*) representam uma variante da degeneração macular relacionada com a idade que se manifesta precocemente. A hereditariedade é AD com expressividade variável: as mutações no gene *EFEMP₁* são as responsáveis. Na segunda década de vida, surgem drusas assintomáticas branco-amareladas radialmente orientadas que podem envolver a margem do disco óptico e estender-se nasalmente ao disco (Figura 15.31 A). Com a idade, as lesões tornam-se cada vez mais densas e adquirem um padrão em favo de mel (Figura 15.31 B). É possível ocorrer sintomas visuais na quarta ou quinta década de vida por degeneração do EPR, atrofia geográfica ou, ocasionalmente, NVC. O ERG é normal, mas o EOG é subnormal em pacientes com doença avançada.

Distrofia pseudoinflamatória de Sorsby

Distrofia macular pseudoinflamatória (hemorrágica hereditária) de Sorsby é um distúrbio raro que resulta na perda bilateral da visão, normalmente ao final da meia-idade. A hereditariedade é AD com penetrância completa, mas com expressividade variável; variação alélica no gene *TIMP₃* é a responsável. A manifestação precoce pode

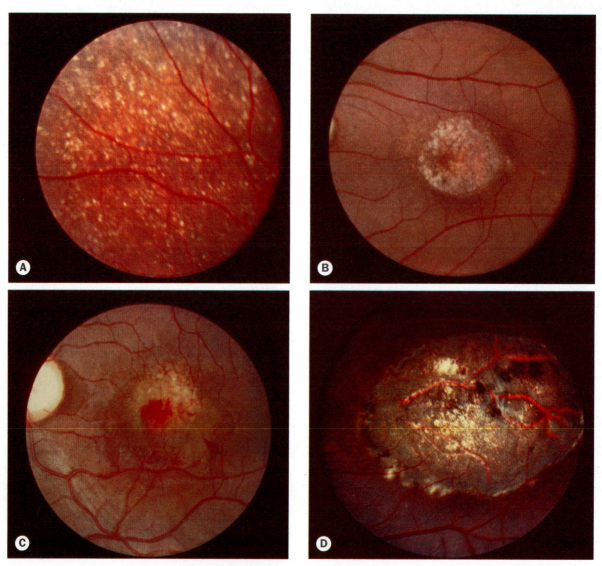

Figura 15.30 Distrofia macular Carolina do Norte. **A.** Manchas periféricas. **A.** Manchas maculares confluentes. **C.** Maculopatia neovascular precoce. **D.** Lesão macular semelhante a coloboma. (*Cortesia de P Morse.*)

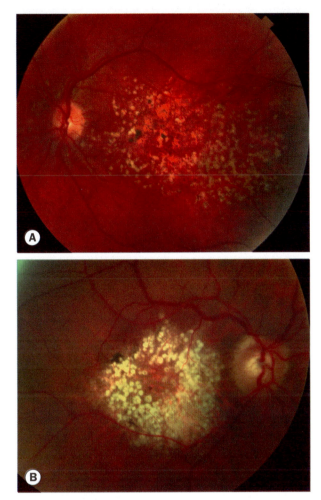

Figura 15.31 Drusas familiares dominantes. **A.** Lesões radiais típicas estendendo-se nasalmente em relação ao disco óptico. **B.** Drusas de alta densidade com degeneração do EPR. (*Cortesia de S Chen.*)

ocorrer na terceira década de vida com nictalopia, quando é possível observar depósitos branco-amarelados confluentes, semelhantes a drusas, ao longo das arcadas, nasalmente ao disco e na média periferia (Figura 15.32 A), ou na quinta década com súbita perda visual em razão da maculopatia exsudativa decorrente de NVC (Figura 15.32 B) e cicatriz sub-retiniana (Figura 15.32 C). Quando as drusas precocemente manifestadas estão associadas à NVC no jovem adulto, deve-se considerar esse diagnóstico. Atrofia coriorretiniana periférica ocorre até a sétima década de vida e resulta na perda da visão deambulatória. O ERG é inicialmente normal, mas pode ser subnormal na doença em estágio avançado.

Distrofia macular anular concêntrica

O prognóstico é bom na maioria dos casos (benignos) de distrofia macular anular concêntrica, um distúrbio AD, embora uma minoria dos pacientes desenvolva perda progressiva da acuidade visual e nictalopia. A manifestação ocorre na idade adulta, com um leve comprometimento da visão central. A maculopatia em alvo está associada a uma leve atenuação vascular, mas com um disco óptico normal. O teste de campo visual exibe a presença de escotoma em forma de anel paracentral. AF mostra um defeito anular em janela do EPR.

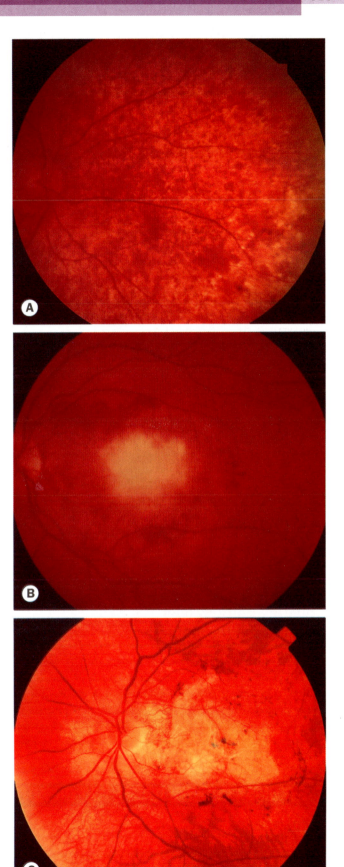

Figura 15.32 Distrofia macular pseudoinflamatória de Sorsby. **A.** Manchas confluentes nasalmente em relação ao disco óptico. **B.** Maculopatia exsudativa. **C.** Cicatrização na doença em estágio terminal. (*Cortesia de Moorfields Eye Hospital – Figura B.*)

Distrofia areolar central da coroide

A distrofia areolar central da coroide, também denominada esclerose central da coroide, é uma condição geneticamente heterogênea (os tipos 1 a 3 estão descritos), mas tipicamente AD, que se manifesta na terceira ou quarta década de vida com comprometimento gradativo da visão central. A granularidade foveal inespecífica progride para uma atrofia bem circunscrita do EPR e perda da coriocapilar (Figura 15.33 A) e, subsequentemente, atrofia geográfica que se expande lentamente, com proeminência dos grandes vasos da coroide (Figura 15.33 B e C). O prognóstico é pobre.

Edema macular cistoide dominante

O EMC bilateral (AD) geralmente se manifesta na adolescência com comprometimento gradativo da visão central. O tratamento é ineficaz e, inevitavelmente, ocorre atrofia geográfica.

Síndrome de Sjögren-Larsson

A síndrome de Sjögren-Larsson (AR) é um distúrbio neurocutâneo decorrente de defeito da atividade enzimática (aldeído graxo desidrogenase), e caracteriza-se por ictiose congênita e problemas neurológicos. Manifesta-se nos primeiros 2 anos de vida com fotofobia e baixa visão, e produção de depósitos de cristais brilhantes branco-amarelados na mácula (Figura 15.34). O teste do potencial evocado visual é anormal, podendo ocorrer também retinopatia pigmentar (50%), catarata e microftalmia colobomatosa.

Distrofia da membrana limitante interna familiar

A manifestação dessa condição AD pode ocorrer na meia-idade com visão central reduzida. Evidencia-se uma superfície retiniana interna brilhante no polo posterior (Figura 15.35). O prognóstico é pobre.

Diabetes e surdez com hereditariedade materna

Diabetes e surdez com hereditariedade materna (MIDD, *maternally inherited diabetes and deafness*) constituem cerca de 1% dos casos de diabetes, com herança pelo DNA mitocondrial. A maioria dos pacientes progride para alterações maculares distróficas progressivas (Figura 15.36), mas a visão normalmente não é afetada. Alguns pacientes apresentam outros achados oculares, como retinopatia pigmentar e ptose.

DISTROFIAS GENERALIZADAS DA COROIDE

Coroideremia

A coroideremia (distrofia tapetocoroidal) é uma degeneração difusa progressiva da coroide, do EPR e dos fotorreceptores. A herança é do tipo recessiva ligada ao X (XLR). Entretanto, é importante identificar as mulheres carreadoras, uma vez que 50% de seus filhos desenvolverão coroideremia e 50% de suas filhas serão carreadoras. O prognóstico é muito baixo. Embora a maioria dos pacientes conserve a visão

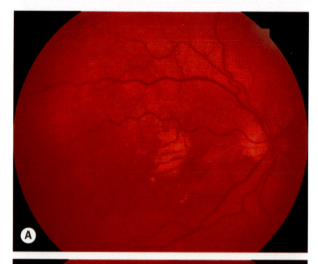
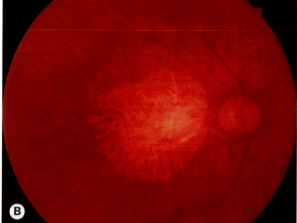
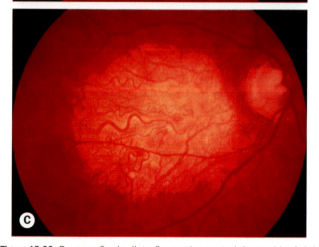

Figura 15.33 Progressão da distrofia areolar central da coroide. **A.** Inicial. **B.** Intermediária. **C.** Em estágio terminal.

útil até a sexta década de vida, com subsequente perda visual grave. O gene responsável é o *CHM*; uma deleção genética contígua ampliada pode levar à surdez e à deficiência mental

- **Sintomas:** nictalopia, geralmente com início na adolescência, é seguida alguns anos depois por redução da visão central e periférica. Doença clinicamente problemática acomete quase exclusivamente os homens, mas, se presente nas mulheres, uma série de mecanismos genéticos pode ser implicada

Capítulo 15 • Distrofias Hereditárias do Fundo de Olho   617

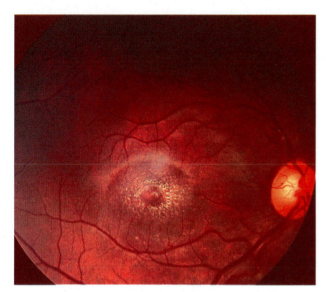

Figura 15.34 Cristais maculares na síndrome de Sjögren-Larsson (*Cortesia de D Taylor and C S Hoyt, de* Pediatric Ophthalmology and Strabismus*, Elsevier Saunders 2005*.)

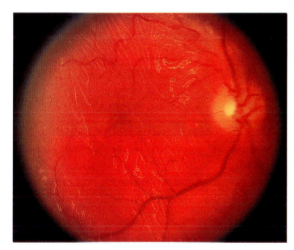

Figura 15.35 Distrofia da membrana limitante interna familiar. (*Cortesia de J Donald M Gass, de* Stereoscopic Atlas of Macular Diseases*, Mosby 1997*.)

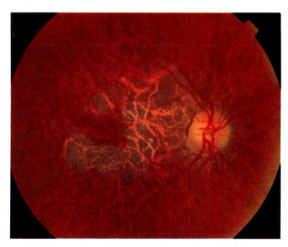

Figura 15.36 Alterações maculares na presença de diabetes e surdez de herança materna. (*Cortesia de S Chen*.)

- **Sinais**
    - Mulheres carreadoras apresentam atrofia periférica leve e irregular do EPR e moteamento (Figura 15.37 A). A acuidade visual, os campos visuais e o ERG geralmente apresentam-se normais
    - Homens apresentam inicialmente anomalias na média periferia do EPR que podem, em um exame corriqueiro, assemelhar-se à RP. Com o tempo, a atrofia do EPR e da coroide espalha-se para as regiões periférica e central (Figura 15.37 B). A aparência no estágio final da doença consiste em vasos coroidais isolados sobre a esclera desnuda, atenuação vascular da retina e atrofia óptica. Ao contrário das distrofias primárias da retina, a fóvea é poupada por algum tempo
- **Investigação**
    - A autofluorescência demonstra preservação à fóvea com um padrão pontilhado característico de autofluorescência (Figura 15.37 C)
    - ERG: o escotópico é indetectável; o fotópico apresenta-se gravemente subnormal
    - AF mostra o preenchimento dos vasos da retina e dos grandes vasos da coroide, mas não da coriocapilar. A fóvea intacta é hipofluorescente e circundada por hiperfluorescência devido a um extenso defeito em janela (Figura 15.37 D)
    - A AIV demonstra perda coriorretiniana com preservação dos grandes vasos da coroide (Figura 15.37 E)
- **Tratamento**: os ensaios clínicos iniciais da terapia genética específica para coroideremia com a introdução de cópias funcionais do gene defeituoso no olho estão produzindo resultados promissores.

Atrofia girata

Atrofia girata (AR) é causada por uma mutação no gene (*OAT*) localizado no cromossomo 10 que codifica a principal enzima de degradação da ornitina, a ornitina aminotransferase. A deficiência da enzima resulta em elevados níveis de ornitina no plasma, na urina, no líquido cefalorraquidiano e no humor aquoso. O prognóstico para a visão geralmente é baixo, com cegueira legal, que ocorre por volta dos 50 anos em decorrência de atrofia geográfica.

- **Sintomas**: miopia e nictalopia na adolescência, com subsequente piora gradativa da visão
- **Sinais**
    - Observa-se a presença de manchas despigmentadas na média periferia associadas a moteamento pigmentar difuso nos casos assintomáticos
    - Desenvolvimento de áreas circulares ou ovais nitidamente demarcadas de atrofia coriorretiniana, as quais podem estar associadas a uma série de cristais brilhantes no polo posterior (Figura 15.38 A)
    - Coalescência de áreas atróficas e disseminação gradativa central e periférica (Figura 15.38 B)
    - A fóvea é poupada por algum tempo (Figura 15.38 C)
    - Atenuação extrema dos vasos sanguíneos da retina
    - A degeneração vítrea e a catarata precoce são comuns, podendo ocorrer também EMC e MER
- **Investigação**
    - O diagnóstico clínico pode ser confirmado pela medida dos níveis de ornitina no soro

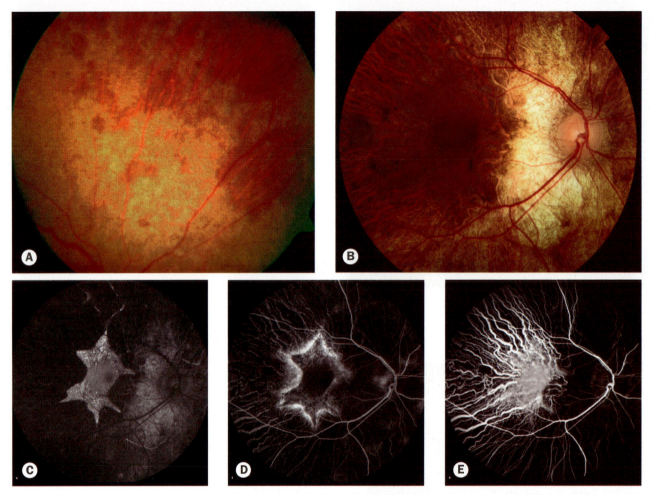

Figura 15.37 Coroideremia. **A.** Mulher carreadora. **B.** Doença avançada. **C.** Autofluorescência do paciente da imagem **(B)**. **D.** Angiofluoresceinografia do paciente da imagem **(B)**. **E.** Angiografia com indocianina verde do paciente da imagem **(B)**.

- ○ AF mostra a nítida demarcação entre as áreas de atrofia da coroide e a coriocapilar normal
- ○ O ERG é subnormal no estágio inicial da doença e mais tarde se extingue
- **Tratamento**: existem dois tipos clinicamente diferentes de atrofia girata com base na resposta à piridoxina (vitamina B$_6$), que pode normalizar os níveis de ornitina no plasma e na urina. Pacientes que respondem à vitamina B$_6$ geralmente apresentam um curso clínico menos grave e de progressão mais lenta do que aqueles que não respondem à vitamina. A redução dos níveis de ornitina com uma dieta com restrição de arginina também é benéfica.

Atrofia coriorretiniana bifocal progressiva

Na atrofia coriorretiniana bifocal progressiva (AD), há uma sobreposição da região do gene implicado com aquela responsável pela distrofia macular Carolina do Norte, mas acredita-se que as duas condições sejam atribuídas a diferentes mutações. Dois focos de atrofia coriorretiniana desenvolvem-se nas posições temporal e nasal em relação ao disco óptico, com inevitável envolvimento macular (Figura 15.39). Nistagmo, miopia e descolamento de retina (DR) são possíveis ocorrências.

VITREORRETINOPATIAS HEREDITÁRIAS

Retinosquise juvenil ligada ao cromossomo X

Introdução

A retinosquise juvenil caracteriza-se por maculopatia bilateral, com retinosquise periférica em 50% dos casos. O efeito básico é mediado pelas células de Müller e resulta na separação da camada de fibras nervosas da retina do restante da retina sensorial, ao contrário da retinosquise adquirida (senil), na qual a separação ocorre na camada plexiforme externa. A herança é XLR, com o gene implicado na maioria dos casos designado *RS$_1$* (gene associado à retinosquise). O prognóstico geralmente é baixo em razão da maculopatia progressiva. A acuidade visual deteriora-se durante as duas primeiras décadas de vida, mas pode permanecer razoavelmente estável até a quinta ou sexta década antes de continuar se deteriorando.

Diagnóstico

- **Sintomas**: normalmente se manifesta em meninos entre as idades de 5 e 10 anos com dificuldade para ler. Com menos frequência, ocorre estrabismo ou nistagmo associado à retinosquise periférica avançada e hemorragia vítrea na infância. Mulheres carreadoras em geral são assintomáticas

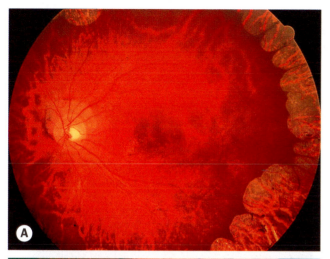

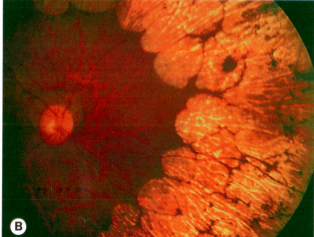

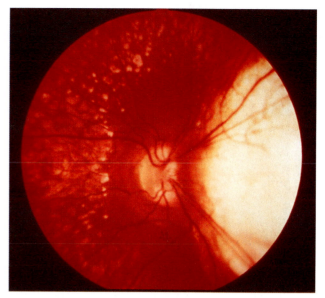

Figura 15.39 Atrofia coriorretiniana bifocal progressiva. (*Cortesia de Moorfields Eye Hospital.*)

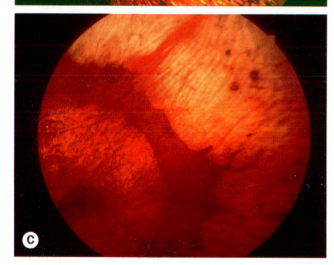

Figura 15.38 Atrofia girata. **A.** Doença em estágio inicial. **B.** Doença avançada. **C.** Doença em estágio terminal com preservação da fóvea.

- **Sinais**
  - O sinal mais comum é a esquise foveal, que se apresenta com estrias em padrão radial, as quais se irradiam a partir da fovéola, associadas a alterações cistoides (Figura 15.40 A). Com o tempo, as estrias tornam-se menos evidentes, deixando um reflexo foveal diminuído
  - É possível observar pontos esbranquiçados semelhantes a drusas e alteração pigmentar. A mácula ocasionalmente se apresenta normal
  - A esquise periférica envolve predominantemente o quadrante inferotemporal e não se estende, mas talvez ocorram alterações secundárias. A camada interna, que consiste somente na membrana limitante interna e na camada de fibras nervosas da retina, pode desenvolver defeitos em formato oval (Figura 15.40 B) e, em casos extremos, os defeitos se coalescem, deixando somente os vasos sanguíneos da retina flutuando no vítreo ("véus vítreos") (Figura 15.40 C). A presença de figuras dendríticas periféricas prateadas (Figura 15.40 D), embainhamento vascular e alterações pigmentares são comuns, e é possível observar manchas na retina e deslocamento nasal dos vasos retinianos
  - Complicações incluem hemorragia vítrea e intraesquise, neovascularização, exsudação sub-retiniana e, raramente, descolamento regmatogênico ou tracional de retina e ruptura traumática da esquise foveal (Figura 15.41)
- **Investigação**
  - Autofluorescência mostra uma anormalidade macular variável, inclusive padrões radiais e hipoautofluorescência central circundada por hiperfluorescência
  - OCT é útil para documentar a progressão da maculopatia. Em geral, há presença de espaços císticos nas camadas nuclear interna e plexiforme externa (Figura 15.42 A e B), mas a fóvea pode simplesmente parecer desorganizada
  - ERG normal em olhos com maculopatia isolada. Olhos com esquise periférica demonstram uma redução seletiva característica na amplitude da onda b, em comparação com a onda a no teste escotópico e fotópico (Figura 15.42 C)
  - O EOG é normal em olhos com maculopatia isolada, mas subnormal em olhos com lesões periféricas avançadas
  - AF da maculopatia pode demonstrar leves defeitos em janela, mas não extravasamentos, ao contrário do EMC.

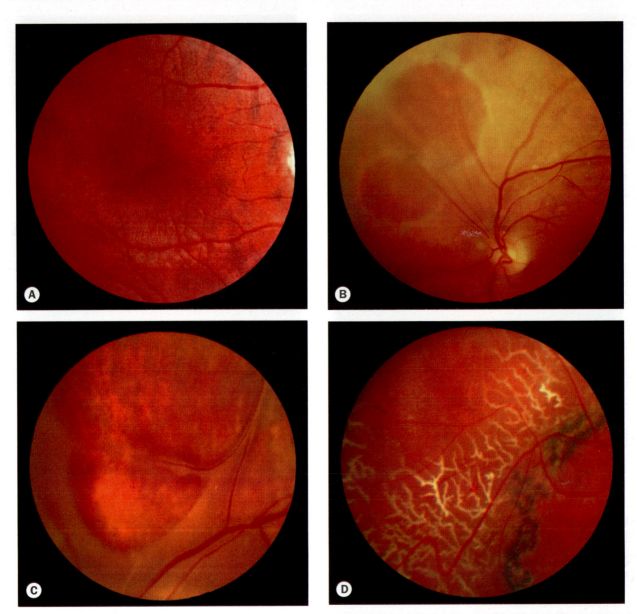

Figura 15.40 Retinosquise juvenil. **A.** Maculopatia em padrão "roda de bicicleta". **B.** Defeitos grandes, geralmente ovais, nas camadas internas. **C.** "Véus vítreos". **D.** Lesões dendríticas periféricas. (*Cortesia de C Barry – Figura C; Moorfields Eye Hospital – Figura D.*)

Tratamento

- **Inibidor de anidrase carbônica tópico ou oral** (p. ex., dorzolamida, 3 vezes/dia) pode reduzir a espessura da fóvea e melhorar a acuidade visual em alguns pacientes
- **Vitrectomia**: pode ser necessária para o reparo de hemorragia vítrea ou DR, mas constitui um desafio técnico. Como as cavidades da retinosquise não são progressivas, não se realiza cirurgia apenas para aplaná-las
- **Terapia genética**: em fase de pesquisa; tem o objetivo de restaurar a função normal da anormalidade proteica subjacente à retinosquise.

Síndrome de Stickler

Síndrome de Stickler (artro-oftalmopatia hereditária) é um distúrbio geneticamente heterogêneo do tecido conjuntivo do colágeno.

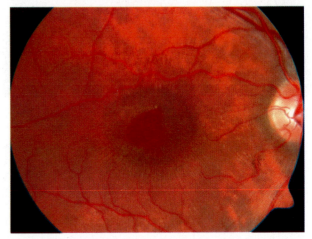

Figura 15.41 Buraco traumático na esquise macular. (*Cortesia de K Slowinski.*)

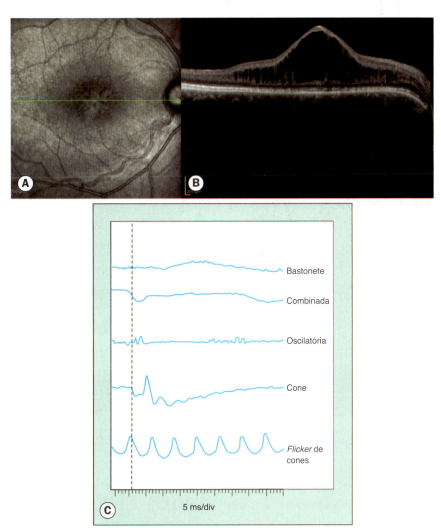

Figura 15.42 A e **B.** Investigação na retinosquise ligada ao X. Tomografia de coerência óptica mostrando esquise macular. **C.** Eletrorretinograma mostrando a redução seletiva da amplitude da onda b na resposta combinada (eletronegativa) (*Cortesia de P Issa – Figuras A e B.*)

A hereditariedade é AD (STL$_1$–STL$_3$) ou AR (STL$_4$ e STL$_5$) com penetrância completa, mas expressividade variável. Síndrome de Stickler é a causa hereditária mais comum de DR em crianças. Em geral, o prognóstico é baixo, mas pode melhorar com elevados padrões de cuidados.

- **Síndrome de Stickler tipo I** (**STL$_1$ – tipo vítreo membranoso**) é a forma mais comum e é resultante de mutações no gene *COL$_2$A$_1$*, que codifica o procolágeno tipo 2. Os achados oculares e sistêmicos clássicos estão presentes, como originalmente descrito por Stickler. Existe também uma forma exclusiva ou predominantemente ocular (não sindrômica) de STL$_1$
- **STL$_2$** (**tipo vítreo perolado**) é causado por mutações no gene *COL$_{11}$A$_1$*. Os pacientes apresentam alto grau de miopia congênita não progressiva, surdez neurossensorial e outras características da síndrome de Stickler tipo 1
- **STL$_3$** (**tipo não ocular**) é atribuído a mutações no gene *COL$_{11}$A$_2$*. Os indivíduos afetados apresentam achados sistêmicos típicos, mas sem manifestações oculares
- **STL$_4$ e STL$_5$** (**tipos AR**) são extremamente raros.

Os achados sistêmicos incluem hipoplasia do terço médio da face (Figura 15.43 A), achados do tipo síndrome de Pierre-Robin (micrognatia, fenda palatina; Figura 15.43 B) e glossoptose – deslocamento da língua para trás), úvula bífida, displasia espondiloepifiseal leve, hipermobilidade articular e osteoartrite precoce. Surdez pode ser neurossensorial ou causada por otite média recorrente.

Diagnóstico

Os três achados oculares característicos são alta miopia, degeneração vitreorretiniana, com uma taxa de incidência de DR extremamente alta, e catarata.

- **Sinais**
  - No STL$_1$, os pacientes apresentam vítreo opticamente vazio, membrana retrolenticular e membranas equatoriais circunferenciais que se estendem um pouco para o interior da cavidade vítrea (Figura 15.44 A e B)
  - Em pacientes com STL$_2$, o vítreo apresenta uma aparência fibrilar e perolada
  - Degeneração radial do tipo *lattice* associada à hiperplasia do EPR, ao embainhamento e à esclerose vascular
  - DR ocorre em aproximadamente 50% dos casos na primeira década de vida, em geral resultante de múltiplas rupturas ou ruptura gigante que pode envolver ambos os olhos (Figura 15.44 C)

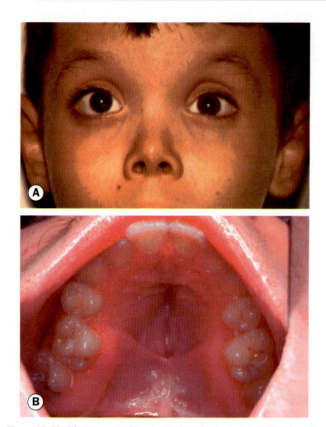

Figura 15.43 Síndrome de Stickler. **A.** Aparência facial. **B.** Fenda palatina e palato alto e arqueado. (*Cortesia de K Nischal – Figura B.*)

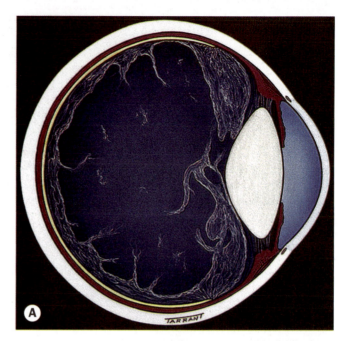

- Catarata pré-senil, caracterizada por opacidades lamelares ou pontilhadas corticais, periféricas, e frequentemente não progressivas em formato de cunha, é comum
- Pode ocorrer ectopia *lentis*, mas não é comum
- Glaucoma (5 a 10%) é associado à anomalia angular congênita.

Tratamento

- Tratamento profilático com *laser* 360° ou crioterapia pode reduzir a incidência de DR. O acompanhamento regular com tratamento profilático de rupturas retinianas é essencial. Seguimento a longo prazo de qualquer paciente é imperativo
- O reparo do DR é desafiador, e a vitrectomia geralmente é indicada. A vitreorretinopatia proliferativa é uma complicação particularmente comum, podendo ocorrer redescolamento
- A catarata, na síndrome de Stickler, geralmente não implica consequências visuais, em especial quando precoce. Se a cirurgia for necessária, deve-se conduzir uma cuidadosa avaliação pré-operatória com tratamento das rupturas de retina. Perda vítrea e descolamento de retina pós-operatório são relativamente comuns
- Tratamento de glaucoma pode ser necessário. Se manifestado precocemente e, presumivelmente, relacionado com anomalia angular, o tratamento em geral é semelhante ao de glaucoma congênito (ver Capítulo 11).

Síndrome de Wagner

A síndrome de Wagner (vitreorretinopatia relacionada ao gene *VCAN*) é uma condição rara com alguns achados em comum com a síndrome

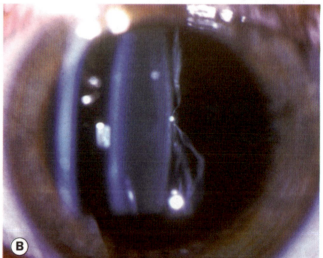

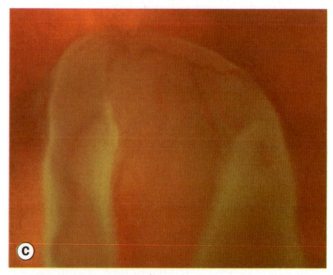

Figura 15.44 Síndrome de Stickler. **A.** Aparência vítrea. **B.** Aparência na lâmpada de fenda na doença do tipo 1. **C.** Ruptura gigante 360° com descolamento de retina.

de Stickler, mas sem qualquer relação com anomalias sistêmicas. Hoje sabe-se que a vitreorretinopatia erosiva é o mesmo distúrbio. A hereditariedade é AD e as mutações no gene *VCAN* podem ser as responsáveis. A gravidade é variável, com até 50% dos pacientes desenvolvendo DR geralmente antes dos 15 anos de idade.

- **Sinais**
  ◦ Os pacientes tendem a apresentar miopia de grau baixo a moderado
  ◦ O principal achado anormal é uma cavidade vítrea opticamente vazia (Figura 15.45 A) destituída de elementos estruturais, provavelmente resultando no suporte (*scaffolding*) reduzido para a retina
  ◦ Vasculatura periférica da retina deficiente
  ◦ Filamentos e membranas avasculares branco-acinzentados estendem-se para dentro da cavidade vítrea, podendo haver uma condensação circunferencial do vítreo, em forma de crista, na periferia da retina (ou anterior à periferia) (Figura 15.45 B)
  ◦ Ocorrem alterações na periferia da retina, incluindo atrofia coriorretiniana progressiva (Figura 15.45 C), e a nictalopia geralmente é problemática. Campos visuais se constringem gradativamente
  ◦ Catarata é comum em adultos mais jovens, podendo progredir para glaucoma
- **Investigação**: AF mostra a não perfusão resultante da perda da coriocapilar (Figura 15.45 D). ERG pode inicialmente ser normal, porém, mais tarde, demonstra uma redução das amplitudes da fase escotópica da onda b e perda difusa de cones e bastonetes
- **Tratamento**: rupturas e DR são tratados à medida que ocorrem, mas a profilaxia extensa deve ser evitada.

Vitreorretinopatia exsudativa familiar

Vitreorretinopatia exsudativa familiar (síndrome de Criswick-Schepens) é uma condição lentamente progressiva caracterizada pela insuficiência de vascularização da periferia temporal da retina, semelhante àquela observada na retinopatia da prematuridade. A hereditariedade é AD e, em raros casos, XLR ou AR, com alta penetrância e expressividade variável; quatro genes em uma via comum foram implicados. A condição se manifesta na infância e o prognóstico geralmente é baixo, sobretudo no caso de manifestação inicial agressiva.

- **Sinais**
  ◦ Alta miopia pode estar presente

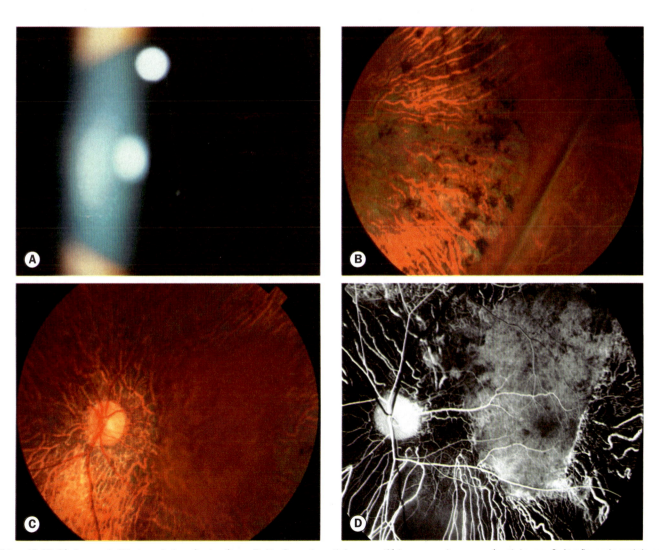

Figura 15.45 Síndrome de Wagner. **A.** Aparência vítrea. **B.** Atrofia coriorretiniana periférica e membranas pré-retinianas. **C.** Atrofia coriorretiniana progressiva. **D.** Angiofluoresceinografia mostrando perda extensa da coriocapilar. (*Cortesia de E Messmer.*)

- Fase 1: avascularidade periférica. Há uma interrupção abrupta dos vasos retinianos no equador temporal. Degeneração vítrea e ligações vitreorretinianas periféricas estão associadas a áreas de "branco sem pressão". Pode haver retificação vascular (Figura 15.46 A)
- Fase 2: tortuosidade vascular periférica e telangiectasia evoluem para proliferação fibrovascular pré-retiniana (Figura 15.46 B), com ou sem exsudação sub-retiniana (Figura 15.46 C)
- Fase 3: descolamento tracional e/ou regmatogênico da retina com preservação macular, com ou sem exsudação
- Fases 4 e 5: DR com envolvimento da mácula (Figura 15.46 D) e total, respectivamente
- Possível ocorrência de hemorragia vítrea, catarata e glaucoma neovascular
• **Investigação**: AF de grande angular é de valor inestimável (Figura 15.47) para a confirmação do diagnóstico, garantindo a identificação precisa do alvo da ablação e dos casos assintomáticos com achados sutis
• **Tratamento**: familiares devem ser rastreados

- É necessário monitoramento vitalício
- Ablação com *laser* da retina avascular é recomendável, normalmente após a ocorrência de neovascularização
- Vitrectomia para o reparo de DR é desafiador, mas em geral bem-sucedido
- Tratamento com antiangiogênicos intravítreos pode ser útil como medida temporizadora.

Síndrome aumentada do cone S e síndrome de Goldmann-Favre

A retina humana tem três tipos de cones: com sensibilidade às ondas curtas (S), médias (M) e longas (L). A maioria das distrofias hereditárias da retina apresenta atenuação progressiva de bastonetes e de todas as classes de cones. Entretanto, a síndrome do cone S caracteriza-se pela hiperfunção dos cones S e pelo grave comprometimento dos cones M e L, com função indetectável. A síndrome de Goldmann-Favre representa uma variante grave. A hereditariedade é AR com expressividade variável. O gene implicado é o NR_2E_3, que codifica um

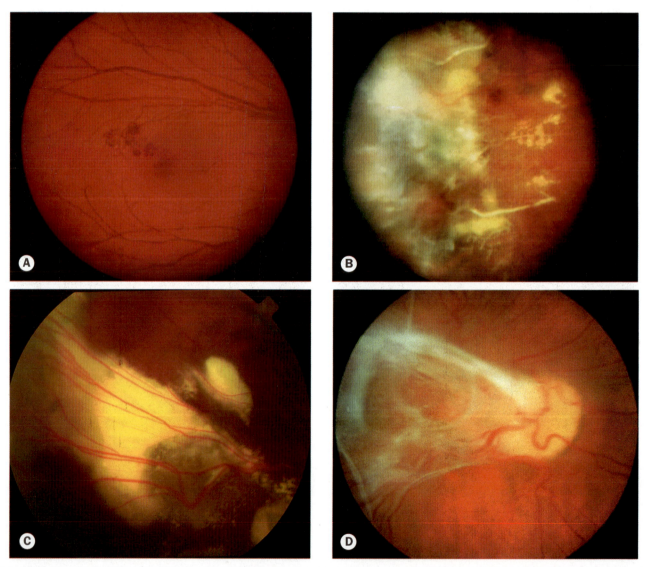

Figura 15.46 Vitreorretinopatia exsudativa familiar. **A.** Retificação dos vasos maculares e telangiectasia periférica. **B.** Proliferação fibrovascular. **C.** Exsudação sub-retiniana. **D.** "Arrasto" do disco óptico e da mácula, com descolamento tracional subjacente. (*Cortesia de C Hoyng – Figura C.*)

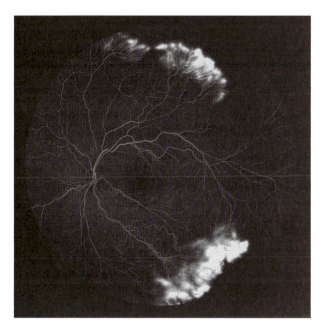

Figura 15.47 Angiofluoresceinografia de grande angular mostrando retificação vascular e terminação abrupta com extravasamento dos capilares na vitreorretinopatia exsudativa familiar.

fator de transcrição dependente de ligantes. A manifestação ocorre com nictalopia na infância e, às vezes, com hemeralopia (visão reduzida sob luminosidade intensa). Alterações pigmentares nas arcadas vasculares ou na média periferia podem estar associadas nos casos mais avançados a grupos redondos de pigmento (Figura 15.48 A). Alterações maculares podem incluir maculopatia cistoide (sem extravasamento de fluoresceína) e esquise (Figura 15.48 B), com possível degeneração vítrea e retinosquise periférica. O prognóstico para visão central e periférica é baixo em muitos pacientes, em especial ao final da meia-idade, e não há tratamento além das medidas de suporte.

Degeneração vitreorretiniana em flocos de neve

Condição rara, de herança AD (gene $KCNJ_{13}$), tem algumas semelhanças com a síndrome de Wagner. DR é menos comum e o prognóstico em geral é muito bom
- **Sinais** (Figura 15.49)
    - Estágio 1 mostra extensas áreas de "branco sem pressão" em pacientes geralmente abaixo de 15 anos
    - Estágio 2 exibe depósitos de cristais branco-amarelados semelhantes a flocos de neve em áreas de "branco com pressão" em pacientes com idade entre 15 e 25 anos
    - Estágio 3 manifesta-se com embainhamento vascular e pigmentação posterior à área de degeneração em flocos de neve em pacientes entre 25 e 50 anos
    - Estágio 4 caracteriza-se por condições como aumento da pigmentação, atenuação vascular extensa, áreas de atrofia coriorretiniana e flocos de neve menos proeminentes em pacientes acima de 60 anos. A mácula permanece normal
    - Outros possíveis achados incluem miopia baixa; degeneração fibrilar vítrea e liquefação; palidez do disco óptico (ou cabeça do nervo óptico); córnea *guttata*; DR e catarata precoce

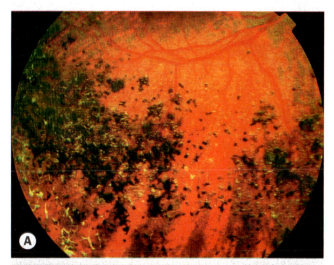

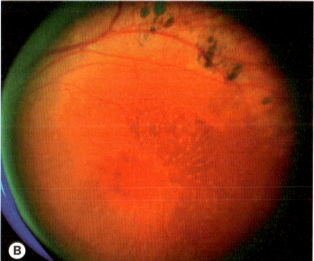

Figura 15.48 Síndrome aumentada do cone S e síndrome de Goldmann-Favre. **A.** Agrupamento intenso de pigmentos. **B.** Esquise macular e alterações pigmentares ao longo da arcada. (*Cortesia de D Taylor e CS Hoyt, de* Pediatric Ophthalmology and Strabismus, *Elsevier Saunders 2005 – Figura A; J Donald M Gass, de* Stereoscopic Atlas of Macular Diseases, *Mosby 1997 – Figura B.*)

- **Investigação**: ERG mostra uma baixa amplitude da fase escotópica da onda b.

Vitreorretinopatia neovascular inflamatória autossômica dominante

Distúrbio hereditário raro, mas interessante (gene $CAPN_5$), a vitreorretinopatia neovascular inflamatória autossômica dominante apresenta panuveíte, normalmente manifestada no início da idade adulta. O sintoma inicial é a presença de moscas volantes em razão da vitreíte, com desenvolvimento de fechamento vascular periférico com neovascularização periférica e do disco óptico, pigmentação do fundo de olho e membranas fibrocelulares epirretiniana e sub-retiniana. As complicações incluem hemorragia vítrea, descolamento tracional da retina, EMC, catarata e glaucoma neovascular. ERG mostra perda seletiva da amplitude da onda b. O prognóstico pode ser baixo. Fotocoagulação periférica da retina e cirurgia de vítreo podem ser necessárias.

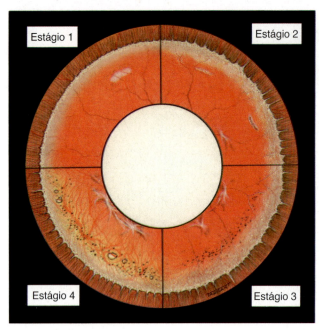

Figura 15.49 Degeneração em flocos de neve.

Vitreorretinocoroidopatia autossômica dominante

Vitreorretinocoroidopatia autossômica dominante (ADVIRC, *autosomal dominant vitreoretinochoroidopathy*) pode ser causada por mutações no gene *BEST₁*. A manifestação ocorre na vida adulta, se sintomática, mas a descoberta geralmente é casual. Há desenvolvimento de degeneração fibrilar e das células vítreas, com uma faixa circundante não progressiva ou lentamente progressiva de alteração pigmentar entre a *ora serrata* e o equador, com uma discreta borda posterior. Dentro da faixa, pode haver atenuação arteriolar, neovascularização, opacidades puntiformes esbranquiçadas e, mais tarde, atrofia coriorretiniana. Complicações não são comuns, mas podem incluir EMC, hemorragia vítrea e catarata. Presença de microcórnea e nanoftalmia foi relatada em alguns pacientes. ERG de campo total apresenta-se subnormal somente em pacientes idosos. Prognóstico bom.

Displasia de Kniest

A displasia de Kniest normalmente é causada por um defeito no gene do colágeno tipo II, COL_2A_1, também envolvido na síndrome de Stickler tipo 1. A hereditariedade pode ser AD, mas a maioria dos casos representa uma mutação nova. Ocorrência de alta miopia, degeneração vítrea, DR e ectopia *lentis* é possível. Os achados sistêmicos podem incluir baixa estatura, face arredondada e artropatia.

ALBINISMO

Introdução

O albinismo constitui um grupo heterogêneo e geneticamente determinado de distúrbios de síntese da melanina nos quais um dos olhos (albinismo ocular) ou ambos os olhos, a pele e o cabelo (albinismo oculocutâneo) seriam afetados. O albinismo oculocutâneo pode ser tirosinase-positivo ou tirosinase-negativo. Acredita-se que as diferentes mutações ajam por uma via comum que envolve a síntese reduzida da melanina no olho durante o desenvolvimento. Avalia-se a atividade da tirosinase com o teste de incubação do bulbo capilar, que é confiável somente após os 5 anos de idade. Pacientes com albinismo oculocutâneo, e provavelmente ocular, apresentam um maior risco de carcinoma de células basais e células escamosas.

> **DICA** Pacientes com albinismo oculocutâneo apresentam um maior risco de carcinoma de células basais e células escamosas, e devem tomar precauções no sentido de evitar exposição à luz solar.

Albinismo oculocutâneo tirosinase-negativo

Indivíduos com albinismo do tipo tirosinase-negativo (completo) não conseguem sintetizar melanina e apresentam cabelos brancos e a pele muito pálida (Figura 15.50 A) durante toda a vida, com ausência do pigmento melanina em todas as estruturas oculares. A condição é geneticamente heterogênea, em geral com herança AR.

- **Sinais**
  - Acuidade visual normalmente < 6/60 em razão da hipoplasia foveal
  - Nistagmo pendular e horizontal. Em geral, aumenta sob iluminação intensa e sua gravidade tende a diminuir com a idade
  - A íris é diáfana e translúcida (Figura 15.50 B), dando origem a uma aparência de "olho avermelhado" (Figura 15.50 C)
  - Fundo de olho destituído de pigmentação; os grandes vasos da coroide são visíveis. Há também hipoplasia foveal com ausência de depressão foveal e malformação das arcadas vasculares perimaculares (Figura 15.50 D)
  - O quiasma óptico tem menos fibras nervosas não decussadas do que o normal – a maioria das fibras de cada olho decussa para o hemisfério contralateral, o que pode ser demonstrado pelos potenciais evocados visuais
  - Outros achados incluem altos erros de refração de diversos tipos, ângulo kappa positivo, estrabismo e ausência de estereopsia.

Albinismo oculocutâneo tirosinase-positivo

Indivíduos com albinismo do tipo tirosinase-positivo (incompleto) sintetizam quantidades variáveis de melanina e podem apresentar cabelos brancos, amarelos ou ruivos, que escurecem com a idade. A pele é pálida no nascimento, mas normalmente escurece até os 2 anos de idade (Figura 15.51 A). A hereditariedade normalmente é AR e a mutação em pelo menos dois genes distintos pode ser causativa.

- **Sinais oculares**
  - Acuidade visual normalmente é prejudicada em razão da hipoplasia foveal
  - A íris pode ser azul ou castanho-escura com translucência variável
  - Fundo de olho demonstra hipopigmentação variável (Figura 15.51B)
- **Associações sistêmicas**

Capítulo 15 • Distrofias Hereditárias do Fundo de Olho   627

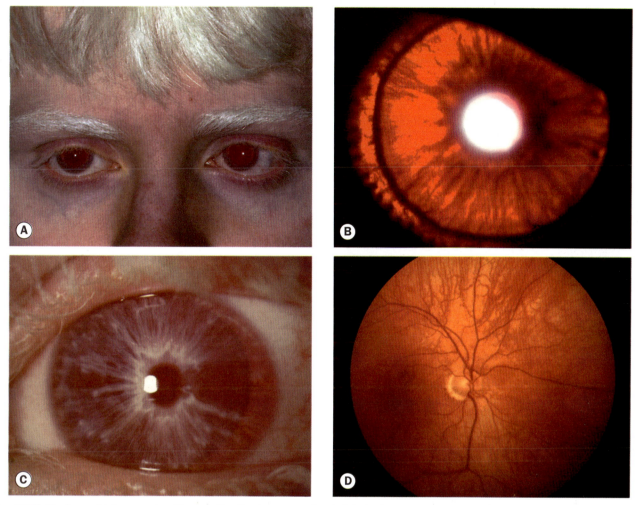

Figura 15.50 Sinais no albinismo oculocutâneo do tipo tirosinase-negativo. **A.** Cabelos brancos e pele muito pálida. **B.** Acentuada translucência da íris. **C.** Aparência de "olho vermelho". **D.** Hipopigmentação grave do fundo de olho e aplasia da fóvea.

- **Síndrome de Chediak-Higashi**: distúrbio AR raro derivado de mutação em uma proteína reguladora lisossômica. Pode resultar na falta de formação de fagolisossomos e infecções piogênicas recorrentes (especialmente por *Staphylococcus*)
- **Síndrome de Hermansky-Pudlak**: doença de depósito lisossomal AR extremamente rara com disfunção plaquetária (propensão à formação de equimoses e sangramento excessivo). Em alguns casos, pode ocorrer fibrose pulmonar e colite granulomatosa com hemorragia
- **Síndrome de Waardenburg**: condição AD com diversas formas de manifestação, entre as quais, porção de cabelo branco, poliose, sinófrias ("monocelha"), surdez e, eventualmente, anomalias neurológicas e nos membros. Achados oculares incluem deslocamento lateral dos cantos mediais, íris hipocrômicas com heterocromia segmentar ou total (Figura 15.52) e despigmentação da coroide.

Albinismo ocular

Nessa variante, o envolvimento é predominantemente ocular, com pele e cabelo normais, embora, ocasionalmente, possam ser observadas lesões cutâneas hipopigmentadas. A herança normalmente é XLR e, algumas vezes, AR. Mulheres carreadoras são assintomáticas, mas podem apresentar translucência parcial da íris, padrão pontilhado na região macular e áreas difusas de despigmentação e granularidade na média periferia (Figura 15.53). Homens afetados exibem hipopigmentação da íris e do fundo de olho.

MÁCULA EM CEREJA

Mácula em cereja (Figura 15.54) é um sinal clínico observado no contexto do espessamento e da perda de transparência da retina no polo posterior. A fóvea é a parte mais fina da retina, e permite a visualização da coloração da coroide subjacente quando a retina circundante se torna relativamente opaca. As causas incluem:

- **Doenças metabólicas de depósito**: grupo de doenças metabólicas hereditárias raras, geralmente deficiências enzimáticas, que leva ao acúmulo patológico de material lipídico em diversos tecidos. Com o passar do tempo, a mancha torna-se menos evidente em razão da degeneração da camada de fibras nervosas da retina, observando-se a presença de atrofia óptica consecutiva. Essas doenças são quase exclusivamente AR. Alguns dos distúrbios de armazenamento são:
  ◦ Gangliosidose GM_1 (generalizada): achados neurológicos graves, geralmente com óbito até os 2 anos de idade. Pode ocorrer opacificação da córnea

○ Mucolipidose tipo I (sialidose): a forma de manifestação tardia apresenta mioclonia e convulsões, mas é compatível com uma longevidade normal. A forma mais grave causa neurodegeneração intensa e morte no início da infância. Opacificação da córnea e atrofia óptica são condições possivelmente observadas

○ Gangliosidose GM_2: abrange duas condições, a doença de Tay-Sachs e a doença de Sandhoff. Em ambas, há deterioração neurológica progressiva, com cegueira precoce e morte
○ Doença de Niemann-Pick: dos três tipos principais (A-C), somente os dois primeiros apresentam uma mancha vermelho-cereja. Há ocorrência de motilidade ocular anormal no tipo C (neuropático crônico)
○ Doença de Farber: possível desenvolvimento sistêmico de afonia, dermatite, linfadenopatia, retardo psicomotor e doença renal e cardiopulmonar. Achados oculares além do desenvolvimento da mancha vermelho-cereja incluem lesões conjuntivais semelhantes à pinguécula e opacidade nodular da córnea

• **Oclusão da artéria central da retina e da artéria ciliorretiniana** (ver Capítulo 13): opacificação da retina é resultante de edema; o aparecimento é apenas um sinal agudo
• **Retinotoxicidade**: atribuída a agentes específicos, como quinino, dapsona, gentamicina, monóxido de carbono e metanol
• *Commotio retinae* (ver Capítulo 22): edema resultante de trauma contuso
• **Diversas**: o termo pode ser utilizado de maneira mais livre para designar diversas condições que conferem uma aparência escura ou avermelhada à região central da mácula, como um buraco macular.

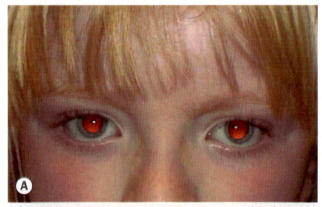
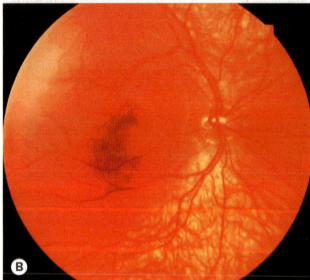

Figura 15.51 Albinismo oculocutâneo do tipo tirosinase-positivo. **A.** Cabelos claros e cor da pele normal. **B.** Hipopigmentação leve do fundo de olho. (*Cortesia de B Majol – Figura A.*)

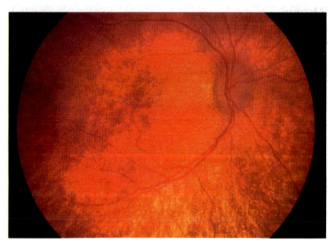

Figura 15.53 Carreador do albinismo ocular ligado ao X. (*Cortesia de M Pennesi.*)

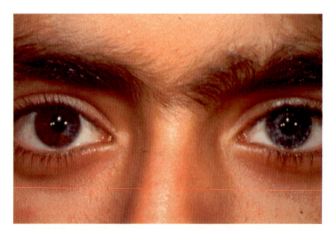

Figura 15.52 Síndrome de Waardenburg com heterocromia da íris (segmentar no olho direito) e sinófrias.

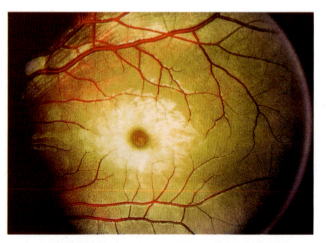

Figura 15.54 Mancha vermelho-cereja na mácula.

Descolamento de Retina

Capítulo 16

INTRODUÇÃO, 630

Anatomia da região periférica
da retina, 630
Degenerações inócuas periféricas
da retina, 630
Pontos de adesão do vítreo, 631
Definições, 631
Ultrassonografia, 631

**LESÕES PERIFÉRICAS
PREDISPONENTES A
DESCOLAMENTO DE RETINA, 633**

**DESCOLAMENTO POSTERIOR
DO VÍTREO, 637**

Introdução, 637
Achados clínicos, 638
Conduta, 640

RUPTURAS RETINIANAS, 641

Introdução, 641
Achados clínicos, 641
Conduta, 641
Técnicas de tratamento, 643

**DESCOLAMENTO DE RETINA
REGMATOGÊNICO, 644**

Introdução, 644
Sintomas, 645

Sinais, 645
Diagnóstico diferencial, 647
Cirurgia, 648

**DESCOLAMENTO DE RETINA
TRACIONAL, 653**

**DESCOLAMENTO DE RETINA
EXSUDATIVO, 656**

VITRECTOMIA VIA *PARS PLANA*, 657

Introdução, 657
Indicações, 659
Técnica, 660
Complicações, 662

INTRODUÇÃO

Anatomia da região periférica da retina

Pars plana

O corpo ciliar começa a 1 mm do limbo e se estende posteriormente por cerca de 6 mm. Os 2 mm anteriores consistem na *pars plicata* e os 4 mm restantes compreendem a *pars plana* aplanada. Para não colocar em risco o cristalino ou a retina, o local ideal para uma incisão cirúrgica na *pars plana* ou injeção intravítrea é a 4 mm posteriores ao limbo em olhos fácicos e a 3,5 mm do limbo em olhos pseudofácicos. Uma incisão através da *pars plana* normalmente estará localizada anteriormente à base do vítreo (ver adiante).

Ora serrata

A *ora serrata* (Figura 16.1) é a junção entre a retina e o corpo ciliar. No descolamento de retina (DR), a fusão da retina neurossensorial (RNS) com o epitélio pigmentado da retina (EPR) e a coroide na região da *ora serrata* limita a extensão anterior do líquido sub-retiniano. Entretanto, não existe adesão equivalente entre a coroide e a esclera, e os descolamentos de coroide podem progredir em sentido anterior e envolver o corpo ciliar (descolamento ciliocoroidal).

- **Processos denteados** são extensões da retina que se afunilam em direção à *pars plana*. São mais evidentes na região nasal do que na temporal e apresentam variação extrema no contorno
- **Baias orais** são as bordas onduladas do epitélio da *pars plana* entre os processos denteados
- **Pregas meridionais** (Figura 16.2 A) são pequenas dobras radiais de tecido retiniano espessado alinhadas aos processos denteados, geralmente localizadas no quadrante superonasal. Uma prega pode eventualmente exibir um pequeno furo retiniano em seu ápice. Um complexo meridional é uma configuração em que um processo denteado, normalmente com uma prega meridional, é alinhado a um processo ciliar
- **Inclusões de baias orais** (Figura 16.2 B) são pequenas ilhas de *pars plana* circundadas pela retina como resultado do encontro de dois processos denteados adjacentes e que não devem ser confundidas com furos retinianos.

Base do vítreo

A base vítrea (Figura 16.3) é uma zona de 3 a 4 mm de largura que cruza a *ora serrata*, à qual o vítreo cortical está fortemente aderido. Após o descolamento posterior do vítreo (DPV), a superfície hialoide posterior permanece aderida à base do vítreo. Furos retinianos preexistentes na base do vítreo não levam ao DR. Um trauma contuso pode causar uma avulsão da base do vítreo, com ruptura do epitélio não pigmentado da *pars plana* no comprimento de sua borda anterior e da retina, na borda posterior.

Degenerações inócuas periféricas da retina

Degenerações retinianas periféricas (Figura 16.4 A) e outras lesões predisponentes a DR serão descritas separadamente.

- **Degeneração microcistoide** (**cistoide periférica**): consiste em minúsculas vesículas com limites imprecisos em um fundo branco-acinzentado que faz a retina parecer espessada e menos transparente. A degeneração se inicia adjacente à *ora serrata* e se estende circunferencial e posteriormente, com uma borda posterior ondulada e lisa. A degeneração microcistoide está presente na maioria dos olhos adultos, aumentando de extensão com a idade, e não tem relação causal com o DR, embora possa originar à retinosquise degenerativa

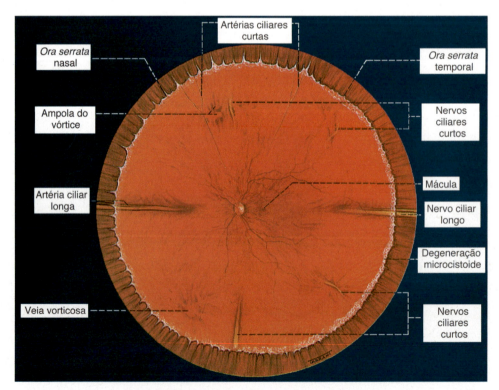

Figura 16.1 *Ora serrata* e marcos anatômicos normais.

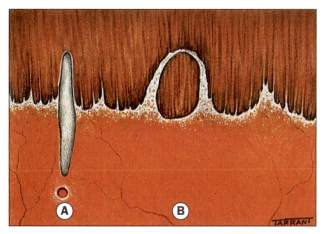

Figura 16.2 Variantes normais da *ora serrata*. **A.** Prega meridional com pequeno buraco retiniano na base. **B.** Inclusão de baia oral.

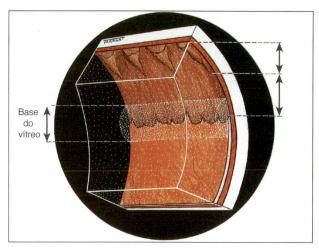

Figura 16.3 Base do vítreo.

- **Degeneração pavimentosa** caracteriza-se por discretas placas de atrofia coriorretiniana focal branco-amareladas que podem ter margens pigmentadas (Figura 16.4 B e C). A condição normalmente é observada entre o equador e a *ora serrata*, e é mais comum na porção inferior do fundo de olho, estando presente em pelo menos 25% dos olhos normais
- **Degeneração reticular** ("em favo de mel") é uma alteração relacionada com a idade que consiste em uma fina rede de pigmentação perivascular a qual, às vezes, se estende posteriormente ao equador (Figura 16.4 D)
- **Drusas periféricas**: pequenas lesões pálidas distintamente aglomeradas ou espalhadas (Figura 16.4 E) que podem ter bordas hiperpigmentadas. São semelhantes às drusas no polo posterior e em geral afetam os olhos de indivíduos idosos
- **Cisto de *pars plana***: cistos com paredes translúcidas, tipicamente pequenos, originários do epitélio ciliar não pigmentado. Estão presentes em 5 a 10% dos olhos e de modo geral são temporais. Essas lesões não predispõem ao DR.

Pontos de adesão do vítreo

Fisiológicos

O vítreo cortical periférico está frouxamente aderido à membrana limitante interna (MLI) da retina sensorial. Alguns dos pontos de adesão mais forte no olho normal são:
- Base do vítreo (muito forte)
- Margens do disco óptico (razoavelmente forte)
- Perifoveal (razoavelmente fraca)
- Vasos sanguíneos periféricos (normalmente fracos).

Patológicos

Adesões anormais podem levar à formação de rupturas retinianas após o DPV, ou à doença da interface vitreomacular. A maioria é abordada em detalhes neste capítulo.
- Degeneração em treliça (*lattice*)
- Agrupamentos de pigmento da retina
- Tufos císticos retinianos
- Anomalias da base vítrea, como extensões e ilhas posteriores
- "Branco com pressão" e "branco sem pressão"

- Tufos de tração zonular
- Tração vitreomacular (ver Capítulo 14)
- Neovasos pré-retinianos (p. ex., retinopatia diabética proliferativa).

Definições

- **DR**: consiste na separação entre a RNS e o EPR, resultando no acúmulo de LSR no espaço virtual entre a RNS e o EPR
- **DR regmatogênico** (do grego *rhegma* – ruptura): DR decorre de um defeito de espessura total da retina sensorial, o que permite que o líquido oriundo do vítreo sinquítico (liquefeito) ganhe acesso ao espaço sub-retiniano. Descolamento da retina regmatogênico (DRR), ao contrário da presença de apenas um anel (*cuff*) de LSR em torno de uma ruptura, é considerado presente quando o líquido se estende além do equivalente a um diâmetro de papila a partir da borda da ruptura
- **DR tracional**: a RNS é puxada do EPR pela contração das membranas vitreorretinianas na ausência de ruptura retiniana
- **DR exsudativo** (seroso, secundário): o LSR é oriundo dos vasos da RNS e/ou da coroide
- **DR combinado tracional-regmatogênico** (**misto**): ocorre quando a ruptura retiniana é causada por tração de uma área adjacente de proliferação fibrovascular
- **DR subclínico**: em geral, consiste em uma ruptura assintomática circundada por uma quantidade relativamente pequena de LSR que, por definição, se distancia da borda da ruptura o equivalente a um diâmetro de papila, mas a menos de dois diâmetros de papila posteriormente ao equador. O DR subclínico nem sempre dá origem a um defeito subjetivo de campo visual. Às vezes, o termo é utilizado também para designar um DR assintomático de qualquer extensão.

Ultrassonografia

Introdução

A ultrassonografia utiliza ondas sonoras de alta frequência que produzem ecos ao atingir a interface entre estruturas acusticamente distintas. A ultrassonografia B-scan (bidimensional) é uma ferramenta essencial para o diagnóstico de DR em olhos com meios opacos, particularmente com hemorragia vítrea grave.

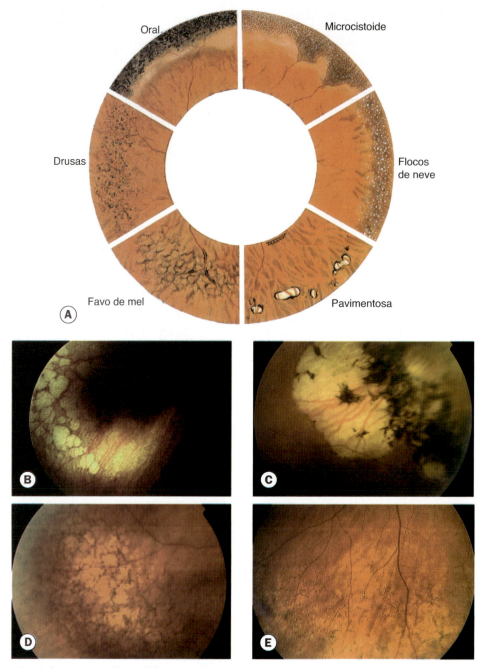

Figura 16.4 Degenerações inócuas da região periférica da retina. **A.** Diagrama composto. **B** e **C.** Pavimentosa. **D.** Favo de mel (reticular). **E.** Drusas periféricas.

Técnica

- O examinador segura a sonda de ultrassonografia com a mão dominante (Figura 16.5)
- Passa-se gel de metilcelulose ou gel oftálmico na ponta da sonda para atuar como agente de acoplamento
- A sonda de B-scan incorpora um marcador de orientação que tem correlação com um ponto na tela do monitor, normalmente à esquerda
- Realiza-se a varredura vertical com o marcador da sonda voltado para cima (Figura 16.6 A)
- Realiza-se a varredura horizontal com o marcador direcionado para o nariz (Figura 16.6 B)
- Examina-se, então, o olho com paciente olhando para a frente, para cima, para baixo, para a esquerda e para a direita. Para cada posição, pode-se realizar um escaneamento vertical e horizontal
- O examinador movimenta a sonda na direção oposta ao movimento do olho. Por exemplo, ao examinar o olho direito, o paciente olha para a esquerda e a sonda é movimentada para sua direita para a varredura do fundo de olho do lado nasal anterior ao equador e vice-versa. A varredura dinâmica é realizada pedindo-se ao paciente que movimente o olho, mantendo-se a posição da sonda
- O ganho ajusta a amplificação do sinal do eco, semelhante ao controle de volume de um rádio. Um ganho mais alto aumenta a sensibilidade do instrumento para mostrar ecos fracos, como

opacidades vítreas. Um ganho mais baixo permite mostrar somente ecos fortes, como a retina e a esclera, embora melhore a resolução por estreitar o feixe.

LESÕES PERIFÉRICAS PREDISPONENTES A DESCOLAMENTO DE RETINA

Pacientes com qualquer lesão predisponente, ou, na verdade, quaisquer achados de alto risco para DR, devem ser instruídos sobre a natureza dos sintomas de DPV e DR, e da necessidade de procurar fazer uma reavaliação urgente para verificar se há ocorrência dessas condições.

Degeneração em treliça

- **Prevalência**: degeneração em treliça (*lattice*) está presente em cerca de 8% da população. A condição provavelmente se desenvolve no início da vida, com um pico de incidência durante a segunda e a terceira décadas, e afeta com mais frequência indivíduos com miopia moderada. O risco de um indivíduo com degeneração em treliça sofrer DR no decorrer da vida é de aproximadamente 1%. Entretanto, acomete cerca de 40% dos olhos com DR. Nesses pacientes, o DR é causado por descolamento posterior prematuro do vítreo e rupturas tracionais
- **Patologia**: há uma descontinuidade da MLI com atrofia variável da RNS subjacente. O vítreo sobrejacente a uma área de treliça é sinquítico, mas as conexões vítreas em torno das margens são exageradas (Figura 16.7)
- **Sinais**: a treliça normalmente é bilateral, temporal e superior
  ○ Áreas de fusiformes de afinamento retiniano, geralmente localizadas entre o equador e a borda posterior da base vítrea
  ○ Esclerose vascular formando uma rede arborizada de linhas brancas é uma característica (Figura 16.8 A)
  ○ Algumas lesões podem ser associadas a resíduos em forma de "flocos de neve" de células de Müller degeneradas (Figura 16.8 B)
  ○ Associação de hiperplasia do EPR é comum (Figura 16.8 C)
  ○ Presença de pequenos buracos é comum (Figura 16.8 D)
- **Complicações**: não ocorrem na maioria dos olhos com degeneração em treliça
  ○ Possível desenvolvimento de rupturas em consequência de um DPV, quando a treliça, às vezes, está visível na aba do rasgo
  ○ Buracos atróficos podem, em raros casos (2%), levar a DR. O risco é maior em jovens com miopia. Nesses pacientes, o DR pode não ser precedido por sintomas agudos de DPV (ver adiante), e o líquido sub-retiniano quase sempre se espalha de maneira lenta, possivelmente atrasando o diagnóstico
- **Conduta**: no paciente assintomático com degeneração em treliça, as áreas de *lattice* não precisam ser tratadas de maneira profilática, mesmo que se observe a presença de buracos na retina. Entretanto, o paciente deve ser avisado dos sintomas de DR e receber informações por escrito. Uma ruptura assintomática em forma de "U" deve ser tratada como descrito mais adiante neste capítulo.

DICA O tratamento profilático da degeneração em treliça e em rastro de caracol não é necessário, uma vez que o risco, no decorrer da vida, de DR secundário a essas condições é baixo.

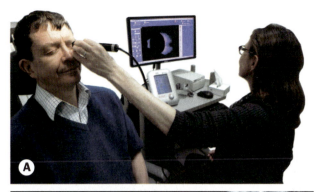

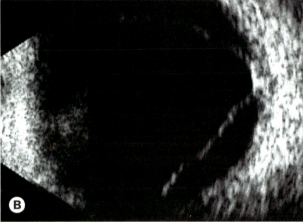

Figura 16.5 A. Técnica de ultrassonografia. **B.** Ultrassonografia B-scan mostrando um descolamento de retina. (*Cortesia de P Terry.*)

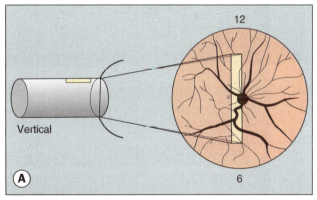

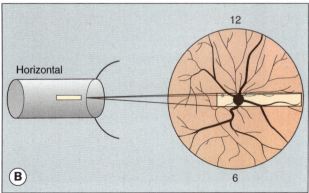

Figura 16.6 Técnica de varredura do globo ocular por ultrassom. **A.** Varredura vertical com o marcador apontado para a frente. **B.** Varredura horizontal com o marcador apontado para o nariz.

Degeneração em rastro de caracol

A degeneração em rastro de caracol caracteriza-se por faixas nitidamente demarcadas de "flocos de neve" coesos que dão à região periférica da retina uma aparência de cor branca semelhante à geada (Figura 16.9). Muitos a consideram precursora da degeneração em treliça. A presença de uma tração acentuada do vítreo é rara, razão pela qual quase nunca ocorrem rupturas em "U", embora a presença de buracos arredondados seja relativamente comum. Tratamento profilático não é necessário.

Tufo cístico retiniano

Um tufo cístico retiniano (CRT, *cystic retinal tuft*), também conhecido como mancha granular ou roseta retiniana, é uma anormalidade congênita que consiste em uma pequena lesão esbranquiçada distinta e elevada, redonda ou oval, em geral presente na região equatorial ou periférica da retina, temporalmente mais comum. Pode estar associado à pigmentação em sua base e consiste principalmente em tecido glial. A presença de forte adesão vitreorretiniana é frequente, com possível ocorrência tanto de pequenos furos redondos (Figura 16.10) como de rupturas em ferradura. Trata-se de uma lesão subreconhecida, embora isso possa mudar com a adoção de imagens de grande angular. Tufos císticos retinianos ocorrem em até 5% da população (bilaterais em 20% dos casos), podendo ser a lesão causativa em 5 a 10% dos olhos com DR, embora o risco de DR em um olho com tufo cístico retiniano provavelmente seja de menos de 1%.

Retinosquise degenerativa

- **Prevalência**: retinosquise degenerativa está presente em cerca de 5% da população acima de 20 anos de idade e é particularmente prevalente em indivíduos hipermetrópicos

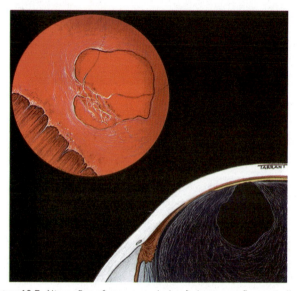

Figura 16.7 Alterações vítreas associadas à degeneração em treliça.

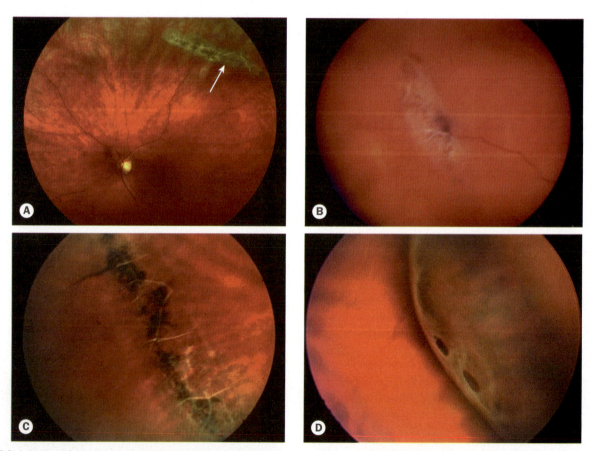

Figura 16.8 Achados clínicos da degeneração em treliça. **A.** Pequena ilha de treliça com uma rede arboriforme de linhas brancas (*seta*) utilizando a fotografia de campo amplo. **B.** Treliça associada a "flocos de neve". **C.** Treliça associada a alterações pigmentares. **D.** Pequenos buracos na treliça observados na indentação escleral. (*Cortesia de N E Byer, de* The Peripheral Retina in Profile, A Stereoscopic Atlas, *Criterion Press, Torrance, CA, 1982 – Figuras B e D.*)

- **Patologia:** acredita-se que a RS se desenvolva com uma degeneração microcistoide por um processo de coalescência gradativa das cavidades degenerativas (Figura 16.11 A), resultando na separação ou divisão da RNS nas camadas interna e externa, com separação de neurônios e perda total da função visual na área afetada. Na retinosquise típica, a divisão ocorre na camada plexiforme externa e na retinosquise reticular, menos comum, no nível da camada de fibras nervosas
- **Sintomas**
  ○ Ausência de fotopsia e moscas volantes, uma vez que não há tração vitreorretiniana
  ○ É raro o paciente notar um defeito de campo visual, mesmo com disseminação posterior para o equador
  ○ Ocasionalmente, os sintomas são resultantes de hemorragia vítrea ou de DR progressivo
- **Sinais:** a RS é bilateral em até 80% dos casos. A distinção entre as formas típica e reticular é clinicamente difícil, embora a camada interna seja mais fina e tenda a ser mais elevada na segunda. A diferenciação é baseada principalmente no comportamento, com complicações muito mais comuns na forma reticular

○ Retinosquise precoce normalmente envolve a extrema periferia inferotemporal de ambos os olhos, apresentando-se como um exageramento da degeneração microcistoide com uma elevação lisa e imóvel, em forma de cúpula, da retina (Figura 16.11 B). Isso pode ser demonstrado pela tomografia de coerência óptica (OCT) (Figura 16.11 C) e é facilmente distinguido de um DRR (Figura 16.11 D)
○ A elevação é convexa, lisa, fina e relativamente imóvel, ao contrário da aparência opaca e corrugada de um DRR (Figura 16.12 A)
○ Em um exame de rotina, o fino folheto interno da cavidade da esquise pode ser confundido com um DRR antigo, mas não há presença de linhas de demarcação e cistos secundários no folheto interno
○ A lesão pode progredir circunferencialmente até que tenha envolvido toda a periferia. A forma típica normalmente permanece anterior ao equador. O tipo reticular tende mais a se propagar posteriormente
○ É provável que a presença de uma linha de demarcação pigmentada indique a associação de DR
○ A superfície da camada interna pode apresentar resíduos esbranquiçados em forma de "flocos de neve" de pedículos das células de Müller, bem como esclerose dos vasos sanguíneos, e a cavidade da esquise pode ser preenchida por filamentos de tecido branco-acinzentados
○ Rupturas ocasionalmente acometem uma ou ambas as camadas. As rupturas da camada interna são pequenas e arredondadas (Figura 16.12 B), enquanto as da camada externa (menos comuns) normalmente são maiores, com as bordas enroladas (Figura 16.12 C), e estão localizadas atrás do equador
○ A presença de microaneurismas e pequenos vasos telangiectásicos é comum, especialmente no tipo reticular

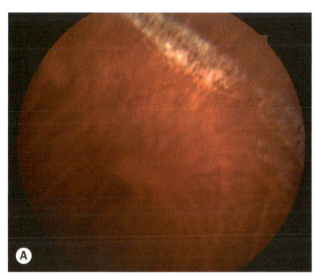

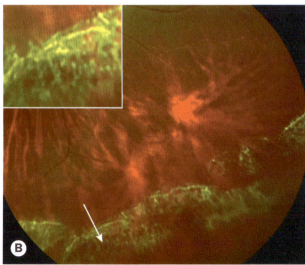

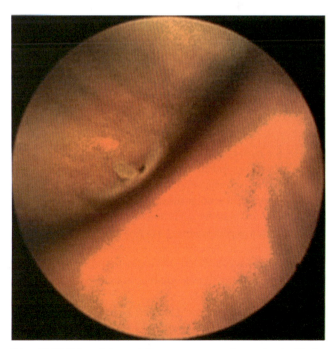

Figura 16.10 Tufo retiniano cístico com pequeno furo redondo. (*Cortesia de NE Byer, de* The Peripheral Retina in Profile, A Stereoscopic Atlas, *Criterion Press, Torrance, CA, 1982.*)

Figura 16.9 A. Degeneração em rastro de caracol. **B.** Ilhas de degeneração em rastro de caracol, algumas contendo furos (*seta*).

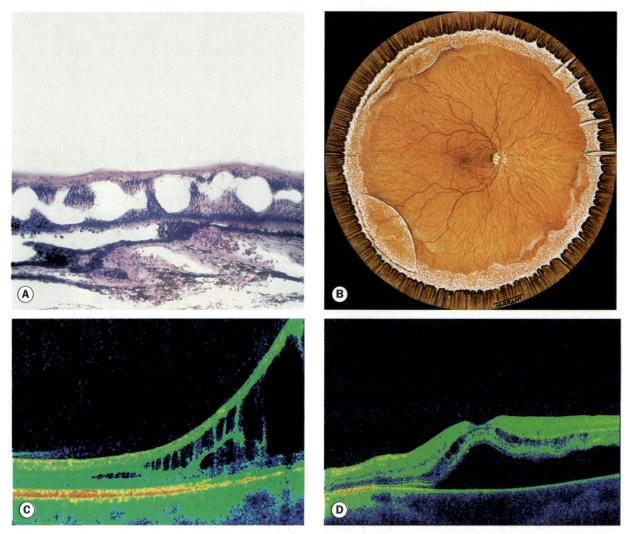

Figura 16.11 Desenvolvimento de retinosquise. **A.** Histologia mostrando cavidades intrarretinianas preenchidas por células de Müller. **B.** Degeneração microcistoide circunferencial com progressão para retinosquise superotemporal e inferotemporalmente. **C.** Aspecto da tomografia de coerência óptica (OCT) mostrando a separação, principalmente na camada plexiforme externa. **D.** OCT do descolamento de retina regmatogênico para fins de comparação. (*Cortesia de J Harry e G Misson, de* Clinical Ophthalmic Pathology, *Butterworth-Heinemann, 2001 – Figura A; S Chen – Figuras C e D.*)

- ○ Se for detectado um defeito de campo visual, é absoluto, e não relativo, como no DR
- **Complicações**: não são comuns e se acredita serem muito mais prováveis na forma reticular
  - ○ DR é raro; mesmo em um olho com rupturas em ambas as camadas, a incidência é de aproximadamente apenas 1%. O descolamento é quase sempre assintomático, esporadicamente progressivo e raramente requer cirurgia
  - ○ A extensão posterior da RS com envolvimento da fóvea é muito rara, mas pode ocorrer. A progressão geralmente é lenta
  - ○ Ocorrência de hemorragia vítrea é rara
- **Conduta**: embora a RS seja rara, o questionamento sobre os sintomas é prudente em todo paciente, especialmente aquele com ruptura de camada dupla
  - ○ RS periférica pequena descoberta em um exame incidental, especialmente se não houver presença de rupturas em ambas as camadas, não requer reavaliação de rotina
  - ○ RS degenerativa grande deve ser observada periodicamente, sobretudo na presença de rupturas em ambas as camadas ou se houver extensão posterior para o equador. Fotografia e exame de campo visual (campimetria) são úteis, além da OCT, caso haja extensão posterior. OCT é útil também para a distinção entre RS e DR (ver Figura 16.11 C e D)
  - ○ Retinopexia ou reparo cirúrgico pode ser a indicação no caso de progressão incessante em direção à fóvea, quando se deve excluir a possibilidade de complicação por DR
  - ○ Para hemorragia vítrea recorrente, talvez necessite de vitrectomia
  - ○ DR sintomático progressivo deve ser imediatamente tratado. É possível que seja necessário mais de um procedimento. A introflexão escleral pode ser adequada para DRs menores com pequenas rupturas da camada externa, mas a vitrectomia geralmente é indicada para DRs mais complexos.

Tufo de tração zonular

É um fenômeno comum (15%) causado por uma fibra zonular aberrante que se estende posteriormente e se liga à retina próximo à *ora serrata*, exercendo tração sobre a retina em sua base. Em geral,

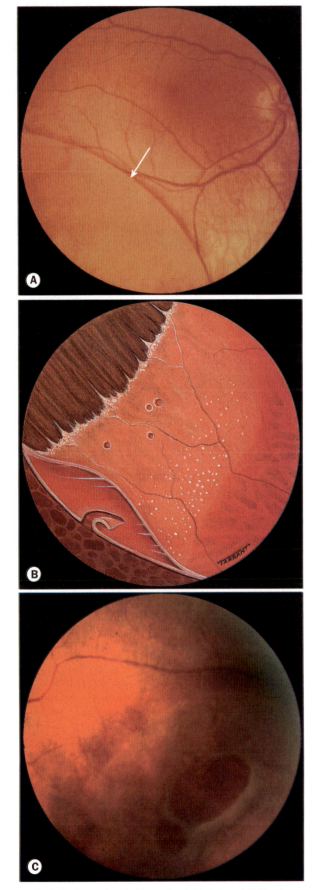

Figura 16.12 Retinosquise. **A.** Alterações iniciais (*seta*). **B.** Rupturas nas camadas interna e externa. **C.** Grande ruptura na camada externa.

localiza-se em sentido nasal. O risco de formação de rupturas na retina é de aproximadamente 2% e a reavaliação periódica a longo prazo normalmente é recomendada.

Branco com pressão e branco sem pressão

- O **"branco com pressão"** (**WWP**, *white with pressure*) designa áreas da retina em que uma aparência translúcida cinza-esbranquiçada pode ser induzida pela indentação escleral (Figura 16.13 A). Cada área apresenta uma configuração fixa que não muda quando a indentação é deslocada para uma área adjacente, podendo ser observada também ao longo da borda posterior das ilhas de degeneração em treliça, de degeneração em rastro de caracol e da camada externa de retinosquise adquirida. Com frequência observada em olhos normais, é possível estar associada à ligação anormalmente forte do gel vítreo, embora possa não indicar um risco mais elevado de formação de rupturas na retina

- O **"branco sem pressão"** (**WWOP**, *white without pressure*) tem a mesma aparência que o WWP, mas está presente sem indentação escleral (Figura 16.13 B). O WWOP corresponde a uma área de adesão relativamente forte do vítreo condensado (Figura 16.13 C). Em um exame superficial, uma área normal da retina circundada por WWOP pode ser confundida com um furo plano na retina. Entretanto, as rupturas retinianas, incluindo rupturas gigantes, ocasionalmente se desenvolvem na borda posterior do WWOP (Figura 16.13 B). Por essa razão, se o WWOP for encontrado no olho contralateral de um paciente com uma ruptura gigante e espontânea na retina, deve-se cogitar realizar terapia profilática. A reavaliação regular deve ser considerada para olhos tratados e não tratados, embora as evidências do seu benefício sejam limitadas.

Atrofia miópica da coroide

A atrofia difusa coroidal/coriorretiniana na miopia caracteriza-se pela despigmentação difusa ou circunscrita (Figura 16.14) da coroide, em geral associada ao afinamento da retina sobrejacente, e normalmente ocorre no polo posterior e na área equatorial de olhos com alta miopia. Os furos retinianos que se desenvolvem na retina atrófica podem ocasionalmente resultar em DR. Em razão da falta de contraste, pode ser muito difícil visualizar pequenos furos.

DESCOLAMENTO POSTERIOR DO VÍTREO

Introdução

O DPV consiste na separação do vítreo cortical, junto com a membrana hialoide posterior (MHP) delineante, da região posterior da RNS até a base vítrea. O DPV ocorre em razão da liquefação do vítreo, com a idade (sínquise), que forma cavidades preenchidas por líquido (Figura 16.15 A) e, subsequentemente, a condensação (sinérese), com acesso ao espaço pré-retiniano permitido por uma deiscência do vítreo cortical e/ou da MHP. A prevalência de DPV aumenta com a idade; embora menos de 10% dos indivíduos abaixo de 50 anos sofram esse tipo de lesão; esse percentual sobe para dois terços daqueles acima de 70 anos. Trata-se de um evento geralmente espontâneo, mas pode ser induzido por eventos como cirurgia de catarata, trauma, uveíte e panfotocoagulação. O descolamento perifoveal da hialoide é seguido pela separação foveal e, então, pelo descolamento da

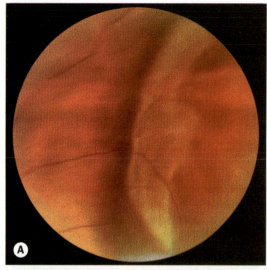
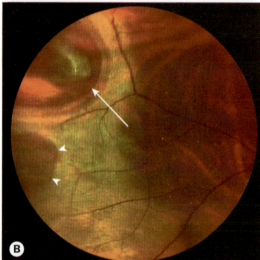
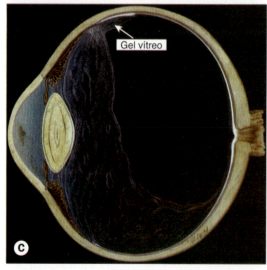

Figura 16.13 A. Branco com pressão. **B.** Branco sem pressão mostrando ruptura retiniana (*seta*) e pseudorrotura adjacente (*pontas de seta*). **C.** Forte adesão do gel vítreo condensado a uma área de "branco sem pressão". (*Cortesia de NE Byer, de* The Peripheral Retina in Profile, A Stereoscopic Atlas, *Criterion Press, Torrance, CA, 1982 – Figura A; S Chen – Figura B; CL Schepens, ME Hartnett e T Hirose, de* Schepen's Retinal Detachment and Allied Diseases, *Butterworth-Heinemann, 2000 – Figura C.*)

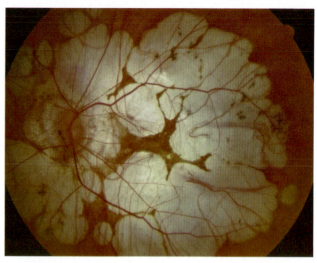

Figura 16.14 Atrofia coroidal miópica. (*Cortesia de S Chen.*)

região posterior da retina até o equador, conservando-se inicialmente a ligação no disco óptico. Na sequência, ocorre descolamento completo do vítreo cortical anteriormente à base vítrea (Figura 16.15 B). Esse processo pode passar-se em estágios por muitos meses. À exceção da base vítrea, as conexões fisiológicas com a retina e outras estruturas se desfazem no decorrer de um descolamento posterior normal do vítreo. Em geral, cerca de 10% dos pacientes com descolamento sintomático agudo apresentam uma ruptura retiniana. Entretanto, na eventual presença de hemorragia vítrea, esse percentual sobre para 60%.

Achados clínicos

- Como **sintomas**, de modo comum, embora não invariavelmente, estão presentes:
  - Flashes de luz (fotopsia) no DPV geralmente descritos como um arco semelhante a um relâmpago induzido pelo movimento do olho ou da cabeça; é mais notável na iluminação de baixa intensidade e quase sempre observado na periferia temporal. Não se conhece ao certo o mecanismo, que pode estar relacionado com a tradução no disco óptico e, possivelmente, em pontos de adesão vitreorretiniana, inclusive rupturas retinianas reais ou potenciais
  - Moscas volantes (miodesopsia), que são opacidades móveis no vítreo, evidentes principalmente contra um fundo pálido claro. Em geral, são descritas como manchas, teias de aranha ou moscas (*muscae volitantes*), e quase sempre acometem indivíduos sem DPV, especialmente míopes. Um anel de Weiss (Figura 16.15 C e D) é a antiga conexão descolada da margem do disco óptico e pode ser observado pelo paciente como um círculo ou outra grande lesão solitária. Sua presença não indica necessariamente descolamento posterior total do vítreo, tampouco confirma a ausência dessa condição, uma vez que o anel pode ser destruído durante o processo de separação. Moscas volantes podem ser decorrentes também de sangue no vítreo
  - Visão embaçada, como uma névoa difusa resultante de hemorragia dispersa no gel vítreo, com uma redução variável da

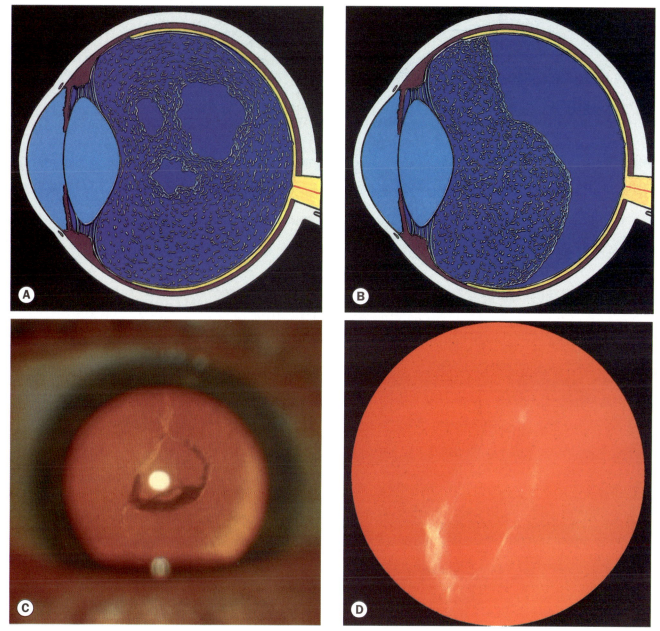

Figura 16.15 Alterações degenerativas do vítreo. **A.** Sínquise e sinérese. **B.** Descolamento posterior total do vítreo. **C.** Anel de Weiss sob retroiluminação. **D.** Anel de Weiss na biomicroscopia com lâmpada de fenda.

acuidade visual (AV). O sangramento possivelmente é oriundo do rompimento de um vaso sanguíneo da retina ou do ponto de uma ruptura retiniana. O embaçamento pode ser causado também por uma MHP ou por moscas volantes no eixo visual, o que pode também comprometer (em geral, levemente) a AV

- **Sinais**
  ◦ Em geral, a MHP pode ser observada clinicamente no exame da lâmpada de fenda como uma membrana translúcida enrugada na cavidade vítrea, por trás da qual a cavidade é opticamente transparente (Figura 16.16 A)
  ◦ A hemorragia comumente é indicada pela presença de hemácias na região anterior do vítreo ou como um acúmulo (de modo geral, pequeno) focal intravítreo, ou, no tipo pré-retiniana, quando eventualmente assume a forma de crescente beirando o limite do descolamento da MHP. A presença de hemorragia deve ensejar uma busca minunciosa pela possível ocorrência de uma ruptura retiniana (40 a 90%), especialmente quando em maiores proporções – em tais casos, as rupturas tendem a ser posteriores
  ◦ Grânulos de pigmento na região anterior do vítreo evidenciados pelo exame da lâmpada de fenda (sinal de Shafer ou "pó de tabaco"; ver Figura 16.21) são maiores, mais escuros e menos reflexivos do que as hemácias. Suscita a possibilidade de ruptura retiniana (sensibilidade de até 95%), com perda da continuidade que permite a comunicação entre o EPR e a cavidade vítrea
  ◦ Células vítreas, se numerosas, podem significar a presença de ruptura
  ◦ Rupturas retinianas (ver adiante)

- Investigação: ultrassonografia B-scan (Figura 16.16 B) é capaz de demonstrar a extensão do DPV. A OCT pode mostrar a separação entre a face posterior do vítreo e a retina (Figura 16.16 C).

DICA Rupturas retinianas normalmente acometem pacientes com DPV e que apresentem grânulos de pigmento ("pó de tabaco") no vítreo ao exame da lâmpada de fenda.

Conduta

Pacientes com sintomas agudos substanciais de DPV devem ser examinados tão logo possível, normalmente entre 24 e 48 horas, com maior urgência na presença de fatores de risco como miopia, histórico prévio ou familiar de DR, síndromes de alto risco (p. ex., Stickler, pseudofacia) e sintomas como defeito de campo visual, visão reduzida ou moscas volantes muito proeminentes. Deve-se questionar a presença de qualquer condição predisponente à hemorragia vítrea sem DPV, normalmente diabetes melito. Se houver uma única pequena mosca volante e ausência de fotopsia, as evidências sugerem que o risco de ruptura retiniana no olho sintomático é insignificantemente mais alto do que o do olho contralateral assintomático, talvez não sendo necessária, portanto, uma avaliação urgente

- **Exame**: deve-se avaliar a região anterior do vítreo para verificar a possível presença de sangue e pigmento. Realiza-se um criterioso exame da retina, inclusive com a visualização de 360° da *ora serrata*, geralmente com uma oftalmoscopia binocular indireta ou indentação escleral com lentes de contato. Deve-se sempre examinar o olho contralateral assintomático. Na eventual presença de 10 ou mais células vítreas em um campo de 1 mm da lâmpada de fenda, a incidência de ruptura retiniana no olho contralateral assintomático, segundo relatos, é de mais de 30%

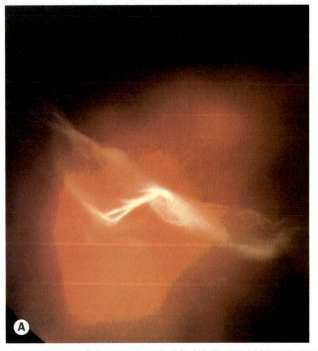
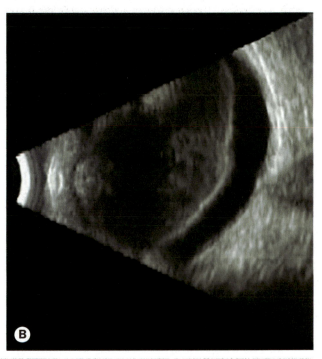
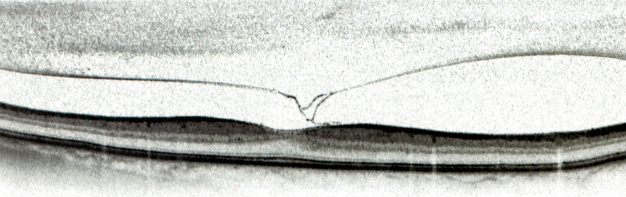

Figura 16.16 Descolamento posterior do vítreo. **A.** Biomicroscopia mostrando o vítreo descolado e colapsado. **B.** Ultrassonografia B-scan. **C.** Tomografia de coerência óptica mostrando descolamento posterior do vítreo macular. (*Cortesia de S Chen – Figuras B e C.*)

- **Conduta subsequente**: as recomendações de reavaliação variam e as seguintes são uma orientação geral:
  - Se não houver achados suspeitos (p. ex., sangue no vítreo) no exame, nem fatores de risco preexistentes como descrito anteriormente, a reavaliação de rotina pode não ser necessária. A presença de achados associados a um risco mais alto deve levar a uma reavaliação após um intervalo de 1 a 6 semanas, dependendo das características individuais. Alguns especialistas recomendam uma nova avaliação no intervalo de 6 a 12 meses
  - Pacientes que exibem múltiplas moscas volantes proeminentes ou visão turva devem passar por uma reavaliação por esses achados estarem associados a um risco mais elevado de ruptura retiniana
  - Pacientes que recebem alta devem ser instruídos a retornar urgentemente à consulta no caso de novos sintomas significativos. O ideal é que sejam fornecidas informações escritas reiterando essas orientações. Pode-se garantir que, na maioria dos casos, as moscas volantes se resolverão, tornando-se muito menos notáveis com o tempo, embora, em casos excepcionais, a vitrectomia seja necessária
  - Se uma área do fundo de olho não puder ser visualizada em razão do obscurecimento pelo sangue, é prudente fazer reavaliação semanal
  - A manifestação com hemorragia difusa que obscurece o fundo de olho (na ausência de condição predisponente à hemorragia vítrea sem DPV) está associada a um alto risco de ruptura retiniana (60 a 90%) e DR (40%). Exclui-se a possibilidade de um defeito pupilar aferente relativo e a ultrassonografia B-scan deve ser realizada regularmente até que a condição se resolva, a fim de excluir a hipótese de um descolamento subjacente ou de ruptura identificável. Deve-se adotar um limiar muito baixo para a vitrectomia, particularmente na presença de outros fatores de risco, sobretudo ocorrência anterior de DR no olho contralateral
  - O tratamento de rupturas retinianas está descrito adiante.

RUPTURAS RETINIANAS

Introdução

As rupturas retinianas desenvolvem-se, na maioria dos casos, em consequência da tração nos pontos de adesão vitreorretiniana e ocorrem em até aproximadamente 1 em 5 olhos com descolamento posterior de retina assintomático. Na presença de ruptura, o líquido retro-hialoide tem acesso ao espaço sub-retiniano. Rupturas retinianas assintomáticas de algum tipo estão presentes em cerca de 8% da população geral.

Achados clínicos

- **Tempo**: as rupturas normalmente se apresentam por ocasião ou logo depois da manifestação dos sintomas de DPV, embora em uma minoria (até 5%), a formação possa ser adiada por várias semanas
- **Localização**: rupturas associadas ao DPV normalmente estão localizadas na região superior da retina e em geral são temporais, e não nasais. Rupturas maculares relacionadas com a DPV são raras, mas, quando ocorrem, normalmente são arredondadas e acometem olhos míopes. São lesões etiologicamente distintas dos buracos maculares relacionados com a idade
- **Morfologia**: rupturas retinianas podem ser achatadas ou associadas a um anel (*cuff*) de líquido sub-retiniano circundante. Se o líquido se estender a mais de um diâmetro papilar a partir das bordas de uma ruptura, considera-se a presença de DR
  - *Rupturas em "U"* (em forma de ferradura) consistem em uma aba com o ápice puxado anteriormente pelo vítreo, enquanto a base permanece ligada à retina (Figura 16.17 A)
  - *Rupturas operculadas*: o *flap* é separado da retina pelo gel vítreo descolado, deixando uma ruptura arredondada ou oval (Figura 16.17 B). O pedaço solto da retina é conhecido como opérculo e normalmente pode ser observado suspenso na cavidade vítrea, na região da ruptura, que é difícil de ser delineada – esse processo pode ser auxiliado pela presença de sangue pré-retiniano no local
  - *Buracos retinianos* (Figura 16.17 C) são redondos ou ovais, de modo geral menores do que as rupturas, e oferecem menos risco de DR, o que, quando ocorre, é um DR raso e lentamente progressivo em jovens do sexo feminino míopes. Não há necessariamente presença de DPV, mas se houver separação do vítreo, pode-se visualizar um opérculo na cavidade vítrea próxima. Na degeneração *lattice*, pode haver presença de buracos redondos. Na maioria dos casos, os buracos redondos que resultam em DR podem ser distintos dos buracos redondos atróficos retinianos que constituem uma variante da degeneração "em pedras de calçamento" e provavelmente apresentam menor risco, embora, do ponto de vista clínico, a distinção não seja fácil
  - *Diálise* é uma ruptura circunferencial no comprimento da *ora serrata* e normalmente uma consequência de trauma ocular contuso. É importante notar que o gel vítreo permanece aderido à margem posterior. Em geral, a diálise apresenta-se como uma ruptura periférica muito grande com uma borda regular enrolada (Figura 16.17 D). O DR é lentamente progressivo na ausência de DPV
  - *Ruptura gigante* (Figura 16.17 E e F) é uma variante da ruptura em "U" que, por definição, envolve 90° ou mais da circunferência da retina. Ao contrário da diálise, o gel vítreo permanece aderido à margem anterior da ruptura. Em geral, apresenta-se localizada na região pós-oral imediata da retina ou, em casos menos comuns, no equador.

Conduta

A conduta em relação a várias categorias de ruptura não é perfeitamente definida e as abordagens diferem entre os subespecialistas em retina. Nos últimos anos, observa-se tendência ao tratamento profilático menos agressivo das rupturas assintomáticas e operculadas, com a substituição pela observação e orientação ao paciente. Deve-se sempre instruir o paciente em relação aos sintomas de descolamento do vítreo e da retina, de preferência, complementando as orientações com informações por escrito, e a buscar uma consulta de reavaliação urgente em caso de novos sintomas visuais. O risco associado à profilaxia é pequeno, mas inclui a formação de novas rupturas e de membrana epirretiniana. Complicações graves são raras.

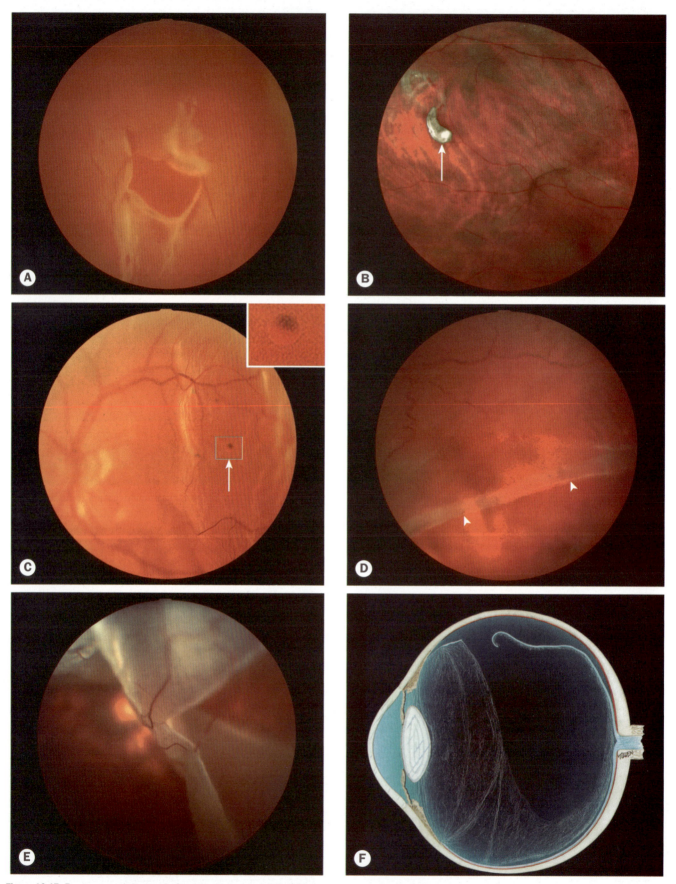

Figura 16.17 Rupturas retinianas. **A.** Grande ruptura em "U". **B.** Ruptura operculada (*seta*). **C.** Buraco atrófico (*seta*) com líquido sub-retiniano. **D.** Diálise retiniana (*pontas de seta*). **E.** Ruptura gigante. **F.** Vítreo aderido à borda anterior de uma ruptura gigante. (*Cortesia de C Barry – Figuras D e E; CL Schepens, ME Hartnett e T Hirose, de* Schepens' Retinal Detachment and Allied Diseases, *Butterworth-Heinemann, 2000 – Figura F.*)

- **Fatores de risco da progressão para descolamento**
  - Fatores diversos incluem histórico de DR no olho contralateral, cirurgia de catarata realizada anteriormente (especialmente se tiver ocorrido perda da visão), miopia, histórico familiar de DR e condições sistêmicas, como as síndromes de Marfan, Stickler e Ehlers-Danlos. As evidências sugerem que se deve cogitar tratamento profilático para rupturas assintomáticas, inclusive buracos redondos operculados e atróficos, antes de procedimentos como cirurgia de catarata, capsulotomia com *laser* e injeção intravítrea, especialmente na presença de outros fatores de risco
  - Rupturas sintomáticas associadas a DPV apesentam mais risco do que rupturas assintomáticas detectadas no exame de rotina
  - Rupturas maiores apresentam um risco mais elevado de progressão
  - Tração vitreorretiniana persistente: ruptura operculada, na qual o foco da tração vítrea se dissocia da ruptura. É mais segura do que outra ruptura, geralmente em ferradura, na qual a tração persiste. Os buracos redondos raramente estão associados à tração vitreorretiniana contínua. A aparente demonstração clínica ou ultrassonográfica de DPV completo, sem qualquer conexão residual na região da ruptura, é um achado favorável, embora não confiável
  - Rupturas em "U" apresentam mais risco do que buracos redondos
  - Rupturas superiores oferecem maior risco de progressão para DPV, provavelmente devido ao efeito protetor da gravidade sobre as rupturas inferiores. Com as rupturas superotemporais, a mácula é ameaçada logo no início no caso de DR. Rupturas equatoriais têm mais propensão a evoluir do que rupturas orais, que normalmente estão localizadas na base vítrea
  - A pigmentação em torno de uma ruptura retiniana indica cronicidade e um grau de estabilidade
  - A afacia, hoje rara, apresenta um risco maior
- **Rupturas em "U" agudamente sintomáticas**: até 90% dessas rupturas levam a um DR. O tratamento (ver adiante) reduz o risco para 5%, razão pela qual deve sempre ser urgentemente realizado
- **Rupturas operculadas**: especialmente em pessoas assintomáticas, acredita-se ter baixo risco de progressão para DR, e podem ser observadas com segurança na maioria dos casos. Uma rotina de reavaliação (sintomática ou assintomática) recomendada é um intervalo inicial de 2 a 4 semanas, em seguida, de 1 a 3 meses, depois, de 6 a 12 meses e, por fim, anual. A presença de um vasoponte intacto sobrejacente à ruptura pode indicar tração vitreorretiniana contínua – que também causa hemorragia vítrea – devendo-se cogitar tratamento
- **Rupturas em "U" assintomáticas**: o risco de progressão para DR é base – de 5% –, que é uma taxa de incidência semelhante à das rupturas em "U" sintomáticas tratadas. A observação para verificação da eventual presença de rupturas operculadas geralmente é segura na ausência de fatores indicadores de risco maior
- **Rupturas retinianas traumáticas**: esse tipo de lesão, incluindo as diálises agudas, deve sempre ser tratado
- **Diálise assintomática**: eventualmente, acompanhada sem tratamento. Entretanto, a maioria dos casos é tratada por meio cirúrgico se houver associação ao DR

- **DR subclínico assintomático**: a progressão não é invariável no DR descoberto incidentalmente, e cerca de 10% dos pacientes se tornam sintomáticos em 2 a 3 anos. A decisão em relação à intervenção deve ser tomada caso a caso. Por exemplo, muitos profissionais optariam pelo tratamento, e não pela observação, de um grande DR superotemporal que se estenda posteriormente para o equador, mas poderiam, por outro lado, optar por observar um pequeno DR inferior antigo. Com qualquer opção, o consentimento totalmente informado do paciente e as revisões regulares são vitais. Cirurgia geralmente é indicada se houver progressão
- **Buracos redondos e achatados assintomáticos**: não requerem tratamento profilático, mas algumas diretrizes recomendam reavaliação a cada 1 a 2 anos.

Técnicas de tratamento

Rupturas retinianas sem DR podem ser tratadas com *laser* (por meio de uma lâmpada de fenda ou de oftalmoscopia binocular indireta) ou crioterapia. Na maioria dos casos, o *laser* é a técnica ideal por ser mais precisa e causar menos lesões colaterais à retina, com um risco mais baixo de formação de membrana epirretiniana. O tratamento adequado da base de uma lesão muito periférica somente é possível com oftalmoscópio indireto ou crioterapia em razão da necessidade de indentação para a visualização da área. A crioterapia pode ser preferida para múltiplas rupturas contíguas ou lesões extensas e em olhos com meios turvos ou pupilas pequenas.

- **Retinopexia com *laser***: realizada com uma lâmpada de fenda sob anestesia local (às vezes, é necessária anestesia local ou mesmo geral), as configurações normais têm uma duração de 0,1 segundo, um tamanho de ponto de 200 a 300 μm com uma lente de contato de três espelhos, ou 100 a 200 μm com uma lente de campo amplo e potência inicial de 200 mW. A potência deve ser ajustada conforme adequado para a obtenção de branqueamento moderado. Com o oftalmoscópio binocular indireto com fonte de luz adaptada à cabeça do médico, o tamanho do ponto é estimado e ajustado pela posição da lente de condensação (normalmente 20 D). Efetuam-se duas ou três fileiras de disparos confluentes em torno da lesão (Figura 16.18). Com ambas as formas de *laser*, deve-se ter o cuidado de identificar os marcos referenciais adequados, geralmente para evitar lesões maculares inadvertidas
- **Criorretinopexia**: em geral, é necessária anestesia subconjuntival ou local. Para lesões localizadas atrás do equador, é possível que seja necessária uma pequena incisão conjuntival para o acesso. Utiliza-se um blefarostato. A ponta da sonda de crioterapia deve ser exposta além da sua manga de borracha. O instrumento deve inicialmente ser purgado (p. ex., 10 s a −25°C, repetindo-se o procedimento depois de 1 minuto). Ajusta-se a temperatura de tratamento (normalmente −85°C). Convém verificar a eficácia do instrumento ativando-o em água estéril por 10 segundos, quando uma bola de gelo de 5 mm deve se formar. Sob visualização por oftalmoscópio binocular indireto, indenta-se a lesão e pressiona-se o pedal até que se observe o branqueamento da retina. É fundamental que não se retire a ponta da sonda da área enquanto o processo de descongelamento não estiver concluído (2 a 3 segundos). Deve-se ter o cuidado de manter o direcionamento da sonda enquanto a ponta não estiver

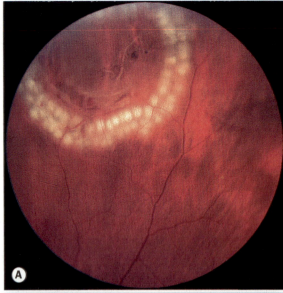
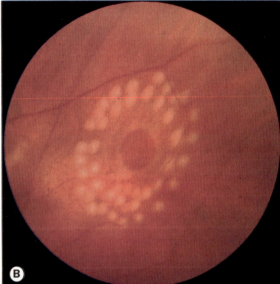
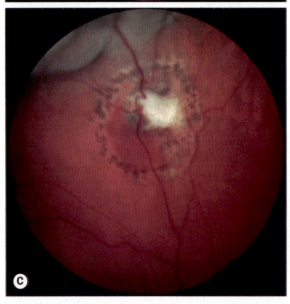

Figura 16.18 Retinopexia com *laser* após tratamento. **A.** Ruptura em "U". **B.** Buraco retiniano. **C.** Lesão penetrante recente.

visível e não confundir a indentação causada pelo eixo da sonda com aquela causada pela ponta. Efetua-se uma única fileira de aplicações em torno da lesão, o que, na maioria dos casos, se obtém com uma ou duas aplicações por ruptura. Após o procedimento, o olho normalmente é tamponado e, em geral, se prescreve um analgésico oral

- **Após o tratamento**: o paciente deve evitar esforço físico extenuante por cerca de 1 semana até que se forme uma adesão adequada (Figura 16.19). Normalmente, depois de 1 a 2 semanas, deve-se fazer uma reavaliação.

DESCOLAMENTO DE RETINA REGMATOGÊNICO

Introdução

Patogênese

O DRR afeta aproximadamente 1 em 10 mil pessoas a cada ano, e ambos os olhos acabam sendo afetados em cerca de 10% dos casos. Na maioria dos casos, a condição caracteriza-se pela presença de uma ruptura retiniana combinada à tração vitreorretiniana, que permite o acúmulo de vítreo liquefeito sob a RNS, separando-a do EPR. Apesar da presença de ruptura retiniana, o DR praticamente nunca ocorre se o vítreo não estiver pelo menos parcialmente liquefeito e sem tração. Mais de 40% dos DRs ocorrem em olhos míopes e, quanto maior o erro de refração, maior o risco. A degeneração vítrea e o DPV, bem como as lesões predisponentes, como degeneração em treliça e rastro de caracol, são mais comuns na presença de miopia. Olhos com alta miopia também correm risco de DR em razão dos pequenos buracos redondos presentes na atrofia coriorretiniana e da presença de buracos maculares. A perda do vítreo durante a cirurgia de catarata e a capsulotomia a *laser* também implica maior risco de DR em olhos com alta miopia.

DICA Um paciente com ruptura sintomática da retina associada a descolamento do vítreo posterior (DVP) agudo está em risco de DR e precisa de tratamento rápido.

Identificação das rupturas retinianas

- Em olhos com DR, a **distribuição das rupturas** é de, aproximadamente, 60% no quadrante superotemporal; 15% no quadrante superonasal; 15% no quadrante inferotemporal; e 10% no quadrante inferonasal. Por essa razão, deve-se examinar detalhadamente a região temporal se, a princípio, não for possível detectar a ruptura. Além disso, é preciso lembrar que cerca de 50% dos olhos com DR exibem mais de uma ruptura, geralmente dentro de um raio de 90° uma da outra
- **Configuração do líquido sub-retiniano**: o líquido sub-retiniano é governado (a) pela gravidade, (b) pelos limites anatômicos (*ora serrata* e nervo óptico) e (c) pela localização da ruptura retiniana primária. Se a ruptura primária estiver localizada superiormente, o líquido sub-retiniano espalha-se primeiro inferiormente do mesmo lado do fundo do olho em que se encontra a ruptura, e depois superiormente do lado oposto, de modo que a provável localização da ruptura primária pode ser prevista

- **Regras de Lincoff modificadas:**
  - Um DR inferior raso em que o líquido sub-retiniano esteja ligeiramente mais alto no bolsão temporal aponta para uma ruptura primária localizada inferiormente nesse lado (Figura 16.20 A)
  - Uma ruptura primária localizada na posição de 6 horas causará DR inferior com níveis iguais de líquido (Figura 16.20 B)
  - Em DR inferior bolhoso, a ruptura primária normalmente está localizada acima do meridiano horizontal (Figura 16.20 C)
  - Se a ruptura primária estiver no quadrante nasal superior, o líquido sub-retiniano revolverá em torno do disco óptico e, então, subirá no lado temporal até nivelar-se com a ruptura primária (Figura 16.20 D)
  - DR subtotal com uma cunha superior de retina aderida indica ruptura primária localizada na periferia mais próxima de sua borda mais alta (Figura 16.20 E)
  - Quando o líquido sub-retiniano cruza a linha média vertical acima, a ruptura primária está próxima à posição de 12 horas, com a borda mais inferior do descolamento correspondendo ao lado da ruptura (Figura 16.20 F).

Sintomas

Os sintomas premonitórios clássicos relatados em cerca de 60% dos pacientes com DRR espontâneo são *flashes* de luz e moscas volantes associadas ao DPV agudo. Após um período variável de tempo, pode ocorrer um defeito relativo do campo visual periférico semelhante a uma cortina, possivelmente progredindo de modo a envolver a visão central. Em alguns pacientes, esses sintomas podem não estar presentes ao acordar pela manhã, em razão da absorção espontânea do líquido sub-retiniano enquanto inativo durante a noite, e reaparecer mais tarde no decorrer do dia. Um defeito na metade inferior do campo visual, em geral, é reconhecido mais rapidamente pelo paciente do que um defeito na metade superior. O quadrante do campo visual em que o defeito aparece primeiro é útil para que se possa prever a localização da ruptura retiniana primária, que estará no quadrante oposto. A localização da fotopsia não tem nenhum valor preditivo do local da ruptura primária. A perda da visão central pode ser decorrente do envolvimento da fóvea pelo líquido sub-retiniano ou, raramente, da obstrução do eixo visual por um grande DR bolhoso.

Sinais

Gerais

- **Defeito pupilar aferente relativo** (pupila de Marcus Gunn): está presente no olho que exibe extenso DR

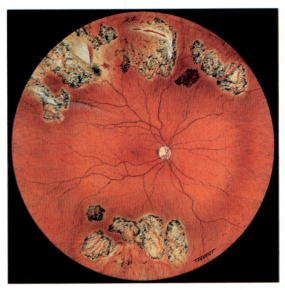

Figura 16.19 Pigmentação e atrofia coriorretiniana após crioterapia profilática em várias rupturas retinianas.

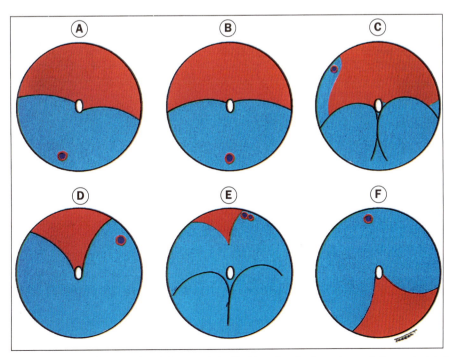

Figura 16.20 Distribuição do líquido sub-retiniano em relação à localização da ruptura retiniana primária (ver texto).

- **Pressão intraocular** (**PIO**): em geral, é cerca de 5 mmHg mais baixa em comparação com o olho normal. Se a pressão intraocular estiver extremamente baixa, é possível que haja associação de um descolamento de coroide. A PIO pode ser elevada, caracteristicamente na síndrome de Schwartz-Matsuo, na qual o DRR está associado a uma uveíte anterior leve, geralmente decorrente de diálise secundária a trauma contuso anterior em homens jovens. Acredita-se que, na maioria dos casos, as células na câmara anterior sejam segmentos externos de fotorreceptores deslocados que comprometem o efluxo trabecular. Tanto as "células" na câmara anterior como a pressão intraocular elevada se resolvem após o reparo do DR
- **Irite**: normalmente leve, é comum e deve ser diferenciada da síndrome de Schwartz-Matsuo (anteriormente). Às vezes, pode ser suficientemente grave para causar sinéquias posteriores, e o DR subjacente pode ser negligenciado
- **"Pó de tabaco"**: consiste em células pigmentares e geralmente é observado no vítreo anterior (Figura 16.21). A presença de uma hemorragia vítrea substancial ou de células inflamatórias também é altamente específica
- **Rupturas retinianas** (ver Figura 16.17): aparecem como descontinuidades na superfície da retina. Normalmente, são vermelhas em razão do contraste entre a retina sensorial e a coroide subjacente. Entretanto, em olhos com a coroide hiperpigmentada (p. ex., alta miopia), o contraste de cores é reduzido e as rupturas pequenas podem passar despercebidas
- **Sinais retinianos**: dependem da duração do DR e da presença ou ausência de proliferação vitreorretiniana (PVR), como descrito a seguir.

Descolamento de retina recente

- **DR** apresenta uma configuração convexa e um aspecto ligeiramente opaco e corrugado resultante de edema retiniano (Figura 16.22 A a C). Há perda do padrão da coroide subjacente e os vasos sanguíneos da retina apresentam-se mais escuros do que na retina plana
- **Líquido sub-retiniano**: estende-se até a *ora serrata*, exceto nos raros casos causados por um buraco macular em que o líquido é inicialmente limitado ao polo posterior (Figura 16.22 D)
- **Pseudoburaco macular**: devido ao afinamento da região foveal da retina, pode-se ter a impressão da presença de um buraco macular se o polo posterior se descolar. Isso não deve ser confundido com um buraco macular verdadeiro, o qual pode dar origem a DR em olhos altamente míopes ou após trauma contuso
- **Ultrassonografia B-scan**: demonstra boa mobilidade da retina e do vítreo.

Descolamento de retina antigo

- **Afinamento da retina** secundário à atrofia é um achado característico e não deve levar a um diagnóstico errôneo de retinosquise
- **Cistos intrarretinianos** (Figura 16.23 A a C): podem desenvolver-se caso o DR esteja presente há cerca de 1 ano, e tendem a desaparecer após recolamento da retina
- **Linhas de demarcação sub-retinianas** ("marcas d'água"): causadas pela proliferação das células do EPR na junção entre a retina plana e a retina descolada (Figura 16.23 D); são comuns e levam cerca de 3 meses para se desenvolver. Com o tempo, a pigmentação tende a diminuir. Embora representando pontos de maior adesão, não limitam invariavelmente o espalhamento do líquido sub-retiniano.

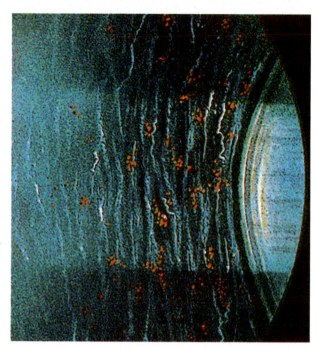

Figura 16.21 "Pó de tabaco" na região posterior do vítreo.

Proliferação vitreorretiniana

PVR é causada pela formação de membrana epirretiniana e sub-retiniana, cuja contração resulta em tração retiniana tangencial e formação de pregas retinianas fixas (Figura 16.24). Normalmente, a PVR ocorre após a cirurgia de DRR ou lesão penetrante, embora possa ocorrer também em olhos com DRR não submetidos à cirurgia de retina prévia. Os principais achados são pregas retinianas e rigidez, de modo que a mobilidade induzida pelos movimentos oculares ou pela indentação escleral diminui. A progressão de um estágio para o seguinte não é inevitável.

- **PVR grau A** (mínima): com turvação vítrea difusa e "pó de tabaco". Pode haver também acúmulos de pigmentos na superfície inferior da retina
- **PVR grau B** (moderada): caracteriza-se por enrugamento da superfície interna da retina (Figura 16.25 A), mobilidade reduzida do gel vítreo, bordas enroladas das rupturas retinianas, tortuosidade dos vasos sanguíneos e rigidez da retina (Figura 16.25 B). As membranas epirretinianas responsáveis por esses achados normalmente não têm como ser clinicamente identificadas
- **PVR grau C** (acentuada): caracteriza-se pela presença de pregas retinianas rígidas de espessura total (em geral em forma de estrela) com condensações e filamentos vítreos pesados (Figura 16.25 C e D). Pode ser anterior (A) ou posterior (P), sendo a linha divisória aproximada do equador do globo. A gravidade da proliferação em cada área é expressa pelo número de horas de relógio da retina envolvida, embora as proliferações não precisem ser contíguas
- **Doença avançada**: mostra a redução importante da mobilidade retiniana com encurtamento da retina e uma conformação triangular característica semelhante a um funil (Figura 16.24 D).

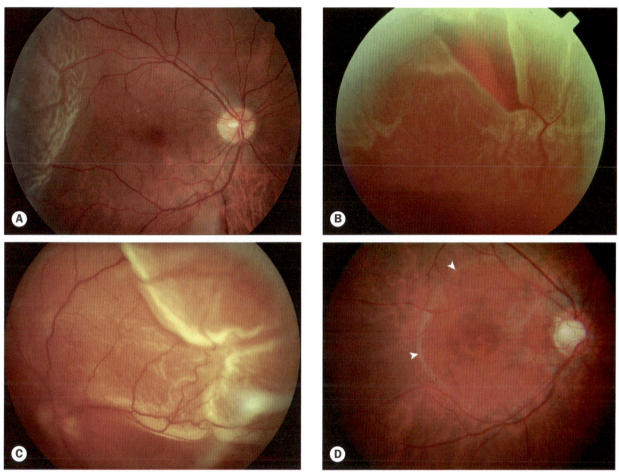

Figura 16.22 Descolamento de retina recente. **A.** Descolamento temporal com mácula *on*. **B.** Descolamento bolhoso superior com grande ruptura. **C.** Aparência corrugada típica da retina descolada com mácula *off*. **D.** Buraco macular circundado por líquido sub-retiniano raso (*pontas de seta*) limitado ao polo posterior. (*Cortesia de S Chen – Figura A.*)

Diagnóstico diferencial

As formas tracional e exsudativa de DR encontram-se descritas mais adiante neste capítulo.

Retinosquise degenerativa
Ver anteriormente.

Descolamento da coroide
As causas do descolamento da coroide (também conhecida como efusão ciliocoroidal ou coroidal) incluem hipotonia, especialmente após cirurgia de drenagem de glaucoma (ver Capítulo 11); sulfonamidas, como acetazolamida e topiramato; uveíte; esclerite posterior; tumores coroidais; e uma fenda de ciclodiálise após trauma ou cirurgia. Ocasionalmente, ocorre como evento secundário a um DR. Casos idiopáticos geralmente são rotulados como síndrome de efusão uveal (ver adiante).

- **Sintomas**: ausência de fotopsia e moscas volantes porque não há tração vitreorretiniana. Pode-se notar um defeito de campo visual se o descolamento da coroide for extenso
- **Sinais**
    - PIO baixa é comum em razão da causa e do descolamento concomitante do corpo ciliar
    - A câmara anterior pode ser rasa em olhos com extenso descolamento da coroide que resulte em fechamento angular por bloqueio não pupilar
    - As elevações são marrons, convexas, lisas e relativamente imóveis (Figura 16.26 A). Normalmente, existem quatro lobos presentes. Os bolsões temporais e nasais tendem a ser altamente proeminentes
    - Grandes descolamentos de coroide em "*kissing*" podem obscurecer a visualização do fundo de olho
    - As elevações não se estendem para o polo posterior porque são limitadas pelas veias do vórtice que adentram seus canais esclerais (Figura 16.26 B). Entretanto, ao contrário dos DRs, estendem-se anteriormente além da *ora serrata*
- **Tratamento**: é dirigido à causa. Às vezes, a drenagem por meio de esclerectomias de espessura parcial é necessária.

Síndrome de efusão uveal
É uma condição idiopática rara, geralmente bilateral, que afeta com muita frequência homens hipermétropes de meia-idade, mas pode ocorrer associada à nanoftalmia. Acredita-se que a causa seja o comprometimento da drenagem normal de líquido da coroide por meio da esclera (que, às vezes, é de espessura e composição normais) ou as veias do vórtice.

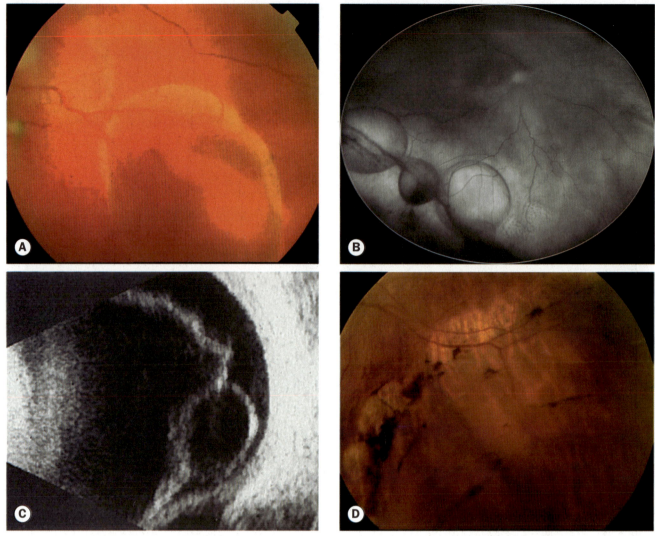

Figura 16.23 Descolamento de retina antigo. **A.** Cistos retinianos. **B.** Múltiplos cistos no descolamento total de retina (imagem *red-free* de grande angular). **C.** Ultrassonografia B-scan mostrando a presença de cisto. **D.** Linha de demarcação circundando o líquido sub-retiniano inferior localizado. (*Cortesia de C Barry – Figura B; RF Spaide, de* Diseases of the Retina and Vitreous, *WB Saunders, 1999 – Figura C.*)

- Sinais
  - Inflamação ausente ou leve
  - Descolamento ciliocoroidal seguido por DR exsudativo
  - Após a resolução, o EPR apresenta um moteamento residual característico do tipo "pele de leopardo", causado por alterações degenerativas no EPR associadas a uma alta concentração de proteína no líquido sub-retiniano
- O **diagnóstico diferencial** inclui a efusão uveal secundária a outras causas (ver anteriormente), hemorragia coroidal e melanoma em anel da coroide anterior
- O **tratamento** normalmente se faz com esclerectomia de espessura total, especialmente em pacientes com nanoftalmia.

Cirurgia

Indicações para cirurgia de urgência

Em geral, o DR agudo sintomático deve ser reparado por procedimento cirúrgico tão logo possível, especialmente se a mácula não for envolvida (Figura 16.27). Outros fatores que podem aumentar a urgência da intervenção incluem a presença de uma ruptura superior ou grande a partir da qual é provável que o líquido sub-retiniano se espalhe mais rapidamente, e a sinérese avançada, conforme encontrada na alta miopia. Pacientes com hemorragia vítrea densa recente nos quais a visualização do fundo de olho seja impossível devem também ser operados tão logo possível se a ultrassonografia B-scan mostrar DR subjacente. O paciente não deve comer ou beber caso se cogite cirurgia de urgência. A minimização da atividade pode ser útil e o repouso no leito com a cabeça virada de modo que a ruptura retiniana fique na posição mais inferior tende a reduzir a quantidade de líquido sub-retiniano e, portanto, facilita a cirurgia.

DICA Cirurgia de urgência é necessária no paciente com DR agudo e progressivo se a mácula não for envolvida.

Retinopexia pneumática

Retinopexia pneumática (Figura 16.28) é um procedimento ambulatorial em que uma bolha de gás intravítrea, junto com crioterapia ou

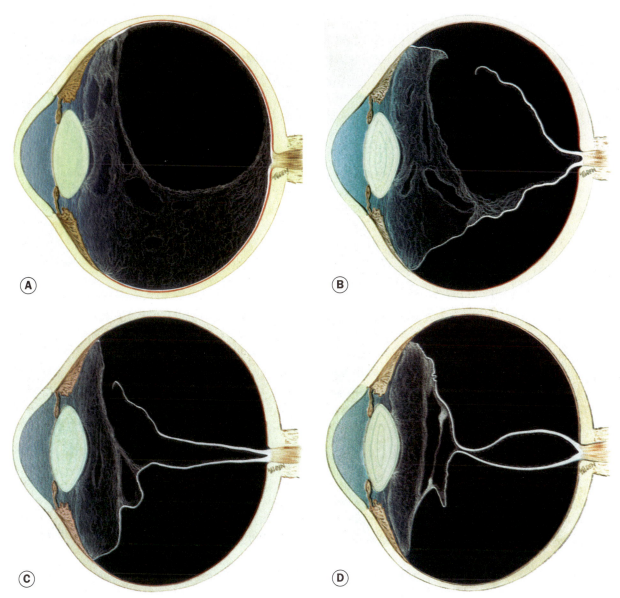

Figura 16.24 Desenvolvimento de proliferação vitreorretiniana (PVR). **A.** Extensa sinérese vítrea. **B.** Descolamento total de retina sem PVR; o vítreo encolhido está condensado e aderido ao equador da retina. **C.** PVR precoce com gel vítreo retraído anteriormente e pregas retinianas equatoriais circunferenciais. **D.** PVR avançada com descolamento de retina em forma de funil preenchido por densas membranas vítreas. (*Cortesia de CL Schepens, ME Hartnett e T Hirose, de* Schepens' Retinal Detachment and Allied Diseases, *Butterworth-Heinemann, 2000.*)

laser, é empregada para selar uma ruptura retiniana e recolar a retina sem indentação escleral. Os gases utilizados com mais frequência são o hexafluoreto de enxofre (SF_6) e o perfluoropropano (C_3F_8), de ação mais longa (Figura 16.29). Tem a vantagem de ser um procedimento minimamente invasivo e relativamente rápido realizado no consultório. Entretanto, as taxas de sucesso são piores do que aquelas alcançadas com a indentação escleral. O procedimento normalmente é reservado para o tratamento de DR sem complicações com uma pequena ruptura retiniana ou um grupo de rupturas que se estendem por uma área de menos de 2 horas do relógio nos dois terços superiores da região periférica da retina.

Princípios da introflexão escleral

Introflexão escleral, às vezes denominada cirurgia convencional ou externa, ao contrário da abordagem interna da vitrectomia via *pars plana* (ver adiante), é um procedimento cirúrgico em que o material suturado na esclera (explante) cria uma indentação para dentro (introflexão; Figura 16.30). O procedimento tem por finalidade fechar rupturas retinianas opondo o EPR à retina sensorial, e reduzir a tração dinâmica vitreorretiniana em pontos de adesão vitreorretiniana local. Essa técnica deve sempre ser utilizada para pacientes com DR secundário a uma diálise pós-traumática.

- **Explantes**: são feitos de silicone mole ou duro. O ideal é que toda a ruptura seja circundada por cerca de 2 mm de indentação. É importante também que a indentação envolva a área da base vítrea anterior à ruptura para evitar a possibilidade de reabertura da ruptura posteriormente e de extravasamento anterior do líquido sub-retiniano. As dimensões da ruptura retiniana podem ser avaliadas por sua comparação com o diâmetro do disco óptico

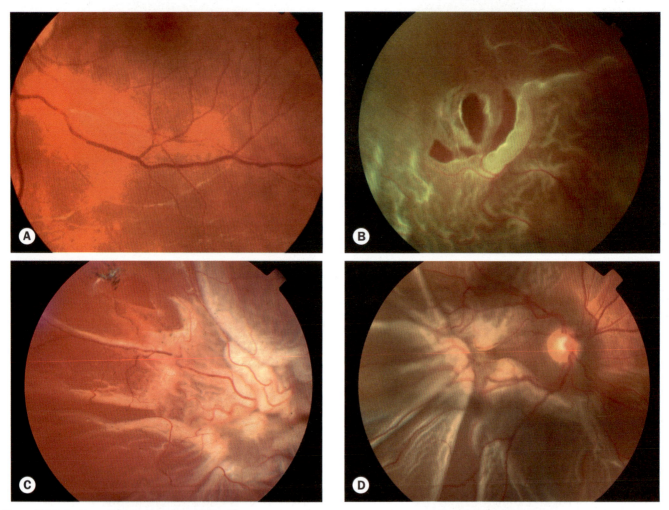

Figura 16.25 Proliferação vitreorretiniana (PVR). **A.** Enrugamento precoce da retina no grau B mínimo. **B.** Grau B acentuado com bordas enroladas das rupturas retinianas. **C.** Grau C com ruptura temporal superior. **D.** Grau C com prega proeminente em forma de estrela.

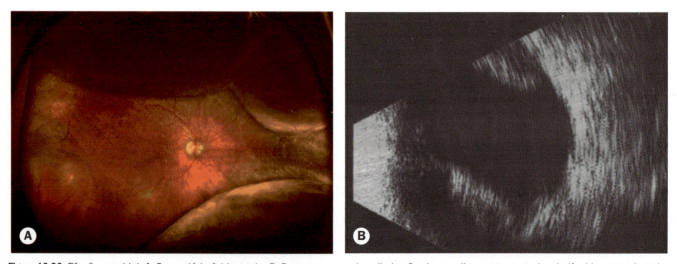

Figura 16.26 Efusão coroidal. **A.** Secundária à hipotonia. **B.** B-scan mostrando a limitação do espalhamento posterior do líquido causado pelas veias do vórtice. (*Cortesia de S Chen – Figura A; R Bates – Figura B.*)

Capítulo 16 • Descolamento de Retina 651

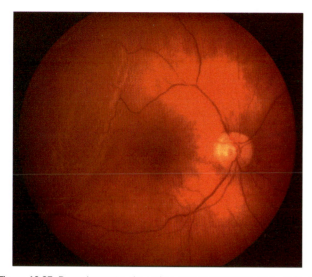

Figura 16.27 Descolamento de retina superotemporal com mácula intacta, porém iminentemente ameaçada; requer reparo urgente. (Cortesia de P Saine.)

- **Configuração da introflexão**: pode ser radial, segmentar, circunferencial ou circular, dependendo do tamanho, da configuração e da quantidade de rupturas
- **Técnica**: realiza-se peritomia para facilitar o acesso, após a qual as rupturas retinianas são localizadas (Figura 16.31 A), e a crioterapia, aplicada. Um explante de dimensões e orientação adequadas é então suturado na esclera e sua posição é verificada em relação à ruptura (Figura 16.31 B a D).

Drenagem do líquido sub-retiniano

A técnica cirúrgica de drenagem do líquido sub-retiniano por meio da esclera (p. ex., D-ACE, do inglês *Drainage-Air-Cryotherapy-Explant*) é defendida por muitos profissionais que alegam o recolamento mais rápido da retina na presença de líquido sub-retiniano viscoso profundo ou antigo. Outros preferem evitar a drenagem externa em virtude das possíveis complicações associadas à técnica, como perfuração ou encarceramento da retina no ponto de drenagem (Figura 16.32 B) e hemorragia coroidal (Figura 16.32 C e D), e realizar uma vitrectomia via *pars plana* como opção primária.

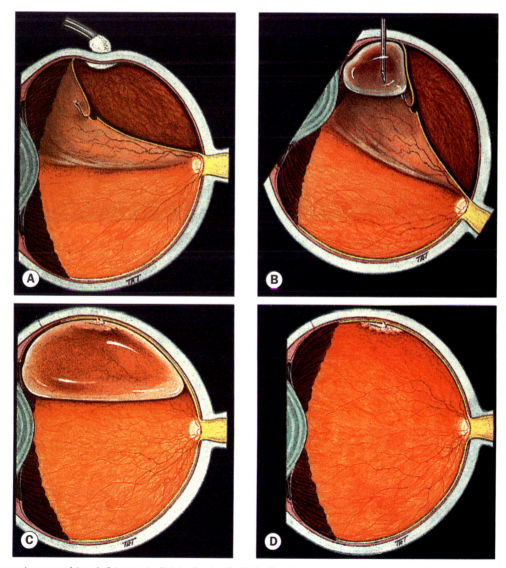

Figura 16.28 Retinopexia pneumática. **A.** Crioterapia. **B.** Injeção de gás. **C.** O gás selou a ruptura retiniana e a retina apresenta-se achatada. **D.** O gás foi absorvido.

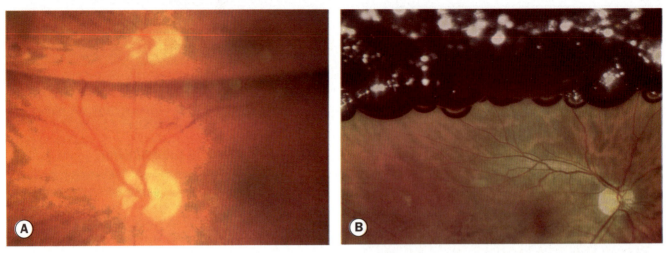

Figura 16.29 Retinopexia pneumática. **A.** Bolha de gás na cavidade vítrea (um reflexo do disco é visível na bolha). **B.** "Ovas de peixe" devido ao rompimento da bolha de gás. (*Cortesia de S Chen – Figura B.*)

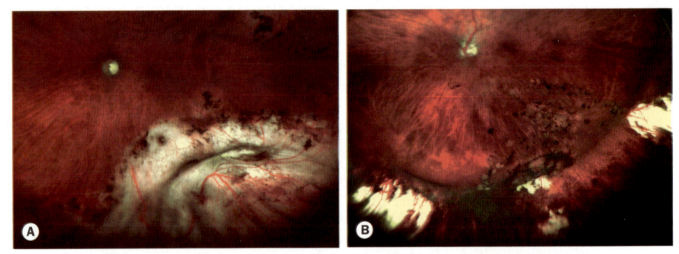

Figura 16.30 Introflexão escleral (foto de grande angular). **A.** Introflexão induzida por explante radial. **B.** Introflexão induzida por explante circunferencial. (*Cortesia de S Chen – Figura A; H Notaras – Figura B.*)

Complicações da introflexão escleral

- A **diplopia** decorrente do efeito mecânico do explante é comum. A resolução espontânea precoce é normal, embora a intervenção às vezes seja necessária
- **Edema macular cistoide**: ocorre em até 25% dos casos, mas normalmente responde ao tratamento. Outras complicações maculares incluem a formação de membrana epirretiniana (cerca de 15%), líquido subfoveal persistente e alteração estrutural da fóvea, normalmente nos descolamentos da área macular da retina
- **Isquemia do segmento anterior** devido ao comprometimento vascular. Trata-se de um risco específico com uma faixa circular e com condições sistêmicas predisponentes, como hemoglobinopatias falciformes
- **Extrusão, intrusão ou infecção do explante** (Figura 16.33): a remoção normalmente é necessária, com terapia intensiva à base de antibióticos, se for o caso
- **PIO elevada**: um pico inicial da pressão intraocular quase sempre se resolve rapidamente, mas às vezes pode persistir. É possível ocorrer fechamento angular
- O **descolamento da coroide** se resolve espontaneamente na maioria dos casos, supostamente quando o edema escleral cede e permite um melhor funcionamento da veia vorticosa
- **Falha na cirurgia**
  - Rupturas não percebidas: é recomendável fazer sempre uma busca minuciosa pela presença de múltiplas rupturas, particularmente se a configuração do DR não corresponder à posição da ruptura primária
  - Pode ocorrer falha na introflexão em razão de tamanho inadequado, posicionamento incorreto (Figura 16.34) ou altura inadequada. É possível que seja necessário substituir ou reposicionar o explante para corrigir as duas primeiras situações, mas a drenagem do líquido sub-retiniano ou a injeção intravítrea de gás pode ser suficiente para resolver a terceira, embora a vitrectomia via *pars plana* (VPP) seja preferida como uma medida mais definitiva. A "boca de peixe" (Figura 16.35) consiste no fenômeno de uma ruptura, normalmente uma grande ruptura equatorial superior em "U" no DR bolhoso, que se abre amplamente após a introflexão escleral e requer tratamento cirúrgico

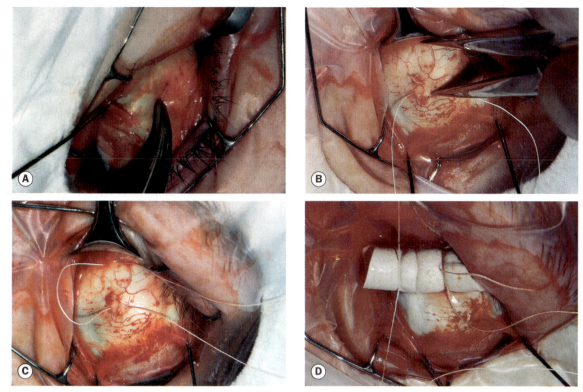

Figura 16.31 Técnica de introflexão escleral. **A.** Marcação da ruptura retiniana. **B.** Sutura inserida e compasso utilizado para medir a posição da segunda sutura. **C.** Sutura de colchão inserida. **D.** A sutura é amarada sobre a esponja.

- PVR é a causa mais comum de falha tardia. Forças tracionais associadas à PVR podem eventualmente abrir antigas rupturas e criar novas. A manifestação normalmente ocorre várias semanas após a cirurgia com o redescolamento
- A reabertura de uma ruptura retiniana na ausência de PVR pode ocorrer em consequência de crioterapia ou introflexão escleral inadequadas, ou, às vezes, quando a altura do explante diminui com o tempo ou após a remoção cirúrgica tardia.

DICA As três causas mais comuns de falha na cirurgia de DR são: PVR, falha no fechamento de todas as rupturas e surgimento de novas rupturas.

Vitrectomia via pars plana
Abordada mais adiante neste capítulo.

DESCOLAMENTO DE RETINA TRACIONAL

As principais causas do DR tracional são a retinopatia proliferativa secundária a diabetes (ver Figura 16.37 A), a retinopatia da prematuridade e o trauma penetrante do segmento posterior (ver Figura 16.37 B e Capítulo 22).

Patogênese do descolamento de retina tracional diabético

O DR tracional é causado pela contração progressiva das membranas fibrovasculares sobre grandes áreas de adesão vitreorretiniana. Ao contrário do descolamento posterior agudo do vítreo em olhos com DRR, o DPV em olhos diabéticos é gradativo e geralmente incompleto. Acredita-se que a condição seja causada pelo extravasamento de componentes do plasma para o gel vítreo a partir de uma rede fibrovascular aderente à superfície posterior do vítreo. Em razão das fortes aderências do vítreo cortical a áreas de proliferação fibrovascular, o DPV normalmente é incompleto. No raro caso de um subsequente DPV completo, os novos vasos sanguíneos são avulsados e o DR não se desenvolve. A tração vitreorretiniana pode ser de qualquer dos seguintes tipos:

- Tangencial, causada pela contração das membranas fibrovasculares epirretinianas com enrugamento da retina e distorção dos vasos sanguíneos
- Anteroposterior, em razão da contração das membranas fibrovasculares que se estendem a partir da região posterior da retina, normalmente associadas a grandes arcadas, à base vítrea anteriormente e/ou ao *bridging*
- Resultante da contração das membranas fibrovasculares que se estendem de uma parte da retina para outra ou entre as arcadas vasculares, com tendência a unir os dois pontos envolvidos (Figura 16.36).

Diagnóstico

- **Sintomas**: em geral, não há presença de fotopsia e moscas volantes porque a tração vitreorretiniana se desenvolve de maneira insidiosa e não está associada a descolamento posterior agudo do vítreo. Um defeito visual normalmente progride lentamente e pode manter-se estável por meses ou até mesmo anos
- **Sinais** (Figura 16.37 A)

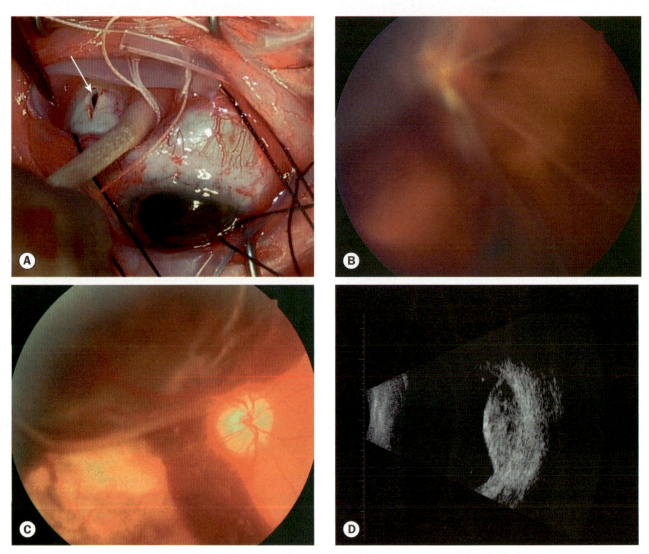

Figura 16.32 Drenagem do líquido sub-retiniano durante a introflexão escleral. **A.** Um explante circunferencial está visível, mas ainda não fixado no lugar. A drenagem do líquido pode ser ajudada pela aplicação de uma leve pressão adjacente à esclerostomia (*seta*). **B.** Encarceramento da retina no ponto de drenagem. **C.** Hemorragia sub-retiniana. **D.** Aspecto na ultrassonografia que mostra a presença de hemorragia sub-retiniana. (*Cortesia de S Chen – Figuras A e B; P Terry – Figura D.*)

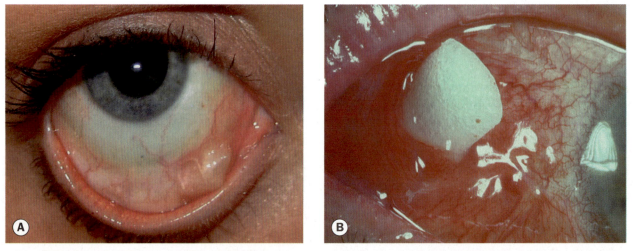

Figura 16.33 Complicações da introflexão escleral. **A.** Extrusão do explante. **B.** Extrusão do tampão. (*Cortesia de S Chen – Figura A.*)

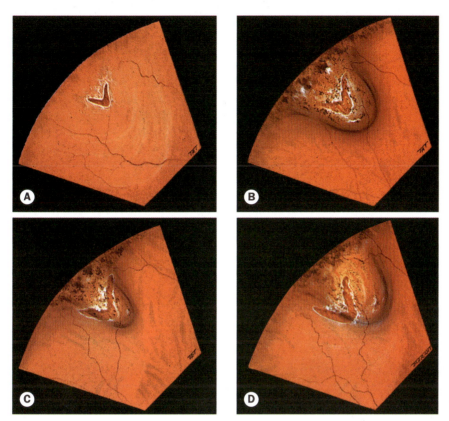

Figura 16.34 Tratamento de um descolamento recente de retina na região temporal superior e causas da falha. **A.** Antes da cirurgia. **B.** Resultado bem-sucedido. **C.** A ruptura ainda está aberta devido ao tampão subdimensionado. **D.** A ruptura ainda está aberta devido ao posicionamento incorreto do tampão.

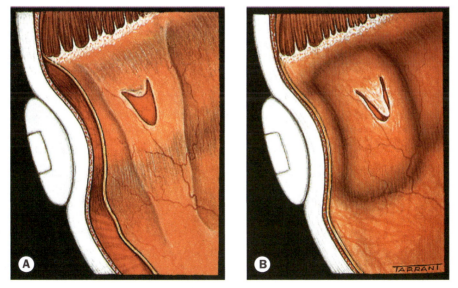

Figura 16.35 A. "Boca de peixe" de uma ruptura em "U" que está se comunicando com uma prega radial. **B.** Retina achatada após a inserção de um explante radial.

- O DR apresenta uma configuração côncava sem presença de rupturas
- A mobilidade retiniana é intensamente reduzida e não há presença de deslocamento de líquido
- O líquido sub-retiniano é mais raso do que no DRR e quase nunca se estende para a *ora serrata*
- A maior elevação da retina ocorre em pontos de tração vitreorretiniana
- Se ocorrer ruptura em DR tracional, o descolamento assume as características de um DRR e progride rapidamente (DR misto)
- Ultrassonografia B-scan: mostra o DPV incompleto e uma retina relativamente imóvel (Figura 16.37 B).

DESCOLAMENTO DE RETINA EXSUDATIVO

Patogênese

DR exsudativo caracteriza-se pelo acúmulo de líquido sub-retiniano na ausência de rupturas ou tração retiniana. Pode ocorrer na presença de diversas doenças vasculares, inflamatórias e neoplásicas que envolvam a retina, o EPR e a coroide, nas quais o líquido extravasa dos vasos e se acumula sob a retina. Desde que o EPR consiga compensar bombeando o líquido extravasado para a circulação coroidal, o DR não ocorre. Entretanto, quando o mecanismo é sobrecarregado ou funciona abaixo do normal, o líquido se acumula no espaço sub-retiniano. As causas incluem:

- **Tumores coroidais**, como melanoma, hemangioma e metástases. Até que se prove o contrário, a presença de um tumor intraocular deve ser considerada a causa de DR exsudativo
- **Inflamação**, como doença de Harada e esclerite posterior
- **Coriorretinopatia serosa central bolhosa** é causa rara
- **Causas iatrogênicas** incluem cirurgia de DR e fotocoagulação panretiniana
- **Neovascularização coroidal**, que pode extravasar e dar origem a um extenso acúmulo sub-retiniano de líquido no polo posterior
- **Coroidopatia hipertensiva**, como na toxemia gravídica, é uma causa muito rara
- **Idiopáticas**, como a síndrome da efusão uveal (ver anteriormente).

DICA DR exsudativo (que geralmente é causado por tumor coroidal) caracteriza-se pelo "deslocamento" do líquido sub-retiniano.

Diagnóstico

- **Sintomas**: dependendo da causa, ambos os olhos podem ser simultaneamente envolvidos
  - Não há tração vitreorretiniana, portanto, não há presença de fotopsia
  - Possível presença de moscas volantes se houver associação de vitrite
  - Um defeito de campo visual pode se desenvolver de repente e progredir rapidamente
- **Sinais**
  - O DR apresenta uma configuração convexa, como no DRR, mas sua superfície é lisa e não corrugada
  - A retina descolada é muito móvel e exibe o fenômeno do "líquido que se desloca", no qual o líquido sub-retiniano se desprende da área da retina sob a qual se acumula (Figura 16.38 A e B). Por exemplo, na posição ereta, o líquido sub-retiniano se acumula sob a região inferior da retina, mas ao assumir a posição supina por vários minutos, a região inferior da retina se achata e o líquido sub-retiniano se desloca posteriormente, desprendendo-se da região superior da retina

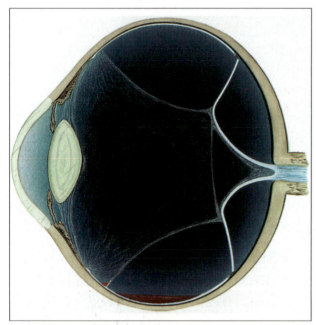

Figura 16.36 Descolamento de retina tracional associado à tração anteroposterior e ao *bridging*. (*Cortesia de CL Schepens, ME Hartnett e T Hirose, de* Schepen's Retinal Detachment and Allied Diseases, *Butterworth-Heinemann, 2000*.)

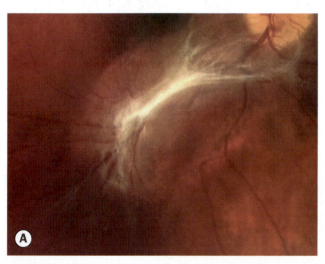
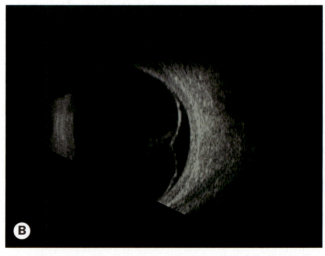

Figura 16.37 Descolamento de retina tracional. **A.** Descolamento tracional localizado secundário à fibrose pré-retiniana. **B.** B-scan. (*Cortesia de P Terry – Figura B*.)

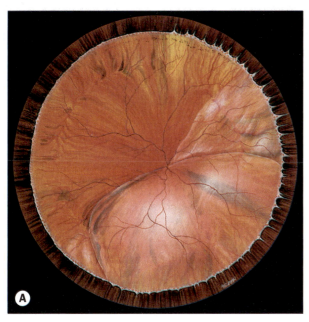
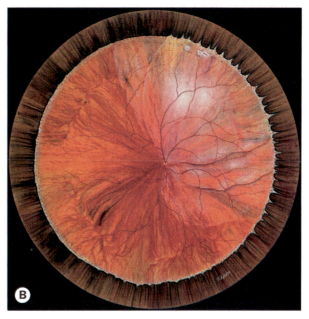

Figura 16.38 Descolamento de retina exsudativo com deslocamento de líquido. **A.** Acúmulo inferior de líquido sub-retiniano com o paciente sentado. **B.** O líquido sub-retiniano desloca-se para cima quando o paciente assume a posição supina. (*Cortesia de CL Schepens, E Harnett e T Hirose, de* Schepen's Retinal Detachment and Allied Diseases, *Butterworth-Heinemann, 2000.*)

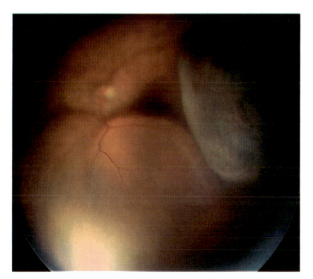

Figura 16.39 Descolamento de retina exsudativo causado por melanoma coroidal. (*Cortesia de B Damato.*)

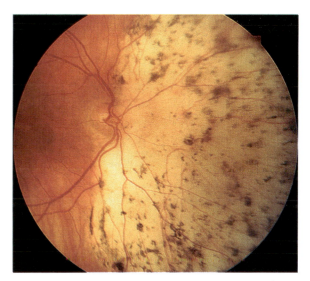

Figura 16.40 Pigmentação em padrão "pele de leopardo" após a resolução do descolamento de retina exsudativo.

- A causa do DR, como um tumor coroidal (Figura 16.39), pode estar aparente no exame de fundo de olho ou na ultrassonografia B-scan, ou o paciente pode ter uma doença sistêmica associada responsável pelo DR (p. ex., doença de Harada, toxemia gravídica)
- É possível observar "pintas de leopardo" que consistem em áreas dispersas de acúmulo sub-retiniano de pigmento depois que o descolamento é achatado (Figura 16.40).

Tratamento

O tratamento depende da causa. Alguns casos se resolvem espontaneamente, enquanto outros são tratados com corticosteroides sistêmicos (doença de Harada e esclerite posterior). Em alguns olhos com coriorretinopatia serosa central bolhosa, o extravasamento no EPR pode ser selado por fotocoagulação com *laser*.

VITRECTOMIA VIA *PARS PLANA*

Introdução

Instrumentação

O diâmetro do eixo dos vitreófagos é convencionalmente de 0,9 mm (20 gauge), mas sistemas menores 23 gauge, 25 gauge e, até mesmo, sistemas sem sutura 27 gauge (vitrectomia transconjuntival por microincisão [MIVS]) estão cada vez mais tornando-se o padrão de assistência, oferecendo menor tempo de operação, menos trauma e cicatrização, e recuperação mais rápida. As preocupações iniciais em relação a um maior risco de endoftalmite pós-operatória não parecem ter se confirmado e as taxas de sucesso operatório são comparáveis a instrumentos de calibre maior.

- O **vitreófago** (Figura 16.41) consiste em uma lâmina de guilhotina interna que oscila em uma velocidade muito alta (de 1.500 até 5.000 a 7.500 cortes/minuto – cpm – novos vitreótomos de "ultra-alta velocidade"), cortando o gel vítreo em pedaços diminutos e removendo-os simultaneamente por sucção em um cassete coletor. Velocidades de corte maiores traduzem-se em um nível mais baixo de tração exercido sobre a interface vitreorretiniana durante a cirurgia. Concomitantemente, foi introduzido um sistema fluídico mais seguro e eficiente
- A **fonte de iluminação intraocular** é fornecida por uma sonda de fibra óptica (tubo leve; ver Figura 16.41). Inicialmente, a iluminação reduzida era um problema com os sistemas de vitrectomia transconjuntival por microincisão de calibre estreito, em razão das limitações das lâmpadas halógenas. Foram lançadas fontes de luz de maior intensidade que consistem em xênon e fontes possivelmente menos fototóxicas de vapor de mercúrio que equivalem ou excedem os níveis dos sistemas de 20 gauge. Essas fontes minimizam a fototoxicidade retiniana filtrando as luzes ultravioleta e azul, de energia mais alta. Alguns sistemas oferecem funções de ajuste de luminosidade para aumentar o contraste de determinadas estruturas. Existe a opção das fontes com amplo ângulo de iluminação e do tipo "*chandelier*" com autorretenção – o segundo oferece as vantagens tanto de deixar as mãos do cirurgião livres para realizar a verdadeira cirurgia bimanual (o que pode ser particularmente útil em casos desafiadores) como reduzir a fototoxicidade (aumentando a distância de trabalho entre a sonda de iluminação e a retina). Existem sondas do tipo duplo *chandelier* com calibre extremamente pequeno para eliminar o sombreamento do campo de trabalho
- É necessária uma **cânula de infusão** para manter a pressão e o volume da cavidade vítrea. Esse tipo de cânula geralmente é de autorretenção em sistemas de pequeno calibre
- Os **sistemas de visualização grande angular** consistem em uma lente indireta abaixo do microscópio operatório e uma série de prismas incorporada para reinverter a imagem (Figura 16.42). O campo de visão estende-se quase até a *ora serrata*. Existem lentes com um campo menor e maior poder de ampliação para cirurgia macular
- Os **instrumentos acessórios incluem** tesouras, pinças, agulhas em flauta e sistemas de endodiatermia e endolaser. Com a introdução dos vitreófagos de menor calibre capazes de manipular as membranas fibrovasculares com mais precisão e segurança, a necessidade de instrumentação adicional pode ser menor.

Agentes tamponadores

Permitem o achatamento intraoperatório da retina combinado à drenagem interna do líquido sub-retiniano e geralmente são empregados no pós-operatório para o tamponamento interno de rupturas retinianas.

- **Gases expansivos**: embora se possa utilizar ar, um gás expansivo normalmente é preferível para um tamponamento prolongado. Utiliza-se o posicionamento pós-operatório do paciente para

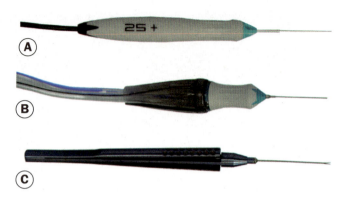

Figura 16.41 A. Tubo de iluminação. **B.** Vitreófago. **C.** Micropinça.

maximizar o vetor efetivo e manter a tensão superficial em torno da ruptura
  ○ O hexafluoreto de enxofre (SF_6) duplica o volume se utilizado em uma concentração de 100%, e dura de 10 a 14 dias
  ○ O perfluoretano (C_2F_6) triplica seu volume a 100%, e dura de 30 a 35 dias
  ○ O perfluoropropano (C_3F_8) quadruplica seu volume a 100%, e dura de 55 a 65 dias
- Como o olho normalmente é deixado quase inteiramente preenchido com gás ao final do procedimento, a maior parte é usada somente em concentração isovolumétrica (não expansível) (p. ex., 20 a 30% para SF_6 e 12 a 16% para C_3F_8). Ambientes de baixa pressão, viagens aéreas e anestesia com óxido nitroso devem ser evitados até a absorção completa do gás, visto que tais condições aumentam a pressão do gás intraocular

DICA Se o gás tiver sido utilizado no momento do reparo do DR, as viagens aéreas devem ser evitadas porque a bolha de gás pode se expandir com a mudança da pressão atmosférica e causar uma elevação aguda da PIO.

- Os **óleos de silicone** têm uma baixa gravidade específica – são mais leves do que a água e, portanto, flutuantes. Em geral, são utilizados tanto para fins de manipulação intraoperatória da retina como para tamponamento intraocular pós-operatório prolongado, além de serem particularmente úteis no tratamento da PVR. O silicone 1.000 cs é mais fácil para ser injetado e removido, enquanto o silicone 5.000 cs é mais viscoso e menos passível de emulsificação
- **Líquidos pesados** (perfluorocarbonos) têm uma alta gravidade específica e, por essa razão, acomodam-se inferiormente na cavidade vítrea (Figura 16.43). O perflúor-n-octano em geral é mais usado na medida em que permite boa visibilidade e baixa viscosidade, agindo como um dispositivo mecânico intraoperatório, e serve para achatar a região posterior da retina, abrir as pregas retinianas e melhorar a visualização das membranas adicionais. Embora essencialmente desenvolvido para a cirurgia, outras indicações incluem hemostasia (pela localização de sangramento), expressão de sangue liquefeito oriundo de trás da retina e flutuação anterior de fragmentos deslocados do cristalino. Existem relatos de casos de toxicidade e inflamação retinianas.

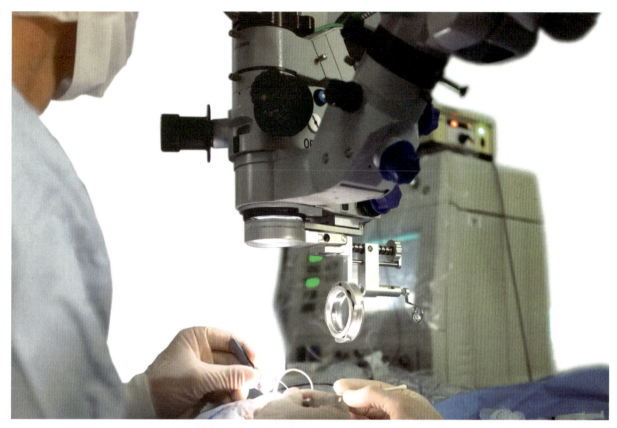

Figura 16.42 Sistema de visualização para vitrectomia via *pars plana*.

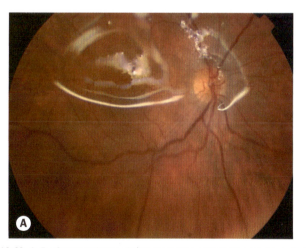
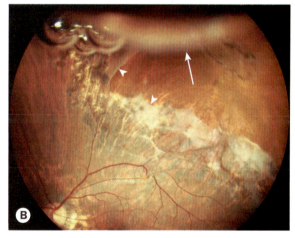

Figura 16.43 A. Perfluorocarbono visível no polo posterior (ver reflexo de luz). **B.** Ruptura gigante (*pontas de seta*) desenrolada com líquido denso (*seta*). (*Cortesia de C Barry – Figura B.*)

Indicações

Embora muitos DRRs simples possam ser tratados com sucesso por técnicas de introflexão escleral, a vitrectomia via *pars plana* melhorou muito o prognóstico para descolamentos mais complexos. Com a melhoria das técnicas e a maior familiaridade e autoconfiança dos cirurgiões, o limiar para a cirurgia de vitrectomia baixou. Muitos cirurgiões vitreorretinianos hoje percebem que as taxas de morbidade e sucesso são melhores com a vitrectomia do que com a introflexão escleral para todo DR pseudofácico ou afácico, e para aqueles que, por outro lado, exigiriam a drenagem externa do líquido sub-retiniano. Uma recente pesquisa de opinião sobre as tendências vitreorretinianas nos EUA revelou que mais de 80% das cirurgias primárias de DR são realizadas pela abordagem da vitrectomia via *pars plana*. As diretrizes a seguir, portanto, não são absolutas.

Descolamento de retina regmatogênico

- **Quando as rupturas retinianas não podem ser visualizadas** em consequência de hemorragia, detritos no vítreo, opacidade capsular posterior e efeitos da borda de lentes intraoculares. A

vitrectomia é fundamental para proporcionar uma visão retiniana adequada. A introflexão escleral implica um alto risco de insucesso se alguma ruptura passar despercebida
- **Quando as rupturas retinianas não podem ser fechadas por introflexão escleral**, como rupturas gigantes, grandes rupturas posteriores e na presença de PVR (Figura 16.44 A a C).

Descolamento de retina tracional
- **Indicações no DR diabético**
  - O DR tracional que ameaça ou envolve a mácula (ver Figura 16.44 D). A vitrectomia é sempre combinada com agentes anti-VEGF e/ou fotocoagulação panretiniana interna para evitar uma neovascularização pós-operatória que possa causar hemorragia vítrea ou *rubeosis iridis*. Pode-se observar o DR tracional extramacular sem cirurgia, uma vez que, em muitos casos, o quadro permanece estacionário por muito tempo, desde que a retinopatia proliferativa esteja controlada
  - DR misto deve ser tratado com urgência, mesmo que a mácula não seja envolvida, visto que o líquido sub-retiniano pode espalhar-se rapidamente

- **Indicações no trauma penetrante**
  - Prevenção do DR tracional. Diferentemente da retinopatia diabética, em que ocorre a proliferação da membrana epirretiniana, principalmente na região posterior da retina, a proliferação fibrocelular após um trauma penetrante tende a desenvolver-se na região pré-equatorial da retina e/ou no corpo ciliar. O tratamento normalmente visa à recuperação visual e à minimização do processo tracional
  - O DR tracional tardio, que pode estar associado à presença de corpo estranho intraocular ou ao encarceramento da retina, desenvolve-se ocasionalmente meses após uma cirurgia bem-sucedida.

Técnica

Objetivos da cirurgia
- Separar a hialoide posterior da superfície retiniana
- Remover o tecido epirretiniano, a fim de liberar a tração na região central e/ou periférica da retina
- Bloquear rupturas retinianas, se presentes.

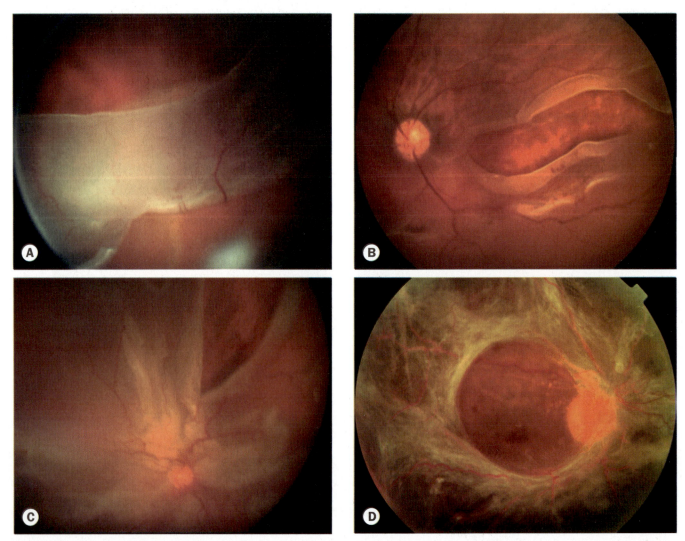

Figura 16.44 Algumas indicações para a vitrectomia via *pars plana*. **A.** Ruptura retiniana gigante. **B.** Grande ruptura posterior. **C.** Proliferação vitreorretiniana na presença de uma grande ruptura. **D.** Descolamento de retina tracional. (*Cortesia de C Barry – Figura B; S Chen – Figura D.*)

Vitrectomia básica

- Insere-se uma cânula de infusão (3,5 mm atrás do limbo em olhos pseudofácicos ou afácicos e 4 mm em olhos fácicos) no nível da borda inferior do músculo reto lateral. Peritomia límbica (dissecção conjuntival) é necessária para os sistemas de grande calibre, mas desnecessária em sistemas de pequeno calibre
- Executam-se esclerotomias adicionais nas posições de 10 e 2 horas do relógio, através das quais o vitreófago e a sonda de fibra óptica são introduzidos (Figura 16.45). Essas esclerotomias são autosselantes com sistemas modernos de pequeno calibre, embora eventualmente ocorra extravasamento da ferida (Figura 16.46)
- O gel vítreo central e a face posterior da hialoide são excisados
- Dois tipos de membrana epitelial são encontrados:
  - **Membranas não vasculares** encontradas na PVR e no enrugamento macular
  - **Membranas fibrovasculares** encontradas em pacientes com retinopatia diabética proliferativa
- As técnicas cirúrgicas empregadas envolvem delaminação, segmentação e dissecção em bloco
- A coloração intraoperatória do tecido pode ser útil. É possível usar especificamente o Azul de Tripano para corar uma membrana epirretiniana e a triancinolona para corar o vítreo
- As etapas básicas anteriores aplicam-se a toda cirurgia de vitrectomia. Etapas subsequentes dependem da indicação específica
- Sistemas transconjuntivais de pequeno calibre não requerem sutura pós-operatória.

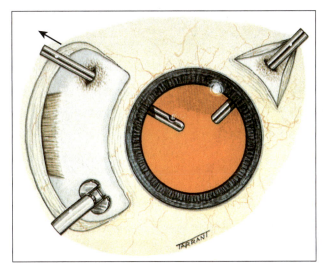

Figura 16.45 Cânula de infusão, tubo de iluminação e vitreófago em posição (olho direito).

Proliferação vitreorretiniana

A cirurgia na PVR tem como objetivo liberar tanto a tração transvítrea pela vitrectomia como a tração tangencial (superfície) pela dissecção da membrana, a fim de restaurar a mobilidade da retina e permitir o fechamento das rupturas retinianas.

As pregas retinianas fixas localizadas podem ser liberadas pela remoção da placa central da membrana epirretiniana, o que normalmente é possível prendendo-se a ponta da tesoura vertical, ou outro instrumento de pinçamento, na borda de um vale da membrana entre duas pregas adjacentes (Figura 16.47). A membrana é, então, dissecada por meio cirúrgico ou simplesmente removida da superfície da retina. Vitreótomos de pequeno calibre podem ser utilizados em alguns casos para prender diretamente as membranas, e as pinças facilitam essa tarefa. Deve-se cogitar uma retinotomia relaxante se a mobilidade da retina for considerada insuficiente para um recolamento sustentado.

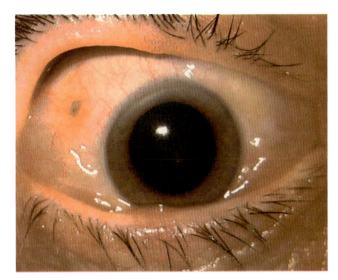

Figura 16.46 Extravasamento da ferida após vitrectomia sem sutura. (*Cortesia de S Chen.*)

Descolamento de retina tracional

A vitrectomia nos DRs tracionais tem por objetivo liberar a tração vitreorretiniana anteroposterior e/ou circunferencial. Como as membranas são vascularizadas e a retina geralmente é friável, não é possível simplesmente removê-las da superfície da retina, o que resultaria em hemorragia e ruptura da retina. Os três métodos de remoção de membranas fibrovasculares no DR tracional diabético são os seguintes:

- **Delaminação**: envolve o corte horizontal de hifas vasculares individuais que conectam uma membrana à superfície da retina (Figura 16.48 A). Isso permite a remoção completa do tecido fibrovascular da superfície da retina (Figura 16.48 B)

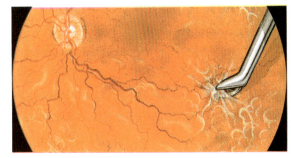

Figura 16.47 Dissecção das pregas retinianas na proliferação vitreorretiniana.

- **Segmentação**: envolve o corte vertical da membrana epirretiniana em pequenos segmentos (Figura 16.49). É utilizada para liberar a tração vitreorretiniana circunferencial quando a delaminação é difícil ou impossível

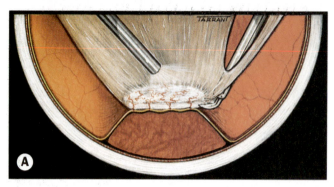 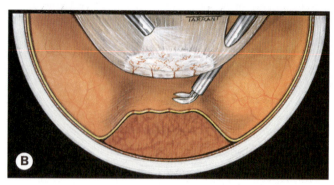

Figura 16.48 **A.** Delaminação com tesouras horizontais. **B.** Concluída.

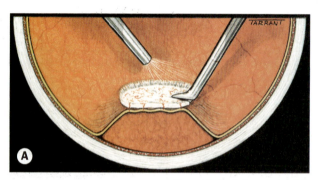 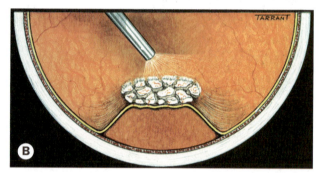

Figura 16.49 **A.** Segmentação com tesoura vertical. **B.** Concluída.

- **Dissecção em bloco**: a principal etapa consiste em separar a hialoide posterior da retina. Faz-se uma incisão na membrana epirretiniana utilizando uma pinça com a ponta iluminada. Em seguida, remove-se a membrana com uma pinça do tipo *end-gripping* para apreensão e remoção de membranas finas (Figura 16.50).

Complicações

A taxa de incidência de complicações diminuiu significativamente nos últimos anos em razão dos avanços tecnológicos e do treinamento especializado na área. Eventuais complicações, no entanto, podem ocorrer nos períodos intraoperatório e pós-operatório.

Complicações intraoperatórias

- Rupturas na região posterior da retina
- Rupturas na região periférica da retina
- Raramente, hemorragia coroidal.

Complicações pós-operatórias

- Rupturas retinianas e DRR
- Prega retiniana (Figura 16.51)
- Inflamação, especialmente em pacientes com diabetes
- **Pressão intraocular elevada**
   - *Expansão excessiva do gás intraocular*, normalmente quando a concentração ou o volume do gás expansível é inadvertidamente grande demais. As medidas clínicas por si só podem ser suficientes em alguns casos, mas se ocorrer uma elevação substancial da PIO, o excesso de gás pode ser removido via *pars plana* com o auxílio da lâmpada de fenda, uma agulha calibre 30 e uma seringa de 1 mℓ

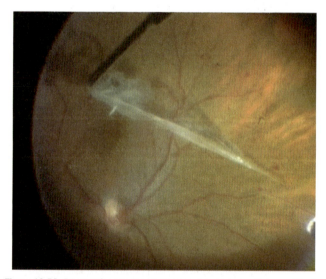

Figura 16.50 Dissecção em bloco da membrana epirretiniana. (Cortesia de V Tanner.)

DICA As concentrações excessivas de gás intraocular podem resultar em uma elevação significativa da PIO. O excesso de gás pode ser removido com o auxílio da lâmpada de fenda, inserindo-se uma agulha calibre 30 na cavidade vítrea via pars plana.

   - *Glaucoma causado por óleo de silicone*: glaucoma precoce pode ser causado por bloqueio pupilar direto por óleo de silicone (Figura 16.52 A). Essa condição ocorre especificamente em olhos afácicos com diafragma iriano intacto. Em olhos afácicos, isso pode ser evitado com a realização de iridectomia

inferior (Ando) no momento da cirurgia para permitir a livre passagem do humor aquoso para a câmara anterior. O gás intraocular também é passível causar bloqueio pupilar. O glaucoma tardio é ocasionado pelo silicone emulsificado na câmara anterior (Figura 16.52 B), provocando obstrução trabecular e formação de cicatriz. O risco talvez seja reduzido com a remoção precoce do óleo, embora, ainda assim, o glaucoma possa ocorrer. É possível que seja necessário utilizar um tubo longo do tipo seton (Figura 16.52 C)
- ◦ *Outros mecanismos* incluem células fantasmas, e glaucoma inflamatório e induzido por esteroides (ver Capítulo 11). O fechamento angular pode também ser resultante de efusão ciliocoroidal com rotação anterior do diafragma íris-cristalino, a qual pode responder à cicloplegia e aos esteroides
- **Catarata**
  - ◦ *Induzida por gás*: uma bolha de gás intravítreo grande ou de longa duração normalmente cria uma opacificação na porção subcapsular posterior do cristalino, mas isso normalmente é transitório
  - ◦ *Induzida por silicone*: quase todo olho fácico com óleo de silicone acaba por desenvolver catarata (Figura 16.52 D)
  - ◦ *Tardia*: após vitrectomia, é comum o desenvolvimento de uma substancial esclerose nuclear, especialmente se o paciente tiver mais de 50 anos de idade
- **Ceratopatia em faixa**: não é incomum com o tamponamento por tempo prolongado com óleo de silicone.

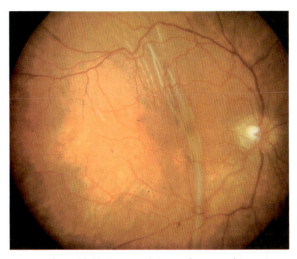

Figura 16.51 Prega retiniana pós-operatória.

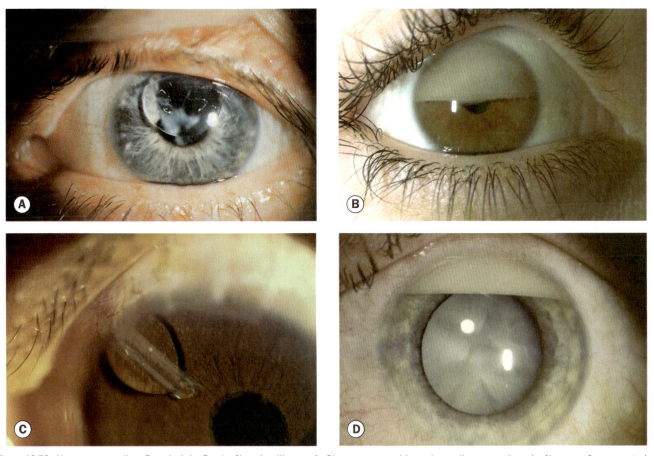

Figura 16.52 Algumas complicações da injeção de óleo de silicone. **A.** Glaucoma com bloqueio pupilar causado pelo óleo na câmara anterior. **B.** Glaucoma tardio devido ao óleo emulsificado na câmara anterior; observa-se um pseudo-hipópio invertido. **C.** Tubo de Baerveldt inserido em virtude de glaucoma secundário com pequena bolha de silicone por baixo do tubo. **D.** Catarata com hipópio invertido.

Capítulo 17

Opacidades Vítreas

INTRODUÇÃO, 666

MOSCAS VOLANTES, 666

HEMORRAGIA
VÍTREA, 666

HIALOSE
ASTEROIDE, 666

SÍNQUISE
CINTILANTE, 666

AMILOIDOSE, 669

CISTO VÍTREO, 669

VASCULATURA FETAL
PERSISTENTE, 669

INTRODUÇÃO

Vítreo é um gel extracelular transparente formado por colágeno, proteínas solúveis, ácido hialurônico e água, com volume total de aproximadamente 4 mℓ. As poucas células normalmente presentes no gel estão localizadas predominantemente no córtex e incluem hialócitos, astrócitos e células gliais. O vítreo promove suporte estrutural ao globo ocular, permitindo uma via transparente e opticamente uniforme para que a luz chegue à retina. Uma vez liquefeito ou cirurgicamente removido, ele não se regenera. As opacidades vítreas podem ser causadas por diversos processos patológicos que envolvem essencialmente outros sítios oculares. Independentemente da hemorragia vítrea, as condições abordadas a seguir são aquelas em que o gel vítreo é o local primário da patologia.

MOSCAS VOLANTES

Moscas volantes constituem um fenômeno entóptico onipresente de condensações em forma de moscas, teias de aranha ou filamentos mais bem observados contra um fundo opaco. Acredita-se que as moscas volantes representam predominantemente minúsculos resquícios embriológicos no gel vítreo. Pode ocorrer uma súbita exacerbação em razão da hemorragia vítrea ou, o que é mais comum, uma alteração na conformação do gel, como um deslocamento vítreo posterior (ver Figura 16.15, no Capítulo 16).

HEMORRAGIA VÍTREA

Hemorragia vítrea é uma condição comum com muitas causas (Tabela 17.1). Os sintomas variam de acordo com a gravidade. A hemorragia leve (Figura 17.1 A) causa moscas volantes e embaçamento difuso da visão, mas pode não afetar a acuidade visual, enquanto um sangramento denso é capaz de resultar em perda muito intensa da visão (Figura 17.1 B). A ultrassonografia B-scan na hemorragia vítrea não coagulada geralmente mostra uma aparência uniforme e, com base no momento em que se desenvolvem agregados celulares, pequenos ecos particulados tornam-se visíveis (Figura 17.1 C). Ultrassonografia é fundamental na avaliação do olho com hemorragia vítrea densa para excluir a possibilidade de ruptura ou descolamento subjacente de retina (Figura 17.1 D). O tratamento é determinado pela intensidade e pela causa, mas um limiar cada vez mais baixo está sendo adotado para a vitrectomia precoce (ver Capítulo 16) nos casos de hemorragia densa.

DICA A investigação por ultrassom realizada em olhos com hemorragia vítrea densa tem por finalidade excluir a possibilidade de descolamento de retina ou melanoma da coroide.

Síndrome de Terson

Síndrome de Terson denota uma combinação de hemorragia intraocular e subaracnóidea decorrente de ruptura de aneurisma, geralmente oriundas da artéria comunicante anterior. Entretanto, a hemorragia intraocular pode ocorrer também com hematoma subdural e elevação aguda da pressão intracraniana por outras causas. Em geral, a hemorragia é bilateral intrarretiniana e/ou pré-retiniana (Figura 17.2), embora, eventualmente, o sangue sub-hialóideo possa invadir o vítreo. É provável que o sangramento intraocular seja resultante de estase venosa retiniana decorrente do aumento da pressão do seio cavernoso. A hemorragia vítrea quase sempre se resolve espontaneamente em alguns meses, e o prognóstico visual a longo prazo é bom na maioria dos pacientes. Pode-se considerar a vitrectomia precoce em alguns casos.

HIALOSE ASTEROIDE

Hialose asteroide é um processo degenerativo comum em que partículas de pirofosfato de cálcio se acumulam no gel vítreo. A condição é clinicamente observada como diversas minúsculas opacidades arredondadas branco-amareladas que variam em tamanho e densidade (Figura 17.3 A e B) e se movimentam com o vítreo durante os movimentos do olho, mas não se sedimentam inferiormente quando o olho está imóvel. Somente um dos olhos é afetado em 75% dos pacientes. A doença raramente causa problemas visuais e a maioria dos pacientes é assintomática. Uma associação com o diabetes já foi sugerida, mas não comprovada. A prevalência da hialose asteroide aumenta com a idade e afeta 3% daqueles na faixa etária entre 75 e 86 anos. É mais comum em homens do que em mulheres. Tomografia de coerência óptica (TCO) (Figura 17.3 C) e ultrassonografia (Figura 17.3 D) mostram focos de alta refletividade.

DICA Como a hialose asteroide raramente causa sintomas visuais, outra patologia deve ser levada em consideração se a acuidade visual for reduzida.

SÍNQUISE CINTILANTE

A sínquise cintilante ocorre como uma consequência da hemorragia vítrea crônica, em geral em um olho cego. A condição normalmente é descoberta quando a hemorragia franca não está mais presente. Os cristais são compostos por colesterol e derivados de células do plasma ou de produtos degradados de eritrócitos, que permanecem livres ou são engolidos pelas células gigantes de corpo estranho. Observam-se numerosas partículas refratárias achatadas de cor marrom-dourada, que tendem a sedimentar-se inferiormente quando o olho está imóvel. De modo ocasional, a câmara anterior também pode ser envolvida (Figura 17.4).

Tabela 17.1 Causas de hemorragia vítrea.

- Descolamento agudo do vítreo posterior associado a ruptura de retina ou avulsão de vaso periférico
- Retinopatia proliferativa
  - Diabética
  - Oclusão venosa da retina
  - Anemia falciforme
  - Doença de Eales
  - Vasculite
- Distúrbios retinianos diversos
  - Macroaneurisma
  - Telangiectasia
  - Hemangioma capilar
- Trauma
- Sistêmicas
  - Distúrbios hemorrágicos
  - Síndrome de Terson

Capítulo 17 • Opacidades Vítreas 667

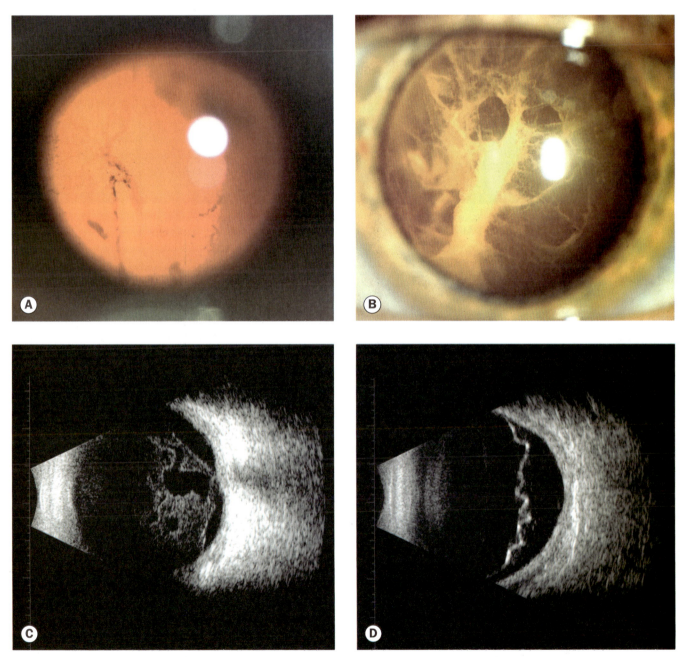

Figura 17.1 A. Hemorragia vítrea leve observada contra o reflexo vermelho. **B.** Reabsorção da hemorragia vítrea. **C.** Imagem em B-scan mostrando a hemorragia vítrea e a retina plana. **D.** Imagem em B-scan mostrando o descolamento da retina. (*Cortesia de C Barry – Figura B; P Terry – Figuras C e D.*)

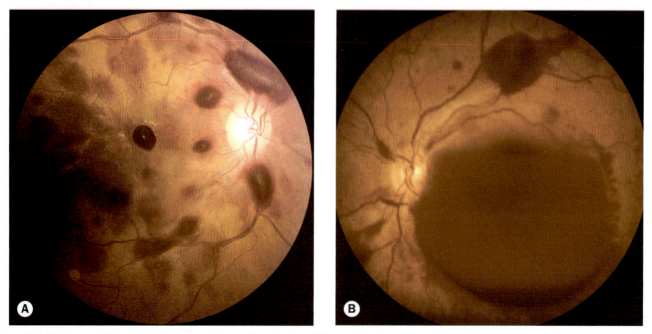

Figura 17.2 Síndrome de Terson. **A.** Hemorragias intrarretiana e pré-retiniana agudas em um homem de 48 anos com hemorragia subaracnóidea. **B.** Envolvimento macular. (*Cortesia de A Agarwal, de* Gass' Atlas of Macular Diseases, *Elsevier 2012 – Figura A.*)

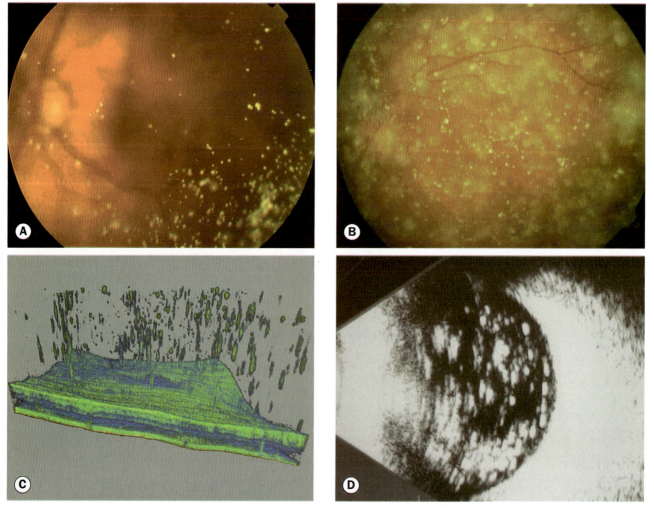

Figura 17.3 Hialose asteroide. **A.** Leve. **B.** Grave. **C.** Reconstrução por tomografia de coerência óptica (TCO) tridimensional. **D.** Ultrassonografia B-scan. (*Cortesia de S Chen – Figura C.*)

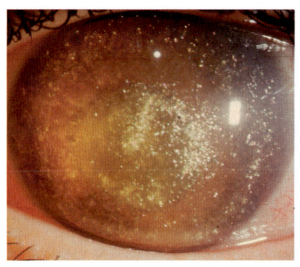

Figura 17.4 Sínquise cintilante na câmara anterior de um olho degenerado. (*Cortesia de P Gili.*)

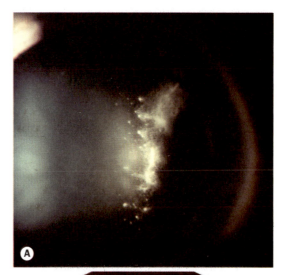
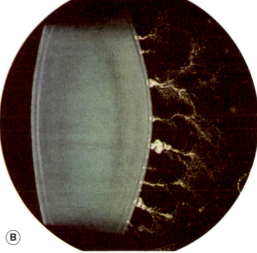

Figura 17.5 Amiloidose. **A.** Depósitos vítreos envolvendo a porção anterior do vítreo, demonstrando uma aparência característica de "lã de vidro". **B.** Opacidades ligadas à parte posterior do cristalino por meio de espessas placas.

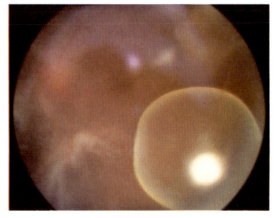

Figura 17.6 Cisto vítreo.

AMILOIDOSE

Amiloidose é uma condição localizada ou sistêmica na qual há deposição extracelular de proteína fibrilar. O envolvimento vítreo normalmente ocorre na amiloidose familiar, também caracterizada por polineuropatia, nervos corneanos proeminentes e dissociação luz-perto do reflexo pupilar. As opacidades vítreas podem ser unilaterais ou bilaterais, e são inicialmente perivasculares. Posteriormente, envolvem o vítreo anterior e assumem uma aparência laminar característica ("lã de vidro") (Figura 17.5 A). As opacidades podem ligar-se à parte posterior do cristalino por meio de espessas placas (Figura 17.5 B). A densa opacificação que prejudica significativamente a visão pode exigir uma vitrectomia.

CISTO VÍTREO

Cistos vítreos podem ser congênitos ou adquiridos. Os primeiros são pigmentados ou não; os pigmentados normalmente são originários do epitélio pigmentado do corpo ciliar, os não pigmentados, de resíduos do sistema vascular hialoide primário. Já os cistos adquiridos são causados por diversos tipos de patologia, como trauma e inflamação. Em geral, ambos são fixos – os cistos não pigmentados normalmente apresentam-se ligados ao disco óptico – mas podem ser encontrados flutuando livremente no segmento posterior (ocasionalmente, anterior) (Figura 17.6). O tratamento raramente se faz necessário, mas a cistotomia a *laser* ou a vitrectomia podem ser realizadas no caso de sintomas incômodos.

VASCULATURA FETAL PERSISTENTE

Além dos cistos vítreos não pigmentados, os resíduos dos vasos hialoides podem formar uma papila de Bergmeister, visualizada como um tufo no disco óptico (Figura 17.7), um ponto de Mittendorf na superfície posterior do cristalino e manifestações mais acentuadas para as quais geralmente se reserva o termo "vasculatura fetal persistente", antes denominada "vítreo primário hiperplásico persistente" (ver Capítulo 20). Um véu vítreo congênito é uma estrutura translúcida, semelhante a uma cortina, encontrada no vítreo normal, e que pode ser vascularizada (Figura 17.8). É extremamente raro e de etiologia desconhecida. Não é necessário tratamento.

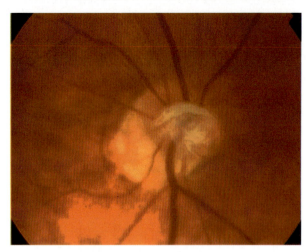

Figura 17.7 Papila de Bergmeister.

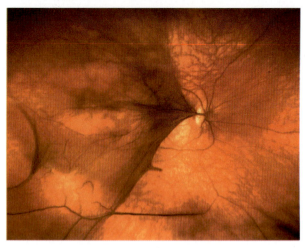

Figura 17.8 Véu vítreo congênito.

Estrabismo

Capítulo 18

INTRODUÇÃO, 672
Definições, 672
Anatomia dos músculos
 extraoculares, 672
Movimentos oculares, 675
Aspectos sensoriais, 678

AMBLIOPIA, 681

AVALIAÇÃO CLÍNICA, 682
Histórico, 682
Acuidade visual, 682
Testes de estereopsia, 684
Testes de fusão binocular em neonatos
 sem estrabismo manifesto, 685
Testes de anomalias sensoriais, 686
Medida de desvio, 689
Testes de motilidade, 693
Campo da visão binocular única, 694
Gráfico de Hess, 694
Refração e fundoscopia, 698

PSEUDOESTRABISMO, 699

HETEROFORIA, 699

**ANORMALIDADES DE
VERGÊNCIA, 700**

ESOTROPIA, 701
Esotropia precoce, 701
Esotropia acomodativa, 703
Microtropia, 705
Outras esotropias, 706

EXOTROPIA, 706
Exotropia constante (precoce), 706
Exotropia intermitente, 707
Exotropia sensorial, 707
Exotropia consecutiva, 708

**DISTÚRBIOS CONGÊNITOS DE
DENERVAÇÃO CRANIANA, 708**
Síndrome de retração de Duane, 708
Síndrome de Möbius, 709
Fibrose congênita dos músculos
 extraoculares, 709

Estrabismo fixo, 709
Outras síndromes congênitas de
 denervação craniana com achados
 oculares, 710

**DEFICIÊNCIA MONOCULAR
DE ELEVAÇÃO, 710**

SÍNDROME DE BROWN, 710

PADRÕES ALFABÉTICOS, 711
Padrão em "V", 711
Padrão em "A", 711

CIRURGIA, 712
Procedimentos de fortalecimento, 712
Procedimentos de enfraquecimento, 713
Transposição, 714
Suturas ajustáveis, 714

**COMPLICAÇÕES DA CIRURGIA
DE ESTRABISMO, 715**

**QUIMIODENERVAÇÃO COM
TOXINA BOTULÍNICA, 715**

INTRODUÇÃO

Definições

- O **eixo visual** passa da fóvea para o ponto de fixação através do ponto nodal do olho. Na visão binocular única normal, os eixos visuais dos dois olhos se intersectam no ponto de fixação, com as imagens alinhadas pelo reflexo de fusão e combinados pelas células binoculares responsivas no córtex visual para proporcionar uma visão binocular única
- O**rtoforia** implica alinhamento ocular perfeito na ausência de qualquer estímulo para a fusão; não é comum
- **Heteroforia** ("foria") implica tendência dos olhos a se desviarem quando a fusão é bloqueada (estrabismo latente)
    - A maioria dos indivíduos apresenta leve foria, que é compensada pelo reflexo de fusão. Foria pode ser um pequeno desvio do olho para dentro (esoforia) ou para fora (exoforia) em relação ao eixo do outro olho
    - Quando a fusão é insuficiente para controlar o desvio, a foria é descrita como descompensada e geralmente é associada a sintomas de desconforto binocular (astenopia) ou visão dupla (diplopia)
- **Heterotropia** ("tropia") implica desvio manifesto em que os eixos visuais não se intersectam no ponto de fixação
    - As imagens dos dois olhos apresentam-se desalinhadas e há presença de visão dupla ou, o que é mais comum em crianças, a imagem do olho com desvio é suprimida no nível cortical
    - Estrabismo infantil pode ocorrer por falha do desenvolvimento normal dos mecanismos de fusão binocular ou em consequência de desequilíbrio oculomotor secundário a uma diferença de refração entre os dois olhos (anisometropia)
    - A falha de fusão, por exemplo, secundária à baixa visão em um dos olhos, pode causar heterotropia na idade adulta, ou um estrabismo pode se desenvolver causado por enfraquecimento ou restrição mecânica dos músculos extraoculares, ou por lesão do suprimento nervoso
    - O desvio horizontal dos olhos (latente ou manifesto) é a forma mais comum de estrabismo
    - O deslocamento de um dos olhos para cima em relação ao outro é denominado *hipertropia*, e o desvio latente para cima é *hiperforia*
    - O deslocamento para baixo é denominado *hipotropia*, e o desvio latente é *hipoforia*
- O **eixo anatômico** é uma linha que passa do polo posterior através do centro da córnea. Como a fóvea normalmente está localizada em uma posição ligeiramente temporal em relação ao centro anatômico do polo posterior do olho, o eixo visual em geral não corresponde ao eixo anatômico do olho
- **Ângulo kappa** é o ângulo, em geral com cerca de 5°, subentendido pelos eixos visual e anatômico (Figura 18.1)
    - Ângulo é positivo (normal) quando a fóvea é temporal ao centro do polo posterior, resultando em deslocamento do reflexo corneano em sentido nasal, e é negativo quando ocorre o inverso
    - Um grande ângulo kappa pode dar a impressão de estrabismo quando não há presença de estrabismo (pseudoestrabismo) e geralmente é observado como pseudoexotropia após

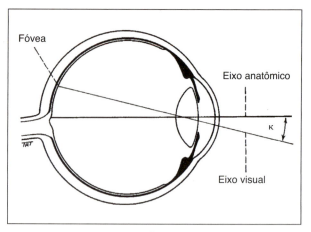

Figura 18.1 Ângulo kappa.

o deslocamento da mácula na retinopatia da prematuridade, em que o ângulo pode exceder significativamente os +5°.

Anatomia dos músculos extraoculares

Princípios

As paredes lateral e medial formam um ângulo de 45° uma com a outra. O eixo orbitário, portanto, forma um ângulo de 22,5° com as paredes lateral e medial, embora, para simplificar, esse ângulo normalmente é considerado como de 23° (Figura 18.2 A). Quando o olho está olhando diretamente para a frente, para um ponto fixo no horizonte, com a cabeça ereta (posição primária do olhar), o eixo visual forma um ângulo de 23° com o eixo orbital (Figura 18.2 B). As ações dos músculos extraoculares dependem da posição do globo ocular no momento da contração muscular (Figura 18.2 C e D).

A anatomia dos músculos está ilustrada na Figura 18.3.

- A **ação primária** de um músculo é seu principal efeito quando o olho está na posição primária
- As **ações subsidiárias** são os efeitos adicionais, que dependem da posição do olho
- **Plano de Listing** é um plano coronal imaginário que atravessa o centro de rotação do globo ocular. O globo gira sobre os eixos de Fick, que se intersectam no plano de Listing (Figura 18.4)
    - O globo ocular gira para a esquerda e a direita em torno do eixo vertical Z
    - O globo ocular se movimenta para cima e para baixo em torno do eixo horizontal X
    - Movimentos torcionais (rotações de roda) ocorrem no eixo Y (sagittal) que atravessa o globo ocular no sentido anteroposterior (semelhante ao eixo anatômico do olho)
    - A inciclotorsão ocorre quando o limbo superior gira nasalmente, e a exciclotorsão, na rotação temporal.

Músculos retos horizontais

Quando o olho está na posição primária, os músculos retos horizontais são exclusivamente movimentadores horizontais no eixo vertical Z e exercem somente funções primárias.

- O **músculo reto medial** origina-se no anel (ou ânulo) de Zinn, no ápice orbitário, e insere-se 5,5 mm atrás do limbo nasal. Sua única ação na posição primária é a adução

- O **músculo reto lateral** origina-se no anel de Zinn e insere-se 6,9 mm atrás do limbo temporal. Sua única ação na posição primária é a abdução.

Músculos retos verticais

Músculos retos verticais correm paralelamente ao eixo orbital e inserem-se na frente do equador, formando, portanto, um ângulo de 23° com o eixo visual (ver Figura 18.2 C).

- O **músculo reto superior** origina-se da parte superior do anel de Zinn e insere-se 7,7 mm por atrás do limbo superior
  - A ação primária é a elevação (Figura 18.5 A); as ações secundárias são a adução e a inciclotorsão
  - Quando o globo ocular está em abdução de 23°, os eixos visual e orbital coincidem. Nessa posição, o globo não exerce funções subsidiárias e somente pode agir como um elevador (Figura 18.5 B). Essa é, portanto, a posição ideal do globo ocular para o teste da função primária do músculo reto superior
  - Se o globo executasse uma adução de 67°, o ângulo entre os eixos visual e orbital seria de 90°. Nessa posição, o músculo reto superior age somente para executar o movimento de inciclotorsão do olho (Figura 18.5 C)
- O **músculo reto inferior** origina-se na parte inferior do anel de Zinn e insere-se 6,5 mm atrás do limbo inferior
  - A ação primária é a depressão; as ações secundárias são a adução e a exciclotorsão
  - Quando o globo está em abdução de 23°, o músculo reto inferior age exclusivamente como um depressor. Assim como com o reto superior, essa é a posição ideal do globo ocular para o teste da função primária do músculo reto inferior
  - Se o globo ocular executasse uma adução de 67°, o músculo reto inferior poderia agir de modo a executar a exciclotorsão do olho.

Espiral de Tillaux

Espiral de Tillaux (Figura 18.6) é uma linha imaginária que une as inserções dos quatro músculos retos e é um importante referencial anatômico durante a realização de uma cirurgia. As inserções estão

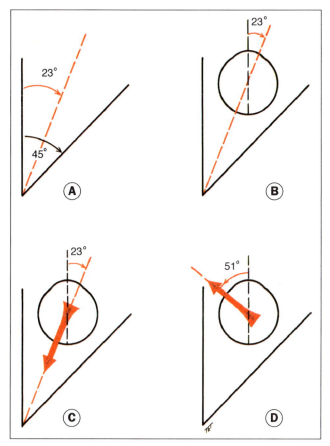

Figura 18.2 Anatomia dos músculos extraoculares (ver texto).

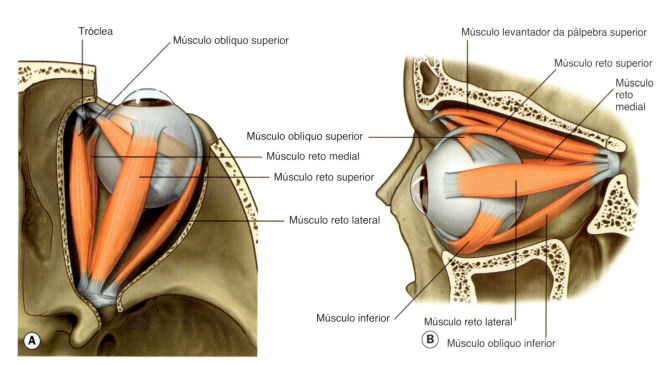

Figura 18.3 Anatomia dos músculos do globo ocular. **A.** Vista superior. **B.** Vista lateral.

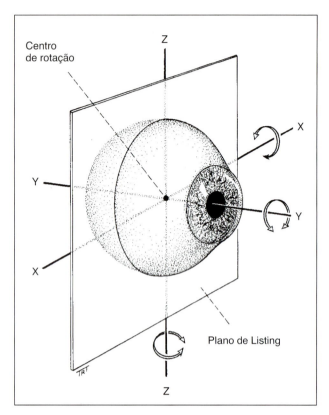

Figura 18.4 Plano de Listing e eixos de Fick.

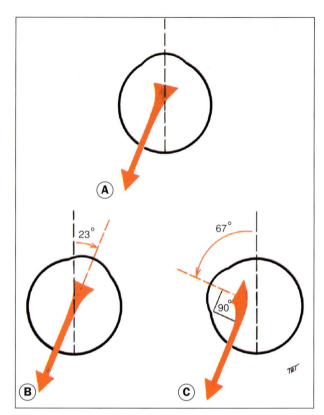

Figura 18.5 Ações do músculo reto superior direito (ver texto).

localizadas progressivamente distantes do limbo em um padrão de espiral. A inserção do músculo reto medial está mais próxima (5,5 mm), seguida pelos músculos reto inferior (6,5 mm), reto lateral (6,9 mm) e reto superior (7,7 mm).

Músculos oblíquos

Os músculos oblíquos estão inseridos atrás do equador e formam um ângulo de 51° com o eixo visual (ver Figura 18.2 D).

- O **músculo oblíquo superior** origina-se na posição superomedial ao forame óptico, avançando através da tróclea no ângulo entre as paredes superior e medial, e segue em sentido posterolateral, inserindo-se no quadrante superotemporal posterior do globo ocular (Figura 18.7)
  ○ A ação primária é a inciclotorsão (Figura 18.8 A); as ações secundárias são a depressão e a abdução
  ○ As fibras anteriores do tendão do músculo oblíquo superior são essencialmente responsáveis pela inciclotorsão, e as fibras posteriores, pela depressão, permitindo a manipulação cirúrgica separada dessas duas ações (ver adiante)
  ○ Quando o globo ocular está em adução de 51°, o eixo visual coincide com a linha de tração do músculo. Nessa posição, o globo age somente como um depressor (Figura 18.8 B). Essa, portanto, é a melhor posição do globo ocular para o teste da ação do músculo oblíquo superior. Desse modo, embora o oblíquo superior tenha uma ação de abdução na posição primária, o principal efeito de seu enfraquecimento é considerado uma falha de depressão na adução
  ○ Quando o olho está em abdução de 39°, o eixo visual e o músculo oblíquo superior formam um ângulo de 90° um

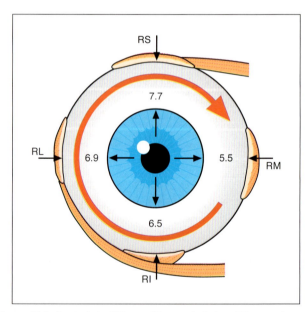

Figura 18.6 Espiral de Tillaux. *RI*, reto inferior; *RL*, reto lateral; *RM*, reto medial; *RS*, reto superior.

com o outro. Nessa posição, o músculo oblíquo superior pode executar somente o movimento de inciclotorsão (Figura 18.8 C)

- O **músculo oblíquo inferior** origina-se de uma pequena depressão logo atrás da rima orbitária lateral ao saco lacrimal, segue em sentido posterolateral, e insere-se no quadrante inferotemporal posterior do globo ocular, próximo à mácula

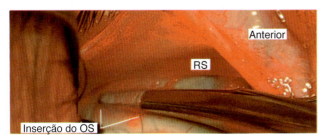

Figura 18.7 Inserção do tendão do músculo oblíquo superior (OS). RS, reto superior visto a partir da face temporal.

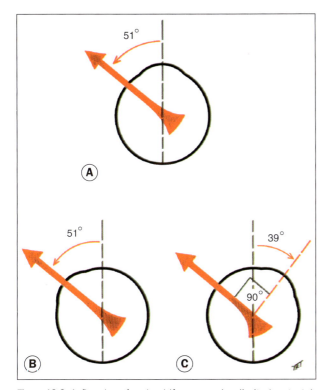

Figura 18.8 Ações do músculo oblíquo superior direito (ver texto).

- A ação primária é a exciclotorsão; as ações secundárias são a elevação e a abdução
- Quando o globo ocular está em adução de 51°, o músculo oblíquo inferior age somente como um levantador
- Quando o olho está em abdução de 39°, sua principal ação é a exciclotorsão.

Polias musculares

- Os quatro músculos retos atravessam as condensações de tecido conjuntivo e músculos lisos na posição imediatamente posterior ao equador. Essas condensações atuam como polias e minimizam a movimentação para cima e para baixo do ventre dos músculos retos medial e lateral durante a supraversão e a infraversão e minimizam os movimentos horizontais do ventre dos músculos retos superior e inferior na levoversão e dextroversão
- As polias são as origens efetivas dos músculos retos e desempenham um papel importante na coordenação dos movimentos dos olhos, reduzindo o efeito dos movimentos horizontais nas ações dos músculos verticais e vice-versa

- O deslocamento das polias é uma causa de anormalidades nos movimentos oculares, como padrões em "V" e "A" (ver, adiante, a seção "Padrões alfabéticos").

Inervação

- **Músculo reto lateral**: VI nervo craniano (nervo abducente – músculo abdutor)
- **Músculo oblíquo superior**: IV nervo craniano (nervo troclear – músculo associado à tróclea)
- **Outros músculos** juntamente com o músculo levantador da pálpebra superior e os músculos ciliar e esfíncter da pupila são supridos pelo III nervo (oculomotor).

Movimentos oculares

Duções

Duções são movimentos monoculares em torno dos eixos de Fick. Esses movimentos consistem em adução, abdução, elevação, depressão, inciclotorsão e exciclotorsão, e são testados ocluindo-se o olho contralateral e pedindo ao paciente que acompanhe um alvo em cada direção do olhar.

Versões

Versões (Figura 18.9, parte superior) são movimentos binoculares conjugados simultâneos (conjugados – na mesma direção, de modo que o ângulo entre os olhos permanece constante).

- Dextroversão e levoversão (olhar para a direita e olhar para a esquerda), elevação (supraversão) e depressão (infraversão): esses quatro movimentos colocam o globo ocular nas posições secundárias do olhar pela rotação em torno do eixo vertical (Z) ou horizontal (X) de Fick
- Dextroelevação e dextrodepressão (supradextroversão e infradextroversão); e levoelevação e levodepressão (suprelevoversão e infralevoversão): esses quatro movimentos oblíquos colocam os olhos nas posições terciárias do olhar pela rotação em torno dos eixos oblíquos situados no plano de Listing, equivalente ao movimento simultâneo em torno dos eixos horizontal e vertical
- Movimentos torcionais para manter as imagens verticais ocorrem ao se inclinar a cabeça; esses movimentos são conhecidos como reflexos de endireitamento. Ao se inclinar a cabeça para a direita, os limbos superiores dos dois olhos giram para a esquerda, causando a inciclotorsão do globo ocular direito e a exciclotorsão do esquerdo (levocicloversão).

Vergências

Vergências (ver Figura 18.9, parte inferior) são movimentos binoculares simultâneos desconjugados simultâneos (desconjugado – em direções opostas, de modo que o ângulo entre os olhos muda, também denominado disjuntivo). Convergência é a adução simultânea (giro para dentro), e divergência é o movimento para fora a partir de uma posição convergente. Convergência pode ser voluntária ou reflexa. Convergência reflexa tem quatro componentes:

- Convergência **tônica**, que implica tônus inervacional inerente do músculo reto medial
- Convergência **proximal**, induzida pela consciência psicológica de um objeto próximo

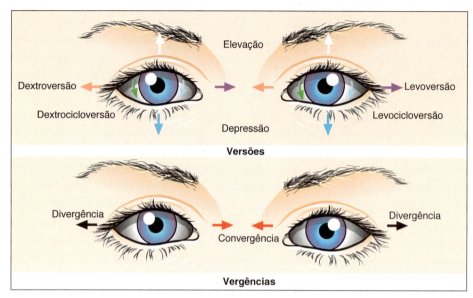

Figura 18.9 Movimentos binoculares.

- Convergência **fusional** é um reflexo optomotor que mantém a visão binocular única garantindo que as imagens sejam projetadas nas respectivas áreas da retina de cada olho. Inicia-se com uma disparidade bitemporal da imagem retiniana
- Convergência **acomodativa**, induzida pelo ato de acomodação como parte do reflexo de perto-sincinético
  - Cada dioptria de acomodação é acompanhada por um incremento constante da convergência acomodativa, fornecendo a relação "convergência acomodativa/acomodação" (CA/A)
  - Esse é o grau de convergência de dioptrias prismáticas (Δ) por mudança de dioptria (D) na acomodação
  - O valor normal é de 3 a 5 Δ. Isso significa que 1 D de acomodação é associado a 3 a 5 Δ de convergência acomodativa. Anormalidades da relação CA/A desempenham um papel importante na etiologia do estrabismo
  - Mudanças de acomodação, convergência e tamanho da pupila, que ocorrem de forma conjugada com a mudança da distância de visualização, são conhecidas como a "tríade da acomodação para perto".

Posições do olhar

- Identificam-se **seis posições cardinais** do olhar nas quais um músculo em cada olho é responsável principalmente por movimentar o olho naquela posição da seguinte maneira:
  - Dextroversão (músculos reto lateral direito e reto medial esquerdo)
  - Levoversão (músculos reto lateral esquerdo e reto medial direito)
  - Dextroelevação (músculos reto superior direito e oblíquo inferior esquerdo)
  - Levoelevação (músculos reto superior esquerdo e oblíquo inferior direito)
  - Dextrodepressão (músculos reto inferior direito e oblíquo superior esquerdo)
  - Levodepressão (músculos reto inferior esquerdo e oblíquo superior direito)

- As **nove posições diagnósticas** do olhar são aquelas em que os desvios são medidos. Essas posições consistem em seis posições cardeais, posição primária, elevação e depressão (Figura 18.10).

Leis da motilidade ocular

- Pares **agonista-antagonista** são músculos do mesmo olho que o movimentam em direções opostas. Agonista é o músculo primário que movimenta o olho em determinada direção. Antagonista atua na direção oposta ao agonista. Por exemplo, o músculo reto lateral direito é o antagonista do reto medial direito
- **Sinergistas** são músculos do mesmo olho que o movimentam na mesma direção. Por exemplo, o músculo reto superior direito e o oblíquo inferior direito atuam sinergisticamente na elevação
- **Músculos conjugados** (sinergistas contralaterais) são pares de músculos, um em cada olho, que produzem movimentos oculares conjugados. Por exemplo, o músculo que faz par com o oblíquo superior esquerdo é o reto inferior direito
- A **lei de Sherrington** da inervação recíproca (Figura 18.11) afirma que a maior inervação de um músculo extraocular (p. ex., o músculo reto medial direito) é acompanhada por uma redução recíproca da inervação para seu antagonista (p. ex., o músculo reto lateral direito). Isso significa que, quando o músculo reto medial se contrai, o músculo reto lateral automaticamente relaxa e vice-versa. A lei de Sherrington aplica-se tanto às versões quanto às vergências
- A **lei de Hering** da inervação igual afirma que, durante qualquer movimento ocular conjugado, uma inervação igual e simultânea flui para os músculos conjugados (Figura 18.12)
  - No caso de estrabismo parético, o grau de inervação de ambos os olhos é simétrico e sempre determinado pelo olho fixador, de modo que o ângulo de desvio variará de acordo com o olho que é utilizado para fixação
  - Por exemplo, no caso de uma paralisia do músculo reto lateral, se o olho direito normal for utilizado para fixação, haverá um desvio do olho esquerdo para dentro em razão da ação não resistida do antagonista do músculo reto lateral esquerdo

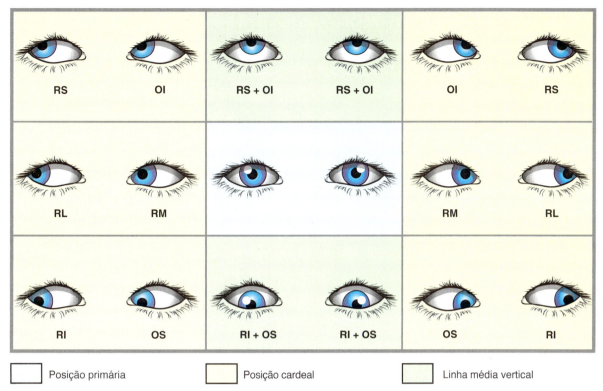

Figura 18.10 Posições diagnósticas do olhar. *OI*, oblíquo inferior; *RI*, reto inferior; *RL*, reto lateral; *RM*, reto medial; *OS*, oblíquo superior; *RS*, reto superior.

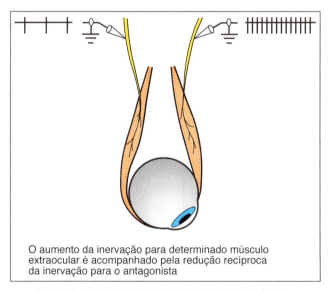

O aumento da inervação para determinado músculo extraocular é acompanhado pela redução recíproca da inervação para o antagonista

Figura 18.11 Lei de Sherrington da inervação recíproca.

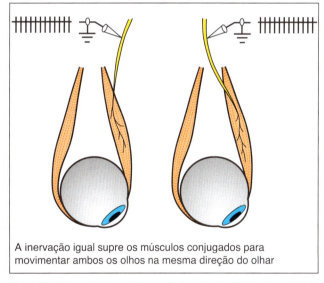

A inervação igual supre os músculos conjugados para movimentar ambos os olhos na mesma direção do olhar

Figura 18.12 Lei de Hering da inervação igual dos músculos conjugados.

parético (reto medial esquerdo). O grau de alinhamento dos dois olhos nessa situação é denominado desvio primário (Figura 18.13, à esquerda)
- Se o olho esquerdo parético agora é utilizado para a fixação, a inervação adicional passará ao músculo reto lateral esquerdo, a fim de compensar isso. Entretanto, de acordo com a lei de Hering, um mesmo grau de inervação também passará ao músculo reto medial direito (músculo conjugado). Isso resultará em ação excessiva do reto medial direito e em grau excessivo de adução do olho direito

- O grau de desalinhamento entre os dois olhos nessa situação é denominado desvio secundário (Figura 18.13, à direita). Em estrabismo parético, o desvio secundário excede o desvio primário
- **Sequelas musculares** são os efeitos das interações descritas por essas leis. Essas sequelas são de suma importância no diagnóstico de distúrbios da motilidade ocular e, em particular, para a distinção de uma condição recém-adquirida em decorrência de paralisia antiga (ver "Avaliação clínica"). O padrão completo de alterações leva um tempo variável para se desenvolver:
  - Subação primária (p. ex., músculo oblíquo superior esquerdo)

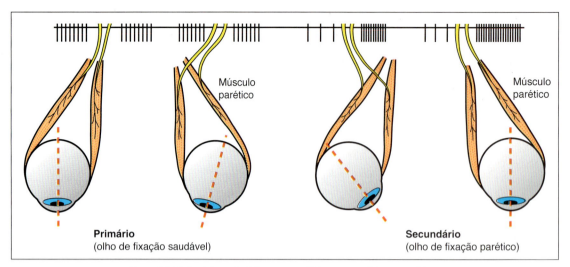

Figura 18.13 Desvios primário e secundário no estrabismo parético.

- Ação excessiva secundária do músculo sinergista ou conjugado contralateral (reto inferior direito; lei de Hering)
- Ação excessiva secundária e contratura tardia do antagonista ipsilateral não resistido (oblíquo inferior esquerdo; lei de Sherrington)
- Inibição secundária do antagonista contralateral (reto superior direito; leis de Hering e Sherrington).

Aspectos sensoriais

Conceitos básicos

- A **visão binocular única normal** envolve o uso simultâneo de ambos os olhos com fixação bifoveal, de modo que cada olho contribui para uma percepção única comum do objeto considerado. Esta representa a forma mais elevada de cooperação binocular. As condições necessárias para a visão binocular única normal são:
  - Condução normal nas vias visuais com campos visuais sobrepostos
  - Neurônios orientados binocularmente no córtex visual
  - Correspondência retiniana (retinocortical) normal (CRN) que resulta em visão "cíclope"
  - Desenvolvimento e coordenação neuromusculares precisos, de modo que os eixos visuais sejam direcionados e se mantenham fixos no objeto em questão
  - Clareza e tamanho de imagem aproximadamente iguais para ambos os olhos
  - A visão binocular única baseia-se na CRN, o que requer, primeiro, conhecimento da direção e da projeção visuais monoculares
- **Direção visual**: é a projeção de determinado elemento retiniano em uma direção específica no espaço subjetivo
  - A direção visual principal é a direção no espaço externo interpretada como a linha de visão. Essa é normalmente a direção visual da fóvea e está associada a um sentido de visão direta
  - As direções visuais secundárias são as direções de projeção dos pontos extrafoveais em relação à direção principal da fóvea, associada à visão indireta (excêntrica)
- **Projeção**: é a interpretação subjetiva da posição de um objeto no espaço com base nos elementos retinianos estimulados
  - Se um objeto vermelho estimular a fóvea direita (F) e um objeto preto situado dentro do campo nasal estimular um elemento retiniano temporal (T), o objeto vermelho será interpretado pelo cérebro como oriundo da posição diretamente em frente, enquanto o objeto preto será interpretado como tendo se originado no campo nasal (Figura 18.14 A). Da mesma maneira, elementos retinianos nasais projetam-se para o campo temporal, e elementos retinianos superiores para o campo inferior, e vice-versa
  - Com os dois olhos abertos, o objeto de fixação vermelho está agora estimulando ambas as fóveas, que são pontos retinianos correspondentes. O objeto preto está não apenas estimulando elementos retinianos temporais no olho direito, mas também elementos nasais do olho esquerdo. O olho direito, portanto, projeta o objeto para o campo nasal, e o olho esquerdo, para o campo temporal
  - Como esses dois elementos retinianos são pontos correspondentes, ambos projetarão o objeto na mesma posição no espaço (lado esquerdo), e não haverá visão dupla
- **Valores retinomotores**
  - A imagem de um objeto no campo visual periférico cai em um elemento extrafoveal. Para determinar a fixação nesse objeto, é necessária uma versão sacádica da amplitude exata
  - Cada elemento retiniano extrafoveal, portanto, é um valor retinomotor proporcional à sua distância da fóvea, que orienta a amplitude dos movimentos sacádicos necessários para sua visualização
  - O valor retinomotor, zero na fóvea, aumenta progressivamente em direção à periferia retiniana
- **Pontos correspondentes**: são áreas de cada retina que compartilham a mesma direção visual subjetiva (p. ex., a fóvea compartilha a direção visual primária)
  - Os pontos na retina nasal de um dos olhos exibem pontos correspondentes na região temporal da retina do outro olho e vice-versa. Por exemplo, um objeto que produza imagens na retina nasal direita e na retina temporal esquerda será projetado no lado direito do espaço visual. Essa é a base da CRN

- Essa organização retinotópica é refletida nas vias visuais, com cada olho mantendo imagens distintas até as vias visuais convergirem para os neurônios responsivos binocularmente no córtex visual primário
• **Horóptero**: plano imaginário no espaço externo, em relação a ambos os olhos do observador para determinado ponto de fixação, em que todos os pontos estimulam elementos retinianos correspondentes e, por essa razão, são vistos como únicos e no mesmo plano (Figura 18.14 B). Esse plano atravessa a interseção dos eixos visuais e, portanto, inclui o ponto de fixação na visão binocular única
• **Espaço (ou volume) fusional de Panum**: zona à frente e atrás do horóptero em que os objetos estimulam pontos retinianos ligeiramente não correspondentes (disparidade retiniana)

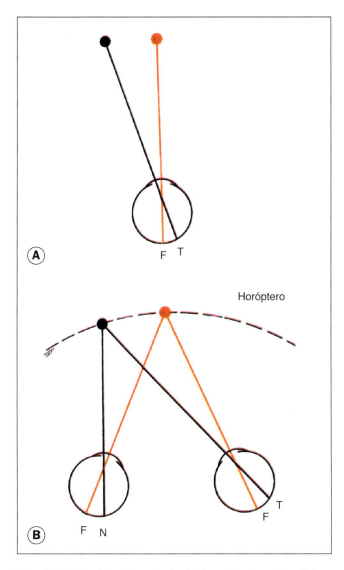

Figura 18.14 Princípios de projeção. F, fóvea; N, elemento retiniano nasal; T, elemento retiniano temporal. **A.** Quando um objeto vermelho estimula a fóvea direita e um objeto preto, situado no campo nasal, estimula a retina temporal, o objeto vermelho é interpretado pelo cérebro como tendo se originado da posição diretamente à frente, e o objeto preto é interpretado como oriundo do campo nasal. **B.** O horóptero é um plano imaginário no espaço externo. Todos os pontos no horóptero estimulam elementos retinianos correspondentes e são, portanto, vistos como únicos e no mesmo plano.

- Objetos dentro dos limites do espaço fusional são vistos como únicos e a informação de disparidade é utilizada para produzir uma percepção de profundidade binocular (estereopsia). Objetos na frente e atrás do espaço de Panum parecem duplos
- Essa é a base da diplopia fisiológica. O espaço de Panum é raso na fixação (6 segundos de arco) e mais profundo em direção à periferia (30 a 40 segundos de arco a 15° da fóvea)
- As áreas retinianas estimuladas pelas imagens que caem no espaço fusional de Panum são denominadas áreas fusionais de Panum
- Portanto, objetos no horóptero são observados como únicos e em um único plano. Objetos na área fusional de Panum são observados como únicos e estereoscópicos. Objetos fora das áreas fusionais de Panum parecem duplos
- A diplopia fisiológica normalmente é acompanhada pela supressão fisiológica

• A **visão binocular única** caracteriza-se pela capacidade de fundir as imagens dos dois olhos e perceber a profundidade binocular:
  - A fusão sensorial envolve a integração de duas imagens similares, uma de cada olho, pelas áreas visuais do córtex cerebral em uma única imagem. Essa integração pode ser central, que integra a imagem que cai na fóvea, ou periférica, que integra partes da imagem que cai fora da fóvea. É possível manter a fusão com um déficit visual central em um dos olhos, mas a fusão periférica é essencial para a visão binocular única e pode ser afetada em pacientes com alterações avançadas no campo visual na presença de glaucoma e lesões hipofisárias
  - A fusão motora envolve a manutenção do alinhamento motor dos olhos para sustentar a fixação bifoveal. É determinada pela imagem retiniana díspar, que estimula vergências fusionais

• **Vergência fusional**: envolve movimentos oculares desconjugados para vencer a disparidade da imagem retiniana. A convergência fusional ajuda a controlar exoforia, enquanto a divergência fusional ajuda a controlar esoforia. O mecanismo da vergência fusional pode ser reduzido pela fadiga ou por doença, convertendo a foria em tropia. A amplitude dos mecanismos de vergência fusional pode melhorar com exercícios ortópticos, particularmente no caso de convergência fusional para perto, para alívio da insuficiência de convergência. As amplitudes podem ser medidas com prismas ou com um sinoptóforo. Os valores normais são:
  - Convergência: cerca de 15 a 20 Δ para longe e 25 Δ para perto
  - Divergência: cerca de 6 a 10 Δ para longe e 12 a 14 Δ para perto
  - Vertical: 2 a 3 Δ
  - Ciclovergência: cerca de 8°

• **Estereopsia**: percepção de profundidade. Ocorre quando os objetos na frente e atrás do ponto de fixação (mas com espaço fusional de Panum) estimulam simultaneamente elementos retinianos horizontalmente díspares. A fusão dessas imagens díspares resulta em uma impressão visual percebida em profundidade. Um objeto sólido é visto estereoscopicamente (em 3D) porque cada olho vê um aspecto ligeiramente diferente do objeto

• **Percepções sensoriais**: no início de um estrabismo, duas percepções sensoriais surgem com base na projeção normal das áreas da retina estimuladas, podendo ocorrer confusão e diplopia patológica. Isso requer percepção visual simultânea, ou seja, capacidade de perceber imagens de ambos os olhos simultaneamente. Crianças pequenas suprimem facilmente a diplopia, mas é persistente

e normalmente problemática com estrabismo em crianças mais velhas e adultos, quando surge após o período sensível para a binocularidade (ver adiante)
   ◦ Confusão é a apreciação simultânea de duas imagens sobrepostas, mas diferentes, causada pela estimulação dos pontos retinianos correspondentes (normalmente a fóvea) pelas imagens de diferentes objetos (Figura 18.15)
   ◦ Diplopia patológica é a apreciação simultânea de duas imagens do mesmo objeto em posições diferentes e resulta das imagens do mesmo objeto que cai em pontos retinianos não correspondentes. Na esotropia, a diplopia é homônima (não cruzada; Figura 18.16 A); na exotropia, é heterônima (cruzada; Figura 18.16 B).

Adaptações sensoriais ao estrabismo

O sistema sensorial ocular em crianças tem a capacidade de se adaptar a estados anômalos (confusão e diplopia) por meio de dois mecanismos: supressão e correspondência retiniana anômala (CRA). Isso ocorre em razão da plasticidade do sistema visual em desenvolvimento em crianças com menos de 6 a 8 anos. Às vezes, adultos que desenvolvem estrabismo de manifestação súbita conseguem ignorar a segunda imagem depois de um tempo e, por essa razão, não se queixam de diplopia.

- **Supressão**: envolve a inibição ativa da imagem de um olho pelo córtex visual quando ambos os olhos estão abertos. Os estímulos para a supressão incluem diplopia, confusão e uma imagem borrada de um dos olhos, decorrente de astigmatismo/anisometropia. Clinicamente, a supressão pode ser:
   ◦ *Central* ou *periférica*: na supressão central, a imagem da fóvea do olho desviado é inibida para evitar confusão. A diplopia, por outro lado, é erradicada pelo processo de supressão periférica, no qual a imagem da retina periférica do olho desviado é inibida

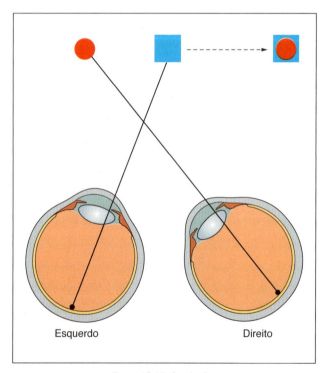

Figura 18.15 Confusão.

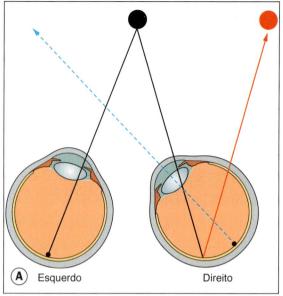

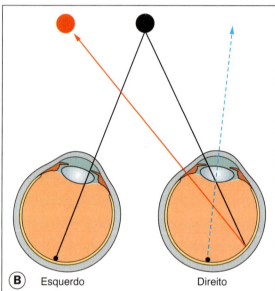

Figura 18.16 Diplopia. **A.** Diplopia homônima (não cruzada) na esotropia direita com correspondência retiniana normal. **B.** Diplopia heterônima (cruzada) na exotropia direita com correspondência retiniana normal.

   ◦ *Monocular* ou *alternada*: a supressão é monocular quando a imagem do olho dominante sempre predomina sobre a imagem do olho desviado (ou mais ametrópico), de modo que a imagem do segundo é constantemente suprimida. Esse tipo de supressão leva à ambliopia. Quando a supressão é alternada (muda de um olho para o outro), o desenvolvimento de ambliopia é menos provável
   ◦ *Facultativa* ou *obrigatória*: a supressão facultativa ocorre somente quando os olhos estão desalinhados. A supressão obrigatória sempre está presente, independentemente de os olhos estarem desviados ou direitos. Os exemplos de supressão facultativa incluem exotropia intermitente e síndrome de Duane
- **Correspondência retiniana anômala** (**CRA**): é a condição em que elementos retinianos não correspondentes assumem uma direção visual subjetiva comum, isto é, a fusão ocorre na presença

de estrabismo manifesto de pequeno ângulo; a fóvea do olho de fixação é pareada com um elemento não foveal do olho desviado. As respostas binoculares na CRA nunca são tão boas quanto na visão binocular única bifoveal normal. A condição representa uma adaptação sensorial positiva ao estrabismo (em contrapartida à adaptação negativa pela supressão), o que permite certo grau de visão binocular anômala na presença de uma heterotropia. Trata-se de ocorrência mais frequente na presença de esotropia de pequeno ângulo (microtropia), mas é menos comum na esotropia acomodativa em razão da variabilidade do ângulo de desvio, e nos desvios de grande ângulo, porque a separação das imagens é grande demais
- **Microtropia**: abordada mais adiante neste capítulo
- **Consequências do estrabismo**
  ○ A fóvea do olho estrábico é suprimida para evitar confusão
  ○ Ocorre diplopia, visto que elementos retinianos correspondentes recebem imagens diferentes
  ○ Para evitar diplopia, o paciente desenvolve a supressão periférica do olho estrábico ou uma CRA
  ○ A eventual ocorrência de supressão unilateral constante resulta em ambliopia estrabísmica.

Adaptação motora ao estrabismo

A adaptação motora envolve a adoção de uma posição viciosa de cabeça (PVC) e ocorre basicamente em crianças com movimentos oculares congenitamente anormais que usam a PVC para manter a visão binocular única. Nessas crianças, a perda de uma PVC pode indicar a perda da função binocular e a necessidade de intervenção cirúrgica. Na idade adulta, esses pacientes podem apresentar sintomas de descompensação, geralmente inconscientes de sua PVC. O estrabismo parético adquirido em adultos pode ser conscientemente controlado por uma PVC, desde que o desvio não seja demasiadamente grande nem excessivamente variável com o olhar (incomitância). A PVC elimina a diplopia e ajuda a centralizar o campo visual binocular. O paciente vira a cabeça na direção do campo de ação do músculo fraco, de modo que os olhos, então, viram automaticamente na direção oposta e o mais distante possível de seu campo de ação (p. ex., a cabeça gira quando o olho não consegue fazê-lo).
- O **giro da cabeça** é a postura adotada para controlar um desvio puramente horizontal. Por exemplo, se o músculo reto lateral esquerdo estiver paralisado, ocorrerá diplopia no olhar à esquerda. O rosto virará para a esquerda, desviando os olhos para a direita, distantes do campo de ação do músculo fraco e da área de diplopia. O giro da cabeça pode ser adotado também no caso de paresia de um músculo vertical para evitar o lado em que o desvio é maior (p. ex., no caso de fraqueza do músculo oblíquo superior direito, a cabeça vira para a esquerda)
- A **inclinação da cabeça** é a postura adotada para compensar a diplopia torcional e/ou vertical. No caso de fraqueza do músculo oblíquo superior direito, o olho direito se eleva um pouco e a cabeça se inclina para a esquerda (Figura 18.17), em direção ao olho hipotrópico. Isso reduz a separação vertical das imagens duplicadas e permite a fusão a ser recuperada. Se houver um componente torcional significativo impedindo a fusão, a inclinação da cabeça na mesma direção para a esquerda reduzirá esse efeito, invocando os reflexos de redirecionamento (colocando o olho direito rotacionado lateralmente em uma posição que exija exciclotorção)
- **Elevação ou depressão do queixo** pode ser usada para compensar o enfraquecimento de um músculo levantador ou depressor ou para minimizar o desvio horizontal na presença de um padrão em "A" ou "V".

AMBLIOPIA

Classificação

Ambliopia é a diminuição unilateral, ou, raramente, bilateral, da melhor acuidade visual (AV) corrigida causada pela privação da percepção visual das formas e/ou pela interação binocular anormal, para as quais não há patologia identificável do olho ou da via visual.
- Ambliopia **estrabísmica** é resultante da interação binocular anormal em que há contínua supressão monocular do olho desviado
- Ambliopia **anisometrópica** é causada por uma diferença no erro de refração entre os olhos, podendo resultar da diferença de apenas 1 dioptria. O olho mais ametrópico recebe uma imagem borrada, em uma forma branda de privação visual. A condição é associada com frequência ao microestrabismo e pode coexistir com a ampliopia estrabísmica
- Ambliopia por **privação de estímulos** vem da privação da visão. Pode ser unilateral ou bilateral e normalmente é causada por opacidades de meios (p. ex., catarata) ou ptose que cobre a pupila
- Ambliopia **ametrópica bilateral** é consequência de altos erros refrativos simétricos, geralmente hipermetropia
- Ambliopia **meridional** resulta da imagem borrada em um meridiano. Pode ser unilateral ou bilateral, e é causada pelo astigmatismo não corrigido (normalmente > 1 D) que persiste além do período de emetropização no início da infância.

Diagnóstico

Na ausência de lesão orgânica, a diferença na melhor AV normal de duas linhas ou mais na tabela de Snellen (ou > 1 unidade logarítmica)

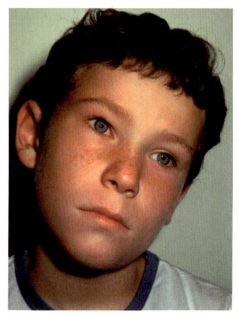

Figura 18.17 Posição viciosa de cabeça em paralisia do IV nervo direito.

é indicativa de ambliopia. AV na ambliopia normalmente é melhor na leitura de letras soltas do que de letras em fileira. Esse fenômeno do *crowding* ocorre, até certo ponto, em indivíduos normais, mas é mais acentuado em amblíopes, e deve ser levado em consideração no teste pré-verbal de crianças.

Tratamento

É essencial examinar o fundo de olho para diagnosticar qualquer doença orgânica visível antes de iniciar o tratamento da ambliopia. Doença orgânica e ambliopia podem coexistir, sendo possível indicar um ensaio de oclusão ocular na presença de doença orgânica. Se a acuidade não responder ao tratamento, investigações como eletrofisiologia ou exames de imagem devem ser reconsideradas. O período sensível durante o qual a acuidade de um olho amblíope pode melhorar normalmente é de 7 a 8 anos na ambliopia estrabísmica, levando mais tempo (até a adolescência) para a ambliopia anisométrica, quando há presença de uma boa função binocular.

- **Oclusão** do olho normal, a fim de incentivar o uso do olho amblíope, é o tratamento mais eficaz. O regime em tempo integral ou parcial depende da idade do paciente e da gravidade da ambliopia
  - Quanto mais jovem o paciente, mais rápida a provável melhora, porém, maior o risco de indução da ambliopia no olho normal. É muito importante, portanto, monitorar a AV regularmente em ambos os olhos durante o tratamento
  - Quanto melhor a AV no início da oclusão, menor a duração necessária, embora haja uma ampla variação entre os pacientes
  - Caso não tenha havido melhora depois de 6 meses de oclusão efetiva, é pouco provável que a extensão do tratamento seja benéfica
  - A baixa adesão do paciente é o maior obstáculo à melhora e deve ser monitorada. O tratamento da ambliopia beneficia-se do tempo gasto no início para a comunicação da lógica da terapia e das dificuldades envolvidas
- A **penalização**, na qual a visão no olho normal é borrada com atropina, é um método alternativo que pode funcionar melhor no tratamento da ambliopia de grau leve a moderado (6/24 ou melhor), especialmente atribuída à hipermetropia anisometrópica. É provável que a oclusão com tampão produza uma resposta mais rápida do que a atropina, convencionalmente reservada para uso em caso de baixa adesão ao tamponamento. A penalização oferece a particular vantagem de ser difícil de impedir, mesmo que a criança se oponha, além de criar um problema psicossocial menor do que o tamponamento, especialmente na criança em idade escolar. A instilação no fim de semana pode ser uma medida adequada.

DICA É necessário excluir a possibilidade de doença orgânica antes de iniciar o tratamento da ambliopia.

AVALIAÇÃO CLÍNICA

Histórico

- **Idade de aparecimento**
  - Quanto mais precoce o aparecimento, maior a probabilidade de necessitar de correção cirúrgica

  - Quanto mais tardio o aparecimento, maior a probabilidade de haver um componente acomodativo (que surge principalmente entre 18 e 36 meses)
  - Quanto maior a duração do estrabismo no início da infância, maior o risco de ambliopia, a menos que a fixação seja livremente alternada. A inspeção de fotografias anteriores pode ser útil para documentação do estrabismo ou PVC
- Os **sintomas** podem indicar descompensação de uma heteroforia preexistente ou, mais significativamente, de uma condição recém-adquirida (normalmente parética). Na primeira, o paciente normalmente se queixa de desconforto, visão borrada e, possivelmente, diplopia com aparecimento e duração indeterminados em comparação com a condição adquirida com o súbito aparecimento da diplopia
  - Deve-se determinar o tipo de diplopia (horizontal, ciclovertical), junto com a direção do olhar em que a condição predomina e se a visão binocular única é preservada
  - Em adultos, é muito importante determinar exatamente os problemas que o estrabismo está causando para que se tenha base para as decisões em relação ao tratamento
  - Não é incomum os pacientes apresentarem sintomas espúrios que mascaram o constrangimento em relação a um estrabismo psicossocialmente perceptível
- A **variabilidade** é significativa porque o estrabismo intermitente indica algum grau de binocularidade. Um desvio igualmente alternante sugere AV simétrica em ambos os olhos
- A **saúde geral** ou os problemas de desenvolvimento podem ser significativos (p. ex., crianças com paralisia cerebral apresentam maior incidência de estrabismo). Em pacientes mais velhos, saúde precária e estresse podem causar descompensação e, na paresia adquirida, os pacientes podem relatar associações ou fatores causais (doença neurológica, diabetes etc.)
- **Histórico de nascimento**, incluindo período de gestação, peso de nascimento e quaisquer problemas *in utero* com o parto ou no período neonatal
- O **histórico familiar** é importante porque o estrabismo geralmente é de natureza familiar, embora nenhum padrão hereditário definitivo seja reconhecido. É fundamental saber a terapia usada para outros membros da família
- **Histórico ocular prévio**, incluindo prescrição refrativa e adesão ao uso de óculos e à oclusão, cirurgia anterior ou prismas, é importante para opões de tratamento e prognóstico futuros.

DICA Em crianças, quanto mais tardio o aparecimento da esotropia, maior a probabilidade de um componente acomodativo do desvio.

Acuidade visual

Exame em crianças pré-verbais

A avaliação pode ser separada na avaliação qualitativa do comportamento visual e na avaliação quantitativa da AV com auxílio de testes do olhar preferencial. Obtém-se a avaliação do comportamento visual da seguinte maneira:

- **Fixação e acompanhamento** podem ser avaliados com uso de alvos brilhantes que chamem a atenção (geralmente é melhor um

rosto). Esse método indica se o recém-nascido está visualmente alerta e é de particular valor em crianças com suspeita de cegueira
- A **comparação** entre o comportamento dos dois olhos pode revelar preferência unilateral. Oclusão de um olho, se fortemente rejeitada pela criança, indica acuidade mais baixa no outro olho. Entretanto, é possível ter uma boa atenção visual em cada olho, mas AV desigual, e todos os fatores de risco para ambliopia devem ser considerados na interpretação dos resultados
- O **comportamento de fixação** pode ser utilizado para determinar preferência unilateral na presença de estrabismo manifesto
    - Promove-se a fixação no olho estrábico ocluindo o olho dominante enquanto a criança fixa o olhar em um alvo de interesse (de preferência, que incorpore luz)
    - Gradua-se, então, a fixação como *central* ou *não central*, e *estável* ou *instável* (pode-se observar o reflexo corneano)
    - Descobre-se o outro olho e observa-se a capacidade de *manter* fixação
    - Se a fixação retornar imediatamente ao olho descoberto, a AV provavelmente está comprometida
    - Se a fixação se mantiver após uma piscada, a AV provavelmente está boa
    - Se o paciente alternar a fixação, os dois olhos provavelmente têm visão igual
- O **teste das 10 Δ** é semelhante e pode ser utilizado independentemente da presença de estrabismo manifesto. Consiste em promover a diplopia utilizando um prisma vertical de 10 Δ. A alternância entre os alvos diplópicos sugere AV igual
- O **teste de rotação** é um teste qualitativo macroscópico da capacidade de um recém-nascido de fixar o olhar com os dois olhos abertos. O teste é realizado da seguinte maneira:
    - O examinador segura a criança de frente para ele e gira rapidamente 360°
    - Se a visão estiver normal, os olhos irão desviar-se na direção da rotação e retornarão à posição primária para produzir nistagmo rotacional
    - Quando a rotação para, observa-se o nistagmo rapidamente na direção oposta por 1 a 2 segundos, o qual deve cessar em razão da supressão do nistagmo pós-rotação pela fixação
    - Se a visão estiver gravemente comprometida, o nistagmo pós-rotação não para tão rapidamente quando a rotação cessa porque a resposta vestíbulo-ocular não é bloqueada pelo *feedback* visual
- Testes do **olhar preferencial** podem ser realizados desde a primeira infância e se baseiam no fato de que os recém-nascidos preferem olhar para um padrão, e não para um estímulo homogêneo. O recém-nascido é exposto a um estímulo e o examinador observa os movimentos de fixação dos olhos, sem que eles próprios saibam a posição do estímulo
    - Em comum, os testes utilizam cartões de acuidade de Teller e Keeler, que consistem em listras pretas (grades) de larguras variadas, e cartões de acuidade de Cardiff (Figura 18.18), que consistem em figuras familiares com contornos de largura variável
    - Grades ou figuras de baixa frequência (espessas) com um contorno mais largo são observadas mais facilmente do que grades de alta frequência ou figuras de contorno fino, devendo-se, consequentemente, fazer uma avaliação da AV de resolução (não reconhecimento)

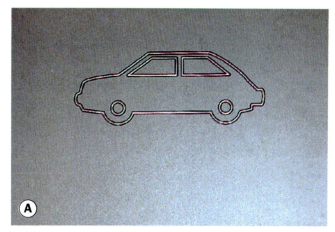
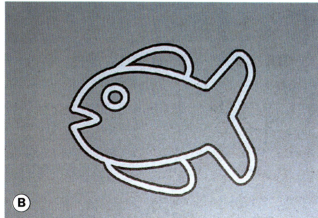

Figura 18.18 Cartões de acuidade de Cardiff. **A.** Carro com contorno fino. **B.** Peixe com contorno espesso.

- Como a acuidade de listras em geral é melhor que a acuidade de Snellen na ambliopia, os cartões de Teller podem superestimar a AV. Esses métodos talvez não sejam confiáveis se um protocolo de opção forçada progressivamente não for seguido durante o teste, sendo que nenhum dos dois métodos exibe alta sensibilidade na detecção da ambliopia. Os resultados devem ser considerados de maneira combinada com os fatores de risco para ambliopia
- **Potenciais evocados visuais** (PEV) **padrão** fornecem uma representação da acuidade espacial, mas são usados com mais frequência no diagnóstico de neuropatia óptica.

Teste em crianças verbais

Os testes descritos a seguir devem ser realizados de 3 a 4 metros do alvo, uma vez que é mais fácil obter colaboração do que a 6 metros, com pouco ou nenhum prejuízo clínico. Vale notar que a ambliopia somente pode ser precisamente diagnosticada com o auxílio de um teste de *crowding* que exija reconhecimento de alvo, e que os testes logMAR (logaritmo na base 10 do ângulo mínimo de resolução; ver Capítulo 1) oferecem a melhor medida em relação à qual é possível avaliar a melhora da ambliopia com terapia. Ambas estão disponíveis em formatos adequados para crianças normais a partir de 2 anos.
- **Aos 2 anos de idade**, a maioria das crianças tem habilidades linguísticas suficientes para realizar um teste de nomeação de figuras, como as figuras agrupadas de Kay (Figura 18.19 A)

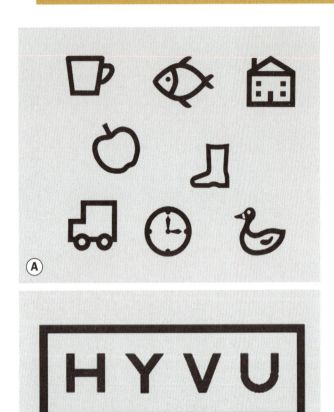

Figura 18.19 A. Figuras de Kay. **B.** Teste agrupado de Keeler logMAR.

- **Aos 3 anos**, a maioria das crianças está habilitada a informar os optótipos correspondentes, como nos testes agrupados de Keeler logMAR (Figura 18.19 B) ou Sonksen. Se um teste de letras agrupadas for muito difícil, é preferível realizar o teste das figuras agrupadas de Kay a usar letras de um único optótipo
- **Crianças mais velhas** podem continuar com os testes de letras agrupadas, nomeando ou correlacionando-as. Os testes logMAR são de uso comum e são preferíveis ao teste de Snellen para toda criança com risco de ambliopia.

Testes de estereopsia

A estereopsia é medida em segundos de arco (1° = 60 minutos de arco; 1 minuto = 60 segundos); quanto mais baixo o valor, melhor a estereoacuidade. Vale lembrar que a resolução espacial normal (AV) é de 1 minuto, e a estereoacuidade normal é de 60 segundos (também 1 minuto, mas convencionalmente expressa em segundos). Diversos testes, utilizando princípios diferentes, são empregados para avaliar a estereoacuidade. Testes de pontos aleatórios (p. ex., TNO, Frisby) fornecem as evidências mais definitivas de visão binocular única de alto grau. Enquanto esse método é fraco e/ou baseado na CRA (ver anteriormente), os testes com base no contorno (p. ex., Titmus) podem fornecer informações mais confiáveis.

Titmus

O teste de Titmus consiste em um sistema vectográfico polarizado tridimensional formado por duas placas em forma de um livreto visualizado através de óculos polarizados. Os óculos devem ser usados antes da visualização das placas. À direita, está uma grande mosca e à esquerda, uma série de nove quadrados (dentro de cada um há quatro círculos) e animais (Figura 18.20). O teste deve ser realizado a uma distância de 40 cm.

- A **mosca** é um teste de estereopsia grosseira (3 mil segundos) especialmente útil para crianças pequenas. A mosca deve aparecer de forma destacada na página e a criança deve ser incentivada a pegar a ponta de uma das asas entre os dedos indicador e polegar
- O **componente animal** consiste em três fileiras de animais estilizados (400 a 100 segundos), dos quais um aparecerá à frente do plano de referência
- Os **círculos** consistem em uma série graduada que mede 800 a 40 segundos; um conjunto e quatro círculos devem aparecer de forma destacada da superfície da placa
- Se a criança tiver menos de 800 segundos de estereopsia e preferir fixar com o olho direito (supressão esquerda), o círculo de baixo do primeiro quadrado de quatro círculos é deslocado para a esquerda (e vice-versa, se a fixação for com o olho esquerdo).

TNO

O teste de pontos aleatórios TNO consiste em sete placas de pontos vermelhos e verdes distribuídos aleatoriamente em pares e visualizados com óculos vermelhos-verdes, medindo de 480 a 15 segundos de arco de 40 cm. Em cada placa, os pontos de uma única cor que

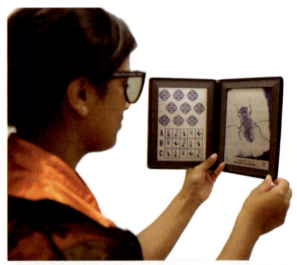

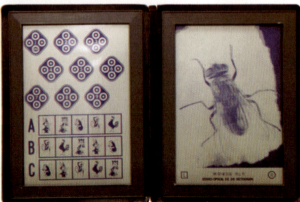

Figura 18.20 Teste de Titmus.

delineiam a forma do alvo (quadrados, cruzes etc.; Figura 18.21) são deslocados horizontalmente em relação aos pontos pareados da outra cor, para que apresentem uma disparidade retiniana diferente daqueles fora do alvo. As formas de controle são visíveis sem óculos.

Frisby

O estereoteste de Frisby consiste em três placas de plástico transparente de espessura variável. Na superfície de cada placa estão impressos quatro quadrados de pequenas formas distribuídas aleatoriamente (Figura 18.22). Um dos quadrados contém um círculo "oculto", no qual as formas aleatórias são impressas no verso da placa. O teste não requer óculos especiais, uma vez que a disparidade (600 a 15 segundos) é criada pela espessura da placa; deve-se medir a distância de trabalho.

Lang

O estereoteste de Lang não requer óculos especiais. Os alvos (estrela, lua, carro e elefante) são visualizados alternadamente por cada olho através de elementos da lente cilíndrica embutidos. A estrela é visível monocularmente, mas gera um efeito estereoscópico para observadores com visão binocular. A estrela ajuda a atrair e manter o interesse de crianças pequenas. O deslocamento dos pontos gera disparidade (1.200-200 segundos), e o paciente é solicitado a nomear ou apontar para uma forma simples, como uma estrela, no cartão (Figura 18.23).

Testes de fusão binocular em neonatos sem estrabismo manifesto

Prisma de base externa

Trata-se de um método simples para a detecção da fusão em crianças. O teste é realizado colocando-se um prisma 20 Δ diante de um dos olhos (o olho direito na Figura 18.24 A). Isso desloca a imagem retiniana temporalmente com uma consequente diplopia.
- Haverá um deslocamento do olho direito para a esquerda para retomar a fixação (adução à direita) com deslocamento correspondente do olho esquerdo para a esquerda (abdução à esquerda), de acordo com a lei de Hering (Figura 18.24 B)
- O olho esquerdo fará, então, uma sacada corretiva de refixação para a direita (readução à esquerda) (Figura 18.24 C)
- Ao remover o prisma, ambos os olhos se movem para a direita (Figura 18.24 D)
- O olho esquerdo, então, faz um movimento fusional para fora (Figura 18.24 E)

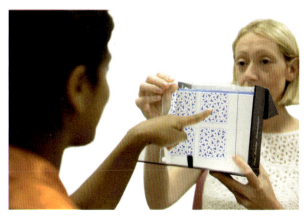

Figura 18.22 Teste de Frisby.

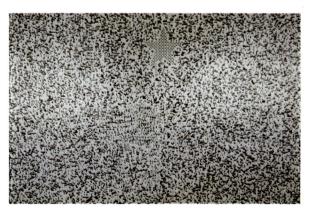

Figura 18.23 Teste de Lang.

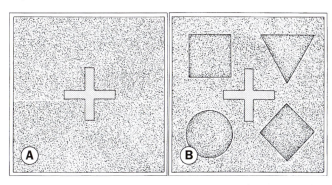

Figura 18.21 Teste TNO. **A.** Forma de controle, que é visível sem óculos vermelhos-verdes. **B.** Alvos de teste (formas), que são visíveis somente para o indivíduo com estereopsia.

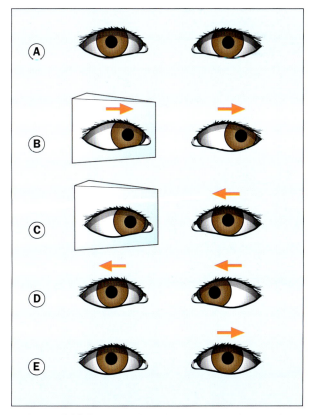

Figura 18.24 Teste do prisma de base externa (ver texto).

- A maioria das crianças com uma boa visão binocular única deve ser capaz de compensar um prisma de 20 Δ a partir dos 6 meses de idade. Caso contrário, pode-se tentar prismas mais fracos (16 Δ ou 12 Δ), mas é mais difícil identificar a resposta.

Convergência binocular

A convergência simples para um alvo de interesse pode ser demonstrada a partir de 3 a 4 meses. Ambos os olhos devem acompanhar o alvo que se aproxima simetricamente "até o nariz". A hiperconvergência em uma criança pequena é capaz de indicar esotropia incipiente. A divergência pode ser atribuída à tendência a desvio divergente ou simplesmente falta de interesse.

Testes de anomalias sensoriais

Teste dos quatro pontos de Worth

Trata-se de teste de dissociação que pode ser utilizada para fixação a distância e de perto e permite a diferenciação entre visão binocular única, CRA e supressão. Os resultados somente podem ser interpretados se a presença ou ausência de estrabismo manifesto for conhecida no momento do teste.

- **Procedimento**:
  - Coloca-se uma lente verde em frente ao olho direito do paciente, a qual filtra todas as cores, exceto o verde, e uma lente vermelha em frente ao olho esquerdo, que filtra todas as cores, exceto o vermelho (Figura 18.25 A)
  - O paciente olha para um quadro com quatro luzes: uma vermelha, duas verdes e uma branca
- **Resultados** (Figura 18.25 B):
  - Se a visão binocular única estiver presente, a quatro luzes são visualizadas
  - Se as quatro luzes forem visualizadas na presença de um desvio manifesto, há presença de CRA harmônica (ver "Sinoptóforo", adiante)
  - Se duas luzes vermelhas forem visualizadas, há presença de supressão à direita
  - Se três luzes verdes forem visualizadas, há presença de supressão à esquerda
  - Se duas luzes vermelhas e três verdes forem visualizadas, há presença de diplopia
  - Se as luzes verdes e vermelhas se alternarem, há presença de supressão alternada.

Óculos estriados de Bagolini

Trata-se de teste para a detecção de visão binocular única, CRA e supressão. Cada lente exibe finas estrias que convertem uma fonte de luz pontual em uma linha, como com a vareta de Maddox (ver adiante).

- **Procedimento**: as duas lentes são posicionadas a 45° e 135° em frente a cada olho e o paciente fixa o olhar em um foco de luz (Figura 18.26 A). Cada olho percebe uma linha oblíqua de luz, perpendicular àquela percebida pelo olho contralateral; Figura 18.26 B). Imagens diferentes, portanto, são apresentadas a cada olho sob condições de visão binocular
- **Resultados** (Figura 18.26 C): não há como interpretá-los, a menos que se reconheça presença de estrabismo
  - Se as duas faixas se intersectarem em seus centros em forma de cruz oblíqua (um "X"), o paciente tem visão binocular única se

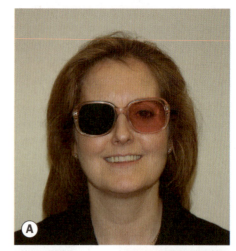

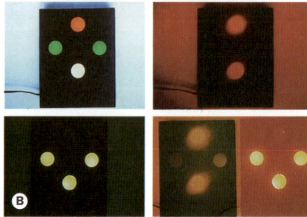

Figura 18.25 Teste de quatro pontos de Worth. **A.** Óculos vermelhos-verdes. **B.** Possíveis resultados.

os olhos estiverem direcionados diretamente para a frente, ou CRA harmônica na presença de estrabismo manifesto
  - Se as duas linhas forem visualizadas, mas não formarem um "X", há presença de diplopia
  - Se somente uma faixa for visualizada, não há percepção simultânea e há presença de supressão
  - Teoricamente, se uma pequena lacuna for visualizada em uma das faixas, há presença de escotoma de supressão central (ESC) (como na microtropia). Pode-se confirmar o escotoma com o teste do prisma 4 Δ.

Teste do prisma 4 Δ

Esse teste distingue a fixação bifoveal (visão binocular única normal) da supressão foveal (também conhecida como escotoma de supressão central [ESC]) na microtropia se emprega o princípio descrito no teste 20 Δ (lei de Hering e convergência) para vencer a diplopia.

- **Com fixação bifoveal**:
  - Posiciona-se o prisma de base externa (a microtropia geralmente é esotrópica, não exotrópica) em frente ao olho direito, desviando a imagem de modo a afastá-la temporalmente da fóvea, seguido pelo movimento corretivo de ambos os olhos para a esquerda (Figura 18.27 A)
  - O olho esquerdo, então, converge para fundir as imagens (Figura 18.27 B)

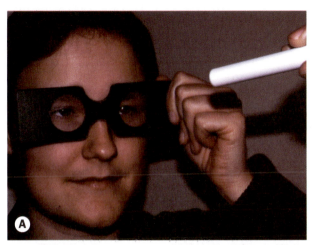

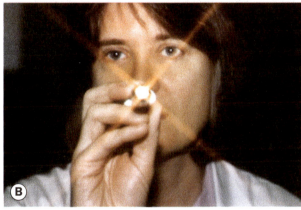

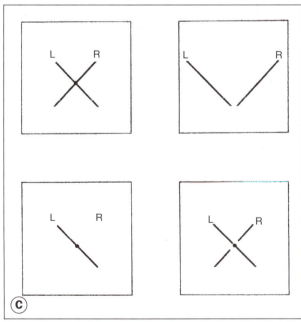

Figura 18.26 Teste de Bagolini. **A.** Óculos estriados. **B.** Aspecto de um ponto de luz através das lentes de Bagolini. **C.** Possíveis resultados.

- **Na microtropia esquerda:**
  ◦ O paciente fixa o olhar em um alvo a distância com os dois olhos abertos e um prisma 4 Δ de base externa é posicionado em frente ao olho com suspeita de ESC (Figura 18.28, à esquerda)

  ◦ A imagem move-se temporalmente no olho esquerdo, mas se enquadra no ESC e não se observa qualquer movimento de nenhum dos dois olhos (Figura 18.28 A)
  ◦ Move-se, então, o prisma para o olho direito, que executa um movimento de adução para manter a fixação. Da mesma maneira, o olho esquerdo se move para a esquerda, de acordo com a lei de Hering da inervação igual, mas a segunda imagem se enquadra no ESC do olho esquerdo, de modo que não se observa nenhum movimento subsequente de refixação (Figura 18.28 B).

DICA O teste do prisma de 4 dioptrias de base externa é útil para a distinção entre a fixação bifoveal e a supressão foveal (ESC), que ocorre durante a visão binocular em paciente com síndrome da monofixação.

Sinoptóforo

O sinoptóforo compensa o ângulo do estrabismo e permite a apresentação de estímulos simultaneamente a ambos os olhos (Figura 18.29 A), podendo, portanto, ser utilizado para investigar o potencial para a função binocular na presença de um estrabismo manifesto, além de ter particular importância na avaliação de crianças pequenas (a partir de 3 anos de idade), que geralmente acham o processo de teste divertido. O sinoptóforo pode também detectar a presença de supressão e CRA.

- O instrumento consiste em dois tubos cilíndricos com uma curva espelhada em ângulo reto e uma lente de +6,50 D em cada ocular (Figura 18.29 B, parte superior). Do ponto de vista óptico, esse procedimento ajusta a distância de teste para o equivalente a cerca de 6 metros
- As figuras são inseridas em um *display* de *slides* na extremidade externa de cada tubo. Os dois tubos são sustentados sobre colunas que permitem que as imagens se movam uma em relação à outra e quaisquer ajustes apareçam indicados em uma escala
- O sinoptóforo pode medir os desalinhamentos horizontal, vertical e torcional simultaneamente e é de suma importância para determinar a abordagem cirúrgica mediante a avaliação dos diferentes tipos de contribuição nas posições cardinais do olhar.

Graus de visão binocular

A visão binocular pode ser graduada no sinoptóforo da seguinte maneira (Figura 18.29 B, parte inferior):

- **Primeiro grau** (percepção simultânea): consiste na apresentação de duas figuras diferentes, mas não mutuamente antagônicas, como um pássaro e uma gaiola
  ◦ Pede-se ao paciente que coloque o pássaro dentro da gaiola movimentando o braço do sinoptóforo
  ◦ Se não for possível visualizar as duas figuras simultaneamente, é porque há presença de supressão
  ◦ Ocorrerá alguma "rivalidade" retiniana, embora uma figura seja menor do que a outra, de modo que, enquanto a figura pequena é visualizada no plano foveal, a maior é visualizada no plano parafoveal (e é, portanto, colocada em frente ao olho que apresenta desvio)
  ◦ Slides maiores maculares e paramaculares são utilizados se os slides foveais não puderem ser sobrepostos
- **Segundo grau** (fusão): se os slides de percepção simultânea puderem ser sobrepostos, o teste prossegue para o segundo grau,

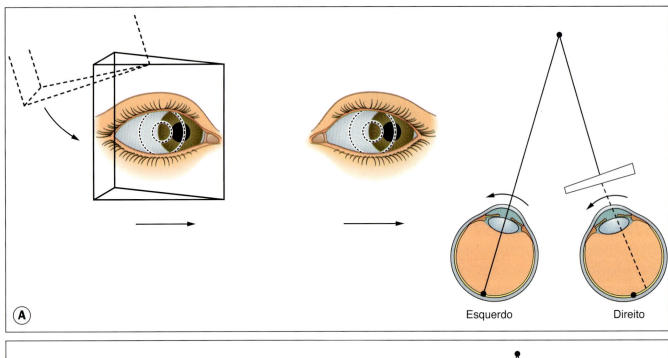

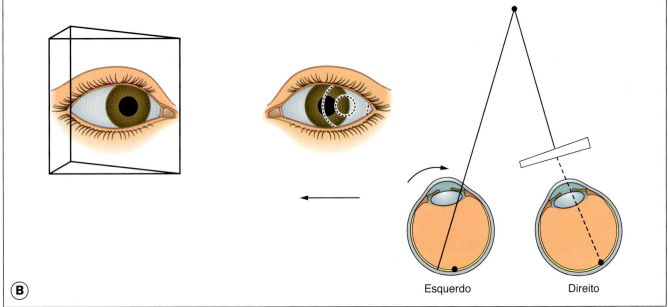

Figura 18.27 Teste do prisma 4 Δ na fixação bifoveal. **A.** Afastamento de ambos os olhos da base do prisma. **B.** Movimento fusional de refixação do olho esquerdo.

que é a capacidade de os dois olhos produzirem uma imagem composta (fusão sensorial) a partir de duas imagens semelhantes, cada uma incompleta em um detalhe diferente
  ○ O exemplo clássico são dois coelhos, um sem cauda e o outro sem um buquê de flores. Se houver fusão, será possível visualizar um coelho completo, com cauda e um buquê de flores
  ○ Testa-se, então, uma faixa de fusão (fusão motora) movimentando os braços do sinoptóforo de modo que os olhos tenham que convergir e divergir para manter a fusão
  ○ A presença de fusão simples sem qualquer variação é de pouca importância na vida diária

- **Terceiro grau** (estereopsia): capacidade de ter noção da profundidade pela sobreposição de duas imagens do mesmo objeto obtidas a partir de ângulos ligeiramente diferentes. O exemplo clássico é um balde que deve ser apreciado em três dimensões.

Detecção de correspondência retiniana anômala

A correspondência retiniana anômala (CRA) é detectada no sinoptóforo da seguinte maneira:
- Ângulo subjetivo de desvio é aquele em que há sobreposição dos slides de percepção simultânea. O examinador determina o ângulo objetivo do desvio apresentando um alvo alternadamente a cada fóvea, extinguindo uma ou outra luz e movendo o slide em

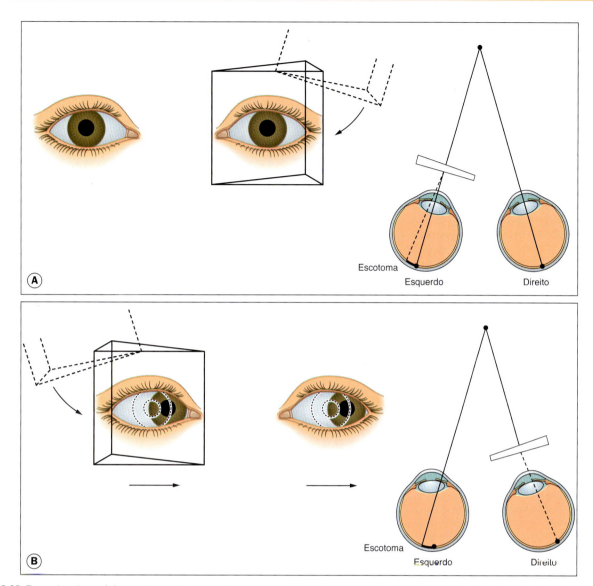

Figura 18.28 Teste do prisma 4 Δ na microtropia esquerda com um escotoma de supressão central. **A.** Nenhum movimento de qualquer dos dois olhos. **B.** Ambos os olhos se movimentam para a esquerda, mas não há presença de refixação.

frente ao olho com desvio até que não se observe nenhum movimento do olho
- Se os ângulos subjetivo e objetivo coincidirem, a correspondência retiniana está normal
- Se os ângulos objetivo e subjetivo forem diferentes, há presença de CRA. A diferença em graus entre os ângulos subjetivo e objetivo é o ângulo de anomalia. A CRA é considerada harmoniosa quando o ângulo objetivo é igual ao ângulo de anomalia, e inarmônica quando excede o grau de anomalia. Somente na CRA harmônica as respostas binoculares podem ser demonstradas. A forma inarmônica pode representar menor adaptação ou um artefato de teste.

Medida de desvio

Teste de Hirschberg

O teste de Hirschberg fornece uma estimativa objetiva aproximada do ângulo de um estrabismo manifesto e é especialmente útil em pacientes jovens ou não cooperativos ou quando a fixação no olho com desvio é insatisfatória. É útil também para a exclusão de pseudoestrabismo. A luz de uma lanterna é direcionada aos olhos do paciente à distância de um braço e pede-se ao paciente que fixe o olhar na luz. O reflexo corneano da luz será centralizado (mais ou menos) na pupila do olho de fixação, mas será descentralizado em um olho estrábico, na direção oposta à do desvio (Figura 18.30). Nota-se a distância do reflexo de luz corneano a partir do centro da pupila; cada milímetro de desvio é aproximadamente igual a 7° (1° ≈ 2 dioptrias prismáticas). Por exemplo, se o reflexo estiver situado na borda temporal da pupila (supondo-se um diâmetro pupilar de 4 mm), o ângulo é de aproximadamente 15°; se estiver no limbo, o ângulo é de cerca de 45°. Como o tamanho da pupila varia, o ângulo estimado é variável.

Testes de reflexo do prisma e de Krimsky

A avaliação do reflexo corneano pode ser combinada a prismas para permitir uma aproximação mais precisa do ângulo em um desvio manifesto.

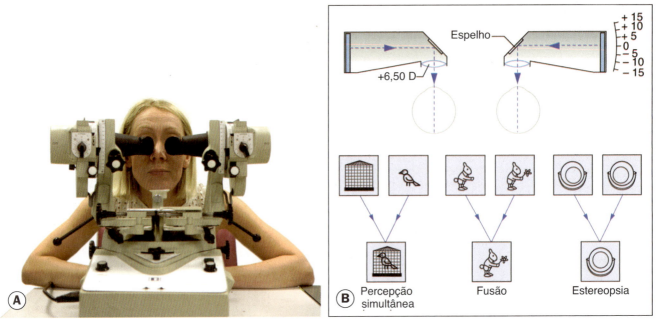

Figura 18.29 A. Sinoptóforo. **B.** Princípios ópticos e graduação da visão binocular.

- O **teste de Krimsky** consiste na colocação de prismas em frente ao olho de fixação até que os reflexos de luz corneanos estejam simétricos (Figura 18.31). Esse teste reduz o problema de paralaxe, e é utilizado com mais frequência do que o teste do reflexo prismático
- O **teste do reflexo prismático** consiste na colocação de prismas em frente ao olho com desvio até que os reflexos de luz corneanos estejam simétricos.

Teste de cover-uncover

O teste de *cover-uncover* consiste em duas partes:
- **Teste de cobertura** (*cover test*) detecta heterotropia. É útil iniciar o teste de perto com o auxílio de uma luz para observar os reflexos corneanos e avaliar a fixação no olho com desvio. Em seguida, o procedimento deve ser repetido para perto utilizando-se alvo acomodativo, e para distância, como se segue:
  - O paciente fixa o olhar em um alvo posicionado diretamente à frente
  - Se houver suspeita de desvio à direita, o examinador cobre o olho esquerdo de fixação e observa qualquer movimento do olho direito para assumir a fixação
  - Ausência de movimento indica ortotropia (Figura 18.32 A) ou heterotropia à esquerda (Figura 18.32 B)
  - Adução do olho direito para assumir a fixação indica exotropia e abdução à direita e esotropia à direita (Figura 18.32 C)
  - Movimento para baixo indica hipertropia à direita, e movimento para cima, hipotropia à direita
  - Repete-se o teste no olho oposto
- **Teste de desoclusão** (*uncover test*) detecta presença de heterotropia. Deve ser realizado tanto para perto (utilizando-se alvo acomodativo) quanto para distância, da seguinte maneira:
  - O paciente fixa o olhar em um alvo distante à frente
  - O examinador cobre o olho direito e, depois de 2 a 3 segundos, remove a oclusão
  - A ausência de movimento indica ortoforia (Figura 18.33 A). Um observador atento geralmente detecta desvio latente muito leve na maioria dos indivíduos normais, uma vez que poucos são realmente ortofóricos, sobretudo na fixação de perto
  - Se o olho direito tiver se desviado enquanto coberto, observa-se um movimento de refixação (recuperação para a visão binocular única normal) ao descobri-lo
  - Adução (recuperação nasal) do olho direito indica exoforia (Figura 18.33 B), e abdução, esoforia (Figura 18.33 C)
  - Movimento para cima ou para baixo indica foria vertical
  - Depois de remover a oclusão, o examinador observa a velocidade e a suavidade da recuperação como prova da força da fusão motora
  - Repete-se o teste com o olho oposto
  - A maioria dos examinadores realiza teste de oclusão e teste de desoclusão de modo sequencial, daí o termo "teste de oclusão-desoclusão".

DICA Ao realizar teste de cobertura (*cover test*), o paciente deve fixar o olhar em alvo acomodativo, e não em fonte de luz.

Teste de cobertura alternada (cover *alternado*)

O teste de cobertura alternada induz a dissociação para revelar o desvio total quando a fusão é alterada. Deve ser realizado somente após o teste de *cover-uncover*.
- Cobre-se o olho direito por alguns segundos
- Em seguida, transfere-se rapidamente o oclusor para o olho oposto por 2 segundos, alternando-se várias vezes sucessivamente entre os dois olhos. Depois de remover o oclusor, o examinador observa a velocidade e a suavidade da recuperação à medida que o olho retorna ao seu estado de pré-dissociação
- O paciente com heteroforia bem compensada apresentará olhos retos antes e depois da realização do teste, enquanto o paciente

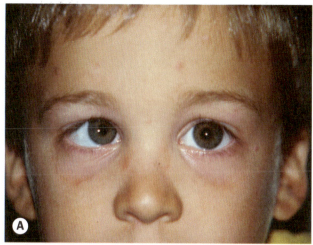
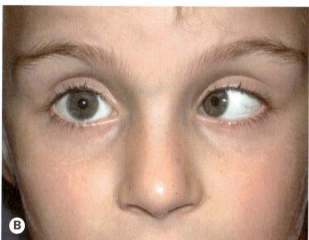
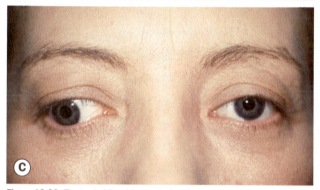

Figura 18.30 Teste de Hirschberg. **A.** O reflexo corneano direito está próximo à borda temporal da pupila, indicando um ângulo de aproximadamente 15°. **B.** O reflexo corneano esquerdo está próximo ao limbo, indicando um ângulo de aproximadamente 45° – estrabismo convergente. **C.** O reflexo corneano direito demonstrando tanto a divergência como a hipotropia. (Cortesia de H Yangüela – Figura A.)

com baixo nível de controle pode apresentar uma descompensação para um desvio manifesto.

Teste de cobertura prismática (prisma e cover)

O teste de prisma e *cover* mede o ângulo de desvio e inclui o teste de *cover* alternado com prismas. O teste é realizado com o paciente olhando fixamente para um alvo distante na posição primária do olhar e nas oito posições diagnósticas do olhar. O procedimento é

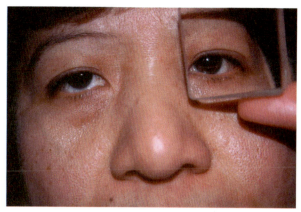

Figura 18.31 Teste de Krimsky. (*Cortesia de K Nischal.*)

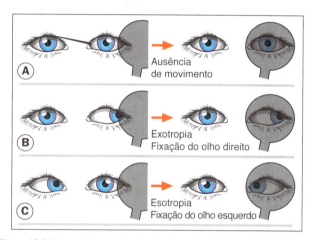

Figura 18.32 Possíveis resultados do teste de cobertura. Com fixação do olho direito, ausência de movimento indica ortotropia (**A**) ou exotropia esquerda (**B**). Com fixação do olho esquerdo, abdução do olho direito indica esotropia (**C**).

repetido na posição primária com fixação de perto e em pacientes com exotropia intermitente com fixação a distância. O teste é realizado da seguinte maneira:

- Teste de *cover* alternado é realizado primeiramente para determinar a direção e a extensão aproximada do desvio
- Prismas cada vez mais fortes são posicionados em frente a um dos olhos com a base voltada para o lado oposto à direção do desvio (*i. e.*, com o ápice do prisma apontado na direção do desvio). Por exemplo, no estrabismo convergente, segura-se o prisma de base externa, e na hipertropia, o de base inferior, diante do olho direito
- O teste de *cover* alternado é realizado continuamente com a introdução de prismas mais fortes, normalmente com o uso de uma barra prismática que consiste em uma coluna de prismas de força progressiva (Figura 18.34). A amplitude do movimento de refixação deve diminuir gradativamente à medida que a força do prisma se aproxima da extensão do desvio
- O objetivo é alcançado quando não se observa nenhum movimento. Para encontrar o ângulo máximo, pode-se aumentar a força do prisma até que se observe um movimento na direção oposta (o ponto de inversão) e depois reduzi-la novamente para encontrar o valor neutro; obtém-se o ângulo de desvio, então, a partir da força do prisma.

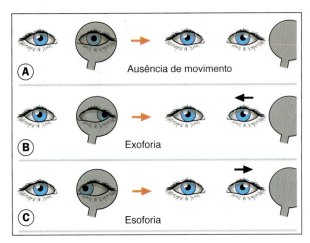

Figura 18.33 Possíveis resultados do teste de desoclusão. **A.** Ausência de movimento indica ortoforia. **B.** Adução indica exoforia. **C.** Abdução indica esoforia.

Asa de Maddox

A asa de Maddox dissocia os olhos para a fixação de perto (1/3 m) e mede a heteroforia. O instrumento é construído de tal maneira que o olho direito vê somente uma seta vertical branca e uma seta horizontal vermelha, enquanto o olho esquerdo vê somente fileiras horizontais e verticais de números (Figura 18.35).

- Mede-se o desvio horizontal perguntando-se ao paciente para que número a seta branca está apontada
- Mede-se o desvio vertical perguntando-se ao paciente que número intersecta a seta vermelha
- Determina-se o grau de cicloforia pedindo-se ao paciente que mova a seta vermelha de modo a colocá-la paralelamente à fileira de números horizontal.

Vareta de Maddox

A vareta de Maddox consiste em uma série de varetas cilíndricas fundidas, de vidro vermelho, que convertem a aparência de um ponto de luz branco em uma faixa vermelha. As propriedades ópticas das varetas fazem com que a faixa de luz forme um ângulo de 90° com o eixo longo (longitudinal) das varetas. Quando as varetas de vidro são posicionadas na horizontal, a faixa ficará na vertical e vice-versa.

- O teste do duplo Maddox é utilizado para determinar ciclodesvios. Coloca-se uma vareta de Maddox em frente a cada olho em uma moldura de ensaio ou foróptero com as linhas dispostas verticalmente para que o paciente veja imagens em linha horizontal. O paciente ou o examinador gira o eixo das varetas até que as linhas fiquem paralelas. Para facilitar o reconhecimento das duas linhas pelo paciente, geralmente é recomendável dissociar as linhas posicionando-se um prisma na base superior ou inferior em frente a um dos olhos. O grau de desvio e a direção (inciclo- ou exciclo-) pode ser determinado pelo ângulo de rotação que faz com que as imagens apareçam horizontais e paralelas na linha. Tradicionalmente, coloca-se uma vareta de Maddox vermelha diante do olho direito e uma vareta branca diante do esquerdo
- Coloca-se a vareta à frente do olho direito (Figura 18.36 A), dissociando os dois olhos: a faixa vermelha visualizada pelo olho direito não se funde com o ponto de luz branco, que permanece inalterado, visualizado pelo olho esquerdo (Figura 18.36 B)

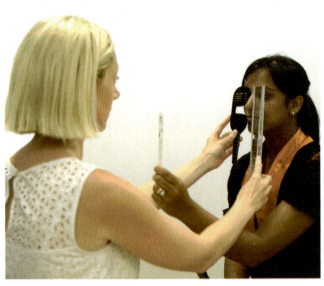

Figura 18.34 Teste de prisma e *cover*.

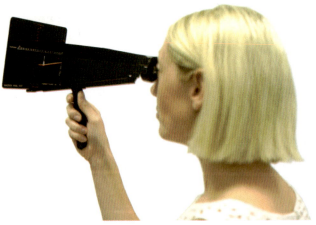

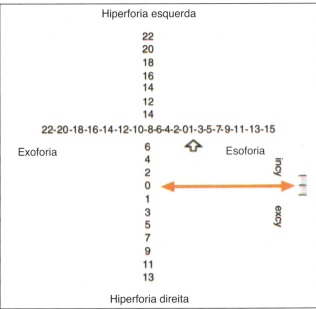

Figura 18.35 Visão do paciente utilizando asa de Maddox.

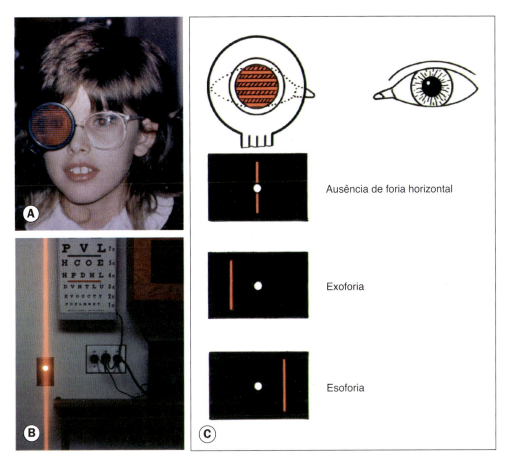

Figura 18.36 A. Teste da vareta de Maddox. **B.** Ponto de luz através da vareta de Maddox. **C.** Possíveis resultados (mostrando o que o paciente vê).

- O grau de dissociação (Figura 18.36 C) é medido pela sobreposição das duas imagens com o uso de prismas. Coloca-se a base do prisma na posição oposta à direção do desvio
- Tanto desvios verticais quanto horizontais podem ser medidos dessa maneira, mas o teste não tem como diferenciar foria de tropia.

Testes de motilidade

Movimentos oculares

O exame dos movimentos oculares consiste na avaliação de movimentos de seguimento lento e, então, por movimentos sacádicos.
- **Versões** em direção às oito posições excêntricas do olhar são testadas pedindo-se ao paciente que acompanhe um alvo, normalmente uma caneta ou uma lanterna (a segunda oferece a vantagem dos reflexos de luz corneanos que auxiliam a avaliação). Deve-se verificar versões e duções (se necessário) primeiro e depois realizar os testes de oclusão, como exposto anteriormente. É possível obter as versões também de maneira involuntária em resposta a um ruído ou pela manobra da cabeça de boneca em pacientes não cooperativos
- **Duções** são avaliadas caso se observe redução da motilidade ocular em um ou em ambos os olhos. Utiliza-se uma lanterna clínica com especial atenção à posição dos reflexos corneanos. Oclui-se o olho contralateral e pede-se ao paciente que acompanhe a lanterna em diversas posições do olhar. As deficiências de rotação são avaliadas de maneira qualitativa. É possível empregar um sistema numérico simples utilizando o para indicar um movimento completo e

-1 a -4 para indicar graus crescentes de hipofunção (Figura 18.37). Utilizando-se o músculo reto lateral como exemplo, -4 denotaria incapacidade de abdução do olho além da linha média; -3, incapacidade de abdução do olho mais de 22,5° além da linha média; -2, incapacidade de abdução do olho mis de 45° além da linha média; e -1, incapacidade de abdução do olho mais de 67,5° além da linha média. Do mesmo modo, as ações excessivas são avaliadas em uma escala de +1 a +4. Ambas são registradas pictoricamente. Essas medidas podem ser precisamente repetidas, estabelecendo-se um consenso entre os diferentes observadores.

Ponto próximo de convergência

O ponto próximo de convergência (PPC) é o ponto mais próximo em que olhos conseguem manter a fixação binocular. Pode ser medido com uma régua de RAF apoiada na bochecha do paciente (Figura 18.38). Move-se um alvo lentamente ao longo da régua em direção aos olhos do paciente até que um dos olhos perca a fixação e se desvie lateralmente (PPC objetivo). PPC subjetivo é o ponto em que o paciente relata diplopia. Normalmente, o PPC deve ser de menos de 10 cm sem esforço indevido.

Ponto próximo de acomodação

O ponto próximo de acomodação (PPA) é o ponto mais próximo em que os olhos mantêm um foco claro e também pode ser medido com uma régua de RAF. O paciente fixa o olhar em uma linha de texto, que é, então, movida lentamente em direção ao paciente até que se

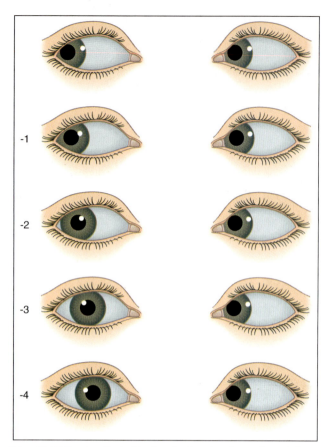

Figura 18.37 Graduação da hipofunção do músculo reto lateral direito.

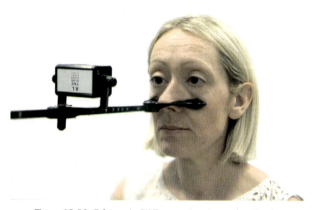

Figura 18.38 Régua de RAF com alvo de convergência.

torne desfocada. A distância a que isso é relatado pelo paciente é lida na régua e denota o PPA. Este retrocede com a idade; quando suficientemente distante para dificultar a leitura sem correção óptica, há presença de presbiopia. Aos 20 anos de idade, o PPA é de 8 cm e, até os 50 anos, retrocede para aproximadamente 46 cm. A amplitude da acomodação também pode ser avaliada com o auxílio de lentes côncavas em etapas de 0,5 DS, fixando-se a linha de Snellen de 6/6 e relatando-se quando a visão se torna desfocada.

Amplitudes fusionais

Amplitudes fusionais medem a eficácia dos movimentos de vergência e podem ser testadas com barras prismáticas ou com o sinoptóforo.

Coloca-se um prisma cada vez mais forte em frente a um dos olhos, que executará um movimento de abdução ou adução (dependendo do posicionamento do prisma de base interna ou externa), a fim de manter a fixação bifoveal. Quando se alcança um prisma maior do que a amplitude fusional, ocorre diplopia ou um dos olhos se desvia na direção oposta, indicando o limite da capacidade de vergência. (Para os valores normais, ver o item "Vergência fusional", anteriormente.)

Teste de diplopia pós-operatória

Esse teste simples é obrigatório antes da cirurgia de estrabismo em todo paciente não binocular acima de 7 a 8 anos de idade para avaliação do risco de diplopia após cirurgia.

- Colocam-se prismas corretivos em frente a um dos olhos do paciente (normalmente o olho com desvio) e pede-se que ele fixe o olhar em um alvo diretamente à sua frente com os dois olhos abertos. Os prismas são lentamente aumentados até que se obtenha uma sobrecorreção significativa e o paciente informe se ocorreu diplopia
- Se a supressão persistir por todo o tempo, o risco de diplopia após a cirurgia é pequeno. Entretanto, em uma exotropia consecutiva de 35 Δ, a diplopia pode ocorrer a partir de 30 Δ e persistir à medida que a correção do prisma simula uma esotropia
- A diplopia pode ser intermitente ou constante, mas em qualquer dos dois casos, constitui uma indicação para a realização de um teste diagnóstico de toxina botulínica (ver adiante)
- A diplopia não se restringe a pacientes com boa AV no olho com desvio
- É difícil tratar diplopia intratável.

Campo de visão binocular única

O campo de visão binocular única pode ser testado com a campimetria de Goldmann ou com uma tela tangente. Em geral, mede cerca de 45 a 50° a partir do ponto de fixação, exceto se estiver bloqueado pelo nariz. O campo de visão binocular única representa as partes do campo visual de cada olho que se sobrepõem e onde ocorre a fusão bifoveal do objeto observado (Figura 18.39). Em pacientes com aparecimento recente de uma paralisia oculomotora ou de um defeito muscular restritivo, a diplopia é normalmente o principal sintoma. O teste é muito importante para fornecer uma medida reprodutível exata de acompanhamento, e é útil também nas condutas pré e pós-operatória desses pacientes.

Gráfico de Hess

O gráfico de Hess é plotado para auxiliar no diagnóstico e monitoramento de pacientes com estrabismo incomitante, como uma paralisia muscular extraocular (p. ex., paresia do III, IV ou VI nervo) ou uma limitação mecânica ou miopática (p. ex., oftalmopatia tireoidiana, fratura *blow out* ou miastenia *gravis*). O gráfico geralmente é elaborado empregando-se uma tela de Lees ou Hess, que facilita a plotagem da posição ocular dissociada como uma medida da ação muscular extraocular. As informações fornecidas pelo gráfico de Hess devem ser consideradas no contexto de outras investigações, como o campo de visão binocular única. O teste de oclusão prismática também é muito útil na avaliação do estrabismo incomitante.

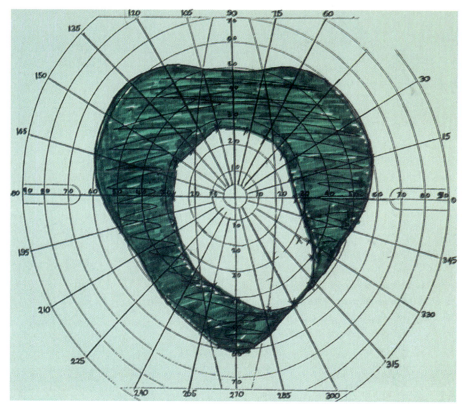

Figura 18.39 Campo de visão binocular única (área clara entre a cor verde) utilizando-se o campímetro de Goldmann. (*Cortesia de ADN Murray.*)

Tela de Hess

A tela de Hess contém um padrão tangente exibido sobre um fundo cinza escuro. As luzes vermelhas que podem ser acesas individualmente por um painel de controle indicam as posições cardeais do olhar dentro de um campo central (15° a partir da posição primária) e um campo periférico (30°); cada quadrado representa 5° de rotação ocular. Os olhos são dissociados pelo uso de óculos reversíveis que incorporam uma lente vermelha e uma lente verde (a vermelha posicionada em frente ao olho de fixação; e a verde, em frente ao outro olho). Os pontos vermelhos de luz são iluminados nas posições selecionadas na tela. O paciente segura uma ponteira verde e é solicitado a sobrepor a luz verde sobre cada uma das luzes vermelhas. Na ortoforia, as duas luzes devem ficar mais ou menos sobrepostas em todas as posições do olhar. Os óculos, então, são invertidos e o procedimento, repetido. Existem alguns *softwares* que facilitam a plotagem de um gráfico de Hess com o auxílio da tela padrão de um microcomputador.

Tela de Lees

Esse instrumento (Figura 18.40) consiste em duas telas de vidro opalescente em ângulo reto em relação uma à outra, bissectadas por um espelho plano dupla face que dissocia os olhos; cada olho vê somente uma das duas telas. Cada tela apresenta um padrão tangente (projeção bidimensional de uma superfície esférica) que é revelado somente quando a tela está iluminada. O paciente é posicionado de frente para a tela não iluminada com o queixo estabilizado em posição de repouso. Utilizando uma ponteira, o examinador indica um ponto-alvo no padrão tangente iluminado e o paciente posiciona uma ponteira na tela iluminada, em uma posição percebida como sobreposta ao ponto indicado pelo examinador. A tela não iluminada é iluminada rapidamente pelo examinador, que utiliza um interruptor acionado com o pé para facilitar o registro do ponto indicado pelo paciente. Quando se conclui o procedimento para um olho, o paciente gira 90° de modo a ficar de frente para a tela anteriormente iluminada, repetindo-se o procedimento.

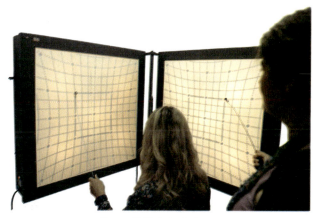

Figura 18.40 Tela de Lees.

Interpretação

A Figura 18.41 mostra um gráfico de Hess típico na presença de uma paresia recente do músculo reto lateral direito.
- O gráfico menor indica o olho com o músculo parético (olho direito)
- O gráfico maior indica o olho com o músculo conjugado hiperativo (olho esquerdo)

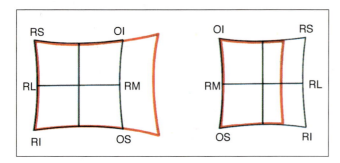

Figura 18.41 Gráfico de Hess de uma paralisia recente do músculo reto lateral direito. *OI*, oblíquo inferior; *RI*, reto inferior; *RL*, reto lateral; *RM*, reto medial; *OS*, oblíquo superior; *RS*, reto superior.

- O gráfico menor mostra sua maior restrição na direção principal da ação do músculo parético (músculo reto lateral direito)
- O gráfico maior mostra a sua maior expansão na direção principal da ação do músculo conjugado (músculo reto medial esquerdo)
- O grau de disparidade entre o ponto plotado e o padrão em qualquer direção do olhar fornece uma estimativa do ângulo de desvio (cada quadrado = 5°).

Mudanças no decorrer do tempo

Alterações progressivas no gráfico de Hess, com o passar do tempo, são características e úteis tanto como um indicador prognóstico quanto para orientar o tratamento.

- Na paralisia do músculo reto superior direito, o gráfico de Hess mostra a hipofunção do músculo afetado com uma hiperfunção de seu músculo conjugado, o oblíquo inferior esquerdo (Figura 18.42 A). Em razão da grande inconcomitância dos dois gráficos, o diagnóstico é objetivo. Se o músculo parético recuperar sua função, ambos os gráficos retornarão ao normal
- Contratura secundária do antagonista ipsilateral (músculo reto inferior direito) se manifestará como uma hiperfunção que resultará em uma paralisia secundária (inibidora) do antagonista do músculo conjugado (oblíquo superior esquerdo), o que aparecerá no gráfico como uma hipofunção (Figura 18.42 B). Isso poderia dar uma impressão errada de que o músculo oblíquo superior esquerdo é o músculo primariamente parético
- Com o passar do tempo, os dois gráficos tornam-se progressivamente mais comitantes, de modo que pode ser impossível determinar a fraqueza muscular inicial (Figura 18.42 C).

Exemplos

Os achados clínicos da paralisia dos músculos extraoculares encontram-se abordados em detalhes no Capítulo 19.
- **Paralisia do III nervo esquerdo** (Figura 18.43)
  - A área delimitada no gráfico esquerdo é muito menor do que o direito
  - Exotropia esquerda: observa-se que os pontos de fixação nos gráficos internos de ambos os olhos estão desviados lateralmente. O desvio é maior no gráfico direito (quando o olho esquerdo está fixando), indicando que o desvio secundário excede o primário, condição típica de estrabismo parético
  - O gráfico esquerdo mostra a hipofunção de todos os músculos, exceto do reto lateral

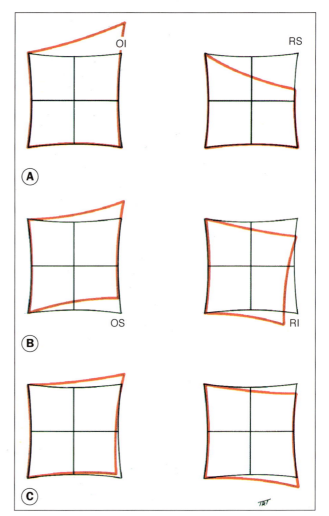

Figura 18.42 Gráfico de Hess mostrando alterações de uma paralisia do músculo superior direito no decorrer do tempo. *OI*, oblíquo inferior; *RS*, reto superior; *OS*, oblíquo superior. **A.** Hipofunção do músculo reto superior afetado e hiperfunção do músculo conjugado (oblíquo inferior esquerdo). **B.** Hiperfunção secundária do antagonista ipsilateral (músculo inferior direito) resulta no enfraquecimento do músculo conjugado (oblíquo superior esquerdo). **C.** Com o passar do tempo, ocorre concomitância e pode ser difícil determinar qual é o músculo parético primário.

  - O gráfico direito mostra a hiperfunção de todos os músculos, exceto do reto medial e do reto inferior, os "conjugados" dos músculos poupados
  - O ângulo primário de desvio (olho direito de fixação [FR]) na posição primária é -20° e D/E 10°
  - O ângulo secundário (olho esquerdo de fixação [FL]) é -28° e D/E 12°
  - Na paralisia do músculo reto inferior, é possível avaliar a função do músculo oblíquo superior somente pela observação da inciclotorsão na tentativa de depressão. Obtém-se melhor resultado observando um referencial conjuntival com o auxílio da lâmpada de fenda
- **Paralisia recém-adquirida do IV nervo direito** (Figura 18.44)
  - O gráfico direito é menor do que o esquerdo
  - O gráfico direito mostra a hipofunção do músculo oblíquo superior e a hiperfunção do músculo oblíquo inferior

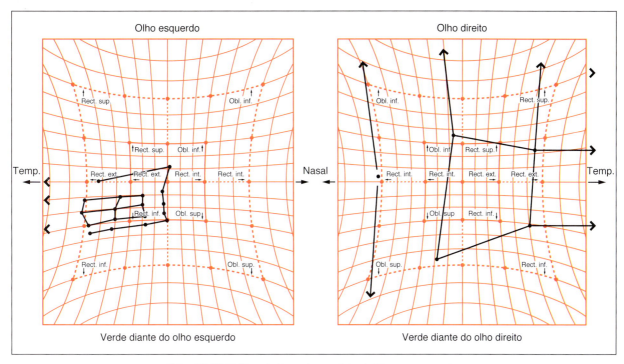

Figura 18.43 Gráfico de Hess de paralisia do III nervo esquerdo.

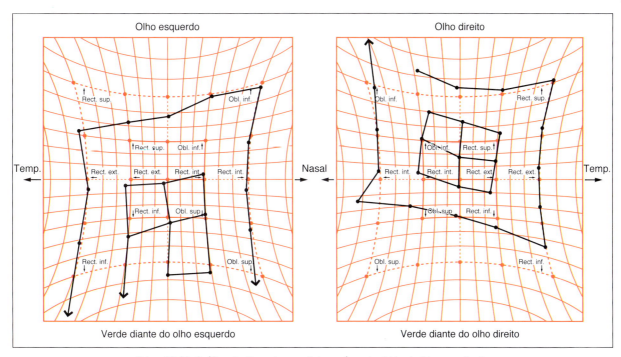

Figura 18.44 Gráfico de Hess de paralisia recém-adquirida do IV nervo direito.

- ○ O gráfico esquerdo mostra a hiperfunção do músculo reto inferior e a hipofunção (paralisia inibidora) do músculo reto superior
- ○ O desvio primário (FL) é D/E 8°, enquanto o desvio secundário FR é D/E 17°
- **Paralisia congênita do IV nervo direito** (Figura 18.45)
  - ○ Nenhuma diferença no tamanho geral do gráfico
- ○ Desvio primário e secundário D/E 4°
- ○ Hipertropia direita: observa-se que o ponto de fixação do gráfico interno direito está desviado para cima e o do esquerdo está desviado para baixo
- ○ A hipertropia aumenta na levoversão e diminui na dextroversão
- ○ O gráfico direito mostra a hipofunção do músculo oblíquo superior e a hiperfunção do músculo oblíquo inferior

- O gráfico esquerdo mostra a hiperfunção do músculo reto inferior e a hipofunção (paralisia inibidora) do músculo reto superior
- **Paralisia do VI nervo direito** (Figura 18.46)
  - O gráfico direito é menor do que o esquerdo
  - Esotropia direita: observa-se que o ponto de fixação do gráfico interno direito está desviado nasalmente
  - O gráfico direito mostra ação acentuadamente insuficiente do músculo reto lateral e leve hiperfunção do músculo reto medial

- O gráfico esquerdo mostra acentuada hiperfunção do músculo reto medial
- O ângulo primário FL é +15° e o ângulo secundário FR é +20°
- A paralisia inibidora do músculo reto lateral esquerdo ainda não se desenvolveu.

Refração e fundoscopia

Fundoscopia sob midríase é imperativa quando se trata de estrabismo, principalmente para que seja excluída qualquer patologia

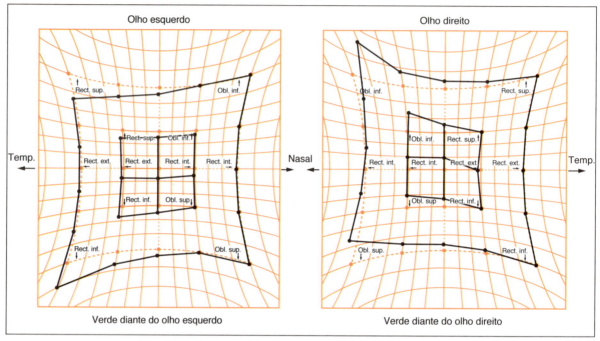

Figura 18.45 Gráfico de Hess de paralisia congênita do IV nervo direito.

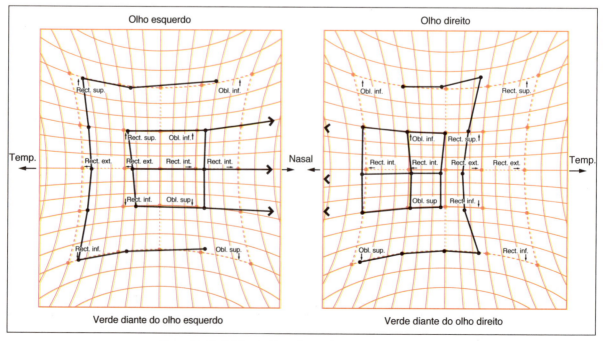

Figura 18.46 Gráfico de Hess de paralisia do VI nervo direito.

ocular subjacente, como cicatriz macular, hipoplasia do disco óptico ou retinoblastoma como causa do desvio. Em geral, o estrabismo é secundário a alterações refracionais. Hipermetropia, astigmatismo, anisometropia e miopia podem estar associadas ao estrabismo.

Cicloplegia

A alteração refracional mais comum causadora do estrabismo é a hipermetropia. Uma aferição precisa da hipermetropia requer paralisia efetiva do músculo ciliar (cicloplegia), a fim de neutralizar o efeito de mascaramento da acomodação. Em uma criança pequena, o risco de ambliopia de penalização deve ser evitado, realizando-se a cicloplegia sempre em ambos os olhos simultaneamente, sobretudo se for utilizada a atropina.

- **Ciclopentolato** (0,5% para idade abaixo de 6 meses e 1% subsequentemente): 1 gota, repetida após 5 minutos, normalmente resulta em cicloplegia máxima em 30 minutos, com recuperação da acomodação em 2 a 3 horas e resolução da midríase em 24 horas. Pode-se determinar a adequação da cicloplegia comparando as leituras retinoscópicas com o paciente fixando o olhar para longe e depois para perto (retinoscopia dinâmica). Anestesia tópica com um agente bem tolerado, como proximetacaína, antes da instilação do ciclopentolato é útil para a prevenção de irritação ocular e lacrimejamento reflexo, permitindo, desse modo, melhor retenção do ciclopentolato no saco conjuntival e cicloplegia eficaz
- **Atropina** (0,5% para idade abaixo de 12 meses e 1% subsequentemente). Tem um efeito cicloplégico mais forte do que o ciclopentolato. Na maioria dos casos, isso é clinicamente insignificante, mas pode ser útil em alta hipermetropia ou íris altamente pigmentada. Como a manifestação da cicloplegia é mais lenta, um cuidador pode ser incumbido de instilar atropina tópica em casa 2 vezes/dia, por 1 a 3 dias, antes da consulta (mas não no dia do exame), como colírio ou pomada. Colírios são mais fáceis de instilar, mas o risco de dosagem excessiva com a pomada é menor. Deve-se suspender a atropina se houver sinais de toxicidade sistêmica, como rubor, febre ou inquietação, e buscar assistência médica imediata. Os efeitos visuais podem estender-se por até 2 semanas.

Alteração da refração com a idade na infância

Como a refração muda com a idade, é importante verificar isso em pacientes com estrabismo, pelo menos 1 vez por ano e, com mais frequência, em crianças menores e no caso de redução da acuidade visual. No nascimento, a maioria dos neonatos é hipermetrópica. Depois dos 2 anos, pode haver aumento da hipermetropia e diminuição do astigmatismo. A hipermetropia pode continuar aumentando até aproximadamente os 6 anos e haver um nivelamento entre 6 e 8 anos, com subsequente redução.

Quando prescrever

A maioria das crianças é levemente hipermetrópica (1 a 3 D). Existem algumas evidências de que a correção total da hipermetropia em uma criança normal pode reduzir a emetropização fisiológica.

- **Hipermetropia**: em geral, até 4 D de hipermetropia não deve ser corrigido em uma criança sem estrabismo, a menos que a criança apresente problemas com a visão para perto. Com uma hipermetropia maior do que isso, normalmente se faz uma correção de dois terços. Entretanto, na presença de esotropia, deve-se prescrever a correção cicloplégica total, mesmo com menos de 2 anos de idade
- **Astigmatismo**: astigmatismos de 1,50 D ou mais provavelmente devem ser prescritos, sobretudo em caso de anisometropia após 18 meses de idade
- **Miopia**: a necessidade de correção depende da idade da criança. Antes dos 2 anos, um grau de miopia de -5,00 D ou mais deve ser corrigido; entre 2 e 4 anos, o limiar é de -3,00 D. No caso de crianças mais velhas, deve-se corrigir até mesmo um baixo grau de miopia para permitir uma clara visão para longe. Hipocorreção e bifocais podem retardar a progressão e, no momento, encontram-se sob pesquisa
- **Anisometropia**: depois dos 3 anos, a diferença total de refração entre os olhos deve ser prescrita se for superior a 1 D, com a correção hipermetrópica plena na presença de estrabismo.

DICA Na presença de esotropia, deve-se prescrever a correção hipermetrópica total sob cicloplegia, mesmo para crianças com menos de 2 anos.

PSEUDOESTRABISMO

Pseudoestrabismo é a impressão clínica do desvio ocular na ausência de estrabismo.

- **Pregas epicânticas**: podem simular esotropia (Figura 18.47 A)
- **Distância interpupilar anormal**: se curta, pode simular esotropia e, se ampla, exotropia (Figura 18.47 B)
- O **ângulo kappa** é o ângulo entre os eixos visual e anatômico (pupilares)
  - Normalmente, a fóvea está situada temporalmente em relação ao centro anatômico do polo posterior. Os olhos executam uma leve abdução para alcançar a fixação bifoveal e a projeção de uma luz na córnea, portanto, provocará um reflexo nasalmente em relação ao centro da córnea em ambos os olhos (Figura 18.48 A). É o que se chama de ângulo kappa positivo
  - Um ângulo kappa positivo grande (p. ex., mácula deslocada temporalmente) pode produzir uma pseudoexotropia (Figura 18.48 B)
  - Ocorre ângulo kappa negativo quando a fóvea está situada nasalmente em relação ao polo posterior (p. ex., alta miopia). Nesse caso, o reflexo corneano está situado temporalmente ao centro da córnea, podendo simular esotropia (Figura 18.48 C).

HETEROFORIA

Heteroforia pode manifestar-se clinicamente com sintomas visuais associados quando as amplitudes fusionais são insuficientes para manter o alinhamento, especialmente em momentos de estresse ou condições precárias de saúde.

- **Sinais**: tanto a esoforia quanto a exoforia podem ser classificadas pela distância em que o ângulo é maior: respectivamente, excesso ou enfraquecimento da convergência, enfraquecimento ou excesso de divergência e misto

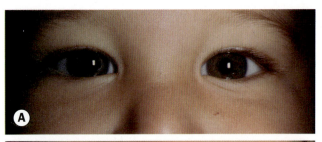
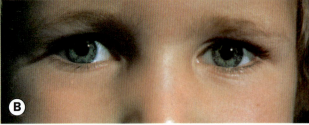

Figura 18.47 Pseudoestrabismo. **A.** Pregas epicânticas proeminentes simulando esotropia. **B.** Ampla distância interpupilar simulando exotropia.

- **Tratamento**
  - O tratamento ortópico é de extrema importância na exoforia por enfraquecimento da convergência
  - Qualquer alteração refrativa importante deve ser adequadamente corrigida
  - É possível obter alívio dos sintomas utilizando prismas adesivos de Fresnel, que podem posteriormente ser incorporados aos óculos (o máximo normalmente é de 10 a 12 Δ, dividido entre os dois olhos)
  - Cirurgia pode eventualmente ser necessária no caso de desvios maiores.

ANORMALIDADES DE VERGÊNCIA

Insuficiência de convergência

Insuficiência de convergência (IC) normalmente afeta indivíduos com alta demanda de visão para perto, como estudantes.
- **Sinais**: PPC remoto independentemente de qualquer heteroforia e baixas amplitudes de convergência fusional
- **Tratamento**: exercícios ortópicos destinados a normalizar o ponto próximo e maximizar amplitudes fusionais. Com uma boa adesão ao tratamento, os sintomas devem ser eliminados em algumas semanas, mas se persistirem, podem ser tratados com prismas de base interna
- **Insuficiência de acomodação** (IA): também está presente às vezes. Pode ser de natureza idiopática (primária) ou pós-viral e normalmente afeta crianças em idade escolar. A correção mínima da leitura para possibilitar uma visão clara é prescrita, mas é uma condição geralmente difícil de eliminar.

Insuficiência de divergência

Paresia ou paralisia de divergência é uma condição rara normalmente associada à doença neurológica subjacente, como lesões sólidas intracranianas, acidentes vasculares cerebrais e traumatismo craniano.

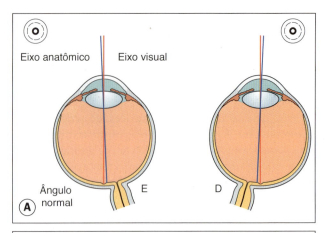
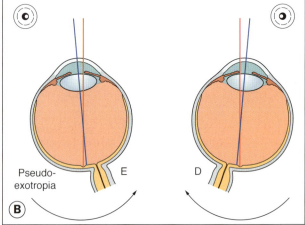
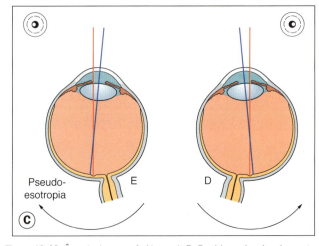

Figura 18.48 Ângulo kappa. **A.** Normal. **B.** Positivo, simulando exotropia. **C.** Negativo, simulando esotropia.

Pode manifestar-se em qualquer idade e ser difícil de diferenciar da paralisia do VI nervo, mas é basicamente um esodesvio comitante com amplitudes de divergência fusional reduzidas ou ausentes. É difícil de tratar, e prismas são a melhor opção.

Insuficiência do reflexo de perto

- **Paresia** do reflexo de perto manifesta-se como dupla IC e acomodação. Presença de midríase pode ser observada na tentativa de fixação de perto. O tratamento consiste no uso de óculos

para leitura, prismas de base interna e, possivelmente, toxina botulínica (exercícios ortópticos não têm efeito). Trata-se de condição de difícil erradicação
- A **paralisia total** em que não há convergência ou acomodação pode ser de origem funcional, decorrente de doença do mesencéfalo ou resultante de traumatismo craniano; a recuperação é possível.

Espasmo do reflexo de perto

Espasmo do reflexo de perto é uma condição funcional que afeta pacientes de todas as idades (principalmente mulheres). Diplopia, visão embaçada e cefaleias são os sintomas manifestados.
- **Sinais**
    - Esotropia, pseudomiopia e miose
    - Espasmo pode desencadear-se durante testes dos movimentos oculares (Figura 18.49 A)
    - Observação da miose é a chave para o diagnóstico (Figura 18.49 B)
    - Refração com e sem cicloplegia confirma a pseudomiopia, que não deve ser opticamente corrigida
- O **tratamento** consiste em tranquilizar e avisar o paciente para suspender qualquer atividade que desencadeie a resposta. Se a condição persistir, a administração de atropina e uma correção completa da leitura são medidas prescritas, mas é difícil interromper o tratamento sem que haja recorrência. Os pacientes normalmente conseguem ter uma vida relativamente normal, apesar dos sintomas.

ESOTROPIA

A esotropia (estrabismo convergente manifesto) pode ser comitante ou incomitante. Na esotropia comitante, a variabilidade do ângulo de desvio fica na faixa de 5 Δ em diferentes posições horizontais do olhar. No desvio incomitante, o ângulo difere em diversas posições do olhar em decorrência de uma inervação anormal ou restrição.

Esta seção trata somente da esotropia comitante. A Tabela 18.1 contém uma classificação; entretanto, cada estrabismo é de um tipo e nem todos se encaixam em determinada classificação. Por exemplo, a microtropia pode ocorrer com várias outras categorias. É mais importante entender o papel desempenhado pela função binocular, pelo erro de refração e pela acomodação na fisiopatologia de cada tipo de estrabismo individualmente e definir o tratamento de acordo com cada caso.

Esotropia precoce

Até os 4 meses de idade, episódios infrequentes de convergência são normais, mas a partir daí o desalinhamento ocular é anormal. Esotropia precoce (infantil congênita/essencial) é uma esotropia idiopática que se desenvolve nos primeiros 6 meses de vida em neonato normal sem alterações refrativas significativas nem limitação dos movimentos oculares.

Sinais

- Em geral, o ângulo é relativamente grande (> 30 Δ) e estável
- A fixação, na maioria dos recém-nascidos, é alternada na posição primária (Figura 18.50)
- Presença de fixação cruzada na lateroversão, de modo que a criança usa o olho esquerdo no olhar para a direita (Figura 18.51 A) e o olho direito no olhar para a esquerda (Figura 18.51 B). Essa fixação cruzada pode dar uma falsa impressão de déficit de abdução bilateral, como na paralisia bilateral do VI nervo
- A abdução pode normalmente ser demonstrada, seja pela manobra da cabeça de boneca ou girando-se a criança
- Caso esses procedimentos falhem, a oclusão monocular por algumas horas geralmente revela a capacidade de abdução do outro olho
- Nistagmo normalmente horizontal
- Observa-se presença de nistagmo latente (NL) somente quando um dos olhos é ocluído e a fase rápida bate para o lado do olho de fixação. Isso significa que a direção da fase rápida se inverte de acordo com o olho que é coberto

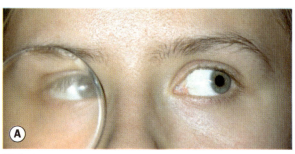

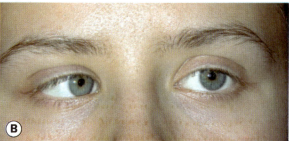

Figura 18.49 A. Espasmo do reflexo de perto precipitado no teste dos movimentos oculares. **B.** Esotropia à direita e miose.

Tabela 18.1 Classificação da esotropia.

Acomodativa
• Refrativa
° Totalmente acomodativa
° Parcialmente acomodativa
• Não refrativa
° Com excesso de convergência
° Com enfraquecimento da acomodação
° Mista
Não acomodativa
• Precoce (congênita, infantil essencial)
• Microtropia
• Básica
• Excesso de convergência
• Espasmo de convergência
• Insuficiência de divergência
• Paralisia de divergência
• Sensorial
• Consecutiva
• Manifestação aguda
• Cíclica

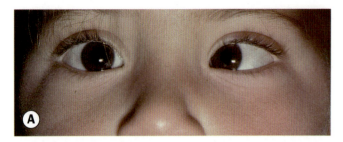
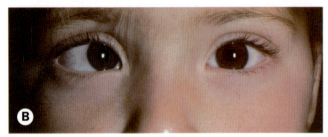

Figura 18.50 Fixação alternada na esotropia precoce. **A.** Fixação com olho direito. **B.** Fixação com olho esquerdo. (*Cortesia de ADN Murray*.)

- Nistagmo manifesto-latente é o mesmo, exceto que o nistagmo está presente com ambos os olhos abertos, mas a amplitude aumenta quando um dos olhos é coberto
- Erro de refração normalmente é normal para a idade da criança (cerca de +1 a +2 D)
- Há presença de assimetria do nistagmo optocinético
- Hiperfunção do músculo oblíquo inferior pode estar presente desde o início ou desenvolver-se mais tarde (ver Figura 18.53 A e B)
- Desvio vertical dissociado (DVD) desenvolve-se em 80% dos casos até os 3 anos (ver Figura 18.54)
- **Diagnóstico diferencial** inclui paralisia congênita bilateral do VI nervo; esotropia secundária (sensorial) decorrente de doença ocular orgânica; síndrome do bloqueio de nistagmo, na qual a convergência neutraliza um nistagmo horizontal; limitações mecânicas dos movimentos dos olhos, como as síndromes de Duane e Möbius; e estrabismo fixo.

Tratamento inicial

O alinhamento ocular precoce oferece a melhor chance de desenvolvimento de algum grau de função binocular. O ideal é que os olhos sejam cirurgicamente alinhados até os 12 meses de idade – no máximo, até os 2 anos –, mas somente após a ambliopia e depois que qualquer alteração refrativa significativa tiver sido corrigida. Acumulam-se evidências de que o alinhamento cirúrgico, mesmo antes dos 12 meses de idade, pode produzir um resultado sensorial superior e uma melhor cooperação binocular.

O procedimento inicial pode ser o recuo de ambos os músculos retos mediais ou o recuo do músculo reto medial unilateral com a ressecção do músculo reto lateral. Ângulos superiores maiores que 50° requerem o recuo de ambos os músculos retos mediais, bem como a ressecção de um dos músculos retos laterais. O recuo de mais de 6,5 mm dos músculos retos mediais foi abandonado por levar à hipercorreção tardia.

- Ângulos muito grandes podem exigir recessões de 6,5 mm ou mais. Hiperfunção associada significativa do músculo oblíquo inferior também deve ser corrigida

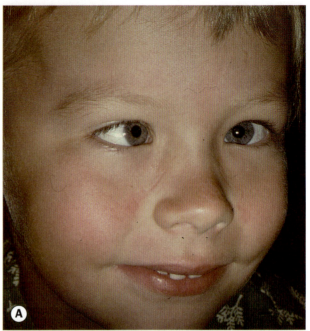
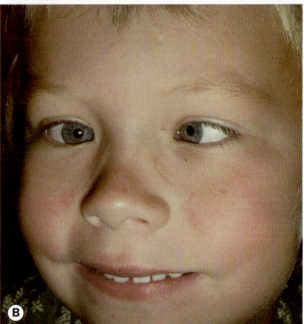

Figura 18.51 Fixação cruzada na esotropia precoce. **A.** Fixação do olho esquerdo no olhar para a direita. **B.** Fixação do olho direito no olhar para a esquerda. (*Cortesia de ADN Murray*.)

- Um objetivo aceitável é o alinhamento dos olhos para a faixa de 10 Δ, associado à fusão periférica e à supressão central (Figura 18.52). Esse estrabismo residual de pequeno ângulo geralmente é estável, embora não ocorra fusão bifoveal.

Tratamento subsequente

- **Hipocorreção** pode exigir o recuo também dos músculos retos mediais, a ressecção de um ou de ambos os músculos retos laterais ou a cirurgia do outro olho, dependendo do procedimento inicial
- Possível desenvolvimento subsequente de **hiperfunção do músculo oblíquo inferior**, geralmente aos 2 anos (Figura 18.53). Os pais

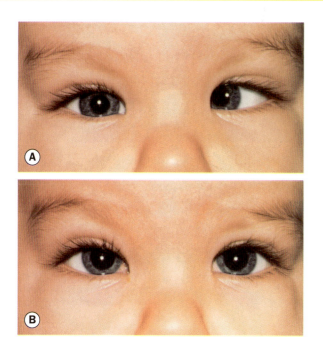

Figura 18.52 Esotropia precoce. **A.** Antes da cirurgia. **B.** Depois da cirurgia.

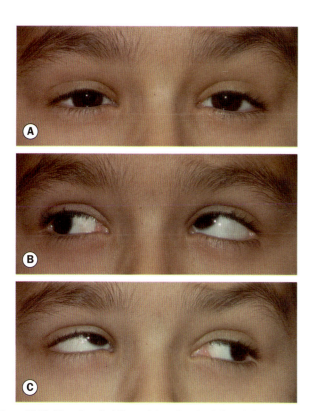

Figura 18.53 Hiperfunção bilateral do músculo oblíquo inferior. **A.** Olhos retos na posição primária. **B.** Hiperfunção do músculo oblíquo inferior esquerdo no olhar para a direita. **C.** Hiperfunção do músculo oblíquo inferior direito no olhar para a esquerda.

devem, portanto, ser alertados para o fato de que pode ser necessária uma nova cirurgia, apesar de um bom resultado inicial. Primeiramente unilateral, a condição em geral se torna bilateral em 6 meses. Procedimentos de enfraquecimento do músculo oblíquo inferior incluem desinserção, recuo e miectomia

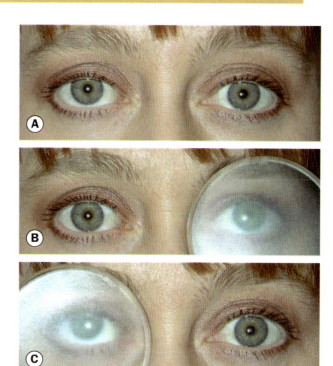

Figura 18.54 Desvio vertical dissociado. **A.** Olhos retos na posição primária. **B.** Movimento do olho esquerdo para cima com oclusor. **C.** Movimento do olho direito para cima com oclusor.

- **DVD** (Figura 18.54) caracteriza-se pelo movimento para cima com extorsão do olho quando ocluído, ou espontaneamente durante períodos de desatenção visual. Quando se remove o oclusor, o olho afetado movimenta-se para baixo sem que o outro olho execute um movimento correspondente para baixo. Normalmente, o DVD é bilateral. Tratamento cirúrgico pode ser indicado por motivos psicossociais. Opções incluem recuo do músculo reto superior com ou sem suturas de fixação posterior, ressecção ou encurtamento do músculo reto inferior e transposição anterior do músculo oblíquo inferior
- Subsequente desenvolvimento de **ambliopia** em cerca de 50% dos casos, visto que, em geral, desenvolve-se uma preferência pós-operatória pela fixação unilateral
- Deve-se suspeitar da presença de um **elemento acomodativo** se os olhos se apresentarem inicialmente retos ou quase retos após a cirurgia e depois começarem a se tornar convergentes. A refração regular, portanto, é importante.

DICA É preciso distinguir a hiperfunção do músculo oblíquo inferior do desvio vertical dissociado.

Esotropia acomodativa

A visão de perto envolve acomodação e convergência. Acomodação é o processo pelo qual o olho focaliza um alvo próximo, alterando a curvatura do cristalino. Simultaneamente, os olhos convergem, a fim de se fixarem bifovealmente no alvo. Tanto a acomodação quanto a convergência estão quantitativamente relacionadas com a proximidade do alvo e têm uma relação mútua relativamente constante (relação CA/A), como descrito anteriormente. Anormalidades da relação CA/A constituem uma causa importante de determinados tipos de esotropia.

Esotropia refrativa acomodativa

Nesse tipo de esotropia acomodativa, a relação CA/A é normal e a esotropia é uma resposta fisiológica à hipermetropia excessiva, geralmente entre +2,00 e +7,00 D. O considerável grau de acomodação necessário para focalizar claramente até mesmo um alvo distante é acompanhado por um grau proporcional de convergência, que está além da amplitude da divergência fusional do paciente. Tal condição, portanto, não tem como ser controlada, resultando estrabismo convergente manifesto. A magnitude do desvio pouco varia (normalmente < 10Δ) entre longe e perto. O desvio geralmente se manifesta entre 18 meses e 3 anos (faixa de 6 meses a 7 anos)

- **Esotropia totalmente acomodativa** caracteriza-se por hipermetropia com esotropia quando o erro de refração não é corrigido (Figura 18.55 A). O desvio é eliminado e a visão binocular única está presente em todas as distâncias após correção óptica da hipermetropia (Figura 18.55 B), o que ocasionalmente é observado em recém-nascidos (Figura 18.56).
- A **esotropia parcialmente acomodativa** é reduzida, mas não eliminada, pela correção total da hipermetropia (Figura 18.57). Ambliopia é frequente, bem como fraqueza congênita bilateral do músculo oblíquo superior. A maioria dos casos mostra supressão do olho estrábico, embora possa ocorrer CRA, mas de grau mais baixo do que na microtropia.

Esotropia acomodativa não refrativa

Nesse tipo de esotropia acomodativa, a relação CA/A é alta, de modo que ocorre aumento unitário da acomodação acompanhada por elevação desproporcional da convergência. Isso ocorre independentemente de erro de refração, embora com frequência mediante coexistência de hipermetropia. Os subtipos são os seguintes:

- **Excesso de convergência**
  - Alta relação CA/A em razão de uma maior convergência acomodativa (a acomodação é normal, a convergência é aumentada)

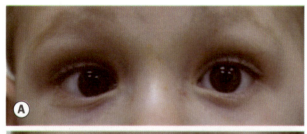

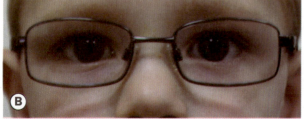

Figura 18.55 Esotropia totalmente acomodativa. **A.** Esotropia do olho direito sem óculos. **B.** Olhos retos para perto e longe com óculos. (*Cortesia M Parulekar.*)

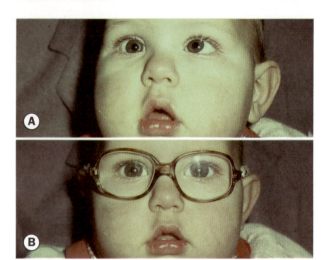

Figura 18.56 Esotropia totalmente acomodativa em recém-nascido. **A.** Esotropia sem óculos. **B.** Olhos retos para perto e longe com óculos. (*Cortesia de ADN Murray.*)

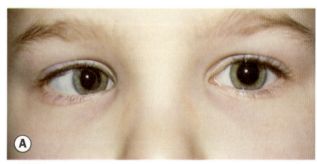

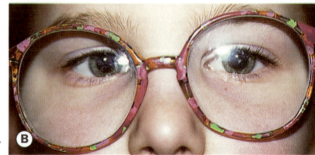

Figura 18.57 Esotropia parcialmente acomodativa. **A.** Esotropia do olho direito sem óculos. **B.** O ângulo é reduzido, mas não eliminado, com óculos.

  - O ponto próximo de acomodação é normal
  - Olhos retos com visão binocular única para distância (Figura 18.58 A)
  - Esotropia para perto, normalmente com supressão (Figura 18.58 B)
  - Olhos retos através de lentes bifocais (Figura 18.58 C)
- **Excesso de convergência hipoacomodativa**
  - Alta relação CA/A em razão da acomodação reduzida (a acomodação é fraca e necessita de um maior esforço, o que produz hiperconvergência)
  - Ponto próximo de acomodação mais distante
  - Olhos retos com visão binocular única para distância
  - Esotropia para perto, normalmente com supressão.

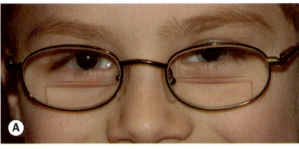
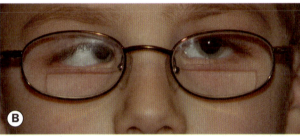
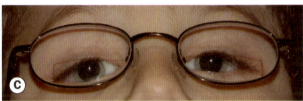

Figura 18.58 Esotropia com excesso de convergência. **A.** Olhos retos para distância. **B.** Esotropia do olho direito para perto. **C.** Olhos retos olhando através de lentes bifocais.

Tratamento

- **Correção do erro de refração** é o tratamento inicial
    - Em crianças com menos de 6 anos, a refração cicloplégica hipermetrópica completa encontrada na retinoscopia deve ser prescrita, com redução apenas para a distância de trabalho. Na criança com esotropia refrativa totalmente acomodativa, isso controlará o desvio tanto para perto como para longe
    - Após os 8 anos, a refração deve ser realizada sem cicloplegia, e a quantidade máxima de dioptrias positivas que pode ser tolerada (hipermetropia manifesta), prescrita
    - No caso da esotropia com excesso de convergência, bifocais podem ser prescritos para aliviar a acomodação (e, consequentemente, a convergência acomodativa), permitindo, assim, que a criança mantenha fixação bifoveal e alinhamento ocular para perto (ver Figura 18.58 C). A adição mínima exigida para a realização disso é prescrita
    - A forma mais satisfatória de bifocais é o tipo executivo, no qual a interseção cruza a borda inferior da pupila. O grau do segmento inferior deve ser gradativamente reduzido e eliminado pelos primeiros anos da adolescência
    - Bifocais também são utilizados na esotropia hipoacomodativa, em que a relação CA/A não é excessiva e há uma chance razoável de abandono da correção bifocal com o tempo
    - Em níveis mais elevados, a cirurgia é a melhor opção a longo prazo. O prognóstico definitivo para a remoção completa dos óculos está relacionado com a magnitude da relação CA/A e com o grau de hipermetropia e astigmatismo associado. Óculos podem ser necessários somente para o trabalho, que exige visão para perto

- A **cirurgia** tem por objetivo restaurar e melhorar a visão binocular única normal, ou melhorar a aparência do estrabismo e, por conseguinte, a sociabilidade da criança. Deve ser considerada somente se os óculos não corrigirem totalmente o desvio e depois de todas as tentativas de tratamento da ambliopia
    - O recuo bilateral do músculo reto medial é realizado em pacientes nos quais o desvio para perto é maior do que para distância
    - Se não houver diferença significativa entre as medidas para distância e perto e visão igual em ambos os olhos, alguns realizam o recuo unilateral do músculo reto medial combinada à ressecção do músculo reto lateral, enquanto outros preferem o recuo bilateral do músculo reto medial
    - Em pacientes com ambliopia residual, a cirurgia normalmente é realizada no olho amblíope
    - Na esotropia parcialmente acomodativa, é melhor adiar a cirurgia destinada a melhorar a aparência até que seja solicitada pela criança. Isso evita a exotropia consecutiva precoce. O procedimento deve ter por objetivo corrigir somente o estrabismo residual presente com os óculos
    - O primeiro procedimento comum para a esotropia com excesso de convergência é o recuo de ambos os músculos retos mediais. Nesse caso, depende-se da fusão para evitar uma exotropia a distância; alguns pacientes adquirem desvios divergentes após a cirurgia e precisam submeter-se a um novo procedimento
    - As suturas de fixação posterior do músculo reto medial (operação de Faden) também podem ser utilizadas como um primeiro procedimento, ou no caso de hipocorreção, após recuos bimediais.

Microtropia

Microtropia é um estrabismo de pequeno ângulo (< 10 Δ). A cooperação binocular na microtropia é mais substancial do que na maioria dos desvios manifestos, podendo ser considerada mais uma descrição da situação binocular do que um diagnóstico específico. Essa condição é conhecida também como síndrome de monofixação. Pode ser primária ou secundária, e a segunda representa a sequela da cirurgia de estrabismo ou outro tratamento (p. ex., óptico, como a esotropia totalmente acomodativa controlada com óculos em decorrência de uma microtropia, e não de uma verdadeira visão binocular única bifoveal) para um desvio maior, e, ocasionalmente, de outra patologia.

- Os sintomas são raros, a menos que haja associação de heteroforia descompensada
- O pequeno ângulo manifesto de desvio pode não ser prontamente detectável no teste de oclusão
- Existe uma proeminente associação com a anisometropia, em geral hipermetropia ou astigmatismo hipermetrópico, com ambliopia (normalmente leve) do olho mais ametrópico
- A fusão motora é normal, como demonstrado pelas amplitudes fusionais
- Há presença de CRA, com visão binocular única anormal. A fóvea do olho de fixação assume uma direção visual comum anômala com localização extrafoveal no olho com desvio. Sob condições binoculares, a fixação extrafoveal ocorre no olho com desvio, com um escotoma de supressão foveal central e fusão

periférica. Entretanto, quando o olho preferido é coberto, a fixação do olho com desvio retorna à fóvea e o olho se alinha. Normalmente, há presença de estereopsia, mas reduzida
- O teste do prisma 4 Δ, abordado anteriormente neste capítulo, é útil para a avaliação.

Tratamento
O tratamento consiste na correção do erro de refração e na oclusão para correção da ambliopia, como indicado. Existem evidências de que o tratamento agressivo, às vezes, leva à normalização. A maioria dos pacientes permanece estável e sem sintomas.

Outras esotropias

Esotropia para perto (excesso de convergência não acomodativa)
- **Manifesta-se** normalmente em crianças mais velhas e adultos jovens
- **Sinais**
    - Nenhum erro de refração significativo
    - Ortoforia ou pequena esoforia com visão binocular única para distância
    - Esoforia para perto, mas relação CA/A normal ou baixa
    - Ponto de acomodação próximo normal
- **Tratamento** com recuos bilaterais do músculo reto medial.

Esoforia para distância
- **Manifestação** em adultos jovens saudáveis e geralmente míopes
- **Sinais**
    - Esotropia intermitente ou constante para distância
    - Desvio mínimo ou inexistente para perto
    - Abdução bilateral normal
    - Amplitudes de divergência fusional possivelmente reduzidas
    - Ausência de doença neurológica
- O **tratamento** se faz com prismas até a resolução espontânea ou a cirurgia em casos persistentes.

Esotropia aguda (tardia)
- **Manifestação** por volta dos 5 ou 6 anos
- **Sinais**
    - Manifestação súbita de diplopia e esotropia
    - Motilidade ocular normal sem alterações refrativas significativas
    - Deve-se excluir a possibilidade de paralisia subjacente do VI nervo
- **Conduta**
    - Como a manifestação de esotropia comitante em crianças mais velhas pode indicar um distúrbio neurológico subjacente, é importante verificar os reflexos da pupila e excluir alterações no disco óptico, nistagmo e paralisia do VI nervo. É possível que seja necessário um exame neurorradiológico
- O **tratamento** tem por objetivo restabelecer a visão binocular única para evitar supressão com o uso de prismas, toxina botulínica ou cirurgia.

Esotropia secundária (sensorial)
Esotropia secundária é causada por uma redução unilateral da AV que interfere na fusão ou a elimina. As causas podem incluir catarata, atrofia óptica ou hipoplasia, cicatriz macular ou retinoblastoma. A fundoscopia sob midríase é, portanto, essencial para toda criança com estrabismo (Figura 18.59).

Esotropia consecutiva
Esotropia consecutiva segue a hipercorreção cirúrgica de um exodesvio. Se ocorrer após cirurgia de uma exotropia intermitente, em uma criança, não se deve deixá-la persistir por mais de 6 semanas sem uma nova intervenção.

Insuficiência de divergência
Esotropia para distância relacionada com a idade (ARDE, *age-related distance esotropia*) ou síndrome do olho flácido decorre da degeneração das bandas dos músculos reto superior e reto lateral em função da idade, permitindo o deslocamento e a inclinação inferolateral da polia do músculo reto lateral. Se simétrica, há ocorrência de ARDE e, se assimétrica, de hipotropia unilateral com exciclotropia ("estrabismo ciclovertical").
- **Sinais**
    - Esotropia para distância sem esotropia para perto
    - Supraduções limitadas de ambos os olhos
    - Ptose com sulco superior profundo.

Esotropia cíclica
Esotropia cíclica é uma condição muito rara caracterizada por esotropia manifesta alternada com supressão e visão binocular única, cada uma normalmente com duração de 24 horas. A condição pode persistir por meses ou anos e o paciente pode acabar por desenvolver uma esotropia constante que exija cirurgia.

Esotropia com alta miopia
Pacientes com alto grau de miopia podem apresentar instabilidade das polias musculares que estabilizam os músculos reto superior e reto lateral, resultando no deslocamento nasal do músculo reto superior e no deslocamento inferior do músculo reto lateral. A possibilidade dessa condição deve ser levada em consideração em indivíduos com alto grau de miopia e esotropia adquirida. O exame de ressonância magnética é essencial para o diagnóstico. O tratamento consiste na plicatura dos músculos retos superior e lateral com uma sutura não absorvível.

EXOTROPIA

Exotropia constante (precoce)
- **Manifesta-se** geralmente no nascimento

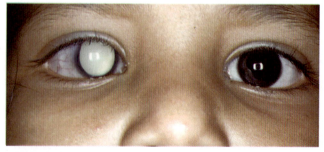

Figura 18.59 Esotropia do olho direito secundária a retinoblastoma.

- **Sinais**
  - Refração normal
  - Ângulo grande e constante
  - Possível presença de DVD
- Frequente presença de **anomalias neurológicas**, ao contrário da esotropia infantil
- **Tratamento** principalmente cirúrgico, consiste no recuo do músculo reto lateral e na ressecção do reto medial
- O **diagnóstico diferencial** é a exotropia secundária, que pode esconder sérias patologias oculares.

Exotropia intermitente

Diagnóstico

- **Manifesta-se** geralmente por volta dos 2 anos com exoforia, que degenera para exotropia sob condições de desatenção visual, luminosidade intensa (resultante no fechamento reflexo do olho afetado), fadiga ou saúde precária
- **Sinais**: às vezes, os olhos apresentam-se retos com visão binocular única (Figura 18.60 A), e em outras se manifesta com supressão (Figura 16.60 B). O controle do estrabismo varia de acordo com a distância do ponto de fixação e outros fatores, como a concentração.

DICA Crianças com exotropia intermitente tendem a fechar um olho quando expostas à luminosidade intensa.

Classificação

- Exotropia **por excesso de distância**, na qual o ângulo de desvio é maior para distância do que para perto e aumenta além de 6 metros. As formas simulada e verdadeira são reconhecidas
  - A forma simulada (anteriormente conhecida como excesso de pseudodivergência) é associada à alta relação CA/A ou à "fusão proximal tenaz" (TPF, convergência fusional tônica que relaxa após a oclusão). Inicialmente, o ângulo para longe parece ser maior do que o ângulo para perto, mas o desvio para perto e para longe é semelhante quando se mede novamente o ângulo para perto com o paciente olhando através de lentes de +3,00 D (alta relação CA/A controlando o exodesvio) ou depois de 30 a 60 minutos de oclusão uniocular para relaxar a fusão proximal tenaz, a segunda com uma relação CA/A normal
  - Na forma verdadeira, o ângulo para perto é significativamente menor do que para longe com os testes anteriormente descritos
- Exotropia **básica**, na qual o controle do estrabismo e o ângulo de desvio são os mesmos para fixação de longe e de perto
- Exotropia por **insuficiência de convergência**, na qual o desvio é maior para fixação de perto. Tende a ocorrer em crianças mais velhas e adultos, podendo estar associada à miopia adquirida ou presbiopia.

Tratamento

- **Correção com óculos**: em pacientes míopes é possível, em alguns casos, controlar o desvio estimulando a acomodação e, consequentemente, a convergência. A prescrição de hipercorreção com lentes negativas pode ser útil
- **Oclusão do olho sem desvio durante parte do dia**: capaz de melhorar o controle em alguns pacientes e os exercícios ortópticos podem ser úteis para a exotropia para perto
- **Cirurgia**: pacientes com controle efetivo e estável de sua exotropia intermitente em geral são apenas observados. Cirurgia é indicada se o controle for insatisfatório ou estiver progressivamente se deteriorando. Recuo unilateral do músculo reto lateral e ressecção do reto medial geralmente são preferidos, exceto na exotropia verdadeira para distância, quando o recuo bilateral do músculo reto lateral é mais comum. Resultados semelhantes são alcançados com qualquer uma das duas abordagens. O exodesvio quase nunca é totalmente eliminado pela cirurgia.

Exotropia sensorial

Exotropia secundária (sensorial) é resultante de comprometimento visual monocular ou binocular por lesões adquiridas, como catarata, cicatriz corneana (Figura 18.61) ou opacidade de outros meios. O tratamento consiste na correção do déficit visual, se possível, seguido por cirurgia, se for o caso. Uma minoria de pacientes desenvolve diplopia intratável em decorrência da perda da visão, mesmo quando ambos os olhos recuperam a boa acuidade visual e se realinham.

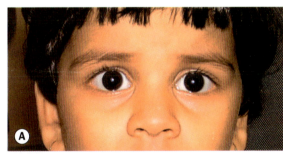
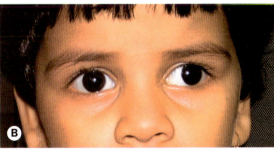

Figura 18.60 Exotropia intermitente. **A.** Olhos retos durante a maior parte do tempo. **B.** Exotropia do olho esquerdo sob condições de desatenção visual ou fadiga. (*Cortesia de M Parulekar*.)

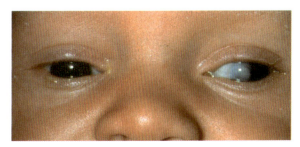

Figura 18.61 Exotropia sensorial do olho esquerdo secundária à opacidade corneana.

Exotropia consecutiva

Exotropia consecutiva desenvolve-se espontaneamente em olho amblíope, ou, com mais frequência, após cirurgia de correção de esodesvio. Na divergência inicial pós-operatória, o deslizamento muscular deve ser levado em consideração. A maioria dos casos manifesta-se na vida adulta com preocupações em relação à cosmese e à função social, e por isso a cirurgia pode ser extremamente útil. É necessária uma cuidadosa avaliação do risco de diplopia pós-operatória, embora problemas sérios não sejam comuns. Cerca de 75% dos pacientes ainda mantêm o alinhamento 10 anos após a cirurgia, embora possa voltar a ocorrer divergência.

DISTÚRBIOS CONGÊNITOS DE DENERVAÇÃO CRANIANA

Distúrbios congênitos de denervação craniana (CCDD, *congenital cranial dysinnervation disorders*) ou síndromes congênitas de disgenesia da inervação constituem um grupo de distúrbios originalmente considerados resultantes de fibrose muscular congênita, mas hoje sabe-se que é resultante de distúrbio de desenvolvimento do tronco encefálico ou dos nervos cranianos, na maioria dos casos com uma base genética identificável. As associações sistêmicas são reconhecidas em diversas síndromes.

Síndrome da retração de Duane

Na síndrome da retração de Duane (DRS, *duane retraction syndrome*), há deficiência de inervação do músculo reto lateral por um núcleo hipoplásico do VI nervo, com inervação anômala do músculo reto lateral pelas fibras do III nervo. A condição geralmente é bilateral. Até metade dos pacientes apresentam deficiências sistêmicas associadas, como surdez, anormalidades do ouvido externo, distúrbios da fala e anormalidades esqueléticas. Mutações associadas foram encontradas em vários genes. Aproximadamente 10% dos casos são familiares.

Achados clínicos
- Uma **posição de cabeça** é comum e confere visão binocular única com o rosto virado, evitando ambliopia
- **Restrição total ou parcial da abdução**
- **Adução restrita**, normalmente parcial
- **Retração do globo ocular na adução** em decorrência da cocontração dos músculos retos medial e lateral com consequente estreitamento da fissura palpebral
- Possível presença de um **up-shoot** ou **down-shoot na adução**: em alguns casos, isso é produzido por um músculo reto lateral retesado que desliza por cima ou por baixo do globo ocular, produzindo movimento vertical anômalo
- **Deficiência de convergência** em que o olho afetado permanece fixo na posição primária, enquanto o olho não afetado converge.

DICA Uma posição de cabeça, geralmente encontrada na síndrome de retração de Duane, confere visão binocular única com o rosto virado.

Classificação (Huber)
- **Tipo I**, o mais comum, caracteriza-se por (Figura 18.62):
  - Abdução limitada ou ausente
  - Adução normal ou levemente limitada
  - Na posição primária, em linha reta, ligeira esotropia
- **Tipo II**, a menos comum, caracteriza-se por (Figura 18.63):
  - Adução limitada
  - Abdução normal ou levemente limitada
  - Na posição primária, em linha reta, ligeira exotropia
- O **tipo III** caracteriza-se por:
  - Adução e abdução limitadas
  - Na posição primária, em linha reta ou ligeira esotropia
  - Em alguns casos, variantes fenotípicas aliaram-se a genótipos diferentes.

Tratamento
A maioria dos pacientes com síndrome de Duane não necessita de qualquer intervenção cirúrgica.
- A maioria das crianças pequenas mantém a visão binocular única utilizando PVC para compensar a fraqueza de seu músculo reto lateral; a cirurgia é necessária somente se houver evidência de perda da função binocular. É indicado tratamento quando se deixa de usar a PVC
- Em adultos ou crianças acima de 8 anos, a cirurgia pode reduzir uma posição de cabeça esteticamente inaceitável ou que cause desconforto no pescoço. A cirurgia pode ser necessária também para *up-shoots*, *down-shoots* ou retração grave e esteticamente inaceitável do globo ocular
- Ambliopia, quando presente, normalmente resulta de anisometropia, e não de estrabismo
- Dependendo dos achados clínicos, o recuo unilateral ou bilateral do músculo reto medial e/ou do músculo reto lateral é o

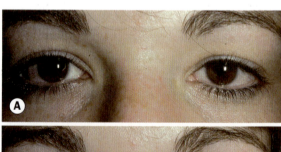
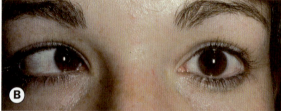
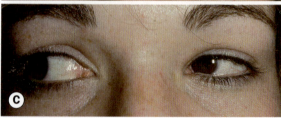

Figura 18.62 Síndrome de Duane – Huber tipo I ("eso"). **A.** Olhos retos na posição primária. **B.** Abdução à esquerda extremamente limitada. **C.** Estreitamento da fissura palpebral esquerda na adução. (*Cortesia de ADN Murray.*)

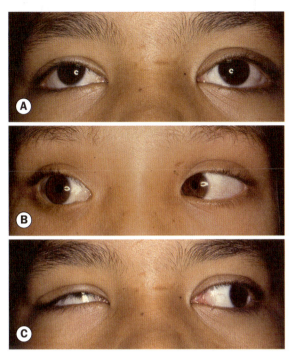

Figura 18.63 Síndrome de Duane tipo II ("exo"). **A.** Leve exotropia na posição primária. **B.** Limitação da abdução à direita com alargamento da fissura palpebral direita. **C.** Adução à direita excessivamente limitada com estreitamento da fissura palpebral. (*Cortesia de ADN Murray.*)

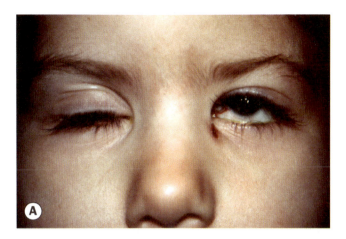

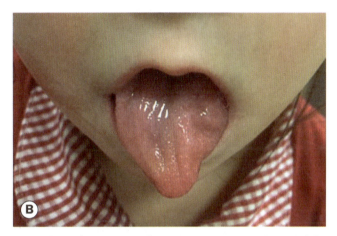

Figura 18.64 Síndrome de Möbius. **A.** Fechamento palpebral defeituoso em decorrência de paralisia do nervo facial esquerdo. **B.** Língua atrófica com fasciculações em decorrência de paralisia do nervo hipoglosso em outra criança. (*Cortesia de K Nischal – Figura A; D Hildebrand – Figura B.*)

procedimento de escolha. Para melhorar a abdução, pode ser necessária a transposição dos músculos retos superior e inferior (ou apenas do músculo reto superior) para o músculo reto lateral
- O músculo reto lateral do lado envolvido não deve ser ressecado, sob pena de aumentar a retração.

Síndrome de Möbius

A síndrome de Möbius é uma condição rara, normalmente esporádica, cujos componentes básicos são as paralisias congênitas bilaterais não progressivas dos nervos cranianos VI e VII, que se acredita terem relação com uma anormalidade de desenvolvimento do tronco encefálico.
- **Achados sistêmicos**
  - A paralisia facial bilateral, que em geral é assimétrica e incompleta, dá origem a uma aparência facial sem expressão e problemas de fechamento da pálpebra (Figura 18.64 A)
  - Os nervos cranianos V, VIII, X e XII (Figura 18.64 B) também podem ser afetados
  - Possível presença de anomalias nos membros e leve deficiência mental
- **Achados oculares**
  - Paralisia bilateral do VI nervo
  - Paralisia do olhar horizontal (50%)
  - Ocasionalmente, paralisia do III e IV nervos, e ptose.

Fibrose congênita dos músculos extraoculares

Fibrose congênita dos músculos extraoculares (FCMEO) é um distúrbio raro não progressivo, normalmente autossômico dominante, caracterizado por ptose bilateral e oftalmoplegia externa restritiva. Diversas formas foram identificadas, das quais a FCMEO$_1$ é a mais comum e existe considerável heterogeneidade genética. A FCMEO$_1$ é causada por mutações no gene $KIF_{21}A$, que produz uma proteína usada para o transporte intracelular que desempenha um papel essencial em alguns aspectos do desenvolvimento dos nervos cranianos e, do ponto de vista patológico, há uma divisão superior hipoplásica do nervo oculomotor. Normalmente, os movimentos verticais são seriamente restritos pela incapacidade de elevar os olhos acima do plano horizontal.

Na posição primária, cada olho é fixado a cerca de 10° abaixo do plano horizontal, com uma correspondente elevação compensatória do queixo. O grau de movimento horizontal residual varia acentuadamente. Presença de ptose é comum (Figura 18.65).

Estrabismo fixo

Estrabismo fixo é uma condição rara em que ambos os olhos se mantêm fixos pelo retesamento fibroso dos músculos retos mediais (estrabismo fixo convergente; Figura 18.66 A), ou dos músculos retos laterais (estrabismo fixo divergente; Figura 18.66 B). Foram descritas formas congênita e adquirida.

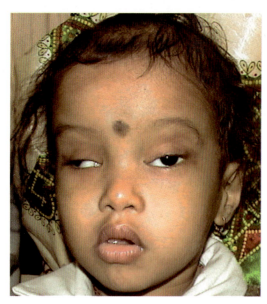

Figura 18.65 Fibrose congênita dos músculos extraoculares – ptose bilateral e estrabismo divergente. (*Cortesia de M Parulekar.*)

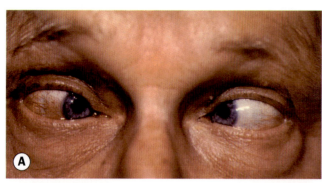

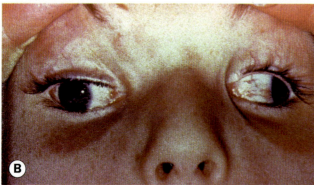

Figura 18.66 Estrabismo fixo. **A.** Convergente. **B.** Divergente.

Outras síndromes congênitas de denervação craniana com achados oculares

A síndrome de Marcus Gunn (ver Capítulo 2) é hoje considerada um distúrbio congênito de denervação craniana, assim como a paralisia do olhar horizontal e a escoliose progressiva, muitos casos de ptose congênita, paralisia congênita do IV nervo e a paralisia congênita do nervo facial.

DEFICIÊNCIA MONOCULAR DE ELEVAÇÃO

Deficiência monocular de elevação (DME), antes conhecida como paralisia dupla de elevadores, é uma condição esporádica rara que, em pelo menos alguns casos, pode ser classificada como um distúrbio congênito de denervação craniana. Acredita-se que a condição se manifeste essencialmente com um músculo reto inferior retesado ou contraído ou um músculo reto superior hipoplásico ou ineficaz. Há uma profunda incapacidade de elevar um dos olhos no plano horizontal, da abdução para a adução (Figura 18.67), com ortoforia na posição primária em cerca de um terço dos casos. Elevação do mento pode estar presente. Um prisma de base superior pode ser útil.

SÍNDROME DE BROWN

Síndrome de Brown é uma condição que envolve restrição mecânica, normalmente do tendão do músculo oblíquo superior. Em geral, é congênita, mas, ocasionalmente, adquirida. Evidências recentes sugerem que pelo menos alguns casos congênitos devem ser classificados como distúrbios congênitos de denervação craniana.

Classificação

- **Congênita**
  - Idiopática
  - "Síndrome congênita do clique", quando o movimento do tendão do músculo oblíquo superior através da tróclea está comprometido
- **Adquirida**
  - Trauma da tróclea ou do tendão do músculo oblíquo superior
  - Inflamação do tendão, que pode ser causada por artrite reumatoide, pansinusite ou esclerite
- **Tipos**: todos têm elevação limitada na adução (Figura 18.68 A)
- **Leve**
  - Ausência de hipotropia na posição primária
  - Ausência de *down-shoot* na adução
- **Moderada**
  - Ausência de hipotropia na posição primária (Figura 18.68 B)
  - *Down-shoot* na adução (Figura 18.68 C)
- **Grave**
  - Hipotropia na posição primária
  - *Down-shoot* na adução
  - Posição de cabeça com mento elevado
  - Rosto virado para o lado oposto do olho afetado.

Tratamento

- **Casos congênitos** normalmente não requerem tratamento, desde que a função binocular seja mantida com uma posição de cabeça aceitável. A melhora espontânea geralmente é observada no final da primeira década. Indicações de tratamento incluem hipotropia significativa na posição primária, deterioração do controle e/ou posição de cabeça inaceitável. O procedimento recomendado para os casos congênitos é o enfraquecimento do tendão do músculo oblíquo superior
- **Adquirida**: a etiologia tratável é específica. Dependendo da causa, casos adquiridos podem beneficiar-se do tratamento com esteroides, orais ou injetáveis próximos à tróclea.

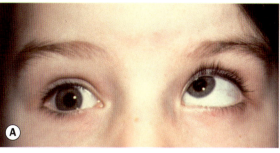
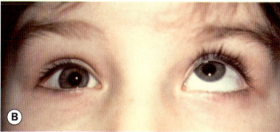
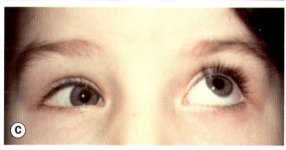

Figura 18.67 Deficiência monocular de elevação do lado direito. Elevação defeituosa na abdução (**A**), na supraversão (**B**) e na adução (**C**).

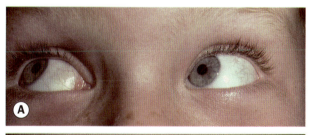
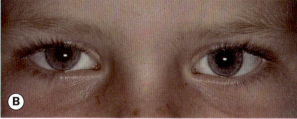
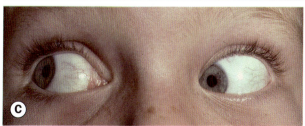

Figura 18.68 Síndrome de Brown no olho esquerdo. **A.** Elevação limitada à esquerda na adução. **B.** Ortoforia na posição primária. **C.** *Downshoot* na adução. (*Cortesia de ADN Murray*.)

DICA Síndrome de Brown congênita normalmente não requer tratamento, desde que a função binocular seja mantida com posição de cabeça aceitável.

PADRÕES ALFABÉTICOS

Os padrões em "V" e "A" ocorrem quando as contribuições relativas dos músculos reto superior e oblíquo inferior para elevação, ou do reto inferior e do oblíquo superior para depressão, são anormais, alterando o equilíbrio de seus vetores horizontais na supraversão e na infraversão. Esses padrões podem também ser causados por anomalias na posição das polias dos músculos retos. A avaliação se faz medindo-se os desvios horizontais na posição primária, na supraversão e na infraversão. Esses padrões podem ocorrer tanto em desvios comitantes como incomitantes.

Padrão em "V"

Padrão em "V" é considerado significativo quando a diferença entre supraversão e infraversão é ≥ 15 Δ.

Causas
- Hiperfunção do músculo oblíquo inferior associada à paralisia do IV nervo
- Hipofunção do músculo oblíquo superior com subsequente hiperfunção do oblíquo inferior, observada na esotropia infantil e em outras esotropias na infância. Os olhos geralmente se mantêm retos na supraversão, com acentuado esodesvio na infraversão
- Hipofunção do músculo reto superior
- Síndrome de Brown
- Anomalias craniofaciais com órbitas rasas e fissuras palpebrais em declive.

Tratamento
O tratamento se faz por enfraquecimento do músculo oblíquo inferior ou fortalecimento do oblíquo superior na presença de disfunção dos oblíquos. Na ausência de disfunção dos músculos oblíquos, o tratamento é o seguinte:
- **Esotropia de padrão em "V"** (Figura 18.69 A) pode ser tratada com recuo bilateral dos músculos retos mediais e transposição inferior dos tendões
- **Exotropia de padrão em "V"** (Figura 18.69 B) pode ser tratada com recuo bilateral dos músculos retos laterais e transposição superior dos tendões.

Padrão em "A"

Um padrão em "A" é considerado significativo se a diferença entre supraversão e infraversão for ≥ 10 Δ. Uma queixa específica pode ser a dificuldade com leitura se o paciente for binocular.

Causas
- Hiperfunção primária do músculo oblíquo superior normalmente é associada à presença de exodesvio na posição primária do olhar
- Hipofunção/paralisia do músculo oblíquo inferior com subsequente hiperfunção do oblíquo superior

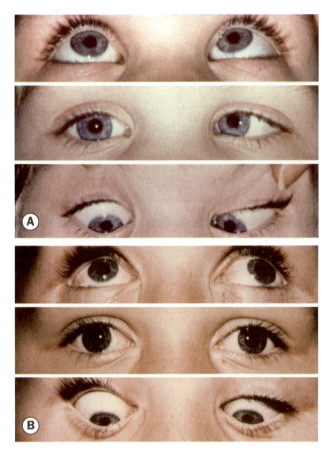

Figura 18.69 Padrão em "V". **A.** Esotropia. **B.** Exotropia. (*Cortesia de Wilmer Eye Institute.*)

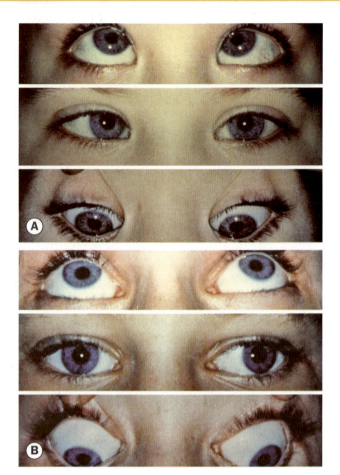

Figura 18.70 Padrão em "A". **A.** Esotropia. **B.** Exotropia. (*Cortesia de Wilmer Eye Institute.*)

- Hipofunção do músculo reto inferior.

Tratamento

Pacientes com disfunção dos músculos oblíquos são tratados com tenotomia posterior dos oblíquos superiores, que corrigirá 20° do padrão em "A". A tenotomia completa corrigirá até 50° do padrão em "A". O tratamento de casos sem disfunção dos músculos oblíquos é o seguinte:

- **Esotropia de padrão em "A"** (Figura 18.70 A) é tratada com recuo bilateral dos músculos retos mediais e transposição superior dos tendões
- **Exotropia de padrão em "A"** (Figura 18.70 B) é tratada com recuo bilateral dos músculos retos laterais e transposição inferior dos tendões.

CIRURGIA

Os objetivos mais comuns da cirurgia dos músculos extraoculares são a correção do desalinhamento para melhorar a aparência e, se possível, a restauração da visão binocular única. Cirurgia pode ser utilizada também para reduzir uma posição de cabeça anormal e para expandir ou centralizar um campo de visão binocular única. Entretanto, o primeiro passo na conduta do estrabismo infantil consiste na correção de qualquer erro refracional significativo e/ou tratamento da ambliopia. Depois que o potencial visual máximo é alcançado em ambos os olhos, qualquer desvio residual pode ser tratado por meio cirúrgico. Os três principais tipos de procedimento são:

- **Fortalecimento** para melhorar a tração de um músculo
- **Enfraquecimento** para reduzir a força de ação efetiva de um músculo
- Procedimentos de **ajuste vetorial** que têm por objetivo primário alterar a direção da ação muscular.

DICA Antes da realização do realinhamento cirúrgico, qualquer erro de refração e/ou ambliopia subjacente deve ser corrigido.

Procedimentos de fortalecimento

- **Ressecção** encurta um músculo para melhorar sua tração efetiva. O procedimento é adequado somente para um músculo reto e consiste nas seguintes etapas (Figura 18.71):
    - O músculo é exposto e duas suturas absorvíveis são inseridas a determinada distância atrás de sua inserção (Figura 18.71 A a E)
    - O músculo anterior às suturas é excisado (Figura 18.71 F a H) e a extremidade cortada é reconectada à inserção original
- A **plicatura (encurtamento)** tem um efeito semelhante ao da ressecção, mas com a vantagem de ser menos traumática, não sacrificar vasos ciliares anteriores e ser facilmente revertida se necessário. Pode ser utilizada para melhorar a ação do músculo reto medial em crianças com esotropia ou do músculo oblíquo superior na paralisia congênita do IV nervo (Figura 18.72)

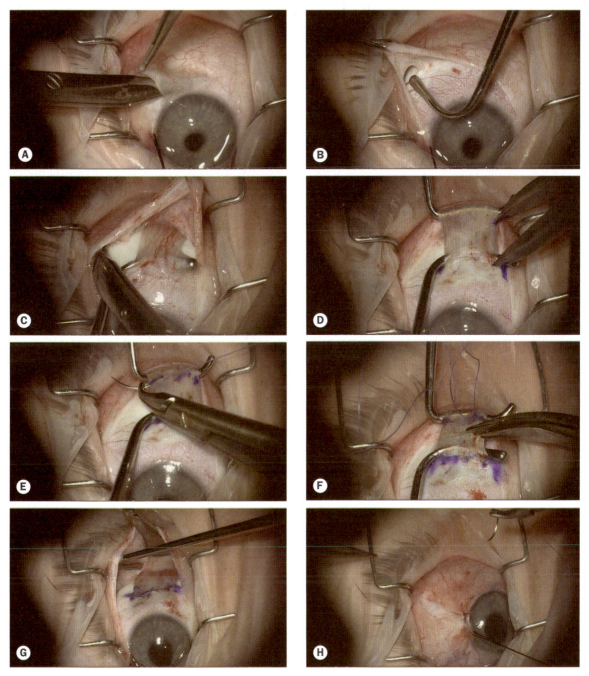

Figura 18.71 Ressecção de um músculo reto horizontal. **A.** Incisão conjuntival com suturas de tração para expor o local cirúrgico. **B.** Inserção do gancho para estrabismo. **C.** Isolamento do músculo. **D.** Compasso ajustado para a ressecção desejada. **E.** Músculo marcado e sutura inicial com fio de vicryl 6.0 inserida. **F.** Músculo esticado, cauterizado e cortado anteriormente às suturas. **G.** Músculo suturado no lugar. **H.** Fechamento da conjuntiva. (*Cortesia de D Hildebrand.*)

- O **avanço** do músculo para mais próximo do limbo pode ser utilizado para melhorar a ação de um músculo reto anteriormente recuado.

Procedimentos de enfraquecimento

Recuo

O recuo provoca o relaxamento do músculo afastando-o de sua inserção. O procedimento pode ser realizado com qualquer músculo, à exceção do oblíquo superior.

- **Recuo de músculos retos**
  - O músculo é exposto e duas suturas absorvíveis são amarradas através dos quartos externos do tendão (Figura 18.73 A e B)
  - O tendão é desinserido da esclera, e o tamanho do recuo é medido e marcado na esclera com um compasso (Figura 18.73 C)
  - A extremidade do músculo é suturada à esclera a uma distância medida atrás de sua inserção original. Alternativamente, pode-se empregar uma técnica de retrocesso muscular (Figura 18.73 D)
- **Recuo de músculos oblíquos inferiores**

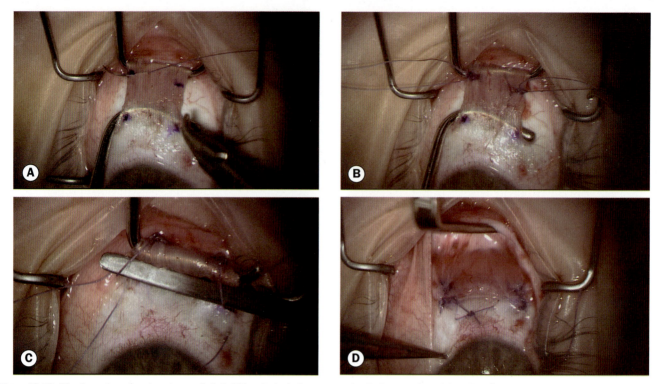

Figura 18.72 Plicatura do músculo reto medial. **A.** Músculo isolado e marcado. **B.** Suturas inseridas. **C.** Músculo dobrado sobre um fino instrumento. **D.** Suturas no lugar. (*Cortesia de D Hildebrand.*)

- A parte central do músculo é exposta por meio de uma incisão inferotemporal no fórnice
- Um gancho para estrabismo é passado por trás da borda posterior do músculo, que deve estar claramente visualizada. É preciso cuidado para pegar o músculo sem romper a cápsula de Tenon e a gordura posterior a ela
- Passa-se uma sutura absorvível através da borda anterior do músculo em sua inserção e amarra-se
- Desinsere-se o músculo e ressutura-se a extremidade cortada à esclera, a 3 mm posterior e lateralmente à borda temporal da inserção do músculo reto inferior.

Desinserção

Desinserção (ou miectomia) consiste em liberar o músculo de sua inserção sem reinseri-lo. Em geral, é utilizada para enfraquecer um músculo oblíquo inferior hiperfuncionante, quando a técnica é a mesma do recuo, exceto pelo fato de que o músculo não é suturado. Eventualmente, esse procedimento é realizado em músculos retos extremamente contraídos.

Sutura de fixação posterior

O princípio desse procedimento (de Faden) consiste em suturar o corpo do músculo à esclera posteriormente, de modo a diminuir a tração do músculo em seu campo de ação sem afetar o olho na posição primária. O procedimento de Faden pode ser empregado no músculo reto medial para reduzir a convergência em uma esotropia com excesso de convergência e no músculo reto superior para tratar DVD. Ao tratar DVD, o músculo reto superior também pode ser recuado. A parte central do músculo é, então, ancorada à esclera com uma sutura não absorvível a aproximadamente 12 mm de sua inserção.

Transposição

A transposição consiste na relocação de um ou mais músculos extraoculares para substituir a ação de um músculo ausente ou seriamente deficiente. A indicação mais comum é fraqueza grave do músculo reto lateral em razão da paralisia adquirida do VI nervo craniano (ver Figura 19.80, no Capítulo 19). Outras aplicações incluem distúrbios congênitos de denervação craniana (p. ex., síndrome de Duane), padrões de alfabeto e deficiência monocular de elevação. Várias técnicas envolvendo os músculos retos e oblíquos já foram descritas.

Suturas ajustáveis

Indicações

Os resultados da cirurgia de estrabismo podem ser melhorados com o uso de técnicas de sutura ajustável nos músculos retos. Esses procedimentos são indicados especificamente quando um resultado preciso é essencial e quando os resultados com procedimentos mais convencionais tendem a ser imprevisíveis. Exemplos incluem (a) desvio vertical adquirido associado à miopatia tireoidiana; (b) após fratura "*blow out*" do assoalho da órbita; (c) paralisia do VI nervo; (d) exotropia do adulto; e (e) reoperações em que a cicatrização dos tecidos circundantes pode tornar o resultado final imprevisível. A principal contraindicação é a intolerância ao ajuste pós-operatório das suturas (p. ex., crianças pequenas).

Procedimento operatório

- O músculo é exposto, as suturas são inseridas e o tendão é desinserido da esclera como para o recuo de um músculo reto
- As duas extremidades da sutura são passadas, lado a lado, através do coto da inserção

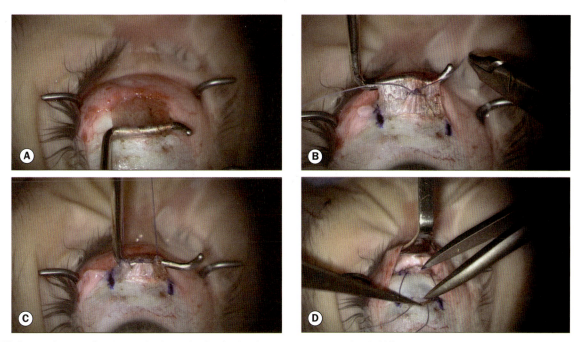

Figura 18.73 Recuo de um músculo reto horizontal pela técnica de retrocesso muscular. **A.** Músculo seguro com gancho e esticado com um gancho para estrabismo Chavasse. **B.** Fixação em 3 pontos com sutura com fio de vicryl 6.0 mostrando o nó central. **C.** Suturas travadas nas bordas superior e inferior. **D.** Suturas inseridas, com compasso mostrando o tamanho do recuo. (*Cortesia de D Hildebrand.*)

- Uma segunda sutura é passada e amarrada firmemente em torno da sutura do músculo anterior à sua saída do coto; nó de força (Figura 18.74 A)
- Uma extremidade da sutura é cortada e as duas extremidades são amarradas juntas de modo a formar uma alça (Figura 18.74 B)
- Deixa-se a conjuntiva aberta.

Ajuste pós-operatório

É realizado sob anestesia tópica, normalmente algumas horas após a cirurgia quando o paciente está totalmente acordado.
- Avalia-se a precisão do alinhamento
- Se o alinhamento ocular for satisfatório, a sutura é amarrada e as pontas longas são cortadas
- Se for necessário um recuo maior, puxa-se o nó de força anteriormente ao longo da sutura muscular, permitindo uma folga adicional ao músculo recuado e possibilitando sua movimentação em sentido posterior, quando se pede ao paciente que olhe para o campo de ação do músculo recuado (Figura 18.74 C)
- Se for necessário menos recuo, puxa-se a sutura em sentido anterior e aperta-se o nó contra o coto do músculo (Figura 18.74 D)
- Obtido o alinhamento satisfatório, fixa-se o nó principal, remove-se o nó de correr e fecha-se a conjuntiva
- Várias outras técnicas já foram descritas.

COMPLICAÇÕES DA CIRURGIA DE ESTRABISMO

- **Operatórias**
  - Músculo perdido ou "deslizado" (especialmente o músculo reto medial)
  - Perfuração do globo ocular por uma sutura mal colocada (especialmente na presença de alta miopia com uma esclera fina)
  - Abertura da cápsula posterior de Tenon, levando à fibrose com envolvimento da gordura e dos músculos extraoculares adjacentes (especialmente ao operar o músculo oblíquo inferior)
- **Pós-operatórias**
  - Hipercorreção e hipocorreção são comuns, e depois de um período de observação para obtenção de medidas estáveis, reoperação pode ser necessária
  - Ocorrência de isquemia do segmento anterior é mais provável em pacientes mais velhos com doença vascular sistêmica, mas é rara. Essa complicação pode ser evitada não se removendo mais do que três músculos retos de um só olho de uma vez.

QUIMIODENERVAÇÃO COM TOXINA BOTULÍNICA

A paralisia temporária de um músculo extraocular pode ser induzida por uma injeção de toxina botulínica (TB) sob anestesia tópica e controle eletromiográfico (EMG). O efeito leva vários dias para se desenvolver, normalmente atinge o pico em 1 a 2 semanas após a injeção e, em geral, desaparece em até 3 meses. O músculo extraocular se alonga enquanto está paralisado pela toxina botulínica e seu antagonista se contrai. Essas alterações podem produzir melhorias a longo prazo no alinhamento dos olhos. Os resultados são melhores quando há fusão para estabilizar o alinhamento. Efeitos colaterais não são comuns, embora cerca de 16% dos adultos e 25% das crianças possam desenvolver algum grau de ptose temporária. As principais indicações são as seguintes:

- **Estrabismo residual pós-operatório de pequeno ângulo** (2 a 8 semanas após a cirurgia). Por exemplo, após um recuo por esotropia

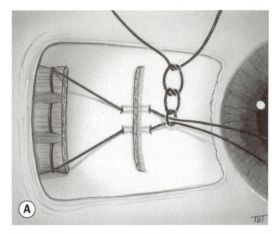
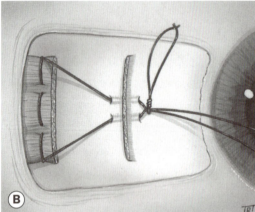
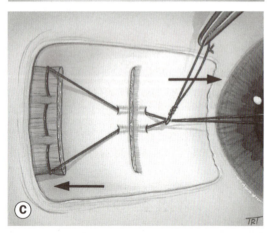
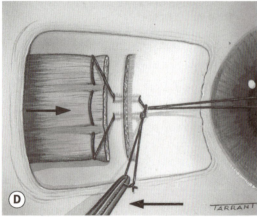

Figura 18.74 Suturas ajustáveis – ver texto.

que tenha resultado em pequena hipocorreção, pode-se aplicar injeção no músculo reto medial. Após a injeção, os olhos tornam-se divergentes, sem adução por 3 meses. Durante esse período, esse músculo reto lateral se encurta o suficiente para reduzir a esotropia residual depois que o efeito da toxina desaparece
- **Correção da esotropia infantil** com a injeção de ambos os músculos retos mediais para que os olhos se tornem divergentes. Os músculos retos laterais se encurtam e o ângulo da esotropia diminui, podendo, até mesmo, ser corrigido. Caso contrário, o procedimento pode ser repetido
- **Oftalmopatia tireoidiana ativa**: olho inflamado ou *pré-phitisis* quando a cirurgia é inadequada
- **Determinação do risco de diplopia pós-operatória**: por exemplo, em um adulto com estrabismo divergente consecutivo para o lado esquerdo e supressão à esquerda, o endireitamento dos olhos pode tornar a supressão menos efetiva, resultando em diplopia. Se o teste de diplopia pós-operatória mediante a correção prismática do ângulo for negativo, o risco de dupla visão após a cirurgia é muito baixo. Se o teste for positivo, o músculo reto lateral esquerdo pode ser injetado com toxina para que os olhos se endireitem ou convirjam, e o risco de diplopia pode ser avaliado no decorrer de vários dias enquanto os olhos estiverem alinhados. Se ocorrer diplopia, o paciente tem como julgar se a situação está incômoda
- **Avaliação do potencial para visão binocular única** em paciente com estrabismo manifesto constante endireitando-se temporariamente os olhos. O desvio pode ser corrigido cirurgicamente, se for o caso. Uma pequena proporção de pacientes mantém a visão binocular única por longo tempo depois que os efeitos da toxina desaparecem
- **Na paralisia do músculo reto lateral,** a toxina botulínica pode ser injetada no músculo reto medial ipsilateral para proporcionar alívio dos sintomas durante a recuperação e verificar se há ação do músculo reto lateral quando o reto medial se contrai (Figura 18.75 A). A paralisia temporária do músculo provoca relaxamento para que as forças horizontais sobre o globo ocular se tornem mais equilibradas, permitindo, assim, uma avaliação da função do músculo reto lateral (Figura 18.75 B). Uma abordagem semelhante pode ser empregada para a paralisia do IV nervo, com a injeção no músculo oblíquo inferior ipsilateral ou no reto inferior contralateral
- **Pacientes com desvio esteticamente insatisfatório** que tenham se submetido a múltiplas operações de estrabismo podem ser tratados com repetidas injeções de toxina botulínica, cuja frequência, com o tempo, pode ser reduzida.

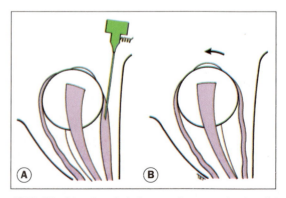

Figura 18.75 Princípios da quimiodenervação com toxina botulínica na paralisia do VI nervo esquerdo – ver texto.

Neuro-Oftalmologia

Capítulo 19

NEUROIMAGEM, 718
Tomografia computadorizada, 718
Ressonância magnética, 719
Angiografia, 720

NERVO ÓPTICO, 723
Anatomia, 723
Potencial evocado visual, 724
Sinais de disfunção do nervo óptico, 724
Classificação da neuropatia óptica
  pela causa, 724
Atrofia óptica, 724
Classificação da neurite óptica, 726
Neurite óptica desmielinizante, 726
Neurite óptica parainfecciosa, 729
Neurite óptica infecciosa, 729
Neurite óptica não infecciosa, 729
Neurorretinite, 729
Neuropatia óptica isquêmica
  anterior não arterítica, 730
Neuropatia óptica isquêmica
  anterior arterítica, 731
Neuropatia óptica isquêmica
  posterior, 734
Papilopatia diabética, 734
Neuropatia óptica hereditária
  de Leber, 734
Neuropatias ópticas hereditárias
  diversas (atrofias), 736
Neuropatia óptica nutricional, 736
Papiledema, 738
Hipertensão intracraniana
  idiopática, 741
Anomalias congênitas
  do disco óptico, 742

PUPILAS, 750
Anatomia, 750
Defeito pupilar aferente, 751
Síndrome de Horner (paralisia
  oculossimpática), 752
Pupila de Adie, 755
Anomalias pupilares diversas, 756

QUIASMA, 757
Anatomia, 757
Fisiologia, 758
Adenomas hipofisários, 759
Apoplexia hipofisária, 762
Craniofaringioma, 762
Meningioma, 762

VIAS RETROQUIASMÁTICAS, 762
Tratos ópticos, 762
Radiações ópticas, 764
Córtex occipital, 765

NERVOS OCULOMOTORES, 765
III nervo, 765
IV nervo, 769
VI nervo, 773

**DISTÚRBIOS SUPRANUCLEARES
DA MOTILIDADE OCULAR, 775**
Movimentos oculares conjugados, 775
Anomalias do olhar horizontal, 776
Paralisia do olhar vertical, 777
Desalinhamento vertical dos olhos
  (*skew deviation*), 779

NISTAGMO, 779
Introdução, 779
Nistagmo fisiológico, 779

Nistagmo vestibular, 779
Nistagmo infantil (congênito), 780
Nistagmo adquirido, 782
Tratamento do nistagmo, 782
Movimentos nistagmoides, 783
Mioquimia do músculo oblíquo
  superior, 783

MIOPATIAS OCULARES, 784
Miastenia *gravis*, 784
Distrofia miotônica, 786
Oftalmoplegia externa
  progressiva crônica, 787

SÍNDROME DE MILLER FISHER, 787

NEUROFIBROMATOSE, 787
Neurofibromatose tipo I, 787
Neurofibromatose tipo II, 790

ENXAQUECA, 790

NEURALGIAS, 792

ESPASMO FACIAL, 793
Blefaroespasmo essencial benigno, 793
Espasmo hemifacial, 794

**DISTÚRBIOS DO RITMO
CIRCADIANO, 794**
Introdução, 794
Anatomia, 794
Doença ocular causadora de
  ritmo circadiano anormal, 795
Tratamento, 795

**NEURO-OFTALMOLOGIA
DO VOO ESPACIAL, 795**

NEUROIMAGEM

Tomografia computadorizada

Física

A tomografia computadorizada (TC) utiliza feixes de radiografia para obter valores sobre a densidade tecidual, a partir dos quais imagens em corte transversal detalhadas são produzidas por computador. A densidade tecidual é representada por escala de cinza, na qual o branco representa a densidade máxima (p. ex., os ossos) e o preto representa a densidade mínima (p. ex., o ar). Exames avançados de imagem por tomografia computadorizada são capazes de obter cortes mais finos com melhor resolução espacial e menos tempo de duração do exame, sem um aumento proporcional da dose de radiação. As imagens são obtidas de forma axial e podem ser visualizadas em qualquer lugar por reconstrução computadorizada. Essas informações multiplanares podem ser uma vantagem sobre a ressonância magnética (RM) em termos de detalhamento anatômico. A TC é amplamente disponibilizada, fácil de realizar, relativamente barata e rápida, mas diferentemente da RM, expõe o paciente à radiação ionizante.

Realce de contraste

O material de contraste iodado melhora a sensibilidade e a especificidade, mas é contraindicado para pacientes alérgicos ao iodo e aqueles com insuficiência renal. O contraste não é indicado no caso de hemorragia aguda, lesão óssea ou localização de corpos estranhos, uma vez que pode mascarar a visualização dessas estruturas de alta densidade.

Indicações

- **Trauma orbitário**, para detecção de lesões ósseas, como fraturas (Figura 19.1 A), sangue, herniação de músculos extraoculares para dentro do seio maxilar e enfisema cirúrgico
- **Avaliação dos músculos extraoculares** na presença de doença ocular tireoidiana (Figura 19.1 B): TC e RM (ver adiante) oferecem vantagens complementares na avaliação de doenças orbitárias
- O **envolvimento ósseo por tumores orbitários** é avaliado melhor por TC do que por RM
- **Celulite orbitária** para análise da extensão intraorbitária e formação de abscesso subperiosteal
- **Detecção de calcificação intraorbitária** como nos casos de meningioma e retinoblastoma

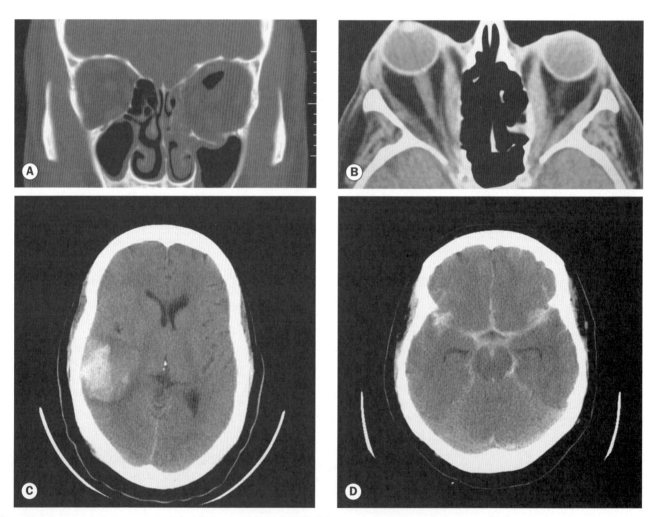

Figura 19.1 Exames de imagem por tomografia computadorizada (TC). **A.** Imagem em plano coronal mostrando fraturas "*blow out*" do assoalho e da parede medial da órbita esquerda C[om enfisema orbitário. **B.** Imagem axial exibindo aumento bilateral dos músculos extraoculares e proptose à direita. **C.** Imagem axial mostrando um hematoma parenquimatoso agudo no lobo temporal direito. **D.** Imagem axial mostrando extensa hemorragia subaracnoide nas cisternas basilares e as fissuras sylvianas e inter-hemisféricas. (*Cortesia de N Sibtain – Figuras A, C e D; A Pearson – Figura B.*)

- **Detecção de hemorragia cerebral aguda** (ver Figura 19.1 C) ou **subaracnoide** (ver Figura 19.1 D), que é mais difícil de ser visualizada na RM nas primeiras horas de manifestação
- **Quando a RM é contraindicada** (p. ex., corpo estranho ferroso).

Ressonância magnética

Física

A ressonância magnética (RM) depende do arranjo dos núcleos de hidrogênio de carga positiva (prótons) quando um tecido é exposto a um pulso eletromagnético curto. Quando o pulso diminui, os núcleos retornam à posição normal, reirradiando parte da energia absorvida. Receptores sensíveis captam esse eco eletromagnético. Diferentemente da TC, a RM não sujeita o paciente à radiação ionizante. Os sinais são analisados e exibidos como uma imagem em corte transversal que pode ser axial, coronal ou sagital.

Sequências básicas

A ponderação refere-se a dois métodos utilizados para medir os tempos de relaxamento dos prótons excitados depois que o campo magnético é desligado. Os diversos tecidos do corpo têm tempos de relaxamentos diferentes, de modo que determinado tecido pode ser ponderado em T_1 ou T_2 (i. e., visualizado melhor naquele determinado tipo de imagem). Na prática, ambos os tipos de exame de imagem normalmente são realizados. É fácil distinguir entre as imagens de TC e RM porque os ossos aparecem brancos na TC, mas não são claramente demonstrados na RM.

- Imagens **ponderadas em T_1** geralmente são ideais para a visualização da anatomia normal. Estruturas hipointensas (escuras) incluem o líquido cefalorraquidiano (LCR) e o humor vítreo. Estruturas hiperintensas (claras) incluem a gordura, o sangue, os agentes de contraste e a melanina (Figura 19.2 A e C)
- Imagens **ponderadas em T_2**, nas quais a água é mostrada como hiperintensa, são úteis para a visualização de alterações patológicas, uma vez que o tecido edematoso (p. ex., inflamação) exibe um sinal mais claro do que o tecido circundante normal. O LCR e o humor vítreo são hiperintensos por conterem um teor de água mais alto. Vasos sanguíneos aparecem pretos nas imagens ponderadas em T_2, a menos que estejam ocluídos (Figura 19.2 B e D).

Realce de imagem

- O **contraste à base de gadolínio** adquire momento magnético quando colocado em um campo eletromagnético. Administrado por via intravenosa, o contraste permanece intravascular se não houver quebra da barreira hematencefálica. É possível visualizá-lo somente em imagens ponderadas em T_1, e as lesões realçadas, como tumores e áreas de inflamação, aparecerão claras. O ideal é que a RM seja feita tanto antes (Figura 19.3 A) quanto depois (Figura 19.3 B) da administração do gadolínio para a maioria das indicações clínicas. Bobinas de cabeça ou de superfície também podem ser utilizadas para melhorar a definição espacial da imagem. Efeitos adversos com o gadolínio não são comuns e normalmente são relativamente inócuos
- **Técnicas de supressão de gordura** são úteis para imagens da órbita, uma vez que o sinal claro da gordura orbitária nas imagens convencionais ponderadas em T_1 geralmente obscurecem outros tipos de conteúdo orbitário. A supressão de gordura elimina esse

sinal claro e delineia melhor as estruturas normais (nervo óptico e músculos extraoculares), bem como tumores, lesões inflamatórias e malformações vasculares. Os dois tipos de sequência de supressão de gordura utilizados para as imagens da órbita são:
  - A saturação de gordura em T_1 usada com gadolínio permite realçar áreas suspeitas utilizando-se outras técnicas – por exemplo, supressão do sinal de gordura orbitária para visualizar lesões da bainha do nervo óptico (Figura 19.3 C e D)
  - A recuperação de inversão curta em T_1 (STIR, na sigla em inglês) é a sequência ideal para a detecção de lesões intrínsecas do nervo óptico intraorbitário (p. ex., neurite óptica; Figura 19.3 E). Imagens de STIR recebem um sinal de intensidade muito baixa da gordura, mas um sinal de intensidade alta da água
- **Sequências de recuperação de inversão atenuada por fluidos** (FLAIR, na sigla em inglês) suprimem o LCR que aparece claro nas imagens ponderadas em T_2 para permitir uma melhor visualização do tecido patológico adjacente, como placas periventriculares de desmielinização (Figura 19.3 F)
- **Imagem ponderada por difusão e coeficiente de difusão aparente** (DWI/ADC, na sigla em inglês): DWI mede a aberrância no movimento browniano esperado da água livre, e é útil no acidente vascular isquêmico para identificar anomalias em um estágio muito inicial – em minutos – e para distinguir lesão isquêmica reversível com tratamento de lesão irreversível, de tal modo que seja improvável o benefício da intervenção (p. ex., com um agente trombolítico)
- **Imageamento rápido com emprego de aquisição em estado estacionário** e **interferência construtiva em estado estacionário** (FIESTA e CISS, nas siglas em inglês) são sequências de alta resolução mais novas. Em neuro-oftalmologia, uma aplicação em particular pode ser a investigação de paralisia de nervo craniano.

Limitações

- Os ossos aparecem pretos e não são diretamente representados
- Uma hemorragia recente não tem como ser detectada, razão pela qual a RM é inadequada para pacientes com suspeita de sangramento intracraniano agudo
- Não pode ser usada em pacientes com corpos estranhos magnéticos (p. ex., marca-passos cardíacos, corpos estranhos intraoculares e grampos – clipes – eletromagnéticos para bloqueio de aneurisma)
- É imprescindível substancial cooperação do paciente, inclusive para permanecer imóvel. A modalidade não é bem tolerada por pacientes claustrofóbicos, visto que implica permanecer deitado por vários minutos em um espaço fechado.

Indicações neuro-oftalmológicas

RM é a técnica de escolha para lesões das vias visuais intracranianas.

- O **nervo óptico** é mais bem visualizado em imagens coronais na sequência STIR combinadas com imagens pós-gadolínio nos planos coronal e axial ponderadas em T_1 com saturação de gordura. Imagens axiais ponderadas em T_1 são úteis para exibir a anatomia normal. A RM pode detectar lesões da parte intraorbitária do nervo óptico (p. ex., neurite, glioma), bem como a extensão intracraniana de tumores do nervo óptico
- **Lesões da bainha do nervo óptico** (p. ex., meningioma) produzem sinais de intensidade semelhante ao nervo em imagens ponderadas em T_1 e T_2, mas melhoram substancialmente com o gadolínio

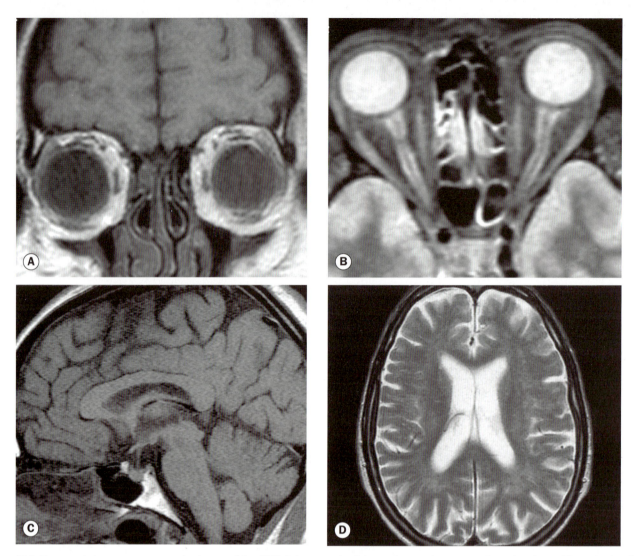

Figura 19.2 Exames de imagem por ressonância magnética (RM). **A.** Imagem do globo ocular em plano coronal ponderada em T1, na qual o vítreo é hipointenso (*escuro*) e a gordura orbitária é hiperintensa (*clara*). **B.** Imagem axial ponderada em T2, na qual o vítreo e o líquido cefalorraquidiano são hiperintensos. **C.** Imagem sagital da linha média cerebral ponderada em T1, na qual o líquido cefalorraquidiano do terceiro ventrículo é hipointenso. **D.** Imagem axial do cérebro ponderada em T2, na qual o líquido cefalorraquidiano dos ventrículos laterais é hiperintenso.

- **Massas selares** (p. ex., tumores hipofisários) são mais bem visualizadas por estudos de imagens ponderadas em T1 com realce de contraste. O ideal é que as imagens coronais demonstrem o conteúdo da sela túrcica (ou sela turca), bem como as regiões supras-selar e parasselar, e normalmente são suplementadas por imagens no plano sagital
- **Patologias do seio cavernoso** são demonstradas melhor em imagens no plano coronal; o contraste pode ser necessário
- **Lesões intracranianas das vias visuais** (p. ex., inflamatórias, desmielinizantes, neoplásicas e vasculares). RM permite caracterização mais detalhada dessas lesões, além de melhor localização anatômica.

Angiografia

Angiografia por ressonância magnética

Angiografia por RM é um método de imagem não invasivo das circulações intracraniana e extracraniana da carótida e do sistema vertebrobasilar (Figura 19.4 A) para demonstrar anormalidades como estenose, dissecção, oclusão, malformações arteriovenosas e aneurismas. A sensibilidade da RM aos movimentos é utilizada para visualizar o fluxo sanguíneo no interior dos vasos e não necessita de contraste. Entretanto, em razão da dependência do fluxo ativo, aneurismas trombosados podem não ser visualizados, e o fluxo turbulento pode ocasionar dificuldades de interpretação. A técnica tem função limitada para detecção de aneurismas muito pequenos. Angiografia por RM acrescenta aproximadamente 10 minutos ao tempo de aquisição da RM padrão.

Venografia por ressonância magnética

Nos últimos anos, as patologias do sistema venoso intracraniano têm recebido cada vez mais atenção, particularmente a oclusão dos seios durais e estenose. Tradicionalmente, a fase venosa da angiografia convencional por subtração digital (ASD) é utilizada para fins de avaliação venosa intracraniana e ainda oferece alto grau de sensibilidade e especificidade. Entretanto, tanto TC quanto RM podem ser utilizadas com finalidade semelhante e são relativamente não invasivas, e

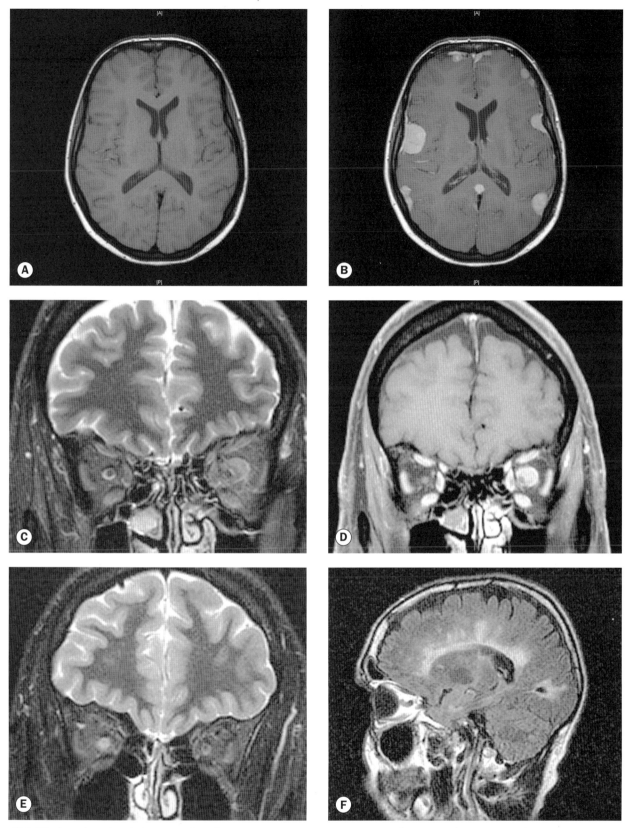

Figura 19.3 Técnicas de realce. **A.** Imagem axial pré-contraste ponderada em T1 de ressonância magnética (RM) do cérebro de um paciente com neurofibromatose tipo 2 e meningiomas múltiplos. **B.** Realce dos tumores com gadolínio. **C.** Imagem coronal na sequência STIR mostrando uma massa com sinal de intensidade intermediária circundando o nervo óptico esquerdo em um quadro compatível com meningioma da bainha do nervo óptico comparado à sequência STIR. **D.** Imagem coronal ponderada em T1 com saturação de gordura do mesmo paciente da imagem **C** mostrando substancial realce homogêneo do meningioma. **E.** Imagem coronal na sequência STIR de neurite retrobulbar direita mostrando um sinal alto no nervo óptico com ampliação do complexo da bainha do nervo. **F.** Imagem sagital na sequência FLAIR mostrando múltiplas placas periventriculares de dismielinização. (*Cortesia de N Sibtain – Figuras C a F.*)

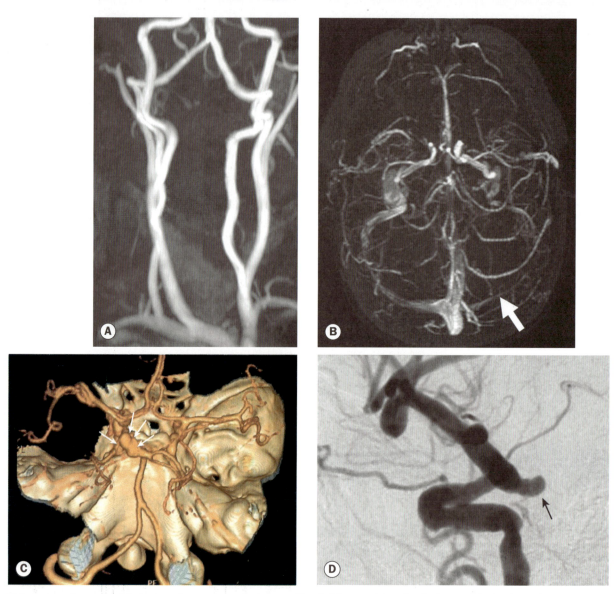

Figura 19.4 Angiografia cerebral. **A.** Angiografia por ressonância magnética (RM) normal das circulações vertebral e da carótida externa. **B.** Venografia por ressonância magnética (VRM), visão axial, demonstrando o estreitamento do seio transverso esquerdo (*seta*) na hipertensão intracraniana idiopática. **C.** Angiografia por tomografia computadorizada mostrando um aneurisma da artéria comunicante posterior esquerda (*setas*). **D.** Angiografia convencional por cateter com subtração mostrando um aneurisma originário da artéria carótida interna em sua junção com a artéria comunicante posterior (*seta*). (*Cortesia de N Sibtain – Figuras A e C; G Liu, N Volpe e S Galetta, de* Neuro-Ophthalmology Diagnosis and Management, *Saunders 2010 – Figura B; JD Trobe, de* Neuro-Ophthalmology, *em* Rapid Diagnosis in Ophthalmology, *Mosby 2008 – Figura D.*)

oferecem baixo risco em comparação com ASD. Avanços tecnológicos têm proporcionado um nível de acurácia muito mais alto. Embora a venografia por TC (ver adiante) em geral seja mais rápida e ofereça alta resolução espacial, a técnica implica uma dose de radiação significativa e sempre requer o uso de contraste para a aquisição de imagens. A venografia por ressonância magnética (VRM) pode ser utilizada com contraste ou com técnicas que não utilizam meio de contraste, entre outras indicações que a tornam adequada para pacientes que não podem receber o meio de contraste. Avanços substanciais nas sequências de pulso da VRM hoje permitem uma excelente visualização do sistema venoso (ver Figura 19.4 B) e a crescente dependência da VRM parece ser evidente. Entretanto, disponibilidade local de recursos, experiência e qualificação são fundamentais para determinar a escolha da técnica.

Angiografia por tomografia computadorizada

A angiografia por TC vem surgindo como o método de escolha para a investigação de aneurismas intracranianos (ver Figura 19.4 C). A angiografia por TC permite a aquisição de imagens de cortes extremamente finos do cérebro após o contraste intravenoso. As imagens dos vasos podem ser reconstruídas em três dimensões e visualizadas em qualquer direção, auxiliando a abordagem de tratamento. A investigação é segura e rápida, e não oferece o risco de 1% de acidente vascular associado à angiografia convencional por cateter.

Venografia por tomografia computadorizada

A venografia por TC é uma técnica rápida de alta resolução em que o artefato de movimento do paciente é de menor importância do que com a VRM. Acredita-se que a venografia por TC seja pelo menos tão sensível quanto a VRM para o diagnóstico de trombose venosa cerebral. Ambas as técnicas podem fornecer achados complementares em situações diagnósticas difíceis. Entretanto, o meio de contraste é sempre necessário, e uma dose significativa de radiação é liberada. A visualização das estruturas da base do crânio é limitada pelo artefato ósseo em relação à VRM. A técnica é semelhante à da angiografia por TC.

Angiografia convencional por cateter

A angiografia convencional por cateter intra-arterial normalmente é realizada com anestesia local. Sob orientação fluoroscópica, insere-se um cateter nas artérias carótida interna e vertebral do pescoço através da artéria femoral. Após a injeção de contraste, as imagens são adquiridas em rápida sucessão. A subtração digital resulta em imagens dos vasos preenchidos com o meio de contraste, excluídas as estruturas ao fundo, como os ossos (ver Figura 19.4 D). Até pouco tempo, essa técnica era a investigação de primeira linha para o diagnóstico de aneurismas intracranianos, mas hoje pode ser reservada para casos em que a angiografia por TC seja equívoca ou negativa.

NERVO ÓPTICO

Anatomia

Estrutura geral (Figura 19.5 A a C)

- **Fibras aferentes**: o nervo óptico contém aproximadamente 1,3 milhão de fibras de nervos aferentes, cada uma originária de uma célula ganglionar da retina. A maioria dessas fibras forma sinapses no corpo geniculado lateral, embora algumas alcancem outros centros, sobretudo os núcleos pré-tectais no mesencéfalo. Quase um terço das fibras subservem os 5° centrais do campo visual. Dentro do próprio nervo óptico, as fibras nervosas são divididas em cerca de 600 feixes por septos fibrosos derivados da pia-máter
- **Camadas circundantes**
    - A camada interna é a delicada e vascularizada pia-máter
    - A bainha externa consiste na aracnoide e na resistente dura-máter, que é contínua com a esclera; a fenestração do nervo óptico envolve a incisão dessa bainha externa. O espaço subaracnóideo é contínuo com o espaço subaracnóideo do cérebro, e contém LCR.

Subdivisões anatômicas

O nervo óptico mede aproximadamente 50 mm de comprimento do globo ocular ao quiasma e pode subdividir-se em quatro segmentos:
- O segmento **intraocular** (cabeça do nervo óptico) é mais curto, com 1 mm de profundidade e aproximadamente 1,5 mm de diâmetro vertical. A porção visível por via oftalmoscópica é denominada disco óptico (Figura 19.5 D)
- O segmento **intraorbitário** mede 25 a 30 mm de comprimento e estende-se do globo ocular até o forame óptico, no ápice orbitário. Seu diâmetro é de 3 a 4 mm em razão da adição das bainhas de mielina às fibras nervosas. No ápice orbitário, o nervo é circundado pelo resistente anel fibroso de Zinn, do qual se originam os quatro músculos retos

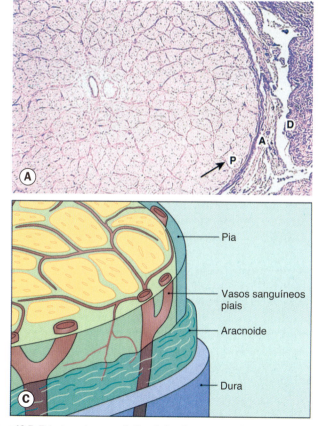
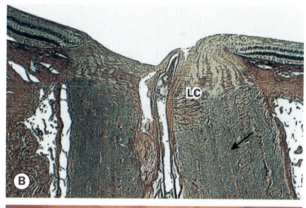
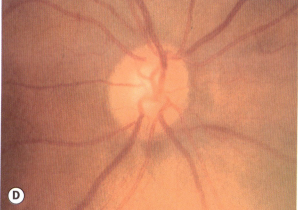

Figura 19.5 Estrutura do nervo óptico. **A.** Seção transversal: *P*, pia; *A*, aracnoide; *D*, dura. **B.** Seção longitudinal: *LC*, lâmina crivosa; a *seta* indica um septo fibroso. **C.** Bainhas circundantes e vasos sanguíneos piais. **D.** Aspecto clínico do disco óptico normal. (*Cortesia de Wilmer Eye Institute – Figuras A e B.*)

- O segmento **intracanalicular** atravessa o canal óptico e mede cerca de 6 mm. Diferentemente da porção intraorbitária, esse segmento está fixado ao canal, uma vez que a dura-máter se funde com o periósteo
- O segmento **intracraniano** se une ao quiasma e varia de 5 a 16 mm (média de 10 mm) de comprimento. Os segmentos intracranianos longos são particularmente vulneráveis a danos causados por lesões adjacentes, como adenomas hipofisários e aneurismas.

Potencial evocado visual

- **Princípio** (Figura 19.6): testes de potencial evocado visual registram a atividade elétrica do córtex visual criado por estimulação da retina. As indicações mais comuns em oftalmologia são monitoramento da função visual em neonatos e investigação da neuropatia óptica, especialmente quando associada à desmielinização, podendo ser utilizada também para monitorar a função das vias maculares e investigar a perda da visão funcional (não fisiológica)
- **Técnica**: o estímulo é um brilho de luz (*flash* VEP) ou um padrão em xadrez preto e branco em uma tela que reverte periodicamente a polaridade (padrão VEP). Vários testes são realizados e o potencial médio é calculado
- **Interpretação**: latência (retardo) e amplitude são avaliadas. Na neuropatia óptica, ambos os parâmetros são afetados, com o prolongamento da latência e a redução da amplitude. O limiar do PEV (utilizando-se estímulos de verificação de diferentes tamanhos) pode detectar disfunção em estado inicial ou subclínica, uma vez que as respostas a estímulos menores podem tornar-se anormais mais cedo que as respostas a estímulos maiores.

Sinais de disfunção do nervo óptico

- **Acuidade visual (AV) reduzida** para longe e perto é comum, mas é inespecífica, podendo ser preservada em algumas circunstâncias
- **Defeito pupilar aferente relativo** (ver adiante)

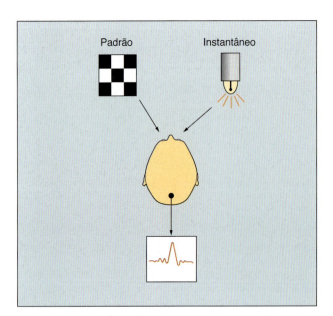

Figura 19.6 Princípios do teste de potencial evocado visual.

- **Discromatopsia** é o comprometimento da visão cromática, no qual o contexto da doença do nervo óptico afeta principalmente a distinção entre o vermelho e o verde. Uma maneira simples de detectar um defeito monocular de visão cromática é pedindo ao paciente que compare a cor de um objeto vermelho usando um olho de cada vez ou que se submeta a um teste de Ishihara
- **Sensibilidade reduzida à luminosidade**, em geral persistente depois que a AV retorna ao normal, por exemplo, é uma condição presente após a fase aguda da neurite óptica
- **Sensibilidade reduzida ao contraste** (ver Capítulo 1)
- Os **defeitos do campo visual**, os quais variam de acordo com a patologia subjacente, incluem depressão difusa do campo visual central, escotomas centrais, escotomas centrocecais, feixe de fibras nervosas e defeitos altitudinais (Tabela 19.1).

DICA A perda da visão cromática vermelho-verde é uma manifestação comum da doença do nervo óptico e pode ser rapidamente testada com as placas de Ishihara.

Classificação da neuropatia óptica pela causa

- **Inflamatória**: neurite óptica, inclusive desmielinizante, parainfecciosa, infecciosa e não infecciosa, e neurorretinite
- **Glaucomatosa**: ver Capítulo 11
- **Isquêmica**: não arterítica anterior, arterítica anterior, isquêmica posterior e papilopatia diabética
- **Hereditária**: neuropatia óptica hereditária de Leber (NOHL) e outras neuropatias ópticas hereditárias
- **Nutricional e tóxica**: ver também Capítulo 21
- **Papiledema**: secundário à pressão intracraniana (PIC) elevada
- **Traumática**: ver Capítulo 22
- **Compressiva**: inclusive secundária à lesão orbitária
- **Infiltrativa**: condições inflamatórias (p. ex., sarcoidose), tumores e agentes infecciosos.

Atrofia óptica

Introdução

Atrofia óptica refere-se às alterações da fase tardia que ocorrem no nervo óptico em decorrência de degeneração axonal na via localizada entre a retina e o corpo geniculado lateral, manifestando-se com alteração da função visual e na aparência da cabeça do nervo ótico.

Atrofia óptica primária

A atrofia óptica primária ocorre sem antecedente de edema da cabeça do nervo óptico. Pode ser causada por lesões que afetam as vias visuais em qualquer ponto entre a porção retrolaminar do nervo óptico e o corpo geniculado lateral. As lesões localizadas anteriormente ao quiasma óptico resultam em atrofia óptica unilateral, enquanto aquelas que envolvem o quiasma e o trato óptico causam alterações bilaterais.

- **Sinais**
  - Disco óptico aplanado e esbranquiçado com margens claramente delineadas (Figura 19.7 A)
  - Redução do número de pequenos vasos sanguíneos na superfície do disco óptico

Tabela 19.1 Defeitos localizados do campo visual nas neuropatias ópticas.

1. Escotoma central
   - Desmielinização
   - Tóxico e nutricional
   - Neuropatia óptica hereditária de Leber
   - Compressão
2. Ponto cego ampliado
   - Papiledema
   - Anomalias congênitas
3. Respeitando o meridiano horizontal
   - Neuropatia óptica isquêmica anterior
   - Glaucoma
   - Drusas do disco óptico
4. Defeitos temporais superiores que não respeitam o meridiano vertical
   - Discos ópticos inclinados

- Atenuação dos vasos sanguíneos peripapilares e afinamento da camada de fibras nervosas da retina (RNFL, do inglês *retinal nerve fibre layer*)
- A atrofia é difusa ou setorial, dependendo da causa e do nível da lesão. Palidez temporal da cabeça do nervo óptico pode indicar atrofia das fibras do feixe papilomacular e é caracteristicamente observada após a neurite óptica desmielinizante. A atrofia em faixa é um fenômeno semelhante causado pelo envolvimento das fibras que adentram o disco óptico nasal e temporalmente. Ocorre em lesões do quiasma ou do trato óptico, produzindo palidez nasal e temporal

- **Causas importantes**
  - Neurite óptica
  - Compressão causada por tumores e aneurismas
  - Neuropatias ópticas hereditárias

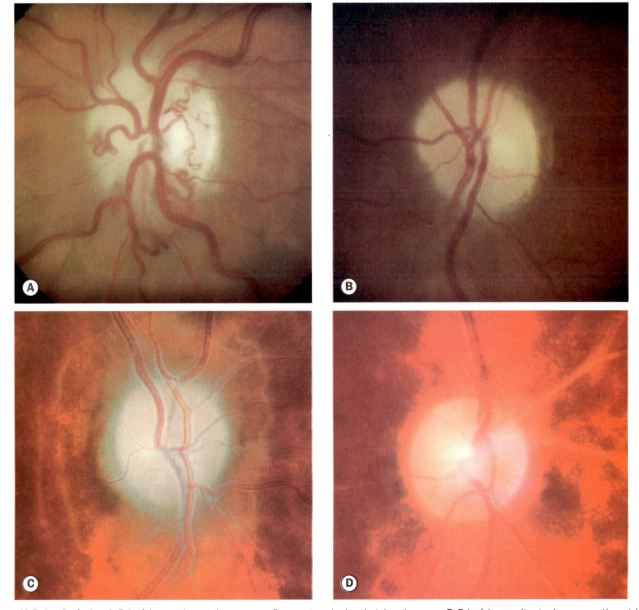

Figura 19.7 Atrofia óptica. **A.** Primária, resultante de compressão, mostrando desvio (*shunt*) venoso. **B.** Primária, resultante de neuropatia nutricional – observa-se palidez predominantemente temporal. **C.** Secundária, decorrente de papiledema crônico – observa-se linhas de Paton proeminentes (ver texto). **D.** Consecutiva, decorrente de vasculite. (*Cortesia de P Gili – Figura C.*)

- Neuropatia óptica tóxica e nutricional, capaz de produzir palidez temporal, particularmente em casos em estágio inicial/mais leves, quando as fibras papilomaculares são preferencialmente afetadas (ver Figura 19.7 B)
- Trauma.

Atrofia óptica secundária

A atrofia óptica secundária é precedida por edema preexistente da cabeça do nervo óptico.

- **Sinais**: variam de acordo com a causa e o curso
  - Disco óptico esbranquiçado ou acinzentado levemente ou moderadamente elevado com margens mal delineadas em decorrência de gliose (ver Figura 19.7 C)
  - Obscurecimento da lâmina crivosa
  - Redução do número de pequenos vasos sanguíneos na superfície do disco óptico
  - Possível presença de dobras retinocoroidais circunferenciais peripapilares, especialmente temporais ao disco óptico (linhas de Paton; ver Figura 19.7 C), bainhas arteriolares e tortuosidade venosa
- **Causas**: papiledema crônico, neuropatia óptica isquêmica anterior e papilite. As causas inflamatórias intraoculares de um acentuado edema do disco óptico são, às vezes, consideradas geradoras de atrofia secundária, e não consecutiva (ver adiante).

Atrofia óptica consecutiva

A atrofia óptica consecutiva é motivada por doença da porção interna da retina ou de seu suprimento sanguíneo. A causa normalmente é evidenciada pelo exame do fundo de olho (p. ex., fotocoagulação retiniana extensa ou oclusão prévia da artéria central da retina). O disco óptico apresenta aspecto cerácero com a arquitetura razoavelmente preservada (ver Figura 19.7 D).

Atrofia óptica glaucomatosa

Ver Capítulo 11.

Classificação da neurite óptica

De acordo com a aparência oftalmoscópica

- **Neurite retrobulbar**: o disco óptico apresenta-se normal, pelo menos inicialmente, uma vez que a cabeça do nervo óptico não é envolvida. É o tipo mais comum em adultos e está associado com frequência à esclerose múltipla
- **Papilite**: caracteriza-se por hiperemia e edema do disco óptico, possivelmente associados a hemorragias peripapilares em forma de chama de vela (Figura 19.8). As células podem ser observadas na porção posterior do vítreo. Papilite é o tipo mais comum de neurite óptica em crianças, mas pode também afetar adultos
- **Neurorretinite**: caracteriza-se por papilite associada à inflamação da RNFL e uma lesão macular em forma de estrela (ver adiante). É o tipo mais comum e, em casos raros, uma manifestação da desmielinização.

De acordo com a etiologia

- **Desmielinização**: é, sem comparação, a causa mais comum
- **Parainfecciosa**: após infecção viral ou imunização

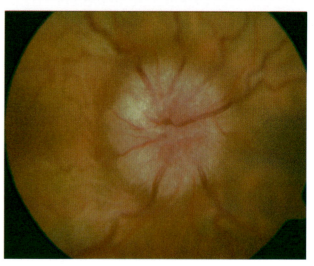

Figura 19.8 Papilite.

- **Infecciosa**: pode estar relacionada com a sinusite ou associada a condições como doença da arranhadura do gato, sífilis, doença de Lyme, meningite criptocócica e herpes-zóster
- **Não infecciosa**: as causas incluem sarcoidose e doenças autoimunes sistêmicas, como lúpus eritematoso sistêmico, poliarterite nodosa e outras vasculites.

Neurite óptica desmielinizante

Visão geral

Desmielinização é um processo patológico em que as fibras nervosas normalmente mielinizadas perdem sua camada isolante de mielina. A mielina é fagocitada por micróglias e macrófagos e, em seguida, os astrócitos formam tecido fibroso em placas. A doença desmielinizante altera a condução nervosa nos tratos de substância branca do cérebro, no tronco encefálico e na medula espinal. Algumas das condições desmielinizantes que podem envolver o sistema visual são as seguintes:

- **Neurite óptica isolada**: sem qualquer evidência clínica de desmielinização generalizada, embora em uma alta proporção de casos, essa condição se desenvolve posteriormente
- **Esclerose múltipla**: sem comparação, é a doença desmielinizante mais comum (ver adiante)
- **Doença de Devic** (neuromielite óptica): doença autoimune rara em que se formam anticorpos contra a proteína aquaporina 4 nas membranas celulares dos astrócitos. Tem chance de ocorrer em qualquer idade, caracteriza-se por neurite óptica bilateral e, em um intervalo de algumas semanas, por mielite transversa (desmielinização da medula espinal)
- **Doença de Schilder**: doença generalizada implacavelmente progressiva e muito rara com manifestação antes dos 10 anos e morte em 1 a 2 anos. Pode ocorrer neurite óptica bilateral sem melhora subsequente.

Esclerose múltipla

Esclerose múltipla é uma doença desmielinizante idiopática que envolve a substância branca do sistema nervoso central (SNC). É mais comum em mulheres do que em homens.

- A **manifestação** normalmente ocorre na terceira ou quarta década, em geral com padrão de recaída-remissão da desmielinização que pode mudar mais tarde para um padrão constante e, mais raramente, com doença progressiva desde o início
- **Achados sistêmicos** podem incluir:
  ○ Medula espinal (p. ex., fraqueza, rigidez, alterações do esfíncter, perda sensorial)
  ○ Tronco encefálico (p. ex., diplopia, nistagmo, disartria, disfagia)
  ○ Cerebrais (p. ex., hemiparesia, hemianopsia, disfasia)
  ○ Psicológicos (p. ex., declínio intelectual, depressão, euforia)
  ○ Achados transitórios (p. ex., sinal de Lhermitte – sensação elétrica na flexão do pescoço – e fenômeno de Uhthoff – piora repentina da visão – ou outros sintomas ao se exercitar ou no aumento da temperatura corporal)
- **Achados oftalmológicos**
  ○ Comuns: neurite óptica (normalmente retrobulbar), oftalmoplegia internuclear, nistagmo
  ○ Incomuns: desvio oblíquo, paralisia do nervo oculomotor, hemianopsia (ou hemianopsia)
  ○ Raros: uveíte intermediária e periflebite retiniana
- **Investigação**
  ○ Punção lombar (PL) mostra bandas oligoclonais na eletroforese de proteínas do LCR em 90 a 95% dos pacientes
  ○ RM mostra alterações na aparência do nervo óptico nas imagens da sequência STIR. Quase sempre, há lesões características na substância branca do cérebro (placas) (Figura 19.9)
  ○ Potenciais evocados visuais (retardo de condução e redução de amplitude) em até 100% dos pacientes com esclerose múltipla clinicamente confirmada.

Associação entre neurite óptica e esclerose múltipla

- O risco total de desenvolvimento de esclerose múltipla em 15 anos após um episódio agudo de neurite óptica é de aproximadamente 50%. Sem lesões evidenciadas pela RM, o risco é de 25%, mas o risco é de mais de 70% em pacientes com uma ou mais lesões evidenciadas pela RM. Presença de lesões na RM é um fator preditivo muito forte
- A esclerose múltipla não é considerada doença hereditária, mas a probabilidade de desenvolvimento da doença é maior em parentes próximos. Há uma associação entre a esclerose múltipla e os antígenos leucocitários humanos DR_{15} e DQ_6
- Um risco substancialmente menor de desenvolvimento de esclerose múltipla quando não há lesões evidenciadas pela RM é proporcionado pelos seguintes fatores, com suporte fundamental para se decidir pelo início do tratamento profilático imunomodulador da esclerose múltipla ou não após um episódio de neurite óptica:
  ○ Sexo masculino
  ○ Ausência de síndrome viral antes da neurite óptica
  ○ Edema do disco óptico, hemorragias do disco óptico/peripapilares ou exsudatos maculares
  ○ Visão reduzida à total ausência de percepção da luz
  ○ Ausência de dor periocular
- Neurite óptica é a característica manifestada da esclerose múltipla em até 30% dos pacientes
- Neurite óptica acomete, em algum momento, 50% dos pacientes com esclerose múltipla confirmada.

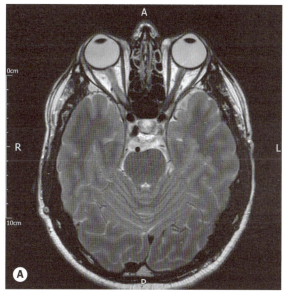

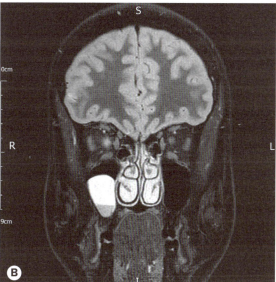

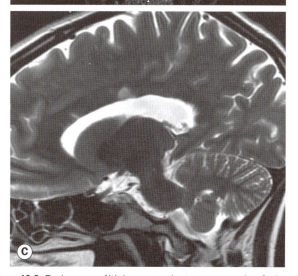

Figura 19.9 Esclerose múltipla em paciente com neurite óptica do lado direito. **A.** Imagem axial ponderada em T2. **B.** Imagem coronal na sequência STIR. **C.** Imagem ponderada em T2 na sequência STIR mostrando típicas placas de desmielinização hiperintensas na substância branca supratentorial, particularmente no corpo caloso.

DICA Na neurite óptica decorrente de esclerose múltipla, a visão normalmente melhora sem tratamento durante um intervalo de vários meses.

Achados clínicos da neurite óptica desmielinizante

- **Sintomas**
  - Comprometimento visual monocular subagudo
  - Faixa de idade geralmente entre 20 e 50 anos (média em torno de 30 anos)
  - Alguns pacientes veem minúsculos raios de luz brancos ou coloridos ou faíscas (fosfenos)
  - Desconforto ou dor no olho ou no periocular são condições presentes em mais de 90% dos casos, e normalmente são exacerbadas pelos movimentos oculares. Podem preceder ou acompanhar a perda visual e normalmente duram alguns dias
  - Possível presença também de cefaleia frontal e sensibilidade do globo ocular
- **Sinais**
- AV normalmente é de 6/18 a 6/60, podendo, em casos raros, piorar
- Outros sinais de disfunção do nervo óptico (ver anteriormente), em especial visão cromática prejudicada e um defeito pupilar aferente relativo
- O disco óptico apresenta-se normal na maioria dos casos (neurite retrobulbar); no restante, demonstra papilite (ver Figura 19.8)
- A palidez temporal do disco óptico pode ser observada no olho contralateral (ver aparência semelhante na Figura 19.7 B), um indicador de neurite óptica ocorrida anteriormente
- **Defeitos do campo visual** (Figura 19.10)
  - A diminuição difusa da sensibilidade na totalidade dos 30° centrais é a mais comum
  - Defeitos altitudinais/arqueados e escotomas centrais/centrocecal localizados também são frequentes
  - Defeitos localizados em geral são acompanhados por um elemento da sobreposição de depressão generalizada
- **Curso**: a visão piora no decorrer de vários dias até 3 semanas e, em seguida, começa a melhorar. A recuperação inicial é relativamente rápida, tornando-se, depois, mais lenta ao longo de 6 a 12 meses
- **Prognóstico**
  - Mais de 90% dos pacientes recuperam a AV para 6/9 ou melhor
  - Parâmetros sutis da função visual, como a visão cromática, podem permanecer anormais
  - Possível persistência de defeito pupilar aferente relativo leve
  - Ocorrência provável de palidez temporal do disco óptico ou de atrofia óptica mais acentuada
  - Cerca de 10% dos pacientes desenvolve neurite óptica crônica com perda visual lentamente progressiva ou gradativa.

Conduta após neurite óptica desmielinizante

Aproximadamente 80 a 85% dos pacientes com esclerose múltipla apresentam recaídas. Se não for tratada, a maioria acaba desenvolvendo deficiência neurológica com o passar do tempo. Terapias modificadoras da doença no início da recaída da esclerose múltipla ativa podem evitar recaídas e reduzir a deficiência neurológica. Alguns desses medicamentos são associados a efeitos colaterais potencialmente sérios, razão pela qual é necessário um monitoramento criterioso, de preferência em clínica especializada.

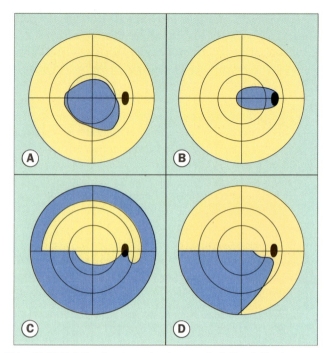

Figura 19.10 Defeitos do campo visual na neurite óptica. **A.** Escotoma central. **B.** Escotoma cecocentral. **C.** Feixe de fibras nervosas. **D.** Altitudinais.

- **Indicações de tratamento com esteroides para neurite óptica**: quando a AV na primeira semana de manifestação é inferior a 6/12, o tratamento pode acelerar a recuperação em 2 a 3 semanas, talvez atrasando a manifestação da esclerose múltipla clínica a curto prazo. Isso pode ser relevante nos pacientes com baixa visão no olho contralateral, mas o benefício limitado deve ser ponderado em relação aos riscos impostos pelos esteroides de alta dosagem. A terapia não influencia o resultado visual e a maioria dos pacientes não necessita de tratamento
- **Regime de esteroides**: succinato sódico de metilprednisolona intravenoso, 1 g ao dia por 3 dias, seguido pela prednisolona oral (1 mg/kg/dia) por 11 dias, com subsequente redução gradativa a cada 3 dias. Prednisolona oral pode aumentar o risco de recorrência de neurite óptica se utilizada sem a administração anterior de esteroide intravenoso
- **Terapias modificadoras da doença para esclerose múltipla**: interferona beta é utilizado nos estágios iniciais e administrado como uma injeção IM aplicada semanalmente, mas pode causar sintomas transitórios semelhantes aos da gripe. O tratamento com anticorpos monoclonais mostra-se promissor no tratamento da esclerose múltipla, mas o uso desses agentes tem sido associado aos efeitos colaterais sistêmicos, sobretudo infecções oportunistas e função hepática anormal. Natalizumabe é utilizado para esclerose múltipla altamente ativa com padrão recaída-remissão em pacientes que demonstraram não responder favoravelmente ao tratamento com interferona beta ou acetato de glatirâmero, e reduz as recaídas em cerca de dois terços, diminuindo a deficiência pela metade. Ocrelizumabe é útil para doença altamente ativa e doença primária progressiva, mas, em casos raros, pode causar leucoencefalopatia multifocal progressiva (que pode ser fatal). Alentuzumabe pode ser o mais custo-efetivo desses medicamentos em razão da favorável estratégia de dosagem

- **Abordagem de tratamento**
  - Uma abordagem multidisciplinar é importante para esses pacientes
  - Primeira crise sugestiva de esclerose múltipla: interferona beta ou acetato de glatirâmero
  - Recaída de esclerose múltipla – (a) doença inativa: monitoramento clínico regular; (b) doença ativa e altamente ativa: terapia modificadora da doença (alentuzumabe, cladribina, fingolimode, natalizumabe, ocrelizumabe, mitoxantrona)
  - Esclerose múltipla progressiva: ocrelizumabe.

Neurite óptica parainfecciosa

A neurite óptica pode estar associada a infecções virais, como sarampo, caxumba, catapora, rubéola, coqueluche (*pertussis*) e febre glandular, podendo ocorrer também após a imunização. Crianças são afetadas com mais frequência do que adultos. A manifestação normalmente ocorre de 1 a 3 semanas após uma infecção viral, com perda aguda grave da visão, em geral em ambos os olhos. Papilite bilateral é a regra. Às vezes, pode haver neurorretinite ou o disco óptico pode estar normal. O prognóstico para a recuperação espontânea da visão é muito bom e a maioria dos pacientes não necessita de tratamento. Entretanto, quando a perda visual é grave e bilateral ou envolve o único olho com visão normal, esteroides intravenosos podem ser considerados, com cobertura antiviral, quando for o caso.

Neurite óptica infecciosa

- Neurite óptica **relacionada com sinusite** não é comum e, às vezes, caracteriza-se por crises recorrentes de perda visual unilateral associada à cefaleia grave e sinusite esfenoetmoidal. Possíveis mecanismos incluem disseminação direta da infecção, vasculite oclusiva e mucocele. O tratamento se faz com antibióticos sistêmicos e, se for o caso, drenagem cirúrgica
- A **doença da arranhadura do gato** (linforreticulose benigna) normalmente é causada por *Bartonella henselae* inoculada por arranhadura ou mordida de gato (ver adiante e no Capítulo 12). Vários achados oftalmológicos já foram descritos, sobretudo neurorretinite
- **Sífilis** pode causar papilite aguda ou neurorretinite durante a fase primária ou secundária (ver Capítulo 12)
- **Doença de Lyme** (borreliose) é uma infecção espiroquetal causada por *Borrelia burgdorferi* transmitida por picada de carrapato (ver Capítulo 12). Provoca neurorretinite e, ocasionalmente, neurite retrobulbar aguda, que pode estar associada a outras manifestações neurológicas e simular esclerose múltipla
- **Meningite criptocócica** em paciente com síndrome da imunodeficiência adquirida (AIDS) pode estar associada à neurite óptica aguda, possivelmente bilateral (ver Capítulo 12)
- O **vírus varicela-zóster** pode causar papilite pela disseminação da retinite contígua (p. ex., necrose retiniana aguda, necrose retiniana progressiva; ver Capítulo 12) ou associação ao herpes-zóster oftálmico. Neurite óptica primária não é comum, mas pode acometer pacientes imunodeprimidos, dos quais alguns talvez desenvolvam retinite viral posteriormente.

DICA A perda visual bilateral grave secundária à neurite óptica pode acometer crianças de 1 a 3 semanas após infecção viral, mas o prognóstico para a recuperação da visão é bom.

Neurite óptica não infecciosa

Sarcoidose

A neurite óptica afeta de 1 a 5% dos pacientes com neurossarcoidose. Eventualmente, pode ser a característica da manifestação da sarcoidose, mas em geral se desenvolve no decorrer de uma doença sistêmica estabelecida. A cabeça do nervo óptico pode exibir um aspecto grumoso sugestivo de infiltração granulomatosa possivelmente associada à vitreíte (Figura 19.11). Em geral, a resposta à terapia com esteroides é rápida, embora a visão possa declinar se o tratamento for gradativamente reduzido ou interrompido de modo prematuro, e alguns pacientes necessitam de terapia prolongada com medicação de baixa dosagem. Metotrexato também pode ser utilizado como adjunto aos esteroides ou como monoterapia em pacientes com intolerância a esteroides.

Autoimune

O envolvimento autoimune do nervo óptico possivelmente assume a forma de neurite retrobulbar ou de neuropatia óptica isquêmica anterior (ver adiante). Alguns pacientes podem também sofrer perda visual lentamente progressiva sugestiva de compressão. O tratamento se faz com esteroides sistêmicos e outros imunossupressores.

Neurorretinite

Introdução

Neurorretinite é a combinação de neurite óptica e sinais de inflamação, normalmente macular, da retina. A doença da arranhadura do gato é responsável por 60% dos casos. Cerca de 25% dos casos são idiopáticos (neurorretinite estrelada idiopática de Leber). Outras causas notáveis incluem sífilis, doença de Lyme, caxumba e leptospirose.

Diagnóstico

- **Sintomas**: comprometimento visual unilateral e indolor que, em geral, piora gradativamente em cerca de 1 semana

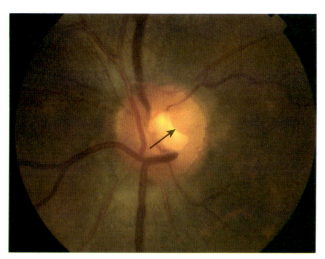

Figura 19.11 Granuloma sarcoide da cabeça do nervo óptico (*seta*).

- **Sinais**
  - Grau variável de comprometimento da AV
  - Sinais de disfunção do nervo óptico normalmente são leves ou inexistentes, uma vez que a perda visual se deve, em grande parte, ao envolvimento macular
  - Papilite associada a edema peripapilar e macular (Figura 19.12 A)
  - Estrela macular (Figura 19.12 B) normalmente aparece quando o edema do disco óptico se instala; quando ela se resolve, a AV retorna ao nível normal ou quase normal em 6 a 12 meses
  - Possível presença de ingurgitamento venoso e hemorragias em forma de "estilhaços" em casos graves
  - Eventual envolvimento do olho contralateral
- A **tomografia de coerência óptica** (**OCT**) demonstra a presença de líquido sub-retiniano e intrarretiniano em proporções variáveis
- A **angiofluoresceinografia** (**AGF**) mostra extravasamento difuso dos vasos superficiais do disco óptico
- **Exames de sangue** podem incluir sorologia para *Bartonella* e outras causas, de acordo com a suspeita clínica (ver Capítulo 12).

Tratamento

O tratamento é específico para a causa e geralmente consiste na administração de antibióticos. Casos recorrentes idiopáticos podem necessitar de tratamento com esteroides e/ou outros imunossupressores.

Neuropatia óptica isquêmica anterior não arterítica

Introdução

A neuropatia óptica isquêmica anterior não arterítica (NOIA-NA) é causada por oclusão das artérias ciliares posteriores curtas e resulta em infarto parcial ou total da cabeça do nervo óptico. Predisposições incluem disco óptico congenitamente cheio, de modo que a escavação fisiológica é muito pequena ou inexistente, hipertensão (muito comum), diabetes melito, hiperlipidemia, doenças vasculares do colágeno, síndrome dos anticorpos antifosfolipídicos, hiper-homocisteinemia, eventos hipotensivos súbitos, cirurgia de catarata e síndrome da apneia do sono. Os pacientes geralmente têm idade acima de 50 anos, mas normalmente são mais jovens do que aqueles que desenvolvem neuropatia óptica isquêmica arterítica (ver adiante).

Diagnóstico

- **Sintomas**
  - Perda visual monocular súbita e indolor, geralmente descoberta ao acordar, sugerindo que a hipotensão noturna pode ter influência
- **Sinais**
  - AV é normal ou apenas levemente reduzida em cerca de 30% dos pacientes. O restante apresenta comprometimento de moderado a grave
  - Defeitos do campo visual normalmente são altitudinais inferiores, podendo-se observar também defeitos centrais, parancentrais, quadrânticos e arqueados
  - A discromatopsia normalmente é proporcional ao nível do comprometimento visual, ao contrário da neurite óptica, na qual a visão cromática pode apresentar-se gravemente prejudicada quando a AV está razoavelmente boa

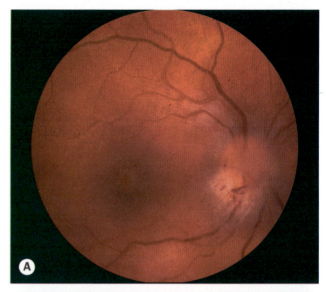
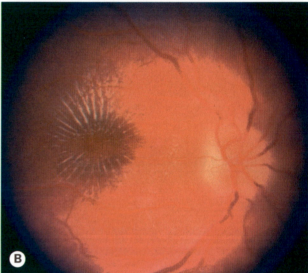

Figura 19.12 Progressão da neurorretinite. **A.** Papilite grave. **B.** Estágio mais avançado em outro paciente mostrando a presença de estrela macular. (*Cortesia de P Saine – Figura A; L Merin – Figura B.*)

  - Edema hiperêmico difuso ou setorial do disco óptico, em geral associado a algumas hemorragias peripapilares em forma de "estilhaços" (Figura 19.13)
  - O edema do disco óptico resolve-se gradativamente, seguido por palidez 3 a 6 semanas após a manifestação da condição
- **Investigação**: deve incluir avaliação da pressão arterial, determinando-se o perfil lipídico e a glicemia de jejum. É importante também excluir a possibilidade de arterite oculta de células gigantes (ver adiante). Achados atípicos podem ensejar investigações especiais, como neuroimagem
- **Prognóstico**: a melhora da visão é comum, embora haja recorrência em aproximadamente 6% dos casos. Cerca de 50% dos olhos alcançam 6/9 ou superior, embora 25% alcancem apenas 6/60 ou inferior
- **Olho contralateral**: o envolvimento do olho contralateral ocorre em cerca de 10% dos pacientes depois de 2 anos, e em 15%, depois de 5 anos.

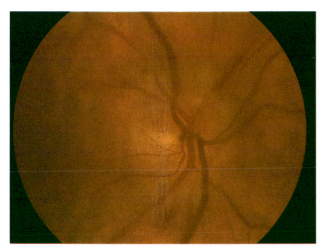

Figura 19.13 Neuropatia óptica isquêmica anterior não arterítica.

Tratamento

- Não há tratamento definitivo
- A fenestração do nervo óptico não demonstrou ser benéfica
- Alguns especialistas são partidários do tratamento com esteroides sistêmicos
- Quaisquer predisposições sistêmicas subjacentes devem ser tratadas
- Embora o ácido acetilsalicílico seja eficaz para a redução de eventos vasculares sistêmicos e frequentemente prescrita para pacientes com neuropatia óptica isquêmica anterior não arterítica, não parece reduzir o risco de envolvimento do olho contralateral.

Neuropatia óptica isquêmica anterior arterítica

A neuropatia óptica isquêmica anterior arterítica (NOIA-A) é causada por arterite de células gigantes (ACG). Cerca de 50% dos pacientes com ACG apresentam polimialgia reumática (PMR) no diagnóstico, enquanto aproximadamente 20% dos pacientes com PMR desenvolvem ACG. PMR caracteriza-se por dor e rigidez dos grupos de músculos proximais, normalmente ombros e bíceps, que pioram ao acordar. Os sintomas podem ser graves, mas em geral respondem de modo radical a uma dose de baixa a média (inicialmente, 15 a 20 mg/dia) de prednisolona oral. A relação causativa entre ACG e PMR permanece indefinida.

Diagnóstico de arterite de células gigantes

Arterite de células gigantes (ACG) é uma arterite granulomatosa necrosante (Figura 19.14 A) com predileção por artérias de tamanhos grande e médio, particularmente os grandes ramos aórticos e as artérias temporal superficial, oftálmicas, ciliares posteriores e vertebrais proximais. A gravidade e a extensão do envolvimento estão associadas à quantidade de tecido elástico nas túnicas média e adventícia, e as artérias intracranianas normalmente são poupadas por exibirem pouco tecido elástico. Tabagismo, baixo índice de massa corporal e menopausa precoce podem constituir fatores de risco independentes. Os pacientes normalmente são idosos (média de 70 anos) e a condição é extremamente rara abaixo dos 50 anos. Mulheres são afetadas quatro vezes mais do que os homens. O diagnóstico, tanto de ACG quanto de PMR, é feito principalmente com base nos achados clínicos. Os critérios do American College of Rheumatology podem ser úteis para a decisão diagnóstica (Tabela 19.2).

- **Sintomas**
  - Sensibilidade do couro cabeludo, observada inicialmente ao pentear os cabelos, é comum
  - Cefaleia, localizada nas áreas frontal, occipital ou temporal ou ser mais generalizada
  - Claudicação mandibular (dor semelhante à cãibra ao mastigar), causada por isquemia dos músculos masseter, é praticamente patognomônica
  - Sintomas inespecíficos, como perda de peso, febre, sudorese noturna, mal-estar e depressão, são comuns
  - Possível ocorrência de visão dupla
  - Neuropatia óptica isquêmica anterior arterítica (ver adiante)
- **Outros achados**
  - A arterite temporal superficial caracteriza-se por artérias espessadas, sensíveis, inflamadas e nodulares (Figura 19.14 B), embora os sinais possam ser sutis
  - Inicialmente, há presença de pulsação, que cessa mais tarde e é um sinal altamente sugestivo de ACG, uma vez que a artéria temporal superficial não pulsátil é extremamente incomum em indivíduo normal
  - Possível manifestação de paralisias motoras, inclusive de paralisia do III nervo com envolvimento pupilar
  - Possível ocorrência de gangrena do couro cabeludo em casos muito graves
  - Complicações raras incluem aneurismas dissecantes, incompetência aórtica, infarto do miocárdio, insuficiência renal e acidente vascular encefálico (AVE)

DICA O tratamento imediato com esteroides sistêmicos deve ser prescrito para o paciente com neuropatia óptica isquêmica secundária à arterite temporal, a fim de reduzir o risco de perda da visão no olho contralateral.

- **Investigação**
  - A velocidade de hemossedimentação (VHS) geralmente é muito alta, com um nível de > 60 mm/h, embora em aproximadamente 20% dos pacientes seja normal, até mesmo normal/baixa
  - A proteína C reativa (PCR) se eleva
  - Hemograma completo: contagem elevada de plaquetas e anemia normocítica normocrômica são condições comuns
  - Testes de função hepática são anormais em um terço dos pacientes
  - Autoanticorpos apresentam-se normais
  - A biopsia da artéria temporal deve ser realizada se houver suspeita de ACG. O tratamento com esteroides nunca deve permanecer em suspenso por pendência da biopsia, que, de preferência, deve ser realizada no prazo de 3 dias do início dos esteroides. A administração de esteroides sistêmicos por mais de 7 a 10 dias pode suprimir evidências histológicas de arterite ativa, embora essa não seja uma ocorrência invariável. Em pacientes com envolvimento ocular, é aconselhável que a biopsia seja extraída do lado ipsilateral. O local ideal é

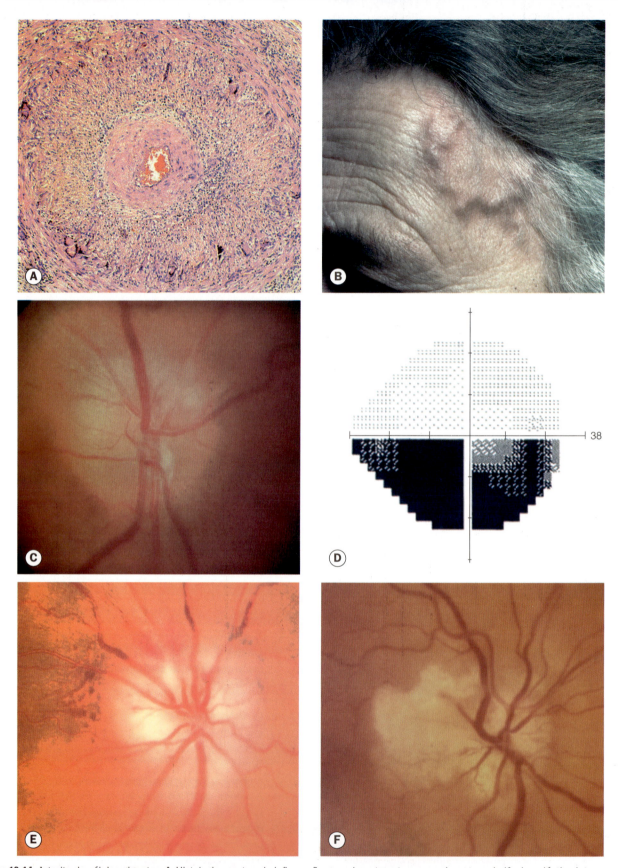

Figura 19.14 Arterite de células gigantes. **A.** Histologia mostrando inflamação granulomatosa transmural, ruptura da lâmina elástica interna, proliferação da íntima e estreitamento do lúmen. **B.** Artéria temporal superficial geralmente sem pulso, nodular e espessada. **C.** Envolvimento da metade superior do disco óptico. **D.** Defeito altitudinal na parte inferior do campo visual do mesmo paciente da imagem **C**. **E.** Disco óptico edemaciado e pálido na neuropatia óptica isquêmica arterítica. **F.** Neuropatia óptica isquêmica e oclusão da artéria ciliorretiniana. (*Cortesia de J Harry e G Misson, de* Clinical Ophthalmic Pathology, *Butterworth-Heinemann 2002 – Figura A; S Farley, T Cole e L Rimmer – Figura B; SS Hayreh – Figuras E e F.*)

Tabela 19.2 Critérios do American College of Rheumatology de 1990 para classificação da arterite de células gigantes.

- Cinquenta anos de idade ou mais quando da manifestação da doença
- Novo episódio de cefaleia
- Sensibilidade da artéria temporal à palpação ou pulsação reduzida
- VHS de 50 mm/h ou mais
- Biopsia arterial anormal: amostra de biopsia indica vasculite caracterizada pela predominância de infiltração celular mononuclear ou inflamação granulomatosa, normalmente com células gigantes multinucleadas

Para fins de classificação, diz-se que o paciente tem arterite de células gigantes (temporais) se pelo menos três desses cinco critérios estiverem presentes.

a têmpora, pois diminui o risco de causar danos importantes aos nervos. Pelo menos 2,5 cm de artéria devem ser coletados; e os cortes seriais, examinados, uma vez que o fenômeno das lesões "saltadas", no qual os segmentos inflamados da parede arterial são intercalados com áreas histologicamente normais. Biopsia negativa da artéria temporal não deve impedir o tratamento contínuo na presença de um quadro clínico convincente de ACG, uma vez que 15% dos pacientes apresentam histologia normal. Biopsia do lado contralateral pode ser positiva em 5% dos casos após biopsia inicial negativa

- Ultrassonografia duplex e com Doppler colorido mostra um halo hipoecoico em torno do lúmen da artéria temporal superficial em cerca de 75% dos pacientes em razão da presença de edema na parede arterial, podendo ser patognômico. Existem boas evidências de que isso apresente uma alternativa não invasiva válida para a biopsia da artéria temporal. A imagem com Doppler é um auxílio útil também para encontrar a artéria para biopsia quando se consegue fazê-lo por palpação
- Imagem dos grandes vasos extracranianos: exame de imagem da aorta por ultrassonografia, angiografia por RM ou tomografia por emissão de pósitrons (PET) pode ser utilizado para excluir aneurisma ou dissecção em decorrência de aortite. Cada vez mais o imageamento sequencial prolongado é utilizado para excluir a hipótese dessas complicações potencialmente letais, cujo risco hoje já foi demonstrado ser substancialmente maior durante e após a ACG
- Imagens das articulações do ombro. Estudos recentes sugerem que determinados achados inflamatórios nas articulações do ombro demonstrados por RM e ultrassonografia podem ser úteis para o diagnóstico de PMR.

Tratamento de arterite de células gigantes sem neuropatia óptica isquêmica anterior arterítica

Na ausência de sintomas visuais, o tratamento se faz com prednisolona oral. Uma dose inicial de 1 mg/kg/dia é o normal e a duração subsequente do tratamento é determinada pela resposta dos sintomas e pelo nível da VHS ou da PCR. Os sintomas podem recidivar sem o correspondente aumento da VHS ou da PCR e vice-versa. A maioria dos pacientes necessita de tratamento por 1 a 2 anos, embora alguns possam necessitar de terapia de manutenção por tempo indeterminado. Em geral, não deve haver uma redução rápida da medicação, devendo-se ter cautela quando a dosagem for reduzida para menos

de aproximadamente 10 mg/dia. A PCR pode desempenhar um papel importante no monitoramento da atividade da doença, uma vez que o nível parece cair mais rapidamente do que o da VHS em resposta ao tratamento.

Neuropatia óptica isquêmica anterior arterítica

Neuropatia óptica isquêmica anterior arterítica (NOIA-A) afeta de 30 a 50% dos pacientes não tratados com ACG, dos quais um terço apresenta envolvimento do olho contralateral, normalmente 1 semana após o do primeiro. Neuropatia óptica isquêmica posterior é menos comum.

- **Sintomas**
    - Perda visual unilateral súbita e profunda não raramente precedida por obscurecimento visual transitório (amaurose fugaz) e, ocasionalmente, por visão dupla
    - Dor periocular é comum
    - Outros sintomas de ACG são comuns. A maioria dos casos de neuropatia óptica isquêmica anterior arterítica ocorre algumas semanas após a manifestação da ACG, embora, no início, cerca de 20% dos pacientes não apresentem sintomas sistêmicos
    - O envolvimento bilateral simultâneo é raro, mas o rápido envolvimento do segundo olho, com consequente cegueira total, deve sempre ser considerado um risco substancial
- **Sinais**
    - Perda visual grave é a regra. Entretanto, a circulação superior ou inferior pode ser afetada, levando a um defeito altitudinal do campo visual (Figura 19.14 C e D)
    - Um disco óptico edematoso visivelmente pálido e esbranquiçado como giz (Figura 19.14 E) é particularmente sugestivo de ACG
    - Ao longo de 1 a 2 meses, o edema se resolve gradativamente, seguido por atrofia óptica grave
- O **prognóstico** é muito baixo. A perda da visão em geral é permanente, embora muito raramente a administração imediata de esteroides sistêmicos seja associada a uma recuperação parcial
- O **tratamento** tem por objetivo evitar cegueira do olho contralateral, visto ser pouco provável que a perda visual no olho ipsilateral melhore, mesmo com tratamento imediato. O segundo olho ainda pode ser envolvido em 25% dos casos, apesar da administração precoce de esteroides. O regime de administração é o seguinte:
    - Metilprednisolona intravenosa, 500 mg a 1 g/dia durante 3 dias, seguido por prednisolona oral 1 a 2 mg/kg/dia. Após mais 3 dias, a dose oral é reduzida para 50 a 60 mg (no mínimo, 0,75 mg/kg) por 4 semanas ou até a resolução dos sintomas e a normalização da VHS/PCR. Um regime subsequente consiste na redução da dose diária em 10 mg/dia a cada 2 semanas até chegar a 20 mg/dia, seguida pela diminuição gradativa titulada em relação à VHS/PCR e aos sintomas (p. ex., uma redução de 2,5 mg a cada 2 a 4 semanas até 10 mg, e depois uma redução de 1 mg a cada 1 a 2 meses)
    - A prednisolona com revestimento entérico pode ser adequada, especialmente para pacientes com histórico de úlcera péptica
    - O tratamento com esteroides deve ser acompanhado por proteção óssea e gastrintestinal (p. ex., um bifosfonato semanal, suplementação com cálcio/vitamina D e um inibidor da bomba de prótons)

- O monitoramento deve ser feito por médico com o treinamento apropriado e procurar especificamente complicações relacionadas com os esteroides. Hemograma completo, VHS/PCR, ureia e eletrólitos, glicemia aleatória e pressão arterial devem ser verificados em toda consulta. A cada 1 a 2 anos, uma radiografia de tórax ou exame de imagem mais sofisticado deve ser realizado para excluir a possibilidade de aneurisma aórtico, devendo-se avaliar a densidade mineral óssea
- Terapia antiplaquetária, por exemplo, ácido acetilsalicílico 600 mg stat e depois 100 mg/dia, deve ser iniciada em razão de já ter demonstrado reduzir o risco de perda visual e acidente vascular
- Qualquer recaída sintomática significativa deve ser tratada com aumento agressivo da dose de esteroides; a metilprednisolona intravenosa deve ser administrada se ocorrer alteração visual
- Imunossupressores como o metotrexato podem ser utilizados como adjuntos nos casos resistentes a esteroides ou como agentes poupadores de esteroides quando for necessário um tratamento prolongado, embora com cautela, uma vez que o benefício comprovado é consideravelmente menor do que o dos esteroides
- Bloqueadores biológicos não demonstraram ter efeito de proteção definitivo.

Outras manifestações

- A **oclusão da artéria ciliorretiniana** pode ser combinada com AAION (Figura 19.14 F)
- A **oclusão da artéria central da retina** normalmente é combinada à oclusão de uma artéria ciliar posterior – com consequente hipoperfusão coroidal – uma vez que as duas podem originar-se de um tronco comum da artéria oftálmica
- **Síndrome ocular isquêmica**, resultante do envolvimento da artéria oftálmica, é rara
- **"Síndrome de pseudo-Foster Kennedy"** é uma consequência rara da neuropatia óptica isquêmica anterior, na qual a doença ativa em um dos olhos (Figura 19.15 A) está associada à atrofia contralateral do outro olho em decorrência de episódio anterior (Figura 19.15 B). A condição deve distinguir-se da síndrome de Foster Kennedy verdadeira, que não é comum e normalmente é causada por uma lesão frontal expansiva, caracterizada por atrofia óptica compressiva ipsilateral e papiledema contralateral secundária à PIC elevada.

Neuropatia óptica isquêmica posterior

A neuropatia óptica isquêmica posterior (NOIP) é muito menos comum do que a variedade anterior. É causada por isquemia da porção retrolaminar do nervo óptico suprida pelo plexo capilar pial circundante, o qual, por sua vez, é suprido pelos ramos piais da artéria oftálmica. Somente um pequeno número de capilares penetra realmente no nervo e se estende para sua porção central entre os septos piais. O diagnóstico de NOIP deve ser emitido somente após a exclusão de outras causas de neuropatia óptica retrobulbar, como compressão ou inflamação. Inicialmente, o disco óptico parece normal, mas a palidez se desenvolve em semanas.
- NOIP **operatória** (perioperatória) desenvolve-se após vários procedimentos cirúrgicos, especialmente envolvendo coração e coluna

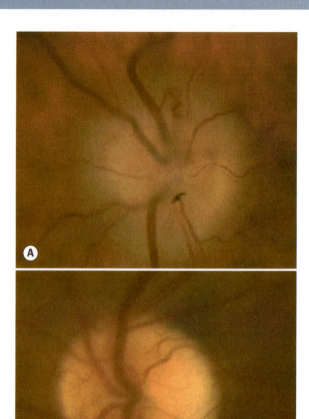

Figura 19.15 "Síndrome de pseudo-Foster Kennedy". **A.** Disco óptico edemaciado na fase aguda. **B.** Olho oposto mostrando sutil atrofia óptica.

vertebral, e ocorre em cerca de 0,02% desses procedimentos. Os principais fatores de risco parecem ser anemia e hipotensão hipovolêmica intraoperatória. O envolvimento bilateral é comum e o prognóstico visual é baixo. A transfusão de sangue imediata e o tratamento do edema facial/orbitário podem ser benéficos
- NOIP **arterítica** está associada à ACG e oferece baixo prognóstico visual
- NOIP **não arterítica** está associada aos mesmos fatores de risco sistêmico que a NOIA-NA, mas não a um disco óptico congenitamente cheio. O prognóstico visual é semelhante ao da NOIA-NA. Alguns clínicos prescrevem curta sequência de esteroides sistêmicos de alta dosagem nos casos em estágio inicial.

Papilopatia diabética

Ver Capítulo 13.

Neuropatia óptica hereditária de Leber

Introdução

A NOHL é uma degeneração rara das células ganglionares que normalmente afeta o feixe papilomacular. A condição é causada por mutações pontuais no DNA mitocondrial, com mais frequência (50 a 90%) no nucleotídio de posição 11778 (G para A) no gene *MT-ND₄*. A condição normalmente afeta homens com idades entre 15 e 35 anos, embora, nos casos típicos, possa afetar mulheres e apresentar-se em qualquer idade entre 10 e 60 anos. O diagnóstico de NOHL deve, portanto, ser considerado em qualquer paciente com neuropatia óptica bilateral, independentemente de idade.

Diagnóstico

- **Sintomas**: normalmente, ocorre perda unilateral indolor grave aguda ou subaguda (50%) da visão central. Nos casos inicialmente unilaterais, o olho contralateral torna-se igualmente afetado em questão de semanas ou meses
- **Sinais**: durante a fase aguda, em geral, são sutis e facilmente negligenciados e, em alguns pacientes, o disco óptico pode apresentar-se inteiramente normal
    - Visão cromática provavelmente é subnormal
    - Em geral, há um defeito pupilar aferente relativo
    - Nos casos típicos, há hiperemia do disco óptico com obscurecimento das margens do disco (Figura 19.16 A)
    - Presença de capilares dilatados na superfície do disco óptico, os quais podem estender-se para a retina adjacente (microangiopatia telangiectásica; Figura 19.16 B)
    - Edema da camada peripapilar de fibras nervosas (pseudoedema)
    - Dilatação e tortuosidade da vasculatura do polo posterior
    - Na sequência, os vasos e o pseudoedema regridem, com a superveniência de atrofia óptica grave (Figura 19.16 C) e um *dropout* da camada de fibras nervosas é mais pronunciado no feixe papilomacular
    - Possível presença de microangiopatia telangiectásica em parentes do sexo feminino assintomáticos
    - Supreendentemente, as reações pupilares à luz podem permanecer relativamente ágeis
- A **NOHL plus** refere-se a variantes raras com manifestações adicionais, como disfunção neuromuscular
- O **prognóstico** é baixo, embora possa ocorrer alguma recuperação visual em uma minoria de casos, mesmo anos mais tarde. A maioria dos pacientes sofre perda bilateral permanente da visão com uma AV final de 6/60 ou menos. A mutação no nucleotídio de posição 11778 oferece o pior prognóstico
- **OCT**: os pacientes demonstram afinamento da região peripapilar da retina. Carreadores não afetados geralmente exibem espessamento variável da RNFL, talvez devido ao acúmulo mitocondrial compensatório

---

DICA O teste genético para NOHL deve ser realizado em qualquer paciente que apresente neuropatia óptica bilateral de causa desconhecida.

- Defeitos do **campo visual** normalmente consistem em escotomas centrais ou centrocecais, com visão periférica preservada
- **AGF** não mostra extravasamento do disco óptico ou dos vasos microangiopáticos
- **Teste genético** para procurar as três mutações causativas comuns.

Tratamento

- Além das medidas sintomáticas, como recursos de auxílio para baixa visão, o tratamento em geral é ineficaz

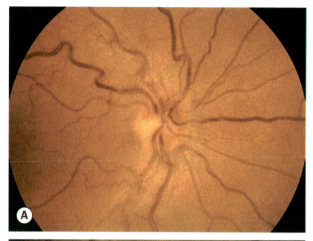
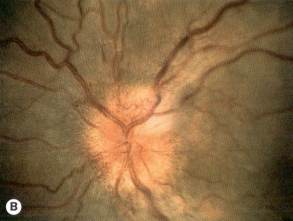
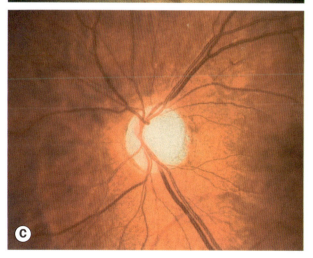

Figura 19.16 Neuropatia óptica hereditária de Leber. **A.** Fase aguda mostrando disco óptico hiperêmico e edemaciado com embaçamento das margens. **B.** Acentuada microangiopatia telangiectásica. **C.** Estágio avançado – aspecto atrófico.

- Diversas vitaminas e cofatores, idebenona, creatina e outros já foram tentados com sucesso empírico e a prescrição de um ou mais desses agentes em nível subespecializado pode valer a pena, especialmente na doença em estágio inicial ou antes do envolvimento do segundo olho. Contraintuitivamente, existem relatos de que a vitamina B₁₂ em forma de cianocobalamina (mas não de hidroxocobalamina) piora os resultados

- Deficiências alimentares devem ser evitadas, especialmente de vitamina B_{12}
- Tabagismo e álcool devem ser desaconselhados, teoricamente a fim de minimizar o estresse mitocondrial
- Idebenona parece ter caráter neuroprotetor nessa condição, sendo capaz de desempenhar um papel positivo em alguns pacientes. Terapia genética encontra-se em fase de pesquisa ativa.

Neuropatias ópticas hereditárias diversas | atrofias

Esse grupo heterogêneo de distúrbios raros caracteriza-se basicamente por atrofia óptica bilateral. Não existe tratamento efetivo, embora as medidas descritas anteriormente para o tratamento de NOHL possam ser uma tentativa.

Atrofia óptica dominante | atrofia óptica tipo Kjer, atrofia óptica tipo 1

- **Herança**: é do tipo autossômica dominante (AD). Essa é a neuropatia óptica hereditária mais comum, com uma incidência de aproximadamente 1:50.000. A condição geralmente é atribuída a uma mutação no gene OPA_1, de localização cromossômica, causando disfunção mitocondrial, mas outros genes podem ser responsáveis e há relatos de formas autossômicas recessivas (AR) ligadas ao X. Em geral, existe alta penetrância, mas expressividade variável nas formas dominantes
- **Manifestação**: quase sempre ocorre na infância, com perda visual insidiosa. Existe um histórico familiar, mas o curso da doença talvez seja variável até mesmo dentro da mesma família
- **Atrofia óptica**: pode ser sutil e temporal (Figura 19.17 A) ou difusa (Figura 19.17 B). Possibilidade de aumento da escavação
- **Prognóstico** variável (acuidade final de 6/12 a 6/60), com consideráveis diferenças tanto nas famílias como entre elas. Progressão muito lenta, que se estende por décadas, é normal
- **Anormalidades sistêmicas**: 20% dos pacientes desenvolvem perda auditiva neurossensorial. Outras características são menos comuns.

Síndrome de Behr

- **Herança** é AR; os heterozigotos podem apresentar características leves
- A **manifestação** ocorre no início da infância, com redução da visão
- **Atrofia óptica** difusa
- **Prognóstico** variável, com perda visual de moderada a grave, e nistagmo
- **Anormalidades sistêmicas** incluem marcha espástica, ataxia e deficiência mental.

Síndrome de Wolfram

A síndrome de Wolfram é também conhecida como diabetes insípido, diabetes melito, atrofia óptica e surdez (DIDMOAD, *diabetes insipidus, diabetes mellitus, optic atrophy and deafness*).

- **Herança**: três formas genéticas são reconhecidas, causadas por diversas mutações no gene WFS_1, que gera a síndrome de Wolfram 1; a $CISD_2$ – síndrome de Wolfram 2 –; e provavelmente uma forma causada pela mutação no DNA mitocondrial, com herança AR, AD ou por meio da linha mitocondrial materna

- A **manifestação**, em geral, ocorre entre os 5 e 21 anos. O diabetes melito normalmente é a primeira manifestação, seguido por problemas visuais
- **Atrofia óptica** difusa e grave, podendo estar associada à escavação do disco óptico
- **Prognóstico** tipicamente baixo (a acuidade final é < 6/60)
- **Anormalidades sistêmicas** (além da DIDMOAD) são altamente variáveis, presumivelmente, em parte, em razão de heterogeneidade genética, e incluem anosmia, ataxia, convulsões, deficiência metal, baixa estatura, anormalidades endócrinas e níveis elevados de concentração proteica no LCR. Em geral, a expectativa de vida é substancialmente reduzida.

Neuropatia óptica nutricional

Introdução

Neuropatia óptica nutricional (ambliopia por tabaco e álcool) é uma neuropatia óptica adquirida incomum, mas subdiagnosticada. Acredita-se que o mecanismo seja a função mitocondrial deficiente, semelhante ao das neuropatias ópticas hereditárias, e assim como nessas condições, o feixe papilomacular é preferencialmente afetado. Nos países ocidentais desenvolvidos, a condição normalmente impacta indivíduos com histórico de alto consumo de álcool e tabaco. A maioria dos pacientes negligencia sua dieta, e os achados tendem a indicar principalmente deficiência das vitaminas do complexo B, especificamente cianocobalamina (B_{12}) e tiamina (B_1), mas também riboflavina (B_2), niacina (B_3) e piridoxina (B_6). Deficiência de cobre, ácido fólico e proteína também pode ser importante e os efeitos tóxicos diretos do álcool e do tabaco são significativos. Uma dieta vegana rigorosa tem igual possibilidade de ser um agente etiológico, assim como deficiência alimentar em pacientes idosos. Observa-se quadro clínico semelhante em resultado de toxicidade medicamentosa ou ambiental (p. ex., ocupacional). Em regiões geográficas com escassez de recursos, os fatores etiológicos nutricionais decorrentes de ingestão dietética inadequada predominam, e a neuropatia óptica nutricional pode ser epidêmica. Aqueles que sofrem de anemia perniciosa tendem a desenvolver a condição em razão da absorção reduzida de vitamina B_{12}.

Diagnóstico

- **Sintomas**
  - Manifestação insidiosa de embaçamento bilateral e indolor da visão central associado à visão cromática anormal
  - Deve-se investigar o uso de medicação potencialmente causativa (ver Capítulo 21), exposição a toxinas ambientais e dieta vegana
  - Exclui-se possibilidade de histórico familiar de neuropatia óptica
  - Presença de sintomas neurológios periféricos (perda sensorial, distúrbios da marcha) eleva a suspeita de neuropatia periférica
- **Sinais**
  - AV afetada de maneira variável
  - No início, os discos ópticos apresentam-se normais na maioria dos casos, mas alguns pacientes demonstram palidez sutil, geralmente temporal, hemorragias em padrão de estilhaços no (ou em torno do) disco óptico, ou presença de edema

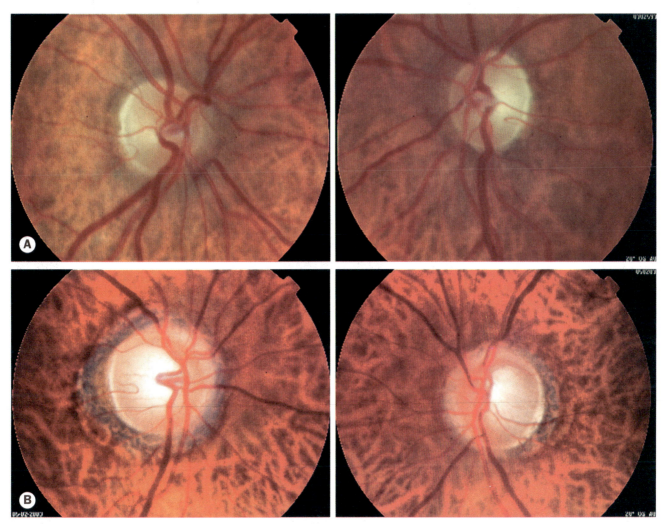

Figura 19.17 Atrofia óptica hereditária. **A.** Palidez temporal bilateral do disco óptico. **B.** Palidez difusa bilateral.

- ○ As reações pupilares com frequência são normais, mas podem ser fracas em casos mais graves
- ○ É fundamental buscar outras características oculares e sistêmicas da deficiência nutricional (e realizar as devidas investigações), por exemplo, síndrome de Korakoff, doença de Wernicke e anemia perniciosa. Xeroftalmia e beribéri são condições a ser consideradas nas nações em desenvolvimento
- **Teste de visão cromática**: a redução da visão cromática é desproporcional à redução da AV. É provável que haja presença de dessaturação do vermelho. O teste do gráfico de Ishihara é um teste simples, moderadamente quantitativo e amplamente disponibilizado
- **Defeitos do campo visual**: escotomas centrocecais bilaterais e relativamente simétricos. É difícil definir as margens dos defeitos com um alvo branco, mas com um alvo vermelho os defeitos tornam-se mais substanciais
- **OCT**: pode mostrar espessamento da camada de fibras nervosas peripapilares da retina e ajuda a excluir a possibilidade de patologia macular
- **Autofluorescência (AF)**: útil para excluir alterações da mácula decorrentes de distrofia de cones ou de cones-bastonetes, as quais podem apresentar-se com deficiência da visão cromática e um escotoma central
- **Prognóstico** bom nos casos iniciais, desde que os pacientes sigam o tratamento, embora a recuperação da visão possa ser lenta. A percepção de cores retorna mais devagar do que a acuidade medida. Nos casos avançados, é provável que haja déficit permanente substancial, mas a ocorrência de perda total da visão útil é extremamente incomum e a preservação do campo visual periférico é normal, mesmo em casos bastante graves
- **Exames de sangue**: B_{12} (cobalamina), folato (soro e hemácias) e possivelmente outros níveis vitamínicos, como B_1 (tiamina) e B_2, um hemograma completo e níveis proteicos no filme lacrimal (anemia macrocítica) e no soro. O rastreamento para a verificação da presença de toxinas específicas ou mutações da NOHL (ver anteriormente) pode ser indicado. Alto nível de metilmalonato e/ou homocisteína no soro pode ser indício de deficiência potencialmente funcional de vitamina B_{12}, mesmo na presença de nível baixo a normal da vitamina
- **Potenciais evocados visuais**: a amplitude P100 é acentuadamente reduzida, mas com latência normal ou próxima ao normal
- **RM**: em geral, é considerada para descartar a possibilidade de patologia intracraniana, em especial na presença de quadro clínico atípico (p. ex., assimetria acentuada, palidez do disco óptico, mas boa visão).

Tratamento

Deve-se considerar a condução do tratamento em cooperação com clínico geral ou neurologista. Adesão ao tratamento e revisão geralmente são insatisfatórias no caso de ambliopia por tabaco e álcool.

- **Revisão dietética** com aconselhamento nutricional formal e incorporação de maior ingestão de frutas e verduras à dieta
- **Abstenção de álcool e tabaco** é prioridade, mas nem sempre alcançável
- **Vitaminas**: formulação multivitamínica diária combinada à tiamina (100 mg, 2 vezes/dia) e folato (1 mg/dia). No paciente com deficiência tanto de folato quanto de vitamina B_{12}, é prudente corrigir a deficiência de vitamina B_{12} primeiro para evitar a precipitação de degeneração combinada subaguda da medula espinal
- Injeções de **hidroxocobalamina intramuscular** (vitamina B_{12}): o uso de vitamina B_{12} injetável perdeu popularidade nos últimos anos, uma vez que evidências mostram que, mesmo em estados de má absorção, o tratamento oral pode ser efetivo. Injeções de hidroxocobalamina melhoram a visão na ambliopia por tabaco e álcool, talvez mediante a reversão da toxicidade do cianeto, devendo ser considerada nos casos graves ou que não respondem ao tratamento. Regimes de administração variam de 1 mg semanal, por 8 semanas, a mensal, por vários meses. Aplicação de injeções a cada 3 meses, em geral, permanece por toda a vida
- A **exposição ao agente identificado** deve ser imediatamente interrompida nos casos atribuídos à toxicidade medicamentosa ou ambiental.

Papiledema

Introdução

Papiledema é o inchaço da cabeça do nervo óptico decorrente da PIC elevada. "Inchaço do disco óptico" e "edema do disco óptico" são termos inespecíficos que englobam o papiledema, mas também um disco óptico inchado por outras causas. Todo paciente com papiledema deve ser suspeito de alojar massa intracraniana. Nem todo paciente com PIC elevada desenvolve edema de disco óptico. As causas de edema do disco óptico encontram-se descritas na Tabela 19.3.

DICA Todo paciente com papiledema deve submeter-se a uma investigação neurológica urgente para exclusão da possibilidade de patologia intracraniana.

Líquido cefalorraquidiano

- **Circulação** (Figura 19.18 A)
  - O LCR é formado pelo plexo coroide nos ventrículos cerebrais
  - O LCR deixa os ventrículos laterais para adentrar o 3º ventrículo através do forame de Monro
  - Do 3º ventrículo, o LCR escoa através do aqueduto sylviano para o 4º ventrículo
  - Do 4º ventrículo, o LCR passa pelos forames de Luschka e Magendie para adentrar o espaço subaracnóideo, escoando em torno da medula espinal e banhando os hemisférios cerebrais
  - A absorção se faz no sistema venoso cerebral através dos vilos aracnoides
- A **pressão normal do LCR** na PL (não na vertical) é de 10 a 18 cmH_2O em adultos

Tabela 19.3 Causas de elevação do disco óptico.

- Papiledema
- Hipertensão acelerada
- Neuropatia óptica anterior
  - Isquêmica
  - Inflamatória
  - Infiltrativa
  - Compressiva, incluindo doença orbitária
- Pseudopapiledema
  - Drusas do disco óptico
  - Disco óptico inclinado
  - Fibras nervosas peripapilares mielinizadas
  - Disco óptico congenitamente cheio
- Neuropatias ópticas mitocondriais
  - NOHL
  - Intoxicação por metanol
- Doença intraocular
  - Oclusão da veia central da retina
  - Uveíte
  - Esclerite posterior
  - Hipotonia

NOHL, neuropatia óptica hereditária de Leber.

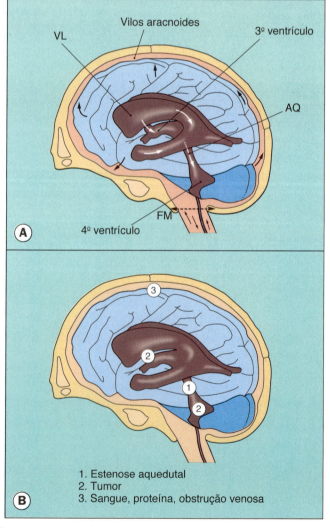

Figura 19.18 A. Circulação do líquido cefalorraquidiano. **B.** Causas de pressão intracraniana elevada (ver texto). *FM*, forame magno; *VL*, ventrículo lateral; *AQ*, aqueduto de Sylvius.

- **Causas de PIC elevada** (ver Figura 19.18 B)
  - Hipertensão intracraniana idiopática
  - Obstrução do sistema ventricular por lesões congênitas ou adquiridas
  - Lesões intracranianas ocupantes de espaço, inclusive hemorragia
  - Comprometimento da absorção do LCR em razão de meningite, hemorragia subaracnóidea ou trauma
  - Trombose de seio venoso cerebral (Figura 19.19)
  - Edema cerebral resultante de trauma contuso na cabeça
  - Hipertensão sistêmica grave
  - Hipersecreção de LCR por um tumor do plexo coroide (muito raro).

Diagnóstico de pressão intracraniana elevada

- **Cefaleias**, que caracteristicamente ocorrem no início da manhã e podem despertar o paciente, embora com menos frequência possam ocorrer a qualquer hora do dia. A dor pode ser generalizada ou localizada, e intensificar-se com os movimentos da cabeça e com a pessoa se curvando ou tossindo. Com o tempo, tendem a piorar progressivamente. Em casos muito raros, é possível que não haja presença de cefaleia
- **Náuseas**, geralmente episódica e associada a vômitos "em jato", pode ocorrer como uma característica isolada ou preceder a manifestação de cefaleias
- **Deterioração da consciência** à medida que a gravidade aumenta, inicialmente com tontura e sonolência. Uma deterioração radical do nível de consciência pode ser indício de distorção do tronco encefálico e requer atenção imediata
- **Sintomas visuais**, em geral, são inexistentes no caso de PIC elevada leve ou em fase inicial
  - Episódios de obscurecimento visual transitório com duração de até 30 segundos em um ou ambos os olhos são frequentes no papiledema estabelecido e eventualmente são precipitados pelo ato de se curvar, tossir ou pela manobra de Valsalva. Edema do disco óptico decorrente de outras causas normalmente é associado a comprometimento visual mais persistente
  - Presença de diplopia horizontal decorrente de paralisia do VI nervo causada por estiramento de um ou ambos os nervos abducentes sobre a extremidade petrosa (Figura 19.20) é um falso sinal localizador
  - A visão em geral é normal ou minimamente reduzida. Redução significativa é característica tardia, junto com atrofia óptica secundária
- Deve-se realizar **exame neurológico**
- **Investigações**
  - Ultrassonografia em modo B-scan pode ser utilizada para ajudar na distinção entre papiledema e outras causas de disso óptico edemaciado ou aparentemente edemaciado com 80 a 90% de sensibilidade e especificidade medindo-se o diâmetro externo da bainha do nervo óptico, que é substancialmente distendido (5 a 5,7 mm ou mais, com 3 mm atrás do globo ocular; Figura 19.21 A). O nervo deve ser escaneado axialmente para que a medida seja acurada, e há certo grau de dependência do operador. Ao contrário da pulsação venosa espontânea (PVE; ver adiante), o diâmetro da bainha do nervo óptico não normaliza com a oscilação da PIC a curto prazo. O "sinal

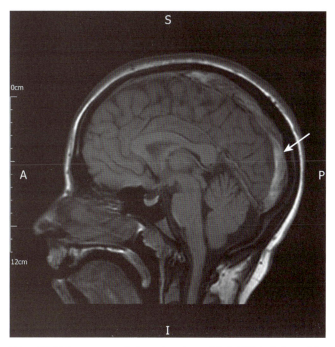

Figura 19.19 Imagem sagital ponderada em T1 de RM da linha média em uma mulher jovem que apresenta cefaleia e papiledema. Há extensa trombose da porção posterior do seio sagital superior (seta).

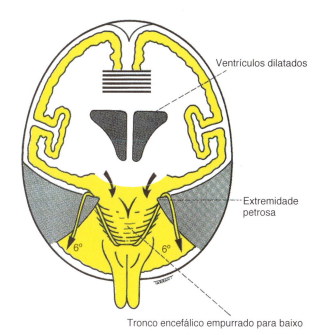

Figura 19.20 Mecanismo da paralisia do VI nervo decorrente de pressão intracraniana elevada.

do crescente" (Figura 19.21 B) refere-se a uma área ecolucente no nervo intraorbitário anterior e supostamente representa maior separação entre o nervo e sua bainha. A lateroversão ("teste dos 30°"), geralmente, leva a uma redução de 10% no diâmetro na medida em modo A-scan na presença de excesso de líquido (Figura 19.21 C e D), mas não se o diâmetro da bainha do nervo óptico aumentada for resultante de infiltração.

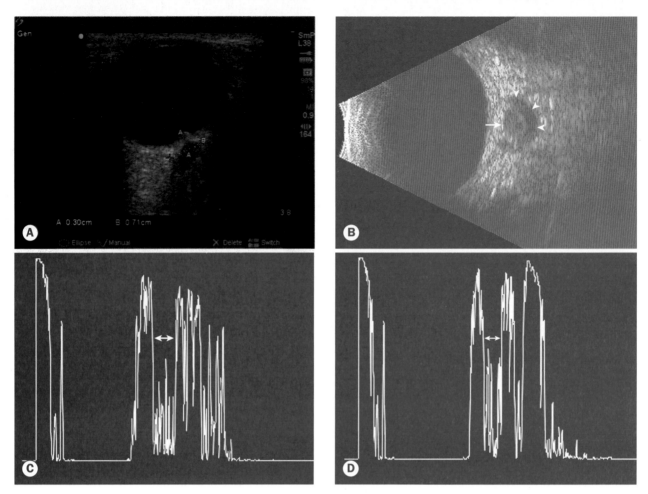

Figura 19.21 Ultrassonografia na presença de papiledema. **A.** Diâmetro da bainha do nervo óptico de 7,1 mm, 3 mm posteriores ao globo ocular. **B.** B-scan mostrando sinal do crescente (*pontas de seta*); o diâmetro da bainha do nervo óptico é medido 3 mm atrás do globo ocular (*seta*). **C.** A-scan na posição primária com diâmetro do nervo retrobulbar de 4,8 mm. **D.** Na lateroversão, o diâmetro diminui para 3,5 mm – teste dos 30° positivos. (*Cortesia de M Stone, de* American Journal of Emergency Medicine *2009;27:376.e1-376.e2 – Figura A; L Lystad, B Hayden, A Singh, de* Ultrasound Clinics *2008;3:257-66 – Figuras B a D.*)

O diâmetro da bainha do nervo óptico relacionado com a presença de líquido também pode ser causado por outras patologias, como inflamação e trauma
- RM para excluir possibilidade de lesão ocupante de espaço e/ou ventrículos dilatados. RM pode ser utilizada também para medir o diâmetro da bainha do nervo óptico (o diâmetro normal tem em média cerca de 5,5 mm +/– 1 mm na RM)
- Em determinados casos, o imageamento vascular, como uma venografia, pode ser realizado para descartar possibilidade de trombose de seio venoso cerebral
- PL somente deve ser realizada depois que o imageamento tiver excluído hipótese de lesão exapansiva que possa causar herniação descendente do conteúdo intracraniano na direção da área de baixa pressão induzida pela punção lombar. Anormalidade de coagulação, inclusive de anticoagulação terapêutica, também constitui contraindicação, a menos que a condição se reverta antes da realização da punção lombar.

Fases do papiledema

O papiledema é quase sempre bilateral, mas pode ser assimétrico.
- **Inicial** (Figura 19.22 A)
  - Leve hiperemia do disco óptico com preservação da escavação do disco
  - Estriações da camada de fibras nervosas peripapilares, indistintas das margens do disco óptico
  - Ausência de PVE em cerca de 20% dos indivíduos normais, e pode ser difícil reconhecer a condição até mesmo quando presente. Pulsação venosa identificável em pelo menos um dos olhos significa que a PIC está normal naquele momento, devendo-se ter em mente possível oscilação diurna
- **Estabelecida** (aguda; Figura 19.22 B)
  - AV normal ou reduzida
  - Hiperemia grave do disco óptico, elevação moderada com margens indistintas e ausência de escavação fisiológica
  - Ingurgitamento venoso, hemorragias peripapilares em "chama de vela" e, com frequência, manchas algodonosas
  - À medida que o edema aumenta, a cabeça do nervo óptico se apresenta dilatada
  - Possível desenvolvimento de dobras retinianas circunferenciais (linhas de Paton), sobretudo temporalmente (ver Figura 19.7 C)
  - Leque macular: em pacientes mais jovens, há chance de se formar pequenas vesículas na camada mais superficial da retina,

convergindo para a fóvea em forma de leque com o ápice na fóvea. Não deve ser confundido com estrela macular, formada por exsudatos
- Ponto cego aumentado
• **Crônica** (Figura 19.22 C)
    - AV variável; o campo visual começa a se contrair
    - Elevação do disco óptico sem manchas algodonosas e hemorragias
    - Possível presença de *shunts* optociliares (ver Capítulo 13) e depósitos cristalinos semelhantes a drusas (corpos amiláceos) na superfície do disco óptico
• **Atrófica** (secundária à atrofia óptica; Figura 19.22 D)
    - AV gravemente comprometida
    - Disco óptico branco-acinzentado, ligeiramente elevado, com poucos vasos sanguíneos se cruzando e margens indistintas.

Hipertensão intracraniana idiopática

Introdução

A hipertensão intracraniana idiopática, anteriormente conhecida como hipertensão intracraniana benigna ou pseudotumor cerebral, caracteriza-se por PIC elevada que, por definição, não tem causa identificável. Mulheres jovens e obesas constituem o grupo afetado com mais frequência. Diversos medicamentos, inclusive a pílula anticoncepcional, já foram implicados (estritamente "hipertensão intracraniana secundária" se for identificada uma causa), bem como uma série de condições, como lúpus eritematoso, doença de Lyme e síndrome da apneia do sono.

Diagnóstico

• Os **sintomas e sinais** são semelhantes aos do papiledema, com cefaleia em mais de 90% dos casos. Possibilidade de zumbido

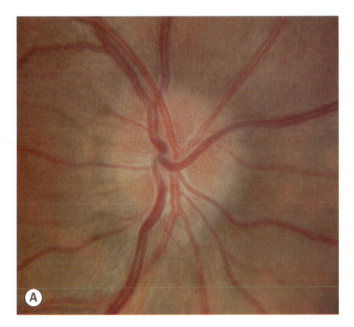
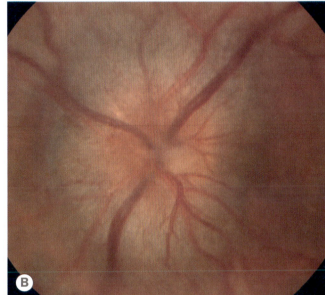
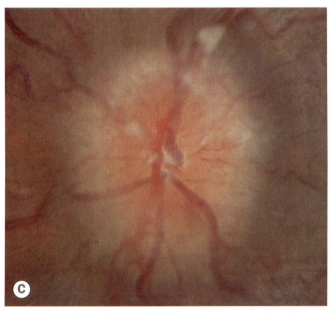
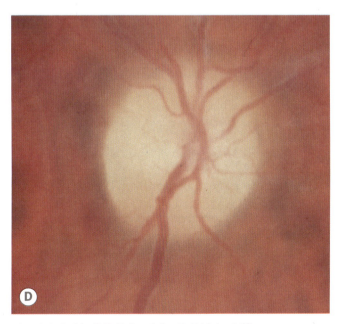

Figura 19.22 Papiledema. **A.** Em estágio inicial. **B.** Estágio agudo estabelecido. **C.** Estágio crônico. **D.** Estágio atrófico.

pulsátil, bem como paralisias dos nervos cranianos e, por vezes, outros sintomas. O prognóstico visual a longo prazo normalmente é bom, mas até um quarto apresentará certo grau de comprometimento permanente
- **Investigação** como a de papiledema: o diâmetro da bainha do nervo óptico e a RM podem mostrar ventrículos como uma fenda e achatamento da hipófise (sinal da "sela vazia"). VRM normalmente realizada para excluir hipótese de trombose ou estenose do seio venoso cerebral. Considera-se investigação adicional para verificação de causa oculta, especialmente em pacientes que não se enquadram no perfil normal.

Tratamento

- Perda de peso, até mesmo por meio de cirurgia bariátrica, pode ser muito eficaz, e é altamente recomendável também uma intervenção dietética formal
- Outras opções incluem acetazolamida, furosemida, digoxina e analgesia e, em casos que não respondem à medicação, fenestração do nervo óptico, derivação lomboperitoneal e colocação de *stent* no seio dural transverso
- O uso de esteroides é controverso, mas uma curta sequência é utilizada às vezes, no caso de papiledema grave
- Injeção intravenosa de manitol ou PL normalmente é reservada para exacerbações agudas graves
- O papel do oftalmologista normalmente se limita ao diagnóstico e ao monitoramento da função visual com AV, visão cromática e aspecto/fotografia do campo visual e do nervo óptico.

Anomalias congênitas do disco óptico

Disco inclinado

Um disco óptico inclinado é uma anomalia comum, com frequência bilateral, que descreve entrada aparentemente oblíqua do nervo óptico no globo ocular. A condição está associada à miopia e ao astigmatismo. A inclinação é definida quando a razão entre os diâmetros mais longo e mais curto do disco óptico (índice de ovalidade) é maior do que 1,3 (Figura 19.23 A), mas isso não inclui muitos discos que subjetivamente aparentam ter aspecto inclinado. Uma implicação importante à inclinação é a dificuldade para excluir a hipótese de lesão glaucomatosa sobreposta, uma vez que a rima temporal, especificamente inferotemporal, neurorretiniana geralmente é muito fina.
- **Sinais**: disco óptico pequeno, oval ou em forma de "D": o eixo geralmente é direcionado no sentido inferonasal, mas pode ser horizontal ou quase vertical
    ○ A margem do disco óptico é indistinta onde as fibras nervosas da retina são elevadas
    ○ O afinamento coriorretiniano peripapilar pode ser acentuado, com possível presença de *situs inversus*. Os vasos temporais desviam-se nasalmente antes de seguir em sentido temporal (Figura 19.23A)
- **Perimetria** pode mostrar defeitos superotemporais que não respeitam a linha média vertical
- **OCT** demonstra afinamento peripapilar setorial RNFL, mas a análise do complexo de células ganglionares da região macular quase sempre é normal e, por essa razão, pode ser um parâmetro mais útil para a exclusão de lesão glaucomatosa coexistente

- **Complicações** (raras) abrangem neovascularização da coroide e descolamento da mácula sensorial.

Disco torcional

Um disco torcional (torcido) é identificado quando seu eixo longo está inclinado mais de 15° em relação ao meridiano vertical, uma linha a 90° em relação à linha horizontal que conecta a fóvea ao centro do disco óptico (Figura 19.23 B). Em geral, sua presença é associada à inclinação e miopia.

Fosseta do disco óptico

- **Sinais**
    ○ AV normal na ausência de complicações

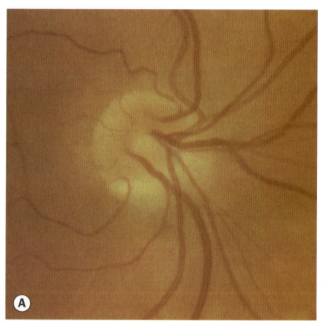

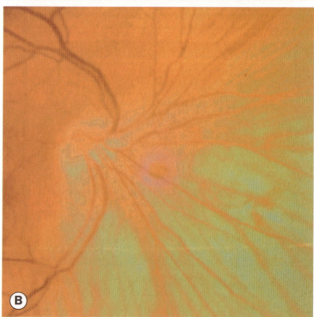

Figura 19.23 A. Disco óptico inclinado. **B.** Disco óptico acentuadamente inclinado e torcional com *situs inversus* e afinamento coriorretiniano inferonasal associado.

○ Disco óptico geralmente maior do que o normal e com escavação arredondada ou oval de coloração acinzentada e tamanho variável, com frequência temporal (Figura 19.24 A), mas ocasionalmente central em outros locais. As fossetas são bilaterais em 10 a 15% dos casos
○ Defeitos do campo visual são comuns e podem simular glaucoma. Um defeito central pode indicar presença de descolamento da mácula
• **Descolamento seroso da mácula** (Figura 19.24 B): desenvolve-se em cerca da metade dos olhos com fossetas não centrais do disco óptico (média de idade de 30 anos). Não se sabe ao certo a origem do líquido
○ Uma separação retiniana semelhante à esquise que se estende a partir da fosseta é seguida pelo descolamento seroso das camadas externas da retina (Figura 19.24 C). É importante examinar cuidadosamente o disco óptico de todo paciente com coriorretinopatia serosa central
○ AGF normalmente não exibe hiperfluorescência do descolamento, que é bem demonstrada na AF do fundo de olho (Figura 19.24 D) e na OCT

• **Conduta**: dispensa-se acompanhamento a longo prazo. Entretanto, pacientes com essa condição devem ser alertados a retornar se a AV mudar ou se houver desenvolvimento de metamorfopsia. Quando há descolamento da mácula, as opções são as seguintes:
○ Observação quanto à evidência de resolução espontânea, o que ocorre em até 25% dos pacientes, mas pode piorar o resultado
○ Pode-se cogitar fotocoagulação a *laser* se a visão estiver se deteriorando. Marcas discretas de *laser* são aplicadas ao longo da face temporal do disco óptico. O índice de sucesso é de 25 a 35%
○ Vitrectomia com troca fluidogasosa e posicionamento pós-operatório em decúbito ventral são procedimentos a ser considerados se o *laser* não for bem-sucedido.

Drusas do disco óptico

Drusas do disco óptico são depósitos, em geral calcificados, na substância da cabeça do nervo óptico presentes em até 2% da população, quase sempre bilateralmente (75%). Normalmente, são esporádicas, mas em alguns casos têm herança AD, e supostamente consistem no acúmulo localizado de produtos do metabolismo axonal.

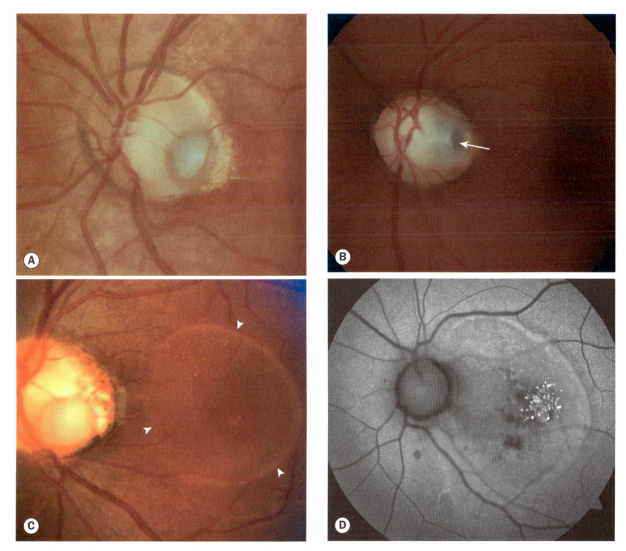

Figura 19.24 A. Escavação inferotemporal do disco óptico. **B.** Escavação temporal do disco óptico (*seta*). **C.** Descolamento da mácula (*pontas de seta*). **D.** Imagem de autofluorescência do fundo de olho.

- **Sintomas**: em sua maioria, ausentes, mas alguns pacientes podem apresentar embaçamento episódico, possivelmente em razão de isquemia relacionada com um efeito de *crowding*
- **Drusas enterradas**: especialmente na infância, as drusas podem ser obscurecidas por baixo da superfície do disco óptico (Figura 19.25 A e B), causa comum de pseudopapiledema. Um disco com aspecto grumoso, ausência de escavação e padrões vasculares anômalos, inclusive ramificação proximal, alto número de vasos principais e tortuosidade sugerem a presença de drusas, bem como a falta de achados fundoscópicos do papiledema, como hiperemia e obscurecimento dos vasos. As drusas normalmente se tornam mais visíveis na fase inicial da adolescência
- **Drusas expostas**: localizadas na superfície ou próximas à superfície do disco óptico. Apresentam-se como lesões esbranquiçadas de aspecto perolado e tamanhos variados (Figura 19.25 C e D). Tendem a aumentar lentamente de tamanho no decorrer dos anos
- **Afinamento da RNFL** é comum
- **Defeitos do campo visual** estão presentes em diversas configurações em até 75% dos pacientes e geralmente são progressivos, embora um impacto substancial na visão seja raro. Não existe tratamento definitivo reconhecido, embora a redução da pressão intraocular e outras medidas especulativas possam ser uma tentativa em determinados casos
- **Associações**: retinite pigmentosa e estrias angioides. As drusas do disco óptico estão presentes em 90% dos pacientes com síndrome de Alagille
- **Complicações** (raras): neovascularização coroidal justapapilar, hemorragia vítrea e oclusões vasculares, particularmente neuropatia óptica isquêmica anterior
- **Imageamento**
  - AF demonstra claramente a presença de drusas (Figura 19.25 B e D)
  - Ultrassonografia exibe drusas calcificadas como focos altamente reflexivos. Achados ultrassonográficos do nervo óptico que distinguem a PIC elevada encontram-se descritos anteriormente
  - OCT: afinamento difuso ou localizado da RNFL; OCT pode ser ultilizada para monitoramento (Figura 19.25 E)
  - TC mostra a calcificação, mas implica uma dose substancial de radiação e, por essa razão, não é indicada apenas para confirmar presença de drusas (Figura 19.25 F).

DICA Drusas enterradas do disco óptico em crianças podem simular papiledema.

Coloboma do disco óptico

A fissura embrionária do olho em desenvolvimento localiza-se em posição inferior e ligeiramente nasal, e se estende do nervo óptico até a margem da pupila. Coloboma é um defeito em uma ou mais estruturas oculares devido ao fechamento incompleto da fissura. O defeito pode ser unilateral ou bilateral, e normalmente ocorre de maneira esporádica em indivíduos normais (Figura 19.26), embora várias associações sistêmicas já tenham sido descritas (p. ex., anormalidades cromossômicas, síndrome CHARGE, síndrome de Goldenhar e anormalidades do SNC. Uma variedade AD é causada por mutação no gene PAX_6.

- **Sinais**
  - AV geralmente reduzida; possível presença de ambliopia e erro de refração
  - Ocasionalmente associado à escavação do disco óptico (Figura 19.27 A). Depressões semelhantes a fossetas são observadas às vezes, com um coloboma do disco óptico
  - Coloboma do disco óptico pode estar associado ou até mesmo ser contínuo a um grande coloboma coriorretiniano (Figura 19.27 B)
  - Escavação focal de forma arredondada e cor branca brilhante, decentralizada inferiormente de tal forma que a rima neurorretiniana inferior é fina ou ausente, e o tecido normal do disco é limitado a uma cunha superior de tamanho variável, dependendo da gravidade (Figura 19.27 C e D)
- **Campimetria**: mostra um defeito superior
- **Associações oculares**: microftalmia, microcórnea e coloboma de outras estruturas, como íris ou cristalino
- **Complicações** (raras): descolamento seroso da retina, afinamento progressivo da rima neurorretiniana e neovascularização da coroide.

Anomalia morning glory

Anomalia *morning glory* é uma condição rara, com frequência unilateral e esporádica, que apresenta espectro variável de gravidade. Os casos bilaterais, mais raros ainda, podem ser hereditários. Assim como no coloboma, a mutação no gene PAX_6 pode ser o fator responsável. Associações sistêmicas não são comuns, mas a mais importante é a displasia frontonasal, caracterizada por anomalias da região medial da face, encefalocele basal e outras malformações da linha média do cérebro, inclusive insuficiência hipofisária (Figura 19.28 A).

- **Sinais**
  - AV pode estar normal ou variavelmente comprometida
  - Disco óptico grande com escavação afunilada circundada por uma alteração coriorretiniana em forma de anel (Figura 19.28 B)
  - Um tufo branco de tecido glial sobreposto à porção central, representa resíduos vasculares hialoides persistentes
  - Vasos sanguíneos emergem da rima da escavação em um padrão radial como os raios de uma roda. São em maior número e pode ser difícil distinguir artérias de veias
- **Complicações**: descolamento seroso da retina (30%) e neovascularização da coroide.

Hipoplasia do nervo óptico

O nervo óptico hipoplásico, unilateral ou bilateral, contém uma quantidade reduzida de fibras nervosas. Sua frequência parece estar aumentando, embora continue sendo uma condição relativamente rara. Idade materna jovem, primiparidade e exposição materna a diversos agentes têm sido fatores associados à condição, que pode ocorrer como uma anomalia isolada em um olho normal, mas as associações sistêmicas são comuns (ver adiante).

- **Sintomas**
  - Casos bilaterais graves manifestam-se com cegueira no início da infância e movimentos oculares errantes ou nistagmo
  - Casos unilaterais ou bilaterais menos graves normalmente se manifestam com estrabismo
  - Casos leves são frequentemente ignorados

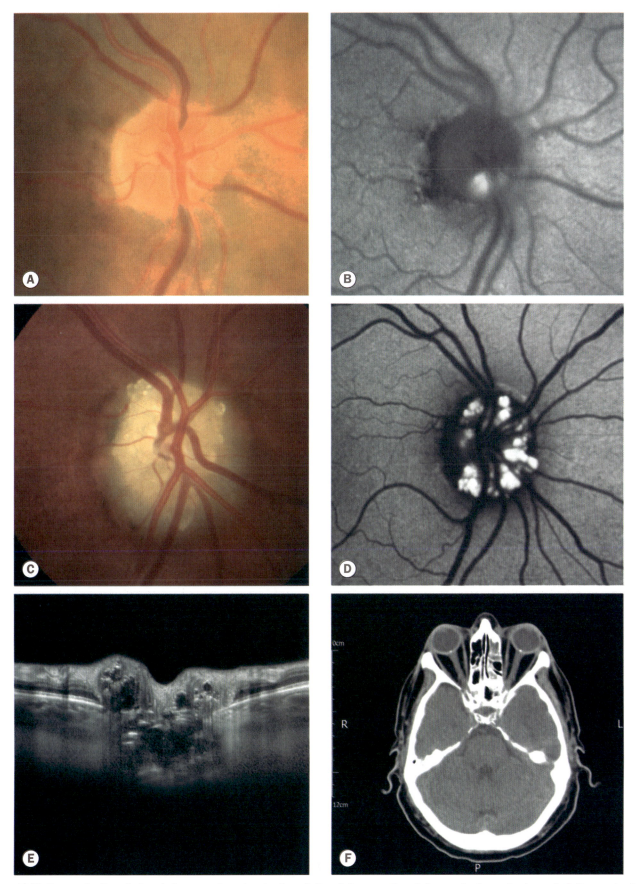

Figura 19.25 Drusas do disco óptico. **A.** Drusas enterradas do disco óptico. **B.** Imagem de autofluorescência mostrado em **A. C.** Drusas do disco óptico expostas. **D.** Autofluorescência do fundo de olho. **E.** Tomografia de coerência óptica (OCT). **F.** Imagem de tomografia computadorizada (TC) axial das órbitas no nível dos nervos ópticos demonstrando calcificação da cabeça do nervo óptico.

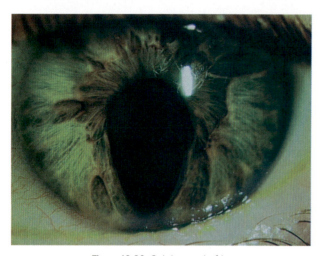

Figura 19.26 Coloboma da íris.

- **Sinais**
  - AV varia de normal a gravemente comprometida
  - Possível presença de defeito pupilar aferente relativo. Nos casos bilaterais, ambas as pupilas podem apresentar lentidão de resposta à luz
  - A hipoplasia leve consiste apenas em um disco óptico menor do que o normal. Uma distância entre a fovéola e o centro do disco óptico equivalente a três ou mais vezes o diâmetro do disco é altamente sugestiva de hipoplasia
  - Mais adiante no espectro hipoplásico, observa-se um pequeno disco de cor cinza, com deficiência central do tecido nervoso semelhante a uma depressão e os vasos sanguíneos do disco emergindo em uma configuração radial. Às vezes os vasos são tortuosos
  - O sinal do duplo anel é característico e consiste em um anel branco de esclera visível, circundando uma faixa pigmentada supostamente formada por epitélio pigmentado migrado (Figura 19.29 A). Observa-se também uma fina linha pigmentada externa
- **Associações oculares**: astigmatismo, ambliopia, defeitos do campo visual, hipoplasia foveal, aniridia e microftalmia
- **Associações sistêmicas**: a hipoplasia do disco óptico é associada a uma ampla variedade de defeitos de desenvolvimento da linha média do cérebro; deficiências hipofisárias e hipotalâmicas são comuns. Tradicionalmente, a associação mais frequente é a "displasia septo-óptica" (síndrome de De Morsier) – hipoplasia bilateral do nervo óptico, ausência de septo pelúcido, disgenesia do corpo caloso (Figura 19.29 B a D) e hipopituitarismo –, mas hoje se acredita que esse complexo não exista como uma entidade específica
- **Investigação**: toda criança afetada deve ser rastreada para verificação de associações sistêmicas, especialmente deficiências hormonais e atraso de desenvolvimento.

Fibras nervosas mielinizadas

Ocasionalmente, a mielinização dos axônios das células ganglionares estende-se além da placa cribriforme, e é visível no exame de retina em cerca de 1% da população: fibras nervosas mielinizadas ou meduladas. A condição normalmente é congênita e estável, mas existem relatos tanto de progressão quanto de forma adquirida. As fibras nervosas mielinizadas são eventualmente de natureza hereditária. Associações sistêmicas são muito raras.

- **Sinais**
  - A AV provavelmente é reduzida se a mácula central for envolvida. Perimetria pode mostrar escotoma absoluto correspondente à área da retina incluída
  - Uma ou mais manchas estriadas esbranquiçadas com bordas de aspecto plumáceo: localização e tamanho variáveis (Figuras 19.30 e 19.31), e dois terços não são contíguos com o disco óptico
  - Os vasos retinianos da área envolvida apresentam-se obscurecidos
  - Entre 5 e 10% dos casos são bilaterais
  - Aparência pode ser simulada por infiltração neoplásica e outras condições
- **Associações oculares**: miopia, anisometropia, estrabismo e ambliopia
- **Imagens**: AF mostra hipoautofluorescência e há mascaramento da fluorescência de fundo na AGF. A RNFL é hiper-reflexiva na OCT
- **Tratamento** para correção do erro de refração, ambliopia e estrabismo, se presente.

Síndrome de Aicardi

A síndrome de Aicardi consiste em uma série de malformações do SNC e outras associadas a lacunas coriorretinianas de despigmentação múltipla e bilateral agrupadas em torno de um disco óptico hipoplásico, colobomatoso ou pigmentado (Figura 19.32). Outros achados oculares podem incluir catarata e coloboma. A herança é dominante ligada ao X; a condição é letal *in utero* para homens. A morte normalmente ocorre nos primeiros anos de vida em meninas afetadas.

Papila de Bergmeister

Essa anomalia relativamente comum consiste em resíduos dos vasos hialoides (Figura 19.33); ver também Capítulo 17.

Anormalidades vasculares adquiridas

- Os **vasos colaterais do disco óptico** são *shunts* venovenulares que se desenvolvem no interior da rede vascular existente para desviar uma área de fechamento e, em geral, estão associados à oclusão de veias da retina. Vasos colaterais apresentam-se como vasos achatados distendidos que começam e terminam no disco óptico (Figura 19.34 A)
- ***Shunts* optociliares** normalmente são anastomoses unilaterais entre as circulações da retina e da coroide, os quais consistem em capilares peripapilares dilatados preexistentes. Os vasos apresentam-se como canais grandes e tortuosos que desaparecem na margem do disco (Figura 19.34 B). A associação mais comum é um meningioma da bainha do nervo óptico. Outras causas estão descritas no Capítulo 4
- **Neovasos do disco óptico** manifestam-se como vasos finos rendilhados capazes de se estender para a retina adjacente. Os vasos são achatados ou elevados acima do disco óptico, e com frequência estão associados à gliose (Figura 19.34 C). As causas estão descritas no Capítulo 14.

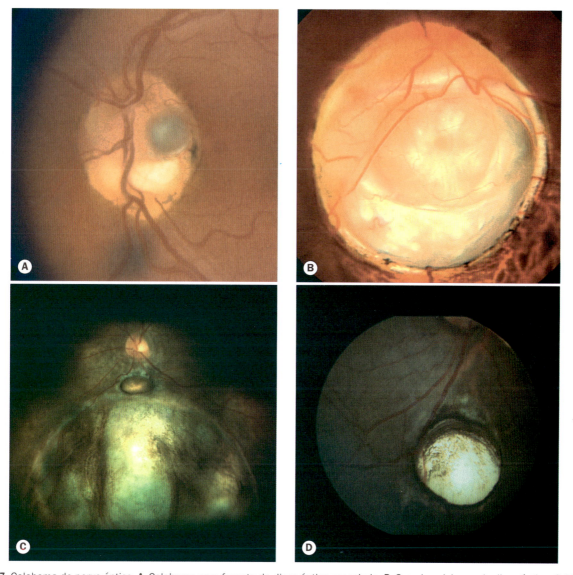

Figura 19.27 Coloboma do nervo óptico. **A.** Coloboma com fosseta do disco óptico associada. **B.** Grande coloboma do disco óptico. **C.** Montagem de um grande coloboma coriorretiniano. **D.** Coloboma coriorretiniano isolado. (*Cortesia de L Merin – Figura A; P Gili – Figura B.*)

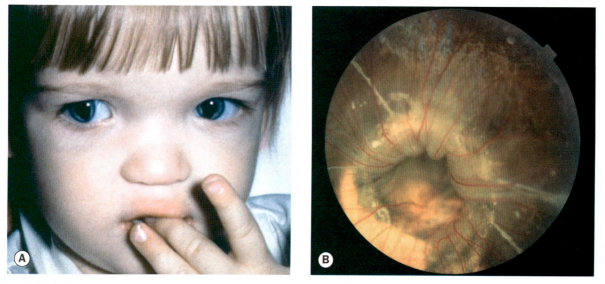

Figura 19.28 A. Hipertelorismo e ponte nasal plana – observa-se coloboma bilateral da íris. **B.** Anomalia *morning glory* do disco óptico.

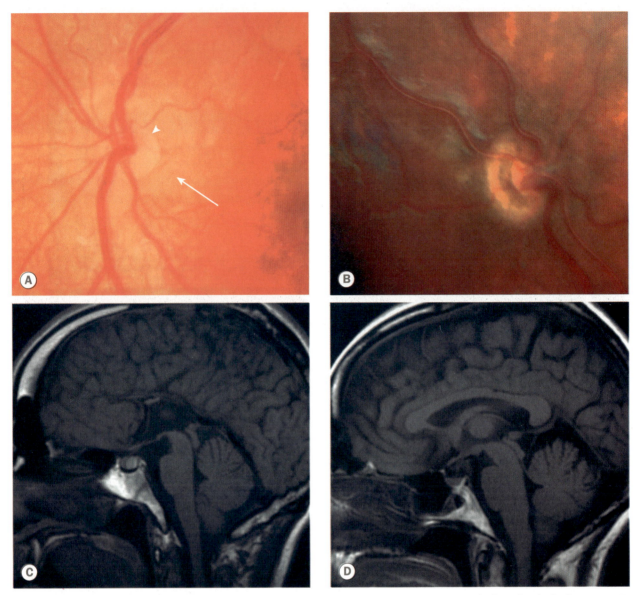

Figura 19.29 A. Disco óptico moderadamente hipoplásico mostrando sinal do duplo anel. A ponta de seta indica a borda do disco, e a seta mostra a borda da esclera visível. **B.** Disco acentuadamente hipoplásico. **C.** Imagem sagital ponderada em T1 de RM da linha média demonstrando agenesia do corpo caloso. **D.** Corpo caloso normal. (*Cortesia de D Hildebrand – Figura A; A Moore – Figura B.*)

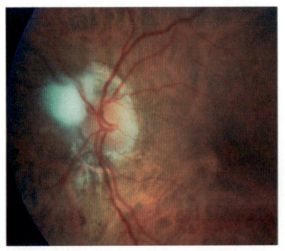

Figura 19.30 Fibras nervosas justapapilares levemente mielinizadas.

Anomalias diversas

- **Estafiloma peripapilar**: condição não hereditária, em geral unilateral, na qual o disco óptico relativamente normal acomoda-se na base de uma escavação profunda cujas paredes, bem como a coroide e o epitélio pigmentar da retina (EPR), exibem alterações atróficas (Figura 19.35 A). A AV é acentuadamente reduzida com possível presença de descolamento local da retina. Ao contrário de outras anomalias de escavação do disco óptico, a condição está raramente associada a outros defeitos congênitos ou doenças sistêmicas
- **Síndrome papilorrenal** (**síndrome rim-coloboma**): condição genética AD causada, na maioria das vezes, por mutação no gene PAX_2, e caracterizada por displasia renal e do disco óptico. O disco óptico não apresenta displasia verdadeira, mas falha da angiogênese. O disco tem tamanho normal com escavação central, e a vasculatura central da retina substituída por vasos ciliorretinianos (Figura 19.35 B)

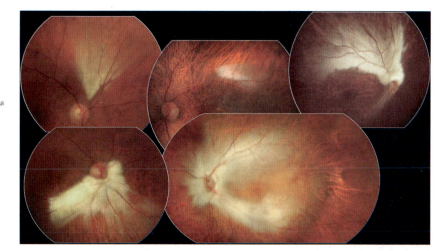

Figura 19.31 Espectro de aparência das fibras nervosas mielinizadas. (*Cortesia de C Barry.*)

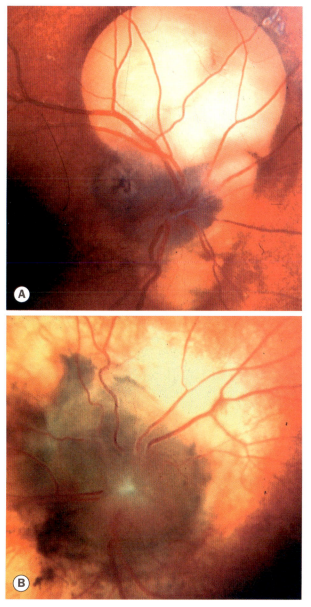

Figura 19.32 Fundo de olho na síndrome de Aicardi. **A.** Olho direito. **B.** Olho esquerdo.

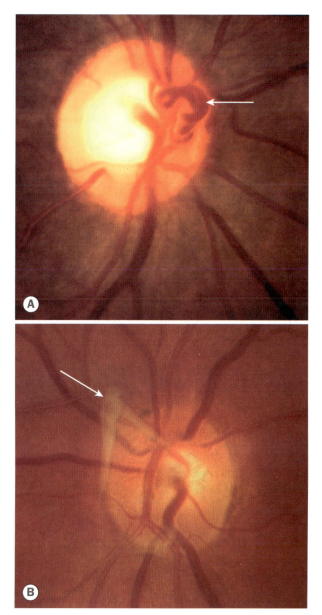

Figura 19.33 Papila de Bergmeister. **A.** Alça pré-papilar (*seta*). **B.** Resíduo de vaso hialoide (*seta*).

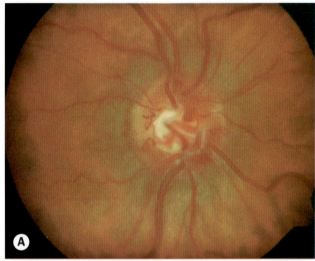
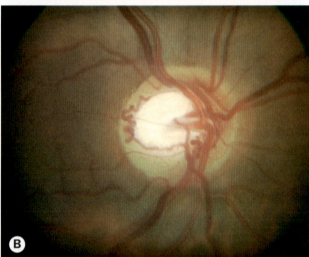
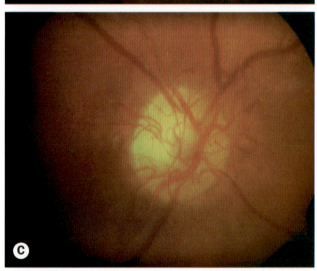

Figura 19.34 Anormalidades vasculares adquiridas. **A.** Vasos colaterais do disco óptico. **B.** *Shunts* optociliares (observe a palidez do disco óptico). **C.** Neovasos do disco óptico.

- **Displasia do disco óptico**: termo designativo de um disco acentuadamente deformado que não se enquadra em nenhuma categoria reconhecível (Figura 19.35 C)

- **Megalopapila**: condição normalmente bilateral na qual os diâmetros horizontal e vertical do disco óptico têm 2,1 mm ou mais, ou a área do disco tem mais de 2,5 mm². Embora a razão escavação-disco seja maior do que o normal, a escavação deve conservar sua configuração normal sem qualquer evidência de perda focal da rima neurorretiniana. Embora a OCT possa mostrar o afinamento peripapilar da RNFL, as imagens do complexo de células ganglionares da mácula normalmente são normais
- **Aplasia do nervo óptico**: condição extremamente rara em que o disco óptico é ausente ou rudimentar, e os vasos da retina são poucos e anormais. Pode haver alterações pigmentares na retina, especialmente no local em que o disco óptico possivelmente se encontrava. É provável que haja outros defeitos de desenvolvimento ocular e sistêmico.

PUPILAS

Anatomia

Reflexo fotomotor

O reflexo fotomotor é mediado pelos fotorreceptores retinianos e subservidos por quatro neurônios (Figura 19.36).
- **Primeiro** (sensorial): conecta cada retina a ambos os núcleos pré-tectais no mesencéfalo no nível dos colículos superiores. Os impulsos originários da retina nasal são conduzidos por fibras que se cruzam no quiasma e seguem pelo trato óptico oposto para terminar no núcleo pré-tectal contralateral. Os impulsos originários da retina temporal são conduzidos por fibras que não se cruzam (trato óptico ipsilateral) que terminam no núcleo pré-tectal ipsilateral
- **Segundo** (internuncial): conecta cada núcleo pré-tectal a ambos os núcleos de Edinger-Westphal. Por essa razão, um leve estímulo unilateral evoca a constrição pupilar bilateral e simétrica. As lesões aos neurônios internunciais são responsáveis pela dissociação luz-perto na presença de neurossífilis e pinealomas
- **Terceiro** (motor pré-ganglionar): conecta o núcleo de Edinger-Westphal ao gânglio ciliar. As fibras parassimpáticas atravessam o nervo oculomotor, adentram sua divisão inferior e alcançam o gânglio ciliar através do nervo que supre o músculo oblíquo inferior
- **Quarto** (motor pós-ganglionar): sai do gânglio ciliar e entra nos nervos ciliares curtos para inervar o músculo esfíncter da pupila. O gânglio ciliar está localizado no cone muscular, logo atrás do globo ocular. Vale notar que, embora o gânglio ciliar sirva como condutor para outras fibras nervosas, somente as fibras parassimpáticas formam sinapse lá.

Reflexo para perto

O reflexo para perto, uma sincinesia, e não um reflexo verdadeiro, é ativado quando o olhar muda de um alvo distante para um alvo próximo (ver Capítulo 18). Consiste em acomodação, convergência e miose. A visão não é um pré-requisito e não existe nenhuma condição clínica em que haja presença do reflexo à luz, mas ausência da resposta para perto. Embora as vias finais dos reflexos para perto e dos reflexos à luz sejam idênticos (*i. e.*, o III nervo, o gânglio ciliar e os nervos ciliares curtos), o centro do reflexo para perto é mal definido. Existem provavelmente duas influências supranucleares: os lobos

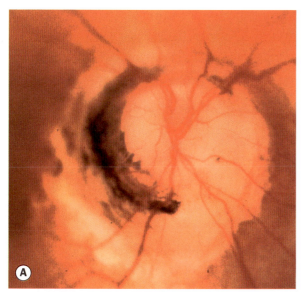
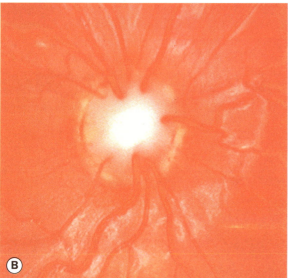
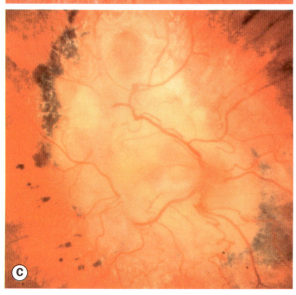

Figura 19.35 Anomalias congênitas diversas do disco óptico. **A.** Estafiloma peripapilar. **B.** Síndrome papilorrenal. **C.** Displasia do disco óptico. (*Cortesia de D Taylor e CS Hoyt, de* Pediatric Ophthalmology and Strabismus, *Elsevier 2005 – Figura B.*)

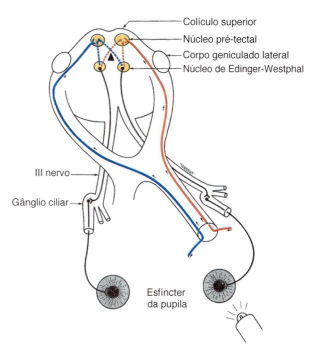

Figura 19.36 Via anatômica do reflexo fotomotor da pupila.

frontal e occipital. É provável que o centro do mesencéfalo do reflexo para perto esteja localizado em uma posição mais ventral do que o núcleo pré-tectal, o que pode explicar por que lesões abrangentes, como os pinealomas, englobando preferencialmente neurônios internunciais dorsais envolvidos no reflexo à luz, poupam as fibras do reflexo para perto até mais tarde.

Defeito pupilar aferente

Defeito pupilar aferente absoluto

O defeito pupilar aferente absoluto (pupila amaurótica) é causado por uma lesão completa do nervo óptico e caracteriza-se pelo seguinte:
- O olho envolvido é completamente cego (*i. e.*, nenhuma percepção da luz)
- As pupilas têm tamanhos iguais
- Quando o olho afetado é estimulado pela luz, nenhuma das duas pupilas reage
- Quando o olho normal é estimulado, ambas as pupilas reagem regularmente
- O reflexo para perto é normal em ambos os olhos.

Defeito pupilar aferente relativo

Um defeito pupilar aferente relativo (pupila de Marcus Gunn) é causado por uma lesão incompleta do nervo óptico ou por doença retiniana grave, mas nunca por catarata densa. Os achados clínicos são os mesmos da pupila amaurótica, porém mais sutis. Desse modo, as pupilas respondem lentamente à estimulação do olho doente e rapidamente à do olho normal. A diferença entre as reações pupilares dos dois olhos é ressaltada pelo "teste da lanterna alternante", no qual uma fonte de luz muda de maneira alternada de um olho para o outro, estimulando, desse modo, cada olho em rápida sucessão. O defeito pupilar relativo à esquerda caracteriza-se pelo seguinte:

- Quando o olho normal é estimulado, ambas as pupilas se contraem (Figura 19.37 A)
- Quando a luz alterna para o olho doente, o estímulo gerado para o mecanismo de constrição é reduzido, e ambas as pupilas se dilatam, em vez de se contraírem (Figura 19.37 B)
- Quando o olho normal é estimulado novamente, ambas as pupilas se contraem mais uma vez (Figura 19.37 C)
- Quando o olho doente é estimulado, ambas as pupilas se dilatam (Figura 19.37 D).

Vale lembrar que, nas lesões aferentes (sensoriais), as pupilas têm tamanhos iguais. A anisocoria (diâmetro pupilar assimétrico) subentende doença do nervo eferente (motora) ou da própria íris.

DICA Nas lesões aferentes (sensoriais) da via visual, as pupilas são de tamanhos iguais. A anisocoria (desigualdade de tamanho das pupilas) indica anormalidade da via eferente (motora).

Síndrome de Horner: paralisia oculossimpática

Anatomia

O suprimento simpático envolve três neurônios (Figura 19.38):
- **Primeiro** (central): começa no hipotálamo posterior e desce, sem se cruzar, pelo tronco encefálico, terminando no centro cilioespinal de Budge, no corno intermediolateral da medula espinal, localizado entre C8 e T2
- **Segundo** (pré-ganglionar): passa do centro cilioespinal para o gânglio cervical superior do pescoço. Durante o longo curso, está intimamente relacionado com a pleura apical, onde pode ser lesionado por carcinoma broncogênico (tumor de Pancoast) ou durante cirurgia do pescoço
- **Terceiro** (pós-ganglionar): sobe pela artéria carótida interna e adentra o seio cavernoso, onde se junta à divisão oftálmica do nervo trigêmeo. Fibras simpáticas alcançam o corpo ciliar e o músculo dilatador das pupilas por meio do nervo nasociliar e dos nervos ciliares longos.

Causas

As causas da síndrome de Horner estão descritas na Tabela 19.4. Em geral, a síndrome pós-ganglionar de Horner isolada (sem achados neurológicos adicionais) é microvascular quanto à etiologia, mas isso não se pode presumir.

Manifestação

A maioria dos casos é unilateral. As causas do envolvimento bilateral englobam lesões na região cervical da coluna vertebral e neuropatia autonômica diabética. A síndrome de Horner dolorosa, especialmente de manifestação aguda, deve levantar a possibilidade de dissecção da carótida (Figura 19.39).
- Ptose leve (normalmente de 1 a 2 mm) em consequência de enfraquecimento do músculo de Müller e miose resultante da ação não resistida do músculo esfíncter da pupila com consequente anisocoria (Figura 19.40 A e B)
- Um achado de exame essencial é de que a anisocoria é acentuada em condições de baixa luminosidade, visto que, ao contrário

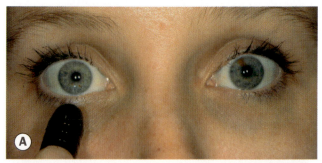
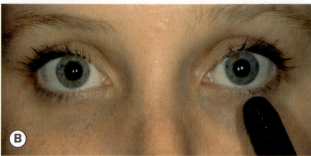
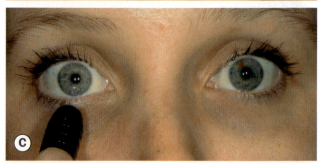
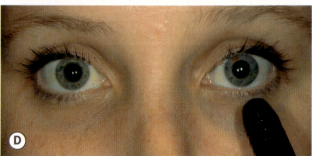

Figura 19.37 "Teste da lanterna alternante" em defeito pupilar aferente à esquerda. **A.** Quando o olho direito normal é estimulado, ambas as pupilas se contraem. **B.** Quando a luz alterna para o olho esquerdo, ambas as pupilas se dilatam. **C.** Quando o olho normal é estimulado novamente, ambas as pupilas se contraem mais uma vez. **D.** Quando o olho doente é estimulado, ambas as pupilas se dilatam.

da pupila contralateral normal, a pupila afetada pela síndrome de Horner dilata-se muito lentamente. Anisocoria induzida pelo escuro diminui à medida que o paciente permanece no ambiente escuro
- A constrição pupilar aos estímulos da luz e de perto é normal
- Observa-se presença de heterocromia hipocrômica (íris de cores diferentes; aquela afetada pela síndrome de Horner é mais clara) se a condição for congênita ou antiga (Figura 19.40 C)
- Ligeira elevação da pálpebra inferior (ptose inferior) em decorrência de enfraquecimento do músculo tarsal inferior

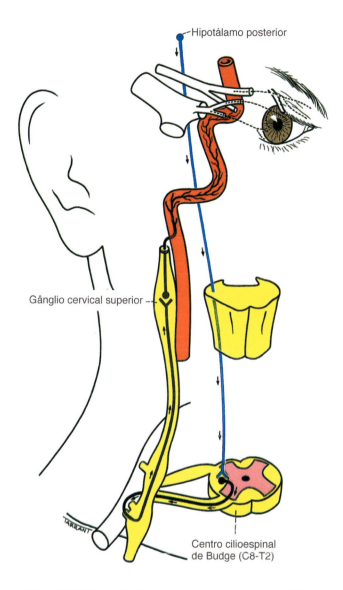

Figura 19.38 Via anatômica do suprimento nervoso simpático.

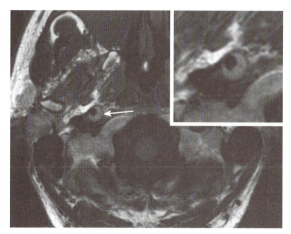

Figura 19.39 Imagem axial ponderada em T1 de ressonância magnética (RM) logo abaixo do nível da base do crânio em paciente que apresentou síndrome de Horner à direita. Há dissecção da artéria carótida interna direita. O lúmen verdadeiro é de calibre reduzido e aparece em preto, enquanto o lúmen falso em forma de crescente aparece claro em razão da metaemoglobina estagnada (seta).

- Transpiração ipsilateral reduzida, mas como as fibras sudomotoras que suprem a pele da face correm ao longo da artéria carótida externa, isso acontece somente se a lesão estiver abaixo do gânglio cervical superior. Os pacientes podem equivocadamente interpretar que o lado normal está transpirando excessivamente
- Nervos cranianos e sistema nervoso periférico (p. ex., T1 – força de empunhadura), bem como linfonodos regionais e do pescoço devem ser examinados, se necessário, por neurologista.

Testes farmacológicos

Apraclonidina ou cocaína é utilizada para confirmar o diagnóstico, a segunda com menos frequência atualmente (ver adiante). Hidroxianfetamina e epinefrina podem ser utilizadas para diferenciar lesão pré-ganglionar (neurônio de primeira ou segunda ordem anormal) de uma lesão pós-ganglionar (neurônio de terceira ordem anormal), embora, como a distinção pode não alterar a investigação – as lesões da carótida podem causar doença pré-ganglionar ou pós-ganglionar, por exemplo –, alguns especialistas limitam os testes farmacológicos à confirmação da presença de síndrome de Horner.

- **Apraclonidina 0,5 ou 1%**: instilar uma gota em ambos os olhos para confirmar ou refutar presença de síndrome de Horner. As pupilas devem ser verificadas depois de 30 minutos e, se negativo, verificadas novamente aos 45 minutos (Figura 19.41). Apraclonidina não deve ser utilizada em crianças, uma vez que pode cruzar a barreira hematencefálica. O medicamento pode ter um tempo de ação prolongado, razão pela qual não se devem realizar novos testes farmacológicos por 3 a 5 dias
  - Resultado: a pupila afetada pela síndrome de Horner dilata-se, mas a pupila normal não é afetada. Em geral, a ptose também melhora. A sensibilidade é de aproximadamente 90% (a maioria dos casos é detectada) e a especificidade é de quase 100% (a falsa identificação de anormalidade inexistente é muito rara)
  - Explicação: receptores alfa-1 são regulados positivamente no músculo dilatador da pupila desnervado
- **Cocaína a 4%**: instilada em ambos os olhos. Como a cocaína não é disponibilizada com a mesma facilidade que a apraclonidina,

Tabela 19.4 Causas da síndrome de Horner.

- Central (neurônio de primeira ordem)
  - Doença do tronco encefálico – geralmente, acidente vascular (p. ex., infarto medular lateral), mas também tumor, desmielinização
  - Siringomielia
  - Síndrome medular lateral (Wallenberg)
  - Lesão cervical da medula espinal
  - Neuropatia autonômica diabética
- Pré-ganglionar (neurônio de segunda ordem)
  - Tumor de Pancoast
  - Aneurisma e dissecção das artérias carótida e aorta
  - Lesão torácica da medula espinal
  - Lesões diversas do pescoço (tumor tireoidiano, linfonodos aumentados, trauma, pós-cirúrgica)
- Pós-ganglionar (neurônio de terceira ordem)
  - Dissecção da artéria carótida interna
  - Tumor nasofaríngeo
  - Massa no seio cavernoso
  - Otite média
- Cefaleia em salvas (neuralgia migranosa)

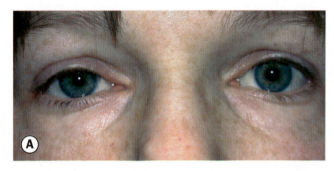
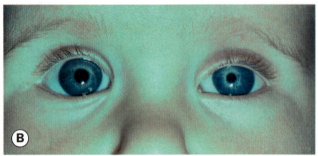
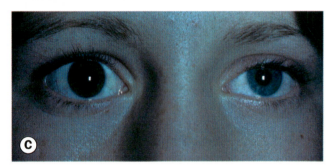

Figura 19.40 Síndrome de Horner. **A.** Síndrome de Horner à direita. **B.** Síndrome de Horner congênita à esquerda. **C.** Heterocromia *iridis* associada à síndrome de Horner congênita à esquerda em adulto jovem. (*Cortesia de ADN Murray – Figuras B e C.*)

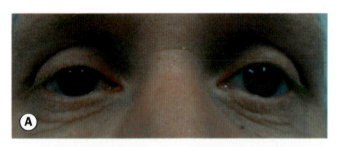
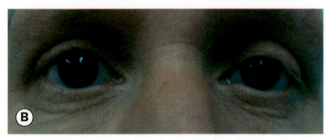

Figura 19.41 Teste da apraclonidina na síndrome de Horner adquirida em decorrência de dissecção traumática da artéria carótida interna direita. **A.** Antes da instilação de apraclonidina a 1% mostrando ptose e miose à direita. **B.** Quarenta e cinco minutos após a instilação, exibindo reversão dos sinais. (*Cortesia de D Hildebrand.*)

esse teste não é comum, e pode ser reservado para lesões agudas (o teste da apraclonidina provavelmente leva, pelo menos, 14 dias para se tornar positivo) ou aquelas em que o teste da apraclonidina seja ambíguo, mas o grau de suspeita clínica seja alto
  ○ Resultado: a pupila normal se dilatará, mas a pupila de Horner, não. A anisocoria de apenas 0,8 mm em ambiente de baixa luminosidade é significativa
  ○ Explicação: a cocaína bloqueia a reabsorção da norepinefrina secretada na terminação nervosa pós-ganglionar, que se acumula e provoca a dilatação de uma pupila normal. Na síndrome de Horner, não há secreção de norepinefrina, de modo que a cocaína não produz efeito
• **Fenilefrina a 1%**: disponibilizada de maneira mais ampla do que a hidroxianfetamina (ver a seguir) e a epinefrina, e produz efeito comparável, razão pela qual tem substituído esses medicamentos nos testes destinados a distinguir lesões pré-ganglionares e pós-ganglionares. Em geral, é preparada diluindo-se a solução com nível de concentração de 2,5 ou 10%, amplamente disponibilizada
  ○ Resultado: em uma lesão pós-ganglionar estabelecida (10 dias), a pupila de Horner se dilata, proporcionando alívio temporário da ptose. Na pupila de Horner afetada por síndrome central ou pré-ganglionar e na pupila normal, a dilatação é mínima ou inexistente
  ○ Explicação: na síndrome pós-ganglionar de Horner, o músculo dilatador da pupila desenvolve hipersensibilidade aos neurotransmissores adrenérgicos por denervação em decorrência de disfunção do seu nervo motor local
• **Hidroxianfetamina a 1%**: instilar duas gotas em cada olho. É ligeiramente mais sensível do que o teste da fenilefrina
  ○ Resultado: a pupila normal ou pré-ganglionar de Horner se dilata, mas a pupila pós-ganglionar de Horner, não
  ○ Explicação: a hidroxianfetamina potencializa a liberação de norepinefrina das terminações nervosas pós-ganglionares funcionais. Em uma lesão do neurônio de terceira ordem (pós-ganglionar), não há liberação de norepinefrina do nervo disfuncional
• **Epinefrina a 0,1%**: produz ação semelhante à da fenilefrina.

Investigação

Deve-se buscar avaliação neurológica ou neuro-oftalmológica para síndrome de Horner confirmada. Uma manifestação aguda deve ser considerada como emergência. Por outro lado, se os achados estiverem presentes há mais de 1 ano e não houver outros sinais localizadores, a probabilidade de diagnóstico emitido a partir de uma investigação mais detalhada é muito baixa. O sustentáculo da investigação são os exames de imagem. Angiografia por TC ou RM que examina a região do arco aórtico até o círculo de Willis facilita a exclusão de lesões no pescoço (incluindo a carótida), na região apical pulmonar, na tireoide e na base do crânio. RM pode ser utilizada se for necessária maior definição dos tecidos moles, como para a exclusão de AVE do tronco encefálico. Radiografias simples e imageamento ultrassonográfico da carótida têm utilidade limitada.

Tratamento

Qualquer causa identificada deve ser tratada da maneira adequada. A ptose da síndrome de Horner é leve, mas a cirurgia é uma opção a ser considerada a critério do paciente. Apraclonidina pode ser útil como medida temporária.

Pupila de Adie

Introdução

Pupila de Adie (pupila tônica, síndrome de Adie) é causada pela desnervação do suprimento parassimpático pós-ganglionar para o músculo esfíncter da pupila e o músculo ciliar, podendo seguir uma doença viral. É ocasionalmente herdada como padrão AD. Presume-se que os locais de disfunção sejam o gânglio ciliar e, na síndrome de Holmes-Adie, o gânglio da raiz dorsal envolvido nas vias reflexivas. Normalmente, afeta mulheres jovens e manifesta-se em um dos olhos em 80% dos casos, embora em geral haja envolvimento do segundo olho depois de meses ou anos.

Diagnóstico

- **Sintomas**: o paciente pode notar anisocoria, ou a visão borrada para perto em razão da acomodação prejudicada
- **Sinais**
  - Pupila grande e regular (há relatos de eventual irregularidade) (Figura 19.42 A)
  - Reflexo direto à luz ausente ou lento (Figura 19.42 B)
  - No exame da lâmpada de fenda, observam-se normalmente movimentos vermiformes da borda pupilar
  - Há ausência ou lentidão também da constrição em reposta ao estímulo fotomotor do olho contralateral (reflexo fotomotor consensual; Figura 19.42 C)
  - A pupila responde lentamente para perto, e a subsequente redilatação também é lenta
  - Acomodação pode manifestar tonicidade similar, em cujo caso, uma vez que um objeto próximo tenha sido fixado, o tempo decorrido para refocalização a distância é prolongado
  - Nos casos de longa duração, a pupila pode tornar-se pequena ("pequena velha Adie")
- **Associações**: reflexos tendinosos profundos reduzidos (síndrome de Holmes-Adie; Figura 19.42 D) e outras características da disfunção nervosa autonômica, como suor excessivo (síndrome de Ross), hipotensão ortostática e, às vezes, obstrução intestinal ou retenção urinária. Pupilas de Adie típicas geralmente estão presentes na disautonomia generalizada, com diversas causas
- **Testes farmacológicos**: ao se instilar pilocarpina a 0,1 a 0,125% em ambos os olhos, a pupila anormal irá se contrair em razão da hipersensibilidade por desnervação, enquanto a pupila normal não será afetada. Alguns pacientes diabéticos podem também apresentar essa resposta e, muito ocasionalmente, ambas as pupilas se contraem em indivíduos normais
- **Sorologia para sífilis** (ver Capítulo 12): normalmente, deve ser verificada em pacientes com pupilas tônicas bilaterais.

Tratamento

Normalmente, não é necessário tratamento, mas o uso de óculos para leitura pode ser útil para resolver dificuldades da visão para perto;

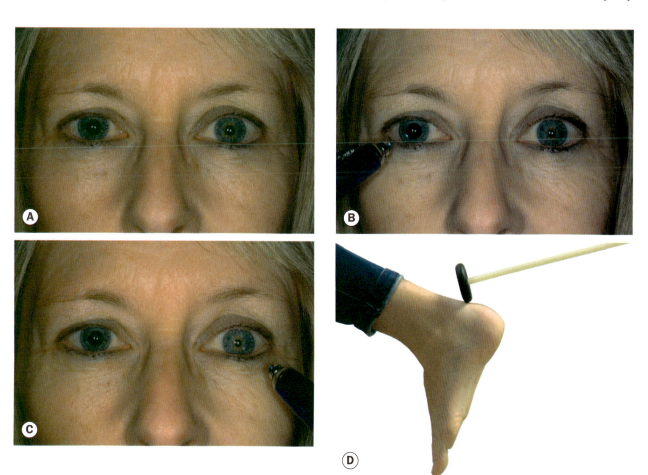

Figura 19.42 Pupila de Adie à direita. **A.** Pupila direita grande. **B.** Ausência de reflexo fotomotor direito. **C.** Reflexo fotomotor consensual semelhante. **D.** Reflexo tendinoso profundo reduzido.

óculos de sol ou colírios de pilocarpina de baixa concentração usados por motivos estéticos e para reduzir a fotofobia. Simpatectomia torácica é uma opção para o tratamento do suor excessivo.

Anormalidades pupilares diversas

- **Anisocoria fisiológica** (Figura 19.43): anisocoria de aproximadamente 1 mm está presente em cerca de 20% da população normal. A assimetria persiste na mesma proporção em diferentes níveis de iluminação. Excepcionalmente, o teste de apraclonidina ou cocaína pode ser necessário para exclusão de síndrome de Horner
- **Midríase farmacológica** (Figura 19.44): dilatação de uma ou ambas as pupilas em razão da instilação de agente midriático pode ser inadvertida (p. ex., o uso de colírios prescritos para outra pessoa, o ato de esfregar o olho depois de tocar em um adesivo cutâneo de escopolamina para cinetose) ou deliberada com a finalidade de fingir doença. A pupila não se contrai sob luz forte ou na acomodação, e não há nenhuma resposta a qualquer concentração de pilocarpina. Não há também outros achados neurológicos
- **Pupilas de Argyll Robertson** (Figura 19.45): causadas por neurossífilis e atribuídas a uma lesão na porção dorsal do mesencéfalo que interrompe a via do reflexo fotomotor da pupila, mas poupa a via mais ventral do reflexo pupilar para perto – resultante em dissociação luz-perto. Sob luminosidade de baixa intensidade, ambas as pupilas são pequenas, podendo ser irregulares. Sob luz forte, nenhuma das duas se contrai, mas na acomodação (alvo próximo) ambas se contraem. Pupilas não se dilatam bem no escuro, mas a cocaína induz midríase, salvo na presença de extensa atrofia da íris. Após a instilação de pilocarpina a 0,1% em ambos os olhos, nenhuma das duas pupilas se contrai, o que

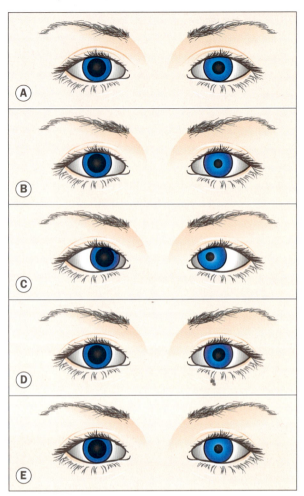

Figura 19.44 Midríase farmacológica à direita. **A.** Midríase à direita sob iluminação de baixa intensidade. **B.** Na luz forte, a pupila direita não se contrai. **C.** Na acomodação, a pupila direita não se contrai. **D.** Nenhuma das duas se contrai após instilação de pilocarpina a 0,1% em ambos os olhos. **E.** Após a instilação de pilocarpina a 1% em ambos os olhos, a pupila esquerda se contrai, mas a direita, não. (*Cortesia, de JJ Kanski, de* Signs in Ophthalmology: Causes and Differential Diagnosis, *Mosby 2010.*)

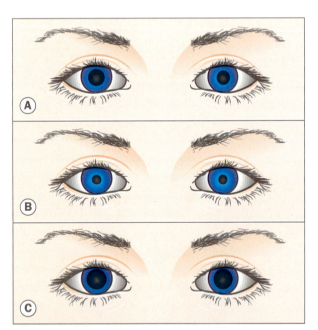

Figura 19.43 Anisocoria fisiológica à direita. **A.** Sob luminosidade de baixa intensidade, a pupila direita apresenta-se ligeiramente maior do que a esquerda. **B.** Na luz forte, ambas se contraem normalmente, mas a pupila direita ainda é ligeiramente maior do que a esquerda. **C.** Ambas se dilatam com a instilação de cocaína a 4%. (*Cortesia de JJ Kanski, de* Signs in Ophthalmology: Causes and Differential Diagnosis, *Mosby 2010.*)

distingue as pupilas de Argyll Robertson das pupilas tônicas bilaterais existentes há muito tempo. Outras causas de dissociação luz-perto estão relacionadas na Tabela 19.5
- **Pupilas tectais** (porção dorsal do mesencéfalo) (Figura 19.46): esse fenômeno é um componente da síndrome da porção dorsal do mesencéfalo (ver adiante). As pupilas são dilatadas sob luz tanto fraca quanto forte. Há dissociação luz-perto. Pilocarpina a 0,1% não produz efeito
- **Midríase unilateral episódica benigna**: essa condição idiopática (Figura 19.47) acomete com mais frequência mulheres jovens e saudáveis, podendo representar um fenômeno migranoso ou uma série de etiologias heterogêneas. A midríase tende a durar minutos ou horas antes de se resolver completamente. Pode haver associação de embaçamento leve e cefaleia. A necessidade de investigação mais profunda deve ser avaliada caso a caso. Não há resposta – ou a resposta é limitada – à luz ou à acomodação. Pilocarpina a 0,1% não induz alteração, mas a pilocarpina a 1% em ambos os olhos produz miose bilateral.

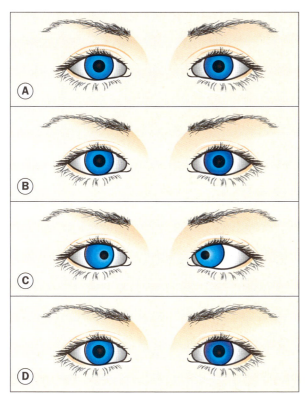

Figura 19.45 Pupilas de Argyll Robertson. **A.** Na luz fraca, ambas as pupilas se apresentam pequenas e, possivelmente, irregulares. **B.** Na luz forte, nenhuma das duas se contrai. **C.** Na acomodação a um alvo próximo, ambas se contraem – dissociação luz-perto. **D.** Nenhuma das duas se contrai com a instilação de pilocarpina a 0,1% em ambos os olhos. (*Cortesia, de JJ Kanski, de* Signs in Ophthalmology: Causes and Differential Diagnosis, *Mosby 2010.*)

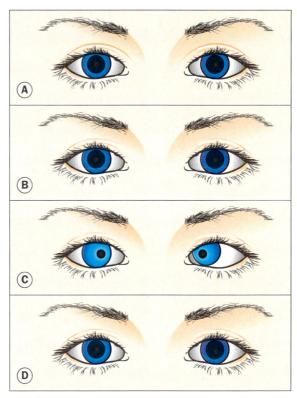

Figura 19.46 Pupilas tectais (porção dorsal do mesencéfalo). **A.** Na luz fraca, há midríase bilateral, que pode ser assimétrica. **B.** Na luz forte, nenhuma das duas pupilas se contrai. **C.** Na acomodação, ambas se contraem normalmente – dissociação luz-perto. **D.** Nenhuma das duas se contrai com a instilação de pilocarpina a 0,1% em ambos os olhos. (*Cortesia, de JJ Kanski, de* Signs in Ophthalmology: Causes and Differential Diagnosis, *Mosby 2010.*)

Tabela 19.5 Causas da dissociação luz-perto.

- Unilateral
  ° Defeito de condução aferente
  ° Pupila de Adie
  ° Herpes-zóster oftálmico
  ° Regeneração aberrante do III nervo craniano
- Bilateral
  ° Neurossífilis
  ° Diabetes melito tipo 1
  ° Distrofia miotônica
  ° Síndrome de Parinaud (porção dorsal do mesencéfalo)
  ° Amiloidose familiar
  ° Encefalite
  ° Alcoolismo crônico

QUIASMA

Anatomia

Hipófise

Sela túrcica é uma depressão profunda em forma de sela na superfície superior do corpo do osso esfenoide na qual está localizada a hipófise (ou glândula pituitária) (Figura 19.48). O teto da sela é formado por uma dobra da dura-máter, o diafragma selar, que se estende da clinoide anterior à clinoide posterior. Nervos ópticos e quiasma estão localizados acima do diafragma selar. Na posição posterior, o quiasma é contínuo com os tratos ópticos e forma a parede anterior do 3º ventrículo. Em geral, portanto, um defeito de campo visual em um paciente com tumor hipofisário indica presença de extensão suprasselar. Tumores com menos de 10 mm de diâmetro (microadenomas) tendem a permanecer limitados à sela, enquanto aqueles com mais de 10 mm (macroadenomas) geralmente se estendem para fora dela. As causas de doenças do quiasma estão relacionadas na Tabela 19.6.

DICA Defeito de campo visual em paciente com tumor hipofisário normalmente indica presença de extensão suprasselar.

Estruturas vasculares paraquiasmáticas

- **Venosas:** seios cavernosos localizam-se lateralmente à sela, de modo que tumores hipofisários que se estendem horizontalmente afetam o seio cavernoso e podem lesionar partes intracavernosas do III, IV e VI nervos cranianos. Por outro lado, aneurismas originários da parte intracavernosa da artéria carótida interna podem corroer e adentrar a sela, simulando tumores hipofisários
- **Arteriais** (Figura 19.49): artérias carótidas internas encurvam-se em sentido posterior e para cima a partir do seio cavernoso, localizando-se imediatamente abaixo dos nervos ópticos e subindo, em seguida, verticalmente pela face lateral do quiasma. O segmento pré-comunicante da artéria cerebral anterior está intimamente

758 Kanski Oftalmologia Clínica

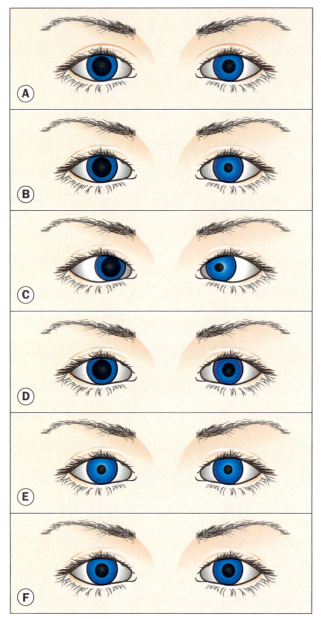

Figura 19.47 Midríase unilateral episódica benigna à direita. **A.** Na luz fraca, a pupila direita apresenta-se maior do que a esquerda. **B.** Na luz forte, a pupila direita não se contrai. **C.** Na acomodação, a pupila direita não se contrai. **D.** Instilação de pilocarpina a 0,1% em ambos os olhos não causa a constrição de nenhuma das duas pupilas. **E.** Instilação de pilocarpina a 1% em ambos os olhos induz miose bilateral. **F.** Depois de 24 horas, ambas se apresentam iguais. (Cortesia, de JJ Kanski, de Signs in Ophthalmology: Causes and Differential Diagnosis, Mosby 2010.)

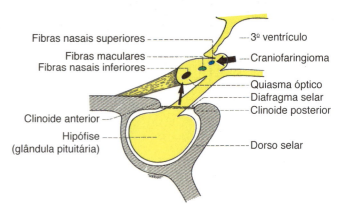

Figura 19.48 Anatomia do quiasma em relação à hipófise (ou glândula pituitária).

Tabela 19.6 Causas de doença quiasmática.

- **Tumores**
  ° Adenomas hipofisários
  ° Craniofaringioma
  ° Meningioma
  ° Glioma
  ° Cordoma
  ° Disgerminoma
  ° Tumores nasofaríngeos
  ° Metástases
- **Massas não neoplásicas**
  ° Aneurisma
  ° Cistos da bolsa de Rathke
  ° Displasia fibrosa
  ° Mucocele do seio esfenoidal
  ° Cistos aracnoides
- **Diversos**
  ° Desmielinização
  ° Inflamação (p. ex., sarcoidose)
  ° Trauma
  ° Necrose induzida por radiação
  ° Toxicidade (p. ex., etambutol)
  ° Vasculite

relacionado com a superfície superior do quiasma e dos nervos ópticos, de modo que um aneurisma nessa região pode comprimir o nervo óptico ou o quiasma, ou ambos.

Fisiologia

Hormônios hipofisários

Os lóbulos da parte anterior da hipófise (ou glândula pituitária) são formados por seis tipos de células. Cinco dessas células secretam hormônios, e a sexta (célula folicular) não tem nenhuma função secretora. Adenomas hipofisários do tipo células mistas são comuns; quaisquer dos seis tipos de células podem proliferar-se e produzir adenoma. A classificação atual dos tumores hipofisários será abordada mais adiante.

- O **lobo anterior da hipófise** está sob o controle de diversos fatores inibidores e promotores sintetizados no hipotálamo, passando para a hipófise através do sistema portal hipotálamo-hipofisário:
  ° Hormônio do crescimento humano (GH) ou somatotropina
  ° Hormônio foliculoestimulante (FSH)
  ° Hormônio luteinizante (LH)
  ° Prolactina (PRL)
  ° Hormônio estimulante da tireoide (TSH)
  ° Hormônio adrenocorticotrófico (ACTH), que regula os níveis de cortisol no sangue
  ° Betaendorfina
- O **lobo intermediário** secreta hormônio estimulante de melanócitos (MSH)
- O **lobo posterior da hipófise** libera hormônio antidiurético (ADH) e ocitocina.

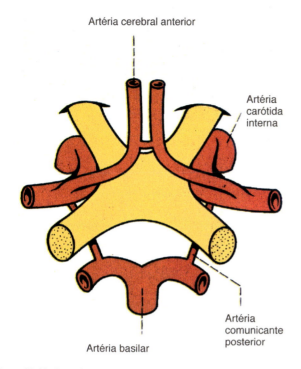

Figura 19.49 Relação entre o quiasma e as estruturas arteriais adjacentes.

Adenomas hipofisários

A classificação tumoral é baseada no tipo de hormônio secretado. Cerca de 25% dos tumores hipofisários primários não secretam quaisquer hormônios e podem ser assintomáticos, causar hipopituitarismo e/ou achados oftalmológicos. Um sistema de classificação mais antigo dividia os tumores hipofisários nos tipos acidofílico, basofílico e cromofóbico com base em suas características de coloração histológica, mas hoje não é usado com frequência.

Achados oftalmológicos dos grandes adenomas

Pacientes com grande lesão hipofisária podem apresentar, primeiramente, vagos sintomas visuais. Deve-se adotar baixo limiar para avaliação do campo visual em pacientes com comprometimento unilateral inexplicável da visão central e cefaleia crônica.

DICA Deve-se realizar teste de campo visual como primeiro passo no paciente com comprometimento unilateral inexplicável da visão central, a fim de excluir a possibilidade de neuropatia óptica compressiva.

- **Sintomas**
  - Cefaleia pode ser proeminente devido aos efeitos locais, mas não apresenta as características normalmente associadas à PIC elevada, razão pela qual o atraso no diagnóstico é comum
  - Sintomas visuais podem ser vagos, quase sempre se manifestam de forma gradativa e provavelmente não são notados pelo paciente até serem bem estabelecidos
- **Dessaturação cromática** na linha média vertical do campo visual monocular é um sinal precoce de compressão do quiasma
  - Pede-se ao paciente que compare a cor e a intensidade de um alfinete vermelho ou da cabeça de um alfinete movimentada do campo visual nasal para o campo visual temporal de cada olho
  - Outra técnica consiste em apresentar simultaneamente alvos vermelhos em partes precisamente simétricas dos campos visuais temporal e nasal, e perguntar se as cores parecem as mesmas
- **Atrofia óptica** está presente em aproximadamente 50% dos casos de defeitos do campo visual. Se confirmada, o prognóstico de recuperação da visão após o tratamento é reservado. Quando a perda de fibras nervosas é limitada às fibras originárias da retina nasal (i. e., nasais até a fóvea), somente as faces nasal e temporal do disco óptico serão envolvidas, resultando em atrofia em forma de faixa ou de "gravata-borboleta"
- Ocorrência de **papiledema** é rara
  - Os defeitos do campo visual dependem da localização e da direção da expansão de uma lesão compressiva, bem como da relação anatômica entre a hipófise e o quiasma (Figura 19.50). É possível que o paciente não busque tratamento enquanto a visão central não for afetada em decorrência da pressão sobre as fibras maculares
  - Fibras nasais inferiores do nervo óptico atravessam o quiasma inferior anteriormente, daí os quadrantes temporais superiores de ambos os campos visuais serem afetados primeiro pela maioria das lesões expansivas, resultando em uma quadrantopsia bitemporal superior que evolui para a clássica lesão quiasmática do campo visual, uma hemianopsia bitemporal (Figura 19.51). A perda de campo visual geralmente é assimétrica entre os dois olhos (Figura 19.52)
  - As fibras nasais superiores atravessam o quiasma superoposteriormente e, por essa razão, são envolvidas primeiramente por uma lesão como um craniofaringioma que surge acima do quiasma (Figura 19.53). Se os quadrantes temporais inferiores do campo visual forem afetados com mais profundidade do que os superiores, a presença de adenoma hipofisário é ocorrência improvável
  - Uma lesão que estejam comprimindo a porção anterior do quiasma, como adenoma hipofisário combinado a quiasma pós-fixado, pode dar origem a um "escotoma juncional" – síndrome de um defeito central ou paracentral do lado do envolvimento do nervo óptico com um defeito superotemporal contralateral (ver Figura 19.58, mais adiante). O mecanismo exato é discutível, mas costuma ser atribuído ao envolvimento simultâneo das fibras de um dos nervos ópticos combinado a fibras inferonasais contralaterais que se projetam para o nervo no suposto joelho de Wilbrand
  - Fibras maculares se cruzam em todo o quiasma, mas estão concentradas na porção posterior. Uma lesão que comprime preferencialmente a porção posterior do quiasma, como adenoma hipofisário com quiasma pré-fixado, pode causar alterações hemianópicas bitemporais que afetam predominantemente os campos visuais central e paracentral. O envolvimento predominante dos tratos ópticos por uma lesão posterior pode resultar em hemianopsia homônima
  - A perda extensa do campo visual temporal de ambos os olhos pode alterar a fusão sensorial, descompensando a foria e causando problemas com a visão para perto. A "cegueira de

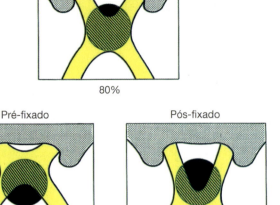

Figura 19.50 Variações anatômicas na posição do quiasma.

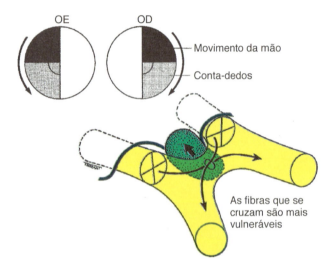

Figura 19.51 Típica progressão dos defeitos bitemporais do campo visual causados pela compressão do quiasma, de baixo para cima, por adenoma hipofisário. *OE*, olho esquerdo; *OD*, olho direito.

pós-fixação" refere-se à presença de área cega distal ao ponto de fixação em razão da sobreposição de dois hemicampos cegos (Figura 19.54). Apesar da terminologia, a condição não está ligada ao quiasma pós-fixado. O paciente pode queixar-se de dificuldade para executar tarefas que requerem visão para perto e envolvam a coordenação motora fina, como enfiar a linha em uma agulha e cortar as unhas, e a AV para perto medida em ambos os olhos pode ser pior do que quando medida em cada olho individualmente. A visão dupla pode resultar do deslizamento dos dois campos com falha de fusão ("deslizamento de hemicampo") ou, com menos frequência, de paralisia do nervo craniano (ver a seguir)
- O diagnóstico diferencial de defeitos bitemporais inclui dermatocálase, discos ópticos inclinados, colobomas do nervo óptico, retinosquise nasal, retinite pigmentosa nasal e perda da visão funcional ("não fisiológica")
- **Paresia dos músculos extraoculares** decorrente de ruptura dos nervos cranianos que atravessam o seio cavernoso
- O **nistagmo "em gangorra"** (ver adiante) é um achado raro.

Investigação

- A **RM** com contraste de gadolínio (Figura 19.55) com o uso de múltiplos planos e cortes finos demonstra a relação entre lesão de massa e quiasma, e normalmente é a modalidade de exame de imagem preferida. Adenomas normalmente são hipointensos em imagens ponderadas em T1 e hiperintensos naquelas ponderadas em T2
- **TC** demonstra aumento ou erosão da sela
- A **avaliação endocrinológica** é complexa, especialmente porque pode haver secreção hormonal combinada insuficiente e excessiva, e normalmente é realizada por endocrinologista.

Adenoma secretor de prolactina: lactotrófico

Adenoma lactotrófico ou prolactinoma (antigamente conhecido como adenoma cromófobo, embora as lesões possam ser levemente acidofílicas) é o adenoma hipofisário mais comum. Os pacientes normalmente são adultos jovens e de meia-idade. Nas mulheres, a secreção excessiva de prolactina leva à síndrome de infertilidade-amenorreia-galactorreia, e em homens pode causar hipogonadismo,

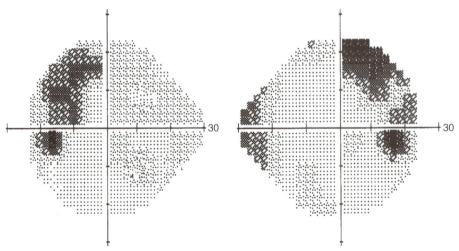

Figura 19.52 Hemianopsia bitemporal tipicamente assimétrica.

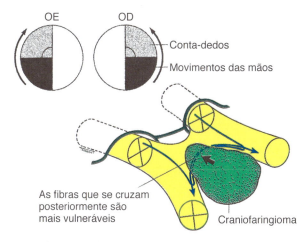

Figura 19.53 Progressão dos defeitos bitemporais do campo visual causados pela compressão do quiasma de baixo para cima por craniofaringioma. *OE*, olho esquerdo; *OD*, olho direito.

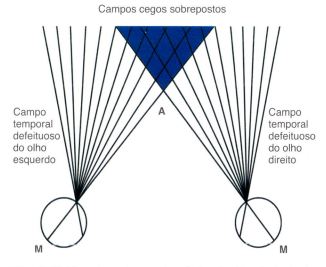

Figura 19.54 Mecanismo de cegueira pós-fixação. *M*, mácula; *A*, alvo.

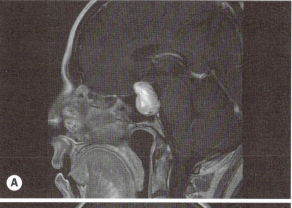

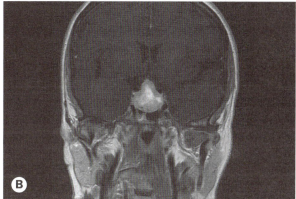

Figura 19.55 Ressonância magnética (RM) ponderada em T1, com realce de contraste à base de gadolínio, de adenoma hipofisário expandindo a fossa hipofisária e comprimindo o quiasma óptico. **A.** Imagem sagital. **B.** Imagem coronal.

impotência, esterilidade, redução da libido e, ocasionalmente, ginecomastia e galactorreia. Até 95% permanecem como microadenomas, embora aqueles que não o fazem possam apresentar-se inicialmente com achados visuais.

Adenoma corticotrófico

O adenoma corticotrófico (uma variante do adenoma basófilo) secreta hormônio adrenocorticotrófico e causa doença de Cushing (a síndrome de Cushing refere-se ao quadro clínico de aumento do cortisol no sangue por qualquer causa), o que pode incluir obesidade central e fácies em "lua-cheia", estrias cutâneas, pigmentação e outros achados, como hipertensão.

Adenoma somatotrófico

Tumores somatotróficos (acidófilos) secretam hormônio de crescimento em excesso, causando acromegalia em adultos (após a conclusão do alongamento ósseo) e gigantismo em crianças. A manifestação ocorre na meia-idade com achados que incluem aumento da cabeça, das mãos, dos pés e da língua; feições grosseiras com sulcos supraorbitários proeminentes e pregas nasolabiais (Figura 19.56); aumento da mandíbula com má oclusão dentária e hirsutismo em mulheres. Existem muitas complicações, entre as quais, diabetes melito, hipertensão, cardiomiopatia e síndrome do túnel do carpo.

Tratamento de adenomas hipofisários

- **Observação** pode ser adequada para tumores silenciosos descobertos incidental e clinicamente
- **Terapia clínica**: normalmente é o passo inicial, e consiste na redução do tamanho do tumor e na secreção com uso de agentes como agonistas da dopamina (p. ex., cabergolina e outras bromocriptinas mais antigas) e análogos da somatostatina, como octreotida, com correção hormonal suplementar, de acordo com o que for necessário
- **Cirurgia**: citorredução (*debulking*) do tumor, e não na excisão total; normalmente é realizada por via endoscópica e abordagem transesfenoidal com uma incisão na gengiva por trás do lábio superior. As indicações incluem deficiência ou intolerância à conduta clínica e, às vezes, descompressão pela perda aguda da visão (ver adiante). A melhora do campo visual é mais rápida em semanas e meses iniciais após a cirurgia
- **Radioterapia**: raramente é empregada devido ao risco de complicações. As técnicas mais recentes envolvem radioterapia de intensidade modulada e radiocirurgia estereotáxica
- **Monitoramento**: a revisão oftalmológica a longo prazo é necessária, com avaliação sequencial da função visual.

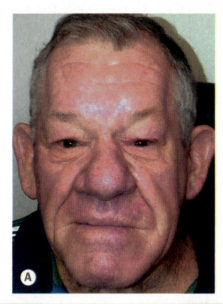

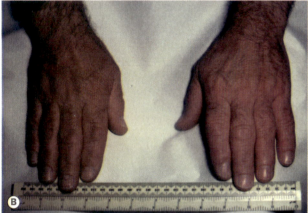

Figura 19.56 Acromegalia. **A.** Características faciais. **B.** Mãos.

Apoplexia hipofisária

A apoplexia hipofisária é causada por hemorragia aguda ou infarto da hipófise e, normalmente, está associada a um adenoma anteriormente não diagnosticado. A síndrome de Sheehan é o infarto da hipófise normalmente associado ao parto, e quase sempre considerado um tipo de apoplexia hipofisária. Em geral, a apoplexia hipofisária se manifesta com o súbito início de cefaleia intensa, náuseas e vômitos, eventualmente com meningismo, redução do nível de consciência e acidente vascular. Em geral, há redução da AV e/ou uma hemianopsia bitemporal, dependendo dos efeitos anatômicos da lesão. Visão dupla decorrente do comprometimento dos nevos oculomotores adjacentes é comum. A insuficiência hormonal aguda pode levar a complicações letais, como crise addisoniana. Investigações incluem RM, teste urgente de campo visual e avaliação hormonal. Acompanhamento clínico na fase aguda, inclusive com administração de hormônios e descompressão cirúrgica, pode ser necessário.

Craniofaringioma

Craniofaringioma é um tumor de crescimento lento originário de resíduos da bolsa de Rathke ao longo da haste hipofisária. Crianças afetadas geralmente apresentam nanismo, atraso no desenvolvimento sexual e obesidade decorrente de interferência na função hipotalâmica. Adultos apresentam comprometimento da visão.

Os defeitos do campo visual são complexos e podem ser atribuídos ao envolvimento dos nervos, do quiasma ou dos tratos ópticos.

O defeito inicial geralmente envolve ambos os campos inferotemporais, pois o tumor comprime o quiasma de cima e por trás, lesionando as fibras nasais superiores (ver Figura 19.53). A RM mostra um tumor sólido que aparece isointenso nas imagens ponderadas em T1 (Figura 19.57). Componentes císticos aparecem hiperintensos nas imagens ponderadas em T1. O tratamento é principalmente cirúrgico, mas recidivas são comuns.

Meningioma

Meningiomas intracranianos normalmente afetam mulheres de meia-idade. Defeitos de campo visual e sinais clínicos dependem da localização do tumor (Figura 19.58).

- Em geral, meningiomas do **tubérculo selar** produzem escotoma juncional (ver anteriormente e Figura 19.58) em virtude da sua localização
- Tumores da **crista esfenoidal** comprimem o nervo óptico de maneira precoce, se o tumor estiver localizado medialmente, e tardia, se as faces laterais do osso esfenoide e da fossa craniana média forem envolvidas (Figura 19.59 A). Um achado clássico no segundo caso é o volume da fossa temporal em razão da hiperostose (Figura 19.59 B)
- O meningioma do **sulco olfatório** pode causar perda do sentido do olfato, bem como compressão do nervo óptico
- O **tratamento** normalmente consiste em cirurgia, mas a radioterapia às vezes é necessária. Observação por si só pode ser uma medida adequada.

VIAS RETROQUIASMÁTICAS

Tratos ópticos

Visão geral

Patologias retroquiasmáticas resultam em defeitos parciais ou totais do campo visual binocular que envolvem o espaço visual contralateral.

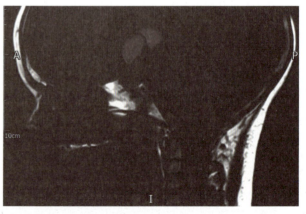

Figura 19.57 Imagem de ressonância magnética (RM) sagital ponderada em T1 das regiões hipofisária e suprasselar de um paciente com um grande craniofaringioma. O quiasma óptico é comprimido a ponto de não poder ser claramente distinguido na superfície do tumor.

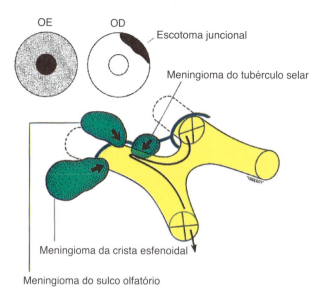

Figura 19.58 Exemplos de compressão do nervo óptico por meningioma; a imagem mostra também escotoma juncional resultante de lesão do tubérculo selar. *OE*, olho esquerdo; *OD*, olho direito.

A hemianopsia que envolve o mesmo lado do campo visual em ambos os olhos é homônima, em contradição à hemianopsia bitemporal observada na compressão do quiasma, que produz perda heterônima com lados opostos do campo visual afetados em cada olho.

Congruência

A hemianopsia homônima pode ser incompleta ou completa. No contexto da hemianopsia incompleta, a congruência denota até que ponto a extensão e o padrão da perda de campo visual de um olho correspondem aos do outro. Defeitos de campo visual quase idênticos em um dos dois olhos são, portanto, altamente congruentes, enquanto defeitos de campo visual diferentes à direita e à esquerda são incongruentes. A hemianopsia secundária à patologia das vias visuais retroquiasmáticas anteriores é caracteristicamente incongruente, enquanto aquela decorrente de patologia em uma região posterior (p. ex., nas radiações ópticas posteriores) apresenta um grau mais elevado de congruência.

Achados clínicos

- **Hemianopsia homônima**
  - Tratos ópticos originam-se na face posterior do quiasma, divergem e estendem-se posteriormente, contornando os pedúnculos cerebrais e terminando nos corpos geniculados laterais
  - Cada trato óptico contém fibras cruzadas da hemirretina nasal contralateral e fibras não cruzadas da hemirretina temporal ipsilateral
  - As fibras nervosas originárias dos elementos retinianos correspondentes, no entanto, não se apresentam alinhadas
  - A hemianopsia homônima causada por lesões do trato óptico é, então, caracteristicamente incongruente
  - Lesões do corpo geniculado lateral também produzem defeitos hemianópicos assimétricos
  - As causas das doenças do trato óptico são semelhantes àquelas que afetam o quiasma, mas o trato é particularmente vulnerável quando o quiasma é pré-fixado (ver anteriormente)

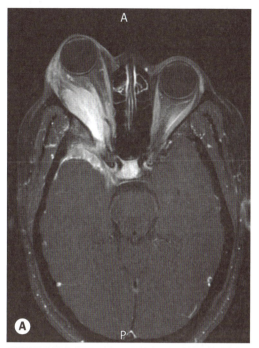

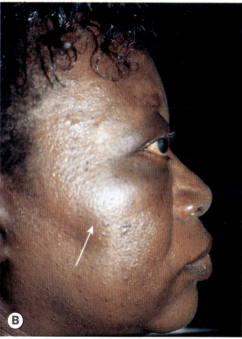

Figura 19.59 Meningioma da crista esfenoidal. **A.** Imagem axial ponderada em T1 com realce de contraste à base de gadolínio e saturação de gordura de paciente com meningioma da asa do esfenoide do lado direito. O tumor envolve a face lateral da órbita e a fossa craniana média direita. **B.** Hiperostose reativa (*seta*).

- **Pupila hemianópica de Wernicke**
  - Tratos ópticos contêm tanto fibras visuais quanto pupilomotoras. Fibras visuais terminam no corpo geniculado lateral, mas as pupilares saem do trato óptico anteriormente ao corpo geniculado lateral, projetam-se através do braço do colículo superior e terminam nos núcleos pré-tectais
  - Uma lesão do trato óptico pode, desse modo, dar origem a um defeito pupilar aferente de condução

- ○ Caracteristicamente, o reflexo pupilar fotomotor será normal quando a hemirretina não afetada for estimulada, e ausente quando a hemirretina envolvida for estimulada (i. e., a luz é projetada a partir do lado hemianópico)
  - ○ Na prática, é difícil obter essa reação pupilar hemianópica de Wernicke em virtude da dispersão da luz dentro do olho – deve-se utilizar um feixe fino
- Há possibilidade de ocorrer **atrofia óptica** quando os tratos ópticos são lesionados, uma vez que suas fibras são os axônios das células ganglionares da retina. O disco óptico ipsilateral manifesta atrofia das faces superior e inferior da rima neurorretiniana (fibras oriundas da retina temporal), enquanto o disco contralateral manifesta um padrão em "gravata-borboleta" (fibras nasais e maculares nasais)
- Podem sobrevir **sinais piramidais contralaterais** quando a lesão do trato óptico danifica também o pedúnculo cerebral ipsilateral.

Radiações ópticas

Anatomia

Radiações ópticas estendem-se do corpo geniculado lateral até o córtex estriado, localizado na face medial do lobo occipital, acima e abaixo da fissura calcarina (Figura 19.60). À medida que radiações percorrem a região posterior, as fibras dos elementos retinianos correspondentes aproximam-se progressivamente umas das outras. Por essa razão, a hemianopsia incompleta causada por lesões nas radiações posteriores é mais congruente do que aquela que envolve as radiações anteriores. Como essas fibras são neurônios de terceira ordem que se originam no corpo geniculado lateral, as lesões das radiações ópticas não produzem atrofia óptica. As radiações ópticas e o córtex visual exibem um suprimento sanguíneo duplo oriundo das artérias cerebrais posteriores.

Radiações temporais

- O **defeito de campo visual** consiste em uma quadrantanopsia homônima superior contralateral (*pie in the sky*), visto que as fibras inferiores das radiações ópticas, que subservem os campos visuais superiores, seguem primeiramente em sentido anteroinferior (alça de Meyer) e adentram o lobo temporal que circunda a extremidade anterior do corno temporal do ventrículo lateral (ver "a" na Figura 19.60)
- **Achados associados** provavelmente incluem distúrbios hemissensoriais contralaterais e hemiparesia, uma vez que as radiações temporais passam muito próximo às fibras sensoriais e motoras da cápsula interna antes de atravessarem a região posterior e se juntarem novamente às fibras superiores. Outros achados das doenças do lobo temporal englobam alucinações paroxísticas olfatórias e gustativas (crises uncinadas); alucinações visuais formadas; e convulsões – com disfasia receptiva se o hemisfério dominante for envolvido.

Radiações parietais anteriores

- O **defeito de campo visual** consiste em uma quadrantanopsia homônima inferior contralateral (*pie on the floor*), uma vez que as fibras das radiações, que subservem os campos visuais inferiores, prosseguem diretamente em sentido posterior através do lobo parietal para o córtex occipital. Entretanto, uma lesão que envolva somente a parte parietal anterior das radiações é rara. A hemianopsia resultante de uma lesão do lobo parietal tende a ser relativamente congruente (ver "b" na Figura 19.60)
- **Achados associados** das doenças do lobo parietal dominante incluem acalculia, agrafia, desorientação esquerda-direita e agnosia digital. As lesões do lobo não dominante podem causar apraxia constitucional e de vestimenta, e negligência espacial.

Principais radiações

As radiações ópticas estão situadas em um nível profundo do lobo parietal, externas ao trígono e ao corno occipital do ventrículo lateral. As lesões nessa área normalmente causam hemianopsia homônima completa (ver "c" na Figura 19.60).

- O **nistagmo optocinético** (OKN, *optokinetic nystagmus*), provocado com um tambor optocinético giratório em padrão listrado, pode ser útil para a localização da causa de uma hemianopsia homônima isolada

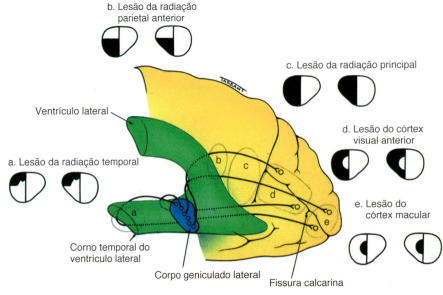

Figura 19.60 Defeitos do campo visual causados por lesões das radiações ópticas e do córtex visual.

- OKN fisiológico envolve a perseguição ocular lenta de um alvo, seguida momentaneamente por um movimento sacádico na direção oposta para se fixar no alvo seguinte
- Se a hemianopsia homônima tiver como causa uma lesão no lobo parietal, as vias de perseguição lenta para o lado da lesão provavelmente serão afetadas, tornando defeituoso esse componente do OKN. Portanto, o OKN será assimétrico: errático quando o tambor for girado para o lado da lesão, mas regular quando girado para o lado oposto ao da lesão
- Se a lesão for no lobo occipital, as vias de perseguição lenta apresentam-se intactas, e o OKN é simétrico – esse é o *dictum* de Cogan, de acordo com o qual também é mais provável que o lobo parietal seja um tumor, e a lesão occipital, um infarto.

Córtex occipital

Achados clínicos

- **Defeitos do campo visual**
  - No córtex estriado, campos visuais periféricos são representados na porção anterior. Essa parte do lobo occipital é suprida por um ramo da artéria cerebral posterior
  - A visão central macular é representada na porção posterior, lateralmente à extremidade do córtex calcarino, uma área suprida em particular por um ramo da artéria cerebral média. A oclusão da artéria cerebral posterior tenderá, portanto, a produzir uma hemianopsia homônima congruente com preservação da mácula (ver "d" na Figura 19.60)
  - A lesão à extremidade do córtex occipital, como pode ocorrer por uma lesão na cabeça, tende a originar defeitos congruentes, homônimos e maculares (ver "e" na Figura 19.60), embora a preservação da mácula possa, às vezes, ocorrer com lesões vasculares do lobo occipital
  - A parte frontal do córtex calcarino subserve a extremidade temporal do campo visual do olho contralateral, a área do espaço visual que se estende além do campo de visão binocular única e é percebida monocularmente. Uma lesão nessa área é capaz, portanto, de dar origem a um defeito de campo visual temporal monocular no olho contralateral, conhecido como crescente temporal
- **Achados associados** das doenças do córtex visual (cegueira cortical) incluem alucinações visuais formadas, negação da cegueira (síndrome de Anton) e fenômeno de Riddoch (percepção somente de alvos visuais móveis).

Causas

- O **acidente vascular** na região cerebral posterior é responsável por mais de 90% dos casos de hemianopsia homônima sem outras deficiências neurológicas
- **Outras causas** envolvem traumatismo, tumores e, raramente, enxaqueca. Uma série de distúrbios inflamatórios (inclusive autoimunes e infecciosos), degenerativos e tóxicos incomuns também podem ser os agentes etiológicos, mas normalmente se manifestam com achados neurológicos mais generalizados. Exames de imagem e PL normalmente são fundamentais para o diagnóstico. Pode ocorrer simulação pela doença retiniana, como retinopatia externa zonal oculta aguda (AZOOR, na sigla em inglês).

Síndrome de Benson

Síndrome de Benson (atrofia cortical posterior) é uma condição rara, geralmente conhecida como uma variante visual da doença de Alzheimer. O paciente pode apresentar AV e exame dos segmentos anterior e posterior normais, mas geralmente visão cromática anormal, defeitos homônimos do campo visual, agnosia visual, alexia e acalculia. O diagnóstico com frequência é tardio. Outras condições degenerativas que normalmente apresentam envolvimento precoce do córtex occipital incluem doença de Alzheimer e doença de Creutzfeldt-Jakob; a manifestação da segunda pode ocorrer somente com sintomas visuais agudos. Eletrorretinografia pode ser anormal. Em estados imunocomprometidos, até mesmo induzidos por medicamentos, pode haver manifestação de leucoencefalopatia multifocal progressiva com achados occipitais isolados.

Síndrome de Balint

A síndrome de Balint consiste na combinação de simultanagnosia (incapacidade de discernir a impressão geral de uma imagem e distinguir, ao mesmo tempo, os componentes individuais), ataxia óptica (defeito de movimentos dirigidos visualmente) e apraxia ocular (comprometimento dos movimentos sacádicos voluntários). Normalmente, a condição é atribuída à doença parieto-occipital com diversas causas relacionadas.

Síndrome da encefalopatia posterior reversível

A síndrome da encefalopatia posterior reversível ou síndrome da leucoencefalopatia posterior reversível consiste em uma condição clínica que se acredita resultar de disfunção do endotélio vascular observada em pacientes com hipertensão maligna ou eclâmpsia, tratamento com alguns fármacos (p. ex., tacrolimus, ciclosporina) e, em casos raros, outras associações, como doença autoimune. Pode, ocasionalmente, manifestar-se com deficiência visual cortical; outros achados incluem cefaleia e convulsões.

NERVOS OCULOMOTORES

III nervo

Complexo nuclear

O complexo nuclear do III nervo (oculomotor) está situado no mesencéfalo, no nível do colículo superior, ventralmente ao aqueduto sylviano (Figura 19.61), e é formado pelos seguintes subnúcleos pareados e não pareados:

- **Subnúcleo dos músculos levantadores**: estrutura caudal não pareada da linha média que inerva ambos os músculos levantadores das pálpebras superiores. Lesões limitadas a essa área, portanto, geram ptose bilateral
- Os **subnúcleos do músculo reto superior** são pareados: cada um inerva o respectivo músculo reto superior contralateral. Uma paralisia nuclear do III nervo poupará, portanto, o músculo reto superior ipsilateral e afetará o contralateral
- **Subnúcleos dos músculos reto medial, reto inferior e oblíquo inferior**: são pareados e inervam seus músculos ipsilaterais correspondentes. Lesões limitadas ao complexo nuclear são relativamente incomuns. As causas mais frequentes são doença vascular, tumores primários e metástases. O envolvimento dos subnúcleos pareados do músculo reto medial causa oftalmoplegia

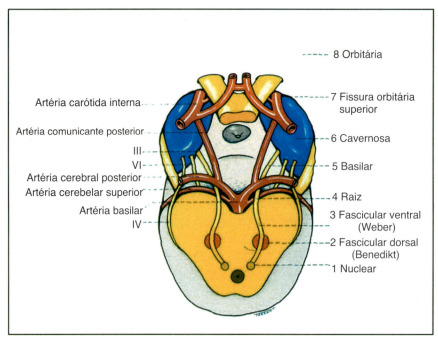

Figura 19.61 Visão dorsal do curso do III nervo.

internuclear bilateral e exotropia, caracterizada por exotropia com defeito de convergência e adução. Lesões que envolvem todo o núcleo geralmente são associadas ao envolvimento do núcleo adjacente e caudal do IV nervo.

Fascículo

O fascículo consiste em fibras eferentes que atravessam do núcleo do III nervo para o núcleo vermelho e a face medial do pedúnculo cerebral, emergindo em seguida do mesencéfalo e adentrando o espaço interpeduncular. As causas das lesões nucleares e fasciculares são semelhantes, com a exceção de que a desmielinização pode afetar o fascículo.

- A síndrome de **Benedikt** envolve o fascículo em sua passagem através do núcleo vermelho, e caracteriza-se por paralisia ipsilateral do III nervo e sinais extrapiramidais contralaterais, como hemitremor
- A síndrome de **Weber** envolve o fascículo em sua passagem através do pedúnculo cerebral e caracteriza-se por paralisia ipsilateral do III nervo e hemiparesia contralateral
- A síndrome de **Nothnagel** envolve o fascículo e o pedúnculo cerebelar superior e caracteriza-se por paralisia ipsilateral do III nervo e ataxia cerebelar
- A síndrome de **Claude** é uma combinação das síndromes de Benedikt e Nothnagel
- A síndrome de **Raymond** envolve o trato piramidal e o VI nervo. Além da paralisia ipsilateral do VI nervo, há hemiplegia contralateral.

Basilar

A parte basilar começa com uma série de "radículas" que saem do mesencéfalo na face medial do pedúnculo cerebral antes de se coalescerem para formar o tronco principal. O nervo, então, passa entre as artérias cerebral posterior e cerebelar superior, correndo lateral e paralelamente à artéria comunicante posterior (Figura 19.62). Quando o nervo atravessa a base do crânio em seu curso subaracnoide sem a companhia de qualquer outro nervo craniano, a paralisia isolada do III nervo geralmente é basilar. Causas importantes:

- **Aneurisma** da artéria comunicante posterior em sua junção com a artéria carótida interna (Figura 19.63); normalmente se manifesta de maneira aguda como uma paralisia do III nervo com dor e envolvimento pupilar. Em um recente estudo populacional, a compressão causada por aneurisma respondeu por apenas 6% dos casos de paralisia aguda do III nervo. Aproximadamente dois terços apresentaram envolvimento pupilar
- **Traumatismo craniano**, que resulta em hematoma extradural ou subdural e pode causar um cone de pressão tentorial com herniação inferior do lobo temporal. Nesse caso, há compressão do III nervo em sua passagem pela borda tentorial (Figura 19.64), causando inicialmente miose irritativa, seguida por midríase e paralisia total do III nervo.

Intracavernoso

A partir de então, o III nervo adentra o seio cavernoso, penetrando a dura-máter lateralmente ao processo clinoide posterior. Dentro do seio cavernoso, o III nervo percorre lateralmente à parede acima do IV nervo (Figura 19.65). Na parte anterior do seio cavernoso, o nervo se divide nos ramos superior e inferior que adentram a órbita através da fissura orbitária superior, dentro do anel de Zinn. Possíveis causas de paralisia do III nervo intracavernoso:

- **Diabetes**
- **Apoplexia hipofisária** (ver anteriormente)
- **Patologias diversas**, como aneurisma, meningioma, fístula carótido-cavernosa e inflamação granulomatosa (síndrome de Tolosa-Hunt). Em razão de sua proximidade de outros nervos cranianos, é provável que as lesões do III nervo cavernoso estejam associadas ao envolvimento do IV e VI nervos e da primeira divisão do nervo trigêmeo.

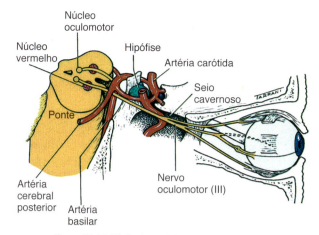

Figura 19.62 Visão lateral do curso do III nervo.

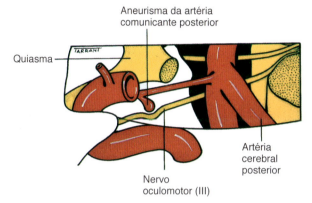

Figura 19.63 Compressão do III nervo por um aneurisma da artéria comunicante posterior.

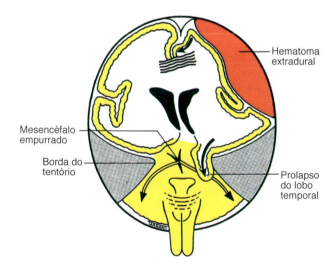

Figura 19.64 Mecanismo da paralisia do III nervo por hematoma extradural.

Intraorbitária

- A divisão **superior** inerva os músculos levantador da pálpebra superior e reto superior
- A divisão **inferior** inerva o músculo reto medial, o reto inferior e os músculos oblíquos inferiores. O ramo que se dirige ao

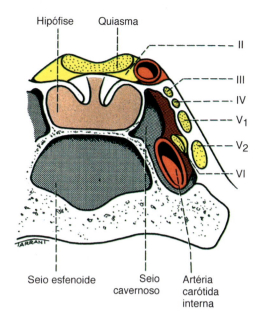

Figura 19.65 Localização dos nervos cranianos no seio cavernoso vista por trás.

oblíquo inferior também contém fibras parassimpáticas ganglionares oriundas do subnúcleo de Edinger-Westphal, as quais inervam o esfíncter da pupila e o músculo ciliar. As lesões da divisão inferior caracterizam-se por adução e depressão limitadas, junto com uma pupila dilatada. Paralisias das divisões superior e inferior em geral são traumáticas ou vasculares.

Fibras pupilomotoras

Entre o tronco encefálico e o seio cavernoso, as fibras parassimpáticas pupilomotoras estão localizadas superficialmente na parte superomedial do III nervo (Figura 19.66). Essas fibras obtêm o suprimento sanguíneo a partir dos vasos sanguíneos piais, enquanto o tronco interior principal do nervo é suprido pelo *vasa nervorum*. Envolvimento ou preservação da pupila é importante, uma vez que geralmente diferencia lesão "cirúrgica" da lesão "clínica":

- Lesões "**cirúrgicas**", como aneurismas, traumas e herniação uncal, envolvem caracteristicamente a pupila comprimindo os vasos sanguíneos piais e as fibras pupilares localizadas na superfície
- Lesões "**clínicas**", como ocorre na hipertensão e no diabetes, normalmente poupam a pupila. Isso acontece porque a microangiopatia associada a lesões clínicas envolve o *vasa nervorum*, causando isquemia do tronco principal do nervo e deixando intactas as fibras superficiais da pupila.

Esses princípios não são infalíveis, uma vez que o envolvimento pupilar pode ser observado em algumas paralisias microangiopáticas, enquanto a preservação pupilar não exclui invariavelmente a possibilidade de aneurisma ou outra lesão compressiva. O envolvimento pupilar pode desenvolver-se alguns dias após a manifestação de diplopia à medida que o aneurisma se expande. Excepcionalmente, o envolvimento da pupila pode ser o único sinal de paralisia do III nervo (meningite basal, herniação uncal). Como outros achados da paralisia do III nervo, o envolvimento pupilar pode ser total ou parcial, de modo que sinais pupilares leves podem ser clinicamente significativos.

DICA As condições clínicas (hipertensão, diabetes) tendem a causar paralisia do III nervo com preservação da pupila, mas esse princípio não é infalível.

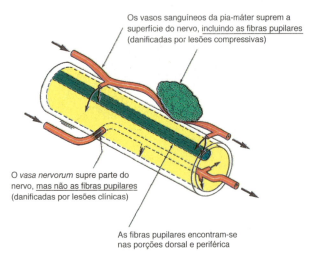

Figura 19.66 Localização das fibras pupilomotoras no tronco do III nervo.

Sinais

O envolvimento parcial resultará em graus mais leves de oftalmoplegia. Os outros nervos cranianos e o sistema nervoso periférico devem sempre ser examinados.

- **Ptose profunda** decorrente de fraqueza do músculo levantador da pálpebra superior (Figura 19.67 A)
- **Abdução e depressão na posição primária** ("para baixo e para fora"; Figura 19.67 B) em razão da ação sem resistência dos músculos reto lateral e oblíquo superior. O músculo oblíquo superior intacto também causa inciclodução do olho em repouso, o que aumenta a tentativa de infraversão
- **Abdução normal**, visto que o músculo reto lateral está intacto (Figura 19.67 C)
- **Adução limitada** em razão do enfraquecimento do músculo reto medial (Figura 19.67 D)
- **Elevação limitada** resultante do enfraquecimento dos músculos reto superior e oblíquo inferior (Figura 19.67 E)
- **Depressão limitada** decorrente do enfraquecimento do músculo reto inferior (Figura 19.67 F)
- **Pupila dilatada e defeito de acomodação** resultantes de paralisia parassimpática.

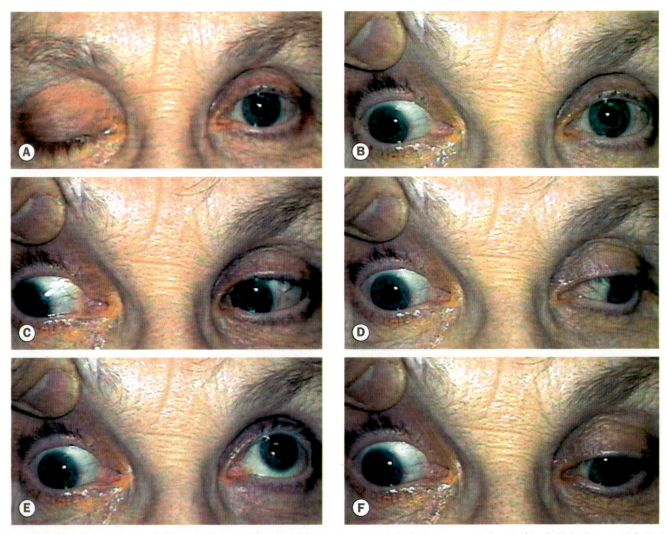

Figura 19.67 Paralisia do III nervo à direita. **A.** Ptose total à direita. **B.** Exotropia e depressão à direita na posição primária. **C.** Abdução normal. **D.** Limitação da adução. **E.** Limitação da elevação. **F.** Limitação da depressão.

Regeneração aberrante

A regeneração aberrante pode seguir as paralisias traumática aguda e compressiva, mas não vasculares do III nervo. Isso porque as bainhas endoneurais das fibras nervosas, que podem se romper nas lesões traumáticas e compressivas, permanecem intactas nas lesões vasculares. Defeitos estranhos de motilidade ocular, como elevação da pálpebra superior na tentativa de adução ou depressão (fenômeno de pseudo-Graefe ou pseudo-von Graefe), são causados pelo mau direcionamento dos axônios regenerados que reinervam o músculo extraocular incorreto (Figura 19.68). A pupila também pode ser envolvida.

Causas da paralisia isolada do III nervo

Avaliação clínica e exames de imagem facilitam a identificação de uma causa na maioria dos casos.

- Doenças **microvasculares** associadas aos fatores sistêmicos de risco, como hipertensão e diabetes, constituem causas muito comuns de paralisia do III nervo, respondendo por cerca de 40% dos casos. Em geral, há associação de pronunciada dor periorbitária, o que, por essa razão, não ajuda a distinguir uma causa aneurismal. Na paresia relacionada com o diabetes, o distúrbio de motilidade normalmente é profundo, mas a pupila em geral (80%) é relativa ou totalmente preservada, e quando ocorrer envolvimento pupilar, quase sempre é preservado certo grau de reação à luz. Regra geral: onde há paralisia total do III nervo e uma pupila que responde normalmente, há probabilidade significativamente maior de que a causa seja microvascular, e não secundária a aneurisma
- **Aneurisma** da artéria comunicante posterior em sua junção com a carótida interna é uma causa muito importante de paralisia isolada do III nervo com envolvimento da pupila. A dor quase sempre se manifesta e o envolvimento pupilar excede caracteristicamente a gravidade da disfunção de motilidade. Um aneurisma da carótida interna no interior do seio cavernoso tende a envolver também outros nervos cranianos (ver anteriormente)
- **Trauma**, tanto direto quanto secundário a hematoma subdural com herniação uncal. Entretanto, o desenvolvimento de paralisia do III nervo após trauma de cabeça relativamente trivial deve servir de alerta para o médico acerca da possibilidade de aneurisma ou tumor subjacente
- **Causas incomuns diversas** incluem tumor, doença inflamatória, como sífilis, doença de Lyme e sarcoidose, ACG e vasculite associadas a doenças vasculares do colágeno
- **Episódico**: breves episódios de disfunção do III nervo com recuperação espontânea podem ser idiopáticos ou ocorrer com enxaqueca, compressão, isquemia, e alterações da PIC. Miastenia *gravis* pode simular paresia intermitente do III nervo com preservação pupilar.

Investigação

- Avaliação do **fator de risco vascular** semelhante àquela de doença arterial oclusiva da retina (ver Capítulo 13). Uma investigação suplementar pode ser necessária se houver suspeita de etiologia mais rara, como infecção (p. ex., sífilis, doença de Lyme) ou vasculite (inclusive ACG) é suspeita. Em alguns casos, é possível que seja necessária uma PL
- A **angiografia por TC** deve ser realizada com grande urgência se os achados clínicos forem suspeitos de aneurisma, especialmente se houver acentuado envolvimento pupilar com disfunção de motilidade melhores notas e ptose apenas parcial
- **RM do cérebro e das órbitas com venografia**, incluindo exclusão específica de acidente vascular ou tumor do tronco encefálico, do seio cavernoso ou lesão do ápice orbitário
- **Angiografia cerebral convencional** é indicada às vezes.

DICA A angiografia por TC urgente é necessária no paciente que apresente paralisia aguda do III nervo com envolvimento pupilar, a fim de excluir a possibilidade de aneurisma intracraniano em expansão.

Tratamento

- **Observação** normalmente é adequada em casos microvasculares presumidos; a maioria se resolve em semanas ou meses. Prismas temporários (p. ex., adesivo de Fresnel) talvez sejam úteis se o ângulo de desvio for pequeno, mas a oclusão monocular pode ser necessária para evitar diplopia se o componente ptose for parcial ou estiver se recuperando. Injeção de toxina botulínica no músculo reto lateral não envolvido, às vezes, é utilizada para evitar sua contratura quando o tempo de recuperação é prolongado
- Tratamento **cirúrgico** do elemento motilidade ocular e da ptose deve ser contemplado somente depois que a melhora espontânea tiver cessado, normalmente, no mínimo, 6 a 12 meses após a manifestação. Várias técnicas cirúrgicas inovadoras já foram descritas.

IV nervo

Anatomia

O IV nervo craniano (troclear; Figura 19.69) supre somente o músculo oblíquo superior.
- **Achados essenciais**
  - Nervo muito longo e delgado, com crescente vulnerabilidade
  - Único nervo craniano originário da face dorsal do cérebro

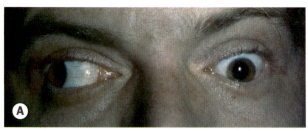
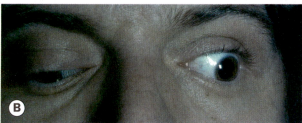

Figura 19.68 Paralisia do III nervo à esquerda com regeneração aberrante. **A.** Elevação da pálpebra com adução reduzida na tentativa de olhar à direita. **B.** Elevação da pálpebra com depressão do olho (sinal de pseudo-von Graefe). (*Cortesia de ADN Murray.*)

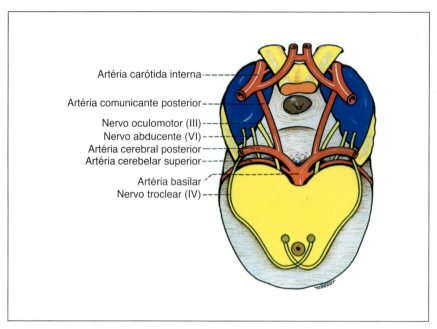

Figura 19.69 Vista dorsal do trajeto do IV nervo.

- ○ Único nervo craniano cruzado além do nervo óptico, inervando o músculo oblíquo superior contralateral ao seu núcleo
- ○ Tem a menor quantidade de axônios que quaisquer dos nervos cranianos
- O **núcleo** está localizado no nível dos colículos inferiores ventrais ao aqueduto sylviano. É caudal e contínuo ao complexo nuclear do III nervo
- O **fascículo** consiste em axônios que se encurvam posteriormente, contornando o aqueduto e cruzando-se completamente no véu medular anterior
- O **tronco** deixa o tronco encefálico na superfície dorsal, caudalmente ao colículo inferior. Em seguida, encurva-se lateralmente e contorna o tronco encefálico, avança por baixo da borda livre do tentório e, como o III nervo, passa entre a artéria cerebral posterior e a artéria cerebelar superior; por fim, penetra a dura-máter e adentra o seio cavernoso
- A parte **intracavernosa** percorre a parede lateral do seio, inferiormente ao III nervo e acima da primeira divisão do V. Na parte anterior do seio cavernoso, sobe e passa através da fissura orbitária superior acima e lateralmente ao anel de Zinn
- A parte **intraorbitária** inerva o músculo oblíquo superior.

Causas da paralisia isolada do IV nervo

- Lesões **idiopáticas** são comuns e muitas são consideradas congênitas, embora os sintomas possam não se desenvolver até que ocorra uma descompensação na vida adulta em virtude da capacidade fusional reduzida. Ao contrário das lesões adquiridas, os pacientes normalmente não têm conhecimento do aspecto torcional, mas podem desenvolver visão dupla vertical, com frequência observada como condição de manifestação súbita ou subaguda. O exame de fotografias antigas para a verificação da presença de postura compensatória da cabeça pode ser útil, assim como a presença de maior variação fusional do prisma vertical. Ocasionalmente, a cirurgia de catarata pode estar associada à descompensação

- O **trauma** geralmente causa paralisia bilateral do IV nervo. Nervos longos e delgados são particularmente vulneráveis na medida em que se cruzam no véu medular anterior, em decorrência do impacto com a borda tentorial. Deve-se ter cuidado para não confundir paralisia bilateral com lesão unilateral, especialmente quando se cogita cirurgia corretiva
- Lesões **microvasculares** são relativamente comuns, em geral com etiologia presumida quando os fatores sistêmicos de risco adequados estão presentes na falta de achados de manifestação congênita
- **Aneurismas e tumores** são extremamente raros.

Sinais

A manifestação aguda de diplopia vertical na ausência de ptose, combinada à postura característica da cabeça, é altamente sugestiva de doença do IV nervo. As principais ações do músculo oblíquo superior são inciclodução (inciclotorção) e depressão na adução. Lesões periféricas causam enfraquecimento psilateral, e lesões nucleares, enfraquecimento contralateral, ambas do músculo oblíquo superior. A paresia à esquerda caracteriza-se por:

- **Hipertropia à esquerda** ("esquerda sobre direita") na posição primária (Figura 19.70 A), aumentando no olhar à direita (Figura 19.70 B)
- **Limitação da depressão à esquerda**, particularmente acentuada na adução (Figura 19.70 C)
- **Exciclodução à esquerda**, maior na abdução
- **Abdução normal** do olho esquerdo
- **Elevação normal** do olho esquerdo (Figura 19.70 D)
- **Postura compensatória da cabeça** (ver Figura 19.72 A, mais adiante) evita diplopia – vertical, torcional e pior na infraversão. Para compensar o enfraquecimento da inciclodução, há inclinação contralateral da cabeça para a direita. Para aliviar a depressão enfraquecida do olho, o queixo apresenta leve depressão. Como isso é mais acentuado na adução, o rosto também pode virar levemente para a direita

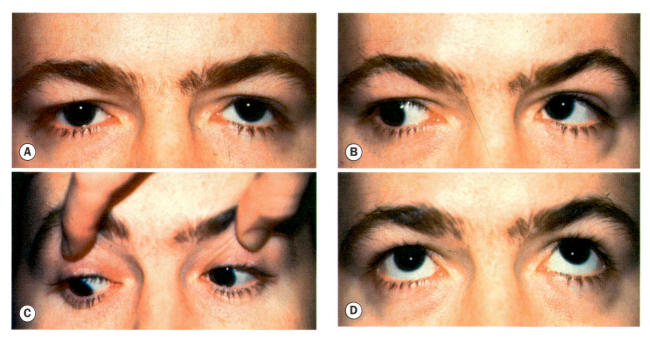

Figura 19.70 Paralisia do IV nervo à esquerda. **A.** Hipertropia à esquerda (esquerda sobre direita) na posição primária. **B.** Aumento da hipertropia à esquerda no olhar à direita em decorrência de ação excessiva do músculo oblíquo inferior esquerdo. **C.** Limitação da depressão à esquerda na adução. **D.** Elevação normal à esquerda.

- Deve-se sempre excluir a possibilidade de **envolvimento bilateral**, em especial após trauma na cabeça
  - Hipertropia à direita no olhar à esquerda e hipertropia à esquerda no olhar à direita, embora com a possível presença de ortoforia
  - Mais de 10° de ciclodesvio (medido com o uso de varetas duplas de Maddox ou por sinoptóforo – ver Capítulo 18)
  - Esotropia com padrão em "V" é comum (Figura 19.71)
  - Teste de inclinação da cabeça de Bielschowsky bilateralmente positivo (ver adiante).

DICA O trauma é a causa mais comum de paralisia bilateral do IV nervo.

Teste dos três passos de Parks

Esse teste clínico permite o isolamento de um único músculo enfraquecido de pacientes com diplopia vertical de manifestação aguda. É impreciso em algumas circunstâncias, inclusive em pacientes submetidos anteriormente à cirurgia de músculo extraocular.

- **Fase 1**: na posição primária, identifica-se o olho hipertrófico, restringindo o músculo afetado a um dos músculos depressores do olho hipertrófico (oblíquo superior ou reto inferior) ou a um dos músculos levantadores do olho hipotrófico (reto superior ou oblíquo inferior). Na paralisia do IV nervo, o olho envolvido é mais alto (ver Figura 19.70 A)
- **Fase 2**: examinam-se os olhos no olhar à direita e esquerda para determinar onde a hipertropia é maior, atribuindo-se, desse modo, o enfraquecimento aos dois dos quatro músculos anteriormente identificados com a maior ação vertical naquela posição. No enfraquecimento do músculo oblíquo superior (ver Figura 19.70 B), o desvio é pior no olhar para o lado oposto (*POLO*)

- **Fase 3**
  - O teste da inclinação da cabeça de Bielschowsky é realizado com o paciente fixando o olhar em um alvo posicionado diretamente à frente, de preferência a 3 metros de distância
  - A cabeça se inclina para um lado de cada vez para que se possa avaliar os músculos responsáveis pela ciclotorção, quando a observação deve determinar a posição em que a hipertropia é pior. Na inclinação para um dos lados, os músculos oblíquo superior e reto superior (observe que ambos são superiores) do olho desse mesmo lado executa um movimento de inciclodução corretiva e os músculos reto inferior e oblíquo inferior (observe que ambos são inferiores) do olho contralateral executam um movimento de extorsão corretiva. Dos dois músculos anteriormente isolados, pode-se eliminar um
  - Na paralisia do IV nervo, o desvio é melhor na inclinação oposta (*MIO*; Figura 19.72 B e C). Na prática, como o teste dos três passos é quase sempre utilizado para confirmar paralisia do IV nervo, o teste de Bielschowsky por si só é suficiente para um diagnóstico funcional.

Investigação

Às vezes, a investigação vascular é indicada. Exames de neuroimagem não são necessários como procedimento de rotina no caso de paralisia isolada não progressiva do IV nervo, mas devem ser considerados se não houver melhora.

Tratamento

Paralisias descompensadas congênita e microvascular presumida quase sempre se resolvem espontaneamente.

A cirurgia de estrabismo geralmente é necessária para casos traumáticos e ocorridos na infância; no primeiro caso, para diplopia

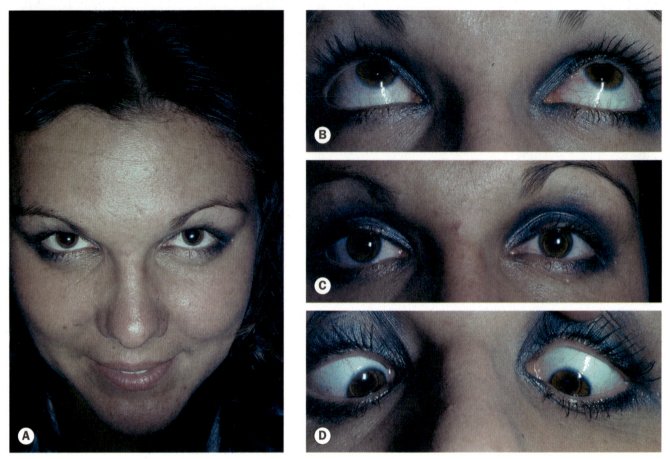

Figura 19.71 Paralisia bilateral do IV nervo. **A.** Postura compensatória da cabeça com o queixo inclinado para baixo para evitar diplopia na posição primária. **B.** Supraversão. **C.** Olhando diretamente para a frente. **D.** Padrão em "V" na infraversão. (*Cortesia de ADN Murray*.)

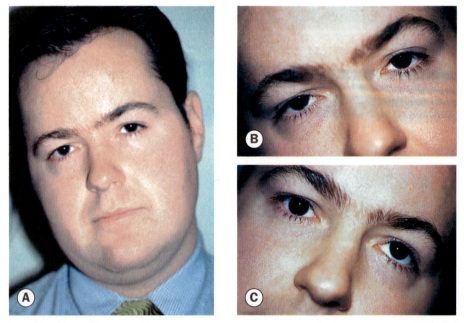

Figura 19.72 Paralisia do IV nervo à esquerda. **A.** Postura compensatória da cabeça; cabeça inclinada para a direita com o rosto voltado para a direita e o queixo deprimido. **B.** Ausência de hipertropia na inclinação da cabeça para a direita. **C.** Teste de Bielschowsky positivo mostrando hipertropia acentuada na inclinação da cabeça para a esquerda.

incômoda; e no segundo, para postura compensatória substancial da cabeça. A abordagem depende do padrão e da gravidade do enfraquecimento.

- ○ **Hipertropia pequena** de menos de 15 dioptrias prismáticas normalmente pode ser tratada por enfraquecimento do músculo oblíquo inferior ou por encurtamento do músculo oblíquo superior, embora a cirurgia de outros músculos possa ser indispensável em algumas circunstâncias
- ○ **Desvio moderado a grande** pode ser tratado por enfraquecimento ipsilateral do músculo oblíquo inferior combinado com, ou seguido por, enfraquecimento ipsilateral do músculo reto superior e/ou enfraquecimento contralateral do músculo reto inferior, se necessário; o defeito de elevação é uma possível complicação
- ○ **Exciclodução** pode necessitar de tratamento, especialmente nos casos bilaterais. O procedimento de Harada-Ito envolve divisão e transposição anterolateral da porção lateral do tendão do músculo oblíquo superior (Figura 19.73).

VI nervo

Tronco encefálico

O núcleo do VI nervo (abducente) situa-se no terço médio da ponte, ventral ao assoalho do IV ventrículo (Figura 19.74). As fibras (fascículo) saem ventralmente do tronco encefálico na junção pontomedular.

- **Uma lesão nuclear** do VI nervo também causa deficiência do olhar horizontal para o lado da lesão devido ao envolvimento do centro adjacente do olhar horizontal (formação reticular pontina paramediana). As fibras do nervo facial (VII nervo) envolvem o núcleo do VI nervo, de modo que a paralisia ipsilateral do neurônio motor inferior (NMI) do nervo facial também é comum. A paralisia isolada do VI nervo nunca é de origem nuclear
- A **síndrome de Foville** (**pontina medial inferior**) é frequentemente causada por doença vascular ou tumores que envolvem a ponte dorsal. Caracteriza-se pelo envolvimento ipsilateral do V ao VIII nervo craniano, pelas fibras simpáticas centrais (síndrome de Horner) e pela paralisia do olhar horizontal
- A **síndrome de Millard-Gubler** (**pontina ventral**) envolve o fascículo em sua passagem através do trato piramidal e, geralmente, é causada por doença vascular, tumores ou dismielinização. Além da paralisia ipsilateral do VI nervo, há hemiplegia e, em geral, paralisia ipsilateral do NMI do nervo facial
- A **síndrome de Raymond** envolve o trato piramidal e o VI nervo. Além da paralisia ipsilateral do VI nervo, há hemiplegia contralateral.

Basilar

A parte basilar do nervo entra na cisterna pontina basilar, sobe, passa próximo à base do crânio e é cruzada pela artéria cerebelar inferoanterior (Figura 19.75); penetra a dura-máter abaixo do clinoide posterior e avança em ângulo pela extremidade do osso petroso, atravessando ou contornando o seio petroso inferior pelo do canal de Dorello (sob o ligamento petroclinoide) para adentrar o seio cavernoso.

- Um **schwannoma vestibular** (também denominado neuroma acústico, embora essa seja uma designação incorreta, uma vez que o tumor é oriundo das células de Schwann do nervo, e não dos neurônios propriamente ditos) pode lesionar o VI nervo na junção pontomedular (Figura 19.76). O primeiro sintoma é a perda da audição, e o primeiro sinal, a sensibilidade reduzida da córnea. As sensibilidades auditiva e corneana devem ser verificadas em todo paciente com paralisia do VI nervo
- **Tumores nasofaríngeos** podem invadir o crânio e seus forames, e lesionar o nervo durante seu trajeto basilar
- **PIC elevada** é capaz de causar deslocamento do tronco encefálico para baixo, podendo estirar um ou ambos os VI nervos sobre a extremidade petrosa, quando a paresia é um falso sinal localizador
- A **fratura de base de crânio** deve causar paralisia unilateral ou bilateral
- A **síndrome de Gradenigo**, geralmente motivada por mastoidite ou petrosite aguda, pode resultar em lesão do VI nervo na extremidade petrosa. A segunda, em geral, vem acompanhada por fraqueza e dores faciais, e dificuldades auditivas.

DICA As sensibilidades auditiva e corneana devem ser testadas em pacientes com paralisia do VI nervo para exclusão de schwannoma vestibular ("neuroma acústico").

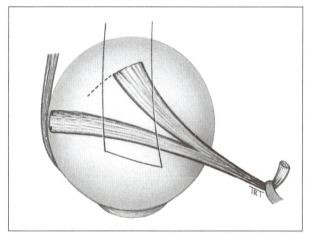

Figura 19.73 Procedimento de Harada-Ito para paralisia do músculo oblíquo superior.

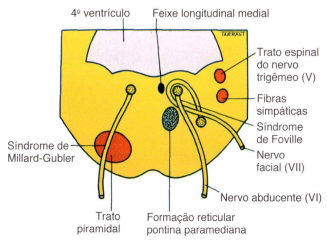

Figura 19.74 A ponte no nível do núcleo do VI nervo.

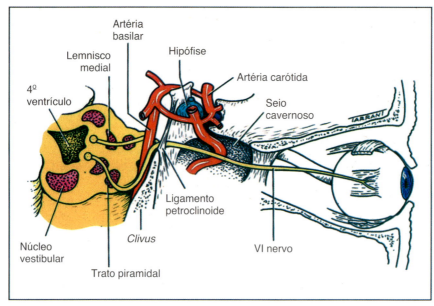

Figura 19.75 Vista lateral do trajeto do VI nervo.

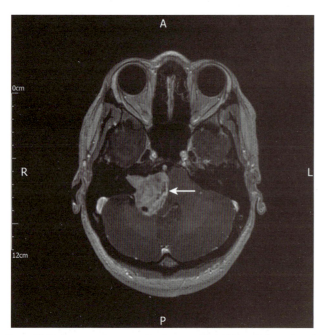

Figura 19.76 Imagem de ressonância magnética (RM) axial ponderada em T1 com realce de contraste à base de gadolínio através da fossa posterior mostrando a típica configuração em "casquinha de sorvete" de um grande schwannoma vestibular do lado direito (seta).

Intracavernosa e intraorbitária

- A seção **intracavernosa** situa-se abaixo do III e do IV nervo e da primeira divisão do V nervo. O VI nervo está situado na posição mais medial e atravessa o centro do seio cavernoso em estreita proximidade com a artéria carótida interna. Ocasionalmente, a paralisia da porção intracavernosa do VI nervo é acompanhada por uma síndrome de Horner pós-ganglionar (doença de Parkinson) em razão de lesão do plexo simpático paracarotídeo. As causas das lesões da porção intracavernosa do VI e do III nervos (ver anteriormente) são semelhantes

- A parte **intraorbitária** adentra a órbita através da fissura orbitária superior, dentro do anel de Zinn, para inervar o músculo reto lateral.

Diagnóstico

- **Sintomas**: a visão dupla é caracteristicamente pior para a visualização de um alvo distante e menos acentuada ou ausente para a fixação de perto. Deve-se conduzir criteriosa avaliação dos sistemas, inclusive questionando o paciente sobre outros sintomas neurológicos, artéria das células gigantes, trauma e sintomas de doença auditiva
- **Esotropia** na posição primária decorrente de ação relativamente sem resistência do músculo reto medial (Figuras 19.77 A e 19.78 A). O desvio (e a descrição sintomática) é caracteristicamente pior para a visão a distância do que para a fixação de perto
- **Limitação da abdução** no lado da lesão (Figuras 19.77 B e 19.78 B)
- **Adução normal** do olho afetado (Figura 19.77 C)
- **Paralisia bilateral aguda do VI nervo** (Figura 19.79) é consideravelmente menos comum do que a unilateral. As causas são semelhantes, mas é importante excluir a possibilidade de PIC elevada
- Na paralisia unilateral, o **rosto vira compensatoriamente** para o lado do músculo paralisado
- **Exame neurológico**: os outros nervos cranianos e o sistema nervoso periférico devem ser examinados, se necessário, por um especialista. Para crianças ou qualquer paciente com sintomas relevantes, é recomendável uma revisão otorrinolaringológica.

Investigação

Lesões microvasculares idiopáticas e presumidas são comuns (até 60%) em pacientes idosos, mas diversas causas já foram relatadas, devendo-se adotar baixo limiar para o neuroimageamento e outras investigações, mesmo na presença de paresia isolada. Além disso, assim como na paralisia do III nervo, a evolução dos exames de imagem tem levado à identificação cada vez mais comum de uma causa em lesões que podiam anteriormente ser classificadas como idiopáticas.

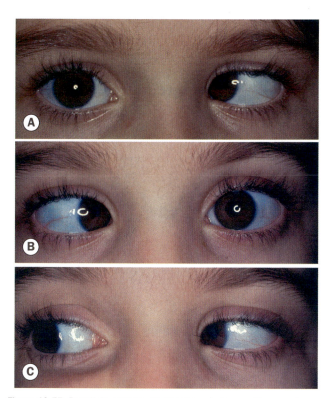

Figura 19.77 Paralisia aguda do VI nervo à esquerda em criança. **A.** Esotropia à esquerda na posição primária. **B.** Acentuada limitação da abdução à esquerda. **C.** Adução normal à esquerda. (*Cortesia de ADN Murray.*)

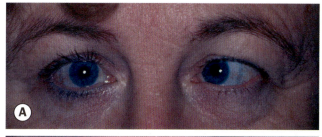

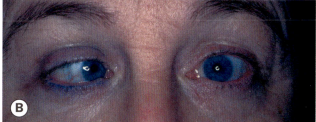

Figura 19.78 Paralisia do VI nervo à esquerda em adulto. **A.** Esotropia à esquerda na posição primária. **B.** Limitação da abdução à esquerda.

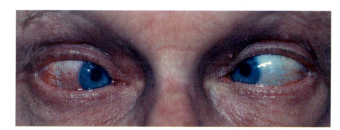

Figura 19.79 Paralisia bilateral aguda do VI nervo. (*Cortesia de C Barry.*)

Ao contrário da paralisia do IV nervo, acredita-se que uma etiologia congênita descompensada seja rara. Presença de paresia bilateral, achados clínicos relevantes adicionais ou manifestação em crianças e adultos jovens deve ensejar investigação completa.

DICA Crianças ou adultos jovens que apresentem paralisia bilateral do VI nervo devem submeter-se à investigação neurorradiológica urgente para identificação da causa.

Tratamento

- A **observação** com oclusão monocular ou correção prismática (p. ex., adesivo temporário de Fresnel) da diplopia é pertinente nas lesões microvasculares idiopáticas ou presumidas. Até 90% se recuperam de maneira espontânea, normalmente em um espaço de semanas a vários meses. Crianças devem ser tratadas com tampão alternado para evitar ambliopia
- A injeção de **toxina botulínica** no músculo reto medial ipsilateral pode ser utilizada para impedir contratura, avaliar a função residual e, às vezes, facilitar a correção prismática com um grande desvio (ver Figura 18.75), mas raramente é curativa
- Deve-se cogitar **cirurgia** somente depois de permitir o tempo adequado para a melhora máxima espontânea, normalmente ao menos 6 a 12 meses após a manifestação
  - Paralisia parcial (paresia) é tratada com recessão ajustável do músculo reto medial e ressecção do músculo reto lateral no olho afetado, tendo-se como alvo uma pequena exoforia na posição primária para maximizar o campo de visão única binocular
  - A paralisia total é tratada com a transposição dos músculos retos superior e inferior para posições acima e abaixo do músculo reto lateral afetado (Figura 19.80), combinada ao enfraquecimento do músculo reto medial ipsilateral (às vezes, com injeção de toxina botulínica – "transposição por toxina"). Não se devem desconectar três músculos retos do globo ocular no mesmo procedimento em virtude do risco de isquemia do segmento anterior
- O **prisma permanente** é incômodo, mas um desvio residual leve pode ser tratado com um prisma incorporado aos óculos como alternativa à cirurgia.

DISTÚRBIOS SUPRANUCLEARES DA MOTILIDADE OCULAR

Movimentos oculares conjugados

Movimentos conjugados dos olhos (versões) são movimentos binoculares nos quais os olhos se movem síncrona e simetricamente na mesma direção. Os principais tipos são movimentos sacádicos, de perseguição lenta e movimentos reflexos não ópticos. Movimentos sacádicos e de perseguição lenta são de origem supranuclear, controlados tanto no nível cerebral como no tronco encefálico. A função reflexa não óptica ajuda a estabilizar o campo visual em relação à posição da cabeça. O distúrbio da função dos movimentos oculares supranucleares causa paralisia do olhar.

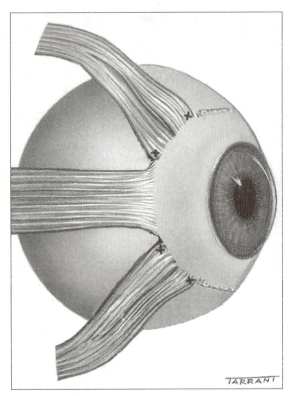

Figura 19.80 Transposição dos músculos retos superior e inferior na paralisia do músculo reto lateral.

Movimentos sacádicos

- **Função:** alinhamento rápido voluntário ou reflexo da fóvea com a imagem-alvo, incluindo a transferência da fixação de um alvo para outro
- **Via:** existem vias horizontais e verticais separadas. Muitas áreas corticais e os colículos superiores são envolvidos na produção dos movimentos sacádicos, mas classicamente a iniciação ocorre nos campos oculares frontais do córtex pré-motor, de onde os impulsos para o movimento horizontal passam para a formação reticular pontina paramediana (FRPP) contralateral – o centro do olhar horizontal (Figura 19.81). Cada lobo frontal inicia os movimentos sacádicos contralaterais. As vias verticais são mapeadas de maneira menos definida (ver adiante).

Perseguição lenta

- **Função:** manter o olhar fixo em um alvo com movimentos lentos e suaves a partir do momento que o alvo é localizado pelo sistema sacádico. O estímulo é o movimento da imagem próximo à fóvea
- **Via:** trata-se de um mecanismo complexo que envolve várias regiões do córtex, bem como a FRPP contralateral. As vias são ipsilaterais, com o córtex de um lado controlando a perseguição do mesmo lado.

Reflexos não ópticos

- **Função:** manutenção da posição dos olhos sem informação consciente após mudança de posição da cabeça ou do corpo. Outros mecanismos orientados visualmente (i. e., ópticos) também são envolvidos na estabilidade do campo visual. Ambos podem ser ativos no reflexo dos olhos de boneca (oculocefálico), no qual a cabeça do paciente inconsciente é girada, fazendo com que os olhos se movimentem na direção oposta para preservar a posição da imagem na retina

- **Via:** os movimentos são mediados principalmente pelo sistema vestibular. Os sinais originam-se nos labirintos da orelha interna e nos proprioceptores que fornecem informações sobre a cabeça e os movimentos do pescoço. Para movimentos horizontais, fibras aferentes formam sinapse nos núcleos vestibulares e passam para o centro do olho horizontal.

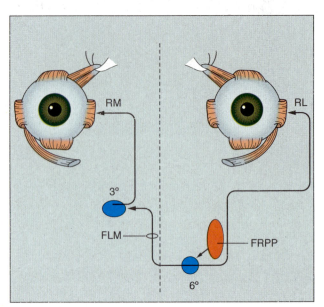

Figura 19.81 Vias anatômicas para os movimentos oculares horizontais. *RL*, reto lateral; *FLM*, fascículo longitudinal medial; *RM*, reto medial; *FRPP*, formação reticular pontina paramediana.

Anormalidades do olhar horizontal

Anatomia

Após a iniciação, movimentos horizontais dos olhos são gerados no centro do olhar horizontal (FRPP; ver Figura 19.81) e mediados por uma via comum. A partir daí, os impulsos são enviados diretamente para o núcleo ipsilateral do VI nervo e indiretamente pelos neurônios internucleares que cruzam a linha média no nível da ponte, passam pelo fascículo longitudinal medial (FLM) contralateral e alcançam os neurônios motores no subnúcleo do músculo reto medial do complexo do III nervo contralateral. A estimulação do centro do olhar horizontal de um lado, portanto, provoca um movimento conjugado dos olhos para o mesmo lado.

Paralisia do olhar horizontal

Uma lesão do centro do olhar horizontal na FRPP provoca paralisia ipsilateral do olhar horizontal, com uma incapacidade de olhar na direção da lesão.

Oftalmoplegia internuclear

Uma lesão no FLM é responsável pela síndrome clínica de oftalmoplegia internuclear. As causas incluem desmielinização, acidente vascular e tumores. A cirurgia de estrabismo pode ser realizada no caso de diplopia persistente.

- **Oftalmoplegia internuclear unilateral** (Figura 19.82): visão dupla normalmente não é uma queixa
  - Olhos voltados diretamente para a frente na posição primária
  - Defeito de adução do olho do lado da lesão e nistagmo do olho contralateral na abdução; o lado da lesão é nomeado pelo lado da deficiência de adução
  - O olhar para o lado da lesão é normal
  - A convergência permanece intacta se a lesão for anterior e discreta, mas comprometida se a lesão for posterior ou extensa
- **Oftalmoplegia internuclear bilateral** (Figura 19.83)
  - Limitação da adução à esquerda e nistagmo atáxico do olho direito no olhar para a direita
  - Limitação da adução à direita e nistagmo atáxico do olho esquerdo no olhar para a esquerda
  - A convergência pode apresentar-se intacta ou comprometida
  - Lesão rostral no mesencéfalo é capaz de resultar em deficiência associada de convergência com consequente exotropia bilateral e nistagmo do olho abdutor: "oftalmoplegia internuclear com exotropia"
- **Síndrome do um e meio**: lesões da FRPP e do FLM combinadas no mesmo lado dão origem à "síndrome do um e meio", caracterizada por uma combinação de paralisia ipsilateral do olhar e oftalmoplegia internuclear. O único movimento residual é a abdução do olho contralateral, que exibe nistagmo de abdução.

Paralisia do olhar vertical

Anatomia

A iniciação do movimento vertical do olho nos lobos frontais é simultaneamente bilateral, com impulsos mediados pelo centro do olhar

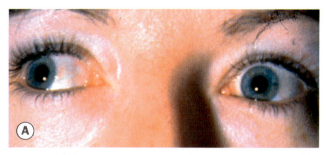
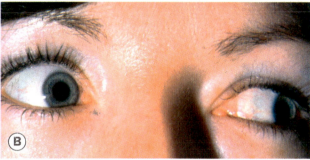
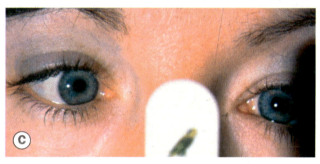

Figura 19.83 Oftalmoplegia internuclear bilateral. **A.** Limitação da adução à esquerda no olhar à direita. **B.** Limitação menos grave da adução à direita no olhar à esquerda. **C.** A convergência permanece intacta.

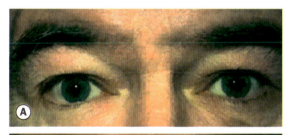
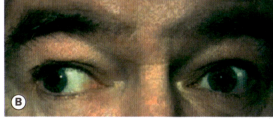
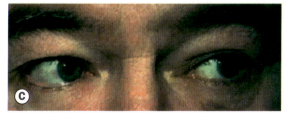

Figura 19.82 Oftalmoplegia internuclear à esquerda. **A.** Ortoforia na posição primária. **B.** Limitação da adução à esquerda no olhar à direita. **C.** Abdução normal à esquerda no olhar à esquerda.

vertical no mesencéfalo (núcleo intersticial rostral do fascículo longitudinal medial). Do centro do olhar vertical, os impulsos passam para os subnúcleos dos músculos oculares que controlam o olhar vertical em ambos os olhos. As células que subservem os movimentos oculares para cima e para baixo estão misturadas no centro do olhar vertical, embora possa ocorrer paralisia seletiva da supraversão e da infraversão apesar disso.

Síndrome de Parinaud (porção dorsal do mesencéfalo)

- **Sinais**
  - Olhos alinhados na posição primária
  - Paralisia supranuclear da supraversão e da infraversão nos movimentos sacádicos (Figura 19.84 A e B)
  - Defeito de convergência
  - Infraversão normal utilizando a manobra da cabeça de boneca (Figura 19.84 C)
  - Pupilas grandes com dissociação luz-perto (ver Figura 19.46)
  - Retração palpebral (sinal de Collier – Figura 19.84 D)
  - Nistagmo de convergência-retração (Figura 19.84 E e F)
- **Causas**
  - Crianças: estenose do aqueduto, meningite e pinealoma/pinealoblastoma (Figura 19.85)

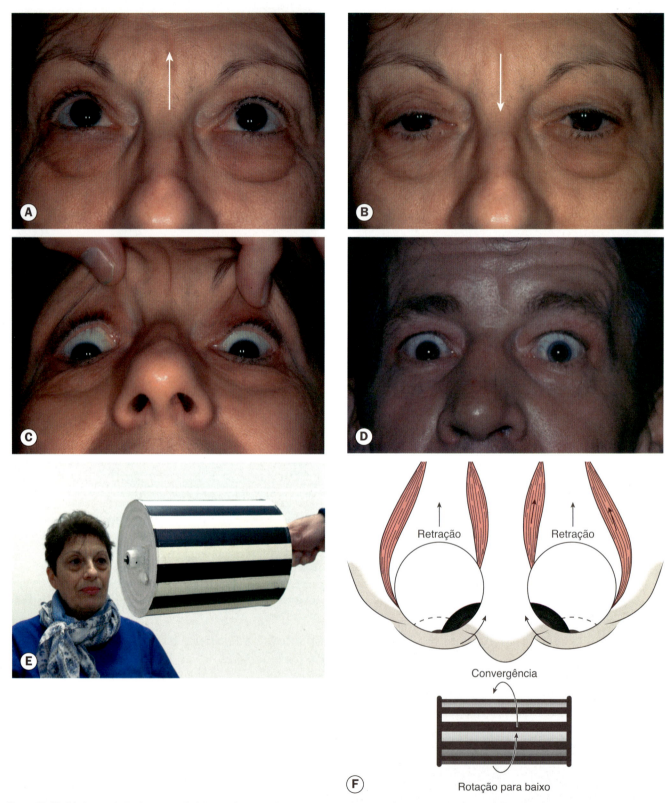

Figura 19.84 Síndrome de Parinaud. **A.** Defeito de supraversão. **B.** Defeito de infraversão no movimento sacádico. **C.** Movimento normal para baixo usando a manobra da cabeça de boneca. **D.** Sinal de Collier. **E.** Uso do tambor optocinético. **F.** Diagrama mostrando o mecanismo do nistagmo de convergência e retração – a convergência ocorre porque o músculo reto medial é mais forte do que o músculo reto lateral.

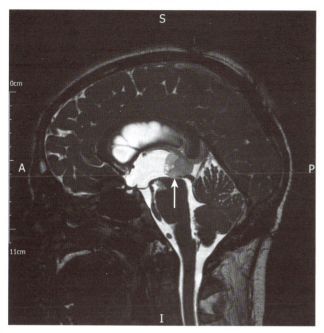

Figura 19.85 Imagem de ressonância magnética sagital de alta resolução ponderada em T2 através da linha média de paciente com pinealoblastoma (seta) obstruindo o aqueduto de Sylvius e causando dilatação do 3º ventrículo.

○ Adultos jovens: desmielinização, trauma e malformações arteriovenosas
○ Idosos: acidentes vasculares do mesencéfalo, lesões de massa que envolvem a matéria cinzenta periaquedutal e aneurismas da fossa posterior.

Paralisia supranuclear progressiva

A paralisia supranuclear progressiva (síndrome de Steele-Richardson-Olszewski) é uma doença degenerativa grave que se manifesta na idade avançada e cujos achados clínicos incluem:
- Paralisia supranuclear do olhar; no início, basicamente da infraversão e, posteriormente, da supraversão
- Subsequentemente, os movimentos horizontais tornam-se comprometidos, com consequente paralisia do olhar global
- Paralisia da convergência
- Paralisia pseudobulbar
- Rigidez extrapiramidal, ataxia da marcha e demência.

Desalinhamento vertical dos olhos (skew deviation)

O desalinhamento vertical dos olhos ou desvio não conjugado vertical do olhar (skew deviation) é um distúrbio de motilidade supranuclear incomum no qual os olhos são desviados verticalmente e, em geral, apresentam distúrbio ciclotorcional. Três categorias já foram descritas, que correspondem aos diferentes padrões de motilidade e sítios de lesão. Ambos os olhos podem ser desviados para cima, ou um deles pode ser hipertrópico, e o outro, hipotrópico. A causa mais frequente é um AVE, que se acredita levar à disfunção de um mecanismo primordial de estabilização do campo visual.

NISTAGMO

Introdução

Princípios fisiológicos

Nistagmo é uma oscilação involuntária dos olhos que pode ser um fenômeno fisiológico (p. ex., após a rotação de um tambor optocinético) ou patológico. No nistagmo patológico, cada ciclo de movimento normalmente é iniciado por um *drift* (deslocamento) desfoveante do olho, que se afasta do alvo, seguido por um movimento sacádico de refixação.
- O **plano** pode ser horizontal, vertical ou torcional
- A **amplitude** refere-se à extensão da excursão: fina ou grosseira
- A **frequência** descreve a rapidez com que os olhos oscilam: alta, moderada ou baixa.

Classificação

Um desenho esquemático como o da Figura 19.86 pode ser utilizado para fins de documentação.
- O nistagmo sacádico (**jerk**) tem um lento movimento desfoveante de *drift* e um rápido movimento sacádico refoveante de correção. A direção do nistagmo é descrita em função da direção do componente rápido: direita, esquerda, para cima, para baixo ou rotatório
- O nistagmo **pendular** é um movimento não sacádico na medida em que tanto os movimentos foveantes quanto desfoveantes são lentos (i. e., a velocidade do nistagmo é igual em ambas as direções)
- O nistagmo **misto** consiste no nistagmo pendular na posição primária e no nistagmo sacádico na lateroversão.

Nistagmo fisiológico

- O nistagmo do **terminal** é um nistagmo sacádico do tipo fino e de frequência moderada observado nos extremos do olhar. A fase rápida é definida pela direção do olhar (Figura 19.87)
- O **OKN** é um nistagmo sacádico induzido por alvos-móveis repetitivos (p. ex., tambor optocinético) em movimento dentro do campo visual
  ○ A fase lenta consiste em um movimento de perseguição em que os olhos acompanham o alvo. A fase rápida é um movimento sacádico na direção oposta à medida que os olhos se fixam no alvo seguinte
  ○ Se a fita ou o tambor optocinético for movimentado da direita para a esquerda, a região temporoperieto-occipital controla a fase rápida (sacádica) para a direita
  ○ O OKN é útil para a detecção de cegueira funcional (não fisiológica) e para o teste da AV em pacientes muito jovens. Pode ser útil também para avaliação de hemianopsia homônima isolada.

Nistagmo vestibular

- Nistagmo vestibular **fisiológico** é um nistagmo sacádico causado pela alteração do *input* dos núcleos vestibulares para os centros do olhar horizontal. A fase lenta é iniciada pelos núcleos vestibulares, e a fase rápida, pelo tronco encefálico e pela via frontomesencefálica. O nistagmo vestibular pode ser provocado por estimulação calórica da seguinte maneira:

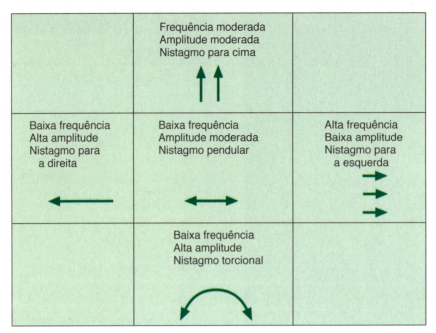

Figura 19.86 Desenho esquemático para documentação de nistagmo. (*Cortesia de JJ Kanski, de* Signs in Ophthalmology: Causes and Differential Diagnosis, *Mosby 2010.*)

- Quando se despeja água fria no ouvido direito, o paciente desenvolve nistagmo sacádico à esquerda (*i. e.*, fase rápida para a esquerda)
- Quando se despeja água morna no ouvido direito, o paciente desenvolve nistagmo sacádico à direita (*i. e.*, fase rápida para a direita)
- Quando se despeja água fria em ambos os ouvidos simultaneamente, desenvolve-se um nistagmo sacádico com a fase rápida para cima. A água morna em ambos os ouvidos provoca nistagmo com a fase rápida para baixo (o frio "desacelera as coisas")
- Um teste anormal indica a presença de doença vestibular periférica
- O nistagmo vestibular periférico **patológico** (Figura 19.88) é causado por doença que afeta o ouvido, como labirintite, doença de Ménière e infecções da orelha média ou interna. Esse tipo de nistagmo tende a ser exclusivamente horizontal, vertical ou torcional; aumenta de intensidade com o olhar na direção da fase rápida e é atenuado pela fixação. Normalmente, é de amplitude fina.

Nistagmo infantil (congênito)

Introdução

O nistagmo de manifestação precoce (normalmente nos primeiros meses de vida, e não verdadeiramente congênito) pode ser decorrente de baixa visão ou de deficiência motora na qual o próprio nistagmo é a causa da baixa visão, embora a distinção nem sempre seja clara. Pode estar associado a uma condição sistêmica séria, particularmente do SNC. O nistagmo infantil geralmente é pendular, mas pode ser sacádico, horizontal e uniplanar (a direção da oscilação permanece constante, independentemente da direção do olhar). Ao contrário do que se observa em adultos com nistagmo adquirido, a oscilopsia não ocorre nem mesmo em adultos com nistagmo congênito. O nistagmo pode ser atenuado pela convergência, e não está presente durante o sono. Normalmente, há um ponto de bloqueio – uma posição do olhar em que o nistagmo é mínimo – podendo, para favorecer essa condição, desenvolver-se uma postura compensatória da cabeça. A investigação deve procurar detectar a presença de associações oculares e sistêmicas.

Nistagmo por déficit sensorial (aferente)

O nistagmo por privação sensorial é a forma mais comum de nistagmo infantil, e é causado pelo comprometimento da visão central no início da vida (p. ex., catarata congênita, hipoplasia macular, albinismo, amaurose congênita de Leber, hipoplasia do nervo óptico, acromatopsia). Em geral, desenvolve-se em crianças de menos de 2 anos com baixa visão bilateral, cuja gravidade está associada ao grau de perda visual.

Nistagmo motor (eferente, congênito)

A existência de histórico familiar é comum, com herança ligada ao X (dominante ou recessiva) como modo comum. A manifestação ocorre cerca de 2 a 3 meses após o nascimento e persiste por toda a vida. A AV, em geral, é melhor do que com o nistagmo por déficit sensorial, ou seja, na faixa de 6/12 a 6/36. Na posição primária, existe o nistagmo pendular de baixa amplitude que pode se converter em nistagmo sacádico na lateroversão (Figura 19.89).

Spasmus nutans

A manifestação dessa condição ocorre entre os 3 e 18 meses de idade com nistagmo horizontal unilateral ou bilateral de alta frequência e pequena amplitude (Figura 19.90) associado a um movimento de balanço da cabeça. Em geral, é assimétrico, com maior amplitude na abdução e possível presença dos componentes vertical e torcional. Uma forma idiopática se resolve espontaneamente até os 3 anos, mas o glioma da via visual anterior, a síndrome da sela vazia e o cisto porencefálico também podem ser agentes etiológicos.

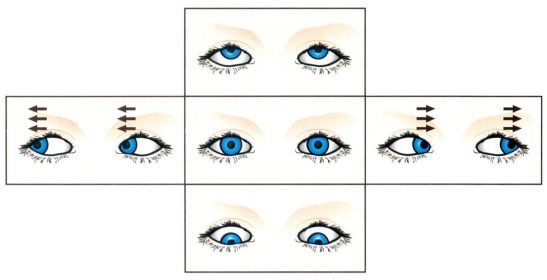

Figura 19.87 Nistagmo fisiológico – terminal. (*Cortesia de JJ Kanski, de* Signs of Ophthalmology: Causes and Differential Diagnosis, *Mosby 2010.*)

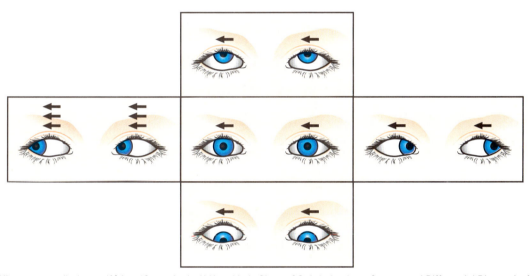

Figura 19.88 Nistagmo vestibular periférico. (*Cortesia de JJ Kanski, de* Signs of Ophthalmology: Causes and Differential Diagnosis, *Mosby 2010.*)

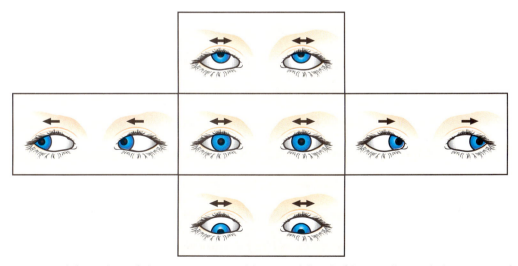

Figura 19.89 Nistagmo motor (eferente) congênito, nesse caso, pendular na posição primária e no olhar vertical, mas convergindo para um nistagmo sacádico evocado pela direção do olhar à esquerda e à direita. (*Cortesia de JJ Kanski, de* Signs of Ophthalmology: Causes and Differential Diagnosis, *Mosby 2010.*)

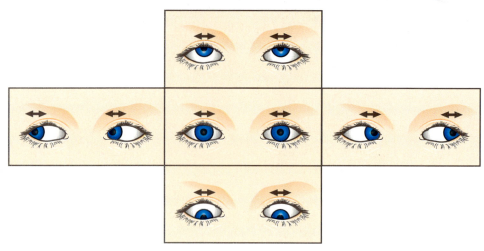

Figura 19.90 *Spasmus nutans* – o nistagmo desse paciente é pendular, uniplanar e de igual amplitude em todas as direções do olhar. (*Cortesia de JJ Kanski, de* Signs of Ophthalmology: Causes and Differential Diagnosis, *Mosby 2010*.)

Outros

Outras formas de nistagmo, como o nistagmo alternante periódico (ver adiante), podem ser infantis quanto à apresentação.

Nistagmo adquirido

Nistagmo latente

O nistagmo latente é associado à esotropia infantil e ao desvio vertical dissociado (ver Capítulo 18). Com ambos os olhos abertos, não há nistagmo, mas o nistagmo horizontal torna-se aparente quando se cobre um dos olhos; a fase rápida ocorre na direção do olho descoberto focalizado no alvo. Às vezes, pode haver sobreposição de um elemento de latência sobre um nistagmo manifesto, de modo que, quando um dos olhos é coberto, a amplitude do nistagmo aumenta (nistagmo latente manifesto).

Nistagmo alternante periódico

O nistagmo alternante periódico (NAP) é um nistagmo sacádico conjugado horizontal que inverte periodicamente a direção. Durante a fase ativa, a amplitude e a frequência aumentam progressivamente em um primeiro momento, e depois, diminui; seguido por um intervalo com duração de 4 a 20 segundos durante o qual os olhos se mantêm estáveis, podendo demonstrar movimentos de baixa intensidade, geralmente pendulares. Em seguida, ocorre uma sequência semelhante na direção oposta – o ciclo completo dura entre 1 e 3 minutos. O NAP pode ser congênito ou decorrente de doença cerebelar, ataxia telangiectasia e medicamentos, como a fenitoína.

Nistagmo de convergência-retração

O nistagmo de convergência-retração é um nistagmo sacádico resultante da cocontração dos músculos extraoculares, geralmente músculos retos mediais. Pode ser induzido pela rotação de um tambor optocinético para baixo; a sacada de refixação para cima leva os dois olhos a se voltarem um para o outro em um movimento convergente. Há classicamente uma retração associada do globo ocular para o interior da órbita. Trata-se de um componente da síndrome do mesencéfalo dorsal de Parinaud (ver Figura 19.84). As causas incluem lesões da área pré-tectal, como pinealoma e acidentes vasculares.

Nistagmo de sacada inferior

Trata-se de um nistagmo vertical com a fase rápida "batendo" para baixo (Figura 19.91), provocada mais facilmente na lateroversão e na infraversão. Pode ser causado por lesões no forame magno, como a malformação de Arnold-Chiari e a siringobulbia, medicamentos como o lítio e a fenitoína e uma série de outras condições, como a encefalopatia de Wernicke, a desmielinização e a hidrocefalia.

Nistagmo de sacada superior

O nistagmo de sacada superior é um nistagmo vertical com a fase rápida "batendo" para cima em todas as posições (Figura 19.92). As causas incluem lesões da fossa posterior, medicamentos e encefalopatia de Wernicke.

Nistagmo "em gangorra"

É um nistagmo pendular em que um dos olhos sobe e realiza a inciclodução, enquanto o outro desce e realiza a exciclodução. Pode ser causado por tumores parasselares (geralmente com hemianopsia bitemporal), siringobulbia e acidente vascular do tronco cerebral.

Nistagmo atáxico

Nistagmo atáxico é um nistagmo horizontal sacádico que ocorre durante o movimento de abdução do olho de um paciente com oftalmoplegia internuclear (ver anteriormente).

Nistagmo de Bruns

Consiste em um nistagmo horizontal cerebelar grosseiro do tipo sacádico em um dos olhos e um nistagmo vestibular fino de alta frequência no outro, e pode ser causado por tumores do ângulo cerebelopontino (ou pontocerebelar), como neuroma acústico.

Tratamento do nistagmo

- **Ambliopia e erro de refração** devem ser tratados como for adequado. Lentes de contato e outras medidas de refração, como a combinação de lentes de contato negativas com alta dioptria e lentes de óculos positivos com alta dioptria, podem ser úteis
- **Medicamentos**, como baclofeno e gabapentina, talvez sejam úteis

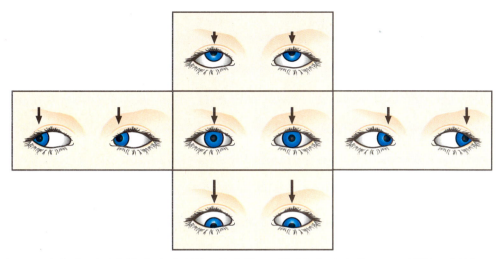

Figura 19.91 Nistagmo para baixo (ver texto). (*Cortesia de JJ Kanski, de* Signs of Ophthalmology: Causes and Differential Diagnosis, *Mosby 2010.*)

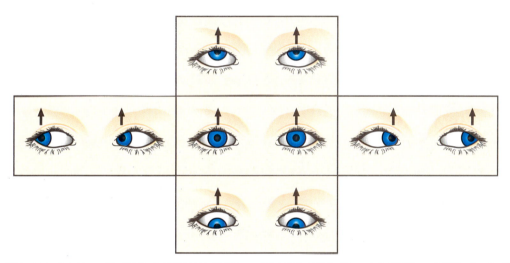

Figura 19.92 Nistagmo para cima. (*Cortesia de JJ Kanski, de* Signs of Ophthalmology: Causes and Differential Diagnosis, *Mosby 2010.*)

- Injeção de **toxina botulínica** nos músculos extraoculares tem demonstrado algum sucesso, mas pode ser imprevisível, e é necessário um tratamento a longo prazo
- A **cirurgia** de nistagmo com uma posição de neutralização tem por objetivo mover os músculos para simular a tensão muscular, enquanto os olhos e o rosto permanecem retos, podendo ser realizada para corrigir uma postura compensatória da cabeça. A recessão de todos os músculos retos horizontais tem se mostrado bem-sucedida para a redução da amplitude do nistagmo em alguns pacientes sem posição de neutralização significativa.

Movimentos nistagmoides

Movimentos nistagmoides assemelham-se ao nistagmo, mas o movimento patológico desfoveante é uma intrusão sacádica.

Flutter ocular e opsoclonus

Essas entidades consistem em oscilações sacádicas sem intervalo intersacádico. No *flutter* ocular, as oscilações são puramente horizontais e no *opsoclonus*, multiplanares. As causas envolvem encefalite viral, encefalopatia mioclônica em recém-nascidos (*dancing eyes and dancing feet*), como uma ocorrência idiopática transitória em neonatos saudáveis, ou podem ser induzidas por fármacos.

Bobbing ocular

O *bobbing* ocular manifesta-se com movimentos oculares rápidos e conjugados para baixo, seguidos por um retorno lento à posição primária do olhar. As causas incluem lesões pontinas (normalmente hemorragia), lesões cerebelares que comprimem a ponte e encefalopatia metabólica.

Mioquimia do músculo oblíquo superior

A mioquimia do músculo oblíquo superior é uma condição rara caracterizada por episódios intermitentes de oscilopsia e diplopia em um dos olhos (normalmente o olho direito). A causa é desconhecida, mas a condição pode ser secundária à lesão ocular ou de cabeça, e raramente a tumores do tronco encefálico. Alguns casos ocorrem secundariamente à compressão da raiz do nervo troclear pela artéria cerebelar superior adjacente, resultando na transmissão efática de impulsos. Não existe tratamento definitivo, mas os betabloqueadores orais ou tópicos podem ser úteis. Em casos persistentes, tentam-se procedimentos de enfraquecimento do músculo oblíquo superior. A condição deve se distinguir da **mioquimia do músculo orbicular do olho** (**tique**), que é comum, inócuo e em geral se resolve espontaneamente.

MIOPATIAS OCULARES

Miastenia *gravis*

Introdução

Miastenia *gravis* (MG) é uma doença autoimune em que os anticorpos medeiam a lesão e a destruição dos receptores de acetilcolina no músculo estriado. O consequente comprometimento da condução neuromuscular causa enfraquecimento e fatigabilidade da musculatura esquelética, mas não dos músculos cardíacos e involuntários. A doença é duas vezes mais comum em mulheres do que em homens. A MG pode ser ocular, bulbar (afeta nervos cranianos originários da porção inferior do tronco encefálico) ou generalizada. Formas congênita e juvenil são raras. Um quadro clínico semelhante é encontrado na síndrome miastênica de Lambert-Eaton mediada por anticorpos contra os canais de cálcio pré-sinápticos dependentes de voltagem. Trata-se de um fenômeno paraneoplásico associado a um tumor de pulmão em 60% dos casos. Pacientes positivos para anticorpos MuSK (quinase músculo-específica) podem apresentar forma distinta de MG. Diversos medicamentos são capazes de exacerbar a MG e, se possível, devem ser evitados; aqueles com relevância oftálmica incluem muitos antibióticos e betabloqueadores.

Miastenia sistêmica

- **Sintomas**: normalmente se manifestam na terceira década de vida e podem incluir fadiga indolor, geralmente ocasionada pela prática de exercícios, combinada com ptose e diplopia. A fatigabilidade afeta a musculatura dos membros, a expressão facial, os movimentos oculares, a mastigação e a fala. Sintomas bulbares incluem disfagia e disartria; dificuldade para respirar é rara
- **Sinais**: o achado mais importante é o enfraquecimento periférico, particularmente dos braços e dos músculos proximais da perna, com deterioração nos casos prolongados. Há caracteristicamente uma falta de expressão facial (Figura 19.93). Achados oculares estão descritos a seguir
- **Crise miastênica**: pode ser fatal devido ao desconforto respiratório se não for prontamente tratada.

Miastenia ocular

O envolvimento ocular ocorre em 90% dos casos e é o achado inicial em 60%. Dois terços dos pacientes apresentam ptose e diplopia.

- A **ptose** é insidiosa, bilateral e frequentemente assimétrica (Figura 19.94)
  - Em geral, piora no final do dia
  - Piora na supraversão prolongada (60 segundos) em razão da fadiga
  - Sinal involuntário de Cogan é um breve espasmo da pálpebra quando, com uma sacada, os olhos passam da infraversão à posição primária

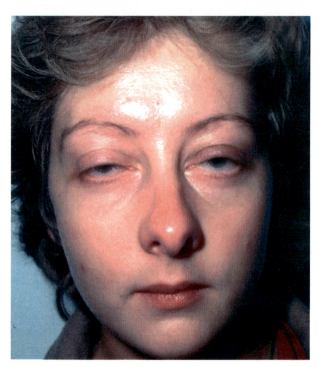

Figura 19.93 Aparência facial miopática na miastenia *gravis*.

  - Se uma das pálpebras for elevada manualmente quando o paciente olha para cima, a pálpebra contralateral pode demonstrar finos movimentos oscilatórios
- A **diplopia** geralmente é vertical, embora quaisquer ou todos os músculos extraoculares possam ser afetados. Pode-se observar uma oftalmoplegia pseudointernuclear. Pacientes com desvios estáveis podem beneficiar-se da cirurgia muscular, da injeção de toxina botulínica ou da combinação de ambas
- **Movimentos nistagmoides** podem estar presentes nos extremos do olhar. Defeitos bizarros de motilidade ocular também são passíveis ocorrer, de modo que a MG deve ser levada em consideração no diagnóstico diferencial de qualquer distúrbio de motilidade ocular que não se enquadre em um padrão reconhecido.

Investigações

- **Teste da bolsa de gelo** (Figura 19.95): verifica a melhora após a colocação de uma bolsa de gelo sobre a pálpebra ptótica (ou outro músculo afetado) por 2 minutos, uma vez que o frio inibe a quebra da acetilcolina pela acetilcolinesterase. A sensibilidade é de aproximadamente 75%, mas altamente específica
- **Teste de anticorpos**: respalda diagnóstico de MG e prediz probabilidade de timoma. O teste é confundido pela anestesia geral de procedimento recente (no intervalo de até 48 horas) com relaxantes musculares
  - Anticorpos contra o receptor de acetilcolina (AChR): presentes em cerca de 90% dos casos sistêmicos, mas em apenas 50 a 70% dos pacientes com miastenia ocular, raramente se apresentam na síndrome de Lambert-Eaton
  - Anticorpos contra a proteína MuSK: são positivos em 50% dos pacientes negativos para anticorpos AChR; pacientes positivos são menos propensos a apresentar achados oculares e timoma

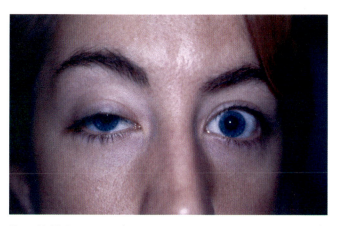

Figura 19.94 Ptose assimétrica do lado direito com leve retração da pálpebra esquerda em decorrência de ação excessiva do músculo orbicular.

- ○ Anticorpos estriacionais: possível presença de anticorpos contra vários elementos contráteis do músculo esquelético (p. ex., titina). Esses anticorpos encontram-se em cerca de 80 a 90% dos pacientes com timoma – e um terço daqueles sem – e podem ser um marcador de MG mais grave
- ○ Anticorpos dos canais de cálcio dependentes de voltagem: característicos da síndrome de Lambert-Eaton
- **Teste do edrofônio (Tensilon)** (Figura 19.96): edrofônio é uma anticolinesterase de curta ação que proporciona melhora transitória da fraqueza na MG. A sensibilidade estimada é de 85% na MG ocular e de 95% na MG sistêmica. Ocorrência de bradicardia não é comum e, em raros casos, já houve mortes. Instalações de reanimação e assistência especializada devem estar prontamente disponíveis no local se houver emergência, e seu uso pode ser limitado a casos em que testes menos invasivos tenham produzido resultados equívocos
  - ○ Atropina de 0,3 mg é administrada por via intravenosa para minimizar efeitos colaterais dos muscarínicos
  - ○ Administra-se uma dose de teste intravenosa de 0,2 mℓ (2 mg) de cloridrato de edrofônio. Caso se observe melhora definitiva dos sintomas (ou reação adversa), o teste é encerrado
  - ○ Os 0,8 mℓ (8 mg) restantes são administrados depois de 60 segundos, se necessário
  - ○ As medidas da ptose e/ou motilidade (gráfico de Hess) obtidas antes e depois do procedimento são comparadas; o efeito dura apenas 5 minutos
- **Eletromiografia**: mostra achados característicos
- **Biopsia muscular**: revela presença de anticorpos na junção neuromuscular e achados de microscopia eletrônica característicos, mas não é realizada com frequência
- **Imageamento do tórax** (RM, TC, TC/PET) para detectar timoma, presente em 15% dos pacientes (por outro lado, 30% dos pacientes com timoma têm miastenia). O imageamento pode ser utilizado também para descartar tumor pulmonar em caso de suspeita de síndrome de Lambert-Eaton, ou de massa intracraniana se for miastenia ocular
- **Teste da função tireoidiana**: deve ser realizado, visto que pode haver associação de doença autoimune da tireoide. Há também associação com artrite reumatoide, anemia perniciosa e lúpus eritematoso sistêmico.

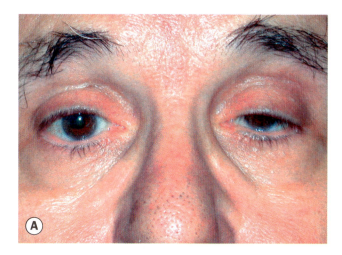

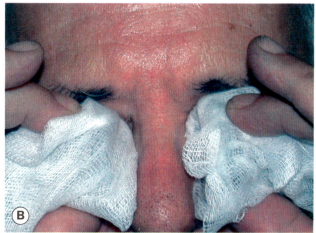

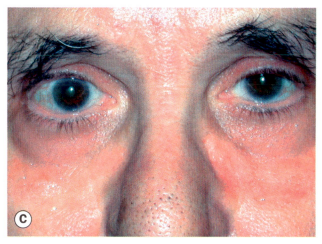

Figura 19.95 Teste positivo da bolsa de gelo na miastenia *gravis*. **A.** Ptose assimétrica. **B.** Aplicação do gelo. **C.** Melhora da ptose. (*Cortesia de J Yangüela.*)

DICA Pacientes com miastenia gravis devem submeter-se a imageamento do tórax para exclusão de timoma.

Tratamento

Agente anticolinesterase, como a piridostigmina, pode ser utilizado isoladamente em caso de doença leve, mas em geral é combinado ao

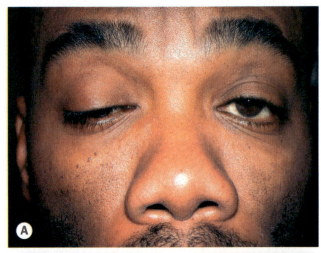
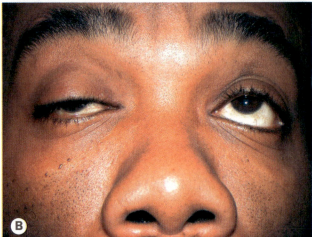
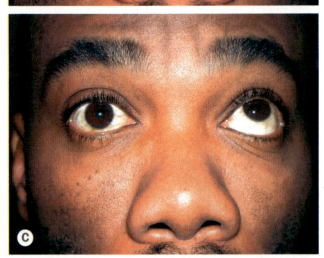

Figura 19.96 Teste positivo do edrofônio na miastenia *gravis*. **A.** Ptose assimétrica na posição primária. **B.** Defeito de supraversão. **C.** Após a injeção de edrofônio, observa-se acentuada melhora bilateral da ptose e modesta melhora da supraversão à esquerda, mas não à direita.

Distrofia miotônica

Introdução

A distrofia miotônica caracteriza-se pelo relaxamento muscular retardado depois que o esforço voluntário (moitonia) cessa. Existem duas formas. A forma clássica, distrofia miotônica 1 (DM$_1$), é causada por uma mutação no gene *DMPK* da proteinoquinase da distrofia miotônica. A DM$_2$ (miopatia muscular proximal, PROMM) envolve o gene *CNBP*; a DM$_2$ apresenta menos achados sistêmicos (embora a catarata seja frequente) e um melhor prognóstico a longo prazo, mas é menos comum. A herança em ambas as formas é AD; casos esporádicos são raros. DM$_1$ está descrita adiante.

Diagnóstico

Nas sucessivas gerações, a doença tende a se manifestar cada vez mais cedo e com maior gravidade ("antecipação") devido ao aumento progressivo do tamanho do defeito genético responsável (sequência repetida de trinucleotídios) na fertilização

- **Sintomas**: normalmente, ocorre primeiro entre a terceira e a sexta décadas com enfraquecimento das mãos e dificuldade para andar
- **Achados sistêmicos**
  - Periféricos: dificuldade para soltar a pegada, deterioração e fraqueza muscular
  - Centrais: expressão facial pesarosa causada por deterioração facial bilateral com bochechas encovadas (aparência facial miotônica; Figura 19.97) e fala arrastada decorrente do envolvimento da língua e dos músculos faríngeos
  - Outras: podem incluir calvície frontal em homens, sonolência, hipogonadismo, anomalias endócrinas, cardiomiopatia, doença pulmonar, deterioração intelectual e mudanças ósseas

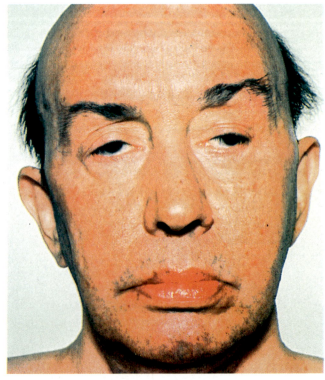

Figura 19.97 Fáscies miotônicas, calvície frontal e exotropia do olho esquerdo.

tratamento com esteroides e outros imunossupressores (p. ex., azatioprina). Plasmaférese e imunoglobulinas intravenosas são medidas a curto prazo para tratamento de doença aguda; raramente, há necessidade de suporte respiratório de emergência. Timectomia é realizada se houver presença de timoma e resulta em uma melhora de 75%.

- **Achados oftálmicos**
  - Comuns: a maioria dos pacientes desenvolve catarata precoce, inicialmente observada como uma poeira iridescente (às vezes, lembrando a frequentemente confusa morfologia da árvore de Natal), progredindo de modo subsequente para raios corticais e subcapsulares, em geral em uma conformação estrelada. Ptose e hipermetropia também são comuns
  - Incomum: disfunção da motilidade (estrabismo, nistagmo, movimentos sacádicos anormais e perseguição lenta, dissociação luz-perto, tufos vasculares da íris, retinopatia pigmentar leve, atrofia óptica e hipotonia)
- **Investigação**: teste genético confirma o defeito e pode ser realizado no período pré-natal.

Tratamento

Aconselhamento genético, monitoramento cardíaco e tratamento dos sintomas, como cirurgia de catarata, muletas para ptose e suspensão do músculo frontal. O paciente deve ser alertado para o risco substancialmente maior das complicações resultantes da anestesia.

Oftalmoplegia externa progressiva crônica

A oftalmoplegia externa progressiva crônica consiste em um grupo de distúrbios caracterizados por ptose e limitação lentamente progressiva da motilidade ocular bilateral. Achados oculares podem ocorrer isoladamente ou associados à síndrome de Kearns-Sayre ou distrofia oculofaríngea.

Oftalmoplegia externa progressiva crônica isolada

- **Ptose**: normalmente o primeiro sinal, é bilateral e pode ser assimétrica. A correção cirúrgica pode melhorar a postura compensatória da cabeça, mas não restaura o movimento normal da pálpebra e há risco de exposição da córnea
- **Pupilas**, em geral, não são envolvidas
- **Oftalmoplegia externa** (Figura 19.98): começa na idade adulta jovem e normalmente é simétrica. Caracteriza-se por um curso progressivo sem remissão ou exacerbação. De início, a supraversão é envolvida e, subsequentemente, a lateroversão é afetada, de modo que os olhos podem tornar-se quase totalmente fixos. Em razão dessa perda simétrica do movimento dos olhos, a diplopia é rara, embora a leitura talvez seja um problema em razão da convergência inadequada
- **Investigações**: a eletromiografia mostra potenciais miotônicos e miopáticos; os níveis sorológicos de creatinoquinase são elevados
- **Tratamento**: envolve exercício e prevenção de contraturas. Poucos pacientes com diplopia podem beneficiar-se da cirurgia.

Síndrome Kearns-Sayre

Síndrome de Kearns-Sayre é uma miopatia mitocondrial associada às deleções do DNA mitocondrial. A manifestação ocorre na primeira e na segunda décadas com uma oftalmoplegia externa progressiva insidiosa. A condição normalmente é esporádica, embora possa ocorrer hereditariedade. Atualmente, não existe tratamento comprovado.

- **Achados clínicos**
  - A clássica tríade é oftalmoplegia externa progressiva crônica, anormalidades de condução cardíaca e retinopatia pigmentar, esta normalmente com aparência do tipo "sal e pimenta",

que é mais pronunciada na mácula (Figura 19.99 A). É possível ocorrer comprometimento visual leve e nictalopia. A retinite pigmentosa típica, ou atrofia da coroide semelhante à coroideremia, é menos comum (Figura 19.99 B)
  - Provável presença de fadiga, enfraquecimento da musculatura proximal, surdez, diabetes, ataxia cerebelar, baixa estatura, doença renal, anormalidades endócrinas e demência
- **Investigações**
  - Teste genético
  - PL: elevação dos níveis de concentração proteica no LCR
  - Eletrocardiografia demonstra defeitos de condução cardíaca e deve ser realizada periodicamente; implantação de marcapasso pode ser necessária
  - A histologia dos músculos extraoculares mostra "*ragged red fibers*" devido ao acúmulo de mitocôndrias anormais (Figura 19.100)
  - Rastreamento endócrino é importante.

Distrofia oculofaríngea

A distrofia muscular oculofaríngea é causada por uma mutação no gene *PABPN₁*. Assim como a distrofia miotônica, a distrofia muscular oculofaríngea é um distúrbio de repetição de nucleotídios; a herança é AD ou AR. A manifestação clínica normalmente ocorre no início da meia-idade e os achados sistêmicos incluem enfraquecimento dos músculos faríngeos e deterioração do músculo temporal. O tratamento é paliativo (p. ex., a miotomia cricofaríngea melhora a deglutição).

SÍNDROME DE MILLER FISHER

A síndrome de Miller Fisher é uma forma rara da polineuropatia aguda conhecida como síndrome de Guillain-Barré e, em razão de seus achados oculares, requer assistência de um oftalmologista. Normalmente, a primeira manifestação afeta os músculos extraoculares, com uma clássica tríade clínica de oftalmoplegia, ataxia da marcha e do tronco, e arreflexia. Anticorpos anti-GQ₁b estão presentes na maioria dos casos.

NEUROFIBROMATOSE

Neurofibromatose tipo I

Neurofibromatose é um distúrbio que afeta basicamente o crescimento celular nos tecidos neurais. As duas formas principais são a neurofibromatose tipo I (NF₁) e a neurofibromatose tipo II (NF₂). Ambas podem demonstrar envolvimento segmentar em que os achados se limitam a um ou mais segmentos do corpo. A NF₁ (doença de von Recklinghausen) é a facomatose mais comum e afeta 1:4.000 indivíduos. A herança é AD com penetrância irregular e expressividade variável, embora cerca de 50% apresentem novas mutações. O gene *NF₁* (neurofibromina) está no cromossomo 17 e normalmente é envolvido nos mecanismos de regulação do crescimento celular. A falta de neurofibromina promove um crescimento celular excessivo, levando à desregulação e à formação de tumores. A presença de glioma do nervo óptico e de nódulos de Lisch (hamartomas da íris – ver Capítulo 20) são sinais importantes de diagnóstico oftalmológico; o teste genético tem especificidade de aproximadamente 95% – alguns indivíduos positivos não desenvolvem NF₁. O National Institute of Health determinou critérios diagnósticos específicos.

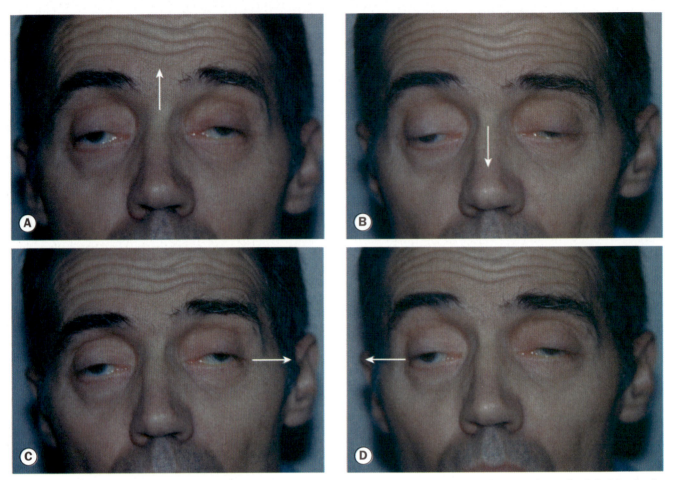

Figura 19.98 Oftalmoplegia externa progressiva. **A.** Ptose bilateral grave com defeito de supraversão. **B.** Defeito de infraversão. **C.** Defeito do olhar à esquerda. **D.** Defeito do olhar à direita. (*Cortesia de J Yangüela.*)

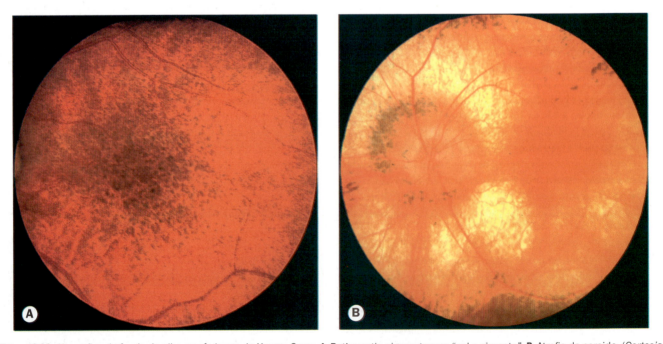

Figura 19.99 Alterações do fundo de olho na síndrome de Kearns-Sayre. **A.** Retinopatia pigmentar em "sal e pimenta". **B.** Atrofia da coroide. (*Cortesia de R Curtis – Figura B.*)

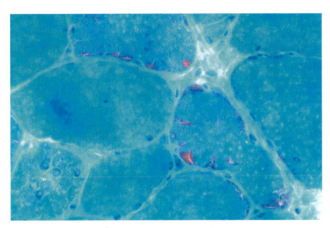

Figura 19.100 Histologia mostrando *"ragged red fibers"* na síndrome de Kearns-Sayre. (*Cortesia de J Harry e G Misson, de* Clinical Ophthalmic Pathology, *Butterworth-Heinemann, 2001.*)

Achados sistêmicos

- **Neurofibromas**: podem desenvolver-se em qualquer local ao longo do trajeto dos nervos periféricos e autonômicos ou em órgãos internos, mas não ocorrem em nervos puramente motores. Apresentam-se como nódulos solitários (Figura 19.101 A) ou lesões plexiformes mais difusas, às vezes associado ao crescimento excessivo de tecidos moles (elefantíase nervosa; Figura 19.101 B), podendo também envolver órgãos internos
- **Pele**: manchas café com leite são manchas marrom-claras encontradas com mais frequência no tronco (Figura 19.101 C) e que aparecem no primeiro ano de vida, aumentando em tamanho e quantidade durante a infância
- **Sardas axilares ou inguinais**: normalmente, tornam-se evidentes por volta dos 10 anos e são patognomônicas
- **Anormalidades esqueléticas**: podem incluir baixa estatura e hemiatrofia facial
- **Tumores intracranianos**: basicamente meningiomas e gliomas
- **Associações**: incluem malignidade (especialmente tumores malignos da bainha do nervo periférico), tumores do estroma gastrintestinal, hipertensão e dificuldades de aprendizado. Pesquisas recentes sugerem que os transtornos do espectro do autismo afetam cerca da metade dos pacientes com NF_1.

Achados oftalmológicos

Exames oftalmológicos regulares são fundamentais desde o momento do diagnóstico para a detecção de lesões, como glioma do nervo óptico.
- **Neurofibroma plexiforme da pálpebra**: produz deformidade característica, em forma de "S", da pálpebra superior (Figura 19.102 A) e com textura que lembra um "saco de vermes"
- **Orbitários**
    - O glioma do nervo óptico (15 a 40%), um astrocitoma pilocítico, normalmente acomete crianças pequenas. Produz aumento fusiforme do nervo (Figura 19.102 E), podendo manifestar-se com proptose indolor de crescimento lento (ver Figura 4.41 B), comprometimento da visão (geralmente acentuado), atrofia óptica e estrabismo. Pode ser bilateral e estender-se posteriormente, envolvendo o quiasma, o trato óptico e o hipotálamo, eventualmente com hidrocefalia obstrutiva. O lento crescimento é normal

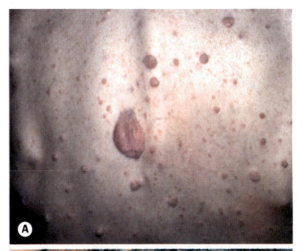
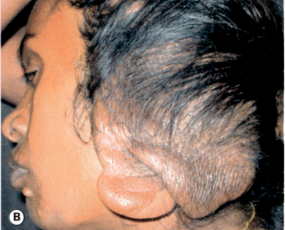

Figura 19.101 Achados sistêmicos da neurofibromatose tipo I. **A.** Neurofibromas cutâneos discretos. **B.** Elefantíase nervosa. **C.** Mancha café com leite. (*Cortesia de S Kumar Puri – Figura B.*)

- Outros tumores neurais da órbita, por exemplo, neurilemoma (schwannoma), neurofibroma plexiforme e meningioma
- Encefalocele esfeno-orbital é causada pela ausência da asa maior do osso esfenoide (Figura 19.102 F), caracteristicamente provocando proptose pulsante
- **Lesões da íris**
    - Nódulos bilaterais de Lisch (pelo menos 95%) são hamartomas que se desenvolvem durante a segunda e a terceira décadas e apresentam-se como minúsculas lesões nodulares pigmentadas que se projetam acima da superfície da íris (Figura 19.102 B)

- Ectrópio congênito da úvea (Figura 19.102 C) não é comum e pode estar associado ao glaucoma
- Presença de mamilações (ver Figura 9.20 B) é rara
- **Nervos corneanos proeminentes**
- O **glaucoma** não é uma condição associada comum. Quando presente, com frequência é unilateral e congênito, e cerca de 50% dos pacientes apresentam neurofibroma ipsilateral da pálpebra superior e hemiatrofia facial
- **Fundo de olho**
  - Possível ocorrência de *nevus* (ou nevos) de coroide. Pacientes com NF_1 correm mais risco de desenvolver melanoma de coroide
  - Vasos retinianos com aspecto de "saca-rolhas" são encontrados em cerca de um terço dos pacientes e não extravasam
  - Nódulos coroidais hiper-reflectivos são múltiplas lesões pigmentadas pequenas e achatadas em geral observadas na análise por OCT (Figura 19.102 D). Esses nódulos são encontrados em mais de 80% dos pacientes e são altamente sensíveis e específicos para NF_1
  - Outras lesões que podem ser mais comuns do que em indivíduos não afetados incluem hipertrofia congênita do EPR, fibras nervosas mielinizadas, hamartoma combinado da retina e do EPR (possivelmente aumentado somente na NF_2) e hamartoma astrocítico da retina idêntico àqueles observados na esclerose tuberosa.

Neurofibromatose tipo II

A neurofibromatose tipo II (NF_2) é menos comum do que a NF_1. As mutações no gene NF_2 no cromossomo 22 são causativas. Esse gene codifica uma proteína (Merlin) que remodela as células e regula o crescimento celular. A herança é AD, mas 50% dos casos são esporádicos. Diversos critérios diagnósticos já foram descritos, mas geralmente incluem neuroma acústico bilateral (90%; Figura 19.103), histórico familiar de NF_2 e lesões características, como catarata juvenil, neurofibroma, meningioma, glioma e schwannoma. Lesões oculares normalmente são as primeiras manifestações da doença.

Achados oftalmológicos

- **Catarata**: afeta cerca de dois terços dos pacientes. Desenvolvem-se opacidades antes dos 30 anos de idade e podem ser dos tipos subcapsulares ou capsulares, corticais ou mistos
- **Fundo de olho**: a membrana epirretiniana é frequente e a combinação de hamartoma da retina e epitélio pigmentar retiniano é relativamente comum
- **Defeitos oculomotores** (10%)
- **Menos comum**: meningioma da bainha do nervo óptico, glioma do nervo óptico, nódulos unilaterais de Lisch, eletrorretinograma anormal.

ENXAQUECA

Introdução

A enxaqueca caracteriza-se por cefaleias recorrentes com intensidade, duração e frequência amplamente variáveis. A prevalência de enxaqueca é maior em mulheres (18%) do que em homens (6%). Cefaleia migranosa em geral é unilateral, associada a náuseas e vômitos, podendo ser precedida por, ou associada a, distúrbios neurológicos e transtornos de humor. Entretanto, todas essas características não estão necessariamente presentes durante cada crise e em todos os pacientes. A aura migranosa pode ocorrer sem cefaleia, e é um sintoma comum para os oftalmologistas. Em geral, obtêm-se um histórico familiar de enxaqueca.

DICA Enxaqueca é a causa mais comum de aura visual com e sem cefaleia.

Enxaqueca sem aura

A enxaqueca sem aura (enxaqueca comum) caracteriza-se por cefaleia com disfunção do sistema nervoso autonômico, como palidez e náuseas, mas sem achados neurológicos ou oftálmicos estereotípicos da enxaqueca clássica (ver adiante), uma vez que, em geral, não é diagnosticado. Achados premonitórios são vagos e podem incluir mudanças de humor e baixa concentração. A cefaleia é unilateral pulsátil ou latejante, e começa em qualquer lugar, mas normalmente se espalha e envolve a metade da cabeça ou a cabeça toda. A dor retro-orbitária pode ser confundida com doença ocular ou sinusite. Durante a crise, que dura de 4 horas a 3 dias, o paciente geralmente é fotofóbico ou fonofóbico, e pode buscar um ambiente escuro e sossegado.

Enxaqueca com aura (enxaqueca clássica)

A enxaqueca com aura é caracterizada mais facilmente.

- Uma crise é anunciada por uma aura visual binocular que afeta o campo visual central de um lado e normalmente dura de 5 a 30 minutos. Inicialmente, há presença de escotoma binocular negativo, mas pode não ser reconhecido ou ser percebido como distúrbio visual vago. Fenômenos associados positivos desenvolvem-se depois de alguns minutos e podem consistir em escotomas cintilantes (zigue-zagues ou espectros de fortificação), distorções do tipo "bruma de calor" ou, com menos frequência, outros achados, como visão em túnel, progredindo lentamente pelo campo visual durante vários minutos. A recuperação total da visão no intervalo de 30 minutos é normal
- Outras formas de aura são menos comuns: sensação unilateral alterada ou anormal (parestesia), fraqueza ou transtorno da fala (disfasia)
- Cefaleia segue a aura e normalmente é hemicraniana (no lado oposto à hemianopsia), acompanhada por náuseas e fotofobia, podendo, no entanto, ser inexistente, trivial ou muito intensa, com considerável variação entre as crises, inclusive no mesmo indivíduo
- Outras patologias podem, em raros casos, simular manifestação migranosa clássica
- **O critério da International Headache Society** para diagnóstico de enxaqueca com aura é a presença de três das quatro seguintes condições:
  - Um ou mais sintomas de aura totalmente reversíveis indicando presença de disfunção localizada do córtex cerebral e/ou do tronco encefálico
  - Pelo menos um sintoma de aura desenvolve-se gradativamente por mais de 4 minutos, ou dois ou mais sintomas ocorrem em sucessão
  - Nenhum sintoma de aura isolado durante mais de 60 minutos

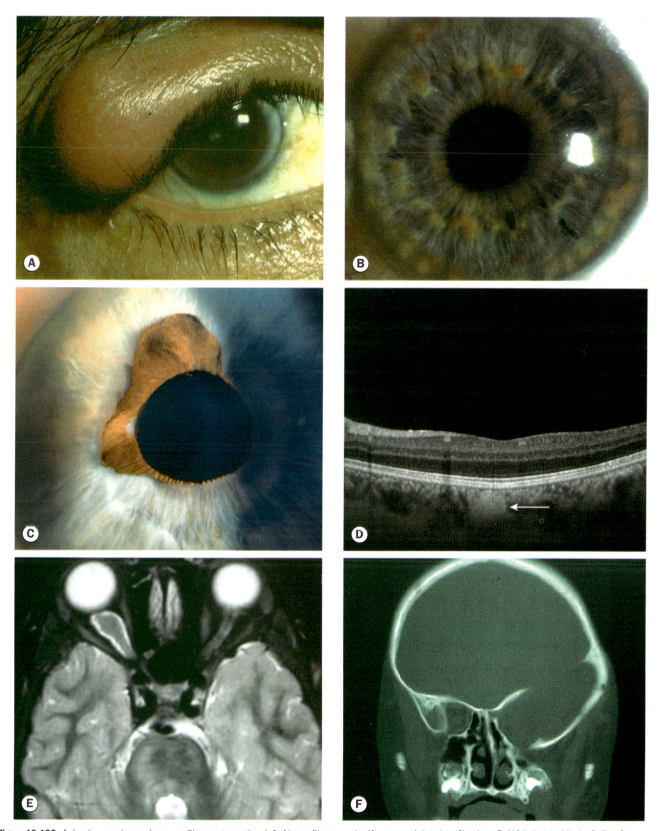

Figura 19.102 Achados oculares da neurofibromatose tipo I. **A.** Neurofibroma plexiforme nodular da pálpebra. **B.** Nódulos de Lisch. **C.** Ectrópio congênito da úvea. **D.** Tomografia de coerência óptica mostrando nódulo coroidal hiper-reflectivo (*seta*). Em geral, há redução da espessura média da coroide. **E.** Imagem de ressonância magnética (RM) axial na sequência STIR exibindo glioma no nervo óptico do olho direito. Há vacuolização da mielina na ponte. **F.** Imagem de tomografia computadorizada (TC) no plano coronal mostrando ausência da asa maior do osso esfenoide esquerdo. (*Cortesia de P Issa – Figura D; K Nischal – Figura F.*)

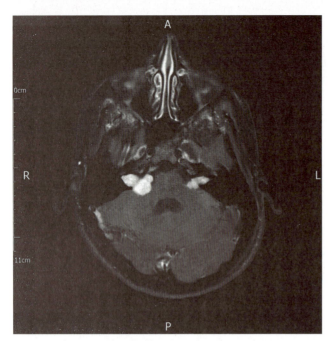

Figura 19.103 Imagem de ressonância magnética (RM) axial ponderada em T1, com realce de gadolínio, através da fossa posterior mostrando schwannomas vestibulares bilaterais.

- Cefaleia segue a aura no intervalo de 60 minutos, mas pode começar antes ou durante a aura
- É importante também que a avaliação clínica não sugira presença de distúrbio subjacente ou que a investigação tenha descartado essa hipótese; por exemplo, em casos muito raros, um defeito de campo visual migranoso ou outro achado aural pode ser permanente, quando a enxaqueca deve ser um diagnóstico de exclusão
- **Epilepsia occipital** é muito rara; o paciente normalmente vê círculos coloridos durante uma crise.

Outras formas de enxaqueca

- A **enxaqueca crônica** é definida como uma cefaleia que ocorre em 15 ou mais dias de cada mês por mais de 3 meses em paciente que tenha pelo menos cinco crises de enxaqueca sem aura, ou que ocorre em 8 ou mais dias de cada mês por mais de 3 meses, quando a cefaleia é aliviada por medicação com triptano ou ergotamina. Não deve haver nenhuma causa secundária para a cefaleia ou evidência de uso excessivo de medicamentos
- **Enxaqueca retiniana** manifesta-se com distúrbio visual que pode ser semelhante à enxaqueca clássica, mas afeta somente um olho. Trata-se de uma entidade controversa e alguns especialistas acreditam que a maioria dos casos deve ser considerada como vasospasmo ocular recorrente presumido, e não como enxaqueca verdadeira. Mulheres jovens são afetadas com mais frequência, mas é uma condição rara (é comum os sintomas binoculares de hemicampo serem interpretados erroneamente pelo paciente como monoculares). Em geral, existe um histórico pessoal de enxaqueca. É prudente investigar, como no caso de embolização retiniana (ver Capítulo 13) e vasospasmo periférico (p. ex., síndrome de Raymond), com o encaminhamento adequado, se for o caso. A perda permanente da visão monocular é comum com episódios, provavelmente devido a um infarto vasoespástico, devendo-se evitar possíveis agentes precipitantes e considerar o tratamento profilático

- **Enxaqueca oftalmoplégica** é rara e normalmente começa antes dos 10 anos. Caracteriza-se por cefaleia recorrente seguida, após período variável, por paralisia transitória de nervos cranianos (geralmente o III). Hoje, acredita-se que isso se deva à desmielinização na maioria dos casos
- A **enxaqueca hemiplégica familiar** caracteriza-se pela falta de recuperação plena dos achados neurológicos localizados depois que a crise de enxaqueca melhora
- **Enxaqueca basilar** acomete mulheres jovens e caracteriza-se por uma típica aura migranosa associada a vários sintomas relacionados com insuficiência arterial vertebrobasilar.

Tratamento

- As **medidas gerais** incluem eliminação de condições e agentes que possam precipitar uma crise de enxaqueca, como café, chocolate, álcool, queijo, contraceptivos orais, estresse, falta de sono e longos intervalos sem se alimentar
- O **tratamento de uma crise aguda** pode ser com analgésicos simples e, se for o necessário, um antiemético, como metoclopramida. Outros medicamentos, normalmente reservados para pacientes refratários a analgésicos, incluem sumatriptana e tartarato de ergotamina. Às vezes, utilizam-se agentes intravenosos
- A **profilaxia** deve ser considerada para pacientes que têm, pelo menos, 6 dias de cafaleia por mês, ou pelo menos 3 dias de cefaleia com comprometimento grave. Os principais fármacos para a prevenção de enxaqueca são agentes antiepilépticos (valproato e topiramato) e betabloqueadores (propranolol). Começa-se com uma dose baixa, aumentando de acordo com os resultados e continuando por 2 a 3 meses antes de mudar. Anticorpos monoclonais ao peptídeo relacionado com o gene da calcitonina ou seus receptores (erenumabe, fremanezumabe), administrados de maneira sistêmica, constituem uma nova classe de tratamento preventivo destinado a reduzir a frequência da enxaqueca episódica, da enxaqueca crônica ou das cefaleias em salvas.

NEURALGIAS

As seguintes condições devem ser consideradas em um diagnóstico diferencial de dor ocular ou periocular, particularmente na ausência de sinais físicos detectáveis.

- **Cefaleia em salvas**: normalmente, afeta homens jovens e de meia-idade. Trata-se de uma condição de particular interesse para os oftalmologistas por estar associada a outros achados oculares, podendo, de início, ser diagnosticada erroneamente como um problema ocular localizado. A condição é caracterizada por cefaleia estereotipada acompanhada por diversos fenômenos autonômicos que ocorrem quase diariamente por um período de algumas semanas
  - A cefaleia é unilateral, oculotemporal, excruciante, aguda e profunda
  - Começa relativamente abrupta, dura de 10 minutos a 2 horas e, então, desaparece muito rápido
  - O paciente não consegue ficar parado e mostra-se agitado, ao contrário do paciente com enxaqueca, que prefere ficar deitado quieto em um quarto escuro
  - Possibilidade de ocorrer várias vezes em um período de 24 horas, em geral em horários regulares e não raramente nas primeiras horas da manhã

- Depois que a "salva" termina, pode haver um longo intervalo de vários anos sem cefaleia
- Os fenômenos autonômicos associados podem incluir lacrimejamento, injeção conjuntival e rinorreia
- Há probabilidade de síndrome de Horner pós-ganglionar transitória ou permanente
• **Síndrome SUNCT (crises de cefaleia neuralgiformes unilaterais de curta duração com injeção conjuntival e lacrimejamento)**: consiste em crises de dor "em pontadas" ou pulsátil unilateral orbitária, supraorbitária ou temporal que duram de 5 a 240 segundos e ocorrem com frequência de 3 a 200 por dia, acompanhadas por acentuada injeção conjuntival ipsilateral e lacrimejamento. Por definição, pelo menos 20 episódios devem ocorrer para que se obtenha um diagnóstico. Gatilhos como tocar a face são comuns. Ocasionalmente, há presença de distúrbio subjacente (SUNCT secundária)
• **Hemicrania paroxística** (síndrome de Sjaastad): consiste em cefaleia unilateral grave normalmente ocular, frontal e/ou temporal que ocorre em breves episódios recorrentes (em geral, cinco ou mais por dia) associados a um ou mais fenômenos autonômicos ipsilaterais (lacrimejamento, injeção conjuntival, congestão ou secreção nasal, edema palpebral ou ptose). É mais comum em mulheres e muito menos comum do que a cefaleia em salvas. A dor responde bem à indometacina, ao contrário da SUNCT, que também envolve dor menos intensa, preponderância do sexo masculino e achados autonômicos mais pronunciados
• **Neuralgia do trigêmeo**: caracteriza-se por breves crises de dor intensa que começam na distribuição de uma das divisões do nervo trigêmeo. A dor é paroxística e aguda, e normalmente ocorre em múltiplas "rajadas" em rápida sucessão que duram alguns segundos. As crises podem ser desencadeadas por estimulação cutânea, como o barbear; ou por atividade motora, como a mastigação. Sensibilidade facial é normal. O tratamento envolve medicamentos antiepilépticos como carbamazepina, fenitoína e valproato de sódio e, às vezes, descompressão cirúrgica do nervo trigêmeo. Uma importante diferença da cefaleia em salvas, da síndrome SUNCT e da hemicrania paroxística é que os achados autonômicos são esparsos ou inexistentes
• **Cefaleia primária (idiopática) "em pontadas"** (com oftalmodinia periódica e síndrome do furador de gelo): caracteriza-se por dor ocular aguda "em punhaladas" (ou "em pontadas"), normalmente localizadas em torno da órbita ou da têmpora, descritas como semelhantes à sensação de ser perfurado por prego ou agulha, e com duração de menos de 1 segundo a alguns segundos. As dores podem ocorrer como episódios isolados ou em breves e repetidas ondas. A frequência varia de um episódio muito ocasional a dezenas de ocorrências por dia. Por definição, a condição não se apresenta acompanhada de quaisquer outros sintomas e não há distúrbios causativos identificáveis, e em geral nenhum gatilho. É mais comum em mulheres, podendo também afetar crianças
• **Síndrome paratrigeminal de Raeder**: em geral, afeta homens de meia-idade. Caracteriza-se por cefaleia unilateral intensa com dor periocular na distribuição da primeira divisão do nervo trigêmeo, associada à síndrome de Horner ipsilateral. A dor pode durar de horas a semanas antes de se resolver espontaneamente. A hipótese de dissecção da carótida (entrada do sangue no possível espaço entre as camadas interna e externa da artéria – Figura 19.104) deve ser excluída com urgência
• **Herpes-zóster oftálmico**: em geral, apresenta-se com dor 2 a 3 dias antes da manifestação da erupção vesicular característica. O *herpes sine herpete* denota presença de herpes sem o desenvolvimento de erupção
• **Neuralgia occipital**: caracteriza-se por crises de dor que começa na região occipital, podendo espalhar-se para o olho, a têmpora e a face.

ESPASMO FACIAL
Blefaroespasmo essencial benigno
Introdução
Blefaroespasmo essencial é um distúrbio idiopático incomum, mas angustiante, que se apresenta na sexta década de vida e é mais frequente em mulheres do que em homens. Caracteriza-se pelo espasmo involuntário bilateral e progressivo do músculo orbicular do olho e dos músculos superiores da face (Figura 19.105). Em casos graves, pode causar cegueira funcional temporária. Entre os fatores precipitantes comuns estão o estresse e a luminosidade intensa (fotofobia é um sintoma concomitante comum), que aliviam com o relaxamento e o falar. Não ocorre durante o sono e, combinado à distonia oromandibular, compreende as síndromes de Meige (Figura 19.106) e Brueghel. Existe eventualmente uma causa subjacente identificável, e especificamente a doença dos gânglios da base, mas em um caso clinicamente típico, não precisa ser investigada.

Tratamento
Antes de iniciar o tratamento, é importante excluir a possibilidade de blefaroespasmo reflexo (em geral decorrente de doença da superfície ocular) e condições extrapiramidais, como doença de Parkinson. Deve-se realizar exame do sistema nervoso craniano e periférico.
• **Óculos escuros (óculos de sol)** proporcionam alívio
• **Tratamento da doença da superfície ocular** pode ser útil

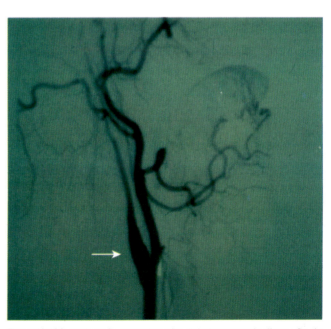

Figura 19.104 Angiografia por subtração digital mostrando dissecção da carótida em forma de "chama de vela" (seta). (*Cortesia de N Rogers.*)

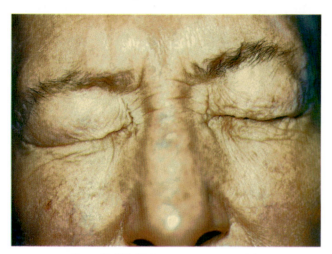

Figura 19.105 Blefaroespasmo essencial.

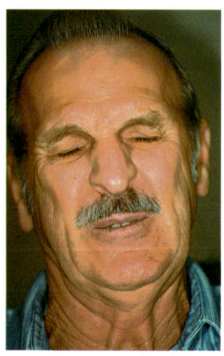

Figura 19.106 Síndrome de Meige. (*Cortesia de JA Nerad, KD Carter e MA Alford, de "Oculoplastic and Reconstructive Surgery", em* Rapid Diagnosis in Ophthalmology, Mosby 2008.)

- Existem relatos de que o tratamento **clínico** com uma grande variedade de fármacos proporciona a melhora de determinados tipos de blefaroespasmo, mas a eficácia é decepcionante
- **Injeção de toxina botulínica** (p. ex., 2,5 a 5 unidades injetadas por via subcutânea em 3 a 4 locais perioculares) proporciona alívio à maioria (95%) dos pacientes por paralisia temporária dos músculos injetados; normalmente, é necessário repetir as injeções a cada 3 meses. Alguns dos efeitos adversos comuns, mas temporários, envolvem ptose, lagoftalmia, olho seco e, às vezes, diplopia
- **Cirurgia**: a miectomia hoje é raramente realizada, mas pode ser considerada em pacientes com intolerância ou que não respondem à toxina botulínica.

Espasmo hemifacial

Espasmo hemifacial é uma condição unilateral que se apresenta entre a quinta e a sexta décadas de vida. Caracteriza-se inicialmente por breve espasmo do músculo orbicular do olho que, mais tarde, se espalha pela distribuição do nervo facial (Figura 19.107). A condição geralmente é idiopática, mas pode ser oriunda de irritação do VII nervo craniano em qualquer ponto de seu curso. Há possibilidade de ocorrer também hipercinesia facial vários meses ou anos após a paralisia de Bell. Deve-se realizar o neuroimageamento para excluir etiologia compressiva. O tratamento é semelhante ao do blefaroespasmo essencial.

DISTÚRBIOS DO RITMO CIRCADIANO

Introdução

Ritmo circadiano é um processo biológico que persiste em condições constantes (como a escuridão), é reconfigurado pela exposição à luz e oscila durante um período de cerca de 24 horas. Distúrbios do ritmo circadiano podem resultar em sonolência diurna, má qualidade do sono noturno e sentido reduzido de alerta quando acordado. O *jet-lag* é uma consequência da alteração do ritmo circadiano.

Anatomia

Os receptores responsáveis pelo ritmo circadiano consistem em um subconjunto de células ganglionares da retina que contêm melanopsina. Os fotorreceptores da melanopsina respondem à luz azul (absorção máxima em torno de 480 nm). O consequente estímulo passa através do trato retino-hipotalâmico do nervo óptico para o núcleo supraquiasmático localizado no hipotálamo e, então, para a glândula

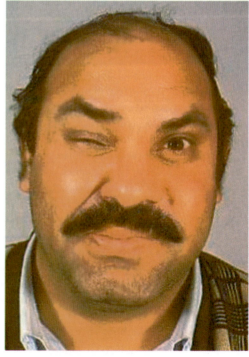

Figura 19.107 Espasmo hemifacial.

pineal, levando à produção de melatonina. Esse hormônio atinge seu pico à noite e diminui durante o dia.

Doença ocular causadora de ritmo circadiano anormal

- Cegueira ocular bilateral
- Catarata densa
- Glaucoma avançado
- Retinite pigmentosa.

Tratamento

O ritmo circadiano pode ser reproduzido com a melatonina oral. A facoemulsificação com implante de lente intraocular pode melhorar a qualidade do sono noturno e reduzir a sonolência diurna em idosos.

NEURO-OFTALMOLOGIA DO VOO ESPACIAL

Voos espaciais de longa duração podem levar a alterações no olho e no nervo óptico. Esse fenômeno é conhecido como síndrome neuro-ocular associada ao voo espacial. Cerca de dois terços dos astronautas participantes de voos com duração superior a 6 meses apresentam uma redução da AV para longe e para perto, o que pode permanecer sem solução por anos. Existem relatos de edema do disco óptico, achatamento do globo ocular, dobras coroidais e manchas semelhantes a flocos de algodão (exsudatos algodonosos) na retina. A causa precisa dessa síndrome é desconhecida, mas se presume que essas alterações ocorram em consequência de deslocamento dos líquidos orbitário e craniano causado pela exposição prolongada à microgravidade. Alterações mecânicas do nervo óptico induzidas por deslocamento ascendente crônico da posição do cérebro também podem desempenhar papel importante.

Capítulo 20

Tumores Oculares

TUMORES EPIBULBARES BENIGNOS, 798

Nevo conjuntival, 798
Papiloma conjuntival, 799
Dermoide límbico, 799
Dermolipoma, 800
Granuloma piogênico, 800
Tumores epibulbares benignos diversos, 801
Melanose benigna, 801

TUMORES EPIBULBARES MALIGNOS E PRÉ-MALIGNOS, 801

Melanose primária adquirida/ neoplasia intraepitelial melanocítica da conjuntiva, 801
Melanoma conjuntival, 804
Neoplasia escamosa da superfície ocular, 804
Lesões linfoproliferativas, 806
Amiloidose primária, 806
Sarcoma de Kaposi, 806

TUMORES DA ÍRIS, 806

Nevo de íris, 806
Sardas da íris (efélide), 806
Manchas de Brushfield, 808
Nódulos de Lisch, 808

Melanoma da íris, 808
Tumores metastáticos, 810
Tumores irianos diversos, 810

CISTOS DA ÍRIS, 810

TUMORES DO CORPO CILIAR, 812

Melanoma do corpo ciliar, 812
Meduloepitelioma, 815

TUMORES DA COROIDE, 815

Nevo da coroide, 815
Melanoma da coroide, 815
Hemangioma circunscrito da coroide, 823
Hemangioma difuso da coroide, 823
Melanocitoma do disco óptico, 823
Osteoma da coroide, 823
Tumores metastáticos, 825

TUMORES NEURAIS DA RETINA, 827

Retinoblastoma, 827
Astrocitoma retiniano, 833
Esclerose tuberosa, 834

TUMORES VASCULARES DA RETINA, 836

Hemangioma capilar, 836
Hemangioma cavernoso, 838

Comunicação arteriovenosa congênita da retina (hemangioma racemoso), 839
Tumor vasoproliferativo, 840

LINFOMA INTRAOCULAR PRIMÁRIO, 841

TUMORES DO EPITÉLIO PIGMENTADO DA RETINA, 842

Hipertrofia congênita do epitélio pigmentado da retina, 842
Hamartoma combinado da retina e epitélio pigmentado da retina, 845
Hamartoma congênito simples do epitélio pigmentado da retina, 845
Adenoma e adenocarcinoma do epitélio pigmentado da retina, 845
Hiperplasia e migração do epitélio pigmentado da retina simulando melanoma uveal, 846

SÍNDROMES PARANEOPLÁSICAS, 846

Proliferação melanocítica uveal difusa bilateral, 846
Retinopatia associada ao câncer, 846
Retinopatia associada ao melanoma, 846

TUMORES EPIBULBARES BENIGNOS
Nevo conjuntival

Introdução

O nevo conjuntival é o tumor melanocítico mais comum da conjuntiva. O risco geral de transformação maligna é de menos de 1%. O tratamento por excisão normalmente se faz por motivos estéticos e, eventualmente, por irritação ou suspeita de malignidade. O aspecto histológico é semelhante ao de um nevo cutâneo, mas como não há derme conjuntival, os termos "subepitelial" e "estromal" substituem o termo "dérmico" na nomenclatura:

- O nevo **composto** caracteriza-se pela presença de células névicas na junção epitelial-subepitelial e no estroma subepitelial, geralmente com inclusões epiteliais, como cistos e células caliciformes (Figura 20.1 A)
- Lesões **subepiteliais** permanecem localizadas
- Nevo **juncional** não é comum e consiste em ninhos de células névicas na junção epitelial-subepitelial (Figura 20.1 B).

Achados clínicos

- **Sintomas**: lesão é observada inicialmente na primeira ou segunda década
- **Sinais**
  - Lesão solitária ligeira ou moderadamente elevada e pigmentada, ou parcialmente pigmentada de tamanho variável, em geral justalímbica. Mais da metade contém pequenos cistos (Figura 20.1 C e D)
  - Nevo móvel sobre a esclera subjacente
  - A extensão da pigmentação é variável. A ausência de pigmentação é relativamente comum (Figura 20.1 E)
  - Plica, fórnice e carúncula (Figura 20.1 F) são localizações incomuns
  - O nevo pode tornar-se inflamado, especialmente em crianças e adolescentes, podendo ser confundido com alteração maligna
- **Sinais de possível malignidade**
  - Local incomum, como a conjuntiva palpebral ou forniceal
  - Vasos nutridores proeminentes

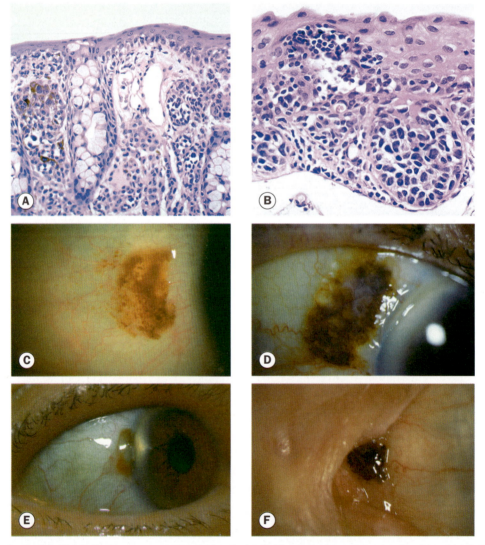

Figura 20.1 Nevo conjuntival. **A.** Histologia de um nevo composto (ver texto). **B.** Histologia de um nevo juncional (ver texto). **C.** Nevo pigmentado. **D.** Nevo pigmentado cístico. **E.** Nevo parcialmente pigmentado. **F.** Localização caruncular. (*Cortesia de J Harry – Figura A; J Harry e G Misson, de Clinical Ophthalmic Pathology, Butterworth-Heinemann 2001 – Figura B.*)

- Crescimento ou aumento súbito da pigmentação
- Desenvolvimento após a segunda década.

Papiloma conjuntival

Os papilomas conjuntivais estão fortemente associados à infecção pelo papilomavírus humano, especialmente os tipos 6 e 11. A histopatologia revela núcleo fibrovascular coberto por uma proliferação irregular de epitélio escamoso (ou pavimentoso) estratificado não queratinizado que contém células caliciformes (Figura 20.2 A).

Achados clínicos

Lesões sésseis (base ampla e perfil achatado; ver Figura 20.2 B e C) ou pedunculadas (ou pediculadas) (aspecto frondoso; Figura 20.2 D) e normalmente se encontram localizadas na área justalímbica, no fórnice ou na carúncula. Em geral, são solitárias, mas podem ser múltiplas. Lesões grandes podem causar irritação, interferir no fechamento das pálpebras ou invadir a córnea.

Tratamento

Lesões pequenas podem resolver-se espontaneamente; as grandes são tratadas com excisão e, ocasionalmente, com crioterapia até a base e a área circundante. As opções em caso de recorrência incluem interferona alfa subconjuntival, vaporização com *laser* de dióxido de carbono, mitomicina C tópica e cimetidina oral.

Dermoide límbico

Dermoide límbico é um coristoma (massa de tecido histologicamente normal em um local anormal) que consiste em uma massa de tecido colagenoso com elementos dérmicos recoberta por epitélio escamoso estratificado (Figura 20.3 A). Manifesta-se no início da infância, com uma massa subconjuntival lisa, amarelada e mole, localizada no limbo inferotemporal, geralmente com pelos salientes (Figura 20.3 B). As lesões costumam ser muito grandes e podem praticamente envolver o limbo (Figura 20.3 C). O tratamento é indicado para cosmese, irritação crônica, formação de escavações esclerais (*dellen*) e ambliopia decorrente de astigmatismo ou envolvimento do eixo visual. Um dermoide pequeno pode ser excisado, mas para lesões grandes, é possível que seja necessária uma ceratoesclerectomia lamelar.

Associações sistêmicas

- **Síndrome de Goldenhar** (espectro oculoauriculovertebral; Figura 20.3 D): normalmente é esporádica

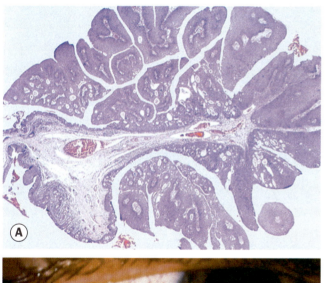
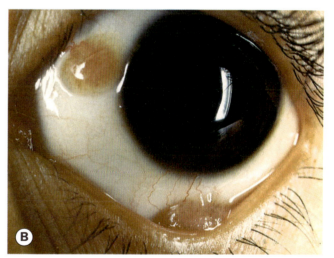
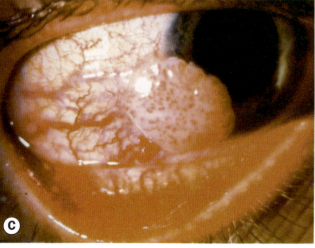
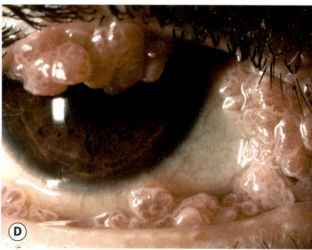

Figura 20.2 Papiloma conjuntival. **A.** Histologia (ver texto). **B.** Papiloma séssil. **C.** Papiloma séssil com vasos nutridores. **D.** Papilomas pedunculados (ou pediculados). (*Cortesia de J Harry – Figura A.*)

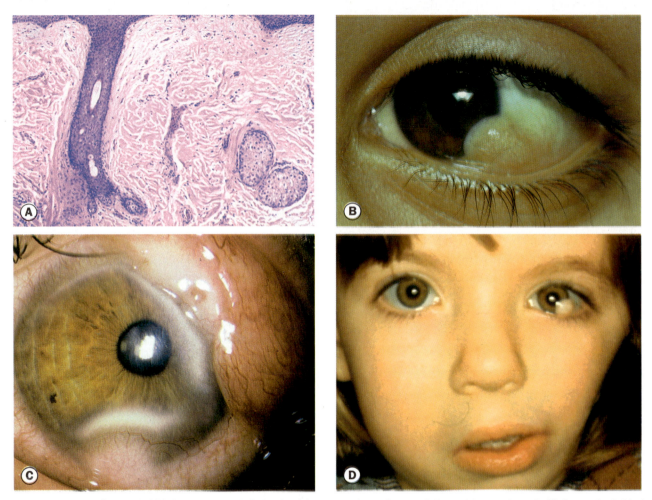

Figura 20.3 Dermoide límbico. **A.** Histologia (ver texto). **B.** Lesão típica com pelos salientes. **C.** Dermoide complexo. **D.** Síndrome de Goldenhar. (*Cortesia de J Harry e G Misson, de* Clinical Ophthalmic Pathology, *Butterworth-Heinemann 2001 – Figura A.*)

- ○ Achados sistemáticos incluem hipoplasia das regiões malar; maxilar e mandibular; macrostomia e microtia; apêndices cutâneos pré-auriculares e faciais; hemivértebras (em geral cervicais); deficiência mental e anomalias cardíacas, renais e do sistema nervoso central (SNC)
- ○ Achados oculares, além de dermoide, incluem *notching* ou coloboma da pálpebra superior, microftalmia e coloboma do disco óptico
- **Síndrome de Treacher Collins** (ver Capítulo 2)
- **Nevo sebáceo linear de Jadassohn**
  - ○ Achados sistêmicos incluem lesões verrucosas ou escamosas, espasmos infantis, anomalias do SNC e atraso de desenvolvimento
  - ○ Achados oculares, além de um dermoide, incluem ptose, córnea turva, colobomas palpebrais, colobomas de polo posterior e microftalmia.

Dermolipoma

Um dermolipoma é semelhante em sua composição a um dermoide sólido, mas contém também tecido adiposo. Tende a manifestar-se na vida adulta como uma massa subconjuntival mole e amarelada próxima ao canto externo (Figura 20.4 A). A superfície normalmente é queratinizada e pode apresentar pelos. Ocasionalmente, a lesão se estende para a órbita ou anteriormente para o limbo. Em geral, evita-se o tratamento em razão da possibilidade de complicações decorrentes da cirurgia, como formação de cicatriz, ptose, olho seco e problemas de motilidade ocular. Em determinados casos, a citorredução da porção anterior é capaz de melhorar a cosmese com um risco mais baixo. É fundamental distinguir um dermolipoma de um lobo proeminente das glândulas lacrimais e de um prolapso de gordura orbitária (Figura 20.4 B). Linfoma e mixoma também podem manifestar-se de modo semelhante (Figura 20.4 C).

Granuloma piogênico

Um granuloma piogênico é uma resposta de proliferação fibrovascular a uma agressão conjuntival, como uma cirurgia ou um trauma, ou ocorre de maneira associada a um calázio ou encarceramento de corpo estranho. A histologia mostra o tecido de granulação com células inflamatórias agudas e crônicas e uma proliferação de pequenos vasos sanguíneos (o termo "granuloma piogênico" é uma denominação incorreta, visto que a lesão não é de natureza piogênica nem granulomatosa). A manifestação normalmente ocorre algumas semanas após a cirurgia de calázio, estrabismo ou enucleação, com uma massa conjuntival carnuda rosa-escuro que cresce rapidamente

(Figura 20.5 A). Tratamento com esteroides tópicos, em geral, é bem-sucedido, mas os casos resistentes requerem excisão. Diagnóstico diferencial inclui granuloma por fio de sutura, que normalmente pode ser grande e confundido com lesão maligna (Figura 20.5 B) e granuloma ou cisto da cápsula de Tenon.

Tumores epibulbares benignos diversos

- **Telangiectasia epibulbar** (Figura 20.6 A): pode estar associada à síndrome de Sturge-Weber
- **Hiperplasia pseudoepiteliomatosa reativa**: nódulo hiperceratótico justalímbico esbranquiçado de rápido crescimento (Figura 20.6 B) que se desenvolve em decorrência de irritação
- **Melanocitoma**: lesão congênita rara que se manifesta como um caroço preto de crescimento lento (Figura 20.6 C) que não consegue se movimentar livremente no globo ocular
- **Angioma epibulbar**: consequência tardia rara do tratamento com radiação (Figura 20.6 D)

Melanose benigna

Melanose benigna do epitélio conjuntival (hipermelanose conjuntival) é uma variante normal, mais comum em indivíduos de pele escura (mais de 90% dos casos acometem negros, e 5%, brancos), em razão da presença de excesso de melanina nos melanócitos do epitélio conjuntival da camada basal. O número de melanócitos é normal, ou seja, não há hiperplasia melanocítica. Pode haver um efeito de proteção contra neoplasia. A melanose benigna aparece durante os primeiros anos de vida e torna-se estática até o início da vida adulta. Ambos os olhos são afetados, mas o envolvimento pode ser assimétrico. É possível observar áreas de pigmentação plana e difusa de coloração marrom em toda a conjuntiva, mas geralmente estão concentradas no limbo (Figura 20.7 A) e em torno de ramos de vasos ou nervos perfurantes ao adentrarem a esclera (Figura 20.7 B). O epitélio pigmentado movimenta-se livremente sobre a superfície do globo ocular. Observa-se uma variante com a presença de pequenos cistos.

TUMORES EPIBULBARES MALIGNOS E PRÉ-MALIGNOS

Melanose primária adquirida/neoplasia intraepitelial melanocítica da conjuntiva

Introdução

Aproximadamente 75% dos melanomas conjuntivais (ver adiante) originam-se em áreas de hiperplasia melanocítica. Tendências recentes na descrição das lesões pigmentadas da conjuntiva têm levado a controvérsias em relação à terminologia. Algumas classificações

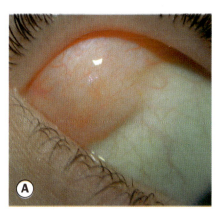
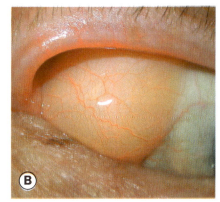
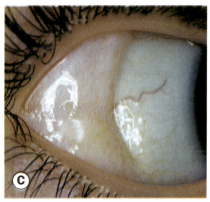

Figura 20.4 **A.** Dermolipoma. **B.** Prolapso de gordura orbitária para comparação. **C.** Mixoma. (*Cortesia de A Pearson – Figuras A e B.*)

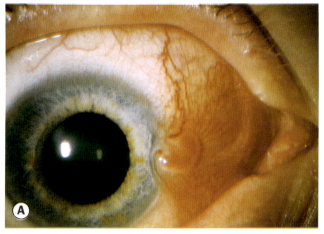
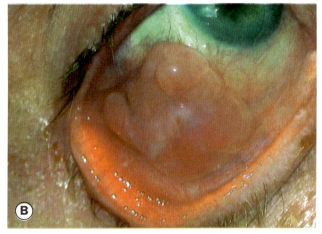

Figura 20.5 **A.** Granuloma piogênico. **B.** Granuloma por fio de sutura. (*Cortesia de R Curtis – Figura A; cortesia de S Chen – Figura B.*)

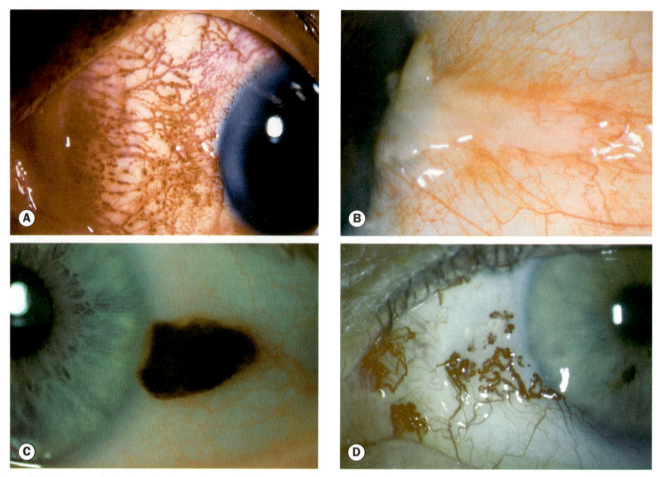

Figura 20.6 Tumores conjuntivas benignos diversos. **A.** Telangiectasia epibulbar na síndrome de Sturge-Weber. **B.** Hiperplasia pseudoepiteliomatosa reativa. **C.** Melanocitoma. **D.** Angioma decorrente de radiação. (*Cortesia de C Barry* – Figura D.)

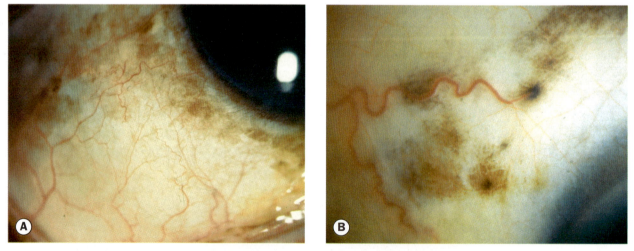

Figura 20.7 Melanose epitelial (racial). **A.** Envolvimento justalímbico. **B.** No local de vasos e nervos perfurantes.

usam tradicionalmente o termo "melanose primária adquirida" (PAM) para designar tanto melanose epitelial benigna (ver diante) quanto melanocitose/hiperplasia melanocítica (com e sem atipias), enquanto outras restringem seu uso à segunda categoria. Para evitar essa ambiguidade, o termo "neoplasia intraepitelial melanocítica da conjuntiva" (C-MIN) pode ser preferível para lesões que apresentam proliferação de melanócitos e deixar o termo "melanose primária adquirida" reservado para a descrição clínica antes que se estabeleça um diagnóstico histológico. O diagnóstico diferencial inclui o nevo conjuntival, a melanose benigna, a melanocitose ocular congênita (ver adiante), a pigmentação secundária na doença de Addison e o carcinoma de células escamosas pigmentado.

- **PAM sem atipia celular ou com atipia leve**: proliferação intraepitelial benigna de melanócitos epiteliais (Figura 20.8A) com pouco ou nenhum risco de transformação maligna
- **PAM com atipia grave**: possivelmente um melanoma *in situ* com substancial mudança de progressão para melanoma invasivo ao longo de vários anos. Quanto maior a extensão da lesão em horas do relógio, maior o risco. Atipia grave está presente em uma minoria de casos
- **C-MIN**: classificada de 0 a 10 de acordo com o grau de atipia e disseminação, em que "0" corresponde à ausência de qualquer proliferação melonocítica ou atipia (*i. e.*, somente melanose); e 5, à melanoma conjuntival *in situ*.

Diagnóstico

- **Sintomas**: observa-se uma área pigmentada na superfície de um ou ambos (10%) os olhos por volta dos 56 anos de idade, em média, normalmente em indivíduos de raça branca
- **Sinais**
  - Áreas planas unifocais ou multifocais de pigmentação epitelial irregular de coloração que varia do marrom-dourado ao chocolate-escuro, normalmente envolvendo o limbo e a região interpalpebral (Figura 20.8 B e C). Existem relatos de PAM *sine pigmento*
  - Como qualquer parte da conjuntiva pode ser afetada, é importante everter as pálpebras (Figura 20.8 D). C-MIN pode também estender-se para a córnea
  - Transformação em melanoma pode ser sugerida pelo aspecto das áreas nodulares
- **Investigação**: uma criteriosa documentação com desenhos/fotografias das lesões submetidas à observação é importante. É realizada a análise imuno-histoquímica das lesões biopsiadas
- **Tratamento**
  - A observação de pequenas lesões (menos de uma hora do relógio) pode ser pertinente, mas alguns especialistas são partidários da biopsia excisional de toda a lesão
  - Biopsia excisional geralmente é preferível à incisional, se possível (para a abordagem cirúrgica, ver a seção "Melanoma conjuntival", adiante)
  - A crioterapia com ciclo duplo de congelamento-degelo pode ser administrada ao ponto de excisão e/ou após a confirmação histológica de C-MIN, mitomicina C tópica no pós-operatório (p. ex., quatro ciclos de 0,04%, 4 vezes/dia, durante 7 dias, separados por intervalos de 3 semanas, com oclusão *in situ* do ponto lacrimal para reduzir o risco de estenose do ponto e aumentar o tempo de contato entre a superfície e o medicamento)

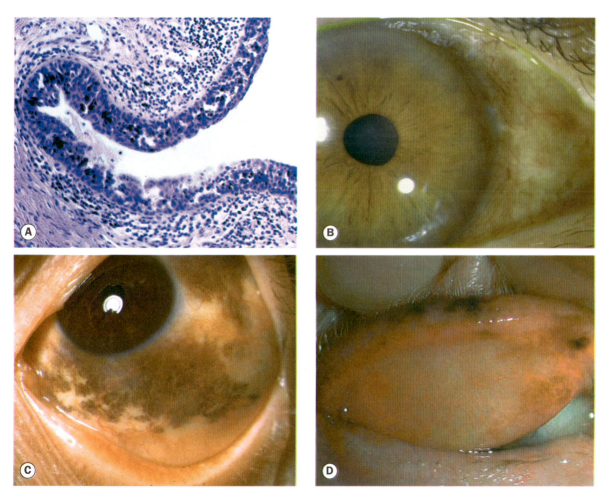

Figura 20.8 Melanose primária adquirida (PAM). **A.** Histologia mostrando proliferação intraepitelial de melanócitos epiteliais da conjuntiva. **B.** Pequena área de PAM. **C.** PAM mais extensa. **D.** PAM tarsal associada ao lentigo maligno da pálpebra. (*Cortesia de J Harry e G Misson, de* Clinical Ophthalmic Pathology, *Butterworth-Heinemann 2001 – Figura A; C Barry – Figura B; D Selva – Figura D.*)

- ○ Enxerto de membrana amniótica talvez seja necessário para grandes pontos de excisão
- ○ Em lesões maiores, o mapeamento com o uso de biopsias incisionais pode ser acompanhado pela aplicação de crioterapia a todas as áreas pigmentadas
- ○ Um acompanhamento a longo prazo é imperativo em todos os casos
- ○ Envolvimento da córnea: remoção do epitélio por meio alcoólico, seguida pela administração de mitomicina C tópica.

Melanoma conjuntival

Melanoma conjuntival é uma condição incomum, mas séria, responsável por cerca de 12% dos tumores da conjuntiva e 2% de todas as malignidades oculares. Cerca de 75% originam-se de uma área de PAM, aproximadamente 25% de um nevo juncional ou composto preexistente e, raramente, *de novo*. A manifestação ocorre, em geral, na sexta década, embora os pacientes com a rara síndrome do nevo displásico desenvolvam múltiplos melanomas em idades consideravelmente mais jovens. O diagnóstico diferencial inclui nevo, melanoma do corpo ciliar com extensão extraocular, melanocitoma e carcinoma escamoso pigmentado da conjuntiva. A taxa geral de mortalidade é de até 19% em 5 anos e de 30% em 10 anos. Há ocorrência de metástase em 20 a 30% dos casos, particularmente para linfonodos regionais, pulmão, cérebro e fígado. Os fatores associados a um baixo prognóstico incluem a localização na carúncula, no fórnice ou na margem palpebral, e a espessura do tumor, de 2 mm ou mais.

Diagnóstico

- **Histologia**: mostra atipia celular melanomatosa com invasão do estroma subepitelial (Figura 20.9 A)
- **Aparência**: nódulo vascularizado de cor preta ou cinza possivelmente fixo à episclera. Limbo é um local comum, mas melanoma é capaz de surgir em qualquer ponto da conjuntiva (Figura 20.9 B a D). Melanoma conjuntival pode estender-se para a pálpebra (Figura 20.9 E e F). PAM/C-MIN é muito comum
- **Tumores amelanóticos**: podem suscitar dificuldades diagnósticas
- **Ultrassonografia B-scan**: útil para a caracterização da lesão
- **Rastreamento sistêmico**: consiste em exame geral regular, teste e ultrassom da função hepática, radiografia do tórax e, possivelmente, exame de imagem de todo o corpo por tomografia por emissão de pósitrons/tomografia computadorizada (PET/TC), quando disponível
- **Biopsia do linfonodo sentinela**: útil para fins de estadiamento, embora seu local ainda não esteja totalmente definido.

Tratamento

- Lesões circunscritas são tratadas por excisão com ampla margem. Como pode ocorrer *seeding* (semeadura) tumoral no momento da excisão, deve-se evitar o contato com o tumor propriamente dito e utilizar instrumentos estéreis para fechar o defeito conjuntival
- Radioterapia adjuvante é rotineiramente administrada por alguns especialistas, mesmo que a histologia sugira que a excisão está concluída. Crioterapia aplicada ao leito da lesão e ao tecido circundante é uma alternativa. Radioterapia com feixes de prótons pode ser aplicada se houver envolvimento da carúncula ou do fórnice

- Melanoma difuso associado a uma extensa PAM/C-MIN é tratado com excisão de nódulos localizados com mitomicina C ou com aplicação de crioterapia ao componente difuso
- Ocorrências orbitárias são tratadas com ressecção local e radioterapia. Exenteração pode não melhorar as chances de sobrevivência, e é, portanto, reservada a pacientes com doença extensa e agressiva quando o olho não pode ser preservado
- Vemurafenibe aumenta as chances de sobrevivência de pacientes com doenças metastáticas na presença de mutação V600E no gene *BRAF* (50% dos melanomas conjuntivais primários e metastáticos)
- Doença multifocal, localização não límbica do tumor, envolvimento da margem tumoral e falta de tratamento adjuvante são associados a uma maior probabilidade de recorrência.

Neoplasia escamosa da superfície ocular

Introdução

Neoplasia escamosa da superfície ocular (NESO) descreve um espectro de lesões epiteliais benignas, malignas e pré-malignas lentamente progressivas da conjuntiva e da córnea. Adultos mais velhos normalmente são afetados, a menos que haja presença de uma condição sistêmica predisponente. O carcinoma escamoso responde por cerca de 14% dos tumores conjuntivais. Existe uma predominância entre homens na Europa e nos EUA, mas na África Subsaariana, é mais comum em mulheres, especialmente se elas forem HIV positivas. Fatores de risco incluem exposição à luz ultravioleta, compleição pálida, ciclosporina, fumo, exposição a produtos derivados do petróleo, síndrome da imunodeficiência adquirida (AIDS) e xeroderma pigmentoso. Infecção pelo papilomavírus humano (especialmente do tipo 16) já foi implicada em alguns casos. Ocorrência de doença metastática é rara.

Diagnóstico

- A **histologia** mostra um espectro de anormalidades. As duas primeiras são, ocasionalmente, denominadas neoplasia intraepitelial corneoconjuntival (NIC):
  - ○ Displasia epitelial conjuntival, na qual as células displásicas limitam-se às camadas basais do epitélio
  - ○ Carcinoma *in situ*, no qual as células displásicas envolvem toda a espessura do epitélio (Figura 20.10 A)
  - ○ Carcinoma de células escamosas em que há invasão do estroma subjacente (Figura 20.10 B)
- **Sintomas**: massa visível em um dos olhos, às vezes acompanhada por sintomas semelhantes aos de conjuntivite
- **Sinais**: são variáveis e a correlação clínica com a gravidade histológica não é confiável. A maioria tende a desenvolver-se na fissura palpebral, especificamente no limbo, embora qualquer parte da conjuntiva ou da córnea possa ser envolvida. A lesão pode ter aspecto carnudo, gelatinoso, leucoplásico ou papilomatoso; os vasos alimentadores podem apresentar-se proeminentes ou de aparência avascular (Figura 20.10 C a F). Não é comum haver extensão intraocular. Em pacientes fumantes, o tumor tende a ser grande e localizar-se no fórnice inferior
- **Investigações**: incluem biomicroscopia ultrassônica (UBM, do inglês *ultrasonic biomicroscopy*) ou tomografia de coerência óptica (OCT, do inglês *optical coherence tomography*) do segmento anterior para estimar a profundidade da invasão, citologia esfoliativa e citologia de impressão.

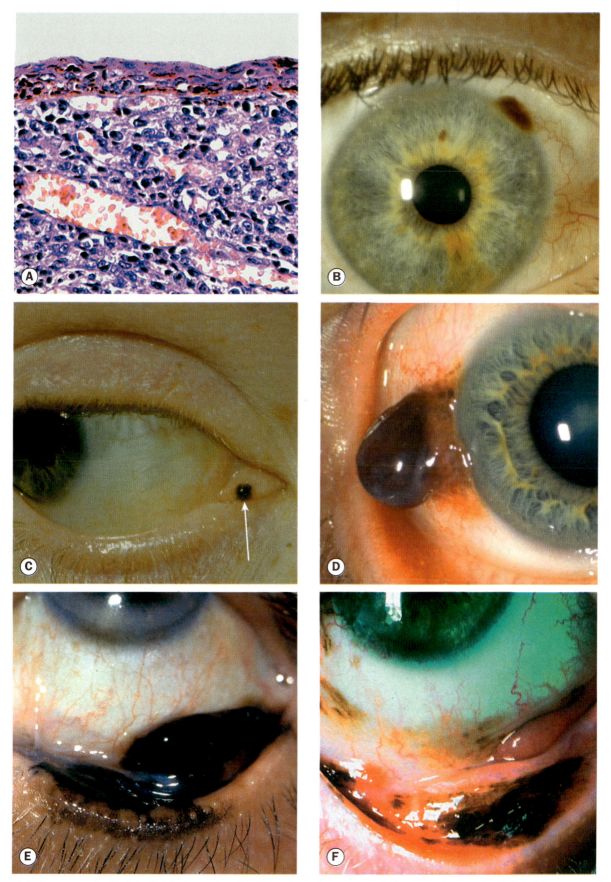

Figura 20.9 Melanoma conjuntival. **A.** Histologia mostrando células de melanoma no epitélio e no estroma subepitelial. **B.** Pequeno melanoma límbico. **C.** Pequeno melanoma caruncular (*seta*). **D.** Melanoma conjuntival com vascularização. **E.** Melanoma caruncular estendendo-se para a margem palpebral. **F.** Melanoma conjuntiva estendendo-se para a pálpebra. (*Cortesia de J Harry – Figura A; C Barry – Figura E.*)

Tratamento

- **Excisão**: excisão com margens de 2 a 4 mm e avaliação de margens livres têm sido a abordagem convencional padrão, geralmente com análise intraoperatória de cortes por congelação. É importante não cortar abaixo da membrana de Bowman, uma vez que a doença recidivante pode penetrar no estroma corneano. Excisão histológica completa é associada à recidiva de 5 a 33% dos casos. Medidas adjuvantes reduzem a recorrência e incluem crioterapia, braquiterapia ou quimioterapia tópica. Injeções subconjuntivais de interferona também podem ser aplicadas
- **Quimioterapia tópica**: tradicionalmente utilizada como tratamento adjuvante, pode ser empregada também como modalidade primária para (a) evitar formação de cicatriz e lesão de células-tronco associada a excisões extensas; (b) reduzir o tamanho do tumor antes da excisão; ou (c) tratar a recidiva. Interferona alfa-2b tópico é particularmente eficaz, com a completa resolução do tumor em cerca de 80% dos pacientes. Mitomicina C e 5-fluoruracila também podem ser utilizadas, porém com mais tendência à associação aos efeitos colaterais oculares. Em indivíduos com sistema imune suprimido, uma instilação diária de colírio de interferona deve ser administrada durante toda a vida para evitar recorrências.

Lesões linfoproliferativas

Introdução

A lesão conjuntival linfoproliferativa mais comum é a hiperplasia linfoide reativa, uma proliferação de células B e T com formação de folículos germinativos. Linfoma conjuntival é capaz de aparecer *de novo*, por extensão do linfoma orbitário ou associado ao linfoma sistêmico por ocasião do diagnóstico (até 30 % dos casos). A maioria dos linfomas conjuntivais tem origem nas células B, com base no tecido linfoide associado à mucosa (MALT, *mucosaassociated lymphoid tissue*), e tendem a ser indolentes. Linfomas respondem por cerca de 7% de todos os tumores conjuntivais.

Diagnóstico

- **Histologia**: mostra hiperplasia linfoide reativa com folículos linfoides germinativos formados por células linfoides imaturas no centro e células maduras na periferia (Figura 20.11 A)
- **Sintomas**: edema indolor, vermelhidão ou irritação (geralmente bilateral quando há maior probabilidade de doença sistêmica). Outros possíveis sintomas incluem ptose e diplopia
- **Sinais**: observa-se infiltrado móvel de coloração rosa-salmão ou cor de carne que cresce lentamente na superfície epibulbar (Figura 20.11 B) ou nos fórnices (Figura 20.11 C). Em raros casos, uma lesão difusa (Figura 20.11 D) pode simular conjuntivite crônica
- **Biopsia**: realizada para confirmação do diagnóstico. O olho não envolvido também deve ser biopsiado (fórnice inferior)
- **Investigação**: realizada para verificação de possível envolvimento sistêmico.

Tratamento

- **Doença sistêmica**: tratada se necessário
- **Radioterapia com feixes externos**
- **Outras opções**: quimioterapia, excisão de pequenas lesões com tratamento adjuvante, crioterapia e injeções intralesionais de interferona alfa-2b ou rituximabe

- **Prognóstico**: depende dos achados histológicos. Pacientes com linfoma de células do manto apresentam taxa de sobrevivência em 5 anos muito baixa.

Amiloidose primária

Amiloidose constitui um grupo de doenças heterogêneas caracterizadas por depósitos extracelulares de amiloides em diferentes órgãos, inclusive na órbita e nos tecidos perioculares. A forma mais comum de amiloidose local é causada pela deposição de cadeias leves de imunoglobulina monoclonal por um clone benigno de células B ou de células plasmáticas. É causa rara de uma massa orbitária e pode simular linfoma (Figura 20.12). Manifesta-se com um amplo espectro de achados clínicos, inclusive ptose e epífora. Aproximadamente 25% dos pacientes sente desconforto periocular. Costuma aparecer por volta dos 60 anos de idade e dois terços dos casos são unilaterais. Em apenas 5% dos casos ocorre envolvimento sistêmico. O diagnóstico é feito por meio histológico utilizando coloração com vermelho do Congo, que mostra birrefringência verde. O tratamento usual é excisão cirúrgica da massa e observação.

Sarcoma de Kaposi

Sarcoma de Kaposi é um tumor de crescimento lento, normalmente encontrado em indivíduos com AIDS, mas ocasionalmente em idosos e na presença de imunossupressão prolongada. Observa-se placa ou nódulo vascular vermelho-vivo ou arroxeado (Figura 20.13), às vezes semelhante (ou associado) à hemorragia conjuntival. Histologia revela uma proliferação de células fusiformes, canais vasculares e células inflamatórias. Se for necessário tratamento, a terapia sistêmica para AIDS deve ser otimizada, com radioterapia local, excisão e quimioterapia sistêmica como opções adicionais.

TUMORES DA ÍRIS

Nevo da íris

Nevo iriano consiste na proliferação de melanócitos no estroma superficial da íris e apresenta-se como uma lesão pigmentada circunscrita, solitária e plana ou variavelmente elevada (Figura 20.14). A arquitetura normal da íris é alterada. Um nevo difuso ocorre caracteristicamente na melanocitose ocular congênita e na síndrome do nevo da íris (Cogan-Reese) (ver Capítulo 11). A taxa de transformação maligna é de até 8% ao longo de 15 anos. Fatores de risco incluem idade jovem (menos de 40 anos), localização inferior, sangramento da lesão, envolvimento difuso da íris, margens emplumadas e ectrópio uveal. A observação deve continuar por toda a vida e envolver documentação por meio de exame com lâmpada de fenda e fotografia. Revisão deve incluir também fundoscopia, uma vez que o nevo de íris é um marcador para todas as formas de melanoma uveal.

Sardas da íris (efélide)

Sardas da íris são lesões superficiais menores que um nevo, sem elevações ou distorções (Figura 20.15 A), e que mostram aumento da pigmentação melanocítica com um número normal de células.

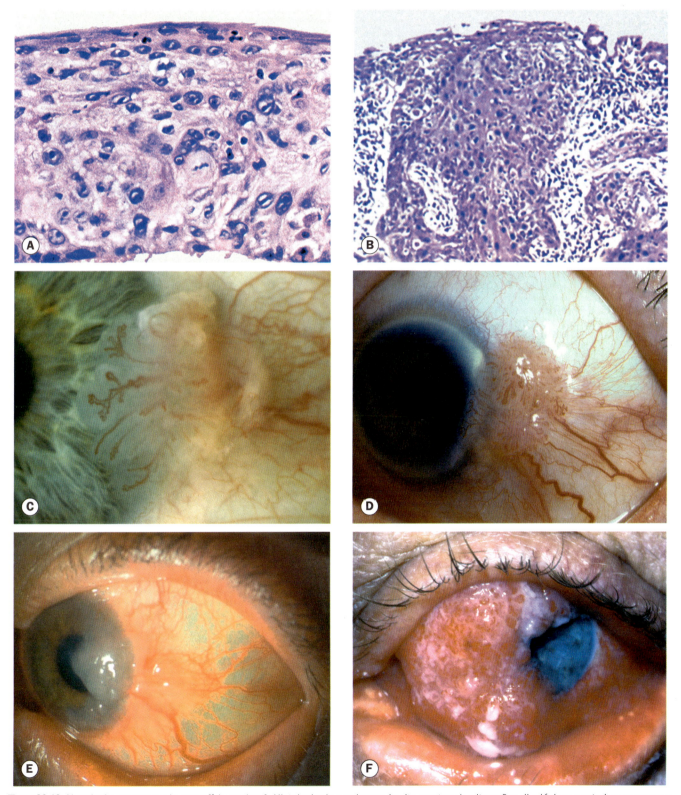

Figura 20.10 Neoplasia escamosa da superfície ocular. **A.** Histologia de carcinoma *in situ* mostrando alterações displásicas em toda a espessura do epitélio. **B.** Histologia de carcinoma de células escamosas mostrando a proliferação inferior do epitélio displásico irregular com infiltração do tecido subepitelial. **C.** Lesão relativamente pequena. **D.** Lesão gelatinosa maior. **E.** Lesão leucoplásica. **F.** Extensa lesão em paciente com AIDS. (*Cortesia de J Harry – Figuras A e B; B Damato – Figura E.*)

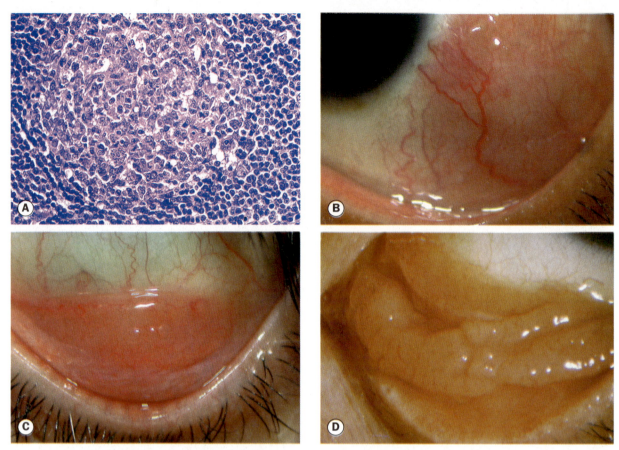

Figura 20.11 Lesões conjuntivais linfoproliferativas. **A.** A histologia mostra presença de hiperplasia linfoide reativa com um folículo linfoide germinativo. **B.** Linfoma epibulbar. **C.** Linfoma forniceal. **D.** Linfoma difuso. (*Cortesia de J Harry e G Misson, de* Clinical Ophthalmic Pathology, *Butterworth-Heinemann 2001 – Figura A.*)

Manchas de Brushfield

Pequenas sardas esbranquiçadas na periferia da íris dispostas em um círculo concêntrico (Figura 20.15 B), ocorrem particularmente na síndrome de Down, embora também como um achado normal em olhos azuis. Consistem em um foco hiperplásico levemente focal circundado por um círculo de hipoplasia, e não apresentam potencial maligno (ver Capítulo 10).

Nódulos de Lisch

Nódulos pequenos e bem definidos (Figura 20.15 C e D) encontrados em ambos os olhos de praticamente todo paciente com neurofibromatose do tipo 1 (ver Capítulo 19).

Melanoma da íris

Introdução

Cerca de 8% dos melanomas uveais originam-se na íris. O prognóstico é comparativamente bom – apenas cerca de 5% dos pacientes desenvolvem metástase em 10 anos de tratamento. As condições associadas ou predisponentes a melanomas uveais incluem: pele clara e íris de cor mais clara; nevos cutâneos numerosos e/ou atípicos (displásicos); nevo da íris ou da coroide; melanocitose ocular ou oculodérmica congênita (nevo de Ota); e melanocitoma uveal. A exposição à luz solar e

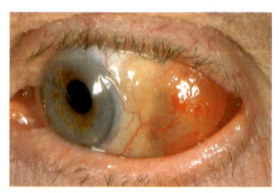

Figura 20.12 Amiloidose orbitária. (*Cortesia de JH Norris.*)

a soldagem a arco elétrico são fatores de risco ambiental. A condição normalmente se manifesta na meia-idade, uma década mais cedo do que os melanomas do corpo ciliar e da coroide.

Diagnóstico

- **Histologia:** normalmente mostra células fusiformes difusamente infiltradas (ver adiante) com baixo grau de malignidade (Figura 20.16 A). Uma minoria contém um componente de células epitelioides e pode ser mais agressiva
- **Sintomas:** o aumento de um nevo preexistente é normal, observado pelo paciente ou em um exame oftalmológico de

rotina. Sinais indicativos de transformação maligna incluem crescimento e desenvolvimento de vasos sanguíneos proeminentes
- **Sinais**
  - Nódulo pigmentado (Figura 20.16 B e C) com pelo menos 3 mm de diâmetro e 1 mm de espessura, normalmente localizado na metade inferior da íris e, em geral, associado aos vasos sanguíneos superficiais

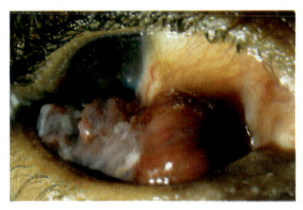

Figura 20.13 Sarcoma conjuntival de Kaposi. (*Cortesia de T Carmichael.*)

- É possível observar distorção pupilar, ectrópio uveal (Figura 20.16 D) e, ocasionalmente, catarata localizada, embora essas condições possam ocorrer também com os nevos
- Pode-se observar, às vezes, a presença de um melanoma não pigmentado (Figura 20.16 E)
- O crescimento normalmente é lento, com extensão pela superfície da íris
- O ângulo e o corpo ciliar anterior podem ser infiltrados, mas a extensão escleral é rara (Figura 20.16 F)
- Complicações incluem hifema, catarata e glaucoma
- **UBM** é utilizada para descartar envolvimento do corpo ciliar
- **Biopsia por aspiração com agulha fina** pode ser realizada antes de uma grande intervenção cirúrgica
- Deve-se realizar **investigação sistêmica**.

Tratamento

- **Iridectomia setorial** para pequenos tumores e iridociclectomia para tumores que invadem o ângulo
- **Radioterapia** com placa radioativa (braquiterapia) ou irradiação externa com feixe de prótons
- **Enucleação** pode ser necessária para tumores com crescimento difuso se a radioterapia não for possível
- **Monitoramento** para verificação de recidiva e metástase.

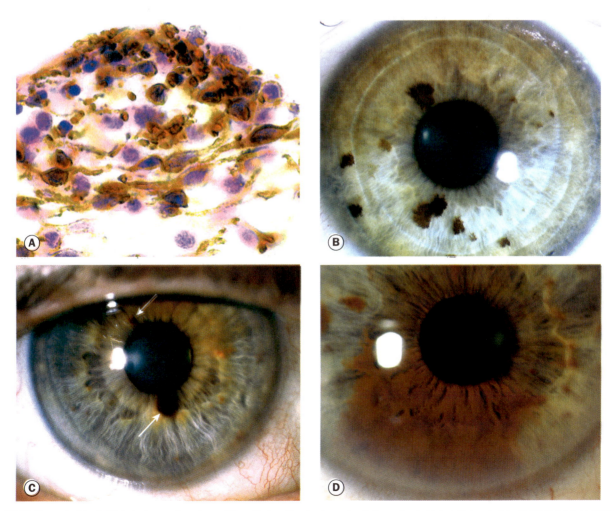

Figura 20.14 Nevo de íris. **A.** Histologia mostrando proliferação localizada de melanócitos no estroma anterior da íris. **B.** Vários nevos pequenos. **C.** Nevos na margem pupilar (*setas*). **D.** Nevo grande.

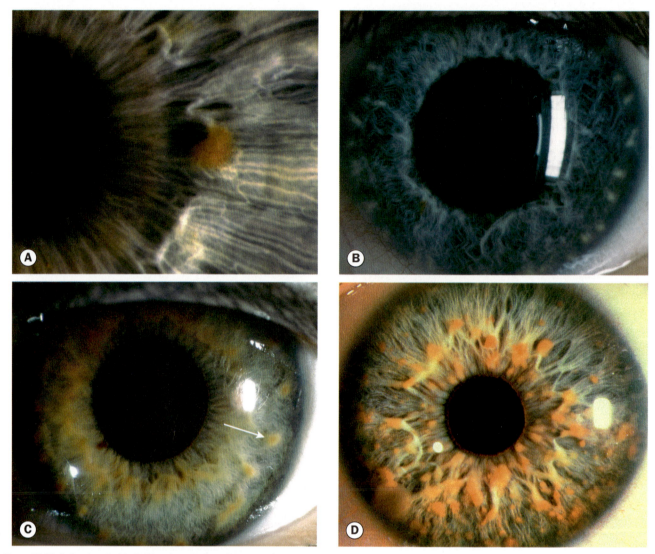

Figura 20.15 A. Sardas da íris. **B.** Manchas de Brushfield. **C.** Nódulos de Lisch (*seta*). **D.** Numerosos nódulos de Lisch. (*Cortesia de R Bates – Figura B.*)

Tumores metastáticos

Metástase para íris (Figura 20.17) é rara e caracteriza-se pela presença de uma ou mais massas de cor branca, rosa ou amarela de rápido crescimento que podem estar associadas à uveíte anterior e, ocasionalmente, ao hifema. Câncer de mama, câncer de pulmão e melanoma da pele estão entre os tipos primários mais comuns.

Tumores irianos diversos

- **Xantogranuloma juvenil** é uma doença granulomatosa idiopática rara do início da infância. O envolvimento da íris caracteriza-se por uma lesão amarelada localizada ou difusa (Figura 20.18 A) que pode estar associada a hifema espontâneo ou, com menos frequência, à uveíte anterior e a glaucoma, podendo abranger também pele (Figura 20.18 B e C), músculos, estômago, glândulas salivares e outros órgãos
- **Leiomioma** é um tumor benigno extremamente raro originário dos músculos lisos. A aparência é semelhante à de melanoma amelanótico (Figura 20.18 D)
- **Melanocitoma** é uma massa nodular com pigmentação escura e superfície granular musgosa, que geralmente ocupa a região periférica da íris (Figura 20.18 E). Pode sofrer necrose espontânea que resulta em *seeding* do estroma da íris e do ângulo da câmara anterior, com elevação da pressão intraocular (PIO)
- **Tumores vasculares** de diversos tipos já foram descritos, sendo o hemangioma racemoso (comunicação arteriovenosa) o mais comum, normalmente observado como um grande vaso ectático e/ou um cacho de uvas (Figura 20.18 F).

CISTOS DA ÍRIS

Cistos da íris não são comuns. A OCT do segmento anterior e a UBM são especialmente úteis para diferenciação entre algumas lesões e tumores do corpo ciliar.

- **Cistos epiteliais primários**
  - Cistos originam-se da íris ou do epitélio pigmentar iridociliar
  - Três quartos estão na região periférica da íris, onde aparecem como um abaulamento liso em forma de cúpula (Figura 20.19 A e B), mais bem observadas na gonioscopia (Figura 20.19 C).

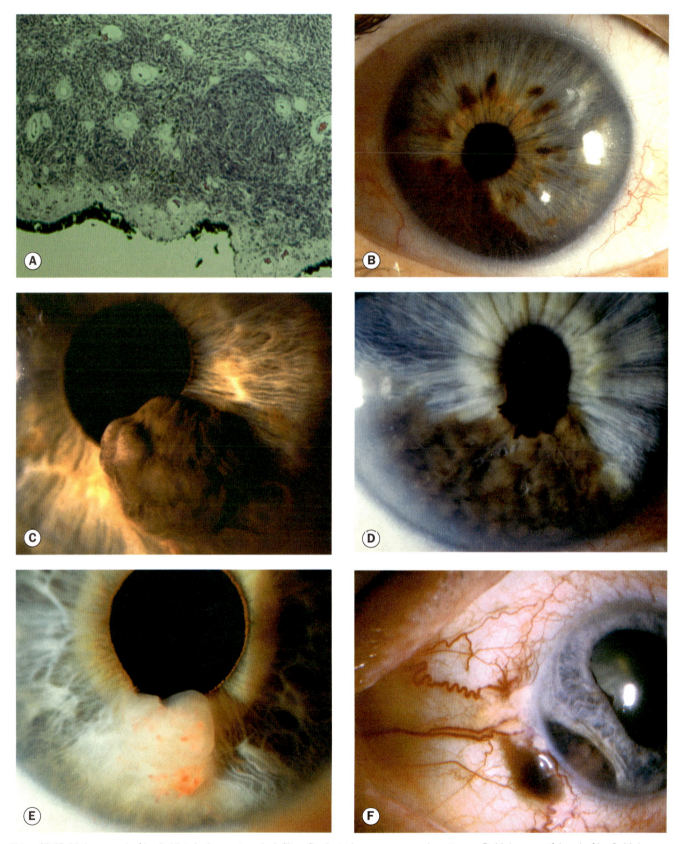

Figura 20.16 Melanoma da íris. **A.** Histologia mostrando infiltração de toda a espessura do estroma. **B.** Melanoma típico da íris. **C.** Melanoma nodular na margem pupilar. **D.** Extenso tumor com invasão do ângulo. **E.** Tumor amelanótico. **F.** Invasão do ângulo e extensão extraescleral. (*Cortesia de J Harry e G Misson, de* Clinical Ophthalmic Pathology, *Butterworth-Heinemann 2001 – Figura A; B Damato – Figura F.*)

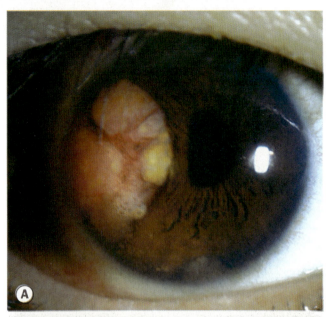

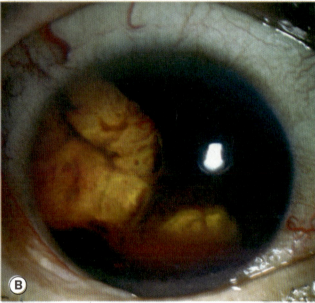

Figura 20.17 Metástase da mama para íris. **A.** Por ocasião da manifestação. **B.** Dois meses mais tarde, mostrando aumento da lesão e presença de hifema. (*Cortesia de B Damato.*)

- São capazes de permanecer estáveis por muitos anos antes de aumentarem, podendo eventualmente romper-se
- A maioria dos cistos congênitos requer tratamento por aspiração ou excisão cirúrgica. Esclerose induzida por etanol pode evitar a necessidade de excisão
• **Cistos secundários**
• Cistos traumáticos (Figura 20.20 A) ocorrem após a deposição de células epiteliais da conjuntiva ou da córnea na íris depois de um trauma penetrante ou cirúrgico. Esses cistos geralmente aumentam de tamanho, levando a edema de córnea, uveíte anterior e glaucoma
• Uso prolongado de mióticos de longa ação pode estar associado a cistos múltiplos, em geral, pequenos e bilaterais, localizados na borda pupilar (Figura 20.20 B), cujo desenvolvimento pode ser evitado com uso concomitante de fenilefrina tópica a 2,5%
• Cistos parasitários são extremamente raros.

TUMORES DO CORPO CILIAR

Melanoma do corpo ciliar

Introdução

Melanomas do corpo ciliar abrangem cerca de 12% de todos os melanomas uveais. Os fatores de risco são os mesmos do melanoma da íris. A manifestação normalmente ocorre na sexta década de vida com sintomas visuais, embora, às vezes, a descoberta seja incidental. O diagnóstico pode ser retardado pelo fato de a lesão passar facilmente despercebida. A distinção se faz principalmente em relação ao cisto iridociliar. A síndrome da efusão uveal pode causar dificuldades diagnósticas que são solucionadas com exames de imagem. Outros tumores do corpo ciliar são extremamente raros e incluem melanocitoma, meduloepitelioma, metástases, adenocarcinoma, adenoma, neurilemoma e leiomioma.

DICA Deve-se investigar qualquer indivíduo assintomático de meia-idade que apresente um vaso episcleral (sentinela) proeminente, o qual pode ser um sutil sinal de melanoma do corpo ciliar.

Diagnóstico

• **Sinais**
  ○ Tumor grande pode ser visualizado com dilatação pupilar (Figura 20.21 A)
  ○ Vasos episclerais (sentinelas) sobrejacentes (Figura 20.21 B)
  ○ Erosão da raiz da íris pode simular melanoma da íris, e a extensão extraocular através dos vasos esclerais, melanoma conjuntival (Figura 20.21 C)
  ○ Deslocamento do cristalino (Figura 20.21 D) pode causar astigmatismo, subluxação ou catarata
• **Investigações**
  ○ Exame com lentes de contato de três espelhos e oftalmoscopia binocular indireta
  ○ Gonioscopia para detectar invasão do ângulo
  ○ UBM
  ○ Biopsia envolvendo técnicas de aspiração excisional, incisional ou com agulha fina é útil em determinados casos. O perfil

Lesões da zona média também aparecem como uma saliência na íris visível após a dilatação. Na margem pupilar (menos comum), os cistos apresentam-se como uma pigmentação escura e geralmente alongados
○ Em raros casos, os cistos podem desprender-se e ficar flutuando livremente na câmara anterior ou no vítreo
○ A maioria é assintomática e inócua. Raramente, os grandes cistos podem obstruir a visão, fazendo-se necessária a fotocoagulação focal da parede do cisto
• **Cistos estromais primários** podem ser congênitos (mais agressivos) ou adquiridos
  ○ Estrutura unilateral solitária com uma parede anterior lisa e translúcida na íris (Figura 20.19 D). Os fragmentos contidos podem ser visualizados

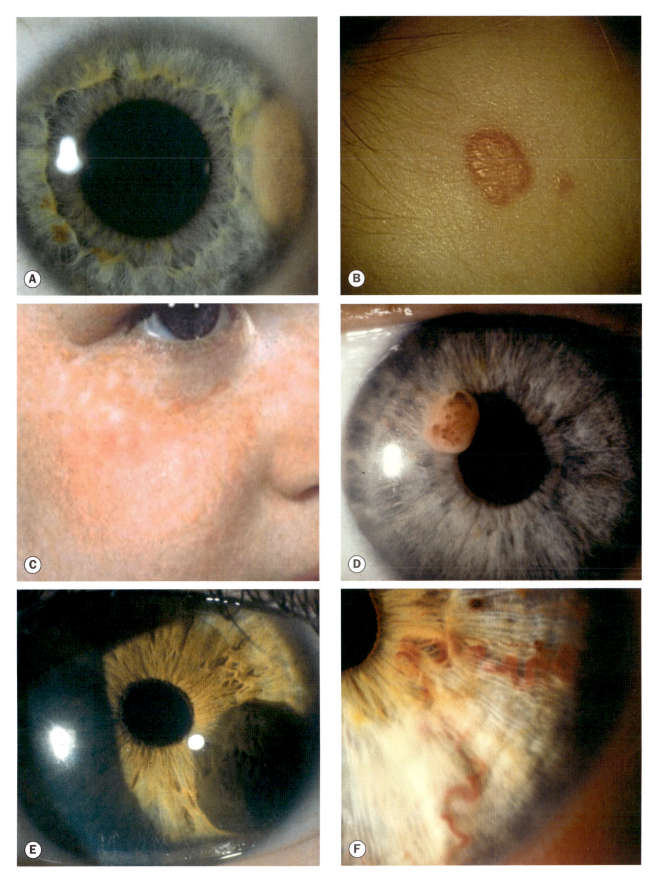

Figura 20.18 **A.** Xantogranuloma juvenil da íris. **B.** Xantogranuloma da pele. **C.** Envolvimento da pele facial. **D.** Leiomioma. **E.** Melanocitoma. **F.** Hemangioma racemoso mostrando os vasos de suprimento e drenagem. (*Cortesia de B Damato – Figuras A e D; D Hildebrand – Figura C.*)

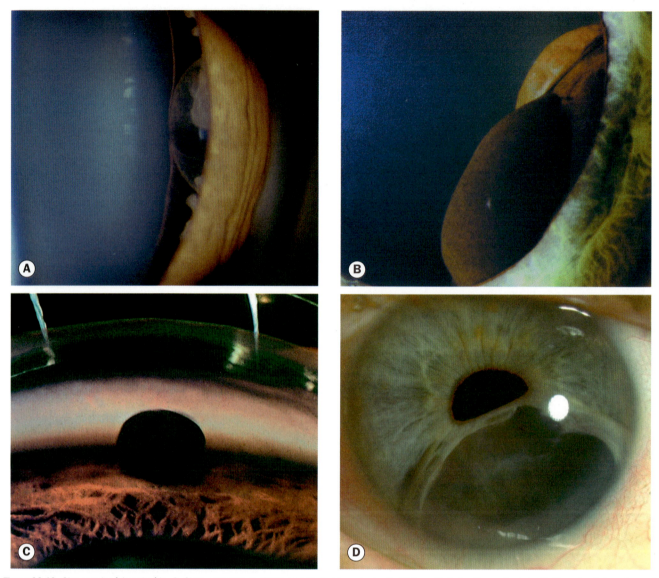

Figura 20.19 Cistos primários da íris. **A.** Cisto epitelial. **B.** Cisto epitelial pigmentado. **C.** Cisto epitelial solto no ângulo. **D.** Grande cisto estromal.

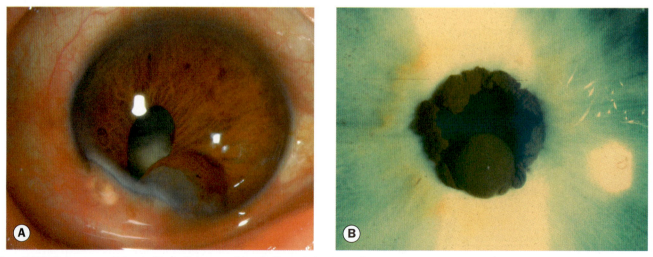

Figura 20.20 Cistos secundários da íris. **A.** Cisto traumático. **B.** Cistos da borda pupilar resultantes de terapia miótica. (*Cortesia de S Chen – Figura A; R Bates – Figura B.*)

genético pode ajudar a determinar a probabilidade de metástase (ver a seção "Melanoma da coroide")

○ Investigação de envolvimento sistêmico, particularmente hepático.

Tratamento

- **Iridociclectomia** ou esclerectomia para tumores pequenos e médios que envolvam, no máximo, um terço do ângulo. Complicações incluem descolamento de retina, hemorragia vítrea, catarata, subluxação do cristalino, hipotonia e ressecção incompleta
- **Radioterapia** por braquiterapia ou irradiação com feixes de prótons
- **Enucleação** pode ser necessária para tumores grandes
- **Tratamento sistêmico** é indicado em caso de doença metastática evidente.

Meduloepitelioma

Meduloepitelioma (anteriormente conhecido como dictioma) é um neoplasma embrionário raro que se origina da camada interna do cálice óptico e pode ser benigno ou maligno. A condição normalmente se manifesta na primeira década com perda da visão, dor, fotofobia, leucocoria ou proptose em casos avançados. Observa-se a presença de uma massa de cor branca, rosa, amarela ou marrom no corpo ciliar, na câmara anterior ou retrolental (Figura 20.22). Enucleação pode ser necessária.

TUMORES DA COROIDE

Nevo da coroide

Nevos da coroide estão presentes em 5 a 10% dos indivíduos brancos, mas são raros em raças de pele mais escura. O crescimento ocorre principalmente durante os anos pré-puberais e é extremamente raro na vida adulta. Por essa razão, crescimento detectável deve levantar suspeita de malignidade. O risco de transformação maligna no decorrer da vida é de até 1%, de acordo com dados dos centros terciários. Do ponto de vista histológico, o tumor é composto pela proliferação de melanócitos de células fusiformes no interior da coroide (Figura 20.23 A). É vital identificar achados que sugiram uma maior probabilidade de malignidade. Assim como com o melanoma cutâneo, o tratamento precoce está associado a um risco substancialmente menor de metástase. Um período prolongado sem qualquer alteração não é garantia de que não venha ocorrer progressão no futuro, uma vez que foram constatados casos de aumento súbito da lesão depois de muitos anos de estabilidade.

> **DICA** Crescimento de nevo da coroide em adultos deve levantar suspeita de malignidade.

Diagnóstico

- **Sintomas**: a maioria dos casos é assintomática e detectada em exame de rotina
- **Sinais**
  ○ Normalmente, uma lesão pós-equatorial, oval ou circular, de coloração marrom a cinza-ardósia, com margens emplumadas distintas (Figura 20.23 B e C)
  ○ Presença de drusas sobrejacentes é normal (Figura 20.23 C a E)

○ Presença de halo despigmentado é muito comum (Figura 20.23 E)
○ Possível ocorrência de lesões amelanóticas

- **Achados suspeitos de melanoma precoce**
  ○ Presença de pigmento sobrejacente de coloração alaranjada (lipofuscina – Figura 20.23 F)
  ○ Presença de líquido sub-retiniano associado
  ○ Vazio acústico na ultrassonografia
  ○ Sintomas como fotopsia e visão embaçada
  ○ Espessura superior a 2 mm e diâmetro maior do que 5 mm
  ○ Ausência de drusas
  ○ Margem de até 3 mm do disco óptico
  ○ Ausência de halo
- **Investigações**
  ○ Documentação fotográfica (Figura 20.24 A)
  ○ Autofluorescência do fundo de olho (AF) (Figura 20.24 B) pode demonstrar uma sutil pigmentação de coloração alaranjada que talvez não seja facilmente discernível do ponto de vista clínico. Um nevo é capaz de apresentar uma autofluorescência irregular aumentada, mas o aspecto de intensa hiperautofluorescência difusa, ou mesmo confluente, é um útil indicador diagnóstico de melanoma
  ○ OCT (Figura 20.24 C) é útil para a medida da espessura da lesão, bem como para a detecção da associação da presença sutil de líquido (um fator de alto risco). Alterações secundárias na retina tendem a ser mais acentuadas quando sobrejacentes a um melanoma do que a um nevo
  ○ Angiografia fluresceínica (AGF) não é útil para distinguir um melanoma de um nevo
  ○ Ultrassonografia mostra uma lesão localizada plana ou ligeiramente elevada com alta refletividade acústica interna; aspecto de vazio acústico é fator de risco para a progressão. Deve-se medir a espessura da lesão.

> **DICA** Em uma lesão pigmentada da coroide, achados clínicos sugestivos de melanoma incluem: pigmento sobrejacente de cor alaranjada; líquido sub-retiniano; espessura > 2 mm, diâmetro > 5 mm; ausência de drusas; e ausência de halo.

Tratamento

- Fotografia e ultrassonografia ou OCT **basais** do fundo de olho, com revisões regulares por tempo indeterminado
- **Intervalo das revisões** é determinado pelo nível de suspeita:
  ○ Ausência de achados suspeitos: 6 meses até que se alcance a estabilidade (p. ex., 1 ano), e, depois, revisões anuais
  ○ Um ou dois achados suspeitos: 4 a 6 meses
  ○ Três ou mais achados suspeitos: considerar encaminhamento para avaliação de um subespecialista em oncologia ocular
- **Crescimento**: se houver comprovação de crescimento ou da presença de achados altamente suspeitos, a lesão geralmente deve ser considerada como um melanoma ou ser tratada de maneira adequada.

Melanoma da coroide

Melanoma da coroide é a malignidade intraocular primária mais comum em adultos e responde por 80% de todos os melanomas uveais,

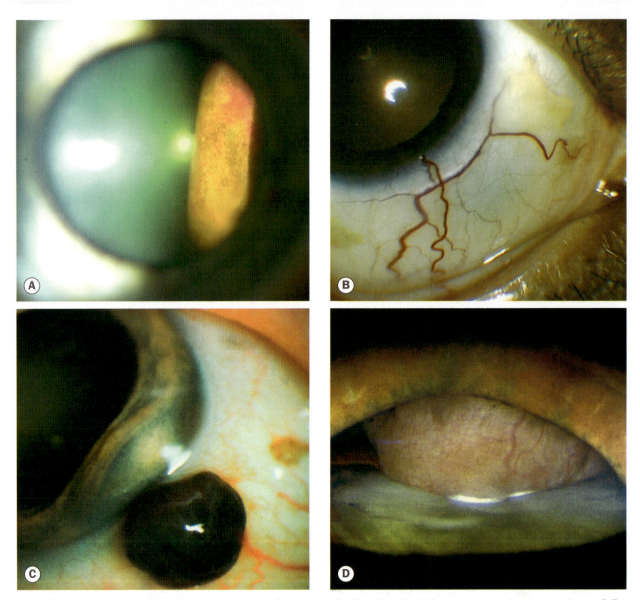

Figura 20.21 Melanoma do corpo ciliar. **A.** Tumor observado na fundoscopia. **B.** Vasos "sentinelas" no mesmo quadrante que o tumor. **C.** Extensão extraocular. **D.** Pressão sobre o cristalino.

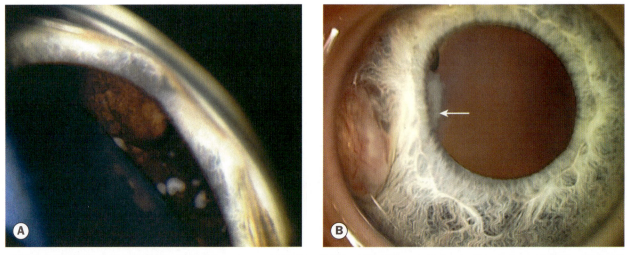

Figura 20.22 Meduloepitelioma. **A.** Massa cística marrom no corpo ciliar. **B.** Extensão do tumor do corpo ciliar para o segmento anterior (*seta*). (*Cortesia de R Curtis – Figura A; M Parulekar – Figura B.*)

Capítulo 20 • Tumores Oculares   817

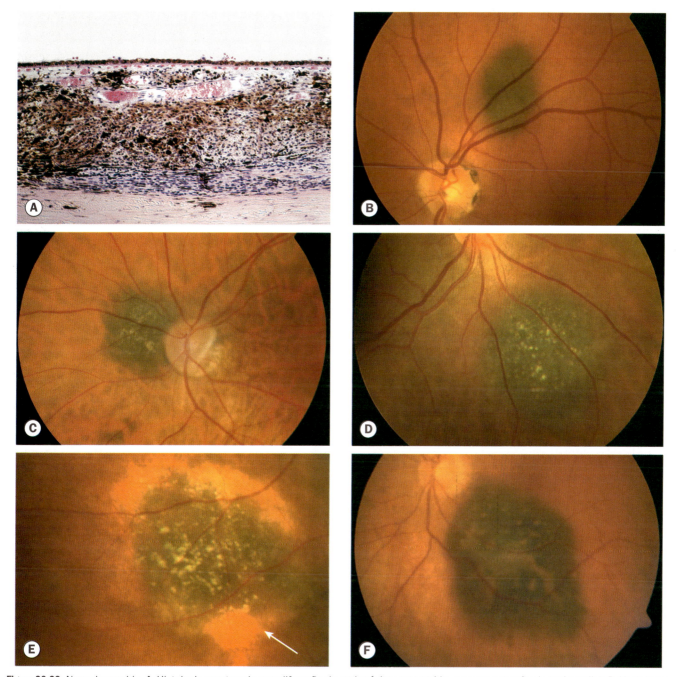

Figura 20.23 Nevo da coroide. **A.** Histologia mostrando a proliferação de melanócitos na coroide, com preservação da coriocapilar. **B.** Nevo plano típico. **C.** Nevo peripapilar com drusas sobrejacentes. **D.** Nevo maior com achados benignos. **E.** Nevo com drusas sobrejacentes e halo distinto (*seta*). **F.** Pigmento sobrejacente de cor alaranjada suspeito de melanoma em estágio inicial. (*Cortesia de J Harry – Figura A.*)

mas ainda é relativamente incomum. Esses tumores não apresentam as mutações cutâneas típicas associadas aos melanomas e caracterizam-se por um grupo de genes diferente. Fatores predisponentes são os mesmos do melanoma da íris (abordado anteriormente). A manifestação atinge o pico por volta dos 60 anos. A maioria dos casos ocorre esporadicamente. Melanoma da coroide apresenta achados moleculares distintos que diferem daqueles encontrados no melanoma cutâneo. A histopatologia revela presença de células dos tipos fusiforme (Figura 20.25 A) e epitelioides (Figura 20.25 B); as primeiras, organizadas em feixes e com um melhor prognóstico. Células epitelioides são maiores e mais pleomórficas, com aspectos mitóticos mais frequentes. Em geral, o tumor é composto exclusivamente por células fusiformes ou por uma mistura de células fusiformes e epitelioides. Lesões podem penetrar na membrana de Bruch e no epitélio pigmentado da retina (EPR) com herniação para o espaço sub-retiniano, normalmente assumindo a forma de um botão de colarinho (Figura 20.25 C). A invasão do canal escleral e da veia vorticosa pode levar à disseminação orbitária. Em geral, ocorre metástase para o fígado, os ossos e o pulmão, mas somente cerca de 1 a 2% dos pacientes apresenta metástases detectáveis por ocasião da manifestação. A mortalidade é de até 50% em 10 anos. Fatores prognósticos adversos incluem achados histológicos específicos (p. ex., grande número de células epitelioides, atividade mitótica), maiores dimensões tumorais, características genéticas do tumor (p. ex., mutações somáticas no gene de supressão tumoral BAP_1, presentes em aproximadamente 50% dos melanomas uveais, subentendem maior chance de metástase), extensão escleral e localização anterior.

Diagnóstico

- **Sintomas**: em geral, ausentes, com um tumor detectado casualmente em uma fundoscopia de rotina. Dependendo das características do tumor, pode ocorrer uma série de alterações visuais
- **Sinais**
  - Presença de uma massa sub-retiniana solitária marrom-acinzentada (Figura 20.26 A) ou, raramente, amelanótica (Figura 20.26 B), em forma de cúpula. Ocorrência de infiltração difusa não é comum
  - Cerca de 60% estão localizados a 3 mm do disco óptico (Figura 20.26 C) ou da fóvea
  - Presença de grupos de pigmento alaranjado sobrejacente é comum (Figura 20.26 D)
  - Se romper a membrana de Bruch, o tumor assume o aspecto de um "botão de colarinho" (Figura 20.25 C e Figura 20.28 C)
  - A associação de hemorragia e fluido sub-retiniano (Figura 20.26 E) é comum. O segundo pode tornar-se bolhoso (Figura 20.26 F) e mascarar a lesão subjacente
  - Outros sinais podem incluir presença de vasos sentinelas (Figura 20.27), dobras coroidais, inflamação, rubeose iriana, glaucoma secundário e catarata.

Diagnóstico diferencial

- **Lesões pigmentadas**
  - Um nevo da coroide normalmente apresenta várias drusas superficiais, sem descolamento seroso da retina e pouca ou nenhuma pigmentação alaranjada
  - O melanocitoma é profundamente pigmentado e, em geral, está localizado no disco óptico
  - Hipertrofia congênita do EPR é plana, geralmente de cor negra-acinzentada e com uma margem bem definida sem lacunas
  - Hemorragia no espaço sub-retiniano ou supracoroidal, por exemplo, resultante de neovascularização coroidal ou macroaneurisma da artéria retiniana
  - Melanoma cutâneo metastático com superfície lisa, coloração marrom-clara, margens distintas, extenso descolamento de retina e, em geral, um histórico passado de malignidade
- **Lesões não pigmentadas**
  - Hemangioma circunscrito da coroide (HCC) normalmente é posterior, de cor rosa, em forma de cúpula e tem superfície lisa

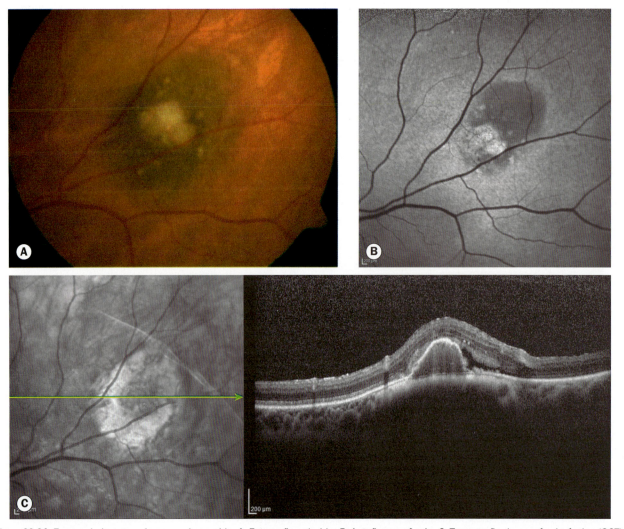

Figura 20.24 Exame de imagem de nevos da coroide. **A.** Fotografia colorida. **B.** Autofluorescência. **C.** Tomografia de coerência óptica (OCT).

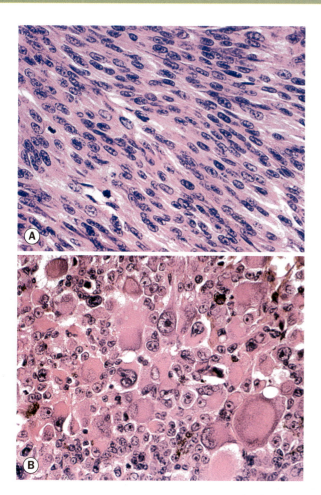

Figura 20.25 Histologia de melanoma da coroide. **A.** Células fusiformes – em organização coesa com membrana celular distinta e núcleo oval delgado ou rechonchudo. **B.** Células epitelioides – grandes células pleomórficas com membrana celular distinta, grande núcleo vesicular com nucléolo proeminente e citoplasma abundante. **C.** Penetração da membrana de Bruch em um padrão "botão de colarinho". (*Cortesia de J Harry – figuras A e B; J Harry e G Misson, de* Clinical Ophthalmic Pathology, *Butterworth-Heinemann 2001 – Figura C.*)

- Grande lesão neovascular elevada da coroide, que pode ter localização excêntrica, normalmente na região pré-equatorial temporal, quase sempre é associada à presença de exsudato e hemorragia fresca; ambos raramente acompanham um melanoma
- Ampola proeminente da veia vorticosa caracteriza-se por uma pequena lesão lisa de cor marrom e em forma de cúpula que desaparece com a aplicação de pressão sobre o olho.

Investigação

Exame é suficiente para diagnóstico da maioria dos casos.

- **AGF**: tem valor diagnóstico limitado porque não há um padrão patognomônico. Achados mais comuns são a circulação intrínseca do tumor ("dupla") (Figura 20.28 A), fluorescência mosqueada durante a fase arteriovenosa e extravasamento difuso tardio e coloração. AGF pode ser útil, no entanto, no diagnóstico diferencial de lesões simuladoras
- **Ultrassonografia**: utilizada para medir as dimensões de uma lesão e detectar a presença de tumores através de meios opacos e do descolamento exsudativo da retina, podendo também demonstrar extensão extraocular. Achados característicos são homogeneidade interna com baixa refletividade do meio, escavação da coroide (Figura 20.28 B) e sombreamento orbitário. Uma zona basal acusticamente silenciosa denominada "vazio acústico" é normal e se deve a uma maior homogeneidade tecidual nessa região. Configuração do tipo "botão de colarinho" (Figura 20.28 C) é quase patognomônica quando presente
- **Autofluorescência do fundo de olho**: intensa hiperautofluorescência difusa ou confluente, se presente, é um útil indicador diagnóstico de melanoma
- **OCT**: mede as dimensões e pode demonstrar a associação de líquido sub-retiniano, geralmente antes que se torne clinicamente aparente. Em geral, há evidência de alterações retinianas secundárias sobrejacentes à lesão
- **Indocianinografia** (**ICG**): normalmente, mostra hipofluorescência durante todo o estudo e fornece mais informações do que a AGF sobre a extensão do tumor, em razão de um menor nível de interferência do EPR
- **Ressonância magnética** (**RM**) (Figura 20.28 D): é útil para demonstrar a extensão extraocular e pode ter alguma utilidade no diagnóstico diferencial
- **Biopsia**: é útil quando não se pode estabelecer o diagnóstico por métodos menos invasivos. Pode ser realizada com uma agulha fina ou utilizando-se o sistema de vitrectomia de calibre 25, que fornece uma amostra maior
- **Análise genética do tumor**: está se tornando cada vez mais importante no tratamento, especialmente no que diz respeito ao prognóstico, uma vez que a metástase ocorre quase exclusivamente com determinados perfis genéticos
- Pode-se adotar um sistema de vigilância reduzida para pacientes nos quais o perfil genético do melanoma revele um baixo risco de metástase
- **Investigações sistêmicas**: dirigidas principalmente à detecção de disseminação metastática, embora possam ser utilizadas também para a busca de um tumor primário em outro local se houver probabilidade de metástase. Testes da função hepática e ultrassonografia são os principais meios de investigação. Radiografia do tórax

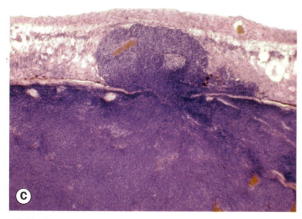

- Metástase, em geral, associada ao descolamento exsudativo da retina
- Granuloma solitário da coroide (p. ex., sarcoidose, tuberculose)
- Esclerite posterior, que pode se manifestar com uma grande lesão elevada. Ao contrário do melanoma, a dor é um achado comum

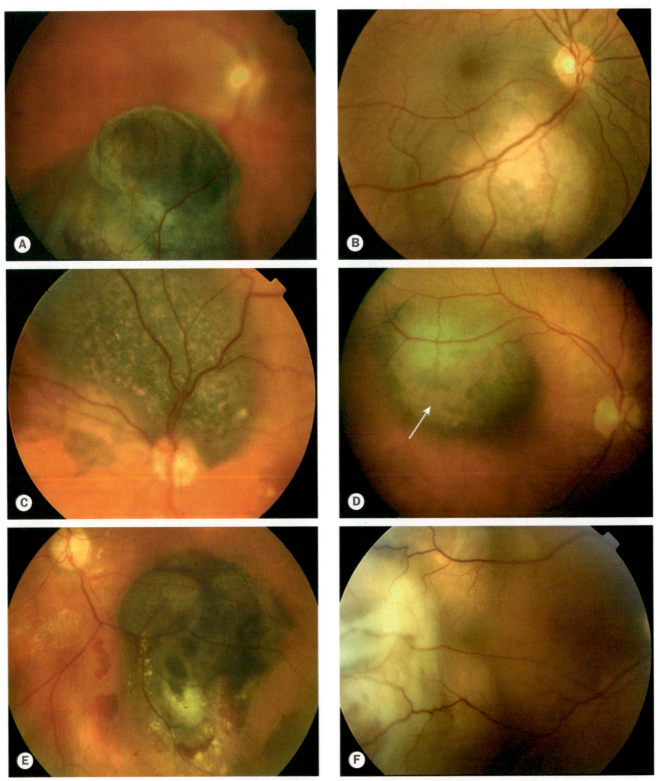

Figura 20.26 Melanoma da coroide. **A.** Melanoma pigmentado típico. **B.** Lesão amelanótica. **C.** Melanoma da coroide adjacente ao disco óptico. **D.** Pigmento sobrejacente de cor alaranjada (seta). **E.** Hemorragia associada e exsudação. **F.** Melanoma periférico com descolamento exsudativo da retina. (Cortesia de C Barry – Figuras A e E.)

raramente mostra aspectos secundários do pulmão na ausência de doença hepática. O valor comparativo do exame de imagem por PET/TC não é totalmente definido e tem maior sensibilidade para detectar doença metastática, particularmente lesões extra-hepáticas. Entretanto, envolve dose substancial de radiação ionizante.

Tratamento

O tratamento é realizado para evitar o desenvolvimento de condição dolorosa e aspecto esteticamente desagradável do olho, conservando, ao mesmo tempo, o máximo possível da visão útil. Ainda não se sabe ao certo até que ponto o tratamento ocular influencia a sobrevivência, embora algumas evidências indiquem que o risco de metástase é mais baixo com tumores menores em estágio inicial. O tratamento é individualizado com base nas características do tumor específico e do paciente (p. ex., estado geral de saúde, idade, preferência, estado do olho contralateral).

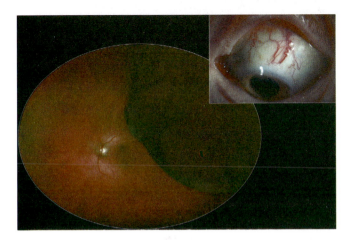

Figura 20.27 Melanoma da coroide com vasos sentinelas sobrejacentes. (*Cortesia de C Barry*.)

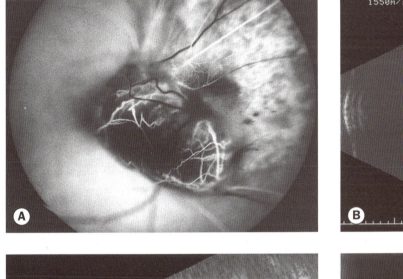

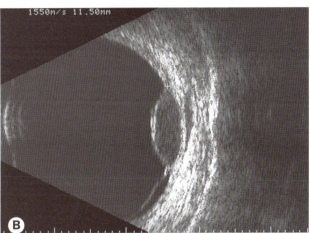

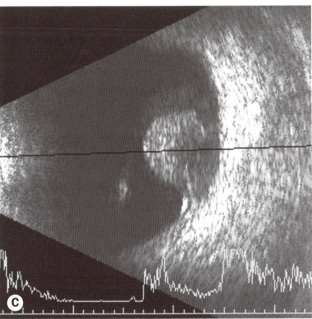

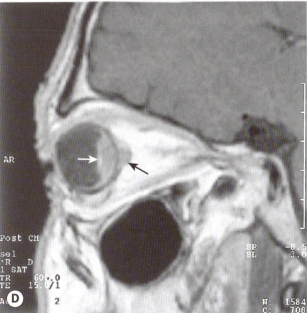

Figura 20.28 Exame de imagem de melanoma da coroide. **A.** Fase inicial da angiografia fluoresceínica de tumor em padrão "botão de colarinho" mostrando a "circulação dupla". **B.** B-scan de tumor em formato de cúpula mostrando a escavação da coroide. **C.** B-scan de tumor do tipo "botão de colarinho". **D.** Ressonância magnética (RM) ponderada em T1 mostrando melanoma da coroide (*seta branca*) e extensão extraocular (*seta preta*). (*Cortesia de B Damato – Figuras A e B; S Milewski – Figura C; M Karolczak-Kulesza – Figura D.*)

- **Braquiterapia** (radioterapia da placa episcleral): pode ser utilizada para tumores com menos de 20 mm de diâmetro basal e até 10 mm de espessura em que não haja uma chance razoável de salvar a visão. A sobrevivência é semelhante à que se segue à enucleação. Uma placa permanece suturada à esclera (Figura 20.29 A) por vários dias, de acordo com a dosagem necessária. A regressão começa de 1 a 2 meses após o tratamento e continua por vários anos, deixando uma cicatriz pigmentada plana ou em forma de cúpula (Figura 20.29 B). Complicações incluem catarata, papilopatia (com ou sem neovascularização do disco óptico) e retinopatia causada por radiação. Liberação de citocinas pelo tumor irradiado também pode causar retinopatia e outras complicações ("síndrome do tumor tóxico") capazes de exigir tratamento específico (p. ex., endo/exorressecção, esteroide/anti-VEGF intravítreo)
- **Radioterapia com feixes externos**: irradiação fracionada com partículas carregadas, como prótons, por exemplo, alcança uma alta dosagem no tumor com relativa preservação dos tecidos adjacentes e é utilizada para tumores para os quais a braquiterapia é inadequada em razão das grandes dimensões ou da localização posterior da lesão. A definição do alvo é auxiliada pela sutura de marcadores rádio-opacos de tântalo à esclera. A regressão é mais lenta do que com a braquiterapia, mas a sobrevivência é comparável. As complicações intraoculares são semelhantes, podendo-se observar complicações extraoculares como perda de cílios, despigmentação da pálpebra e ceratite
- **Radioterapia estereotática**: utiliza múltiplos feixes colimados projetados de diferentes direções, de maneira concorrente ou sequencial, de modo que somente o tumor receba uma alta dose de radiação. É relativamente eficaz, embora possa haver uma incidência de complicações comparativamente elevada
- **Termoterapia transpupilar** (TTT): utiliza um feixe de *laser* infravermelho para induzir a morte das células tumorais por hipertermia, e não por coagulação. Indicações incluem tratamento de tumores pequenos quando a radioterapia é considerada inadequada. Pode ser utilizada como recurso adjuvante à radioterapia, especialmente para exsudação que represente ameaça para a visão. A resposta tumoral é gradativa, na qual a lesão primeiro se torna mais escura e mais plana, e acaba por desaparecer, deixando a esclera desnuda (Figura 20.30). Complicações incluem tração retiniana, formação de rupturas retinianas com descolamento regmatogênico da retina, oclusão vascular e neovascularização. Recorrência local é comum, especialmente se o tumor for espesso, amelanótico ou envolver a margem do disco óptico
- **Coroidectomia transescleral**: trata-se de procedimento tecnicamente complexo que pode ser utilizado para tumores cuidadosamente selecionados que sejam demasiadamente espessos para a radioterapia, mas com menos de 16 mm de diâmetro. Complicações incluem descolamento de retina (DR), hipotonia, deiscência da ferida e recidiva local do tumor
- **AU-$_{011}$ ativada pela luz**: novo tratamento para pequenos melanomas (2 a 3,4 mm) que está se mostrando promissor nos estudos iniciais. Uma solução de nanopartículas derivadas do papilomavírus humano ligada a um corante fluorescente infravermelho é injetada na cavidade vítrea. Essas partículas ligam-se às células do melanoma. Quando irradiado com luz infravermelha, o corante é ativado e produz a necrose seletiva das células do melanoma

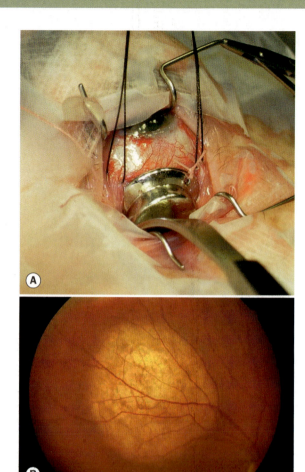

Figura 20.29 Braquiterapia para melanoma da coroide. **A.** Colocação de placa. **B.** Resultado do tratamento. (*Cortesia de S Chen – Figura A.*)

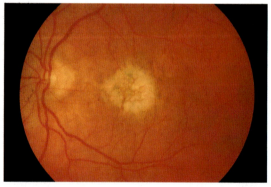

Figura 20.30 Resultado final da termoterapia transpupilar de uma lesão na região macular.

- **Enucleação**: indicações incluem tumor de grandes dimensões, invasão do disco óptico, extenso envolvimento do corpo ciliar ou do ângulo, perda irreversível da visão útil e baixa motivação para preservar o olho. É essencial que se realize uma oftalmoscopia após a preparação do campo cirúrgico para que se tenha certeza da remoção do olho correto. Deve-se manipular o olho o mínimo possível. A recorrência orbitária é rara se não houver disseminação extraocular do tumor ou se qualquer extensão desse tipo for completamente excisada

- **Quimioterapia sistêmica**: não demonstrou ser benéfica nos casos em que não há evidência de disseminação metastática.

Hemangioma circunscrito da coroide

O HCC consiste em uma massa de canais vasculares de tamanho variável no interior da coroide (Figura 20.31 A) sem associação à doença sistêmica. Pode permanecer dormente por toda a vida ou gerar sintomas, normalmente no início da vida adulta, em consequência de descolamento exsudativo da retina. Pode aumentar lentamente ao longo de vários anos.

DICA Um hemangioma da coroide pode causar descolamento exsudativo da retina em adultos jovens.

Diagnóstico

- **Sinais**
  - Massa oval alaranjada no polo posterior com margens indistintas que se fundem com a coroide circundante (ver Figura 20.31 B). O diâmetro médio da base é de 6 mm e a espessura média é de 3 mm
  - Em geral, há presença de líquido sub-retiniano nos casos sintomáticos
  - Complicações incluem metaplasia superficial fibrosa (ver Figura 20.31 C), degeneração cistoide da retina, degeneração do EPR e fibrose sub-retiniana
- **OCT**: a retina sobrejacente pode estar normal ou demonstrar presença de líquido sub-retiniano e intrarretiniano, retinosquise e atrofia
- **AGF**: revela uma hiperfluorescência inicial irregular (ver Figura 20.31 D) e uma hiperfluorescência tardia difusa, mas intensa
- **ICG**: fornece informações diagnósticas úteis, com vasos tumorais intensamente hiperfluorescentes evidentes na fase arterial (ver Figura 20.31 E), com hipofluorescência difusa mais tarde
- **Autofluorescência do fundo de olho**: a lesão em si mostra pouca ou nenhuma autofluorescência. Pigmentação sobrejacente associada de cor alaranjada e líquido sub-retiniano (fresco) mostram hiperautofluorescência, com hiperplasia do EPR e atrofia que gera hipoautofluorescência
- **Ultrassonografia**: mostra uma lesão acusticamente sólida (alta refletividade interna) com uma superfície anterior bem definida (ver Figura 20.31 F)
- **RM**: o tumor é isointenso ou hiperintenso ao vítreo em imagens ponderadas em T1 e isointenso em imagens ponderadas em T2, com acentuado realce pelo contraste à base de gadolínio.

Tratamento

Os seguintes recursos podem ser empregados em caso de visão ameaçada. A superioridade de qualquer abordagem específica não foi determinada.

- **Terapia fotodinâmica** (**PDT**, do inglês *photodynamic therapy*): mesmos parâmetros aplicados à neovascularização da coroide. É possível que o tratamento precise ser repetido depois de alguns meses se a presença de fluido sub-retiniano persistir
- **TTT**: para lesões que não envolvam a mácula
- **Fotocoagulação**: pode ser eficaz com o tratamento com *laser* térmico convencional ou de micropulso

- **Radioterapia**: para lesões resistentes
- **Terapia com anti-VEGF intravítreo**: normalmente reduz o descolamento seroso da retina e pode ser combinada a outras modalidades
- **Propranolol oral**: benéfico, particularmente para descolamento exsudativo da retina, mas não parece reduzir condizentemente o tamanho do tumor.

Hemangioma difuso da coroide

O hemangioma difuso da coroide normalmente afeta mais da metade da coroide e aumenta de maneira muito lenta. Acomete quase exclusivamente pacientes com síndrome de Sturge-Weber ipsilateral ao nevo *flammeus* (ver Capítulo 2). O fundo de olho mostra um aspecto vermelho profundo e difuso especialmente acentuado no polo posterior (Figura 20.32 A). A lesão maior pode apresentar áreas localizadas de espessamento, simulando hemangioma circunscrito. Ultrassonografia B-scan exibe o espessamento difuso da coroide (Figura 20.32 B). Complicações incluem degeneração cistoide secundária da retina e descolamento exsudativo da retina. Pode ocorrer glaucoma neovascular se o descolamento exsudativo não for tratado. O tratamento dos casos que representam ameaça para a visão envolve PDT ou radioterapia de baixa dosagem.

Melanocitoma do disco óptico

Melanocitoma (nevo magnocelular) é um hamartoma congênito profundamente pigmentado, unilateral, distinto e raro, observado com muita frequência na cabeça do nervo óptico (Figura 20.33 A), mas pode aparecer em qualquer ponto da úvea. A histologia mostra grandes células poliédricas ou fusiformes profundamente pigmentadas. Ao contrário do melanoma da coroide, o melanocitoma é mais comum em indivíduos de pele escura. É descoberto por volta dos 50 anos e tende a afetar mais mulheres do que homens. A maioria dos casos não apresenta sintomas e a condição é detectada em exame de rotina. O tumor geralmente é estacionário e não é necessário tratamento, exceto na rara eventualidade de transformação maligna. Outras complicações incluem necrose tumoral espontânea, compressão do nervo óptico e obstrução da veia retiniana.

Diagnóstico

- Lesão marrom-escura ou negra, plana ou ligeiramente elevada e com as bordas emplumadas que pode estender-se para a borda do disco óptico. OCT é útil para documentar o tamanho (ver Figura 20.33 B)
- Ocasionalmente, um tumor grande ocupa a maior parte da superfície do disco óptico e pode levar à dispersão dos pigmentos para o vítreo
- Possível presença de um defeito pupilar aferente relativo, mesmo se a acuidade visual (AV) estiver boa
- AGF mostra uma densa hipofluorescência persistente em razão do mascaramento.

Osteoma da coroide

Osteoma da coroide é um tumor ossificante benigno raro que, geralmente, afeta adultos jovens e tem forte preponderância nas mulheres. Ambos os olhos são afetados em cerca de 10 a 20% dos casos. A

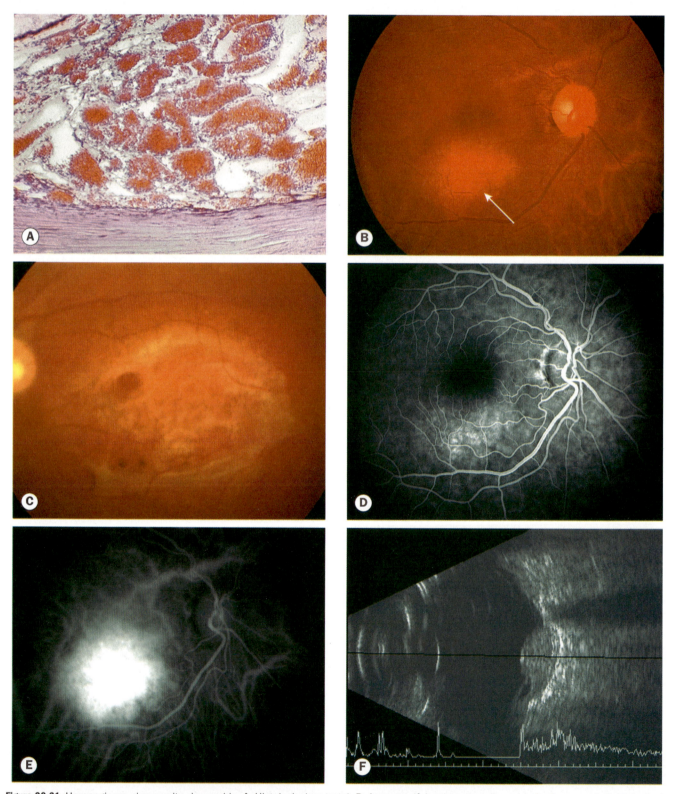

Figura 20.31 Hemangioma circunscrito da coroide. **A.** Histologia (ver texto). **B.** Aspecto clínico (a *seta* exibe a borda da massa). **C.** Metaplasia fibrosa superficial. **D.** Fase inicial da angiografia fluoresceínica mostrando hiperfluorescência. **E.** Indocianinografia mostrando hiperfluorescência precoce. **F.** B-scan mostrando uma lesão acusticamente sólida com uma superfície anterior bem definida e alta refletividade interna. (*Cortesia de J Harry – Figura A; P Gili – Figuras B, D e E; B Damato – Figuras C e F.*)

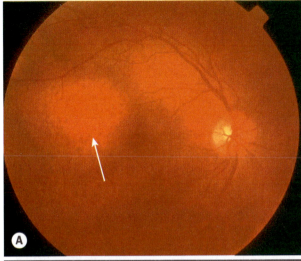

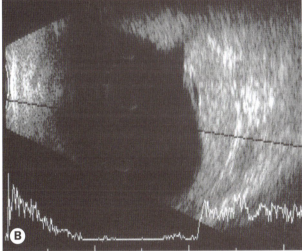

Figura 20.32 A. Hemangioma difuso da coroide (seta). **B.** B-scan mostrando o espessamento difuso da coroide. (*Cortesia de B Damato – Figura B.*)

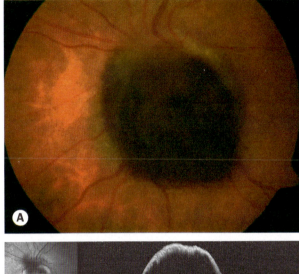

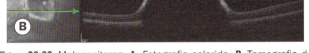

Figura 20.33 Melanocitoma. **A.** Fotografia colorida. **B.** Tomografia de coerência óptica (OCT).

histologia mostra o osso esponjoso maduro com atrofia sobrejacente do EPR. A manifestação ocorre na segunda ou terceira década. Lesões mascarantes incluem metaplasia óssea associada ao hemangioma da coroide e calcificação esclerocoroidal caracterizada por múltiplas lesões geográficas branco-amareladas do fundo de olho, que normalmente envolvem ambos os olhos de um adulto mais velho.

Diagnóstico

- **Sintomas:** comprometimento visual gradativo se a mácula for envolvida pelo tumor propriamente dito, ou deterioração eventualmente mais rápida decorrente de neovascularização da coroide
- **Sinais**
  ○ Lesões inicialmente alaranjadas em fase de maturação apresentam-se branco amareladas. São planas ou minimamente elevadas com margens onduladas bem definidas próximas ao disco óptico ou no polo posterior (Figura 20.34 A e B)
  ○ Possível desenvolvimento de vasos fusiformes finos e alterações na espícula óssea no EPR
  ○ Possível crescimento lento ao longo de vários anos (Figura 20.34 C e D)
  ○ Em casos raros, pode ocorrer reabsorção espontânea e descalcificação
  ○ Prognóstico visual baixo se a lesão envolver a fóvea
- **OCT** demonstra alterações sobrejacentes na reina, com melhor imageamento em profundidade que mostre um padrão em treliça no tumor calcificado com aspecto semelhante ao do osso esponjoso
- **AGF** manifesta uma hiperfluorescência precoce irregular, difusa e mosqueada e coloração tardia (Figura 20.35 A)
- **Autofluorescência do fundo de olho:** mostra principalmente isoautofluorescência nas áreas calcificadas e hipoautofluorescência nas regiões descalcificadas
- **ICG** mostra hipofluorescência precoce (Figura 20.35 B) e coloração tardia. O tumor parece maior do que no exame clínico
- **Ultrassonografia:** mostra superfície anterior altamente reflectiva e sombreamento orbitário (Figura 20.35 C)
- **TC:** exibe densa opacidade semelhante à placa no nível da coroide (Figura 20.35 D)

Tumores metastáticos

A coroide é, sem comparação, o local mais comum (90%) para metástases uveais. Os locais primários mais frequentes são mama e brônquio. Uma condição secundária da coroide pode ser a manifestação inicial de carcinoma brônquico, enquanto histórico passado de câncer de mama é regra em pacientes com disseminação secundária. Outros locais primários menos comuns incluem trato gastrintestinal, rim e pele (melanoma). A taxa de sobrevivência é baixa, com uma expectativa média de vida de 8 a 12 meses.

DICA Metástase da coroide pode ocorrer secundariamente a um carcinoma do brônquio ou da mama e indica baixo prognóstico e curta expectativa de vida.

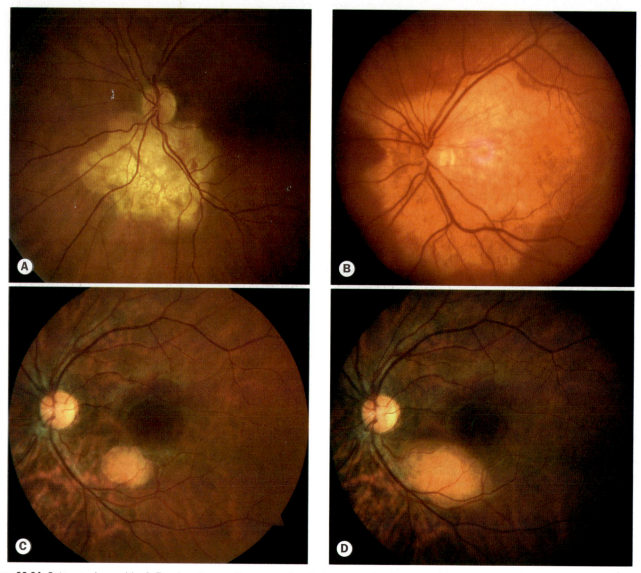

Figura 20.34 Osteoma da coroide. **A.** Envolvendo a região parapapilar. **B.** Grande lesão macular com alterações no epitélio pigmentado da retina (EPR) sobrejacente. **C** e **D.** Crescimento ao longo de 5 anos. (*Cortesia de S Chen – Figuras C e D.*)

Diagnóstico

- **Sintomas**: pode ocorrer comprometimento visual devido ao envolvimento macular pela lesão propriamente dita ou ao descolamento exsudativo associado da retina. Uma minoria é descoberta incidentalmente
- **Sinais**
  - A manifestação mais comum é uma lesão placoide amarelada e ligeiramente elevada, com margens distintas e de crescimento rápido, geralmente no polo posterior e quase sempre multifocal e bilateral (10 a 30% – Figura 20.36 A a C). Alterações pigmentares sobrejacentes são relativamente comuns (Figura 20.36 D)
  - Subtipos secundários de melanoma normalmente são pigmentados
  - Descolamento exsudativo secundário da retina é frequente e pode ocorrer em olhos com lesões relativamente pequenas
- **Ultrassonografia**: útil na detecção, especialmente de lesão subjacente ao descolamento exsudativo da retina. Um tumor placoide mostra espessamento da coroide, enquanto uma lesão maior em forma de cúpula mostra refletividade acústica interna moderadamente alta (Figura 20.36 E e F)
- **OCT**: mostra o espessamento do EPR sobrejacente e a irregularidade dos fotorreceptores, com líquido sub-retiniano quando presente. Exibe o afinamento da coriocapilar sobrejacente ao tumor
- **AGF**: mostra uma hipofluorescência inicial e uma coloração tardia difusa, mas, ao contrário do melanoma da coroide, não se observa uma circulação dupla
- **ICG**: normalmente, mostra uma hipofluorescência durante o estudo, podendo exibir depósitos adicionais não evidentes no exame clínico ou na AGF
- **Biopsia**: realizada por aspiração com agulha fina ou por um sistema de vitrectomia de calibre 25, pode ser adequada quando o local primário é desconhecido
- **Investigação sistêmica**: destina-se a localizar o tumor primário, se desconhecido, e outros locais metastáticos. A lista a seguir não é exaustiva:

- Histórico completo e exame físico
- Mamografia
- Radiografia do tórax e citologia de escarro
- Testes de função hepática
- Rastreamento abdominal ou de corpo inteiro
- Sangue oculto nas fezes
- Urinálise para a contagem de hemácias
- Ultrassonografia abdominal
- Exame de imagem de corpo inteiro (p. ex., PET/TC, RM).

Tratamento

- **Observação**: se o paciente for assintomático ou estiver recebendo tratamento com quimioterapia sistêmica, o que também pode ser benéfico para metástases coroidais
- **Radioterapia**: com feixe externo ou braquiterapia, normalmente para lesões solitárias
- **TTT e PDT**: úteis para tumores pequenos com o mínimo de líquido sub-retiniano

- **Tratamento com anti-VEGF**: pode levar à regressão das metástases em alguns casos, bem como abordar fenômenos secundários, como o acúmulo de líquido sub-retiniano. Provavelmente mais eficaz em pequenas lesões em estágio inicial.

TUMORES NEURAIS DA RETINA

Retinoblastoma

Introdução

O retinoblastoma é raro e ocorre em até 1:18.000 nascimentos vivos, mas é a malignidade intraocular primária mais comum da infância e responde por cerca de 3% de todos os tipos de câncer infantil. Depois do melanoma uveal, é o segundo tumor intraocular maligno mais comum. As taxas de sobrevivência são de mais de 95% nos centros especializados, com a preservação da visão na maioria dos casos, mas são muito mais baixas nos países em desenvolvimento. Os tumores consistem em pequenas células basofílicas (retinoblastos) com

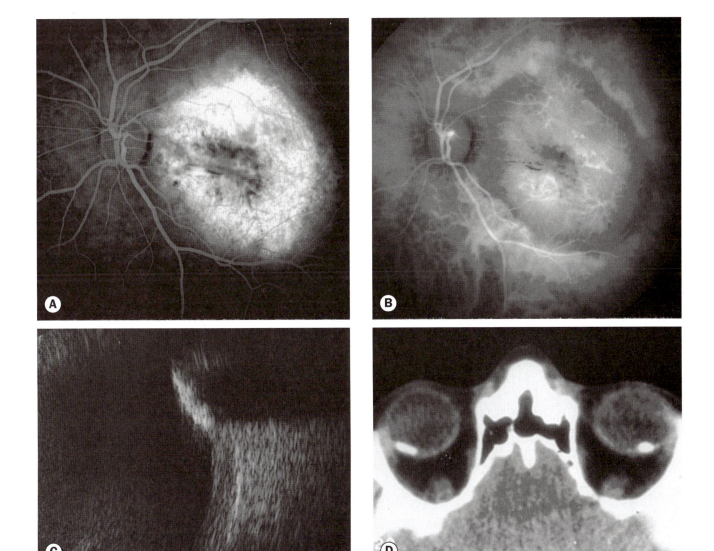

Figura 20.35 Exame de imagem de osteoma da coroide. **A.** Fase tardia da angiografia fluoresceínica mostrando hiperfluorescência mosqueada. **B.** Fase inicial da indocianinografia mostrando hipofluorescência. **C.** B-scan mostrando superfície anterior altamente refletiva e sombreamento orbitário. **D.** Tomografia computadorizada (TC) axial exibe lesões bilaterais com consistência semelhante à dos ossos. (*Cortesia P Gili – Figuras A e B.*)

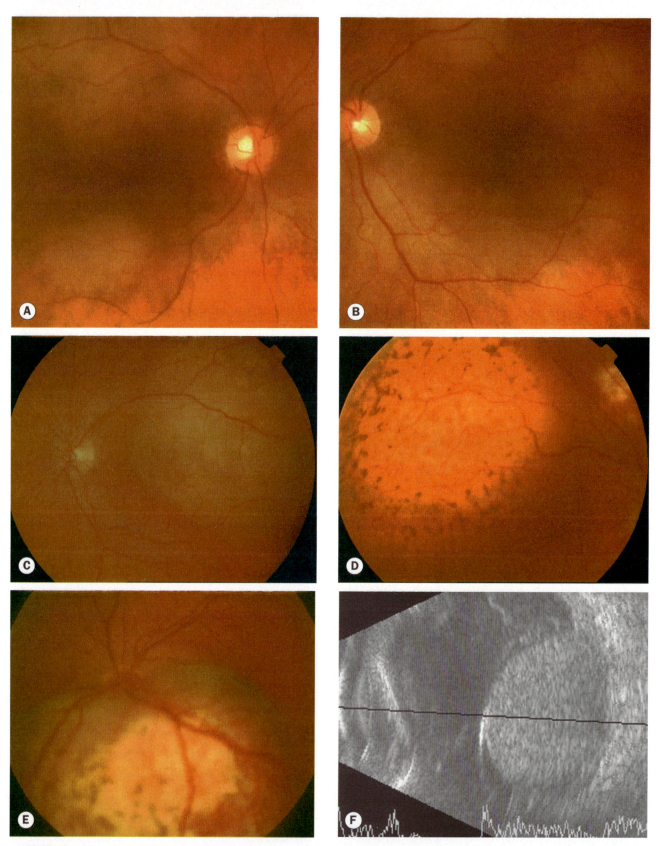

Figura 20.36 Metástase da coroide. **A** e **B.** Metástases multifocais bilaterais com base em lesão primária da mama – a regressão em resposta à quimioterapia sistêmica está começando no olho esquerdo. **C.** Metástase única com base na mama. **D.** Pontilhado pigmentar sobrejacente. **E.** Grande metástase a partir do brônquio. **F.** B-scan mostrando refletividade interna. (*Cortesia de C Barry – Figuras A e B; B Damato – Figura D.*)

grandes núcleos hipercromáticos e um citoplasma escasso. Muitos retinoblastomas são indistinguíveis, mas os graus variáveis de diferenciação caracterizam-se pela formação de estruturas conhecidas como rosetas (Flexner-Wintersteiner, Homer-Wright e floretes; Figura 20.37 A). O crescimento (Figura 20.37 B) pode ser endofítico (para o vítreo), com *seeding* de células tumorais por todo o olho; ou exofítico (para o espaço sub-retiniano), resultando em descolamento da retina; ou misto; ou a retina pode ser infiltrada de maneira difusa. Pode haver invasão do nervo óptico (Figura 20.37 C), com espalhamento do tumor pelo espaço subaracnóideo para o cérebro. Ocorre espalhamento metastático para os nodos regionais, o pulmão, o cérebro e os ossos.

DICA O retinoblastoma precisa ser excluído em crianças pequenas com leucocoria.

Genética

A genética do retinoblastoma, geralmente, é destacada como um paradigma ilustrativo da base genética do câncer. O gene supressor tumoral em que as mutações predisponentes ao retinoblastoma ocorrem é o RB_1; mais de 900 mutações diferentes já foram relatadas até o momento. O tamanho de uma deleção genética tende a ter correlação com o comportamento agressivo do retinoblastoma. Mutações no gene RB_1 ou em genes associados em uma via comum também sofrem alterações em muitos tumores esporádicos. Genes modificadores para retinoblastoma foram identificados e podem constituir alvos terapêuticos.

- Retinoblastoma **hereditário** (linha germinativa): responde por 40% dos casos. Um dos pares de alelos de RB_1 sofre mutação em todas as células do corpo. Quando um novo evento mutagênico ("segundo golpe", de acordo com a hipótese dos "dois golpes" proposta por Knudson) afeta o segundo alelo, a célula pode sofrer transformação maligna. Em razão da presença da mutação em todas as células, uma grande maioria dessas crianças desenvolve tumores bilaterais e multifocais. Pacientes com retinoblastoma hereditário também apresentam predisposição para câncer não ocular, como pinealoblastoma ("retinoblastoma trilateral", que ocorre em até 10% dos pacientes, normalmente antes dos 5 anos), osteossarcoma, sarcoma de tecidos moles e melanoma; cada uma dessas condições tende a ocorrer em determinado grupo etário. O risco de malignidade secundária é de aproximadamente 6%, mas aumenta 5 vezes se o tumor original for tratado com irradiação com feixe externo, com tendência ao aparecimento de um segundo tumor no campo irradiado
- Retinoblastoma **não hereditário** (somático): tumor unilateral, não transmissível e não predispõe o paciente a câncer secundário não ocular. Se o paciente tiver retinoblastoma solitário e ausência de histórico familiar positivo, a condição é quase certamente (mas não conclusivamente) não hereditária, de modo que o risco em cada irmão e na descendência do paciente é de aproximadamente 1%. Noventa por cento das crianças com retinoblastoma unilateral terão a forma não hereditária
- **Rastreamento de membros da família em risco**: mutações na linha germinativa são autossômicas dominantes e, por essa razão, transmitem-se para 50%, mas em razão da penetrância incompleta, somente 40% da descendência será afetada. A detecção de mutações no gene RB_1 aproximou-se dos 95% nos últimos

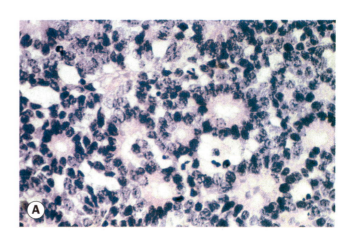

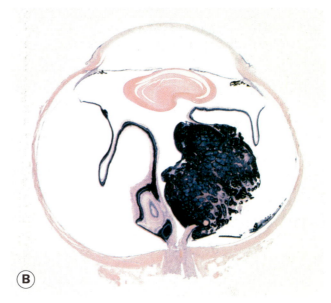

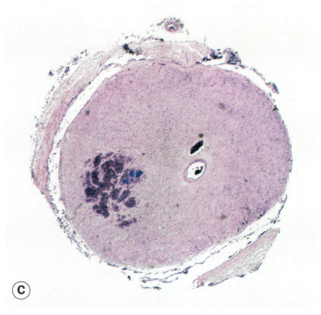

Figura 20.37 Patologia do retinoblastoma. **A.** Tumor bem diferenciado mostrando grande quantidade de rosetas de Flexner-Wintersteiner. **B.** Corte ocular completo mostrando crescimento endofítico e exofítico. **C.** Corte transverso da extremidade cortada de um nervo óptico exibindo área de infiltração tumoral. (*Cortesia de J Harry.*)

anos. Uma vez identificada em determinada criança, pode-se buscar a mesma mutação nos irmãos, e sua presença confirma a condição de alto risco desses pacientes. Os irmãos com risco de retinoblastoma devem ser escaneados por ultrassonografia pré-natal, por oftalmoscopia logo após o nascimento e depois regularmente até os 4 ou 5 anos. O diagnóstico precoce tem correlação com uma chance mais alta de preservação da visão, salvamento do olho e manutenção da vida. Se a criança tiver retinoblastoma hereditário, o risco para os irmãos é de 2% se os pais forem saudáveis e de 40% se o pai ou a mãe forem afetados. É importante que todos os membros da família, inclusive os pais, sejam examinados para verificação da presença de lesões oculares associadas a retinoblastoma (retinomas, cicatrizes retinianas calcificadas e *phthisis*).

> **DICA** Pacientes com retinoblastoma hereditário estão predispostos a tumores não oculares (pinealoblastoma, osteossarcoma, sarcoma de tecidos moles e melanoma).

Classificação internacional do retinoblastoma

- **Grupo A**: pequenos tumores intrarretinianos (< 3 mm) distantes da fovéola e do disco óptico
- **Grupo B**: tumores > 3 mm, localização macular ou justapapilar, ou com líquido sub-retiniano
- **Grupo C**. tumor com *seeding* sub-retiniano ou vítreo focal a 3 mm do tumor
- **Grupo D**: tumor com *seeding* sub-retiniano ou vítreo difuso > 3 mm do tumor
- **Grupo E**: extenso retinoblastoma ocupando > 50% do globo ocular com ou sem glaucoma neovascular, hemorragia, extensão do tumor para o nervo óptico ou para a câmara anterior.

Achados clínicos

- A **manifestação** ocorre no primeiro ano de vida, nos casos bilaterais, e por volta dos 2 anos se o tumor for unilateral. Criteriosa investigação sobre o histórico familiar de tumores oculares é fundamental
  - Leucocoria (reflexo pupilar branco) é a manifestação mais comum (60%) e pode ser observada primeiro em fotografias de família (Figura 20.38 A)
  - Estrabismo é a segunda mais comum (20%). Fundoscopia é, portanto, imperativa em todos os casos de estrabismo infantil
  - Olho vermelho e dolorido com glaucoma secundário, o qual pode, ocasionalmente, estar associado à buftalmia (Figura 20.38 B)
  - Baixa visão
  - Inflamação ou pseudoinflamação (Figura 20.38 C e D)
  - Exame de rotina de paciente reconhecidamente em condição de risco
  - Pode ocorrer inflamação orbitária simulando celulite orbitária ou pré-septal com tumores necróticos (Figura 20.38 E)
  - Possibilidade de invasão orbitária ou crescimento extraocular visível em casos negligenciados (Figura 20.38 F)
  - Ocorrência de doença metastática envolvendo linfonodos regionais e cérebro antes da detecção do envolvimento ocular é rara
- **Sinais**

  - O tumor intrarretiniano é uma lesão homogênea de cor branca em forma de cúpula (Figura 20.39 A) que se torna irregular, geralmente com manchas de calcificação
- O tumor endofítico projeta-se para o vítreo como uma massa esbranquiçada, possivelmente com *seeding* para o gel vítreo (Figura 20.39 B)
  - O tumor exofítico forma massas esbranquiçadas sub-retinianas multilobulares e causa o descolamento da retina sobrejacente (Figura 20.39 C e D).

Investigação

- **Teste do reflexo vermelho** com oftalmoscópio direto é um exame de rastreamento simples para verificação de leucocoria que é facilmente empregado na comunidade
- **Exame sob anestesia** inclui:
  - Exame geral para verificação de anormalidades congênitas do rosto e das mãos
  - Tonometria
  - Medida do diâmetro da córnea
  - Exame da câmara anterior com uma lâmpada de fenda portátil
  - Oftalmoscopia para documentação de todos os achados com desenhos ou fotografia em cores
  - Refração cicloplégica
- **Ultrassonografia** para avaliar o tamanho do tumor e também para detectar a presença de calcificação (ver Figura 20.39 E) no interior do tumor. Útil para a exclusão de lesões simulantes, como doença de Coats
- **Fotografia em campo amplo** (portátil se necessário) é válida tanto para fins de avaliação como para documentação, e oferece certas vantagens no tratamento de retinoblastoma
- **TC** também detecta presença de calcificação (ver Figura 20.39 F), mas subentende uma dose significativa de radiação, e por isso evitada por muitos profissionais. Radiografias simples podem ser utilizadas para detecção de calcificação em regiões com escassez de recursos
- **RM** não detecta calcificação, mas é útil para avaliação do nervo óptico, detecção de extensão extraocular e pinealoblastoma, bem como para auxiliar na diferenciação de condições simulantes
- **Avaliação sistêmica** inclui, no mínimo, exame físico e RM da órbita e do crânio em casos de alto risco. Caso esses exames indiquem presença de doença metastática, realizam-se também rastreamentos ósseos, aspiração da medula óssea e punção lombar
- **Estudos genéticos** sobre tecido tumoral e amostras de sangue do paciente e seus familiares.

Tratamento

É necessária abordagem cooperativa envolvendo oftalmologista, oncologista pediátrico, patologista ocular, geneticista, profissionais de saúde aliados e pais. O tratamento é altamente individualizado e o prognóstico melhorou significativamente nos últimos anos.

- **Quimioterapia** é a base do tratamento na maioria dos casos e pode ser utilizada em conjunto com tratamentos locais (consolidação focal – ver adiante)
  - *Tratamento intravenoso:* carboplatina, etoposido e vincristina (CEV) são administrados em 3 a 6 ciclos, de acordo com o grau de retinoblastoma. A terapia com único agente (somente carboplatina) ou com dois agentes também tem produzido

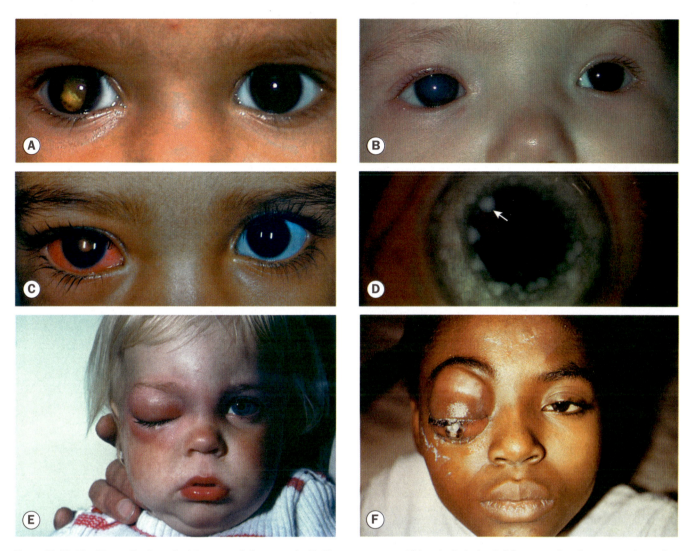

Figura 20.38 Manifestação de retinoblastoma. **A.** Leucocoria. **B.** Glaucoma secundário e buftalmia. **C.** Olho vermelho decorrente de uveíte. **D.** Nódulos da íris (seta). **E.** Inflamação orbitária. **F.** Invasão orbitária. (*Cortesia de N Rogers – Figura B; U Raina – Figura C; M Parulekar – Figura D.*)

resultados favoráveis em algumas circunstâncias, como a terapia de ponte para permitir o adiamento de medidas mais agressivas
  ○ *Infusão seletiva da artéria oftálmica*: trata-se de uma nova e promissora opção terapêutica com altas taxas de salvamento do globo ocular. Oferece resultados significativamente melhores do que o tratamento intravenoso em olhos classificados no grupo D. Nesse procedimento, introduz-se uma cânula de pequeno calibre na abertura da artéria oftálmica através da artéria femoral. Em seguida, injeta-se melfalana ou topotecana por cerca de 30 minutos, o qual é transportado para os ramos das artérias que fornecem sangue para a úvea e a retina. O perfil geral de segurança é melhor do que o da quimioterapia multifármacos IV
  ○ *Melfalana intravítreo*: parece ser eficaz para o *seeding* vítreo, embora ofereça pequeno risco de disseminação extraocular
  ○ *Quimiorredução*: pode ser seguida pelo tratamento focal com crioterapia ou TTT para consolidar o controle do tumor
• **TTT** alcança a consolidação focal após a quimioterapia, ou, às vezes, é empregada como tratamento isolado. Técnicas focais, como TTT e crioterapia, tanto exercem um efeito direto quanto provavelmente aumenta a suscetibilidade aos efeitos da quimioterapia
• **Crioterapia**: com emprego da técnica de triplo congelamento e degelo, é útil para tumores pré-equatoriais sem invasão profunda ou *seeding* vítreo
• **Braquiterapia**: com o uso de uma placa radioativa, pode ser utilizada para tumores anteriores se não houver *seeding* vítreo e em outras circunstâncias, como no caso de resistência à quimioterapia (Figura 20.40)
• **Radioterapia com feixes externos**: deve ser evitada, se possível, especialmente em pacientes com retinoblastoma hereditário em razão do risco de induzir uma segunda condição maligna. Atualmente, essa opção é utilizada somente para olhos com retinoblastoma residual ou recidivante após procedimento anterior de infusão intravenosa ou da artéria oftálmica. Efeitos adversos incluem catarata, neuropatia decorrente de radiação, retinopatia por radiação e hipoplasia da órbita óssea
• **Enucleação**: em geral, é indicada se houver glaucoma neovascular, infiltração da câmara anterior, invasão do nervo óptico ou se

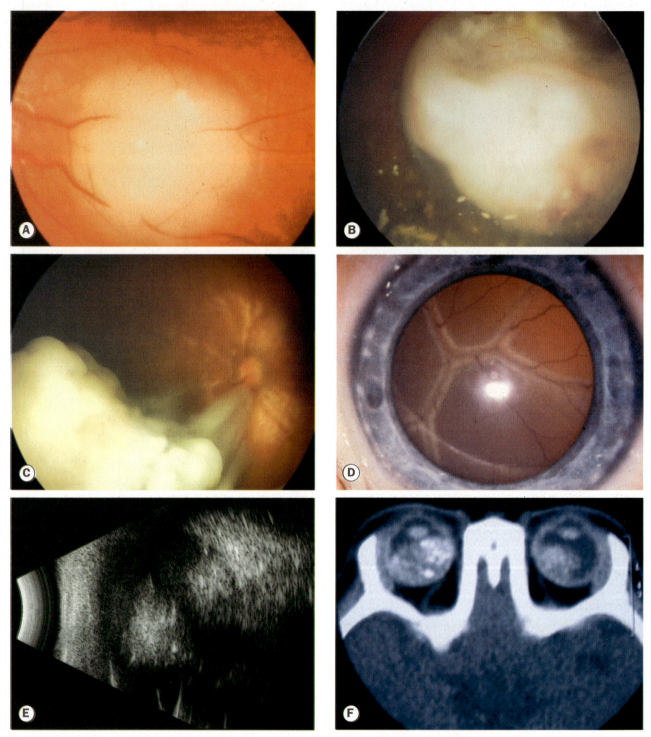

Figura 20.39 Retinoblastoma. **A.** Tumor intrarretiniano. **B.** Tumor endofítico com *seeding* vítreo. **C.** Crescimento misto endofítico e exofítico. **D.** Descolamento total da retina. **E.** B-scan mostrando ecos provenientes de calcificação. **F.** TC axial exibindo tumor bilateral com calcificação. (*Cortesia de B Dixon-Romanowska – Figura B; M Parulekar – Figura C; K Nischal – Figura F.*)

um tumor ocupa mais da metade do volume vítreo (grupo E). É considerada também se a quimiorredução falhar e é útil para o tratamento de retinoblastoma difuso devido ao baixo prognóstico visual e ao alto risco de recorrência com outras modalidades. A enucleação deve ser realizada com o mínimo de manipulação e é imperativa para excisar um segmento de pelo menos 10 mm do nervo óptico

- **Extensão extraocular**
  - Quimioterapia adjuvante, que inclui uma sequência de 6 meses de CEV, é administrada após a enucleação em alguns centros se houver disseminação retrolaminar ou maciça para a coroide
  - Radioterapia com feixes externos é indicada quando há extensão do tumor para a extremidade cortada do nervo óptico na enucleação, ou extensão escleral

○ A disseminação sistêmica, em especial o envolvimento do SNC, requer tratamento sistêmico agressivo com quimioterapia de alta dosagem e resgate autólogo de células-tronco
• **Revisão**: uma revisão criteriosa em intervalos frequentes geralmente é necessária após o tratamento, para que seja detectada eventual recorrência ou desenvolvimento de novo tumor, especialmente no caso de doença hereditária.

DICA Radioterapia com feixes externos deve ser evitada, se possível, em crianças com retinoblastoma hereditário em razão do risco de indução de segunda condição maligna tardia no campo irradiado.

Diagnóstico diferencial

• **Vasculatura fetal anterior persistente** (vítreo hiperplásico primário persistente; ver Capítulo 17). Limita-se ao segmento anterior e geralmente envolve o cristalino
  ○ A manifestação ocorre com opacidade no cristalino (Figura 20.41 A) ou leucocoria com uma massa retrolental, na qual se inserem processos ciliares alongados (Figura 20.41 B)
  ○ O tamanho e a densidade do tecido fibrovascular retrolental são variáveis (Figura 20.41 C)
  ○ Complicações incluem catarata (Figura 20.41 D) e glaucoma de ângulo fechado
  ○ Cirurgia vitreorretiniana ou do cristalino realizada precocemente pode preservar a visão útil em alguns casos
• **Vasculatura fetal posterior persistente.** Limita-se ao segmento posterior e o cristalino normalmente é translúcido
  ○ A manifestação ocorre com leucocoria, estrabismo ou nistagmo
  ○ Densa dobra de vítreo condensado e retina estende-se do disco óptico à *ora serrata* (Figura 20.42)
  ○ O tratamento não é eficaz
• **Doença de Coats**: é quase sempre unilateral, mais comum em meninos e tende a manifestar-se mais tarde do que o retinoblastoma (ver Capítulo 13)

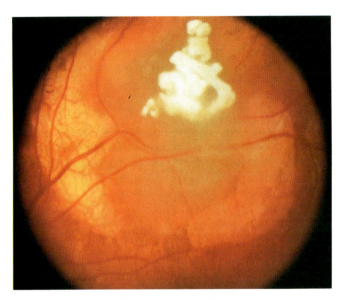

Figura 20.40 Retinoblastoma – regressão após braquiterapia.

• **Retinopatia da maturidade**: se avançada, pode causar descolamento de retina e leucocoria. O diagnóstico normalmente é objetivo em razão do histórico de prematuridade e baixo peso de nascimento (ver Capítulo 13)
• **Toxocaríase**: endoftalmite *Toxocara* crônica (ver Capítulo 12) é capaz de causar membrana ciclística e manchas brancas na pupila. Granuloma no polo lembra um retinoblastoma endofítico
• **Uveíte**: pode simular o tipo infiltrativo difuso de retinoblastoma observado em crianças mais velhas. Por outro lado, o retinoblastoma se confunde, às vezes, com uveíte, endoftalmite ou celulite orbitária
• **Displasia vitreorretiniana**: causada pelo defeito de diferenciação da retina e do vítreo que resulta no descolamento displásico da retina e forma uma massa retrolental com leucocoria (Figura 20.43). Outros achados incluem microftalmia, câmara anterior rasa e processos ciliares alongados. Possibilidade de ocorrência de displasia isolada ou associada às anormalidades sistêmicas:
  ○ Doença de Norrie é um distúrbio recessivo ligado ao cromossomo X na qual os homens afetados apresentam cegueira no nascimento ou no início da infância. A condição é causada por mutações no gene *NDP*. Os achados sistêmicos incluem surdez coclear e retardo mental
  ○ Incontinência pigmentar é uma condição dominante ligada ao cromossomo X que é letal *in utero* para meninos. Foram encontradas mutações no gene *NEMO*. Caracteriza-se por uma erupção vesiculobolhosa no tronco e nos membros (Figura 20.44 A) que, com o tempo, é substituída por pigmentação linear (Figura 20.44 B). Outros achados incluem malformação de dentes, cabelo, unhas, ossos e SNC
  ○ Síndrome de Walker-Warburg é uma condição autossômica recessiva caracterizada pela ausência de giros corticais e malformações cerebelares possivelmente associadas à hidrocefalia e encefalocele. Morte neonatal é comum e os sobreviventes sofrem de atraso de desenvolvimento grave. Além da displasia vitreorretiniana, outros achados incluem anomalia de Peters, catarata, coloboma uveal, microftalmia e hipoplasia do nervo óptico
• **Outros tumores**
  ○ Retinoma (retinocitoma) é uma variante do retinoblastoma que geralmente apresenta comportamento benigno, mas tem um perfil genético que indica pré-malignidade – raramente um retinoma transforma-se tardiamente em um retinoblastoma de rápido crescimento. Manifesta-se como uma lesão lisa e esbranquiçada em forma de cúpula que normalmente involui espontaneamente para uma massa calcificada associada a alterações no EPR e atrofia coriorretiniana (Figura 20.45)
  ○ Astrocitoma retiniano, que pode ser multifocal e bilateral (ver adiante).

Astrocitoma retiniano

Introdução

Astrocitomas (hamartomas astrocíticos) da retina e da cabeça do nervo óptico são raros. Em geral, não ameaça a visão nem requer tratamento. A maioria é do tipo endofítico, com projeção para o vítreo, mas podem ocorrer tumores sub-retinianos exofíticos. Um astrocitoma pode manifestar-se como uma lesão solitária incidental em indivíduos

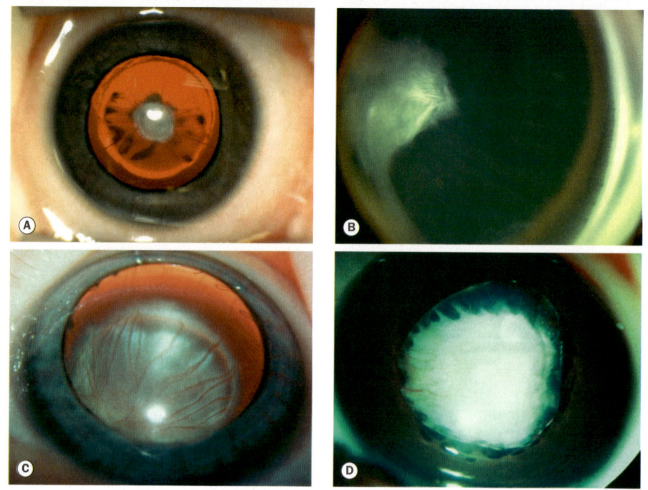

Figura 20.41 Vasculatura fetal anterior persistente. **A.** Catarata polar anterior com vascularização radial. **B.** Massa retrolental com processos ciliares alongados. **C.** Vasos retrolentais e menos fibrose densa. **D.** Densa placa com alterações secundárias no cristalino. (*Cortesia do Hospital for Sick Children, Toronto – Figura B; K Nischal – Figuras C e D.*)

normais, mas geralmente é observado na esclerose tuberosa (ver adiante) e, ocasionalmente, associado a neurofibromatose do tipo 1 e retinite pigmentosa. Cerca de 50% dos pacientes com esclerose tuberosa apresentam um ou mais astrocitomas, que podem ser bilaterais.

Diagnóstico

- **Sintomas**: a maioria dos tumores é assintomática e detectada por ocasião do rastreamento por esclerose tuberosa. Lesões isoladas, que não são associadas à doença sistêmica conhecida, normalmente são encontradas em um exame oftalmológico de rotina
- **Sinais**: placa semitransparente amarelada ou branca, nódulo ou lesão semelhante a uma amora, em geral semitransparente em sua periferia e calcificada no centro (Figura 20.46 A)
- **Lesões podem ser grandes** (Figura 20.46 B) e/ou ter um componente cístico (Figura 20.46 C). Possibilidade de ocorrer crescimento com complicações que ameaçam a visão
- **OCT**: mostra um aspecto granular hiper-refletivo das camadas retinianas com relativa preservação do EPR subjacente
- Os achados da **autofluorescência do fundo de olho** dependem das características individuais da lesão. Observa-se hiperautofluorescência nas áreas calcificadas com hipoautofluorescência em outro local

- **AGF**: mostra uma rede vascular superficial e proeminente no interior do tumor na fase arterial, seguida por extravasamento tardio e coloração (Figura 20.46 D)
- **Avaliação sistêmica**: no caso do astrocitoma isolado descoberto incidentalmente em paciente mais velhos, a probabilidade da presença de *forme fruste* de esclerose tuberosa é baixa. Entretanto, são oferecidas as opções do teste genético e da investigação sistêmica.

Esclerose tuberosa

Esclerose tuberosa (doença de Bourneville) é uma facomatose autossômica dominante caracterizada pelo desenvolvimento de hamartomas em múltiplos sistemas orgânicos com base em todas as camadas germinativas primárias. A clássica tríade de epilepsia, retardo mental e adenoma sebáceo está presente em apenas uma minoria de pacientes, mas é diagnóstica. Cerca de 60% dos casos são esporádicos e 40% são autossômicos dominantes.

- **Sinais cutâneos**
  - Adenoma sebáceo, que consiste em pápulas angiofibromatosas avermelhadas com distribuição em "asa de borboleta" no nariz e nas maxilas (Figura 20.47 A), é um achado universal

Capítulo 20 • Tumores Oculares 835

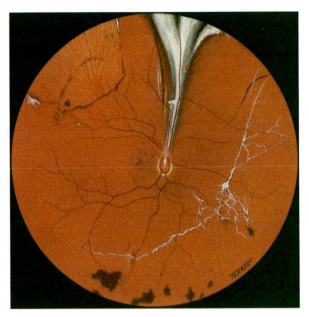

Figura 20.42 Vasculatura fetal posterior persistente.

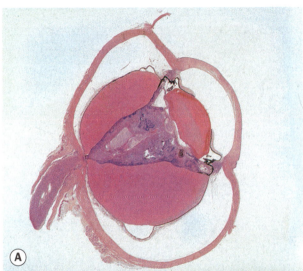

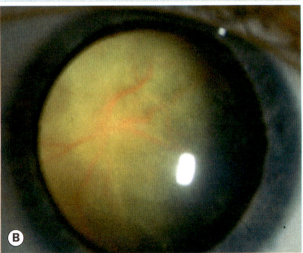

Figura 20.43 Displasia vitreorretiniana. **A.** Espécime patológico. **B.** Aspecto clínico. (*Cortesia de J Harry e G Misson, de* Clinical Ophthalmic Pathology, *Butterworth-Heinemann 2001 – Figura A.*)

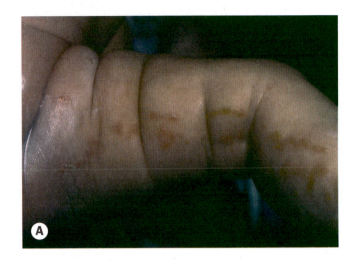

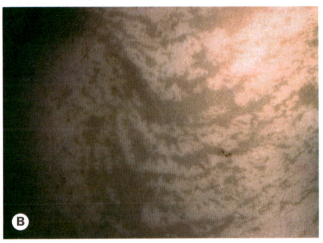

Figura 20.44 Incontinência pigmentar. **A.** Erupção vesiculobolhosa. **B.** Pigmentação cutânea linear em criança mais velha.

- Manchas em folha de freixo são máculas hipopigmentadas distribuídas pelo tronco, pelos membros e pelo couro cabeludo (Figura 20.47 B). Nas crianças com pele clara, essas manchas são mais bem detectadas com o auxílio de luz ultravioleta, sob a qual fluorescem (lâmpada de Wood)
- Sinal de Shagreen consiste no espessamento difuso sobre a região lombar
- Hamartomas subungueais (Figura 20.47 C)
- Apêndices cutâneos (molusco fibroso pediculado)
- Manchas café com leite
- **Achados neurológicos**
  - Nódulos astrocíticos subependimais paraventriculares intracranianos e hamartomas astrocíticos de células gigantes
  - Dificuldades de aprendizado
  - Convulsões
- **Tumores viscerais**
  - Angiomiolipomas e cistos renais
  - Rabdomiomas cardíacos
  - Linfangiomatose pulmonar
- **Achados oculares**, além dos astrocitomas do fundo de olho, incluem hipopigmentação irregular da íris e colobomas atípicos da íris.

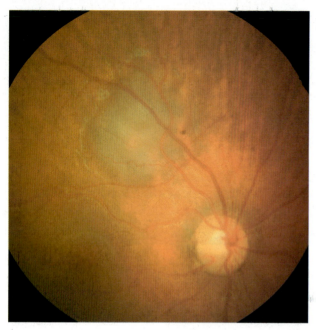

Figura 20.45 Retinoma. (*Cortesia de M Parulekar.*)

TUMORES VASCULARES DA RETINA
Hemangioma capilar
Introdução
Hemangioma capilar da retina é um tumor raro que ameaça a visão e pode ocorrer de forma isolada, embora cerca de 50% dos pacientes com lesões solitárias e praticamente todos os pacientes com lesões múltiplas tenham doença de von Hippel-Lindau (VHL, ver adiante). A prevalência de tumores da retina na VHL é de aproximadamente 60%. O fator de crescimento endotelial vascular (VEGF) é importante no desenvolvimento das lesões da retina, que consistem em canais vasculares semelhantes a capilares entre grandes células espumosas. A média de idade no diagnóstico de hemangioma em pacientes com VHL é menor (18 anos) do que naqueles com VHL (31 anos).

Diagnóstico
- **Sintomas**: tumores podem ser detectados por rastreamento do paciente de risco ou em virtude dos sintomas pela presença de exsudatos maculares ou de DR

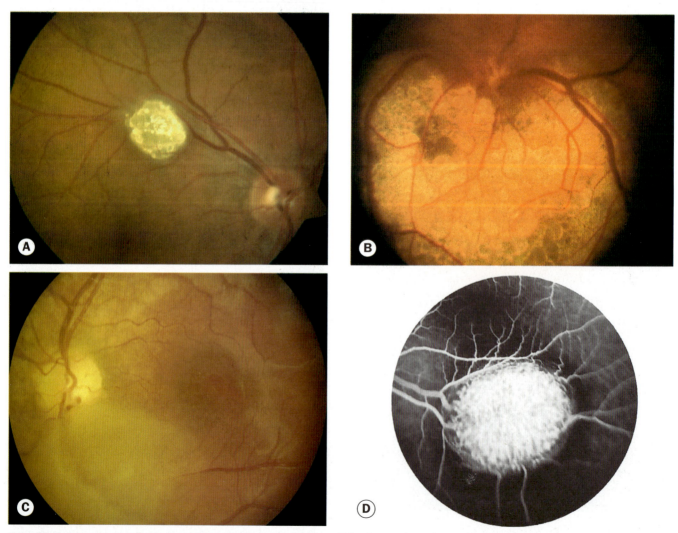

Figura 20.46 Astrocitoma. **A.** Lesão amarelada semelhante a uma amora. **B.** Lesão grande e difusa. **C.** Variante cística. **D.** Angiografia fluoresceínica mostrando impregnação. (*Cortesia de C Barry – Figura C; J Donald M Gass, de* Stereoscopic Atlas of Macular Diseases, *Mosby 1997 – Figura D.*)

Capítulo 20 • Tumores Oculares   837

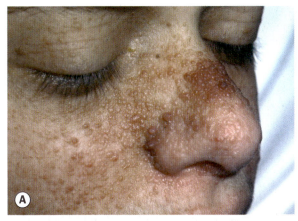

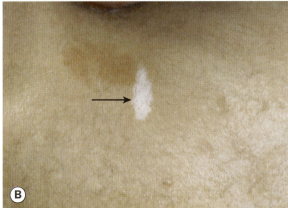

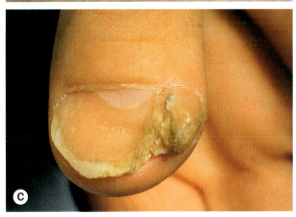

Figura 20.47 Esclerose tuberosa. **A.** Adenoma sebáceo. **B.** Mancha em folha de freixo (seta). **C.** Hamartoma subungueal.

- **Sinais**
  - Tumores em fase inicial apresentam-se como pequenas lesões avermelhadas ovais ou arredondadas localizadas entre uma arteríola e uma vênula (Figura 20.48 A)
  - Tumor bem estabelecido é visualizado como uma massa arredondada de cor vermelho-alaranjada, normalmente localizada na periferia temporal superior ou inferior com dilatação e tortuosidade da artéria alimentadora e extensão da veia de drenagem com base no nervo óptico (Figura 20.48 B)
  - Região justapapilar é comum (Figura 20.48 C e D). As lesões geralmente estão localizadas no lado temporal do disco óptico, de modo que um extravasamento pode rapidamente ameaçar a fóvea

- **Complicações**
  - Extravasamento com formação de exsudato e/ou hemorragia
  - Bandas fibróticas, que podem progredir para descolamento tracional ou regmatogênico da retina
  - Hemorragia vítrea, glaucoma secundário e *phthisis* bulbar
- AGF mostra hiperfluorescência precoce e extravasamento tardio (Figura 20.49).

Tratamento

- **Observação**: é recomendável para hemangiomas justapapilares assintomáticos sem exsudação, visto que essas lesões podem permanecer inativas por muitos anos e devido ao alto risco de perda visual iatrogênica. Lesões periféricas em estágio inicial normalmente não ficam sem tratamento porque são relativamente fáceis de ser removidas
- **Fotocoagulação a *laser*** de pequenas lesões: depois de fechar os vasos nutridores, o tumor é tratado com aplicações de baixa energia e longa duração. É possível que sejam necessárias múltiplas sessões
- **Crioterapia** para lesões periféricas maiores, especialmente aquelas com descolamento exsudativo da retina. Tratamento vigoroso de uma lesão grande pode causar extenso descolamento exsudativo da retina, mas normalmente temporário
- **Braquioterapia** para lesões muito grandes para crioterapia
- **Cirurgia vitreorretiniana** pode ser necessária para hemorragia vítrea não autoabsorvente, fibrose epirretiniana ou descolamento tracional da retina. Se apropriado, o tumor pode ser destruído por fotocoagulação com *endolaser* ou remoção cirúrgica
- **Outras modalidades** incluem PDT, que evita danificar tecidos adjacentes, e agentes anti-VEGF. Essas modalidades podem ser particularmente adequadas para tumores justapapilares praticamente intratáveis sem perda visual.

Doença de von Hippel-Lindau

VHL hereditária é autossômica dominante; cerca de 20% são esporádicos. É causada por uma mutação no gene de supressão tumoral *VHL* no cromossomo 3.

- **Achados clínicos**
  - Hemangioma do SNC envolvendo cerebelo (Figura 20.50 A), medula espinal, medula ou ponte afeta cerca de 25% dos pacientes com tumores da retina
  - Feocromocitoma
  - Carcinoma renal (Figura 20.50 B) e carcinoma das células das ilhotas pancreáticas
  - Cistos em testículos, rins, ovários, pulmões, fígado e pâncreas
  - Policitemia, que pode ser resultante de fatores liberados por tumor cerebelar ou renal
  - Tumores do saco endolinfático desenvolvem-se na orelha interna em 10% dos casos, com consequentes dificuldades de audição e equilíbrio
- O **rastreamento** é vital, dada a impossibilidade de prever quais pacientes com hemangiomas da retina apresentarão lesões sistêmicas. Familiares também devem ser rastreados em razão do padrão de herança dominante da doença. O seguinte protocolo de rastreamento deve ser regularmente realizado em pacientes com VHL e familiares em condição de risco
  - Exame físico anual, exame da retina dos 2 aos 5 anos de idade (a cada 6 meses dos 10 aos 30 anos), ultrassonografia renal a

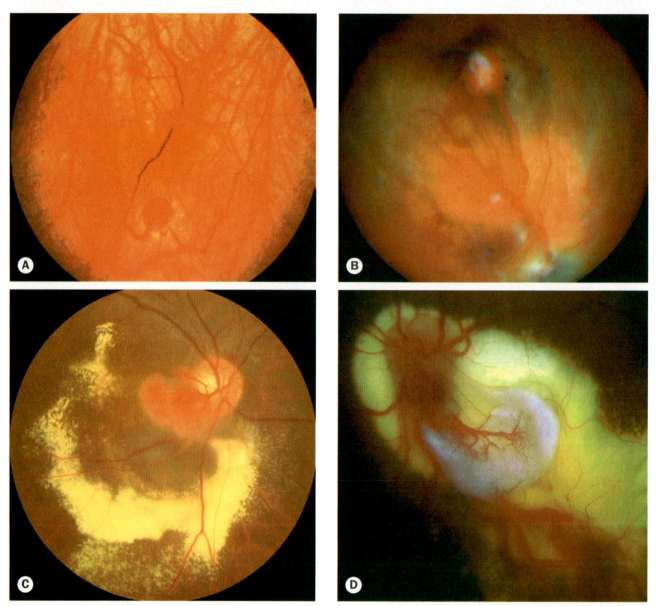

Figura 20.48 Hemangioma capilar da retina. **A.** Dois tumores em estágio inicial. **B.** Lesão mais avançada. **C.** Lesão do disco óptico com exsudação macular associada. **D.** Lesão muito grande do disco óptico na síndrome de von Hippel-Lindau. (*Cortesia de B Damato – Figura B; C Barry – Figura C.*)

partir dos 15 anos, coleta da urina de 24 horas para a estimativa dos níveis de ácido vanililmandélico e de catecolamina dos 2 aos 5 anos para a detecção do feocromocitona
- Audiometria deve ser realizada se houver quaisquer problemas de audição ou equilíbrio
- Exames de RM abdominal e do cérebro a cada 2 anos a partir dos 15 anos de idade. Se as lesões do SNC forem assintomáticas, é possível que o tratamento não seja necessário
- Considera-se seguro descontinuar o rastreamento por volta dos 60 anos se não tiver sido identificada nenhuma anormalidade
- Teste genético é indicado para todo paciente com suspeita de VHL e parentes de primeiro e segundo graus. Com as técnicas modernas, a probabilidade de se encontrar mutações é de quase 100% e, a partir do momento que a mutação é identificada no probando (sujeito inicial), sua presença pode ser confirmada ou refutada nos membros da família. Na ausência de mutação, o rastreamento não é necessário.

Hemangioma cavernoso

Introdução

O hemangioma cavernoso da retina e da cabeça do nervo óptico é um hamartoma congênito unilateral raro. Em geral, é esporádico, mas pode eventualmente ser herdado como autossômico dominante com penetrância incompleta combinada a lesões da pele e do SNC. Mutações em vários genes diferentes já foram implicadas. A histopatologia mostra múltiplos canais dilatados com paredes finas e gliose superficial.

Diagnóstico

- **Sintomas**: podem ocorrer secundariamente à hemorragia vítrea. Em geral, as lesões são detectadas por acaso

Capítulo 20 • Tumores Oculares 839

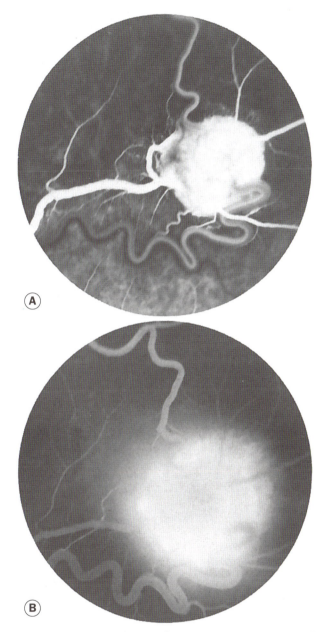

Figura 20.49 Angiografia fluoresceínica de um hemangioma capilar da retina. **A.** Preenchimento precoce. **B.** Extravasamento tardio. (*Cortesia de J Donald M Gass, de* Stereoscopic Atlas of Macular Diseases, *Mosby 1997.*)

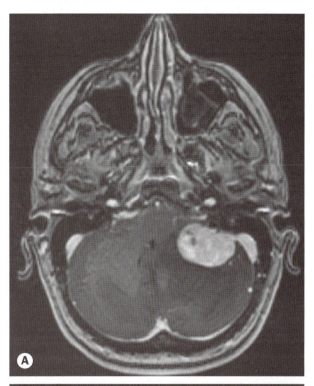

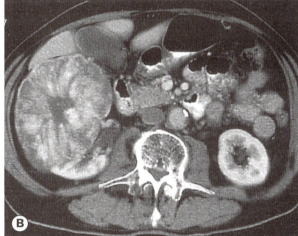

Figura 20.50 Tumores na síndrome de von Hippel-Lindau. **A.** RM axial mostrando hemangioma cerebelar. **B.** TC axial do abdome exibe carcinoma renal. (*Cortesia de CD Forbes e WF Jackson, de* Atlas and Text of Clinical Medicine, *Mosby 2003 – Figura B.*)

- **Sinais**
  - Grupos de aneurismas saculares que lembram "cacho de uvas" (Figura 20.51 A e B), com tecido fibroso acinzentado associado
  - Devido ao fluxo sanguíneo lento, as hemácias podem sedimentar e separar-se do plasma, dando origem a "meniscos" ou formação de líquido no interior da lesão
  - Uma lesão eventualmente envolve a cabeça do nervo óptico (Figura 20.51 C)
  - Possibilidade de hemorragia e formação de membrana epirretiniana
- **OCT** demonstra vasos aneurismais (Figura 20.51 D)
- **AGF** realça a sedimentação dos eritrócitos, e mostra o retardo do preenchimento na fase venosa e a falta de extravasamento.

Tratamento

Em raros casos, a vitrectomia pode ser necessária para hemorragia vítrea não autoabsorvente, mas a fotocoagulação deve ser evitada, uma vez que pode precipitar hemorragia e aumento do tumor.

Comunicação arteriovenosa congênita da retina (hemangioma racemoso)

Uma comunicação arteriovenosa congênita, cujas formas mais graves geralmente são denominadas hemangioma racemoso, é malformação congênita esporádica, com envolvimento unilateral em pontos únicos ou múltiplos do mesmo olho, geralmente em uma posição temporal. Complicações normalmente relatadas incluem hemorragia, exsudação e oclusão vascular, embora a visão geralmente não seja afetada e a condição seja descoberta em exame de rotina. Pode haver presença de um defeito de campo visual. Alguns pacientes são capazes de alimentar lesões ipsilaterais do cérebro, dos ossos faciais e da pele (síndrome de Wyburn-Mason), especialmente aqueles com alterações mais graves na retina

- **Grupo 1**: consiste em anastomose com interposição de plexo capilar ou arteriolar anormal. Em geral, há presença de macrovaso congênito da retina (Figura 20.52 A). Trata-se de vaso sanguíneo aberrante, quase sempre maior que o normal, e geralmente uma veia, localizada no polo posterior, podendo cruzar a fóvea e a rafe horizontal. Áreas de não perfusão capilar e cistos foveais podem ser visualizados. Anomalia não progressiva e normalmente associada à boa visão
- **Grupo 2**: comunicação arteriovenosa direta sem leito capilar interveniente. Os canais intervenientes podem ser de tamanho intermediário ou grande (Figura 20.52 B)
- **Grupo 3**: muitos vasos sanguíneos anastomosantes tortuosos e de grande calibre, geralmente mais numerosos do que o normal; vênulas e arteríolas têm aparência semelhante. Alterações estendem-se pela região do disco óptico e nela são mais evidentes. Com o tempo, dilatação e tortuosidade tornam-se mais acentuadas, podendo-se visualizar a esclerose (Figura 20.52 C), mas sem vazamento observado na AGF (Figura 20.52 D).

Tumor vasoproliferativo

Tumor vasoproliferativo da retina é uma lesão gliovascular rara que poder ser primária (80%) ou secundária a condições como uveíte intermediária, trauma ocular e retinite pigmentosa. Lesões secundárias podem ser múltiplas e ocasionalmente bilaterais, dependendo da etiologia subjacente. A histologia mostra células gliais e uma rede de finos capilares com alguns vasos maiores dilatados. A manifestação normalmente ocorre entre a terceira e a quinta décadas, com embaçamento da visão decorrente de exsudação macular. Observa-se massa vascular globular amarelo-avermelhada (Figura 20.53), comumente na periferia inferotemporal; é possível observar vasos da retina adentrando a lesão posteriormente. Embora benigno, o tumor pode causar perda visual profunda. Complicações incluem exsudação sub-retiniana, descolamento exsudativo da retina, edema macular,

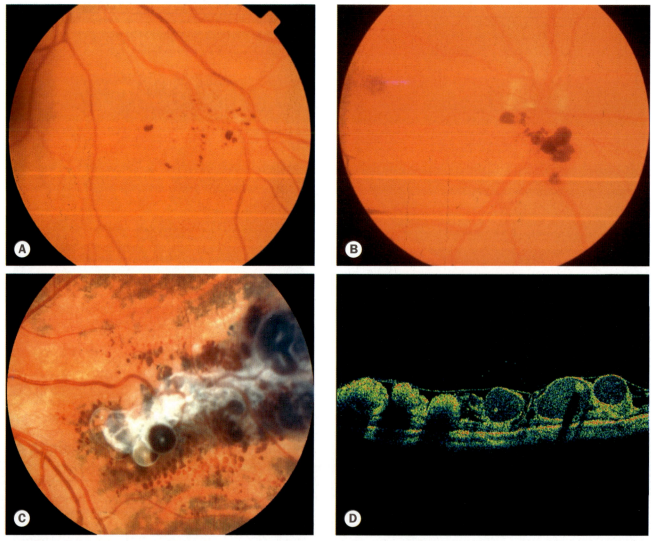

Figura 20.51 Hemangioma cavernoso. **A.** Pequena lesão periférica. **B.** Envolvimento do nervo óptico. **C.** Lesão maior exibe fibrose. **D.** Tomografia de coerência óptica (OCT) da lesão da imagem **C** mostra aneurismas.

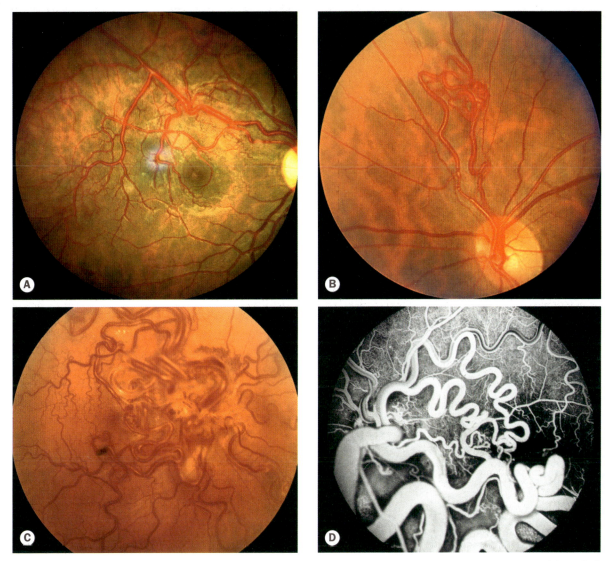

Figura 20.52 Comunicação arteriovenosa congênita (espectro do hemangioma racemoso). **A.** Lesão do grupo 1 – macrovaso retiniano. **B.** Grupo 2 – comunicação arteriovenosa. **C.** Grupo 3 – lesão racemosa típica com esclerose precoce encontrada na síndrome de Wyburn-Mason. **D.** Angiografia fluoresceínica mostrando hiperfluorescência, mas ausência de vazamento. (*Cortesia de C Barry – Figura B.*)

fibrose e hemorragia. O tratamento com crioterapia ou braquiterapia induz a regressão do tumor e da exsudação, mas o prognóstico visual é baixo se houver maculopatia.

LINFOMA INTRAOCULAR PRIMÁRIO

Introdução

Linfoma é um grupo de condições caracterizadas pela proliferação neoplásica de células do sistema imune tipificadas por linfadenopatia, sintomas constitucionais e, às vezes, envolvimento do SNC. A principal classificação e as manifestações oculares são:

- **Doença de Hodgkin**: possibilidade de causar uveíte anterior, vitreíte e lesões multifocais no fundo de olho, lembrando coriorretinite
- **Linfoma não Hodgkin**: pode manifestar-se com envolvimento orbitário e da conjuntiva, bem com com síndrome de Mikulicz e infiltração uveal
- **Linfoma de células B do SNC**: associado à uveíte intermediária e infiltrados sub-EPR
- **Linfoma vitreorretiniano primário** (**PVRL**, *primary vitreoretinal lymphoma*): representa um subconjunto de linfoma primário do SNC (PCNSL, *primary central nervous system lymphoma*), uma variante do linfoma extranodal não Hodgkin. As células do linfoma vitreorretiniano primário são grandes linfócitos B pleomórficos com grande núcleo multilobular e citoplasma escasso. O tumor origina-se do cérebro, da medula espinal e das leptomeninges; é agressivo e tem um baixo prognóstico. Cerca de 20% dos pacientes com PCNSL apresentam manifestações oculares, capazes de preceder ou suceder o envolvimento neurológico. A maioria dos pacientes com linfoma vitreorretiniano primário desenvolve subsequentemente sintomas do SNC, com retardo médio de 29 meses. A maioria dos indivíduos afetados são adultos mais velhos
- **Linfoma uveal primário**: entidade rara, normalmente de origem nas células B, tende a suceder um prolongado curso relativamente benigno e não será considerado além desta seção.

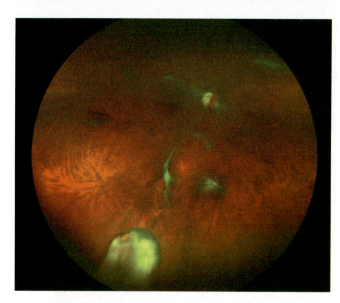

Figura 20.53 Tumor vasoproliferativo na periferia da retina. (*Cortesia de B Damato.*)

Achados oculares

- **Sintomas:** moscas volantes unilaterais, visão embaçada, olho vermelho e fotofobia. Os sintomas geralmente se tornam bilaterais depois de um intervalo variável
- **Sinais de PVRL**
  - Uveíte anterior leve com células, *flare* e precipitados ceráticos
  - Vitreíte pode impedir a visualização do fundo de olho
  - Infiltrados sub-retinianos grandes e geralmente multifocais (Figura 20.54)
  - Às vezes, a coalescência de depósitos sub-EPR pode envolver completamente o fundo de olho
  - Outros achados incluem vasculite retiniana, oclusão vascular, descolamento exsudativo da retina e atrofia óptica
  - Ausência de edema macular cistoide (EMC) é indicador diagnóstico importante, uma vez que está quase sempre presente na verdadeira vitreíte inflamatória.

Achados neurológicos

- **Sintomas:** massa intracraniana pode causar cefaleia, náuseas, mudança de personalidade, déficit focal ou convulsões. A doença leptomeníngea pode causar neuropatia; e o envolvimento da medula espinal, déficit motor e sensorial bilateral
- **Exame clínico neurológico:** capaz de demonstrar anormalidades como paralisia de nervos cranianos, hemiparesia e ataxia.

Investigação

- **OCT** confirmará ausência de EMC na maioria dos casos, auxiliando na diferenciação em relação à vitrite e podendo exibir lesões infiltrativas sub-retinianas
- **AGF** mostra bloqueio com característica granular em razão da presença do acúmulo sub-EPR de células linfomatosas (pintas do tipo "pele de leopardo")
- **Ultrassonografia** pode mostrar fragmentos vítreos, lesões sub-retinianas elevadas, DR e espessamento do nervo óptico
- **Citologia** de amostras vítreas ou nódulos sub-retinianos

- **Imuno-histoquímica** baseada em marcadores da superfície celular permite identificar proliferação linfocítica, que é do tipo célula B na maioria dos pacientes
- **RM** da cabeça e da coluna vertebral com contraste à base de gadolínio pode detectar um ou mais tumores intracranianos, lesões nas meninges ou periventriculares difusas e/ou massas espinais intradurais localizadas
- **Punção lombar** pode demonstrar presença de células malignas no líquido cefalorraquidiano em uma minoria de pacientes com RM anormal, mas um resultado positivo evita a necessidade de biopsia do cérebro ou do olho.

Tratamento

Tratamento do olho e do cérebro geralmente é indicado. Radioterapia e quimioterapia constituem a base do tratamento, mas ainda não se definiu um algoritmo ideal. O tratamento limitado ao olho pode não melhorar a sobrevivência, mas o tratamento local pode ser preferível se houver doença monocular e ausência de evidência de envolvimento de outros órgãos.

- **Radioterapia** há muito é o tratamento de primeira linha para PVRL, mas a recorrência é comum e podem ocorrer complicações como retinopatia por radiação e catarata. Hoje, a radioterapia tende a ser reservada a alguns casos de doença bilateral, mas pode estar associada a taxas de recorrência mais baixas do que a quimioterapia isoladamente, e é mais bem tolerada por pacientes mais jovens
- O metotrexato **intravítreo** é útil para doença recidivante, mas é necessário um monitoramento rigoroso a fim de detectar complicações oculares e qualquer recorrência
- **Quimioterapia sistêmica** com diversos agentes, como metotrexato, pode prolongar a sobrevivência de pacientes com doença do SNC. Pode ser administrada de maneira combinada com a irradiação de todo o cérebro, mas a neurotoxicidade é um problema. Vários métodos já foram desenvolvidos para vencer a barreira hematencefálica. O tratamento sistêmico normalmente é eficaz para doença ocular e preferível à radioterapia ocular em alguns centros, visto que, além de evitar complicações induzidas pela radiação, pode melhorar a sobrevivência. A monoterapia para linfoma intraocular primário (PIOL, *primary intraocular lymphoma*) com ifosfamida ou trofosfamida também tem sido bem-sucedida
- **Agentes biológicos envolvendo** anticorpos monoclonais anticélulas B específicos (p. ex., rituximabe) podem representar alternativa útil, mas geralmente são administrados por via intravítrea em razão da baixa penetração na barreira hematencefálica.

TUMORES DO EPITÉLIO PIGMENTADO DA RETINA

Hipertrofia congênita do epitélio pigmentado da retina

Introdução

Hipertrofia congênita do epitélio pigmentado da retina (HCEPR) é o termo usado para designar três entidades com características e implicações distintas: HCEPR solitária, HCEPR agrupada e a HCEPR atípica.

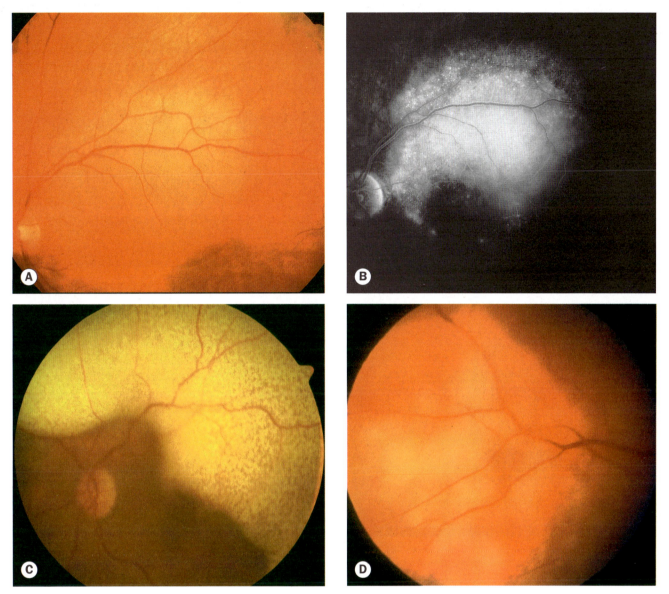

Figura 20.54 Linfoma intraocular primário. **A.** Infiltrado sub-retiniano sem moteamento. **B.** Fase tardia da angiografia fluoresceínica. **C.** Extensa infiltração sub-retiniana com moteamento sobrejacente. **D.** Infiltrados sub-retinianos multifocais sem moteamento. (*Cortesia de C Barry – Figuras A e B.*)

Hipertrofia congênita do epitélio pigmentado da retina solitária (unifocal)

- Lesão plana ou minimamente elevada de cor cinza-escura ou negra (Figura 20.55 A), arredondada, oval ou com borda arredondada e margens bem definidas, normalmente localizada próxima ao equador ou na região periférica do fundo de olho
- Halo despigmentado localizado na margem (Figura 20.55 B) e lacunas despigmentadas (Figura 20.55 C) são comuns, especialmente à medida que a lesão amadurece. Algumas lesões podem tornar-se quase totalmente despigmentadas
- O diâmetro médio é de 4 a 5 mm, mas as lesões podem ser muito menores ou muito grandes, especialmente na periferia distante (Figura 20.55 D), capazes de causar dificuldade diagnóstica, a menos que se tenha em mente a possibilidade diagnóstica de HCEPR
- Localização no polo posterior não é comum (2%)
- A histopatologia mostra células do EPR densamente compactadas repletas de grandes melonossomos – uma combinação de hiperplasia celular e hipertrofia
- Embora antigamente considerada condição com um curso regularmente estável, leve aumento da área envolvida com o passar do tempo é muito comum e o desenvolvimento de suposto nódulo adenomatoso ou adenocarcinomatoso originário da lesão (ver adiante) ocorre em cerca de 2% dos casos. Hoje, portanto, aconselha-se a revisão a longo prazo
- HCEPR solitária não tem relação com o aumento do risco de malignidade gastrintestinal.

Hipertrofia congênita do epitélio pigmentado da retina agrupada (multifocal)

- Múltiplas lesões, muito menores do que as da HCEPR solitária, e sem halos ou lacunas, orientadas em um padrão que simula

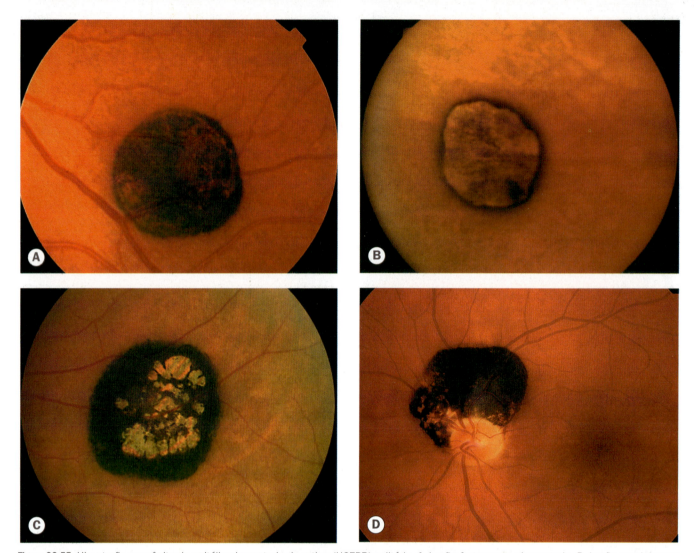

Figura 20.55 Hipertrofia congênita do epitélio pigmentado da retina (HCEPR) solitária. **A.** Lesão fortemente pigmentada. **B.** Lesão parcialmente despigmentada. **C.** Lesão grande com lacunas despigmentadas. **D.** Envolvimento peripapilar.

pegadas de animais ("pegadas de urso"; Figura 20.56 A), em geral limitadas a determinado setor ou quadrante do fundo de olho e com manchas menores em uma posição mais central
- Em geral, existem vários grupos
- Em raros casos, as lesões podem ser despigmentadas ("pegadas de urso polar"; Figura 20.56 B)
- Somente um olho é envolvido em quase todos os casos
- O aspecto clínico característico e a distribuição monocular servem para distinguir HCEPR agrupada típica da variante multifocal atípica associada a maior risco de malignidade gastrintestinal (ver adiante).

Hipertrofia congênita atípica do epitélio pigmentado da retina

- Lesões múltiplas ovais, fusiformes, em forma de vírgula ou de rabo de peixe, de tamanho variável associadas a margens irregularmente hipopigmentadas e áreas perilesionais (Figura 20.57)
- Ambos os olhos são envolvidos
- As lesões apresentam distribuição aleatória, e não setorial, podendo ser pigmentadas, despigmentadas ou heterogêneas

- Para enfatizar a distinção com as variantes da HCEPR não associadas à malignidade gastrintestinal, sugeriu-se o termo alternativo "hamartomas do epitélio pigmentar da retina associados à polipose adenomatosa familiar" (RPEH-FAP)
- **Associações sistêmicas**
    ○ Polipose adenomatosa familiar (PAF) é uma condição autossômica dominante (AD) caracterizada por pólipos adenomatosos no reto e no cólon, que normalmente começam a se desenvolver na adolescência. A condição é resultante de uma mutação germinativa no gene *APC*; mutações que se enquadram em determinada faixa de códons nesse gene estão associadas à presença de HCEPR correlata. Os pacientes são submetidos regularmente à colonoscopia e excisão de pólipos. Se não tratado, praticamente todo paciente com PAF desenvolve carcinoma da região colorretal até os 50 anos. Em consequência do padrão de herança dominante, teste genético e avaliação intensiva dos membros da família em condição de risco são imperativos. Entre 70 e 80% dos pacientes com PAF apresentam lesões de HCEPR atípica, presentes no nascimento

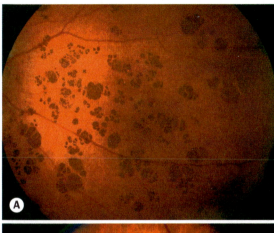

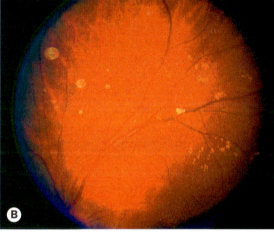

Figura 20.56 HCEPR agrupada. **A.** Lesões em forma de "pegadas de urso". **B.** Lesões em forma de "pegadas de urso polar". (*Cortesia de J Donald M Gass, de* Stereoscopic Atlas of Macular Diseases, *Mosby 1997 – Figura B.*)

- A síndrome de Gardner caracteriza-se por PAF, osteomas do crânio, mandíbula e ossos longos, e tumores cutâneos de tecidos moles, como cistos epidermoides, lipomas e fibromas
- Síndrome de Turcot é uma condição AD ou autossômica recessiva caracterizada por PAF e tumores do SNC, particularmente meduloblastoma e glioma.

Hamartoma combinado da retina e do epitélio pigmentado da retina

Introdução

Hamartoma combinado da retina e do EPR é uma lesão rara, provavelmente congênita. Pode ser mais comum em homens e, em geral, acomete esporadicamente indivíduos normais. Às vezes, está associado a um distúrbio sistêmico, particularmente neurofibromatose tipo 2, que deve ser considerada especialmente em crianças ou na presença de lesões bilaterais. A histopatologia mostra espessamento do EPR e da retina sensorial com tecido glial e vascular proeminente.

Diagnóstico

- **Sintomas:** a manifestação mais comum é visão reduzida ou estrabismo no início da infância, embora o início dos sintomas no final da infância ou no início da vida adulta também seja frequente

- A **AV** é de 6/60 ou pior em 40 a 50% dos casos, em geral decorrente de envolvimento macular
- **Fundo de olho**
  - Lesão pigmentada ligeiramente elevada cinza-escura ou marrom – por vezes, alaranjada, amarela ou verde – que se funde ao EPR adjacente em suas margens (Figura 20.58 A)
  - Formação de membrana epirretiniana (MER) superficial e esbranquiçada com enrugamento da retina. Ocasionalmente, alterações da interface vitreorretiniana são acentuadas (Figura 20.58 B), às vezes, com descolamento tracional focal da retina
  - Tortuosidade e proeminência dos vasos sobrejacentes da retina, com evidência de vasos nutridores e de drenagem
  - A lesão está localizada no polo posterior, geralmente em um ponto justapapilar ou macular; lesões periféricas (Figura 20.58 C) não são comuns. Pode haver *dragging* do disco óptico ou da mácula
  - Achados incomuns incluem edema macular secundário, exsudação (Figura 20.58 D), neovascularização coroidal e pré-retiniana, retinosquise e DR
- **OCT** demonstrará formação associada de membrana epirretiniana, o que já foi diversas vezes relatado como intrínseco à lesão principal ou distinto dela
- **AGF** mostra hiperfluorescência precoce das anormalidades vasculares e bloqueio pelo pigmento; a fase tardia pode mostrar vazamento (Figura 20.58 E e F).

Tratamento

- **Monitoramento** de complicações
- **Tratamento da ambliopia** é importante em crianças pequenas
- **Tratamento específico** para neovascularização da coroide (CNV, na sigla em inglês) e extravasamento quando indicado
- **Vitrectomia** para membrana epirretiniana mostrou-se benéfica em alguns casos.

Hamartoma congênito simples do epitélio pigmentado da retina

Hamartoma congênito simples do EPR é uma entidade rara, quase sempre diagnosticada incidentalmente em crianças assintomáticas e adultos jovens. Em geral, apresenta-se como uma pequena (1,5 mm ou menos) lesão nodular cor de azeviche, com margens bem definidas, que parece envolver toda a espessura da retina e do EPR, projetando-se para dentro da cavidade vítrea (Figura 20.59). Normalmente, observa-se uma artéria nutridora e uma veia de drenagem. A lesão está localizada imediatamente adjacente à fovéola. AV é normal, mas às vezes é prejudicada em razão do envolvimento ou da tração da fóvea central.

Adenoma e adenocarcinoma do epitélio pigmentado da retina

Adenoma do EPR é uma lesão pigmentada oval que surge na periferia do fundo de olho, eventualmente oriunda de uma área de HCEPR solitária. Em geral, há presença de células inflamatórias vítreas associadas e exsudação retiniana. Podem desenvolver-se proeminentes vasos nutridores e de drenagem. O comportamento de um adenocarcinoma é considerado semelhante ao de um adenoma. A maioria

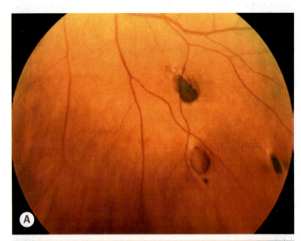
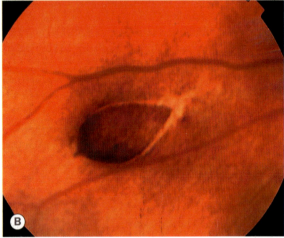

Figura 20.57 A. Hipertrofia congênita do epitélio pigmentado da retina (HCEPR) atípica. **B.** Despigmentação característica em uma das margens.

das lesões é simplesmente observada na ausência de complicações que representam ameaça à visão, já que não há relato de metástase. A biopsia com agulha fina, em geral, é necessária para fins de esclarecimento diagnóstico.

Hiperplasia e migração do epitélio pigmentado da retina simulando melanoma uveal

Raros casos foram relatados de células de EPR maciçamente proliferativas que simulam um melanoma uveal, inclusive por extensão extraocular. Os verdadeiros tumores malignos do EPR são extraordinariamente raros.

SÍNDROMES PARANEOPLÁSICAS

Retinopatias paraneoplásicas são doenças raras capazes de passar despercebidas ou ser diagnosticadas erroneamente pelo observador desavisado. Muitos dos pacientes demonstram sintomas visuais antes que a malignidade seja diagnosticada. É importante, portanto, que os médicos estejam familiarizados com esses sintomas para detectar a condição maligna subjacente o mais cedo possível.

Proliferação melanocítica uveal difusa bilateral

Proliferação melanocítica uveal difusa bilateral (BDUMP, *bilateral diffuse uveal melanocytic proliferation*) é uma síndrome paraneoplásica muito rara que, normalmente, acomete pacientes com malignidade sistêmica, geralmente oculta. Caracteriza-se pela proliferação de melanócitos benignos na face externa da coroide, em geral manifestada com múltiplas lesões da coroide semelhantes a nevos (Figura 20.60), mas vários outros achados dos segmentos oculares anterior e posterior foram relatados, incluindo manchas sub-retinianas cinza-avermelhadas, catarata de rápida manifestação e lesões episclerais e conjuntivais. A visão pode sofrer grave redução. Não se conhece ao certo o mecanismo, mas um fator circulante pode ser o responsável em muitos casos. Detecção de uma malignidade primária oculta pode permitir o tratamento precoce para aumentar as chances de sobrevivência. Em geral, o tratamento da BDUMP propriamente dita não compensa – existem relatos de melhora com plasmaférese –, embora o tratamento bem-sucedido do tumor primário subjacente possa ser seguido pela regressão da BDUMP, mas sem melhora da visão.

Retinopatia associada ao câncer

A retinopatia associada a câncer (CAR, *cancer-associated retinopathy*) geralmente é associada ao carcinoma de pequenas células dos brônquios. Sintomas visuais precedem o diagnóstico de malignidade na metade dos casos, normalmente em vários meses, mas, às vezes, vários anos. A perda visual subaguda ocorre em semanas ou meses associada à fotopsia. Comprometimento da visão cromática, ofuscamento, fotossensibilidade e escotoma central são atribuídos à disfunção dos cones. Cegueira noturna, comprometimento da adaptação do escuro, escotoma em anel e perda de campo periférico ocorrem por disfunção dos bastonetes. O fundo de olho geralmente é normal por ocasião da manifestação, mas, à medida que a doença progride, desenvolvem-se condições como arteríolas atenuadas, palidez do disco óptico e leves alterações no EPR. O eletrorretinograma (ERG) apresenta-se anormal no estágio inicial sob condições fotópicas e escotópicas. Assim como com a BDUMP, a CAR deve ensejar meticulosa busca por malignidade subjacente, embora nem sempre isso seja encontrado e a condição, então, passe a ser considerada como retinopatia autoimune.

Retinopatia associada ao melanoma

A manifestação da retinopatia associada a melanoma (MAR, *melanoma-associated retinopathy*) difere da retinopatia associada a câncer na medida em que os sintomas visuais normalmente surgem depois, e não antes, do diagnóstico de melanoma cutâneo. Pode haver presença concomitante de vitiligo. Autoanticorpos do soro da MAR reagem contra células bipolares na retina humana. Dados clínicos e eletrofisiológicos também implicam células bipolares como alvo na MAR. Em geral, sintomas e sinais são menos acentuados do que a CAR. ERG mostra acentuada redução da onda b adaptada ao escuro e adaptada à luz e a preservação da onda a (função fotorreceptora normal), característica da disfunção das células bipolares. O prognóstico para a visão normalmente é bom.

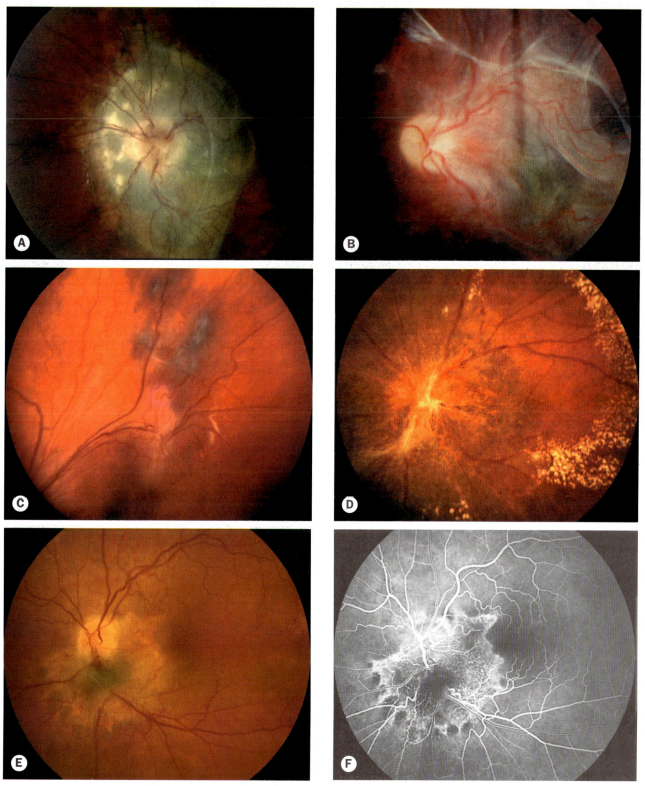

Figura 20.58 Hamartoma combinado da retina e do epitélio pigmentar da retina. **A.** Lesão circundando o disco óptico. **B.** Lesão com substancial componente glial pré-retiniano. **C.** Lesão periférica. **D.** Lesão peripapilar maior com exsudatos periféricos duros. **E.** Lesão peripapilar. **F.** Angiografia fluoresceínica da lesão da imagem **E**.

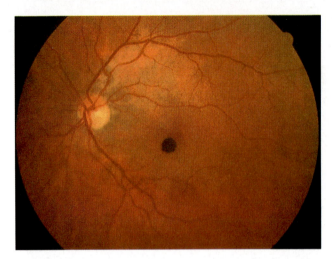
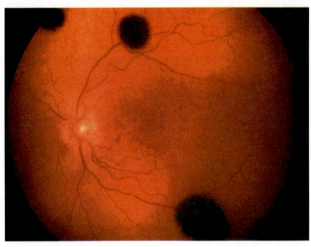

Figura 20.59 Hamartoma congênito simples do epitélio pigmentado da retina.

Figura 20.60 Lesões semelhantes a nevos na proliferação melanocítica uveal difusa. (*Cortesia de A Leys*.)

Efeitos Colaterais Oftálmicos da Medicação Sistêmica

Capítulo 21

PÁLPEBRAS, 850

Anticorpos monoclonais, 850

CÓRNEA, 850

Córnea *verticillata*, 850
Clorpromazina, 850
Argirose, 850
Crisíase, 850
Amantadina, 850

EFUSÃO UVEAL, 850

Topiramato, 850

CRISTALINO, 851

Esteroides, 851

Outros medicamentos, 851

UVEÍTE, 852

Rifabutina, 852
Cidofovir, 852
Bisfosfonatos, 852
Sulfonamidas, 852
Fluorquinolonas, 852
Inibidores do fator de
necrose tumoral, 852

RETINA, 852

Cloroquina e hidroxicloroquina, 852
Fenotiazinas, 854

Maculopatias cristalinas induzidas
por medicamentos, 854
Outros medicamentos causadores
de retinopatia, 855

NERVO ÓPTICO, 857

Etambutol, 857
Isoniazida, 857
Amiodarona, 857
Vigabatrina, 858
Metotrexato, 858

CÓRTEX VISUAL, 858

Bevacizumabe, 858

PÁLPEBRAS

Anticorpos monoclonais

- **Inibidores do receptor do fator de crescimento epidérmico** (**anti-EFGR**) são utilizados para o tratamento de muitos tumores sólidos. Dependendo da dosagem, há risco de efeitos colaterais. Tricomegalia é um achado comum, enquanto blefarite e síndrome do olho seco são menos comuns. Ectrópio cicatricial é raro
- **Imatinibe** é um inibidor seletivo da tirosinoquinase utilizado para o tratamento de leucemia mieloide crônica e tumores do estroma gastrintestinal. Até dois terços dos pacientes desenvolvem edema periorbitário, normalmente entre 5 e 8 semanas após o início do tratamento. Trata-se, no entanto, de um problema leve que não requer interrupção da medicação
- **Ipilimumabe** é utilizado para o tratamento de melanoma maligno metastático. Existem relatos de sintomas e sinais semelhantes aos de doença ocular tireoidiana, que normalmente responde aos esteroides sistêmicos.

CÓRNEA

Córnea *verticillata*

Achados clínicos

Em ordem aproximadamente cronológica:
- Opacidades finas marrom-douradas formam uma linha horizontal irregular no epitélio da porção inferior da córnea de ambos os olhos, semelhante àquela da linha comum de deposição de ferro de Hudson-Stähli relacionada com a idade
- Várias linhas horizontais irregulares ramificadas formam um padrão semelhante aos bigodes de um gato
- Com um crescente número de ramificações, desenvolve-se um padrão espiralado, situado em um ponto abaixo da pupila que se projeta para fora em espiral, normalmente poupando o limbo
- Presença de grupos associados de pigmentos e de depósitos de ferro já foi descrita.

Causas
- **Amiodarona**
  - Amiodarona é um agente antiarrítmico
  - Praticamente todo paciente desenvolve ceratopatia (Figura 21.1 A), em geral, logo após o início da medicação. Quanto mais alta a dose e mais prolongado o uso, mais substanciais serão as alterações da córnea
  - A visão é minimamente prejudicada em cerca de 5% dos casos, com a perda de uma única linha na escala de acuidade visual de Snellen, leve embaçamento e halos. Isso raramente é suficiente para justificar a interrupção da medicação. A interrupção permite a (lenta) reversão da ceratopatia
  - Amiodarona pode causar também depósitos na porção subcapsular anterior do cristalino e neuropatia óptica (ver adiante)
- **Agentes antimaláricos**
  - Cloroquina e hidroxicloroquina são quinolonas utilizadas no tratamento de determinadas doenças autoimunes do tecido conjuntivo, e na profilaxia e no tratamento da malária

---

  - Ao contrário da retinopatia por cloroquina (ver adiante), a ceratopatia não tem nenhuma relação com a dosagem ou a duração do tratamento. As alterações normalmente são reversíveis com a interrupção da terapia e, às vezes, desaparecem apesar da administração contínua
- **Outros.** Vários outros medicamentos já foram apontados como eventuais causas de córnea *verticillata*
- **Doença de Fabry.**

Clorpromazina

Clorpromazina é utilizada como sedativo e no tratamento de doença mental psicótica. Alguns pacientes submetidos a terapia prolongada podem desenvolver sutis depósitos granulares difusos de cor marrom-amarelada no endotélio da córnea, na membrana de Descemet e no estroma profundo (Figura 21.1 B) na área da fissura palpebral. Pode haver também presença de depósitos na cápsula anterior do cristalino e retinopatia (ver adiante).

Argirose

Argirose é a descoloração dos tecidos oculares em decorrência de depósitos de prata, podendo ser de natureza iatrogênica ou resultante de exposição ocupacional. A ceratopatia caracteriza-se por depósitos granulares marrom-acinzentados na membrana de Descemet (Figura 21.1 C). A conjuntiva também pode ser afetada.

Crisíase

Crisoterapia é a administração terapêutica de ouro, normalmente no tratamento de artrite reumatoide. Crisíase é o depósito de ouro no tecido vivo; normalmente, ocorre somente após a administração prolongada. Praticamente todo paciente que recebeu uma dose total de composto de ouro superior a 1.500 mg desenvolve depósitos corneanos caracterizados por grânulos roxos cintilantes ou em aspecto de poeira espalhados por todo o epitélio e o estroma, concentrados nas camadas profundas e na periferia (Figura 21.1 D). Os achados são inócuos e não constituem indicação para interrupção da terapia. Em alguns casos, os depósitos desaparecem após o término do tratamento, enquanto em outros, podem persistir. Outros efeitos tóxicos do ouro são depósitos inócuos no cristalino e, ocasionalmente, ceratite marginal.

Amantadina

Amantadina é um agente oral utilizado no tratamento da doença de Parkinson e de condições correlatas. Alguns pacientes desenvolvem opacidades ponteadas difusas esbranquiçadas, possivelmente associadas a edema epitelial, 1 a 2 semanas após o início da medicação, as quais se resolvem com a descontinuação do tratamento.

EFUSÃO UVEAL

Topiramato

Topiramato é um anticonvulsivante também utilizado no tratamento de enxaqueca. Pode causar fechamento angular agudo associado à miopia

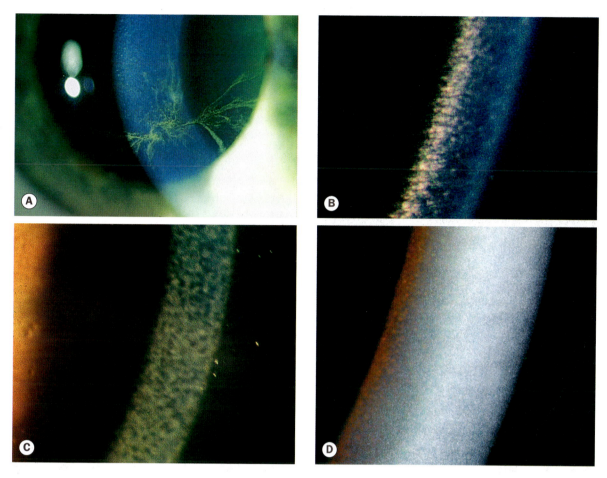

Figura 21.1 Ceratopatias medicamentosas. **A.** Córnea *verticillata* induzida por amiodarona e corada com fluoresceína. **B.** Clorpromazina. **C.** Argirose. **D.** Crisíase. (*Cortesia de L Zografos – Figura C.*)

decorrente de efusao ciliocoroidal. Um fenômeno semelhante já foi relatado com outros medicamentos, especialmente com outras sulfonamidas (inclusive acetazolamida) e bupropiona.
- A **manifestação** normalmente ocorre 1 mês após o início do tratamento, com visão turva e, eventualmente, presença de halos, dor ocular e vermelhidão
- **Sinais** incluem diminuição (estreitamento) da câmara anterior e pressão intraocular elevada
- O **tratamento** consiste na redução da pressão intraocular (PIO) e na interrupção do medicamento
- O **prognóstico** normalmente é bom, desde que a complicação seja reconhecida.

DICA O topiramato é utilizado no tratamento de enxaqueca e pode resultar em fechamento angular agudo decorrente de edema do corpo ciliar.

CRISTALINO
Esteroides

Esteroides sistêmicos e tópicos podem levar à formação de catarata. As consequentes opacidades são inicialmente subcapsulares posteriores (Figura 21.2 A), com subsequente envolvimento subcapsular anterior. A vulnerabilidade individual parece variar; crianças podem ser mais suscetíveis que os adultos. A relação entre a dose e a duração do tratamento e a formação de catarata não é clara, embora a administração de doses mais elevadas e a duração do tratamento estejam associadas a um maior risco. Opacidades iniciais podem regredir se os esteroides forem interrompidos, embora, às vezes, possa haver progressão, apesar da interrupção.

DICA O uso excessivo de esteroides tópicos pode resultar em catarata subcapsular posterior e/ou glaucoma secundário.

Outros medicamentos

- A **clorpromazina** pode causar deposição de grânulos inócuos finos e estrelados de cor marrom-amarelada na cápsula anterior do cristalino, na área pupilar (Figura 21.2 B), em 50% dos pacientes que recebem uma dose cumulativa de 1.000 mg. Os depósitos persistem apesar da descontinuação da medicação
- O **ouro** causa depósitos inócuos na cápsula anterior em cerca de 50% dos pacientes em tratamento por mais de 3 anos
- O **alopurinol**, utilizado no tratamento de gota, aumenta o risco de formação de catarata em pacientes idosos com alta dose cumulativa ou sob tratamento de duração prolongada.

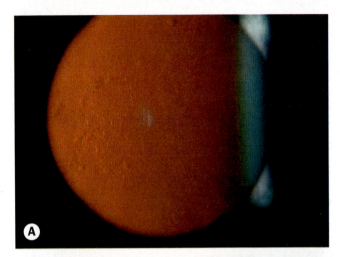

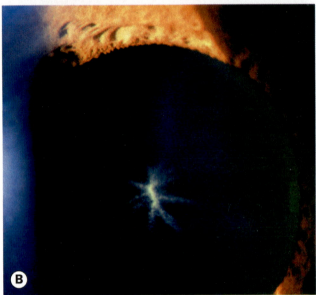

Figura 21.2 A. Catarata subcapsular posterior induzida por esteroides. **B.** Depósitos capsulares anteriores causados pela clorpromazina.

UVEÍTE

Rifabutina

Rifabutina é utilizada principalmente no tratamento e na profilaxia de infecções micobacterianas. Pode causar uveíte anterior aguda, normalmente associada ao hipópio. A vitreíte associada pode ser confundida com endoftalmite. O uso concomitante de medicamentos como claritromicina e fluconazol, que inibem o metabolismo da rifabutina, aumenta o risco de uveíte. O tratamento envolve a redução da dose ou a interrupção da medicação.

Cidofovir

Cidofovir é utilizado no tratamento da retinite por citomegalovírus (CMV) na síndrome da imunodeficiência adquirida (AIDS). Uveíte anterior aguda com poucas células, mas com acentuado exsudato fibrinoso, pode desenvolver-se após repetidas infusões intravenosas. Vitreíte é comum, podendo ocorrer também hipópio com a administração do medicamento por um período prolongado. O tratamento com esteroides tópicos e agentes midriáticos normalmente é bem-sucedido, dispensando a necessidade de interromper a terapia.

Bisfosfonatos

Bisfosfonatos constituem uma classe de medicamentos que retardam a absorção óssea, geralmente na osteoporose, mas também em várias outras condições. Esses agentes ativam um subgrupo de células T; acredita-se que uveíte (normalmente anterior) e esclerite eventualmente observadas após a administração do medicamento tenham relação com esse fenômeno. Normalmente, ocorre inflamação no intervalo de 2 dias depois de iniciado o tratamento com um bisfosfonato, ou mais cedo, após a administração da medicação intravenosa.

Sulfonamidas

Existem relatos de associação da uveíte ao tratamento com sulfonamidas, mas é raro. As sulfonamidas podem também precipitar efusão ciliar com miopia e fechamento angular (ver adiante) e constituem uma causa comprovada de síndrome de Stevens-Johnson.

Fluorquinolonas

A administração sistêmica de antibióticos à base de fluorquinolona, particularmente de moxifloxacino, tem sido associada à extensa dispersão pigmentar aguda do segmento anterior (ver também transiluminação bilateral aguda da íris [BAIT, *bilateral acute iris transillumination*], e despigmentação bilateral aguda da íris [BADI, *bilateral acute depigmentation of the íris*], no Capítulo 11). Não se sabe ao certo se a inflamação é o mecanismo primário, que pode ser a fototoxicidade em razão da sensitização causada pelo medicamento em indivíduos predispostos.

Inibidores do fator de necrose tumoral

Embora esses medicamentos (p. ex., etanercepte, infliximabe, adalimumabe) tenham sido adotados para o tratamento de inflamação ocular, paradoxalmente, a uveíte também já foi documentada como um efeito adverso. A indução de sarcoidose inclusive foi relatada.

RETINA

Cloroquina e hidroxicloroquina

Introdução

A cloroquina era utilizada para prevenção e tratamento de malária no passado, mas hoje é prescrita com menos frequência em razão da resistência à medicação. A hidroxicloroquina é utilizada para o tratamento prolongado de distúrbios inflamatórios das articulações e da pele. Esses medicamentos concentram-se nas estruturas oculares que contêm melanina, como o epitélio pigmentado da retina (EPR) e a coroide. A hidroxicloroquina geralmente é segura e custo-efetiva, mas pode causar perda permanente da visão em razão da toxicidade retiniana, particularmente se a dose recomendada for extrapolada. Os efeitos adversos sobre a retina podem ocorrer sem sinais revelados ao exame de fundo de olho, razão pela qual o exame de imagem por tomografia de coerência óptica (OCT) da mácula surgiu como um elemento fundamental do rastreamento. O comprometimento renal e o uso do tamoxifeno aumentam o risco de toxicidade. A obesidade pode levar ao cálculo errôneo da dose segura, uma vez que a hidroxicloroquina não se acumula na gordura. Pode ocorrer córnea *verticillata* (ver adiante).

- A **cloroquina** pode resultar em toxicidade retiniana. O risco de toxicidade aumenta significativamente quando a dose cumulativa excede 300 g. A suscetibilidade individual parece altamente variável
- A **hidroxicloroquina** é muito mais segura do que a cloroquina, particularmente se a dose for mantida abaixo de 5 mg/kg de peso real/dia. O risco de desenvolvimento de toxicidade retiniana relatado é de 7,5% para um indivíduo que tome a medicação por mais de 5 anos. Entre 20 e 50% das pessoas que tomam hidroxicloroquina por mais de 20 anos apresentam os mesmos sinais de retinopatia. O risco aumenta com a dose cumulativa acima de 1.000 g, o que equivale a uma dose padrão de 200 mg administrada 2 vezes/dia durante 7 anos.

Diagnóstico

- A **premaculopatia** consiste em alterações iniciais funcionais e estruturais antes da manifestação de sinais visíveis no fundo de olho. O rastreamento tem por objetivo detectar a toxicidade nesse estágio antes que ocorram danos irreversíveis
  - A OCT de alta resolução é relativamente sensível e mostra revestimento da região parafoveal externa da retina, perda da linha dos segmentos externos dos cones e ruptura da linha dos segmentos interno/externo como achados precoces. A porção inferotemporal da mácula é o primeiro local a revelar toxicidade pela hidroxicloroquina
  - Quando disponível, a eletrorretinografia multifocal (ver Capítulo 15) pode demonstrar alterações precoces
  - Defeitos sutis na região central do campo visual (p. ex., Humphrey 10-2, tela de Amsler) podem ser detectados, mas a perimetria padrão é menos sensível do que as modalidades de imagem citadas anteriormente
  - Possível presença de leves defeitos de visão cromática, mas o teste de Ishihara, geralmente utilizado, é de sensibilidade relativamente baixa para essa finalidade
- A **maculopatia precoce** caracteriza-se por uma modesta redução da acuidade visual – AV – (6/9 a 6/12) e por uma sutil alteração macular. A autofluorescência do fundo de olho (FAF, na sigla em inglês) e a avaliação da densidade do pigmento macular podem ser úteis (Figura 21.3 A). Com a perda progressiva da região perifoveal externa da retina, o tecido foveal central preservado resulta no sinal do "disco voador" na OCT (Figura 21.3 B)
- A **progressão da retinopatia** a partir da redução moderada a grave da AV (6/36 a 6/60) é associada à respectiva deterioração da aparência clínica que resulta em maculopatia "em alvo", caracterizada por uma ilha foveolar de pigmento circundada por uma zona despigmentada de atrofia do EPR, que, por sua vez, é circundando por um anel hiperpigmentado (Figura 21.4 A). Segue-se uma lesão macular mais substancial, com extensa atrofia do EPR em torno da fóvea (Figura 21.4 B). As arteríolas retinianas podem ser atenuadas, possibilitando a formação de grupos de pigmentos na região periférica da retina (Figura 21.4 C). A angiografia fluoresceínica normalmente mostra hiperfluorescência em um padrão "em alvo". A OCT veio substituir o uso dessa modalidade de investigação.

Rastreamento

- **Orientação ao paciente**: deve-se enfatizar a importância do rastreamento regular
- **Avaliação basal**: é aconselhável antes ou logo após o início do tratamento, incluindo a documentação dos parâmetros funcionais visuais, junto com o exame de OCT da mácula. Esse procedimento serve de base para fins de comparação futura e ajuda a excluir a possibilidade de maculopatia preexistente como uma possível contraindicação relativa
- **Reavaliação anual**: na ausência de fatores de risco especiais, a revisão anual de rotina com testes auxiliares (ao menos, campo visual central e OCT *spectral domain*) deve começar depois de, no máximo, 5 anos. A revisão iniciada mais cedo pode ser

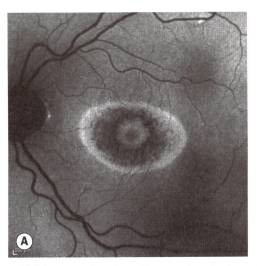
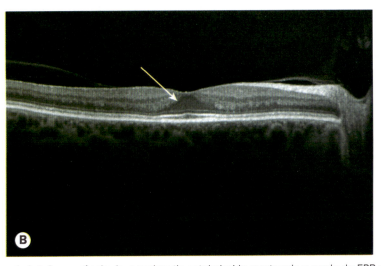

Figura 21.3 Imagens da retinopatia causada pela cloroquina. **A.** Autofluorescência da maculopatia estabelecida mostrando a perda do EPR na parafóvea. **B.** A tomografia de coerência óptica (OCT) mostra a ruptura dos fotorreceptores e a perda da junção entre os segmentos interno e externo da fóvea (*seta* – sinal do "disco voador"). (*Cortesia de I Yusuf.*)

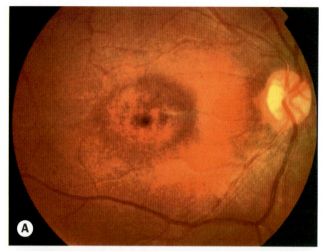
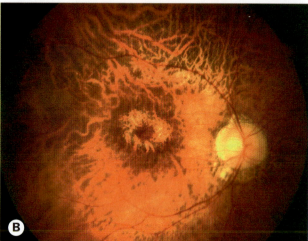
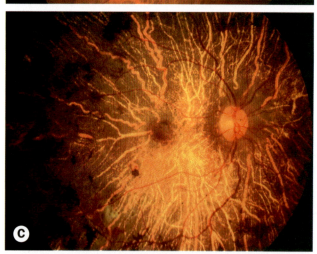

Figura 21.4 Retinopatia de gravidade progressiva causada pelo uso de cloroquina. **A.** Inicial. **B.** Moderada. **C.** Grave.

DICA A detecção da perda da camada externa da retina em uma distribuição parafoveal demonstrada pela OCT é um método sensível de detectar a toxicidade precoce à hidroxicloroquina.

Fenotiazinas

- **Tioridazina**: utilizada para o tratamento de esquizofrenia e psicoses correlatas. A dose diária normal é de 150 a 600 mg. Doses superiores a 800 mg/dia durante apenas algumas semanas podem ser suficientes para provocar a redução da AV e prejudicar a adaptação ao escuro. Pode ocorrer toxicidade progressiva da retina (Figura 21.5):
    ◦ A alteração pigmentar em padrão "sal e pimenta" envolvendo a média periferia e o polo posterior é um achado inicial
    ◦ Evolução para a pigmentação em forma de placas e perda focal do EPR e da coriocapilar
    ◦ Por fim, observa-se a perda difusa do EPR e da coriocapilar
- **Clorpromazina**: dose diária normal de 75 a 300 mg. Toxicidade retiniana constitui-se em fator de risco somente se forem utilizadas doses substancialmente maiores por um período prolongado e caracteriza-se pela presença de granularidade e agrupamento pigmentar inespecíficos
- **Digitálicos (digoxina)**: utilizados como tratamento de segunda linha para fibrilação atrial e insuficiência cardíaca sintomática. Oferecem margem terapêutica restrita, e a toxicidade pode resultar em alterações de natureza digestiva, neurológica e visual. Pode ocorrer uma série de anomalias visuais, entre as quais, redução da AV, escotomas, fotofobia e discromatopsia, detectada com mais frequência no exame formal de visão cromática. Xantopsia (visão amarela), cianopsia (visão azul) e cloropsia (visão verde) foram condições relatadas. As anomalias demonstradas pelo eletrorretinograma incluem atraso no tempo implícito e amplitude reduzida da onda b.

Maculopatias cristalinas induzidas por medicamentos

- **Tamoxifeno**: medicamento antiestrogênico utilizado no tratamento de alguns pacientes com carcinoma de mama. A dose diária normal é de 20 a 40 mg. Complicações oculares não são comuns, podendo desenvolver-se toxicidade retiniana com comprometimento da visão em pacientes tratados com doses mais elevadas, mas, com as doses-padrão, a ocorrência é rara. Retinopatia (Figura 21.6 A e B) caracteriza-se por depósitos de finos cristais amarelados nas camadas internas da retina e lesões pontuadas acinzentadas na região externa da retina e do EPR. Acredita-se que o comprometimento visual seja causado por maculopatia, inclusive formação de cisto foveolar. A OCT é um método sensível de detecção. Um raro efeito colateral é a neurite óptica, reversível com a interrupção da terapia
- **Cantaxantina**: carotenoide utilizado, geralmente em doses bastante altas, para simular bronzeamento solar. Usado por períodos prolongados, pode causar a formação de depósitos inócuos amarelados e cintilantes na região interna da retina, em conformação de rosca do tipo *doughnut* no polo posterior (Figura 21.6 C). A deposição é lentamente reversível

adequada para crianças, no caso de tratamento com cloroquina ou se houver fatores de risco adicionais, como maculopatia relacionada com a idade, catarata ou comprometimento substancial dos rins ou uso de tamoxifeno
- **Interrupção da medicação**: deve ser discutida com o reumatologista do paciente em caso de suspeita de toxicidade.

- **Metoxiflurano**: agente utilizado na indução de anestesia geral inalatória. É metabolizado e transformado em ácido oxálico, que se combina ao cálcio para formar um sal insolúvel que se deposita nos tecidos, inclusive no EPR. A administração por tempo prolongado pode levar à insuficiência renal e hiperoxalose secundária. O envolvimento ocular caracteriza-se pela presença de cristais de oxalato de cálcio espalhados por toda a retina, associados a um leve comprometimento da visão, e subsequentemente, por hiperplasia do EPR no polo posterior (Figura 21.6 D)
- **Nitrofurantoína**: antibiótico utilizado principalmente no tratamento de infecções do sistema urinário. O uso prolongado pode resultar em um leve comprometimento da visão associado aos depósitos intrarretinianos cintilantes superficiais e profundos distribuídos em um padrão circinado por todo o polo posterior
- **Causas não químicas de maculopatia cristalina**: ver Tabela 21.1.

Outros medicamentos causadores de retinopatia

- **Interferona alfa**: utilizado em uma série de condições, inclusive hepatite C e diversos tumores malignos. A retinopatia acomete alguns pacientes, especialmente aqueles sob tratamento com altas doses, e caracteriza-se por manchas algodonosas e hemorragia retinianas (Figura 21.7 A). A angiofluoresceinografia mostra

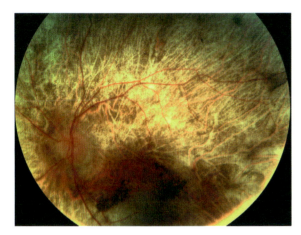

Figura 21.5 Retinopatia provocada pelo uso de tioridazina mostrando placas pigmentadas e atrofia do EPR e da coriocapilar. (*Cortesia de S Chen.*)

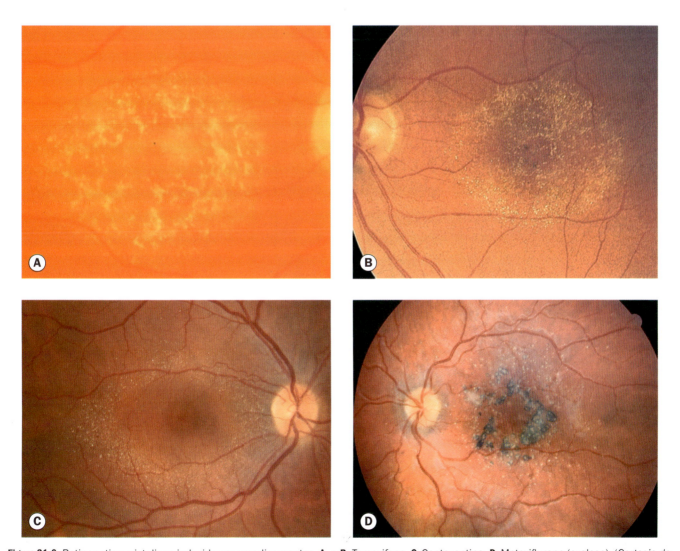

Figura 21.6 Retinopatias cristalinas induzidas por medicamentos. **A.** e **B.** Tamoxifeno. **C.** Cantaxantina. **D.** Metoxiflurano (oxalose). (*Cortesia de J Donald M Gass, de Stereoscopic Atlas of Macular Diseases, Mosby, 1997 – Figura A; L Merin – Figuras C e D.*)

Tabela 21.1 Outras causas de cristais maculares.
Hiperoxalúria primária
Distrofia cristalina corneorretiniana de Bietti
Cistinose
Síndrome de Sjögren-Larsson
Atrofia *girata*
Telangiectasia parafoveal adquirida
Êmbolos tipo talco/amido de milho
Maculopatia cristalina da África Ocidental

em pacientes com condições que requerem transfusões de sangue regulares. É administrado com mais frequência por meio de infusão subcutânea lenta. Os pacientes apresentam rápida perda de visão. Inicialmente, o fundo de olho pode parecer normal ou exibir apenas uma coloração levemente acinzentada, mas depois de várias semanas, desenvolvem-se alterações pigmentares com padrão moteado (Figura 21.8 A), associadas aos achados eletrodiagnósticos anormais. A angiofluoresceinografia mostra extensa hiperfluorescência ponteada (Figura 21.8 B)

- **Ácido nicotínico**: é um agente redutor do colesterol. Com doses diárias superiores a 1,5 g, uma minoria de pacientes desenvolve retinopatia em forma de maculopatia cistoide sugestiva de edema macular cistoide, mas sem extravasamento evidenciado na angiofluoresceinografia. As alterações causam uma leve redução da AV, mas se resolvem com a interrupção do medicamento
- **Nitritos de alquila** (**poppers**): são substâncias recreacionais utilizadas antes da atividade sexual e raramente causam uma maculopatia tóxica. Os pacientes normalmente são jovens e apresentam

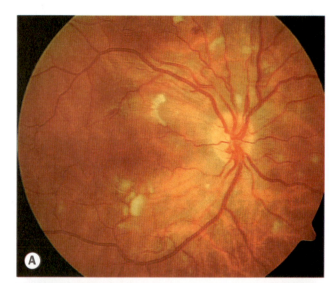

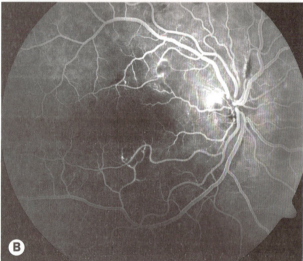

Figura 21.7 A. Retinopatia pelo uso de interferona. **B.** Angiofluoresceinografia mostrando áreas localizadas de não perfusão capilar. (*Cortesia de J Martin, P Gili*.)

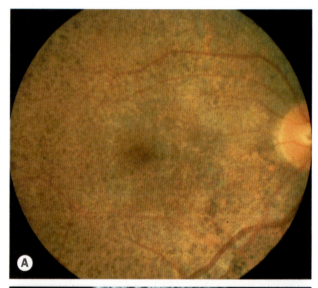

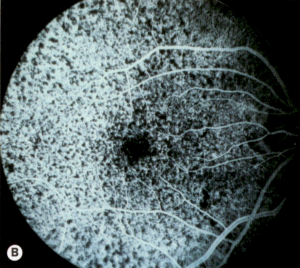

Figura 21.8 A. Retinopatia pelo uso de desferroxamina. **B.** Angiografia fluoresceínica mostrando hiperfluorescência pontuada difusa. (*Cortesia de R Smith*.)

áreas localizadas de não perfusão (ver Figura 21.7 B). As alterações normalmente se resolvem espontaneamente com a interrupção da terapia e, na maioria dos pacientes, o prognóstico visual é bom. Efeitos colaterais oculares menos comuns incluem edema macular cistoide, paresia da musculatura extraocular, edema do disco óptico e oclusão venosa da retina

- **Desferroxamina**: agente quelante utilizado no tratamento de sobrecarga crônica de ferro, geralmente para evitar hemosiderose

perda bilateral da AV e fotopsia. Clinicamente, observa-se uma pequena mancha amarela na fóvea, a qual é facilmente visualizada na autofluorescência (Figura 21.9 A). A OCT mostra um defeito seletivo na zona elipsoide foveal (Figura 21.9 B). Não há tratamento, mas pode ocorrer a recuperação espontânea da função visual.

NERVO ÓPTICO

Etambutol

Etambutol é utilizado no tratamento de tuberculose, geralmente em um regime multimedicamentos. O perfil geral de segurança é favorável, mas pode ocorrer neurite óptica aguda ou crônica. A toxicidade é dose-dependente e duração-dependente, com uma incidência de até 18% com uma dose diária de 35 mg/kg/dia. É raro (< 1%) com dose diária padrão de 15 mg/kg/dia. A toxicidade normalmente ocorre entre 3 e 6 meses após o início do tratamento, embora já tenham sido relatadas ocorrências depois de apenas alguns dias. A disfunção renal pode representar um risco de toxicidade mais alto, já que o etambutol é excretado pelos rins.

- **Sintomas**: possivelmente ausentes, mas quase sempre incluem turvação bilateral indolor, normalmente central, embora eventualmente paracentral ou periférica. Pode-se notar comprometimento da visão cromática
- **Sinais**: incluem redução de intensidade mínima a grave da AV, disco óptico normal ou levemente edemaciado com hemorragias em forma de estilhaços, e pupilas normais ou lentas. A discromatopsia entre as cores vermelho e verde é a anomalia objetiva mais comum da visão cromática, mas as sutis deficiências de percepção entre as cores azul e amarelo podem representar um achado inicial. A perda da sensibilidade ao contraste é um sinal precoce
- **Defeitos de campo visual**: podem ser centrais ou periféricos
- **Prognóstico**: é bom após a interrupção do tratamento, embora a recuperação possa levar tempo. Uma minoria dos pacientes apresenta comprometimento visual permanente, com atrofia óptica
- **Rastreamento**: o exame de acuidade visual basal e o teste de Ishihara constituem procedimentos prudentes antes do início do tratamento com etambutol, e o paciente deve ser alertado para a necessidade de relatar qualquer alteração visual. Os testes devem ser repetidos a cada 6 meses em pacientes que estejam tomando a dose padrão. A administração do etambutol deve ser imediatamente interrompida em caso de toxicidade, observando-se também a necessidade de interromper a isoniazida se o medicamento estiver sendo usado de forma síncrona (ver adiante).

DICA Para reduzir o risco de neuropatia óptica tóxica, a dose de etambutol não deve exceder 15 mg/kg/dia.

Isoniazida

Isoniazida pode muito raramente causar neuropatia óptica tóxica. O risco é maior quando administrada de maneira combinada com o etambutol.

Amiodarona

A neuropatia óptica, provavelmente decorrente de desmielinização, afeta 1 a 2% dos pacientes em tratamento prolongado com amiodarona. Pode-se afirmar quase com certeza que a condição não tem relação com a dosagem. A distinção em relação à neuropatia óptica isquêmica anterior não arterítica (NOIA-NA), que também afeta pacientes com doença vascular sistêmica, pode ser difícil e já foi sugerido que a NOIA-NA é mais comum em pacientes tratados com amiodarona. A diferenciação é clinicamente importante por ser fundamental para a decisão de interromper o uso do medicamento ou não. Presença de um disco óptico cheio (*crowded*), velocidade da manifestação, envolvimento bilateral, duração do edema do disco óptico e achados como a toxicidade sistêmica pelo uso da amiodarona podem ser úteis nesse sentido.

- **Manifestação**: ocorre com o comprometimento unilateral ou bilateral súbito ou insidioso da visão após um intervalo médio de 6 a 9 meses de uso do medicamento. Cerca de um terço dos pacientes é assintomático
- **Sinais**: na maioria dos casos, consistem na presença de edema unilateral ou bilateral do disco óptico, que pode persistir por alguns meses após a interrupção da medicação. Os achados corneanos foram descritos anteriormente
- **Investigação**
  - Exame de imagem do crânio pode ser indicado na eventual presença de edema bilateral do disco óptico
  - Os defeitos do campo visual apresentam diversas configurações e graus de gravidade, podendo ser reversíveis ou permanentes

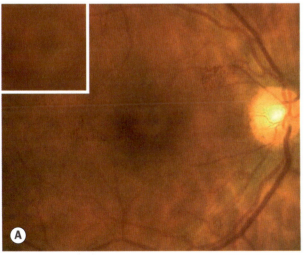

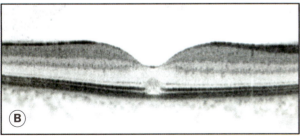

Figura 21.9 Nitritos de alquila (*poppers*). **A.** Aparência clínica mostrando mancha amarela na fóvea. **B.** Tomografia de coerência óptica (OCT) mostrando defeito na camada fotorreceptora.

- **Prognóstico**: é variável; a interrupção da medicação normalmente melhora a visão, mas em 20% dos casos, pode haver uma deterioração ainda maior. Cerca de 20% dos pacientes apresentam uma acuidade visual final inferior a 6/60
- **Rastreamento**: já foi sugerido por alguns autores, mas não existe um consenso quanto ao seu benefício. O paciente deve ser alertado para o risco e aconselhado a relatar imediatamente eventuais sintomas visuais.

Vigabatrina

A constrição bilateral concêntrica, predominantemente nasal, do campo visual acomete muitos pacientes tratados com o medicamento antiepiléptico vigabatrina, em decorrência de lesões causadas aos fotorreceptores e às células ganglionares. Não é comum em uma dose total cumulativa de < 1 kg, mas é muito comum em > 3 kg. Uma dose diária máxima de 3 g é recomendada para adultos. A vigabatrina deve ser evitada em pacientes com defeitos preexistentes do campo visual, e não deve ser prescrita em conjunto com outros medicamentos potencialmente retinotóxicos. O risco é maior em homens do que em mulheres.

- **Manifestação**: normalmente, ocorre meses ou anos após o início do tratamento com defeitos bilaterais concêntricos ou binasais do campo visual. Pode ocorrer turvação ou sintomas relacionados com o defeito, mas possivelmente sem sintomas e com AV normal, salvo na presença de escotomas no ponto de fixação ou próxima a ele
- **Sinais**: possivelmente ausentes, mas com eventual presença de atrofia óptica. Outros sinais sutis incluem atrofia periférica, estreitamento arteriolar, reflexos maculares anormais e enrugamento da superfície. OCT pode detectar atrofia da camada de fibras nervosas peripapilares da retina, inclusive antes do desenvolvimento de defeitos do campo visual
- **Prognóstico**: as alterações persistem se o tratamento for interrompido, mas, às vezes, não progridem com a continuação do tratamento
- **Rastreamento**: recomenda-se uma avaliação visual basal, inclusive com exames de campo de visual e OCT, antes do início do tratamento, e, então, a cada 3 meses. Em crianças e outros pacientes impossibilitados de se submeterem a testes de campo visual e OCT, a modalidade ideal de monitoramento ainda não foi determinada.

Metotrexato

Metotrexato é uma causa muito rara de perda aguda ou gradativa de visão em decorrência de neuropatia óptica. Acuidade visual reduzida, discromatopsia e perda de campo visual são possíveis ocorrência que podem estar ligadas ao metabolismo do ácido fólico, cujos níveis devem ser verificados. A suplementação de vitamina B_{12} e folato pode ser útil.

CÓRTEX VISUAL

Bevacizumabe

Bevacizumabe é utilizado para tumores de cólon e reto, podendo, em casos raros, resultar em cegueira cortical, a qual não é totalmente reversível com a interrupção da medicação.

Capítulo 22

Trauma

TRAUMA DA PÁLPEBRA, 860
Hematoma periocular, 860
Laceração, 860

TRAUMA ORBITÁRIO, 862
Fratura do assoalho orbitário, 862
Fratura do teto orbitário, 864
Fratura em *blow out* da
  parede medial, 865

Fratura da parede lateral, 865
Hemorragia orbitária, 865

TRAUMA DO GLOBO OCULAR, 866
Introdução, 866
Trauma contuso, 867
Trauma penetrante, 874
Enucleação/evisceração, 876
Corpo estranho superficial, 876

Corpo estranho intraocular, 877
Endoftalmite bacteriana, 878

LESÕES QUÍMICAS, 879
Etiologia, 879
Fisiopatologia, 879
Conduta, 880

QUEIMADURAS TÉRMICAS, 883

TRAUMA DA PÁLPEBRA
Hematoma periocular

"Olho roxo" consiste em um hematoma (acúmulo localizado de sangue) e/ou equimose periocular (equimose difusa) e edema (Figura 22.1 A). Geralmente inócua, é a lesão contusa mais comum da pálpebra. Entretanto, é fundamental que se excluam as seguintes condições mais sérias:

- **Trauma do globo ocular ou da órbita**: é mais fácil examinar o globo ocular antes que as pálpebras se tornem edematosas. Depois que o edema se instala, a leve pressão sustentada para abrir as pálpebras geralmente desloca o líquido tecidual o suficiente para permitir a visualização do segmento anterior. É crucial não aplicar qualquer força sobre o globo ocular propriamente dito até que sua integridade seja confirmada. Deve-se considerar um exame de imagem urgente, como tomografia computadorizada (TC), ressonância magnética (RM) ou ultrassonografia à beira do leito (com meticuloso cuidado para evitar qualquer tipo de pressão sobre o globo), se houver suspeita de lesão subjacente do globo ocular e não for possível a visualização clínica adequada
- **Fratura do teto orbitário**: especialmente se o olho roxo for associado à hemorragia subconjuntival sem um limite posterior visível (o que indicaria a extensão anterior de um ponto de sangramento posterior) (Figura 22.1 B)
- **Fratura de base de crânio**: pode dar origem a hematomas bilaterais característicos em forma de anel ("sinal do guaxinim"; ver Figura 22.1 C).

DICA A presença de equimose periorbitária bilateral (sinal do guaxinim) pode ser um sinal de fratura de base de crânio.

Laceração

A presença de uma laceração palpebral, por mais insignificante que seja, exige cuidadosa exploração da ferida, e exame do globo ocular e das estruturas anexas. Qualquer defeito palpebral deve ser corrigido por fechamento direto sempre que possível, mesmo sob tensão, visto que essa abordagem permite o melhor resultado funcional e estético (Figura 22.2 A e B).

- Lacerações **superficiais** paralelas à margem palpebral sem abertura podem ser suturadas com fio preto de seda ou náilon 6.0. As suturas são removidas depois de 5 a 6 dias
- Há sempre risco de **infecção**, mesmo com uma pequena laceração (Figura 22.2 C)
- Lacerações da **margem palpebral** invariavelmente se abrem se não houver um fechamento cuidadoso e, para evitar a formação de entalhe, devem ser suturadas com o alinhamento ideal (Figura 22.3):
  ○ Insere-se uma sutura de colchão vertical com fio de seda 5.0 paralelamente aos orifícios das glândulas meibomianas, a cerca de 2 mm das bordas da ferida e a 2 mm de profundidade, sem amarrar
  ○ As bordas da placa tarsal são fechadas com suturas lamelares 5.0 absorvíveis de espessura parcial (p. ex., poliglactina), que são amarradas anteriormente
  ○ Amarra-se, então, a sutura de seda na margem palpebral de modo que as bordas cortadas contraiam levemente a ferida. As pontas devem ficar relativamente longas (p. ex., 2 cm).

Fecha-se a pele sobrejacente com suturas interrompidas com fio de náilon 6.0 ou 7.0 ou com suturas absorvíveis, prendendo-se as pontas do fio de sutura de seda de modo que as pontas e seu nó fiquem afastados da córnea.

- **Lacerações com uma leve perda tecidual** (apenas suficiente para evitar o fechamento direto primário): normalmente podem ser tratadas com a realização de cantólise lateral para aumentar a mobilidade lateral

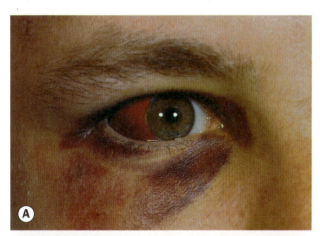
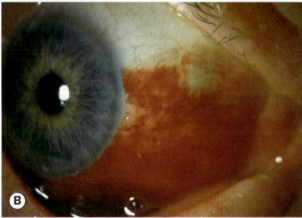
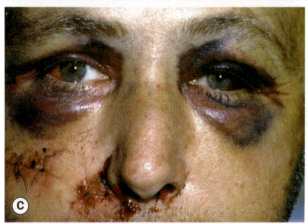

Figura 22.1 A. Hematoma da pálpebra inferior com hemorragia subconjuntival. **B.** Hemorragia subconjuntival sem limite posterior visível. **C.** "Sinal do guaxinim".

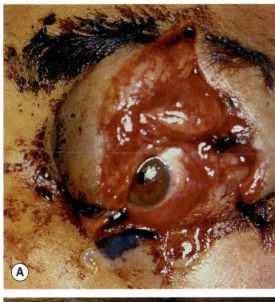
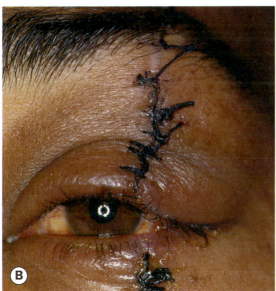
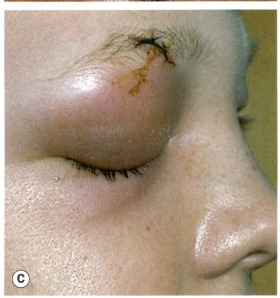

Figura 22.2 A. Laceração palpebral. **B.** Resultado pós-operatório. **C.** Celulite orbital secundária à pequena laceração.

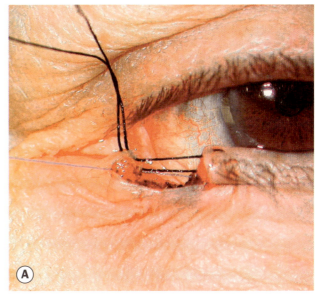
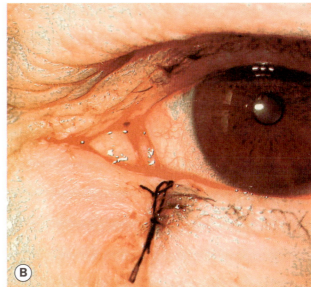

Figura 22.3 Reparo de laceração palpebral de espessura total. **A.** Aproximação inicial da placa tarsal com sutura absorvível, e da margem palpebral, com fio de sutura de seda. **B.** Reparo concluído. (*Cortesia de J Nerad, K Carter e M Alford, de "Oculoplastic and Reconstructive Surgery", em* Rapid Diagnosis in Ophthalmology, *Mosby 2008.*)

- **Lacerações com extensa perda tecidual**: podem exigir procedimentos reconstrutivos importantes semelhantes àqueles utilizados após a ressecção de tumores malignos (ver Capítulo 2)
- **Lacerações canaliculares**: devem ser corrigidas em 24 horas (Figura 22.4 A). A laceração é fechada com tubo de silicone (tubo de Crawford), que é introduzido pelo sistema lacrimal e amarrado no nariz; em seguida, a laceração é suturada. Alternativamente, o reparo de um único canalículo pode ser realizado com um *stent* monocanalicular (p. ex., Mini Monoka; Figura 22.4 B) e, se necessário, suturando-se sua placa à pálpebra com fio 8.0. Deixa-se o tubo *in situ* por 3 a 6 meses
- **Estado tetânico**: deve-se garantir que o estado de imunização do paciente contra o tétano seja satisfatório após qualquer lesão. Na ausência de imunização anterior, aplicam-se 250 unidades de

imunoglobulina humana antitetânica por via intramuscular (IM). Caso o paciente tenha sido previamente imunizado, mas não tenha tomado um reforço nos últimos 10 anos, deve-se administrar o toxoide tetânico subcutâneo
- Em caso de suspeita de corpo estranho nos tecidos moles da pálpebra, deve-se fazer uma investigação com exame de imagem (TC) (Figura 22.5).

DICA Há sempre um risco de celulite orbitária após uma laceração penetrante da pálpebra, especialmente no caso de corpo estranho retido.

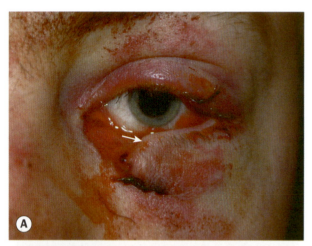

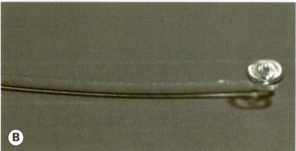

Figura 22.4 A. Laceração da pálpebra inferior envolvendo o canalículo (seta). **B.** *Stent* monocanalicular de silicone necessário para fechar a laceração.

TRAUMA ORBITÁRIO
Fratura do assoalho orbitário
Introdução
Uma fratura em *blow out* do assoalho da órbita normalmente é causada pelo súbito aumento da pressão orbitária em decorrência de impacto provocado por um objeto de diâmetro maior do que a abertura orbitária (cerca de 5 cm), como um punho ou uma bola de tênis, de tal modo que o próprio globo ocular se desloque e transmita o impacto em vez de absorvê-lo (Figura 22.6). Como os ossos da parede lateral e do teto normalmente conseguem suportar esse tipo de trauma, a fratura geralmente envolve o assoalho da órbita ao longo do osso fino que recobre o canal infraorbitário. Ocasionalmente, a parede medial da órbita também pode ser fraturada. Fraturas da borda orbitária e dos ossos adjacentes da face requerem uma conduta adequada específica. Achados clínicos variam de acordo com a gravidade do trauma, e o intervalo entre a lesão e o exame. Deve-se ter o cuidado de fazer uma avaliação completa da cabeça e da lesão sistêmica, e providenciar quaisquer encaminhamentos interespecialidades necessários.

Diagnóstico
- **Função visual**: especialmente a acuidade, deve ser registrada e monitorada
- **Sinais perioculares**: incluem equimose variável, edema (Figura 22.7 A) e, ocasionalmente, enfisema subcutâneo (uma sensação crepitante à palpação devido ao ar contido nos tecidos subcutâneos)
- **Anestesia do nervo infraorbitário**: é comum o envolvimento da pálpebra inferior, da bochecha, da lateral do nariz, do lábio superior, dos dentes superiores e da gengiva, visto que a fratura geralmente abrange o canal infraorbitário
- **Diplopia**: pode ser causada por um dos seguintes mecanismos:
  ○ Presença de hemorragia e edema na órbita pode provocar o estreitamento dos septos que ligam os músculos reto inferior e oblíquo inferior à periórbita, restringindo, desse modo, o movimento do globo ocular. A motilidade ocular normalmente melhora à medida que hemorragia e edema se resolvem
  ○ Encarceramento mecânico do músculo reto inferior ou do músculo oblíquo inferior – ou do tecido conjunto e da gordura

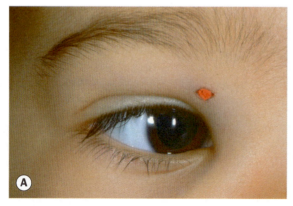
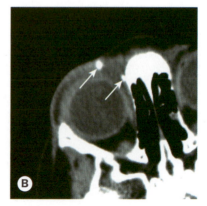

Figura 22.5 A. Pequena laceração da pálpebra superior em uma criança, mostrando a ponta de um lápis de cor. **B.** Tomografia computadorizada (TC) mostrando as pontas quebradas (*setas*).

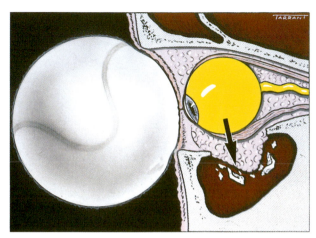

Figura 22.6 Mecanismo de uma fratura em *blow out* do assoalho orbitário.

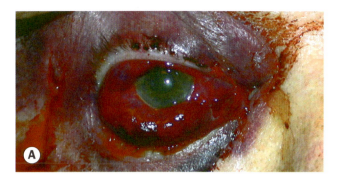
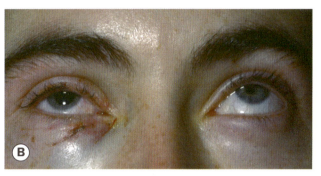
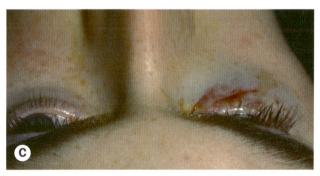

Figura 22.7 Fratura em *blow out* do assoalho da órbita direita. **A.** Acentuada equimose periocular, edema e hemorragia conjuntival. **B.** Supradução restrita. **C.** Enoftalmia leve do lado direito. (*Cortesia de S Chen – Figura A.*)

adjacentes – na fratura. A diplopia normalmente ocorre tanto na supraversão (Figura 22.7 B) quanto na infraversão. Ducção forçada e teste da pressão intraocular (PIO) diferencial (aumento da PIO à medida que um músculo com movimentos restritos exerce pressão sobre o globo ocular) são positivos. A diplopia pode melhorar se tiver como causa principalmente o aprisionamento do tecido conjuntivo edematoso e da gordura, mas em geral persiste se houver envolvimento significativo dos músculos propriamente ditos
- Lesão direta de um músculo extraocular, associada a teste negativo de ducção forçada. As fibras musculares geralmente se regeneram, e a função normal costuma voltar ao normal em cerca de 2 meses
- **Enoftalmia** (Figura 22.7 C): pode ocorrer se a fratura for grave, embora tenda a se manifestar somente depois de alguns dias, após a resolução do edema inicial. A enoftalmia tardia não é comum, mesmo no caso de grandes fraturas. Seis meses após uma grande fratura do assoalho orbitário, apenas 20% dos pacientes apresentarão enoftalmia de mais de 2 mm
- **Lesão ocular** (p. ex., hifema, recessão angular, diálise retiniana): deve ser excluída por criterioso exame do globo ocular, embora se trate de ocorrência relativamente incomum associada a uma fratura em *blow out*
- Teste do **gráfico de Hess** (Figura 22.8): para mapear os movimentos dos olhos, é útil na avaliação e no monitoramento
- **TC com cortes coronais** (Figura 22.9). Auxilia na avaliação da extensão de uma fratura e na determinação da natureza da densidade de tecidos moles da região do antro maxilar, que podem representar gordura orbitária, músculos extraoculares, hematoma ou pólipos antrais não correlatos.

Tratamento

- O tratamento **inicial** geralmente consiste em observação, com a prescrição de antibióticos orais. Bolsas de gelo e descongestionantes nasais podem ser úteis. O paciente deve ser instruído a não assoar o nariz, dada a possibilidade de forçar o conteúdo infectado dos seios paranasais para o interior da órbita. Esteroides sistêmicos são eventualmente necessários para o tratamento de edema grave da órbita, em especial se o edema estiver comprometendo o nervo óptico

- O tratamento **subsequente** tem por objetivo a prevenção da diplopia vertical permanente e/ou enoftalmia esteticamente inaceitável
  - Pequenas fissuras sem herniação não necessitam de tratamento, uma vez que o risco de complicações permanentes é pequeno
  - Fraturas que envolvam até a metade do assoalho da órbita, com pouca ou nenhuma herniação, ausência de enoftalmia significativa e melhora da diplopia, também não requerem tratamento
  - Fraturas que envolvam mais da metade do assoalho da órbita podem desenvolver enoftalmia se não forem tratadas
  - Fraturas com encarceramento do conteúdo orbitário, enoftalmia com mais de 2 mm e/ou diplopia persistente ou significativa na posição primária do olhar devem ser corrigidas em 2 semanas. Entretanto, existem relatos recentes de que, em pacientes com enoftalmia com menos de 2 mm, não há diferença de resultado entre aqueles submetidos à cirurgia depois de 2 semanas e aqueles submetidos à cirurgia depois de 6 meses. Em pacientes com diplopia e encarceramento tecidual, mas

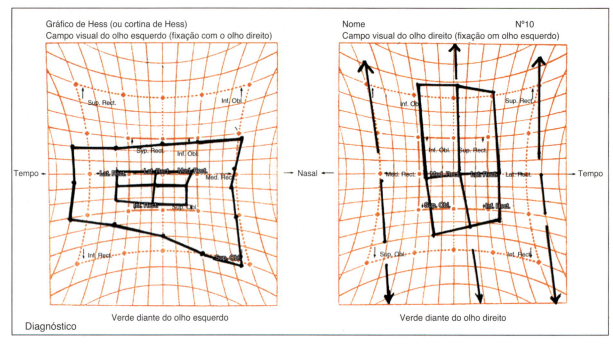

Figura 22.8 Gráfico de Hess de uma fratura em *blow out* do assoalho da órbita esquerda mostrando restrição da supraducção à esquerda (músculos reto superior e oblíquo inferior) e restrição na infraducção (músculo reto inferior). Há também hiperação secundária do olho direito.

sem aprisionamento muscular, a melhora geralmente ocorre sem cirurgia. Se a diplopia persistir, é provável que a cirurgia adiada ainda a corrija, exceto na supraversão extrema
- **Fratura do "olho branco"**: constitui um subgrupo que requer reparo urgente para evitar lesão neuromuscular. A situação é observada em pacientes com menos de 18 anos, normalmente com pouca lesão visível dos tecidos moles externos, e quase sempre afeta o assoalho da órbita. Envolve o encarceramento agudo do tecido herniado em um efeito "alçapão" e ocorre em razão da maior elasticidade óssea em pessoas mais jovens. O paciente pode apresentar náuseas agudas, vômitos e cefaleia, com possibilidade de ocorrer ativação persistente do reflexo oculocardíaco. Achados revelados pela TC podem ser sutis
- **Reparo cirúrgico**: realizado por meio de incisão transconjuntival ou subciliar ou via seio maxilar, com elevação do periósteo do assoalho orbitário, liberando-se o conteúdo orbitário aprisionado e corrigindo o defeito ósseo com um implante sintético.

Fratura de teto orbitário

Introdução

Fraturas de teto orbitário raramente são encontradas pelos oftalmologistas. Fraturas isoladas, causadas por queda sobre objeto cortante ou, às vezes, por uma pancada relativamente leve no supercílio ou na fronte, são mais comuns em crianças e em geral não requerem tratamento. Fraturas decorrentes de grandes traumas, com deslocamento da borda orbitária ou alterações significativas de outros ossos craniofaciais, normalmente afetam adultos.

Diagnóstico

Presença de hematoma na pálpebra superior é característica, junto com equimose periocular. Essas condições geralmente se desenvolvem no

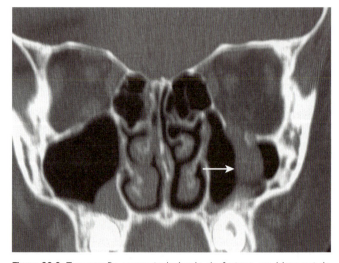

Figura 22.9 Tomografia computadorizada de fratura em *blow out* do assoalho da órbita esquerda – corte coronal mostrando defeito no assoalho orbitário (*seta*) e sinal da "lágrima" devido ao prolapso dos tecidos moles para dentro do antro maxilar.

decorrer de algumas horas, podendo espalhar-se progressivamente para o lado oposto ao da fratura. Outros achados de fratura da parede orbitária anteriormente descritos podem estar presentes. Grandes fraturas podem estar associadas à pulsação do globo ocular em razão da transmissão da pressão do líquido cefalorraquidiano (LCR), melhor detectada pela tonometria de aplanação.

Tratamento

Fraturas pequenas podem não necessitar de tratamento, mas é importante excluir a possibilidade de extravasamento do LCR, que representa risco de meningite. Defeitos ósseos mensuráveis com deslocamento descendente de fragmentos normalmente requerem cirurgia reconstrutiva. A conduta geral é semelhante àquela adotada para fraturas do assoalho orbitário (ver anteriormente).

Fratura em *blow out* da parede medial

Fraturas da parede medial da órbita normalmente estão associadas a fraturas do assoalho orbitário. Não é comum encontrar uma fratura isolada da parede medial. Sinais incluem equimose periorbital e, com frequência, enfisema subcutâneo, o qual geralmente se desenvolve ao assoar o nariz. Há presença de defeito da motilidade ocular envolvendo a abdução e a adução se o músculo reto medial estiver aprisionado. TC revelará a fratura. O tratamento consiste na liberação do tecido encarcerado e na correção do defeito ósseo (Figura 22.10).

Fratura da parede lateral

Fraturas agudas da parede lateral (ver Figura 22.12 D, mais adiante) raramente são encontradas pelos oftalmologistas. Como a parede lateral da órbita é mais sólida do que as demais paredes, uma fratura normalmente está associada a uma lesão facial extensa.

Hemorragia orbitária

Introdução

Hemorragia orbitária (retrobulbar) é importante principalmente devido ao risco associado de síndrome compartimental orbitária aguda com neuropatia óptica compressiva, e pode levar à cegueira irreversível do olho afetado em casos graves. É possível ocorrer sem ou associada a uma lesão óssea da órbita. A ocorrência de hemorragia orbitária iatrogênica não é incomum e normalmente resulta de bloqueio peribulbar ou retrobulbar com anestésico local realizado para facilitar a cirurgia intraocular. Algumas causas raras incluem sangramento decorrente de anomalias vasculares e, ocasionalmente, hemorragia espontânea resultante de má coagulação.

Diagnóstico

Proptose, edema palpebral e equimose, quemose hemorrágica, disfunção da motilidade ocular, acuidade visual reduzida, PIO elevada, edema do disco óptico e defeito pupilar aferente relativo estão entre os possíveis sinais.

Tratamento

O tratamento deve iniciar imediatamente em caso de deterioração visual progressiva. Cantotomia por si só raramente é adequada.
- **Cantotomia**: depois de clampear o local da incisão por 60 segundos, utilizam-se pinças para fazer uma incisão horizontal de espessura total de 1 a 2 cm sob anestesia local (p. ex., 1 a 2 mℓ de lidocaína a 1 a 2%) no ângulo do canto lateral (Figura 22.11 A)
- **Cantólise**: após cantotomia, a pálpebra inferior é retraída para baixo e o ramo inferior do tendão cantal lateral (Figura 22.11 B) é cortado com pinças de ponta romba, direcionadas inferiormente e inseridas na posição adjacente e paralela à borda lateral da órbita entre a conjuntiva e a pele, e afastadas do globo ocular. O sangue é suavemente estimulado a drenar. Se necessário, pode-se cortar também o ramo superior do tendão, mas com um risco substancial de lesionar as estruturas anexas.

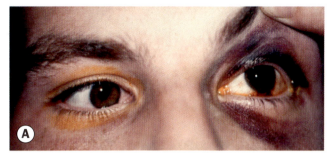
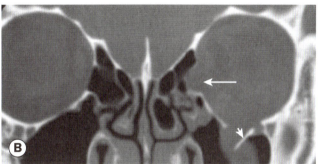

Figura 22.10 Fratura em *blow out* da parede medial e do assoalho da órbita esquerda. **A.** Defeito de abdução do olho esquerdo. **B.** Corte coronal de tomografia computadorizada mostrando fraturas da parede medial (*seta*) e do assoalho (*ponta de seta*). (*Cortesia de A Pearson*.)

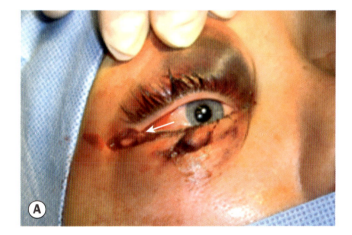
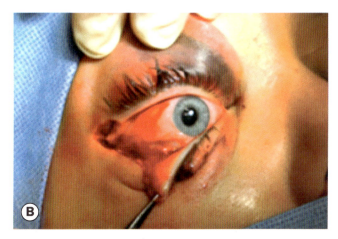

Figura 22.11 Tratamento cirúrgico de hemorragia retrobulbar aguda. **A.** Cantotomia lateral (*seta*). **B.** Desinserção da *crus* inferior do tendão cantal lateral. (*Cortesia de D Hildebrand*.)

TRAUMA DO GLOBO OCULAR

Introdução

Terminologia

- **Lesão fechada**: em geral, é resultante de trauma contuso. A parede corneoescleral do globo ocular permanece intacta
- **Lesão aberta**: envolve uma ferida de espessura total do envelope corneoescleral
- **Contusão**: é uma lesão fechada resultante de trauma contuso. A lesão pode ocorrer no próprio local ou distante do local do impacto
- **Ruptura**: é uma ferida de espessura total causada por trauma contuso. O globo ocular cede em seu ponto mais fraco, o qual pode não ser no local do impacto
- **Laceração**: é um defeito de espessura total na parede ocular produzido por um trauma cortante, normalmente resultante de impacto direto
- **Laceração lamelar**: é uma laceração de espessura parcial
- **Lesão incisada**: é causada por objeto cortante, como vidro ou faca
- **Lesão penetrante**: refere-se a uma única ferida de espessura total, normalmente causada por objeto cortante, sem ferida de saída. A lesão penetrante pode estar associada à retenção intraocular de um corpo estranho
- **Perfuração**: consiste em duas feridas de espessura total, uma de entrada e outra de saída, normalmente causadas por um projétil.

Investigações

- **Radiografias comuns**: podem ser realizadas em caso de suspeita da presença de objeto estranho (Figura 22.12 A). Um corpo estranho metálico que esteja dentro do olho irá movimentar-se para cima e para baixo se as radiografias forem realizadas em supraversão e infraversão
- **Ultrassonografia**: pode ser útil para a detecção de corpos estranhos intraoculares (CEIOs), ruptura do globo ocular, hemorragia supracoroidal e descolamento de retina. Deve ser realizada da maneira mais delicada possível se houver a possibilidade de lesão aberta do globo ocular, tendo-se o cuidado de não aplicar pressão sobre o globo
- **TC**: é superior à radiografia simples para detecção e localização de CEIOs (Figuras 21.12 B a D). É válida também para determinar a integridade das estruturas intracranianas, faciais e intraoculares (Figura 22.12 C)
- **RM**: é mais precisa do que TC para detecção e avaliação de lesões do globo ocular propriamente dito, como uma ruptura posterior oculta, embora não para lesões ósseas. Entretanto, RM não deve ser realizada se houver suspeita de corpo estranho metálico ferroso

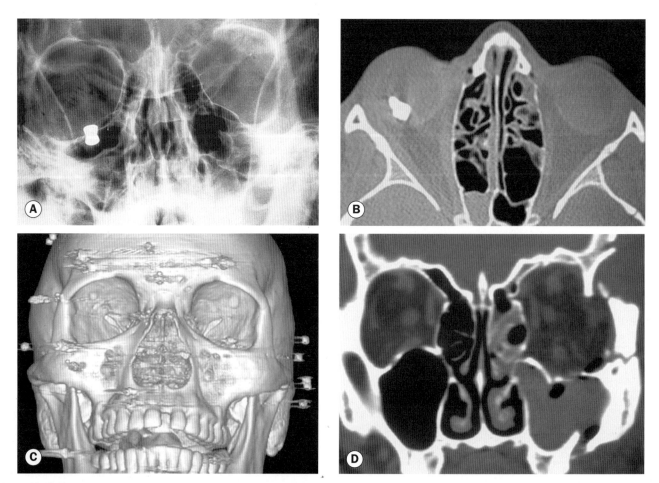

Figura 22.12 Exames de imagem no trauma ocular. **A.** Radiografia simples mostrando um projétil de chumbo de espingarda de ar comprimido. **B.** Tomografia computadorizada (TC) axial mostrando um corpo estranho intraocular localizado no olho esquerdo. **C.** Reconstrução por TC tridimensional de uma lesão facial por tiro de espingarda de ar comprimido. **D.** TC coronal mostrando fratura da parede lateral da órbita esquerda. (*Cortesia de S Chen – Figuras B e C; A Pearson – Figura D.*)

- **Testes eletrodiagnósticos**: podem ser úteis para a avaliação da integridade do nervo óptico e da retina, particularmente se tiver se passado algum tempo desde a lesão original e houver suspeita de corpo estranho intraocular (CEIO).

DICA Exame de imagem por RM não deve ser realizado se houver suspeita de corpo estranho metálico ferroso em pacientes com lesão penetrante.

Trauma contuso

As causas mais comuns de trauma contuso são lesões sofridas na prática de esportes ou por agressões. O trauma contuso grave do globo ocular resulta em compressão anteroposterior com expansão simultânea no plano equatorial (Figura 22.13), geralmente associada a um aumento transitório, mas grave, da PIO. Embora o impacto seja essencialmente absorvido pelo diafragma cristalino-íris e pela base vítrea, o polo posterior também pode ser lesionado. A extensão da lesão ocular depende da gravidade do trauma. O prognóstico varia, mas normalmente é determinado pela extensão da lesão retiniana.

Córnea

- **Abrasão corneana**: envolve ruptura do epitélio (Figura 22.14 A) e cora com fluoresceína (Figura 22.14 B). Se localizada na área pupilar, a visão pode ser significativamente comprometida. Os detalhes do tratamento estão descritos no Capítulo 7
- **Edema corneano agudo**: pode desenvolver-se após trauma contuso, secundariamente à disfunção localizada ou difusa do endotélio, e é ocasionalmente observado como subjacente a uma grande abrasão. Em geral, é associado a dobras na membrana de Descemet e espessamento estromal, mas quase sempre desaparece espontaneamente
- **Rupturas na membrana de Descemet**: normalmente são verticais (Figura 22.14 C) e, em geral, resultantes de trauma no nascimento.

Hifema

Hifema (hemorragia na câmara anterior) é uma complicação comum da lesão ocular contusa. A fonte do sangramento normalmente é a raiz da íris ou a face anterior do corpo ciliar. Caracteristicamente, o sangue

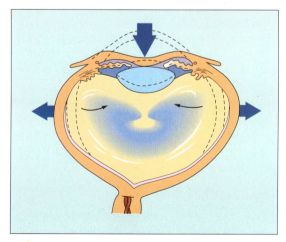

Figura 22.13 Patogênese de lesão ocular por trauma contuso.

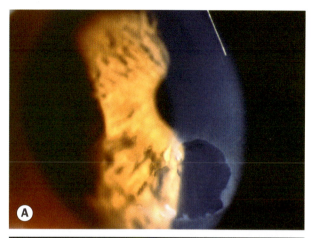

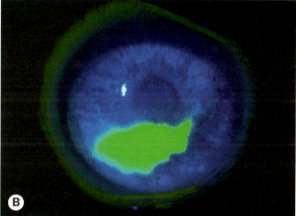

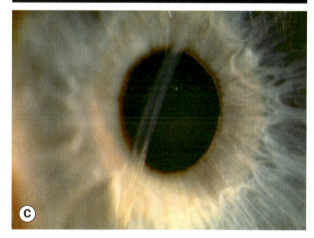

Figura 22.14 Complicações corneanas de trauma contuso. **A.** Pequena abrasão corneana não corada. **B.** Grande abrasão corneana corada com fluoresceína. **C.** Rupturas na membrana de Descemet. (*Cortesia de C Barry – Figura B; R Curtis – Figura C.*)

se deposita inferiormente, resultando em um "nível fluido" (Figura 22.15 A), exceto quando o hifema é total (Figura 22.15 B). A PIO elevada fora de controle pode resultar em neuropatia óptica isquêmica e impregnação hemática na córnea (Figura 22.15 C) (ver Capítulo 11).

Porção anterior da úvea

- **Pupila**: a íris pode momentaneamente ser comprimida contra a superfície anterior do cristalino por força anteroposterior intensa, resultando na impressão do pigmento da margem pupilar. Miose

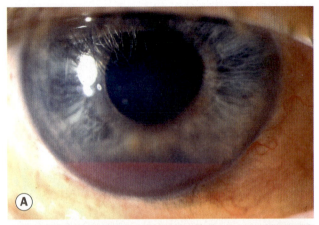
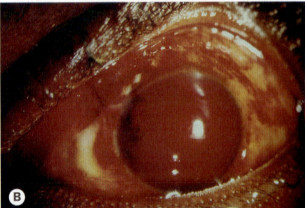
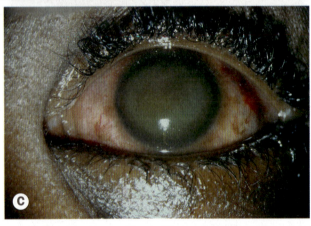

Figura 22.15 Hifema traumático. **A.** Hifema pequeno. **B.** Hifema total. **C.** Impregnação de sangue na córnea decorrente de pressão intraocular elevada sustentada associada a um hifema total.

transitória acompanha a compressão, evidenciada pelo padrão de pigmento correspondendo ao tamanho da pupila comprimida (anel de Vossius; Figura 22.16 A). A lesão do esfíncter iriano pode resultar em midríase traumática, a qual pode ser temporária ou permanente. A pupila reage lentamente ou não demonstra nenhuma reação à luz e à acomodação. Presença de lacerações radiais na margem pupilar é comum (Figura 22.16 B)
- **Iridodiálise**: deiscência da íris com base no corpo ciliar em sua raiz. A pupila normalmente apresenta formato em "D" e a diálise é visualizada como uma área biconvexa escura próxima ao limbo (Figura 22.16 C). A retroiluminação mostra a extensão da lesão (Figura 22.16 D). A iridodiálise pode ser assintomática se estiver recoberta pela pálpebra superior. Entretanto, ocorre ocasionalmente diplopia monocular e ofuscamento se a deiscência estiver exposta na abertura palpebral. A presença de aniridia traumática (iridodiálise de 360°) é rara. No olho pseudofácico, a íris descolada pode ser ejetada por uma incisão cirúrgica de catarata (Figura 22.17).
- **Corpo ciliar** (ver adiante).

Pressão intraocular

É importante que a PIO seja cuidadosamente monitorada, especialmente no período inicial após o trauma (ver Capítulo 11). A elevação da PIO pode ocorrer por diversas razões, entre as quais, hifema e inflamação. Na presença de hipotonia, é importante excluir a possibilidade de laceração oculta. Lacerações que se estendem para a face do corpo ciliar (recessão angular) estão associadas a um risco de 6 a 9% de glaucoma tardio (Figura 22.18).

> **DICA** Se a PIO estiver baixa na presença de um hifema total, deve-se suspeitar de laceração escleral posterior oculta.

Cristalino

- **Catarata**: a formação é uma sequela comum do trauma contuso. Os mecanismos postulados incluem lesão direta das próprias fibras do cristalino e minúsculas rupturas na cápsula do cristalino com influxo de humor aquoso, hidratação das fibras do cristalino e consequente opacificação. Uma opacidade subcapsular anterior em forma de anel pode apresentar-se subjacente a um anel de Vossius. A opacificação geralmente ocorre no córtex subcapsular posterior, ao longo das suturas posteriores, resultando em uma opacidade em forma de flor ("roseta") (Figura 22.19 A) que pode desaparecer posteriormente, permanecer estacionária ou progredir para a maturidade (Figura 22.19 B). A cirurgia de catarata pode ser necessária no caso de opacidade visualmente significativa
- **Subluxação do cristalino**: pode ocorrer em decorrência de ruptura do ligamento suspensor. O cristalino subluxado tende a desviar-se para o meridiano das zônulas intactas. A câmara anterior aprofunda-se sobre a área de deiscência zonular se o cristalino girar em sentido posterior. A borda do cristalino subluxado fica visível sob a midríase (Figura 22.19 B) e o tremor da íris (iridodonese) ou do cristalino (facodonese) pode ser observado no movimento ocular. Uma subluxação de magnitude suficiente para tornar a pupila parcialmente afácica possivelmente resulta em diplopia uniocular. Pode ocorrer astigmatismo lenticular por causa da inclinação
- **Deslocamento**: é raro quando resultante de ruptura de 360° das fibras zonulares. O cristalino pode deslocar-se para dentro do vítreo (Figura 22.19 C) ou, o que é menos comum, para dentro da câmara anterior (Figura 22.19 D). Deve-se considerar a hipótese de condição predisponente subjacente, como pseudoesfoliação.

Ruptura do globo ocular

A ruptura do globo ocular pode ser resultante de trauma contuso grave. O prognóstico é baixo se o nível visual de início for de percepção da luz ou pior. A ruptura normalmente é anterior, nas

Capítulo 22 • Trauma

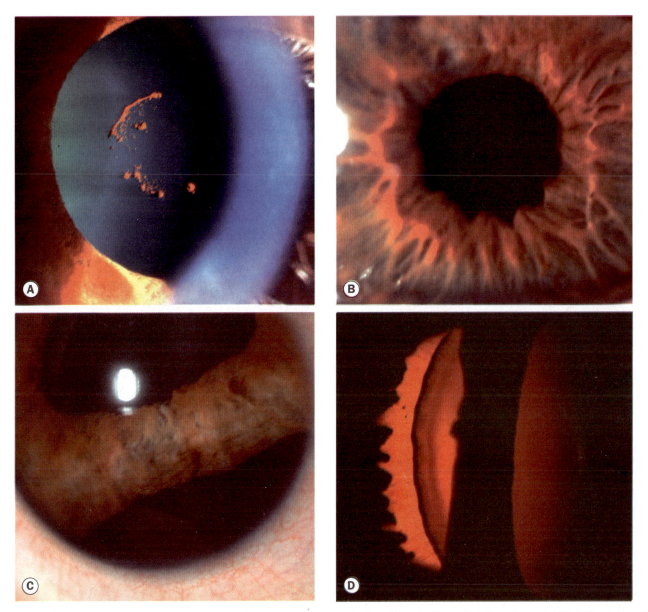

Figura 22.16 Complicações irianas resultantes de trauma contuso. **A.** Anel de Vossius. **B.** Lacerações radiais do esfíncter. **C.** Iridodiálise. **D.** Retroiluminação da iridodiálise.

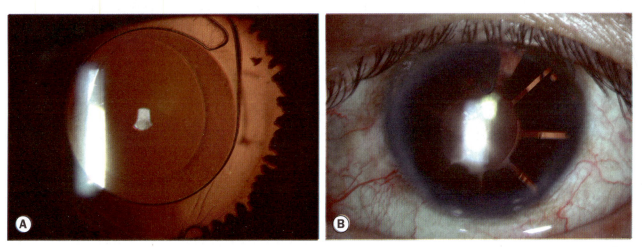

Figura 22.17 Aniridia traumática em um olho pseudofácico. **A.** Retroiluminação mostrando implante de lente e processos ciliares. **B.** Prótese de íris. (*Cortesia de C Barry.*)

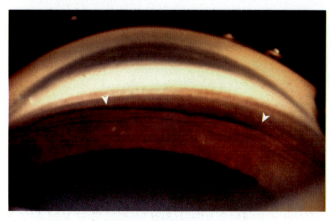

Figura 22.18 Aparência gonioscópica de recessão angular (as *pontas de seta* indicam a extensão da recessão).

proximidades do canal de Schlemm, com prolapso de estruturas como o cristalino, a íris, o corpo ciliar e o vítreo (Figura 22.20). Ruptura anterior pode ser mascarada por uma hemorragia subconjuntival extensa. Após força contusa substancial, segue-se, geralmente, uma ruptura no local de uma ferida cirúrgica (p. ex., catarata, ceratoplastia, vitrectomia). Ruptura posterior oculta pode estar associada a um dano visível pequeno ao segmento anterior, mas deve ser motivo de suspeita se a câmara anterior apresentar profundidade assimétrica. A câmara anterior do olho afetado é classicamente profunda, com rotação posterior do diafragma íris-cristalino e a PIO no olho afetado é baixa. Em geral, a ruptura se encontra logo atrás da inserção dos músculos retos, onde a esclera é mais fina. Uma cuidadosa ultrassonografia B-scan pode demonstrar a presença de uma ruptura posterior, mas é possível que seja necessária TC ou RM. Os princípios da correção de uma ruptura da esclera estão descritos adiante.

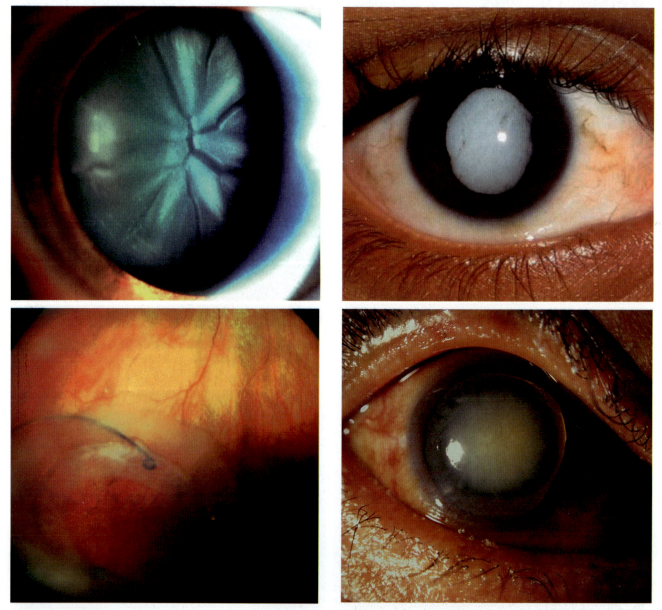

Figura 22.19 Complicações resultantes de lesões traumáticas do cristalino. **A.** Catarata em forma de flor. **B.** Densa catarata traumática com ruptura da cápsula anterior e prolapso do conteúdo do cristalino. **C.** Deslocamento para dentro do vítreo em um olho pseudofácico com pseudoesfoliação (as *setas* mostram a borda da cápsula). **D.** Deslocamento para dentro da câmara anterior.

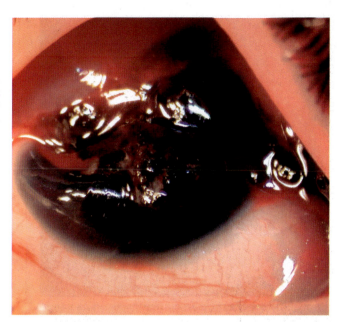

Figura 22.20 Globo ocular rompido exibindo grande laceração da córnea com prolapso das estruturas intraoculares.

Hemorragia vítrea

Em geral, pode ocorrer hemorragia vítrea associada ao descolamento posterior do vítreo. As células pigmentadas ("*tobacco dust*") podem ser observadas flutuando na porção anterior do vítreo e, embora não necessariamente associadas a uma ruptura de retina, devem sempre ensejar uma cuidadosa avaliação da retina.

Commotio retinae

Commotio retinae é causada pela concussão da retina sensorial resultando na formação de um edema opaco que confere à área envolvida uma aparência acinzentada (Figura 22.21 A). Em geral, afeta a porção temporal do fundo do olho. Se a mácula for implicada, é possível observar mácula em cereja (Figura 22.21 B). O envolvimento grave pode estar associado à presença de hemorragia intrarretiniana, que eventualmente abrange a mácula. O prognóstico nos casos leves é bom, com resolução espontânea em cerca de 6 semanas. *Commotio* grave pode resultar em degeneração pigmentar progressiva (Figura 22.21 C) e formação de buraco macular (Figura 22.21 D).

Ruptura de coroide

A ruptura coroidal abrange a coroide, a membrana de Bruch e o epitélio pigmentado da retina (EPR) e pode ser direta ou indireta. Rupturas diretas estão localizadas anteriormente no local do impacto e ocorrem paralelamente à *ora serrata*. Rupturas indiretas, por sua vez, acometem o lado oposto ao local do impacto. Uma ruptura recente pode ser parcialmente obscurecida pela hemorragia sub-retiniana (Figura 22.22 A), que irrompe através da membrana limitante com consequente hemorragia sub-hialoide ou vítrea. Semanas ou meses mais tarde, com a absorção do sangue, uma faixa branca vertical e crescente da esclera subjacente exposta, concêntrica com o disco óptico, torna-se visível (Figura 22.22 B). O prognóstico visual é baixo se a fóvea for envolvida. Uma complicação tardia incomum é o desenvolvimento de membrana neovascular coroidal na região da ruptura.

Rupturas e descolamento de retina

Traumas são responsáveis por cerca de 10% dos casos de descolamento de retina e é a causa mais comum em crianças, especialmente em meninos. Várias rupturas podem desenvolver-se em olhos traumatizados, seja no momento do impacto ou subsequentemente.

- **Diálise retiniana** (Figura 22.23 A) é uma ruptura que ocorre na *ora serrata* por tração causada pelo gel vítreo relativamente inelástico ao longo da face posterior da base vítrea. O rasgo pode estar associado à avulsão da base vítrea, dando origem à aparência de "alça de balde" pendente que compreende uma faixa do epitélio ciliar, da *ora serrata* e da porção pós-oral imediata da retina, na qual o gel vítreo basal permanece inserido. Diálises traumáticas ocorrem com mais frequência nos quadrantes superonasal e inferotemporal. Embora aconteçam no momento da lesão, as diálises não resultam inevitavelmente em descolamento de retina. Nos casos em que há descolamento, o líquido sub-retiniano se desenvolve somente vários meses mais tarde, e a progressão normalmente é lenta
- **Rupturas equatoriais** (Figura 22.23 B) são menos frequentes e se devem à ruptura direta da retina no ponto do impacto escleral
- O **descolamento de retina** decorrente de ruptura gigante é uma condição observada ocasionalmente (Figura 22.23 C)
- **Buraco macular** pode ocorrer no momento da lesão ou após a resolução de *commotio retinae* (Figura 22.23 D)

Neuropatia óptica traumática

Neuropatia óptica traumática segue um trauma ocular, orbitário ou da cabeça, e manifesta-se com uma perda súbita da visão que não se explica por outras patologias oculares, e ocorre em até 5% das fraturas faciais.

- **Classificação**
  ○ Direta, resultante de lesão contusa ou cortante do nervo óptico causada por agentes como fragmentos ósseos deslocados, projéteis ou hematoma local
  ○ Indireta, na qual a força se transmite secundariamente para o nervo sem ruptura direta aparente causada por impacto no olho, na órbita ou em outras estruturas cranianas
- **Mecanismos** incluem contusão, deformação, compressão ou transecção do nervo; hemorragia intraneural; cisalhamento (aceleração do nervo no canal óptico, no qual se encontra ligado à bainha dural e que se acredita romper o suprimento microvascular); vasoespasmo secundário; edema; e transmissão de uma onda de choque através da órbita
- **Manifestação**: embora as grandes lesões de cabeça não sejam incomuns, o trauma associado pode ser enganosamente insignificante. Neuropatia indireta é consideravelmente mais comum do que a direta. A visão geralmente se apresenta muito baixa desde o início, com apenas a percepção da luz em torno de 50%. Normalmente, o único achado objetivo é um defeito pupilar aferente. A cabeça do nervo óptico e o fundo de olho apresentam-se inicialmente normais, com o desenvolvimento de palidez nos dias e nas semanas subsequentes (Figura 22.24). É importante excluir as causas reversíveis de perda traumática da visão, como hemorragia orbitária compressiva (ver anteriormente)
- **Investigação**: a avaliação deve ser individualizada. Alguns clínicos solicitam TC, RM ou ambas para todos os casos; outros limitam o exame de imagem a pacientes nos quais se observe declínio

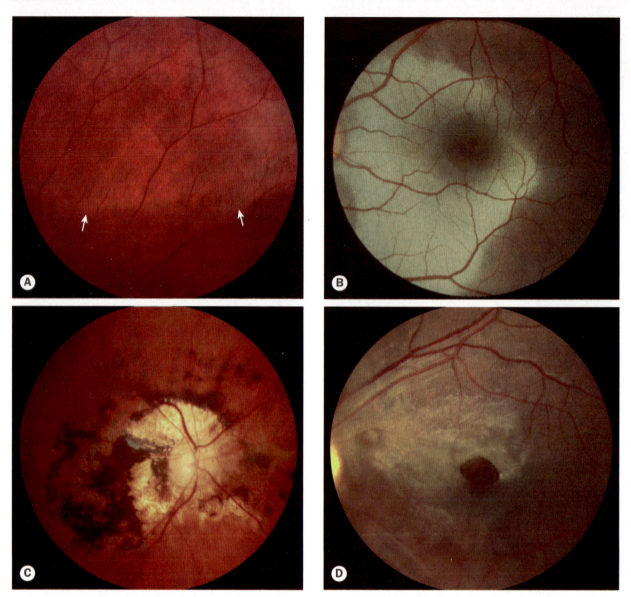

Figura 22.21 *Commotio retinae.* **A.** Edema opaco periférico agudo da retina (as *setas* mostram a demarcação). **B.** Envolve a mácula. **C.** Três meses após a lesão em outro paciente, mostrando cicatriz e atrofia coriorretinianas. **D.** Buraco macular após a resolução de *commotio* no polo posterior. (*Cortesia C Barry – Figura D.*)

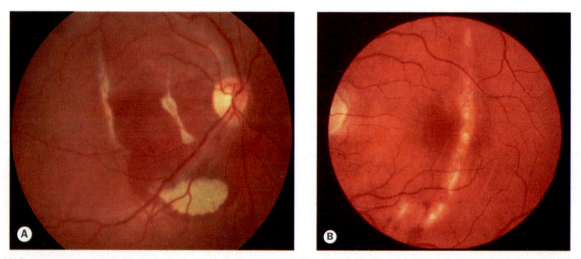

Figura 22.22 Ruptura da coroide. **A.** Ruptura aguda na fóvea com hemorragia sub-retiniana e subepitélio pigmentado da retina. **B.** Lesão antiga.

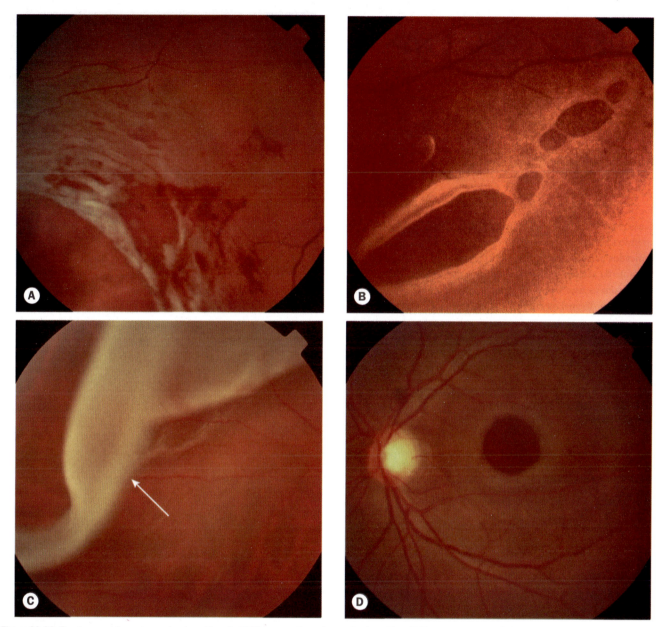

Figura 22.23 Rupturas e descolamento de retina. **A.** Diálise com descolamento de retina. **B.** Rupturas equatoriais da retina. **C.** Ruptura gigante na retina (*seta* mostrando a borda da retina descolada). **D.** Buraco macular traumático. (*Cortesia de S Milewski – Figura B.*)

de visão. TC é mais efetiva para demonstrar anomalias ósseas, como fratura do canal óptico, mas RM é superior para alterações nos tecidos moles (p. ex., hematoma). Com qualquer das duas modalidades, recomendam-se cortes muito finos

- **Tratamento:** a melhora espontânea da visão ocorre em até metade dos pacientes com lesão indireta. Entretanto, se não houver inicialmente nenhuma percepção de luz, o prognóstico é baixo. Várias opções de tratamento já foram defendidas, mas nenhuma demonstrou claros benefícios e todas implicam riscos significativos
  ○ Esteroides (metilprednisolona intravenosa) devem ser considerados para pacientes saudáveis com perda visual tardia. Se utilizados, esses agentes devem começar a ser administrados nas primeiras 8 horas, mas o regime ideal ainda não foi determinado e seu uso continua controverso. Em um estudo sobre o tratamento de pacientes com lesão cerebral aguda (estudo CRASH) com altas doses de corticosteroides, aqueles que estavam recebendo esteroides apresentaram mais risco de morte
  ○ Descompressão do nervo óptico (p. ex., endonasal, transetmoidal) pode ser considerada se houver deterioração progressiva da visão, apesar dos esteroides. Compressão do nervo por fragmento ósseo ou hematoma também é uma indicação. Entretanto, a fratura do canal óptico é um baixo indicador prognóstico e não há evidência de que a cirurgia melhore a perspectiva, ao mesmo tempo que implica um risco significativo de complicações.

Avulsão do nervo óptico

Avulsão do nervo óptico é rara e normalmente ocorre quando um objeto se interpõe entre o globo ocular e a parede orbitária, deslocando o olho. Mecanismos postulados incluem súbita rotação extrema ou deslocamento anterior do globo ocular. A avulsão pode ser isolada ou ocorrer associada a outras lesões oculares ou orbitárias. Exame do fundo de olho demonstra cavidade notável resultante da cabeça do nervo óptico de sua bainha dural (Figura 22.25). Não há tratamento e o prognóstico visual depende do tipo de avulsão, se parcial ou total.

Traumatismo craniano por abuso infantil

Traumatismo craniano por maus tratos (síndrome do "bebê sacudido") é um tipo de abuso físico que normalmente ocorre em crianças com menos de 2 anos. A mortalidade é de mais de 25%, e esse tipo de traumatismo é responsável por até 50% das mortes por abuso infantil. É causado principalmente pelo ato de sacudir violentamente, em geral associado à lesão por impacto na cabeça. Essas crianças devem ser examinadas em colaboração com um pediatra sempre que forem identificados achados oftálmicos característicos. O padrão de lesão é resultante da aceleração e desaceleração rotacionais da cabeça, em contraste com as forças lineares geradas por uma queda. O trauma direto não é o principal mecanismo da lesão cerebral. A lesão por tração do tronco encefálico causa apneia e a consequente hipoxia leva à elevação da pressão intracraniana e à isquemia.

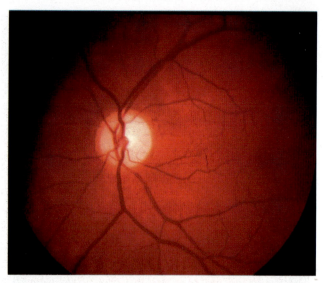

Figura 22.24 Atrofia óptica secundária a uma fratura no canal óptico.

DICA Uma criança pequena com achados oftálmicos característicos de traumatismo craniano abusivo (especialmente hemorragias retinianas inexplicáveis) deve ser examinada em colaboração com um pediatra.

- A **manifestação** geralmente ocorre com irritabilidade, letargia e vômitos, o que pode inicialmente ser diagnosticado incorretamente como gastrenterite ou outra infecção, uma vez que o histórico de lesão é sonegado
- **Achados sistêmicos** podem incluir sinais de lesão craniana por impacto, variando de fraturas de crânio a equimoses dos tecidos moles. Hemorragia subdural e subaracnoide é comum, e muitos sobreviventes sofrem de incapacidade neurológica substancial. Pode haver presença de múltiplas fraturas de costelas e ossos longos. Em alguns casos, os achados do exame limitam-se aos aspectos oculares
- **Achados oculares**
  - Hemorragias retinianas, bilaterais ou unilaterais (20%), são o achado mais comum. Hemorragias normalmente envolvem várias camadas, podendo também ser pré-retinianas ou subretinianas (Figura 22.26). Essas hemorragias são mais óbvias no polo superior, mas geralmente se estendem para a periferia
  - Equimoses perioculares e hemorragias subconjuntivais
  - Baixas respostas visuais e defeitos pupilares aferentes
  - Há perda de visão em cerca de 20% dos casos, em grande parte em consequência de lesão cerebral.

Trauma penetrante

Introdução

Lesões penetrantes são três vezes mais comuns em homens do que em mulheres e normalmente ocorrem em um grupo etário mais jovem (50% com idades entre 15 e 34 anos). As causas mais frequentes são agressão, acidentes domésticos/ocupacionais e prática esportiva

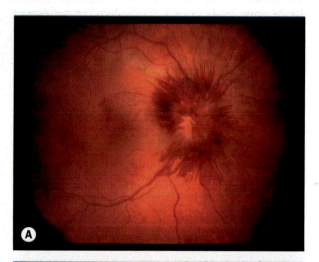

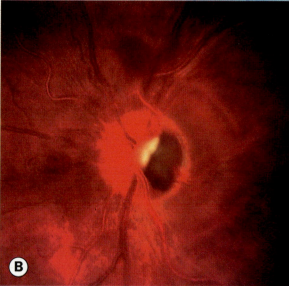

Figura 22.25 Avulsão do nervo óptico. **A.** Aguda, com presença de hemorragias peripapilares. **B.** Exibe a escavação temporal do disco óptico. (*Cortesia de L Merin – Figura A; J Donald M Gass, de* Stereoscopic Atlas of Macular Diseases, *Mosby, 1997 – Figura B.*)

(Figura 22.27). Traumas oculares sérios podem ser evitados com o uso adequado de equipamento de proteção ocular. A extensão da lesão é determinada pelo tamanho do objeto, pela velocidade no momento do impacto e pela sua composição. Objetos cortantes, como facas, causam cortes bem definidos no globo ocular. Entretanto, a extensão da lesão causada por corpos estranhos projetados é determinada pela energia cinética. Por exemplo, um projétil de chumbo de espingarda de ar comprimido é grande e, embora relativamente lento, tem alta energia cinética, podendo, portanto, causar considerável dano ocular. De suma importância é o risco de infecção capaz de suceder qualquer lesão penetrante. É possível ocorrer endoftalmite ou panoftalmite, geralmente mais grave do que a lesão inicial, com perda do olho. Fatores de risco incluem atraso para o reparo primário, ruptura da cápsula do cristalino e ferimento contaminado.

Antibióticos profiláticos intravítreos (ver Capítulo 10) devem ser considerados; vancomicina é uma opção comum. Assim como no trauma palpebral, deve-se confirmar o estado tetânico do paciente. O olho com lesão aberta deve ser coberto com protetor ocular.

DICA A maioria das lesões penetrantes necessita de reparo cirúrgico urgente, normalmente sob anestesia geral.

Corneano

Dilatação da pupila em forma de lágrima e estreitamento da câmara anterior são sinais básicos, embora possa haver presença de penetração corneana de espessura total sem esses sinais. A técnica de reparo primário depende da extensão da ferida e das complicações associadas, como encarceramento da íris, câmara anterior rasa e lesão do conteúdo intraocular (Figura 22.28 A).

- **Lacerações pequenas**: lesões com câmara anterior formada talvez não necessitem de sutura, uma vez que podem cicatrizar-se espontaneamente ou com o auxílio de uma lente de contato gelatinosa terapêutica
- **Lacerações médias**: devem ser imediatamente suturadas, especialmente se a câmara anterior se apresentar rasa ou atalâmica. Utiliza-se fio de náilon 10.0 com pontos mais curtos próximos ao eixo visual, primeiramente em oposição às bordas perpendiculares, e, por último, às porções apicais da ferida. Uma lente de contato terapêutica pode ser colocada após a cirurgia. A junção corneoescleral deve ser suturada com fio de náilon 9.0
- **Com envolvimento da íris**: se possível, a íris deve ser cuidadosamente reposicionada. Entretanto, a excisão da porção exteriorizada (prolapsada) pode ser necessária, especialmente se aparentemente necrótica ou se houver risco de contaminação por corpo estranho
- **Com lesão do cristalino** (Figura 2.28 B): lesões são tratadas suturando-se a laceração e removendo-se o cristalino por facoemulsificação ou com um vitreófago. O implante primário de uma lente intraocular em geral é associado a um resultado visual favorável e um baixo índice de complicações pós-operatórias
- **Cicatrização tardia**: se a lesão envolver o eixo visual (Figura 22.28 C), é possível que seja necessária uma ceratoplastia penetrante.

Escleral

Sinais de uma ferida escleral oculta estão descritos na seção anterior que trata das lesões do globo ocular por trauma contuso.

- Lacerações esclerais **anteriores** apresentam um prognóstico melhor do que as mais posteriores à *ora serrata*. Pode-se encontrar um corpo estranho na ferida (Figura 22.29 A). É possível que estejam associadas a complicações mais graves, como prolapso iridociliar (Figura 22.29 B) e encarceramento do vítreo (Figura 22.29 C). O último, se não for bem conduzido, pode resultar em uma subsequente proliferação fibrosa ao longo do plano do vítreo encarcerado, com o desenvolvimento de descolamento tracional de retina. O tecido uveal viável deve ser reposto, e o vítreo prolapsado, cortado rente à lesão, fazendo-se uma subsequente avaliação vitreorretiniana. Deve-se utilizar fio de náilon 8.0 ou de material absorvível 7.0, como poliglactina, para sutura da esclera nessa circunstância

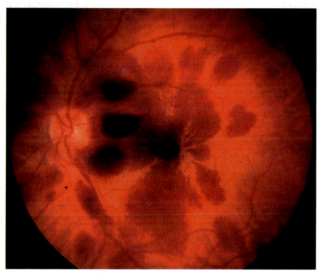

Figura 22.26 Traumatismo craniano abusivo (síndrome do bebê sacudido) – hemorragias no fundo do olho envolvem diferentes níveis. (*Cortesia de R Bates*.)

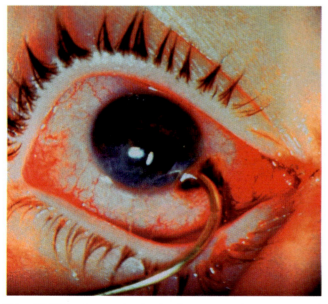

Figura 22.27 Lesão penetrante da córnea causada por um anzol. (*Cortesia de C Barry e S Chen*.)

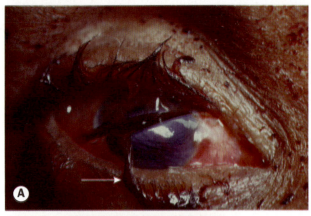
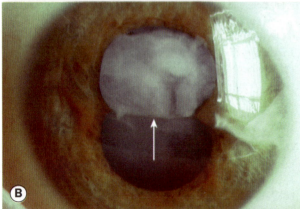
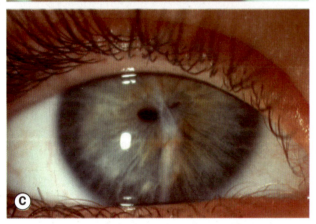

Figura 22.28 Ferimentos penetrantes na córnea. **A.** Com prolapso da íris (*seta*). **B.** Com lesão do cristalino, mostrando corte linear no cristalino (*seta*) e conteúdo prolapsado. **C.** Com cicatrização tardia.

- Lacerações esclerais **posteriores** estão frequentemente associadas a lesões na retina. A prioridade inicial deve ser o reparo primário da esclera para a restauração da integridade do globo ocular.

Descolamento de retina

O descolamento traumático tracional da retina, após uma lesão penetrante, pode ser resultante de encarceramento vítreo na lesão. A subsequente proliferação de fibroblastos é exacerbada pela presença de sangue no gel vítreo. A contração da consequente fibrose epirretiniana pode evoluir, causando descolamento tracional anterior de retina. Uma ruptura retiniana pode se desenvolver várias semanas depois, ocasionando um descolamento regmatogênico com progressão mais rápida.

DICA Para evitar a extrusão do conteúdo intraocular durante o reparo de uma lesão penetrante, é importante que não se exerça qualquer tipo de pressão sobre o olho.

Enucleação/evisceração

Enucleação ou evisceração primária deve ser considerada no caso de lesões extremamente graves, especialmente quando é impossível efetuar o reparo da esclera e quando não há perspectiva de preservação da visão. Isso normalmente reduz o tempo de recuperação e permite um rápido retorno ao trabalho. A enucleação ou a evisceração secundária podem ser consideradas após o reparo primário se o olho estiver cego e irreversivelmente lesionado, especialmente se estiver também com uma má aparência e gerando desconforto. Com base em evidências empíricas, já foi recomendado que, se a enucleação ou a evisceração forem realizadas, deve ser no prazo de 10 a 14 dias da lesão original, a fim de evitar a rara complicação de oftalmia simpática (ver Capítulo 12).

DICA Em um paciente com pequena ferida na pálpebra que tenha trabalhado com ferramentas, sempre levante as pálpebras para verificar se há uma pequena lesão penetrante na esclera.

Corpo estranho superficial

Subtarsal

Um corpo estranho pequeno, como uma partícula de aço, carvão ou areia, geralmente impacta a superfície da córnea ou da conjuntiva, podendo escoar pelo filme lacrimal e adentrar o sistema de drenagem lacrimal, ou aderir à conjuntiva tarsal superior (Figura 22.30 A) e atritar a córnea a cada piscadela, quando se pode observar um padrão patognomônico de abrasões lineares da córnea (Figura 22.30 B). Ocasionalmente, um corpo estranho farpado, como um inseto (Figura 22.30 C) ou material vegetal, pode encontrar-se mais profundamente aderido, resultando em desconforto importante.

Corneano

- **Achados clínicos**: acentuada de sensação de areia no olho é característica. Visualização ampliada normalmente é necessária (Figura 22.30 D). Em geral, observa-se infiltração de leucócitos em torno do corpo estranho aderido e a presença de partículas ferruginosas *in situ*, mesmo que por poucas horas, causa a impregnação de ferrugem no leito da abrasão. Pode haver ocorrência de uveíte secundária leve associada à miose irritativa e fotofobia.

DICA Em pacientes com abrasão linear da córnea, deve-se investigar a eventual presença de corpo estranho pequeno na superfície tarsal da pálpebra superior.

- **Conduta**
  - Mantém-se um alto índice de suspeita em relação à presença de CEIO. O exame do segmento posterior e, se necessário, uma radiografia simples podem ajudar a excluir essa possibilidade

Capítulo 22 • Trauma

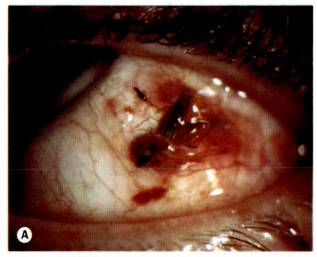

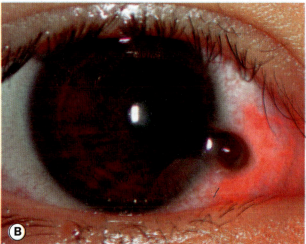

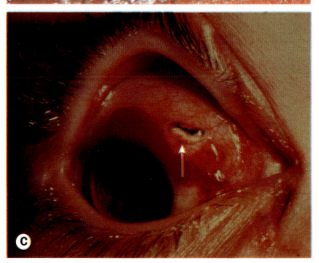

Figura 22.29 Ferimentos penetrantes na esclera. **A.** Laceração escleral secundária a estilhaço de madeira. **B.** Laceração corneoescleral com prolapso da íris. **C.** Laceração escleral anterior com prolapso do humor vítreo (*seta*).

- O exame com lâmpada de fenda é essencial para determinar a posição e a profundidade do corpo estranho e orientar a remoção com o uso de uma agulha hipodérmica estéril (geralmente calibre 25)
    - Um "anel de ferrugem" residual é facilmente removível com uma "lanceta" estéril
    - Instila-se uma pomada antibiótica; o tempo subsequente de uso depende da gravidade do caso
    - Se necessário, pode-se prescrever um agente cicloplégico e um anti-inflamatório tópico não esteroide para proporcionar conforto
    - A não remoção de um corpo estranho da córnea implica um risco significativo de infecção e ulceração corneana. Qualquer secreção, infiltrado ou uveíte significativa deve suscitar suspeita de infecção bacteriana secundária, com subsequente tratamento de ceratite bacteriana. Partículas metálicas parecem estar associadas a um risco mais baixo de infecção do que corpos estranhos orgânicos e pedras.

Corpo estranho intraocular

Introdução

Um CEIO pode traumatizar o olho mecanicamente, introduzir infecção ou exercer outros efeitos tóxicos sobre as estruturas intraoculares. O corpo estranho é capaz de alojar-se em qualquer estrutura que encontrar, podendo, portanto, localizar-se em qualquer local do segmento anterior (Figura 22.31 A e B) ou posterior (Figura 22.31 C). Efeitos mecânicos importantes incluem formação de catarata secundária à lesão capsular (Figura 22.31 B), liquefação vítrea e hemorragias e rupturas retinianas. Pedras e corpos estranhos orgânicos são associados a um índice mais elevado de infecção. Profilaxia antibiótica intravítrea geralmente é recomendável. Muitas substâncias são inertes, entre as quais, vidro, plástico, ouro e prata. Entretanto, o ferro e o cobre podem sofrer dissociação e resultar em siderose e calcose, respectivamente (ver adiante).

Diagnóstico

- **Histórico**: um histórico preciso pode ser essencial para determinar a origem e a natureza do corpo estranho
- **Exame**: deve-se prestar atenção a possíveis locais de entrada ou saída. A fluoresceína tópica pode ajudar a identificar uma ferida de entrada. A projeção das feridas pode permitir uma dedução lógica da localização de um corpo estranho. A gonioscopia e a fundoscopia são exames a ser considerados, tendo-se o cuidado de minimizar a pressão sobre o olho. Sinais associados, como laceração palpebral e lesão do segmento anterior, devem ser observados
- **TC** com cortes axiais e coronais. Deve ser utilizada para detectar e localizar um CEIO, fornecendo imagens em cortes transversais com sensibilidade e especificidade superiores à radiografia simples e a ultrassonografia
- **RM** é contraindicada no contexto de um CEIO metálico (especificamente ferroso).

Tratamento

- Remoção **magnética** de corpos estranhos ferrosos envolve a criação de esclerotomia adjacente ao corpo estranho, aplicação de um ímã e, em seguida, crioterapia aplicada à ruptura da retina
- Remoção com **fórceps** pode ser utilizada para corpos estranhos não magnéticos e corpos estranhos magnéticos que não possam ser removidos com segurança com um ímã. O procedimento

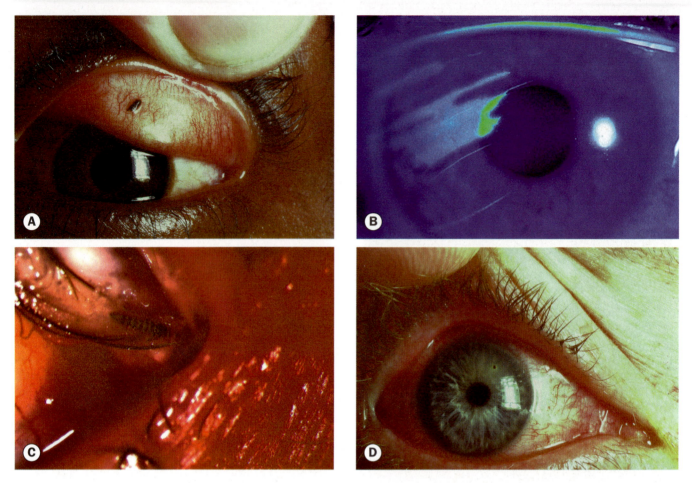

Figura 22.30 Corpos estranhos superficiais. **A.** Corpo estranho subtarsal retido. **B.** Abrasão linear da córnea corada com fluoresceína. **C.** Inseto retido no canto interno. **D.** Corpo estranho recentemente aderido à córnea.

envolve a realização de uma vitrectomia via *pars plana* e a remoção do corpo estranho com fórceps por meio da *pars plana* ou do limbo (Figura 22.32), dependendo das circunstâncias
- **Profilaxia contra infecção** (ver adiante).

DICA Um CEIO com um componente ferroso que passe despercebido pode resultar em perda tardia da visão em decorrência de siderose.

Siderose

O aço constitui o corpo estranho mais comum e normalmente se projeta no olho durante a atividade de martelar ferro ou uso de ferramenta mecânica. Um CEIO ferroso sofre dissociação com a consequente deposição de ferro nas estruturas epiteliais intraoculares, sobretudo no epitélio do cristalino, no epitélio da íris e do corpo ciliar e na retina sensorial, exercendo um efeito tóxico sobre os sistemas enzimáticos das células, com a consequente morte celular. Sinais incluem catarata capsular anterior, que consiste em depósitos ferrosos distribuídos radialmente sobre a cápsula anterior do cristalino (Figura 22.33 A); uma mancha iriana marrom-avermelhada, que pode dar origem à heterocromia iriana; e retinopatia pigmentar seguidas por atrofia da retina e do EPR (Figura 22.33 B), possivelmente levando a uma profunda perda visual. Lesão trabecular pode causar glaucoma. Eletrorretinografia mostra atenuação progressiva da onda b com o passar do tempo.

Calcose

A reação ocular a um CEIO com alto teor de cobre envolve um quadro violento semelhante à endoftalmite, em geral com progressão para *phthisis bulbi*. Por outro lado, uma liga com um teor relativamente baixo de cobre, como latão ou bronze, resulta em calcose. O cobre dissociado por via eletrolítica deposita-se dentro do olho, resultando em um quadro semelhante àquele observado na doença de Wilson. Em consequência, desenvolve-se um anel de Kayser-Fleischer e uma catarata anterior com aspecto de "girassol". A deposição retiniana resulta em placas douradas visíveis por oftalmoscopia. Como o cobre é menos retinotóxico do que o ferro, a retinopatia degenerativa não se desenvolve e a função visual pode ser preservada.

Endoftalmite bacteriana

A endoftalmite desenvolve-se aproximadamente em 1 entre 10 casos de trauma penetrante com retenção de corpo estranho.
- **Fatores de risco**: incluem demora para o reparo primário, CEIO e posição e extensão das lesões. Os sinais clínicos são os mesmos da endoftalmite pós-operatória aguda (ver Capítulo 10)
- **Patógenos**: o *Staphylococcus* spp. e o *Bacillus* spp. são isolados de cerca de 90% dos casos de cultura positiva
- **Conduta**

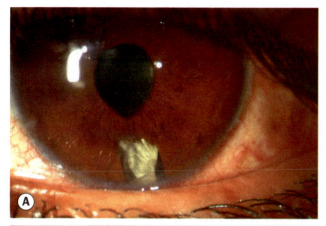
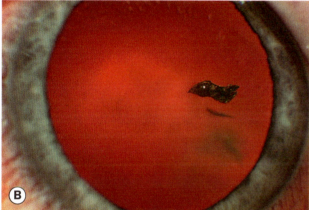
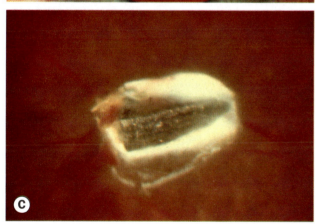

Figura 22.31 Corpos estranhos intraoculares. **A.** Na câmara anterior. **B.** No cristalino. **C.** Impactação na retina.

- Antibióticos profiláticos (p. ex., ciprofloxacino 750 mg/2 vezes/dia ou moxifloxacino 400 mg/1 vez/dia) podem ser administrados para lesões abertas do globo ocular, junto com antibióticos tópicos, esteroides e cicloplegia
- Remoção imediata de CEIO
- Antibióticos profiláticos intravítreos, especialmente para casos de alto risco (p. ex., lesões pelo exercício de atividade agrícola)
- Cultura de CEIO removido (não deve ser feita nas anotações clínicas!)
- O tratamento para os casos estabelecidos é o mesmo que para endoftalmite bacteriana pós-operatória aguda (ver Capítulo 10).

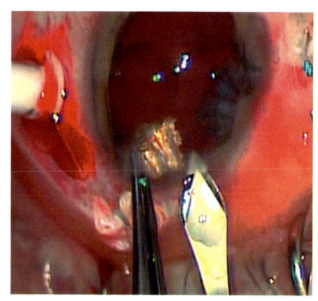

Figura 22.32 Remoção de corpo estranho através do limbo. (*Cortesia de A Desai.*)

LESÕES QUÍMICAS

Etiologia

As lesões químicas variam de triviais a potencialmente causadoras de cegueira quanto ao seu grau de gravidade. A maioria é acidental, mas algumas são decorrentes de agressão. Dois terços das queimaduras acidentais ocorrem no trabalho, e o restante, em casa. Queimaduras por álcalis são duas vezes mais comuns do que por ácidos, uma vez que os álcalis são mais usados tanto em casa quanto na indústria. A gravidade de uma lesão química está relacionada com as propriedades da substância, a área da superfície ocular afetada, a duração da exposição (incluindo retenção do particulado químico na superfície do globo ocular ou sob a pálpebra superior) e os efeitos correlatos, como lesão térmica. Os álcalis tendem a penetrar mais profundamente do que os ácidos, que coagulam as proteínas superficiais, formando uma barreira protetora. Álcalis envolvidos com mais frequência são amônia, hidróxido de sódio e cal. Amônia e hidróxido de sódio produzem caracteristicamente lesões graves em razão da rápida penetração. Ácido fluorídrico utilizado na gravação e limpeza de vidros também tende a penetrar rapidamente nos tecidos oculares, enquanto o ácido sulfúrico pode resultar em complicações causadas por efeitos térmicos e impactos de alta velocidade associados à explosão de baterias de automóvel.

Fisiopatologia

- **Danos** por lesões químicas graves tendem a progredir da seguinte maneira:
  - Necrose do epitélio da conjuntiva e da córnea com ruptura e oclusão da vasculatura límbica. A perda de células-tronco límbicas pode levar à conjuntivalização e vascularização da superfície da córnea, ou a defeitos persistentes do epitélio corneano com ulceração e perfuração estéreis da córnea. Defeitos mais duradouros incluem distúrbios de lubrificação da superfície ocular, formação de simbléfaro e entrópio cicatricial

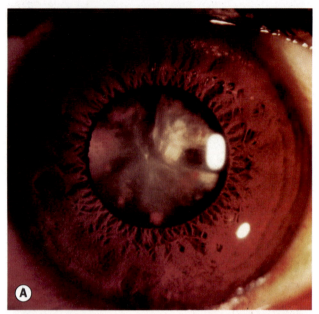

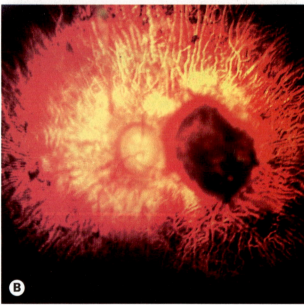

Figura 22.33 Siderose ocular. **A.** Depósitos lenticulares. **B.** Atrofia da retina e do epitélio pigmentado da retina associada ao impacto de um corpo estranho ferroso. (*Cortesia de J Donald M Gass, de Stereoscopic Atlas of Macular Diseases, Mosby 1997 – Figura B.*)

- ○ Penetração mais profunda causa quebra e precipitação dos glicosaminoglicanos e opacificação do estroma corneano
- ○ Penetração da câmara anterior resulta em danos à íris e ao cristalino
- ○ Lesão do epitélio ciliar prejudica a secreção de biascorbato, que é necessária para a produção de colágeno e reparo da córnea
- ○ Possível ocorrência de hipotonia e *phthisis bulbi* nos casos graves
- **Cicatrização**
  - ○ O epitélio cicatriza-se pela migração de células epiteliais originárias das células-tronco límbicas
  - ○ O colágeno estromal danificado é fagocitado pelos ceratócitos e um novo colágeno é sintetizado.

Conduta

Tratamento de emergência

Queimadura química requer tratamento urgente pela primeira pessoa que vir o paciente afetado. O tratamento imediato é o seguinte:

- **Irrigação abundante** é fundamental para minimizar o tempo de contato com a substância química e normalizar o pH no saco conjuntival tão logo possível. A velocidade e a eficácia da irrigação constituem o fator prognóstico mais importante após uma lesão química. Deve-se instilar anestésico tópico antes da irrigação, porque melhora radicalmente o conforto e facilita a cooperação do paciente. Um espéculo palpebral pode ser útil. Deve-se usar água da torneira, se necessário, para evitar qualquer atraso, mas uma solução salina tamponada estéril balanceada, como salina normal ou solução de Ringer com lactato, pode ser utilizada para irrigar o olho por 15 a 30 minutos ou até neutralizar o pH medido
- **Dupla eversão da pálpebra superior** deve ser realizada para que se possa identificar e remover qualquer matéria particulada retida nos fórnices
- **Desbridamento** das áreas necróticas do epitélio corneano deve ser realizado sob a lâmpada de fenda para promover a reepitelização e remover resíduos químicos associados
- A **hospitalização** normalmente é necessária no caso de lesões graves (graus 3 e 4 – ver adiante), a fim de garantir a instilação adequada de colírios nos estágios iniciais.

DICA A conduta inicial em relação a uma lesão química ocular consiste na imediata irrigação abundante do olho. Se possível, a instilação de um anestésico tópico melhora o conforto e facilita a cooperação do paciente.

Classificação da gravidade

Lesões químicas agudas são classificadas para o planejamento do tratamento subsequente e para fornecer indicadores prognósticos. A graduação é feita com base na transparência da córnea e na gravidade da isquemia límbica (sistema de Roper-Hall), a qual é avaliada pela observação da patência dos vasos profundos e superficiais no limbo.

- **Grau 1**: caracteriza-se por uma córnea transparente (somente lesão epitelial) e sem isquemia límbica (Figura 22.34 A) (excelente prognóstico)
- **Grau 2** (Figura 22.34 B): exibe uma córnea opacificada, mas com visualização de detalhes da íris e isquemia em menos de um terço do limbo (bom prognóstico)
- **Grau 3** (Figura 22.34 C): manifesta perda total do epitélio corneano, opacificação estromal obscurecendo detalhes da íris e entre um terço e metade da isquemia límbica (prognóstico reservado)
- **Grau 4** (Figura 22.34 D): manifesta-se com uma córnea opaca e mais de 50% do limbo demonstrando isquemia (mau prognóstico).

Outros aspectos a ser observados na avaliação inicial são a extensão da perda dos epitélios corneano e conjuntival, alterações na íris, aparência do cristalino e PIO.

Tratamento clínico

A maioria das lesões leves (graus 1 e 2) é tratada com pomada antibiótica tópica por cerca de 1 semana, com esteroides tópicos e cicloplégicos,

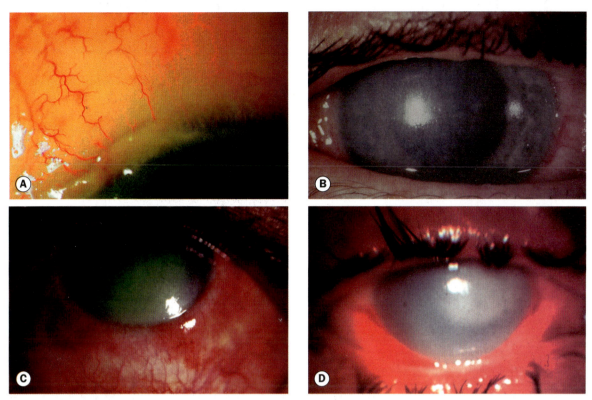

Figura 22.34 Queimaduras químicas. **A.** Isquemia límbica. **B.** Grau 2 – opacificação da córnea, mas com visualização de detalhes da íris – a área branca à esquerda é o reflexo do feixe da lâmpada de fenda, e não apenas a opacificação. **C.** Grau 3 – opacificação da córnea obscurecendo detalhes da íris. **D.** Grau 4 – córnea opaca.

se necessário. Os principais objetivos do tratamento de queimaduras mais graves são redução da inflamação, promoção da regeneração epitelial e prevenção de ulceração da córnea. Para lesões de moderada a grave, devem-se utilizar colírios sem conservantes.

- **Esteroides**: reduzem inflamação e infiltração neutrofílica, e tratam a uveíte anterior. Entretanto, esses agentes também prejudicam a cicatrização estromal, reduzindo a síntese de colágeno e inibindo a migração de fibroblastos. Por essa razão, esteroides tópicos podem ser utilizados inicialmente (normalmente 4 a 8 vezes/dia, e a intensidade dependerá da gravidade da lesão), mas devem ser suspensos depois de 7 a 10 dias, quando há maior probabilidade de ulceração corneana estéril. Esteroides podem ser substituídos por anti-inflamatórios tópicos não esteroides, que não afetam a função dos ceratócitos
- **Cicloplegia**: pode melhorar o conforto
- **Colírios antibióticos tópicos**: utilizados para a profilaxia de infecção bacteriana (p. ex., 4 vezes/dia)
- **Ácido ascórbico**: melhora a cicatrização da ferida, promovendo a síntese do colágeno maduro pelos fibroblastos corneanos. O ascorbato de sódio tópico a 10% pode ser administrado a cada 2 horas, além de uma dose sistêmica de vitamina C de 1 a 2 g (ácido L-ascórbico) 4 vezes/dia (não em pacientes com doença renal)
- **Ácido cítrico**: é um poderoso inibidor da atividade neutrofílica e reduz a intensidade da resposta inflamatória. A quelação do cálcio extracelular pelo citrato também parece inibir a colagenase. O citrato de sódio tópico a 10% é administrado a cada 2 horas por cerca de 10 dias, podendo também ser administrado por via oral (2 g/4 vezes/dia). O objetivo é eliminar a segunda onda de fagócitos, o que normalmente ocorre cerca de 7 dias após a lesão. O ascorbato e o citrato podem ter sua dosagem gradativamente diminuída à medida que o epitélio cicatriza
- **Tetraciclinas**: são eficazes inibidores da colagenase e também inibem a atividade neutrofílica, reduzindo a ulceração. Esses agentes devem ser considerados se houver *melting* significativo da córnea e podem ser administrados tanto na forma tópica (pomada de tetraciclina, 4 vezes/dia) quanto sistêmica (doxiciclina 100 mg, 2 vezes/dia, diminuindo gradativamente para 1 vez/dia). A acetilcisteína a 10% administrada 6 vezes/dia é um agente anticolagenase alternativo administrado por via tópica
- **Formação de simbléfaro**: deve ser evitada, conforme necessário, pela lise das aderências em desenvolvimento, realizada com bastão de vidro estéril ou haste flexível de algodão úmida
- **PIO**: deve ser monitorada (e tratada, se necessário). Recomenda-se acetazolamida para evitar o aumento da carga sobre a superfície ocular
- **Lesão da pele periocular**: pode necessitar da opinião de um dermatologista.

Cirurgia

- Cirurgia **precoce** pode ser necessária para promover revascularização do limbo, restaurar a população de células límbicas e recompor os fórnices, utilizando-se um ou mais dos seguintes procedimentos:
  - Avanço da cápsula de Tenon e sutura no limbo com a finalidade de restabelecer a vascularização e ajudar a evitar o desenvolvimento de úlcera corneana

- Transplante de células-tronco límbicas do outro olho do paciente (enxerto homólogo) ou de um doador (enxerto heterólogo) com o objetivo de restaurar o epitélio corneano normal
- Enxerto de membrana amniótica para promover a epitelização e a supressão da fibrose
- Pode ser necessária colagem ou ceratoplastia para o tratamento de perfuração existente ou iminente
• Cirurgia **tardia** pode envolver os seguintes procedimentos:
- Divisão de camadas da conjuntiva (Figura 22.35 A) e simbléfaro (Figura 22.35 B)
- Enxerto de conjuntiva e de outras membranas mucosas
- Correção de deformidades palpebrais, como entrópio cicatricial (Figura 22.35 C)
- Ceratoplastia para a cicatrização da córnea (Figura 22.35 D) deve ser retardada por pelo menos 6 meses e, de preferência, por mais tempo para alcançar o nível máximo de resolução da inflamação

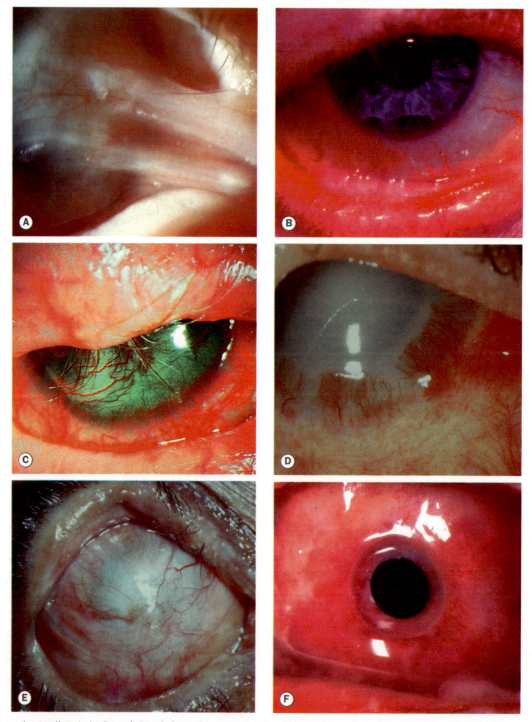

Figura 22.35 Sequelas tardias de lesão química. **A.** Camadas da conjuntiva. **B.** Simbléfaro. **C.** Entrópio cicatricial da pálpebra superior. **D.** Cicatrização da córnea com *pannus*. **E.** Extensa cicatrização. **F.** Ceratoprótese. (*Cortesia de R Bates – Figura F.*)

○ No caso de lesões oculares muito graves (Figura 22.35 E), é possível que seja necessária uma ceratoplastia (Figura 22.35 F).

QUEIMADURAS TÉRMICAS

Lesões térmicas variam de triviais a potencialmente causadoras de cegueira. A maioria envolve pálpebras e face, mas a superfície da córnea pode ser queimada e resultar na formação de cicatriz corneana grave (Figura 22.36). A maior parte das lesões leves é tratada com colírios antibióticos tópicos por cerca de 1 semana, com esteroides tópicos e cicloplégicos. A cirurgia plástica das pálpebras pode ser necessária se houver cicatrização e posicionamento palpebral anormal. A cicatrização corneana normalmente requer uma ceratoplastia.

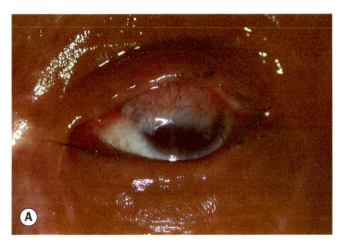 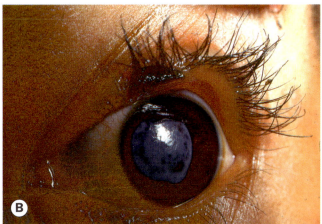

Figura 22.36 Queimadura térmica. **A.** Nas pálpebras e no segmento anterior. **B.** Na córnea.

Índice Alfabético

A

Abdução
- e depressão na posição primária, 768
- normal, 768
Abetalipoproteinemia, 600
Ablação
- a *laser*, 60
- do corpo ciliar, 367
- por *laser*, 517
Abléfaro, 92
Abordagem
- laissez-faire, 57
- sistemática de análise por angiofluoresceinografia, 543
- subtenoniana posterior, 418
Abrasão corneana, 867
Acanthamoeba, 222
Acantose, 39
Acetazolamida, 390
Acetilcisteína, 178
Aciclovir
- intravenoso, 218
- oral, 265
- - a longo prazo, 215
- - profilático, 215
Acidente vascular encefálico, 300
Ácido
- acetilsalicílico, 552
- ascórbico, 881
- cítrico, 881
- hialurônico, 88
- nicotínico, 856
Acne rosácea, 227
Acromatopsia, 609
- completa, 609
- incompleta, 610
Acuidade visual, 21, 335, 409, 682
- binocular, 2
- com orifício estenopeico (pinhole), 2
- de Snellen, 2
- medida pela logMAR, 3
- monocular normal, 2
- muito baixa, 2
- para perto, 3
- reduzida, 724
Acúmulo de líquido, 542
Adalimumabe, 439
Adaptação(ões)
- ao escuro, 596
- motora ao estrabismo, 681
- retiniana inadequada, 18
- sensoriais ao estrabismo, 680
Adenoma(s)
- corticotrófico, 761
- e adenocarcinoma do epitélio pigmentado da retina, 845
- hipofisários, 759, 761
- lactotrófico, 760
- pleomórfico de glândula lacrimal, 134
- secretor de prolactina, 760
- somatotrófico, 761
Adesivo tecidual, 201
Adução limitada, 768
Afinamento da retina, 646
Afibercepte, 566
Agente(s)
- alquilantes, 418
- anti-inflamatórios, 158

- anti-VEGF, 498, 562
- - intravítreos, 488
- antimaláricos, 850
- antimicrobianos, 201
- biofarmacológicos, 418
- cicloplégicos, 416
- imunomoduladores, 286
- imunossupressores, 180, 428
- - sistêmicos, 201, 424
- intravítreos anti-VEGF, 504
- midriáticos, 424
- - tópicos, 315
- mucolíticos, 158
- neuroprotetores, 354
- osmóticos, 390
- tamponadores, 658
Agonistas
- alfa 2, 389
- colinérgicos orais, 159
Ahmed, 403
AIDS, 216
AINEs sistêmicos, 286
Albinismo, 626
- ocular, 627
- oculocutâneo
- - tirosinase-negativo, 626
- - tirosinase-positivo, 626
Alcaptonúria, 287
Algoritmos
- de teste, 11
- rápidos, 11
Alívio da dor, 258
Alopurinol, 851
Alta miopia, 296
Alteração(ões)
- adquiridas diversas, 83
- arteriais, 485
- da refração com a idade na infância, 699
- do fundo de olho, 113
- involucionais, 87
- no estágio terminal da doença, 345
- no glaucoma, 336
- peripapilares, 337
- venosas, 485
Altura da fenda palpebral, 73
Amantadina, 850
Amaurose
- congênita de Leber, 601
- fugaz, 507
Ambliopia, 584, 681
- ametrópica bilateral, 681
- anisometrópica, 681
- e erro de refração, 782
- estrabísmica, 681
- meridional, 681
- por privação de estímulos, 681
Amiloidose, 669
- primária, 806
Amiodarona, 850, 857
Amostra do humor
- aquoso, 313
- vítreo, 313
Amplitudes fusionais, 694
Analisador de resposta ocular e histerese da córnea, 29
Análise
- computadorizada de campos seriados, 17
- da reação em cadeia da polimerase, 208

- de escarro induzido, 435
- do complexo de células ganglionare, 341
- genética do tumor, 819
Anatomia, 38
- da conjuntiva, 162
- da órbita, 110
- da região periférica da retina, 630
- do estroma escleral, 278
- dos músculos extraoculares, 672
- e fisiologia geral da córnea, 196
Anemia, 532
Anestesia
- das cirurgias de catarata, 304
- do nervo infraorbitário, 862
- tópica, 305
Aneurisma da artéria comunicante posterior, 766, 769
Anexos oculares, 300
Angiite de vasos congelados, 451, 475
Angina, 300
Angiofluoresceinografia, 479, 553, 562
- do fundo de olho, 537
Angiografia, 720
- com indocianina verde, 543, 562
- convencional por cateter, 723
- por ressonância magnética, 720
- por tomografia computadorizada, 722
Angioma epibulbar, 801
Angiomatose encefalotrigeminal, 385
Angiotomografia de coerência óptica, 548
Ângulo
- aberto, 361
- da CA, 363
- fechado, 352, 361
- kappa, 672
Aniridia, 323, 383
Anisocoria fisiológica, 756
Anisometropia, 257, 699
Anoftalmo, 260
Anomalia(s)
- congênitas do disco óptico, 742
- de Axenfeld, 382
- de Peters, 383
- de Rieger, 382
- *morning glory*, 744
Anormalidades
- congênitas
- - da córnea e do globo ocular, 259
- - do disco óptico, 352
- de vergência, 700
- do olhar horizontal, 776
- microvasculares intrarretinianas, 485
- no formato do cristalino, 324
- pupilares diversas, 756
- vasculares
- - adquiridas, 746
- - não neoplásicas, 125
Anquilobléfaro *filiforme adnatum*, 93
Anti-histamínico(s)
- e vasoconstritor combinados, 177
- orais, 180
- tópicos, 177
- /estabilizadores de mastócitos de ação combinada, 177
Anti-inflamatórias não esteroidais, 177
Antibiótico(s), 180
- de amplo espectro, 209
- fortificados, 207
- intravítreos, 314

- orais, 314
- para tratamento de ceratite, 206
- sistêmicos, 207
- subconjuntivais, 206
- tópicos, 314
Anticoagulantes, 439
Anticorpo(s)
- anticitoplasma de neutrófilos, 415
- antinucleares, 415
- monoclonais, 850
Antifúngicos
- sistêmicos, 209
- tópicos, 209
Antimetabólitos, 183, 417, 418
- na cirurgia filtrante, 396
Aparência escura da fóvea, 540
Aplasia do nervo óptico, 750
Aplicação de laser à mácula, 499
Aponeurose
- do músculo levantador da pálpebra, 76
- tarsal inferior, 77
Apoplexia hipofisária, 762
Apraclonidina, 389, 753
Arco senil, 251
Área do disco óptico, 334
Argirose, 850
Artefato produzido pela armação dos óculos, 18
Artéria central da retina, 478
Arteríolas retinianas, 478
Arterite de células gigantes, 731
- sem neuropatia óptica isquêmica anterior arterítica, 733
Artrite, 422
- forma
- - oligoarticular, 422
- - poliarticular, 423
- psoriásica, 420
- reativa, 419
- relacionada com entesite, 423
- reumatoide, 230, 284, 300
Artro-oftalmopatia hereditária, 620
Asa de Maddox, 692
Aspiração trabecular, 363
Assoalho, 110
Astigmatismo, 28, 699
- irregular, 257
Astrocitoma retiniano, 833
Atipia, 39
Ativador de plasminogênio tecidual, 416
Atopia, 174
Atovaquona, 442
Atrofia(s)
- coriorretiniana
- - bifocal progressiva, 618
- - focal, 583
- - paravenosa pigmentada, 602
- da íris, 421
- girata, 617
- iriana, 215, 410
- miópica da coroide, 637
- óptica, 113, 724, 759, 764
- - consecutiva, 726
- - dominante, 736
- - glaucomatosa, 726
- - primária, 724
- - secundária, 726
- - tipo 1, 736
- - tipo Kjer, 736
- progressiva (essencial) da íris, 376
Atropina, 699
AU-011 ativada pela luz, 822
Aumento
- da inervação, 74
- da pressão venosa, 112
Autofluorescência, 737
- do fundo de olho, 548, 819, 825

Avaliação
- clínica, 332
- - de doença macular, 537
- da cabeça do nervo óptico, 335
- da visão de cores, 335
- dos músculos extraoculares, 718
- ocular, 322
- oftalmológica pré-operatória, 300
Avanço do músculo levantador, 77
Avastin®, 567
Avulsão do nervo óptico, 873
Azatioprina, 438
Azitromicina, 442

B

Baerveldt, 403
Baias orais, 630
Baionetamento, 337
Baixo controle do diabetes, 479
Barreira hematorretiniana
- externa, 538
- interna, 538
Bartonella henselae, 464, 729
Bartonelose, 464
Base do vítreo, 630
Bastonetes, 594
Betabloqueadores, 387
Betaxolol, 389
Bevacizumabe, 396, 567, 858
- intravítreo, 522
Bimatoprosta, 387
Biometria, 301
- de coerência óptica, 301
Biomicroscopia
- com lâmpada de fenda, 22, 369, 372
- do segmento anterior com lâmpada de fenda, 18
- por ultrassonografia, 589
- ultrassônica, 339
Biopsia, 56
- com agulha fina, 113
- corneana, 208
- da conjuntiva, 415
- da íris, 415
- de lesão superficial, 438
- do vítreo, 415
- muscular, 785
Bisfosfonatos, 852
Blebite, 401
Blefarite, 66
- angular, 71
- anterior, 68
- crônica, 66
- estafilocócica, 68
- marginal crônica, 66
- posterior, 68, 152
- seborreica, 68
Blefarocálaze, 84
Blefaroceratoconjuntivite infantil, 71
Blefaroconjuntivite alérgica de contato, 180
Blefaroespasmo essencial benigno, 793
Blefaroplastia da pálpebra
- inferior, 89
- superior, 88
Bloqueadores sistêmicos dos canais de cálcio, 354
Bloqueio
- da fluorescência
- - coroidal de fundo, 542
- - retiniana, 542
- não pupilar, 355
- peribulbar, 305
- pupilar, 398
- - por deslocamento do cristalino, 373
- - relativo, 355
- subtenoniano, 305
- trabecular, 376
Bobbing ocular, 783

Bolha, 39
Bombas
- híbridas, 306
- peristálticas (fluxo), 306
- Venturi (vácuo), 306
Borda
- pronunciada, 337
- pupilar, 367
Borrelia burgdorferi, 462, 729
Borreliose, 462
Branco
- com pressão, 637
- sem pressão, 637
Braquioterapia, 837
Braquiterapia, 822, 831
Brimonidina, 389
Brinzolamida, 389
Brolucizumabe, 567
Broncofibroscopia com biopsia, 434
Broncospasmo, 388
Brucella melitensis, 463
Brucelose, 463
Buftalmia, 379
Buraco(s)
- macular, 583, 871
- - de espessura total, 571, 576
- - lamelar, 576
- retinianos, 641

C

Cabeça do nervo óptico, 336, 341, 353
- anômala, 583
- normal, 335
Calázio, 39
Calcificação
- distrófica, 553
- esclerocoroidal idiopática, 289
Calcose, 878
Calibragem incorreta, 28
Camada(s)
- aquosa, 150
- basocelular, 38
- de Bowman, 196, 243
- de células
- - espinhosas, 38
- - granulares, 38
- de fibras nervosas, 338
- de queratina, 38
- lipídica, 150
- mucosa, 151
Câmara anterior, 301
- rasa, 398
Campo
- de visão binocular única, 694
- negro, 20
- visual, 9
- - periférico, 14
Canal de Schlemm, 34, 330
Canaliculite crônica, 105
Canalículos, 96
Candida albicans, 457
Caneta de ultrassom (*handpiece*), 306
Cantaxantina, 854
Cantólise, 865
Cantotomia, 865
Cânula de infusão, 658
Capilares, 478
Capsulorrexe curvilínea contínua, 308
Carbacol, 389
Carcinoma
- basocelular, 50
- - esclerosante (mórfico), 50
- - nodular, 50
- - nódulo-ulcerativo, 50
- da glândula lacrimal, 135
- de células

- - de Merkel, 56
- - escamosas, 50
- - - nodular, 51
- - - ulcerativo, 51
- de glândula sebácea, 51
- dos seios maxilares, 143
- etmoidal, 143
- *in situ*, 39
- nasofaríngeo, 143
Carteolol, 389
Catarata, 176, 215, 584, 868
- adquirida, 294
- avançada, 296
- bilateral
- - densa, 322
- - parcial, 323
- congênita, 320
- cortical, 294
- em árvore de Natal, 294
- em doenças sistêmicas, 294, 297
- esclerótica nuclear, 294
- hipermadura, 294
- imatura, 294
- madura, 294
- medicamentosa, 296
- menos densa, 322
- morganiana, 294
- muito densa, 322
- polar posterior, 322
- relacionada com a idade, 294, 295
- secundária, 294, 298
- subcapsular, 294
- - posterior, 421
- traumática, 297, 299
- unilateral
- - densa, 323
- - parcial, 323
Cautério retropunctal (Ziegler), 102
Cavalgamento
- do orbicular pré-septal sobre o pré-tarsal, 80
- e desinserção, 80
Cavidade anoftálmica, 143
Cavitação intracoroidal (peripapilar), 583
Caxumba, 456
Cefaleia, /39
- em salvas, 792
- primária (idiopática) "em pontadas", 793
Cegueira
- do rio, 225
- noturna estacionária congênita, 607
Células
- da CA, 409
- endoteliais, 478
Celulite
- orbitária, 718
- orbitária bacteriana, 120
- pré-septal, 119
Cenegermin, 232
Ceratectasia, 262
Ceratectomia
- fotorrefrativa, 274
- fototerapêutica, 235
- lamelar, 230
- superficial, 180, 209
Ceratite, 172
- avançada por *Acanthamoeba*, 225
- bacteriana, 201
- - aspectos clínicos, 202
- - investigações, 203
- - patogênese, 201
- - tratamento, 205
- cristalina infecciosa, 235
- de placa mucosa, 219
- de resposta imunológica (hipersensibilidade), 258
- disciforme, 213, 218
- - por herpes simples, 214

- epitelial, 211
- - aguda, 218
- - ponteada, 197
- - por herpes simples, 212
- esclerosante, 282
- estromal
- - infiltrativa aguda, 282
- - intersticial, 218
- - necrosante, 214
- filamentar, 258
- filamentosa, 208
- fúngica, 208, 209
- helmíntica, 225
- hipóxica e mecânica, 258
- intersticial, 221
- - antiga na síndrome de Cogan, 223
- - sifilítica, 221, 223
- marginal, 225, 226, 229
- na doença autoimune sistêmica, 231
- numular, 218
- pelo herpes-vírus simples, 210
- ponteada, 446
- - superficial de Thygeson, 234
- por cândida, 208
- por microsporídio, 209
- por protozoário, 222
- superficial ponteada, 197, 258
- supurativa, 258
- tóxica, 258
- ulcerativa
- - periférica, 229, 282
- - - associada à doença autoimune sistêmica, 230
- - - reumatoide paracentral, 231
Ceratoacantoma, 51
Ceratocone, 238
- posterior, 262
Ceratoconjuntivite
- atópica, 175
- epidêmica, 172
- límbica superior, 187
- seca, 150
- vernal, 175
- - e ceratoconjuntivite atópica, tratamento de, 177
- - mista, 175
- - palpebral, 175
Ceratoglobo, 241, 242
Ceratometria, 239, 301
Ceratomileuse *laser*-assistida *in situ*, 271, 273
Ceratopatia(s), 176
- bolhosa, 258
- cristalina infecciosa, 234
- de exposição, 233, 235
- diversas, 234
- em faixa, 253, 663
- filamentar, 236
- lipídica, 253
- - primária, 253
- - secundária, 253
- metabólica, 255
- neurotrófica, 218, 232, 233
- ponteada do oeste da Índia, 253
Ceratopia neurotrófica, 214
Ceratoplastia, 210, 215, 241, 264
- condutiva, 271, 273
- endotelial, 270
- lamelar anterior profunda, 269
- lamelar superficial, 268
- óptica, 264
- penetrante, 265
- terapêutica, 209
- térmica a *laser*, 272
Ceratopróteses, 271
Ceratotomia radial, 271
Chlamydia trachomatis, 166
Choque elétrico, 297
Cicatriz

- palpebral, 219
- subconjuntival, 219
Cicatrização
- epitelial, 202
- subconjuntival, 163
Ciclite de Fuchs, 420
Cicloablação com *laser* de diodo, 393
Ciclopentolato, 699
Cicloplegia, 209, 213, 265, 699, 881
Ciclosporina, 178, 438
- tópica, 159
Cidofovir, 452, 852
Cílios, 60
- mal direcionados, 60
Cintilografia lacrimal nuclear, 100
Circulação retiniana, 478
Círculos, 684
Cirurgia
- cosmética palpebral e periocular, 87
- da córnea e refrativa, 263
- de catarata, 421
- de estrabismo, complicações da, 715
- de expansão escleral, 273
- de glaucoma
- - minimamente invasiva, 402
- - não invasiva, 402
- de nistagmo, 783
- do cristalino, 272
- filtrante, 363, 365, 367
- manual de remoção de catarata, 305
- micrográfica de Mohs, 57
- para restauração/manutenção da superfície, 180
- reconstrutiva, 184
- refrativa anterior, 302
- vitreorretiniana, 517, 837
Cisticercose, 448
Cistinose, 255
Cisto(s), 39
- da íris, 810
- de inclusão epidérmica, 41
- de meibomius, 39
- de Moll, 41
- de *pars plana*, 631
- de retenção, 192
- de Zeis, 41
- dermoide, 41, 127
- - profundo, 128
- - superficial, 128
- epidermoide, 41
- epiteliais primários, 810
- estromais primários, 812
- intrarretinianos, 646
- sebáceo (pilar), 41
- secundários, 812
- traumáticos, 812
- vítreo, 669
Citologia de impressão, 156
Classificação
- da neurite óptica, 726
- da neuropatia óptica pela causa, 724
- de Scheie, 354
- do glaucoma secundário, 361
- do olho seco, 151
- internacional do retinoblastoma, 830
Clindamicina, 442
Cloroquina, 852, 853
Clorpromazina, 850, 851, 854
Cocaína, 753
Coccidioides immitis, 459
Coccidioidomicose, 459
Colírios
- antibióticos tópicos, 881
- de lágrima artificial, 158
- de soro/sangue autólogo, 159
- e géis, 158
Colite ulcerativa, 424

Coloboma, 91, 327
- da pálpebra
- - inferior, 91
- - superior, 91
- do disco óptico, 744
Colonização por *Staphylococcus aureus* resistente à meticilina (MRSA), 298
Coloração(ões)
- de Gram, 205
- para raspados corneanos e conjuntivais, 206
Comedões, 41
Commotio retinae, 628, 871
Complexo nuclear, 765
Complicações
- operatórias, 309
- pós-operatórias, 318
Componentes
- animal, 684
- da lágrima, 156
- do filme lacrimal, 150
Comportamento de fixação, 683
Compostos autofluorescentes, 540
Comunicação arteriovenosa congênita da retina, 839
Concha protética, 144
Concreções, 192
Condições
- dominantes ligadas ao cromossomo X, 594
- predisponentes raras, 48
Conduta
- na catarata relacionada com a idade, 297
- pós-operatória, 265
Cones, 594
Configuração
- da íris em platô, 357
- do líquido sub-retiniano, 644
Congruência, 763
Conjuntiva, 60, 152, 161, 514
- bulbar, 162
- do fórnice, 162
- palpebral, 162
Conjuntivite, 218, 420
- adenoviral crônica/recidivante, 172
- alérgica, 174
- - aguda, 174
- - perene, 174
- - sazonal, 174
- bacteriana, 164
- - aguda, 164
- eosinofílica não alérgica, 180
- factícia, 190
- folicular aguda inespecífica, 171
- gonocócica, 171
- grave, 171
- hemorrágica aguda, 172
- lenhosa, 188
- leve, 171
- meningocócica, 166
- na doença bolhosa mucocutânea, 181
- neonatal, 170
- papilar gigante
- - associada ao uso de lentes de contato, 259
- - induzida mecanicamente, 180
- por clamídia do adulto, 166
- química, 171
- viral, 171
Conjuntivo-müllerectomia, 77
Conjuntivocálase, 100, 192
Conjuntivoplastia medial, 102
Consentimento informado, 301
Conservantes, 158
Constante-A personalizada, 302
Contagem de dedos, 2
Contraste à base de gadolínio, 719
Contusão, 866
Convergência
- acomodativa, 676

- binocular, 686
- fusional, 676
- proximal, 675
- tônica, 675
Corantes da superfície ocular, 154
Coriorretinite, 446, 462
- placoide persistente, 468
Coriorretinopatia(s)
- hemorrágica exsudativa periférica, 570
- idiopáticas diversas, 466
- placoide posterior sifilítica aguda, 462
- serosa central, 576
- - crônica, 545
Córnea, 153, 301, 850, 867
- estrutura da, 196
- farinata, 253
- plana, 261
- *verticillata*, 850
Corno cutâneo, 51
Coroidectomia transescleral, 822
Coroideremia, 616
Coroidite, 410
- criptocócica, 456
- idiopática solitária, 475
- multifocal com panuveíte, 470
- por *Pneumocystis*, 456
Coroidopatia, 514
- puntata interna, 469
- serpiginosa, 468
Corpo
- ciliar, 35
- estranho
- - intraocular, 877
- - superficial, 876
Correção
- da hipermetropia (hiperopia), 271
- da miopia, 271
- da presbiopia, 272
- da ptose de supercílio, 90
- do astigmatismo, 272
- do erro de refração, 705
Correspondência retiniana anômala, 680
Córtex
- occipital, 765
- visual, 858
Cotrimoxazol, 442
Craniofaringioma, 762
Craniossinostoses, 146
Criorretinopexia, 643
Crioterapia, 60, 61, 378, 428, 517, 831, 837
Criptoftalmia, 92
- completa, 92
- incompleta, 92
Crise
- glaucomatociclítica, 371
- miastênica, 784
Crisíase, 850
Cristalino, 293, 301, 365, 851, 868
- congenitamente pequeno, 373
Critérios mínimos para lesão glaucomatosa na perimetria automatizada acromática, 345
Crosta, 39
Cryptococcus neoformans, 456
Cunha
- da córnea, 34
- temporal, 345
Cysticercus cellulosae, 448

D

Dacrioadenite aguda, 124
Dacriocele congênita, 105
Dacriocistite, 105
- aguda, 105
- crônica, 107
Dacriocistografia com contraste, 100
Dacriolitíase, 103

Dacriopo, 126
Dados incorretos sobre o paciente, 18
Dapsona, 183
Decibéis, 9
Defeito(s)
- arqueados, 345
- de campo visual, 344
- de drenagem, 96
- de enchimento, 542
- de motilidade ocular, 74
- do campo visual, 353, 724, 737, 764, 765
- em janela, 541
- epitelial(is), 208
- - persistentes, 258
- médio, 17
- na face posterior da córnea, 383
- progressivos das fibras nervosas da retina não decorrentes de glaucoma, 352
- pupilar aferente, 751
- - absoluto, 751
- - relativo, 645, 724, 751
Deficiência
- da camada aquosa, 151
- de filtração, 399
- de lecitina colesterol aciltransferase, 256
- monocular de elevação, 710
Degeneração(ões), 190
- corneana, 251
- em couro de crocodilo, 253
- em rastro de caracol, 634
- em treliça, 583, 633
- esferoidal, 254
- hepatolenticular, 255
- inócuas periféricas da retina, 630
- límbica de Vogt, 251
- lipídica, 219
- macular
- - exsudativa relacionada com a idade, 545
- - hemorrágica, 567
- - não exsudativa seca, não neovascular, 556
- - relacionada com a idade, 549
- - - seca, 549
- - - úmida, 549
- marginal
- - de Terrien, 229, 231, 232
- - pelúcida, 241, 242
- microcistoide (cistoide periférica), 630
- nodular de Salzmann, 254
- pavimentosa, 631
- relacionada com a idade, 251
- reticular ("em favo de mel"), 631
- vitreorretiniana em flocos de neve, 625
Degrau nasal, 345
Delaminação, 661
Densidade óptica do pigmento macular, 581
Depósito(s)
- de lipídios, 197
- imunoproteicos, 256
Depressão limitada, 768
Derivados das prostaglandinas, 386
Dermatite
- atópica, 64, 294
- de contato, 62
Dermatocálaze, 72, 83
Dermatomiosite, 64
Derme, 38
Dermoide límbico, 799
Dermolipoma, 800
Desalinhamento vertical dos olhos (*skew deviation*), 779
Desbridamento, 211
- do epitélio envolvido, 224
Descemetocele, 197
Descolamento
- da coroide, 647, 652
- de retina, 320, 629, 871, 876
- - antigo, 646

- - combinado tracional-regmatogênico, 631
- - exsudativo, 631, 656
- - indicações para cirurgia de urgência, 648
- - recente, 646
- - regmatogênico, 631, 644, 659
- - subclínico, 631
- - tracional, 631, 653, 660, 661
- - - diabético, 653
- do epitélio pigmentar
- - da retina, 556
- - drusenoide, 559
- - fibrovascular, 559
- - hemorrágico, 559
- - seroso, 556
- exsudativo da retina, 514
- peripapilar, 584
- posterior do vítreo, 637
- regmatogênico da retina, 583
- seroso da mácula, 743
- tracional da retina, 494
Descoloração
- azulada da esclera, 287
- escleral, 287
Descompensação corneana, 319
Desenho do fundo de olho, 25
Desferroxamina, 856
Desinfecção, 30
Desinserção, 714
Deslocamento
- do cristalino, 584
- posterior da lente intraocular, 311
Desmetocele, 258
Desnudamento dos vasos sanguíneos
  circunlineares, 337
Despigmentação bilateral aguda da íris, 365
Dessaturação cromática, 759
Desvio
- médio, 17
- moderado a grande, 773
- padrão, 14, 170, 331
- total, 14
Detecção
- de calcificação intraorbitária, 718
- de correspondência retiniana anômala, 688
- de hemorragia cerebral aguda, 719
Deterioração da consciência, 739
Dexametasona, 314, 416
Dextrodepressão, 675
Dextroelevação, 675
Dextroversão, 675
Diabetes
- e surdez com hereditariedade materna, 616
- insípido, diabetes melito, atrofia óptica e surdez, 736
- melito, 294, 300, 334, 366
Diálise, 641
- assintomática, 643
- retiniana, 871
Diclorfenamida, 390
Difusão escleral, 20
Digitálicos, 854
Digoxina, 854
Dimensões da córnea, 196
Diplopia, 652, 784, 862
Direção
- da proptose, 111
- visual, 678
Disco(s)
- concentricamente crescentes, 336
- escleróticos, 336
- inclinado, 742
- isquêmicos focais, 336
- miópico com glaucoma, 336
- torcional, 742
Discromatopsia, 724
Disfotopsia, 318
Disgenesia iridocorneana, 382

Disostose mandibulofacial, 91
Displasia, 39
- de Kniest, 626
- do disco óptico, 750
- fibrosa, 143
- vitreorretiniana, 833
Dispositivos
- de auxílio para baixa visão, 589
- viscocirúrgicos oftálmicos, 306
- - adaptativos, 306
- - coesivos, 306
- - dispersivos, 306
Disqueratose, 39
Dissecção em bloco, 662
Distância margem-reflexo, 73
Distiquíase
- adquirida, 60
- congênita, 60
Distopia, 111
Distribuição do filme lacrimal, 150
Distrofia(s)
- areolar central da coroide, 616
- autossômicas dominantes, 594
- corneana, 241
- - de Reis-Bücklers, 243, 244
- - de Schnyder, 247
- - de Thiel-Behnke, 245
- - endotelial de Fuchs, 248
- - lattice tipo
- - - gelsolina, 245
- - - TGFB1, 245
- - polimorfa posterior, 250
- corneorretiniana cristalina de Bietti, 605
- da membrana
- - de Descemet e do endotélio, 248
- - limitante interna familiar, 616
- de Cogan, 242
- de cones, 602
- endotelial congênita hereditária, 250
- epiteliais, 242
- - de Meesmann, 243
- - e subepiteliais da córnea, 243
- estromais, 245
- - anteriores, 243
- - generalizadas
- - da coroide, 616
- - dos fotorreceptores, 597
- granular da córnea
- - tipo 1, 245
- - tipo 2, 245
- hereditárias do fundo de olho, 296, 593
- macular(es), 610
- - anular concêntrica, 615
- - Carolina do Norte, 612
- - da córnea, 246
- - juvenil, 604
- - viteliforme
- - - de Best, 610
- - - do adulto, 610
- miotônica, 294, 300, 786
- nebulosa central de François, 248
- oculofaríngea, 787
- padrão do epitélio pigmentar retiniano, 611
- pigmentar da retina, 597
- pseudoinflamatória de Sorsby, 614
- recessivas, 594
- retiniana de Doyne em configuração
  "favo de mel", 553
Distúrbio(s)
- alérgicos, 62
- ciliares, 60
- congênitos de denervação craniana, 708
- da interface vitreomarcular, 570
- diversos da conjuntiva, 187
- do ritmo circadiano, 794
- maculares adquiridos, 535

- metabólicos associados, 320
- supranucleares da motilidade ocular, 775
DNA mitocondrial, 594
Dobras
- coriorretinianas, 589
- da coroide, 113, 588
- idiopáticas ("congênitas"), 588
- na membrana de Descemet, 197
Doença(s)
- arterial oclusiva da retina, 506
- cicatricial, 520
- corneana mediada por hipersensibilidade
  bacteriana, 225
- da arranhadura do gato, 464, 729
- da superfície ocular, 202
- de Behçet, 436
- de Berger, 426
- de Bourneville, 834
- de Coats, 522, 833
- de Crohn, 286, 425
- de Devic, 726
- de Eales, 525
- de Fabry, 257, 320
- de Farber, 628
- de Hansen, 465
- de Hodgkin, 841
- de Lyme, 286, 415, 424, 462, 729
- de Niemann-Pick, 628
- de Norrie, 833
- de Oguchi, 607
- de Paget, 585
- de Parkinson, 300
- de Refsum, 600
- de Schilder, 726
- de Stargardt, 604
- de Terrien, 231
- de von Hippel-Lindau, 837
- de Whipple, 425
- de Wilson, 255
- do enxerto contra hospedeiro, 187
- do olho seco, 150
- falciforme, 300
- inflamatória
- - idiopática da órbita, 121
- - multissistemas, 424
- - não infecciosa, 121
- límbica, 175
- macular, investigação de, 537
- metabólicas de depósito, 627
- ocular, 218
- - aguda, 218
- - causadora de ritmo circadiano anormal, 795
- - crônica, 218
- - diabética avançada, 479, 493
- - herpética, 210
- - hipertensiva, 513
- - tireoidiana, 113
- orbitárias, 588
- palpebral, 175
- respiratória, 300
- tireoidiana, 351
- vascular(es)
- - arterial retiniana, 367
- - retinianas, 477
- venosa oclusiva da retina, 496
Dorzolamida, 389
Doxiciclina, 446
Drenagem
- do humor aquoso, 330
- do líquido sub-retiniano, 651
- uveoescleral, 330
Drusas, 552
- cuticulares, 553
- do disco óptico, 743
- enterradas, 744
- expostas, 744

890 Kanski Oftalmologia Clínica

- familiares dominantes, 614
- intermediárias, 553
- periféricas, 631
Duções, 675, 693
Ducto nasolacrimal, 96

E

Early Manifest Glaucoma Trial (EMGT), 333
Ebola, 456
Ectasia corneana, 238
Ectopia lentis, 323
- *et pupillae*, 323
- *familiar*, 323
Ectrópio, 78
- cicatricial, 78
- do ponto lacrimal sem um envolvimento
  mais extenso da pálpebra, 78
- generalizado, 78
- involucional, 78
- mecânico, 80
- medial, 78
- paralítico, 80
Edema(s)
- alérgico agudo, 62
- corneano, 319
- - agudo, 867
- de córnea, 28
- do disco óptico, 113, 427, 440
- epitelial, 197
- foveal, 481
- macular
- - cistoide, 318, 581, 652
- - - dominante, 616
- - clinicamente significativo, 483
- - diabético, 481, 488
- - microcístico, 583
- palpebral, 172
- periorbitário, 115
Efeitos
- colaterais oftálmicos da medicação sistêmica, 849
- do sono em posição com a cabeça elevada, 354
Efélide, 806
Efusão uveal, 850
Eixo
- anatômico, 672
- visual, 672
Eletro-oculografia, 596
Eletrocauterização (hifrecação), 60
Eletrólise, 60
Eletromiografia, 785
Eletrorretinografia, 594
Eletrorretinograma
- de campo total, 595
- escotópico, 595
- focal, 596
- fotópico, 596
- multifocal, 596
- padrão, 596
Elevação
- limitada, 768
- ou depressão do queixo, 681
Êmbolo retiniano assintomático, 512
Embriotóxon posterior, 382
Emetropia, 303
Encefalocele, 129
Endoftalmite, 207, 401
- bacteriana, 878
- - endógena, 463
- endógena por *Candida*, 457
- por *Aspergillus*, 459
- pós-operatória
- - aguda, 312
- - de início tardio, 315
Endossonografia torácica, 435
Endotélio, 196
Enoftalmia, 112, 863

Ensaio de liberação de interferona-gama, 415
Entesite, 419
Entrópio, 60, 80
- cicatricial, 83
- congênito, 91
- involucional, 80
- marginal, 60
Enucleação, 144, 822, 831, 876
Envolvimento
- do tecido mole, 110
- extenso e fulminante da retina, 440
- ósseo por tumores orbitários, 718
Enxaqueca, 790
- basilar, 792
- clássica, 790
- com aura, 790
- crônica, 792
- hemiplégica familiar, 792
- oftalmoplégica, 792
- retiniana, 792
- sem aura, 790
Enxerto
- de células-tronco límbicas, 270
- de membrana amniótica, 201
Epibléfaro, 60, 90
Epiderme, 38
Epífora, 96
Epilação, 60
Epilepsia, 300
- occipital, 792
Epinefrina, 754
Episclera, 277
Episclerite, 218, 230, 278
- nodular, 279
- simples, 278
Episódios anteriores de PIO elevada, 352
Epitélio, 162, 196
- pigmentar da retina, 536
Epiteliopatia
- pigmentar placoide multifocal posterior aguda, 467
- progressiva em ondas, 255
Epitelite pigmentar retiniana aguda, 472, 474
Erisipela, 65
Erosão(ões)
- corneanas recorrentes, 258
- epiteliais ponteadas, 197
- recorrente do epitélio corneano, 236
Erro refrativo não corrigido, 18
Escala de cinza, 14
Escama, 39
Escavação focal da coroide, 589
Esclera, 277, 301
- azul, 287
Esclerectomia profunda, 402
Esclerite, 218, 219, 230
- anterior
- - complicações da, 282
- - não necrosante, 280
- - necrosante com inflamação, 281
- - associações sistêmicas importantes da, 284
- imunomediada, 279
- - tratamento da, 286
- infecciosa, 286
- posterior, 283
Esclerocórnea, 261
Escleromalácia perfurante, 282
Esclerose
- múltipla, 427, 726, 726
- tuberosa, 834
Escoamento reduzido do humor aquoso, 358
Escotoma, 9
- em anel, 345
- positivo, 537
Esfregaços conjuntivais, 204, 313
Esoforia para distância, 706
Esotropia, 701

- acomodativa, 703
- - não refrativa, 704
- aguda (tardia), 706
- cíclica, 706
- com alta miopia, 706
- consecutiva, 706
- de padrão
- - em "A", 712
- - em "V", 711
- para perto, 706
- parcialmente acomodativa, 704
- precoce, 701
- refrativa acomodativa, 704
- secundária (sensorial), 706
- totalmente acomodativa, 704
Espaço fusional de Panum, 679
Espasmo
- do reflexo de perto, 701
- facial, 793
- hemifacial, 794
Espessura central da córnea, 28, 35, 351
Espiral de Tillaux, 673
Espondilite anquilosante, 419
Espondiloartrite, 419
Esporão escleral, 35
Estabilizadores de mastócitos, 177
Estado
- refrativo atual, 301
- tetânico, 861
Estafiloma, 583
- peripapilar, 748
Estenose
- primária do ponto lacrimal, 101
- secundária do ponto lacrimal, 102
Estereofotografia do disco óptico, 339
Estereopsia, 679, 684
Estereoteste
- de Frisby, 685
- de Lang, 685
Esteroides, 184, 206, 851, 881
- intraoculares, 417, 428
- intravítreos, 315
- orais, 314
- perioculares, 314
- sistêmicos, 222, 286, 417, 428, 438
- subconjuntival, 416
- tópico e agente midriático, 442
- tópicos, 158, 177, 201, 222, 265, 286, 416, 438
Estojos de lentes de contato, 205
Estrabismo, 671
- convergente manifesto, 701
- fixo, 709
- residual pós-operatório de pequeno ângulo, 715
Estreitamento da pálpebra inferior, 102
Estreptococos, 201
Estrias
- angioides, 584
- de Haab, 379
- de Siegrist, 514
Estroma, 162, 196
Estruturas vasculares paraquiasmáticas, 757
Etambutol, 857
Euribléfaro, 92
Eversão congênita das pálpebras superiores, 93
Evisceração, 144, 876
Exame(s)
- com a lâmpada de fenda, 335
- de fundo de olho, 20
- de imagem
- - no glaucoma, 339
- - ocular, 415
- - seriados, 350
- de sangue, 737
- do campo visual binocular, 14
- do disco óptico, 335, 350
- do segmento posterior, 410

- dos três espelhos de Goldmann, 22
- nasal interno, 100
Excesso de convergência, 704
- hipoacomodativa, 704
Excesso de filtração, 398
Exciclodução, 773
Excisão
- cirúrgica, 56
- em bloco, 377
Exenteração, 144
Exotropia, 706
- básica, 707
- consecutiva, 708
- constante (precoce), 706
- de padrão
- - em "A", 712
- - em "V", 711
- intermitente, 707
- por excesso de distância, 707
- por insuficiência de convergência, 707
- sensorial, 707
Expansão excessiva do gás intraocular, 662
Exposição pré-tarsal, 74
Exsudato(s), 480
- fibrinoso, 410
Extensão extraocular, 832
Extração
- de lentícula refrativa, 271, 276
- do cristalino, 272
Extravasamento do corante, 542
Extrusão, 146, 652
Eylea®, 566

F

Facodinâmica, 306
Facoemulsificação, 306, 363
Falso-negativos, 14
Falso-positivos, 14
Fármacos anti-inflamatórios não esteroidais, 417
Fasceíte necrosante, 65
Fascículo, 766
Fases angiográficas, 539
Fatigabilidade, 74
Fator(es)
- de crescimento endotelial vascular, 334
- de risco para
- - desenvolvimento de glaucoma na hipertensão
  ocular, 331
- - oftalmopatia, 114
- prognósticos relacionados com o receptor, 265
Febre
- faringoconjuntival, 172
- reumática, 300
Fechamento
- angular
- - congestivo agudo, 296
- - induzido pelo cristalino, 357, 359
- - primário
- - - agudo, 360
- - - e glaucoma primário de ângulo fechado, 360
- - secundário, 376
- - subagudo, 359
- cirúrgico das pálpebras, 201
Fenilefrina, 754
Fenômeno de Bell, 74
Fenotiazinas, 854
Ferida escleral, 875
Fibras
- nervosas mielinizadas, 746
- pupilomotoras, 767
Fibrose
- congênita dos músculos extraoculares, 709
- e contração da cápsula anterior, 318
Filamentos, 197
Filme lacrimal, 74, 153
Filtro(s)

- da barreira verde-amarelada, 538
- de excitação da luz azul cobalto, 538
- de luz azul, 304
Fissura orbital
- inferior, 110
- superior, 110
Fístula carótido-cavernosa, 125
Flacidez
- do septo orbital, 80
- do tendão cantal
- - lateral, 78
- - medial, 78
- horizontal da pálpebra, 78, 80, 83
Flare do humor aquoso, 409
Flarefotometria a *laser*, 438
Flecks retinianos familiares benignos, 607
Flictenulose, 226, 227
Fluconazol subconjuntival, 209
5-fluorruracila, 396
- intracameral, 378
Fluoresceína, 154, 538
Fluorescência, 538
Fluorquinolonas, 852
Flutter ocular e *opsoclonus*, 783
Flutuação, 331
Folículos, 164
Fonte(s)
- de erro, 17, 28
- de iluminação intraocular, 658
Formação de simbléfaro, 881
Fórmulas para o cálculo do grau da LIO, 302
Foscarnet, 452
Fosseta(s)
- adquiridas do nervo óptico, 583
- do disco óptico, 742
Fotocoagulação
- a *laser*, 374, 489, 505, 837
- panretiniana, 367
- retiniana seletiva, 493
Fotografia em campo amplo, 830
Fotorreceptores retinianos, 594
Fóvea, 536
Fovéola, 536
Fratura(s)
- da parede lateral, 865
- de base de crânio, 860
- de teto orbitário, 860, 864
- do "olho branco", 864
- do assoalho orbitário, 862
- em *blow out* da parede medial, 865
Frisby, 685
Ftiríase palpebral, 70
Fundo de olho, 421, 501, 790
Fundoscopia, 301, 698
Fundus
- *albipunctatus*, 608
- *flavimaculatus*, 604
Fungos filamentosos, 208

G

Galactosemia, 320
Ganciclovir, 452
Gangliosidose GM1, 627
Gases expansivos, 658
Genética
- da hipertensão ocular, 332
- do retinoblastoma, 829
Giro da cabeça, 681
Glândula(s)
- de meibomius, 39
- de Moll, 39
- de Zeis, 39
- sebáceas, 39
- sudoríparas écrinas, 39
Glaucoma, 11, 215, 282, 323, 329, 333, 421, 427, 584, 790
- associado a tumores intraoculares, 376

- causado por óleo de silicone, 662
- congênito
- - primário, 378
- - verdadeiro, 378
- de ângulo
- - aberto na uveíte anterior
- - - aguda, 370
- - - crônica, 370
- - fechado sem bloqueio pupilar, 369
- de células fantasmas, 375
- de pressão normal, 351
- de recessão angular, 375
- facolítico, 372
- facomórfico, 372
- induzido por esteroides, 371
- infantil, 378
- inflamatório, 369
- juvenil, 378
- maligno, 359, 398
- nas facomatoses, 385
- neovascular, 359, 366
- pigmentar, 352
- pré-perimétrico, 332
- primário de ângulo
- - aberto, 333
- - fechado, 354
- relacionado com o cristalino, 372
- secundário, 424
- - à intrusão epitelial ("*epithelial ingrowth*"), 377
- - de ângulo aberto, 361
- tratamento
- - a *laser* para, 390
- - clínico do, 385
- traumático, 373
Glicerol, 390
Glioma do nervo óptico, 136
Glomerulonefrite membranoproliferativa do tipo 2, 553
Goniolentes, 31, 32
Gonioscopia, 29, 335, 350, 354, 365, 367, 369, 372, 382, 421
- de indentação, 32
- direta, 33
- indireta, 30
- sem indentação, 31
Gordura autóloga, 88
GPAA, 352
Grades senoidais, 4
Gradiente de pressão translaminar, 334, 351
Graduação da largura do ângulo, 354
Gráfico de Hess, 694
Grandes
- adenomas, 759
- drusas, 553
Granuloma(s)
- piogênico, 48, 800
- preenchidos por lipídios, 219
Granulomatose
- com poliangiite, 124, 230, 285
- de Wegener, 230
Graus de visão binocular, 687
Gravidade da proptose, 111
Gravidez, 442, 479

H

Hamartoma
- combinado da retina e do epitélio pigmentado
  da retina, 845
- congênito simples do epitélio pigmentado
  da retina, 845
Hanseníase, 286, 465
Hemangioma
- capilar, 46, 130, 836
- cavernoso, 133, 838
- circunscrito da coroide, 823
- difuso da coroide, 823
- leptomeníngeo, 47
- racemoso, 839

892 Kanski Oftalmologia Clínica

Hematoma periocular, 860
Hemianopsia homônima, 763
Hemicrania paroxística, 793
Hemocromatose, 287
Hemoderivados, 158
Hemoglobinopatias, 586
- falciformes, 514
Hemorragia, 162, 494
- da camada de fibras nervosas da retina, 480
- de disco, 336
- orbitária, 865
- pré-macular retro-hialoide, 494
- retinianas, 480
- sub-retinianas em forma de "moeda", 583
- subconjuntival, 193
- supracoroidal, 311
- vítrea, 313, 666, 871
- - persistente grave, 494
Hepatite viral, 300
Herpes simples, 66
Herpes-vírus simples, 172, 210
- infecção primária, 210
- infecção recorrente, 210
Herpes-zóster, 286
- agudo, 216
- oftálmico, 65, 215, 217, 793
Heterocromia iriana, 410, 420, 421
Heteroforia, 672, 699
Heterotropia, 672
Hialoidotomia com *laser* Nd:YAG, 522
Hialose asteroide, 666
Hidrocistoma écrino, 41
Hidrodissecção, 308
Hidropisia aguda, 240
Hidroxianfetamina, 754
Hidroxicloroquina, 852, 853
Hidroxocobalamina intramuscular, 738
Hifema, 514, 867
Higiene palpebral, 70
Hiperemia, 162
- e edema do disco óptico, 437
- epibulbar, 115
Hiperfluorescência, 540
Hiperfunção do músculo oblíquo inferior, 702
Hipermetropia, 699
Hiperplasia
- e migração do epitélio pigmentado da retina
  simulando melanoma uveal, 846
- pseudoepiteliomatosa reativa, 801
Hiperqueratose, 39
Hipersecreção, 96
Hipertensão, 479, 552
- arterial sistêmica, 497
- intracraniana idiopática, 741
- ocular, 331
- sistêmica, 300
Hipertrofia congênita do epitélio pigmentado
  da retina, 842
- agrupada (multifocal), 843
- atípica, 844
- solitária (unifocal), 843
Hipertropia pequena, 773
Hiperviscosidade, 532
Hipocorreção, 702
Hipófise, 757
Hipofluorescência, 542, 545
Hipópio, 197, 409
Hipoplasia do nervo óptico, 744
Hipotensão sistêmica, 351
Hipotonia, 282
Hipotropia ipsilatera, 72
Hipoxia
- aguda, 258
- crônica, 258
Histiocitose das células de Langerhans, 142
História natural do glaucoma de ângulo aberto, 333

Homocistinúria, 324
Hordéolo externo, 65
Hormônios hipofisários, 758
Horóptero, 679

I

Icterícia, 300
Identificação
- de estruturas angulares, 33
- de patógenos, 313
III nervo, 765
Iluminação direta, 18
Imageamento
- de grande angular, 549
- do tórax, 785
- rápido com emprego de aquisição em estado
  estacionário e interferência construtiva
  em estado estacionário, 719
- suplementar, 588
Imagem ponderada(s)
- em T_1, 719
- em T_2, 719
- por difusão e coeficiente de difusão aparente, 719
Imatinibe, 850
Imobilização, 258
Impetigo, 65
Implante(s)
- de anel segmentar intracorneano, 241
- de drenagem do glaucoma, 378
- de lente
- - fácica de câmara posterior, 271
- - intraocular de fixação iriana, 271
- intracorneanos, 273
- intravítreo
- - de dexametasona, 498, 504
- - de ganciclovir de liberação lenta, 452
- orbitais, 144
Impregnação, 542
Imunomodulare, 178
Imunossupressores, 286
Incisões relaxantes límbicas/ceratotomia arqueada, 272
Inclinação da cabeça, 681
Inclusão(ões)
- de baias orais, 630
- epitelial primária, 192
Incontinência pigmentar, 833
Indentação escleral, 23
Índice(s)
- de confiabilidade, 14
- de função visual, 14
Indocianinografia, 819
Infarto do miocárdio, 300
Infecção(ões)
- bacteriana(s), 65
- - e endoftalmite associadas à bolha, 400
- do explante, 652
- intrauterinas associadas, 320
- na infância pós-natal, 439
- orbitais, 119
- pelo *Histoplasma capsulatum*, 456
- pelo vírus da imunodeficiência humana
  (HIV), 300, 449
- por citomegalovírus, 320, 450
- por clamídia, 171
- por herpes simples, 171
- urogenital, 166
- virais, 65
- - sistêmicas, 172
Infestação
- palpebral por carrapatos, 71
- por Demodex, 70
Infiltração, 163
Infiltrados
- infecciosos e estéreis, 200
- subepiteliais, 197
Inflamação

- da conjuntiva, 162
- de natureza autoimune, 64
- grave, 172
Infliximabe, 439
Infusão seletiva da artéria oftálmica, 831
Inibição do fator de crescimento endotelial vascular no
  tratamento da retinopatia proliferativa, 493
Inibidor(es)
- da calcineurina, 178
- da Rho-quinase, 390
- da sinalização da calcineurina nas células T, 418
- do fator de necrose tumoral, 852
- do receptor do fator de crescimento
  epidérmico (anti-EFGR), 850
- do VEGF, 562
- intraoculares de VEGF, 367
- sistêmicos
- - da anidrase carbônica, 390
- - da colagenase, 230
- tópicos da anidrase carbônica, 389
Injeção(ões)
- ciliar, 409
- de esteroide periocular, 286
- de toxina botulínica, 159, 783, 794
- - nos músculos perioculares, 88
- intravítrea de gás, 522
- local de esteroide, 416
- retrobulbar de álcool, 368
- supratarsal de esteroides, 179
- transeptal inferior, 418
- subconjuntivais de antibiótico, 314
Inserção da LIO, 309
Instabilidade vertical da pálpebra, 80
Insuficiência
- de acomodação, 700
- de convergência, 700
- de divergência, 700, 706
- do reflexo de perto, 700
Interferona alfa, 439, 855
Interferona alfa-2a, 133
Introflexão escleral complicações da, 652
Intrusão, 652
Invasão da órbita
- a partir de estruturas adjacentes, 143
- por tumores palpebrais, conjuntivais
  e intraoculares, 143
Ipilimumabe, 850
Iridociclectomia, 815
Iridociclite, 214
- crônica juvenil idiopática, 424
- heterocrômica, 420
Iridodiálise, 868
Iridoplastia a *laser*, 394
Iridosquise, 378
Iridotomia a *laser*, 360, 365, 370, 392
- bilateral, 360
Íris, 330, 365, 514
Irite, 646
Irregularidades superficiais da córnea, 257
Irrigação
- abundante, 880
- lacrimal, 97
Isoniazida, 857
Isóptera, 9
Isossorbida, 390
Isquemia do segmento anterior, 652
IV nervo craniano, 769
Ivermectina, 446

J

Junção mucocutânea, 60

L

Laceração(ões), 860, 866
- canaliculares, 861
- com extensa perda tecidual, 861

- com uma leve perda tecidual, 860
- da margem palpebral, 860
- esclerais anteriores, 875
- lamelar, 866
- superficiais, 860
Lacquer cracks, 583
Lacrimejamento, causas de, 96
Lágrimas, 96
Lang, 685
Laser(s)
- aplicado à periferia da retina, 428
- de femtossegundo na cirurgia de catarata, 309
- diodo sublimiar (micropulsos), 489
- sublimiar (micropulsos), 499
Latanoprosta, 386
Latanoprosteno bunod, 390
Latência, 595
Lavado broncoalveolar, 435
Lavagem da câmara anterior, 209
Lei(s)
- da motilidade ocular, 676
- de Hering, 676
- de Sherrington, 676
Leiomioma, 810
Leituras repetidas em curto espaço de, 29
Lente(s)
- de contato, 159, 257, 302
- - rígidas, 239
- - terapêuticas, 201
- de três espelhos de Goldmann, 22
- intraoculares, 303
- - acrílicas, 303
- - ajustáveis, 304
- - bifocais, 304
- - flexíveis, 303
- - rígidas, 303
- - tóricas, 304
- multifocais, 303
Lenticone
- anterior, 324
- posterior, 324
Lentiglobo, 327
Lentigo maligno, 54
Lesão(ões)
  aberta, 866
- agudas no herpes-zóster oftálmico, 219
- císticas, 126
- cirúrgicas, 767
- clínicas, 767
- corneanas profundas, 199
- crônicas no herpes-zóster oftálmico, 220
- da bainha do nervo óptico, 719
- da íris, 789
- fechada, 866
- glaucomatosa, subtipos de, 336
- incisada, 866
- intracranianas das vias visuais, 720
- isquêmica, 334
- linfoproliferativas, 806
- mecânica direta, 334
- não neoplásicas, 39
- neurológicas, 352
- ocular, 863
- penetrante, 866
- periféricas predisponentes a descolamento
  de retina, 633
- pigmentadas, 200
- - benignas, 43
- químicas, 879
- superficiais na córnea, 198
- viteliformes multifocais sem doença de Best, 610
Leucemia, 530
Leveduras, 208
Levobunolol, 389
Levoversão, 675
Ligação cruzada de colágeno corneano, 239

Limbite, 230
Limiar, 10
Linfadenopatia, 164, 172
Linfangioma, 130
Linfoma(s)
- de células B do SNC, 841
- dos anexos oculares, 140
- intraocular primário, 841
- não Hodgkin, 841
- uveal primário, 841
- vitreorretiniano primário, 841
Linforreticulose benigna, 729
Linha(s)
- cinzenta, 60
- de demarcação sub-retinianas, 646
- de Schwalbe, 34
Lipemia retiniana, 530
Lipodistrofia intestinal, 425
Líquido(s)
- cefalorraquidiano, 738
- pesados, 658
- sub-retiniano, 646
Lisamina verde, 155
Lisozima, 415
Lobo
- anterior da hipófise, 758
- intermediário, 758
- posterior da hipófise, 758
Logaritmo, 9
Logmar, 3
Lubrificação, 201
Lucentis®, 566
Luminância, 9
- de fundo, 10

M
Macroaneurisma arterial retiniano, 520
Macroglobulinemia de Waldenström, 532
Macropsia, 537
Macugen®, 567
Mácula, 39, 536
- cupuliforme, 589
- em cereja, 627
Maculopatia(s)
- cristalinas induzidas por medicamentos, 854
- diabética, 479, 481
- difusa, 481
- focal, 481
- hipotônica, 588
- idiopática aguda, 475
- - unilateral, 473
- isquêmica, 483
- placoide persistente, 468
- precoce, 853
Madarose, 62
Malformações congênitas, 90
Malha
- corneoescleral, 330
- justacanalicular, 330
- trabecular, 330
- uveal, 330
Mancha(s)
- algodonosas, 483
- de Brushfield, 808
- de Elschnig, 514
- de Fuchs, 583
- de Roth, 463
- salmão, 516
- "vinho do Porto", 47
Manipulação
- cortical, 307
- pupilar, 306
Manitol, 390
Manosidose, 320
Mascaramento pelo tratamento sistêmico, 352
Massagem ocular, 510

- digital, 399
Massas selares, 720
Material cristaliniano retido, 313
Maturidade da catarata, 294
Mau posicionamento da LIO, 319
Mecanismo combinado, 357
Medicamentos causadores de retinopatia, 855
Medida(s)
- anti-hipotensivas, 354
- da pressão intraocular, 331
- da profundidade da CA, 339
- de desvio, 689
- sumárias, 345
Meduloepitelioma, 815
Megalocórnea, 260
Megalopapila, 750
Meios de cultura para raspados corneanos, 205
Melanocitoma, 801, 810
- do disco óptico, 823
Melanocitose
- dérmica, 289
- ocular congênita, 287
- oculodérmica, 289
Melanoma, 54
- conjuntival, 804
- da coroide, 815
- da íris, 808
- do corpo ciliar, 812
Melanose
- benigna, 801
- primária adquirida, 801, 802
- - com atipia grave, 803
- - sem atipia celular ou com atipia leve, 803
Melfalana intravítreo, 831
Melhor AV corrigida, 2
Melting, 197
Membrana(s), 162
- basal, 478
- - epitelial, 242
- de Bruch, 537
- de Descemet, 196
- epirretiniana, 570
- - macular, 427
- secundárias, 323
Meningioma, 762
- da bainha do nervo óptico, 137
- do sulco olfatório, 762
- intracraniano, 143
Meningite criptocócica, 729
Meniscometria lacrimal, 156
Metamorfopsia, 537
Metazolamida, 390
Metipranolol, 389
Método de van Herick, 354, 355
Metotrexato, 858
Metoxiflurano, 855
Miastenia
- gravis, 784
- ocular, 784
- sistêmica, 784
Microaneurismas, 479
Microangiopatia retiniana relacionada
  com o HIV, 449, 450
Microbléfaro, 92
Microcórnea, 259
Microesferofacia, 327
Microfacia, 327
Microfilárias vivas, 446
Microftalmo, 259
Microperimetria, 18
Micropsia, 537
Microscopia
- confocal, 208
- especular, 200
Microsporidia, 209
Microtropia, 681, 705

Midríase
- farmacológica, 756
- unilateral episódica benigna, 756
Midriáticos, 206
Midricaína®, 416
Mília, 41
Mini-shunt Ex-Press™, 396
Miopatia(s)
- oculares, 784
- restritiva, 116, 119
Miopia, 334, 351, 699
- degenerativa, 583
Mioquimia do músculo
- oblíquo superior, 783
- orbicular do olho (tique), 784
Miose, 409
- diminui a sensibilidade, 18
Miosite orbitária, 123
Mitomicina C, 396
Modalidades de exame de campo visual
   de alta sensibilidade, 17
Modificação a *laser* da lente natural (cristalino), 273
Molteno, 403
Molusco contagioso, 65, 172, 173
Monocromatismo
- congênito, 609
- de bastonetes, 609
- do cone azul, 610
Monovisão, 303
- induzida pelo *laser*, 273
Mosca(s), 684
- volantes, 666
Mostrador numérico, 14
Movimentos
- da mão, 2
- nistagmoides, 783, 784
- oculares, 675, 693
- - conjugados, 775
- - sacádicos, 112
- sacádicos, 776
- torcionais, 675
Moxidectina, 446
Mucocele sinusal, 129
Mucolipidose tipo I, 628
Mucopolissacaridoses, 255
Mucormicose rino-orbital, 121
Mudanças no decorrer do tempo, 696
Multifocalidade corneana, 273
Músculo(s)
- conjugados, 676
- de Müller, 77
- oblíquo(s), 674
- - inferior, 674
- - superior, 674, 675
- reto(s)
- - horizontais, 672
- - inferior, 673
- - lateral, 673, 675
- - medial, 672
- - superior, 673
- - verticais, 673
- tarsal inferior, 77
Mycobacterium
- *leprae*, 465
- *lepromatosis*, 465
- *tuberculosis*, 459

N
Nanoftalmo, 260
Náuseas, 739
Necrólise epidérmica tóxica, 184
Necrose
- aguda da retina, 453
- retiniana, 451
- - progressiva, 452
Nefrite tubulointersticial com uveíte, 426

Nefropatia, 479
- por IgA, 426
Neoplasia, 39
- escamosa da superfície ocular, 804
- intraepitelial melanocítica da conjuntiva, 801
Neovascularização, 427
- coroidal, 560
- da íris, 410
- do disco óptico e da retina, 437
- do segmento anterior e opacidades dos meios, 495
- idiopática da coroide, 570
- superficial, 197
Neovasos
- da íris, 485
- do disco óptico, 485, 746
- em outro local, 485
Nervo(s)
- corneanos proeminentes, 790
- oculomotores, 765
- óptico, 719, 723, 857
Neuralgia, 792
- do trigêmeo, 793
- occipital, 793
- pós-herpética, 219
Neurite, 451
- óptica, 451
- - desmielinizante, 726, 728
- - e esclerose múltipla, 727
- - infecciosa, 729
- - isolada, 726
- - não infecciosa, 729
- - parainfecciosa, 729
- - relacionada com sinusite, 729
- - retrobulbar, 726
Neuro-oftalmologia, 717
- do voo espacial, 795
Neuroblastoma, 142
Neurofibroma, 48, 789
- isolado, 140
- plexiforme, 138
- - da pálpebra, 789
Neurofibromatose, 787
- tipo 1, 385, 787
- tipo 2, 294, 790
Neuroimagem, 718
Neuropatia óptica, 116, 118
- diversas, 352
- glaucomatosa, 334
- hereditária(s)
- - de Leber, 734
- - diversas, atrofias, 736
- - isquêmica
- - - anterior
- - - - arterítica, 731, 733
- - - - não arterítica, 730
- - - posterior, 734
- nutricional, 736
- traumática, 871
Neurorretinite, 440, 726, 729
- subaguda unilateral difusa, 448
Neurorretinopatia macular aguda, 468
Neurotização da córnea a partir do nervo supratroclear
   com uso de um enxerto de nervo sural, 233
Nevo(s)
- composto, 45, 798
- conjuntival, 798
- da coroide, 815, 817
- da íris, 806
- de Ota, 289
- intradérmico, 45
- juncional, 45
- melanocítico
- - adquirido, 45
- - congênito, 43
- morango, 46
- sebáceo linear de Jadassohn, 800

Nistagmo, 779
- adquirido, 782
- alternante periódico, 782
- atáxico, 782
- de Bruns, 782
- de convergência-retração, 782
- de sacada
- - inferior, 782
- - superior, 782
- "em gangorra", 760, 782
- fisiológico, 779
- infantil (congênito), 780
- latente, 782
- motor (eferente, congênito), 780
- optocinético, 764
- por déficit sensorial (aferente), 780
- tratamento do, 782
- vestibular, 779
- - fisiológico, 779
- - periférico patológico, 780
Nitritos de alquila, 856
Nitrofurantoína, 855
Níveis
- de autoanticorpos, 351
- séricos da enzima conversora da
   angiotensina (ECA), 414
Nivelamento da garrafa de irrigação, 306
Nódulo(s), 39
- bilaterais de Lisch, 789
- conjuntivais, 434
- de Lisch, 808
- do disco óptico, 434
- irianos, 410, 421
- na malha trabecular, 433
- solitário de coroide, 434
Nove posições diagnósticas, 676

O
Obstrução
- adquirida, 100
- canalicular, 102
- congênita, 104
- do ducto nasolacrimal, 103, 104
- parcial, 102
- total dos canalículos individuais, 102
- trabecular, 370
Oclusão
- arterial
- - aguda da retina, tratamento de, 510
- - da retina, tratamento sistêmico após, 512
- da artéria
- - central da retina, 509, 734
- - - e da artéria ciliorretiniana, 628
- - ciliorretiniana, 510, 734
- da veia
- - central da retina, tratamento das
     complicações da, 504
- - da retina, tratamento sistêmico na, 506
- - da veia hemirretiniana, 503
- de ramo
- - arterial da retina, 508
- - venoso da retina, 497
- do olho normal, 682
- dos pontos lacrimais, 158
- iminente da veia central da retina, 500
- isquêmica da veia central da retina, 366, 501
- não isquêmica da veia central
   da retina, 500
- permanente, 158
- reversível, 158
- temporária, 158
Ocorrência prévia
- de lesão aguda do nervo óptico, 352
- de neuropatia óptica isquêmica anterior
   (NOIA), particularmente secundária à
   arterite temporal, 352

OCT
- do polo posterior, 341
- do segmento anterior, 339
Ocular Hypertension Treatment Study (OHTS), 331
Óculos estriados de Bagolini, 686
Oftalmia simpática, 431
Oftalmopatia
- de Graves, 113
- patogênese da, 114
Oftalmoplegia, 112
- externa, 787
- - progressiva crônica, 787
- - - isolada, 787
- internuclear, 776
- - bilateral, 777
- - unilateral, 777
Oftalmoscopia
- binocular indireta, 24
- de varredura confocal a *laser*, 342
- direta, 20
Óleos de silicone, 658
Olho
- contralateral, 303, 730
- seco, 149
- - com síndrome de Sjögren, 151
- - sem síndrome de Sjögren, 151
Oncocercose, 225, 445
Onda
- A, 594
- B, 594
- C, 595
- senoidal, 4
Opacidade(s), 197
- da região central da córnea, 383
- média, 18
- visualmente insignificante, 322
- vítreas, 665
Opacificação da cápsula posterior, 315, 323
Ophthalmia neonatorum, 170
Ora serrata, 630
Orbitopatia associada à tireoide, 113
Orifícios das glândulas de Meibomius, 60
Ortoforia, 672
Osmolaridade do filme lacrimal, 155
Osteogênese imperfeita, 287
Osteogenesis imperfecta, 287
Osteoma da coroide, 823
Otimização da umidade ambiental, 159
Ouro, 851

P

Padrão(ões)
- alfabéticos, 711
- de teste, 11
- em "A", 711
- em "V", 711
- inadequado de fluoresceína, 28
Pálpebras, 850
- dos asiáticos, 76
Pannus, 197
Papila(s), 164
Papila -
Papiledema, 588, 738, 740, 759
Papilite, 726
Papiloflebite, 506, 507
Papiloma, 39
- conjuntival, 799
- de células escamosas, 43
Papilopatia diabética, 495, 734
Pápula, 39
Paquimetria, 339
Paracentese da câmara anterior, 511
Parada
- brusca, 98
- suave, 99
Paralisia(s)

- congênita do IV nervo direito, 697
- do III nervo esquerdo, 696
- do nervo facial, 80
- do olhar
- - horizontal, 776
- - vertical, 777
- do VI nervo direito, 698
- isolada
- - do III nervo, 769
- - do IV nervo, 770
- oculossimpática, 752
- recém-adquirida do IV nervo direito, 696
- supranuclear progressiva, 779
- total, 701
Paraqueratose, 39
Parede
- lateral, 110
- medial, 110
Pares agonista-antagonista, 676
Paresia
- do reflexo, 700
- dos músculos extraoculares, 760
Pars plana, 630
PEDAL, mnemônico", 197
Pegaptanibe, 567
Penalização, 682
Penfigoide da membrana mucosa, 181
Pequenas
- depressões paracentrais, 345
- drusas, 553
Percepção(ões)
- da luz, 2
- sensoriais, 679
Perda(s)
- bilateral aguda de pigmentos da íris com pressão
  intraocular elevada, 365
- da NRR nasal, 337
- de fixação, 14
- posterior de fragmentos do cristalino, 311
- visual, 440
Perfuração, 207, 209, 866
- da esclera, 282
Pericitos, 478
Periflebite
- nodular e/ou segmentar, 433
- periférica, 426
Perimetria, 9, 350
- automatizada
- - de ondas curtas, 17
- - padrão, 11
- cinética (dinâmica), 11
- estática, 11
- limiar, 11
- manual, 11
- supralimiar, 11
Perseguição lenta, 776
"Phaco chop", 309
Phthirus pubis, 70
Pilocarpina, 389
Pilomatricoma, 45
Pílula anticoncepcional, 334, 506
Pinguécula, 190
PIO elevada, 652
Pirimetamina, 441
Placa, 39
- hialina escleral e escleromalácia senil, 290
Plano de Listing, 672
Plexo
- episcleral superficial, 278
- vascular profundo, 278
Plicatura (encurtamento), 712
Plotagens dos valores de probabilidade, 14
Pneumocysts jirovecii, 456
Pneumotonometria, 29
"Pó de tabaco", 646
Polarimetria de varredura a *laser*, 344

Poliarterite nodosa, 286
Polias musculares, 675
Policitemia, 532
Policondrite recidivante, 285
Poliose, 62
Pomada(s), 158
- antibiótica, 201
- de esteroides, 178
Ponto(s)
- correspondentes, 678
- de adesão do vítreo, 631
- escuros hiperpigmentados (*black sunbursts*), 516
- lacrimais, 96
- - e as pálpebras, 97
- próximo
- - de acomodação, 693
- - de convergência, 693
Porção
- anterior da úvea, 867
- dorsal do mesencéfalo, 777
Porfiria, 286
Posições do olhar, 676
Potenciais evocados visuais, 724, 737
- padrão, 683
Precipitados
- ceráticos, 409, 411, 421
- - com aparência de "gordura de carneiro", 433
- corneanos, 206
Prednisolona, 416, 441
Preenchedores de tecido, 88
Prega(s)
- da pálpebra superior, 74
- epicânticas, 90
- meridionais, 630
Premaculopatia, 853
Preservação da integridade corneana, 258
Pressão
- de perfusão ocular, 334, 351
- de pulso ampla, 29
- intracraniana elevada, 739
- intraocular, 330, 410, 646, 868
- - elevada, 662
- - normal, 330
- sobre o globo ocular, 28
Pressão-alvo, 348
Princípios da introflexão escleral, 649
Prisma
- de base externa, 685
- permanente, 775
Procedimentos
- de ablação de superfície, 274
- de enfraquecimento, 713
- de fortalecimento, 712
- refrativos, 271
- - a *laser*, 273
Processos
- denteados, 630
- irianos, 35
Produção do humor aquoso, 330
Progressão
- da lesão glaucomatosa, 347
- da retinopatia, 853
Projeção, 678
Prolactinoma, 760
Proliferação
- do epitélio do cristalino, 323
- melanocítica uveal difusa bilateral, 846
- retiniana angiomatosa, 545, 568
- vitreorretiniana, 646, 661
Promoção da cicatrização epitelial, 201, 258
Proptose, 110, 116, 119
- assimétrica, 111
Proteína C reativa, 415
Prótese ocular, 146
Pseudoburaco macular, 576, 646
Pseudoesfoliação, 361

Pseudoestrabismo, 699
Pseudofluorescência, 540
Pseudomembranas, 162
Pseudomonas aeruginosa, 201
Pseudoproptose, 112
Pseudoptose, 72
Pseudoxantoma elástico, 584
Pterígio, 191
Ptose, 18, 72, 319, 784, 787
- aponeurótica, 72
- ciliar, 61
- congênita simples, 74
- do supercílio, 72
- involucional, 72, 76
- mecânica, 72, 76
- miogênica, 72
- neurogênica, 72
- profunda, 768
Pulsação, 112
Punção
- da câmara anterior, 208
- do humor aquoso, 415
Puntoplastia, 101
Pupila(s), 74, 750, 867
- de Adie, 755
- de Argyll Robertson, 756
- de Marcus Gunn, 645, 751
- dilatada e defeito de acomodação, 768
- hemianópica de Wernicke, 763
- tectais, 756
- tônica, 755
Pústula, 39

Q

Queimaduras térmicas, 883
Quemose, 162
Queratose
- actínica, 43
- seborreica, 43
Quiasma, 757
Quimiodenervação com toxina botulínica, 715
Quimioterapia, 830

R

Rabdomiossarcoma, 141
Radiação(ões)
- infravermelha, 297
- ionizante, 297
- ópticas, 764
- parietais anteriores, 764
- temporais, 764
Radioterapia, 59
- com feixes externos, 822, 831
- estereotática, 822
Raios X
- das articulações sacroilíacas, 415
- de tórax, 415
- simples, 113
Ranibizumabe, 566
Raspados corneanos, 203
Rastreamento
- de membros da família em risco, 829
- universal da população para a verificação de glaucoma, 334
Reabilitação visual, 207
Reação
- conjuntival, 162
- tóxica, 313
Realce
- de contraste, 718
- de imagem, 719
Recidiva de doença ocular, 219
Recuo, 713
- de músculos oblíquos inferiores, 713
- de músculos retos, 713
Recuperação visual, 323

Reflexo(s)
- especular, 20
- fotomotor, 750
- não ópticos, 776
- para perto, 750
Refração, 698
- pós-operatória, 303
Regeneração aberrante, 769
Regras de Lincoff modificadas, 645
Regulação dos componentes do filme lacrimal, 151
Rejeição do enxerto corneano, 267
Rejuvenescimento da pele (*resurfacing*), 88
Relação
- C/D, 335
- escavação/disco óptico, 331
Remoção
- do córtex do cristalino, 309
- do epitélio, 209
Resgate da capsulorrexe, 307
Respostas pupilares, 300
Ressecção, 712
Ressonância magnética, 100, 113, 719, 819
Retalho conjuntival (de Gundersen), 201
Retina, 852
Retinite, 410, 437
- multifocal aguda, 475
- pigmentosa, 597
- - atípica, 600
- - - associada a um distúrbio sistêmico (sindrômica), 600
- - setorial, 601
- - sine pigmento, 600
- por citomegalovírus, 450
- *punctata albescens*, 600
Retinoblastoma, 827
- hereditário, 829
- não hereditário, 829
Retinocoroidite, 440
- de Birdshot, 471, 474
Retinopatia, 513
- associada
- - a câncer, 846
- - a melanoma, 846
- da maturidade, 833
- da prematuridade, 519
- de Purtscher, 526
- de Valsalva, 530
- diabética, 478
- - de fundo, 479
- - pré-proliferativa, 479
- externa oculta zonal aguda, 469
- falciforme, 514
- não diabética, 495
- não proliferativa, 516
- nos distúrbios do sangue, 530
- pigmentar em "sal e pimenta", 222
- por radiação, 526
- proliferativa, 485, 517
- - tratamento com *laser* para, 491
- solar, 589
- talassêmica, 517
Retinopexia
- com *laser*, 643
- pneumática, 648
Retinosquise
- degenerativa, 634, 647
- juvenil ligada ao cromossomo X, 618
- macular, 583
Retinotoxicidade, 628
Retração palpebral, 116, 119
- contralateral, 72
- inferior, 85
- superior, 85
Retroiluminação, 20
Revestimento de heparina, 304
Rifabutina, 852

Rima
- neurorretiniana, 335
- pronunciada, 337
Ritmo circadiano, 794
Rosa Bengala, 154
Rosácea, 227
- ocular, 227
Rubéola, 320, 455
Rubeose iriana, 494
Ruptura(s), 866
- capsular, 307
- da cápsula posterior do cristalino, 309
- de coroide, 871
- do epitélio pigmentar da retina, 559
- do globo ocular, 868
- e descolamento de retina, 871
- em "U", 641
- - agudamente sintomáticas, 643
- - assintomáticas, 643
- - equatoriais, 871
- - gigante, 641
- - na membrana
- - - de Bruch, 547
- - - de Descemet, 197, 867
- - operculadas, 641, 643
- - retinianas, 641, 644, 646
- - - traumáticas, 643

S

Saco lacrimal, 96, 97
Sarampo, 455
- alemão, 455
Sarcoidose, 428, 433, 729
- juvenil, 424
Sarcoma
- de Kaposi, 56, 806
- granulocítico, 142
- mieloide, 142
Sarda(s), 43
- da íris, 806
Schwannoma vestibular, 773
Scleromalacia perforans, 282
Secreção
- aquosa, 162
- moderadamente purulenta, 162
- mucoide, 162
- mucopurulenta, 162
- purulenta grave, 162
Segmentação, 661
Segmento
- anterior, 514
- - na rosácea, 228
- intracanalicular, 724
- intracraniano, 724
- intraocular, 723
- intraorbitário, 723
- posterior, 365
Seio cavernoso, patologias do, 720
Sensibilidade
- ao contraste, 4
- corneana reduzida, 203
- diferencial à luz, 10
- reduzida
- - à luminosidade, 724
- - ao contraste, 724
Sequelas musculares, 677
Sequências de recuperação de inversão atenuada por fluidos, 719
Shunts
- com uso de explantes episclerais, 403
- de drenagem, 403
- optociliares, 746
"*Shutdown*" do corpo ciliar, 369
Siderose, 878
Sífilis, 286, 729
- adquirida, 461

- congênita, 221
Sinal(is)
- corneanos, 115
- de deficiência das células-tronco límbicas, 270
- de depressão macular (retiniana), 517
- de disfunção do nervo óptico, 724
- de doença
- - da córnea, 197
- - falciforme, 516
- de Hutchinson, 216, 217
- de Munson, 240, 242
- do ponto laminar, 337
- retinianos, 646
Síndrome(s)
- aumentada do cone S, 624
- da apneia obstrutiva do sono, 351
- da cavidade pós-enucleação, 146
- da encefalopatia posterior reversível, 765
- da erosão recorrente da córnea, 237
- da histoplasmose ocular presumida, 456
- da imbricação palpebral, 85
- da íris em platô, 357
- da lente apertada, 258
- da pálpebra frouxa, 83
- da pseudoesfoliação, 361
- da retração de Duane, 708
- de Adie, 755
- de Aicardi, 746
- de Alport, 605
- de Apert, 147
- de Axenfeld-Rieger, 382
- de Balint, 765
- de Bardet-Biedl, 600
- de Bassen-Kornzweig, 600
- de Bazex, 48
- de Behr, 736
- de Benedikt, 766
- de Benson, 765
- de blefarofimose, ptose e epicanto inverso, 90
- de Brown, 710
- de Chandler, 376
- de Chediak-Higashi, 627
- de Claude, 766
- de Cogan, 221
- de Criswick-Schepens, 623
- de Crouzon, 146
- de dispersão pigmentar e glaucoma pigmentar, 363
- de Down, 322
- de Edwards, 322
- de efusão uveal, 647
- de Ehlers-Danlos do tipo VI, 287
- de fibrose sub-retiniana progressiva e uveíte, 471
- de Foville, 773
- de Fraser, 92
- de Gillespie, 383
- de Goldenhar, 799
- de Goldmann-Favre, 624
- de Gorlin-Goltz, 48
- de Gradenigo, 773
- de Hermansky-Pudlak, 627
- de Horner, 752
- de Kearns-Sayre, 600
- de Lowe, 320
- de Lyell, 184
- de Marcus Gunn, 74, 75, 710
- de Marfan, 323
- de mau direcionamento do III nervo, 76
- de Millard-Gubler, 773
- de Miller Fisher, 787
- de Möbius, 709
- de Muir-Torre, 48
- de nefrite tubulointersticial com uveíte, 426
- de Nothnagel, 766
- de Parinaud, 777
- de Pfeiffer, 147
- de Posner-Schlossman, 371

- de pseudo-Foster Kennedy, 734
- de Raymond, 766, 773
- de Reiter, 419
- de Rieger, 383
- de Sjaastad, 793
- de Sjögren, 150, 152
- de Sjögren-Larsson, 616
- de Stevens-Johnson, 184
- de Stickler, 620, 621
- de Sturge-Weber, 47, 385
- de Terson, 666
- de Tolosa-Hunt, 124
- de Treacher Collins, 91, 800
- de Usher, 600
- de vasculite retiniana idiopática, aneurismas e neurorretinite, 476
- de Waardenburg, 627
- de Wagner, 622
- de Walker-Warburg, 833
- de Weber, 766
- de Weill-Marchesani, 324
- de Wolfram, 736
- do aumento idiopático agudo da mancha cega, 467
- do carcinoma nevoide de células basais, 48
- do fórnice gigante, 166
- do *nevus* de íris (Cogan-Reese), 376
- do um e meio, 777
- dos múltiplos pontos brancos evanescentes, 466, 467
- iridocorneana endotelial, 375
- Kearns-Sayre, 787
- ocular isquêmica, 512, 734
- oculoglandular de Parinaud, 189
- papilorrenal, 748
- paraneoplásicas, 846
- paratrigeminal de Raeder, 793
- rim-coloboma, 748
- SUNCT, 793
- uveítica de Fuchs, 420
- Vogt-Koyanagi-Harada, 428
Sinéquias posteriores, 410, 413, 421
Sinergistas, 676
Sinoptóforo, 687
Sínquise cintilante, 666
Sintomas visuais, 739
Siringoma, 45
Sistema(s)
- arterial, 478
- de drenagem lacrimal, 95, 96
- de Shaffer, 354
- de Spaeth, 354
- de visualização grande angular, 658
- venoso, 478
Snowbanking, 427
Software de análise da progressão, 341
Sopro, 112
Sorologia
- para HIV, 415
- para sífilis, 414, 428
Spasmus nutans, 780
Sprays palpebrais, 158
Staphylococcus aureus, 201
"*Stop and chop*", 309
Subluxação do cristalino, 868
Substituição de cristalino transparente, 271
Substitutos lacrimais, 157
Sulfadiazina, 441
Sulfonamidas, 852
Superfície iriana, 367
Suplementação de antioxidantes, 553
Suplementos de ácidos graxos ômega, 158
Supressão, 680
Suramina, 448
"Surpresa" refrativa, 320
Suspeita de fechamento angular primário, 360
Suspensão ao frontal, 77

Sutura(s)
- ajustáveis, 714
- de fixação posterior, 714

T

Tabagismo, 201
Tabela(s)
- de Bailey-Lovie, 3, 4
- do estudo do tratamento precoce da retinopatia diabética, 3
- logMAR, 3
Tafluprosta, 387
Tamanho do disco óptico, 336
Tamoxifeno, 854
Tampão ocular plástico transparente, 205
Taxa de fluxo de aspiração, 306
Tecido
- do doador, 264
- linfoide associado à conjuntiva (CALT, 162
Técnica
- de "soft shell", 306
- de ciclofotocoagulação transescleral, 393
- de endociclofotocoagulação, 394
- de injeção intravítrea, 567
- de neurotização corneana, 234
- de reconstrução, 57
- de supressão de gordura, 719
- de Wies, 80
Técnico inexperiente ou inábil, 17
Tela
- de Amsler, 5, 556, 577
- de Hess, 695
- de Lees, 695
Telangiectasia
- aneurismática, 578
- epibulbar, 801
- macular idiopática, 522, 578
- oclusiva, 581
- perifoveal, 580
- retiniana primária, 522
Telecanto, 90
Tempo
- de ruptura do filme lacrimal, 154
- implícito, 595
Terapia(s)
- com anti-VEGF, 334
- de manutenção antimicrobiana, 442
- de reposição hormonal, 506
- imunomodulatória para uveíte não infecciosa, 417
- intravítrea com clindamicina (1 mg) e dexametasona, 441
- modificadoras da doença para esclerose múltipla, 728
- sistêmica com anticorpos monoclonais, 64
Termoterapia transpupilar, 822
Teste(s)
- com lente positiva, 9
- comparativo de luminosidade, 5
- cutâneo de tuberculina, 460
- da bolsa de gelo, 784
- da City University, 7
- da função tireoidiana, 785
- da pressão intraocular (PIO) diferencial, 112
- da tela de Amsler, 574
- das 10 Δ, 683
- de 100 tonalidades de Farnsworth-Munsell, 7
- de anomalias sensoriais, 686
- de anticorpos, 784
- de cobertura (*cover test*), 690
- - alternada (*cover* alternado), 690
- - prismática (prisma e *cover*), 691
- de *cover*, 300
- de *cover-uncover*, 690
- de depuração (*clearance*) de fluoresceína, 155
- de desoclusão (*uncover test*), 690

- de diplopia pós-operatória, 694
- de ducção forçada, 112
- de dupla frequência, 17
- de estereopsia, 684
- de fotoestresse, 6
- de fusão binocular em neonatos sem estrabismo manifesto, 685
- de Hardy-Rand-Rittler, 7
- de hemicampo para glaucoma, 17
- de Hirschberg, 689
- de Ishihara, 7
- de Krimsky, 690
- de motilidade, 693
- de pontos aleatórios TNO, 684
- de reflexo do prisma e de Krimsky, 689
- de rotação, 683
- de Schirmer, 154
- de Seidel, 197
- de sensibilidade ao contraste
- - de Pelli-Robson, 4
- - de Spaeth Richman, 4
- de Titmus, 684
- de visão cromática, 6, 7, 737
- de Watzke-Allen, 574
- do corante de Jones, 99
- do desaparecimento da fluoresceína, 97
- do duplo Maddox, 692
- do edrofônio (Tensilon), 785
- do fenol vermelho, 156
- do gráfico de Hess, 863
- do olhar preferencial, 683
- do prisma 4 Δ, 686
- do reflexo
- - prismático, 690
- - vermelho, 830
- dos quatro pontos de Worth, 686
- dos três passos de Parks, 771
- eletrodiagnósticos, 867
- em crianças verbais, 683
- genético, 597
- provocativo, 359
- psicofísicos, 2
- secundário (irrigação), 99
Teto, 110
Tetraciclina(s), 209, 881
- orais, 158
Timolol, 388
Tioridazina, 854
Tipagem tecidual do HLA (HLA-B27), 413
Tireotoxicose, 113
Tirosinemia tipo 2, 257
Titmus, 684
Tomografia
- computadorizada, 100, 113, 718
- de coerência óptica, 547, 553, 562
Tonometria, 25, 335
- de aplanação
- - com tonômetro portátil, 29
- de Goldmann, 25
- de indentação, 29
- de rebote, 29
- dinâmica de contorno, 29
- eletrônica de indentação/aplanação, 29
- tipos de, 29
Tonômetros implantáveis, 29
Topiramato, 850
Topografia corneana, 201, 239, 241
Toxocara canis, 442
Toxocaríase, 442, 833
- ocular, 443
- visceral, 442
Toxoplasma gondii, 439
Toxoplasmose, 439
- achados oftálmicos da, 320
- adquirida em adultos imunocompetentes, 439
- congênita, 439

- em pacientes imunocomprometidos, 439
- puntata externa da retina, 440
Trabeculado, 34
Trabeculectomia, 395
Trabeculite aguda, 370
Trabeculoplastia
- a laser, 351, 353, 363, 365
- com laser de argônio, 391
- micropulsada a laser, 391
- seletiva a laser, 390
Tração vitreomacular, 575
Tracoma, 167
- ativo, 168
- cicatricial, 168
Transiluminação bilateral aguda da íris, 365
Transplante
- de células-tronco límbicas, 201
- de glândula submandibular, 159
- estético, 264
- lamelar da córnea, 265
- tectônico, 264
- terapêutico de córnea, 264
Transposição, 714
Tratos ópticos, 762
Trauma, 202, 859
- contuso, 297, 867
- da pálpebra, 860
- do globo ocular ou da órbita, 860, 866
- ocular contuso, 373
- orbitário, 718, 862
- penetrante, 297, 874
Traumatismo craniano, 766
- por abuso infantil, 874
Travoprosta, 386
Treponema pallidum, 461
Triancinolona intravítrea, 489, 499, 505
Tricomegalia, 62
Triquíase, 60
Trissomia
- 18, 322
- 21, 322
Trombose do seio cavernoso, 125
Tronco encefálico, 773
Tubérculo selar, 762
Tuberculose, 286, 428, 459
Tufo
- cístico retiniano, 634
- de tração zonular, 636
Tumor(es), 39
- anexiais benignos, 45
- benignos diversos, 46
- da coroide, 547, 815
- da crista esfenoidal, 762
- da glândula lacrimal, 134
- da íris, 806
- do corpo ciliar, 812
- do epitélio pigmentado da retina, 842
- dos seios paranasais, 143
- epibulbares
- - benignos, 798, 801
- - malignos e pré-malignos, 801
- epidérmicos benignos, 43
- irianos diversos, 810
- malignos, 48
- - tratamento de, 56
- metastáticos, 810, 825
- - orbitais, 142
- - - em adultos, 142
- - - na infância, 142
- neurais, 136
- - da retina, 827
- oculares, 797
- vasculares, 129, 810
- - da retina, 836
- vasoproliferativo, 840
Turvação da córnea, 379

U

Úlcera, 39
- de Mooren, 229, 230
- na perna ou outra ferida cutânea, 300
- roedora, 50
Ulceração, 197
- /afinamento corneano periférico, 229
- em formato de crescente, 230
Ultrassom modo B, 313
Ultrassonografia, 113
- do segmento posterior, 359
- em modo A-scan, 302, 589
- em modo B-scan, 589, 646
Umbo, 536
Umidificadores de ambiente, 159
Unidades pilossebáceas, 39
Uso de lentes de contato, 202
Uveíte, 282, 407, 833, 852
- anterior, 173, 218, 408, 446
- - aguda, 419, 420, 425, 437
- - bilateral não granulomatosa, 426
- - crônica, 294
- - pelo herpes-vírus simples, 453
- - pelo vírus varicela-zóster, 454
- - por citomegalovírus, 455
- bacteriana, 459
- de recuperação imune, 451
- fúngica, 456
- induzida pelo cristalino ou facogênica, 431
- intermediária, 424, 426
- - associada à doença de Lyme, 428
- na artrite idiopática juvenil, 421
- na infecção pelo vírus da imunodeficiência humana, 449
- nas doenças
- - intestinais, 424
- - renais, 426
- nas espondiloartropatias, 419
- parasitária, 439
- pós-operatória, 313
- posterior, 218, 410, 545
- viral, 449

V

Vaccinia, 456
Vacina
- de vírus vivo contra herpes-zóster, 218
- recombinante contra herpes-zóster, 218
Vácuo, 306
Valaciclovir oral, 215
Valganciclovir, 452
Valor(es)
- de probabilidade, 17
- de sensibilidade, 14
- resumidos, 14
- retinomotores, 678
Vareta de Maddox, 692
Variância de perda, 17
Variantes do nevo, 45
Varicela, 320
Varizes, 83
- primárias da órbita, 129
Vascularização, 197
Vasculatura fetal
- anterior persistente, 833
- persistente, 669
- posterior persistente, 833
Vasculite, 410, 440
- retiniana, 437
Vasculopatia polipoidal da coroide, 545, 569
Vasorregulação anormal, 351
Vasos
- colaterais, 337
- - do disco óptico, 746

- - optociliares, 113
- conjuntivais, 278
- irianos, 421
- sanguíneos, 35, 200
Vazamento tardio da bolha, 400
Veias, 478
Velocidade de hemossedimentação, 415
Venografia
- por ressonância magnética, 720
- por tomografia computadorizada, 722
Vênulas
- maiores, 478
- pequenas, 478
Vergência(s), 675
- fusional, 679
Versões, 675, 693
Vesícula, 39
VI nervo, 773
Via(s)
- retroquiasmáticas, 762
- trabecular, 330

Vigabatrina, 858
Vincristina, 133
Vírus
- ebola, 456
- varicela-zóster, 729
- zika, 456
Visão
- binocular única, 679
- - normal, 678
- embaçada, 537
Viscocanalostomia, 402
Vitamina(s), 738
- A, 237
Vitrectomia, 442, 452, 522
- básica, 661
- via *pars plana*, 315, 421, 490, 494, 576, 653, 657
Vitreíte, 421, 437, 440
Vitreófago, 658
Vitreólise farmacológica, 575, 576
Vitreorretinocoroidopatia autossômica dominante, 626
Vitreorretinopatia(s)

- exsudativa familiar, 623
- hereditárias, 618
- neovascular inflamatória autossômica dominante, 625
- relacionada com o gene VCAN, 622

X
Xantelasma, 41
Xantogranuloma juvenil, 810
- da íris, 813
Xerodema pigmentoso, 48
Xeroftalmia, 150, 237
Xerose, 150

Z
Zika, 456
Zona
- avascular foveal, 536
- óptica
- - com bordas afiadas/quadradas, 304
- - esférica, 304
Zóster disseminado, 217